CARL FLÜGGEs

GRUNDRISS DER HYGIENE

ELFTE AUFLAGE

CARL FLÜGGEs
GRUNDRISS DER HYGIENE

FÜR STUDIERENDE UND PRAKTISCHE ÄRZTE
MEDIZINAL- UND VERWALTUNGSBEAMTE

ELFTE AUFLAGE

BEARBEITET VON

E. BOECKER, B. BÜRGER, W. CHRISTIANSEN, H. DORNEDDEN, F. DUBITSCHER
S. EHRHARDT, H. ENGEL, H. ERTEL, O. FLÖSSNER, H. GÖLLNER, E. HAAGEN
E. HAILER †, H. HAUBOLD, F. KONRICH, M. KRESIMENT, F. LAMPRECHT, W. LIESE
W. LUDORFF, E. MEIER, E. MERRES, R. MEYER, B. MÖLLERS, H. REITER, G. ROSE
F. ROTT, E. SCHÜTT, O. SPITTA, R. WELDERT, T. WOHLFEIL

HERAUSGEGEBEN VON

PROFESSOR DR. MED. HANS REITER
PRÄSIDENT DES REICHSGESUNDHEITSAMTS
HONORARPROFESSOR AN DER FRIEDRICH-WILHELMS-UNIVERSITÄT BERLIN

UND

PROFESSOR DR. MED. BERNHARD MÖLLERS
OBERREGIERUNGSRAT IM REICHSGESUNDHEITSAMT
AUSSERPLANMÄSSIGER PROFESSOR AN DER FRIEDRICH-WILHELMS-UNIVERSITÄT BERLIN

MIT 201 ABBILDUNGEN

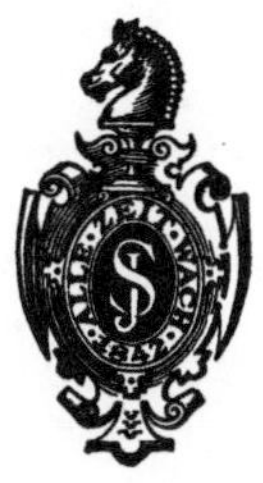

BERLIN
VERLAG VON JULIUS SPRINGER
1940

ISBN 978-3-642-49505-2   ISBN 978-3-642-49792-6 (eBook)
DOI 10.1007/978-3-642-49792-6

Vorwort zur elften Auflage.

Die elfte Auflage von „CARL FLÜGGEs Grundriß der Hygiene" stellt eine Neubearbeitung der im Jahre 1927 herausgegebenen 10. Auflage dar.

Sämtliche Abschnitte der Neuauflage sind mit der gleichen Gründlichkeit und Zuverlässigkeit bearbeitet, denen das Werk seit Jahrzehnten seine weitgehende Beliebtheit und hohe Wertschätzung verdankt. Den Fortschritten der Wissenschaft und Aufgaben der neuen Zeit ist in weitestem Maße Rechnung getragen.

Der „Grundriß der Hygiene" vermittelt dem Leser in erster Linie den heutigen Stand der gesamten hygienischen Wissenschaft, daneben führt er ihn aber zugleich in die Organisation der praktischen Gesundheitspflege des deutschen Volkes ein.

Neu hinzugekommen sind die Abschnitte *Das deutsche Volk* (rassenmäßige Zusammensetzung, Bevölkerungsentwicklung und Lebensraum, Gesundheitszustand), *Die Gesundheitspflege des deutschen Volkes* (staatliche Gesundheitsverwaltung, die deutsche Ärzteschaft), *Erb- und Rassenpflege* (erbbiologische Volkserziehung, Maßnahmen durch Staat und Gemeinden, zusätzliche Maßnahmen der NS.-Bewegung), sowie kleinere Abhandlungen über den *neuen Sinn der Hygiene, die Geschichte der deutschen Hygiene, die Freizeitgestaltung und die Wurmkrankheiten.*

Die übrigen Abschnitte des Grundrisses sind zeitgemäß umgestaltet.

Bei dem Abschnitt Hygiene der Unterkunft sind die „*Massenunterkünfte*" (Schulhäuser, Krankenhäuser, Kasernenbauten, Holzhauslager, Zeltlager und Strafanstalten) und ein besonderer Abschnitt „*Hygiene des Verkehrs und der Verkehrsmittel*" hinzugekommen.

Wesentlich ausgebaut ist der bisherige Abschnitt „Beruf und Beschäftigung". Der an dessen Stelle getretene Abschnitt „*Arbeitshygiene*" behandelt Mensch und Arbeit, Arbeitsumwelt und Arbeitsschutz.

Der neue Abschnitt „*Sozialbiologische Hygiene*" gliedert sich in die Vorsorge und Fürsorge für Tuberkulöse, Geschlechtskranke, Krebskranke, Gebrechliche, Alkoholiker und Suchtkranke, Geisteskranke und Psychopathen sowie Rheumatiker.

Die neue Einteilung des Abschnitts „*Krankenversorgung*" in Krankenversicherung, Unfallversicherung, Rettungswesen und Krankenhauswesen erleichtert das Verständnis.

Entsprechend dem heutigen Stand der Bakteriologie und Parasitologie hat der Abschnitt „*Die übertragbaren Krankheiten*" eine wesentliche Umgestaltung erfahren.

Nach einer Einführung über das *Problem der Infektion* und einer Besprechung der *Allgemeinen Morphologie und Biologie der Pathogenen Mikroorganismen* folgen allgemeine Ausführungen über die *Verbreitungsweise und Bekämpfung der ansteckenden Krankheiten*; anschließend werden die *Desinfektionslehre*, die

Seuchengesetze und die wichtigsten *bakteriologischen Untersuchungsverfahren* besprochen.

In dem Abschnitt der *Speziellen Epidemiologie* werden die *Bakteriellen Infektionskrankheiten*, die *Spirochätosen, Protozoenerkrankungen, Viruskrankheiten, Rickettsien*, Krankheiten durch Pilze und Ungeziefer sowie Wurmkrankheiten nacheinander behandelt.

Den Abschluß des Grundrisses bilden die in den früheren Auflagen nicht enthaltenen Aufsätze über *Tropenhygiene* und *internationale Zusammenarbeit der Gesundheitsbehörden*.

Bei der Fülle des heute zu dem Gesamtgebiete der Hygiene gehörenden Tatsachenmaterials ist jeder einzelne Abschnitt des Buches von einem Sachverständigen bearbeitet worden. Die einzelnen Fachgebiete sind von den zuständigen Sachbearbeitern der drei dem Präsidenten des Reichsgesundheitsamts unterstellten wissenschaftlichen Institute: *Reichsgesundheitsamt, Institut für Infektionskrankheiten „Robert Koch", Landesanstalt für Wasser-, Boden- und Lufthygiene* bearbeitet worden. In den Darstellungen sind — soweit möglich — einerseits die *Bedeutung der erbbiologischen Anlage*, andererseits die *Umwelteinflüsse* und das *zwischen beiden Polen sich vollziehende Kräftespiel* herausgearbeitet.

Der Verlagsbuchhandlung sagen wir für das verständnisvolle Eingehen auf unsere Wünsche und für die gediegene Ausstattung des Buches unseren besten Dank.

Berlin, im Dezember 1939. 　　　　　　　　　　　　**Die Herausgeber.**

Aus dem Vorwort zur ersten Auflage.

Zur Herausgabe des vorliegenden Buches haben mich die wiederholten und dringenden Bitten mehrerer Kollegen veranlaßt, denen gleich mir der Unterricht und die Prüfung in der Hygiene dadurch erschwert wurde, daß bisher kein für Studierende brauchbares kurzes Lehrbuch der Hygiene existierte.

Da somit der „Grundriß" vorzugsweise ein *Lehr*buch sein soll, gebe ich in demselben keineswegs eine *vollständige* Sammlung aller Beobachtungs- und Forschungsresultate aus dem ganzen Bereich der Hygiene. Dagegen habe ich in den einzelnen Kapiteln wichtigere Fragen um so ausführlicher erörtert. Knapp gefaßte Lehrsätze sind meines Erachtens in der gegenwärtigen Entwicklungsphase der hygienischen Wissenschaft für den Unterricht nicht geeignet. Wir leben noch in einer Periode so raschen Wechsels der hygienischen Anschauungen, daß wir selten in der Lage sind, dem angehenden Arzt festgegründete Maximen mit auf seinen Weg zu geben; sondern wir müssen versuchen, die Studierenden zu einem *eigenen Urteil* in hygienischen Fragen zu erziehen, das sie befähigt, demnächst auch die Fortschritte der Wissenschaft bei ihrem praktischen Handeln richtig zu verwerten. Dieses Ziel ist aber nur dadurch erreichbar, daß beim Unterricht die aufgestellten Lehrsätze ausführlicher begründet, frühere irrtümliche Anschauungen kritisiert, die angreifbaren Punkte mancher Hypothesen bezeichnet und die Lücken unserer Erkenntnis offen dargelegt werden.

Mit einer solchen Erörterung der hygienischen Lehren darf freilich der Unterricht des angehenden Arztes noch nicht als abgeschlossen gelten. Ein *volles* Verständnis kann vielmehr erst dadurch erzielt werden, daß der Studierende die zur hygienischen Untersuchung erforderlichen Apparate und Methoden sieht oder selbst übt, und daß er die praktischen Einrichtungen, welche auf den hygienischen Lehren fußen, durch Abbildungen, Modelle, Experimente und soviel als möglich durch Besichtigung der ausgeführten Anlagen kennenlernt.

Breslau, Anfang Oktober 1889. **C. FLÜGGE.**

Verzeichnis der Mitarbeiter.

Aus dem Reichsgesundheitsamt:

DORNEDDEN, H., Oberreg.-Rat Dr. med.

DUBITSCHER, F., Reg.-Rat Dr. med.

EHRHARDT, S., Dr. phil.

ENGEL, H., Oberreg.-Rat Dr. med.

ERTEL, H., Reg.-Rat Dr. agr.

FLÖSSNER, O., Direktor Professor Dr. med.

GÖLLNER, H., Reg.-Rat Dr. phil.

HAUBOLD, H., Reg.-Rat Dr. med.

KRESIMENT, M., Oberreg.-Rat Dr. med.

LAMPRECHT, F., Reg.-Rat Dr. Ing.

LIESE, W., Reg.-Rat Dr. phil.

LUDORFF, W., Reg.-Rat Dr. phil.

MEIER, E., Reg.-Rat Dr. med.

MERRES, E., Oberreg.-Rat Dr. phil.

MEYER, R., Oberreg.-Rat Dr. med. vet.

MÖLLERS, B., Oberreg.-Rat Professor Dr.med.

REITER, H., Präsident Professor Dr. med.

ROTT, F., Professor Dr. med.

SCHÜTT, ED., Direktor Dr. med.

SPITTA, O., Geh. Reg.-Rat Professor Dr. med.

Aus dem Institut für Infektionskrankheiten „Robert Koch":

BOECKER, E., Professor Dr. med.

CHRISTIANSEN, W., Dr. med. et phil.

HAAGEN, E., Professor Dr. med.

HAILER †, E., Oberreg.-Rat Dr. phil.

ROSE, G., Professor Dr. med.

WOHLFEIL, T., Professor Dr. med. habil. et phil.

Aus der Landesanstalt für Wasser-, Boden- und Lufthygiene:

BÜRGER, B., Professor Dr. med.

KONRICH, Fr., Vizepräsident Prof. Dr. med.

WELDERT, R., Professor Dr. phil.

Inhaltsverzeichnis.

Vierter Abschnitt.
Die übertragbaren Krankheiten.

Einführung.

1. Vom neuen Sinn der Hygiene.

Von HANS REITER.

Die Entwicklung unserer hygienischen Anschauungen zeigte bis vor kurzem eine fast ausschließliche Beschäftigung mit Fragen und Forschungen von Umweltfaktoren des menschlichen Lebens. Umgrenzung und Inhalt dieser Fragen richtete sich hierbei im wesentlichen nach den Aufgaben der jeweiligen Zeitepochen, wie sie sich gegenüber der Betreuung der Volksgesundheit aus den derzeitigen kulturellen, wirtschaftlichen und staatspolitischen Problemen ergab.

Die Bearbeitung selbst entsprach naturgemäß dem zur Zeit vorhandenen *Wissen*, woraus sich auch die Erklärung dafür ergibt, daß der Übergang einer gesundheitspolitischen Auffassung zu einer anderen unter mehr oder weniger schweren Kämpfen stattfand, die sich teils auf wissenschaftlicher, teils aber auch auf standespolitischer Ebene abspielten.

Genau so, wie es auf dem Gebiete der Technik für die weitere Entwicklung der Luftschiffahrt nicht ausschlaggebend war, daß Zeppelin sein erstes Luftschiff baute, sondern daß die Beherrschung der Luft durch den Menschen erst sich auf die Vervollkommnung des Verbrennungsmotors stützte, genau so konnte eine zweckmäßige Seuchenbekämpfung erst durchgeführt werden, nachdem die Eigentümlichkeiten des lebendigen Krankheitserregers durch emsiges systematisches Forschen erkannt waren.

So konnte auch eine Einschränkung des Massensterbens von Menschen, wie sie Altertum und Mittelalter uns zu wiederholten Malen bescherten, nicht durch phantastische „kosmische" Gedanken in irgendeiner Weise erfolgen, sondern erst dann, als man allmählich zu einem logischen naturwissenschaftlichen Denken übergegangen war. Auch hierbei mußten gewisse Entwicklungsstufen nacheinander zurückgelegt werden, bis man durch exakte Kleinarbeit langsam dazu gelangte, auf Grund unseres Wissens über die Existenzanforderungen der Kleinlebewesen die Maßnahmen zu finden, die die Lebensmöglichkeiten der Kleinlebewesen behinderten.

Da uns die „Forschung" vergangener Jahrhunderte immer nur auf die Erscheinungen der Umwelt des Menschen verwies und wir im eigentlichen biologischen Geschehen des menschlichen Organismus selbst daher lediglich die Auswirkungen der Umweltserscheinungen sahen, wird uns der erlebte Stillstand weiteren Fortschrittes verständlich! Nachdem jedoch durch die Überführung experimenteller erbbiologischer Erfahrungen in die Beurteilung des menschlichen Lebens selbst in diese Auffassung zunächst eine Bresche geschlagen wurde, war es nur natürlich, daß auf diesem Wege allmählich eine immer breiter werdende neuartige Entwicklung in alles biologische Denken um Mensch und Tier einzog, wobei es sich nicht um eine schöngeistige Spielerei handelte, sondern um den allmählichen exakten und nüchternen Ausbau einer Erkenntnis, deren Richtigkeit immer wieder unter Beweis gestellt werden konnte.

Nichts war natürlicher und logischer, als daß unsere gesamten Erkenntnisse der bisher getriebenen Hygiene, die wir heute zweckmäßigerweise als „*Umweltshygiene*" bezeichnen, einer umfassenden Revision unterzogen werden mußten. Wir würden jedoch einen grundsätzlichen Fehler begehen, etwa diese Erkenntnisse und auch die Wege, die zu ihnen führten, als unberechtigt und falsch hinstellen zu wollen. Es ergibt sich nur die Frage, ob und in welchem Maße die bisherigen früheren Kenntnisse hygienischer Arbeit in ihrer Gedankenführung und Schlußfolgerung durch diese neuartigen erbbiologischen Entdeckungen eine Modifikation zu erfahren haben.

So präsentiert sich heute die Hygiene nicht mehr als ein Umweltproblem, sondern als ein *Anlage-Umweltproblem der Gesundheitsführung!* Da wir als erstes Volk die Wege gefunden haben, erbbiologische Erkenntnisse in die praktische Gesundheitsführung einzubauen, haben wir die Berechtigung, unsere heutige Hygiene als „*deutsche Hygiene*" zu bezeichnen. Sie betrachtet das Hygieneproblem als ein Anlage-Umweltproblem der Gesundheitsführung, nicht nur retrospektiv, sondern verdichtet aus dieser Betrachtungsweise heraus alle hygienischen Überlegungen zu einem straffen, organisch festgefügten gesundheitspolitischen Aufbau und Ausbau.

Zwingt hierbei die erbbiologische Bewertung des Menschen zur Ausrichtung der Umweltsverhältnisse auf alle Wechselwirkungen zwischen Umwelt und den erbbiologischen Gegebenheiten des einzelnen, so weitet sich die Aufgabe der deutschen Hygiene ferner über den einzelnen Menschen hinaus zu einer *Gesundheitskultur* des ganzen deutschen Volkes, denn sie sieht in der erbbiologischen Struktur des einzelnen nicht nur den Repräsentanten einer langen, gewesenen Geschlechterkette, sondern gleichzeitig einen bestimmten Ausschnitt einer erbbiologisch relativ einheitlichen deutschen Volksgemeinschaft. Jede Arbeit deutscher Hygiene muß daher unter dem Bild des Daseinskampfes der ganzen Nation betrachtet werden.

In dieser Denkweise zeigt sich der fundamentale Unterschied einer Hygiene der Vergangenheit und der Gegenwart. Unsere seit 1933 auf dem gesundheitspolitischen Gebiet getroffenen erbbiologischen Maßnahmen sind in ihrer psychologischen Auswirkung von ungeheurer Tragweite, denn sie zwingen jeden einzelnen Volksgenossen, sich um seine eigene Gesundheitsführung Gedanken zu machen, die aber gleichzeitig nicht in seiner eigenen Person begrenzt sind, sondern über diese hinaus *Familie* und *Volk* treffen. Sekundär wird hierdurch auch das Nachdenken über alle Einflüsse der ihn umgebenden *Umwelt* angeregt, und eine Prüfung über deren gesundheitliche Auswirkung im günstigen oder ungünstigen Sinne erfolgt von selbst.

So wird durch eine gesetzliche gesundheitspolitische Maßnahme erreicht, daß das, was bisher schicksalsmäßig hingenommen wurde, einen für jeden einzelnen Menschen eigenen Sinn erhält und ihn zwingt, über sich und sein ihm selbst in die Hände gelegtes gesundheitliches Schicksal Entschließungen zu treffen. Die gleichzeitig in immer verstärktem Maße einsetzenden Hinweise auf die menschliche *Arbeitsleistung* werden ihrerseits dazu beitragen, auch den einfachen Volksgenossen darüber aufzuklären, daß es weitgehend in seiner eigenen Macht steht, zu der ihm möglichen hohen Leistung zu gelangen. Aufgabe der lehrenden, der verwaltenden und der praktischen Hygiene ist es, diesen Gedankengängen die notwendige und auch richtige Unterstützung im ganzen Volk zu geben.

Dabei wird die Hygiene einer vergangenen Zeit das professorale ihrer Art allmählich abstreifen, ohne dabei jedoch das exakte einer wissenschaftlichen Fragestellung und wissenschaftlichen Arbeit aufzugeben. Die frühere Auffassung, daß die Hygiene eine Angelegenheit der reichen Leute sei, wird baldigst verschwinden, weil jeder einzelne auf Grund der durch allgemeine naturwissenschaftliche Erkenntnisse gewonnenen Auffassungen sich selbst als einen der Leistungskerne einer großen Volksgemeinschaft zu betrachten lernt und für die Erhaltung und Entwicklung eigener Leistung selbst die größte Verantwortung trägt!

Von diesem Standpunkt aus sind heute sämtliche Aufgaben der Hygiene zu betrachten. Alle diese Aufgaben sind meist uralt, sie werden immer die gleichen bleiben, ihre Beantwortung hat jedoch nunmehr stets unter dem Gesichtspunkt des Anlage-Umweltproblems zu erfolgen.

Aus der Fülle aller Dinge sei weniges herausgegriffen:

So erhält beispielsweise das, was uns eine exakte *Ernährungsforschung* seit Jahrzehnten aufbaute, völlig neues Leben, wenn wir deren Ergebnisse mit dem Anlageproblem verbinden. Weiten wir in unserer Betrachtung das *Individuum* zum *Volk*, dann sehen wir in dem Problem der Ernährung weit mehr als eine nahrungsmittelchemische Fragestellung. Es wird zum Kernbegriff des gesamten Existenzkampfes eines Volkes: Ernährungssicherung, Nahrungsvervollkommnung, Leistungssteigerung, Generationssicherung!

Keine Lebensbehauptung wird ohne die gleichzeitige Frage nach einer möglichst hohen *Leistung* betrachtet werden dürfen, und so wird in diesem Rahmen auch das ungeheure Gebiet schädlicher Ernährungsformen von Individuum und Volk eine neue Ordnung erfahren müssen. Einem Teil dieser Arbeit gilt der ständig wachsende Kampf gegen den Mißbrauch der Genußgifte, der heute nicht mehr als eine Narretei vereinzelter Sektierer zu betrachten ist, sondern der zu einem Teil des Leistungsproblems des ganzen Volkes wurde. Wir stehen nicht mehr auf dem Niveau unkultivierter Völker, deren Urkraft es einst gelang, durch Genußgifte zu vernichten!

Gerade im Kampf um diese Fragen, in dem sich so häufig die Probleme der Gesundheitsführung und der Wirtschaft zu überschneiden scheinen, wird es die Aufgabe einer weitblickenden Staatsführung sein, die Wege zu finden, die die hygienische gesundheitspolitische Forderung restlos als das Primäre aller Notwendigkeiten anerkennt.

Wird in unserer Ernährung, die als der wohl gewaltigste Umweltsfaktor des menschlichen Lebens bezeichnet werden kann, alles Schädliche allmählich ausgeschaltet und Zweckmäßigkeit und Verantwortung zum Ernährungs-*Brauch*, so werden auch bald die anderen Umwelteinflüsse derartigen Gesichtspunkten unterstellt.

Es gehört hierher die Notwendigkeit, eine Ordnung in die *Leibesübungen* zu bringen, die keineswegs in einem Maximum liegt, sondern in einem Optimum, das auch hier den Voraussetzungen des einzelnen, wie des ganzen Volkes angepaßt sein muß!

1*

Eine gesundheitsfördernde *Wohnweise* des Menschen, die dem oben gekennzeichneten Anlage- und Umweltproblem anzupassen ist, hat ihre Voraussetzung in einer wirtschaftlichen Leistungsfähigkeit des gesamten Volkes. Noch sind die Zusammenhänge zwischen Gesundheit und Leistung der Volksgemeinschaft weder bei allen Menschen, noch an allen Orten innere Erkenntnis und Überzeugung geworden. Ohne eine entsprechende Ausrichtung des Wohnproblems werden umgekehrt aber auch Hochleistungen eines Volkes nicht zu erwarten sein. Für die innere Verbindung zwischen Gesundheit, Leistung und Wirtschaftshöhe wird vielleicht einmal gerade die Gestaltung und Lösung des Wohnproblems das beste Zeugnis ablegen.

Einen wesentlich breiteren Raum als heute muß in der kommenden Hygiene der *Arbeitsschutz* des schaffenden Menschen einnehmen, denn auch hier ist Gesundheit und Leistung auf das engste miteinander verknüpft. Es darf in Zukunft keine Arbeitsmethode gebilligt werden, deren Schädigung menschlicher Gesundheit nachgewiesen ist. Das Problem der Arbeit erhält hiermit einen völlig neuartigen Inhalt. Die sozialen Kämpfe einer vergangenen marxistischen Zeit müssen ersetzt werden durch das Bestreben, für jede Arbeit eine Form zu finden, die die Gesundheit und damit die Leistung in keiner Weise schädigen kann.

Alle Arbeitsmethoden sind nicht zu entwickeln nach der Fragestellung: Wie kann der Arbeitgeber das meiste produzieren und damit die besten Geschäfte machen, — ganz gleich, ob der Arbeitgeber Privatmann oder Staat ist —, sondern: Wie läßt sich die menschliche Arbeit zu einer Höchstleistung entwickeln, ohne daß damit ein frühzeitiges Nachlassen der menschlichen Arbeitskraft eintritt? Arbeitsprozesse, die diese Bedingung nicht erfüllen, sind durch bessere zu ersetzen. Manche Maschine wird vielleicht durch diese Forderung verschwinden müssen, sie wird aber Platz machen solchen, die diese Mängel nicht mehr aufweisen und trotzdem nicht nur zu einer quantitativen, sondern qualitativen höheren Leistung führen. Die Zusammenarbeit des Arztes mit dem Techniker erhält durch diese Forderung ganz neue Richtlinien und Aufgaben. Aber nicht nur der Techniker, auch der Chemiker wird jeden einzelnen Arbeitsprozeß daraufhin zu prüfen haben, ob — falls mit ihm eine Schädigung der menschlichen Gesundheit und damit Leistungsfähigkeit verknüpft sein sollte — das Verfahren nicht durch ein solches ersetzt werden könnte, das nicht nur ertragsmäßig den gleichen Effekt erzielt, sondern — weil es die Gesundheit des Arbeitenden unbeeinflußt läßt — durch eine Verhütung des Nachlassens der Kraft des Arbeiters zu einer zusätzlichen Leistungssteigerung der Volksgemeinschaft beiträgt.

Es darf also in Zukunft kein Arbeitsprozeß, der die Gesundheit, Arbeitskraft und Leistungsfähigkeit des Arbeitenden frühzeitig zum Versagen bringt, geduldet werden. Jeder Frühausfall eines arbeitenden Menschen, sei er nun bedingt durch einen fehlerhaften Arbeitsprozeß oder durch eine fehlerhafte Lebensführung, muß in Zukunft unmöglich sein. Auch dürfen Arbeitsprozesse keine Billigung finden, die Kinder oder Frauen in ihrer biologischen Wertigkeit schädigen. Das gesamte Arbeitsproblem muß in Zukunft unter biologischen und erbbiologischen Gesichtspunkten betrachtet werden, denn nur dann, wenn diese ausschlaggebend berücksichtigt sind, hat die Hygiene ihre Aufgabe erfüllt. Die Beurteilung des einzelnen Arbeitsprozesses wird unter diesen Gesichtspunkten mit absoluter Sicherheit zu einer ungeheuren Leistungssteigerung des gesamten

Volkes führen, ohne daß dabei in irgendeiner Weise seine Gesundheit und sein Wohlbefinden beeinträchtigt wird!

Unser Denken in Anlage-Umweltbeziehungen wird auch für das gesamte Gebiet der gesundheitlichen *Vor- und Fürsorge* maßgebend sein müssen. Wenn zwar die Durchführung unserer erbbiologischen Gesetzgebung im Laufe der Jahre gewisse, heute noch notwendige Handlungen wird einschränken lassen, so werden wir doch zu allen Zeiten weder von einer gesundheitlichen Vor- noch Fürsorge hilfsbedürftiger Menschen absehen können. Unsere Pflichtaufgabe wird jedoch sein, gerade in diesen Dingen im Interesse der Volksgemeinschaft „volks"wirtschaftlich zu denken, immer wird hierbei ausschlaggebend sein müssen, daß jede Vor- und Fürsorge der Betreuung voll leistungsfähiger Gesunder *nachzuordnen* ist. Trotzdem wird man bei dieser Begrenzung aus den nicht voll Leistungsfähigen in zahlreichen Fällen doch noch Leistungen zu entwickeln imstande sein, die im Interesse des Volksganzen gelegen sind. Wir müssen nur verlangen, daß jede Förderung sich grundsätzlich nach der Möglichkeit einer Entwicklung der durch die Anlagen des einzelnen gezogenen Grenzen richtet.

Daß unser heutiges erbbiologisches Wissen zuweilen die Veranlassung gibt, manche wissenschaftlichen Erkenntnisse der Vergangenheit zu kritisieren, ist belanglos, solange sich diese Kritik in sachlichen Bahnen bewegt. Sie ist sogar richtig, wenn sie verlangt, daß diese Erkenntnisse, die oft unter ganz anderen Gesichtspunkten gewonnen wurden, auf unsere neue Betrachtungsweise von Anlage und Umwelt geprüft werden. Die zuweilen laut gewordenen Anzweiflungen der Großtaten bakteriologischer Forschung, die übrigens meist von jungen Nichtskönnern ausging, zeigt nur, daß die Betreffenden offenbar nicht im Schrifttum zu lesen verstanden. Jeder Experimentator, jeder Kliniker weiß schon längst, daß die spezifischen Krankheitserreger nur die Voraussetzung einer Erkrankung schaffen, daß die Manifestation und der Verlauf der Infektion von Angriff und Abwehrbereitschaft des Mikro- und Makroorganismus abhängen. Das Problem der Infektion trägt heute ein völlig klares Gesicht und gerade klinische Beobachtung und Experiment waren es, die die ungeheure Bedeutung der Konstitution von einzelnen und ganzen Familien unter Beweis gestellt haben. Wir brauchen auf diesem Gebiete nicht umzulernen, können allerdings wohl heute manches besser verstehen als vor einigen Jahrzehnten.

Diese wenigen Beispiele, gesehen im Blickfeld der heutigen deutschen Hygiene, mögen genügen, um den *Sinn* dieser Hygiene zu charakterisieren.

Im ganzen betrachtet, hat somit heute die in unserer Zeit gewordene deutsche Hygiene nicht mehr den Charakter einer schmalen Sparte des Gesundheitswesens, sondern sie ist mit dem gesamten Gesundheitsproblem und somit ungeheuerlich tief in unserem Volksleben verwurzelt. Sie nimmt nicht nur breite Flächen in dem deutschen Ärzten unterstellten eigentlichen Arbeitsgebiet ein, sondern greift mit ihren Auswirkungen einschneidend in fast alle Zweige der Staatsführung, denn auch das gesamte Erziehungswesen, das Verwaltungswesen, die Wirtschaft, die Kunst und Kultur und nicht zuletzt auch die Innen- und Außenpolitik selbst sind ohne hygienisches Nachdenken nicht zu steuern. Alle diese großen Arbeitsgebiete werden sich entfalten und mit Erfolg arbeiten können, wenn sie den hygienischen, d. h. den gesundheitsführenden Gedanken bei allen ihren Maßnahmen in gebührender Weise zur Mitwirkung einschalten. Andererseits werden sie bestimmt früher oder später Enttäuschungen erfahren und Mißerfolge ernten, wenn sie auf die Mitwirkung dieser Gedankengänge verzichten. Nicht überhebliche Betonung eines eigenen Arbeitsgebietes hat uns allmählich zu dieser Erkenntnis geführt, sondern das Leben selbst in seiner historischen Entwicklung, seiner vielfältigen Gestaltung und seinen ungeheuren Ausmaßen an Aufgaben!

Nur der gesunde Mensch wird seiner Familie und seinem Volk die Hochleistung geben können, die beide von ihm erwarten und fordern müssen, und nur das Volk wird ewig sein, das in seinen einzelnen Gliederungen erkennt, daß die Leistungen der Gemeinschaft über sein Schicksal bestimmen.

2. Zur Geschichte der deutschen Hygiene.
Ein kurzer Überblick.
Von HELLMUT HAUBOLD.

Im Sprachgebrauch der letzten Jahrzehnte verstand man unter hygienischen Maßnahmen hauptsächlich Bestrebungen, um die auf den Menschen einwirkenden schädlichen Umweltfaktoren auszuschalten, unter besonderer Betonung der Bakteriologie. Die Erforschung der Umwelteinflüsse umfaßt jedoch nur einen Teil der Aufgabe. Das andere, fast noch wichtigere Gebiet, die Erb- und Rassenhygiene, wurde jahrzehntelang vernachlässigt. Es fand erst nach der Nationalsozialistischen Erhebung wieder den ihm zukommenden Platz im Gebäude der Gesamthygiene. Dabei sind Erbhygiene und Umweltshygiene, sobald sie praktischen Aufgaben zu dienen haben, überhaupt nicht voneinander zu trennen.

Die umfassendste Charakterisierung der vielfältigen hygienischen Aufgaben gab bereits im Jahre 1779 JOHANN PETER FRANK, der die „*Medizinische Polizey*" als eine „Verteidigungskunst" bezeichnete. Er nannte sie eine Lehre, „die Menschen und ihre tierischen Gehülfen wider die nachteiligen Folgen größeren Beisammenwohnens zu schützen hat. Besonders aber hat sie deren körperliches Wohl auf eine Art zu befördern, nach welcher solche, ohne von physischen Übeln unterworfen, am spätesten dem endlichen Schicksal, welchem sie untergeordnet sind, unterliegen mögen."

Tatsächlich ist auch die moderne Hygiene eine Verteidigungskunst, die Ärzte im Auftrag von Staat und Partei handhaben, um die Bevölkerung gesund zu erhalten. Ihre wichtigsten Mittel sind Bevölkerungspolitik, Rassenhygiene, Körperpflege, vorbeugende Gesundheitsführung und Seuchenbekämpfung.

Die *Wissenschaft der Hygiene*, sie hieß zunächst im 17. Jahrhundert „Politia Medica" — Politische Medizin —, dann im 18. Jahrhundert *Staatsheilkunde* oder *Medizinische Polizey* — die heute geltende Bezeichnung „Hygiene" setzte sich erst im 19. Jahrhundert durch — wurde in Deutschland im 18. Jahrhundert begründet.

Praktische Hygienevorschriften sind dagegen bereits aus germanischen Staaten des 6. und 7. Jahrhunderts bekannt. Bezeichnenderweise enthält selbst die von Karl dem Großen herausgegebene *Saalische Gesetzgebung* Gesundheitsvorschriften. Auch im *Schwabenspiegel* sind Anweisungen über hygienische Kindererziehung, uneheliche Schwangerschaft, Behandlung von Kranken und Irren usw. zu finden.

Später warfen sich die im Spätmittelalter auftretenden *Femegerichte* zum *Hüter der Volksgesundheit* auf. Sie schützten die Schwangeren und behüteten die Kindbetterin, sie ahndeten Notzucht, Mißhandlung, Totschlag, Vergiftungsversuche usw.

Ein völlig neues Gesicht erhielten die hygienischen Bestrebungen des Mittelalters im Gefolge der Kreuzzüge. Nach dem Einbruch der großen gemeingefährlichen Seuchen in Deutschland, namentlich der *Pest* und der *Lepra*, traten Quarantänemaßnahmen in den Vordergrund des hygienischen Interesses. Man ging dabei recht energisch vor. So sollen Ende des 13. Jahrhunderts in Europa allein 19000 *Aussatz*hospitäler und Siechenhäuser bestanden haben. Tatsächlich gelang es auch durch schärfste Absonderung der Kranken in den Leproserien die Seuche, die wahrscheinlich ihren epidemiologischen Charakter geändert hatte, in Europa praktisch auszurotten.

Noch energischer verlangten die verheerenden *Pestzüge* eine strenge Isolierung der Kranken. Allmählich entstanden in den Städten Krankenhäuser. Es bildeten sich Nonnen-, Mönchs- und Ritterorden, die sich vorwiegend der Krankenpflege widmeten. Namentlich der Deutschritterorden wurde zu einem Förderer der Körperhygiene, da er seinen Mitgliedern Sauberkeit, Bartscheren, regelmäßiges Baden usw. vorschrieb.

Dieser *Aufschwung der Hygiene* nach den Kreuzzügen wurde freilich durch die in den Kirchenreformen der Päpste Innozenz III. und Honorius geschaffenen Gesetze wieder weitgehend vernichtet, die zunächst den Ordensgeistlichen, später aber allen Geistlichen, den Beruf des Arztes verboten. Der hierdurch plötzlich eintretende Mangel an Ärzten führte dazu, daß sich das Judentum zum ersten Male in Deutschland dieses Berufes bemächtigte. Überall traten jetzt an den Höfen und in den Städten *jüdische* Ärzte auf.

Dieser Zustand änderte sich erst, als im 14. und 15. Jahrhundert die *deutschen Universitäten* entstanden, an denen ein zahlreicher und gut vorgebildeter Ärztenachwuchs herangezogen wurde. Leider standen wiederum diese „gelehrten" *Ärzte* vorwiegend den Städtern, den Rittern und der Oberschicht zur Verfügung, während das Volk, d. h. die Masse der Bauern, weiterhin auf Bader, Heilkundige und Wundärzte angewiesen war. Trotzdem schuf der sich langsam vergrößernde Stamm von Ärzten die Voraussetzung zur Durchführung sachkundiger, hygienischer Maßnahmen in den Städten. Verstärkt wurde diese Entwicklung durch den *geistigen Umbruch* der *Renaissance* und des *Humanismus*, der ein verstärktes Interesse an naturwissenschaftlichen Fragen zur Folge hatte.

Die Einführung der *Sektionen* und die damit wachsenden Kenntnisse vom menschlichen Körper gaben den Ärzten größere Sicherheit. Die neue *Buchdruckerkunst* ermöglichte es, die Erkenntnisse einzelner Forscher der ganzen Ärzteschaft zugänglich zu machen. Für den Hygieniker boten die Städte, die sich in mächtigen Bünden (Hanse, Oberrheinischer Städtebund usw.) organisiert hatten, auf dem Gebiet der *Wohnungshygiene* und *Seuchenbekämpfung* große neue Aufgaben. Um diese zu lösen, wurden im 15. und 16. Jahrhundert die ersten Amts- und Stadtärzte eingestellt.

Außerdem unternahmen die *Kaiser* auf den Reichstagen zahlreiche Versuche, für das ganze Reichsgebiet gültige *hygienische Rahmengesetze* zu schaffen. So enthalten die Reichsabschiede Kaiser Maximilians Vorschriften gegen die *Verfälschung der Nahrungs- und Genußmittel*. Auf dem Regensburger Reichstag

1527 wurde der Text eines ärztlichen *Eides* festgelegt, während auf dem Reichstag zu Nürnberg 1521 bereits Fragen der *Gefängnishygiene*, des *Kampfes gegen die uneheliche Schwangerschaft*, gegen *Abtreibung* und *Kindesmord* und *Kontrollmaßnahmen* für den *Gifthandel* usw. gesetzlich festgelegt wurden.

Der 30jährige Krieg vernichtete endlich auch den städtischen Wohlstand und endete mit dem Sieg des Territorialfürstentums. Nunmehr übernahmen die *Fürsten* die Durchführung der hygienischen Maßnahmen. Der lange Krieg hatte vor allem *bevölkerungspolitische Probleme* aufgeworfen, Deutschland war grausam entvölkert. Die Erhaltung der Volkssubstanz und die Vermehrung der Bevölkerung erschien daher dringend notwendig. Andererseits hatte die Umbildung der politischen Reichsstruktur einen erhöhten Bedarf an Ärzten und Wundärzten zu Gefolge, besonders seitdem sich in *Brandenburg* gegen Ende des 17. Jahrhunderts die ersten Ansätze eines modernen Staates mit einheitlicher Führung, einheitlicher Verwaltung, einheitlichem Heer und einheitlichem Gesundheitswesen entwickelten.

Auf Anregung von LEIBNIZ wurde vom Großen Kurfürsten 1685 das erste *Collegium Medicum* errichtet, das eine Art Zentralverwaltung und Prüfungsbehörde für das gesamte Heilpersonal darstellte. Im Jahre 1709 wurde dann vom ersten Preußenkönig ein *Collegium Sanitatis* errichtet zur Kontrolle und Abwehr von Seuchen und zur Überwachung des Nahrungsmittelhandels. Hier entstand also bereits eine Art *Brandenburgische Gesundheits-Zentrale*, eine Vorstufe des späteren Reichsgesundheitsamts.

Dieser Aufschwung des öffentlichen Gesundheitswesens ist ohne die *Philosophie der Aufklärung* undenkbar. Neben den Vorschlägen von LEIBNIZ, der Einrichtungen zur *Gesundheitsstatistik* und zur *medizinischen Topographie* forderte, fand auch die Philosophie von CHR. VON WOLFF zahlreiche Anhänger. Der Hallenser Gelehrte lehrte nämlich, daß der Mensch nicht nur Pflichten gegenüber seinem Geist und seiner Seele, sondern vor allem gegenüber seinem „*Leib*" habe. Ähnliche Forderungen enthalten die Staatswissenschaftlichen Arbeiten von JUSTI, die bevölkerungspolitischen Schriften von SÜSSMILCH.

Angeregt von der deutschen und französischen zeitgenössischen Philosophie schuf dann der in der Pfalz geborene JOHANN PETER FRANK das Standardwerk der Hygiene des Absolutismus, sein „System einer gesamten medizinischen Polizey". Für FRANK bildeten nicht rechtliche oder dynastische Beziehungen, sondern eine *erbgesunde, fruchtbare und arbeitsame Bevölkerung die Grundlage jeden Staates.* Deshalb gehörte eine bewußte und weitsichtige Gesundheitspolitik zu den höchsten Aufgaben der Staatskunst.

Seine „Medizinische Polizey" umfaßt bevölkerungspolitische Teile, in denen er Maßnahmen prüft, die zu einer Vermehrung und Sicherung gesunder Ehen und damit zu einer Vermehrung des Kinderreichtums führen. Er schlägt ein *Ehegesundheitszeugnis* vor, verlangt die *Junggesellensteuer*, fordert *Mütterschulung* usw. Gleichzeitig bekämpft er den Junggesellenstand im allgemeinen, lehnt weitgehend das Zölibat aus biologischen Gründen ab und verlangt das Heiraten des rassisch ausgelesenen Soldatenstandes.

Gleichzeitig forderte er *Eheverbote für Erbkranke*, für Mißgebildete und für Männer und Frauen, die an einer akuten ansteckenden Krankheit leiden. Wichtige Abschnitte widmete er dem Schutz von Mutter und Kind, der Säuglingsernährung und -pflege, der körperlichen Ertüchtigung von Schulkindern und Heranwachsenden. Weiterhin beschäftigt er sich mit dem Wohnungswesen, der Wasser- und Abwasserversorgung, der Gewerbehygiene, der Nahrungs- und Genußmittelhygiene sowie dem Bekleidungswesen. Unfälle und Schadenverhütung, Begräbniswesen und Leichenschau interessieren ihn ebenso wie Bekämpfung der großen Seuchen. Daneben ist vor allem noch der Mannheimer Arzt MAY zu nennen, der das erste „Gesundheitsgesetzwerk" schuf.

Während in den Armeen die Staatshygiene ohne inneren Bruch bis auf die Gegenwart weiter entwickelt werden konnte, entstand in der zivilen Gesundheitsführung nach FRANK ein erheblicher Stillstand. Die *Staatsmedizin* der ersten Hälfte *des 19. Jahrhunderts* führte zu innerer Erstarrung, da ihre Vertreter mit der Ärzteschaft und den selbständig denkenden, jedoch liberal eingestellten Gelehrten ihrer Zeit im erbittertsten Kampf lagen. Dies gilt namentlich für den in Wien neben Metternich unbeschränkt herrschenden Mediziner STIFFT, der noch 1831 anläßlich des Einbruchs der asiatischen Cholera mit Hartnäckigkeit die These verteidigte, daß die Cholera keine eigentliche Infektionskrankheit sei. Die politische Entwicklung des 19. Jahrhunderts brachte die Staatshygiene vollends in Mißkredit!

Der liberale und naturwissenschaftlich denkende Arzt sah vorwiegend individuelle und Umweltsprobleme. Die stürmisch drängende Industrialisierung des Reiches stellte neue Aufgaben des Arbeitsschutzes, der Ernährungssicherung und der Seuchenverhütung. Gleichzeitig erschloß das Experiment sowie das Mikroskop nicht nur die Welt der Zelle, sondern auch die der Krankheitserreger. Nicht zuletzt boten Physiologie, Chemie und Physik der Hygiene neue Untersuchungsmethoden.

Durch PETTENKOFER, den ersten modernen Hygieniker, wurde das naturwissenschaftliche und chemische Experiment in die Hygiene eingeführt. Den Münchener Gelehrten interessierten vor allem die Luftverhältnisse, die Bodenvorgänge und später die Ernährungs- und Stoffwechselfragen. Nach dem Vorbild seines 1866 gegründeten, 1878 in einem besonderen Gebäude untergebrachten Münchener Institutes entstanden 1873 in Leipzig, 1883 in Göttingen und 1885 in Berlin die modernen *Hygienischen Universitäts-Institute.*

Einen entscheidenden Aufschwung erhielt die Seuchenforschung durch die von Kriegsgefangenen im 70er Kriege eingeschleppten *Pocken*, da die Seuche im Reich viermal so viel an Todesopfern verlangte als die feindliche Geschoßwirkung.

Wenn auch vor dem Auftreten von ROBERT KOCH schon zahlreiche Kleinlebewesen, z. B. Pilze, Milben, Finnen usw. als Krankheitserreger bekannt waren, und HANSEMANN bereits in den vierziger Jahren die Ansicht vertreten hatte, daß Mikroorganismen die Ursache vieler Krankheiten seien, so ist es doch das eigentliche *Verdienst von* ROBERT KOCH, durch die Entdeckung der Milzbrandsporen, durch seine Untersuchungen über die Ätiologie der Wundinfektionen und die Einführung der festen Nährböden in die Untersuchungstechnik eine neue und wichtige Epoche der Hygiene, die bakteriologische Ära, eingeleitet zu haben.

Das Hauptquartier der neuen Seuchenbekämpfer war das *Reichsgesundheitsamt.* Hier wurde nacheinander von ROBERT KOCH 1882 der Tuberkelbacillus, später in Indien 1883 der Choleraerreger gefunden. Hier entdeckten seine Assistenten LÖFFLER den Diphtheriebacillus und Rotzbacillus, GAFFKY die Reinkultur des Typhusbacillus; 1905 fand FRITZ SCHAUDIN im Reichsgesundheitsamt die Spirochaeta pallida.

Mit dem von ROBERT KOCH geschaffenen technischen Rüstzeug gelang später anderen deutschen und ausländischen Forschern das Auffinden einer großen Zahl von Erregern ansteckender Krankheiten.

Zugleich übten diese neuen ätiologischen Anschauungen stärksten Einfluß auf die Ausgestaltung der klinischen Prophylaxe und Therapie, sowie auf das Gesamtbild der Hygiene aus, besonders seitdem EMIL BEHRING mit der Entdeckung der Antitoxine noch weiteres Neuland erschlossen hatte.

Das schönste Ergebnis dieser umweltbedingten großartigen Arbeitsrichtung der Hygieniker war das *Absinken der Säuglingssterblichkeit* und eine erhebliche *Verlängerung des durchschnittlichen Lebensalters*. Gleichzeitig konnte der deutsche Lebensraum in Europa, aber auch unser Kolonialgebiet, vor neuen großen Seuchenzügen, besonders im Weltkrieg, gesichert werden.

Der *nationalsozialistische Hygieniker* hat inzwischen bei uneingeschränkter Würdigung der unvergeßlichen Verdienste von KOCH und seinen Schülern erkannt, daß heute auf dem Gebiet der *Erb-* und *Rassenhygiene*, der *Sicherung des arbeitenden Volksgenossen*, der *Sicherstellung der Volksernährung* neue Aufgaben harren. Zur Lösung dieser Probleme ist ein genügend hygienisch ausgebildeter Nachwuchs, der Liebe zur Sache, genügendes Fachwissen für alle Fragen der Erb- und Umweltshygiene und Achtung vor einer großen Tradition besitzt, unumgänglich nötig.

Das deutsche Volk.

1. Rassenmäßige Zusammensetzung.

Von Sophie Ehrhardt.

A. Deutschblütige.

Die frühesten erkennbaren Rassen des Menschen treten in Europa am Ende der Altsteinzeit auf. Aber erst in der Jungsteinzeit lassen sich geographische Zusammenhänge dieser Rassen deutlich erkennen. Einige wichtige Funde aus der Altsteinzeit Europas sind ein Beweis für die Grundlage der rassischen Zusammensetzung des deutschen Volkes.

Der Fund von *Cro-Magnon* aus dem Aurignacien in Südfrankreich zeigt eine Menschenform, die eine weite Verbreitung in Europa hatte (Funde in Oberkassel bei Bonn, Lautsch in Mähren u. a.), und die bis in die Jungsteinzeit (Skelete der Megalithgräber, Skeletfunde von Altendorf in Niederhessen), Bronzezeit, das frühe Mittelalter (Reihengräber) verfolgt werden kann. Diese Form, die man als Cro-Magnonrasse bezeichnet hat, lebt heute fort in der fälischen Rasse, die ihr Hauptverbreitungsgebiet in Nordwestdeutschland hat.

Eine ebenso große Bedeutung wie der Fund von Cro-Magnon hat der Skeletfund von *Combe Capelle* aus dem Aurignacien in Südfrankreich, der Fund von *Brünn* und die Funde von Unter-Wisternitz in Mähren, ferner der Fund von Chancelade aus dem Magdalénien Südfrankreichs und viele andere, die in diesen Formenkreis gehören. Diese Formen — man spricht von einer Brünnrasse (auch Rasse von Combe Capelle) — bilden die Grundlage der nordischen Rasse. Einige Forscher leiten die nordische Rasse von der Cro-Magnonrasse ab (Fischer), andere aus einer Mischung von Brünnrasse und Cro-Magnonrasse (B. K. Schultz). Reche und Günther sehen im Chanceladefund die Vorfahren der nordischen Rasse. Zahlreiche Schädelfunde aus der Jungsteinzeit (die Skeletfunde der Schnurkeramiker) und aus den nachfolgenden Zeiten (fast sprichwörtlich sind die „nordischen" Reihengräberfunde) zeigen die gleichen Formen.

In Abb. 1 und 2 sind ein fälischer und ein nordischer Schädel einander gegenübergestellt. Beide Rassen haben eine große Schädellänge, wobei der nordische Schädel schmal gebaut ist, der fälische Schädel ist breiter und zeigt ganz besonders im Gesicht sehr breite Formen. Die Augenhöhlen des nordischen Schädels sind verhältnismäßig hoch, die des fälischen Schädels niedrig. Im ganzen ist das Skelet des nordischen Menschen viel leichter gebaut als das des fälischen Menschen. Perret ist der Ansicht, daß aus der schweren Form, der Cro-Magnonrasse, die leichtbewegliche der nordischen Rasse entstanden sei und stützt sich hierbei auf ähnliche Erscheinungsbilder aus dem Tierreich.

Ganz allmählich entstehen in der Jungsteinzeit die ersten Bevölkerungsgruppen, die sich in der nachfolgenden Zeit, in der Bronzezeit, zum Germanentum zusammenschließen. Rassisch gesehen waren die germanischen Stämme noch zur Völkerwanderungszeit vorwiegend nordisch und erst im späten Mittelalter haben sie ihr nordisches Blut eingebüßt. Aber noch heute durchdringt die nordische Rasse das gesamte deutsche Volk weit stärker als irgendeine andere europäische Rasse.

Die nordische Rasse.

Das Hauptverbreitungsgebiet der nordischen Rasse ist Norddeutschland, nach GÜNTHER 55% der Bevölkerung (Süddeutschland 40%). Eine Einteilung der einzelnen Rassen in Hundertsätzen anzugeben ist auch nach GÜNTHER nur ein „Versuch" ..., „dessen wissenschaftlicher Wert recht gering sein muß". Die Zahlen seien trotzdem hier angeführt, weil sie einen gewissen Anhaltspunkt geben.

Die Gestalt des nordischen Menschen ist hoch und schlank, Körperhöhe i. M. 174 cm. Der Kopf ist lang und schmal, das Hinterhaupt in seiner unteren Hälfte ausladend. Gesicht und Nase zeigen ebenfalls schmale Formen (Abb. 4). Die Nase zeigt bisweilen einen kleinen Höcker, der im oberen Drittel der Nase liegt. Die Stirn ist hoch und leicht zurückgeneigt. Das Auge ist von einem leichten Knochenbogen überdacht. Die Lippen sind

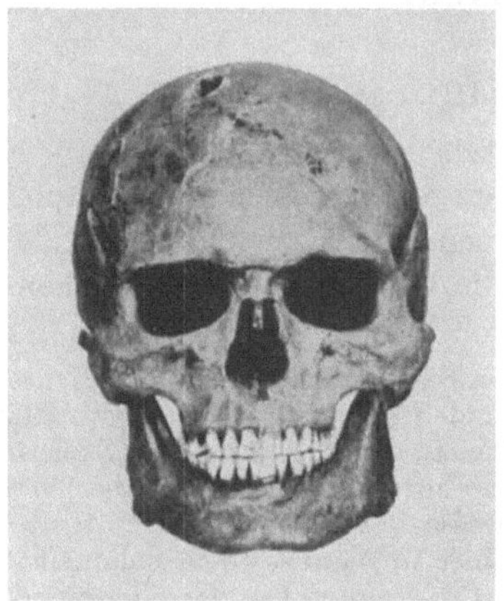

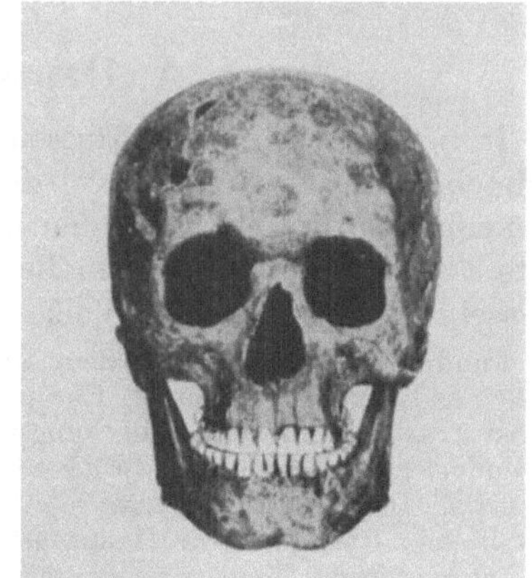

Abb. 1. Fälischer Schädel.   Abb. 2. Nordischer Schädel.
(Nach GUSTAV PERRET: Z. Morph. u. Anthrop. 37.)

schmal, das Kinn tritt deutlich vor. Das Haar ist schlicht oder weitwellig und blond, dunkelt aber bisweilen stark nach. Das Auge ist blau bis blaugrau. Die Haut erscheint rosig und bräunt bei Sonnenbestrahlung nur wenig. — Den nordischen Menschen kennzeichnet ein kühles sachliches Wesen, geistige Begabung, Tatkraft, die sich bis zur Kühnheit steigern kann, Selbstbeherrschung, ein starkes Gerechtigkeitsempfinden. In seinen Empfindungen ist er zurückhaltend und feinfühlend.

Die fälische Rasse.

Zum Unterschied von der nordischen Rasse sind die fälischen Menschen groß und mächtig. Der Kopf ist lang, aber nicht so schmal wie bei der nordischen Rasse. Die Stirn ist weniger hoch und etwas steiler. Das Gesicht ist ausgesprochen breit und mittelhoch und zeigt stark betonte Unterkieferwinkel (Abb. 3). Die Augen sind von einem starken Überaugenbogen überdacht und scheinen daher sehr tief in den Höhlen zu liegen. Der Oberlidraum ist niedrig. Die Augenbrauen sind dicht. Die Nase ist nicht ganz so schmal und hoch wie bei der nordischen Rasse; die Lippen sind dünn. Das Kinn springt vor. Haar- und Augenfarbe sind ebenfalls hell. — Der fälische Mensch ist schwerfällig, er ist nüchtern und gediegen, mehr freiheitsliebend als herrschsüchtig. Er ist stärker an die Scholle gebunden und hängt mehr am Althergebrachten als der nordische Mensch. Er empfindet tief und zeigt große Zuverlässigkeit.

Die fälische Rasse kommt vorwiegend in Nordwestdeutschland vor, nach GÜNTHER 10%, im übrigen Deutschland 2—3%.

Eine Reihe von Forschern nehmen an, daß die frühen Langkopfrassen von Europa stammesgeschichtlich zusammenhängen und dem nordischen wie dem südlichen Langschädel, der nordischen wie der mittelländischen (mediterranen oder westischen) Rasse ihren Ursprung gegeben haben. Andere glauben den Zusammenhang der mittelländischen Rasse mit der orientalischen im Osten zu suchen. Die Formmerkmale der nordischen und mittelländischen Rasse haben einiges gemeinsam.

Die mittelländische Rasse.

Die mittelländische Rasse ist kein wesentlicher Bestandteil des deutschen Volkskörpers. Nach GÜNTHER ist sie mit höchstens 2% an der Rassenzusammensetzung des deutschen Volkes beteiligt (im Süden vielleicht 5%). Man findet Mischung mit mittelländischer Rasse am Mittelrhein, in spärlichen Mengen in Südwestdeutschland, an den Handelsstraßen, die von Italien nach Deutschland führen.

Die mittelländische Rasse ist von kleinem zierlichem Körperwuchs, i. M. 160 cm. Sie hat einen sehr langen schmalen Kopf und ein hohes schmales Gesicht. Die Stirn ist weniger hoch als bei der nordischen Rasse und etwas steiler und zeigt abgerundete Schläfen. Die Nase ist schmal und zieht an der Spitze etwas abwärts (Abb. 6). Die Lidspalte ist weit geöffnet, eine Deckfalte am Oberlid fehlt häufig. Die Lippen sind stark geschweift. — Die mittelländische Rasse zeigt ein ganz anderes seelisches Verhalten als die nordische Rasse. Sie ist äußerst lebhaft, beweglich, leidenschaftlich, liebt Äußerungen der Gefühle in Worten und Gesten. Sie ist begabt und faßt schnell auf. Ihr Wille ist hart, bisweilen grausam.

Die ostische Rasse.

Neben der nordischen und fälischen Rasse ist ein wesentlicher Bestandteil des deutschen Volkes die ostische (alpine) Rasse, die GÜNTHER mit 20% (im Norden 15%, im Süden 25%) für das deutsche Volk angibt. Diese Rasse ist gekennzeichnet durch einen kurzen runden Schädel. Die ersten Rundschädel treten zeitlich im Mesolithikum auf, und zwar in der Ofnethöhle bei Nördlingen in Bayern, in Furfooz in Belgien, ferner in Dänemark, Schweden, in Frankreich, auf der Pyrenäenhalbinsel. In diesen Funden kann man die Vorläufer der ostischen oder alpinen Rasse erblicken. Ein näherer Zusammenhang mit dem mongoliden Zweig läßt sich nicht feststellen und auf Grund der Brachycephalie kann man einen solchen noch nicht annehmen. Das Verbreitungsgebiet der ostischen Rasse ist hauptsächlich Oberschlesien, Sachsen, Mitteldeutschland, Südwestdeutschland, das Rheinland. Nach Westen verbreitet sich die Rasse in die Zentralgebiete Frankreichs, nach Süden reicht sie bis über die Alpen nach Italien hinein.

Die ostische Rasse ist untermittelgroß, i. M. 163 cm, von untersetztem Körperbau. Der Kopf ist rund mit gerundetem Hinterhaupt, das Gesicht ist verhältnismäßig niedrig und breit. Die Stirn ist steil, die Nasenhöhe ist gering und der Nasenrücken ist gerade, bisweilen eingebogen. Das Auge liegt verhältnismäßig flach eingebettet, die Augenbrauenbögen sind breit. Haar- und Augenfarbe sind dunkel (Abb. 5). Sehr häufig findet man aber auch in Deutschland Menschen, die einen ostischen Körper- und Kopfbau haben, deren Haar- und Augenfarbe hell ist. MOLLISON ist der Ansicht, daß die dunklen Farben der ostischen Rasse nur durch Rassenmischung hinzugekommen sind und daß diese Rasse „vor allem im Osten, wo sie heimisch ist" helle Haare und Augen hat. — Der ostische Mensch ist mehr passiv und beschaulich. Seine geistigen Fähigkeiten sind nicht gering, eine rege Phantasie fehlt, so daß ihn mehr der Fleiß zum Erfolg führt. Sein Wesen ist engherzig und er ist sehr sparsam. Er zeigt viel Geduld und eine große Anhänglichkeit.

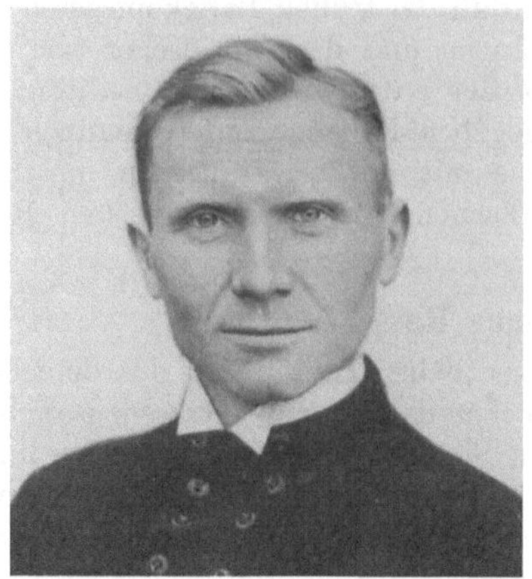

Abb. 3. Fälisch.
(Aus B. RICHTER: Deutsche Rassenkunde, Bd. 14.)

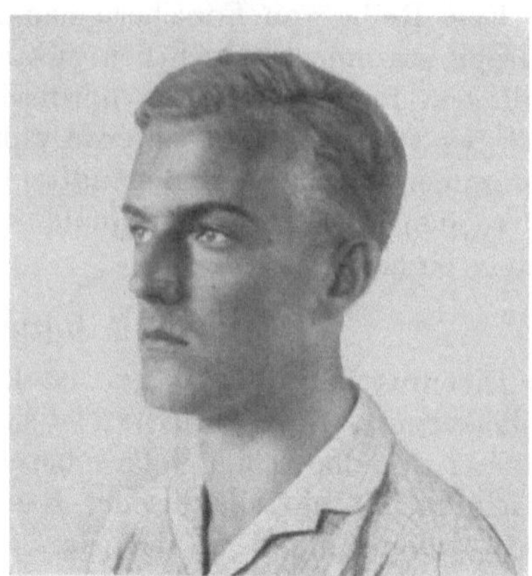

Abb. 4. Nordisch.

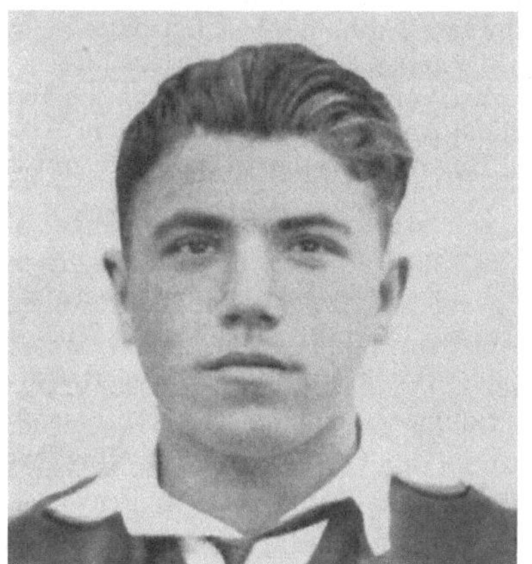

Abb. 5. Ostisch.
(Aus B. K. SCHULTZ: Rassenkunde deutscher Gaue.)

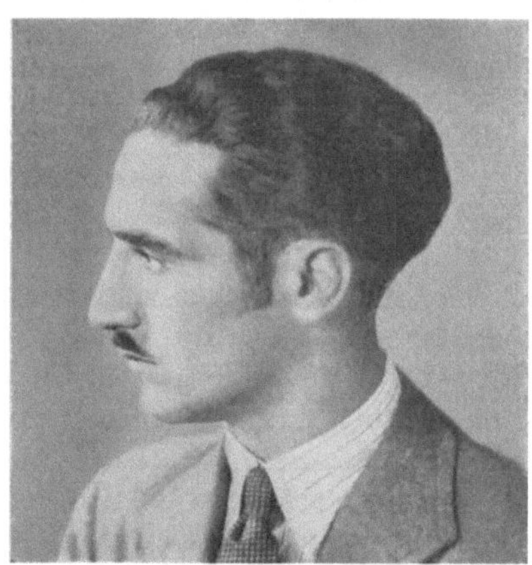

Abb. 6. Vorwiegend westisch.
(Aus B. K. SCHULTZ: Deutsche Rassenköpfe.)

Die ostbaltische Rasse.

Im Anschluß an die ostische Rasse ist die ostbaltische (oder osteuropide) Rasse zu erwähnen, die ihr Hauptverbreitungsgebiet in Nordostdeutschland hat (nach GÜNTHER in ganz Deutschland 8%, im Osten 15%). Westlich der ehemaligen Slawengrenze sind nur ganz vereinzelt ostbaltische Typen vertreten.

Der ostbaltische Mensch ist mittelgroß, i. M. 164 cm und kräftig gebaut. Der Kopf ist groß. Das Gesicht ist breit und knochig und unterscheidet sich durch die gröberen Formen wesentlich vom ostischen Gesicht (Abb. 7). Die Nasenwurzel ist mäßig hoch, der Nasenrücken ist gerade oder eingebogen. Haut-, Haar- und Augenfarbe sind hell, wobei das Blond eher ein Aschblond ist als ein Goldblond wie bei der nordischen Rasse. Es ist heute noch eine umstrittene Frage, ob die ostbaltische Rasse eine eigene Rasse darstellt, ob sie eine besondere Ausprägungsform der ostischen Rasse ist oder ein Rassengemisch nordischer und altasiatischer Rasse. — Die ostbaltische Rasse ist in ihrem ganzen Wesen wenig ausgeglichen und von wechselndem Temperament. Sie ist schwermütig, verträumt, phantasiebegabt. Ihre Willenshandlungen sind oft unentschlossen. Begabung für Tonkunst wird angegeben.

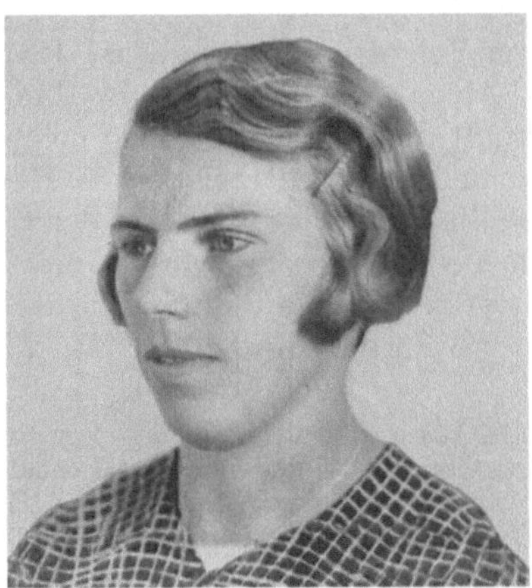

Abb. 7. Vorwiegend ostbaltisch-nordisch.

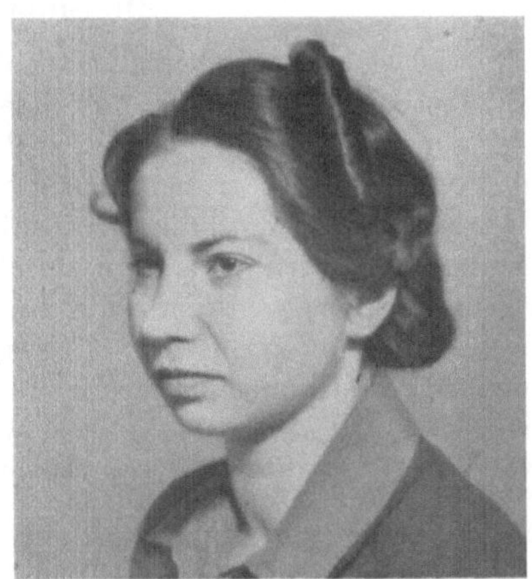

Abb. 8. Vorwiegend ostbaltisch,
leichter sudetischer Einschlag.

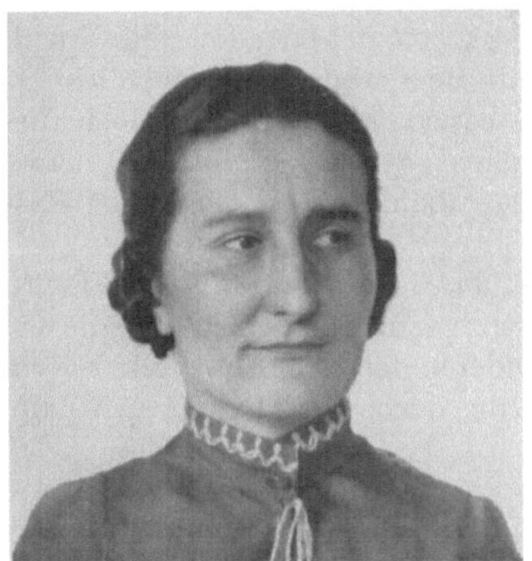

Abb. 9. Vorwiegend dinarisch-westisch.

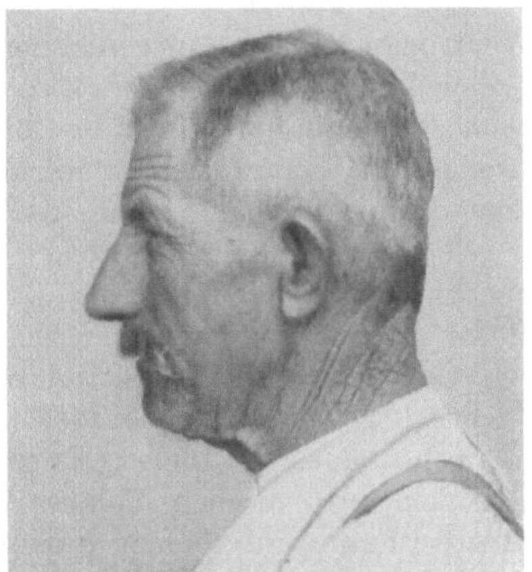

Abb. 10. Vorwiegend dinarisch.

Die sudetische Rasse.

Neben der ostischen und ostbaltischen Rasse trifft man in Polen, Ostpreußen, Schlesien und Böhmen noch einen Menschenschlag, den RECHE als sudetische Rasse bezeichnet.

Geringe Körperhöhe, i. M. 160 cm. Verhältnismäßig kleiner Kopf, mittel- bis kurzköpfig, mittelbreites Gesicht mit stark betonten Jochbögen; der untere Augenhöhlenrand liegt weiter vorn als der obere. Stirn und Untergesicht sind mäßig breit; breite, verhältnismäßig flache Nase, bei der die Seitenwände gewölbt ansteigen. · Neigung zu vorstehenden Kiefern. Haar und Augenfarbe sind dunkel (Abb. 8). — Die seelischen Eigenschaften bei der sudetischen Rasse sind noch nicht beschrieben.

Menschen, die einen ostbaltischen, sudetischen oder innerasiatischen Einschlag zeigen, werden fälschlicherweise als „slawisch" bezeichnet, da die slawischen Völker diese Rassen zur Grundlage haben. Slawisch ist jedoch ein Völkerbegriff und kein Rassenbegriff.

Die dinarische Rasse.

Ein wichtiger Rassenbestand des deutschen Volkes ist die dinarische Rasse, die im westlichen Balkan, in den dinarischen Alpen, in Montenegro ihr Hauptverbreitungsgebiet hat. Wenn auch die Herkunft nicht bekannt ist, so nehmen einige Forscher einen frühen Zusammenhang mit der vorderasiatischen Rasse an. Am stärksten innerhalb Deutschlands ist die dinarische Rasse in der Ostmark und in Bayern vertreten. Noch ziemlich viel Einschläge findet man in Württemberg bis gegen den Main zu. Nach Osten hin ist die dinarische Rasse durch Kolonisation verpflanzt. GÜNTHER gibt 5% für den Norden und 20—25% für den Süden Deutschlands an.

Die dinarische Rasse ist von großem Wuchs, i. M. 173 und kräftig gebaut. Der Kopf ist kurz und hoch, das Hinterhaupt steil (Abb. 10). Das Gesicht ist hoch, schmal und knochig, die Nase ist groß und stark nach außen gebogen, wobei die Knickung mehr in der Mitte des Nasenrückens liegt. Die Stirn ist steil und hoch. Am Oberlid fehlt oft die Deckfalte. Das Kinn ist groß und kräftig. Die Haut ist bräunlich und bräunt auch stark bei Sonnenbestrahlung. Haar- und Augenfarbe sind dunkel. — Der dinarische Mensch zeigt einen geschlossenen Willen, eine rauhe Kraft, Kampfesmut, Heimattreue, viel Humor, Heiterkeit und einen derben Witz. Kaufmännische Begabung ist vorhanden. Er ist musikalisch und liebt auffallende Farben.

Wenn man auch genau genommen nach LENZ nicht von „den" Rassen des deutschen Volkes sprechen sollte, da wir es mit Rassenmischung und nicht mit deutlich abgrenzbaren reinen Rassen zu tun haben, so kann man doch diese Ausdrucksweise beibehalten, wenn man sich dessen bewußt bleibt, daß man es mit einer Häufung von Erbeinheiten zu tun hat, die dem Bild der reinen Rasse mehr oder weniger nahekommen.

Scharf zu trennen sind aber die Begriffe *Rasse* und *Volk.* Nach FISCHER ist Rasse eine Gruppe von Menschen in Fortpflanzungsgemeinschaft, die eine Anzahl Gene homozygot besitzen, welche anderen fehlen. Ein Volk ist eine geschichtlich gewordene Lebensgemeinschaft, die durch ihre familiäre Abkunft eine Blutsgemeinschaft bildet (KEYSER).

Bei allen europäischen Völkern kommen die gleichen Rassen vor und es könnte die Frage auftauchen, wodurch der Unterschied der einzelnen Völker so groß ist, wenn doch seine Rassen die gleichen sind. Erklärt wird dieses durch das verschiedene Mengenverhältnis der einzelnen Rassen. Durch Siebung und Auslese geht ständig ein Rassewandel oder eine Umschichtung, eine innere erbmäßige Wandlung im Volkskörper vor sich. Es ist begreiflich, daß die Auslese in einzelnen Gebieten verschieden sein wird und so verschiedene Gauschläge entstehen müssen. Durch Auslese und Engzucht, die viele Geschlechterfolgen in gleicher Richtung laufen, prägen sich gewisse körperliche und geistige Merkmale aus, so daß innerhalb des Volkskörpers unterscheidbare Gautypen zu finden sind. Das Rassenbild eines Volkes ist kein konstantes, sondern es wandelt sich ständig. Vor tausend und mehr Jahren hat unser deutsches Volk anders ausgesehen als heute und nach abermals tausend Jahren wird es wieder anders aussehen. Die Rassenzusammensetzung eines Volkes kann nur durch seine Geschichte verstanden werden. Die Bevölkerungsgeschichte lehrt, welche Rassen, welche Erbmassen in einem Volk untergegangen und verdrängt worden sind (durch Seuchen, Kriege, Auswanderung), welche Rassen in einen Volkskörper neu hineinfließen. Die Geschichte lehrt auch, wie eine soziale Umschichtung in einem Volke vor sich geht durch stärkere Vermehrung der einen Volksschicht, durch verminderten Nachwuchs oder durch ungünstige Vermischung oder andersartige Verdrängung einer anderen Schicht.

Das Volk der Germanen.

Wie wir zu Anfang sahen, kann man erst seit der Bronzezeit von einem Volk der Germanen sprechen, die rassisch gesehen vorwiegend nordrassisch waren und aus dem großen Kulturkreis der Schnurkeramiker hervorgegangen sind. Die *Schnurkeramiker* zeigten in der Jungsteinzeit eine gewaltige Stoßkraft und entsandten ihre Stämme nach Westen und nach Osten. Die Ausbreitung der Schnurkeramiker ging weit über europäische Grenzen. GÜNTHER schreibt hierzu in seiner „Herkunft und Rassengeschichte der Germanen":

„So haben die Schnurkeramiker jeweils den Anstoß zur Bildung eines indogermanischen Volkstumes gegeben, zu dessen Rassenkern sie jeweils geworden sind, und so müssen die Schnurkeramiker auch den Anstoß gegeben haben zur Bildung des bronzezeitlichen Germanentums."

Von den germanischen Stämmen sind die *Ost*germanen als Einzelstämme bis auf einzelne zurückgelassene Germanennester zugrunde gegangen und sind von fremden Völkern aufgesogen worden, die *West*germanen (Alamannen, Franken, Bayern, Thüringer, Friesen, Niedersachsen) haben rassisch die Grundlage zum deutschen Volk gebildet.

Die *Alamannen* kamen von ihrer Heimat östlich der Elbe. Sie drangen vom Main her nach Südwestdeutschland vor und vernichteten die kelto-romanische Bevölkerung, die Südwestdeutschland besetzt hielt. So sind heute noch die Siedlungsgebiete der Alamannen stärker nordisch als ihre Umgebung, so die Gegend am Neckar, längs der Iller, in Württemberg (im Hegau), im Elsaß (in der Rheinebene). LENZ vermutet, daß fälischer Einschlag durch die Alamannen nach Württemberg gekommen ist.

Die *Franken* haben sich viel weiter ausgedehnt als die Alamannen. Vom Niederrhein drängten sie nach Süden und Osten und unterwarfen nach und nach Friesen, Thüringer, Sachsen, Bayern. Wenn sie auch gegen die römische Bevölkerung weit milder vorgegangen sind als die Alamannen, so haben sie andererseits ein starkes Gefühl für einen geschlossenen Staat gehabt und sind durch ihr Herrschergeschlecht, die Merowinger und Karolinger, bedeutend geworden. Seit der Zeit der fränkischen Großmacht kann man zum ersten Male von einem deutschen Volke sprechen. — Wenn die deutschen Stämme wohl vorwiegend nordisch waren, so müssen doch Rassenunterschiede bestanden haben. So beschreibt GOESSLER fränkische Reihengräber als kurzköpfiger und schmäler als alamannische.

Den Grundstock des *bayerischen* Stammes bilden vor allem die Markomannen, die Anfang des 6. Jahrhunderts von Böhmen aus eingewandert sind. Die Bayern sind neben den Thüringern derjenige deutsche Stamm, der die stärkste Rassenmischung durchgemacht hat. Ihre Vorfahren zeigten stärker dinarische als nordische Beimischung. Ferner kamen die Bayern in Berührung mit der dinarisch-ostisch-nordischen Bevölkerung der Alpenländer, die dieses als Rückzugsgebiet ausgesucht hatten, sowie mit der dinarisch-nordischen Nachbarbevölkerung der Slowenen.

Den Grundstock der *Thüringer* bilden die Hermunduren, die von der mittleren Elbe zur Saale vorstießen. Ihre Ausdehnung reichte früher viel weiter südlich. Ihr Reich ist jedoch durch die Eindringung der Franken dermaßen beschränkt, daß sie den Strom der Slawen, der sich von Osten her über Deutschland ergoß, nur mit Mühe aufhalten konnten. Da Thüringen seit frühester Zeit bis heute Durchzugsgebiet ist, ist es nicht zu verwundern, daß der Stamm der Thüringer ein ziemlich buntes Rassengemisch darstellt. Es lassen sich noch heute die Nordthüringer durch stärkeren nordischen Einschlag von den Südthüringern unterscheiden.

Die *Friesen* kamen von der Zuidersee im Westen und vom Burtanger Moos im Osten und dehnten sich in der Völkerwanderungszeit bis nach Brügge und über die Wesermündung aus. Ihr Heimatgebiet haben sie nie verlassen. Sie sind ein nordisch-fälischer Stamm, der nicht viel fremdrassisches Blut aufgenommen hat.

Die *Niedersachsen* kamen aus Mittel- und Westholstein und zeigten einen ähnlichen Ausdehnungstrieb wie die Franken. Sie dehnten ihr Herrschaftsgebiet von der Elbe im Osten bis zum Südharz und der Siegquelle, bis über die Ens im Westen, ferner über See nach England. Sie waren stark nordrassisch und galten als der Stamm mit dem höchsten Körperwuchs.

Durch die Auswanderung der Ostgermanen konnten die slawischen Stämme, die in die nahezu leeren Gebiete eindrangen, einige Jahrhunderte auf deutschem Boden siedeln, wo sie sich hauptsächlich mit den Thüringern und Bayern vermischt haben. Wenn auch die Slawen ursprünglich ein indogermanisches Volk waren und eine führende nordische Schicht hatten, floß doch sehr viel fremdrassisches Blut zu, wie ostbaltische und ostische Rasse durch finnisch-ugrische Stämme, mit denen sich die Slawen schon vermischt hatten. Noch sind die Gebiete alter Slawensiedlungen durch stärkeren ostbaltischen Einschlag erkenntlich, wie Ostthüringen, Sachsen, zum Teil Mecklenburg, der Osten von Pommern und auch der östliche Teil von Bayern. Nicht zu vergessen sind die Zwangssiedlungen von Kriegsgefangenen und Hörigen, die weit nach Westen und Süden verpflanzt wurden (Franken, Oberpfalz, Württemberg, Rheinpfalz). Auf die Zurückdrängung der Slawen setzte durch den Deutsch-Ritterorden und die Hansa eine deutsche Kolonisation im Osten ein. Rassisch gesehen bedeutet diese Umsiedlung eine Aufnordung des Ostens. Erst durch Ansiedlung von Litauern und Masuren floß wieder ein beträchtlicher Teil ostbaltisches Blut hinzu.

Im Westen setzen die ursprünglich *indogermanischen Kelten*, die aber allmählich fremdrassisches Blut, vornehmlich das der ostischen Rasse aufgenommen hatten, den wandernden Germanen großen Widerstand entgegen. Ein zweiter nicht geringer Feind der Germanen im Westen waren die *Römer*, die das Gebiet zwischen Rhein und Donau für Jahrhunderte besetzt hielten. Nicht unbedeutend war in dieser Zeit der Zustrom fremden Blutes durch die römische Besatzung, noch stärker durch das allmähliche Einsickern von Bürgerlichen, Kaufleuten, Handwerkern, Kleinbauern, Sklaven.

Das römische Heer war rassisch stark durchmischt; es bestand ursprünglich aus Stadtrömern und Italikern, später vorwiegend aus Nichtrömern aus der Provinz oder aus dem Orient, wie Ägyptern, Syrern, Phöniziern, ferner Afrikanern, Spaniern u. a. Ein buntes Gemisch, das rassengeschichtlich nicht bedeutungslos für das deutsche Volk gewesen sein kann. Auch die römische bürgerliche und bäuerliche Bevölkerung war keineswegs einheitlich. Neben mittelländischer und dinarischer Rasse war sicher nicht wenig orientalisch-vorderasiatischer Einschlag vorhanden. Auch nach Zurückdrängung der Römer und der Durchbrechung des Limes halten sich römische Befestigungen noch jahrhundertelang und das ganze linksrheinische Gebiet war noch lange in römischen Händen. Aber allmählich stoßen germanische Stämme, vor allem die Franken und Alamannen, nach Westen vor und Anfang des 5. Jahrhunderts verläßt das römische Heer deutschen Boden. Es bleibt aber provinzialrömische Bevölkerung im Land, deren Blut allmählich von den nordischen Germanen aufgesogen wird. Vor allem erhielt sich römische Bevölkerung in den Rückzugsgebieten, wie in den Alpen, im Schwarzwald, in den Vogesen, im Odenwald. Bewußt schonten die Germanen die Weinbauern, so daß man noch heute römische Winzerdörfer an der Mosel, in der oberrheinischen Tiefebene, in Rheinhessen, in der Rheinpfalz, ferner an der Donau bei Regensburg nachgewiesen hat. Besonders viel römische Volksreste erhielten sich in Bayern am Gebirgsrand.

Für die noch vorwiegend nordische Bevölkerung Deutschlands wurde auch die spätere Italienpolitik zum Verhängnis. Man denke an die Kreuzzüge, die viele nordische Männer dem Tode entgegenführten. Von nicht geringer Bedeutung war auch die außerordentlich starke Hinwendung zu den Klöstern, die gerade von wertvollen Adelsgeschlechtern, die mit der Kirche in enger Beziehung standen, bezogen wurden. So starben eine große Zahl der Besten des Volkes kinderlos. Zum Verhängnis für die nordische Rasse wurde auch die Gründung der Städte, die wohl für lange Zeit zu den höchsten Kulturstätten wurden, die aber später durch die fortschreitende Industrialisierung wertvolle Erbstämme dem Lande entzogen. Kultureller und sittlicher Niedergang waren die allgemeine unausbleibende Folge der Verstädterung. Die Städte wurden der Aufenthalt für fremdrassische Elemente, die sich auf dem Lande nicht halten konnten. Die starke Entordnung und Durchmischung des deutschen Volkes im späten Mittelalter ist geschichtlich nachgewiesen. Es war die Zeit des Zerfalls mittelalterlicher Ständeschichtung, der in den folgenden Jahrhunderten immer mehr und mehr zunahm. Die Zeit der Reformation und Gegenreformation verlangte seine Opfer aus den besten Geschlechtern. Verheerende Kriege im Lande, wie Eroberungskriege in anderen Erdteilen, brachten Tausenden von deutschen Männern den Tod. Binnenwanderungen im Lande selbst haben vielfach Mischung und Rassenschichtung herbeigeführt. Es erfolgte ein Zustrom nordischen, zum Teil auch mittelländischen Blutes durch die Einwanderung der Hugenotten und Waldenser, die aus Frankreich nach Deutschland flüchteten.

Zu erwähnen wäre noch die große ostdeutsche Kolonisation im 18. Jahrhundert. Die Kolonisten kamen aus den verschiedensten Teilen Deutschlands, namentlich aus dem Südwesten. Es wanderten auch sehr viele Salzburger aus, durch die vor allem dinarisches Blut nach Ostpreußen verpflanzt wurde. Die geschwächte innerpolitische Lage Deutschlands konnte eine andauernde Durchmischung und Zersetzung nicht weiter aufhalten. Die gewaltige negative Auslese des Krieges, die Gefahren durch fremdrassische, schwarze Besatzung und langsame Durchmischung der oberen Schichten des deutschen Volkes mit jüdischem Blut haben nordische Bestandteile des deutschen Volkes weiter gefährdet.

Rassekundliche Untersuchungen.

Die frühesten rassenkundlichen Untersuchungen und Messungen Deutscher sind an Wehrpflichtigen und Schulkindern gemacht worden, heute erstrecken sich die Untersuchungen auf ganze Bevölkerungsgruppen. Durchweg zeigt sich Nordwestdeutschland als das Gebiet stärksten Vorwiegens nordischer Rasse, was durch die große Körperhöhe, den niedrigen Kopfindex, einen hohen Gesichtsindex und das Vorwiegen heller Haar- und Augenfarbe und andere Merkmale bewiesen ist.

Untersuchungen im äußersten Norden, in Schleswig-Holstein, an der Förderküste zwischen Kiel und Flensburg, in der Probstei östlich der Kieler Förde, ferner auf den Inseln Spikeroog, Fehmarn, der Elbinsel Finkenwärder, in der süderdithmarschen Geestlandschaft, im Elbe-Wesermündungsgebiet, in der Börde Lamstedt zeigen das Vorwiegen nordischer Rassenelemente mit stärkerem fälischem Einschlag. Im Osten Schleswig-Holsteins ist ein stärkerer Einschlag ostischer und ostbaltischer Rasse zu erkennen. Der Friese des Marschgebietes ist stärker fälisch als der niedersächsische Geestmann. Es heißt sprichwörtlich: „Leichte Geest und schwere Marsch". Doch scheinen nach den Untersuchungen von VIRCHOW, der unter den Friesen viele Kurzköpfe und Mittelkurzköpfe gemessen hat, die Friesen weniger nordisch und nordisch-fälisch zu sein als bisher im allgemeinen angenommen wird. Das Elbe-Wesermündungsgebiet zeigt neben nordisch-fälischen Menschen auch kurzköpfige dunkle Elemente, vielleicht ein Rest der ostischen und anderer Rassen, die seit dem 30jährigen Kriege hier geblieben sind. Mecklenburg und Lauenburg zeigen schon eine deutliche Zumischung ostischer und ostbaltischer Rasse. Oldenburg und ganz Westfalen sind stark fälisch. Nach dem Harz und Thüringen zu nimmt die nordische und fälische Rasse allmählich ab und es tritt stärker die ostische Rasse in Erscheinung. Der ostische Einschlag südlich des Harzes und in der Oberlausitz ist durch Zuzug aus Böhmen zu erklären. Eine ähnliche Zusammensetzung findet man in den Sudetenländern. Stellenweise sind hier die deutschen Gebiete in den Farben heller als die tschechische Umgebung, was durch stärkeren nordischen und ostbaltischen Einschlag bedingt ist.

Mehr dinarischen als ostischen Einschlag zeigt die Bevölkerung von Oberschlesien. Von Osten ist das Vordringen ostbaltischer Elemente zu erkennen. Ostpreußen zeigt einen starken ostbaltischen Einschlag und ist nur in seiner Nordküste wesentlich nordisch. Dinarischer Einschlag kommt durch die Zuwanderung von Salzburgern hinzu. Der Osten von Mitteldeutschland ist nordisch-ostbaltisch-ostisch. Hessen ist noch zum Teil fälisch. Im Rheinland macht sich der Einschlag mittelländischer Rasse durch die Häufung dunkler Farben bei niedrigem Kopfindex bemerkbar. Besonders stark ist der mittelländische Einschlag in der Pfalz, im Moselgebiet und im Rheingau. Baden ist in der Rheinebene vorwiegend nordisch, im Schwarzwald, namentlich im nördlichen Teil ostisch, am Südhang, im Hotzenwald vorwiegend nordisch-dinarisch. Württemberg erhält einen starken nord-südlichen Zustrom nordischer Rasse von der Maingegend aus mit stärkerem dinarischen Einschlag, gegen das bayerische Schwaben zu ist es wieder stark ostisch. Das nördliche Bayern ist noch stark nordisch, der Böhmerwald ist schon dinarisch durchmischt. Das südliche Bayern ist ausgesprochen dunkel und weist ostische und dinarische Einschläge auf, wobei das nordische Element nicht fehlt. Die Bewohner des Gebirges sind vorwiegend dinarisch.

Die Ostmark ist überwiegend dinarisch-ostisch besiedelt. Der nordische Anteil wird von Günther mit 35% angegeben. Mittelländischer Einschlag ist besonders stark in der Wiener Bevölkerung, die als nordisch-ostisch, nordisch-ostbaltisch angesehen wird.

Zur näheren Unterrichtung über die Ergebnisse der vielen Einzeluntersuchungen innerhalb des Reiches muß auf das Schrifttum der bis jetzt erschienenen Bevölkerungsuntersuchungen hingewiesen werden.

Was die Deutschen jenseits der Reichsgrenzen betrifft, so sind diese rassenkundlich leider nur zum Teil erfaßt. Man kann im allgemeinen sagen, daß sie teils die Rassenzusammensetzung beibehalten haben, die der Bevölkerungsgruppe, aus der dieselben ausgewandert sind, zur Zeit der Abwanderung entsprach, teils fremdes Blut der Wirtsvölker aufgenommen haben.

B. Fremdrassige Einschläge.

Als Fremdvölker leben in Deutschland wie auch in anderen europäischen Ländern die Zigeuner und die Juden.

Die Zigeuner.

Der Kern der echten *Zigeuner* stammt aus Vorderindien. Streng zu trennen von ihnen sind die auf Zigeunerart umherziehenden Vaganten, die sog. „Jenischen", Landfahrer, die eine enggezüchtete Population asozialer Elemente, einen besonderen Menschenschlag innerhalb der europäischen Bevölkerung darstellen.

Vor mindestens einem Jahrtausend sind die Zigeuner aus Indien ausgewandert und sind über Persien und Ägypten nach dem Balkan gekommen. Die Einwanderung in Deutschland erfolgte Anfang des 15. Jahrhunderts. Man unterscheidet mehrere Zigeunerstämme, vor allem die inländischen „Sinte" und die viel später in Deutschland eingewanderten ungarischen Zigeuner „Róm", die beide noch heute einen verschiedenen Dialekt sprechen. Die ungarischen Zigeuner unterscheiden sich auch körperlich von den seit Jahrhunderten in Deutschland wohnenden Sinte (Abb. 11 und 12). Die Zigeuner, die mit etwa 20 000 für das Altreich (die Angaben wechseln, je nachdem wieweit Mischlinge mitgezählt werden), mit 8000 allein für das Burgenland angegeben werden, zeigen noch heute trotz vieler Blutsmischung europäisch-indide Züge. Zu ihrer indischen Rassenmischung, eine Mischung niederer indischer Kasten mit geringem Einschlag der arischen Schicht Indiens haben sie weiter aufgenommen orientalisch-vorderasiatisches Blut, etwas mittelländische und auch etwas ostische Rasse. In Deutschland fallen sie meist auf durch eine sehr dunkle Haar- und Augenfarbe und bräunliche Haut, die einen Olivschimmer zeigt. Rassenkundliche Untersuchungen der Zigeuner in Deutschland sind in Bearbeitung.

Die Zigeuner sind, soweit sie noch verhältnismäßig reinrassig sind, bis auf den heutigen Tag Nomaden. In ihrer Lebensweise sind sie anspruchslos und sorglos. Zur Seßhaftigkeit sind sie nur schwer zu zwingen. Eine Ansiedlung der Zigeuner bringt immer die Gefahren mit sich, daß sie sich mit Angehörigen des Wirtsvolkes mischen. Im Burgenland, wo Tausende

von Zigeunern ansässig sind, haben sich dieselben nicht mehr rein erhalten, so daß wir hier
Zigeuner haben, die ein starkes Rassengemisch darstellen. In kleinen Siedlungen, wie in Berle-
burg in Westfalen, zeigt sich dasselbe Bild. Ja man kann schon eine starke Vermischung mit
Nichtzigeunern dort erkennen, wo die Zigeuner am Rande der Stadt angesiedelt worden sind.

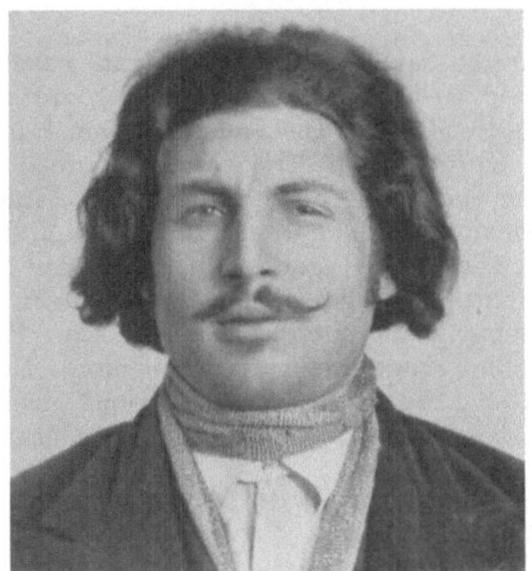

Abb. 11. „Sinte“-Zigeuner.

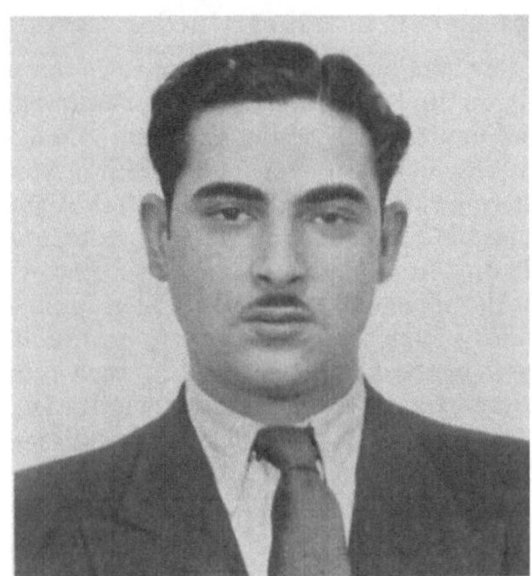

Abb. 12. „Rôm“-Zigeuner.

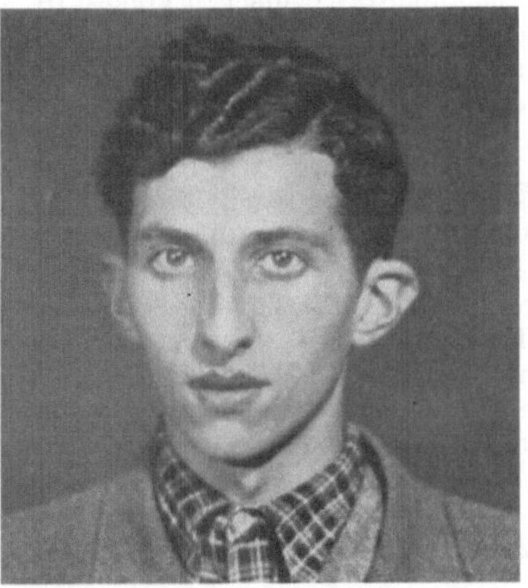

Abb. 13. Jude.

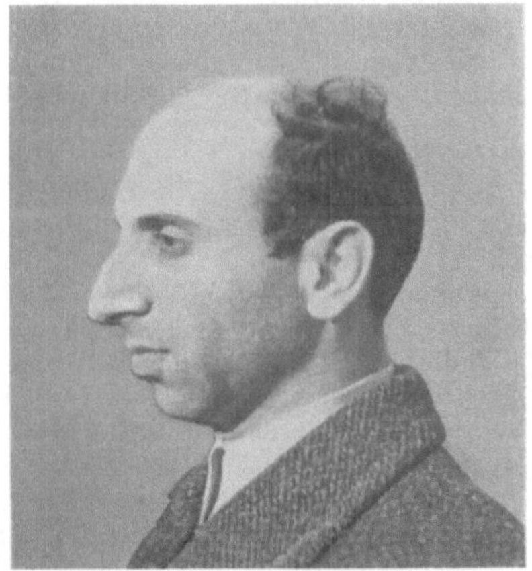

Abb. 14. Jude.

Die Zigeuner sind zum Teil musikalisch. Der Mann erwirbt sich seinen Unterhalt durch
Musik, Handel, Kesselflicken, Korbflechten oder ein anderes Handwerk, die Frau durch
Bettel, Hausieren, Wahrsagen. Im Laufe der Jahrhunderte haben die Zigeuner nicht ver-
mocht, in höhere Berufe aufzusteigen. Sie sind ein primitives Volk geblieben, wie es waren.

Die Juden.

Im Gegensatz dazu hat das Volk der *Juden* vermocht, sich den Wirtsvölkern
in dem Maße anzupassen, daß sie vor gar nicht langer Zeit das Wirtschafts-
und Kulturleben fast beherrschten. Die Juden waren schon auf römischen
Handelsplätzen vertreten. Sie sind in der 2. Hälfte des 3. Jahrhunderts aus
Spanien und Südgallien ins Rheinland gekommen, wo sie als Händler tätig
waren. Mit dem Aufkommen der Städte fanden sie auch den Eingang in diese,
wo sie viel mehr Gelegenheit hatten, ihre Geld- und Handelsgeschäfte zu machen.
Judenabwehr und Judenverfolgungen setzten schon sehr früh ein, haben aber

nicht vermocht, sie ganz aus dem Lande zu vertreiben. Im Mittelalter wanderten viele Juden offenbar unter dem verschärften Druck christlicher Bewegungen nach Osten, in slawische Länder, von wo sie später wieder nach Deutschland zurückkamen, als ihnen durch die Landesfürsten wieder Eingang in das Wirtschaftsleben gewährt wurde.

Das Volkstum der Juden erwuchs aus mehreren rassischen Gruppen und ist durch Religion und Geschichte eng zusammengefügt und zusammengefügt geblieben, trotzdem sie keinen eigenen Staat und kein eigenes Wohngebiet haben. Die Juden sind ein Rassengemisch, das auf vorderasiatisch-orientalischer Grundlage negerische und europäische Rassenmerkmale aufgenommen hat. Ein Teil der Juden, die Sephardim, zog der mittelländischen Küste entlang nach Spanien und kam von dort aus nach Deutschland. Ein anderer Teil, die Aschkenasim, kam über den Balkan in die Handelsstädte am Schwarzen Meer und dann nach Rußland, Polen und Deutschland. Die Sephardim haben mehr den orientalischen Typus bewahrt, während die Aschkenasim mehr vorderasiatische Rasse zeigen, gemischt mit ostischen, turk-tatarischen und innerasiatischen Elementen. Durch das Ghetto, die Judenstadt, war eine beträchtliche Auslese körperlicher und geistiger Merkmale gegeben, so daß man bei diesem Volk eine starke Häufung bestimmter Merkmale findet.

Schrifttum.

A. Deutschblütige.

BAUR-FISCHER-LENZ: Menschliche Erblichkeitslehre und Rassenhygiene, Bd. 1, 4. Aufl. 1936. — EICKSTEDT, E. v.: Rassenkunde und Rassengeschichte der Menschheit, 2. Aufl., im Erscheinen 1938/39. — GÜNTHER, H. F. K.: Rassenkunde des deutschen Volkes, 16. Aufl. 1934. — KEYSER, E.: Bevölkerungsgeschichte Deutschlands, 1938. — MARTIN, R.: Lehrbuch der Anthropologie, 1928. — MOLLISON, TH.: Spezielle Methoden anthropologischer Messungen. — SCHULTZ, B. K.: Erbkunde, Rassenkunde, Rassenpflege, 1933. —WEINRET, H.: Die Rassen der Menschheit, 1935. — Deutsche Rassenkunde, Bd. 1—17, s. daselbst Schrifttum!

B. Fremdrassige Einschläge.

ABEL, W.: Über Europäer-Marokkaner- und Europäer-Annamiten-Kreuzungen. Z. Morph. u. Anthrop. **36**, H. 2, 311—329 (1937) (s. Schrifttum). — GÜNTHER, H. F. K.: Rassenkunde des jüdischen Volkes, 1931. — RODENWALDT, F.: Vom Seelenkonflikt des Mischlings. Z. Morph. u. Anthrop. **34** (Festband FISCHER) (1934). — RITTER, R.: Zigeuner und Landfahrer. In: Der Nicht-Seßhafte Mensch. München: C. H. Beck 1938. — Mitteleuropäische Zigeuner. Ein Volksstamm oder eine Mischpopulation? Dêmographie statistique. Congrès internat. de la population, Tome VIII. Paris 1938.

2. Bevölkerungsentwicklung und Lebensraum.

Von HERBERT GÖLLNER.

a) Aus der Bevölkerungsgeschichte Deutschlands.

Bei einer Darstellung der Bevölkerungsentwicklung steht die *Bevölkerungsdichte* an vorderster Stelle. Sie gibt an, wieviel Menschen eines Landes oder Gebietes durchschnittlich auf einem Quadratkilometer leben und kann somit als der allgemeinste statistische Ausdruck für das Verhältnis von „Volk und Raum" bezeichnet werden. Sie sagt zunächst jedoch noch nichts darüber aus, ob der zur Erörterung stehende Raum als über- oder unterbevölkert zu gelten hat. Erst die Kenntnis über Beschaffenheit und Art des Raumes sowie seiner Bevölkerung vermag die Verhältnisse zu klären. Berücksichtigt man diese Tatsache, so kann unter Umständen die Bevölkerungsdichte geradezu als Maßzahl einerseits für die Produktionskraft des Bodens und andererseits für die Leistungskraft des Volkes und seiner Rasse angesehen werden und somit Aussagen über die „Lebensenge" oder „Lebensweite" eines Volkes vermitteln.

So trifft im allgemeinen zu, daß Länder mit geringerer Volksdichte vorzugsweise agrarbetont sind, während solche mit hochentwickelten Industrien und womöglich reichen Bodenschätzen schon wegen ihres starken Bedarfs an Arbeitskräften dichter besiedelt sein müssen. Weiter wird man folgern müssen, daß agrarische Länder mit relativ hoher Bevölkerungsdichte als *über*völkert und Länder mit ungenutzten Bodenschätzen und industriellen Entwicklungsmöglichkeiten, die eine mittlere oder niedrige Bevölkerungsdichte aufweisen, als *unter*bevölkert anzusehen sind. In welcher Höhe das Bevölkerungsoptimum für ein einzelnes Land zu liegen kommt, wird jedoch letzten Endes von der Tüchtigkeit und Leistungskraft des Volkes abhängig sein, und somit von den rassischen Werten, die es in sich trägt.

Bevölkerungsgeschichtlich gesehen sind an der Entstehung des deutschen Volkes in erster Linie West- und Ostgermanen beteiligt gewesen. Ihr Lebensraum umfaßte um die Zeitwende ein Gebiet, das im Norden von Ost- und Nordsee, im Westen von Rhein und Mosel, im Osten vom Oder- und Weichselland und Karpathen umgrenzt wurde und im Süden bis an die Donau reichte. Das entspricht ungefähr einer Ausdehnung von mindestens 700 000 qkm. Über die Bevölkerungszahl dieses Raumes bestehen nur Vermutungen. Sie dürfte sich nach verschiedenen Schätzungen auf 3—4 Millionen belaufen haben. Danach kamen auf 1 qkm ungefähr 5 Bewohner.

Nach Abschluß der Völkerwanderung und während des frühen Mittelalters dürfte Deutschland unter Heinrich III. gegen 5—6 Millionen und unter Barbarossa gegen 7 bis 8 Millionen Einwohner gehabt haben, was einer Bevölkerungsdichte von 10—12 Bewohnern auf 1 qkm entspricht. Für das 13. und 14. Jahrhundert ist mit einer Einwohnerzahl von 15 Millionen zu rechnen und einer vermutlichen Bevölkerungsdichte von 20—30 Personen je 1 qkm.

Das ausgehende Mittelalter verlief bevölkerungsgeschichtlich äußerst stürmisch. Seuchen und Hungersnöte dezimierten die Bevölkerung erheblich. Hinzu kamen zu Beginn der Neuzeit und später noch die furchtbaren Folgen des 30jährigen Krieges, die von dem politischen Zerfall des Reiches begleitet wurden. Nach dem 30jährigen Kriege dürfte die Bevölkerung des deutschen Raumes nicht viel mehr als 20 Millionen betragen haben.

Überblickt man diese annähernd 50 Generationen umfassende *Bevölkerungsgeschichte Deutschlands*, so ist ihr Ergebnis durchaus nicht erfreulich. In dieser Zeit dürfte sich das deutsche Volk kaum mehr als vervierfacht haben. Der große Umschwung trat

Jahr	Deutschland		Frankreich	
	Bevölkerungsziffer in Millionen	Bevölkerungsdichte auf 1 qkm	Bevölkerungsziffer in Millionen	Bevölkerungsdichte auf 1 qkm
1800	24,6	44	28,3	51
1830	31,3	56	33,2	60
1870	40,8	74	37,7	68
1900	56,6	102	40,7	74
1910	65,1	117	41,5	75
1920	66,3	120	39,2	71
1930	72,8	131	41,8	76

jedoch gegen Anfang und Mitte des 19. Jahrhunderts ein, wofür auch weit bessere und sichere Zahlenunterlagen beizubringen sind. Die Entwicklung vollzog sich im Vergleich zu Frankreich wie vorstehende Tabelle zeigt.

Den Zahlen für Deutschland ist ein Gebietsstand von 554 000 qkm zugrunde gelegt (Altreich und Österreich), für Frankreich ein solcher von 551 000 qkm (einschließlich Elsaß-Lothringen). Die durchschnittliche jährliche Bevölkerungszunahme betrug in dem Zeitraum von

1800—1870 für Deutschland 0,94%, für Frankreich 0,40%,
1870—1910 „ „ 1,49%, „ „ 0,24%,
1910—1930 „ „ 0,59%, „ „ 0,04%.

Innerhalb von 4 Generationen hat sich demnach die deutsche Volksziffer verdreifacht, während die Frankreichs sich noch nicht verdoppelte. In gleicher Weise veränderte sich die Bevölkerungsdichte in beiden Ländern.

Nach dem Gebietsstand vom März 1939 umfaßt nunmehr das Großdeutsche Reich rund 586000 qkm mit einer Bevölkerung von 78,6 Millionen.

Bevölkerung des Großdeutschen Reiches Anfang 1939.

Gebiet	qkm	Bevölkerungsziffer in 1000	Bevölkerungs-dichte
Altreich	470545	68072	145
Österreich	83764	6755	81
Sudetenland	28971	3690	127
Memel	2848	153	54
Großdeutsches Reich	586128	78670	135
Protektorat Böhmen-Mähren	48947	6795	139

b) Die Bevölkerungsbewegung und ihre Ursachen.

Es erhebt sich nun die Frage, ob die erhebliche Zunahme der Bevölkerungsziffer im 19. Jahrhundert auf eine Vergrößerung der *Geburtenziffer* zurückzuführen ist. Diese hat sich jedoch, abgesehen von zeitlich bedingten und noch nicht einmal bedeutsamen Schwankungen, ziemlich konstant erhalten. Für das Deutsche Reich, Preußen und Bayern lassen sich nebenstehende Geburtenzahlen feststellen:

Geburten
auf je Tausend der Bevölkerung.

Jahrzehnt	Deutsches Reich	Preußen	Bayern
1841—1850	36,1	39,3	34,2
1861—1870	35,3	39,3	35,5
1871—1880	37,2	40,2	36,9
1881—1890	39,1	41,3	40,3
1891—1900	36,8	39,7	36,8
1901—1910	36,1	38,9	36,5

Diese Übersicht zeigt, daß die Geburtenziffer sich zwischen 36 und 39 je Tausend der Bevölkerung bewegte. Für die vorausgegangenen Jahrhunderte ist anzunehmen, daß ähnliche Geburtsverhältnisse herrschten und das tatsächliche Geburtenmaximum um 40 Geburten je Tausend der Bevölkerung zu liegen kommt. Die im 19. Jahrhundert feststellbare Vermehrung der Bevölkerung beruhte *nicht* auf einem *Anstieg der Geburten*, sondern auf einem beträchtlichen *Sinken der Sterbeziffer*, hervorgerufen durch die Verbesserung der Gesundheitsverhältnisse bzw. die Fortschritte der öffentlichen Gesundheitspflege, insbesondere die erfolgreiche Bekämpfung der Seuchen und Volkskrankheiten, die in den vorausgegangenen Jahrhunderten — Mittelalter — die Volkszahl immer wieder dezimierten. Allein in der Zeit zwischen 1840 und 1910 verringerte sich die Sterblichkeit im Deutschen Reich von 27 je Tausend der Bevölkerung auf 17 je Tausend. Hinzu kam, daß seit 1814 der deutsche Volkskörper von nur wenigen und nicht allzu verlustreichen Kriegen betroffen wurde.

Kriegsverluste:

1800—1814	279000	Mann
1864	1600	,,
1866	17940	,,
1870—1871	127900	,,

Bereits gegen das Jahr 1900 verminderte sich jedoch die Bevölkerungszunahme erheblich. 1914 war die Geburtenziffer schon auf 20,4 herabgesunken. Der Weltkrieg brachte weiter den ungeheuren Verlust von 1,8 Millionen deutschen

Männern. Annähernd 1 Million Männer, Frauen und Kinder starben in der Heimat an den Folgen der Hungerblockade. Der Geburtenausfall während des Krieges wird auf 3,5 Millionen geschätzt. Somit berechnen sich die gesamten Kriegsverluste auf mindestens 6 Millionen deutsche Menschen. Nach dem Kriege setzte sich der Geburtenrückgang — nach einer vorübergehenden Geburtenzunahme — weiterhin fort und erreichte 1933 den bisher — vom Weltkrieg abgesehen — tiefsten Stand von nur 14,7 Geburten auf je Tausend der Bevölkerung (Altreich).

Einen weiteren Blutverlust brachte ferner die *Auswanderung* nach Übersee, die schon vor 1870 nicht unbedeutend war und in den ersten sieben Jahrzehnten des 19. Jahrhunderts auf 2,3 Millionen geschätzt wird.

Die Verluste der letzten 3 Jahrzehnte — Geburtenrückgang und Krieg — haben einen wesentlichen Strukturwandel im deutschen Volkskörper verursacht, den man kurz als *Überalterung* bezeichnet. So betrug zu Beginn des Geburtenrückganges im Volkszählungsjahr 1910 bei normalem Altersaufbau der Anteil der unter 15 jährigen rund 34%. Er sank bis 1938 auf 23%. Die Altersgruppe der 15—45 jährigen weist 1910 wie 1938 ungefähr gleiche Anteile auf. Dagegen haben die 45—65 jährigen von 12% auf 21% zugenommen. Ähnlich ist der Anteil der über 65 jährigen gestiegen.

Auswanderung (Altreich) seit 1870—1930.

Jahr	Zahl der Auswanderer
1871—1880	625 968
1881—1890	1 342 423
1891—1900	529 875
1901—1910	279 645
1911—1920	92 161
1921—1930	567 293
Insgesamt	3 437 365

Altersaufbau des Deutschen Volkes (ohne Österreich).

Altersgruppen in Jahren	1910				1938			
	Männlich		Weiblich		Männlich		Weiblich	
	in 1000	in %	in 1000	in %	in 1000	in %	in 1000	in %
Unter 15	9 964	34,6	9 886	33,4	8 078	24,3	7 796	22,3
15—45	13 350	46,3	13 422	45,3	16 019	48,3	16 566	47,5
45—65	4 250	14,7	4 698	15,8	6 698	20,2	7 723	22,2
65 u. mehr	1 261	4,4	1 621	5,5	2 385	7,2	2 807	8,0
Zusammen	28 825	100	29 627	100	33 180	100	34 892	100

Die Folgen dieser Entwicklung zeigen sich bereits jetzt schon in einer *Zunahme der Alterserkrankungen* und in einem in späteren Jahren noch stärker fühlbar werdenden Fehlen von voll einsatzfähigen Arbeitskräften.

c) Die Verstädterung.

Mit dieser raschen nur 3—4 Generationen umfassenden *Bevölkerungsentwicklung* des 19. Jahrunderts sind gleichzeitig qualitative Bevölkerungsvorgänge verbunden. Allein die Verdreifachung der Volkszahl bot der Entfaltung des völkischen Erbgutes einen entsprechend größeren Raum. Beeinflußt wurden diese Vorgänge durch die Auflösung der ständischen Lebensordnung, die Gewährung der Freizügigkeit und durch die damit verbundene Berufsumschichtung, die zunächst Ursache und später Folge der zunehmenden Verstädterung des deutschen Volkes war. Unter diesen Verhältnissen vollzog sich die fortschreitende Vermehrung durchaus nicht immer im rassehygienisch positiven Sinne. Der sog. „soziale Aufstieg" der von dem Lande in die Städte strömenden Bevölkerungsmassen wurde durch Kinderlosigkeit und Geburteneinschränkung erkauft und endete mit einer weitgehenden Ausschaltung der rassisch Wertvollen und einer bedenklichen Zunahme der zumindest erblich nicht Vollwertigen.

Gleichlaufend mit dem Prozeß der Verstädterung ging „der Zug nach dem Westen", der rein zahlenmäßig gesehen die bisher größte Binnenwanderung im deutschen Lebensraum auslöste. Diese Bewegung setzte jedoch erst gegen Mitte und Ende des 19. Jahrhunderts ein, denn noch um 1820 war die Bevölkerungsdichte Deutschlands annähernd ausgeglichen, obwohl schon ein Gefälle von Westen nach Osten bestand. Vgl. hierzu die nachstehende Übersicht.

Gebiet	Bevölkerungsdichte				Bevölkerungszunahme		
	1816	1834	1871	1933	1816—1834	1834—1871	1871—1933
Ostpreußen	25	35	51	63	43	45	23
Pommern.	23	31	47	64	38	51	34
Rheinprovinz	73	91	135	318	26	48	135
Westfalen	52	63	87	249	21	37	186
Sachsen	80	170	171	346	34	60	103

Wie die vorstehenden Zahlen zeigen, bestand sogar in dem Zeitraum von 1816—1834 für die Rheinprovinz und Westfalen eine geringere Bevölkerungszunahme als für Ostpreußen und Pommern. Die Zuwanderung in die preußischen Ostmarken wird für die Zeit von 1650—1840 auf nicht weniger als 300000 Köpfe geschätzt. In gleicher Weise ist in dieser Zeit kaum von einer Verstädterung zu sprechen. Gegen 1750 wird das Verhältnis der Landbevölkerung zur Gesamtbevölkerung für die preußischen Gebiete mit 73% angegeben. 100 Jahre später, 1849, besteht noch das gleiche Verhältnis mit 72%.

Die entscheidende Wendung tritt nun in der zweiten Hälfte des 19. Jahrhunderts ein. Die West-Ostwanderung kommt zum Stehen. Die westlichen Gebiete halten zunächst ihren eigenen Bevölkerungsüberschuß fest und bewirken später mit Beginn des Großindustrialismus und der Maschinisierung eine Umkehr des Bevölkerungsstromes. Dieser Zug nach dem Westen ist zugleich ein „Zug nach der Arbeit" und nach dem durch die industrielle Nutzung wirtschaftlich mobilisierten Rohstofflager Mittel- und Westdeutschlands. Die Bevölkerungsdichte der Rheinprovinz und des sächsischen Industriegebietes ist um 1871 gegenüber 1816 bereits verdoppelt und erreicht 1933 die ungeheure Höhe von 318 bzw. 346 Bewohner auf 1 qkm. Der Volksreichtum der Ostgebiete dagegen beginnt zu schwinden. Die Bevölkerungszunahme Ostpreußens, die zwischen 1816 und 1834, sowie zwischen 1834 und 1871 noch 43% bzw. 45% betrug, geht für die Zeitspanne von 1871

Reichsbevölkerung nach Gemeindegrößenklassen seit 1871
(Gebietsstand von 1933).

Zählungsjahr	Gesamtbevölkerung	Gemeinden mit weniger als 2000 Einwohnern (ländliche Bevölkerung)	Gemeinden mit 2000 und mehr Einwohnern (städtische Bevölkerung)	und zwar Gemeinden mit .... Einwohner			
				2000 bis unter 5000 (Landstädte)	5000 bis unter 20000 (Kleinstädte)	20000 bis unter 100000 (Mittelstädte)	100000 und mehr (Großstädte)
			in 1000 Personen				
1871	36274	22709	13565	4660	4209	2727	1969
1900	50626	22230	28396	6184	6846	6655	8711
1933	66032	21625	44407	7082	8819	8575	19931
			Verhältniszahlen.				
1871	100	62,6	37,4	12,9	11,6	7,5	5,4
1900	100	43,9	56,1	12,2	13,5	13,2	17,2
1933	100	32,8	67,2	10,7	13,4	13,0	30,1

bis 1933 auf 23% zurück, währenddessen die Bevölkerung der Rheinprovinz und Westfalens allein nur in dem Zeitraum zwischen 1871 und 1933 um 135% bzw. 186% zunimmt. Diese Zusammenballung großer Menschenmassen auf einen beschränkten Raum führte zwangsmäßig zur Großstadtbildung. Im Jahre 1871 betrug die Zahl der Großstädte mit mehr als 100000 Einwohnern im Deutschen Reich bereits 8. Sie steigert sich 1900 auf 33, 1910 auf 48, 1933 auf 52 und ist im Jahre 1938 (ohne Österreich und Sudetenland) weiter auf 56 angestiegen. Die vorstehende Zusammenstellung gibt einen Überblick über die Bevölkerungsanteile einzelner Gemeindegrößenklassen, wie sie anläßlich der Volkszählungen festgestellt wurden.

Die Gemeinden mit weniger als 2000 Einwohnern, die ausschließlich die ländliche Bevölkerung umfassen, haben in ihrer Bevölkerungsziffer trotz der allgemeinen Bevölkerungszunahme nicht nur anteilsmäßig, sondern auch absolut abgenommen. Lebten im Jahre 1871 noch rund 22,7 Millionen Menschen auf dem Lande, so 1933 nur noch 21,6. Das entspricht, gemessen an der ländlichen Bevölkerungsziffer von 1871, einer prozentualen Abnahme von 7%. An der *Verstädterung* des deutschen Volkes sind in erster Linie die Großstädte beteiligt, deren Bevölkerungszahl sich innerhalb der 6 Jahrzehnte von 1870—1930 verzehnfacht hat. Lebte 1871 erst jeder 18. Deutsche in einer Großstadt, so 1933 jeder 3. Bemerkenswert ist, daß auch die Bevölkerungsziffer der Landstädte relativ zurückgegangen ist. Nimmt man die Bevölkerungsstruktur von 1871 bezüglich der Verteilung auf die einzelnen Gemeindegrößenklassen konstant an, so wären für 1933 bei der inzwischen eingetretenen allgemeinen Bevölkerungszunahme nebenstehende Zahlen zu erwarten gewesen.

Aus dem Vergleich zwischen „erwarteten und beobachteten" Zahlen geht hervor, daß einerseits in der Zeit zwischen 1871 und 1933 den Landgemeinden und Landstädten ein Defizit von rund 21 Millionen Menschen entstand, welches andererseits den Städten und insbesondere den Großstädten zugute kam.

Gemeinden	Bevölkerungsziffer in Millionen		
	Erwartet	Beobachtet	Mehr (+), weniger (—) beobachtet als erwartet
Landgemeinden .	41,3	21,6	— 19,7
Landstädte . . .	8,5	7,1	—. 1,4
Kleinstädte . . .	7,6	8,8	+ 1,2
Mittelstädte . . .	5,0	8,6	+ 3,6
Großstädte . . .	3,6	19,9	+ 16,3

d) Die Erwerbstätigkeit.

Gegen 1882, zu Beginn des Hochindustrialismus und dem Jahre der ersten *Reichsberufszählung*, waren von 40 Millionen Deutschen nach dem Gebietsstande vom 1. 1. 1934 rund 17 Millionen oder 42% der Gesamtbevölkerung berufstätig. Die Zahl der Erwerbstätigen stieg von Jahr zu Jahr stetig an und erreichte 1925 die Höhe von 32,6 Millionen oder 51,2% der Gesamtbevölkerung. Im Jahre 1933 jedoch trat ein, wenn auch geringer, Rückgang auf 49,4% ein, der ausschließlich auf eine entsprechende größere Zunahme der Berufslosen, die sich vorwiegend aus Pensionären, Rentenempfängern oder Personen mit Unterstützungszuwendungen zusammensetzen, zurückzuführen ist. Ein Zeichen, daß sich in diesem Jahre bereits die Folgen der Überalterung geltend zu machen scheinen. Der außerordentlich relative Rückgang der Angehörigen ohne Beruf von 54,6% im Jahre 1882 auf 41,7% im Jahre 1933 muß einerseits mit der durch den Geburtenrückgang eingetretenen Schrumpfung der Zahl der Jugendlichen und Kinder in Verbindung gebracht werden, beruht jedoch auch andererseits auf einer stärkeren Zunahme der weiblichen Erwerbstätigkeit. Wie aus der folgenden Tabelle hervorgeht, aus der auch die Zahlen für die Jahre 1895, 1907 und 1925 im einzelnen zu entnehmen sind, waren im Jahre 1882 rund 4,98 Millionen Frauen oder 24,3% hauptberuflich erwerbstätig gegenüber 11,57 Millionen oder 34,1% im Jahre 1933. Das entspricht einer Zunahme um 6,6 Millionen erwerbstätiger Frauen oder 132% gegenüber 1882. Die männlichen Erwerbstätigen dagegen sind in der entsprechenden Zeit bei einer durchschnittlichen Volksvermehrung von 64% um nur 75% gestiegen.

Welche durchgreifenden Änderungen die Industrialisierung und Verstädterung im Erwerbsleben des deutschen Volkes hervorriefen, tritt bei einer Aufgliederung der Erwerbstätigen nach Wirtschaftsgruppen und Stellung im Beruf hervor. Stetig ist die Zahl der in Land- und Forstwirtschaft Erwerbstätigen zurückgegangen. 1882 waren 42,2% der Gesamterwerbstätigen land- und forstwirtschaftlich tätig, 1933 nur noch 28,8%. Entsprechend ist die Zahl der in Industrie, Handwerk, Handel und Verkehr Beschäftigten gestiegen. Eine nicht unerhebliche relative Abnahme weisen dagegen die in häuslichen Diensten stehenden Erwerbstätigen auf.

Der *Berufsstellung* nach ist der relativ starke Rückgang der Selbständigen von 25,6% des Jahres 1882 auf 16,4% des Jahres 1933 als wesentlichstes Ergebnis festzuhalten. Gleichfalls anteilsmäßig abgenommen haben — wenn auch bedeutend geringer — in der entsprechend gleichen Zeit die Gruppen der Arbeiter und Hausangestellten. Demgegenüber steht die erhebliche absolute wie relative Zunahme der Angestellten und Beamten. Ihre Zahl ist in den 6 Jahrzehnten von rund 7 auf 17 Millionen angestiegen.

Gliederung nach Erwerbstätigkeit.

Bevökerungsgruppen	Deutsches Reich			
	1882		1933	
	überhaupt	davon weiblich	überhaupt	davon weiblich
Grundzahlen in 1000.				
Erwerbspersonen....	17005	4980	32622	11567
Berufslose.......	1233	642	5895	3065
Angehörige ohne Beruf.	21927	14876	27512	19312
Gesamtbevölkerung ..	40165	20498	66029	33943
Verhältniszahlen.				
Erwerbspersonen....	42,3	24,3	49,4	34,1
Berufslose.......	3,1	3,1	8,9	9,0
Angehörige ohne Beruf.	54,6	72,6	41,7	56,9
Gesamtbevölkerung ..	100	100	100	100

Stand im Jahre 1882 beispielsweise jeder 14. Erwerbstätige im Angestellten- oder Beamtenverhältnis, so im Jahre 1933 durchschnittlich jeder 5. Wie zu erwarten haben ferner durch die stärkere Einbeziehung der Frau in das Erwerbsleben seit 1882 auch die Gruppe der „mithelfenden Familienangehörigen" anteilsmäßig zugenommen.

Die in der Berufsstatistik als „Berufszugehörige" gekennzeichneten Personen, die sich im wesentlichen aus den hauptberuflich Erwerbstätigen und ihren Angehörigen zusammensetzen, mögen aus der nachstehenden Übersicht entnommen werden.

e) Die Ernährungsgrundlage.

Die *Ernährungsgrundlage* des deutschen Volkes ist seit dem Weltkrieg erheblich verschmälert worden, nachdem Deutschland seiner Kolonien beraubt und wertvollen Ackerlandes verlustig ging. Die *landwirtschaftliche Nutzfläche* hatte sich ihrer Ausdehnung nach durch die abgetretenen Gebiete um 50000 qkm oder 14,3% (abgetretene Gebiete insgesamt ohne Kolonien 70000 qkm) verringert. Sie betrug im Jahre 1882 bei einer Bevölkerung von 45 Millionen 35,6 Millionen ha und belief sich bei der letzten Bodenbenutzungserhebung

Gliederung nach Wirtschaftsabteilungen.

Wirtschaftsgruppen	1882		1933	
	Erwerbspersonen	Berufszugehörige [1]	Erwerbspersonen	Berufszugehörige [1]
Grundzahlen in 1000.				
Land- und Forstwirtschaft	7173	16029	9388	13715
Industrie, Handwerk	6050	14873	13235	25761
Handel und Verkehr	1427	3841	5994	11165
Öffentliche, private Dienste	991	2045	2725	5114
Häusliche Dienste	1364	1508	1280	1328
Erwerbspersonen insgesamt	17005	38295	32622	57082
Berufslose	1233	1869	5895	8947
Gesamtbevölkerung	—	40165	—	66029

[1] Hauptberuflich Erwerbstätige bzw. selbständige Personen ohne Beruf und deren Angehörige.

Wirtschaftsgruppen	1882		1933	
	Erwerbs-personen	Berufs-zugehörige	Erwerbs-personen	Berufs-zugehörige

Verhältniszahlen.

Land- und Forstwirtschaft	42,2	39,9	28,8	20,8
Industrie, Handwerk	35,6	37,0	40,6	39,0
Handel, Verkehr	8,4	9,6	18,4	16,9
Öffentliche, private Dienste	5,8	5,1	8,3	7,7
Häusliche Dienste	8,0	3,7	3,9	2,0
Erwerbspersonen insgesamt	100	95,3	100	86,4
Berufslose	—	4,7	—	13,6
Gesamtbevölkerung	—	100	—	100

Gliederung nach Stellung im Beruf.

Grundzahlen in 1000.

Selbständige	4 359	14 827	5 338	11 518
Mithelfende Familienangehörige	1 692	1 737	5 354	5 489
Angestellte, Beamte	1 192	2 743	5 570	10 311
Arbeiter	8 406	17 500	15 131	28 501
Hausangestellte	1 356	1 488	1 229	1 263
Erwerbspersonen insgesamt	17 005	38 295	32 622	57 082
Berufslose	1 233	1 869	5 895	8 947
Gesamtbevölkerung	—	40 165	—	66 029

Verhältniszahlen.

Selbständige	25,6	36,9	16,4	17,4
Mithelfende Familienangehörige	10,0	4,3	16,4	8,3
Angestellte, Beamte	7,0	6,8	17,1	15,6
Arbeiter	49,4	43,6	46,4	43,2
Hausangestellte	8,0	3,7	3,7	1,9
Erwerbspersonen insgesamt	100	95,3	100	86,4
Berufslose	—	4,7	—	13,6
Gesamtbevölkerung	—	100	—	100

im Jahre 1937 auf nur 28,7 Millionen ha bei einem Bevölkerungsstand von 66,0 Millionen. Bei einer Berechnung der Bevölkerungszahl auf 1 qkm landwirtschaftliche Nutzfläche läßt sich für 1882 eine Nahrungsdichte von 128 Köpfen, für 1937 eine solche von 230 auf 1 qkm Nutzfläche errechnen.

Nach der letzten *Bodenbenutzungserhebung* im Jahre 1937 sind folgende Hauptarten der Nutzung nachgewiesen worden:

Altreich.

Bodenbenutzung	in ha	in % der Gesamtfläche
Landwirtschaftliche Nutzfläche	28 724 103	61,1
Davon: 1. Ackerland	19 408 527	41,3
2. Wiesen und Weiden	8 531 557	18,1
3. Obstanlagen, Weinberge, Gartenland	784 019	1,7
Forstwirtschaftliche Nutzfläche	12 913 965	27,5
Unkultivierte Moorflächen	427 054	0,9
Sonstiges Öd- und Unland	1 394 363	2,9
Sonstige Flächen, u. a. Haus, Hof, Wege, öffentliche Anlagen und Gewässer	3 564 965	7,6
Gesamtfläche	47 024 450	100,0

Durch die Heimkehr Österreichs und des Sudetengaues hat sich die landwirtschaftliche Nutzfläche auf rund 35 Millionen ha, das Ackerland auf rund 23 Millionen ha und die forstwirtschaftliche Nutzfläche auf rund 17 Millionen ha erhöht. Die Ernteflächen des gesamten Ackerlandes nach Hauptfruchtarten gliedern sich (Erhebungsjahr 1937) wie folgt:

Fruchtarten	Fläche in ha	Fläche in % des Ackerlandes	Erträge insgesamt in t	Erträge je ha Doppelzentner
Brotgetreide	6 130 568	31,6	11 383 378	18,6
Davon: 1. Roggen	4 155 985	21,4	6 916 694	16,6
2. Weizen	1 974 583	10,2	4 466 684	22,6
Futtergetreide (Gerste, Hafer und Mengegetreide)	5 153 682	26,6	10 706 637	20,8
Kartoffeln	2 887 839	14,9	55 309 725	191,5
Zuckerrüben	455 443	2,3	15 701 278	344,7
Futterrüben	855 382	4,4	40 537 723	473,9
Futterpflanzen (Klee-Lupine)	1 887 112	9,7	10 707 307 nur Heuertrag	56,7
Sonstige Fruchtarten (Flachs, Hanf, Raps, Hülsenfrüchte usw.) . . .	2 038 501	10,5	—	—

f) Das Bauerntum.

Die Nutzung des Bodens ist aber nicht allein eine Frage des Anbaues und der Erzeugung, sondern des Bauerntums schlechthin. Nach der Betriebszählung 1933 gab es im Altreich 3 075 454 landwirtschaftliche Betriebe mit einer Betriebsfläche von 41,6 Millionen ha. Die landwirtschaftlich benutzte Fläche dieser Betriebe betrug jedoch nur 26,7 Millionen ha. Der Unterschied von rund 15 Millionen ha entfällt in der Hauptsache auf forstwirtschaftlich genutzte Bodenflächen.

Die Betriebsgrößeneinteilung, die land- und *forstwirtschaftlichen* Besitz umfaßt, soll in der folgenden Zusammenstellung, die zugleich Österreich mitberücksichtigt, näher erörtert werden.

Altreich mit Österreich (1933).

Betriebsgrößenklassen (einschließlich der forstwirtschaftlichen Flächen) ha	Betriebe mit landwirtschaftlicher Nutzfläche überhaupt Zahl der Betriebe	überhaupt Landwirtschaftliche Nutzfläche	davon hatten eine landwirtschaftliche Nutzfläche von unter 2 ha	2 bis unter 5 ha	5 bis unter 20 ha	20 bis unter 50 ha	50 bis unter 100 ha	100 ha und darüber
0,51— 2	923 121	973 518	923 121	—	—	—	—	—
2 — 5	889 627	2 678 002	80 421	809 206	—	—	—	—
5 — 10	694 702	4 336 286	7 428	120 326	566 948	—	—	—
10 — 20	522 225	6 154 367	2 229	9 318	510 678	—	—	—
20 — 50	317 033	7 330 816	1 073	1 561	115 424	198 975	—	—
50 —100	60 454	2 903 571	461	411	3 537	27 355	28 690	—
100 —200	17 493	1 622 870	329	349	818	2 515	4 814	8 668
200 u. mehr	16 383	4 726 643	446	509	840	834	1 049	12 705
Zusammen	3 441 038	30 726 073	1 015 508	941 680	1 198 245	229 679	34 553	21 373

Wie ersichtlich sind eine Reihe von sog. Großbetrieben hinsichtlich ihrer landwirtchaftlichen Nutzfläche geradezu als Klein- oder Zwergbetriebe anzusehen, da das Hauptgewicht ihrer Wirtschaftsform in der forstwirtschaftlichen Nutzung liegt.

Diese Verhältnisse der Betriebsgestaltung und Besitzgrößenverteilung erhalten ihre unmittelbare bevölkerungspolitische Bedeutung erst dann, wenn es gilt, den aus der bäuerlichen Bevölkerung kommenden Nachwuchs auf dem Lande zu halten, um so der Entvölkerung des Landes und der damit verbundenen weiteren Verstädterung vorzubeugen. Es wird bei der Bekämpfung der „Landflucht" in erster Linie darauf ankommen, dem bäuerlichen Nachwuchs den nötigen Lebens- und Wirkungsraum zur Verfügung zu stellen und ihm durch Übergabe von Grund und Boden eine entsprechende Existenz zu schaffen. Maßnahmen zur wirtschaftlichen Sicherung sind mit der Machtübernahme durch den Nationalsozialismus in weitestem Ausmaße erfolgt. Durch die Entschuldungsgesetze ist die Landwirtschaft auf eine gesunde wirtschaftliche Grundlage gestellt worden. Mit dem Gesetz über den vorläufigen Aufbau des Reichsnährstandes und Maßnahmen zur Markt- und Preisregelung (Festpreise) für landwirtschaftliche Erzeugnisse vom Jahre 1933 wurde eine von Konjunktur und Spekulation freie und gesicherte Wirtschaftsführung ermöglicht. Neben weiteren Vorkehrungen wie der Beschaffung von Arbeitskräften während der Erntezeiten und der beruflichen Unterstützung der Kinder sind noch die Erleichterungen zu erwähnen, die bei dem Kauf von Maschinen und Düngemitteln zur Intensivierung des Betriebes gewährt werden. Durch die Bildung von Bauern- und Betriebsgenossenschaften werden ferner auch die kleinbäuerlichen Betriebe einer neuzeitlichen Wirtschaftsführung angepaßt. Das *„Reichserbhofgesetz* vom 29. September 1933" stellt die bedeutendste und zugleich einschneidenste aller Maßnahmen dar. In seiner Verkündung der grundsätzlichen *Unveräußerlichkeit, Unverschuldbarkeit* und *Unteilbarkeit* des bäuerlichen Hofes bricht es die herrschenden Erbsitten und beschränkt das Recht des Bauern auf Grund und Boden. Der einzelne Bauer kann seinen Hof nicht veräußern und hat ihn so zu bewirtschaften, wie es den Erfordernissen der Volkswirtschaft entspricht. Bei nachlässiger Wirtschaftsführung besteht die Möglichkeit der Enteignung, der Übertragung des Besitzes an einen anderen Bauern, gegebenenfalls aus seiner eigenen Sippe. Durch die Beseitigung der Erbteilung mit ihren Folgen der Feldzersplitterung ist zugleich einer Verarmung der bäuerlichen Familien vorgebeugt. Da immer nur *ein Sohn* den Hof erben kann, ist den nachgeborenen Bauernsöhnen und -töchtern eine entsprechende Berufsausbildung bzw. Aussteuer zu sichern.

Nach der letzten Erbhofstatistik (Altreich) gab es Mitte des Jahres 1938 insgesamt 685000 Erbhöfe mit einer Bodenfläche von 15,6 Millionen ha, das sind 54,6% der landwirtschaftlichen Nutzfläche bzw. 37% der gesamten Betriebsfläche (einschließlich Forstbesitz). Die obere Grenze für die Betriebsgröße eines Erbhofes wird im Reichserbhofgesetz mit 125 ha festgesetzt. Für die unterste Grenze wird bestimmt, daß der Erbhof mindestens eine „Ackernahrung" umfassen muß, „um eine Familie unabhängig vom Markt und der allgemeinen Wirtschaftslage zu ernähren und zu bekleiden, sowie den Wirtschaftsablauf des Erbhofes

Erbhöfe Mitte 1938.

Größenklassen in ha	Zahl der Erbhöfe	In % aller Erbhöfe	Erbhoffläche ha	In % aller Erbhöfe	Von je 100 der landwirtschaftlichen Betriebe[1] waren Erbhöfe	Von je 100 ha der Betriebsfläche[1] entfielen auf Erbhöfe
Unter 7,5	2067	2,9	134470	0,9	—	—
7,5 bis unter 10	99786	14,6	875521	5,6	51,8	53,0
10 ,, ,, 15	175444	25,6	2168463	13,9	74,6	76,1
15 ,, ,, 20	118741	17,3	2053121	13,2	86,4	87,3
20 ,, ,, 25	75696	11,0	1692212	10,9	92,6	93,5
25 ,, ,, 50	145057	21,2	4969085	31,9	96,2	97,2
50 ,, ,, 75	33120	4,8	1975355	12,7	100,7[2]	101,1[2]
75 ,, ,, 100	11320	1,7	964612	6,2	100,2[2]	100,7[2]
100 ,, ,, 125	4680	0,7	520397	3,4	93,4	93,7
über 125	1086	0,2	208637	1,3	—	—
Zusammen	684997	100	15561873	100	78,4	88,3

[1] Nach der Erhebung von 1933.

[2] Die Überhöhung der Prozentziffer ergibt sich durch methodische Abweichungen aus der Betriebsgrößenfeststellung vom Jahre 1933 und Erbhofzählung von 1938.

zu erhalten." Im allgemeinen liegt die Betriebsgröße nicht unter 7,5 ha. Nur 20000 Erbhöfe liegen darunter, und zwar mit einer Fläche von 134000 ha. Die Durchschnittsgröße stellt sich auch bei diesen Höfen nur wenig unter 7,5 ha, und zwar auf 6,7 ha. Eine erhebliche Anzahl von landwirtschaftlichen Betrieben mit mehr als 7,5 ha fällt wegen ihrer minderen Bodenverhältnisse nicht unter das Erbhofgesetz. Eine allgemeine Übersicht vermittelt die vorstehende Zusammenstellung.

Wie ersichtlich sind die Betriebe mit einer Größe von mehr als 20 ha nahezu alle vom Reichserbhofgesetz erfaßt worden, während bei den Betrieben unter 20 ha vermutlich wegen ihrer Leistungsunfähigkeit größere Ausfälle eingetreten sind.

Die leistungsschwachen *Zwergbetriebe* sollen, soweit es durch Intensivisierung der Bewirtschaftung nicht möglich ist, durch Landzulagen existenzfähig und wirtschaftlich unabhängig gemacht, den nachgeborenen *Bauernsöhnen* der Erbhöfe ein entsprechendes Siedlungsland zur Verfügung gestellt werden. Nach Berechnung von F. BURGDÖRFER in seinem Werke „Zurück zum Agrarstaat?" ist in dem Zeitraum von 1925—1960 (Altreich) mit einer Zunahme von rund 880000 Selbständigen in der Landwirtschaft zu rechnen. Davon sind 300000 in Abzug zu bringen, denen Betriebe zur Verfügung gestellt werden könnten, die zur Zeit von Frauen und alten Männern (infolge der Kriegsverluste von annähernd einer halben Million Männer in der Landwirtschaft) geführt werden. Es verblieben sodann immer noch rund 600000 Selbständige, für die ein landwirtschaftlicher Besitz zur Existenzgründung beschafft werden müßte. Nimmt man zur Berechnung der erforderlichen Betriebsfläche die Durchschnittsgröße eines Erbhofes von 23 ha an, so wären insgesamt rund 14 Millionen ha Land notwendig. Durch Neulandgewinnung, Bodenverbesserung, Hochwasserschutz usw. sind schätzungsweise 5 Millionen ha der bäuerlichen Siedlung nutzbar zu machen. Unter diesen Umständen ist eine Aufteilung des Großgrundbesitzes, der rund 9,5 Millionen ha Land umfaßt, erforderlich. Zugleich wird dadurch, da der Großgrundbesitz vorwiegend im Osten des Reiches liegt, eine Auffüllung der durch die Landflucht bevölkerungspolitisch besonders gefährdeten Ostprovinzen ermöglicht werden. Es entfallen beispielsweise von 100 ha der landwirtschaftlich benutzten Fläche auf Betriebsgrößen von mehr als 100 ha in:

Ostpreußen	35,4	Bayern	4,2
Pommern	43,3	Württemberg	3,2
Mecklenburg	54,1	Baden	5,7
Brandenburg	33,1	Rheinprovinz	4,8
Schlesien	28,6	Westfalen	5,9

Für die Betriebsdichte (Betriebe auf 1 qkm) ergeben sich folgende Zahlen in:

Ostpreußen	5,4	Bayern	13,2
Pommern	5,5	Württemberg	20,0
Mecklenburg	4,5	Baden	24,8
Brandenburg	7,9	Rheinprovinz	18,3
Schlesien	10,7	Westfalen	14,3

Eine auf diese Notwendigkeiten klar und zielbewußt ausgearbeitete *Siedlungspolitik*, die zugleich eine Bauernpolitik zu sein hat, wurde durch das Gesetz zur Neubildung deutschen Bauerntums vom 14. 7. 33 geschaffen. In den am 1. 7. 35 erschienenen Richtlinien wird als Ziel der Neubildung deutschen Bauerntums eindeutig erklärt: „Stärkung und Wahrung des Bauerntums als Blutsund Lebensquell des deutschen Volkes im Hinblick auf die Sicherung seiner Nahrungsfreiheit und auf die Verwurzelung seiner bäuerlichen Bevölkerung mit der Scholle." Auf Grund der Richtlinien vom 18. 1. 34 sind an die Siedler folgende Anforderungen zu stellen:

1. Ausreichende landwirtschaftliche Fähigkeiten.

2. Erbgesundheit und Erbtüchtigkeit des Bewerbers und seiner Familie (entmündigte Bewerber sind z. B. ohne weiteres abzulehnen).

3. Der Bewerber muß deutschen oder stammesgleichen Blutes sein.

4. Bewerber, die wegen ihrer Charaktereigenschaften Unfrieden in die neue Kolonie bringen, sind abzulehnen (Vorbestrafte).

5. Voraussetzung für den Erwerb einer Siedlungsstelle ist, daß der Bewerber verheiratet oder verlobt ist, so daß seine Verheiratung in nächster Zeit mit Bestimmtheit zu erwarten ist.

Die Zahl der Bewerber betrug 1934 bereits 15948. Davon wurden 2944 abgelehnt. Unter den Antragstellern herrschten die selbständigen Landwirte mit 36% vor. Es folgten dann die Landarbeiter mit 31%, die Jungbauern mit 23%. Handwerker und sonstige Berufe waren mit 10% vertreten.

In welchem Umfange Siedlungsland und Siedlerstellen bereits gestellt werden konnten, ist aus den Nachweisungen über die bäuerliche Siedlung der Jahre 1919—1937 zu entnehmen. Zum Zwecke der Gegenüberstellung der Siedlungstätigkeit vor und nach 1933 seien die Zahlen für die beiden Zeiträume getrennt wiedergegeben:

	1919—1932		1933—1937	
	insgesamt	Jahres-durchschnitt	insgesamt	Jahres-durchschnitt
Bereitstellung von Siedlungsland .	940578 ha	67184 ha	524103 ha	104820 ha
Davon aus Großgrundbesitz . .	804807 ha	57486 ha	464980 ha	92696 ha
Zahl der Neubauernstellen . . .	57457	4104	18952	3790
Fläche der Neubauernstellen. . .	602110 ha	43008 ha	300781 ha	60156 ha

Die durchschnittliche Größe einer Neubauernstelle stellt sich demnach für die Jahre 1919—1937 auf durchschnittlich *10,5 ha* und für 1933—1937 auf *15,9 ha*. Schon hier kommt deutlich die Tendenz der nationalsozialistischen Siedlungspolitik zum Ausdruck, größere lebensfähige Bauernstellen zu schaffen. Das erweisen auch die nebenstehenden Zahlen.

Während vor 1933 die Zwergbetriebe unter 5 ha den Hauptteil ausmachten, sind es nach 1933 die Stellen in der Größe von 10 bis 20 ha. Besondere Bedeutung

Größe der Neubauernstellen in ha	1919—1932		1933—1937	
	Zahl	%	Zahl	%
unter 5	23279	40,5	2217	11,7
5—10	8122	14,1	3008	15,9
10—20	21150	36,8	9898	52,2
20 und mehr	4906	8,6	29	20,2
Zusammen	57457	100,0	18952	100,0

im Rahmen dieser Neubildung deutschen Bauerntums hat ferner die sog. „Anliegersiedlung" zu beanspruchen. Es handelt sich da um Landzulagen an kleinbäuerliche Betriebe, die dadurch auf Erbhofgröße gebracht werden sollen. Auch hier erfolgt die Landzuteilung nur an rassisch und gesundheitlich vollwertige Familien. In den Jahren nach 1933—1937 wurden insgesamt 56865 Siedlerstellen (Jahresdurchschnitt 11373) mit Landzulagen von zusammen 110692 ha bedacht. Das entspricht einer durchschnittlichen Zulage von rund 2 ha pro Siedlerstelle.

Im Zuge dieser Siedlungstätigkeit wird zugleich zahlreichen Gewerbetreibenden und Handwerkern sowie Kleinindustrien Existenzmöglichkeit auf dem Lande geboten werden können, so daß ein nicht unwesentlicher Teil dieser Berufsschichten, wenn auch nur mittelbar zur Scholle zurückgeführt wird. Die *bäuerliche* Siedlung jedoch wird das Kernstück jeglicher Bevölkerungspolitik bleiben, denn das Bauerntum, dessen Stärkung es gilt, ist nicht nur ein Berufsstand unter vielen anderen, auch nicht nur der Ernährer des Volkes, sondern sein Lebensquell schlechthin. Der Hygiene ersteht im Rahmen dieser zukünftigen Entwicklung des gesunden Ausgleiches zwischen Stadt und Land die große Aufgabe, die ländliche Gesundheitsführung weitgehend auszubauen und in mancher Hinsicht überhaupt erst neuzugestalten.

3. Bevölkerungsstand und Bevölkerungsbewegung.

Von ERNST MEIER.

Jedes Kulturvolk besitzt eine Bevölkerungsstatistik. Da diese in der Regel von behördlichen Stellen zur Übersicht über die der Verwaltung unterstehende Personenmasse bearbeitet wird, bezieht sie sich auf die Bevölkerung in ihrer verwaltungsmäßigen Abgrenzung, also bei einem Land auf die Menschen innerhalb der Landesgrenzen, bei einer Stadt auf die Menschen innerhalb des Stadtbezirks. Man kann dabei zwischen „ortsanwesender" — also zur Zeit der statistischen Feststellung vorhandener — Bevölkerung und „Wohnbevölkerung" — also ständig im Bezirk dieser Statistik ansässiger Bevölkerung — unterscheiden.

Diese verwaltungsmäßig abgegrenzte „Bevölkerung" ist vielfach zugleich der politisch zusammengeschlossene Teil eines Volkes und deshalb ist es möglich, aus der Bevölkerungsstatistik Angaben zu gewinnen, die zur biologischen Beschreibung des Volkes dienen. Staaten, in denen verschiedenartige Völker und Rassen nebeneinander wohnen, sind deshalb bestrebt, ihre Bevölkerungsstatistik nach biologischen Gesichtspunkten aufzuteilen.

Gleichwohl ist man in der Statistik darauf angewiesen, mit der verwaltungsmäßig definierten Bevölkerung zu arbeiten, da sich die biologisch definierte Bevölkerung kaum zahlenmäßig darstellen läßt. Der Zusammenhalt der Bevölkerung ist in biologischer Hinsicht nicht von außen her durch Gebietsgrenzen, sondern von innen her durch ihre Struktur und Entfaltung gegeben. Die biologisch gesehene Bevölkerung ist das Gefüge der Familien und Sippen und sie erstreckt sich daher vielfältig über den engen räumlichen und zeitlichen Rahmen, mit dem die statistische Methode arbeiten muß, hinaus.

Die statistischen Nachweisungen über die Bevölkerung teilt man ein in die Statistik des Bevölkerungsstandes und die Statistik der Bevölkerungsbewegung.

Als *Bevölkerungsstand* bezeichnet man die Menge und Zusammensetzung der Bevölkerung an einem bestimmten Stichtag. Die vollständigsten Feststellungen hierüber werden durch die Volkszählung gewonnen. Die wichtigsten statistischen Merkmale über die Zusammensetzung der Bevölkerung sind die Einteilungen nach dem Geschlecht und nach dem Alter. Weitere wichtige Unterscheidungen sind die nach dem Familienstand, dem Beruf und dem Wohnplatz (Verteilung über Stadt und Land, Wohndichte).

Die *Bewegung der Bevölkerung* besteht aus Wanderungen, Eheschließungen und -lösungen, Geburten und Sterbefällen. Im Gegensatz zum Bevölkerungsstand werden diese Bewegungserscheinungen für die einzelnen Kalenderjahre dargestellt, da sie über den Zeitablauf verteilte Massen betreffen. Die Angaben über die Eheschließungen, Geburten und Sterbefälle werden im Deutschen Reich aus den standesamtlichen Meldungen der statistischen Bearbeitung zugeleitet, auch die Ehelösung durch Tod eines Ehegatten wird aus diesem Material ermittelt, die Ehescheidungszahlen sind dagegen eine Statistik von Gerichtsurteilen, die Wanderungsstatistik beruht im allgemeinen auf dem polizeilichen Einwohnermeldewesen.

Die Bevölkerung nach dem Geschlecht.

Die Wohnbevölkerung des Deutschen Reiches hat am 16. Juni 1933, bei der letzten Volkszählung, 31 685 562 männliche und 33 532 899 weibliche Personen betragen. Es waren um 1 847 337 weibliche Personen mehr als männliche vorhanden. Das Geschlechtsverhältnis der männlichen zu den weiblichen war wie 100 zu 106.

Die Verhältnisziffer zwischen männlichen und weiblichen Einwohnern ist in verschiedenen Völkern und Zeitaltern verschieden; ziemlich allgemein gilt die Regel, daß die Zahlen der männlichen und weiblichen Personen nicht weitgehend voneinander abweichen. Das Geschlechtsverhältnis ist nicht in allen Altersklassen das gleiche und die für die Gesamtbevölkerung berechnete Ziffer sagt daher noch nichts über das Geschlechtsverhältnis der Personen im heiratsfähigen Alter aus. Letzteres ist praktisch besonders wichtig, da hier die Heiratsaussichten desto günstiger sind, je mehr die Zahlen der beiden Geschlechter gleich sind.

Das Geschlechtsverhältnis hängt ab
1. von dem Knabenüberschuß bei den Geburten,
2. von der unterschiedlichen Sterblichkeit beider Geschlechter, und zwar
    a) der erbbedingten Übersterblichkeit der Knaben,
    b) der weiteren Absterbeordnung, deren Geschlechtsunterschiede vielfach durch äußere Lebensverhältnisse bestimmt werden,
3. von der Verschiedenheit der Wanderungsbewegungen bei den beiden Geschlechtern.

Am Lebensanfang ist allenthalben das männliche Geschlecht in der Überzahl. Mit großer Regelmäßigkeit treffen unter den Geborenen auf 100 weibliche 106 (105 bis 107) männliche. In der Fetalzeit muß das männliche Geschlecht noch stärker überwiegen; das wird daraus geschlossen, daß unter den Fehlgeburten die Zahl der männlichen Früchte weit größer ist als die der weiblichen.

Der *Knabenüberschuß* vermindert sich rasch mit zunehmendem Alter, da die Knaben schneller absterben als die Mädchen. Neben dem Knabenüberschuß besteht eine *Knabenübersterblichkeit*, die namentlich im 1. Lebensjahr bedeutend ist. Im Deutschen Reich betrug im Jahre 1936 die Zahl der

	männlich	weiblich	männlich auf 100 weibliche
Lebendgeborenen	659 046	619 537	106,4
im 1. Lebensjahr Gestorbenen	48 747	35 855	136,0
im 1. Lebensjahr Gestorbenen auf 100 Lebendgeborene	7,397	5,787	127,8

Der Knabenüberschuß betrug 106%, die Knabenübersterblichkeit betrug 128%.

Trotz der Abnahme des Knabenüberschusses mit zunehmendem Alter war bei der Volkszählung 1933 in der deutschen Reichsbevölkerung noch bis zum 24. Lebensjahr das männliche Geschlecht zahlreicher als das weibliche, erst jenseits dieses Alters überwog das weibliche Geschlecht. Die Sterblichkeit ist zur Zeit in allen Lebensaltern bei den Männern höher als bei den Frauen; das Greisenalter erreichen wesentlich mehr Frauen als Männer.

Bei *Großstadtbevölkerungen* besteht ein besonderes Geschlechtsverhältnis je nach dem überwiegenden Geschlecht der Zugewanderten, und hierbei wieder zeigen die einzelnen Altersklassen Besonderheiten, da beispielsweise die Dienstmädchen in einem früheren Alter zuwandern als die Arbeiter. Die Wirkung der Wanderbewegungen zeigt folgende Tabelle aus dem Volkszählungsergebnis von 1933. Das Material dieser Zählung ist aufgeteilt in die Bevölkerung der Gemeinden mit weniger als 2000 Einwohnern — dies ist im wesentlichen die Landbevölkerung —, in die mittelstädtische Bevölkerung der Gemeinden mit 2000 bis unter 100000 Einwohnern und in die Bevölkerung der Großstädte von 100000 und mehr Einwohnern, drei ungefähr gleichgroße Bevölkerungsteile von je rund 20 Millionen Menschen.

Es trafen männliche Personen auf 100 weibliche derselben Altersklasse:

im Alter von ... bis unter ... Jahren	im Deutschen Reich			
	im ganzen	in Gemeinden mit ... Einwohnern		
		weniger als 2000	2000 bis unter 100000	100000 und mehr
0—5	104	104	104	104
5—10	103	103	103	103
10—15	103	103	104	103
15—20	102	106	104	95
20—25	100	115	98	89
25—30	100	112	98	91
30—35	98	104	98	93
35—40	82	85	82	79

In den drei ersten Lebensjahrfünften sind die Geschlechtsverhältnisse entsprechend den biologischen Regeln in Stadt und Land etwa gleich; aber schon vor dem 20. Lebensjahr beginnt das Auseinanderwandern der Geschlechter, so daß nun die Männerüberschüsse auf dem Land, die Männerunterschüsse in der Großstadt entstehen. Um das 30. Lebensjahr werden die Unterschiede wieder geringer; im vierten Lebensjahrzehnt macht sich der durch den Krieg bedingte allgemeine Männerunterschuß geltend.

Bezüglich des Greisenalters nehmen die Großstädte eine Sonderstellung durch hohe Überzahl der alten Frauen ein, da die Männer der Großstadtbevölkerung verfrüht absterben.

Der Altersaufbau der Bevölkerung.

Von der Reichsbevölkerung standen im Jahre 1933 30,4% im Alter von unter 20 Jahren, also im wesentlichen im Alter der Entwicklung und Berufsausbildung, 62,5% standen im Alter von 20 bis unter 65 Jahren, im Alter der Leistung, der Fruchtbarkeit und der Kinderaufzucht, und nur 7,1% waren 65 und mehr Jahre alt. Im Jahre 1910 haben von der Reichsbevölkerung 43,5% im Alter von unter 20 Jahren gestanden, nur 51,5% im Alter von 20 bis unter 65 Jahren und 5,0% im Alter von 65 Jahren und darüber. Das Mittelstück, das produktive Alter, hat also seither bedeutend an Gewicht gewonnen und der Nachwuchs, der früher nicht viel weniger zahlreich als die mittleren Altersgruppen war, ist heute nur noch halb so groß wie die Personenmasse des produktiven Alters.

Diese Veränderung hat vielseitige Bedeutung. Die Gewichtsverhältnisse im kulturellen und wirtschaftlichen Leben und die Eigenart der Leistung eines Volkes werden durch den Altersaufbau mitbestimmt. Die Kulturentwicklung beruht an sich auf dem gleichzeitigen Nebeneinandersein verschiedener Generationen; Richtung und Dynamik dieser Entwicklung bestimmen sich großenteils zwischen den Generationen. Bevölkerungsstatistisch ist wichtig, daß zwar die verschiedenen ineinandergreifenden Generationen nicht zahlenmäßig auseinandergelöst werden können, daß aber im Grunde eine lebende Bevölkerung in ihrer Ausbreitung über 100 Lebensjahre das Nebeneinander von drei Generationen darstellt. Das Mengenverhältnis zwischen den drei Generationen ist auch für die Höhe der Geburtenziffer und dadurch für das Bevölkerungswachstum mitbestimmend.

Über den Altersaufbau der Bevölkerung gewinnt man einen besonders guten Überblick, wenn man ihn zeichnerisch darstellt. Das übliche Vorgehen dabei ist, daß von einer senkrechten Achse nach links die Zahlen der männlichen, nach rechts die der weiblichen Personen jedes Altersjahres in Form von Stäben aufgetragen werden. Den untersten Stab bildet das 1. Lebensjahr, nach oben schreitet das Bild bis zum 100. Lebensjahr fort. Oben muß das Bild notwendig immer spitz zulaufen, weil in den Altersklassen um das 100. Lebensjahr nur noch wenige Personen am Leben sind. Verschieden kann die Gestaltung des mittleren und des unteren Teiles dieses Altersgebäudes sein.

Der Altersaufbau der Bevölkerung ist abhängig

1. von der Gesamtzahl der Lebendgeborenen in jedem der 100 letztvergangenen Jahre, d. h. von der ursprünglichen Besetzung der 100 zur Zeit lebenden Geburtsjahrgänge,

2. von den Sterblichkeitsziffern der einzelnen *Altersklassen*, die von jedem Geburtsjahrgang in allen Altersjahren, die er bereits durchschritten hat, ihren Anteil weggenommen haben,

3. von dem Wandel der Sterblichkeitsziffern im Laufe der *Kalenderjahre*, also der historischen Entwicklung der Sterblichkeit innerhalb jeder Altersklasse (Beispiel: von den Menschen, die im Jahre 1880 Säuglinge waren, erreichten nur 78% das 2. Lebensjahr, dagegen von denen, die im Jahre 1920 Säuglinge waren, 87%),

4. von den in den letzten 100 Jahren erfolgten Zu- und Abwanderungen in den einzelnen Altersklassen.

Unabhängig ist der Altersaufbau von den Gebietsveränderungen; jedoch muß bei der Betrachtung der Entstehung dieses Gebildes stets die 100jährige Bevölkerungsgeschichte desjenigen Gebietes, in dem der jetzige Altersaufbau festgestellt ist, berücksichtigt werden.

Zu 1. Die Besetzung der 100 letzten *Geburtsjahrgänge* im Deutschen Reich nach dem Gebietsstande von 1935 war im Grunde nicht sehr wechselnd, da die Masse der Neugeborenen, die in der Bevölkerung von Jahr zu Jahr hervorgebracht wird, sich unter gleichen Voraussetzungen stets in etwa gleichem Umfang hält, ebenso wie viele biologische Massenerscheinungen. Die Schwankungen der Geburtenzahl, die trotzdem eingetreten sind, zeigen deutlich den Wechsel der Voraussetzungen. Vor 100 Jahren hat diese Zahl etwa 1,2 Millionen betragen, sie stieg dann stetig bis zur Jahrhundertwende und erreichte im Jahre 1901 ihren Höchststand mit 2,0 Millionen. Von da an ging sie zurück und im Jahre 1914 betrug sie nur noch 1,8 Millionen. Es folgten die Kriegsjahre, in denen sie rasch auf ihre halbe Höhe herabsank (in den Jahren 1917 und 1918 nur je 900000), dann ein kurzer Anstieg auf 1,6 Millionen im Jahre 1920 und sogleich ein neuer Rückgang, bis im Jahre 1933 wieder nicht viel mehr als 900000 Geburten verzeichnet wurden, obgleich in diesem Jahre die Männer nicht im Felde, sondern zu Hause waren. Schließlich kam im Jahre 1934 der Wiederanstieg, der dazu führte, daß sich die Geburtenzahl seit 1935 auf der Höhe von 1,3 Millionen hält. Im Altersaufbau muß sich die Tatsache ausdrücken, daß die um 1900 geborenen Jahrgänge aus fast doppelt so reichlichen Geburtenmassen stammen wie die um 1840 geborenen, und aus über doppelt so reichlichen Massen wie die in den Katastrophenzeiten von 1917/18 und 1932/33 geborenen.

Zu 2. Wäre die zu 1. geschilderte Bewegung nicht eingetreten, sondern hätten alle Jahre eine gleich große Geburtenzahl gebracht, so entspräche der Altersaufbau dem Absterben dieser Zahl von Geborenen in der Folge von 100 Lebensjahren. Die Besetzung der

Altersjahrgänge müßte also mit jedem höheren Altersjahr abnehmen, und zwar im Kindesalter rasch, im Jugendalter langsam, im Greisenalter wieder rasch. Dieses Einschmelzen
durch die *Absterbeordnung* ergibt die Pyramidenform, die jedem Altersaufbau einer Bevölkerung zugrunde liegt.

Zu 3. Je geringer die Sterblichkeit ist, desto weniger steil ist der Abfall der Zahlen
von einem Altersjahr zum nächsten. Da die *Sterblichkeit* in allen Altersklassen *im Abnehmen*

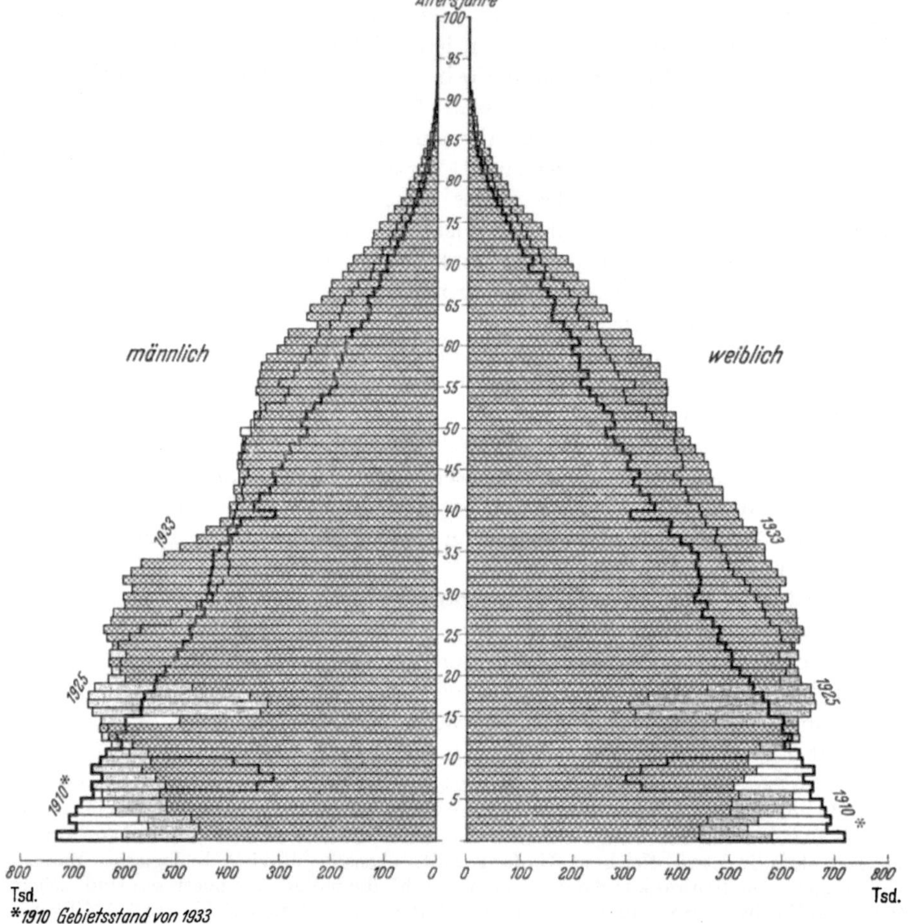

Abb. 15. Der Altersaufbau der Bevölkerung im Deutschen Reich. Nach den Volkszählungen von 1933, 1925
und 1910.

begriffen ist, hat die nachwachsende Basis der Pyramide die Tendenz, ihre Breite nur langsam zu vermindern. Dies führt schließlich zu einer kuppelförmigen Ausweitung in den
höheren Altersklassen (Glockenform), da die Spitze der Pyramide sich gleichwohl nicht weit
über 100 Jahre erhebt, d. h. die aufgesparten Leben nicht über eine bestimmte Altersgrenze hinaus aufgespart werden können.

Historische Katastrophen wie die Männersterblichkeit durch den Weltkrieg lassen
bleibende Narben an der Alterspyramide zurück; diese Narben rücken allmählich in die
höheren Altersklassen empor und verflachen sich dabei, verschwinden aber erst mit dem
Aussterben der betroffenen Geburtsjahrgänge.

Zu 4. Die Wirkung der *Wanderungen* ist besonders in den Städten mit ihrer unruhigen
Bevölkerung groß. Je nach der wirtschaftlichen Eigenart der Städte entstehen mehr beim
männlichen oder mehr beim weiblichen Geschlecht Ausweitungen namentlich in den jüngeren

erwerbstätigen Altersklassen. Eine entsprechende Einengung entsteht bei den gleichen Altersklassen in den Abwanderungsgebieten.

Den Altersaufbau nach dem Volkszählungsergebnis aus dem Jahre 1933 zeigt die vorstehende Abbildung 15. Die eingetragenen Vergleichslinien aus den Volkszählungsergebnissen 1910 und 1925 lassen deutlich erkennen, wie sich das ehemals pyramidenförmige Gebilde inzwischen emporgewölbt und gleichzeitig in den unteren Altersklassen eingeengt hat.

Die Basis der Pyramide, die bis 1933 immer schmalere neue Jahrgänge angesetzt hat, würde sich nach dem heutigen Stand der Dinge wieder erheblich breiter erweisen, da der Geburtenrückgang durch neue Geburtenzunahme abgelöst worden ist.

Die prozentuale Altersverteilung in dem ländlichen, dem mittelstädtischen und dem großstädtischen Drittel der Reichsbevölkerung ist aus nebenstehender Tabelle zu ersehen.

Die ersten 2 Lebensjahrzehnte und die Altersklassen von 70 Jahren aufwärts sind auf dem Lande stärker vertreten als in Mittel- und Großstadt, dagegen sind die Alter von 20—70 Jahren in der Großstadt stärker besetzt als in Mittelstadt und Landgemeinde.

Altersklassen: ... bis unter ... Jahre	Von 100 Einwohnern der Gemeindegrößenklasse entfielen auf das nebengenannte Alter in den Gemeinden mit		
	weniger als 2000 Einwohnern	2000 bis unter 100000 Einwohnern	100000 und mehr Einwohnern
0—10	18,6	15,6	11,7
10—20	16,7	15,3	12,7
20—30	18,2	19,0	19,4
30—40	14,6	16,4	18,1
40—50	10,8	12,4	14,9
50—60	9,6	10,4	12,3
60—70	7,1	7,0	7,3
70—80	3,6	3,2	3,0
80—90	0,8	0,7	0,6
90 und mehr	0,04	0,03	0,02
Zusammen	100,0	100,0	100,0

Dabei sind die Unterschiede zwischen den Gemeindegrößenklassen von 60 Jahren aufwärts nur gering; das Greisenalter hat überall ähnliche Anteile. Groß ist das Überwiegen der Dreißig- bis Sechzigjährigen, namentlich der Vierzig- bis Fünfzigjährigen, und gleichzeitig der Mangel an Unterzwanzigjährigen in der Großstadt.

Die Eheschließungen.

Während die Zahl der Geburten nicht mit der Zunahme der Einwohnerzahl des Deutschen Reiches Schritt gehalten hat, sind die Eheschließungen bis zum Kriege in etwa gleichem Verhältnis wie die Personenmasse des deutschen Volkes zahlreicher geworden. Die auf 1000 Einwohner berechnete Eheschließungsziffer hielt sich daher im allgemeinen auf einer ungefähr gleichbleibenden Höhe. Im einzelnen lassen sich allerdings in ihrem Verlauf deutlich die Wirkungen äußerer Einflüsse nachweisen, namentlich solche mit aufschiebendem Charakter, so daß nach Depressionen der Eheschließungsziffer meist eine kompensierende Überhöhung dieser Ziffer eintritt. In den Jahren 1876 bis 1913 hat die jährliche Eheschließungsziffer nicht weiter als zwischen 7,5 und 8,5 Eheschließungen auf 1000 Einwohner geschwankt. Seither hat die Ziffer dagegen größere Veränderungen durchgemacht. Sie sank im Krieg bis auf 4,1 (1915 und 1916), stieg in der Nachkriegszeit bis auf 14,5 (1920), sank in und nach der Inflation bis 7,1 (1924), stieg in der Scheinblütezeit bis 9,2 (1928 und 1929), sank in der Wirtschaftskrise auf 7,9 (1932) und stieg im Jahre nach der Machtergreifung auf 11,2 (1934). Danach ist die Ziffer wieder auf 9,1 (1936 und 1937) zurückgegangen und ist im Jahre 1938 auf 9,4 angestiegen.

Daß die Eheschließungsziffer heute erheblich höher liegt als in allen Jahren des Vorkriegszeitraumes, ist in den Veränderungen des Altersaufbaues begründet. Teils durch Geburtenrückgang und Kriegsgeburtenausfall, teils durch die günstigeren Aufwuchsziffern ist der Anteil der heiratsfähigen Altersgruppen an der Gesamtbevölkerung größer geworden.

Die *Nachholung von Ehen* nach jeder Krisenzeit kann natürlich keinen vollen Ersatz des Ausfalles bezüglich der Fruchtbarkeit mit sich bringen; denn verspätete Eheschließung bedeutet erhöhtes Heiratsalter und verkürzte Ehedauer, abgesehen davon, daß ein Teil der aufgeschobenen Eheschließungen überhaupt nicht mehr zustande kommt.

Ob das Einrücken der heiratsfähigen Personengruppen in den Ehestand rasch oder langsam erfolgt, ist aus der Höhe der auf die Einwohnerzahl bezogenen Eheschließungsziffer nicht unmittelbar zu ersehen. Die große Zahl der Verheiratungen in den Jahren 1933 bis 1935 mußte natürlich dazu führen, daß die Zahl der heiratsfähigen, insbesondere der noch ledigen Personen klein wurde und damit auch die Eheschließungsziffer absank. Es kam hinzu, daß schwach besetzte Geburtenjahrgänge, nämlich die im Krieg geborenen, in das heiratsfähige Alter nachrückten.

Lebensjahre	Im Deutschen Reich waren am 1. 1. 35 von 100 im genannten Lebensjahr stehenden Männern bzw. Frauen ledig	
	Männer	Frauen
20. Lebensjahr . . .	99,7	92,7
25. Lebensjahr . . .	75,2	54,2
30. Lebensjahr . . .	36,7	28,5
35. Lebensjahr . . .	17,2	19,8

Der gleichwohl noch erreichte Hochstand der Eheschließungsziffer ist ein Erfolg der nationalsozialistischen Bevölkerungspolitik.

Einen ungefähren Einblick in den Vorgang des Einrückens der heranwachsenden Bevölkerungsklassen in den Ehestand gibt die *Ziffer der Ledigen* in den einzelnen Altersklassen.

Während im allgemeinen die Frauen rascher in den Ehestand einrücken als die Männer, macht sich bei den Frauen im 35. Lebensjahr geltend, daß die Altersklassen von Männern, die für sie als Ehepartner in Betracht kommen, durch den Krieg dezimiert worden sind.

In den Altersklassen von 45—50 Jahren waren noch 6,0% der Männer und 12,4% der Frauen ledig.

Das *durchschnittliche Heiratsalter* hat im Deutschen Reich im Jahre 1934 bei den Männern 27,5 Jahre, bei den Frauen 25,4 Jahre für die aus dem ledigen Stande Heiratenden betragen. Die Heiratswahrscheinlichkeit in einzelnen Altersjahren zeigt nebenstehende Zusammenstellung.

Lebensjahre	Im Deutschen Reich heirateten im Jahre 1934 vom Hundert der im genannten Lebensjahr stehenden ledigen Männer bzw. Frauen	
	Männer	Frauen
20. Lebensjahr . . .	0,4	6,3
25. Lebensjahr . . .	14,0	20,3
30. Lebensjahr . . .	19,9	14,6
35. Lebensjahr . . .	13,5	6,2
40. Lebensjahr . . .	7,7	3,0

Die höchste Heiratsziffer wurde bei den ledigen Männern im 29. Lebensjahr mit 20,2%, bei den ledigen Frauen im 26. Lebensjahr mit 20,6% erreicht.

Einzel- und Mehrlingsgeburten im Deutschen Reich in den Jahren 1927—1936.

Einzel- und Mehrlingsgeburten	Entbindungen		Geborene aus diesen Entbindungen	
	absolut	auf 100000 insgesamt	absolut	auf 100000 insgesamt
Einzelgeburten	11 367 671	98 784,7	11 367 671	97 586,9
Zwillingsgeburten	138 464	1 203,3	276 928	2 377,3
Drillingsgeburten	1 366	11,9	4 098	35,2
Vierlingsgeburten	17	0,1	68	0,6
Mehrlingsgeburten zusammen . .	139 847	1 215,3	281 094	2 413,1
Insgesamt	11 507 518	100 000,0	11 648 765	100 000,0

Die *Totgeborenen* machen zur Zeit 2,5% der Geborenen aus. Der Anteil der Totgeborenen, der um die Mitte des vorigen Jahrhunderts rund 4%, in den ersten Jahrzehnten dieses Jahrhunderts meist etwa 3% der Geborenen ausgemacht hat, ist erst in den letzten Jahren um ein halbes Prozent zurückgegangen. In der allgemeinen Geburtenstatistik werden überwiegend die Zahlen der Geborenen ohne Totgeborene, also der Lebendgeborenen, verwandt.

Die bevölkerungspolitisch wichtigste Ziffer der Geburtenstatistik ist die „*Geburtenziffer*", die aussagt, wieviele Lebendgeborene in einem Jahr auf das Tausend der Bevölkerung kommen. Diese Ziffer drückt die natürliche Wachstumstendenz der gesamten Bevölkerungsmasse aus. Mehr analysierenden Wert hat die „*Fruchtbarkeitsziffer*", die aussagt, wieviele Lebendgeborene in einem Jahr auf das Tausend der weiblichen Bevölkerung von 15 bis unter 45 Jahren kommen. Hier wird die Geburtenmasse an der Masse des Bevölkerungsteils, der für ihr Zustandekommen maßgebend ist, gemessen. Ein weiterer analytischer Schritt ist die Unterscheidung zwischen ehelicher und unehelicher Fruchtbarkeit (ehelich Lebendgeborene auf 1000 Ehefrauen von unter 45 Jahren — unehelich Lebendgeborene auf 1000 unverheiratete weibliche Personen von 15 bis unter 45 Jahren).

Im Deutschen Reich betrug:

	im Jahre		
	1913	1923	1933
die Geburtenziffer	27,5	21,2	14,7
die allgemeine Fruchtbarkeitsziffer	116,5	82,3	58,9
die eheliche Fruchtbarkeitsziffer .	202,3	151,9	99,5
die uneheliche Fruchtbarkeitsziffer	24,5	16,5	13,3

Nach dem Tiefstand von 1933 stieg die Geburtenziffer rasch an; im Jahre 1937 hat sie 18,8⁰/₀₀ betragen, 1938 19,7⁰/₀₀. Die allgemeine Fruchtbarkeitsziffer ist zuletzt für 1937 festgestellt worden und war in diesem Jahre auf 77,1⁰/₀₀ angewachsen.

Der *Geburtenrückgang* ist unter den Gegenwartserscheinungen auf gesundheitlichem Gebiet die weitaus wichtigste; seine Bedeutung ist nicht geringer als die der Pest und des Fleckfiebers in früheren Jahrhunderten. Die zerstörende Wirkung dieses Vorganges tritt nicht so sehr im Leben des einzelnen als im Leben des Gesamtvolkes hervor; die gesundheitlichen Wirkungen für den einzelnen, beispielsweise die Opfer der Abtreibung oder die psychischen Schwierigkeiten des „einzigen Kindes", sind klein gegenüber Mißgestaltung der Gesamtbevölkerung, dem Schwund in der Kindergeneration, der schließlich dazu führen müßte, daß der übrigbleibende Teil des Volkes mehr und mehr die Alternden, die Herzleidenden, Krebskranken, Arteriosklerotiker, Arthritiker,

Einzel- und Mehrlingsgeburten im Deutschen Reich in den Jahren 1927—1936.

Einzel- und Mehrlingsgeburten	Entbindungen		Geborene aus diesen Entbindungen	
	absolut	auf 100000 insgesamt	absolut	auf 100000 insgesamt
Einzelgeburten	11367671	98784,7	11367671	97586,9
Zwillingsgebuiten	138464	1203,3	276928	2377,3
Drillingsgeburten	1366	11,9	4098	35,2
Vierlingsgeburten	17	0,1	68	0,6
Mehrlingsgeburten zusammen . .	139847	1215,3	281094	2413,1
Insgesamt	11507518	100000,0	11648765	100000,0

Die *Totgeborenen* machen zur Zeit 2,5% der Geborenen aus. Der Anteil der Totgeborenen, der um die Mitte des vorigen Jahrhunderts rund 4%, in den ersten Jahrzehnten dieses Jahrhunderts meist etwa 3% der Geborenen ausgemacht hat, ist erst in den letzten Jahren um ein halbes Prozent zurückgegangen. In der allgemeinen Geburtenstatistik werden überwiegend die Zahlen der Geborenen ohne Totgeborene, also der Lebendgeborenen, verwandt.

Die bevölkerungspolitisch wichtigste Ziffer der Geburtenstatistik ist die „*Geburtenziffer*", die aussagt, wieviele Lebendgeborene in einem Jahr auf das Tausend der Bevölkerung kommen. Diese Ziffer drückt die natürliche Wachstumstendenz der gesamten Bevölkerungsmasse aus. Mehr analysierenden Wert hat die „*Fruchtbarkeitsziffer*", die aussagt, wieviele Lebendgeborene in einem Jahr auf das Tausend der weiblichen Bevölkerung von 15 bis unter 45 Jahren kommen. Hier wird die Geburtenmasse an der Masse des Bevölkerungsteils, der für ihr Zustandekommen maßgebend ist, gemessen. Ein weiterer analytischer Schritt ist die Unterscheidung zwischen ehelicher und unehelicher Fruchtbarkeit (ehelich Lebendgeborene auf 1000 Ehefrauen von unter 45

Im Deutschen Reich betrug:

	im Jahre		
	1913	1923	1933
die Geburtenziffer	27,5	21,2	14,7
die allgemeine Fruchtbarkeitsziffer	116,5	82,3	58,9
die eheliche Fruchtbarkeitsziffer .	202,3	151,9	99,5
die uneheliche Fruchtbarkeitsziffer	24,5	16,5	13,3

Jahren — unehelich Lebendgeborene auf 1000 unverheiratete weibliche Personen von 15 bis unter 45 Jahren).

Nach dem Tiefstand von 1933 stieg die Geburtenziffer rasch an; im Jahre 1937 hat sie 18,8⁰/₀₀ betragen, 1938 19,7⁰/₀₀. Die allgemeine Fruchtbarkeitsziffer ist zuletzt für 1937 festgestellt worden und war in diesem Jahre auf 77,1⁰/₀₀ angewachsen.

Der *Geburtenrückgang* ist unter den Gegenwartserscheinungen auf gesundheitlichem Gebiet die weitaus wichtigste; seine Bedeutung ist nicht geringer als die der Pest und des Fleckfiebers in früheren Jahrhunderten. Die zerstörende Wirkung dieses Vorganges tritt nicht so sehr im Leben des einzelnen als im Leben des Gesamtvolkes hervor; die gesundheitlichen Wirkungen für den einzelnen, beispielsweise die Opfer der Abtreibung oder die psychischen Schwierigkeiten des „einzigen Kindes", sind klein gegenüber Mißgestaltung der Gesamtbevölkerung, dem Schwund in der Kindergeneration, der schließlich dazu führen müßte, daß der übrigbleibende Teil des Volkes mehr und mehr die Alternden, die Herzleidenden, Krebskranken, Arteriosklerotiker, Arthritiker,

Diabetiker und sonstwie Anbrüchigen sind, der vielerorts auch zum Zuzug jugendlicherer fremder Volksteile und dadurch zu Völkergemischen voll innerer Unsicherheit geführt hat.

Der Geburtenrückgang hat in Frankreich am Anfang des 19. Jahrhunderts eingesetzt. Im Deutschen Reich und den meisten übrigen Kulturstaaten begann er erst gegen Ende des 19. Jahrhunderts.

Die 8 Kriegs- und Nachkriegsjahre mit ihren rasch wechselnden Zahlen konnten in diese Durchschnittsberechnung nicht aufgenommen werden. Der große Geburtenausfall während des Krieges ist durch den kurzen Geburtenanstieg der ersten Nachkriegsjahre bei weitem nicht aufgeholt worden. Es folgte ein beschleunigter Absturz der Geburtenziffer und erst im Jahre 1934 kam die Umkehr dieser Entwicklung. Von 1934 bis 1938 sind um 1 509 000 Kinder mehr geboren worden, als wenn die Geburtenzahl so niedrig geblieben wäre wie im Jahre 1933.

Jahrfünft	Auf 1000 Einwohner im Deutschen Reich kamen jährlich Lebendgeborene
1886—1890	36,5
1891—1895	36,2
1896—1900	36,0
1901—1905	34,3
1906—1910	31,6
1911—1913	28,1
1922—1925	21,4
1926—1930	18,4
1931—1935	16,6

Die Sterbefälle.

Jeder Jahrgang gleichzeitig geborener Kinder ist durch das Absterben während seines ganzen Lebenslaufes einer ununterbrochenen Verminderung ausgesetzt, bis nach etwa 100 Jahren der letzte Angehörige dieses Geburtsjahrganges abgestorben ist. Eine Statistik über einen solchen Lebensablauf eines Geburtsjahrganges gibt es nicht, da die statistische Verfolgung derselben Personen während einer 100jährigen Zeitspanne noch eine zu große Anforderung für unser heutiges organisatorisches Können wäre. Man vergegenwärtigt sich daher diese Erscheinung durch eine rechnerische Ersatzkonstruktion. Diese Konstruktion wird aus den gegenwärtigen Absterbeverhältnissen der gleichzeitig Lebenden aller Altersklassen gewonnen.

Die Zahl der Lebenden in jedem Altersjahr ist aus dem Ergebnis der Volkszählung bekannt. Für Zeitpunkte, an denen keine Zählung stattfindet, kann sie rechnerisch durch *„Fortschreibung"* vom letzten Volkszählungsergebnis her gewonnen werden, indem man berücksichtigt, in welche Altersjahre die einzelnen Personen inzwischen eingerückt sind, wieviele von ihnen inzwischen verstorben sind und wieviele Lebendgeborene hinzugekommen sind. Die Wirkung der Wanderungen wird gleichfalls in die Rechnung einbezogen. Außer diesen Zahlen der Lebenden weiß man auch die jährliche Zahl der Gestorbenen in jedem Alter und man kann daher berechnen, wieviele von den in ein bestimmtes Lebensjahr eintretenden Personen in diesem Lebensjahr nach den gegenwärtigen Sterblichkeitsverhältnissen sterben werden. Diese Aufreihung der „Sterbenswahrscheinlichkeiten" der einzelnen Altersjahre ist ein Grundbestandteil der *Sterbetafel.* In einer zweiten Zahlenreihe, die durch Umrechnung aus der ersten gewonnen wird, gibt die Sterbetafel an, wieviele von 100 000 lebendgeborenen Knaben bzw. Mädchen nach 1 Lebensjahr, nach 2 Lebensjahren, nach 3 Lebensjahren . . . nach 100 Lebensjahren übrigbleiben. Diese Zahlenreihe, „Absterbeordnung" genannt, ist die Ersatzkonstruktion für die Darstellung des Absterbens eines Geburtsjahrganges. Sie gibt an, wie sich das Absterben dieses Geburtsjahrganges gestalten würde, wenn die Sterbenswahrscheinlichkeiten der einzelnen Altersklassen während der kommenden 100 Jahre so bleiben würden, wie sie zur Zeit der Aufstellung der Sterbetafel gewesen sind. Die Sterbetafel enthält sodann noch eine dritte Reihe von Zahlen, nämlich die „mittlere Lebenserwartung" in jedem Altersjahr. Diese Zahl drückt die Summe der Lebensjahre aus, die eine Person noch durchleben wird. Rechnerisch ergibt sich diese Zahl aus der Absterbeordnung, denn diese zeigt an, wieviele Personen noch eine Lebensstrecke von einem Jahr, von 2 Jahren usw. vor sich haben; die Summe dieser Strecken, auf eine Person umgerechnet, ist die mittlere Lebenserwartung.

Zuletzt ist für die Bevölkerung des Deutschen Reiches eine Sterbetafel aus den Sterblichkeitsverhältnissen der Jahre 1932 bis 1934 aufgestellt worden. Die wichtigsten Werte aus dieser Sterbetafel sind folgende:

Alter in vollendeten Lebensjahren	Tausendfacher Wert der Sterbenswahrscheinlichkeit		Überlebende von 100 000 Lebendgeborenen		Mittlere Lebenserwartung ... Jahre	
	männlich	weiblich	männlich	weiblich	männlich	weiblich
0	85,4	68,4	100 000	100 000	59,9	62,8
1	9,3	8,2	91 465	93 161	64,4	66,4
2	4,5	4,0	90 618	92 394	64,0	66,0
3	3,4	2,9	90 211	92 026	63,3	65,2
4	2,7	2,5	89 901	91 761	62,5	64,4
10	1,3	1,1	88 793	90 753	57,3	59,1
20	2,8	2,3	87 298	89 490	48,2	49,8
30	3,2	3,0	84 715	87 139	39,5	41,1
40	4,8	4,2	81 481	84 135	30,8	32,3
50	9,4	7,9	76 322	79 620	22,5	23,9
60	21,7	17,5	66 293	70 984	15,1	16,1
70	54,0	47,6	47 059	53 184	9,1	9,6
80	136,7	126,5	19 122	23 500	4,8	5,2
90	287,7	273,6	1 966	2 868	2,6	2,7
100	459,1	476,0	21	31	1,7	1,6

Der Ausdruck „Tausendfacher Wert der Sterbenswahrscheinlichkeit" besagt, daß die Ziffer auf 1000 in das betreffende Lebensjahr eintretende Personen bezogen ist („Wahrscheinlichkeit" wird hier wie in der Mathematik in Teilen des Wertes 1 ausgedrückt); und zwar bezieht sich der Wahrscheinlichkeitswert auf das jeweils folgende Lebensjahr, z. B. für die Nulljährigen auf das 1. Lebensjahr, für die Zehnjährigen auf das 11. Lebensjahr. Die Sterbenswahrscheinlichkeiten ergeben, daß im Säuglingsalter eine so große Sterblichkeit herrscht, wie sie erst im Alter von über 70 Jahren wieder erreicht wird. Auch im Kleinkindesalter ist die Sterblichkeit noch hoch, wenngleich der Abfall weit rascher ist als der Wiederanstieg im höheren Alter. Im hohen Greisenalter, in dem das eigentlich natürliche Absterben erst einsetzt, ist nur mehr ein Bruchteil der Geborenen übrig. Ein Viertel der Menschen ist mit 52 (bei den Männern) bzw. 57 (bei den Frauen) Jahren schon nicht mehr am Leben, die Hälfte erreicht nicht das 70. bzw. 73. Lebensjahr, drei Viertel sind vor dem 79. bzw. 81. Lebensjahr verstorben.

Grundlegend anders war die Absterbeordnung in früherer Zeit. Nach der deutschen Sterbetafel über den Zeitraum 1871 bis 1881 erreichte ein Viertel der männlichen Lebendgeborenen nicht einmal das Ende des 1. Lebensjahres, ein Viertel der weiblichen Lebendgeborenen war vor Ende des 2. Lebensjahres abgestorben. Die Hälfte des männlichen Geschlechts war mit 39 Jahren, die Hälfte des weiblichen mit 43 Jahren nicht mehr am Leben, drei Viertel der Männer waren mit 65 Jahren, drei Viertel der Frauen mit 69 Jahren abgestorben.

Im Mittel bleibt nach der neuen Sterbetafel der Lebendgeborene 60 bzw. 63 Jahre lang am Leben, wie die Zahlenreihe der mittleren Lebenserwartung anzeigt. Ist das Säuglingsalter mit seiner hohen Lebensgefährdung überstanden, so werden die Lebensaussichten günstiger; die Einjährigen haben deshalb eine höhere mittlere Lebenserwartung. Im Zeitraum 1871 bis 1881 hat die mittlere

Lebenserwartung der männlichen bzw. weiblichen Neugeborenen nur 36 bzw. 38 Jahre betragen.

Die *historischen Veränderungen*, die in den Sterbeziffern der einzelnen Altersklassen vorgegangen sind, haben also größtes Ausmaß. In sämtlichen Altersklassen, namentlich aber im Kindesalter, ist die Sterbenswahrscheinlichkeit tief herabgesunken. Schon seit mehr als 100 Jahren gehen die Sterbeziffern im Deutschen Reich zurück. Diese Entwicklung war durch das Zurücktreten der großen Seuchen, durch die Fortschritte der Hygiene, der Klinik, der Gesundheitsfürsorge und der gesundheitlichen Volksbelehrung verursacht. Zunächst sank die Sterblichkeit hauptsächlich bei den Erwachsenen, nach der großen Diphtherieepidemie in der zweiten Hälfte des 19. Jahrhunderts trat ein rascher Rückgang der Kleinkindersterblichkeit hinzu und seit dem Einsetzen der Stillpropaganda und Säuglingsfürsorge um die Jahrhundertwende verminderte sich auch die Säuglingssterblichkeit erheblich. Bis heute hat der Rückgang der Sterbeziffern nicht Halt gemacht. Er hat im 19. Jahrhundert zu einer geschichtlich einmaligen Vermehrung der Bevölkerung geführt, und diese war eng mit der Entstehung neuer Wirtschafts- und Gesellschaftsformen, der Entwicklung der Industrie, der Großstadt und des Verkehrs verknüpft. Das heutige Zusammenleben von Menschenmassen auf engem Raum und der damit verbundene eigentümliche Lebensstil, in dem sich die Gegenwart weit von der Geschichte entfernt, ist durch das fast plötzliche Aufhören des Massensterbens früherer Jahrhunderte notwendig und vielleicht unwiderruflich geworden.

Das Deutsche Reich nach dem Gebietsstand des Jahres 1934 hatte im Jahre 1816 erst 21830000 Einwohner, im Jahre 1852 31449000 Einwohner, im Jahre 1890 schon 43833000 Einwohner, im Jahre 1910 57798000 Einwohner und im Jahre 1933 65218000 Einwohner. Die Zahl hat sich also in 100 Jahren auf der gleichen Fläche fast verdreifacht.

Im letzten Halbjahrhundert verlief die Sterblichkeit folgendermaßen:

In letzter Zeit hat der Rückgang der Säuglingssterblichkeit denjenigen der Gesamtsterblichkeit der Bevölkerung überholt. Der Rückgang der Gesamtsterblichkeit hat trotz des Rückganges in den einzelnen Altersklassen eine Stockung erfahren, weil in der Zusammensetzung der Bevölkerung die Altersklassen mit an sich hoher Sterblichkeit einen immer größeren Anteil ausmachen. Einerseits nimmt die Zahl der Greise durch die fortschreitende Lebensverlängerung zu, andererseits

Jahrfünft	jährlich Gestorbene auf 1000 Einwohner	im 1. Lebensjahr Gestorbene auf 100 Lebendgeborene
1886—1890	24,4	22,4
1891—1895	23,3	22,1
1896—1900	21,3	21,3
1901—1905	19,9	19,9
1906—1910	17,5	17,4
1911—1913	16,0	16,3
1922—1925	13,1	11,9
1926—1930	11,8	9,4
1931—1935	11,2	7,4

hat die Zahl der Säuglinge sich durch die Umkehr der deutschen Geburtenkurve seit 1934 vermehrt. Die Sterblichkeit der Säuglinge ist dabei weiter gesunken und hat im Jahre 1938 nur noch 6,0% der Lebendgeborenen betragen.

Der Geburtenüberschuß.

Die auf das Tausend der Gesamtbevölkerung berechneten Sterbe- und Geburtenziffern bringen das fortwährende Abbröckeln und den fortwährenden Neuansatz an der Bestandsmasse der Lebenden zum Ausdruck. Das Ergebnis dieser Bewegung, das bilanzmäßige Wachsen oder Schwinden der Bestandsmasse, wird durch den Unterschied beider Ziffern, nämlich den auf das Tausend der Bevölkerung berechneten Überschuß der Geburten über die Sterbefälle (oder Überschuß der Sterbefälle über die Geburten) ausgedrückt. Im Deutschen Reich sind im letzten Jahrhundert stets Geburtenüberschüsse, nur während des Weltkrieges Geburtenunterschüsse zu verzeichnen gewesen. Im 19. Jahrhundert hat der jährliche Geburtenüberschuß meist etwa 10 auf 1000 Einwohner, um die letzte Jahrhundertwende sogar mehr als 15 auf 1000 betragen. Von dieser Höhe sank er in den Vorkriegsjahren auf 12, in den Nachkriegsjahren weiter bis auf 3,5 (1933). In den Jahren 1934 bis 1937 hielt er dann wieder die Höhe von 7 auf 1000 Einwohner. In der Ostmark hatte sich der Geburtenüberschuß seit dem Jahre 1935 bereits in einen Geburtenunterschuß verwandelt. Diese Erscheinung des Bevölkerungsschwundes ist sonst in ganzen Ländern in Friedenszeiten sehr selten. In Frankreich ist sie auch im Jahre 1935 eingetreten, im Deutschen Reich wäre dieser Wendepunkt beim Fortgang der Entwicklung, wie sie bis 1933 gegangen war, in wenigen Jahren erreicht gewesen.

Häufiger findet man einen Geburtenunterschuß bei den Großstadtbevölkerungen; das Wachstum der Großstädte erfolgt im wesentlichen durch Zuzug, während die natürliche Bevölkerungsbewegung bei der geringen Fruchtbarkeit der Großstadtehen und dem großen Anteil höherer Altersklassen, die die Sterbeziffern erhöhen, nur einen kleinen Wachstumseffekt bringt. Im Jahre 1933 hatten bereits 14 deutsche Großstädte einen Geburtenunterschuß. Heute trägt die natürliche Bevölkerungsentwicklung keiner deutschen Großstadt mehr ein negatives Vorzeichen.

4. Krankheits- und Todesursachenstatistik.

Von ERNST MEIER.

Zur statistischen Darstellung und Erforschung der Gesundheit bedient man sich großenteils der Mengenverhältnisse von Krankheiten, weil die Gesundheit selbst kein so eindeutig feststellbares und meßbares Merkmal wie die Krankheit ist und weil der Kampf gegen die Krankheit, der ja einen Hauptteil der praktischen Arbeit an der Gesundheit ausmacht, gerade solcher statistischer Hinweise auf die negative Seite der Gesundheit bedarf.

Der Grundriß, auf dem sich die Gesundheitsstatistik aufbaut, ist die Bevölkerung in ihrer bevölkerungsstatistischen Gliederung und Bewegung, wie sie im vorigen Abschnitt dargestellt wurde. Zahlen von Krankheitsfällen sind statistisch kaum verwertbar, wenn sie nicht vollständige Gesamtheiten aus ganzen Bevölkerungen oder Bevölkerungsgruppen darstellen; klare Festsetzungen über die örtliche Zugehörigkeit der Fälle und den Beobachtungszeitraum sind nötig, auch ist die bevölkerungsstatistische Gliederung nach Geschlecht und Alter nur selten zu entbehren. Krankheitshäufigkeit und Sterblichkeit werden weitgehend durch Alter und Geschlecht bestimmt und man kann wohl sagen, daß die meisten gesundheitlichen Unterschiede, die man zwischen irgendwelchen Menschengruppen zu finden geglaubt hat, nur Altersunterschiede gewesen sind. Die in einer ärztlichen Praxis oder in einer Krankenanstalt zusammenkommenden Fälle ergeben keine Häufigkeitswerte, weil sie eine beliebige Auslese aus den in der Bevölkerung vorkommenden Fällen darstellen, so daß bei ihrer Umrechnung in Prozenten irgendeiner Bevölkerungsmasse nur Zufallsziffern zustande kommen würden.

Wichtige gesundheitliche Fragen sind schon durch die Grundmerkmale der Bevölkerungsstatistik dargestellt, nämlich die Dimensionen des Lebens in der Bevölkerung, d. h. die Bestandsmasse der Lebenden, die Ereignismassen von Geburt, Familiengründung und Tod und die Zeitstrecken zwischen diesen Ereignissen, aus denen die Abmessung der Lebenslinien deutlich wird. Wenn man dieses statistische Lebensbild dadurch ausgestaltet, daß man das Widerspiel von Gesundheit und Krankheit in die bevölkerungsstatistische Tabelle einbaut, so gewinnt man brauchbare, auf fester Grundlage beruhende Gesundheitsstatistiken. Ihre einfachste und verbreitetste Form ist die Aufgliederung der Sterblichkeitsstatistik zu einer Todesursachenstatistik.

Erhebungsformen.

Die *Todesursachen*statistik und die Statistik der *anzeigepflichtigen Infektionskrankheiten* sind die umfassendsten Krankheitsstatistiken, die laufend geführt werden. Die erstere wählt aus der Gesamtmasse der Krankheiten nur die tödlich endigenden aus, die andere ist auf einzelne Diagnosen beschränkt, weist aber unter diesen Diagnosen die vollständige Zahl der Fälle, nicht nur die tödlich endigenden, nach. Für die Gesamtbevölkerung wird auch die Zahl der Kranken in *Krankenanstalten* nachgewiesen, und zwar Bestand, Zugang und Abgang sowie der Anteil der in den Anstalten sterbenden und die Verpflegungstage, gegliedert nach den Zweckbestimmungen der Anstalten (allgemeine und Fachanstalten), aber nicht nach Krankheitsdiagnosen. Letztere Gliederung wird heute nur für die Kranken in den Irrenanstalten durchgeführt, während sie für die Gesamtheit der Anstaltskranken im Deutschen Reich bis zum Jahre 1929 vorliegt.

Besonders wertvoll ist die von den *Krankenkassen* geführte Statistik der Krankheitsfälle, weil sie von dem Hauptteil der werktätigen Bevölkerung einen vollständigen Nachweis der Erkrankungsverhältnisse liefert. Aus ihr ist die Zahl der Krankheitsfälle und hierunter die Zahl der Arbeitsunfähigkeitsfälle und -tage zu entnehmen, vorläufig aber noch nicht die Verteilung auf die einzelnen Krankheitsdiagnosen. Letztere Statistik ist bisher nur von einzelnen großen Krankenkassen geführt, neuerdings aber einheitlich für einen großen Teil aller deutschen Krankenkassen eingerichtet worden. Schon heute besitzt dagegen die *Invalidenversicherung* eine Diagnosenstatistik über die Ursachen der Invalidität bei allen Personen, die aus gesundheitlichen Gründen (also vor dem Alter von 65 Jahren) diese Versicherung in Anspruch nahmen.

Sondererhebungen des Deutschen Reiches werden von Zeit zu Zeit über die *Geschlechtskranken* und über die *Gebrechlichen* durchgeführt. Erstere Erhebung bietet einen zeitlichen Ausschnitt aus den Neuzugängen an Geschlechtskranken, letztere eine Aufnahme des Bestandes an chronischen Schadenzuständen. In einzelnen Reichsteilen werden auch über die *Krebskranken* Erhebungen mit besonderer Fragestellung bearbeitet. Die jährliche Gesundheitsstatistik der Mütter und Neugeborenen wird aus dem Material der *Hebammentagebücher* im Rahmen des deutschen Jahresgesundheitsberichtes, aus dem Material der *Entbindungsanstalten* im Rahmen der Krankenanstaltsstatistik aufgestellt.

Über den Bestand an chronischen Störungen unterrichten zwei umfassende Reihenuntersuchungsstatistiken, nämlich diejenige der *schulärztlichen Untersuchungen* (im Jahresgesundheitsbericht) und diejenige der *Musterungen für die Wehrmacht*.

Zu dieser bunten Fülle von Krankheitsstatistiken kommen noch solche von Ärzten, Kliniken, Fürsorgeeinrichtungen und ganzen Berufskreisen. Sie alle lassen nur dann tiefere Einblicke in die Gesundheitsverhältnisse zu, wenn die Personenmasse, auf die sie sich beziehen, nach bevölkerungsstatistischen Grundsätzen erfaßt ist.

Bearbeitungsformen.

Drei wichtige Mengenbeziehungen werden durch die Ziffern der Morbidität, der Letalität und der Mortalität dargestellt. *Morbidität* ist die Häufigkeit des Auftretens von Krankheiten im Verhältnis zur beobachteten Personenmasse, *Letalität* die Häufigkeit des tödlichen Ausgangs im Verhältnis zur Masse der Krankheiten, *Mortalität* die Häufigkeit des tödlichen Ausgangs im Verhältnis zur beobachteten Personenmasse.

Für diese Berechnungen liegen beispielsweise aus der Krankenkassenstatistik folgende Zahlen vor:

Im Jahre 1936 betrug bei der Gesamtheit der Pflichtkrankenkassen im Deutschen Reich die Mitgliederzahl im Jahresdurchschnitt 19 446 438 Personen; bei denselben Kassen betrug in diesem Jahr die Zahl der Krankheitsfälle (= gelösten Krankenscheine) von Mitgliedern bei Weglassung der Zahnbehandlungsfälle 25 249 906; die Zahl der Sterbefälle, für die Zahlungen geleistet wurden, betrug bei den Mitgliedern dieser Kassen im selben Jahre 119 981.

Es kamen also 129,8 Krankheitsfälle auf 100 Mitglieder (Morbidität), 0,48 Sterbefälle auf 100 Krankheitsfälle (Letalität) und 0,62 Sterbefälle auf 100 Mitglieder (Mortalität).

Die Gültigkeit solcher Ziffern wird begrenzt durch die Definition des zugrunde liegenden Krankheitsbegriffs. Bei Mitzählung der Zahnbehandlungsfälle, deren Menge über 10 Millionen ausgemacht hat, wäre die Letalitätsziffer allzu niedrig geworden, doch könnte man natürlich auch manche anderen Fälle, die fast ohne Todesrisiko sind, weglassen. Das objektiv Dargestellte sind eben nicht die Krankheiten, sondern die gelösten Krankenscheine; die biologischen Verhältnisse kommen hier nur in einer durch gesellschaftliche Bedingungen und Verwaltungsmaßnahmen stark umgeformten Zahlenerscheinung zum Ausdruck.

Die Schwierigkeiten der Begriffsfassung „Krankheit" umgeht man, wenn man entsprechende Ziffern für einzelne Diagnosen berechnet, jedoch erhält man auf diese Weise natürlich kein Gesamtbild über die Gesundheitsverhältnisse einer Personenmasse. Bei Krankheiten, deren Auftreten auf bestimmte Altersklassen beschränkt ist, gewinnt man durch Berechnung dieser Ziffern für einzelne Altersklassen wertvolle Aufschlüsse.

Unmöglich ist die Aufstellung von Morbiditätsziffern für die Krankheitsfälle in einer Anstalt oder in einer ärztlichen Praxis; dagegen kann man aus solchen Unterlagen Letalitätsziffern berechnen, sofern nicht ein Teil der Kranken ungeheilt — unter Umständen vor dem Tode — durch Anstaltsentlassung oder ähnliche Momente aus der Beobachtung ausscheiden. Die Letalitätsziffer kann nur dann vollständig sein, wenn die Gesamtheit der Kranken, auf die sie sich bezieht, bis zur Beendigung der Krankheit beobachtet worden ist. Die Hauptformen der Krankheitsbeendigung sind die Genesung, der Übergang in Gebrechen, der Tod an der beobachteten Krankheit und der Tod an interkurrenter Krankheit. Bei langdauernden Krankheiten wie der Tuberkulose gestaltet sich die statistische Darstellung dieser Krankheitsbeendigungen zu einer „Abgangsordnung", die in ihren Grundzügen der Absterbeordnung in der Sterbetafel entspricht. Wegen der Schwierigkeit der nötigen Erhebungen werden Letalitätsmessungen chronischer Krankheiten nicht häufig versucht. Derartige Abgangsordnungen können auch über die Genesungen hinaus fortgeführt werden und dadurch Rechenschaft über die Dauer des Heilerfolges geben. Dies geschieht unter anderem in den Nachweisungen über die Gesundheitsfürsorge in der Invalidenversicherung.

Bei kurzdauernden Krankheiten ist die Letalitätsfeststellung aus den Ergebnissen eines einzigen Berichtsjahres ohne große Irrtümer möglich. In der Krankenanstaltsstatistik berechnet man den Anteil der Sterbefälle an der Gesamtzahl der im Berichtsjahr aus geschiedenen (also nicht der im Berichtsjahr neu aufgenommenen) Kranken. Bei der Statistik der anzeigepflichtigen Infektionskrankheiten ist dieses Vorgehen nicht möglich, weil die Endpunkte der gemeldeten Krankheiten nicht bekannt sind, soweit nicht die Beendigung durch Tod erfolgt. Hier müssen bei der Letalitätsberechnung die im Berichtsjahr gemeldeten Todesfälle auf die im Berichtsjahr neu gemeldeten Erkrankungen bezogen werden, obwohl dieses Verfahren keine ganz zuverlässigen Ergebnisse bringt.

Beim Studium des Zahlenmaterials über Krankheitsfälle ergibt sich die wichtige Frage, wie oft mehrere Krankheiten dasselbe Individuum betroffen haben. Dies geht aus der einfachen Morbiditätsziffer nicht hervor. Das angeführte Beispiel aus der Krankenkassenstatistik zeigte, daß auf 19446438 Mitglieder im Laufe eines Jahres 25249906 Krankheitsfälle, also auf jedes Mitglied 1,3 Krankheitsfälle kamen; zweifellos sind in Wirklichkeit ein großer Teil der Mitglieder überhaupt nicht krank geworden, andere Mitglieder aber zweimal, dreimal und noch öfter während desselben Jahres erkrankt. Diese Verteilung der Krankheiten auf die Menschen wird durch die *„individualstatistische" Methode* festgestellt. Auf die allgemeine Krankenkassenstatistik ist diese Methode nicht anwendbar. Sie kann nur bei Gesamtheiten von Personen, die alle ein volles Jahr lang unter Beobachtung standen, durchgeführt werden, während der Mitgliederstand der Krankenkassen in stetigem Wechsel begriffen ist und zum Teil aus Mitgliedsdauern von nur wenigen Wochen oder Monaten besteht; diese sind bei dem Jahresdurchschnitt des Mitgliederstandes, der aus Stichtagszählungen errechnet wird, gewissermaßen zu je 365 Tagen aneinandergestückelt. Die Zahl der Personen, die in Wirklichkeit während des Berichtsjahres einmal Krankenkassenmitglied waren, ist demnach größer als der Mitgliederstand im Jahresdurchschnitt; nur für diese wirklichen Personen könnte man aber fragen, ob sie von Krankheiten freigeblieben sind. Die Frage hat bei verschieden lang beobachteten Personen keinen Sinn, weil die Wahrscheinlichkeit des Erkrankens der Beobachtungsdauer proportional und das Ergebnis infolgedessen in erster Linie von diesen Dauern abhängig ist. Zur Aufstellung individueller Morbiditätsstatistiken werden daher vielfach Sondererhebungen erforderlich.

Eine solche Erhebung, bei der eine Gesamtheit von Kindern während des ganzen ersten Lebensjahres beobachtet wurde, ergab für die in der Stadt Kassel in den Jahren 1927 und 1928 lebend geborenen Kinder die folgenden Zahlen der Morbidität des 1. Lebensjahres; von den Kindern wurden nur diejenigen, die vor Beendigung des 1. Lebensjahres gestorben oder weggezogen waren, nicht in die Untersuchung aufgenommen, und als Krankheitsfälle wurden alle Krankheiten mit Ausnahme der Rachitis (die nach anderen Gesichtspunkten tabelliert worden war) gezählt.

Zahl der Krankheitsfälle auf 100 Kinder (Krankheitsfallhäufigkeit) 87,1

Zahl der keinmal erkrankten von 100 Kindern (Gesundheitsindex) . 41,1

Zahl der einmal erkrankten von 100 Kindern (einfache individuelle Morbiditätsziffer) 39,0

Zahl der mehrmals erkrankten von 100 Kindern (mehrfache individuelle Morbiditätsziffer) 19,9

Die Ziffer der Gesundbleibenden *(Gesundheitsindex)* gibt einen Maßstab für den allgemeinen Gesundheitszustand der untersuchten Gruppe, die Ziffer der mehrfachen individuellen Morbidität zeigt die Häufung von Krankheitsfällen bei einzelnen Individuen und kann daher auf Krankheitsbereitschaften und ähnliche konstitutionelle Besonderheiten hinweisen.

Ebenso wie die Krankheitsfälle werden auch die *Krankheitsdauern* in der Regel in allgemeinen Durchschnittswerten erfaßt. Aus der Krankenkassenstatistik kann für die mit Arbeitsunfähigkeit verbundenen Krankheiten die Dauer nach Arbeitsunfähigkeitstagen ermittelt werden. Bei den Pflichtkrankenkassen im Deutschen Reich wurden für das Jahr 1936 folgende Zahlen festgestellt:

	Männlich	Weiblich	Zusammen
Zahl der Mitglieder im Jahresdurchschnitt	12835918	6610520	19446438
Zahl der Arbeitsunfähigkeitsfälle	5521436	2536243	8057679
Zahl der Arbeitsunfähigkeitstage	117459493	61190089	178649582
Arbeitsunfähigkeitstage auf 1 Arbeitsunfähigkeitsfall	21,3	24,1	22,2
Arbeitsunfähigkeitstage auf 1 Mitglied pro Jahr	9,2	9,3	9,2

Die Verpflegungsdauer in Krankenanstalten wird in entsprechender Weise dadurch errechnet, daß man die Zahl der Verpflegungstage durch die Zahl der Zugänge von Kranken teilt. Bei der Gesamtheit der allgemeinen Krankenhäuser im Deutschen Reich wurden für das Jahr 1936 folgende Zahlen ermittelt:

	Männlich	Weiblich	Zusammen
Krankenzugang	1755689	1783226	3538915
Zahl der Verpflegungstage	38433256	39599796	78033052
Verpflegungstage auf 1 Kranken	21,9	22,2	22,0

Die Verpflegungstage im Berichtsjahr gehören nicht genau den neuaufgenommenen Kranken zu, da auch ein Teil der im Vorjahr Aufgenommenen noch im Berichtsjahr verpflegt werden. Da andererseits ein Teil der im Berichtsjahr Aufgenommenen noch im nachfolgenden Jahr weiterverpflegt werden und diese Verpflegungstage des nachfolgenden Jahres in der Rechnung nicht enthalten sind, ergibt sich ein ungefährer rechnerischer Ausgleich, so daß die nach dem angegebenen Verfahren gewonnenen Ziffern sich nicht weit von der Wirklichkeit entfernen.

Auch die Krankheitsdauern lassen sich individualstatistisch darstellen. Zu diesem Zweck gliedert man die während eines Jahres beobachteten Personen in solche, die im Berichtsjahr 0 Tage, 1 bis 10 Tage, 11 bis 20 Tage usw. krank waren.

Von den langdauernden Krankheiten führen fließende Übergänge zu den überhaupt nicht rückbildbaren Fehlern und Gebrechen. Letztere werden in der Statistik meist nicht in ihrer zeitlichen Erscheinung nach Zugang, Dauer und Abgang, sondern in Form von *Bestandsaufnahmen*, d. h. volkszählungsmäßigen einmaligen Durchzählungen, dargestellt. An Stelle der im Zeitablauf eintretenden werden hier die an einem Stichtag vorhandenen Befunde gezählt.

Bei den schulärztlichen Untersuchungen im Deutschen Reich waren im Jahre 1937 die folgenden 7 Diagnosen die häufigsten, die bei männlichen Schulabgängern gestellt wurden; von 100 untersuchten männlichen Schulabgängern hatten:

Platt-, Senk- oder Knickfuß 13,8
Sehstörungen 6,2
Herzstörungen und Herzkrankheiten 3,6
Wirbelsäulenverkrümmungen 3,1
Erhebliche Rachitisfolgen 3,2
Erheblichen Kropf 1,3
Hautkrankheiten 1,6

Bei den Musterungen für die Wehrmacht im Jahre 1935 waren die folgenden 7 Befunde am häufigsten erhoben worden; von 100 gemusterten Dienstpflichtigen hatten:

Plattfuß, Knickfuß usw. 24,1
Fehler und Gebrechen der Gliedmaßen 19,6
Verkrüppelungen und Formfehler der Wirbelsäule 17,6
Schlechte Zähne 15,2
Hautkrankheiten, Narben 12,5
Augenbrechungsfehler 11,5
Krankheiten des Herzens und der großen Gefäße 7,8

Die häufigsten Befunde sind in beiden Erhebungen großenteils dieselben. Bei der militärischen Musterung sind die Ziffern wesentlich höher, weil hier auch kleinere Fehler eingehend verzeichnet werden. Die Zahnschäden sind in der schulärztlichen Tabelle nicht enthalten, weil sie in einer besonderen Nachweisung über die Schulzahnpflege geführt werden. Bei jüngeren Altersgruppen (Musterungen der Schulanfänger) werden hohe Zahlen von Drüsenschwellungen und von Nasen- und Rachenwucherungen festgestellt.

Ergebnisse.

Die Gesamtheit der Sterbefälle, die im Deutschen Reich im Jahre 1936 eingetreten sind, gliedert sich folgendermaßen nach Todesursachengruppen.

Die hier gezeigte Folge von 18 Gruppen ist dem *internationalen Todesursachenverzeichnis* entnommen, das ebenso wie im Deutschen Reich in den meisten Kulturstaaten verwendet wird. Dieses ursprünglich im Jahre 1893 von BERTILLON geschaffene Verzeichnis wird in zehnjährigen Abständen neu bearbeitet. Zur Zeit gilt die Fassung von 1929; eine im Jahre 1938 durchgeführte Revision wird im Jahre 1940 in Kraft treten. Das Verzeichnis enthält in seiner ausführlichen Form 200 Nummern, in der kürzeren Ausgabe 85 Nummern, die in 18 Gruppen nach teils ätiologischen, teils anatomischen Gesichtspunkten angeordnet sind.

Die *Infektions- und parasitären Krankheiten* sind unter diesen Gruppen nicht die größte. In früheren Jahrhunderten hat diese Krankheitsgruppe die gesamte Sterblichkeit beherrschend gestaltet, sie hat in fortwährenden, unrhythmischen

Todesursachengruppen	Zahl der an nebenstehenden Todesursachen gestorbenen Personen			
	absolut		auf je 10000 Lebende	
	männlich	weiblich	männlich	weiblich
I. Infektions- und parasitäre Krankheiten	47530	44058	14,5	12,8
II. Krebs und andere Neubildungen . . .	47174	56814	14,4	16,4
III. Andere Allgemeinkrankheiten	8234	12264	2,5	3,5
IV. Krankheiten des Blutes und der blutbildenden Organe	2590	2627	0,78	0,76
V. Chronische Vergiftungen	406	68	0,12	0,019
VI. Krankheiten des Zentralnervensystems und der Sinnesorgane	43103	44671	13,1	12,9
VII. Krankheiten der Kreislauforgane . .	63583	69471	19,4	20,1
VIII. Krankheiten der Atmungsorgane . . .	47142	39981	14,4	11,6
IX. Krankheiten der Verdauungsorgane . .	26946	23086	8,2	6,7
X. Krankheiten der Harn- und Geschlechtsorgane	15242	9926	4,6	2,9
XI. Krankheiten der Schwangerschaft, Entbindung und des Wochenbetts	.	6074	.	1,8
XII. Krankheiten der Haut und des Unterhautzellgewebes	1994	1409	0,60	0,40
XIII. Krankheiten der Bewegungsorgane . .	1141	753	0,34	0,21
XIV. Angeborene Mißbildungen	2849	2348	0,86	0,67
XV. Krankheiten der Neugeborenen . . .	22429	16502	6,8	4,8
XVI. Altersschwäche	28796	42746	8,8	12,4
XVII. Äußere Einwirkungen	35277	14098	10,8	4,1
XVIII. Plötzlicher Tod und nicht oder ungenau angegebene Ursachen	7647	6814	2,3	2,0
Gestorbene insgesamt	402083	393710	122,6	113,9

Schwankungen ihrer Sterbeziffern immer wieder der Leistungsfähigkeit der Völker ihre Grenzen aufgezwungen und dadurch nicht selten in den Gang der Geschichte eingegriffen. Heute sind nur noch geringe Spuren von dem vulkanischen Charakter dieser Krankheitsgruppe zu bemerken. Von der Cholera, die im vorigen Jahrhundert Deutschland in gehäuften Seuchenzügen heimgesucht hat, wird kein einziger Fall mehr verzeichnet, ebenso von den Pocken, die die große Seuche des 18. Jahrhunderts waren und sich nochmals nach dem Kriege von 1870/71 über die ganze Kulturwelt verbreiteten, kein einziger Fall, auch vom Fleckfieber, das an dem Wegsterben von drei Vierteln der Reichsbevölkerung während des Dreißigjährigen Krieges die Hauptursache war und auch in der Folge vieler späterer Kriege, namentlich nach Napoleons Rückzug aus Rußland, ganz Deutschland heimsuchte, kein Fall, ebenso von der Pest, der Urform der großen Seuche, kein Fall. Daß sich hierin der größte Erfolgsbereich der Hygiene kundtut, hat namentlich die Niederhaltung dieser Seuchen während des Weltkrieges, die eine beispiellose kulturelle Höchstleistung war, klargestellt.

Die größten Zahlen unter den Infektionskrankheiten erreicht heute die *Tuberkulose*, doch ist auch die Kurve der Tuberkulosesterblichkeit in den letzten Jahrzehnten steil gesunken. Im Deutschen Reich wurden in den Jahren 1892—1894 noch jährlich 25,8 Tuberkulosesterbefälle, im Jahre 1936 nur mehr 6,9 Tuberkulosesterbefälle auf 10000 Einwohner gezählt. Im Kindesalter fordert die tuberkulöse Meningitis zahlreiche Opfer, vom Jugendalter an tritt die Lungentuberkulose als Todesursache in den Vordergrund.

Die zweithöchste Sterblichkeitsziffer erreicht unter den Infektionskrankheiten die *Grippe*. Diese Seuche ist seit ihrer großen Epidemie am Ende des Weltkrieges immer wieder hervorgetreten, insbesondere hat sie vom Winter 1926/27 ab in jedem zweiten Winter hohe Zahlen erreicht. Eine Erklärung für diesen zweijährigen Rhythmus ist noch nicht gefunden, auch sonst gehört die Grippe zu den ungeklärtesten Krankheiten. Die Zahl der Opfer, die sie fordert, ist außerordentlich groß, sowohl in wirtschaftlicher Hinsicht durch die Menge der Arbeitsunfähigkeitsfälle und -tage, die sie auch in ihren leichten Formen hervorruft, als auch in biologischer Hinsicht durch die hohe Zahl von Todesopfern, zumal jede Grippewelle von einem Mehrsterben an zahlreichen anderen Todesursachen wie Bronchitis, Lungenentzündung und Herzkrankheiten begleitet ist; auch die Fruchtbarkeit der Bevölkerung erleidet Einbußen durch diese Epidemien, wie sich an den Geburtenziffern 9 Monate nach den Grippewellen erweist.

Die *infektiösen Kinderkrankheiten* haben trotz ihres starken Rückgangs noch immer erheblichen Umfang. Diphtherie und Scharlach sind seit einigen Jahren wieder häufiger geworden als sie vorher waren. Die starke Verminderung des Sterbens an diesen Krankheiten im letzten Halbjahrhundert ergibt sich aus nebenstehenden, der preußischen Todesursachenstatistik entnommenen Ziffern.

Auf 100000 Kinder des Alters von 0—15 Jahren kamen in Preußen jährlich:

im Durchschnitt der Jahre	Sterbefälle an			
	Masern	Scharlach	Keuchhusten	Diphtherie
1876—1885	106	164	150	454
1923—1927	30	7	38	21

Für eine Anzahl wichtiger Infektionskrankheiten gibt die Statistik der *sanitätspolizeilichen Krankheitsmeldungen* Aufschluß über die Morbiditätsziffern.

Erkrankungen und Sterbefälle an sanitätspolizeilich anzeigepflichtigen Krankheiten im Deutschen Reich im Jahre 1938.

Krankheiten	Erkrankungen	Sterbefälle	Erkrankungen auf 10000 der Bevölkerung	Sterbefälle auf 100 Erkrankungen
Diphtherie	149 424	5 286	22,0	3,5
Scharlach	114 243	759	16,8	0,7
Tuberkulose der Atmungsorgane	60 420	30 623	8,9	.
Hauttuberkulose (Lupus)	1 039	—	0,15	.
Übertragbare Genickstarre	1 826	842	0,27	46,1
Übertragbare Gehirnentzündung	287	160	0,042	55,7
Übertragbare Kinderlähmung	5 757	527	0,85	9,2
Körnerkrankheit	533	—	0,079	.
Unterleibstyphus	2 945	338	0,43	11,5
Paratyphus	3 210	126	0,47	3,9
Übertragbare Ruhr	5 265	161	0,78	3,1
Milzbrand	84	12	0,012	.
Papageienkrankheit	37	6	0,005	.

Von den anzeigepflichtigen Krankheiten sind Diphtherie und Scharlach weitaus die häufigsten. Wie die Letalitätsziffer zeigt, ist die Gefahr des tödlichen Ausgangs bei Diphtherie erheblich größer als bei Scharlach. Die drittgrößten Erkrankungszahlen erreicht die Tuberkulose. Für sie läßt sich eine Letalitätsziffer nicht berechnen, da wegen ihres meist langdauernden Verlaufs die Sterbefälle des Berichtsjahres größtenteils nicht den im Berichtsjahr Erkrankten zugehören. Bei der Tuberkulose wie bei vielen anderen Krankheiten ist nicht zu entscheiden, ob der Rückgang der Sterbeziffern mehr von einer Verminderung der Krankheitshäufigkeit (Morbidität) oder mehr von einer Milderung der Verlaufsformen (Rückgang der Letalität) herrührt.

Bei epidemischer Meningitis und Encephalitis enden die Hälfte der Fälle tödlich. Über ein Zehntel der Erkrankten beträgt auch bei der Kinderlähmung die Letalitätsziffer. Letztere Krankheit ist im Deutschen Reich seit einigen Jahren mit zunehmender Häufigkeit aufgetreten. Typhus, Paratyphus und Ruhr erreichen immer noch alljährlich Erkrankungszahlen von mehreren tausend Fällen, doch sind gerade diese drei Krankheiten weiter seltener als sie in früheren Zeiten gewesen waren.

Im Deutschen Reich betrug die Zahl der Sterbefälle:

	an Typhus und Paratyphus	an Ruhr
im Jahresdurchschnitt 1892—1894	7332	637
im Jahre 1936	525	148

Über die Verbreitung der *Geschlechtskrankheiten* gibt die Todesursachenstatistik unzureichende Auskunft, da diese Krankheiten größtenteils nicht tödlich endigen. Nach den in 7jährigen Abständen durchgeführten Reichszählungen der Geschlechtskranken entfielen jährlich auf 10 000 Einwohner . . . . . Neuerkrankungen:

an	1927	1934
Tripper einschließlich Blennorrhöe . .	43,8	26,9
Weichem Schanker	1,2	0,5
Primär- und Sekundärsyphilis	11,9	6,6
Angeborener Syphilis	1,2	0,6

Die Zählungen ergeben, daß diese Krankheiten äußerst häufig sind, jedoch im letzten siebenjährigen Zeitraum auf fast die Hälfte ihrer früheren Verbreitung zurückgegangen sind.

Ein Gegenstand ernster Sorge sind die rund 100000 *Krebssterbefälle*[1], die im Deutschen Reich alljährlich verzeichnet werden und den größten Posten in der Reihe der Todesursachen ausmachen, zumal man sicher ist, daß in den jährlichen 70000 Sterbefällen an angeblicher Altersschwäche noch eine weitere große Menge von Krebstoten verborgen liegt. Mit besonderer Sorgfalt müssen bei der Beurteilung von Krebssterbeziffern die zwei großen Irrtumsquellen der Todesursachenstatistik beachtet werden, einerseits die Verschiedenheiten des Altersaufbaues von zwei verglichenen Personenmassen, andererseits die verschieden gründlichen Todesursachenfeststellungen, deren Ergebnisse in zahlreichen Wertstufen von der Laiendiagnose bis zum Obduktionsbefund in die Statistik eingehen. Soweit man in der Krebsstatistik durch diese Irrtumsquellen durchsehen kann, scheint der Krebs im allgemeinen weder häufiger noch seltener geworden zu sein. Durch das Schwinden anderer Todesursachen ist die allgemeine Aufmerksamkeit auf die Größe des Krebssterbens gelenkt worden, durch die Verbesserung der Diagnostik hat sich die Krebsrubrik der Statistiken zunehmend gefüllt und durch das Hineinwachsen immer breiterer Bevölkerungsgruppen in jene höheren Altersklassen, die dem Krebssterben ausgesetzt sind, haben die Ziffern des Krebses in der Statistik und in der klinischen Wirklichkeit mächtiges Ausmaß angenommen.

Daß diese Krankheit nicht etwa nur eine Form des natürlichen Absterbens im Alter ist, geht schon aus ihrem ganzen Charakter, aber auch aus der Altersverteilung der Krebskranken, aus der Häufigkeit des Frühkrebses, hervor.

Besonders beim weiblichen Geschlecht beträgt der Frühkrebs viele Tausende von Fällen, weil gerade der Krebs der weiblichen Geschlechtsorgane häufig in jüngeren Jahren auftritt.

In der Todesursachengruppe *„Andere allgemeine Krankheiten"* nimmt die Zuckerkrankheit die weitaus wichtigste Stelle ein. Auch diese Krankheit tritt als Todesursache besonders beim höheren Alter auf; bis zum 50. Lebensjahr ist die Sterblichkeit hieran gering. Dieselbe Todesursachengruppe enthält noch andere verbreitete Krankheiten wie Gelenkrheumatismus, Rachitis und Kropf; die Zahl der Sterbefälle ist bei diesen im Verhältnis zu der Menge der Erkrankungen gering.

Unter den *Krankheiten des Blutes und der blutbildenden Organe* spielen in der Todesursachenstatistik die Leukämien und die perniziöse Anämie die größte Rolle. Unter den *chronischen Vergiftungen* ist der Alkoholismus die wichtigste. Er umfaßt mehr als $^4/_5$ der Sterbefälle dieser Gruppe und fordert seine Opfer meist beim männlichen Geschlecht, und zwar schon von der Altersgruppe der 15—30jährigen ab.

Unter den *Krankheiten des Zentralnervensystems und der Sinnesorgane* erreicht der Gehirnschlag besonders hohe Totenzahlen. Er ist größtenteils eine Todesursache der Greise und steht mit dem in der nächsten Gruppe nachgewiesenen Kreislauftod in engstem Zusammenhang. Die Geisteskrankheiten spielen als Todesursachen keine sehr große Rolle.

---

[1] In der Todesursachenstatistik werden „Krebs und andere bösartige Neubildungen" zu einer einzigen Zahl zusammengefaßt, da für eine gesonderte Auszählung der Carcinomfälle die Angaben vielfach zu ungenau sind.

Über ihre Verbreitung unterrichtet nicht die Todesursachenstatistik, sondern die Reichsgebrechlichenzählung und die Statistik der Irrenanstalten. In der *Reichsgebrechlichenzählung*
1925/26 wurden im Deutschen Reich ohne Württemberg und Baden folgende Zahlen von
geistigen Gebrechen ermittelt:

Art der Leiden	Zahl der geistigen Gebrechen		
	männlich	weiblich	zusammen
Geisteskrankheit	36 179	42 815	78 994
Geistig abnorme Zustände	6 025	5 122	11 147
Gehäufte epileptische Anfälle . . .	21 509	16 639	38 148
Schwachsinn	49 019	44 075	93 094
Unbestimmte Geistesstörung	218	192	410
Zusammen	112 950	108 843	221 793

Eine große und bedeutungsvolle Todesursachengruppe ist der *Kreislauftod*. Im Deutschen
Reich betrug im Jahre 1936 die Zahl der Sterbefälle an

Gehirnschlag und Lähmung 65 304
Herzkrankheiten 101 188
Arterienverkalkung und Brand 26 804

Die Gesamtmasse dieser Fälle, die allerdings ätiologisch keine Einheit bilden, ist doppelt
so groß wie die Masse der Krebssterbefälle.

Unter den *Krankheiten der Atmungsorgane* (außer Tuberkulose) ist die Lungenentzündung
die wichtigste. Im Jahre 1936 hat sie im Deutschen Reich 59 368 Sterbefälle verursacht.
Schon im Säuglingsalter sind mehr als 10 000 Lungenentzündungssterbefälle verzeichnet
worden, im Kleinkinderalter weitere rund 4000; alle Altersklassen, namentlich auch das
Greisenalter, stellen große Zahlen von Gestorbenen zu dieser Todesursache.

Von den *Krankheiten der Verdauungsorgane* hatten folgende die höchsten Zahlen von
Sterbefällen:

Magen- und Zwölffingerdarmgeschwür 5064
Darmkatarrh der Säuglinge 8267
Blinddarmentzündung 5499
Eingeweidebrüche und Darmverschluß 6514
Lebercirrhose 4244
Gallensteine und andere Krankheiten der Leber und Gallenwege . 8252

An Darmkatarrh sterben fast ebensoviele Säuglinge wie an Lungenentzündung. Die
Lebercirrhose tritt überwiegend bei Männern auf, während die Todesfälle an Gallenleiden
überwiegend bei Frauen verzeichnet werden.

Unter den tödlichen *Krankheiten der Harn- und Geschlechtsorgane* ist die Nierenentzündung mit 11 985 Todesfällen die weitaus bedeutendste.

Die Sterbefälle an *Krankheiten der Schwangerschaft, Entbindung und des Wochenbettes*
sind im letzten Jahrhundert erheblich vermindert worden, weil man gelernt hat, die Ausbreitung des Kindbettfiebers zu bekämpfen. Im 18. Jahrhundert hatte die Sterblichkeit
an Kindbettfieber, soweit Angaben vorliegen, noch etwa 1 auf 100 Geburten betragen;
heute beträgt sie 1 auf 1000 Geburten. Neben den Kindbettfiebersterbefällen stehen heute
in etwa gleicher Zahl die Sterbefälle an fieberhafter Fehlgeburt, da die Zahl der Abtreibungen
erheblich und die Lebensgefahr durch Infektion bei diesen Eingriffen groß ist. Nach der
Statistik der anzeigepflichtigen übertragbaren Krankheiten sind im Deutschen Reich im
Jahre 1938 folgende Zahlen gemeldet worden:

	Er-krankungen	Sterbe-fälle	Erkrankungen auf 10 000 der weiblichen Bevölkerung	Sterbefälle auf 100 Erkrankungen
Kindbettfieber nach Geburt . .	2991	548	0,86	18,3
Fieberhafte Fehlgeburt	2862	344	0,82	12,0

Die Zahlen sind nicht vollständig, da eine Anzahl von Fällen, namentlich von fieberhafter Fehlgeburt, der sanitätspolizeilichen Meldung entgeht.

Über die Häufigkeit und den Ausgang der Geburtskomplikationen gibt die geburtshilfliche Statistik des Landes Baden Auskunft. Im Jahrzehnt 1925—1934 kamen in Baden auf 100 entbundene Frauen folgende Zahlen von Komplikationen:

Fehlerhafter Sitz des Mutterkuchens 0,50
Eklampsie 0,26
Gebärmutterzerreißung 0.02

Unter den *Ursachen der Säuglingssterblichkeit* stehen heute diejenigen, die schon in der Neugeborenenperiode ihre Opfer fordern, im Vordergrund des Interesses; denn die Frühsterblichkeit (in den ersten 7 Lebenstagen) ist kaum gesunken, während die Nachsterblichkeit (im späteren Säuglingsalter) sich weitgehend verringert hat.

Von 100 Müttern mit	sind gestorben
Fehlerhaftem Sitz des Mutterkuchens .	3,91
Eklampsie	9,42
Gebärmutterzerreißung	44,32

Die Gesamtheit der Sterbefälle an Ursachen der Frühsterblichkeit (Mißbildungen, angeborene Lebensschwäche, Frühgeburt, Geburtsfolgen) macht 33,9 vom Tausend der Lebendgeborenen aus. Ein Vergleich der Veränderungen, die bei wichtigen Todesursachen des 1. Lebensjahres in den letzten 30 Jahren vorgegangen sind, ergibt bei den Todesursachen der Neugeborenen eine nur geringe Besserung, ebenso bei der Lungenentzündung einen unbedeutenden Rückgang, dagegen beim Darmkatarrh eine Verminderung um fast neun Zehntel der einstigen Ziffer.

Todesursachen	Sterbefälle im 1. Lebensjahr auf 1000 Lebendgeborene im Deutschen Reich im Jahre	
	1906	1936
Mißbildungen, Lebensschwäche usw. .	37,2	33,9
Lungenentzündung	10,7	9,1
Magen- und Darmkatarrh	57,0	6,5

Den Fällen von natürlichem Absterben im Alter ist in der Todesursachenliste die Rubrik *„Altersschwäche"* eingeräumt. Die hierin nachgewiesenen Fälle sind aber großenteils nur unerkannte Alterskrankheiten, namentlich Krebs- und Kreislauftodesfälle; je gründlicher diagnostiziert wird, desto kleiner ergibt sich die Zahl der Sterbefälle an Altersschwäche; das natürliche Absterben im Alter ist nicht häufig.

Zwei Todesursachen von großem Gewicht enthält die Gruppe der *„Äußeren Einwirkungen"*: den Selbstmord und die Verunglückung. Im Deutschen Reich wurden im Jahre 1936 unter ersterer Rubrik 19 288 Gestorbene, unter letzterer Rubrik 28 916 Gestorbene verzeichnet. Diesen beiden gewaltsamen Todesursachen fallen wesentlich mehr Männer als Frauen zum Opfer. Beim *Selbstmord* steht noch bis zum höchsten Alter die männliche Sterbeziffer hoch über der weiblichen; bei der Verunglückung, bei der schon im Kindesalter sich eine Mehrgefährdung des männlichen Geschlechts kundtut, liegt besonders im Erwerbsalter die Sterbeziffer der Männer hoch über der der Frauen, während im höchsten Greisenalter mit den Unterschieden der Lebensgestaltung auch die Unterschiede der Unfallgefährdung zwischen beiden Geschlechtern verschwinden. Die Verunglückung fordert schon unter den Kindern große Zahlen von Todesopfern, beim Selbstmord dagegen tritt der Tod in jugendlicheren Altersklassen weit gegen die Selbstmordhäufigkeit der Greise zurück.

Da die *Unfall*gefährdung mit der Belebtheit der Wirtschaft verknüpft ist, hat sie im blühenden Leben des neuen Deutschen Reichs sowohl bezüglich der Berufs- und Betriebsunfälle als auch bezüglich der Verkehrsunfälle vermehrten

Raum. Eine besondere Statistik der Betriebsunfälle wird von den Berufsgenossenschaften geführt. Neuerdings ist auch eine Reichsstatistik der Straßen-
verkehrsunfälle eingerichtet worden. Ihre Hauptzahlen für das Jahr 1936 sind
folgende:

     Die Zahl der Unfälle im Straßenverkehr betrug 267444,
     hierbei die Zahl der Getöteten 8388
     und die Zahl der Verletzten 173826

Den Schluß der Todesursachenliste bildet der Nachweis derjenigen Fälle,
die wegen *ungenauer Angaben* und trotz der Rückfragen der statistischen Ämter
keiner bestimmten Diagnose zugeordnet werden konnten. Die Zahl dieser Fälle
ist in der deutschen Todesursachenstatistik klein, doch ist hierdurch noch keine
Gewähr für die Zuverlässigkeit der Statistik gegeben. Größer ist zweifellos die
Zahl derjenigen Fälle, in denen Krankheiten wegen falscher oder mißverständ-
licher Bezeichnung in eine Rubrik eingereiht wurden, in die sie nicht gehören.
Solche Unzulänglichkeiten dürfen bei der eindringlichen und weittragenden
Wirkung, die der statistischen Zahl eigen ist, nicht leicht genommen werden;
jeder Beteiligte muß gegen unzuverlässige Statistikführung an seiner Stelle
kämpfen. Die deutschen Krankheits- und Todesursachenstatistiken werden von
vielen Stellen mit Ernst gelesen, von Stellen, die hieran ihre Arbeit zum Wohle
des Volkes ausrichten, auch von anderen Stellen, die diese Zahlen zum Schaden
der Deutschen ausbeuten wollen. Die Verantwortung für die Wahrhaftigkeit
der gesundheitsstatistischen Zahlen liegt in erster Linie beim Arzt; seine am
Krankenbett angestellten Beobachtungen sind der Inhalt der verschiedenen
Scheine, aus denen die Zählungsergebnisse gewonnen werden. Die Eintragungen
des Arztes in diese Scheine erhalten dadurch Bedeutung für die Allgemeinheit,
sie werden ein Stück von dem „Dienst an der Gesundheit des gesamten Volkes",
der nach der Reichsärzteordnung jedem einzelnen Arzt aufgegeben ist.

Schrifttum.

BURGDÖRFER, F.: Aufbau und Bewegung der Bevölkerung. Staatsmedizinische Abhandlungen, Heft 8. Leipzig 1935. — BURGDÖRFER, F.: Volk ohne Jugend, 3. Aufl. Heidelberg
1935. — CZUBER, E. u. F. BURKHARDT: Die statistischen Forschungsmethoden, 3. Aufl.
Wien 1938. — KISSKALT, K.: Einführung in die Medizinalstatistik. Leipzig 1919. —
MAYR, G. VON: Theoretische Statistik, 2. Aufl. Tübingen 1914. — MAYR, G. VON: Bevölkerungsstatistik, 2. Aufl. Tübingen 1926. — POHLEN, K.: Gesundheitsstatistisches
Auskunftsbuch für das Deutsche Reich. Veröffentlichungen aus dem Gebiete der Medizinalverwaltung, 46. Bd., 4. Heft. 1936. — PRINZING, F.: Handbuch der medizinischen Statistik,
2. Aufl. Jena 1931. — PRINZING, F.: Die Methoden der medizinischen Statistik. Handbuch
der biologischen Arbeitsmethoden, Abt. V, Teil 2, 1. Hälfte. 1923.

Der Jahresgesundheitsbericht erschien unter dem Titel „Der öffentliche Gesundheitsdienst im Deutschen Reiche 1937". (Veröffentlichungen aus dem Gebiete des Volksgesund-
heitsdienstes, 53. Bd., 2. Heft. 1939.) — Die letzte einschlägige Veröffentlichung aus dem
Quellenwerk des Statistischen Reichsamts ist: „Die Bewegung der Bevölkerung in den
Jahren 1935, 1936 und 1937. Die Ursachen der Sterbefälle in den Jahren 1935 und
1936". (Statistik des Deutschen Reiches, Bd. 517,2. 1938.) Die neuen Ergebnisse der Be-
völkerungs- und Medizinalstatistik erscheinen in dem wöchentlichen „Reichs-Gesundheits-
blatt" und seinen Beilagen, in der Halbmonatsschrift „Wirtschaft und Statistik" und in
dem „Statistischen Jahrbuch für das Deutsche Reich".

Die Gesundheitsführung des deutschen Volkes.

1. Die staatliche Gesundheitsverwaltung.

Von BERNHARD MÖLLERS.

Auf dem Gebiete der staatlichen Gesundheitsverwaltung und des öffentlichen Gesundheitswesens bestand bis zur Machtergreifung durch den Nationalsozialismus eine starke Zersplitterung. Die frühere Gesundheitspolitik war in erster Linie auf das „Einzelwesen" abgestellt ohne Rücksicht darauf, welchen Wert es für die Volksgemeinschaft besaß und wie es körperlich, geistig oder seelisch beschaffen war. Das dritte Reich beschränkt sich nicht darauf, den einzelnen deutschen Menschen als das wertvollste Gut der Nation zu fördern; es genügt ihm nicht, an die Wohlfahrt des gerade lebenden Geschlechts zu denken oder Sozialpolitik zur immer besseren Versorgung des Einzelmenschen zu treiben, sondern es will auch dem noch nicht geborenen, also dem kommenden Geschlecht, der Familie und damit den Sippen und Geschlechtern auf Jahrhunderte hinaus den Weg bereiten.

Nach wie vor steht die Sorge für eine gesunde Lebensführung und die Heilbehandlung des Menschen im Vordergrund jeder staatlichen Gesundheitspolitik, wobei der Schwerpunkt der Aufgaben des öffentlichen Gesundheitswesens in der Verhütung und Bekämpfung der übertragbaren Krankheiten liegt.

Während die Reichsverfassung von 1871 dem Reich nur eine Beaufsichtigung der Medizinal- und Veterinärpolizei vorbehielt, hatte die Weimarer Verfassung von 1919 zwar auf dem Papier das Recht der Gesundheitsgesetzgebung dem Reich übertragen, praktisch hatte das Reich aber von diesem Recht nur in geringem Umfang Gebrauch gemacht. Infolgedessen behielten die Länder die Möglichkeit eigener Gesetzgebung und machten davon um so häufiger Gebrauch, als das Reich besondere Kosten für das Gesundheitswesen nicht übernehmen wollte. Neben den Ländern, Provinzen, Kreisen und Städten trafen auch die verschiedenen Träger der Sozialversicherung sowie private und karitative Organisationen gesundheitliche Anordnungen, so daß vielfach Überschneidungen der Zuständigkeit vorkamen.

Als Grundlage zur Durchführung einer reichseinheitlichen Gesundheitspolitik in allen Ländern und Gemeinden erließ die Reichsregierung am 3. 7. 34 das Gesetz über die Vereinheitlichung des Gesundheitswesens, das die gesundheitlichen Pflichtaufgaben des Staates auf den 3 Hauptgebieten des Gesundheitsschutzes der Bevölkerung, der gesundheitlichen Vor- und Fürsorge und der Erb- und Rassenpflege festlegte.

Auf Grund dieser Neuordnung gliedern sich jetzt die staatlichen Gesundheitsbehörden in Deutschland in 3 Instanzen, eine Zentralinstanz, eine Mittelinstanz und die Gesundheitsämter als unterste Instanz.

A. Die Zentralinstanz.

Federführend für die wichtigsten Gebiete des Gesundheitswesens ist der *Reichsminister des Innern*, während für bestimmte Teilgebiete der Reichsarbeitsminister, der Reichsminister für Wissenschaft, Erziehung und Volksbildung und andere Reichsminister zuständig sind.

In der Übergangszeit bis zur Aufhebung der Länderregierungen werden die Aufgaben des Landes Preußen von den Reichsministerien mitbearbeitet. Es steht zu erwarten, daß an die Stelle der Länder künftig die Reichsgaue mit Reichsstatthaltern an ihrer Spitze treten werden.

Im *Reichsministerium des Innern* umfaßt die Abteilung IV (Volksgesundheit), die von dem Reichsgesundheitsführer als Staatssekretär geleitet wird, die allgemeine Medizinalverwaltung, öffentliche Gesundheitspflege, Gesundheitspolizei, Personalien der beamteten Ärzte, Angelegenheiten (einschließlich Prüfungen) der Ärzte, Zahnärzte, Apotheker, Nahrungsmittelchemiker und Zahntechniker, Krankenhauswesen, Krankenpflege und Krankenfürsorge, Erb- und Rassenpflege, Irrenwesen, Hebammenwesen, Apothekenwesen, Rettungswesen, Seuchenbekämpfung einschließlich Impfwesen und Impfanstalten, Wasserversorgung und Abwässerbeseitigung, Boden- und Lufthygiene, Nahrungsmittelwesen, Geheimmittel, gesundheitliche wissenschaftliche Zentralinstitute und Anstalten, Deutsches Rotes Kreuz, hygienische Institute, Medizinaluntersuchungsämter, Leichen- und Begräbniswesen, Säuglings- und Kleinkinderpflege und -fürsorge, Körperpflege, Sport und Leibesübungen (ärztliche Fragen), Schulgesundheitspflege und Medizinalstatistik.

In den übrigen Abteilungen des Ministeriums werden
1. Verfassung und Gesetzgebung,
2. Beamtentum und Verwaltung,
3. Veterinärwesen,
4. Kommunalverwaltung,
5. Deutschtum und Vermessungswesen,
6. Sport und Leibesübungen bearbeitet.

Im Reichsministerium des Innern bearbeitet ferner der Reichsführer ǶǶ und Chef der deutschen Polizei die polizeilichen Aufgaben im Reich (Hauptamt Ordnungspolizei und Hauptamt Sicherheitspolizei), der Reichsarbeitsführer die Angelegenheiten des Arbeitsdienstes.

Dem Ministerium ist die *Reichsstelle für Sippenforschung* und der *Reichsausschuß zum Schutze des deutschen Blutes* angegliedert.

Als beratende Behörde in gesundheitlichen Fragen steht dem Reichsministerium des Innern *das Reichsgesundheitsamt* zur Seite. Es ist die oberste gesundheitliche Fachbehörde des Deutschen Reiches, die allen Reichsbehörden in gesundheitlichen Fragen zur Verfügung steht.

Das *Reichsgesundheitsamt* überwacht dauernd den Verlauf der gemeingefährlichen und übertragbaren Krankheiten im In- und Auslande, damit gegebenenfalls sofort Abwehrmaßnahmen getroffen werden können. Die Bekämpfung der Tuberkulose, der Geschlechtskrankheiten, des Krebses, die Überwachung der Pocken- und Diphtherie-Schutzimpfung, die Organisation der Poliomyelitis-Bekämpfung durch Einrichtung von Depots für Rekonvaleszentenserum usw. gehören zu den Arbeitsgebieten der *humanmedizinischen Abteilung* des Amtes. Es unterstützt die Ministerien auf dem Gebiete des Medizinal- und Veterinärgesundheitswesens in der Vorbereitung der Gesetzgebung und in der Ausübung der Aufsicht hinsichtlich der Durchführung der Gesetze. Die Medizinal- und Veterinärstatistik des Deutschen Reiches bearbeitet es zum Teil allein, zum Teil gemeinsam mit dem Statistischen Reichsamt.

In der nach der Machtübernahme durch die nationalsozialistische Bewegung neu geschaffenen Abteilung für *Erb- und Rassenpflege* werden alle Fragen der erbwissenschaftlichen und rassenhygienischen Forschung bearbeitet, die sich direkt oder indirekt an die erbbiologische Gesetzgebung knüpfen.

Zur Bearbeitung der Lebensmittelgesetzgebung verfügt das Amt in der Abteilung *Lebensmittelchemie* über Sachverständige auf allen Einzelgebieten des Ernährungswesens; es überwacht die Unverfälschtheit der Lebensmittel und die Versorgung der Bevölkerung mit Milch, Brot, Kartoffeln usw. Eine am 1. 8. 35 neu errichtete *ernährungsphysiologische Abteilung* bearbeitet die rein wissenschaftlichen Ernährungsfragen in enger Fühlungnahme mit der Reichsarbeitsgemeinschaft für Volksernährung.

In der *pharmazeutischen Abteilung* werden die das Apothekenwesen und den Verkehr mit Giften betreffenden Gesetze im Benehmen mit den Standesorganisationen der Apotheker und Drogisten sowie der pharmazeutischen Industrie ausgearbeitet.

Die dem Reichsgesundheitsamt angegliederte *Opiumstelle* sichert eine Kontrolle sämtlicher nach Deutschland eingeführter, verbrauchter und ausgeführter Betäubungsmittel auf der Grundlage des internationalen Opiumabkommens vom 19. 2. 25.

Eine besondere Abteilung beschäftigt sich mit der *Fabrik- und Gewerbehygiene*; ihr steht ein eigenes gewerbehygienisches Laboratorium zur Verfügung. Daneben bestehen besondere Abteilungen für *Pharmakologie und Physiologie,* sowie für *Biochemie.*

Eng verknüpft mit den Gesundheitsfragen beim Menschen bearbeitet *die Veterinärabteilung* alle das Veterinärwesen, die Abwehr der Tierseuchen und die Schlachtvieh- und Fleischbeschau betreffenden Fragen sowohl verwaltungsmäßig wie experimentell in eigenen Laboratorien.

Dem Reichsgesundheitsamt angeschlossen ist der seit 1903 unter dem Vorsitz des Präsidenten des Reichsgesundheitsamts stehende „*Reichsausschuß für Weinforschung*", dem Sachverständige aus den weinbautreibenden deutschen Ländern angehören.

Seit 1934 sind unter Führung des Präsidenten des Reichsgesundheitsamts die deutschen *ärztlichen wissenschaftlichen Gesellschaften* zu einer Arbeitsgemeinschaft mit dem Reichsgesundheitsamt zusammengeschlossen.

Aus dem *Geschäftsbereich* des Reichsministeriums des Innern kommen ferner für gesundheitliche Fragen in Betracht:

Der Kommissar für die freiwillige Krankenpflege Berlin überwacht die Heranbildung und Tätigkeit des Personals der freiwilligen Krankenpflege im amtlichen Sanitätsdienst bei öffentlichen Notständen, Seuchen und Volkskrankheiten und beteiligt sich am allgemeinen Rettungshilfsdienst.

Die Reichsstelle für das Auswanderungswesen verarbeitet die eingehenden Nachrichten über die Aussichten deutscher Auswanderer in fremden Ländern, beobachtet die Auswanderungsbewegung im Inland und unterstützt die Landesbehörden und Beratungsstellen bei der Bekämpfung von Mißständen in der Auswanderungsbewegung.

Das Zentralnachweisamt für Kriegerverluste und Kriegergräber Berlin bearbeitet die Angelegenheiten der Kriegerverluste und Kriegergräber aus dem Weltkriege 1914—1918 und erteilt Auskünfte über deutsche Kriegsteilnehmer und über Kriegs- und Zivilgefangene der ehemals feindlichen Staaten.

Die Reichsleitung des Reichsarbeitsdienstes. Die gesundheitlichen Fragen bearbeitet das „Gesundheitsdienstamt" unter Leitung des Reichsarbeitsarztes und Inspekteurs des Gesundheitsamtes.

Der Aufsicht des Reichsinnenministeriums sind unterstellt:

Die Technische Nothilfe; sie ist das Machtmittel des Staates zur Beseitigung von öffentlichen Notständen in lebenswichtigen Betrieben und zur Hilfeleistung bei Katastrophen infolge höherer Gewalt.

Die Reichsärztekammer (vgl. S. 70ff.) und die Reichstierärztekammer. Beratende Stellen sind:

Der Reichsausschuß für Volksgesundheitsdienst, Verbindungsstelle zwischen dem Reichsministerium des Innern und der Öffentlichkeit zur Aufklärung und Erziehung des Deutschen Volkes auf allen gesundheitlichen Gebieten, insbesondere zur Pflege der Erbgesundheit und der Rassenpflege.

Abteilung 1: Volkspflege, Rassenkunde, Erbkunde, Erbpflege, Familienkunde.

Abteilung 2: Gesundheitsführung, Allgemeine Gesundheitspflege, Bekämpfung der Volkskrankheiten.

Zu Abteilung 2 gehören:

1. Reichsarbeitsgemeinschaft für Mutter und Kind,
2. Reichsarbeitsgemeinschaft zur Bekämpfung des Krüppeltums,
3. Reichsarbeitsgemeinschaft für Volksernährung,
4. Reichstuberkuloseausschuß,
5. Reichsarbeitsgemeinschaft für Krebsbekämpfung,
6. Reichsarbeitsgemeinschaft zur Bekämpfung der Geschlechtskrankheiten und Deutsche Gesellschaft zur Bekämpfung der Geschlechtskrankheiten,
7. Reichsarbeitsgemeinschaft für das Arznei- und Heilmittelwesen,
8. Reichsarbeitsgemeinschaft für das Krankenhauswesen,
9. Reichsarbeitsgemeinschaft für berufliche Gesundheitsführung,
10. Reichsarbeitsgemeinschaft für das Rettungswesen.

Die Wissenschaftliche Gesellschaft der Ärzte des öffentlichen Gesundheitsdienstes bezweckt, einen geselligen Zusammenhalt dieser Ärzte zu pflegen und ihnen die Möglichkeit zum Austausch der wissenschaftlichen Erfahrungen zu geben.

Das Deutsche Rote Kreuz ist unbeschadet seiner nationalen Selbständigkeit ein Glied des Internationalen Roten Kreuzes. Es wirkt mit im amtlichen Sanitätsdienst der Wehrmacht und im Sanitätsdienst des Luftschutzes; es hat weiter unterstützend mitzuwirken, insbesondere

1. bei der Hilfeleistung bei öffentlichen Notständen und bei Unglücksfällen zu Lande und zu Wasser,

2. im Dienst an der Gesundheitspflege des deutschen Volkes,

3. bei der Fürsorge für Kriegsgefangene und Kriegsgeschädigte (Satzung vom 24. 12. 37).

Die Mitglieder des Deutschen Roten Kreuzes verteilen sich auf die folgenden Untergliederungen:

a) Die männlichen und weiblichen Bereitschaften, die für den Einsatz zur Erfüllung der Aufgaben des Deutschen Roten Kreuzes bestimmt sind;

b) die Schwesternschaften;

c) die Kreis- und Ortsgemeinschaften, deren Aufgabe es ist, an den Grundlagen für die Tätigkeit des Deutschen Roten Kreuzes mitzuschaffen.

Dem Präsidium des DRK. stehen ein Präsidialrat, die DRK.-*Landesführer* und die DRK.-*Kreisführer* zur Seite. Die Schwestern des DRK. sind berufsmäßig für den Einsatz bestimmte Kräfte, gliedern sich in Schwesternschaften mit Mutterhäusern (siehe auch Abschnitt Rettungswesen, S. 547ff.).

Der Reichsminister des Innern führt die Aufsicht über das Deutsche Rote Kreuz (Gesetz über das DRK. vom 9. 12. 37).

Auf Grund der vom 24. 12. 37 genehmigten Satzung hat das DRK. am 1. 1. 38 eine Dienstvorschrift in Kraft gesetzt, die die Grundlage für die reichseinheitliche Neugestaltung dieser Körperschaft bildet.

Zu dem *preußischen* Geschäftsbereich des Reichsministerium des Innern, Abteilung IV (Volksgesundheit) gehören:

1. *Landesgesundheitsrat.* Seine Aufgabe ist die Beratung des Ministers in allen Fragen des öffentlichen Gesundheitswesens, die Mitwirkung bei der Prüfung der Amtsarztanwärter und die Erstattung von Gutachten als oberste gerichtsärztliche Gutachterstelle.

2. *Staatsakademie des öffentlichen Gesundheitsdienstes* hat die Aufgabe, Amts-, Kommunal-, Schul- und Fürsorgeärzte sowie das ärztliche Hilfspersonal des öffentlichen Gesundheitsdienstes aus- und fortzubilden.

3. *Kaiserin Friedrich-Haus* für das ärztliche Fortbildungswesen.

4. *Gerichtsärztliche Ausschüsse in den Provinzen.* Am 1. 7. 1921 für jede Provinz und für die Stadt Berlin gebildet als wissenschaftlich und technisch ratgebende kollegiale Behörde mit der Aufgabe, die gutachtliche Tätigkeit im Fache der gerichtlichen Medizin für die Gerichte und Verwaltungsbehörden auszuüben; sie sind dem Oberpräsidenten unterstellt.

5. *Gesundheitsämter* (vgl. S. 66f.).

6. *Medizinaluntersuchungsämter* in Breslau, Düsseldorf, Erfurt, Gumbinnen, Hannover, Koblenz, Magdeburg, Münster, Stade, Stettin und Medizinaluntersuchungsstelle für den Reg.-Bez. Minden in Bad Oeynhausen übernehmen für die Gesundheitsämter die bakteriologische Untersuchung verdächtiger Fälle von ansteckenden Krankheiten, die Ausbildung von Desinfektoren u. a. m.

Außer in den obengenannten Medizinaluntersuchungsämtern, dem Institut ROBERT KOCH, den hygienischen Instituten in Beuthen und Landsberg können amtliche bakteriologische Untersuchungen vorgenommen werden in den hygienischen Universitätsinstituten in Berlin, Bonn, Breslau, Frankfurt a. M., Göttingen, Greifswald, Halle a. S., Kiel, Königsberg, Köln, Marburg, Münster i. W., Tübingen (nur für die Hohenzollernschen Lande), in dem hygienischen Institut bei der Medizinischen Akademie in Düsseldorf, den städtischen bakteriologischen Untersuchungsämtern in Aachen, Altona, Barmen, Berlin-Schöneberg, Bochum, Dortmund, Duisburg, Elberfeld, Essen, Harburg, Stettin (städt. Gesundheitsamt) und dem Institut für Hygiene und Bakteriologie in Gelsenkirchen.

7. Staatliche *Impfanstalten* sind in Berlin, Breslau, Hannover, Kassel, Köln, Königsberg.

8. *Institut für Infektionskrankheiten "ROBERT KOCH", Berlin N 65.* Wissenschaftliches Forschungsinstitut für ansteckende Krankheiten, begründet 1891 auf Anregung von ROBERT KOCH, dessen letzte Arbeitsstätte es war. Die Asche von ROBERT KOCH ist im Institutsgebäude in einem würdig ausgestatteten Mausoleum beigesetzt.

Das Institut hat eigene Abteilungen für besonders gefährliche Krankheiten, für Immunitätsforschung, für Tropenkrankheiten, ein Untersuchungsamt, eine Wutschutzabteilung, eine chemische Abteilung und ein Tuberkuloselaboratorium.

Mit der Wahrnehmung der Geschäfte des Präsidenten des Instituts ist der Präsident des Reichsgesundheitsamts beauftragt. Ihm steht ein geschäftsführender Direktor und Vizepräsident zur Seite.

9. *Landesanstalt für Wasser-, Boden- und Lufthygiene Berlin-Dahlem.* Die Anstalt verfolgt die auf dem Gebiete der Wasserversorgung und Beseitigung der Abwässer und Abfallstoffe sich vollziehenden Vorgänge in Rücksicht auf deren gesundheitlichen und volkswirtschaftlichen Wert, veranlaßt dahingehörige Ermittlungen und Prüfungen, führt Untersuchungen auf Antrag von Behörden und Privaten gegen Gebühr aus, erteilt den Behörden Auskunft auch auf dem Gebiete der Reinhaltung bzw. Verunreinigung von Boden und Luft.

Zu den Aufgaben der Anstalt gehört ferner die zusammenfassende Bearbeitung der Bekämpfung der Gesundheitsschädlinge (Fliegen, Mücken, Flöhe, Wanzen, Milben, Schaben, Ratten usw.), die Abhaltung von Unterweisungskursen für Desinfektoren zur Bekämpfung von Gesundheitsschädlingen, für Brunnenbauer u. a.

Die Anstalt umfaßt eine chemische, wassertechnische, biologische, zoologische, hygienisch-bakteriologische und Verwaltungsabteilung.

Mit der Wahrnehmung der Geschäfte des Präsidenten der Anstalt ist der Präsident des Reichsgesundheitsamts beauftragt. Ihm steht ein geschäftsführender Direktor und Vizepräsident zur Seite.

10. *Hygienische Institute:*

a) In *Landsberg* (Warthe). Ersatz für das frühere Hygienische Institut in Posen; besteht seit 6. 8. 21.

b) In *Beuthen,* O.-S.

c) Institut für Hygiene und Infektionskrankheiten in *Saarbrücken.*

11. *Landesanstalt für Lebensmittel-, Arzneimittel- und gerichtliche Chemie Berlin-Charlottenburg.* Die 1901 errichtete Anstalt führte bis 1. 4. 30 den Namen ,,Staatliche Nahrungsmitteluntersuchungsanstalt". Sie erstattet auf Ersuchen von Verwaltungsbehörden, insbesondere des Polizeipräsidenten Berlin, und von Gerichten Gutachten über Lebensmittel, Bedarfsgegenstände und Heilmittel und führt Untersuchungen auf dem Gebiete der gerichtlichen und angewandten Chemie aus.

Dem Reichsminister des Innern unterstehen ferner die *Prüfungsausschüsse:*

a) für die ärztliche
b) für die zahnärztliche } Vorprüfung,

c) für die ärztliche
d) für die zahnärztliche } Prüfung,
e) für die pharmazeutische

f) für die Vorprüfung der Nahrungsmittelchemiker bei der Universität,

g) desgleichen bei der Technischen Hochschule,

h) für die Hauptprüfung der Nahrungsmittelchemiker,

i) für Dentisten,

k) für die Erlangung der Befähigung zum Selbstdispensieren homöopathischer Arzneien.

Entsprechende Prüfungsausschüsse bestehen in den einzelnen Provinzen.

Von *Veterinärbehörden* unterstehen dem Reichsminister des Innern: Das Landesveterinäramt und der ständige Beirat für das Veterinärwesen in Berlin, der Prüfungsausschuß für die Anstellung als beamteter Tierarzt, der ständige Ausschuß für das Abdeckereiwesen in Berlin.

Neben dem Reichsminister des Innern befassen sich noch nachstehende Reichsministerien mit gesundheitlichen Fragen:

Der Reichsarbeitsminister bearbeitet die Reichs- und preußischen Aufgaben auf dem Gebiete des Arbeitsrechtes und Arbeitsschutzes, der Arbeitsvermittlung und der Arbeitslosenversicherung, der Sozialversicherung, der Wohlfahrtspflege, des Wohnungs- und Siedlungswesens, sowie des Pensions- und Versorgungswesens für Kriegsbeschädigte, Kriegshinterbliebene und *verwandte Personenkreise.*

Zum *preußischen* Geschäftsbereich gehören:

Die Landesversicherungsanstalten, die Oberversicherungsämter, die Versorgungsgerichte und die den Oberversicherungsämtern nachgeordneten Versicherungsämter, sowie der Gewerbeaufsichtsdienst.

Dem Reichsarbeitsminister sind unterstellt:

1. Das *Reichsversicherungsamt,* oberste Spruch-, Beschluß- und Aufsichtsbehörde in allen Zweigen der Reichsversicherung, angegliedert das Reichsschiedsamt und die Gemeinschaftsstelle der Landesversicherungsanstalten;

2. das *Reichsversorgungsgericht,* oberste Spruchbehörde in Versorgungssachen;

3. das *Deutsche Arbeitsschutzmuseum* hat die Aufgabe, den Arbeitsschutz durch Lehrgänge, Vorträge, Auskunftserteilung und Anschauung zu fördern;

4. *Behörden und Dienststellen der Reichsversorgung* (Hauptversorgungsämter, Versorgungsämter, orthopädische Versorgungsstellen, versorgungsärztliche Untersuchungsstellen, Versorgungskuranstalten, Versorgungskrankenhäuser).

5. die staatlichen Gewerbeärzte.

Der Aufsicht des *Reichsarbeitsministers* sind unterstellt:

1. Die Reichsanstalt für Arbeitsvermittlung und Arbeitslosenversicherung mit den Landesarbeitsämtern und Arbeitsämtern,

2. Die Kassenärztliche Vereinigung Deutschlands,

3. Die Kassenzahnärztliche Vereinigung Deutschlands.

Der Aufsicht des *Reichsversicherungsamts:*

1. Die Reichsversicherungsanstalt für Angestellte,

2. Die Reichsknappschaft.

Der *Reichsminister für Wissenschaft, Erziehung und Volksbildung* bearbeitet alle Angelegenheiten, die das Erziehungs-, Unterrichts- und Bildungswesen, die Hochschulen sowie die wissenschaftliche Forschung betreffen:

Die mit der wissenschaftlichen Forschung befaßten Institute, die Volks- und Mittelschulen, die höheren Schulen, das berufliche, landwirtschaftliche und soziale Bildungswesen, die körperliche Erziehung der Lehrer, Studierenden und der Jugend, sowie das Landjahr.

Dem Minister ist unmittelbar unterstellt die Inspektion der Nationalpolitischen Erziehungsanstalten.

Zum Geschäftsbereich gehören:

1. *Physikalisch-Technische Reichsanstalt.*

(Technische Oberaufsicht über das Prüf- und Eichwesen und die Prüfungen von Meßinstrumenten, Fabrikaten, Materialien und Anlagen.)

2. *Chemisch-Technische Reichsanstalt.*

(Arbeiten im Interesse der Unfallverhütung und des Arbeiterschutzes, besonders in explosionsgefährlichen Betrieben, Bergwerken usw.)

3. *Reichsanstalt für Erdbebenforschung.*

4. *Deutsche Forschungsgemeinschaft, e. V.* (Notgemeinschaft der Deutschen Wissenschaft).

(Fördert die wissenschaftlichen Grundlagen im Bereich der nationalen Wirtschaft, der Volksgesundheit und des Volkswohls durch die Unterstützung planmäßiger Zusammenarbeit von Forschern verschiedener Gebiete.)

5. *Kaiser Wilhelm-Gesellschaft zur Förderung der Wissenschaften in Berlin, e. V.* (Umfaßt 33 selbständige Kaiser Wilhelm-Institute, darunter für Biologie, Züchtungsforschung, Zellphysiologie, Biochemie, Biophysik, Anthropologie, menschliche Erblehre und Eugenik, Arbeitsphysiologie, Psychiatrie und medizinische Forschung und Hirnforschung).

6. *Staatliches Institut für experimentelle Therapie* in Frankfurt a. M.

(Staatliche Prüfung der Heilsera, Impfstoffe, Tuberkuline, Reagenzien zur Blutgruppenbestimmung, Wa.R. u. a.)

Der *Reichsminister für Ernährung und Landwirtschaft* bearbeitet die Angelegenheiten der Ernährungswirtschaft, der Landwirtschaft, der Fischerei, der Wasserwirtschaft und Landeskultur, der bäuerlichen Siedlung und des Gestütswesens.

Zum Geschäftsbereich gehört unter anderem die *Biologische Reichsanstalt für Land- und Forstwirtschaft* (Begutachtung und experimentelle Bearbeitung der Schädlingsbekämpfung und des Pflanzenschutzes). *Reichskuratorium für milchwirtschaftliche Forschungsanstalten.*

Der *Reichswirtschaftsminister* bearbeitet die wirtschaftspolitischen Aufgaben des Reiches.

Zum Geschäftsbereich gehört unter anderem das *Statistische Reichsamt.* Von ärztlichen Fragen werden hier die Reichstodesursachenstatistik, die Reichsheilanstaltsstatistik, die Wochen- und Monatsstatistik über die Geburts- und Sterblichkeitsverhältnisse in den deutschen Großstädten sowie in den Gemeinden mit 15 000 und mehr Einwohnern aufgearbeitet, während das Reichsgesundheitsamt die auf die ärztliche Beurteilung und Auswertung der Ergebnisse der Statistik bezüglichen Arbeiten übernimmt.

Ferner das *Reichsaufsichtsamt für Privatversicherungen* (beaufsichtigt die privaten Versicherungsunternehmungen, Lebens-, Kranken-, Pensions-, Witwen- und Waisen-, Unfall- und Haftpflicht- und andere Versicherungen).

Der *Reichsminister für Volksaufklärung und Propaganda* hat die Aufgabe, eine einheitliche Politik auf dem Gebiete der Aufklärung in der Bevölkerung durchzuführen (positive Weltanschauungspropaganda).

Hierzu gehört auch die Volksgesundheits- und Bevölkerungspolitik unter Mitwirkung des Rundfunks, der Presse, des Films, des Theaters, des Schrifttums, der bildenden Kunst und der Musik.

Bei der *Wehrmacht* werden die gesundheitlichen Angelegenheiten für das *Heer* durch den Heeressanitätsinspekteur, für die *Kriegsmarine* durch den Sanitätschef der Kriegsmarine und für die *Luftwaffe* durch den Inspekteur des Sanitätswesens der Luftwaffe bearbeitet.

Der Heeressanitätsinspekteur ist zugleich der ärztliche Sachberater des Oberbefehlshabers der Wehrmacht.

Dem *Reichsjustizministerium* liegt die gesundheitliche Betreuung der Strafgefangenen und des Strafvollzugs ob.

B. Die Mittelinstanzen.

Das Verbindungsglied zwischen der zentralen Reichsinstanz, die auf dem Gebiete des Gesundheitswesens der Reichsminister des Innern darstellt, und der untersten Verwaltungsbehörde, den Gesundheitsämtern, bilden die Gesundheitsbehörden der Länder.

In Preußen sind die Aufgaben des früheren Ministeriums für Volkswohlfahrt, in dem die Medizinalabteilung die gesundheitlichen Belange bearbeitete, bereits mit dem Reichsministerium des Innern vereinigt.

In den einzelnen *preußischen Provinzen* übt der *Oberpräsident* die gesundheitspolizeiliche Aufsicht über die Provinzialanstalten: Irren-, Blinden-, Taubstummen-, Entbindungs-, Hebammenlehr- usw. Anstalten aus. Da dem Oberpräsidenten ein besonderer ärztlicher Beamter nicht zur Verfügung steht, ist der bei der Regierung seines Amtssitzes angestellte erste medizinische Dezernent verpflichtet, die ihm vom Oberpräsidenten überwiesenen Arbeiten zu erledigen.

Die eigentliche *mittlere Aufsichtsbehörde* in allen medizinalpolizeilichen Angelegenheiten ist das Medizinaldezernat beim *Regierungspräsidenten* (in Berlin beim Polizeipräsidenten).

In den übrigen Ländern des Altreichs wird das Medizinalwesen im allgemeinen in den Ministerien des Innern bearbeitet. In Bayern und Sachsen bestehen noch Regierungen als Mittelinstanz.

Im Gebiete des Landes *Österreich* sind durch das Ostmarkgesetz vom 14. 4. 39 7 Reichsgaue gebildet, an deren Spitze je ein Reichsstatthalter steht. Die Befugnisse des früheren Reichsstatthalters in Österreich (Österreichische Landesregierung) und der Obersten Österreichischen Landesbehörden sind durch den Reichsminister des Innern auf die Reichsstatthalter übertragen, soweit sie nicht auf die Obersten Reichsbehörden übertragen wurden.

In jedem Reichsgau bearbeitet das Medizinaldezernat die gesundheitlichen Angelegenheiten.

Der Reichsgau Sudetenland, an dessen Spitze auf Grund des Sudetengaugesetzes vom 14. 4. 39 der Reichsstatthalter steht, ist ein staatlicher Verwaltungsbezirk und eine Selbstverwaltungskörperschaft. Dem Reichsstatthalter sind die 3 Regierungspräsidenten in Aussig, Eger und Troppau nachgeordnet; bei diesen 4 Dienststellen befinden sich Medizinaldezernenten.

Die Leitung des Gesundheitswesens des *Saarlandes* liegt in den Händen des Reichskommissars, Abteilung Volkswohlfahrt und Gesundheitswesen.

C. Die Gesundheitsämter als unterste Gesundheitsbehörden.

In der untersten Verwaltungsbehörde, dem Kreise, leitet der Landrat, in den Städten der erste Bürgermeister auch die Medizinal- und Sanitätspolizei. Zur Durchführung des öffentlichen Gesundheitsdienstes sind auf Grund des Reichsgesetzes zur Vereinheitlichung des Gesundheitswesens vom 3. 7. 34 in allen Stadt- und Landkreisen in Anlehnung an die untere Verwaltungsbehörde *Gesundheitsämter* als einheitliche Träger des Staatswillens eingerichtet, mit denen alle übrigen Verbände, die Volkswohlfahrt und Gesundheitsfürsorge betreiben, ihre Tätigkeit im grundsätzlichen in Einklang bringen müssen.

Der Hauptzweck des neuen Gesetzes war die Beseitigung der bisherigen Zersplitterung auf dem Gebiete des öffentlichen Gesundheitsdienstes, in dem staatliche und kommunale Stellen nebeneinander und bisweilen auch gegeneinander arbeiteten.

Das Hauptbetätigungsfeld der staatlichen Medizinalbeamten (Kreisärzte, Bezirksärzte usw.) war bisher die Gesundheitspolizei, insbesondere die Seuchenbekämpfung und die Überwachung der Medizinalpersonen. Ferner lag den Medizinalbeamten eine umfangreiche amts- und vertrauensärztliche Begutachtung sowie die Tätigkeit als Gerichtsarzt ob. Die Gemeinden und Gemeindeverbände, insbesondere aber die größeren Städte, hatten sich vielfach daneben eigene kommunale Gesundheitsämter mit ärztlicher Leitung und einer mehr oder weniger großen Zahl von eigenen Kommunal-, Schul- und Fürsorgeärzten geschaffen, die sich besonders auf den verschiedenen Gebieten der öffentlichen Gesundheitsfürsorge betätigten. In die Leitung der zahlreichen Einrichtungen und Anstalten für Untersuchung, Fürsorge und Behandlung teilten sich bisher Staats- und Selbstverwaltungskörper, Sozialversicherungsträger, karitative Verbände und das Rote Kreuz, wozu nach der Machtübernahme durch die nationalsozialistische Regierung noch die NS.-Volkswohlfahrt, NS.-Frauenschaft, SA. und ⚡⚡ sowie die Ämter für Volksgesundheit traten.

Das neue Gesetz über die Vereinheitlichung des Gesundheitswesens bezweckt die Schaffung eines der Staatshoheit voll zur Verfügung stehenden, beweglichen und doch nach einheitlichen Gesichstpunkten lenkbaren Verwaltungsapparates zur Durchführung des öffentlichen Gesundheitsdienstes.

Leiter des Gesundheitsamtes ist ein „staatlicher Amtsarzt", d. h. ein vom Staat hauptamtlich angestellter beamteter Arzt, der entweder die staatsärztliche Prüfung bestanden hat oder, falls er vorher leitender Kommunalarzt war, sich mindestens 5 Jahre in dieser Stellung bewährt haben muß.

Neben dem Amtsarzt als ärztlichem Leiter des Gesundheitsamtes können für besondere Aufgaben oder Fachgebiete, z. B. Schulgesundheitspflege, Tuberkulose-, Säuglings- und Kleinkinderfürsorge, *Hilfskräfte* angestellt werden, die nach Erfüllung gewisser Bedingungen auf Antrag auch in das Beamtenverhältnis übertreten können.

Während die überwiegende Zahl der Gesundheitsämter staatliche Einrichtungen sind, zu deren Unterhaltung und Einrichtung die Stadt- und Landkreise nach Bedürfnis und Leistungsfähigkeit finanziell beitragen müssen, können an deren Stelle auch Einrichtungen der Stadt- und Landkreise als *kommunale Gesundheitsämter* staatlich anerkannt werden. Leiter eines kommunalen Gesundheitsamtes kann entweder ein staatlicher Amtsarzt sein oder ein ärztlicher Beamter der Gemeinde mit den Rechten und Pflichten eines leitenden Kommunalbeamten; als solcher untersteht er dienstlich dem Leiter des Kreises, in der Regel also dem Oberbürgermeister.

In Stadtkreisen mit mehr als 400 000 Einwohnern können Bezirksstellen (in Berlin Bezirksgesundheitsämter), in größeren kreisangehörigen Gemeinden Nebenstellen des Gesundheitsamtes errichtet werden.

Den Gesundheitsämtern liegen neben den bisherigen amtsärztlichen Aufgaben die mit der Erb- und Rassenpflege einschließlich der Eheberatung verknüpften Aufgaben ob. Auch die ärztliche Mitwirkung bei Maßnahmen zur Förderung der Körperpflege und Leibesübungen sowie die amts-, gerichts- und vertrauensärztliche Tätigkeit, soweit sie durch Landesrecht den Amtsärzten übertragen ist, gehören zu den Pflichtaufgaben der Gesundheitsämter. Eine weitere vertrauensärztliche Tätigkeit, besonders auf dem Gebiete der Sozialversicherung, können die Gesundheitsämter auf Grund besonderer Vereinbarung übernehmen.

Dagegen verbleiben die Krankenhäuser, Heil- und Pflegeanstalten, die Heime der geschlossenen und halbgeschlossenen Fürsorge, Kur- und Badeanstalten sowie ähnliche Einrichtungen in der Verwaltung der bisherigen Träger, wobei das Aufsichtsrecht des Staates unberührt bleibt.

Zugleich mit dem Gesetz über die Vereinheitlichung des Gesundheitswesens ist die neue *Dienstordnung für die Gesundheitsämter* in Kraft getreten.

Das Gesundheitsamt hat die ihm gesetzlich obliegenden Aufgaben nach wirtschaftlichen Gesichtspunkten durchzuführen; es behandelt jedoch grundsätzlich keine Kranken, sondern betreibt nur die gesundheitliche Für- und Vorsorge für die Bewohner seines Bezirks.

Die *Dienstordnung* überträgt dem Gesundheitsamt insbesondere nachstehende *Pflichtaufgaben:*

1. Die Beobachtung der gesundheitlichen Verhältnisse des Bezirks.

2. Die Überwachung der Durchführung der Gesundheitsgesetzgebung.

3. Die Ausarbeitung von Vorschlägen zur Abstellung von Mängeln und zur Förderung der Volksgesundheit.

4. Die Vornahme von Untersuchungen und Feststellungen, die für die Durchführung der Erb- und Rassenpflege und die gesundheitliche Für- und Vorsorge erforderlich sind.

5. Die Ausstellung der amtsärztlichen Zeugnisse in allen gesetzlich vorgeschriebenen Fällen.

Das Gesundheitsamt muß sich über den Gesundheitszustand in seinem Bezirk, insbesondere über die klimatischen, Boden-, Luft-, Trinkwasser-, Wohnungs-, Erwerbs- und sonstigen Lebensverhältnisse der Bevölkerung laufend unterrichten. In allen Zweigen der Gesundheitsfürsorge und -vorsorge sind die Grundsätze der Erb- und Rassenpflege zu beachten, wobei auf die Beseitigung gesundheitlicher Gefahrenquellen in der Umwelt Gewicht zu legen ist. Bei Gefahr im Verzuge kann das Gesundheitsamt die zur Verhütung, Feststellung, Abwehr und Unterdrückung einer übertragbaren Krankheit erforderlichen vorläufigen Anordnungen treffen.

Auf Grund der polizeilichen Meldelisten hat das Gesundheitsamt über die *Medizinalpersonen* für jede Berufsart gesonderte Listen zu führen, und zwar für: 1. Ärzte, 2. Zahnärzte, 3. Apothekenbesitzer und Apothekenverwalter, 4. Apothekenpersonal, 5. nichtpharmazeutisches Hilfspersonal in Apotheken, 6. Hebammen, 7. Gesundheits- und Volkspflegerinnen, 8. technische Assistentinnen, 9. Krankenpflegepersonal, 10. Säuglings- und Kleinkinderpflegerinnen, 11. Säuglings- und Kleinkinderschwestern, 12. Heilgymnastinnen, 13. Wochenbettpflegerinnen, 14. Gesundheitsaufseher, Desinfektoren, Kammerjäger und Schädlingsbekämpfer, 15. Massierer und Heildiener, 16. Leichenschauer und 17. Dentisten.

Das Gesundheitsamt beaufsichtigt ferner den Geschäftsbetrieb in den selbständigen *Apotheken*, Zweigapotheken, Krankenhausapotheken und ärztlichen Hausapotheken, die jährlich einmal von einem beamteten Arzt unvermutet besucht und hinsichtlich der Beachtung der gesetzlichen Vorschriften zu mustern sind.

Zu den weiteren Aufgaben des Gesundheitsamtes gehört die Überwachung des Verkehrs mit Arznei- und Geheimmitteln sowie des Handels mit Giften außerhalb der Apotheken, die Beaufsichtigung der Hebammen und der Berufstätigkeit des sonstigen ärztlichen Hilfspersonals. Die einzelnen Ortschaften des Bezirks sind in der Regel alle 5 Jahre von einem beamteten Arzt des Bezirks zu besichtigen. Die Wohnungshygiene, Wasserversorgung, Beseitigung der festen und flüssigen Abfallstoffe und die Reinhaltung der öffentlichen Wasserläufe sind zu überwachen.

Bei der Überwachung des *Verkehrs mit Lebensmitteln und Bedarfsgegenständen,* insbesondere des Verkehrs mit Milch und Fleisch, der Beaufsichtigung der Schlachthäuser und der Mineralwasserfabrikation hat das Gesundheitsamt die Polizeibehörden zu unterstützen und die erforderlichen bakteriologischen, serologischen sowie gegebenenfalls physiologischen und biologischen Untersuchungen in den zuständigen Untersuchungsanstalten zu veranlassen.

Beim Auftreten *übertragbarer Krankheiten* hat das Gesundheitsamt den Verlauf zu verfolgen und schon bei drohender Annäherung die gegen ihr Eindringen geeigneten Maßnahmen in Anregung zu bringen. Näheres vgl. 4. Abschnitt III 7, S. 679ff.

5*

Bei der Durchführung der *Schutzpockenimpfung* liegt dem Amtsarzt die technische Beaufsichtigung und die Aufstellung des Hauptimpfberichtes auf Grund der Berichte der Impfärzte und der Impflisten ob.

Auf *gewerbehygienischem* Gebiet prüft das Gesundheitsamt die Vorlagen über die Genehmigung zur Errichtung, Verlegung oder Veränderung von gewerblichen Anlagen und hat rechtzeitig diejenigen Mängel festzustellen, die in der Folge zu gesundheitlichen Mißständen oder Schädigungen für die Arbeiter, Anwohner oder die Bevölkerung überhaupt führen könnten; bei den bestehenden Gewerbebetrieben seines Bezirks hat es auf die Beseitigung etwaiger gesundheitlicher Schädlichkeiten oder Belästigungen hinzuwirken.

In gesundheitspolizeilicher Beziehung überwacht das Gesundheitsamt die *nichtstaatlichen Krankenanstalten* sowie die Einrichtungen zur Ersten Hilfe. Der Amtsarzt hat zu diesem Zweck die Anstalten *jährlich mindestens einmal* eingehend zu besichtigen; bei den *staatlichen* Anstalten ist der Amtsarzt und sein Stellvertreter zur Feststellung übertragbarer Krankheiten oder zur Durchführung sonstiger Dienstaufgaben zum Betreten sämtlicher Anstalten ohne weiteres befugt.

Vollkommen neuartige und wichtige Aufgaben sind den Gesundheitsämtern auf dem Gebiet der *Erb- und Rassenpflege* übertragen, indem sie sich in den Dienst einer aufbauenden Bevölkerungspolitik stellen und besonders für eine Besserstellung der kinderreichen Familien eintreten sollen. Hierzu sind in den einzelnen Bezirken nach Bedarf *Beratungsstellen* für Erb- und Rassenpflege einzurichten, in denen die Bevölkerung über die Erbgesundheit und Rassenreinheit der Familie, zumal vor der Eheschließung, beraten und gesundheitlich aufgeklärt wird.

Zur Durchführung der *Schulhygiene* hat das Gesundheitsamt darüber zu wachen, daß der schulärztliche Dienst einschließlich der Schulzahnpflege einwandfrei durchgeführt wird, die gesetzlichen Vorschriften zur Verhütung der Verbreitung übertragbarer Krankheiten durch die Schulen genaue Beachtung finden und die Schulgebäude und Einrichtungsgegenstände den hygienischen Anforderungen entsprechen.

In der erbgesunden Bevölkerung soll das Gesundheitsamt den *Willen zum Kinde* stärken, ungesetzliche Schwangerschaftsunterbrechung zur Anzeige bringen und an der Beseitigung der Ursachen der Säuglingssterblichkeit, z. B. durch Aufklärung über die Bedeutung des Selbststillens der Mütter beitragen.

Das Gesundheitsamt hat ferner die Durchführung des Reichsgesetzes zur Bekämpfung der Geschlechtskrankheiten ärztlich durch Einrichtung von *Beratungsstellen für Geschlechtskranke* zu unterstützen, bei der Krüppelfürsorge, der Bekämpfung des Mißbrauchs von Alkohol, Tabak, Schlafmitteln, Opiaten und ähnlich wirkenden Giftstoffen mitzuwirken und alle der körperlichen Ertüchtigung und Wehrhaftmachung des Volkes dienenden Bestrebungen des Staates tatkräftig zu fördern.

Im Benehmen mit den zuständigen Organisationen haben die Gesundheitsämter bei der Durchführung des öffentlichen Sanitätsdienstes, der *Ersten Hilfe* und der Krankenbeförderung bei *Unfällen* usw., sowie beim bürgerlichen *Luftschutz* mitzuwirken. Die gesundheitliche Überwachung der öffentlichen *Bade- und Schwimmanstalten*, der Volks- und Schulbrausebäder gehört ebenso wie die der *Heilquellen*, Bäder und sonstigen Kurorte des Bezirks zu den Aufgaben der Amtsärzte.

Auf dem Gebiet des *Leichenwesens* hat das Gesundheitsamt darauf hinzuwirken, daß die *Leichenschau durch Ärzte* nach Möglichkeit überall durchgeführt wird. Näheres vgl. Abschnitt C XI, S. 562ff.

Die dem Gesundheitsamt für seine Tätigkeit zustehenden Gebühren sind in der „Verordnung über die *Gebührenerhebung* durch die Gesundheitsämter" vom 28. 3. 1935 und ihren Nachträgen festgelegt.

Die neuen Gesundheitsämter haben am 1. 4. 1935 ihre Tätigkeit begonnen. Das Land Preußen umfaßt 426 staatliche und kommunale Ämter mit 23 Nebenstellen, Bayern 138 staatliche und 3 kommunale, Sachsen 27 staatliche und 5 kommunale, Württemberg 33 staatliche und 3 kommunale Ämter mit 1 Nebenstelle. Auf Baden entfallen 22 staatliche Ämter mit 1 Nebenstelle, auf Thüringen 24, Hessen 18, Hamburg 1, Mecklenburg 12 und Oldenburg 11 staatliche Ämter. Braunschweig erhält 6 staatliche Ämter und 1 städtisches Amt, Bremen 1 staatliches, Anhalt 4 staatliche Ämter und 1 kommunales Amt, während in Lippe 2 staatliche Ämter mit 1 Nebenstelle vorgesehen sind und auf Lübeck und Schaumburg-Lippe je 1 staatliches Gesundheitsamt entfällt.

Mit dem Saarland bestehen zur Zeit im Altreich 742 Gesundheitsämter mit 26 Nebenstellen, ferner in der Ostmark 82, im Sudetenland 55 Gesundheitsämter.

Die *Kurierfreiheit,* d. h. das Recht für jeden, die Heilkunde berufsmäßig auszuüben, ist durch das Gesetz über die berufsmäßige Ausübung der Heilkunde ohne Bestallung (Heilpraktikergesetz) vom 17. 2. 1939 aufgehoben. Wer die Heilkunde, ohne als Arzt bestallt zu sein, ausüben will, bedarf dazu der Erlaubnis, vor deren Erteilung in jedem Falle eine Prüfung der persönlichen, rassischen, sittlichen, politischen und körperlichen Eignung und nötigenfalls auch der Fachkenntnisse erfolgt. Wer die Heilkunde bisher berufsmäßig ausgeübt hat und weiterhin ausüben will, erhält dazu die Erlaubnis mit der Berufsbezeichnung „Heilpraktiker" durch die untere Verwaltungsbehörde nach Anhörung des Gesundheitsamtes. Da dem Heilpraktikerstand nur diejenigen angehören können, die bisher schon die Heilkunde berufsmäßig ausgeübt haben, kann dieser Beruf keinen Nachwuchs mehr erhalten und wird nach einigen Jahrzehnten nicht mehr bestehen.

Personen, die eine besondere Begabung für die Heiltätigkeit besitzen und durch besondere Leistungen ihre Befähigung nachweisen, ohne eine geordnete Fachausbildung genossen zu haben, können in besonders begründeten Ausnahmefällen ebenfalls die Erlaubnis zur Ausübung der Heilkunde, und zwar unter der Bezeichnung *„Arzt für Naturheilkunde"* erhalten und unterstehen dann der Reichsärzteordnung. Endlich können künftig solche, die ihre Befähigung zur Ausübung der Heilkunde durch besondere Leistungen glaubhaft machen, unter erleichterten Bedingungen, auch ohne höhere Schulbildung und Reifeprüfung, zum Studium der Medizin zugelassen werden, sofern sie ihre Eignung für die Durchführung des Medizinstudiums nachweisen.

Schrifttum.

Der öffentliche Gesundheitsdienst, Zeitschrift. 4. Jg. Leipzig: Georg Thieme 1938/39. — GÜTT, A.: Der öffentliche Gesundheitsdienst, 2. Aufl. 1939. Handbücherei für den Öffentlichen Gesundheitsdienst Bd. 1. — GÜTT u. Mitarb.: Der Amtsarzt. Jena: Gustav Fischer 1936 mit laufenden Jahresnachträgen. — MÖLLERS, B.: Gesundheitswesen und Wohlfahrtspflege im Deutschen Reich. 2. Aufl. Berlin: Urban & Schwarzenberg 1930. — Reichsgesundheitsblatt. — SCHÜTT-WOLLENWEBER: Der Arzt des öffentlichen Gesundheitsdienstes, 2 Teile. Leipzig: Georg Thieme 1939.

2. Die deutsche Ärzteschaft.

Von HELLMUT HAUBOLD.

Die hohe ethische und volksbiologische Aufgabe des deutschen Arztes ist knapp und umfassend in der am 13. 9. 1935 erlassenen *Reichsärzteordnung* festgelegt. In diesem „Grundgesetz" heißt es: „Der Arzt ist zum Dienst an dem einzelnen Menschen und am gesamten Volke berufen. Er erfüllt eine durch dieses Gesetz geregelte öffentliche Aufgabe. Der Ärzteberuf ist kein Gewerbe!"

Damit wurde eine im 19. Jahrhundert begonnene Fehlentwicklung endgültig aufgehalten und eine neue rechtliche und organisatorische Basis für das deutsche Arzttum geschaffen.

Natürlich gehören zu den Aufgaben des ärztlichen Standes nicht nur Maßnahmen, um Kranke zu heilen; fast noch wichtiger für das Volksganze werden die Anstrengungen, um den Einzelnen und die Volksgesamtheit gesund zu erhalten und überhaupt nicht erst krank werden zu lassen.

Ein organisatorisch einheitliches, wenn auch liberales Arzttum gibt es nach jahrhundertelanger Pause in Deutschland erst wieder nach der Revolution von 1848. Bis dahin gab es, durch die mittelalterliche Entwicklung bedingt, zwei anerkannte Ärztegruppen, die auf den Universitäten ausgebildeten Doktoren (Internisten) und die vorwiegend handwerklich ausgebildeten, gildenmäßig organisierten *Chirurgen.*

Erst die Bedürfnisse der stehenden Heere unter Friedrich dem Großen und Josef II. hatten zunächst im 18. Jahrhundert einen Militärärztestand heranwachsen lassen, der chirurgisch und internistisch gleichmäßig gut ausgebildet sein sollte. Diese Erziehung soldatischer Vollärzte ging der „zivilen" Einigung lange voraus; diese wurde erst nach dem Sturz Metternichs mit der sozialen Gleichstellung des Bürgertums möglich, aus dem sich Ärzte und Wundärzte gemeinsam rekrutierten. Unterstützt wurde diese Verwirklichung eines Wunsches zahlreicher ärztlicher Reformer durch die beiden Berufsgruppen gemeinsame naturwissenschaftliche Basis. So erschien nicht nur vereinzelten Reformern, sondern der Masse der Ärzte der seit Jahrhunderten vergeblich erstrebte Einheitsstand als einzige Lösung.

Die zahlenmäßige *Entwicklung des Ärztestandes* im Altreich zeigt seit dem Entstehen des Bismarckschen Reiches folgende Übersicht:

Zahl der Ärzte in Deutschland.

Jahr	Insgesamt	Davon weibliche	Ärzte auf 10000 Einwohner	Auf 100 qkm	Auf 1 Arzt Einwohner	Trafen qkm
1876	13728	—	3,2	2,5	3112	39,3
1887	15824	—	3,3	2,9	2961	34,2
1898	24725	—	4,6	4,6	2192	21,9
1909	30558	82	4,8	5,7	2080	17,7
1929	47534	2421	7,4	10,1	1349	9,9
1936	47844	3002	7,1	10,2	1402	9,8

Zusammen mit den Ärzten, die weder Privat- noch Kassenpraxis ausüben, gab es im ganzen Altreich im Sommer 1938: 57516 Ärzte. Durch die Gründung des Großdeutschen Reiches wurde die deutsche Ärzteschaft in der Ostmark um rund 6800 Ärzte, im Sudetenland um rund 1650 und in Danzig um 262 Ärzte verstärkt.

Sämtliche deutschen Ärzte, mit Ausnahme der aktiven Sanitätsoffiziere und Unterärzte der Wehrmacht, der Polizei und der Ärzte der ʃʃ-Verfügungstruppe, sind in der *Reichsärztekammer* organisiert. Für andere Ärzte, die im Dienste der Wehrmacht stehen, ruht die Unterstellung unter die Reichsärztekammer für die Dauer ihrer Dienstleistung. Diese ständische Pflichtorganisation ist eine öffentlich-rechtliche Körperschaft, die durch ein Reichsgesetz vom 13. 12. 1935 geschaffen wurde. Nach dieser Reichsärzteordnung ist die Ausübung des ärztlichen Berufes im Reich nur mit einer von der zuständigen deutschen Behörde ausgestellten, unter bestimmten Bedingungen zu widerrufenden *Bestallung* erlaubt. Diese Bestallung gilt für das ganze Reichsgebiet.

Die Erteilung der Bestallung als Arzt ist an folgende Voraussetzungen geknüpft. Zunächst muß der angehende Arzt ein vollständiges akademisches Studium nachweisen und dieses durch eine bestandene Prüfung beendet haben. Er muß die bürgerlichen Ehrenrechte besitzen, über die nötige nationale und sittliche Zuverlässigkeit verfügen und körperlich und geistig in der Lage sein, dem ärztlichen Beruf nachzukommen.

Außerdem soll er deutscher Staatsbürger sein. Hierzu gibt es folgende Ausnahme: Gemäß § 11 der Reichsärzteordnung kann der Reichsminister des Innern einem im Ausland approbierten Arzt die Ausübung des ärztlichen Berufs innerhalb des Deutschen Reiches widerruflich gestatten.

Die Bestallung wird zurückgenommen, sobald dem Arzt die bürgerlichen Ehrenrechte aberkannt werden, bei vorliegender schwerer strafrechtlicher oder sittlicher Verfehlung, oder durch ein berufsgerichtliches Urteil.

Die Reichsärzteordnung sieht weiterhin eine gewissenhafte Berufsausübung durch den Arzt, die Wahrung des Berufsgeheimnisses usw. vor. Außerdem ist der Erlaß einer Gebührenordnung vorgesehen. Die deutsche Ärzteschaft wird durch die *Reichsärztekammer* vertreten, die die Aufgabe hat, „zum Wohle von Volk und Reich und für die Erhaltung und Hebung der Gesundheit, des Erbgutes der deutschen Rasse und des deutschen Volkes zu wirken".

Die Reichsärztekammer steht unter der Leitung des Reichsgesundheitsführers, der vom Führer auf Vorschlag des Reichsinnenministers im Einvernehmen mit dem Stellvertreter des Führers berufen und abberufen wird. Der Reichsgesundheitsführer ist gleichzeitig als Staatssekretär im Reichsinnenministerium Leiter des staatlichen Gesundheitswesens.

Mitglieder der Reichsärztekammer sind neben dem Reichsgesundheitsführer und seinem Stellvertreter der ständige Stellvertreter des Reichsführers der Kassenärztlichen Vereinigung Deutschlands, die Mitglieder des Beirates und je ein Vertreter einer jeden Ärztekammer. Außerdem gehört der Reichsärztekammer mindestens ein Amtsarzt als Mitglied an.

Der Reichsärztekammer unterstehen alle Ärzte im Deutschen Reich außer den aktiven Sanitätsoffizieren. Ihre Anordnungen dürfen aber nicht in die dienstliche Tätigkeit von ärztlichen Beamten, Angestellten usw. des Reiches und der Länder eingreifen. Die Reichsärztekammer hat das Recht, Ärzte wegen Nichtbefolgung ihrer Anordnungen mit Strafen bis zu 10000 RM. zu belegen. Die örtlichen Untergliederungen der Reichsärztekammer sind die Ärztekammern und ärztlichen Bezirksvereinigungen.

Innerhalb der Reichsärztekammer besteht als Körperschaft des öffentlichen Rechtes die *Kassenärztliche Vereinigung Deutschlands*, deren Leiter ebenfalls der Reichsärzteführer ist. Er hat für diese Aufgabe einen ständigen Stellvertreter. Die Kassenärztliche Vereinigung hat das alleinige Recht der Vertragsschließung mit den Versicherungsträgern. Sie erhält von den Versicherungsträgern das ärztliche Honorar in der Gesamtsumme überwiesen und verteilt es auf ihre etwa 37000 Kassenärzte entsprechend der Leistung und nach einer jedes Vierteljahr neu festgesetzten Kopfpauschale. Die Kassenärztliche Vereinigung Deutschlands sichert durch ein Mindesteinkommen auch die ärztliche Versorgung in Notstandsgebieten. Sie gewährt den Kassenärzten vom 3. Kind ab monatlich eine Kinderzulage von 50 RM. und sichert dem Arzt einen Erholungsurlaub.

Die Reichsärztekammer besitzt neben dem Disziplinarrecht auch die Berechtigung zur Beitragserhebung.

Ihre Aufgaben sind folgende:

1. Sie hat für das Vorhandensein eines sittlich und wissenschaftlich hochstehenden Ärztestandes Sorge zu tragen.

2. Sie hat über die Wahrung der ärztlichen Berufsehre und Erfüllung der Berufspflichten zu wachen.

3. Die ärztliche Ausbildung zu fördern.

4. Für Schulung und Fortbildung der Ärzte zu sorgen und hierfür erforderliche Einrichtungen zu schaffen.

5. Sie hat für ein gedeihliches Verhältnis der Ärzte untereinander zu sorgen.

6. Sie hat auf eine den Belangen der Bevölkerung und der Ärzteschaft entsprechende Verteilung der Ärzte auf das gesamte Reichsgebiet hinzuwirken und kann deshalb anordnen, daß die Niederlassung in bestimmten Orten von ihrer Genehmigung abhängig ist.

7. Sie hat Fürsorgeeinrichtungen für Ärzte zu schaffen und kann, um die Ärzte vor Not zu schützen, Anordnungen über eine Versicherung der Ärzte treffen.

8. Sie kann ferner über die Beteiligung der Ärzte an den Aufgaben zur Erhaltung und Hebung des Erbgutes und der Rasse des deutschen Volkes besondere Vorschriften erlassen.

9. Außerdem hat die Reichsärztekammer die Dienststellen des Reiches, der Länder und der Gemeinden sowie der NSDAP. und ihrer Einrichtungen in allen Fragen, die die Volksgesundheit und die Ärzteschaft betreffen, durch Erstattung von Gutachten, Ernennung von Sachverständigen usw. zu unterstützen.

Die Reichsärztekammer ist über die Kassenärztliche Vereinigung Deutschlands allein berechtigt, mit den Trägern der öffentlichen Fürsorge Verträge über die Tätigkeit der Ärzte abzuschließen. Sie regelt das Zulassungsverfahren und bestimmt die Bedingungen, unter denen die Ärzte zur Behandlung zuzulassen sind.

Zur Regelung von Streitigkeiten wird in jeder ärztlichen Bezirksvereinigung ein *Schlichtungsausschuß* gebildet, der eine gerechte Lösung von Zwisten versucht. Bei Mißlingen erläßt der Leiter der ärztlichen Bezirksvereinigung einen Schiedsspruch.

Die Reichsärzteordnung sieht weiterhin die Bestrafung von Berufsvergehen vor, die in einer Warnung, einem Verweis, in einer Geldbuße bis zu 10000 RM., dem Ausschluß von weiterer Behandlungstätigkeit in der öffentlichen Fürsorge auf Zeit und für die Dauer oder in der Feststellung, daß der Betreffende unfähig ist, den ärztlichen Beruf auszuüben, bestehen können. In jedem Ärztekammerbezirk wird ein *ärztliches Berufsgericht* und für das Reichsgebiet ein *Ärztegerichtshof* gebildet.

Der Reichsminister des Innern führt die Aufsicht über die Reichsärztekammer und die allgemeine Staatsaufsicht über den Geschäftsbetrieb der ärztlichen Berufsgerichte.

Wichtige Aufgaben haben die Organisationen für das ärztliche Fortbildungswesen, die Abteilung Stellenvermittlung und die Auslandsabteilung, die den Verkehr mit den außerdeutschen Ärzteorganisationen, das internationale Austauschwesen, volksdeutsche Ärztefragen usw. zu übernehmen hat.

Der Staat und die nationalsozialistische Bewegung haben in der Reichsärzteordnung für die Erfüllung der der Ärzteschaft gestellten Aufgaben nicht nur eine neue Rechtsform, sondern zugleich erweiterte und umfassendere Aufgaben geschaffen.

Neben den in der allgemeinen Praxis und auf Spezialgebieten frei tätigen, den in Kliniken oder Instituten wirkenden und den beamteten und angestellten Ärzten im Reichs- und Kommunaldienst, sowie den Ärzten der Wehrmacht, der Schutzpolizei und des Reichsarbeitsdienstes gibt es noch staatliche Gewerbeärzte, denen die ärztliche Leitung des Arbeitsschutzes übertragen wurde. Außerdem wurden im Altreich 447 „Versorgungsarztstellen" geschaffen, die zusammen mit den vertraglich verpflichteten Zivilärzten den Dienst der Begutachtung der Rentenansprüche usw. versehen.

Das offizielle Organ der Reichsärztekammer ist das wöchentlich erscheinende „Deutsche Ärzteblatt", das der Ärzte im NSD.-Ärztebund ist die Monatsschrift „Gesundheitsführung".

Gesundheitssicherung.

I. Erb- und Rassenpflege.

1. Erbbiologische Volkserziehung.

Von EDUARD SCHÜTT.

Der Staat hat auf dem Gebiet der Erb- und Rassenpflege eine große Reihe von Gesetzen und Verordnungen erlassen, die für die weitere biologische Entwicklung des deutschen Volkes, für die Erhaltung der Art, wie auch für die Aufartung im Sinne einer Anreicherung gesunden und wertvollen Erbgutes von grundlegender Bedeutung sind.

Es ist klar, daß mit dem Erlaß von Gesetzen und der Anordnung von Maßnahmen, sowie durch die Betreuung staatlicher und kommunaler Dienststellen mit dem Auftrag, die gesetzlichen Bestimmungen durchzuführen, durchaus nicht von vornherein der erhoffte Erfolg garantiert bzw. das gesteckte Ziel voll zu erreichen ist. Insbesondere trifft das zu auf einem Gebiet, das tief in die Lebensäußerungen unseres Volkes hineinreicht. Hier gilt es in erster Linie, das Volk zu belehren, es zu überzeugen und damit die innere Bereitschaft zu freudiger Mitarbeit zu wecken.

Eine Steigerung der Geburtenzahlen wird man niemals dadurch erreichen können, daß mit gesetzlichen Zwangsmaßnahmen gedroht wird, sondern nur dadurch, daß durch belehrende, überzeugende und somit auch erziehende Maßnahmen den Volksgenossen ihre Verpflichtung gegenüber ihrem Volk eindringlich vor Augen geführt, die Einstellung zum Kind gewandelt und der Wille zum Kind geweckt wird.

Nicht Zwang, sondern Führung tut not, d. h. erbbiologische Volkserziehung im Sinne einer Führung des Volkes zu den ewigen Werten des Erbes und des Blutes.

Ist diese Einsicht von der Notwendigkeit einer erzieherischen Durchdringung des Volkes bei den zuständigen bzw. verantwortlichen Stellen von Partei und Staat vorhanden, so gilt es andererseits noch den richtigen Ansatzpunkt für die erbbiologische Volkserziehung festzulegen, da von der Wahl des Einsatzes der Erziehungsmittel der Gesamterfolg nicht unwesentlich abhängt. Dieser Ansatzpunkt liegt bei der Familie.

Für die gesamte *erbbiologische Erziehungsarbeit* ist die Stärkung des Familiengedankens und des Familienstolzes von grundlegender Wichtigkeit. — An seiner eigenen Familie kann dem einzelnen Volksgenossen am besten klargemacht werden, von welcher Bedeutung etwa die Reinerhaltung des Blutes ist, nachdem man ihm erst überhaupt einmal deutlich gemacht hat, daß der Einzelne nur in seiner Familie und seiner Sippe Bedeutung hat, und daß er aus dem Erbgut seiner Familie heraus das wurde, was er ist. — Allein dadurch, daß er sich als Glied einer langen Kette von Generationen sehen lernt, ohne die er gar nicht vorhanden wäre, wird er begreifen können, was mit dem Begriff „Ewiges Leben" gemeint ist. Er wird dann wissen, daß er sich nicht darunter ganz verschwommen ein eigenes Weiterleben „im Himmel" oder „in der Hölle" zu denken hat, sondern daß dieses ewige Leben in seinen Kindern und Kindeskindern fortwirkt, in Menschen also, die ohne ihn nicht leben würden. In diesem Zusammenhang wird er sich damit aber auch einer Verantwortung bewußt werden, die er seinen Kindern und Kindeskindern und damit seinem Volke gegenüber hat. — Der Sinnspruch: „Gedenke, daß Du ein Ahnherr bist" trägt diese große Verantwortung in wenigen Worten umschlossen. Das fernere Schicksal des gesamten Volkes hängt insoweit sehr wesentlich von jedem einzelnen ab. — Nachdem auf diese Weise eine weltanschauliche Grundlage gegeben wurde, wird es bedeutend leichter sein, den Volksgenossen nicht nur die Kenntnis der einzelnen erbpflegerischen Gesetze zu vermitteln, sondern ihnen auch den Sinn dieser Gesetze nahezubringen und ihnen damit auch den Weg freizumachen zu ihrer selbstverständlichen freudigen Anerkennung. Die Begriffe „Erbstrom", „Erbgut" u. ä. werden damit für den Volksgenossen einen Sinn erhalten, und erst dann wird er einsehen können, daß es unter Umständen notwendig sein wird, einen schlechten Erbstrom zum Wohle des gesamten Volkes für alle Zeiten zu unterbrechen. — Wie der einzelne handelt, ist mitbestimmend für alle späteren Generationen und damit entscheidend für das Schicksal des ganzen Volkes. Diese Erkenntnisse gilt es im Rahmen der erbbiologischen Volkserziehung zu verbreiten und somit das gesamte Volk mehr und mehr zu erb- und rassenpflegerischem Denken zu erziehen.

Wird damit dann einerseits eingesehen werden können, daß kranke Erbanlagen durch Unfruchtbarmachung ihrer Träger ausgeschaltet werden müssen, so wird andererseits ebenso die Verpflichtung erkannt werden, dem Volke eine ausreichende Anzahl gesunder Kinder zu schenken. Es ist sicher, daß die materiellen Mittel und Vergünstigungen, die Staat und Partei kinderreichen Familien gewähren, allein niemals zu einer wirksamen Hebung der Geburtenzahlen führen werden. Voraussetzung zum Gelingen ist vor allen Dingen die Gesinnung. Die Geburtenfreudigkeit kann aber nur wiedererstehen, wenn die erbbiologische Volkserziehung die Anschauungen über den wahren Sinn des Lebens in der breiten Bevölkerung wieder fest zu verankern versteht.

Staat und Partei gehen auf Grund dieser Erkenntnisse und Anschauungen im nationalsozialistischen Großdeutschen Reich nun ganz bewußt diesen vorgezeichneten Weg.

Insbesondere hat sich der *Reichsausschuß für Volksgesundheitsdienst (R.f.V.)*, der dem Reichsministerium des Innern untersteht und staatlicherseits damit betraut wurde, unter anderem vor allen Dingen auch Material für die erbbiologische Volkserziehung bereitzustellen, dieser Aufgabe eingehend gewidmet.

Gerade der R.f.V. nahm zum Ausgangspunkt für seine Erziehungsarbeit die Erkenntnis, daß die Stärkung des Familiengedankens und des Familienstolzes für die gesamte erbbiologische Aufklärungsarbeit äußerst wichtig ist. Zu diesem Zwecke stellte er z. B. aus den verschiedensten Berufsschichten

Sippschaftstafeln zusammen, aus denen auch Arbeiter und Handwerker usw. entnehmen können, welche große Bedeutung auch ihre Familien in vielen Generationen für den Staat gehabt haben, und daß sie stolz darauf sein können, von Vorfahren abzustammen, die ihre Pflicht für die Volksgemeinschaft in ihrem Rahmen getan haben. Er stellte im Auftrag des Reichsinnenministeriums reichhaltiges Aufklärungsmaterial her, um Erziehern und Führern der Jugend, sowie überhaupt allen für die Aufklärung zuständigen Stellen geeigneten Lehrstoff zu vermitteln.

Von dort aus können Anschauungstafeln über die erb- und rassenpflegerische Gesetzgebung, Aufklärungsstoff über alle Fragen der Erbpflege und Bevölkerungspolitik, Lichtbildreihen mit Vorträgen für Schulungslehrgänge, Tagungen und sonstige Veranstaltungen bezogen werden usw. Als ein ganz besonders wertvolles Hilfsmittel für die erbbiologische Volkserziehung wie für die Erziehung des neuen deutschen Menschen überhaupt müssen dazu noch die Hefte der Schriftenreihe hier aufgeführt werden. Diese Hefte sind leicht verständlich geschrieben und außerordentlich billig. In besonders enger Beziehung zu Fragen der Erb- und Rassenpflege stehen die Hefte 1, 3, 4, 5, 6, 10, 11, 15, 16, 17, während das Heft 8 einen ausgezeichneten Überblick über geeignetes Schrifttum und Aufklärungsstoff zum Thema Erb- und Rassenpflege gibt.

In enger Zusammenarbeit mit den Dienststellen der Partei und nachgeordneten Dienststellen des Staates wird auf großen Ausstellungen, die immer eine erfreulich große Besucherzahl aufweisen, dieses Aufklärungsmaterial an den deutschen Menschen herangetragen. Beamte und Angestellte des Staates, Angehörige der Parteigliederungen werden daran geschult und geben ihr Wissen in ihrem Dienstbereich weiter. Ebenso wie der Amtsarzt in seinen Beratungsstellen für Erb- und Rassenpflege (Erbgesundheitssachen, Ehegesundheitssachen usw.) erbbiologische Erziehungsarbeit zu leisten hat, leisten sie die Ärzte des Hauptamtes für Volksgesundheit der Partei, die NSV., die Ärzte der Wehrmacht, die Ärzte der SA. und der ƗƗ. Überall ist man bemüht, dem Volke erb- und rassenpflegerisches Denken näherzubringen.

Während die dafür angesetzten Dienststellen des Staates hauptsächlich für die Bereitstellung aufklärenden Materials Sorge zu tragen haben, liegt der Partei vor allen Dingen die eigentliche Aufklärung und Schulung ob. Diese Aufklärungs- und Schulungsarbeit ist organisatorisch zusammengefaßt im *Rassenpolitischen Amt der NSDAP.*, das außer seiner Spitzeninstanz — der Reichsleitung — noch in jedem Gau ein Gauamt besitzt, durch Kreisbeauftragte im Stabe des Kreisleiters vertreten ist und somit von dort aus bis in die einzelnen Ortsgruppen und Stützpunkte der Bewegung hineinwirkt. Vom Rassenpolitischen Amt der NSDAP. wird zunächst einmal die Ausrichtung der betreffenden Schulungsarbeit innerhalb der Partei bestimmt, damit aber auch gleichzeitig in Großkundgebungen, Ausstellungen, Schulungsversammlungen innerhalb der Ortsgruppenbereiche usw. das Volk in seiner Gesamtheit erfaßt.

Auch von hier aus wird das deutsche Volk an Hand von Aufklärungsmaterial, Filmen, Anschauungstafeln, Lichtbildreihen, Kalendern, Schriftenreihen, Zeitschriften usw. über den Sinn von Rassenpolitik und Erb- und Rassenpflege unterrichtet, und wenn sich die Arbeitsgebiete auch vielfach überschneiden, so sind gerade hier der Wert und der Erfolg praktischer Zusammenarbeit zwischen Partei und Staat besonders deutlich geworden.

Es ist in dem engen Rahmen dieser Ausführungen nicht möglich, etwa den organisatorischen Aufbau der mit der erbbiologischen Erziehung des Volkes befaßten Instanzen *von Partei und Staat* auch nur einigermaßen erschöpfend abzuhandeln, wie selbstverständlich auch die Arbeitsweise dieser Instanzen im einzelnen nicht geschildert werden konnte.

Für denjenigen, der sich genauer über dieses Gesamtgebiet zu unterrichten gedenkt, sei das Studium der Schriftenreihe des Reichsausschusses für Volksgesundheitsdienst sowie des einschlägigen Materials des Rassenpolitischen Amtes wärmstens empfohlen. Insbesondere wird ihm aber das Heft 8 der Schriftenreihe des R.f.V. diejenigen einschlägigen Werke benennen können, die am besten geeignet sind, das Wissen über das Gesamtgebiet Rassenforschung — Rassenpflege — Erbforschung — Erbpflege — Familienforschung und Familienpflege zu vertiefen.

2. Maßnahmen durch Staat und Gemeinden.
A. Erbbestandsaufnahme.
Von MAX KRESIMENT.

Schon im Dasein des Einzelnen erweisen sich schriftliche Aufzeichnungen über seine Entwicklung und ihre Störungen sowie über durchgemachte Krankheiten (z. B. im *Gesundheitsstammbuch* als wertvoll für die ärztliche Beurteilung der Entstehung seines (Krankheits-)Zustandes, weil wir über unsere Geburt und über Kinderkrankheiten nur vom Hörensagen unterrichtet sind, überstandene Krankheiten oft falsch dargestellt werden und manches wie Geschlechtskrankheiten bewußt verschwiegen zu werden pflegt. Um so mehr ist die Sammlung sachlicher Unterlagen angezeigt, wenn es gilt, nicht nur den einzelnen Menschen zu seinem eigenen Vorteil ärztlich zu beraten, sondern ihn im Rahmen seiner Sippe als deren Sproß zu bewerten. Anders als durch die Zusammenfassung aller erreichbaren Unterlagen wenigstens über die nähere Verwandtschaft kann eine sichere Beurteilung nicht erfolgen. Noch viel weniger als bei der Erhebung einer objektiven Vorgeschichte für die richtige ärztliche Betreuung des Einzelnen kann diese Sammlung und Sichtung von Angaben dem Prüfling selbst überlassen bleiben. Nur die staatlich geleitete planvolle Sammlung und amtsärztliche Sichtung der Unterlagen gewährleistet brauchbare Ergebnisse. Ist es doch zur Feststellung einer Erbkrankheit, die von Staats wegen getroffen werden muß (s. S. 104), meist unerläßlich, die „Belastung" des Prüflings durch krankhafte Erbanlagen seiner Sippe zu ermitteln, um weiter, gestützt auf solche sachlich unanfechtbare Feststellungen, schwerwiegende Entscheidungen wie die des Eheverbotes oder der Verhinderung der Fortpflanzung zu rechtfertigen.

Ferner kann unser noch bruchstückhaftes Wissen über die Erbleiden mit ihren abweichenden Formen (Mikroformen) nur durch planmäßige Erhebungen in der Bevölkerung, besonders an Zwillingen [1] vervollkommnet werden, von denen auch der Geburtshelfer die nicht lebensfähigen Früchte der wissenschaftlichen Untersuchung zuführen muß. Die in Familien gehäuft vorkommenden Erkrankungen sind besonders sorgfältig auf etwaige Erblichkeit der Anlage zu erforschen.

---

[1] Runderlaß des Reichsministers des Innern betreffend Angaben über Mehrlingsgeburten und Blutsverwandtenehen vom 23. 6. 39 (Reichsgesundheitsblatt 1939, Nr. 32, S. 663).

Praktische Erb- und Rassenpflege und wissenschaftliche Forschung arbeiten bei dieser *Erbbestandsaufnahme*, deren Ziel daher notwendigerweise die erbbiologische Erfassung des ganzen Volkes ist, Hand in Hand. Dem einzelnen Arzt erwachsen hieraus schwerwiegende Verpflichtungen, aber auch Hilfen für sein ärztliches Handeln. Denn nie kann eine unvoreingenommene erbbiologische Bestandsaufnahme der ärztlichen Mitwirkung im weitesten Ausmaß entbehren, wenn auch die Aufstellung des Sippengerüstes (in Sippentafeln) nicht eigentlich ärztliche Aufgabe ist und später nach vollzogenem Ausbau der Standesämter zu Sippenämtern diesen übertragen werden kann. Zwar sind bei der Ermittlung der körperlichen und geistigen Erbgesundheit auch Grenzgebiete zu bearbeiten, die wie z. B. die Beurteilung der Charakterentwicklung nicht ausschließlich ärztlichen Gesichtspunkten unterworfen sind, sondern die Mitwirkung der Psychologen und Pädagogen erfordern, zumeist sind aber doch ärztliche Feststellungen zu treffen. Jeder Arzt muß also mit den Grundlagen der erbbiologischen Bestandsaufnahme und dem Verfahren ihrer Durchführung so weit vertraut sein, daß er an ihr tatkräftig und mit Nutzen mitzuarbeiten imstande ist.

Man hat sich bei ihrem Aufbau die Erfahrungen in der Führung des Strafregisters zunutze gemacht und das Gesundheitsamt (s. S. 66) des Geburtsortes durch die Einrichtung der *Geburtsortkarteien* mit der Aufgabe betraut, *Auskunft zu erteilen*, wo über einen Prüfling Unterlagen vorhanden sind. Liegt der Geburtsort im Ausland, so übernimmt eine zentrale Auskunftskartei beim Reichsgesundheitsamt diese Aufgabe. Werden laufend alle Untersuchungen in den deutschen Gesundheitsämtern — bei Einbürgerungen, an Kindern, die bestimmter Fürsorgemaßnahmen wie der Einschulung in Sonderschulen für Blinde, Taube, Hilfsschüler bedürfen, bei Untersuchungen auf Ehetauglichkeit sowie bei allen gerichtsärztlichen Begutachtungen asozialer Personen oder solcher, die als gemeingefährlich in geschlossene Anstalten überführt werden sollen (s. S. 535 ff.) — karteimäßig ausgewertet, so werden zunächst alle erbbiologisch bedenklichen Sippen erfaßt. Werden diese Meldungen durch planmäßige Erhebungen in den Heil- und Pflegeanstalten[1], Blinden-, Taubstummen- und Krüppelanstalten sowie durch die Untersuchungen der vom Reichsjustizministerium errichteten kriminalbiologischen Sammelstellen[2] in den Straf-, Sicherungs- und Besserungsanstalten ergänzt, die sich leicht an Hand des dort vorhandenen Aktengutes auch auf frühere Insassen ausdehnen lassen, so werden die Maschen des Netzes, das die erbbiologisch nicht gesunden Sippen erfassen soll, nicht nur schneller geknüpft, sondern auch immer enger. Ein schönes Beispiel bietet die erbbiologische Bestandsaufnahme in der Rheinprovinz, die in einem Forschungsinstitut (Rheinisches Provinzialinstitut für psychiatrisch-neurologische Erbforschung in Bonn) zusammengefaßt, ausgehend von dem im Rheinland erhaltenen Aktengut der Irrenanstaltsinsassen seit 1825 und der Mitarbeit der Heilanstalten mit ihrem Außenfürsorgedienst, bereits bei einem Drittel der Neuaufnahmen in die Heil- und Pflegeanstalt Bonn (aus dem großen Aufnahmebezirk Köln) Nachweise erblicher Belastung zu führen gestattet.

---

[1] Nach Erlassen des Reichsinnenministers vom 27. 3. 39 und des Reichserziehungsministers vom 5. 5. 39 (Reichsgesundheitsblatt 1939, Nr. 25, S. 510) auch für psychiatrisch-neurologische Krankenhausabteilungen und für Universitätskliniken angeordnet.

[2] in München, Freiburg, Köln, Münster, Hamburg, Berlin, Königsberg, Leipzig, Halle.

Daß gerade ältere Mitteilungen, die etwa nur aus Akten gewonnen sind, eine ärztliche Nachprüfung erfordern, bevor sie für die heutigen erbärztlichen Maßnahmen verwendbar sind, bedarf keiner näheren Begründung. Das schließt nicht aus, daß man sich für die mühselige Arbeit des Sammelns aller erreichbaren Unterlagen geschulter Hilfskräfte bedient, wie dies vorzüglich vom Thüringischen Landesamt für Rassewesen ins Werk gesetzt worden ist. Daß aber eine ausschließlich oder überwiegend mit Hilfskräften durchgeführte Erhebung nicht zum Ziel führen kann, beweisen viele mißglückte Erhebungen, zuletzt in Deutschland die Reichsgebrechlichenzählung 1925/26, deren Zahlenergebnisse[1] nicht wesentlich die der *Anstaltsstatistik* (Irrenstatistik) übertreffen und deren Diagnosen vielfach ungenau oder unsicher sind.

Die fortgesetzte Schulung und ständige Mitarbeit aller Ärzte kann allein zu dem Ziel führen, für jeden Prüfling der heranwachsenden Generation ausreichende Unterlagen zu schaffen, die die erforderlichen gewichtigen Entschließungen vor allem bei der Berufswahl und der Eheberatung hinreichend unterbauen. Der einzelne Arzt muß sich· bei jedem Ratsuchenden die genaue Erhebung der Vorgeschichte angelegen sein lassen, stets dessen nähere Verwandtschaft mitzuerfassen versuchen und die erhaltenen Angaben in Stichworten und gegebenenfalls in *Sippentafeln* niederlegen. Gerade dem guten Hausarzt, den wir wieder erstreben, erwachsen dadurch wertvolle Unterlagen für sein ärztliches Urteil, das kein noch so kompliziertes Untersuchungsgerät ersetzen kann. Anders ist gerade die verantwortungsvolle Eheberatung, die über das Schicksal des kommenden Geschlechts entscheidet und die wichtigste vorbeugende Tätigkeit des Arztes darstellt, gar nicht durchführbar. Weiter wird die ärztliche Prognosestellung durch erbbiologische Unterlagen eine Sicherung erfahren, wie sie selbst langjährige Erfahrung des Arztes an Einzelfällen nicht ersetzen kann. Auf dieser Sicherheit der prognostischen Schlüsse beruht aber ein wesentlicher Teil des ärztlichen Ansehens. Die Feststellung einer Blutsverwandtschaft[2] unter den Vorfahren wirft oft ein helleres Licht auf das unerwartete Auftreten z. B. eines Ohrenleidens in einer Sippe als eine noch so feine und ausgiebige fachärztliche Untersuchung. Und mit der Erkenntnis der Erbbedingtheit eines solchen Leidens erfährt die Prognose eine sonst nicht erreichbare Sicherheit, nicht nur für den Kranken selbst, sondern für alle Maßnahmen, die etwa allgemein zur Bekämpfung derartiger Leiden getroffen werden sollen. Denn dieses Ziel der erbbiologischen Bestandsaufnahme muß unverrückbar vor Augen stehen, daß sie uns helfen soll, das Kranke noch wirkungsvoller zu bekämpfen. Die Gesunden bedürfen ihrer Natur nach weniger der Betreuung, sofern die Fürsorge für das Kranke nicht überwuchert. Daraus ergibt sich auch die Rechtfertigung, bei der Erbbestandsaufnahme des deutschen Volkes bewußt von der Erfassung des Kranken, der negativen Auslese oder Ausmerze, auszugehen. Das hindert natürlich nicht, den besonders Förderungswürdigen auch eine besondere Pflege zukommen zu lassen. Mit anderen Worten, neben den vorgenannten Erhebungen müssen zur Durchführung dieser Aufgabe die Sippen der als hochwertig angesehenen Menschen erforscht werden, damit deren Fortpflanzungskraft einer genauen fortlaufenden Beobachtung unterzogen

---

[1] Siehe Statistik des Deutschen Reiches. Bd. 419. 1931.

[2] Siehe Anmerkung 1 (S. 77).

wird, um daraus Folgerungen für eine Hebung und Steigerung dieser Fortpflanzungskraft abzuleiten, allein schon deshalb, weil die Zahl der nicht nur
erbgesunden, sondern auch hochwertigen Sippen beschränkt ist und zuletzt
erst wieder durch den Weltkrieg und seine Folgen für Deutschland eine bedenkliche Schmälerung erfahren hat. Bei diesen Erhebungen, die leicht von erbbiologischen Untersuchungen in *Begabtenschulen* (den Oberklassen höherer
Lehranstalten, Fachschulen, Hochschulen) ihren Ausgang nehmen können,
muß man sich aber im klaren sein, daß der Begriff der Hochwertigkeit gegenüber
dem der Krankheit nicht mehr allein ärztlichen Maßstäben unterliegt. Hier
müssen auch andere Berufsgruppen in Zukunft mithelfen. Dies wird verständlich,
wenn man sich vor Augen hält, wie Professor RÜDIN seine Genialenforschung
einleitete. Durch Umfrage bei zahlreichen Hochschullehrern über die Be-
deutendsten ihres Fachgebietes gewann er die Unterlagen, aus denen er die am
häufigsten Genannten auswählte.

Wenn auf diese Weise mit der Erfassung der negativen Auslese und andererseits der hervorragend Tüchtigen die nach reichseinheitlichen Richtlinien in
Deutschland seit 1935 arbeitende *Erbbestandsaufnahme* (Grundsätze für die
Tätigkeit der *Beratungsstellen für Erb- und Rassenpflege* in den Gesundheitsämtern und Richtlinien für die Durchführung der Erbbestandsaufnahme vom
März 1938, zu beziehen von der Reichsdruckerei, Berlin SW 68) weitergetrieben
wird, und insbesondere die Mitarbeit der praktischen Ärzte und Fachärzte und
der wechselseitige Erfahrungsaustausch mit den erbbiologischen Karteien bei
den Gesundheitsämtern noch viel inniger wird, läßt sich das Ziel der Erbbestandsaufnahme erreichen. Dieses muß zunehmend weniger in der Ausmerze
der Erbuntüchtigen als in der planvollen Förderung der Hochwertigen erblickt
werden — zum Nutzen des deutschen Volkes.

Schrifttum.

ASTEL: Rassekurs in Egendorf. München: J. F. Lehmann 1935. — KRESIMENT: Die
karteimäßige Erfassung der Erbkranken. Reichsgesdh.bl. 1934, Nr 43, 904. — LEHMKUHL:
Zur Technik der Erbbestandsaufnahme. Öff. Gesdh.dienst 1939, Teil A, H. 4, 143. —
LINDEN: Angeborener Schwachsinn. Öff. Gesdh.dienst 1939, Teil A, H. 8, 273. — LUXEN-
BURGER: Ziele und Methoden der Erbforschung und die Möglichkeit der Mithilfe des prak-
tischen Arztes. Z. ärztl. Fortbildg 29, H. 5, 15—20 (1938). — POHLISCH: Die erbbiologische
Bestandsaufnahme. Reichsgesdh.bl. 1938, 4. Beih. zu Nr. 52, 78. — SCHÜTT: Erläuterungen
zur erbbiologischen Bestandsaufnahme. Öff. Gesdh.dienst 1936, Teil A, H. 7, 255. —
SCHÜTT: Die erbbiologische Bestandsaufnahme. Öff. Gesdh.dienst 1936, Teil A, H. 10, 241.
VELLGUTH, H.: Ziel und Methoden der Erbbestandsaufnahme. Öff. Gesdh.dienst 1938,
Teil A, H. 13, 495. — v. NEUREITER: Der kriminalbiologische Dienst in Deutschland.
Mschr. Kriminalbiol. u. Strafrechtsreform. 1938, S. 65.

B. Reichsbürgergesetz und Gesetz zum Schutze des deutschen Blutes und der deutschen Ehre (Blutschutzgesetz).

Von FRED DUBITSCHER.

Im ganzen Reich verstreut leben im deutschen Volk Teile des jüdischen
Volkes. 1932 betrug die Zahl der Juden und jüdischen Mischlinge in Deutschland
1,8 Millionen, d. h. etwa 3% der Bevölkerung. Von diesen waren allerdings

nur 499 682 mosaische Juden ($= 0,77\%$) — sie lebten zu 70% in Großstädten —, hinzu kamen rund 600 000 nichtmosaische Juden und über 600 000 Mischlinge. Bei der gänzlichen Artverschiedenheit war eine Verschmelzung der Juden mit den Deutschen, etwa durch wahllose Vermischung, nicht möglich.

Vielmehr waren Spannungen zwischen Deutschen und dem jüdischen Volk, bei denen es sich nicht um eine Rasse, sondern um ein Rassengemisch handelt, das aber eine blutsmäßige Gemeinschaft bildet, unausbleiblich. Das vorwiegend vorderasiatisch-orientalische jüdische Volk ist niemals wirklich mit seinen Gastvölkern in eine Schicksalsgemeinschaft getreten. Innerhalb des Volkskörpers hat es immer *daneben* gelebt.

Es war hier aber ein Danebenleben, bei dem das deutsche Volk auf deutschem Boden zunehmend durch die Machtstellung von Juden und jüdischen Mischlingen auf allen Gebieten des Wirtschafts-, Geistes- und Kulturlebens gedrückt und gezwungen wurde, Artfremdes aufzunehmen.

Es war daher ein Gebot der Stunde, eine wahllose Vermischung zwischen Deutschen und Juden und ein weiteres Umsichgreifen der Bastardisierung zu verhindern. Die Notwendigkeit gesetzlicher Maßnahmen ergibt sich aus den wenigen nachstehenden Zahlen.

Auf 100 rein jüdische Ehen kamen Mischehen:

1901—1905	18	1921—1925	41
1906—1910	24	1926	53
1911—1915	36	1927	54
1916—1920	34	1928	53

Dabei sind in dieser Übersicht nur mosaisch-christliche Mischehen erfaßt. In Wirklichkeit ist die Zahl demnach wohl erheblich höher. Die Übersicht zeigt, daß anfangs des Jahrhunderts wenigstens jeder 12. Jude in Deutschland eine Mischehe einging und in den letzten Jahren vor dem Umbruch sogar jeder 4.

Es mußte also nach zwei Seiten hin gearbeitet werden: Dem Juden mußte unter Wahrung seiner Arteigenheit die Möglichkeit genommen werden, deutsches Wirtschafts- und Kulturleben maßgeblich in seinem uns artfremden Sinn zu beeinflussen, sodann mußte die Möglichkeit der Bastardisierung unterbunden werden. Diese Forderung ist nicht unbillig, denn die Juden selbst kennen seit dem Propheten Esra auch die Forderung der Reinhaltung von Blut und Kultur.

Die grundlegende Lösung des Rasseproblems liegt in den sog. *Nürnberger Gesetzen:* Dem Reichsbürgergesetz vom 15. 9. 35 und dem Gesetz zum Schutze des deutschen Blutes und der deutschen Ehre (Blutschutzgesetz) vom gleichen Tage. Unter Beiseitestellung des mißverständlichen Arier- bzw. Nichtarierbegriffes wurde unterschieden zwischen: 1. Angehörigen deutschen und artverwandten Blutes und 2. Angehörigen artfremden Blutes. Hierunter fallen neben Juden auch Angehörige von Blutsgemeinschaften oder Rassen, die uns ebenso fernstehen, z. B. Zigeuner und Neger. Die Letztgenannten spielen aber im deutschen Volkskörper praktisch kaum eine Rolle. Dagegen bedurfte das Judenproblem in rassenbiologischer, politischer, wirtschaftlicher und soziologischer Hinsicht einer Lösung, da fast alle Lebens- und Rechtsgebiete von der Judenfrage betroffen werden.

Die angeführten Gesetze sind keineswegs rein politisch und haben nichts mit einer positiven oder negativen Bewertung anderer Völker zu tun. Vielmehr beruhen sie lediglich auf der wissenschaftlich gesicherten Feststellung, daß die günstigste und beste Entwicklung eines Volkes dann garantiert ist, wenn es frei von fremdrassigen Einschlägen sich entwickelt. Aus diesem Grunde wurde auch dem jüdischen Volk zunächst sein Eigenleben in gesetzlichen Grenzen gewährt. Es wurde ihm eigene Religionsausübung, kulturelles Leben und Erziehung im Rahmen der eigenen Gemeinschaft zugesichert. Notwendigerweise mußte aber eine systematische Ausschaltung des jüdischen Einflusses auf deutschem Boden erfolgen.

Ein besonderes Problem war die *Mischlingsfrage*. Sie liegt anders als die Judenfrage. Während der Jude uns biologisch völlig fremd ist, liegen beim Mischling andere biologische Tatsachen vor. Neben jüdischen hat er auch deutschblütige Eigenschaften. Je nach dem Blutsanteil sind diese Eigenschaften verschieden groß. Das Kind von einem Deutschen und einem jüdischen Partner ist Halbjude, d. h. zur Hälfte hat es deutschblütige Anlagen. Geht dieses Kind mit einem Juden eine Verbindung ein, so sind deren Nachkommen Dreivierteljuden und haben nur je $1/_4$ deutschblütige Anlagen. Bei einer Verbindung eines Halbjuden mit einem Deutschblütigen sind die Nachkommen dagegen Einvierteljuden. Eine Kreuzung dieses Vierteljuden mit einem Deutschblütigen führt dazu, daß unter den Nachkommen die jüdischen Blutseigenschaften nur $1/_8$ betragen, in der nächsten Generation bei gleichsinniger Kreuzung nur $1/_{16}$ usw.

Auf jeden Fall mußte das Ziel ein baldiges Verschwinden der Mischrasse sein. Das war möglich: a) durch ihre Zuteilung zu den Juden. Eine derartige Regelung wird aber nicht den biologischen Tatsachen gerecht, auch würde dadurch das Ziel, die Mischrasse verschwinden zu lassen, nicht erreicht. Weder biologisch noch soziologisch würde sie verschwinden. b) Eine Zuteilung zu den Deutschblütigen ist aus den gleichen Gründen wie unter a) nicht möglich. Es mußte also c) eine Aufteilung der Mischlinge nach ihren Blutsanteilen vorgenommen werden. Eine derartige Lösung wird den biologischen Gegebenheiten am meisten gerecht. Der Teil der Mischlinge, der überwiegende jüdische Blutsteile hat, wird den Juden zugerechnet, der Teil, der überwiegend deutschblütig ist — mit Einschränkungen — den Deutschblütigen. Eine besondere Regelung verlangt nur die Stellung der Mischlinge mit halb deutschem, halb jüdischem Blutanteil. Diese Regelung ist auch in den Nürnberger Gesetzen getroffen worden.

Wer *Jude* ist, bestimmt die erste Verordnung zum Reichsbürgergesetz. Danach ist als Jude anzusehen, wer von mindestens drei der Rasse nach volljüdischen Großeltern abstammt. Als volljüdisch gilt ein Großelternteil ohne weiteres, wenn er der jüdischen Religionsgemeinschaft angehört hat. Als Jude gilt auch der von zwei volljüdischen Großeltern abstammende staatsangehörige jüdische Mischling, der am 16. 9. 1935 der jüdischen Religionsgemeinschaft angehört hat oder danach in sie aufgenommen worden ist oder wird. Ferner wer am 16. 9. 1935 mit einem Juden verheiratet war oder sich danach mit einem solchen verheiratet hat oder verheiratet, und schließlich, wer aus einer Ehe mit einem Juden in dem oben bezeichneten Sinne stammt, die nach dem 17. 9. 1935 geschlossen ist oder aber aus einem unehelichen Verkehr mit einem oben als Juden Bezeichneten stammt und nach dem 31. 7. 1936 geboren wurde. Die Beurteilung, ob jemand Jude ist oder nicht, wird grundsätzlich auf die Rasse der Großeltern abgestellt. Sind diese nicht volljüdisch, befinden sich aber unter ihren Vorfahren einzelne Personen jüdischer Rasse, so bleiben diese Personen bei der Beurteilung der Rassenzugehörigkeit außer Betracht.

Jüdischer Mischling ist, wer von einem oder zwei der Rasse nach volljüdischen Großelternteilen abstammt, sofern er nicht nach den vorstehenden Ausführungen als Jude gilt. Dabei wird eine Trennung vorgenommen in dem Sinne, daß für einen jüdischen Mischling mit zwei volljüdischen Großeltern die Bezeichnung „Mischling 1. Grades", für einen jüdischen Mischling mit einem volljüdischen Großelternteil die Bezeichnung „Mischling 2. Grades" zu verwenden ist.

Das *Reichsbürgergesetz* selbst führt eine politische Scheidung durch. Nur wer deutschen oder artverwandten Blutes ist, kann grundsätzlich Reichsbürger sein und kann über Wohl und Wehe des Landes mitbestimmen. Dagegen kann kein Jude Reichsbürger sein.

Die Staatslehre des vergangenen Jahrhunderts faßte den Staat auf als ein eigenes Wesen, als abstrakte juristische Person. Namentlich wurden die Rechte des Einzelnen im Rahmen der Staatsangehörigkeit genau erörtert und festgelegt. In jeder Verfassung spielten die Grundrechte eine hervorragende Rolle, in besonderem Maße auch in der *Weimarer Verfassung*. Die Gleichheit aller wurde aufs peinlichste gewahrt. Eine völkische Grundlage gab es nicht. Durch die Betonung der völkischen Zugehörigkeit haben Wesen und Inhalt des Begriffs der Staatsangehörigkeit und der Reichsbürgerschaft zwangsläufig einen Wandel erfahren. Die Gemeinschaft des artgleichen und artverwandten Volkes wurde zur politischen Einheit und die Blutsgemeinschaft schuf die völkisch-politische Einheit der Willensrichtung in der Auseinandersetzung mit der Umwelt. Jeder Einzelne ist schicksalhaft im Volkstum verwurzelt und nur denkbar als Teil einer artgleichen Gemeinschaft. Diese artgleiche Gemeinschaft, das Volk, ist die Gesamtheit der Reichsbürger. Erst der Erwerb des Reichsbürgerrechts gibt dem Staatsangehörigen den Vollbesitz der aus seiner Volkszugehörigkeit sich ergebenden Rechte und Pflichten.

Es war zwangsläufig erforderlich, eine Trennung vorzunehmen zwischen *Staatsangehörigkeit* als äußere Abgrenzung gegen Ausländer und Staatenlose und einer *Reichsbürgerschaft* als Befähigung zur Ausübung der vollen politischen Rechte nach Maßgabe der Gesetze. Art- und blutsfremde Staatsangehörige erfüllen die biologischen Voraussetzungen für das Reichsbürgerrecht nicht. Somit konnte auch dem Judentum die Eignung zum Dienst am Volk und Reich nicht zuerkannt werden. Juden können dagegen wohl deutsche Staatsangehörige sein, wenn sie dem Schutzverband des deutschen Reiches angehören. Die Staatsangehörigkeit hat aber ihren politischen Inhalt und namentlich die politischen Befugnisse verloren. Dagegen kann der Staatsangehörige, auch wenn er nicht Reichsbürger ist, alle der Öffentlichkeit dienenden Einrichtungen im Rahmen der geltenden Bestimmungen benutzen und genießt im allgemeinen Schutz durch die staatlichen Organe. Umgekehrt ist er verpflichtet, die öffentlichen Lasten mitzutragen.

Können somit auch Fremdrassige deutsche Staatsangehörige sein, so besteht doch kein Anspruch auf Einbürgerung mehr. Die Verleihung der deutschen Staatsangehörigkeit hängt vielmehr von der auf dem pflichtgemäßen Ermessen und der Gesamtbeurteilung der einzubürgernden Persönlichkeit beruhenden Entscheidung der Einbürgerungsbehörden ab. Im Vordergrund stehen dabei rassische, staatsbürgerliche und kulturelle Gesichtspunkte. Danach kommt eine Einbürgerung von Juden nicht in Betracht.

Ebensowenig wie dem Juden ein Stimmrecht in politischen Angelegenheiten mehr zusteht, kann er ein öffentliches Amt bekleiden. D. h. er kann weder Beamter werden noch sonst Aufgaben erfüllen, die obrigkeitlichen oder hoheitlichen Charakter haben, z. B. als Schiedsmann, Fleischbeschauer, Stempelverteiler usw. Weiterhin können Juden nicht Ärzte, Zahnärzte, Tierärzte, Apotheker, Rechtsanwälte, Patentanwälte, Schriftleiter oder Angehörige der Landespolizei werden. Sie können auch nicht zum aktiven Wehrdienst und zum

Arbeitsdienst eingezogen werden. Ferner können sie keine Erbhofbauern werden. Ihre Teilnehmerzahl am Besuch einer Hochschule und an deutschen Schulen wird anteilsmäßig beschränkt.

Die Rechtsstellung der jüdischen Mischlinge liegt entsprechend ihrer Blutzusammensetzung zwischen der Rechtsstellung der deutschblütigen und der der jüdischen Staatsangehörigen. Allerdings können auch Mischlinge nicht Beamte, Offiziere, Rechtsanwälte, Erbhofbauern, Schriftleiter usw. werden. Weiterhin wird ein Unterschied gemacht, je nachdem, ob es sich um Mischlinge ersten oder zweiten Grades handelt.

Während das Reichsbürgergesetz eine Trennung in politischer Hinsicht vornimmt, bezweckt das *Gesetz zum Schutze des deutschen Blutes und der deutschen Ehre*, oder kurz: das *Blutschutzgesetz*, eine Trennung in biologischer Hinsicht. *Eheschließungen* zwischen Juden und Staatsangehörigen deutschen oder artverwandten Blutes sind verboten. Trotzdem geschlossene Ehen sind nichtig, auch wenn sie zur Umgehung des Gesetzes im Ausland geschlossen sind. Ebenso ist, dem biologischen Gedanken Rechnung tragend, ein *außerehelicher Verkehr* zwischen Juden und Staatsangehörigen deutschen oder artverwandten Blutes verboten. Um die Möglichkeit einer *außerehelichen Schwangerschaft* weitgehend zu unterbinden, dürfen Juden weibliche Staatsangehörige deutschen oder artverwandten Blutes im fortpflanzungsfähigen Alter, d. h. unter 45 Jahren, in ihrem Haushalt nicht beschäftigen. Wer Jude ist, richtet sich nach den Bestimmungen des Reichsbürgergesetzes (s. oben).

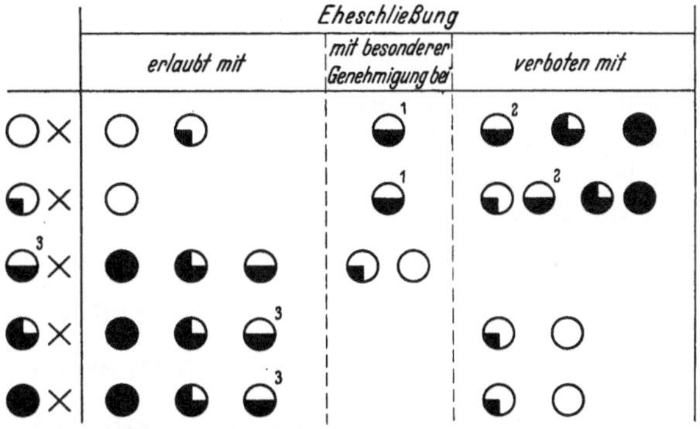

¹ Wenn ◒ nicht nach § 5 Abs. 2 der 1. VO. zum Reichsbürgergesetz als Jude gilt. ² Wenn ◒ nach § 5 Abs. 2 der 1. VO. zum Reichsbürgergesetz als Jude gilt. ³ ◒ wird bei den erlaubten Eheschließungen selbst Jude.

Abb. 16.

Dem Mischling mußte im *Eherecht* eine besondere Stellung eingeräumt werden, je nachdem, wie es die Reinhaltung des Blutes erforderte. Wer jüdischer Mischling ist, bestimmt das Reichbürgergesetz. Den Mischlingen ersten Grades ist die Heirat mit Juden gestattet. Die Nachkommen werden dann Juden. Zu den verbotenen Eheschließungen gehören solche zwischen Juden und staatsangehörigen jüdischen Mischlingen zweiten Grades. Jüdische Mischlinge ersten Grades, d. h. Halbjuden, bedürfen zur Eheschließung mit Staatsangehörigen deutschen oder artverwandten Blutes oder mit staatsangehörigen jüdischen Mischlingen zweiten Grades der Genehmigung des Reichsministers des Innern und des Stellvertreters des Führers. Die Entscheidung berücksichtigt die körperlichen, seelischen und charakterlichen Eigenschaften des Antragstellers, die Dauer der Ansässigkeit seiner Familie in Deutschland, seine Teilnahme am Weltkrieg usw. Eine Ehe soll nicht geschlossen werden zwischen staatsangehörigen jüdischen Mischlingen zweiten Grades.

Die in Frage kommenden Möglichkeiten sind in Abb. 16 zusammengestellt.

Durch diese Regelung des Eherechts wird nicht nur das Blut rein erhalten, sondern das jüdische Blut wird auch allmählich aus dem deutschen Volkskörper ausgeschieden, insofern, als der jüdische Blutsanteil immer mehr aufgeteilt und abgeschwächt wird, bis er praktisch gleich Null ist. Die Mischlinge ersten und zweiten Grades werden schon in einigen Generationen praktisch verschwunden sein.

Wenn auch die Judenfrage und die Reinhaltung deutschen Blutes von jüdischen Eigenschaften praktisch im Vordergrund steht, so mußte doch auch das Eindringen sonstigen artfremden Blutes verhindert werden. Eine diesbezügliche Bestimmung ist in dem Blutschutzgesetz vorgesehen. Eine Ehe soll nämlich nicht geschlossen werden, wenn aus ihr eine, die Reinhaltung des deutschen Blutes gefährdende Nachkommenschaft zu erwarten ist. Entsprechend den jüdichen Mischlingen werden auch die Nachkommen aus Verbindungen Angehöriger deutschen oder artverwandten Blutes mit sonstigen Fremdrassigen in Mischlinge ersten oder zweiten Grades eingeteilt.

Die Belange der ausländischen Staatsangehörigen, soweit sie durch diese Gesetzgebung berührt werden, sind in angemessener Weise gewahrt.

Alle weiteren Bestrebungen einer Reinhaltung des Blutes müssen der Einsicht des Einzelnen, also der Familienpflege überlassen bleiben.

C. Eheberatung.
Von FRED DUBITSCHER.

Wenn auch bestimmte Ehen, die aus erb- und rassenpflegerischen oder staatspolitischen Gründen unnatürlich sind, gesetzlich verboten werden können, so ist die Ausstellung eines Ehetauglichkeitszeugnisses im Rahmen des Ehegesundheitsgesetzes doch nur ein Teil der Eheberatung. Es ist aus mancherlei Gründen notwendig, daß in den Mittelpunkt erb- und rassenpflegerischer Arbeit eine zielbewußte Eheberatung aller Volksgenossen gestellt wird.

Gesundheit von Mann und Frau ist die Voraussetzung für das Glück jeder Ehe. Die Gesundheit sichert die Körper- und Geisteskräfte, die eine Zufriedenheit im ehelichen Leben und gesunde Kinder verbürgen. Die Eheschließung ist aber nicht nur Schicksals- und Lebensfrage für die beiden Verlobten, sondern aus der Familie erwächst dem Volksganzen der Nachwuchs. Jede Heirat bestimmt also ein Stück des Gesamtschicksals der Volksgemeinschaft. Der Arzt soll Berater und Helfer sein, damit die Familie als Kern der Sippe und die Gesamtheit der Sippen als Staat in voller Gesundheit dem Leben und Gedeihen des deutschen Volkes dienen können. Nur ein biologisch gesundes Volk gewährleistet hinwiederum ein Gedeihen der Familien.

Eheliches Glück und gesunde vollwertige Kinder sind auch an die rassenmäßige Übereinstimmung der Sippen beider Eheleute gebunden. Der Nachweis der Rassereinheit ist durch die eigene Geburtsurkunde und die Heiratsurkunde der Eltern zu erbringen, sofern nicht einzelne Organisationen besondere, darüber hinausgehende Forderungen stellen.

Der *Nachweis der Erbgesundheit* läßt sich nicht auf so einfache Weise führen. Die Sicherheit der Voraussage und bei einer möglichen erblichen Belastung die Feststellung des Grades der Erkrankungswahrscheinlichkeit setzen voraus: Kenntnis der Erbanlagen beider Ehepartner sowie Kenntnis des Erbganges der Krankheit und der etwaigen Mitwirkung anderer Ursachen bei der Entstehung der betreffenden Krankheit. Diese Fragen vermag nur der erbbiologisch geschulte Arzt zu beantworten. So müssen denn die Leiter der Eheberatungsstellen erbgesundheitlich wie rassenkundlich geschult sein, um Rassenentartung, Rassenmischung, Erbkrankheiten und Weiterverbreitung krankhafter Erbanlagen zu verhindern, dagegen Vollwertige zur Zeugung einer zahlreichen Nachkommenschaft anzuregen. Sie müssen die Vererbungsgesetze im allgemeinen beherrschen, müssen besonders von der menschlichen Erblehre und namentlich den menschlichen Erbkrankheiten Kenntnis haben. Sie müssen einerseits durchdrungen sein von den Forderungen bevölkerungspolitischer Notwendigkeiten, andererseits aber auch von dem Bemühen, dem Ratsuchenden im Einzelfall gerecht zu werden.

Während die Eheberatungsstellen der vergangenen Zeit zum großen Teil nichts weiter waren als Stellen zur Unterweisung in der Präventivtechnik oder Stellen zur Verteilung empfängnisverhindernder Mittel, ist der leitende Gedanke der heutigen Eheberatungsstelle im Rahmen des Gesundheitsamtes, daß jeder Mensch durch die Gattenwahl mehr oder weniger in der Hand hat, die *Zusammensetzung der Erbmasse* seiner zukünftigen Kinder günstig oder ungünstig zu beeinflussen.

Eine zielgerichtete Eheberatung kann zu folgenden Ergebnissen führen:

1. Die Ratsuchenden und ihre Sippen sind vollwertig oder hochwertig. An ihrer Fortpflanzung hat die Volksgemeinschaft ein Interesse. Sie sind als förderungswürdig zu bezeichnen. Der Untersucher hat sie dann auch in geeigneter Form auf die Möglichkeiten fördernder Maßnahmen (s. dort) hinzuweisen. Die Familien sind in der Erbkartei als vollwertig bzw. hochwertig besonders zu kennzeichnen.

2. Die Ratsuchenden sind unauffällig oder weisen kleine Störungen auf oder in der *entfernten* Verwandtschaft kommen erbliche Störungen vor. Dann bestehen keine Bedenken gegen die Eheschließung und Zeugung von Nachkommen.

3. Besteht eine Belastung eines der Ratsuchenden im näheren Sippenkreis, leidet z. B. einer der Eltern eines Ratsuchenden an einer erblichen Geisteskrankheit, so bestehen Bedenken gegen eine Heirat mit einem Erbgesunden. Ist der Partner nun ebenfalls noch belastet, ohne selbst erscheinungsbildlich krank zu sein, so vervielfältigen sich die Bedenken. Eine gesetzliche Handhabe zum Verbot einer derartigen Verbindung gibt es nicht. Wohl dagegen wird der Eheberater seinen Bedenken gegen die Eheschließung Ausdruck geben. Geht das Paar trotzdem eine eheliche Gemeinschaft ein, so ist die Forderung zur Vermeidung von Nachkommenschaft zu stellen.

Ernste Bedenken können auch gegen eine Eheschließung bestehen, wenn das bisherige Leben der Ratsuchenden keine hinreichende Gewähr für ein geordnetes Ehe- und Familienleben bietet.

4. Die Frage einer vorübergehenden oder dauernden *Eheuntauglichkeit* ist durch das Ehegesundheitsgesetz geregelt. Dieses Gesetz macht aber, wie aus dem Vorstehenden hervorgeht, eine Eheberatung nicht überflüssig.

Im Einzelnen sei auf folgendes hingewiesen:

Leichtschwachsinnige, die wegen ihrer „Lebensbewährung" nicht unfruchtbar gemacht worden sind, wird der Arzt in den seltensten Fällen beraten können, da die meisten für ihren Zustand keine Einsicht haben. Die Erfolgsaussichten einer Eheberatung sind hier demnach gering. Die Gefahr einer hemmungslosen Fortpflanzung liegt nahe. Es ist deshalb um so notwendiger, die Unfruchtbarmachung lückenlos durchzuführen. Bei exogen bedingten leichten Schwachsinnsformen ist von den Möglichkeiten des § 1 c des Ehegesundheitsgesetzes möglichst weitgehend Gebrauch zu machen. Selbst wenn sich der exogene Leichtschwachsinnige bei gutem Willen als Einzelmensch im Leben leidlich halten kann, wird er in der Ehe als Vater bzw. erst recht als Mutter versagen.

Fallsüchtige, deren Leiden nicht auf Erblichkeit beruht, sind, sofern eine geistige Störung vorliegt, eheuntauglich im Sinne des Ehegesundheitsgesetzes. Sofern keine geistigen Ausfallserscheinungen bestehen, ist die Frage zu prüfen, ob eine äußere Entstehungsursache für die Epilepsie mit *Sicherheit* angenommen werden muß oder nicht. Es braucht eine Unfruchtbarmachung nicht beschlossen zu sein, und dennoch kann Verdacht auf Erblichkeit bestehen. In diesen Fällen muß vermieden werden, daß die Kranken in hochwertige Sippen hineinheiraten. Sie sollen aber auch Ehen mit Verwandten und Mitgliedern von Sippen, in denen Fallsucht vorkommt, vermeiden. Klar umweltbedingte Fallsüchtige aus unbelasteter Familie sowie deren Verwandte können, wenn keine geistige Störung bei ihnen vorliegt, in eine anfallfreie Sippe hineinheiraten. Allerdings ist Rücksicht auf die Prognose des Leidens zu nehmen, damit nicht die Erziehung etwaiger Kinder unter einer zunehmenden Wesens- und Charakterveränderung eines epileptischen Elternteils leidet. Erscheinungsbildlich gesunde Verwandte von erblich Fallsüchtigen oder solchen, bei denen die Ursache der Epilepsie nicht sicher exogen ist, müssen damit rechnen, daß sie krankhafte Erbanlagen in sich tragen und weitergeben können. Daher ist von jeder Verwandtenehe in einer Epileptikersippe unbedingt abzuraten. Das Gleiche gilt für eine Heirat von erscheinungsbildlich gesunden Mitgliedern zweier verschiedener Epileptikersippen.

Bei *Augenleiden* ist zu unterscheiden, ob beide oder nur einer der ratsuchenden Partner stark sehgestört ist und ob die Störung als leichte Gradausprägung eines Erbleidens oder als der Beginn einer derartigen Störung aufzufassen ist, oder ob das Leiden zwar erblich ist, aber überhaupt nur geringe Störungen zu verursachen pflegt. Zum Beispiel ist eine leichte Linsentrübung bei einem der Partner für etwaige Kinder meist ohne wesentliche gesundheitliche Nachteile. Leiden dagegen beide Verlobte an einer leichten Linsentrübung, so besteht eine erhebliche Gefahr hinsichtlich einer schwereren Gradausprägung der Störung bei den Kindern. Namentlich ist das der Fall, wenn in der Familie eines der Ratsuchenden oder gar in beiden schon Jugendstar vorgekommen ist. Noch gefährlicher ist eine Ehe zweier Spaltbildungsträger mit leichter Gradausprägung der Störung. Ist dagegen z. B. einer der Partner kurzsichtig, so besteht für die Kinder keine nennenswerte Gefahr. Sind beide Partner kurzsichtig, so werden nach den bisherigen Erfahrungen auch einige der Kinder kurzsichtig sein, selten aber wird bei ihnen eine schwere Sehstörung auftreten.

Im allgemeinen wird der Arzt in der Eheberatungsstelle bei einem Augenleiden im Benehmen mit einem volksgemeinschaftlich denkenden, erbkundlich geschulten Facharzt beraten.

Ähnlich wie bei Sehstörungen liegen die Verhältnisse bei *Gehörstörungen*. Zu vermeiden sind Verwandtenehen in Sippen, wo Taubheit vorliegt, wenn diese nicht völlig eindeutig exogen bedingt ist. In Sippen, in denen die sporadische Taubstummheit vorgekommen ist, sind auch entfernte Verwandtenehen zu vermeiden, da bei dem überdeckten Erbgang des Leidens viele Anlageträger vorhanden sind, aus deren Verbindung taubstumme Kinder hervorgehen. Liegt dagegen eine Innenohrschwerhörigkeit vor, so ist im allgemeinen gegen die Ehe eines *völlig gesunden* Geschwisters mit einem Erbgesunden und sogar mit dem völlig gesunden Geschwister eines anderen an Innenohrschwerhörigkeit leidenden Kranken nichts einzuwenden, da die Krankheit einem überdeckenden Erbgang folgt und die erscheinungsbildlich Gesunden auch mit größter Wahrscheinlichkeit frei von der krankhaften Erbanlage sind. Bestehen Zweifel über die Art der Gehörstörung, so ist allerdings ein überdeckter Erbgang anzunehmen.

Beim Schwachsinn, bei der Epilepsie und beim Alkoholismus ist in der „geistigen Störung" (Ehegesundheitsgesetz), die eine Eheschließung unmöglich macht, eine Art von Zwischenstufe zwischen der Notwendigkeit der Unfruchtbarmachung und einer Anerkennung der Vollwertigkeit vorgesehen, bei den *körperlichen Erbleiden* fehlt etwas Entsprechendes. So können denn leicht und schwer Mißbildete, bei denen der Erbnachweis nicht geführt werden konnte, gesetzlich nicht an einer Heirat gehindert werden. Wegen der trotzdem bestehenden Gefahr eines erbgeschädigten Nachwuchses liegt hier für die Eheberatung ein großes und verantwortungsreiches Gebiet. Heiraten von Merkmalsträgern der gleichen oder verwandten Mißbildung müssen vermieden werden, ebenso aber auch das Hineinheiraten eines kranken Merkmalsträgers in hochwertige Sippen. Unter Merkmalsträger sind dabei nicht nur die Träger der schweren Gradausprägungen zu verstehen; so ist z. B. hinsichtlich der Eheberatung der Träger einer „flachen Hüftgelenkspfanne" gleichzustellen dem an einer ausgesprochenen Hüftverrenkung Leidenden. Hasenschartenträger sind anderen Spaltbildungsträgern gleichzustellen. Von Verwandtenehen dieser Merkmalsträger oder von einer Heirat Nahverwandter von Trägern dieser Leiden mit anderen Nahverwandten des gleichen Leidens muß unbedingt abgeraten werden.

Bei dem teils überdeckenden, teils überdeckten Erbgang der einzelnen Mißbildungen ist jeder Einzelfall unter weitgehender Benutzung aller diagnostischen Möglichkeiten (Röntgen!) im Hinblick auf eine Belastung eingehend zu prüfen.

Beim *Trinker* wird eine Eheberatung in den meisten Fällen ebenso fruchtlos sein wie beim Leichtschwachsinnigen. Immerhin wird es Fälle geben, in denen der Partner beraten werden kann. Schematisieren läßt sich das Vorgehen des Eheberaters nicht. So ist z. B. der Fall nicht selten, daß Alkoholsüchtige bereits vorehelich gezeugten Nachwuchs haben und die Partnerin den Einwand erhebt, sie heirate, um dem Kind einen Vater zu geben. In solchen Fällen ist es sowohl im Interesse der Volksgemeinschaft als auch im Interesse der Mutter und des Kindes besser, das Kind bei der unehelichen Mutter zu belassen, als daß der Eheberater sein Einverständnis zu einer Familiengründung gibt, die zu einem Verderben von Mutter und Kind führt.

Überhaupt muß bei Vorliegen jedweder ernsten *Sucht* (Morphin und Morphinderivate, Opiate, Cocain, Schlafmittel usw.) von einer Eheschließung unbedingt abgeraten werden. Auch wird der Eheberater sehr zurückhaltend sein müssen, wenn ein bisher süchtig Gewesener erklärt, „geheilt" zu sein. Erfahrungsgemäß gehen Jahre darüber hin, ehe von der Heilung eines Morphinisten gesprochen werden kann, und eine Rückfallgefahr ist so groß, daß mit hoher Wahrscheinlichkeit über kurz oder lang eine Zerrüttung der Familie erfolgen muß.

Besondere Beachtung verdient die Beratung von *Psychopathen* oder von Ratsuchenden, in deren naher Verwandtschaft ausgesprochene Psychopathien, namentlich mit asozialer Färbung, vorgekommen sind. Auch hier wird der Rat auf den Einzelfall unter Würdigung aller Umstände abzustellen sein. Dabei sind neben den gesundheitlichen auch die sozialen Verhältnisse zu erwägen und es ist dazu Stellung zu nehmen, ob der Ratsuchende unter Berücksichtigung seiner Eigenschaften voraussichtlich imstande sein wird, ein normales Ehe- und Familienleben zu führen, und hinreichende Gewähr für eine geregelte Erziehung von Nachkommen bietet.

Verschiedentlich war im vorstehenden die Rede von einer *Heirat Belasteter untereinander.* Es stehen sich zwei Ansichten gegenüber. Die einen erhoffen durch grundsätzliche Vermeidung von Ehen Belasteter untereinander eine Aufteilung und allmähliche Aufspaltung der krankhaften Erbanlagen, bis diese sich praktisch nicht mehr erscheinungsbildlich auswirken. Die anderen erhoffen durch eine Förderung von Eheschließungen Belasteter untereinander eine um so stärkere Manifestation der krankhaften Erbanlagen bei den Nachkommen, die dann durch das Gesetz z. V. e. N. erfaßt werden könnten, was eine Weitergabe der Anlagen an Nachkommen unmöglich machte. Es sind Untersuchungen angestellt worden, die auf mathematischem Wege zu dem Schluß kommen, daß eine bei der Gattenwahl erfolgte gegenseitige Bevorzugung gleich veranlagter Personen ausleseförderlich ist und die Ausmerze einer krankheitsbedingenden Erbanlage beschleunigt. Eine gegenseitige Bevorzugung verschieden veranlagter Personen dagegen ist auslesefeindlich und behindert die Ausmerze der krankhaften Anlagen. So sinnvoll diese grundsätzliche Lösung ist, so wird der Eheberater im Einzelfall nicht selten davon abweichen müssen.

Die Tätigkeit der Eheberatungsstellen beschränkt sich aber nicht nur auf die Beratung der zu einer Heirat entschlossenen Partner, sondern sie soll schon den herangewachsenen jungen Mann und das heiratsfähige Mädchen in sinn- und zielvoller Weise beraten. Geist und Ziel der Beratung sind charakterisiert in den vom Reichsausschuß für Volksgesundheitsdienst herausgegebenen „*Zehn Leitsätzen für die Gattenwahl*".

„Die Erziehung zur richtigen Gattenwahl muß schon sehr frühzeitig unbewußt einsetzen; denn wenn man an den jungen Volksgenossen erst in dem Augenblick herantritt, wenn er sich vielleicht mit dem Gedanken der Verehelichung beschäftigt, dann ist es meistens zu spät. Es ist nicht wahr, wie es so oft behauptet worden ist, daß die Jugend sich in dieser Beziehung nicht beeinflussen läßt, weil alles auf die „Liebe" ankommt! Denken wir nur einige Jahrzehnte zurück, so werden wir finden, daß einsichtsvolle Eltern stets, ohne daß es die Kinder gemerkt haben, von sich aus die Einstellung ihrer Kinder geleitet haben. Allerdings setzt das ein verständnisvolles Verstehen der seelischen Eigenart der Kinder bei jedem Elternpaar voraus. Mit groben Maßnahmen ist nicht zu helfen. Es ist dies eine Aufgabe der Familienpflege."

Zehn Leitsätze für die Gattenwahl.

1. Gedenke, daß Du ein Deutscher bist!

Alles, was Du bist, bist Du nicht aus eigenem Verdienst, sondern durch Dein Volk. Ob Du willst oder nicht willst, Du gehörst zu ihm; denn Du bist aus ihm hervorgegangen. Darum denke bei allem, was Du tust, ob es Deinem Volke förderlich ist.

2. Du sollst Geist und Seele rein erhalten!

Erhalte, was Du an Anlagen hast, werde, was Du Deinen Anlagen nach sein kannst. Halte fern von Geist und Seele alles, was Dir innerlich fremd ist, was Deiner Art zuwider ist, was Dein Gewissen Dir verbietet. Aussicht auf Geld und Gut, Aussicht auf schnelleres Fortkommen, Aussicht auf Genuß verleiten gar oft dazu, dies zu vergessen. Sei darum wahr gegen Dich selbst und vor allem gegen Deinen zukünftigen Lebensgefährten.

3. Halte Deinen Körper rein!

Was Dir an Gesundheit von Deinen Eltern verliehen worden ist, erhalte es, um Deinem Volke zu dienen. Hüte Dich, nutzlos und leichtsinnig damit zu spielen. Der Genuß eines Augenblicks kann die Gesundheit und das Erbgut dauernd zerstören, Dir, Deinen Kindern und Enkeln zum Fluche. Was Du von Deinem zukünftigen Lebensgefährten verlangst, mußt Du auch von Dir selbst verlangen. Gedenke, daß Du ein deutscher Ahnherr werden wirst.

4. Du sollst, wenn Du erbgesund bist, nicht ehelos bleiben!

Alle Eigenschaften Deines Körpers und Geistes vergehen, wenn Du ohne Nachkommen stirbst. Sie sind ein Erbe, ein Geschenk Deiner Vorfahren. Sie leben in Dir in ununterbrochener Kette weiter. Wer ohne zwingenden Grund ehelos bleibt, unterbricht diese Kette der Geschlechter. — Dein Leben ist zeitlich begrenzt; Sippe und Volk bestehen fort. Geistiges und körperliches Erbgut feiert in den Kindern Auferstehung.

5. Heirate nur aus Liebe!

Geld ist vergänglich Gut und macht nicht dauernd glücklich. Wo der göttliche Funke der Liebe fehlt, kann auch nie eine gute Ehe entstehen. Reichtum des Herzens und des Gemütes sind die Grundlagen einer dauerhaften und glücklichen Ehe.
Darum sei Deine Liebe nicht blind, sondern sehend und sich der Verantwortung bewußt!

6. Wähle als Deutscher nur einen Gatten gleichen oder artverwandten Blutes.

Wo Anlage zu Anlage paßt, herrscht Gleichklang. Wo ungleiche Rassen sich mischen, gibt es Mißklang. Mischung nicht zueinander passender Rassen führt im Leben der Menschen und Völker zu Entartung und Untergang, um so schneller, je weniger die Rasseneigenschaften zueinander passen. Hüte Dich vorm Niedergang! Glück ist nur bei Gleichgearteten möglich.

Der nordische Bluteinschlag verbindet das ganze deutsche Volk. Jeder Deutsche hat daran mehr oder weniger teil. Diesen Anteil zu erhalten und zu mehren ist heilige Pflicht.

7. Bei der Wahl Deines Gatten frage nach seinen Vorfahren!

Du heiratest nicht Deinen Gatten allein, sondern mit ihm seine Sippe und seine Ahnen. Wertvolle Nachkommen sind nur da zu erwarten, wo wertvolle Ahnen vorhanden sind. Gaben des Verstandes und der Seele sind ebenso ein Erbteil wie die Farbe der Augen und Haare. Schlechte Anlagen vererben sich ebenso wie gute.

Es gibt nichts Kostbareres auf der Welt als die Keime edler Rasse; verdorbene Keimmasse kann nicht in gute verwandelt werden. Darum heirate nie den einzigen guten Menschen aus einer schlechten Familie.

8. Gesundheit ist Voraussetzung auch für äußere Schönheit!

Gesundheit bietet die beste Gewähr für dauerndes Glück; denn sie ist die Voraussetzung für äußere Schönheit und seelischen Ausgleich. Verlange von Deinem zukünftigen Gefährten, daß er sich ärztlich auf Ehetauglichkeit untersuchen läßt, wie Du es selber auch tun mußt.

9. Suche Dir für die Ehe nicht einen Gespielen, sondern einen Gefährten!

Die Ehe ist nicht ein vorübergehendes Spiel zwischen zwei Menschen, sondern eine dauernde Bindung. Der Sinn der Ehe ist die Aufzucht gesunder Kinder.

Nur bei seelisch, körperlich und rassisch gleichgearteten Menschen kann dieses Hochziel erreicht werden zum Segen ihrer selbst und ihres Volkes; denn jede Rasse hat ihre eigene Seele. Nur gleiche Seelen werden einander verstehen.

Ein allzu großer Altersunterschied zwischen Ehegatten kann leicht das Gleichgewicht in der Ehe gefährden.

10. Du sollst Dir möglichst viele Kinder wünschen!

Erst bei vier Kindern bleibt der Bestand des Volkes sichergestellt. Nur bei großer Kinderzahl werden die in der Sippe vorhandenen Anlagen in möglichst großer Zahl und Mannigfaltigkeit in Erscheinung treten. Nicht ein Kind gleicht genau dem anderen. Ein jedes Kind hat verschiedene Anlagen seiner Vorfahren ererbt. Viele wertvolle Kinder erhöhen den Wert eines Volkes und sind die sicherste Gewähr für seinen Fortbestand. Du vergehst; was Du Deinen Nachkommen gibst, bleibt. Dein Volk lebt ewig!

Des weiteren steht die Eheberatungsstelle auch Familien mit ihrem Rat zur Seite, insbesondere dann, wenn bereits ein erbkrankes Kind geboren ist, aber auch dann, wenn eine Zeugung weiterer Kinder in Anbetracht der Hochwertigkeit der Familie im Interesse der Volksgemeinschaft liegt. Dabei ist es Aufgabe der Beratungsstelle, das Verantwortungsbewußtsein der kommenden Generation gegenüber zu wecken und in erb- und rassenpflegerischer Hinsicht erzieherisch einzuwirken.

Es ist selbstverständlich, daß Ehen, bei denen die Partner einer gemeinsamen Sippe angehören *(Verwandtenehen)*, besondere Beachtung verdienen. In diesen Fällen müssen die Erblichkeitsverhältnisse soweit als möglich rückgehend geprüft werden, denn die Wahrscheinlichkeit, daß *beide* Eltern eine überdeckte Erbanlage zu dem gleichen Erbleiden haben, ist in einer Verwandtenehe größer, als wenn der Ehegatte nicht blutsverwandt ist. Es genügt hier bereits der Umstand, daß ein gemeinsamer Großelter als Anlageträger anzusehen ist, um von einer Eheschließung abraten zu müssen. Der anlagegeschädigte Großelter wird ja seine krankhafte Erbanlage durchschnittlich an die Hälfte seiner Nachkommen vererben. Es ist also damit zu rechnen, daß ein Teil von seinen Kindern die gleiche krankhafte Anlage in sich trägt. Jedes dieser anlagegeschädigten Kinder vererbt seine krankhafte Anlage wieder durchschnittlich auf die Hälfte seiner Nachkommen. Heiraten nun zwei Enkel des anlagegeschädigten Großelters, also Vetter und Base, einander, so ist damit zu rechnen, daß gerade diese beiden die krankhafte Anlage in sich tragen und daß bei dem Nachwuchs der beiden die krankhaften Anlagen zusammentreffen und die Kinder erscheinungsbildlich krank werden.

Allerdings genügt die Annahme einer krankhaften Anlage des Großelters nicht, wenn bei seinen Vorfahren ein überdeckend erbgängiges Leiden ermittelt wurde, denn dann ist anzunehmen, daß der Großelter, der erscheinungsbildlich gesund ist, auch erbbildlich frei von dem Leiden ist.

Die Annahme, daß eine Verwandtenehe an sich bedenklich ist, muß als irrig bezeichnet werden. Ist die gemeinsame Sippe gesund, dann bestehen gegen eine Vetter-Base-Ehe vom Standpunkt der Erbpflege aus keine Bedenken. Es ist eine besondere Aufgabe der Eheberatung, das zu betonen, um einer überflüssigen Erbangst entgegenzuwirken. Überhaupt hat die Eheberatungsstelle in geeigneter Form übertriebener Angst vor erbgeschädigtem Nachwuchs und damit willkürlicher Kinderbeschränkung mancher hochwertiger und vollwertiger Familien entgegenzuwirken.

Eine nicht leicht zu lösende Frage ist die *Eheberatung Unfruchtbargemachter*. In den Möglichkeiten ihrer Eheschließung sind sie durch das Ehegesundheitsgesetz (s. dort) beschränkt. Es ist menschlich keinem, z. B. wegen einer schweren erblichen körperlichen Mißbildung unfruchtbar gemachten jungen Menschen zuzumuten, einen jenseits des fortpflanzungsfähigen Alters stehenden, d. h. *alten* Partner zu heiraten. Andererseits stehen der Möglichkeit, einen anderen, ebenfalls unfruchtbar gemachten bzw. erbkranken Partner zu finden, erhebliche Schwierigkeiten entgegen. Eine grundsätzliche Regelung dieser Frage steht noch aus.

D. Fördernde Maßnahmen.
Von FRED DUBITSCHER.

Die sozialen und kulturellen Wandlungen der Kriegs- und Nachkriegszeit haben auf die Fortpflanzungs- und Lebensverhältnisse des deutschen Volkes eine verheerende Wirkung ausgeübt. In erster Linie sind Verstädterung, Arbeitslosigkeit, wirtschaftliche Schwierigkeiten und infolgedessen wiederum gezwungenermaßen Junggesellentum und Spätehe, insbesondere der gebildeten, verantwortungsbewußten und sozial tüchtigen Schichten sowie die berechtigte Befürchtung der Verheirateten, mehr als ein oder zwei Kinder nicht „durchzubringen" als Ursache eines Bevölkerungsrückganges zu nennen. Weiterhin war die Wirtschafts-, Finanz-, Gesundheits- und Sozialpolitik des Liberalismus letzten Endes eine völlige Umkehrung der natürlichen Lebensauslese. Durch unzweckmäßige Fürsorgemaßnahmen wurden Schwache geradezu gezüchtet und durch die Idee der Gleichmacherei in der Lohn- und Gehaltspolitik und in der indirekten Steuerpolitik eine Kinderarmut und Kinderlosigkeit propagiert und geradezu zwangsmäßig herbeigeführt.

Im Jahre 1933 betrug die bereinigte Geburtenziffer in Deutschland 12,2 bis 12,3$^0/_{00}$, während das erforderliche Geburtensoll 17,4$^0/_{00}$ war. Wird diese letzte Zahl = 100 gesetzt, so ergab sich ein Geburtenausfall von rund 30%, d. h. es wurden rund 300000 Kinde jährlich zu wenig geboren, um das deutsche Volk nur allein der Zahl nach zu erhalten. Die durchschnittliche Kinderzahl betrug 2,3 pro fruchtbare Ehe. Nurmehr 10% aller Familien hatten 4 oder mehr Kinder aufzuweisen und gerade unter diesen war die Zahl der sozialbiologisch Untüchtigen unverhältnismäßig hoch. Ein Volk, das zum Zweikindersystem übergeht, ist aber in etwa 300 Jahren praktisch so gut wie ausgestorben.

Das dringende Gebot der Stunde war also einerseits, die Geburtenzahl zu heben, dabei aber gleichzeitig die Fortpflanzung der sozialbiologisch Untüchtigen zu beschränken. Um so mehr mußte alles getan werden, um die Vermehrung des erbgesunden und rassisch wertvollen Anteiles der Bevölkerung zu fördern.

Der Nationalsozialismus schuf für diese Forderungen die weltanschaulichen Voraussetzungen in der Bevölkerung und ging das Problem der quantitativen Bevölkerungspolitik unter Betonung der ausdrücklichen Förderung sozialbiologisch Vollwertiger und Hochwertiger mit vollster Tatkraft an. Denn nicht allein die Kinderzahl ist ausschlaggebend für eine gesunde Bevölkerungspolitik, sondern Kinderreichtum in Ehen, die auf der Grundlage ernster, sittlicher Weltanschauung aufgebaut sind. Eine Reihe von Maßnahmen wurden ergriffen, die alle eine gesunde Bevölkerungspolitik zum Ziele hatten. Auf dem Gebiete des Wirtschafts-, Finanz-, Siedlungs- und Gesundheitswesens wurden Gesetze geschaffen, die durch ihre Ausrichtung nach dem Leistungswert in erster Linie eine Förderung erbbiologisch gesunder, leistungsfähiger und rassisch einwandfreier Volksgenossen zum Ziele haben. Enger als je arbeiten Finanzwesen, Bevölkerungspolitik und Gesundheitsdienst Hand in Hand. Staat und Partei und deren Organisationen ergänzen sich in den Maßnahmen zur Förderung erbbiologisch Vollwertiger und Hochwertiger.

Allein mit einer Förderung der *positiven Bevölkerungsauslese* ließ sich das bevölkerungspolitische Problem in Deutschland aber nicht lösen. Es wurde daher der Notwendigkeit einer quantitativen Bevölkerungspolitik gebührend Rechnung getragen. Ferner war erforderlich, daß dem „guten Durchschnitt" und von diesem wiederum namentlich den kinderreichen Familien die Lebensmöglichkeit und der verlorengegangene Nahrungsspielraum gesichert wurde.

a) Bekämpfung der Arbeitslosigkeit.

Mit ganz besonderer Energie und mit großem Erfolg wurde daher die *Bekämpfung der Arbeitslosigkeit* durchgeführt.

1933 ermächtigte der Führer den Reichsminister der Finanzen, Arbeitsschatzanweisungen im Gesamtbetrag bis zu einer Milliarde RM. zur Förderung der nationalen Arbeit, insbesondere für Instandsetzungs- und Ergänzungsarbeiten an Verwaltungs- und Wohngebäuden, Brücken und anderen Baulichkeiten, Wirtschaftsgebäuden, landwirtschaftlichen Betrieben, ferner zum Umbau von Räumen in Wohngebäuden zu Kleinwohnungen, für vorstädtische Kleinsiedlungen, Flußregulierungen, Anlagen zur Versorgung der Bevölkerung mit Gas, Wasser und Elektrizität, Tiefbauarbeiten und Sachleistungen an Hilfsbedürftige, auszugeben. Weiterhin wurde die Einrichtung von *freiwilligen Spenden* zur Förderung der nationalen Arbeit geschaffen.

Der Rückgang der Arbeitslosenziffern ergibt sich aus der nachstehenden Übersicht.

Vom 31. 1. 33 bis 31. 3. 37 ist eine Abnahme der Arbeitslosenzahl von 79,3% erfolgt. Die Löhne als Ausdruck für den Wert gleicher Leistungen sind — abgesehen von einem Ausgleich unbilliger Härten — im allgemeinen auf dem erreichten Stand gehalten worden. Durch Leistungssteigerung wurde aber der Verdiensterhöhung weiter Raum gegeben. Von 1933—1937 sind die Indexziffern der Arbeitsverdienste je Stunde um durchschnittlich 7,8% und mit dem durch den wirtschaftlichen Aufschwung bedingten Abbau der Kurzarbeit und mit der Leistung von Überarbeit die Wochenverdienste um 17,6% gestiegen.

Die Zahl der beschäftigten Arbeiter hat nach der Krankenkassenstatistik von 1932 bis 1937 von rund 10 auf über 15$^1/_2$ Millionen (= 56%) zugenommen. Ferner wurde 1937 täglich etwa 11% länger gearbeitet als 1932. Während sich damit die tägliche Arbeitszeit wieder auf den Stand von 1929 gehoben hat, ist die Zahl der beschäftigten Arbeiter im Jahre 1937 bereits über den Stand von 1929 hinausgeschritten. Dabei ist von Bedeutung, daß durch Arbeitsbeschaffung für Familienväter, die vor den Ledigen bevorzugt werden, viele Mütter nicht mehr Arbeit außerhalb des Hauses zu suchen brauchen.

Entwicklung der Arbeitslosigkeit in Deutschland[1].

Jahr	Arbeitslose (Jahresdurchschnitt)	Jahr	Arbeitslose (Jahresdurchschnitt)
1928	1 391 000	1933	4 804 428
1929	1 898 604	1934	2 718 309
1930	3 675 580	1935	2 151 039
1931	4 519 704	1936	1 592 655
1932	5 575 492	1937	912 000

Zur Aufbesserung der Lebensführung der arbeitenden Schichten sind ferner mannigfache *Sondermaßnahmen* getroffen, wie Ausbau der Altersversorgung, erhöhter Kündigungsschutz, Einführung und Ausdehnung der Urlaubs- und Ferientagebezahlung, Verschönerung der Arbeitsstätten und Aufenthaltsräume, Verbesserung der Kantinenverhältnisse u. a.

b) Steuer- und Besoldungsreformen.

Alle diese Maßnahmen der Sozialpolitik reichen aber nicht aus, den kinderreichen Familienvater in genügendem Maße wirtschaftlich zu entlasten und kinderarmen Familien die Befürchtungen wirtschaftlicher Art, die einer Zeugung weiterer Kinder entgegenstehen, zu nehmen. Kinderaufziehen kostet Geld, und der Familienvater war durch jedes Kind vervielfältigt mit indirekten Steuern belastet, ohne daß gleichzeitig für einen wirksamen Lastenausgleich gesorgt war. Kinderreiche Familien sind ja gerade durch die *Verbrauchssteuern*, die auf Nahrungsmitteln und gewöhnlichen Gebrauchsgegenständen ruhen, am meisten belastet.

Die früheren Maßnahmen der Kinderzulagen und Wohnungszuschüsse nach Ortsklassen waren unzulänglich, weil sie die Mehrkosten für Geburt und Aufzucht nicht ausglichen und vor allem, weil sie nicht auf dem Leistungsgrundsatz, der im weitesten Sinne einen Maßstab für die biologische Wertigkeit darstellt, aufgebaut waren.

Durch eine Beschaffung von Mitteln als Zuschuß für kinderreiche Familien in Form von allgemeinen höheren sozialen Abgaben wären in erster Linie wieder die Kinderreichen betroffen gewesen. Weiterhin mußte die Hilfe gleichzeitig eine rassenhygienische Wirkung haben. Sie mußte daher auf dem Leistungsprinzip aufbauen. Das Leistungsprinzip als solches ist aber schwer erfaßbar. Doch gibt in begrenztem Rahmen das Einkommen einen annähernden Maßstab der Leistung, so daß sich eine steuerliche Hilfe unter Zugrundelegung des Leistungsgedankens gewissermaßen in Prozent des elterlichen Einkommens

---

[1] Statist. Jb. dtsch. Reich **1937**.

ausdrücken läßt. Eine Steuerreform dürfte aber — um nicht gerade wieder die Kinderreichen zu treffen — natürlich nicht erfolgen in Form einer neuen Steuer, sondern als Einkommensveranlagung und Besoldungsreform auf bevölkerungspolitischer Grundlage. Nur eine Steuer ist geschaffen worden, bei der diese Bedenken nicht bestehen: die *Ledigensteuer*. Ihr Ertrag dient als Ehestandshilfe dazu, die Lasten gerechter zu verteilen.

In dem neuen *Einkommen- und Lohnsteuergesetz* ist die Kinderzahl unter Wahrung des Leistungsprinzips berücksichtigt. Während früher von der veranlagten Einkommensteuer für jedes zur Haushaltung gehörende minderjährige Kind 8% des über 720 RM. hinausgehenden Einkommens, höchstens jedoch 600 RM. für jedes Kind und insgesamt nicht mehr als 8000 RM. steuerfrei waren, und bei der Lohnsteuer 10%, höchstens jedoch 800 RM. des Einkommens für jedes Kind steuerfrei blieben, sind die Sätze jetzt in wesentlich zweckmäßigerer Weise gestaffelt worden.

Die Steuerfreiheit in Prozenten des Einkommens beträgt jetzt für veranlagte Einkommensteuer und Lohnsteuer einheitlich für ein Kind 15%, für 2 Kinder 35%, für 3 Kinder 55%, für 4 Kinder 75%, für 5 Kinder 95% und für 6 Kinder 100%. Dabei sind die Höchst- und Mindestgrenzen, innerhalb deren die Ermäßigungen gewährt werden, hinaufgesetzt worden. Weiterhin ist die Altersgrenze der Kinder, für die die Ermäßigung in Betracht kommt, von 21 auf 25 Jahre hinaufgesetzt worden.

Buchführende Land- und Forstwirte können bei der Ermittlung des Gewinnes für die Einkommensteuer *Aufwendungen für den Bau von Landarbeiterwohnungen*, die in den Wirtschaftsjahren 1937/38 bis 1940/41 hergestellt werden, im Wirtschaftsjahr der Herstellung voll oder im Wirtschaftsjahr der Herstellung und in den beiden folgenden Wirtschaftsjahren zu je einem Drittel abziehen.

Auch die *Vermögenssteuer* hat eine Abänderung unter familienpolitischen Erwägungen erfahren. Während früher der Familienstand unberücksichtigt blieb, erfolgt jetzt eine Berechnung des steuerfreien Betrages nach der Kopfzahl der Familie in der Form, daß für den Mann, die Frau und jedes nicht selbständig zur Vermögenssteuer veranlagte Kind ein Freibetrag von je 10000 RM. vom Vermögen in Abrechnung gebracht wird.

Das *Erbschaftssteuergesetz*, in dem früher eine Besteuerungsfreigrenze von 5000 RM. für Kinder und Enkel vorgesehen war, sieht jetzt einen Freibetrag von 30000 RM. für Kinder und 10000 RM. für Enkel vor.

Nach einem Reichsgesetz von 1937 über den Ausbau der Sozialversicherung wird ferner künftig ein Teil des Aufkommens für die *Arbeitslosenversicherung* (jährlich 270 Millionen RM.) für Sanierung und Leistungsverbesserung bei den Rentenversicherungen und für den Ausgleich der Familienlasten (Ehestandsdarlehen, Kinderbeihilfen für kinderreiche Familien) Verwendung finden.

Die Änderung des *Reichsbesoldungsgesetzes* hat durch eine wesentliche Verbesserung der Kinderzuschläge und Wohnungsgeldzuschüsse ebenfalls bevölkerungspolitischen Gedanken Rechnung getragen. Erhöht werden der Jahresgeldzuschuß für verheiratete, verwitwete oder geschiedene Beamte mit 3 und mehr kinderzuschlagsfähigen Kindern. Die Maßnahme geht unter anderem von der richtigen Erwägung aus, daß *mehr* Kinder auch *mehr* Raum beanspruchen. Kinderzuschläge können bei Erfüllung bestimmter Voraussetzungen bis zur Vollendung des 24. Lebensjahres gezahlt werden und sogar darüber hinaus, wenn die Kinder noch in Ausbildung stehen.

Immerhin ist mit den Steuer- und Besoldungsmaßnahmen erst der Anfang gemacht. Wir stehen mitten im Flusse der Dinge; doch können wir bereits jetzt sagen, daß der eingeschlagene Weg der richtige ist. Eine einheitliche, das ganze Volk umfassende Familienlastenausgleichskasse zu schaffen, ist nicht ohne weiteres möglich und würde die Frage nicht erschöpfend lösen.

Den Weg zu einer planvollen Lösung, der beschritten worden ist, hat Ministerialdirektor Dr. Gütt bereits 1935 in einem Vortrag auf dem internationalen Kongreß für Bevölkerungswissenschaft aufgezeigt. Bei dem gehobenen Mittelstand liegt die Lösung in der Steuerreform, bei der Beamtenschaft in der Besoldungspolitik, angeglichen sind die Angestellten, bei den Arbeitern läßt sich die Frage lösen durch Schaffung einer Reichsfamilienausgleichskasse. Wieder andere Wege müssen beschritten werden beim Bauernstand, beim Handwerker- und Kaufmannsstand.

Die kassenärztliche Vereinigung hat durch Schaffung einer *Familienlastenausgleichskasse* wertvolle Arbeit in dieser Richtung geleistet. Jeder Kassenarzt hat 3% seiner Kassenhonorare an die Kasse zu zahlen. Aus ihr werden für jedes dritte und weitere Kind je 50 RM. monatlich als Erziehungsbeihilfe gezahlt. Eine ähnliche Regelung haben die Apothekerschaft, die Zahnärzteschaft, die Zigarrenindustrie und einige große Privatunternehmen getroffen.

Ein bemerkenswerter Vorschlag für eine Regelung in der Beamtenschaft geht von dem Leiter der Abteilung „Besoldung und Laufbahnen" im Hauptamt für Beamte, Reichsleitung der NSDAP. aus. Er macht — allerdings unter Betonung der Schwierigkeiten der Durchführung — folgende Vorschläge:

1. Höhere Anfangsgehälter (evtl. Ehezuschlag),
2. Verringerung der Zahl der Dienstaltersstufen, verbunden mit einer Beschränkung der Dienstalterszulagen der Höhe nach.
3. Evtl. Umwandlung der letzten Stufen in Kinderzuschläge.
4. Erhöhung der Kinderzuschläge und deren Staffelung nach dem Alter der Kinder und der Laufbahnzugehörigkeit des Vaters.
5. Staffelung des Wohngeldzuschusses nach der Höhe des Gehaltes und der Größe der Familie unter Einrechnung eines Zuschlages für Hausgehilfinnen.

Von weiteren Maßnahmen zur Entlastung kinderreicher Familien sei erwähnt, daß die Reichsbahn Familien mit 4 oder mehr Kindern *Fahrpreisermäßigung* in der Weise gewährt, daß der Familienvorstand auf einer vollen Karte, die Ehefrau auf einer halben Karte fährt, 3 Kinder mit erheblicher Ermäßigung fahren, das 4. Kind ist frei.

Bei der Zahlung des *Schulgeldes* ist eine Geschwisterermäßigung vorgesehen, an Nationalpolitischen Erziehungsanstalten sogar die Gewährung von Freistellen. Ferner gibt es Rundfunkgebührenbefreiung für Kinderreiche, Fettverbilligung und Regelung des Bezuges von Konsummargarine, verbilligte Abgaben von Brennholz, verbesserter Pfändungsschutz für kinderreiche Arbeits- und Dienstlohnempfänger, Gebührenfreiheit für Zeugnisse zur Erlangung von Vergünstigungen, Befreiung von der Gebühr für Krankenschein und Arzneiverordnungsblatt und Ermäßigung von Beiträgen zu Organisationen. Weiterhin wird gesorgt für bevorzugte Arbeitsvermittlung von kinderreichen Familienvätern und bevorzugte Anstellung bzw. Beförderung sowie bevorzugte Vergebung von Lieferungen der öffentlichen Hand an kinderreiche Gewerbetreibende. Im Verkehr mit Behörden erfahren Kinderreiche eine bevorzugte Behandlung.

c) Reform der Siedlungspolitik und des Wohnwesens.

Neben der Beschaffung von Arbeit und einer planvollen Verteilung der Steuerlasten unter Berücksichtigung familienpolitischer Gesichtspunkte wurde das Problem der Raumbeschaffung durch die nationalsozialistische Gesetzgebung in Angriff genommen.

Durch Förderung von *Wohnungsbau* in den Städten mit staatlichen Mitteln wird die Wohnungsnot bekämpft und gleichzeitig Arbeit beschaffen.

Neuerdings können kinderreiche Familien aus den Mitteln des Sondervermögens des Reiches für Ehestandsdarlehen und Kinderbeihilfen auch bei Zuweisung einer anderen Wohnung im Rahmen der baulichen Umgestaltung deutscher Städte eine einmalige *Beihilfe für die Einrichtung der neuen Wohnung* erhalten.

Manche Städte vergeben *Eigenheime* an deutschblütige, kinderreiche, erbgesunde Familien.

Die Förderung von *Randsiedlungen der Städte* durch Reichsdarlehen bezweckt, kinderreichen Familien den Weg zum Eigenheim zu ermöglichen und sie aus den ungesunden Verhältnissen eines dichtbevölkerten Großstadtzentrums mit seinem Mangel an Luft und Sonne in gesunde Lebensbedingungen zu bringen. Die Siedlungen liegen am Rand der Städte und sind von Gartenland in der Größe von 300—1800 qm Fläche umgeben. Eine Randsiedlung kann also eine Familie nicht ernähren; sie stellt vielmehr nur eine zusätzliche Hilfe zum Arbeitseinkommen dar. Daneben gibt sie aber auch dem Arbeiter und seiner Familie die Möglichkeit, zurückzufinden zu Bodenständigkeit, zur Natur, zu Gartenbau und Kleintierzucht. In erster Linie sollen die Randsiedlungen solchen Volksgenossen zugute kommen, die berufsmäßig überwiegend unselbständig tätig sind.

Mit Recht wird erstrebt, in der Bevölkerung das Interesse an der Natur wieder wachzurufen und der Abwanderung gesunder und leistungsfähiger junger Leute vom Land in die Stadt Einhalt zu gebieten. Die Landflucht hatte bereits ein Ausmaß angenommen, daß es mitunter überhaupt nicht möglich war, die notwendigen Knechte und Mägde zur Bewirtschaftung eines Hofes zu bekommen. Aus diesem Grunde sind *Zuzugsbeschränkungen nach der Stadt* erfolgt.

Eine wertvolle Maßnahme war die Schaffung des *Landjahres*, das in vielfacher Hinsicht zu begrüßen ist. Einmal vermittelt es dem jungen Städter einen Einblick in bäuerliches Leben und Verständnis für die umfangreichen und bedeutungsvollen Aufgaben des Bauern. Daneben wird dem Bauern für seine Arbeit eine dringend notwendige Entlastung gegeben, während gleichzeitig der Wirtschaftsmarkt — Industrie, Handwerk und sonstige städtische Berufe — von einer großen Zahl junger Leute entlastet wird und die freien Stellen Familienvätern zugute kommen. Ein weiterer Erfolg des Landjahres ist die körperliche Ertüchtigung vieler schwächlicher Großstadtkinder.

In diesem Zusammenhang ist auch die Einrichtung des *Reichsarbeitsdienstes* zu erwähnen. Auch der Einrichtung der „*Landhilfe*" liegt das Bestreben zugrunde, durch zeitweilige Unterbringung junger Menschen auf Bauernhöfen eine Entlastung der Bauern und Verständnis der jungen Städter für das Bauerntum zu erreichen.

Bis 1937 wurden vom Reichsarbeitsdienst Vorarbeiten für Siedlungen (Bauernhöfe und Heimstättensiedlungen), wie Wegebau, Ausschachtung der Baugruben usw. für rund 12000 Siedlerstellen geleistet.

In der Zeit vom Sommer 1935 bis zum 31. 3. 1937 wurden 25881 Kleinsiedlerstellen errichtet mit einer Gesamtsiedlungsfläche von 35720364 qm, d. h. 1380 qm je Siedlerstelle. Die Reichsdarlehen einschließlich der Zusatzdarlehen belaufen sich in dieser Zeit auf insgesamt 32002492 RM.

Der *Reichsbund der Kinderreichen*, eine Organisation, die unter staatlicher Betreuung arbeitet, gewährt mit staatlicher Hilfe dauernde Zulagen oder geldliche

Aushilfen an bedürftige kinderreiche Familien, insbesondere, wenn der Vater verstorben ist.

Während die bisher angeführten Maßnahmen ein qualitatives Ausleseprinzip — mit Ausnahme der Sauckel-Marschler-Stiftung — nicht erkennen ließen, ist bei einer Reihe weiterer bevölkerungspolitisch fördernder Maßnahmen dieser Auslesegedanke mitbestimmend gewesen.

d) Förderung mit qualitativer Auslese.

Eine solche Maßnahme von weittragender praktischer Bedeutung ist die 1935 ins Leben gerufene Möglichkeit der *Gewährung von Kinderbeihilfen an kinderreiche Familien*. Auf Antrag kann kinderreichen Familien, d. h. Familien mit 4 oder mehr Kindern, die zum elterlichen Haushalt gehören und das 16. Lebensjahr noch nicht vollendet haben, eine *einmalige* Kinderbeihilfe gewährt werden. Die Beihilfe erfolgt in Form von Bedarfsbedeckungsscheinen, deren Gesamtbetrag 1000 RM. nicht übersteigen darf. Voraussetzung für die Gewährung der Beihilfe ist, daß die Eltern Reichsbürger im Sinne des Reichsbürgergesetzes sind. Ihr Vorleben und Leumund muß einwandfrei sein, sie müssen bedürftig sein und der zum Unterhalt der Kinder Verpflichtete muß sich in einer invaliden- oder krankenkassenversicherungspflichtigen Tätigkeit befinden oder im Zeitpunkt des Eintrittes seiner Erwerbsunfähigkeit in einer solchen befunden haben.

Ursprünglich sprachen erbpflegerische Erwägungen bei der Gewährung der Beihilfe maßgeblich mit. Da aber kaum die Möglichkeit besteht, durch Nichtgewährung der Kinderbeihilfe einen erbkranken Nachwuchs zu verhindern und die wirtschaftliche Seite der Maßnahmen — Schaffung besserer Aufzuchtsbedingungen für die *vorhandenen* Kinder — im Vordergrund steht, da weiterhin die Gewährung der Beihilfe keinen Anreiz für Zeugung weiterer Kinder darstellt, werden die erbbiologischen Anforderungen nicht allzu hoch gestellt. Immerhin ist eine Voraussetzung für die Gewährung der einmaligen Kinderbeihilfe die Erteilung eines amtsärztlichen Zeugnisses.

Der Antrag ist bei der Gemeinde zu stellen, in deren Bezirk der Antragsteller seinen Wohnsitz oder seinen gewöhnlichen Aufenthalt hat. Die Gemeinde prüft, ob alle Voraussetzungen gegeben sind. Ist das der Fall, so entscheidet das Finanzamt über den von der Gemeinde vorgelegten Antrag.

Der vorwiegend wirtschaftliche Charakter der Kinderbeihilfe an kinderreiche Familien kommt auch darin zum Ausdruck, daß bei 5 oder mehr Kindern, die das 16. Lebensjahr noch nicht vollendet haben, auf Antrag eine *laufende* Kinderbeihilfe für das 5. und jedes weitere Kind unter 16 Jahren gewährt werden kann, ohne daß die Gewährung von einem ärztlichen bzw. erbbiologischen Untersuchungsbefund abhängig gemacht ist. Als Kinder im Sinne dieser Bestimmung gelten auch Stiefkinder, Adoptivkinder, Pflegekinder und deren Abkömmlinge. Voraussetzung für die Gewährung ist neben den für die Gewährung einmaliger Kinderbeihilfen geltenden Voraussetzungen, unter sinngemäßer Änderung der Bestimmung über die Kinderzahl und unter Fortfall der Bestimmung über die ärztliche Untersuchung, daß der Monatslohn des zum Unterhalt Verpflichteten eine bestimmte Grenze nicht übersteigt. Die laufende Kinderbeihilfe beträgt 10 RM. monatlich für jedes beihilfeberechtigte Kind.

Die Anträge werden von dem Finanzamt, wo der Antragsteller seine Wohnung oder seinen ständigen Wohnsitz hat, geprüft und dort wird darüber entschieden. Die Auszahlung erfolgt für jeden Monat durch Postscheck.

Neuerdings können auch an Familien mit 3 oder mehr Kindern „*erweiterte* laufende Kinderbeihilfen" gewährt werden. Auch darin kommt wieder der überwiegend wirtschaftliche Charakter der Kinderbeihilfen zum Ausdruck. In ihrer Gewährung ist eine Art von Rückvergütung der Verbrauchssteuer und Umsatzsteuer zu erblicken, die in den Aufwendungen zur Bestreitung des Lebensunterhaltes enthalten sind.

Staatliche Kinderbeihilfen können auch zur Aufbringung eines Teils des Eigenkapitals für die Finanzierung einer Kleinsiedlungsstelle als sog. *Siedlungskinderbeihilfe* gewährt werden. Diese werden an Siedlungsanwärter gegeben, die einen Eignungsschein des zuständigen Heimstättenamtes der Deutschen Arbeitsfront besitzen und außerdem die Voraussetzungen für die Gewährung einer einmaligen Kinderbeihilfe erfüllen. Der Höchstbetrag der Beihilfe beträgt 400 RM. Die Aushändigung der Bedarfsdeckungsscheine erfolgt, wenn eine Bescheinigung über die Zuteilung einer Siedlungsstelle vorliegt. Sie können auch zur Anschaffung einer Milchkuh, einer Milchziege oder eines Milchschafes verwandt werden.

e) Förderung erbbiologisch Voll- und Hochwertiger.

Im Rahmen der Bestimmungen über die Gewährung von Kinderbeihilfen an kinderreiche Familien können *Ausbildungsbeihilfen* und *Freistellen* zum Besuch von mittleren oder höheren Schulen, von Fachschulen oder Hochschulen für Kinder, deren besondere Förderung nach nationalsozialistischer Weltanschauung geboten scheint, gewährt werden. Auch hierfür ist Voraussetzung, daß die Familie erbbiologisch vollwertig ist. Somit dient auch diese Maßnahme einer ausschließlichen Förderung vollwertigen Erbgutes.

Während die bisher aufgeführten Bestimmungen eine Förderung vollwertigen Erbgutes zum Ziele hatten, haben einige Städte (z. B. Berlin, Stuttgart und Wilhelmshaven) darüber hinaus besondere Einrichtungen zur Förderung ausgesprochen Hochwertiger geschaffen. Sie übernahmen sog. *Ehrenpatenschaften*, in deren Rahmen besondere Zuwendungen vorgesehen sind als Anreiz zur Zeugung weiteren Nachwuchses.

In Berlin beträgt die Ehrengabe für jedes 3. oder 4. Kind im ersten Lebensjahr 30 RM. monatlich, in den folgenden Lebensjahren bis zur Vollendung des 14. Lebensjahres 20 RM. monatlich. Auch wenn Eltern und Kinder aus Berlin innerhalb Deutschlands verziehen, wird die Ehrengabe weiter gezahlt. Voraussetzung ist, daß die Eltern biologisch hochwertig sind, so daß an einer weiteren Fortpflanzung ein öffentliches Interesse besteht und daß sie nach ihrer Lage und dem Zustand ihrer beiden ersten Kinder die Aussicht bieten, das 3. und evtl. 4. Kind mit Erfolg aufzuziehen. Die Ehrenpatenschaft ist unabhängig von der Wirtschaftslage der Patenfamilie. Die Übernahme durch die betreffende Stadt wird aber nur dann in Aussicht gestellt, wenn sich die Familie, die die vorstehenden Bedingungen erfüllt, zur Zeugung eines 3. oder 4. Kindes entschließt; d. h. die Ehefrau und Mutter darf nicht bereits wieder schwanger sein. Patenfamilie und Patenkind genießen den besonderen Schutz der betreffenden Stadt. Alle Dienststellen sind gehalten, sie bevorzugt zu berücksichtigen bei Arbeitsvergebung, Anstellung, Beförderung, Wohnungszuweisung und Siedlung.

Planmäßig wird in dem Arbeitsbereich der örtlichen Beratungsstelle für Erb- und Rassenpflege der zuständigen Berliner Bezirksgesundheitsämter auf das Vorhandensein von Familien gefahndet, die den genannten Voraussetzungen zu entsprechen scheinen, aber sich offensichtlich durch wirtschaftliche Gründe von der Aufzucht eines 3. oder 4. Kindes abhalten lassen. Den Familien wird die Ehrenpatenschaft in Aussicht gestellt. Sobald die Zustimmung der Eltern vorliegt, wird die biologische Wertigkeit der Eltern unter Heranziehung aller erreichbaren Unterlagen geprüft. Dann wandern die Vorgänge zur nochmaligen Prüfung in das zuständige Gesundheitsamt und werden von da an das Hauptgesundheitsamt eingereicht, das endgültig entscheidet.

Neben den fördernden Maßnahmen, die auf eine wirtschaftliche Entlastung auf Kinderreichtum und Ertüchtigung von Kindern aus kinderreichen Familien hinzielen, mußte eine planvolle Bevölkerungspolitik noch ein anderes Ziel im Auge haben: Die *Frühehe*, d. h. die Möglichkeit der Eheschließung in einem jüngeren Lebensalter, für beide Geschlechter möglichst im 3. Lebensjahrzehnt.

Allerdings mußte hier mehr als bei den Maßnahmen für Kinderreiche eine Auslese getroffen werden, um nur wirklich Vollwertigen und Hochwertigen durch zusätzlich fördernde Maßnahmen die Frühehe zu ermöglichen. Nur dadurch ist zu erreichen, daß innerhalb der natürlichen Fortpflanzungszeit eine hinreichende Zahl von Kindern aus Familien geboren wird, an deren Fortpflanzung die Volksgemeinschaft ein Interesse hat. Denn gerade die Vollwertigen werden leicht durch Erwägungen wirtschaftlicher Art und berechtigte

Befürchtungen hinsichtlich des Fortkommens bei zunehmender Kopfzahl der Familie von einer Frühehe zurückgehalten, während sozial Minderwertige diese Bedenken nicht kennen und sich hemmungslos fortpflanzen.

Nur durch zusätzliche fördernde Maßnahmen zur Ermöglichung der Eheschließung Vollwertiger mit unangekränkelt gebliebener Sexualität war es zu erreichen, daß der bei einer ausschließlich auf möglichst hohe Kinderzahl abgestellten Bevölkerungspolitik nahe-liegende, verhängnisvolle Irrweg, die Bedeutung der Virginität in Zweifel zu ziehen und eine uneheliche Mutterschaft als belanglos hinzustellen, vermieden wurde.

Als eine der frühesten und erfolgreichsten Maßnahmen zur Förderung der Frühehe Vollwertiger und gleichzeitig als Anreiz zur Zeugung von Nachkommen hat sich die Gewährung von *Ehestandsdarlehen* erwiesen.

In zunehmendem Maße wurden nach dem Weltkrieg in Wirtschaft und Industrie Frauen beschäftigt. Einmal, weil ihre Arbeitskraft billiger war, zum anderen, weil durch den Ausfall vieler Männer infolge des Krieges die Heiratsaussichten für Frauen geringer waren als vordem. Durch die Besetzung der Arbeitsplätze mit Frauen wurden Männern die Arbeits-plätze genommen, so daß sie nicht zur Heirat und zu einer geordneten wirtschaftlichen Familienführung kommen konnten. Hierdurch wiederum verringerten sich die Heirats-aussichten der Mädchen, sie wurden auf den Arbeitsmarkt gedrängt. Damit schließt sich die endlose Kette, die zu einer immer größeren Arbeitslosigkeit der Männer, verringerter Heiratsaussicht der Frauen und ihrer zunehmenden Betätigung auf dem Arbeitsmarkt führen mußte. Dem wirkte die Maßnahme der Gewährung von Ehestandsdarlehen in wirk-samer Weise entgegen. Eine Voraussetzung der Gewährung war nämlich, daß die zukünftige Ehefrau eine bestimmte Zeit (6 Monate) im Inland in einem Arbeitnehmerverhältnis ge-standen hatte, und daß sie sich verpflichtete, eine Tätigkeit als Arbeitnehmerin so lange nicht auszuüben, als der Ehemann nicht als hilfsbedürftig im Sinne der Vorschriften über die Gewährung von Arbeitslosenunterstützung zu betrachten und das Ehestandsdarlehen restlos getilgt war.

Weitere Voraussetzungen für die Gewährung von Ehestandsdarlehen sind: Deutsche Reichsangehörigkeit der Antragsteller, Besitz der bürgerlichen Ehrenrechte, Vorliegen der politischen Unbedenklichkeitserklärung und die Wahrscheinlichkeit, daß nach Vorleben und Leumund anzunehmen ist, daß die Ehegatten ihrer Verpflichtung, das Darlehen zurück-zuzahlen, nachkommen werden. Eine weitere Voraussetzung ist der Nachweis, daß beide Ehegatten nicht an vererblichen geistigen oder körperlichen Gebrechen leiden, die eine Verheiratung als nicht im Interesse der Volksgemeinschaft liegend erscheinen lassen.

Es handelt sich demnach bei der Gewährung eines Ehestandsdarlehens nicht lediglich um eine rein wirtschaftliche Maßnahme zur Ermöglichung der Eheschließung für junge Menschen und zur Entlastung des Arbeitsmarktes von Frauen, sondern — durch die Einschaltung erb- und rassenpflegerischer Gesichtspunkte — um eine betonte positive Auslesemaßnahme. Mit zunehmender Besserung der Wirtschaftsmarktverhältnisse ist die wirtschaftliche Seite der Maßnahme sogar immer weiter in den Hintergrund getreten und erb- und rassen-pflegerische Gesichtspunkte gewannen an Bedeutung. Nachdem die Bekämpfung der Arbeitslosigkeit auf allen Gebieten der Sozialpolitik einen so durchschlagenden Erfolg gehabt hat, ist die Bestimmung über Aufgabe der Tätigkeit als Arbeitnehmerin der Ehefrau überhaupt aufgehoben worden.

Selbstverständlich hätte das Ziel umfangreicher Arbeitsbeschaffung nicht erreicht werden können, wenn schon geringfügige Gesundheitsstörungen oder ein wissenschaftlich nicht genügend begründeter Verdacht auf eine erbliche Belastung als Ablehnungsgründe gelten würden. Vom Standpunkt der quantitativen Bevölkerungspolitik sind Ablehnungen in diesem Fall sogar unerwünscht, da Ehepaare, die hiervon betroffen würden und weltanschaulich verantwortungs-bewußt denken, wegen einer, von dem untersuchenden Arzt ausgesprochenen, nicht hinreichend begründeten Vermutung einer erblichen Belastung zur Kinderarmut bzw. zur Kinderlosigkeit neigen würden. Andererseits liegt es *nicht* im Interesse der Volksgemeinschaft die *Fortpflanzung Erbuntüchtiger* durch Hingabe öffentlicher Gelder ausdrücklich zu fördern und damit auch noch gleichzeitig den für Ehestandsdarlehen verfügbaren Gesamtbetrag zuungunsten Erbgesunder und sozialbiologisch Vollwertiger zu schmälern. Ebenso geht es nicht an, das Darlehen solchen Personen zu gewähren, die an Infektionskrankheiten leiden, durch die Ehegatte und Nachkommen gefährdet sind, oder die durch ein sonstiges Leiden hinsichtlich ihrer Erwerbsfähigkeit oder sogar ihres Lebens bei normaler Berufstätigkeit und Familienhaltung bedroht sind, oder bei denen auf Grund ihres Vorlebens und ihres Leumundes keine Gewähr für die Gründung und ungestörte Erhaltung einer fruchtbaren Familie besteht.

Die gesundheitliche und erbgesundheitliche Beurteilung liegt in den Händen des Amtsarztes (bzw. des mit amtsärztlichen Aufgaben betrauten ⚡-Arztes oder Arbeitsgauarztes), der sein Gutachten in einem „Eheeignungszeugnis" nach vorgeschriebenem Muster zusammenfaßt.

Das *Eheeignungszeugnis* ist demnach eine der vorgeschriebenen Unterlagen für die Gewährung eines Ehestandsdarlehens, während das *Ehetauglichkeitszeugnis* (im Sinne des Ehegesundheitsgesetzes) lediglich besagt, daß kein Ehehindernis im Sinne des Ehegesundheitsgesetzes vorliegt.

Für die amtsärztliche Untersuchung sind auf Veranlassung des Reichsministeriums des Innern Richtlinien vom Reichsgesundheitsamt ausgearbeitet worden. Danach ist zu achten auf das Vorliegen von Erbkrankheiten, einer erblichen Belastung, einer Infektionskrankheit, einer das Leben bedrohenden Krankheit und von anderen Umständen, die eine Verheiratung als nicht im Interesse der Volksgemeinschaft liegend erscheinen lassen.

Unter *Erbkrankheiten* sind nicht nur Krankheiten im Sinne des Gesetzes zur Verhütung erbkranken Nachwuchses zu verstehen, sondern auch andere Erbleiden, z. B. die jugendliche Zuckerkrankheit, ferner schwere psychopathische abwegige Eigenschaften, insbesondere mit asozialer und antisozialer Verhaltensweise.

Bei einer Prüfung der Belastung sind beide Ehegatten zu berücksichtigen. Somit kann auch eine weniger schwere erbliche Belastung für die Versagung des Eheeignungszeugnisses ausreichen, wenn gleichzeitig der andere Ehepartner in ähnlicher Weise erblich belastet ist. Besondere Beachtung verdienen die Erblichkeitsverhältnisse bei Verwandtenehen.

Unter den Infektionskrankheiten spielen namentlich die *Tuberkulose* und die *Geschlechtskrankheiten* eine Rolle. Bei den letztgenannten muß sich die Begutachtung unter anderem auch darauf erstrecken, ob die Fortpflanzungsfähigkeit etwa aufgehoben ist.

Bezüglich der *das Leben bedrohenden Erkrankungen* ist von Fall zu Fall zu entscheiden, wie schwer die Erkrankung und wie die Heilungsaussicht ist. Es wäre sinnlos, ein Ehestandsdarlehen zu gewähren, wenn eine schwere unheilbare Krankheit vorliegt, die die eheliche Fruchtbarkeit oder die Erwerbsfähigkeit oder gar das Leben bei normaler Berufstätigkeit bedroht.

Unter den „anderen Umständen", die zur Ehe ungeeignet machen, ist an erster Stelle die *Fortpflanzungsunfähigkeit* zu nennen. Aber auch eine sonst vollwertige Frau, die kurz vor den Wechseljahren steht, ist in diesem Sinne ungeeignet, da sie keine Gewähr für eine hinreichende Zahl vollwertiger Nachkommen bietet.

Ehestandsdarlehen werden bis zur Höhe von 1000 RM. auf Antrag bei der zuständigen Gemeinde, in der der zukünftige Ehemann seinen ständigen Wohnsitz hat, Brautleuten gegeben, die die Voraussetzungen für die Gewährung erfüllen. Der Antrag wird zunächst von der Gemeindebehörde geprüft; sind die Voraussetzungen erfüllt, so geht der Antrag mit gutachtlicher Äußerung an das zuständige Finanzamt. Dieses trifft die endgültige Entscheidung über die Höhe des zu gewährenden Ehestandsdarlehens. Ausnahmsweise kann das Darlehen auch gewährt werden, wenn nicht alle Voraussetzungen erfüllt sind.

In diesen Fällen ist ein entsprechendes Gesuch über das zuständige Finanzamt an den Reichsminister der Finanzen zu richten.

Das Darlehen wird in Form von Bedarfsdeckungsscheinen ausgezahlt. Hierfür können Ausstattungsgegenstände, die zur Einrichtung eines Heimes erforderlich sind, in besonders gekennzeichneten Geschäften gekauft werden. Unter die Ausstattungsgegenstände fallen auch Gardinen, Möbelstoffe und sogar Musikinstrumente für Hausmusik, Fahrräder und Rundfunkgerät, dagegen nicht Kleider oder Wäsche. Eine Auszahlung in Bargeld wird bewußt vermieden, um zu verhindern, daß von manchen jungen Eheleuten das Geld vertan wird, ohne daß sie sich etwas Nützliches und Zweckdienliches dafür anschaffen.

Das Darlehen ist unverzinslich, die Rückzahlung erfolgt — von bestimmten Ausnahmefällen (z. B. Arbeitslosigkeit) abgesehen — in monatlichen Raten von 1% des Darlehens. Als besonderer Anreiz zur Zeugung von Kindern werden aber für jedes Kind 25% des Darlehens in Abzug gebracht.

Über die Zahl der bisher gewährten Darlehen und die Zahl der Erlasse von Beträgen für lebendgeborene Kinder unterrichtet die folgende Tabelle. Ferner ergibt sich daraus das Verhältnis der mit Ehestandsdarlehen geschlossenen Ehen zur Zahl der Eheschließungen überhaupt.

	Anzahl der ausgezahlten Ehestandsdarlehen	Anzahl der Erlasse von Darlehensbeträgen für lebendgeborene Kinder	Ehestandsdarlehen auf je 100 Eheschließungen überhaupt
1933 und 1934	366178	143571	33,0
1935	156822	155069	24,1
1936	171460	186694	28,1
1937	183556	222533	28,2
1.—3. Vierteljahr 1938	174469	201772	

Nachdem die Gewährung der Ehestandsdarlehen neuerdings nicht mehr von der Aufgabe der Erwerbstätigkeit seitens der Ehefrau abhängig gemacht wird, ist der Anteil der mit staatlichen Darlehen unterstützten Ehen 1938 bisher um rund $^1/_3$ gestiegen.

Die Auswirkung der Gewährung von Ehestandsdarlehen im Hinblick auf die Zahl der Eheschließungen überhaupt und die Kinderzahlen ergibt sich aus nebenstehender Tabelle.

Nach neuen Bestimmungen werden die Tilgungsbeträge eines *Ehestandsdarlehens von Angehörigen der Landbevölkerung* auf Antrag so lange zinslos gestundet, als mindestens einer der Ehegatten in der Land- oder Forstwirtschaft

	Ehe-schließungen	Lebend-geborene	Auf je 1000 Einwohner kamen	
			Ehe-schließungen	Geborene
1911	512819	1870729	7,8	28,6
1914	460608	1818596	6,8	26,8
1919	844339	1260500	13,4	20,0
1925	489084	1311259	7,7	20,8
1930	570241	1144151	8,8	17,6
1931	522881	1047775	8,0	16,1
1932	516793	993126	7,9	15,1
1933	638573	971174	9,7	14,7
1934	740165	1198350	11,1	18,0
1935	651435	1263976	9,7	18,9
1936	609631	1277052	9,1	19,0
1937	618971	1275212	9,1	18,8

(Aus Statist. Jb. dtsch. Reich **1937**, 37.)

als ländlicher Handwerker tätig ist, höchstens jedoch auf die Dauer von 10 Jahren. Voraussetzung ist, daß einer der Ehegatten vor der Eheschließung mindestens 5 Jahre ununterbrochen in der Land- oder Forstwirtschaft oder als ländlicher Handwerker tätig war. Weisen die Ehegatten nach, daß einer von ihnen während der Stundungsfrist 10 Jahre in der vorgenannten Eigenschaft tätig gewesen ist, so wird die Rückzahlung des Ehestandsdarlehens oder des zu zahlenden Restes erlassen.

f) Förderung des Bauerntums.

In Würdigung der großen Bedeutung eines gesunden Bauerntums als Keimzelle eines gesunden Volkes wurde diesem eine besondere Förderung zuteil. Durch das *Reichserbhofgesetz* wird erstrebt, unter Sicherung alter deutscher Volkssitten das Bauerntum als Blutsquelle des deutschen Volkes zu erhalten. Die Bauernhöfe mußten vor Überschuldung und vor einer Zersplitterung beim Tode des Bauern bewahrt werden. Sie sollten als Erbe der Sippe dauernd in der Hand freier Bauern verbleiben. Diesen Forderungen hat das Reichserbhofgesetz entsprochen.

Ein *Erbhof* ist ein land- und forstwirtschaftlicher Betrieb in der Größe von mindestens einer Ackernahrung (d. h. einer Bodenfläche, die einer Familie Nahrung geben kann) bis zu höchstens 125 ha, wenn er einer bauernfähigen Person gehört, d. h. sie muß Staatsbürger, ehrbar und deutschen oder artverwandten Blutes sein. Der Eigentümer heißt Bauer. Der Erbhof ist unveräußerlich, unbelastbar und geht ungeteilt auf den Anerben über. Die Rechte des Miterben beschränken sich auf das übrige Vermögen des Bauern.

In einer gewissen Verbindung zum Erbhofgesetz stehen eine Reihe weiterer Maßnahmen zur *Neubildung deutschen Bauerntums.* So mußte dafür gesorgt werden, daß die Miterben von einem Erbhof nach Möglichkeit dem Bauernvolk als freie Bauern erhalten blieben und nicht zu bezahlter ländlicher Lohnarbeit übergingen oder gar in die Städte abwanderten. Dabei ist aber von Bedeutung, daß die auf neuen Bauernhöfen angesetzten Familien erbgesund und deutschen oder artverwandten Blutes sind. So ist denn die Auswahl der Bewerber um eine *bäuerliche Siedlung* eine ausgesprochen positive Auslesemaßnahme, die Hoferben, weiteren Jungbauern und anderen Menschen, die von der Stadt aufs Land streben, die Ansiedlung ermöglicht, wenn sie erbbiologisch vollwertig und möglichst hochwertig sind.

Der Reichsnährstand verlangt für die Berücksichtigung als Siedlerfamilie, daß durch eine amtsärztliche Untersuchung das Vorliegen von Erbkrankheiten oder eine Unfähigkeit zum Bauernberuf in gesundheitlicher Beziehung verneint werden kann. Wie überall werden auch hier kinderreiche Familien bevorzugt berücksichtigt.

Die nachstehende Tabelle gibt eine Übersicht über die bäuerlichen Siedlungen seit 1928.

Der Rückgang der Zahlen im Jahre 1937 erklärt sich daraus, daß die Siedlungsaufgaben hinter dem Wiederaufbau der Wehrmacht und den Aufgaben für den Vierjahresplan zurückstehen mußten. Hinzu kam, daß die Bodenpreise, die in den Jahren 1930—1932 tief gesunken waren, infolge Gesundung der landwirtschaftlichen Markt- und Betriebsverhältnisse gestiegen sind und dadurch die Einhaltung einer dauernd tragbaren Rentenbelastung erschweren.

Angehörigen der Landbevölkerung, die nach dem 30. 6. 38 geheiratet haben, kann außer dem Ehestandsdarlehen auf Antrag ein *Einrichtungsdarlehen* gewährt werden. Voraussetzung hierfür ist, daß beide Ehegatten deutsche Staatsangehörige, deutschen oder artverwandten Blutes sind, daß sie die bürgerlichen Ehrenrechte besitzen, und daß nach ihrem Verhalten anzunehmen ist, daß sie gewillt und geeignet sind, in Treue dem deutschen Reich zu dienen. Ferner muß

Bäuerliche

	1928	1929	1930
Erwerb und Bereitstellung von Siedlungsland, ha	78468	117115	127112
Gründung von Neubauernstellen, Zahl	4253	5545	7441
Gründung von Neubauernstellen, ha	50616	61213	79833
Anliegersiedlung, Landzulagen zu Eigentum, Zahl.	5552	6592	7378
Anliegersiedlung, Landzulagen zu Eigentum, ha .	6816	10531	15862

mindestens ein Ehegatte in den letzten 5 Jahren ununterbrochen in der Land-
oder Forstwirtschaft oder als ländlicher Handwerker tätig gewesen sein und weiterhin tätig zu sein beabsichtigen. Trifft die letztgenannte Voraussetzung für *einen*
der Ehegatten zu, so beträgt das Einrichtungsdarlehen 400 RM. Sind *beide*
Ehegatten in dem oben bezeichneten Sinne tätig gewesen, so erhöht sich das
Einrichtungsdarlehen auf 800 RM. Die Summe wird in barem Geld ausgezahlt.
Die Darlehensschuld vermindert sich, wenn beide Ehegatten nach der Eheschließung in Forst- oder Landwirtschaft oder als ländliche Handwerker ununterbrochen tätig gewesen sind, nach Ablauf von 10 Jahren um 500 RM. und
nach Ablauf eines jeden weiteren Jahres um je 100 RM. Ist nur einer der Ehegatten in dem oben bezeichneten Sinne tätig gewesen, so vermindert sich die
Darlehensschuld nach 10 Jahren um 250 RM. und nach Ablauf eines jeden
weiteren Jahres um je 50 RM. Bei Aufgabe der Tätigkeit beider Ehegatten
in der Land- oder Forstwirtschaft oder als ländliche Handwerker ist der Rest
des Darlehens mit 3% monatlich zu tilgen.

Angehörigen der Landbevölkerung — d. h. Landarbeitern oder ländlichen Handwerkern — die nach dem 31. 12. 1933 geheiratet haben, kann auf Antrag ein *Einrichtungszuschuß* gewährt werden, der nicht zurückgezahlt zu werden braucht. Der Antrag wird
bei dem zuständigen Finanzamt gestellt, das auch endgültig entscheidet. Die Bedingungen
entsprechen im wesentlichen den Voraussetzungen für die Gewährung eines Einrichtungs-
darlehens, nur beträgt der Einrichtungszuschuß 400 RM. bzw. 200 RM. Ein weiterer
Einrichtungszuschuß von 400 RM. bzw. 200 RM. wird für jede weiteren 2 Jahre ununterbrochener Tätigkeit als Landarbeiter oder ländlicher Handwerker gewährt. Der
Einrichtungszuschuß wird bar ausgezahlt, er ist weder übertragbar noch pfändbar.

An die Stelle gutgemeinter Einzelmaßnahmen ist also eine zielbewußte Bevölkerungspolitik getreten, die sich zum Ziel gesetzt hat, die Erhaltung des Volksbestandes an Zahl
und ein organisches Wachstum bei richtiger Verteilung der Altersklassen einerseits und eine
besondere Förderung Vollwertiger und Hochwertiger andererseits zu sichern.

Schrifttum.

BURGDÖRFER: Aufbau und Bewegung der Bevölkerung. Leipzig 1935. — DARRÉ:
Das Bauerntum als Lebensquell der nordischen Rasse, 5. Aufl. München: J. F. Lehmann. —
DARRÉ: Neuadel aus Blut und Boden. München: J. F. Lehmann. — FRIESE-LEMME: Die
deutsche Erbpflege. Leipzig: Georg Thieme 1937. — GÜTT: Bevölkerungs- und Rassenpolitik. Berlin: Spaeth u. Linde 1935. — *Handbücherei* für den Öffentlichen Gesundheitsdienst, Bd. 2 (BURGDÖRFER, BOEHM, FRIESE, LINDEN). Grundlagen der Erb- und Rassenpflege. Berlin: C. Heymann 1936. — JANCKE-BLUME: Das Ehestandsdarlehen. Kommentar
zum Gesetz über Förderung der Eheschließungen. Mit 3 Nachträgen. Berlin: Reinhold
Kühn A. G. — KRALLINGER: Erblehre und Erbpflege. Berlin: Paul Parey 1937. —
KÜHNE, A.: Familienlastenausgleich und Beamtenbesoldung. NS.-Beamtenztg. 10, 316
(1938). — MAGNUSSEN: Rassen- und bevölkerungspolitisches Rüstzeug. München: J. F. Lehmann 1936. — *Reichsgesetzblatt*. Teil 1. — Schriften der Bewegung, München: Franz Eher
Nachf., Zentralverlag der NSDAP. — *Schriftenreihe* des Reichsausschuß für Volksgesund-
heitsdienst, Berlin W 62, Einemstraße. — *Wirtschaft und Statistik:* Herausgegeben vom
Statistischen Reichsamt.

Siedlung[1].

1931	1932	1933	1934	1935	1936	1937
111 995	81 737	107 058	148 113	122 848	82 225	63 174
9 082	9 046	4 914	4 931	3 905	3 308	1 785
99 624	101 926	60 297	74 192	68 338	66 358	35 942
11 795	9 436	8 480	13 654	13 156	10 782	10 109
24 618	17 767	17 047	27 056	23 145	22 044	21 097

[1] Aus Sonderbeiträge zu Wirtsch. u. Statist. 18, Nr 9 (1938).

E. Ausmerzende Maßnahmen.
Von MAX KRESIMENT.

Ärztliche Kunst hat es bisher nicht vermocht, die als erblich bedingt erkannten Leiden wirksam in ihrer Verbreitung zu bekämpfen. Überdies müssen wir befürchten, daß durch Einflüsse, wie sie die Kulturentwicklung und die Zivilisation mit sich bringen, weitere Erbschädigungen entstehen. Da bisher eine therapeutische Beeinflussung von Genmutationen mit krankhaften Auswirkungen nicht möglich ist, besteht keine Aussicht auf einen nahen Erfolg von Heilbestrebungen bei Erbkrankheiten. Natürlich bedeutet es keine Heilung eines erbkranken Menschen, wenn wir ihn etwa von einer erblichen Mißbildung (phänotypisch) durch rechtzeitige Einrenkung der kranken Hüfte wiederherstellen oder wenn wir einen Erbgeisteskranken durch zweckmäßige Anstaltsbehandlung wieder zu einem brauchbaren Mitglied der Volksgemeinschaft erziehen. Ist doch dieser Erfolg oft genug zeitlich begrenzt. Hier kann man höchstens von einer sozialen Heilung des Einzelnen sprechen, seine krankhafte Erbanlage ist damit nicht beeinflußt.

Wir müssen also anders vorgehen, wollen wir zunächst die weitere Durchseuchung der Bevölkerung mit kranken Erbanlagen verhindern. Es bleibt nur übrig, den Erbstrom bei den erbkranken Menschen zu unterbrechen. Diese Maßnahmen äußern sich zwar einschneidend bei dem betroffenen Einzelnen und darüber hinaus bei seiner Sippe, sie kommen aber der Gesamtheit des Volkskörpers zugute, den wir hierdurch allein auf die Dauer lebensfähig erhalten können. Die auf das Einzelwohl gerichteten Heilmaßnahmen des Arztes erweitern sich damit zu einer Bevölkerungsvorsorge großen Ausmaßes, die dem Arzt eine wichtige Aufgabe auf dem Gebiet der Bevölkerungspolitik zuweist.

Diese Gedanken in die Tat umgesetzt zu haben, muß als Verdienst der nationalsozialistischen Staatsführung anerkannt werden. Für die Durchführung Sorge zu tragen, ist verantwortungsvolle Aufgabe der deutschen Ärzteschaft, die deshalb mit den ergriffenen Maßnahmen völlig vertraut sein muß. Dank den Vorarbeiten der Erbwissenschaft seit der Wiederentdeckung der MENDELschen Erbregeln im Jahre 1900 und insbesondere den auf die Herausarbeitung der empirischen Erbprognose gerichteten Forschungen des Kaiser Wilhelm-Instituts für Genealogie und Demographie in München unter Leitung von Professor RÜDIN konnten nach der Machtergreifung durch den Nationalsozialismus in Deutschland sofort wirkungsvolle Maßnahmen der Ausmerze krankhafter Erbanlagen verwirklicht werden.

Durch das *Gesetz zur Verhütung erbkranken Nachwuchses* vom 14. Juli 1933 wurden zunächst die 8 wichtigsten Erbkrankheitsgruppen — der angeborene Schwachsinn, die Schizophrenie, das manisch-depressive Irresein, die erbliche Fallsucht, der Erbveitstanz, die erbliche Blindheit, die erbliche Taubheit und die schweren erblichen körperlichen Mißbildungen sowie der auf erblicher psychopathischer Grundlage beruhende schwere Alkoholmißbrauch — erfaßt und die Verhinderung der Fortpflanzung der von ihnen befallenen Menschen durch die Unfruchtbarmachung angeordnet.

Von den *Schwachsinns*fällen sind etwa $^4/_5$ als erblich bedingt anzusehen. Die Reichsgebrechlichenzählung 1925/26 (s. den Vorbehalt S. 78) ergab etwa 100000 Schwachsinnige. Die Umrechnung der auf genauerer Erfassung beruhenden Untersuchungsergebnisse in kleinen Bezirken führt zu der Zahl von mindestens 6 Schwachsinnigen auf 1000 der Bevölkerung.

Bei Personen, die an einer Krankheit des *schizophrenen* Formenkreises litten, ergaben empirische Erbprognoseuntersuchungen, daß 16,4% ihrer Kinder wiederum an einer Schizophrenie erkrankten (gegenüber einer Erkrankungswahrscheinlichkeit der Durchschnittsbevölkerung von 0,85% nach LUXENBURGER) und weitere 32,6% schizophrenieähnliche Psychopathen waren. Die Kinder zweier schizophrener Eltern sind sogar zu 53% schizophren. Diese hohen Belastungsziffern rechtfertigen die Einreihung der Schizophrenie unter die Erbkrankheiten.

Das Gefährdungsalter für die Schizophrenie liegt zwischen dem 16. und 40. Lebensjahr, für das manisch-depressive Irresein höher (16.—50. Lebensjahr). Unter 1000 der Durchschnittsbevölkerung dieser Altersklassen erkranken 4—5 an *manisch-depressivem Irresein*. Bei dem Verlauf dieser Erkrankung in ausgesprochenen Phasen, zwischen denen Zeiten der „Gesundheit" liegen, kann von der Anzahl der in Anstalten Untergebrachten (Ende 1936: 5094) nicht auf die tatsächlich in Deutschland vorhandene Zahl dieser Kranken geschlossen werden.

Die Verbreitung der *Fallsucht* ist schwieriger zu beurteilen, da wir es mit einer Reihe von Krankheiten zu tun haben, an deren einem Ende die ausschließlich erbbedingten und am anderen die rein durch äußere Einwirkung (exogen) entstandenen Formen stehen. Eine wesentliche Stütze für die Erblichkeit der genuinen Epilepsie (mit sicherem Ausschluß aller exogenen Ursachen) erbrachte die Zwillingsforschung. Kinder eines epileptischen Elters sind 30mal häufiger epilepsiegefährdet als die Durchschnittsbevölkerung. Weiter finden sich bei ihnen Psychopathien des epileptischen Formenkreises und andere Anomalien (Narkolepsie, Migräne, Bettnässen, Nachtwandeln, Schwachsinn) in rund 19%.

Die Zahl der *Chorea Huntington*-Kranken ist nach den sorgfältigen Erhebungen von PANSE in der Rheinprovinz beträchtlich höher als bisher angenommen wurde. Durch die Herausschälung von Frühsymptomen wird eine bessere erbpflegerische Erfassung dieser Krankheit ermöglicht.

Die Begriffe „*erbliche Blindheit*" und „*erbliche Taubheit*" im Gesetz zur Verhütung erbkranken Nachwuchses umfassen so verschiedene Krankheiten, daß kurze Angaben über ihr zahlenmäßiges Vorkommen nicht zu geben sind; Einzelheiten sind aus der Erbpathologie von v. VERSCHUER zu ersehen. Das gleiche gilt für die schweren *erblichen Mißbildungen*, bei denen die nachgewiesenen erheblichen geographischen Unterschiede (Luxationszentren im Land Sachsen, in der bayerischen Pfalz und in Franken) hervorzuheben sind.

Zur Anzeige erbkrankheitsverdächtiger Personen an das für den Aufenthaltsort des Betreffenden zuständige Gesundheitsamt sind die beruflich tätigen Ärzte, die Anstaltsleiter sowie sonstige mit der Behandlung oder Beratung von Kranken sich befassende Personen verpflichtet. Lediglich bei Frauen über 45 Jahren kann die Anzeige (auf einem vorgeschriebenen Formblatt) unterbleiben, weil ihre Fortpflanzungsfähigkeit bereits als erloschen angesehen werden kann. In allen übrigen Fällen ist die Beurteilung der Fortpflanzungs- und der Operationsfähigkeit als Voraussetzungen für die Anwendung des Gesetzes Aufgabe des Amtsarztes. Der Antrag kann von dem Erbkranken selbst (oder seinem gesetzlichen Vertreter, ohne dessen Zustimmung die Unfruchtbarmachung nicht vor dem vollendeten 14. Lebensjahr durchgeführt werden darf) beim Erbgesundheitsgericht gestellt werden oder ist von dem beamteten Arzt (Amtsarzt als Leiter des Gesundheitsamts und Gerichtsarzt sowie ihre Stellvertreter) oder Anstaltsleiter bei dem Erbgesundheitsgericht zu stellen und in einem ärztlichen Gutachten (auf vorgeschriebenem Vordruck) mit einer Sippentafel (s. S. 78), bei Schwachsinnsfällen mit einer besonderen Intelligenzuntersuchung zu begründen.

Die Entscheidung hat das *Erbgesundheitsgericht* zu treffen, das erstmalig in Deutschland in seiner Besetzung mit einem Richter (als Vorsitzenden) und 2 Ärzten diese mit richterlichen Aufgaben betraut, von denen die sonst am Verfahren beteiligten Ärzte ausgeschlossen sind.

Der Entscheidung des Erbgesundheitsgerichts gehen die notwendigen Ermittlungen, Zeugenvernehmungen und gegebenenfalls die Begutachtung des Unfruchtbarzumachenden durch einen vom Gericht beauftragten sachverständigen Arzt voraus. Ärzte sind durch das Gesetz von der Wahrung des ärztlichen Berufsgeheimnisses entbunden und zur Aussage verpflichtet, desgleichen haben Gerichts-, Verwaltungsbehörden und Krankenanstalten Auskunft zu erteilen.

Gegen die Entscheidung des Erbgesundheitsgerichts kann der Erbkranke oder der beamtete Arzt die Entscheidung des *Erbgesundheitsobergerichts* (in Deutschland zur Zeit 26) anrufen, das nach § 10 des Gesetzes endgültig entscheidet. Ein Reichs-Erbgesundheitsgericht gibt es also bisher nicht und damit keine höchstrichterlichen Entscheidungen, die ähnlich den Reichsgerichtsentscheiden einen ausrichtenden Einfluß auf die Rechtsprechung haben würden.

Die *Durchführung des Beschlusses auf Unfruchtbarmachung* ist wieder Aufgabe des Amtsarztes. Zur Vornahme des Eingriffs sind von den Landesregierungen bestimmte Ärzte und Anstalten ermächtigt, unter denen dem Unfruchtbarzumachenden eine gewisse Wahl zusteht.

Diese Ärzte haben die Fortpflanzung- und Operationsfähigkeit der Unfruchtbarzumachenden nochmals verantwortlich zu prüfen und gegebenenfalls den Antrag auf Aussetzung des Eingriffes beim Amtsarzt zu stellen, der die Aussetzung auf bestimmte Zeit aussprechen kann. Als rein ärztliche Aufgabe ist diese Entscheidung seit Erlaß der 3. Ausführungsverordnung zum Gesetz (1935) nicht mehr Sache des Erbgesundheitsgerichtes.

Die Aufhebung der Fortpflanzungsfähigkeit wird durch *operative Unterbrechung der Samen- bzw. Eileiterwege* erzielt, ohne daß die Keimdrüsen selbst als wesentlicher Teil des innersekretorischen Gefüges angetastet zu werden brauchen.

Der Eingriff wird beim Mann zweckmäßig als *Resektion eines mindestens 5 cm langen Samenleiterstückes* dicht unterhalb des Austritts aus dem Leistenkanal vorgenommen. Auf diese Weise wird die nicht unter dem Einfluß der höheren Bauchhöhlenwärme stehende Wegstrecke des Samenleiters fast völlig ausgeschaltet. Dadurch wird die noch mögliche Befruchtungsfähigkeit des nach der Unfruchtbarmachung in dem testifugalen Samenleiterabschnitt verbleibenden Restsamens auf wenige Tage verringert, da die Samenfäden nur in der kühleren Temperatur des Hodensackes längere Zeit befruchtungsfähig bleiben. Auch ohne Unterbindung der Samenleiterenden verschließen sich diese durch Bildung einer konischen Spitzenkappe. Der Verschluß des hodenwärts (testipetal) ziehenden Samenleiterendes geschieht jedoch durch spontane Vernarbung langsamer, weshalb von der Unterbindung mit ihrem überflüssigen Fremdkörperreiz besser abzusehen ist. Je höher die Unterbrechung des Samenleiters angelegt wird, desto geringer ist die Stauwirkung des am Abfluß verhinderten Samens auf die empfindlichen Keimzellen der Hodenkanälchen. Diese wegen des einsetzenden Zerfalls der Samenfäden und der Resorption des Samens vorübergehenden Erscheinungen sind in ihrer Auswirkung auffallend gering. Meist wird nur eine anfängliche Stauung im Nebenhoden und keineswegs häufig eine kurz anhaltende

Steigerung des Geschlechtstriebes beobachtet, die für die Entleerung des Restsamens nur günstig ist. Ernstere Folgen etwa infolge Verletzung der zum Hoden ziehenden Nerven oder einer länger anhaltenden Degeneration der Hodenepithelien sind bisher in Deutschland erfreulicherweise nicht zur Beobachtung gekommen.

Die bloße *Unterbindung der Samenleiter* und die einfache Durchtrennung sind als unzuverlässige Verfahren abzulehnen. Selbst nach der Resektion nur kleiner Stücke ist spontane Wiedervereinigung der Samenleiterenden beobachtet worden. Ein Versagen des Eingriffs ist ferner möglich, wenn eine Verdoppelung des Samenleiters besteht oder dieser so unterentwickelt (hypoplastisch) ist, daß er bei der Operation nicht aufgefunden wird. Auch alte Leistenbrüche mit narbigen Veränderungen infolge langen Bruchbandtragens können das Auffinden der Samenleiter sehr erschweren.

In einer Vaterschaftsklage gegen einen Unfruchtbargemachten muß also erst die Zeugungsunfähigkeit durch gerichtsärztliche Untersuchung bestätigt werden, bevor er als Erzeuger ausgeschlossen werden kann.

Die *Eileiter* sind außer durch Bauchschnitt auch von den Leistenkanälen aus zu erreichen. Dieses inguinale Vorgehen, bei dem nach MENGE die Eileiter durch den Leistenkanal vorgezogen, der Ampullenteil abgetragen und der Stumpf extraperitoneal verlagert wird, vermeidet jede Schädigung des Darmes und ist daher in bezug auf Komplikationen und zugleich auch in bezug auf die Sicherheit des Ergebnisses nach den bisherigen Erfahrungen die beste Operationsmethode. Freilich setzt sie einen erfahrenen Gynäkologen für die Auswahl der geeigneten Fälle und als Operateur sowie das Fehlen von Verwachsungen der Beckenorgane voraus, die nicht immer durch vorherige Untersuchung auszuschließen sind. Es lassen sich dann die Eileiter nicht hervorholen, die Leistenschnitte müssen zum Bauchschnitt erweitert werden.

Die Unterbrechung der Eileiter kann durch Resektion eines Eileiterstückes an verschiedenen Stellen, so auch am Tubenwinkel oder durch Quetschung einer Eileiterschlinge mit Umschnürung der Quetschfurche nach MADLENER erfolgen. Schon lange bekannt ist die ungeheuer große Wiederherstellungsfähigkeit der Eileiterschleimhaut. Versager der Unfruchtbarmachung sind daher bei allen operativen Verfahren beobachtet worden. Die Deckung von Unterbindungs-, Durchtrennungs- oder Resektionsstellen mit Bauchfell hält nicht dicht, die durchtrennten Eileiterenden wachsen wieder zusammen, die Quetschstellen werden wieder durchgängig (rekanalisiert) oder es bilden sich Fisteln an diesen Quetschstellen oder an zu tiefgreifenden Nähten, die den Samenfäden den Zutritt zum Ei ermöglichen. Eine Extrauteringravidität ist dann oft die unerwünschte Folge. Diese Versager machen auch die Fülle der vorgeschlagenen Verfahren verständlich, die mit den aufgezählten keineswegs erschöpft sind.

Bei Frauen, die durch die Narkose oder Operation gefährdet sind oder bei denen aus gesundheitlichen Gründen ohnedies eine Strahlenbehandlung der Geschlechtsorgane erforderlich ist, sowie bei Frauen über 38 Jahren, die bereits mit dem spontanen Eintritt der Wechseljahre in absehbarer Zeit zu rechnen haben, ist mit ihrer Zustimmung (gegebenenfalls der des gesetzlichen Vertreters) die Unfruchtbarmachung durch *Strahlenbehandlung* zulässig. Während durch die Röntgenbestrahlung die Eierstöcke zur Verödung gebracht werden, greift die gleichfalls zulässige Radiumeinlage in die Gebärmutterhöhle wahrscheinlich hauptsächlich an der Gebärmutterschleimhaut an, wirkt sich allerdings auch an den Eierstöcken aus. Besonders bei der Röntgenbestrahlung gilt es also, das ideale Ziel einer bloßen Sterilisationsdosis zu erreichen, die unterhalb der Kastrationsdosis liegt, um deren zu weitgehende Folgeerscheinungen abzumildern.

Beim Manne scheidet eine Unfruchtbarmachung durch Strahlenbehandlung wegen der Unsicherheit des Erfolges grundsätzlich aus. Wir können auch eine geforderte Entmannung (s. unten) mit Hilfe von Röntgen- oder Radiumbestrahlung nicht erreichen. Die *Kastration des Mannes* ist also zuverlässig nur durch die vollständige Entfernung beider Hoden zu erzielen. Wird sie erst nach vollständigem Abschluß des Körperwachstums (nach dem 25. Lebensjahr) vorgenommen, so sind zwar innersekretorische und psychische Störungen bzw. Umstimmungen möglich, tiefgreifende körperliche Veränderungen werden aber vermieden. Kann doch selbst nach Kastration infolge der psychischen Bahnung und des Sexualzentrums im Gehirns zumindest eine ganze Zeitlang ein (verminderter) Geschlechtstrieb und Erektionsfähigkeit erhalten bleiben. Dies müssen wir uns vor Augen halten, wenn die gesetzlich angeordnete Maßnahme der *Entmannung* (§ 42k des Gesetzes gegen gefährliche Gewohnheitsverbrecher und über Maßregeln der Sicherung und Besserung vom 24. November 1933) oder die Möglichkeit der Keimdrüsenentfernung mit Einwilligung des Mannes auf Grund eines amts- oder gerichtsärztlichen Gutachtens (nach § 14, 2 in der geltenden Fassung des Gesetzes zur Verhütung erbkranken Nachwuchses) in ihren Erfolgsaussichten beurteilt werden soll. Insofern die Entmannung aber die Unfruchtbarkeit praktisch sofort — wegen des schwereren Eingriffs wird ein Geschlechtsverkehr in den nächsten Tagen nicht in Betracht kommen — zur Folge hat, scheiden auch die von ihr betroffenen Menschen aus der Fortpflanzung aus. Das waren 1934—1936: 1116 Männer. Bei Erörterungen über erbpflegerische Maßnahmen empfiehlt es sich aber, die beiden nur in der Wirkung gleichen Eingriffe scharf voneinander zu trennen, müssen wir doch jede Diffamierung der von der Unfruchtbarmachung betroffenen Erbkranken vermeiden, weil wir von ihnen für das Volkswohl ein großes Opfer fordern.

Die Durchführung der *Strahlenbehandlung* bei der Unfruchtbarmachung von Frauen ist in der 5. Ausführungsverordnung zum Gesetz zur Verhütung erbkranken Nachwuchses geregelt. Die Bestrahlungsinstitute und Ärzte bedürfen der Ermächtigung des Reichsinnenministers. Die durch Strahlenbehandlung unfruchtbar gemachten Frauen sind verpflichtet, sich 3 Nachuntersuchungen in der 7., 12. und 52. Woche zu unterziehen, wobei eingehende Untersuchungsbefunde über die Bestrahlungsfolgen zu erheben sind. Zusammen mit genauen Angaben über die bei der Strahlenbehandlung angewandte Technik gewährleisten sie eine Nachprüfung und wissenschaftliche Auswertung der Ergebnisse.

Seit dem Gesetz zur Änderung des Gesetzes zur Verhütung erbkranken Nachwuchses vom 26. Juni 1935 kommt auch die (eugenische) *Schwangerschaftsunterbrechung* als Ausmerzemaßnahme in Betracht, die jedoch stets die Zustimmung der Schwangeren (bzw. bei Geschäftsunfähigen ihres gesetzlichen Vertreters) voraussetzt, während die vom Erbgesundheitsgericht angeordnete Unfruchtbarmachung auch gegen den Willen der Erkbranken durchgeführt werden kann. Ferner muß die Unfruchtbarmachung der Schwangeren vom Erbgesundheitsgericht beschlossen worden sein. Erbkrankheit des Erzeugers allein ist kein hinreichender Grund für die Schwangerschaftsunterbrechung. Auch darf die Frucht noch nicht lebensfähig sein (ist also als leblos entbundene Frucht eine Fehlgeburt), d. h. die Schwangerschaftsunterbrechung muß vor Ablauf des 6. Schwangerschaftsmonats (Mondmonats) erfolgen. Der Gebärmuttergrund steht dann in Nabelhöhe, die Dauer der Schwangerschaft seit dem ersten Tag der letzten Regel beträgt 24 Wochen; die Frucht ist 30 cm lang und 600—700 g schwer.

Auch der *Schwangerschaftsunterbrechung aus medizinischen Gründen* (wegen schwerer Gesundheitsschädigung der Schwangeren), die im § 14, 1 in der jetzt geltenden Fassung des Gesetzes zur Verhütung erbkranken Nachwuchses, in der 4. Ausführungsverordnung und in Anordnungen des Reichsärzteführers ihre gesetzliche Regelung gefunden hat, kann gleichzeitig eine erbpflegerische Bedeutung zukommen. Über deren Ausmaß liegen noch keine Untersuchungen vor.

Der *künstliche Abort aus sozialen Gründen* kann nicht anerkannt werden, weil er alle erb- und rassenpflegerischen Maßnahmen durchkreuzt[1].

Wird ein anstaltsbedürftiger Erbkranker dauernd *in einer geschlossenen Anstalt verwahrt,* die Gewähr für Unterbleiben der Fortpflanzung bietet, so soll kein Antrag auf Unfruchtbarmachung gestellt werden. Von der Unfruchtbarmachung wird gleichfalls Abstand genommen, solange sich ein durch Erbgesundheitsgerichtsbeschluß Unfruchtbarzumachender auf seine Kosten in eine solche geschlossene Anstalt begibt, deren Zulassung der Reichsinnenminister ausspricht.

---

[1] Den Begriff der *Schwangerschaftsunterbrechung aus juristischen Gründen* erläutert das Beispiel in Dtsch. Ärztebl. **1939,** 654.

Eine erbpflegerische Wirkung kommt weiter den langfristigen Strafen und der *Sicherungsverwahrung* zu, die die Betroffenen während der Dauer dieser Maßnahmen von der Fortpflanzung ausschließen. Zahlenangaben über die durchschnittliche Zeitdauer der verhängten Sicherungsverwahrung liegen noch nicht vor (CREUTZ).

Es ist verständlich, daß für den Staat derzeit kein Bedürfnis besteht, erbpflegerische Ziele mit Hilfe eines Bewahrungsgesetzes zu erreichen.

Die Erörterungen über den Wert und die etwaige Zulassung der freiwilligen Sterilisierung in Fällen, die nicht unter die bestehenden gesetzlichen Bestimmungen fallen, sind noch nicht abgeschlossen. Sie würde Anwendung finden einmal bei erblichen Krankheiten, die vom Gesetz zur Verhütung erbkranken Nachwuchses nicht erfaßt worden sind, wie verschiedene Nervenleiden, Mißbildungen und eine Reihe von inneren Krankheiten, von denen der Diabetes der Jugendlichen und die echte BASEDOWsche Krankheit hervorzuheben sind. Ferner käme die Anwendung der *freiwilligen Sterilisierung* auf Krankheitsüberträger (Konduktoren) in Betracht. Es gelänge so, z. B. die Bluterkrankheit einzudämmen, die von den Konduktorinnen auf die Söhne übertragen wird. Diese können wegen ihrer Neigung zu unstillbaren Blutungen nicht operativ unfruchtbar gemacht werden.

Einen bedeutsamen Schritt vorwärts auf dem Wege einer aktiven Erb- und Rassenpflege bedeutet das *Gesetz zum Schutz der Erbgesundheit des deutschen Volkes* vom 18. Oktober 1935. Dieses *Ehegesundheitsgesetz* verbietet im § 1 Absatz 1 die Eheschließung a) bei ansteckender Krankheit, b) bei Entmündigung, c) bei geistiger Störung oder d) bei Erbkrankheit eines Verlobten. Jedoch können Erbkranke unfruchtbare Personen (auch über 45 Jahre alte Frauen) heiraten, die damit nicht einen erbgesunden Partner binden, dessen Fortpflanzung im Interesse des Volksganzen erwünscht ist. Aus diesem Grunde ist auch im Gesetz zur Vereinheitlichung des Rechts der Eheschließung und der Ehescheidung vom 6. Juli 1938 die *Ehescheidung wegen vorzeitiger Unfruchtbarkeit* des Ehepartners unter bestimmten Voraussetzungen zulässig. Der § 1 des Ehegesundheitsgesetzes steht jedoch der Eheschließung nicht entgegen, wenn die Ehe wegen lebensgefährlicher Erkrankung eines Verlobten ohne Aufgebot geschlossen werden darf.

Zur Sicherung der 4 Eheverbote wird im § 2 des Ehegesundheitsgesetzes die Beibringung des amtsärztlichen *Ehetauglichkeitszeugnisses* von den Verlobten gefordert und die verbotene Erschleichung der Eheschließung nicht nur unter Strafe gestellt, sondern eine solche Ehe auch für nichtig erklärt. In der ersten Ausführungsverordnung zum Ehegesundheitsgesetz ist allerdings bestimmt, daß vorläufig nur dann ein Ehetauglichkeitszeugnis beizubringen ist, wenn der Standesbeamte begründete Zweifel hat, ob ein Ehehindernis vorliegt. Daß eine fortgeschrittene Erbbestandsaufnahme die wichtigste Voraussetzung für die Einführung des § 2 des Gesetzes darstellt, wurde oben erörtert (s. S. 78).

Im Falle der Verweigerung des — aus verwaltungstechnischen Gründen von dem für die Braut zuständigen Gesundheitsamt auszustellenden — Ehetauglichkeitszeugnisses oder der nachträglichen Zurücknahme wird eine Bescheinigung ausgestellt, an Hand deren die Entscheidung des Erbgesundheitsgerichts angerufen werden kann. Der Beschluß des Erbgesundheitsgerichts, daß ein Ehehindernis nicht vorliegt, ersetzt das Ehetauglichkeitszeugnis. Das

Verfahren richtet sich im einzelnen nach den Vorschriften des Gesetzes zur Verhütung erbkranken Nachwuchses, es ist also Beschwerde an das Erbgesundheitsobergericht zulässig. Auch in diesem Verfahren kann die ärztliche Untersuchung der Verlobten angeordnet werden, der allerdings hier nicht Folge geleistet zu werden braucht, wobei dann das Gericht die Versagung (Zurücknahme) des Ehetauglichkeitszeugnisses ohne weitere Ermittlungen bestätigen kann.

In besonderen Ausnahmefällen kann Befreiung von den Vorschriften des Ehegesundheitsgesetzes bewilligt werden. Diese Befreiungen erteilt die höhere Verwaltungsbehörde nach Richtlinien des Reichsinnenministers, der sich gewisse Fälle zur Entscheidung vorbehalten hat oder bei Beschwerden gegen die Ablehnung des Befreiungsgesuches zuständig ist. Es handelt sich hierbei im wesentlichen um Beseitigung von Härten (insbesondere beim Vorhandensein gemeinsamer Kinder) durch Gnadenerweis.

Die Anwendung des § 1 Absatz 1 Buchstabe a des Ehegesundheitsgesetzes hat eine erhebliche Gefährdung des anderen Verlobten zur Voraussetzung. Die Ansteckungsgefahr ist nach ärztlichen Gesichtspunkten zu beurteilen. In Frage kommen vor allem Fälle von Lungentuberkulose und Geschlechtskrankheiten.

Die *Entmündigung* oder Stellung unter vorläufige Vormundschaft (Buchstabe b) setzt abgeschlossene Gerichtsverfahren voraus.

Schwierigkeiten bietet die Bestimmung des Begriffs der *geistigen Störung*. In jedem Fall ist eine ärztliche Diagnose zu stellen. Die geistige Störung darf keine vorübergehende sein, sie muß die zu schließende Ehe für die Volksgemeinschaft unerwünscht erscheinen lassen. Bei feststehender Kinderlosigkeit einer solchen Ehe ist ein weniger strenger Maßstab anzulegen. Weiter sind gerade bei diesem Eheverbot beide Verlobten gemeinsam insbesondere in Beziehung zum Sippenbild zu begutachten (s. oben die Behandlung der Ausnahmefälle). Bezüglich der Abgrenzung des Begriffs der geistigen Störung muß auf den Kommentar zum Gesetz verwiesen werden.

Bei der Beurteilung der Ehefähigkeit eines Erbkranken ist stets zu prüfen, ob nicht die Hinderungsgründe der Buchstaben a, b oder c des § 1 des Ehegesundheitsgesetzes vorliegen.

Die Ausstellung des Ehetauglichkeitszeugnisses ist nach § 1 der Ersten Ausführungsverordnung zum Ehegesundheitsgesetz nur ein Teil der Eheberatung, die durch die Beratungsstellen für Erb- und Rassenpflege der Gesundheitsämter zu erfolgen hat. Mit anderen Worten, über die im Ehegesundheitsgesetz vorgesehenen Eheverbote hinaus soll dem Volk durch sachgemäße Beratung eine gesunde und tüchtige Nachkommenschaft gewährleistet werden. Zur Erreichung dieses Zieles soll auch die Gesamtheit der Ärzteschaft mit den Gesundheitsämtern zusammenarbeiten. Der einzelne Arzt muß also darüber genau unterrichtet sein, welche Zustände wie eine beeinträchtigte Fortpflanzungsfähigkeit, bestimmte Krankheiten oder Belastungen mit Erbleiden in den Sippen den Rat zur Beschränkung bei der Wahl des Ehepartners oder den zur Beschränkung der Kinderzahl erfordern. Eine umfassende Übersicht gibt der Kommentar zum Ehegesundheitsgesetz. Gewissenhafte Beschäftigung mit den Ergebnissen und Problemen der Erbpathologie ist die unbedingte Voraussetzung für diese ärztliche Eheberatung um so mehr, als es nicht darauf ankommt, allein qualitative Bevölkerungspolitik zu treiben, wie sie vorstehend umrissen worden ist. Vielmehr muß stets auch die quantitative Bevölkerungspolitik im Auge behalten werden. Um ein Beispiel anzuführen, geht es nicht an, die Volksseuche der Tuberkulose durch die besprochenen Ausmerzmaßnahmen ausrotten zu wollen. Ein gewissenhaftes Abwägen qualitativer und quantitativer

Gesichtspunkte ist daher auch bei jeder einzelnen Eheberatung erforderlich, wirkt sie sich doch über die einzelnen Paare hinaus stets auf ihre Sippen aus.

Nachtrag.

Durch die Verordnung der Reichsminister des Innern und der Justiz zur Durchführung des Gesetzes zur Verhütung erbkranken Nachwuchses und des Ehegesundheitsgesetzes vom 31. 8. 1939 (R.Gesundh.Bl. S. 753) sind *vorläufig* Einschränkungen in der Durchführung der vorstehend geschilderten erbpflegerischen Maßnahmen angeordnet worden. Zum Gesetz zur Verhütung erbkranken Nachwuchses ist der Begriff der „besonders großen Fortpflanzungsgefahr" als Voraussetzung für die Durchführung der Unfruchtbarmachung eingeführt worden. Alle übrigen noch nicht rechtskräftig erledigten Verfahren sind eingestellt worden. Freiwillige Entmannungen gemäß § 14 Abs. 2 des Gesetzes zur Verhütung erbkranken Nachwuchses dürfen nicht mehr vorgenommen werden.

Eine Versagung des Ehetauglichkeitszeugnisses auf Grund des § 1 des Ehegesundheitsgesetzes darf nur bei besonders schweren Schäden für die Volksgesundheit erfolgen. Untersuchungen auf Ehetauglichkeit sollen im allgemeinen nicht mehr stattfinden. Die noch nicht rechtskräftig erledigten Verfahren vor den Erbgesundheitsgerichten in Ehegesundheitssachen (mit dem Aktenzeichen XIV) werden eingestellt. Da neue Verfahren nicht mehr stattfinden, können die Verlobten eine neue Entscheidung des Gesundheitsamts beantragen. Bei zum Dienst in der Wehrmacht Einberufenen ist allgemein Befreiung von den Vorschriften des Ehegesundheitsgesetzes zu erteilen, bei ihren weiblichen Verlobten nur, wenn aus dem Verhältnis ein Kind hervorgegangen ist oder erwartet wird.

Schrifttum.

CREUTZ, W.: Allg. Z. Psychiatr. 111, 137 (1939). — GÜTT-LINDEN-MASSFELLER: Blutschutz- und Ehegesundheitsgesetz (Kommentar), München: J. F. Lehmann 1936. — GÜTT-RÜDIN-RUTTKE: Gesetz zur Verhütung erbkranken Nachwuchses (Kommentar), 1. Aufl. 1934 (zum Gesetz gegen gefährliche Gewohnheitsverbrecher und über Maßregeln der Sicherung und Besserung); 2. Aufl. 1936 (zum Gesetz zur Verhütung erbkranken Nachwuchses). — Richtlinien für Schwangerschaftsunterbrechung und Unfruchtbarmachung aus gesundheitlichen Gründen, herausgegeben von der Reichsärztekammer. München: J. F. Lehmann 1936. — KOPP: Kastration von Sexualverbrechern und Triebentarteten. Dtsch. Ärztebl. 1936, Nr 48, 1181. — LUXENBURGER: Psychiatrische Erblehre. München: J. F. Lehmann 1938. — PANSE: Huntington-Sippen des Rheinlandes. Z. Neur. 161, 550 (1938). — v. VERSCHUER: Erbpathologie (Lehrbuch) 2. Aufl. 1937. — WIETHOLD: Zur Frage der Bestrahlungsbehandlung von Sittlichkeitsverbrechern. Dtsch. Z. gerichtl. Med. 14, H. 4, 432 (1929).

3. Zusätzliche Maßnahmen der Nationalsozialistischen Bewegung.

Von EDUARD SCHÜTT.

Die Ergebnisse der Erbforschung unterbauten die Ansicht von der Notwendigkeit erb- und rassenpflegerischer Maßnahmen für die Erhaltung des deutschen Volkes.

Während in dem Parteienstaat vor 1933 die zweifellos von Forschern, Rassenhygienikern und anderen Einsichtigen an den zuständigen Stellen immer wieder vorgetragenen Hinweise dieser Art vollkommen unberücksichtigt blieben, wendete die NSDAP. gerade diesen Bestrebungen ihr besonderes Augenmerk zu.

So blieb es dann dem nationalsozialistischen Staat vorbehalten, Gesetze für das Gebiet der Erb- und Rassenpflege zu erlassen, die das Gesamtproblem in großzügiger Weise angehen. Ihre einzelnen Bestimmungen sind in den vorhergehenden Abschnitten erläutert worden.

Die NSDAP. als Trägerin der nationalsozialistischen Weltanschauung geht zum Teil innerhalb ihrer Gliederungen noch ganz erheblich über die allgemeinen gesetzlichen Forderungen hinaus, indem sie für sich zusätzliche Maßnahmen vorschreibt. Andererseits ist dazu eine große Reihe von Sondermaßnahmen von erbpflegerischen Gesichtspunkten her bestimmt.

An erster Stelle muß hier ein Überblick über *zusätzliche Bestimmungen innerhalb der* ϟϟ gegeben werden.

Die ϟϟ, die nicht nur den Gedanken der gesundheitlichen Auslese, sondern dazu noch den nordischen Gedanken, den Sippengedanken, die Familienpflege usw. innerhalb ihrer Reihen vertritt, hat ihr zusätzliches Programm in dieser Hinsicht eindeutig in ihren Ehebestimmungen herausgestellt.

Sie fordert eine gründliche erbgesundheitliche Untersuchung, sowie eine Untersuchung des allgemeinen Gesundheitszustandes beider Partner. Um in dieser Hinsicht ein klares Bild zu haben, wird selbstverständlich der Einzelne nur als Angehöriger seiner Sippe gesehen, das heißt, es wird eine genaue Prüfung der Sippenangehörigen in erbgesundheitlicher Hinsicht der endgültigen Wertung des Heiratsbewerbers und seiner Partnerin zugrunde gelegt.

Hierbei spielt eine Beurteilung auch in rassischer Hinsicht eine große Rolle.

Ferner ist der *genealogische Abstammungsnachweis* bis 1. 1. 1800 als Stichtag, bei ϟϟ-Führern bis 1. 1. 1750 zu erbringen.

Die *körperliche Leistungsfähigkeit* soll (auch bei den Frauen) durch Erwerb des deutschen Reichssportabzeichens erwiesen werden.

Es ist bezeichnend für die Bedeutung, die die ϟϟ einem gesunden Familienleben beimißt, daß die zukünftige Ehepartnerin zur Vorbereitung auf ihren Beruf als Hausfrau und Mutter an entsprechenden Kursen des deutschen Frauenwerkes teilgenommen haben muß.

Im übrigen muß die *Ehegenehmigung* vor der offiziellen Verlobung erteilt sein.

Entsprechend der Regelung bei der ϟϟ wird die Genehmigung für die Verlobung und Heirat von HJ.-Führern von bestimmten gesundheitlichen und erbpflegerischen Voraussetzungen abhängig gemacht. Bei den Untersuchungen ist die Mitwirkung der Gesundheitsämter vorgesehen, die in dem Runderlaß des Reichsministers des Innern vom 18. Januar 1939 näher geregelt ist. Der Grundgedanke dieser Ehegenehmigungspflicht ist auch hier wieder die Wertung des HJ.-Führers und seiner Partnerin im großen Rahmen der beiderseitigen Sippen.

Es ist klar, daß derartige Bestimmungen für einen nicht geringen Teil der deutschen Jugend zur Gesunderhaltung der Art und zur Anreicherung wertvollen Erbgutes von großer Bedeutung sind, denn unsere Jugend — und in ihr wieder die Auslese der Führer dieser Jugend — wird das Gesicht der kommenden Generationen gestalten und damit das weitere Schicksal der Nation bestimmen.

Wird somit innerhalb der ϟϟ und der HJ. die Gattenwahl in gewisser Weise kontrolliert und in bestimmter Richtung festgelegt, so wird dadurch zudem noch ohne Frage gleichzeitig eine wertvolle erbbiologisch ausgerichtete Erziehungsarbeit für die Allgemeinheit geleistet, denn ein solches Vorbild bleibt nicht ohne Ausstrahlungen lediglich auf den abgegrenzten Anwendungsbereich beschränkt. Es wird immer auch ein Maßstab werden für die Anderen.

Aus diesem Grunde ist auch die Vereinbarung zwischen dem Reichsführer ⚡⚡ und dem Reichsjugendführer zur Behebung der Landflucht und zur *Schaffung eines neuen Wehrbauerntums* nicht etwa in ihrer Auswirkung ausschließlich auf diese beiden Gliederungen der Partei beschränkt, sondern sie dient gleichzeitig der Neuerweckung und Verbreitung der Gedankeninhalte von Worten wie Blut und Boden.

An der praktischen Ausgestaltung dieser Vereinbarung sind das soziale Amt der Reichsjugendführung, sowie der Chef des ⚡⚡-Hauptamtes und der Chef des Rasse- und Siedlungshauptamtes ⚡⚡ für die Neubauern- und Siedlungsfragen maßgebend beteiligt.

Damit ist eindeutig festgelegt, daß nur solche jungen Deutschen als Neubauern oder Wehrbauern in Gegenden, in denen das Deutschtum besonders vorgebildete Bauern verlangt, eingesetzt werden, die nach körperlicher Beschaffenheit und geistiger und charakterlicher Haltung dazu geeignet sind.

Auch hier greift also auch wieder die Jugend mit ein, um eine Bewegung abzustoppen, die der weiteren Entwicklung des deutschen Volkes ungeheuren Schaden zugefügt haben würde.

In derselben Linie liegen die Errichtungen von Siedlerstellen im Rahmen der *Dankopfersiedlungen der SA.* — Hier richtet sich die Siedlerauswahl in erster Linie danach, ob der Bewerber artreinen Blutes und erbgesund ist. Er muß einen anständigen Charakter und eine bejahende Einstellung zum nationalsozialistischen Staat unter Beweis gestellt haben und sich zum Familiengedanken bekennen — insofern, als er die Familie als Keimzelle des Staates betrachtet.

Während sich der Staat wenigstens zunächst einmal vornehmlich ausmerzenden Maßnahmen auf dem Gebiete der Erb- und Rassenpflege zuwenden mußte, betreibt die Partei eine scharfe Auslese der Tüchtigen aus der klaren Erkenntnis heraus, daß Ausmerzen allein niemals zu dem gewünschten Erfolge führen kann. Im Gegenteil, diese positiven zusätzlichen erb- und rassenpflegerischen Maßnahmen der Partei sind im Grunde genommen von ausschlaggebender Bedeutung. Nur dann, wenn es gelingt, die durch ausmerzende Maßnahmen notwendigerweise rein zahlenmäßig entstehenden großen Lücken im Gesamtbestand der Bevölkerung auszufüllen mit Menschen, die gesund und tüchtig an Leib und Seele sind, wird es dem deutschen Volke gelingen, seine große geschichtliche Aufgabe durchzuführen. Dazu brauchen wir aber nicht allein die zahlenmäßige Ausfüllung des entstehenden leeren Raumes im Sinne einer Bestanderhaltung, sondern darüber hinaus eine Anreicherung an Zahl sowie an Erbgut. Die Voraussetzung zu solchem zweifachem Wachstum ist die Auslese, und es ist nur folgerichtig, daß die Partei in ihren Gliederungen beispielgebend vorangeht.

Hierher gehört auch die Verwirklichung einer *rassenhygienischen Wohnungspolitik*. Als Beispiel möge hier nur die *Sauckel-Marschler-Stiftung* in Thüringen aufgeführt werden.

Sie ist gedacht zur Heimstättenbeschaffung für in erblicher und rassischer Hinsicht besonders günstig beschaffene, aber sonst bedürftige Familien. — Die notwendigen Untersuchungen sind in die Hand des Thüringischen Landesamts für Rassenwesen in Weimar gelegt und garantieren dafür, daß nur die besten derartigen Familien, die eine Erb- und Rassentüchtigkeit aufweisen, wie sie für ein Volk zu seiner Erhaltung und Behauptung im Daseinskampf notwendig ist, in den Genuß dieser Stiftung kommen können.

Auch die *Deutsche Arbeitsfront* hat in ihrem *Reichsheimstättenamt* ein Siedlungswerk geschaffen, das dazu dienen soll, den deutschen Arbeiter, soweit er rassisch einwandfrei, gesund und erbgesund ist, wieder einen Anteil am deutschen Boden zurückzugeben und ihn damit bodenständig zu machen. Dabei spielen bevölkerungspolitische Gründe eine große Rolle. ,,Die besten und tüchtigsten Volksgenossen sind zu bevorzugen. Nur sie werden mit ihren gesunden und zahlreichen Familien das Fundament des Staates bilden".

Überall tritt uns in den zusätzlichen Maßnahmen der Partei der Auslesegedanken entgegen. Wir finden ihn in der Auslese für die *Adolf-Hitler-Schulen,* die die Anwärter für spätere politische Führerstellungen heranbilden ebenso wieder, wie in den Bestimmungen für die Verleihung des Ehrenbuches für die kinderreiche Familie. In diesem Zusammenhang sei auf das Hilfswerk ,,Mutter und Kind", die Heiratsbeihilfen der Deutschen Arbeitsfront und die bevölkerungspolitischen Maßnahmen des NS-Lehrerbundes (Kinderbeihilfen) nur ergänzend hingewiesen.

Dieser kurze Überblick über die zusätzlichen Maßnahmen der Partei auf dem Gebiet der Erb- und Rassenpflege möge genügen. Es wird daran deutlich geworden sein, welch große Bedeutung der Erb- und Rassenpflege von der Partei und allen ihren Gliederungen beigemessen wird, denn die NSDAP. hat endgültig mit der früher von anderer Seite vertretenen Ansicht gebrochen, daß der Mensch allein von seiner Umwelt geformt werde. Es ist eher umgekehrt richtig. — Der Mensch formt sich seine Umwelt selbst auf Grund der in ihm ruhenden Erbanlagen, die zu dieser Umwelt zwar in Wechselbeziehungen stehen, ohne die aber eine noch so günstige Umwelt nichts Großes schaffen kann. Das deutsche Volk treibt Erb- und Rassenpflege, weil erkannt wurde, daß sonst alle Anstrengungen, die gesteckten Ziele zu erreichen, vergeblich sein müssen. Die weltanschauliche Vorhut ist auch hier die NSDAP.

II. Hygiene des bewohnten und besiedelten Raumes.

1. Hygiene der Luft, des Klimas und des Bodens.

Von FRIEDRICH KONRICH.

A. Die Luft.

Zwischen der Lufthülle der Erde und der menschlichen Gesundheit bestehen so zahlreiche, tiefgreifende Beziehungen, daß man die Luft als einen der wichtigsten Umweltsfaktoren der Hygiene bezeichnen kann. Die Luft wirkt vermöge ihrer physikalischen wie chemischen Beschaffenheit auf unsere Gesundheit ein. Die physikalischen Vorgänge in der Atmosphäre pflegt man unter der Bezeichnung ,,Witterung" oder ,,Wetter" zusammenzufassen, wenn man kurze Zeiten im Auge hat, und als ,,Klima", wenn man längere Zeiträume, Jahre oder besser

Jahrzehnte zugrunde legt. Zum Verständnis der Einwirkungen der Luft seien die einzelnen Faktoren in Kürze dargestellt.

a) Der Luftdruck.

Die Messung des Luftdruckes erfolgt durch Quecksilber- oder Metall- (Anaeroid-) barometer; letztere bedürfen häufigeren Vergleichs und Eichung nach den Angaben des Quecksilberbarometers. Der Luftdruck beträgt 1 kg/qcm in Meereshöhe und wird von der Temperatur der Luft beeinflußt; zu Vergleichen müssen daher die Werte auf 0^0 umgerechnet werden. Für hygienische Zwecke genügt die nachstehende Zahlentafel. Man drückt die Größe des Luftdruckes entweder durch die Höhe der abgelesenen Quecksilbersäule in Millimeter aus oder seit 1929 meistens nach BJERKNES in absolutem Maß in Millibar (mb); wobei 1 mb = 0,75006 mg Hg oder 1 mm Hg = 1,3332 mb ist. (Abgerundet 1 mb = $^3/_4$ mm Hg).

Höhe einer Luftsäule, deren Druck 1 mm Hg das Gleichgewicht hält.

Barometerstand mm	mb	$+ 30^0$ m	$+ 20^0$ m	$+ 10^0$ m	$+ 0^0$ m	$- 10^0$ m
780	1040	11,5	11,1	10,7	10,2	9,8
760	1010	11,8	11,4	10,9	10,5	10,1
740	984	12,1	11,7	11,2	10,8	10,4
720	960	12,4	12,0	11,6	11,1	10,7
700	931	12,8	12,3	11,9	11,4	11,0
680	894	13,2	12,7	12,2	12,8	11,3

Der Luftdruck nimmt für je 11 m Höhenunterschied um 1 mm ab oder zu. Um den jeweiligen Luftdruck vergleichen zu können, müssen die gefundenen Werte auf Meereshöhe umgerechnet werden. Man sieht in der obenstehenden Zahlentafel je nach Temperatur und Luftdruck den entsprechenden Wert für die Höhe der Luftsäule während einer Ablesung, die im konkreten Falle eine Druck-Zu- oder Abnahme um 1 mm Hg bewirkt, dividiert die Höhenlage des Beobachtungsortes durch den gefundenen Meterwert und erhält diejenigen mm Hg, die, dem abgelesenen Barometerstand zuaddiert, den Barometerstand in Meereshöhe angeben.

Örtliche und zeitliche Verteilung des Luftdruckes. Verbindet man auf der Karte Orte mit gleichem Luftdruck, so erhält man die *Isobaren*; in der Regel geschlossene, meistens etwas exzentrisch gestaltete Kreislinien (vgl. Abb. 17). Die Luft strömt von den Orten höheren Luftdruckes (Maximum) zu den Orten niederen Luftdruckes (Minimum). Die Tagesschwankungen des Luftdruckes sind gering, die Monats- und Jahresschwankungen liegen bei uns um 12—20 bzw. 30—40 mm.

Der höchstbewohnte Ort der Erde (Kloster Hanle in Tibet) liegt in 4610 m Höhe und zeigt einen Luftdruck von 433 mm Hg = 576 mb. Mit Flugzeug oder Luftballon werden Höhen über 10 km erreicht (Stratosphärenflug); Bergwerke reichen über 1500 m unter die Oberfläche und zeigen deshalb Luftdrucke bis 860 mm = 1143 mb. In der Technik arbeiten Menschen unter mehreren Atmosphären Luftdruck (Taucherglocken, Caissons- oder Preßluftkammern).

Hygienische Bedeutung der Luftdruckschwankungen. Stark verminderter Luftdruck wirkt mechanisch und chemisch. Das Trommelfell wölbt sich nach außen, das Zwergfell steigt, so daß die Atmung behindert werden kann; die Pulszahl nimmt zu je 1000 m etwa um 4—5, von 4000 m an etwa um 15 Schläge. Die Sauerstoffzufuhr wird erschwert; doch wirkt sich dies bis etwa zu 3000 m Höhe nur wenig aus, weil die Aufnahmefähigkeit des Hämoglobins für 0 nur sehr langsam mit dem Druck abnimmt. Bei 5000 m Höhe enthält aber die Alveolarluft nur noch 30—35 mm 0-Spannung; der hier beginnenden Gefährdung beugt der Körper durch Erhöhung von Puls- und Atmungszahl vor, wobei das Atemvolumen sinkt. Von etwa 6000 m ab ist Sauerstoffatmung nötig.

Bei vorübergehendem Aufenthalt in größerer Höhe kommt es zumal, wenn die Höhe rasch erreicht wurde (Bergbahn, Flugzeug), leicht zu Herzklopfen, Atemnot, Schwindel, Ermüdung, Bewußtlosigkeit (Bergkrankheit). Bei länger dauerndem Aufenthalt erfolgt weitgehende Anpassung unter Vermehrung der Zahl der roten Blutzellen, wobei allerdings individuelle Eigenschaften eine große Rolle spielen. Körperliche Arbeit in großen Höhen ist immer auch bei eingewöhnten Menschen sehr erschwert (Himalayaforschung). Inwieweit bei der Bergkrankheit Kälte, Wind, Luftelektrizität beteiligt sind, steht offen.

Die üblichen geringen Luftdruckschwankungen, wie sie in den Isobaren sich ausdrücken, sind allgemein ohne unmittelbaren hygienischen Einfluß; manche Menschen haben bei sinkendem Luftdruck Unbehaglichkeitsempfindungen, ohne daß diese näher zu analysieren wären.

b) Die Luftbewegung.

Die Luftbewegung wird durch die Wärmeverhältnisse und durch die Verteilung der Maxima und Minima bewirkt. Die Geschwindigkeit der Luftbewegung wird entweder in Stundenkilometern oder nach der seemännischen Windskala nach BEAUFORT mit den Ziffern 1—12 ausgedrückt; sie wechselt von 0 (Windstille) bis 130 st/km = 12; völlige Windstille ist sehr selten. Außer den horizontalen gibt es mächtige Vertikalwinde, die auch örtlich noch begrenzt sein können (Segelflug über Großstädten, über denen die durch die Mauern erwärmten Luftmassen aufsteigen).

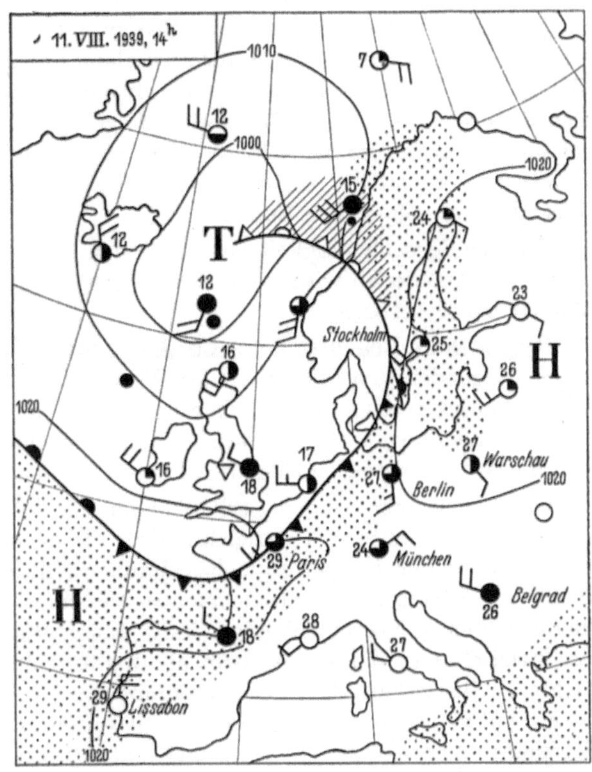

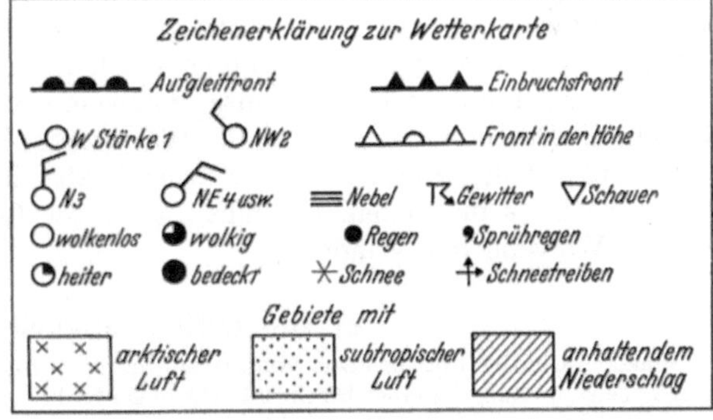

Abb. 17. Wetterkarte.

Die Richtung des Windes wird durch (auch selbst registrierende) Windfahnen, seine Geschwindigkeit durch Windmesser (Anemometer) bestimmt (z. B. Schalenkreuzanemometer).

Die Luft fließt nicht in gerader Linie von den Orten höheren zu den Orten niederen Luftdruckes, sondern nimmt einen spiralartigen Weg. Die vom Minimum

8*

bedingten Strömungen nennt man Zyklone (meist unbeständig), die vom Maximum bedingten Antizyklone (meist beständig). Die Minima (Sturmzentren) können in 24 Stunden 1000 km wandern.

Örtliche Winde entstehen an der Seeküste und im Gebirge. Tagsüber geht im Sommer oft der Wind von der See zum Land, nachts umgekehrt. (Erwärmung bzw. Abkühlung der Luft über dem Lande.) Föhn (warmer, trockener Wind) entsteht dadurch, daß Winde an einem hohen Gebirgskamm aufsteigen, sich dadurch abkühlen, ihr Wasser infolgedessen großenteils abgeben und nun jenseits des Kammes niederfallen, sich dadurch erwärmen und trocken werden. Sturzwinde an steilen Gebirgen können sehr heftig sein (Bora in der Adria, Mistral in der Marseiller Bucht).

Die Windgeschwindigkeit ist am Boden am geringsten und nimmt mit der Höhe zu. Am Boden wird sie durch Erderhebungen, Ortschaften und besonders Wälder stark verringert.

Hygienische Bedeutung der Luftbewegung. Die Windrichtung bestimmt in vielen Gegenden den Charakter des Windes (trocken, feucht, kalt, warm). Die Winde bewirken ein stetes Mischen der Atmosphäre, verdünnen dadurch schädliche Beimengungen (Gase, Staub), bedingen eine ständig gleiche Zusammensetzung der Luft und einen großen Anteil an der Lüftung unserer Wohnungen.

Die Windstärke ist von erheblichem Einfluß auf die Wärmeabgabe des Körpers. Sehr kalte und zugleich starke Winde bringen die Gefahr des Erfrierens, obwohl der Körper zunächst durch erhöhte Wärmeerzeugung den übermäßigen Wärmeentzug auszugleichen versucht. Windschutzkleidung bietet hier erheblichen Vorteil. Weniger kalte und heftige Winde bewirken das Gefühl der Erfrischung; die Temperatur an den unbekleideten Hautstellen geht um mehrere Grade herunter. Die Vasomotoren der Haut werden angeregt, die vorher mit Blut stark gefüllte Haut (aktive Entwärmung) wird durch Kontraktur der kleinen Arterien kühler. Die nach Richtung und Stärke meist schnell wechselnden Winde aus W wirken massierend auf die Haut und dienen der Abhärtung besser als die Winde aus O, die vielfach sehr gleichmäßig wehen und daher oft unangenehm (wie Zugluft) empfunden werden, weil die ihm ausgesetzte Haut ihre Arteriolen auf eine bestimmte, bleibende Lichtung einstellt („Krampfstellung"). Besonders stark wird die Wasserdampfabgabe von der Haut durch den Wind erhöht, wodurch die Wärmeabgabe steigt. Der günstige Einfluß des Aufenthalts im Freien, besonders auch der Luftbäder, beruht großenteils auf der Wirkung der Winde.

c) Die Luftfeuchtigkeit.

Wasser ist in der Luft in Form von Dampf immer enthalten; er übt darin einen gewissen Druck (Tension) aus, der einer bestimmten Quecksilberhöhe die Waage hält, weshalb man die Wasserdampfmenge in mm Hg angibt. Zum Verständnis der Verhältnisse Luft zu Wasserdampf diene folgendes (S. 166).

1. Maximale Feuchtigkeit. Luft kann um so mehr Wasserdampf aufnehmen, je wärmer sie ist; jedem Temperaturgrad entspricht ein bestimmter höchster Wassergehalt der Luft = maximale Feuchtigkeit. Kühlt man solche, mit Wasserdampf gesättigte Luft ab, so muß ein Teil des Wassers ausgeschieden werden (Tau, Regen, Schnee). Die maximale Feuchtigkeit für jeden Temperaturgrad entnimmt man aus der „Spannungstafel" (s. Schluß dieser Kapitels). Gewöhnlich ist die Luft nicht mit der maximalen Feuchtigkeit versehen, nicht „gesättigt".

2. Absolute Feuchtigkeit heißt die wirklich in der Luft vorhandene Menge Wasser in Form von Dampf, ausgedrückt in Gramm oder Liter je Kubikmeter Luft oder in mm Hg. Der Ausdruck wird als Grundlage für die Berechnung der übrigen Faktoren benutzt.

3. Relative Feuchtigkeit oder *Feuchtigkeitsprozente.* Gibt an, wieviel Feuchtigkeit in Prozenten von der bei der gegebenen Temperatur möglichen, „maximalen", wirklich vorhanden ist. Wenn die maximale Feuchtigkeit F, die absolute Fo ist, so gibt die relative Feuchtigkeit das Verhältnis $Fo:F$ an, oder in Prozenten $\dfrac{100\,Fo}{F}$.

4. Sättigungs- (Spannungsdefizit). Gibt den Unterschied zwischen maximaler und absoluter Feuchtigkeit an, also $F - Fo$ und wird ausgedrückt in mm Hg (Spannungsdefizit) oder in Gramm Wasser je Kubikmeter Luft (Sättigungsdefizit).

5. Taupunkt ist die Temperatur der Luft, bei der die vorhandene Wasserdampfmenge (absolute Feuchtigkeit) die Luft voll mit Dampf gesättigt hat; Fo ist dann F. Bei noch so geringer Abkühlung erfolgt Kondensation = Tau. Taupunktbestimmung wird bei der Wettervoraussage benutzt.

Methoden zur Bestimmung der Luftfeuchtigkeit. 1. Wägung; eine gemessene Luftmenge streicht über Schwefelsäure oder Calciumchlorid und gibt dabei ihr Wasser ab. Wägung; Zunahme = Wasser. 2. Kondensationshygrometer (DANIEL, REGNAULT) zur Taupunktbestimmung. 3. Haarhygrometer. Entfettete Haare, tierische Membranen oder Strohfasern werden in trockener Luft kürzer, in feuchter länger. Übertragung mittels Hebels auf eine Skala; häufige Eichung nötig. KOPPESches Hygrometer; WURSTERsches Kleiderhygrometer zur Bestimmung der Luftfeuchtigkeit unter und zwischen der Kleidung. 4. Psychrometer; Ablesungen zweier Thermometer, von denen die Kugel des einen mit feuchtem Mull umwickelt ist. Infolge der Verdunstung des Wassers wird dieser Quecksilberkugel Wärme entzogen. Die Angaben der beiden Thermometer werden durch Rechnung (s. Anhang) oder nach Tabellen auf absolute Feuchtigkeit umgestellt. Genaue Angaben nur bei etwa gleichmäßiger Luftbewegung. ASMANNsches Aspirationspsychrometer (Luftstrom durch Uhrwerk getrieben) oder Schleuderpsychrometer: feuchtes Thermometer an 1 m langer Schnur im Kreis je Sekunde herumschwingen, bis Quecksilbersäule nicht mehr fällt.

Verteilung der Luftfeuchtigkeit auf der Erde. Die *absolute Feuchtigkeit* ist über warmen Meeren am größten, in Wüsten und Polgebieten am kleinsten. Die Tagesschwankung zeigt den Tiefpunkt vor Sonnenaufgang, den Höchstpunkt vormittags, darauf wieder langsame Abnahme. Im Januar haben wir die kleinste, im Juli die größte absolute Feuchtigkeit.

Die *relative Feuchtigkeit* liegt mit etwa 95% bei Sonnenaufgang, geht von 14—16 Uhr etwa auf 50—90% herab und steigt dann wieder an. Im Winter hat Deutschland etwa 75—85% und im Sommer etwa 65—75% durchschnittliche relative Feuchtigkeit. Über dem Lande betragen die Werte etwa im Jahresmittel 70—80, an der See 80—90%. Die niedrigsten Zahlen werden mit 15—20% im Winter an der Riviera bei Föhnwetter beobachtet.

Das Sättigungsdefizit folgt im Tagesablauf etwa der Wärme der relativen Feuchtigkeit; im Jahresablaufe treten äußerst große Schwankungen auf, so daß im Juni-Juli das Sättigungsdefizit um 500% größer ist als im Dezember-Januar. Auch sind die örtlichen Verschiedenheiten dieses Wertes sehr groß.

Hygienische Bedeutung der Luftfeuchtigkeit. Maßgebend für die Wechselbeziehung zwischen Luftfeuchtigkeit und Körperzustand ist das Sättigungsdefizit, weil in ihm sich die austrocknende und damit auch entwärmende Kraft der Luft am klarsten ausdrückt; freilich hängt diese austrocknende Kraft in hohem Maße von der Lufttemperatur ab. Kalte Luft trocknet auch bei hohem Sättigungsdefizit wenig, warme aber noch bei verhältnismäßig geringem Defizit. Die Wasserdampfabgabe erfolgt von den Luftwegen und von der Haut; letzteres nimmt besonders bei steigender Luftwärme zu. Wind setzt bei höherer Luftwärme die Wasserdampfabgabe herab, weil die Wärmeabgabe der Haut hier bereits durch Leitung stark erhöht wird; bei Muskelarbeit mit ihrer erhöhten Wasserdampferzeugung wird die Wasserdampfabgabe jedoch durch Wind erhöht. Von 15⁰ Lufttemperatur an beginnt etwa die gesteigerte Wasserdampfabgabe des Körpers. Vermehrte Wasserdampfabgabe wird vom Körper ohne nennenswerten Schaden ertragen und bewirkt in der Hauptsache nur vermehrtes Durstgefühl. Dagegen wirkt Hemmung der Wasserdampfabgabe leicht *Wärmestau*, der sich subjektiv als Beklemmung, objektiv zunächst in heißer, feuchter Haut äußert und sehr nachteilig werden kann, besonders wenn durch starke Muskelarbeit vermehrte Wärmebildung besteht. Als hygienischer Bestzustand kann gelten: 18—20⁰ Luftwärme bei ruhender Luft von 40—50% relativer Feuchtigkeit, bei höherer Luftwärme 30—40%.

Bestimmung der Luftfeuchtigkeit mittels des Schleuderpsychrometers. Schwing trockenes Thermometer an etwa 1 m langer Schnur in Sekundentempo bis zur Konstanz der Anzeige $= t$. Schwing das feuchte Thermometer (Kugel mit feuchtem Musselin umhüllt), $= t_1$. Berechne $t - t_1$. *Absolute Feuchtigkeit* (F_o) ergibt sich nach Formel $F_o = F_1 - k \cdot B\,(t - t_1)$, wobei F_1 maximale Feuchtigkeit bei t_1 ist (s. Spannungstafel); $k =$ Konstante $= 0{,}0007$; $B =$ Barometerstand, innerhalb 15 mm praktisch konstant. Bei mittlerem Barometerstand von 745 mm ist $k \cdot B \cdot (t - t_1)$ aus Tabelle dafür zu entnehmen. — *Sättigungsprozente* $= \dfrac{100\,F_o}{F}$; $F =$ maximale Feuchtigkeit bei t (s. Spannungstafel). *Sättigungsdefizit* $= F - F_o$. *Taupunkt.* Such F_o-Wert in Spannungstafel; daneben in erster Zahlenreihe zugehöriger Taupunkt.

1. Spannungstafel.

Celsius	0·0	0·1	0·2	0·3	0·4	0·5	0·6	0·7	0·8	0·9
— 9	2·27	2·25	2·23	2·21	2·19	2·18	2·16	2·14	2·13	2·11
— 8	2·45	2·43	2·41	2·39	2·38	2·36	2·34	2·32	2·30	2·28
— 7	2·65	2·63	2·61	2·59	2·57	2·55	2·53	2·51	2·49	2·47
— 6	2·87	2·85	2·83	2·81	2·78	2·76	2·74	2·72	2·70	2·68
— 5	3·11	3·08	3·06	3·04	3·01	2·99	2·96	2·94	2·92	2·90
— 4	3·36	3·34	3·31	3·28	3·26	3·23	3·21	3·18	3·16	3·13
— 3	3·64	3·61	3·58	3·55	3·53	3·50	3·47	3·44	3·42	3·39
— 2	3·93	3·90	3·87	3·84	3·81	3·78	3·75	3·72	3·69	3·67
— 1	4·25	4·22	4·19	4·16	4·12	4·09	4·06	4·03	4·00	3·96
— 0	4·60	4·56	4·53	4·49	4·46	4·42	4·39	4·36	4·32	4·29
+ 0	4·60	4·63	4·67	4·70	4·73	4·77	4·80	4·84	4·87	4·91
+ 1	4·94	4·98	5·01	5·05	5·08	5·12	5·19	5·19	5·23	5·27
+ 2	5·30	5·34	5·38	5·42	5·45	5·49	5·53	5·57	5·61	5·65
+ 3	5·69	5·73	5·77	5·81	5·85	5·89	5·93	5 97	6 01	6·06
+ 4	6·10	6·14	6·18	6·23	6·27	6·31	6·36	6·40	6·45	6·49
+ 5	6·53	6·58	6·63	6·67	6·72	6·76	6·81	6·86	6·90	6·95
+ 6	7·00	7·05	7·10	7·14	7·19	7·24	7·29	7·34	7·39	7·44
+ 7	7·49	7·54	7·60	7·65	7·70	7·75	7·80	7·86	7·91	7·96
+ 8	8·02	8·07	8·13	8·18	8·24	8·29	8·35	8·40	8·46	8·52
+ 9	8·57	8·63	8·69	8·75	8·81	8·87	8·93	8·99	9·05	9·11
+10	9·17	9·23	9·29	9·35	9·41	9·47	9·54	9·60	9·67	9·73
+11	9·79	9·86	9·92	9·99	10·05	10·12	10·19	10·26	10·32	10·39
+12	10·46	10·53	10·60	10·67	10·73	10·80	10·88	10·95	11·02	11·09
+13	11·16	11·24	11·31	11·38	11·46	11·53	11·61	11·68	11·76	11·83
+14	11·91	11·99	12·06	12·14	12·22	12·30	12·38	12·46	12·54	12·62

1. Spannungstafel (Fortsetzung).

Celsius	0·0	0·1	0·2	0·3	0·4	0·5	0·6	0·7	0·8	0·9
$+15$	12·70	12·78	12·86	12·95	13·03	13·11	13·20	13·28	13·37	13·45
$+16$	13·54	13·62	13·71	13·80	13·89	13·97	14·06	14·15	14·24	14·33
$+17$	14·42	14·51	14·61	14·70	14·79	14·88	14·98	15·07	15·17	15·26
$+18$	15·36	15·45	15·55	15·65	15·75	15·85	15·95	16·05	16·15	16·25
$+19$	16·35	16·45	16·55	16·66	16·76	16·86	16·96	17·07	17·18	17·29
$+20$	17·39	17·50	17·61	17·72	17·83	17·94	18·05	18·16	18·27	18·38
$+21$	18·50	18·61	18·72	18·84	18·95	19·07	19·19	19·31	19·42	19·54
$+22$	19·66	19·78	19·90	20·02	20·14	20·27	20·39	20·51	20·64	20·76
$+23$	20·91	21·02	21·14	21·27	21·41	21·53	21·66	21·79	21·92	22·05
$+24$	22·18	22·32	22·45	22·59	22·72	22·86	23·00	23·14	23·27	23·41
$+25$	23·55	23·69	23·83	23·98	24·12	24·26	24·41	24·55	24·70	24·84
$+26$	24·99	25·14	25·29	25·44	25·59	25·74	25·89	26·05	26·20	26·35
$+27$	26·51	26·66	26·82	26·98	27·14	27·29	27·46	27·62	27·78	27·94
$+28$	28·51	28·27	28·43	28·60	28·77	28·93	29·10	29·27	29·44	29·61
$+29$	29·78	29·96	30·13	30·31	30·48	30·65	30·83	31·01	31·19	31·37

2. Tabelle für den Faktor $k \cdot B \cdot (t - t_1)$.

$t - t_1$	0·0	0·1	0·2	0·3	0·4	0·5	0·6	0·7	0·8	0·9
0	0·00	0·06	0·11	0·16	0·21	0·26	0·32	0·37	0·42	0·48
1	0·53	0·58	0·63	0·69	0·74	0·79	0·84	0·90	0·95	1·00
2	1·05	1·11	1·16	1·21	1·26	1·31	1·37	1·42	1·47	1·52
3	1·58	1·63	1·68	1·74	1·79	1·84	1·89	1·95	2·00	2·05
4	2·10	2·16	2·21	2·26	2·31	2·37	2·42	2·47	2·52	2·57
5	2·63	2·69	2·74	2·79	2·84	2·90	2·95	3·00	3·05	3·10
6	3·16	3·21	3·26	3·32	3·37	3·42	3·47	3·52	3·58	3·63
7	3·68	3·73	3·79	3·84	3·89	3·95	4·00	4·05	4·10	4·15
8	4·21	4·26	4·31	4·37	4·42	4·47	4·52	4·57	4·63	4·68
9	4·73	4·79	4·84	4·89	4·94	5·00	5·05	5·10	5·15	5·20
10	5·26	5·31	5·36	5·42	5·47	5·53	5·58	5·63	5·68	5·73
11	5·79	5·84	5·89	5·94	6·00	6·05	6·10	6·16	6·21	6·26
12	6·31	6·37	6·42	6·47	6·52	6·57	6·63	6·68	6·73	6·78
13	6·84	6·85	6·94	6·99	7·05	7·10	7·15	7·21	7·26	7·31
14	7·36	7·42	7·47	7·52	7·57	7·63	7·68	7·73	7·68	7·83
15	7·89	7·94	7·99	8·05	8·10	8·16	8·21	8·26	8·31	8·36
16	8·42	8·47	8·52	8·57	8·63	8·68	8·73	8·79	8·84	8·89
17	8·94	8·99	9·05	9·10	9·15	9·21	9·26	9·31	9·36	9·41
18	9·47	9·52	9·57	9·63	9·68	9·73	9·78	9·83	9·89	9·94
19	9·99	10·04	10·10	10·15	10·20	10·26	10·31	10·36	10·41	10·46

Beispiel: t wird gefunden zu $20 \cdot 5^0$; t_1 zu $15 \cdot 4^0$; $t - t_1 = 5 \cdot 1^0$.
In Spannungstafel findet man $F = 17 \cdot 94$ mm; $F_1 = 13 \cdot 03$ mm. Aus obenstehender Tabelle entnimmt man $k \cdot B \cdot (t - t_1) = 2 \cdot 69$, indem man in der ersten Kolumne $(t - t_1)$ die Zahl 5 aufsucht und von dieser aus horizontal weitergeht bis zu der $0 \cdot 1$ überschriebenen Kolumne; als den der Temperaturdifferenz $5 \cdot 1^0$ zugehörigen Wert findet man hier $= 2 \cdot 69$. Folglich hat man:

$$F_o = 13 \cdot 03 - 2 \cdot 69 = 10 \cdot 34 \text{ mm.}$$

Die Sättigungsprozente sind $= \dfrac{100 \cdot 10 \cdot 34}{17 \cdot 94} = 57 \cdot 6\%$; das Sättigungsdefizit $= 17 \cdot 94 - 16 \cdot 74 = 7 \cdot 20$ mm; der Taupunkt $= 11 \cdot 8^0$.

d) Die Luftwärme.

Messung durch Thermometer, vielfach mit Maximum- und Minimumangabe (nach Six); am besten registrierende Instrumente (Thermographen). Katathermometer (Hill) dient zur Messung der „Abkühlungsgröße" der Luft (S. 165).

Man unterscheidet: 1. Mittlere Jahrestemperatur, abhängig von Breitengrad und Höhenlage. 2. Absolute und mittlere Extreme. Absolutes Extrem = höchste oder niedrigste Temperatur in einem Jahre umfassenden Zeitabschnitt; mittleres Extrem = Summe der absoluten Extreme, dividiert durch Zahl der Beobachtungsjahre. 3. Mittlere Tagesschwankung = Unterschied zwischen Höchst- und Tiefsttemperatur eines Tages. In Deutschland kann sie an sonnigen Sommertagen bis 20^0 betragen. 4. Mittlere Jahresschwankung = Unterschied der mittleren Temperaturen des heißesten und kältesten Monats; Orte gleicher mittlerer Jahrestemperatur können sehr verschiedene mittlere Jahresschwankung zeigen, z. B. Dublin 11^0, Astrachan 33^0. Die mittlere Jahresschwankung gibt ein Spiegelbild für die Luftwärme eines Ortes zu verschiedenen Jahreszeiten. 5. Interdiurne Veränderlichkeit = Temperaturabstand von einem zum anderen Tage.

Die Wärmeabgabe des Körpers steht in unmittelbarer Beziehung zur Lufttemperatur, sie erfolgt durch Leitung und Strahlung. Die Haut reagiert auf thermische Reize durch Erregung der Kälte- und Wärmenerven durch verschieden weite Einstellung der überaus zahlreichen Hautgefäße; fast ein Drittel der gesamten Blutmenge findet in ihnen Platz. Für den nackten Körper liegt die „Behaglichkeitstemperatur" zwischen $31,5—33,5^0$ (Kisskalt), für den bekleideten Körper zwischen $29—31,0^0$ im Schlafe bis 34^0. Thermoelektrische Messungen an der Stirnmitte haben ergeben, daß bei bekleideten Personen empfunden wird: Stirntemperatur unter 28^0 = sehr kalt; $28—29^0$ kalt; $29—30^0$ = kühl; $30—31,5^0$ normal; $31,5—32,5^0$ warm; $32,5—33,5^0$ = sehr warm; über $33,5^0$ = heiß.

Bei Stirntemperaturen von 34^0 treten bei vielen Menschen bereits die Anzeichen mangelnder Abgabe der Körperwärme auf = *Wärmestau;* Kopfschmerz, Flimmern, Schwindel, Übelkeit, Ohnmacht. Bei höheren Temperaturen steigern sie sich zum Hitzschlag, der besonders bei feuchtwarmer Luft und starker Muskelarbeit infolge erhöhter Wärmeerzeugung vorkommt und nicht selten unter Krämpfen zum Tode führt. Der Körper sucht mittels der chemischen Wärmereglung zunächst den Wärmeausgleich herbeizuführen, indem je 1^0 Temperatursteigerung die Wärmeerzeugung um 2% sinkt. Reicht die Wärmereglung des Körpers auf diesem Wege nicht aus, so setzt die physikalische Reglung durch Schweißbildung (Verdunstungskälte) ein. Die Fähigkeit, höhere Temperaturen ohne Schaden zu ertragen, ist individuell sehr stark verschieden; auch spielt die Gewohnheit eine große Rolle. Niedere Temperaturen bedingen die Gefahr der Erfrierung einzelner Körperteile oder des Kältetodes. Der Körper sucht dem übergroßen Wärmeverlust zunächst durch Zusammenziehung der Blutgefäße in der Haut und damit Kühlerwerden der Haut vorzubeugen (Ischämie); späterhin folgt darauf Lähmung der Gefäße und um so stärkere Wärmeabgabe. Alkoholgenuß erhöht stark die Gefahr von Kälteschäden, weil der Kältereiz nicht in normaler Stärke empfunden wird, die Blutgefäße der Haut durch Alkohol sich erweitern und die Wärmeabgabe des Körpers infolgedessen besonders groß ist. Kalte Winde begünstigen Kälteschäden; auch bei weniger tiefen Temperaturen, aber sehr klarer Luft können sie infolge sehr starker Wärmeabgabe durch Strahlung zustande kommen.

e) Niederschläge.

Man mißt die Höhe der Niederschläge durch Regenmesser und drückt den Wert in Millimeter aus; außerdem wird die Zahl der Regentage und die Dauer der einzelnen Niederschläge verzeichnet.

In den Tropen finden sich die größten Regenmengen (bis zu 10 000 mm). In Deutschland liegt die mittlere jährliche Niederschlagsmenge etwa bei 500 mm; sie nimmt von NW nach SO und O ab und wird naturgemäß von Höhenzügen stark beeinflußt, weil letztere die Winde abkühlen und ihnen dadurch Wasser entziehen (z. B. der Harz als „Wasserfestung").

Die Niederschläge sind hygienisch wichtig als Bestandteil des Klimas, als Grundlage für die Pflanzenwelt (mittelbarer hygienischer Faktor) und vor allem als Reinigungsmittel der Luft. Nach einem mittleren Regen von etwa 10 Minuten Dauer ist die Luft von Schwebeteilchen (Staub, Rauch, Mikroorganismen) praktisch frei. Endlich hängt der Feuchtigkeitsgehalt des Bodens und damit das Quell- und Grundwasser unmittelbar von den Niederschlägen ab, wobei allerdings die Art des Regens (stark, schwach, kurz, lang) sowie die Bodenbeschaffenheit (Ebene, Gebirge) stark im Spiele sind; bei Sturzregen in steilem Gebirge läuft der größte Teil des Niederschlages unmittelbar den Wasserläufen zu und kommt so der Erde nicht zugute.

f) Die Sonnenstrahlung.

Man unterscheidet die langwelligen, unsichtbaren oder Wärmestrahlen, die mittellangen, sichtbaren Strahlen (rot, gelb-grün, blau, sichtbar-violett) und die kurzwelligen, unsichtbaren, chemisch wirksamen Strahlen (Violettstrahlen) und die noch kürzeren, elektrisch wirksamen Ultraviolettstrahlen.

Wärmestrahlen werden durch Pyrheliometer oder durch Aktinometer, sichtbare Strahlen durch Photometer (WEBER), Violettstrahlen durch lichtempfindliche Papiere, Ultrastrahlen durch Zinkkugelphotometer (ELSTER und GEITEL) und die Sonnenscheindauer durch registrierende Autographen (CAMPBELL) gemessen.

Die *Wärmestrahlen* wirken hygienisch nützlich durch Erwärmung unseres Körpers und unserer Wohnungen. Sie dringen in die Haut verhältnismäßig tief ein, werden von ihr stark absorbiert, und können bei starker Strahlung (klarer Luft, Höhenlage) zu Gesundheitsstörungen (Kopfschmerzen, Schwindel) und schließlich zum Sonnenstich führen (örtliche Überhitzung des Gehirns mit meningitischen Erscheinungen, SCHMIDT).

Die *sichtbaren Strahlen* haben einerseits erwärmende Eigenschaften (Umsetzung von Licht- in Wärmestrahlen beim Auftreffen auf Gegenstände), andererseits nach allgemeinen Erfahrungen einen starken, belebenden Einfluß auf die menschliche Gesundheit, insbesondere als Stimmungsreiz. Experimentell am Tier läßt sich indessen der Einfluß nicht fassen; dauernd im Dunkeln gehaltene Tiere zeigen keine Abweichungen, außer daß die Kohlensäureausscheidung etwas erniedrigt ist. Die sichtbaren Strahlen dringen ebenfalls tief in die Haut ein, ein ansehnlicher Teil wird aber reflektiert. Inwieweit bei der belebenden Wirkung auch die übrigen Strahlenanteile beteiligt sind, läßt sich nicht entscheiden. Die persönliche Reaktion auf Licht ist sehr verschieden; viele Menschen werden davon wenig, andere besonders lebhaft betroffen.

Die *kurzwelligen Strahlen* üben erheblichen hygienischen Einfluß aus, der in einer Farbstoffbildung der Haut (Pigment) seinen äußeren Ausdruck findet;

sie dringen wenig tief ein, werden aber fast vollkommen absorbiert. Der Blutdruck sinkt etwas, die Atmung wird tiefer und langsamer, der allgemeine Tonus nimmt zu, die Abwehrkräfte gegen spezifische und allgemeine Schäden steigen an. Die therapeutische Leistung der Höhensonne im Gebirge bei Infektionskrankheiten zeigt diese starke Leistung der Violett- und Ultraviolettstrahlung am besten; durch Quarzlampen-Quecksilberlicht (künstliche Höhensonne) wird sie zu allen Jahreszeiten nutzbar gemacht.

Die Bedeutung der kurzwelligen Strahlen für die menschliche Gesundheit wird oft überschätzt. Abgesehen davon, daß nur der sehr kleine, unbekleidete Teil der Haut ihnen normalerweise ausgesetzt ist, enthält auch das Licht auf der Erdoberfläche, in der sog. Geosphäre, wenigstens in unseren Breiten, nur wenig derartige Strahlen; der Hauptanteil entfällt auf den Sommer, während im Winter diese Strahlen so gut wie ganz fehlen. Durch Staub, Wolken, Regen werden sie praktisch ganz absorbiert. Wird die Haut plötzlich starker Violettstrahlung ausgesetzt, so kommt es zur Rötung, Schwellung und Blasenbildung; in vereinzelten Fällen entsteht Xeroderma pigmentosum. Inwieweit das Hautcarcinom auf langdauernde Blaulichtwirkung zurückzuführen ist, läßt sich nicht entscheiden; die übrigen Wetterfaktoren werden hierbei wohl ebenfalls mitwirken (Bauern, Seeleute).

Die Empfindlichkeit für kurzwellige Strahlen ist individuell sehr verschieden; hellblonde Menschen reagieren durchweg viel stärker als braun- und schwarzhaarige.

Die kurzwelligen Strahlen besitzen ein starkes Abtötungsvermögen für Spaltpilze; manche Krankheitserreger gehen in direktem Sonnenlichte schon in wenigen Stunden, im zerstreuten Tageslicht in einigen Tagen zugrunde. Die Wirkung ist aber auf die offen zutage liegenden Keime beschränkt, weil die Ultraviolettstrahlen nur ein sehr geringes Durchdringungsvermögen besitzen.

Alle Strahlen nehmen an der Erwärmung der Erdoberfläche teil, weil sie sich dort großenteils in Wärme umsetzen. Bekannt ist die starke Wärmewirkung bei Sonnenschein unter Glasdächern, weil die Lichtstrahlen als solche zwar Glas durchdringen, nicht aber nach Umwandlung in Wärmestrahlen („Lichtfalle").

g) Die Luftelektrizität.

Bei der Luftelektrizität wird die elektrische Spannung wie die elektrische Leitfähigkeit der Luft mittels des Elektroskops gemessen. Bei heiterem Wetter ist die Luft elektropositiv, bei Regenwetter meist elektronegativ zur Erde geladen; bei Gewittern kommt es zu starken negativen Ladungen. Die Leitfähigkeit der Luft (Elektrizitätszerstreuung) hängt von ihrem Ionisationszustande ab, der von der Gegenwart positiver oder negativer Ionen bestimmt wird; die Ionisation wird teils durch Ultraviolettstrahlen, teils durch Radioaktivität von den Bodengasen bewirkt.

Beziehungen zwischen der Luftelektrizität und dem menschlichen Wohlbefinden sind oft vermutet, aber bisher eindeutig und regelmäßig nicht nachzuweisen gewesen. Manche Menschen haben vor Gewittern ein starkes Unbehagen; ob dies tatsächlich mit der erhöhten elektrischen Spannung der Luft oder mit ihrer hohen Temperatur und Feuchtigkeit und der Windstille (Wärmestau!) zusammenhängt, steht dahin.

In neuerer Zeit werden die sog. Erdstrahlen als gesundheitsschädliche Faktoren vielfach genannt und Schutz gegen sie durch Abschirmapparate empfohlen; wissenschaftliche Nachprüfungen hatten ein völlig negatives Ergebnis (S. 149).

h) Die gasförmigen Bestandteile der Luft.

Die Größe der Wechselbeziehungen zwischen dem menschlichen Körper und der Luft, in erster Linie ihren chemischen Bestandteilen, erhellt am besten aus der Tatsache, daß der Erwachsene in 24 Stunden etwa 10 cbm Luft einatmet, einen großen Teil davon in seinem Körper verbraucht und der Außenluft dafür Kohlensäure und andere gasförmige Bestandteile übergibt; außerdem findet durch die Haut Gaswechsel statt. Durch die Atmung der Tier- und Pflanzenwelt, durch Fäulnisvorgänge und Verbrennungen wird ein dauernder chemischer Umsatz in der Atmosphäre bewirkt. Welche hygienischen Einwirkungen sind hiernach im Freien wie bewohnten Raum auf chemischem Gebiete gegeben?

Die atmosphärische Luft besteht im Mittel aus 20,7 % Sauerstoff und 78,3 % Stickstoff, etwa 1 % Argon, daneben Neon und Metargon in Spuren, etwa 1 % Wasserdampf, Kohlensäure; in Spuren Ozon, Wasserstoffsuperoxyd, Ammoniak, Salpetersäure, salpetrige Säure, schweflige Säure, Kohlenoxyd und Kohlenwasserstoffe.

1. Sauerstoff und Stickstoff. Das Verhältnis dieser beiden Gase ist praktisch unveränderlich; die Schwankung des Sauerstoffgehaltes erreicht kaum 0,5 %. Der Sauerstoffverbrauch durch die oxydativen Vorgänge in der Tierwelt wie bei der industriellen Verbrennung ist zwar sehr groß, wird aber durch die Tätigkeit der Pflanzen, die mittels des Chlorophylls Sauerstoff bei der Zerlegung der Kohlensäure freimachen, wieder ausgeglichen. Sauerstoffmangel tritt auch in bewohnten Räumen nicht ein.

Der Stickstoff hat hygienisch keinerlei Bedeutung.

2. Ozon und Wasserstoffsuperoxyd. Auf der Wirkung dieser beiden Stoffe beruht die oxydierende Kraft der Luft. Ozon (O_3) ist ein farbloses Gas von charakteristischem Geruch. In der Natur entsteht es durch elektrische Entladungen, bei Oxydationsprozessen und beim Verdunsten von Wasser; hierbei bildet sich außerdem Wasserstoffsuperoxyd. Künstlich wird es durch elektrische Glimmentladung hergestellt. In der Atmosphäre findet es sich im Mittel zu 2 mg in 100 cbm Luft, jedoch nur in der unbewohnten Natur, dagegen nicht in größeren Städten und Wohnräumen.

Dem Ozon sind seit jeher, besonders von Laien, besondere hygienische Eigenschaften zugeschrieben worden, ließen sich aber niemals nachweisen. Künstlich mit Ozon angereicherte Luft führt zur Reizung der Bindehaut und der Atmungsschleimhäute; kleine Mengen bleiben ohne jede Wirkung. Auch die Zerstörung von Gerüchen vermag das Ozon in den natürlichen Konzentrationen nicht zu leisten, noch viel weniger die Abtötung von Krankheitskeimen; dazu gehören bei weitem höhere Mengen. Der Ozongehalt der Luft beweist nur, daß sie frei von organischem Staube ist, durch den Ozon zerstört wird. Die kleinen, in Wäldern usw. vorkommenden Ozonmengen sind auch für den Geruch nicht wahrnehmbar; der angenehme Duft der sog. ozonreichen Waldluft rührt von Duftstoffen der Pflanzen her.

3. Kohlensäure. Die Kohlensäure der Atmosphäre entstammt der Atmung der Menschen und Tiere, den Fäulnis- und Zersetzungsvorgängen organischer Stoffe, den Flammen, dem Erdinnern (juvenile Kohlensäure).

Im Freien schwankt der Gehalt zwischen 0,2 und 0,55 $^0/_{00}$ und beträgt im Mittel 0,3 $^0/_{00}$, weil die Winde die hier und da anfallenden größeren Mengen (Industriezentren, Vulkane) sofort verteilen. In Wohnungen kann der Gehalt auf 10 $^0/_{00}$ steigen.

Bestimmung der Kohlensäure. Eine gemessene Luftmenge wird durch Barytwasser gesaugt und die Abnahme der Alkalescenz, die durch Bindung der Kohlensäure an das Barium erfolgt, mittels bekannter Oxalsäurelösung bestimmt.

Die hygienische Bedeutung der Kohlensäure beruht darin, daß sie als Gradmesser der Luftverschlechterung dient. Kohlensäure als solche ist nicht schädlich; 1% kann für längere Zeit ertragen werden und erst bei 5—6% beginnen sich Störungen in Form vertiefter und beschleunigter Atmung zu zeigen. Höhere Werte führen rasch zum Erstickungstode, weil die Kohlensäure des Blutes alsdann nicht mehr an die Außenluft abgegeben werden kann.

Erfahrungsgemäß führt jedoch Luft mit einem Kohlensäuregehalt von 0,4 $^0/_{00}$ im Freien (Großstadtstraßen) und 1,0 $^0/_{00}$ in Wohnräumen bei manchen Menschen zu Störungen des Wohlbefindens, weil bei diesen Konzentrationen immer andere, belästigende Bestandteile in der Luft vorhanden sind. Hier sind zu nennen Kohlenoxyd, Industrieabgase, in erster Linie schweflige Säure, gelegentlich auch Chlor, Salpeter- und salpetrige Säure, übelriechende Stoffe wie Mercaptan, Schwefelwasserstoff, Akrolein usw. Von ihnen kommt dem Kohlenoxyd eine etwas größere Bedeutung zu, seit aus neueren Arbeiten bekannt geworden ist, daß dauernd zugeführte kleine Mengen zu chronischer Kohlenoxydvergiftung führen können. Schwefelwasserstoff, Schwefelammonium u. dgl. sind an sich stark wirkende Gifte, aber ihre Menge in der Luft ist schwerlich jemals ausreichend, um gesundheitliche Störungen entstehen zu lassen. Die in Industriestätten schädlichen Gasen in höherer Konzentration ausgesetzten Arbeiter schützen sich durch Gasmasken mit entsprechenden Einsätzen. Die am häufigsten vorkommende und praktisch allein wichtige schweflige Säure ist als unschädlich für Mensch und Pflanze anzusehen, wenn 25 mg im Kubikmeter nicht überschritten wird, was technisch bei den Anlagen zu erreichen ist.

Von der Luft geschlossener Räume ist oft behauptet worden, daß sie durch die ihr beigemengten üblen Gerüche gesundheitsschädlich sei, die von den Menschen selbst oder aus den organischen Baustoffen der Häuser stammen können. Es ist altbekannt, daß von der Haut, besonders wenn sie unsauber und ungepflegt ist, Geruchstoffe abgegeben werden, z. B. vor allem von Personen, die an stärkerer Schweißbildung leiden (Fußschweiß, Achselschweiß, bei dem es durch Zersetzung der abgestorbenen und abgestoßenen obersten Epithelschichten zur Bildung von Buttersäure u. dgl. kommt). Ferner entstehen üble Gerüche bei ungepflegtem Munde, aus cariösen Zähnen, aus ungepflegten Haaren, hier durch Zersetzung des Haarfettes. An diesen Zersetzungsvorgängen sind in erster Linie Bakterien beteiligt. Aber auch von eben frisch gebadeten, gesunden Menschen in frischer Wäsche werden üble Geruchstoffe abgegeben, wie sich experimentell leicht nachweisen läßt; doch treten sie an Menge gegenüber denjenigen, die vom ungepflegten Menschen abgegeben werden, bei weitem zurück. Meistens werden diese Gerüche jedoch nur von denjenigen wahrgenommen, die soeben einen mit solchen Gerüchen behafteten Raum betreten; aber schon nach ganz kurzer Zeit werden sie nicht mehr verspürt, weil man sich sehr schnell daran gewöhnt, es sei denn, daß es sich um außergewöhnlich starke üble Gerüche handelt.

Aus feuchten Tapeten, Bodenbrettern, alten Kleidern u. dgl. werden ebenfalls durch Mikroorganismen Gerüche entwickelt, die jedoch an Stärke und übler Beschaffenheit wesentlich hinter denen zurückbleiben, die am Körper des Menschen entstehen.

Gesundheitlichen Schaden verursachen alle diese Gerüche nur durch den Ekel, den sie erregen, und insofern sind sie durchaus zu bekämpfen, obwohl viele Menschen gegen Gerüche sehr wenig empfindlich sind. Völlig unrichtig ist die Vorstellung, daß durch schlechte Luft infektiöse Krankheiten entstehen könnten — eine Auffassung, die aus der Zeit vor der Entstehung der Bakteriologie stammt. Übelriechende Luft in Wohnräumen ist ein Ausdruck mangelhafter Reinlichkeit, nicht aber ein Anzeichen für Krankheitsherde.

Lange Zeit hindurch bestand die Auffassung, daß die gesundheitlichen Störungen, die in überfüllten Räumen oft beobachtet werden (Kopfschmerz, Herzklopfen, Übelkeit, Schweißausbruch, Ohnmacht) durch nicht riechende, gasförmige giftige Ausscheidungsprodukte des Menschen verursacht würden (Anthropotoxin von BROWN-SÉQUARD, Kenotoxin von WEICHARDT). Ausgedehnte Versuche (KONRICH, SCHUSTER) haben jedoch keinerlei Unterlagen hierfür ergeben. In stark verbrauchter Luft geschlossener Räume erfolgt der Tod nur infolge der Kohlensäureanhäufung. Die geringeren, eben erwähnten gesundheitlichen Störungen aber beruhen auf der mangelhaften *Entwärmung* des Körpers, die infolge der erhöhten Temperatur und Feuchtigkeit der Luft überfüllter Räume Platz greift; bei niederer Temperatur und besonders, wenn die Luft bewegt wird, bleiben die Störungen auch bei starker Anhäufung der üblen Geruchstoffe aus. Es sind also nicht die *chemischen* Eigenschaften sog. schlechter Luft, die Gesundheitsstörungen bewirken, sondern ihre *physikalischen* Bedingtheiten.

Hierin ist auch der tiefgreifende Unterschied gekennzeichnet, der zwischen der Luft im geschlossenen Raum und im Freien besteht. Im Freien kommt es weder zur Anhäufung riechender Stoffe in der Luft, noch zu den Erscheinungen des Wärmestaues (außer unter besonderen Verhältnissen: warmes, schwüles Wetter, „Hitzschlagwetter"). Vor allem aber ist die Luft im Freien so gut wie nie unbewegt, und ihre erfrischende Wirkung beruht in erster Linie hierauf.

Chronische Gesundheitsstörungen durch „schlechte Luft", vor allem bei Kindern, die viel in geschlossenen Räumen gehalten werden, sind oft behauptet worden und werden in blassem Aussehen und allgemeiner Körperschwäche solcher Menschen gesehen. Experimentell sind diese Zusammenhänge nicht erwiesen, doch lassen sie sich wohl nicht völlig ableugnen. Es ist aber sehr fraglich, ob die schlechte Luft als solche die Ursache dieser Störungen ist, weil andere Faktoren zumindest mit im Spiele zu sein pflegen (mangelnde Bewegung, unzureichende Ernährung, ungenügende Körperpflege). Bei ausreichendem Aufenthalt im Freien kommt es aber zu den genannten Störungen selbst dann kaum, wenn die Nacht in überfüllten, schlecht gelüfteten Räumen verbracht wird. Der hygienische Wert des Aufenthalts im Freien, besonders für die Jugend, kann kaum hoch genug eingeschätzt werden und steht an Bedeutung den Bestrebungen nicht nach, die Wohnung hygienisch einwandfrei zu gestalten.

Die *Untersuchung* und *Begutachtung* der Luft geschlossener Räume geht nach dem soeben Gesagten in erster Linie auf physikalischem Wege vor, während die chemische Analyse in zweiter Linie steht. Meistens wird man sich auf die Ermittelung von Temperatur und Feuchtigkeit der Luft beschränken; hiernach wird man die „Entwärmungslage" der Luft ausreichend beurteilen können. Der Kohlensäuregehalt der Luft geht zwar in der Regel der Wärmebehinderung etwa parallel, aber die Bestimmung wird auf Sonderfälle beschränkt bleiben; eher vermag sie für die Menge übler Riechstoffe einen Anhalt zu geben. Doch ist hierfür die Nase meistens ein genügend sicherer Führer. Kohlensäurewerte in geschlossenen Räumen über $1\text{—}2\,^0/_{00}$ bedeuten durchweg „schlechte Luft" mit Anhäufung von Geruchstoffen.

i) Der Luftstaub.

Die Schwebeteilchen der Luft bestehen aus Staub verschiedener Korngröße, Ruß- und Rauchteilchen, Sonnenstäubchen und Mikroorganismen.

Staubbestimmung. Durchsaugen einer bestimmten Luftmenge durch ein Glasrohr mit Wattestopfen; Bestimmung der Gewichtszunahme. — Rußbestimmung: Durchsaugen von Luft durch weißes Filterpapier; Grad der Schwärzung gibt Rußmenge annähernd an. — Oder man läßt den Luftstrom gegen Glasplatten streichen, die mit Glycerin klebrig gemacht sind; mikroskopische Zählung der Teilchen. — AITKENS Staubzähler. Staub bildet für den Wasserdampf der Luft Kondensationskerne. Man mischt staubfreie Luft mit der Untersuchungsluft in geschlossener Kammer, erzeugt darin ein Vakuum, wodurch sich die Nebeltröpfchen bilden und zählt letztere. — Koniometer von ZEISS. Direkte Sichtbarmachung der Staubteilchen durch Seitenlicht und Zählung.

Bestimmung der lebenden Mikroorganismen in Luft. Durchsaugen bestimmter Luftmengen durch Röhren, die innen mit festem Nährboden überzogen sind (HESSE). Die Keime bilden Kolonien, deren Zahl die Zahl der lebenden Keime angibt. — Durchsaugen der Luft durch ein Rohr mit keimfreiem Sand, der die Keime zurückhält; Aussaat des Sandes in festen Nährböden, Zählung der gewachsenen Kolonien: Keimzahl (FICKER).

Die *Staubmenge* beträgt in Städten 0,2—25 mg je Kubikmeter, die Zahl der Staubteilchen auf dem Lande 500—5000, in Großstädten bis 500 000 je Kubikmeter. Die größten Mengen finden sich bei trockenen heftigen Winden. Nach kurzem Regen ist die Luft praktisch staubfrei. Die Staubmenge hängt besonders stark von der Bodenart ab; Sandböden liefern die größten Staubmengen (Sandstürme).

Der Staub besteht größtenteils aus anorganischem Stoff, nur etwa $^1/_3$ aus organischem Material, endlich aus toten und lebenden Mikroorganismen.

Die gesundheitlichen Gefahren des Staubes werden meistens überschätzt; der gewöhnliche Straßenstaub bedeutet keine nennenswerte unmittelbare Gesundheitsgefahr. Anders verhält sich gewerblicher Staub (vgl. Gewerbehygiene). Staub beeinträchtigt jedoch die Atmung und ist allein schon aus diesem Grunde zu bekämpfen.

Ruß und Rauch stellen den unvollständig verbrannten, in die Luft gelangenden Anteil der Brennstoffe dar. Die Teilchen bestehen aus Kohlenstoff, Kohlenwasserstoffen, anorganischen Verbindungen (Flugasche). Sie bedeuten keine unmittelbaren gesundheitlichen Schäden; die eingeatmeteten Kohleteilchen werden in den Lungen abgelagert (Anthrakose), gelangen in die Bronchialdrüsen und können von da in Leber und Milz verschleppt werden. Bergleute und Kaminkehrer, die der Einatmung von Kohle und Ruß in hohem Maße ausgesetzt sind, zeigen keine besonders hohe Erkrankungsziffern der Atmungsorgane.

Mittelbar bedeuten Ruß und Rauch dadurch gesundheitliche Nachteile, als die Nebelbildung in Großstädten und Industriezentren stark begünstigt wird, weil die Rauchteilchen bei feuchter Luft Kondensationskerne für den Wasserdampf der Luft abgeben. Der Nebel bewirkt Verminderung der Sonneneinstrahlung und Helligkeit, und wenn auch die Arbeitserschwerung, die hierdurch bei feineren Arbeiten gesetzt wird, durch die moderne Lichttechnik großenteils ausgeglichen wird, so wirkt doch der Nebel nachteilig auf Stimmung und Arbeitsfreudigkeit. Überdies wirken Ruß und Rauch der Sauberkeit entgegen; die gasförmigen Rauchbestandteile schädigen außerdem Bauwerke und Pflanzenwelt. Die Bestrebungen zur Bekämpfung der Rauchplage durch Verbesserung der Feuerungsanlagen, durch Sammel- und Fernheizung, Gasfeuerung sind daher besonders auch aus hygienischen Gründen zu begrüßen.

Sonnenstäubchen sind allerfeinste Teilchen meistens organischen Ursprungs, die bei starker Seitenbeleuchtung sichtbar werden; sie setzen sich auch bei ruhender Zimmerluft nie vollständig zu Boden, während der gewöhnliche Staub in einem Raume sich etwa in 2 Stunden abgesetzt hat.

Die *Luftkeime* entstammen den Oberflächen der Gegenstände und der Atemluft von Mensch und Tier. Die üblichen Winde vermögen Keime von den

Oberflächen nicht loszureißen; nur beim Verspritzen von Flüssigkeiten gelangen Keime von ihnen in die Luft. Das Gleiche gilt vom Husten, Niesen und starkem, artikuliertem Sprechen (Tröpfchenbildung). Die in die Luft gelangten Keime sinken verhältnismäßig rasch zu Boden, trocknen dort an und werden nunmehr durch Aufwirbeln mit dem Staube wieder in die Luft geführt. Die meisten Keime in der Luft haften daher Staubteilchen an; bei trockenem Wetter findet man infolgedessen auch die größten Keimmengen in der Luft. Beim Eintrocknen gehen viele, besonders die pathogenen Keime zugrunde (Erreger der Cholera, Genickstarre, Pest, Influenza); andere hingegen widerstehen der Austrocknung lange (Tuberkel-, Milzbrandbacillen, Staphylokokken, die Sporenbildner). Im Zimmer setzen sich aufgewirbelte Keime bei ruhender Luft in 1—2 Stunden fast sämtlich wieder zu Boden.

Die *Zahl der Keime* in der Luft im Freien schwankt außerordentlich stark; im Mittel kann man in Straßen etwa 500 je Kubikmeter annehmen. In größeren Höhen, auf der See und im Walde ist die Luft praktisch keimfrei. Die Luft im Freien bietet besonders deswegen praktisch keine Infektionsgefahr, weil die pathogenen Keime infolge der nie fehlenden Luftbewegung sehr schnell ungemein verdünnt werden. Anders liegen die Verhältnisse in bewohnten Räumen, in denen diese Verdünnung fehlt. Hier findet man die Zahl der saprophytischen und pathogenen Keime etwa parallel zu der Benutzungsdichte der Räume. In einer amerikanischen Großstadt hat man beispielsweise in der Luft um so mehr Streptokokken gefunden, je schlechter die Häuser gebaut und gepflegt und je dichter sie mit Menschen besetzt waren. In geschlossenen Räumen kommt daher der Luft eine gewisse Rolle bei der Verbreitung ansteckender Krankheiten zu, wobei in erster Linie an die Übertragung durch Tröpfchen zu denken ist. Vor allem gilt dies für die Tuberkulose, aber auch für Keuchhusten, während es bei den Wundkrankheiten wohl fraglich ist.

B. Klima.

Unter dem Klima wird die Gesamtheit der Witterungseinflüsse verstanden, die auf die belebte Welt, insbesondere auf den Menschen einwirken und die in erster Linie durch die Beschaffenheit der Atmosphäre, in zweiter Linie durch die Beschaffenheit des Bodens gegeben ist; beide stehen in unmittelbarer Wechselbeziehung. Dem Wetter oder der Witterung als dem jeweiligen Atmosphärenzustand wird das Klima als die Besonderheit der Umwelteinflüsse gegenübergestellt, die einen Landstrich oder einen Ort über lange Zeiträume charakterisieren. Die Klimawirkungen spielen sich nur im unteren Teil der Atmosphäre ab, der Troposphäre, die man mit rund 10 km Höhe annimmt und hier wieder hauptsächlich in ihrem untersten Teil, der Geosphäre; die darüberliegende Stratosphäre ist daran unbeteiligt. Die Grenze beider Schichten ist die Höhenlage der Cirrus- oder Federwolken (Eisnadelwolken).

Das Klima wird bestimmt von folgenden Faktoren: 1. der geographischen Breite, 2. der Land- und Wasserverteilung an der Erdoberfläche, 3. der Höhenlage, 4. der Neigung und Himmelsrichtung des Geländes, 5. örtlichen Eigentümlichkeiten. Die hiernach sich ergebenden Klimabesonderheiten pflegt man nach Klimatypen und nach Klimazonen zu unterscheiden.

a) Die Klimatypen.

Das Landklima. Es ist gekennzeichnet durch große Temperaturgegensätze sowohl an einem Tage wie zwischen Winter und Sommer. Sie Sonnenstrahlung wird vom Erdboden weitgehend absorbiert, die Erde erwärmt sich daher rasch und stark, jedoch nur in den obersten Schichten und kühlt sich durch Strahlung nachts ebenso rasch wieder ab. Die Tagesschwankungen können bis 40°, die Jahresschwankungen bis 100° betragen. Das Landklima ist reicher an Sonnentagen, vielfach auch aus diesem Grunde trockener und im allgemeinen nicht sehr windreich; doch ist dies je nach Gebirgen oder Wäldern sehr verschieden. Die Nordseiten der Gebirgshänge sind auf der nördlichen Halbkugel wesentlich kälter als die Südhänge, was sich im Pflanzenwuchs ohne weiteres bemerkbar macht (Sonnenseite — wonnen Seite). — Das *Wüstenklima* ist die deutlichste Form des Landklimas: trocken bis zur fast völligen Regenlosigkeit, sehr heiß und sehr kalt, allerschroffste Temperaturübergänge, allerstärkste Strahlungswirkung, höchster Staubgehalt. — *Waldklima* ist gemildertes Landklima: feuchter, windärmer, weniger temperaturspringend, staubarm.

Das Höhenklima. Es ist eine Sonderform des Landklimas, ausgezeichnet durch verringerten Luftdruck, hohe Strahlungsintensität besonders im Ultraviolett, aber niedrige Lufttemperatur, geringe Feuchtigkeit, Keim- und Staubarmut, oft kräftige Winde. Sehr wesentlich ist besonders für den Strahlungsanteil die Neigung der Berglehne und ihre Lage zur Sonne. Die starke Einstrahlung erlaubt selbst im Winter an manchen Tagen sogar Schule im Freien und wird therapeutisch erfolgreich verwendet (Knochentuberkulose). Die kräftige Luftbewegung kann infolge der Strahlungswärme auch bei dünnerer Kleidung gut ausgehalten werden, so daß die Haut zu besonders lebhafter Tätigkeit angeregt wird. Die verringerte Sauerstoffspannung vor allem in größerer Höhe bewirkt Vermehrung der roten Blutzellen und ihres Farbstoffgehaltes sowie der Gesamtblutmenge, Zunahme des Sauerstoffbindungsvermögens des roten Blutfarbstoffes (BARCROFT), der Blutkatalase (ALEXEEFF), des Glutathions, der Muskelmasse des Herzens, der Atemtiefe. Die bioklimatische Wirkung der Höhenlage ist naturgemäß am stärksten in größerer Höhe ausgeprägt, findet sich aber in abgeschwächtem Grade auch in den Mittelgebirgen. Sie wird in ihrer allgemein kräftigenden Wirkung hier nicht allein durch die absolute Höhenlage bestimmt, sondern auch durch den Höhenabstand eines Ortes von seiner weiteren Umgebung. So ist die Wirkung des Klimas im Harz, der unmittelbar aus der Ebene aufragt, viel lebhafter als diejenige eines Ortes gleicher Höhe in den Voralpen.

Das Seeklima. Es stellt in erster Linie durch das Verhalten des Meerwassers zur Strahlung den Gegensatz zum Landklima dar und zeigt demzufolge geringere tägliche wie jährliche Temperaturunterschiede, viel Regen und Wind, aber wenig Staub, bei klarem Wetter auch starke Strahlenwirkung. — Das Meerwasser speichert viel Strahlungswärme, 1. weil seine Wärmekapazität rund doppelt so groß ist als die der festen Erdrinde, 2. die Tiefenwirkung der Strahlen bis über 10 m beträgt, 3. die verschieden warmen Wasserschichten durch Wind, Strömung und verschiedene spezifische Gewichte (oberste Schicht wird durch Verdunstung salzreicher und dadurch schwerer) gemischt werden und so große Wassermassen als Wärmespeicher dienen. Überdies wird ein ansehnlicher Teil der Strahlen als Licht zurückgeworfen, die Einstrahlung durch die häufige Wolkenbildung vermindert; die Verdunstung von der Meeresoberfläche verbraucht Wärme (je Kilogramm Wasserdampf 537 Cal.). Bei kaltem Wetter und nachts wird die gespeicherte Wärme wieder abgegeben; die feuchte Luft vermindert überdies die Ausstrahlung von Wärme.

Wie weit das Küstenklima in das Land hineinreicht, hängt von den Meeresströmungen, den vorherrschenden Winden und der Bodengestaltung ab. Kleinere, abgeschlossene Meeresbecken, z. B. die Ostsee, bringen nur ein abgeschwächtes Seeklima hervor. Die großen warmen Meeresströme bewirken umgekehrt für riesige Küstenstrecken und tief in das dahinter gelegene Land Seeklima (Golfstrom, vom Ärmelkanal bis Island und Nordkap). Große, kalte Meeresströmungen verursachen kalte, neblige Sommer und unwirtliche Winter (Labradorküste). Bei ebenem Land trägt der vorherrschende Wind das Seeklima weit ins Land (Westwind, Nordwest- und Westdeutschland), bei steil und hoch ansteigendem Küstengebirge hört das Seeklima bald auf (Westküste Südamerikas).

b) Die fünf Klimazonen.

Die Klimazonen decken sich nicht mit den geographischen Zonen der Erdkugel, die durch die Wendekreise bei $23^1/_2{}^0$ und die Polarkreise bei $66^1/_2{}^0$ gebildet werden, sondern werden durch die Jahresisothermen von 0^0 und $+20^0$ abgegrenzt, die in einigem Ausmaße mit den Wende- und Polarkreisen parallel laufen.

Die *Polarzonen* haben ein thermisches Jahresmittel unter 0^0; die unbewohnte Antarktis als Landfeste ist kälter als die bewohnte Inselwelt der Arktis, die auch durch Meeresströmungen erwärmt wird. Kältester bewohnter Ort Werchojansk in Sibirien: thermisches Januarmittel $-51{,}2^0$, Julimittel $+15{,}1^0$.

Das Klima ist ferner durch schwache Sonnenstrahlung, Trockenheit und durch besonders ausgeprägten Jahresrhythmus gekennzeichnet (Polarwinter mit dauernder Nacht, Sommer mit dauernder Helligkeit).

Die lange Polarnacht beeinträchtigt vor allem die geistigen Funktionen: Initiative und Arbeitskraft sind stark vermindert, die Stimmung ist reizbar, der Schlaf schlecht. Die umgekehrten Erscheinungen zeitigt der lange Sommertag: Tätigkeitsdrang bis zur Erregung, angeregte Stimmungslage, oberflächlicher Schlaf, der dennoch kein Gefühl des Unausgeschlafenseins hinterläßt. Auch das körperliche Wohlbehagen (Appetit) kann in ähnlicher Weise vom Winter und Sommer beeinflußt werden. Die Wirkungen treten am stärksten in den ersten Frühlingswochen auf; in abgeschwächter Form finden sie sich auch schon in den südschwedischen Breiten und spiegeln sich auch noch in den Frühlingswirkungen in Deutschland wieder. Die Strahlungsverhältnisse sind trotz der geringen Sonnenhöhe verhältnismäßig günstig, weil die Luft infolge ihrer Trockenheit und Armut an Kernen (Staub) gut von den Strahlen durchdrungen wird.

Ansteckende Krankheiten sind in der Polarzone selten, ob infolge der Menschenarmut, des sehr geringen Verkehrs oder als unmittelbare Folge des Klimas, ist ungewiß. Erkältungskrankheiten sind nicht häufiger als in gemäßigten Breiten, Schwindsucht und Lungenentzündung ist auf Island fast unbekannt. Rachitis als Folge der mangelnden Ultraviolettstrahlung ist selten, bei Eskimos soll sie fehlen (Folge des Fischgenusses, Lebertran?).

Die *gemäßigten Zonen* umfassen die beiden Erdgürtel mit 0^0 bis $+20^0$ thermischem Jahresmittel. Sie sind durch mittlere Strahlungsintensität und im übrigen durch die stark ausgeprägten Unterschiede der vier Jahreszeiten, außerdem durch weitgehende unregelmäßige Schwankungen der Witterung gekennzeichnet; sie kennen weder langdauernde, tiefe, noch hohe Temperaturen. Innerhalb der gemäßigten Zone finden sich sehr große bioklimatische Unterschiede, die durch die Eigenschaften von Land- oder Seeklima gegeben sind; überdies kommt es durch örtliche Besonderheiten zur Ausbildung von Ortsklimaten (z. B. Riviera).

Die gemäßigten Zonen erzeugen die größten Mengen menschlicher Nahrungsmittel und beherbergen wohl auch aus diesem Grunde die größten Menschenmassen; in der nördlichen gemäßigten Zone hat die menschliche Kultur ihren Ursprung angenommen und die größte Verbreitung und Vertiefung erfahren. Wir sind deshalb über die Beziehungen zwischen Klima und menschlicher Gesundheit hier viel besser unterrichtet als dies für die Tropen und Polgebiete gilt. Überdies ist der Wechsel des Klimas durch die Jahreszeiten von besonders starkem Einfluß auf die menschliche Gesundheit. Man muß aber berücksichtigen, daß die Ernährungsweise, das Erwerbsleben, die Wohnweise, ferner wohl auch die rassische Zusammensetzung der Bevölkerung auf Krankheitsvorgänge vielfach einen starken Einfluß ausüben, der oft mit Unrecht dem Klima als solchem zur Last gelegt wird.

So ist die Sommersterblichkeit der Säuglinge zwar eine Eigentümlichkeit des gemäßigten Klimas, die stärker im Land- als im Seeklima auftritt, aber in der Hauptsache auf unzweckmäßige Nahrung (mangelhafte künstliche Ernährung) oder Haltung (überwärmte Wohnungen) bedingt ist; sie ist somit höchstens eine mittelbare Klimafolge. Die gemäßigten Zonen bilden das Kerngebiet für die bacillär bedingten Krankheiten. Doch gibt es allgemein für die gemäßigte Zone bestimmte *Krankheitsbevorzugungen*, für die das Klima als solches in erster Linie in Betracht kommt; das gilt besonders für Scharlach, Diphtherie und Kinderlähme; sie kommen in den Tropen zwar vor, verlaufen aber leichter. Die Kinderlähme hat eine ausgesprochene Vorliebe für die kühleren Gebiete der gemäßigten Zone und nimmt nach ihren wärmeren Breiten hin deutlich ab. Auch findet man in der gemäßigten Zone ein Vorrücken der Infektionskrankheiten in frühe Lebensalter, verglichen mit den Tropen (Präzession), das sich aus dem dichten Zusammenleben der Menschen und dem Verbringen eines großen Teils des Lebens in den Wohnungen erklärt. Da die Krankheitserreger in der Bevölkerung dauernd vorhanden sind, vielfach, ohne Krankheitserscheinungen auszulösen (Keimträger), erfolgt die Infektion früh, aber auch die Immunisierung. In den Tropen sind die Gelegenheiten zur Krankheitsübertragung infolge der geringeren Volksdichte und des Lebens mehr im Freien geringer. Das Seeklima der gemäßigten Zone wirkt anregend auf den Stoffwechsel, besonders im Sommer, woran Strahlung, Wind und kühlere Luft ursächlich beteiligt sind. Der gemäßigten Zone eigentümlich sind die rheumatischen Leiden, vor allem der akute Gelenkrheumatismus, der besonders im Seeklima dieser Breiten angetroffen wird. Hieran sind mutmaßlich die niedrigeren Temperaturen, vornehmlich aber die Winde und die Feuchtigkeit schuld. Auf die gleichen Ursachen werden die zahlreichen Katarrhe der Luftwege („Erkältungen"), die der gemäßigten Zone eigen sind, zurückgeführt. Wie vorsichtig man indes bei der Anschuldigung des Klimas als Ursache zu Krankheiten sein muß, zeigt die Erfahrung des Weltkrieges, in dem Erkältungskrankheiten eine unerwartet kleine Rolle gespielt haben, trotzdem die Soldaten sehr oft lange unter den ungünstigsten Bedingungen leben mußten. Manche übertragbaren Krankheiten fehlen in der gemäßigten Zone, weil die übertragenden Insekten keine ausreichenden Lebensbedingungen mehr finden (z. B. Schlafkrankheit, Gelbfieber), andere verlaufen milder

wie die Malaria; letztere wird aber auch von soziologischen Umständen beeinflußt, indem gebesserte Lebensverhältnisse allein schon die Krankheit zu-
rückdrängen.

Die *tropische Zone* zerfällt in den eigentlichen Tropengürtel — kein Monats-
mittel unter 20⁰ — und in die Subtropen, die Zonen beiderseits von ihm bis zu
den gemäßigten Zonen. Hohe Strahlungsintensität und Luftwärme, hohe
Feuchtigkeit und geringe Gegensätze zwischen Winter und Sommer, also das
Fehlen oder die geringe Ausprägung der Jahreszeiten sind die Grundzüge
des heißen Klimas; doch ist es, je nachdem es sich um See-, Land- oder
Höhenklima handelt, ungemein verschieden. Man unterscheidet Regen- und
Trockenzeit. Die Regenzeit ist die Zeit der Kalmen oder Windstille, die
Trockenzeit diejenige der regelmäßigen Passatwinde; doch ist sie keineswegs
ohne allen Regen.

Das *tropische Seeklima* ist vor allem durch seine hohe Luftfeuchtigkeit gekennzeichnet,
die es dem Europäer besonders beschwerlich macht, zumal die Temperatur auch nachts
hoch bleibt; es fehlen die erfrischenden Gegensätze zwischen Tag und Nacht, Winter und
Sommer. Die Temperatur erreicht hier nicht höchste Grade, weil die Einstrahlung durch
Wolken oft gemildert wird. Die gleichen Eigenschaften finden sich beim tropischen Waldklima. — Das tropische Landklima tritt als Steppen-, Savanne-, Prärie- oder Wüstenklima
auf, weist infolge des wolkenlosen Himmels höchste Einstrahlung und somit höchste Lufttemperaturen auf, aber vielfach nur geringe Luftfeuchtigkeit; auch hat es starke thermische
Gegensätze zwischen Tag und Nacht und ist daher für den Europäer weit besser verträglich.
— Das tropische Höhenklima, etwa über 2000 m, ähnelt dem Höhenklima der gemäßigten
Zone, ist jedoch noch strahlenreicher, für den Europäer gesundheitlich aber durchaus angenehm.

Das Tropenklima bietet vermöge seiner Wärme und Luftfeuchtigkeit den Erregern
bestimmter Krankheiten und besonders den sie übertragenden Insekten günstige Gelegenheiten, so daß es zur Ausbildung sog. Tropenkrankheiten kommt.

Von den bacillären Krankheiten sind besonders Pest und Cholera zu nennen.
Für die Pestverbreitung sind die Rattenflöhe wesentlich; ihre Vermehrung
ist an gewisse Luftfeuchtigkeit gebunden. Die Choleraerreger vermögen sich in
dem warmen Wasser der Tropen zu vermehren; das infizierte Wasser dient als
Verbreitungsmittel der Seuche. Alle diese Krankheiten sind an das feuchtwarme
Tropenklima gebunden, fehlen oder sind doch selten in der Wüste infolge ihrer
Dürre. Typhus und Bacillenruhr kommen vor, sind aber mehr den gemäßigten
Zonen eigen; das gleiche gilt von der Tuberkulose. Rachitis (Ultraviolettstrah-
lung!) fehlt. Eine allgemeine Erscheinung ist die frühe Geschlechtsreife der
Menschen und ihr früheres Verwelken.

c) Jahreszeit und Krankheitszustände des Menschen.

Es ist seit langem bekannt, daß bestimmte Krankheiten besonders in der
gemäßigten Zone in bestimmtem Verhältnis zu den Jahreszeiten stehen. Das
gilt besonders für die infektiösen Darmerkrankungen, die am häufigsten im Sommer und Herbst sind. Als Ursache hierfür gilt die dann vielfach geübte Ernährungsweise (Obst, Salate), die mit Erregern beladen sein können, häufiger
Genuß von Speiseeis, dessen bakterieller Zustand oft wenig befriedigend ist, die
Häufigkeit der Fliegen, die Erreger verschleppen, und die Vermehrung von Keimen,
auch spezifischen, in Nahrungsmitteln vermöge der höheren Wärme. Hier handelt
es sich somit um unmittelbare Klimawirkungen. Masern zeigen vielfach, aber nicht

regelmäßig, einen Wintergipfel, weil die Übertragung durch Tröpfcheninfektion im Winter durch das Leben in den Häusern erleichtert ist. Ob die Minderzufuhr an Vitaminen im Winter, insbesondere des C-Vitamins, zu verstärktem Auftreten von Infektionskrankheiten und zu Zuständen von Hypovitaminosen führt, steht noch dahin. Sehr ausgesprochen ist die Häufung der Kinderlähmung im Spätsommer, der Diphtherie und des Scharlachs im Spätherbst, wie Abb. 18 von der Diphtherie zeigt.

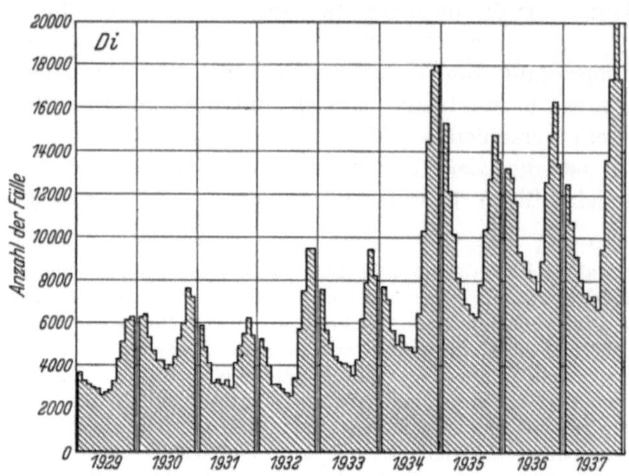

Abb. 18. Verlauf der Diphtheriehäufigkeit in aufeinanderfolgenden vierwöchigen Zeitspannen der Jahre 1929 bis 1937 im Deutschen Reiche. Die steilen Krankheitsgipfel im Spätherbst und Frühwinter treten deutlich in Erscheinung. (Aus WOLTERECK.)

d) Das künstliche Klima.

Durch die Eingriffe des Menschen in die Natur können die Klimaelemente wesentlich verändert werden, derart, daß in großen Städten das Klima ungewollt anders wird als in der Umgebung und daß in Wohnräumen absichtlich ein bestimmtes Klima hervorgerufen wird. Mittels der Kleidung und der Wohnung schlechthin schafft der Mensch sich das „Nahklima", das ihn befähigt, auf der ganzen Erde sich zu erhalten und zu siedeln. — Das Stadt-, insbesondere das Großstadtklima, weist gegenüber seiner Umgebung eine um 1,5—2,0⁰ höhere mittlere Temperatur auf, weil die Verbrennungseinrichtungen, die elektrischen Anlagen und die Menschen selbst sehr große Wärmemengen auf kleinem Raume erzeugen und die Sonnenstrahlung als Wärme in den Mauermassen gespeichert wird; leichter Frost macht sich daher in der Stadt gar nicht bemerkbar; Schnee schmilzt rascher als in der Umgebung. Die Winde sind durch die Mauern der Häuser gemildert, die Strahlungsintensität infolge der Ruß- und Rauchteilchen sehr stark herabgesetzt, die relative Feuchtigkeit hingegen ist kleiner — durchschnittlich um 5% —, weil die wärmere Luft bei gleicher absoluter Feuchtigkeit mehr Wasserdampf aufnehmen kann als kühlere Luft. Je dichter die Verbauung, desto stärker sind diese Unterschiede; Winde verwischen sie mehr oder minder. Das Stadtklima ist infolge dieser Eigenschaften reizärmer, weicher als das Klima der Umgebung. — Klimaanlagen sollen in bewohnten Räumen eine nach Temperatur, Feuchtigkeit und Staubarmut stets gleiche, günstige, „behagliche" Atmosphäre schaffen, die die Arbeit erleichtert, das Wohlbefinden erhöht und damit Arbeits- wie Ruhe- und Freizeit angenehmer gestaltet. Das Klima ist demzufolge sehr reizarm und an gesundheitlicher Bedeutung dem natürlichen durchaus unterlegen; zum Ausgleich der mangelnden klimatischen Anregung bedürfen die darin lebenden Menschen durchaus des Aufenthaltes in freier Luft.

e) Akklimatisation.

Aus der Tatsache, daß die Erdoberfläche trotz ihrer äußerst verschiedenen Klimate überall bewohnt ist, ergibt sich, daß der Mensch ein außerordentlich großes Anpassungsvermögen an die Umweltbedingungen besitzt. Die Menschenleere des antarktischen Kontinents rührt sehr wahrscheinlich nicht von seinem Klima, sondern von seiner Nahrungslosigkeit für den Menschen her; denn die praktisch gleiche arktische Zone trägt dauernd Menschen, weil sie sich dort ernähren können. Das Gleiche gilt für Wüsten und Hochgebirgsregionen. Dabei ist zu berücksichtigen, daß die einzelnen Klimaelemente in ihrer Wirkung ungemein verschieden sind, ohne daß eine Rangordnung ihrer Reizwirkung möglich wäre. Innerhalb des gleichen Großraumklimas mit gleichem Grundcharakter finden sich ferner vielfach Kleinklimate, die sich in ihren Klimaelementen nicht erheblich unterscheiden. Die Erfahrung zeigt aber, daß oft schon die Verpflanzung in ein anderes Kleinklima genügt, um gesundheitliche Störungen bei einer, wenn auch kleineren Zahl von Menschen auszulösen, die sich in der Regel nach einiger Zeit verlieren, bei manchen aber dauernd bestehen bleiben, im einzelnen aber oft schwer charakterisierbar sind. Viel stärker sind naturgemäß die Störungen bei Umsiedlungen von einem Großklima in das andere, besonders wenn es sich um Extreme handelt. Hier erfolgt die *Anpassung* oder *Akklimatisation* oft überhaupt nicht oder nur teilweise.

Dabei ist allerdings darauf hinzuweisen, daß die Verpflanzung eines Menschen in ein anderes Klima zugleich auch meistens eine Änderung der gesamten übrigen Umweltbedingungen bedeutet, die auf Körper *und* Seele gleichermaßen wirken und so das unentwirrbare Wechselspiel beider Bereiche bald von dieser, bald von jener Seite beeinflussen.

Das Rassenbild der Erde zeigt, daß die einzelne Rasse im Laufe langer Zeitspannen sich an ein „Heimatklima" angepaßt hat; das deutlichste Beispiel zeigen die weiße und die schwarze Rasse in ihren „angestammten" Siedlungsgebieten. Nur die mongolische Rasse bildet hier vielleicht eine Ausnahme, sie siedelt mit ihrer gelben und roten Variante in allen Zonen; dennoch ist durchaus unentschieden, ob der mongolischen Rasse tatsächlich eine höhere Akklimatisationseigenschaft zugehört als den anderen Großrassen. Vermögen doch Japaner in kälterem Klima (Mandschukuo) nicht dauernd zu siedeln, wenngleich in Rechnung zu stellen ist, daß zur endgültigen Entscheidung hierüber sehr viel längere Zeiträume nötig sind, als sie jetzt hierin in Wirkung sind.

Prüft man, wodurch sich die Klimate der Siedlungsräume der Großrassen hauptsächlich unterscheiden, so springt besonders die *Lufttemperatur* heraus. SAPPER unterscheidet hiernach mit gutem Grunde wärmescheue und wärmeliebende Völker: „Die Grenzen zwischen den kühlgemäßigten und den warmgemäßigten Gegenden der Erde bedeuten die großen Akklimatisationsscheiden der Völker."

Innerhalb der Großklimate haben sich die dort beheimateten Rassen mittels der Auslese im Laufe sehr langer Zeiträume nicht nur an die thermischen Verhältnisse angepaßt, sondern auch mit den in diesen Räumen heimischen Krankheiten ein bestimmtes, günstiges Verhältnis gefunden; die resistenteren Populationen haben überdauert und sich vererbt, die schwächeren sind zugrunde gegangen. Kommen Menschen aus anderen Großklimaräumen in solche Klimate, so bringen sie eine verminderte Resistenz gegenüber den Krankheiten der neuen Heimat mit; sie sind infolgedessen wesentlich gefährdeter als die Einheimischen.

Sehr wesentlich ist es, ob die Menschen, die in andere, stark verschiedene Klimate umsiedeln, reinrassig oder gemischtblütig sind. Mischlinge aus wärmescheuen und wärmeliebenden Rassen sind naturgemäß thermisch anpassungsfähiger an wärmere oder kühlere Zonen als reinblütige Individuen; auch verfügen sie über einen Teil der Immunität gegenüber denjenigen Krankheiten, die in ihrem bisherigen Klima seltener waren (ererbte Immunität).

Die Anforderungen für eine Akklimatisation an ein bestimmtes Klima können verschieden gestellt werden. Entweder kann es sich darum handeln, daß das einzelne Individuum voll oder doch teilweise arbeitsfähig und dabei gesund bleibt, daß also das Einzelleben für seine Dauer oder doch für geraume Zeit mit dem Klima fertig wird. Durch diese Teilakklimatisation ist aber noch nichts über die endgültige Anpassung der Rasse an das neue Klima gesagt. Die Vollakklimatisation verlangt, daß die Nachkommen in der neuen Heimat *dauernd* im Vollbesitz der körperlichen und geistigen Kräfte der Einwanderer bleiben. Erst wenn dies durch eine Reihe von Generationen erwiesen ist, liegt der Beweis für die gelungene Akklimatisation vor.

Die Erfahrung zeigt nun, daß die Vollakklimatisation am ehesten gelingt, wenn die alte und neue Heimat „wenigstens für längere Zeiträume des Jahres gleichartige Wärmetönungen besitzen" (SAPPER). Die weiße Rasse scheint geringeren Schwierigkeiten gegenüberzustehen, wenn sie in kältere Klimate verpflanzt wird, als die schwarze. Der weißen Rasse fällt es nicht schwer, in der gemäßigten wie polaren Zone ungeschwächt zu siedeln, wohl aber in den heißen Klimaten. Die schwarze Rasse hingegen verträgt die Verpflanzung in die kühleren oder gar kalten Breiten recht schlecht. So hatten die schwarzen (und auch gelben und braunen) Soldaten auf den europäischen Kriegsschauplätzen des Weltkrieges hohe Verluste an Krankheiten besonders der Atmungsorgane.

Es kann als erwiesen gelten, daß der Europäer in allen Klimaten mittlerer Wärme sich dauernd in der Vollkraft seiner Rasse erhalten kann; die südafrikanische Union, die kühleren Bezirke der australischen Inselwelt, die südlichen Teile Südamerikas geben hierfür überzeugende Beweise. Die wärmeren Teile dieser Regionen bis in die Subtropen und selbst Teile der Tropen aber sind hierfür ungeeignet, obgleich die Volksstämme um das Mittelmeerbecken, die bereits einen Übergang zu den echten Wärmevölkern bilden, teilweise hier mit gutem Erfolge gesiedelt haben. Hier handelt es sich aber vielfach um Mischrassen, die durch Einschlag von „südlichem" Blute (Mauren, Semiten, auch Mohren) bereits eine gewisse Tropentoleranz mitbrachten und sie durch Mischung mit den Ureinwohnern noch vermehrten. Die Besiedelung von Lateinamerika ist auf diese Weise zustande gekommen.

Im tropischen Küstenklima hat der Europäer bisher in der Akklimatisation versagt. Bereits der Eingewanderte erträgt ungeschädigt nur ganz ausnahmsweise jahrzehntelangen Aufenthalt in diesem Klima. Zwar vermag der geschulte, zugewanderte Europäer durch die persönliche Prophylaxe in gewissem Ausmaße sich gegen die Tropenkrankheiten zu schützen, aber der erschlaffenden, Körper und Geist erfassenden Wirkung der feuchten, heißen Luft mit ihren auch sonst wenig wechselnden physikalischen Zuständen vermag er sich auf die Dauer nicht zu entziehen, obwohl durch richtig gewählte Kost wie allgemeine hygienische

Lebensführung die schädlichen Klimawirkungen hinausgeschoben und gemildert werden können. Die weiße Frau unterliegt dem Tropenklima stärker als der Mann, auch leidet ihre Fruchtbarkeit. Die in den Tropen geborenen Kinder von weißen Eltern gedeihen nicht, wenn sie nicht in kürzeren Abständen in kühlere Klimate gebracht werden. Eine alte Erfahrung zeigt, daß Europäer nach längstens drei Jahren Tropenaufenthalt eine Erholungszeit in kühlerem Klima verleben sollen; die höheren Anforderungen an die Wärmeregulierung des Körpers zeigen sich hierbei darin, daß die Menschen dann geraume Zeit frösteln, bevor die im heißen Klima geminderte thermische Reglerarbeit wieder einwandfrei geworden ist. Das deutlichste Beispiel für die Unfähigkeit der weißen Rasse, im tropischen Tieflande dauernd sich einzugewöhnen, zeigt Indien, in dem die Engländer nun schon etwa 300 Jahre tätig sind, wo es aber dennoch nach TOWNSEND „nicht einen weißen Mann gibt, der die Absicht hätte, dazubleiben".

Überall dort, wo die heißen Länder irgendwie klimatisch dem kühleren Klima in etwas ähneln, so in der tropischen Höhenlage oder in heißen Trockengebieten mit ihren oft kühleren Nächten und ihrer trockenen Luft, können Menschen der weißen Rasse eher dauernd siedeln. Aber auch hier sind es nur die kräftigen oder anpassungsfähigeren Naturen, die für ihr Leben ungeschädigt dort durchhalten und vollwertigen Nachwuchs hervorzubringen vermögen. Außer der persönlichen Anlage zur Anpassung wird es immer in erster Linie auf den thermischen und Feuchtigkeitszustand ankommen, den das Klima der neuen Heimat dem Einwanderer im Vergleich zum angestammten Klima bietet; hiernach werden sich die Aussichten für die Dauerakklimatisation bestimmen. Die überragende Bedeutung des Wärmefaktors für das Leben des Menschen überhaupt tritt hier mit größter Klarheit hervor.

Schrifttum.

BREZINA u. SCHMIDT: Das künstliche Klima. — MISSENARD: Der Mensch und seine klimatische Umwelt. — MÜLLER, R.: Lehrbuch der Hygiene. — WOLTEREK: Klima — Wetter — Mensch.

C. Der Boden.

Die Beschaffenheit des Bodens spielt bei der Siedlung, der Wasserversorgung, der Entfernung der Abfallstoffe und Anlage von Friedhöfen eine wesentliche Rolle; auch wird er von einzelnen Forschern in unmittelbare Beziehung zur Entstehung und Ausbreitung ansteckender Krankheitsn gebracht.

Die Gestalt der Erdoberfläche hat oft einen wesentlichen Einfluß auf das Klima: in tief eingeschnittenen Tälern kann es zur Einlagerung kalter Luft kommen, Bergrücken und Pässe bieten besondere Windverhältnisse dar, Nordhänge sind kalt, Hochebenen oft rauh. Waldreichtum oder Baumlosigkeit haben auf das Klima und besonders die Luftfeuchtigkeit starken Einfluß.

Für die gesundheitlichen Belange sind die obersten Bodenschichten am wichtigsten, die meist aus diluvialen Schichten von teilweise großer Mächtigkeit bestehen, Trümmern verwitterter Gesteine, die in Deutschland großenteils den eiszeitlichen Gletschern entstammen; ihnen liegen die meistens viel schwächeren alluvialen Deckschichten auf, die von den Flüssen und Bächen abgelagert sind. An altbewohnten Plätzen liegt über diesen Schichten vielfach Aufschuttboden.

a) Die Struktur der oberen Bodenschichten.

Die obersten Bodenschichten sind zunächst hinsichtlich Korngröße, Porenvolumen und Porengröße von hygienischem Interesse. Die einzelnen Bestandteile unterscheiden sich — abgesehen von dem selten unmittelbar zutage tretenden, unverwitterten Gestein — durch die Größe: Kies (Korngröße über 2 mm Durchmesser), Sand (Korngröße 2,0—0,3 mm), Feinsand (unter 0,3 mm Korngröße), Lehm, Ton, Humus. Ton enthält die allerfeinsten Teilchen; mit Fremdteilchen vermischt nennt man ihn Lette, mit Sand und etwas Eisen gemischt Lehm. Humus ist Sand oder Lehm mit reichlicher Beimengung pflanzlicher Reste. Auch Aufschuttboden enthält vielfach einen hohen Prozentsatz organischer Stoffe.

Bestimmung der Korngröße. Der getrocknete Boden wird vorsichtig zerrieben, gewogen und durch Siebe verschiedener Maschenweite gegeben; die einzelnen Siebanteile werden gewogen und in Prozenten der ganzen Probe umgerechnet.

Außer gewachsenem Fels sind alle Böden mehr oder minder porös; aber auch Fels ist nicht selten durch Spalten porenhaltig. Die Poren des Bodens sind hygienisch besonders wichtig, weil Wasser, Luft, Mikroorganismen sich nur in ihnen aufhalten und bewegen können.

Das *Porenvolumen*, d. i. der Prozentsatz aller Poren vom ganzen Bodenvolumen hängt in hohem Maße von der Korngröße ab. Sind die Teilchen annähernd gleich groß, so beträgt das Porenvolumen 38%, gleichgültig, ob es sich um Kies oder Lehm handelt. Die einzelnen Siebanteile eines Bodens (= praktisch gleich große Teile) haben infolgedessen gleich großes Porenvolumen, weil die Summe der großen Zwischenräume bei den groben Teilchen der Summe bzw. großen Anzahl der kleinen Zwischenräume bei den feinen Teilen entspricht. Finden sich dagegen Bodenteile verschiedener Korngröße gemischt, so sinkt das Porenvolumen erheblich und kann auf 10—5% heruntergehen.

Bestimmung des Porenvolumens. Getrockneten Boden in ein Meßgerät fest einstampfen, langsam mit Wasser bis zur Bodenoberfläche füllen; Wassermenge = Porenvolumen. — Oder Meßgefäß + Boden wiegen, Bodenanteil durch 2,6 dividieren. Alle hauptsächlich in Betracht kommenden Bodenarten haben praktisch das gleiche spezifische Gewicht 2,6. Das wirkliche Gewicht des bekannten Bodenvolumens durch diese Zahl dividiert, ergibt daher das Volumen der Bodenteilchen und durch Abzug dieser Volumenzahl von dem Gesamtvolumen ergibt sich somit die Summe der Zwischenräume. Beispiel: 500 ccm Boden, Gewicht 1000 g; $\frac{1000}{2,6} = 385$ ccm feste Masse und 115 ccm Poren = 23% Porenvolumen.

Die wirkliche Porengröße schwankt in weiten Ausmaßen und ist bei Ton am geringsten. Die Durchlässigkeit des Bodens hängt von der Porengröße ab, in zweiter Linie vom Porenvolumen. Je feiner die Poren, desto geringer die Durchlässigkeit.

Der poröse Boden bietet durch die Oberfläche seiner Einzelteilchen eine überaus große Gesamtoberfläche dar, die mit der Abnahme der Teilchengröße zunimmt; 1 cbm grober Kies hat etwa 56 und 1 cbm feiner Sand rund 10000 qm Gesamtoberfläche. Diese großen Oberflächen üben auf Wasser und gasförmige Stoffe eine sehr starke Anziehungskraft aus.

Wasser wird von trockenem Boden je nach Porengröße und Porenvolumen zurückgehalten; man nennt diese speicherbare Menge die „wasserhaltende Kraft" oder die „kleinste Wasserkapazität"; sie nimmt mit der Menge der *kleinen* Poren zu (Kiesboden 12—13%, Feinsand 84%).

Bestimmung der Wasserkapazität. Zylinder mit Siebboden und Erde fest füllen, wiegen, in Gefäß mit Wasser bis Erdoberfläche stellen, herausheben, abtropfen lassen, wieder wiegen: Gewichtszunahme = Wasserkapazität.

Das Aufsaugungsvermögen des Bodens hängt nur von den feinsten Poren ab, die aber nach und nach auch die größeren Hohlräume mit Wasser zu füllen vermögen. (Sichtbar zu machen durch Glasrohre, mit Erde gefüllt, die in Wasser gestellt sind; man prüft Geschwindigkeit und Hubhöhe.)

Bindung von Dämpfen und Gasen erfolgt im Boden je nach Korngröße und ist bei feinporigen Böden außerordentlich groß; eine dünne Schicht feiner, trockener Erde über Fäkalien u. dgl. gestreut, hält jeden Geruch zurück.

Bindung gelöster Stoffe erfolgt teils durch Oberflächenadsorption, teils durch Umsetzung mit bestimmten Doppelsilikaten des Bodens. Die Umsetzung von gelösten organischen Substanzen, die im Boden sehr intensiv vor sich geht, erfolgt mit Hilfe von Mikroorganismen auf dem Wege der Oxydation, durch die der C in Kohlensäure und der N in Salpetersäure übergeführt wird *(Mineralisation)*. Dies vollzieht sich am schnellsten in feinporigem, aber noch ausreichend durchlüftetem Boden. Werden einem Boden zu viel oder zu lange zersetzungsfähige Stoffe zugeführt, so wird er mit der Zerlegung nicht mehr fertig (überdüngter oder übersättigter Boden).

b) Die Temperatur des Bodens.

Die Bodentemperatur hängt in erster Linie von der Sonneneinstrahlung ab; örtliche Erwärmungen können durch Vulkane und auch durch Fäulnisprozesse im Boden bedingt sein. Je nach Neigung der Bodenoberfläche, Korngröße, Porenvolumen, Farbe, Wärmeleitfähigkeit ist die Erwärmung verschieden. — Messung durch Thermometer, die in Röhren in den Boden hinabgelassen werden.

Die Bodentemperatur in unseren Breiten kann bei starker Sonneneinstrahlung auf 50—60⁰ steigen; die Temperatur nimmt mit der Entfernung von der Oberfläche schnell ab. Schon in $^1/_2$ m Tiefe ist die Temperaturschwankung des Tages fast nicht mehr bemerkbar. In 4 m Tiefe beträgt die Jahresschwankung nur noch 4⁰ und in 8 m sinkt sie auf 1⁰; zwischen 8—30 m Tiefe stellt sich eine immer gleichbleibende Temperatur von etwa 8⁰ ein. Bei weiterer Tiefe nimmt die Temperatur je 35 m um 1⁰ zu (Erdkernwärme).

Die Bodentemperatur wirkt auf das Klima und auf das Leben der Bodenbakterien entscheidend ein und ist dadurch hygienisch bedeutungsvoll. Es ist besonders wichtig, daß bereits in $^1/_2$ m Tiefe die Bodentemperatur für die *Vermehrung* von Krankheitserregern nicht mehr ausreicht.

c) Das chemische Verhalten des Bodens.

An chemischen Elementen finden sich in den Bodenbestandteilen hauptsächlich Si, Al, Fe, Ca, Mg, K, N, C. Die Verbindungen von ihnen, die sich im Boden bilden, sind in Wasser in geringen Mengen löslich. Die Beimengungen organischer Art, die sich außerdem im Boden finden, sind hingegen im allgemeinen besser wasserlöslich. Man schrieb diesen organischen Stoffen früher die Eigenschaft zu, zur Entstehung und Verbreitung von Infektionskrankheiten beizutragen („siechhafter Boden"); ein einwandfreier Nachweis hierfür hat sich jedoch nicht erbringen lassen. Überladener Boden vermag durch seine Zersetzungsvorgänge übelriechende Stoffe zu entwickeln, die in die Wohnungen gelangen können; doch sind dies seltene Ausnahmen.

d) Die Bodenluft.

Die Poren des Bodens sind in wechselndem Grade mit Luft gefüllt; diese Bodenluft kann durch Winddruck, bei sinkendem Barometerstand, durch Niederschläge oder Temperaturunterschiede aus dem Boden ausgetrieben werden. Bei einigermaßen dichter Sohle kann sie nicht aber in die Häuser gelangen, weil die Widerstände im Boden zu groß sind. Die Bodenluft ist stets mit Wasserdampf gesättigt, enthält bis 14%ige Kohlensäure (im Mittel 2—3%) und entsprechend geringere Mengen Sauerstoff. Der CO_2-Gehalt ist am größten in organisch reichen Böden infolge der darin erfolgenden Oxydationsvorgänge. — Mikroorganismen enthält dagegen die Bodenluft nicht, weil ihre Bewegung viel zu langsam ist, um Bakterien von den Oberflächen der Bodenteilchen abzulösen. Es findet somit auch kein Bakterieneindringen durch die Bodenluft in die Häuser statt. Der Bodenluft kommt hygienische Bedeutung somit allenfalls nur insofern zu, als riechende Stoffe bei mangelhaft fundierten Häusern mit ihr in die Wohnungen gelangen können.

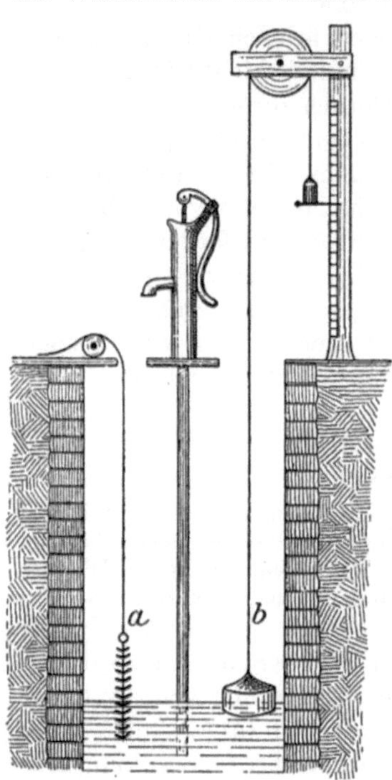

Abb. 19. Grundwassermessung. Schematischer Durchschnitt durch einen Grundwasserbrunnen. Bei *a* Messung mit PETTENKOFERS Schalenapparat; bei *b* Schwimmer mit dem oben abzulesenden Zeiger.

e) Das Verhalten des Wassers im Boden.

Die Poren des Bodens sind mehr oder minder mit einer zusammenhängenden Wassermasse gefüllt, die man Grundwasser nennt; wo es freiwillig zutage tritt, entsteht eine Quelle. Die Speisung des Grundwassers erfolgt durch die Niederschläge, Kondensation von Wasserdampf aus der Luft, unmittelbar durch Wasserläufe, deren Wasser versickert. Das versickernde Wasser sammelt sich auf einer undurchlässigen Ton- oder Lehmschicht an. Den Hauptanteil bilden die Niederschläge, die, je nach Bodenbeschaffenheit, Lufttemperatur und Luftbewegung in verschiedener Menge zum Eindringen in den Boden gelangen. Flüsse können einerseits Wasser an das Grundwasser abgeben, andererseits kann es umgekehrt durch Flüsse gespeist werden. Das Grundwasser bewegt sich je nach der Bodenbeschaffenheit; immer ist die Bewegung sehr langsam. Der Spiegel des Grundwassers ist je nach Witterung, besonders aber auch je nach Anzapfung durch den menschlichen Verbrauch starken Schwankungen unterworfen. Die Messung erfolgt in Schachtbrunnen oder Röhren, in denen Schwimmer in das Grundwasser hinabreichen (vgl. Abb. 19). Der Jahresverlauf des Grundwasserspiegels an verschiedenen Orten schwankt erheblich. Der tiefste Grundwasserstand fällt durchgängig in den Spätsommer und Herbst.

Die Aufzeichnung von Grundwasserständen erfolgt in Bodenprofilen nach Abb. 20, wobei die Längenmaße viel stärker (50fach und mehr) verkürzt dargestellt werden als die Höhenmaße, weil sonst die Unterschiede kaum hervortreten würden. Die Schnelligkeit des Grundwasserstromes wird dadurch gemessen, daß an einem der Beobachtungsbrunnen unter Messung der geförderten Wassermenge gepumpt wird, während man die Wasserstände an den anderen Beobachtungsstellen laufend mißt. Die Grundwassergeschwindigkeit liegt im Mittel etwa bei 25 cm je Stunde.

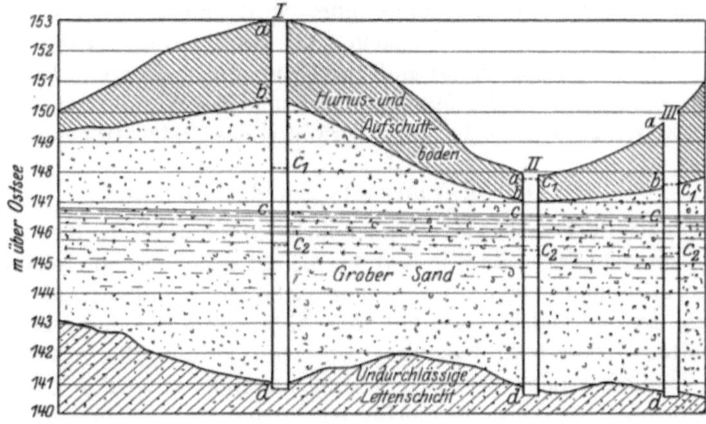

Abb. 20. Bodenprofil.

Die versickernden Niederschläge passieren zunächst die *Austrocknungs-* oder *Verdunstungszone.* Das ist diejenige Schicht, in der die trockene Wirkung der Luft noch tätig ist. Wenn diese Zone bis zu einiger Tiefe ausgetrocknet ist, so kann das Wasser mehrerer stärkerer Niederschläge vollkommen von ihr aufgenommen werden, ohne daß Wasser in größere Tiefen dringt.

Unterhalb der Verdunstungszone folgt die *Durchgangszone.* Sie unterliegt nicht mehr der austrocknenden Wirkung der Luft; ihre Poren sind aber nicht vollständig mit Wasser angefüllt, sondern enthalten davon nur so viel, als der *wasserhaltenden Kraft* entspricht, bei feinporigem Boden etwa 250 Liter je Kubikmeter Boden.

Weiter abwärts folgt die Zone des capillär gehobenen Wassers, deren Höhe bis etwa 1 m beträgt und deren Poren fast ganz mit Wasser gefüllt sind; sie geht in die Grundwasserschicht über (vgl. Abb. 21).

Für den Durchtritt von Flüssigkeiten, besonders verunreinigender Art, zum Grundwasser ist die Porosität des Bodens entscheidend. Im grobporigen

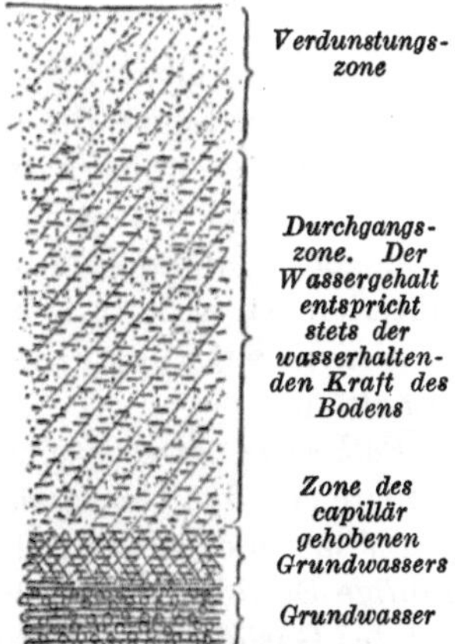

Abb. 21. Wassergehalt der oberen Bodenschichten.

Boden können sie ohne nennenswerten Aufenthalt und ohne wesentliche Veränderungen die verschiedenen Zonen passieren und durch Regen in das Grundwasser befördert werden. In feinporigem Boden hingegen ist der Durchtritt sehr viel langsamer; die Zuflüsse von oben her unterliegen infolgedessen einer weitgehenden mechanischen und chemischen Einwirkung des Bodens. Die aufgeschwemmten Stoffe von Schmutzwässern werden durch das Bodenfilter abgefangen, die gelösten organischen Verbindungen umgesetzt und die so gereinigten Zuflüsse kommen bei genügend entwickelter Durchgangszone erst nach Monaten und noch längerer Zeit zum Grundwasser. Nur in Überschwemmungsgebieten können verunreinigende Zuflüsse auch bei feinporigem Boden verhältnismäßig schnell zum Grundwasser gelangen.

Zu hoher Grundwasserstand hat den hygienischen Nachteil, daß das Land versumpft und zu Bauzwecken ungeeignet wird; auch bildet es, wenn das Grundwasser in Bodenmulden, Teichen und Seen zutage tritt, Brutstätten für Mücken und kann dadurch zur Malariaverbreitung beitragen. Die Keller der Häuser führen oft Wasser, die Mauern und auch die Wohnungen sind feucht; diesen Übelständen kann teilweise durch Dränung des Bodens abgeholfen werden.

f) Die Mikroorganismen des Bodens.

Der Boden ist überall, besonders aber dort, wo er unter Kultur steht, reich an Mikroorganismen, deren Zahl je Kubikzentimeter Boden von einigen Tausend bis zu vielen Millionen gehen kann. Die größten Keimzahlen werden in Böden gefunden, die laufend gedüngt werden oder Abfallstoffe der menschlichen Wirtschaft enthalten. Diese hohe Keimdichte beschränkt sich aber auf die obersten Schichten; sie nimmt nach der Tiefe schnell ab und bei 1—2 m ist der Boden meistens keimfrei. Die Ursache hierfür ist in der ausgezeichneten Filterkraft feinporigen Bodens gegeben, die es auch bewirkt, daß Grundwasser unter solchen Deckschichten keimfrei zu sein pflegt.

Diese Verhältnisse ändern sich indessen bei grobporigem oder spaltenreichem Boden sehr stark. Hier können Keime infolge Fehlens der Filterwirkung rasch in den Boden dringen und somit auch in das Grundwasser gelangen; dabei kann die Fortbewegung nicht nur in senkrechter, sondern auch in waagerechter Richtung erfolgen.

Die Mikrowelt des Bodens besteht zu einem großen Teil aus Sporenbildnern. Die Keime bedingen die oxydative Zerlegung der dem Boden zugeführten organischen Stoffe, wobei Nitrate und Kohlensäure gebildet werden. Daneben finden sich Keime, die den Stickstoff der Luft zu Nitriten und Nitraten umzuwandeln vermögen (z. B. in Symbiose mit Lupinen). Die Widerstandskraft der Bodenbakterien ist außerordentlich hoch; es gibt Arten, die in ihrer nativen Form (aber nicht auf künstlichem Nährboden gezüchtet) 100° Dampf 20—30 Stunden aushalten.

Pathogene Erreger sind im Boden sehr selten nachgewiesen worden. Auf Ländereien, die Gerbereiabwässer erhalten, kommt es allerdings nicht selten zum Milzbrand beim Rinde, deren Erreger von den infizierten Häuten herrühren. Häufige Bewohner des Bodens sind dagegen die Erreger des Wundstarrkrampfes und des Gasödems; die FRÄNKELschen Gasbrandbacillen sind von ZEISSLER aus *allen* Erdproben isoliert worden, die an der Westfront im Weltkriege gesammelt worden waren, während die Proben von der Ostfront teilweise frei davon waren.

Die Quelle der Bakterien des Bodens ist in erster Linie in den Dungstoffen von Mensch und Tier und in den Abfallstoffen der menschlichen Wirtschaft gegeben. Sie kommen mit diesen Stoffen auf Äcker und Wiesen und gelangen aus den Abortgruben, undichten Kanälen usw. in den Boden. Dort sterben die Keime teilweise alsbald ab, teilweise vermehren sie sich im Boden auf den organischen Stoffen, denen sie anhaften. Von den oben gekennzeichneten pathogenen Arten abgesehen können sich pathogene Keime im Boden nur ganz ausnahmsweise vermehren, weil weder das Nährsubstrat des Bodens ihnen zusagt noch die Bodentemperatur zu ihrer Vermehrung im allgemeinen ausreicht; insbesondere scheinen sie auch dem Wettbewerb der massenhaft vorhandenen Saprophyten nicht gewachsen zu sein. Doch können die pathogenen Arten teilweise im Boden einige Zeit am Leben bleiben, der Milzbrandkeim vermöge seiner Sporenbildungsfähigkeit sogar offenbar mehrere Jahre.

Keime aus tieferen Bodenschichten gelangen kaum — außer bei Erdarbeiten — an die Oberfläche, insbesondere nicht durch austretende Bodenluft; allenfalls werden Keime durch Tiere (Maulwürfe usw.) nach oben verschleppt. Hingegen können Keime von den oberen Bodenschichten bei mangelnder Filterkraft, insbesondere bei spaltenreichem, klüftigem Boden in die Tiefe und in das Grundwasser verschleppt werden; hierdurch sind Wasserepidemien von Typhus möglich und auch tatsächlich vorgekommen.

Von der Erdoberfläche können Keime durch den Wind mit dem Staube wie durch Nahrungsmittel (Gemüse), Garten- und Feldgeräte, Schuhzeug usw. verschleppt und auf diese Weise auch gelegentlich Krankheitserreger verbreitet werden. Dies ist am ehesten bei Trockenwetter im Sommer möglich, also zu Zeiten des absinkenden oder tiefsten Grundwasserstandes. Es ist aber zumindest sehr fraglich, ob die Verbreitung hier — wie PETTENKOFER annahm — überhaupt mit dem Boden zusammenhängt; jedenfalls ist der Boden als Zwischenglied bei der Verbreitung ansteckender Krankheiten nur ganz ausnahmsweise beteiligt. Es versteht sich von selbst, daß mit Salaten und anderen roh genossenen Garten- und Felderzeugnissen bestandene Flächen keine Kopfdüngung mit Fäkalien und Abwasser erhalten dürfen, weil auf diese Weise sonst Krankheitskeime übertragen werden können.

Die allgemeine Erfahrung lehrt, daß der Boden — abgesehen von der Infektion von Quell- und Grundwasser — als Verbreiter ansteckender, bakterieller Erkrankungen zwar in Betracht kommen kann, daß aber die von ihm in dieser Hinsicht drohende Gefahr als wenig erheblich eingeschätzt werden darf.

Der Boden ist ferner von PETTENKOFER und seinen Anhängern in ursächliche Beziehung zur Entstehung ansteckender Krankheiten insofern gebracht worden, als diese Krankheiten nur auf bestimmtem, „siechhaftem“ Boden entstehen könnten. Diese *lokalistische* Lehre steht der *kontagionistischen* Lehre R. KOCHs gegenüber, derzufolge die ansteckende Krankheit nur durch den Erreger bei empfänglichen — aber nicht bei allen — Menschen verursacht wird. Die von allen Kulturstaaten gehandhabte Seuchenbekämpfung hat allgemein die KOCHsche Lehre zur Grundlage genommen und damit die großen Erfolge erzielt, die am besten durch den Weltkrieg erhellt werden, dessen Verlauf durch Infektionskrankheiten überhaupt nicht beeinflußt worden ist. Doch ist zuzugeben, daß die KOCHschen Grundlagen nicht alle Rätsel beim Kommen und Gehen von Seuchen für jeden einwandfrei lösen. Es ist auch aus der Kriegsseuchengeschichte bekannt, daß infizierte Truppenkörper genesen, wenn sie ihren Standort oder Lagerplatz wechseln, daß manche Infektionskrankheiten an bestimmte Gegenden gebunden sind u. a. m. (Geomedizin). Es ist aber andererseits bisher niemals gelungen, das aus dem Boden angeblich entstammende Etwas zu fassen und nachzuweisen, das nach der lokalistischen Lehre Infektionskrankheiten auszulösen imstande sein soll. Für die Praxis der Seuchenbekämpfung kann man daher nach wie vor die KOCHsche Grundlage so lange allein gebrauchen, bis es etwa gelungen sein sollte, den behaupteten Anteil des Bodens an der Entstehung ansteckender Krankheiten einwandfrei nachzuweisen.

2. Hygiene der Siedlung und Wohnung.
A. Die Neugestaltung des deutschen Wohnungs- und Siedlungswesens.

Von WALTHER LIESE.

Im Zeitalter der liberalen Wirtschaft war es nur natürlich, daß auch im Wohnungs- und Siedlungsbau bei seinen sehr engen Verflechtungen mit den verschiedenen Wirtschaftsgebieten nach dem damaligen Grundsatz, d. h. nach der Erzielung höchsten privatwirtschaftlichen Nutzens, gearbeitet worden ist. Das anlagesuchende Kapital begünstigte nur solche Unternehmungen, die eine möglichst hohe Rente versprachen. Teurer und kostspieliger Wohnungsbau, Entwicklung der Mietskaserne, Aufblühen der Bodenspekulation u. a. war die Folge.

Schon vor dem Weltkrieg mußte die Deckung des Wohnungsbedarfs unter sehr *ungünstigen* Umständen erfolgen. Weder waren die vorhandenen Wohnungen in ihrer Größe der sozialen Gliederung der Bevölkerung angepaßt, noch traf das für die Neubauten zu. Um das Jahr 1914 bildete in der Wohnungsherstellung die Regellosigkeit fast die Regel. Am ungünstigsten lagen die Verhältnisse beim Kleinwohnungsbau, der (von Ausnahmen abgesehen) in bedenklichster Weise vernachlässigt worden war.

Daher war es notwendig, daß sich bald noch andere Kräfte zur Behebung der offensichtlichen Mängel im Wohnungs- und Siedlungsbau regten. So sind *staatliche* Betriebe (Eisenbahn-, Bergfiskus), *private Unternehmer*, z. B. die Firma *Krupp* in *Essen*, die vor dem Kriege bei einer Verzinsung von nur 2% für mehr als 12 Millionen Arbeiterwohnungen gebaut hatte, *gemeinnützige Baugenossenschaften* und *Wohnungsunternehmen* und seltener *Gemeindeverwaltungen* als Träger von Wohnungs- und Siedlungsbauten aufgetreten.

Auch in Ländern, die vom Weltkrieg minder stark betroffen gewesen sind, war in der Nachkriegszeit Wohnungsnot festzustellen. Dabei sind die Ursachen, die dazu geführt haben, nicht überall dieselben, wenngleich wirtschaftliche Krisen stets mitbeteiligt waren. Zur Beurteilung unserer Wohnungsnot ist erheblich die *seelische* Erkrankung mitzuwerten, die in der Nachkriegszeit beim deutschen Volke durchbrach. Eine Erkenntnis, die in allen Ländern gezogen werden mußte, war, daß Maßnahmen zur Behebung der Wohnungsnot und die notwendige Verbesserung der Wohnungsverhältnisse nur erfolgreich sein können, *wenn der Staat selbst mit erheblichen Zuschüssen eingreift.*

Erst die Machtmittel der *nationalsozialistischen Staatsführung* haben es ermöglicht, das Wohnungs- und Siedlungswesen von Grund auf neu zu gestalten, das jetzt einzig und allein den Aufgaben zu dienen hat, die sich aus der Verwirklichung des nationalen und sozialen Programms des Nationalsozialismus ergeben. Das führte zur Aufstellung der folgenden Grundsätze:

1. Die Wohnung hat die politische und soziale Aufgabe, ein Heim für die Entwicklung einer Familie zu sein. Der Kampf um den Lebensraum für ein Volk beginnt bei der Schaffung von gesunden Bewegungsräumen für die Familie und von Raum für die Kinderbetten.

2. Zur Entwicklung der Vollfamilie muß die Wohnung Eltern und Kindern genügend Lebensraum bieten. Demnach ist für sie der Mindestbedarf die Vierraumwohnung, bestehend etwa aus Wohnküche, Elternschlafraum und zwei Kinderschlafräumen.

3. Die Schäden, die einem Volk aus seiner zunehmenden Verstädterung erwachsen, müssen durch eine Wiederverwurzelung mit dem Boden ausgeglichen werden. Der Siedlungsstelle und dem Eigenheim ist daher als idealer und politisch richtiger Wohnform eine möglichst große Förderung angedeihen zu lassen. Durch Beigabe von Gartenland kann

die Ernährungsgrundlage verbessert werden. Diese Wohnungsformen begünstigen zugleich die Eigentumsbildung, die ihrerseits die Charakterkraft stärkt und den Menschen somit gegen politische und seelische Erkrankung widerstandsfähiger macht.

Verwaltungsmäßig ist die Abteilung für Wohnungs- und Siedlungswesen im *Reichsarbeitsministerium* die Reichsbehörde, der die Betreuung der Wohnungs- und Siedlungspolitik zufällt.

Unter dieser Führung wirkt die „Deutsche Akademie für Städtebau, Reichs- und Landesplanung" als Forschungsstelle für Fragen des Städtebaues, die „Deutsche Akademie für Bauforschung" für Fragen der Bautechnik und des Bauwesens und der „Deutsche Verein für Wohnungsreform" für alle Fragen des Wohnungs- und Siedlungswesens. — Für die Durchführung der *Reichs-* und *Landesplanung,* die ein geschlossenes Ganzes bildet, ist eine das ganze Reich umfassende einheitliche Organisation geschaffen worden *(Reichsstelle für Raumordnung; Reichsarbeitsgemeinschaft für Raumforschung* mit den an allen Hochschulen arbeitenden „Hochschularbeitsgemeinschaften").

Parteiamtlich werden die Fragen des Wohnungswesens beim Stellvertreter des Führers bearbeitet; die *Deutsche Arbeitsfront* hat sich mit dem *Reichsheimstättenamt* eingeschaltet.

Das Reichsheimstättenamt befaßt sich mit allen Siedlungsvorhaben nichtbäuerlicher Art, d. h. es nimmt sich der grundsätzlichen Bearbeitung aller Fragen des Wohnungs- und Siedlungsbaues unter sozialpolitischen Gesichtspunkten an einschließlich der Schaffung einer deutschen Wohnkultur. Es dient der Beratung der Siedlungsträger. Ihm fällt die Schulung und Betreuung aller Sachbearbeiter von Siedlungsverbänden, Vereinen und Genossenschaften zu, sodann die Werbung für den Siedlungsgedanken und schließlich auch die Durchführung eigener Siedlungsvorhaben.

Als Aufgabe für sich haben die Maßnahmen zur Begünstigung der Neubildung deutschen Bauerntums zu gelten, die vom Reichsernährungsministerium unter Mitwirkung des Reichsnährstandes betreut werden.

Die Grundlage bildet das Reichssiedlungsgesetz vom 11. 8. 1919 und das Gesetz über die Neubildung deutschen Bauerntums vom 14. 7. 1933. Hierzu gehört die Neusiedlung, d. h. die Anlage neuer Stellen für Bauern, Landarbeiter und ländliche Handwerker sowie die Anliegersiedlung, d. h. die Abrundung bestehender Kleinbetriebe bis zur Größe einer selbständigen Ackernahrung.

Den *staatlichen Gesundheitsämtern* ist in der Verordnung zur Regelung ihrer Dienstordnung vom 22. 2. 1935 — insbesondere durch den Abschnitt VII des „besonderen Teiles" — die Pflicht zur tatkräftigen Mitwirkung bei den praktischen Aufgaben der Wohnungshygiene auferlegt worden.

Für die augenblickliche und zukünftige Entwicklung der Wohnungspolitik ergaben sich mithin folgende Leitsätze, die sowohl für die gesetzgeberische Arbeit der Behörden wie für die Praxis aller auf diesem Gebiet tätigen Wirtschafts- und Berufskreise gelten:

Aus Gründen der Volksgesundheit, der Bevölkerungspolitik und des Luftschutzes ist der Bau von Mietskasernen grundsätzlich unerwünscht. Geschoßbauten sind auf wenige Geschosse zu beschränken, dem Flachbau ist weitgehend der Vorzug zu gewähren. Wohnungsbau und Siedlung sollen möglichst von den Großstädten weg auf die Mittel- und Kleinstädte und das Land verlegt werden. Dem großen Rahmen der Raumordnung und der städtebaulichen Planung müssen sie sich einordnen. Es müssen dauerhafte und gesunde Wohnungen gebaut werden, wobei jedoch angesichts der knappen Mittel auf sparsamste Ausführung und Vermeidung alles Überflüssigen hinzuarbeiten ist. Die große und noch wachsende Wohnungsnot erfordert in Deutschland auf Jahre hinaus den Bau von jährlich wenigstens 300000—400000 Wohnungen. Eine volle Subventionswirtschaft (erfahrungsgemäß leicht zur Verschwendung und Korruption führend), d. h. die Hergabe der *ganzen* Mittel durch den Staat, ist auch für die Zwecke des sozialen Wohnungsbaues, des Wohnungsbaues für die minderbemittelten Volkskreise, grundsätzlich abzulehnen. Die Beibehaltung der Wohnungszwangswirtschaft ist für die Zukunft nicht erwünscht; es kann aber keine Abschwächung des Mieterschutzes in Betracht kommen, so lange die Wohnungsknappheit in bedrohlichem Umfange herrscht.

Die schrittweise Verwirklichung dieser Absichten der nationalsozialistischen Wohnungs- und Siedlungspolitik erfordert noch immer eine gewaltige Umstellung auf diesem Gebiet.

Es ist zu bedenken, daß bis 1933 nicht einmal *Preußen* als größter deutscher Staat ein einheitliches *Städtebaurecht* besessen hat; ein seinerzeit gemachter Versuch, ein „Reichsstädtebaugesetz" zu schaffen, ist in den Anfängen steckengeblieben. Die vorhandenen landesrechtlichen Regelungen waren sehr unterschiedlich und sind stark in der liberalistischen Ideenwelt verankert, deren Grundsatz von der „materiellen Baufreiheit" den nationalsozialistischen Auffassungen nicht entspricht. Das neue und für das ganze Reichsgebiet gültige *Baurecht* wird ausgesprochen sozialgebundener Art sein. — Neben dieser auf längere Sicht abgestellten Entwicklung waren dringliche Teilfragen sofort zu lösen. Diesem Zwecke dienen einige wichtige gesetzgeberische Arbeiten der Reichsregierung, u. a. das Gesetz über die Aufschließung von Wohnsiedlungsgebieten vom 22. 9. 1933, das Gesetz über einstweilige Maßnahmen zur Ordnung des deutschen Siedlungswesens vom 3. 7. 1934 samt den wichtigen Durchführungsverordnungen vom 5. 7. 1934 und vom 23. 10. 1935; die Verordnung über die Regelung der Bebauung vom 15. 2. 1936 (Ausweisung von Baugebieten, Möglichkeit der Beschränkung der Geschoßzahl, Festsetzung einer Mindestgröße von Baugrundstücken für Wohnbauten usw.); die Verordnung über die Baugestaltung vom 10. 11. 1936; das Gesetz über die Neugestaltung deutscher Städte vom 4. 10. 1937.

Aus der wirksam gewordenen Fürsorge des Staates für den sozialen Wohnungsbau ist demnach an erster Stelle die **„Kleinsiedlung"** zu nennen. Sie ist der Oberbegriff für die Unterarten aller nichtbäuerlichen Siedlung, wie sie unter den Bezeichnungen Nebenerwerbs-, Kurzarbeiter-, Stammarbeiter- und Nebenberufssiedlungen bekannt geworden sind.

Ihre Vorgänger waren die *Erwerbslosensiedlungen* — auch als *„Stadtrandsiedlung"* oder *„Vorstädtische Kleinsiedlung"* bezeichnet —, über die in den Jahren 1931—34 versucht worden ist, die dringendsten Schäden der Arbeitslosigkeit zu bekämpfen. Es war zunächst beabsichtigt, nur langfristig Erwerbslose anzusetzen; allmählich kamen Kurzarbeiter und Vollbeschäftigte hinzu. Erhebliche Mängel traten bald zu Tage; die Beseitigung der Arbeitslosigkeit durch wirkungsvollere Mittel beschleunigte die Aufgabe dieser Siedlungsform, eine Entwicklung, die vom hygienischen Standpunkt zu begrüßen war.

Durch die Verordnung vom 21. 4. 1936 wird die Kleinsiedlung, die nicht als Kleinwohnungs- und Eigenheimbau, sondern als Siedlungs- und Wirtschaftsmaßnahme aufgefaßt und durchgeführt werden soll, als die *beste Siedlungsform für die werktätige Bevölkerung* bezeichnet, weil sie geeignet ist, den deutschen Arbeiter wieder mit dem Heimatboden zu verbinden, und ihn zugleich befähigt, aus dem Wirtschaftsertrag der Stelle eine wesentliche Ergänzung seines sonstigen Einkommen zu gewinnen.

Der Kreis der Siedlungsbewerber und -anwärter, Mindestraumzahl und -raumgröße der ersten Ausbaustufe usw. wird genau vorgeschrieben. Für die menschliche Benutzung stehen 3 Räume mit insgesamt 34 qm Bodenfläche zur Verfügung. Die Größe der ganzen Stammstelle muß mindestens 600 qm betragen; 5000 qm sollen nicht überschritten werden; mit Pachtlandzugabe, Platz für Haus und Hof soll mit einer Gesamtstellengröße von regelmäßig 1000 qm gerechnet werden. Die monatliche Gesamtbelastung der Siedlerfamilie darf den Betrag von 30 RM. (in Gegenden mit hohem Preis- und Lohnstand von 35 RM.) nicht übersteigen. — Über den Bau des Hauses und die sonstige Ausgestaltung der Stelle werden die notwendigen Angaben gemacht.

Eine Ergänzung bildet die mit der Verordnung vom 22. 11. 1935 in die Wege geleitete Förderung des Baues von *Heuerlingswohnungen*. Damit sollen tüchtigen und rassisch wertvollen Landarbeitern Aufstiegsmöglichkeiten und gute (die Landflucht bekämpfende) Wohngelegenheiten verschafft werden. Diese Verordnung ist am 10. 3. 1937 ergänzt und auf die Erstellung von Eigenheimen für ländliche Arbeiter und Handwerker ausgedehnt worden. — Nicht zuletzt, um den Grundsatz der Menschenwürde zu verwirklichen, ist im neuen Deutschland die Kleinsiedlung als Arbeiterwohnstätte in den Vordergrund gerückt worden. Dabei herrscht freilich Klarheit, daß mit der Kleinsiedlung allein das deutsche Wohnungsproblem nicht zu lösen ist. Deshalb müssen billige, dauerhafte und gesunde Mietwohnungen *verschiedener Größe* in stets wachsender Zahl geschaffen werden. Soweit sie im Flachbau und mit Gartenlandbeigabe verwirklicht werden können, erscheint das erstrebenswert.

Der **Geschoßwohnungsbau** muß stets ebenfalls zu seinem Recht kommen. Es besteht keine Veranlassung, diese Wohnform als eine grundsätzlich unerwünschte anzusehen, jedenfalls so lange nicht, wie die Kennzeichen der „Mietskaserne" bei ihr vermieden werden. Diese Teilaufgabe des sozialen Wohnungsbaues ist unter dem Begriff der „*Volkswohnung*" zusammengefaßt worden. Sie trifft auch Wohnformen, welche früher z. B. „Kleinwohnungen", „Arbeiterwohnstätte" u. a. genannt worden sind.

Der Bau von Volkswohnungen ist durch die Verordnung vom 27. 7. 1935 geregelt worden. Es wird dabei angeknüpft an die *Reichsgrundsätze für den Kleinwohnungsbau* vom 10. 1. 1931, in denen z. B. bestimmt worden ist, daß die Größe der Wohnfläche 32—45 qm betragen und 60 qm nicht übersteigen soll. Die Ausstattung mit Heizung, Warmwasser, Bad, Waschküche u. dgl. wird als nur zulässig bezeichnet, wenn die Lasten der Mieter dadurch nicht höher werden. Die monatliche Miete soll sich zwischen 15 und 25 RM. bewegen. An die Grundrißgestaltung usw. werden bestimmte Anforderungen gestellt (S. 152). Bezüglich der Hausform sind fünf verschiedene Lösungen (Einfamiliendoppel- oder Reihenhaus, Zweifamilienreihen- oder Doppelhaus usw.) möglich.

Eine wohnungspolitische Untersuchung des Arbeitswissenschaftlichen Instituts über 1117 Haushaltungen aus allen Gauen des Altreichs einschließlich Danzig ergab, daß die *Dreiraumwohnungen* in Neubauten 52,65% ausmachen gegenüber 38,04% in Altbauten und daß die *Vierraumwohungen* 21,52% der Neubauwohnungen und 22,58% der untersuchten Altwohnungen betragen.

	Altwohnungen		Neubauwohnungen	
	Fläche qm	Jahresmiete RM.	Fläche qm	Jahresmiete RM.
1 Raum	20—26	189—255	16	136
2 Räume	32—38	142—272	27—36	196—303
3 Räume	39—42	241—276	32—45	192—337
4 Räume	51—53	246—352	46—56	315—341

Aus der Erkenntnis, daß das *Kleingartenwesen* ein wirksames Mittel ist, um der Verstädterung der in Mietwohnungen lebenden Menschen entgegenzuarbeiten, sind am 22. 3. 1938 Bestimmungen über die *Förderung von Kleingärten* erlassen worden. Danach soll ein Kleingarten 400 qm groß, aber nicht kleiner als 300 qm sein. Die Kleingärten sollen möglichst nahe bei den Wohnungen liegen (Kinderwagenentfernung). In Berlin gab es Ende 1938 114569 Kleingärten, die 4991,28 ha (= nahezu 50 qkm) in Bearbeitung hatten.

Die Entwicklung ist auf diesem Gebiet unentwegt im Fluß; die Rückkehr der Ostmark, des Sudetenlandes und der an Polen abgetreten gewesenen Gebiete bringt neue Aufgaben zunächst durch die Angleichung der gesetzlichen Bestimmungen mit sich.

B. Die gesundheitlichen Anforderungen an Wohnungsbauten einschließlich Lüftung, Heizung und Beleuchtung.

Von WALTHER LIESE.

a) Wohnung und Gesundheit.

Das Leben im Hause und vor allem das Zusammenwohnen mit zahlreichen anderen Menschen führt zu einer Reihe von Gefahren, die um so beachtenswerter erscheinen, als der zivilisierte Mensch in unserm Klima einen *außerordentlich großen Teil seines Lebens im Hause verbringt.*

Diese Tatsache wird durch eine Untersuchung des Hygienischen Instituts in *Heidelberg* über die Dauer des Aufenthaltes im Freien bei verschiedenen Bevölkerungs- und Berufsgruppen in Mannheim, Heidelberg, Zweibrücken und Dörfern in der Umgebung Zweibrückens recht eindrucksvoll belegt.

Es ist bis heute eine mißliche Sache geblieben, den unmittelbaren Einfluß der Wohnung auf den Gesundheitszustand der Bewohner nach bewährten wissenschaftlichen Forschungsgrundsätzen, z. B. durch statistische, auf bestimmte Erkrankungen abgestellte Erhebungen, schlüssig zu beweisen.

Stundenzahl durchschnittlich täglicher Aufenthaltsdauer im Freien.

Siedlungsform	Sommer	Winter
Großstadt . . .	3,2	2,7
Mittelstadt . .	3,9	3,4
Kleinstadt . . .	4,6	3,7
Dorf	9,0	5,0

Selbst für die Großstadtwohnungen ist das Ergebnis von Untersuchungen über ihre Beziehung z. B. zur Tuberkulose, zu den Geschlechtskrankheiten, der Sterblichkeit, der Schülerkonstitution und Militärtauglichkeit, zum Größenwachstum der Jugend usw. recht mager gewesen. Haben sich jedoch auffällige Unterschiede zu den Verhältnissen auf dem Lande ergeben, so scheint nicht sowohl der Zustand der Einzelwohnung und die Wohndichtigkeit, die auch oft auf dem Lande sehr schlecht sind, ausschlaggebend zu sein als vielmehr die *Entbehrung des Aufenthaltes in freier Luft,* die zwangsläufige Folge des Zusammendrängens in den großen städtischen Häuserverbänden. Andererseits zeigen die Erfahrungen in Agrarländern, daß das Leben in der frischen Luft nicht alle gesundheitlichen Schäden ausgleicht, die dem Landarbeiter aus einer unzureichenden Wohnstätte entstehen können.

Stets ist nämlich zu bedenken, daß die wirtschaftlich schwächere Familie in der Regel in der schlechteren Wohnung lebt, die nicht gleich die Merkmale einer ausgesprochenen Elendswohnung zu haben braucht. Neben die wegen ihrer Bauweise und Baubeschaffenheit minderwertige Wohnung muß die gestellt werden, die durch Überfüllung dazu geworden ist.

Der Begriff der *Überfüllung* ist noch nicht eindeutig definiert. — Mit anderen wohnungsstatistischen Größen verhält es sich ähnlich. Die *Behausungsziffer,* die angibt, wie viele Bewohner durchschnittlich auf ein bewohntes Gebäude entfallen, gibt unklare Aufschlüsse, wenn einmal die auf demselben Grundstück stehenden Gebäude als Einheit, ein anderes Mal jedes Gebäude für sich gezählt werden. Nur im zweiten Falle handelt es sich um die Behausungsziffer oder -dichte; im ersten Fall um die Baudichte. Je mehr sie als Durchschnittsziffern für größere Gebiete angewendet werden, um so mehr verlieren die Zahlen an Wert. Behausungsziffern von mehr als 10 Personen aufwärts zeigen einen größeren Anteil des Mehrwohnungshauses, solche von 30 Personen und darüber einen größeren Anteil des Massenmietshauses an den Gesamtwohnstätten an. — Zur Veranschaulichung der Belegungsstärke der Wohnungen wird die *Wohnungsdichte* und *Wohnraumdichte* benutzt, d. h. die Angabe der Personenzahl, die durchschnittlich auf eine Wohnung bzw. einen Wohnraum entfällt. Das ist nicht zu verwechseln mit der Wohndichte, die in der amtlichen Statistik der auf 1 ha oder 1 qkm bezogenen Bevölkerungsdichte entspricht. — Die *Leerwohnungsziffer,* d. h. die Prozentzahl der zu einem bestimmten

Wohnungsüberfüllung und Wohnungsgröße.
(Gemeinden mit mehr als 5000 Einwohnern, Mitte 1927.)

	Wohnungen mit mehr als 2 Personen je Wohnraum		Bewohner der überfüllten Wohnungen	
	Zahl	%	Zahl	%
Kleinwohnungen (1—3 Wohnräume)[1]	433962	88,6	2603047	82,0
davon mit 1 Wohnraum	91470	18,7	354059	11,2
„ „ 2 Wohnräumen	206204	42,1	1185637	37,3
„ „ 3 Wohnräumen	136288	27,8	1063351	33,5
Mittelwohnungen (4—6 Wohnräume)[1]	55304	11,3	564298	17,8
Großwohnungen (7 und mehr Wohnräume)[1] .	435	0,1	8198	0,2
Zusammen	489701	100,0	3175543	100,0

[1] Einschließlich Küche.

Regionale Unterschiede der Wohnungsüberfüllung im Reich.
(Gemeinden mit mehr als 5000 Einwohnern, Mitte 1927.)

Preußische Provinzen	Wohnungen mit mehr als 2 Personen je Wohnraum		Länder	Wohnungen mit mehr als 2 Personen je Wohnraum	
	Anzahl	%[1]		Anzahl	%[1]
Ostpreußen	26235	14,5	Preußen	382074	6,8
Stadt Berlin	60938	5,0	Bayern	39547	5,7
Brandenburg	16416	5,7	Sachsen	34773	4,0
Pommern	13466	6,8	Württemberg	2960	1,2
Grenzmark Posen-Westpr.	3597	14,9	Baden	8404	3,5
Niederschlesien	53135	14,3	Thüringen	5003	2,7
Oberschlesien	38689	28,0	Hessen	4358	2,9
Sachsen	12499	3,1	Hamburg	4386	1,5
Schleswig-Holstein . . .	4770	2,3	Mecklenburg	1434	1,8
Hannover	7433	2,4	Oldenburg	2054	3,2
Westfalen	65585	8,8	Braunschweig	748	1,2
Hessen-Nassau	6060	2,2	Bremen	1139	1,4
Rheinprovinz	73232	5,9	Anhalt	2125	3,6
Hohenzollern	19	0,8	Lippe	222	2,1
			Lübeck	435	1,3
			Schaumburg-Lippe . . .	39	1,1
Preußen	382074	6,8	Reich	489701	5,6

[1] Sämtlicher bewohnten Wohnungen.

Zeitpunkt leerstehenden Wohnungen, kann ebenfalls einen guten Einblick in die Wohnungsverhältnisse geben. Sie sollte nicht unter 3% betragen.

Will man sich über die gesundheitlichen Einflüsse Rechenschaft ablegen, die in der Umweltbeziehung „Wohnung — Mensch" begründet sein können, so ist zuerst die Ausbreitungsmöglichkeit *ansteckender Krankheiten* (Tuberkulose, Diphtherie, Scharlach, Masern, Typhus und Ruhr) ins Auge zu fassen.

Dann ergibt sich, daß die Übertragung dieser Krankheiten im Massenmietshaus, in denen der als wichtigste Infektionsquelle anzusehende kranke oder infektiöses Material ausscheidende Mensch zwangsläufig mit vielen anderen Menschen in engste Berührung kommt, wesentlich leichter ist als z. B. im Einzelhaus oder in Wohnungen mit guter Belegzahl. Nun ist Verbreitung von Krankheitserregern und Verbreitung von Krankheiten freilich nicht ohne weiteres gleichzusetzen. Andererseits ist in Betracht zu ziehen, daß wiederum die natürliche Widerstandskraft durch äußere Einflüsse, z. B. durch eine gestörte Wärmeregulation („Erkältung" — „Wärmestauung") geschwächt werden kann.

Damit taucht eine andere Art von Schadenseinflüssen auf, die vielleicht richtig als direkte — im Gegensatz zu der eben erwähnten indirekten — bezeichnet werden kann. An erster Stelle sind hier *kalte* und *feuchte* Wohnungen zu nennen, welche die Wärmeregelung des Körpers stark beeinflussen. Für die Auslösung rheumatischer Erkrankungen (Muskelrheumatismus, Neuralgien, Gelenkrheumatismus) sind stärkere, einseitige Wärmeverluste, z. B. durch kalte Fußböden, kalte und feuchte Wände, gefährliche Anlässe. Natürlich werden solche Kranke auch in einwandfreien Wohnungen angetroffen; nicht selten ist aber festzustellen, daß die Kranken ihr Bett ungünstig, d. h. an einer kalten Außen-, Badezimmer- oder Flurwand stehen haben. Auch Ernährungs- und Schlafstörungen sind unter Umständen auf eine gestörte Wärmeregelung zurückzuführen. Temperaturunterschiede von nur wenigen Graden zwischen Raumluft und kälteren Raumumschließungen vermögen schon empfindliche Störungen des Wohlbefindens auszulösen. Die Temperatur der Raumluft kann zur Krankheitsursache werden, wenn sie außerhalb bestimmter Grenzen liegt (bei Winterkleidung zwischen 17 und 20°, bei Sommerkleidung zwischen 18 und 22°). Das trifft besonders für Kleinkinder und ältere Menschen zu. Im Sommer werden freilich noch verhältnismäßig hohe Temperaturen gut vertragen; unser Klima ist andererseits nicht so extrem, daß sich leicht derart überhitzte Räume einstellen, die zu schweren akuten Gesundheitsstörungen führen. Aber auch bei uns kommen (im Sommer) *heiße* und (im Winter) *überheizte* (s. S. 170) Räume vor, die in überfüllten Wohnungen oder in einer mit Wasserdampf angereicherten Luft (z. B. in Wohnküchen) Anlaß zu Beschwerden geben und die Neigung zu Erkältungskrankheiten begünstigen. Auch ist an solche gesundheitlichen Schäden zu denken, die durch eine in feuchtwarmen Räumen begünstigte Lebensmittelverderbnis verursacht werden.

Zur Erklärung der *Sommersterblichkeit* der *Säuglinge* wurde früher als Ursache die durch die Sommerwärme bakteriell zersetzte Nahrung angenommen. Heute ist man mehr geneigt, sie als Folge eines unmittelbaren Umgebungseinflusses, nämlich der direkten Überhitzung des Säuglingskörpers anzusehen, in ihr also eine Form des Hitzschlages zu erblicken, der in seiner Symptomatologie nur durch die betroffene Altersstufe bedingt ist.

Lichtarme Wohnungen, die beim aufwachsenden Menschen bestimmte Mangelkrankheiten begünstigen, und *ungenügend lüftbare* Räume, die zudem geeignet sind, das Reinlichkeitsempfinden abzustumpfen, werden nicht selten zu Hilfsbedingungen bei der Entstehung verschiedener Haar- und Hautkrankheiten. Die vielseitigen Beziehungen zwischen solchen schlechthin ungünstigen Wohnungen und dem seelischen Zustand der Bewohner, den Geschlechtskrankheiten, dem Alkoholismus, der gefährlichen Laxheit in sittlichen Auffassungen usw. dürfen nicht übersehen werden. Hinsichtlich der Wirkung auf die Intelligenz kann dem Milieu freilich nur eine geringe Wirkung zugestanden werden, wie Untersuchungen an Hilfsschulkindern gezeigt haben.

Leider hat man es nicht immer verstanden, ungerechtfertigte Übertreibungen von an sich begründeten Ansprüchen an Licht, Luft und Sonne zu vermeiden. Käme es *nur* hierauf an, so wäre es nicht schwer, sogar das Massenmietshaus dem Kleinhaus gleichwertig zu machen. Mit dem Schlagwort „Licht und Luft" wird keine erschöpfende Kennzeichnung der gesunden Wohnung erreicht. Bauten mit ganzen Glasfassaden lassen Licht und Sonne in reichlichem Maße hinein; von anderen Nachteilen abgesehen, werden sie aber einem wichtigen Zweck des Hauses, nämlich das zur Regenerierung der seelischen und körperlichen Kräfte notwendige Gefühl der Abgeschlossenheit und des Geborgenseins ermöglichen zu sollen, nicht gerecht.

Mit besonderer Sorgfalt ist die Bedeutung der Wohnung für die *Verbreitung* der *Tuberkulose* untersucht worden, ohne jedoch bisher eine Klärung aller Einzelheiten zu bringen.

Sicher ist, daß eine erfolgreiche Tuberkulosebekämpfung ohne Einbeziehung der Wohnungs-, insbesondere der Schlafraumfrage nicht möglich ist. Verwiesen sei u. a. auf die Grundsätze zur Wohnungsfürsorge des deutschen Städtetages für Tuberkulöse vom 1.4.1926, die Möglichkeit besonderer Baudarlehen an tuberkulöse Familien, die Gewährung von Mietsbeihilfen usw., Maßnahmen wie sie u. a. von der NSV. angewendet werden.

Wohnungsschäden wirken nur in „kleinen Dosen"; sie haben aber meist die Eigentümlichkeit, sich für lange Zeiträume geltend zu machen. Der Bevölkerung kommen die Zusammenhänge zwischen manchen Leiden und der Wohnung wohl öfter zum Bewußtsein, als gemeinhin geglaubt wird. Das kommt schon daher, weil diese Leiden häufig im Zusammenhang mit einem Wohnungswechsel auftreten oder nachlassen. Leider erkennen die wenigsten die wirkliche Ursache, die sehr oft in der thermischen Güte der Wohnung liegt. Die Bereitschaft vieler Kreise, den törichten Lockungen interessierter Kreise zu erliegen und ihre Wohnung mit Hilfe der Wünschelrute auf sogenannte krankmachende „Erdstrahlen", „geopathische Zonen", „Reizstreifen" u. dgl. untersuchen und dagegen „abschirmen" zu lassen, muß als eindrucksvoller Beweis dafür gelten (S. 123).

b) Bebauungsarten, Bauregeln, Wohnflächenbemessung, Grundrißgestaltung.

Bebauungsarten. Im Flachbau kommen verschiedene *Häuserformen* zur Anwendung. Erprobte Bebauungsarten sind das Einzel-, Doppel-, Reihen- und Gruppenhaus (Abb. 22).

Durch die Zusammenfassung von Einzelwohnbauten entsteht die Siedlung. Eine völlige Neuanlage muß dem landschaftlichen Charakter und den Wohneigentümlichkeiten der Menschen der

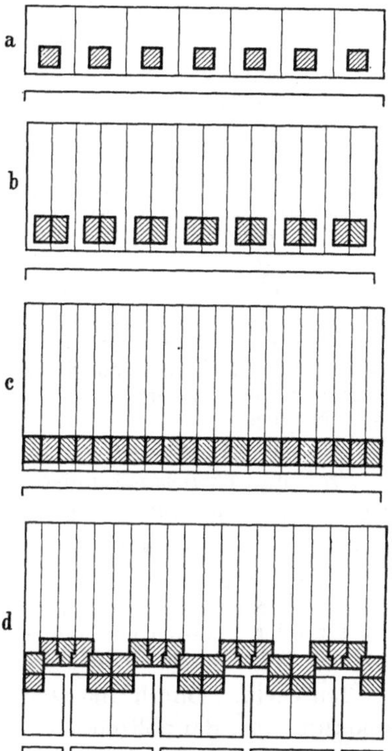

Abb. 22. Bebauungsmöglichkeit derselben Straßenlänge mit verschieden vielen Häusern. a Einzelhaus, b Doppelhaus, c Reihenhaus, d Gruppenhaus.

Gegend entsprechen. Als neuer Teil einer bestehenden Siedlung (Stadt oder Dorf) muß sie die folgerichtige, nötigenfalls verbesserte Weiterentwicklung des Bestehenden sein. Siedlung darf nicht zu einer beziehungslosen Anhäufung von verschiedenen oder gleichartigen Haustypen werden; es ist vielmehr ein wirtschaftlich zweckmäßiger und ein hygienisch, d. h. also auch ein ästhetisch-künstlerisch befriedigender *Wohnorganismus* zu schaffen (keine abgeschlossenen Berufsgruppensiedlungen, Mischung aller Stände und Berufe, harmonische Abwechselung bei der Gestaltung der einzelnen Baukörper, Orientierung nach den Gemeinschaftsbauten (Verwaltungs-, Partei-, Schul-, Kirchengebäude) sowie nach den Gemeinschaftseinrichtungen hin (Grünanlagen, Sportplätze, Badeanlage u. dgl.).

Bei der Anlage von *Straßen* müssen die künstlerischen, technischen und verkehrstechnischen Gesichtspunkte mit den hygienischen Erfordernissen in Einklang gebracht werden. Reine West-Oststraßen geben eine ausgeprägte Schatten- und eine Sonnenseite; so günstig die Südseite ihrer Häuser ist, so schlecht ist die Nordseite bedacht. Bei Nörd-Südstraßen verteilt sich die Sonneneinstrahlung zwar gleichmäßig auf beide Seiten; wirkt aber wegen der im Sommer tief in die Fenster dringenden Sonne ungünstiger als auf der Südseite. Die Durchsonnung, d. h. die Einfallsdauer der Sonnenstrahlen in ein Zimmer, stimmt nicht mit der Besonnungsdauer der entsprechenden Außenwand überein (Abb. 23). Bei Einzelhäusern ist die Richtung der Hausachse ziemlich gleichgültig. Durch entsprechende Grundrißgestaltung kann immer erreicht werden, daß die Fenster nach der richtigen Seite liegen. Bei Klein- und Mittelhäusern als Reihenanlage ist die Diagonallage als zweckmäßigste (sowohl hinsichtlich der Sonnen- als auch der Windeinflüsse) anzusehen. Auf die Besonnung vorhandener Vorgärten o. dgl. ist Wert zu legen.

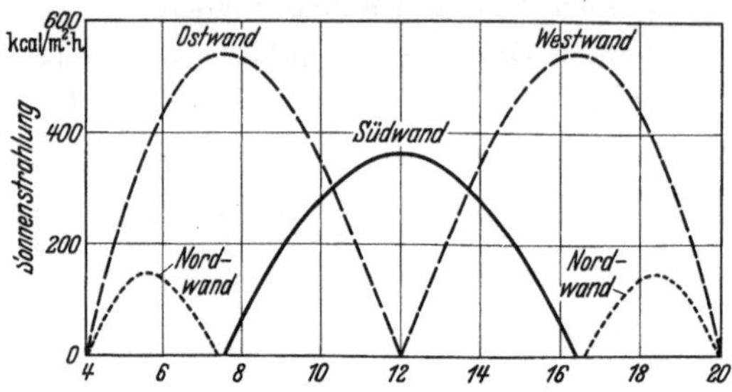

Abb. 23. Sonnenstrahlung auf Wände verschiedener Richtungen am 1. Juli für 50° nördlicher Breite. (Nach Cammerer-Bradtke.)

Zur Pflasterung der Straßen soll ein Material benutzt werden, das möglichst wenig Staub liefert, also hart und schwer zerreiblich ist (Schotterstraße sehr staub-, gewöhnliches Straßenpflaster sehr lärmreich). Ferner ist ein gleichmäßiges Quergefälle einzuhalten, welches das Wasser schnell abfließen läßt und leichte Reinigung ermöglicht. Etwaige Zwischenräume sollen mit fest zusammenhängender, nicht staubender Füllung gedichtet sein. Bezüglich der Unterhaltung der Straßen und Plätze ist eine sorgfältige Reinhaltung (auch seitens des Publikums! Papier, Obstabfälle, Sputum, Hunde!) und bei trockner Luft reichliche Besprengung mit Wasser zu fordern; erstere namentlich, um Infektionen von der Bodenoberfläche aus nach Möglichkeit einzuschränken; letztere, um die Belästigung der Atmung durch staubige Luft zu verhüten.

Frei- und *Grünplätze* müssen in gut erreichbarer Nähe zu den Wohnvierteln liegen. Wichtig sind sowohl einzelne, ausgedehntere (Park-) Anlagen wie eine größere Anzahl kleiner oasenartiger Grünflächen.

In Berlin entfällt auf den Kopf der Bevölkerung etwa 2,2 qm Freifläche; im Jahre 1935 wurden hier rund 400 Spiel- und Sportplätze gezählt. Als Forderung ist aufgestellt worden, daß für jeden Deutschen 4,9 qm Sportplatzfläche zur Verfügung stehen soll. In London kommen etwa 5,3 qm Freifläche auf den Kopf der Bevölkerung.

Bauregeln. Durch die Aufstellung bestimmter *Bauregeln* und ihre Verankerung im Baupolizeirecht, deren Durchführung die Baupolizei zu überwachen hat, ist eine ungesunde Ausnützung des Baugeländes, d. h. ein übermäßiges Aneinander- und Übereinanderreihen von Wohnungen unterbunden worden. Hierzu gehören Regeln über die zulässige Haushöhe, die zulässige Geländenutzung, einzuhaltende Geschoßhöhen u. dgl., die unter Mitwirkung der Hygieniker aufgestellt worden sind.

Je nach der Hausart bewegen sich die zulässigen Mindestgeschoßhöhen zwischen 2,20 und 2,75 m. Sie gelten von Oberkante Fußboden bis Unterkante Decke. Eine Höhe von 2,40 m sollte möglichst nicht unterschritten werden. Die zulässige Bebaubarkeit wird in $^1/_{10}$ der Grundstücksfläche angegeben; sie beträgt je nach der Bauklasse $^1/_{10}$—$^7/_{10}$, entsprechend 2—7 zugelassenen Hauptgeschossen. Höfe dürfen eine bestimmte Größe nicht unterschreiten (Mindesthofgröße in Berlin 80 qm bei 6 m geringster Abmessung). — Die Gebäudehöhe darf die Straßenbreite grundsätzlich nicht übersteigen, wobei eine größere Neigung des Daches als 45° der Gebäudehöhe zuzurechnen ist. Bei breiten Verkehrsstraßen wird die Gebäudehöhe auch ohne Rücksicht auf die Straßenbreite beschränkt (zulässige Gebäudehöhen in Berlin je nach der Bauklasse 7—27 m). — Der Abstand der Häuser voneinander (Bauwich) muß gegebenenfalls 4—6 m betragen.

Zur Unterrichtung über einzelne gesundheitstechnische Fragen sei auf die sog. Preußische *Einheitsbauordnung* vom 25. 4. 19 sowie auf die für Berlin gültige Bauordnung vom 9. 9. 29 samt Nachträgen und die neue Verordnung für Frankfurt a. M. vom 20. 4. 38 verwiesen.

Bemessung der Wohnfläche. Sehr maßgebend für die Güte und Würde und damit für den sogenannten „Erholungswert" der Einzelwohnung ist die vorhandene Wohnfläche. Hierunter ist die gesamte *Innenfläche* der Wohnung zu verstehen einschließlich Küche, Bad, Abort, Flur und der sonst noch zum Bewohnen zugelassenen Räume im Erdgeschoß und Dachgeschoß. Die Bemessung der Wohnfläche kann im Einzelhaus etwas bescheidener

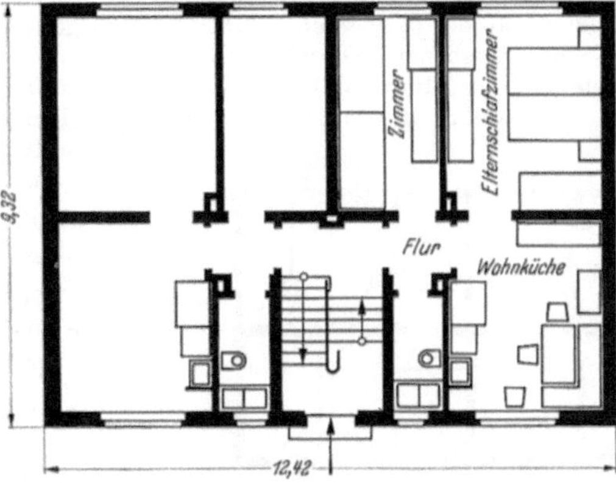

Abb. 24. Volkswohnung im Stockwerksbau. Wohnfläche 42,17 qm. (Rheinisch-Westfälische Wohnstätten A. G.)

sein als bei der Mietshauswohnung im Geschoßbau, weil im anschließenden Garten für einen großen Teil des Jahres eine gewisse Verlängerung der Wohnfläche gegeben ist. Die Wohnfläche der 3-Raumwohnung (Wohnküche, Eltern- und Kinderschlafzimmer) darf 38 qm als *noch gerade vertretbare untere Grenze* nicht unterschreiten.

In städtischen Mietshäusern werden für die Vollfamilie (Eltern, zwei Kinder) Wohnflächengrößen zwischen 50 und 80 qm als erwünscht bezeichnet, so daß sich als mittlere Richtzahl etwa 60 qm ergeben. (Für englische Arbeiterwohnungen [Hauptraum, 3 Schlafkammern, Waschraum] werden 63 qm verlangt.) — Der deutsche Volkswohnungsbau hat es ermöglicht, für die 3-Raumwohnung etwas über 42 qm Wohnfläche bereitzustellen (Wohnküche 13,79 qm, Elternschlafzimmer 14,43 qm, Kinderschlafzimmer 9,37 qm, Flur und Klosett 4,58 qm) (Abb. 24 u. 25). Die 4-Raumwohnung besitzt etwas über 55 qm (Wohnküche 16,88 qm,

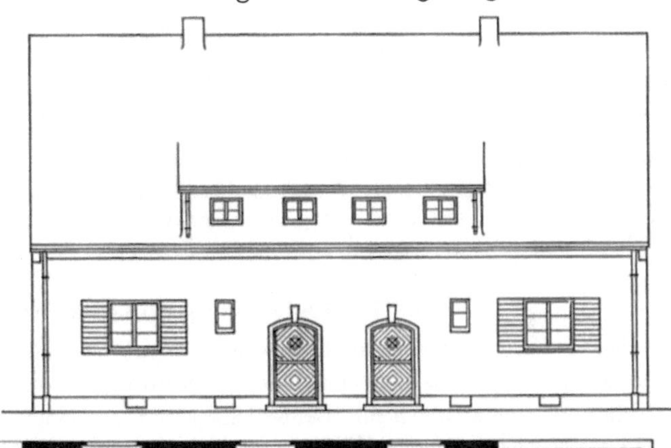
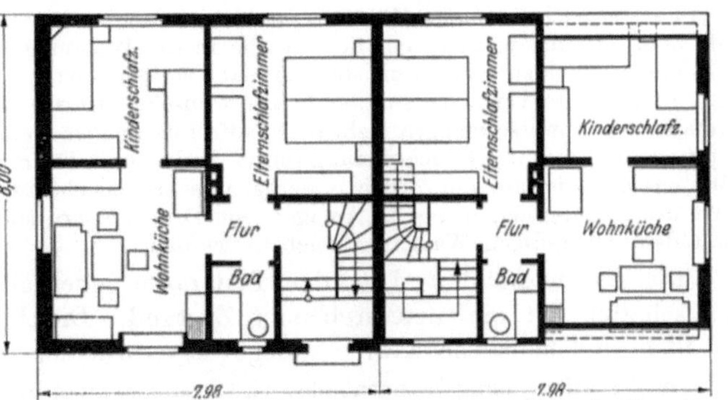

Abb. 25. Ansicht und Grundriß eines vier Wohnungen umfassenden Doppelhauses. Wohnfläche 46,56 qm. (Rheinisch-Westfälische Wohnstätten A. G.)

Elternschlafzimmer 14,15 qm, zwei Kinderschlafzimmer zu 9,2 und 9,0 qm, Flur und Klosett 6 qm) und kommt damit der genannten Richtzahl sehr nahe. Zu bedauern ist, daß die erwähnte 3-Raumwohnung für Eimer, Besen usw. keine andere Abstellmöglichkeit als das Klosett aufweist.

Bei kleineren Wohnungen, die nicht für die Vollfamilie bestimmt sind, kann die Wohnfläche gemäß der geringeren Raumzahl niedriger gehalten werden. Es ist nicht erwünscht, auf einer gegebenen Wohnfläche die Raumzahl so groß zu machen, daß nur Kammern entstehen. Kein Raum darf eine kleinere Grundfläche als 8 qm haben. — Die Wohnfläche einer Volkswohnung von 34 qm könnte bei gleichbleibender Miete durch Senkung der Baukosten um 10% auf 38 qm, durch Senkung der Zinssätze von 5% auf 3% sogar auf 44 qm vergrößert werden.

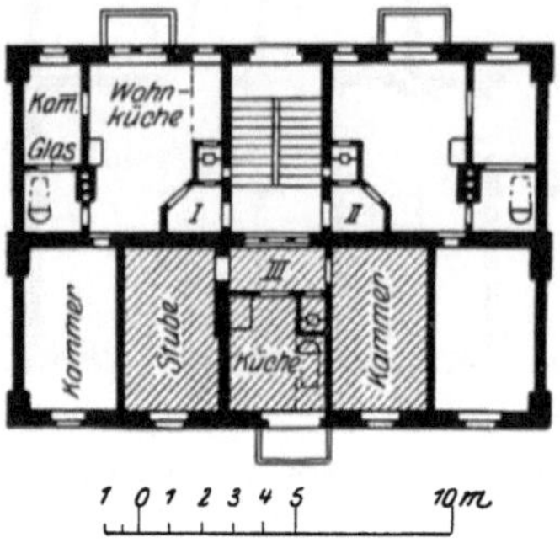

Grundrißgestaltung. Der Grundriß der Wohnung soll eine gewisse Rücksicht auf die Raumlage zu den Himmelsrichtungen zulassen (Wohnzimmer, Wohnküchen möglichst nach Süden legen). Ferner dürfen nicht zu viele Wohnungen am gemeinsamen Treppenaufgang liegen, um eine gewisse Isoliertheit der Einzelwohnung zu sichern.

Abb. 26. Drei Wohnungen mit gemeinsamem Treppenaufgang. Wohnung *I* und *II* durchlüftbar, *III* (schraffiert) nicht durchlüftbar.

Bei Aufstellung der Forderung, die Wohnungen im Geschoßbau so einzuteilen, daß miteinander direkt verbundene Räume Fenster haben, die an zwei gegenüberliegenden Wänden des Hauses liegen — also *Querlüftung* erlauben —, wird der sog. „Dreispännertyp" (Abb. 26) ausgeschlossen. Das ist erwünscht. Die Querlüftung ist überdies innerhalb kürzester Zeit von sehr ergiebiger Lüftungswirkung, außer an warmen, windstillen Sommertagen (S. 160). Da mit ihr aber starke Zugwirkung verbunden zu sein pflegt, ist sie leider nicht immer anwendbar. Bei Einzel- und Kleinhäusern braucht die Möglichkeit zur Querlüftung nicht geschaffen zu werden; im Geschoßbau nur dann nicht, wenn die Absicht, die nicht durchlüftbare Wohnung zur späteren Vergrößerung der beiden anderen Wohnungen zu verwenden (womit die Notwendigkeit zur Herstellung des „Dreispännertyps" in erster Linie begründet wird) auch wirklich in absehbarer Zeit durchführbar erscheint.

c) Aborte, Baderäume, sonstige Nebenräume.

Ebenso wie Wasserzapfstelle und Ausguß in jeder Küche unerläßliche Forderungen sind, muß innerhalb der Wohnung ein *Klosettraum* vorhanden sein.

Er muß eine ausreichende Größe haben und soll möglichst an der Nordseite liegen; das Fenster ist in normaler Höhe vorzusehen. Lukenfenster sind falsch, weil sie leicht nur als Zuluftöffnung wirken und die Gerüche in die Wohnung übertreten (Schachtwirkung des Treppenhauses). In Siedlungsbauten sind aus Gründen der landwirtschaftlichen Nutzung der Exkremente vielfach *Grubensysteme* erwünscht. Lassen sich die beim Wasserklosett anfallenden Abwassermengen nicht einwandfrei beseitigen, so kommen *Kübel-* und *Tonnensysteme* in Betracht (Geruchbindung durch Asche- und Torfmullstreu). Beim Einbau von *Wasserklosetts* ist auf die örtlichen Verhältnisse Rücksicht zu nehmen (Wasserruhedruck, Art des Leitungsnetzes usw.). Anlagen mit Druckspülern sollten nur im Einvernehmen mit dem zuständigen Wasserwerk gebaut werden.

Die *Bademöglichkeit* d. h. den Baderaum innerhalb einer jeden Wohnung zu schaffen, ist ein anzustrebender Zustand. Die Vorteile für die Körper-, Kinder- und häusliche Krankenpflege liegen auf der Hand.

Die Schaffung eines Wannenbades wird vielfach nicht möglich sein (Platz- und wirtschaftliche Gründe). In diesen Fällen kommt der Einbau der Volksbadewanne (Abb.27) in Betracht. Ist auch das nicht möglich, so sind wenigstens Brausebäder vorzusehen, für die neuerdings einfache Bauarten geschaffen worden sind (Entwicklung von nicht spritzenden Brausebauarten). Für das Kleinbad mit Abort werden gewöhnlich 3,75 qm Grundfläche gerechnet.

Zu jeder Wohnung gehören *Nebengelasse*, deren Fehlen sich besonders in städtischen Wohnungen für die Wohnungspflege recht nachteilig auswirkt.

Wenn als Abstellraum für Besen, Eimer und ähnliche Gegenstände nur der Abortraum in Betracht kommen kann, so ist er diesem Nebenzweck entsprechend auszugestalten. — Eine Speisekammer ist vorzusehen, wenigstens in der Form eines Speiseschrankes (günstige Lage, keine Durchsonnung, nicht in der Nähe von häuslichen Wärmequellen). — Bei Wohnküchen ist die Anlage der Pansch- und Spülecke zweckmäßig und so zu gestalten, daß dadurch die Benützung des Raumes für Wohnzwecke nicht ungebührlich beeinträchtigt wird. Wirtschaftsbalkons sind sehr beliebt, bieten aber häufig wenig schöne Anblicke. — Siedlungsbauten mit Landnutzung müssen die erforderlichen Nebengebäude haben (Stall mit Futter- und Waschküche u. dgl.). — Waschküchen, Trockenplätze und -böden sind als Gemeinschaftseinrichtungen vorzusehen.

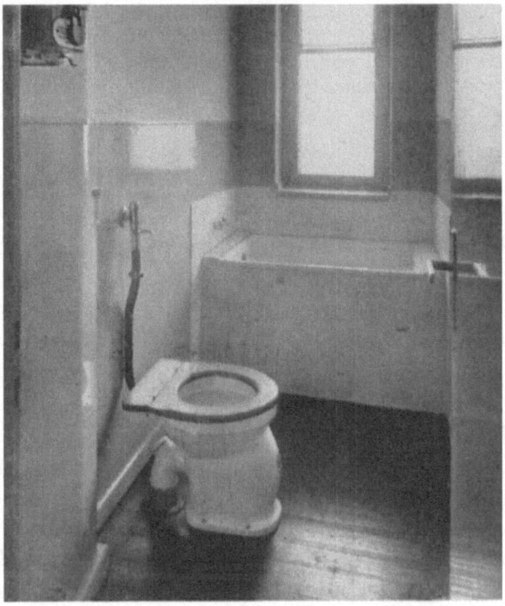

d) Wohnungsbenutzung, Wohnungspflege.

Eine an sich gute Wohnung bleibt nur einwandfrei, wenn sie von den Bewohnern gut gehalten wird. Das Ziel, keine übermäßig eingewohnten, feuchten und riechenden Wohnungen entstehen zu lassen, ist sehr an den guten Willen der Bewohner gebunden.

Es genügt nicht, den Wohnungsinhabern eine unsachgemäße Raumbenützung zu untersagen. Durch geeignete *Aufklärung* und *Erziehung* muß erreicht werden, daß der Bewohner für Rein- und Instandhaltung sowie für regelmäßige Lüftung der Räume sorgt. Wände und Decken sollen nicht mit feuchtem Lappen oder Besen behandelt werden. Das regelmäßige Waschen in der Küche sowie das Wäschetrocknen in den Wohnräumen muß unterbleiben. — Der Prozentsatz der schlecht gehaltenen Wohnungen ist erfahrungsgemäß nicht klein. Untersuchungen in Ostpreußen ergaben bei 1017 Haushalten (Arbeiter, Handwerker, Siedler, Bauern) rund 16—17% schlecht gehaltene Wohnungen. Unzureichender Wohnraum, berufliche Überbelastung der Frau und Wohnungsüberfüllung zeigten sich eindrucksvoll als Ursache. Bei den Handwerkern fiel die Wohnungshaltung als besonders gut auf.

Ist eine von vornherein anzustrebende, umfassende Vermeidung von Baumängeln Sache der Bauordnungen (S. 150), so ist die *Bekämpfung der eigentlichen Wohnmängel Aufgabe der Wohnungspflege,* welche ihre gesetzlichen Grundlagen in den *Wohnungspflegegesetzen* oder z. B. in Preußen in den *Wohnungsordnungen* gefunden hat, die auf Grund des preußischen Wohnungsgesetzes vom 28. 3. 18 von den einzelnen Verwaltungsbezirken oder den Polizeiverwaltungen der Städte erlassen worden sind. Ein neuzeitliches Beispiel ist das für Hamburg am 31. 3. 38 erlassene Wohnungspflegegesetz samt Wohnungsordnung.

Den Hauptteil der Wohnungsordnungen bilden die an Belegung und Behandlung der Räume zu stellenden Anforderungen. Wo kein Wohnraummangel besteht, sollten über

Abb. 27. Abortraum mit Volksbadewanne. (In Volkswohnungen der Rheinisch-Westfälischen Wohnstätten A.G.)

die zulässige Belegzahl der Räume in Abhängigkeit von Größenklasse der Wohnung und
der zur Verfügung stehenden Wohnfläche feste Zahlenangaben an Stelle der meist zu
findenden Formulierung, daß die Räume nicht überbelegt werden sollen, unbedingt vorgezogen werden. Ihre Einhaltung ist dann zu überwachen. Bestimmungen über das Recht zu
Untervermietungen und die Aufnahme familienfremder Personen müssen vorgesehen werden.
Auch die Verpflichtung zur wirksamen Bekämpfung von Wohnungsschädlingen (Ratten,
Mäuse, Wanzen, Fliegen, Schaben usw.) gehört hierher. Wirksamste Raumbegasungs-
mittel sind die Blausäure (Zyklon B) und das Äthylenoxyd (T-Gas), die aber für den Menschen
hochgiftig sind und deren Anwendung daher gesetzlich geregelt ist. Die üblichen Spritz-
mittel gegen umherfliegende Insekten enthalten als wirksame Bestandteile Erdöle und
Auszüge aus Pyrethrum-Insektenpulver. Bekannte Mittel sind ferner Schwefeldioxyd,
Tetrachlorkohlenstoff, bestimmte Fraßgifte u. dgl. Für die Wahl des Bekämpfungsverfahrens
sind sowohl die Schädlingsarten wie die örtlichen Verhältnisse maßgebend.

e) Bauausführung des Hauses.

Vom *Bauuntergrund* wird verlangt, daß er tragfähig, rein, trocken und durch-
lässig ist. Das Hausfundament soll das Haus gegen den Boden wasser- und
luftdicht abschließen.

Grundmauern müssen frostfrei sein, gegen aufsteigende Erdfeuchte durch Teerpappe,
gegen andringende Feuchtigkeit durch Gudronanstrich und Asphalt abgesperrt werden.

Das *Mauerwerk* soll im Sommer die Räume möglichst lange kühl halten
und im Winter eine weitgehende Einschränkung des Abflusses der durch die
Heizung erzeugten Wärme bewirken. Die Wandbauart, d. h. die Wahl und
Lage der wärmedämmenden und wärmespeichernden Schichten in der Wand
sowie der verwendete Baustoff ist von größtem Einfluß. Besonders gut ist das
beim kleinen Einzelhaus zu bedenken, das in wärmewirtschaftlicher Hinsicht
ungünstiger als die Wohnung im Wohnblock ist, weil bei kleiner werdendem
Baukörper der umbaute Gesamtraum zwar in der dritten Potenz, die wärmeauf-
nehmenden bzw. -abgebenden Raumbegrenzungen aber nur im Quadrat abnehmen.

Eine Wand leitet um so weniger Wärme ab, je geringer ihre Wärmeleitzahl ist, je mehr
sich also die innere Oberflächentemperatur der Temperatur der Raumluft nähern kann.
Je kälter eine Wand ist, desto eher besteht die Gefahr, daß sich der Wassergehalt der
Raumluft (wie an einer kalten Fensterscheibe) an den Wänden niederschlägt und allmählich
Durchfeuchtung auslöst. Eine feuchte Wand leitet die Wärme wiederum besser als eine
trockene, die Erklärung für die bekannte Tatsache, daß Neubauten im ersten Winter mehr
Brennstoff zur Heizung benötigen als in späteren Wintern (Abb. 28).

Feuchte Wände werden ungewöhnlich kalt. Sie begünstigen die Entwicklung
von saprophyti chen Bakterien und Schimmelpilzen, die ihrerseits wieder die
Entstehung der in solchen Räumen herrschenden modrigen und dumpfen
Luftgerüche bewirkt. Das Holz feuchter Wohnungen ist durch die im Volks-
munde als „Schwamm" bezeichneten Wucherungen verschiedener Basidiomyceten
gefährdet, unter denen der echte Hausschwamm (Merulius demosticus) der
wichtigste ist. *Neubauten* dürfen erst bezogen werden, wenn die Austrocknungs-
frist verstrichen ist, die im allgemeinen 6—12 Wochen beträgt. Sie wird oft
durch künstliche Austrocknungsverfahren abgekürzt.

Durch die Bestimmung der *Mörtelfeuchtigkeit* kann man sich ein objektives Bild von
dem Grad der Mauerfeuchtigkeit machen. Die Beurteilung der Ergebnisse ist freilich
schwierig, weil sich allgemein gültige Grenzzahlen wegen der Abhängigkeit von Klima,
Jahreszeit, Baumaterial usw. kaum angeben lassen. Mörtelfeuchtigkeiten von 4—5% sind
jedoch auf alle Fälle zu beanstanden; da in alten trockenen Häusern die Mörtelfeuchtigkeit

in der Regel nur um 0,5% beträgt, so werden für gewöhnlich Werte von 1—2% als zulässig anzusehen sein. Meist genügen 4 Proben von je 10—20 g Putz- und Fugenmörtel. Die Bestimmung des Wassergehalts kann durch Trocknen im Vakuum oder in einem auf 100^0 erwärmten, von CO_2 und H_2O befreiten Luftstrom erfolgen. Nach MARKL werden 25 g Mörtel in 150 ccm starken Alkohols von bekanntem spez. Gewicht eingetragen; nach längerem Schütteln wird filtriert und im Filtrat wiederum das spez. Gewicht bestimmt. KORFF-PETERSEN hat eine Bestimmungsmethode unter Benutzung von Calciumcarbid beschrieben.

Der *Wärmeverlust* des Raumes wird um so größer, je dünner eine Wand ist.

Bei Siedlungshäusern soll der *Mindestwärmeschutz* dem einer $1^1/_2$ Stein starken Ziegelmauer (38 cm) entsprechen. Stellt man für Deutschland drei Zonen kältester Wintertemperaturen auf (—11^0 bis —15^0C, —15^0bis —19^0C und —19^0bis —23^0C), so ergeben sich bei einer Raumtemperatur von 20^0 für diese vier Grenztemperaturen Unterschiede zur Außenluft von 31, 35, 39 und 43^0 C. Der notwendige Wärmeschutz würde dann Mindestvollziegelstärken von 25, 30, 36 und 41 cm verlangen.

Unter Umständen kann das Belegen der inneren Wandfläche mit einem Baustoff geringerer Wärmeleitfähigkeit (Dämmplatte) zweckmäßig oder notwendig sein (Torfoleum, Kork, Holzverkleidung).

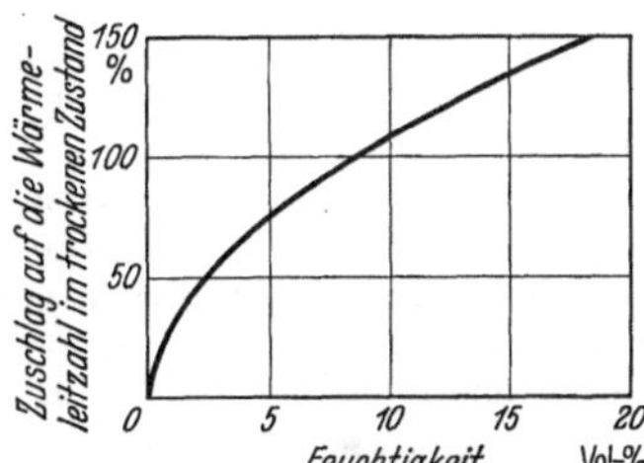

Abb. 28. Einfluß des Feuchtigkeitsgehaltes eines anorganischen, porigen Baustoffes auf seine Wärmeleitzahl. (Nach CAMMERER.)

Die aus den gleichen Gründen immer noch beliebten Luftschichten in der Wand (nicht unterteilte Hohlräume) bieten meist keine Vorteile, sondern können im Gegenteil eher recht unangenehme Einflüsse auf das Raumklima haben. — Das Material für den Wärmeschutz muß gut gewählt und sorgfältig angebracht werden. Es besteht sonst die Gefahr, daß die Raumluft infolge Rißbildung bis zum Mauerwerk durchdringt und dort bei Abkühlung ihren Wassergehalt niederschlägt (sogar Eisbildung möglich). Das Material wird dann allmählich zerstört und der Zweck nicht erreicht. Auch an der Außenwand (Außenseite) kann ein Wärmeschutz aus wetterfester, keine Rißbildung zulassender Außenhaut, die den Baustoff gegen das Eindringen von Feuchtigkeit schützt, sowohl im Sommer wie im Winter von Nutzen sein.

Soll ein gesundheitlich befriedigender und dabei ein zugleich wirtschaftlich günstiger Zustand erreicht werden, so sind die bestehenden *Zusammenhänge* zwischen *Wandbauart* und *Heizung* (S. 169) zu beachten. Als grobe Faustregeln können folgende Gesichtspunkte gelten:

1. Bei Ziegelmauern *ohne* Dämmschicht ist eine Heizung mit nicht speicherndem Heizkörper und nächtlichen Heizpausen meist wirtschaftlich, aber hygienisch ungünstig. Beiden Ansprüchen wird eine regelbare Dauerheizung mit nicht speicherndem Heizkörper (auch eiserner Dauerbrenner) gerecht. Der Kachelofen kann ebenfalls voll befriedigen, sofern an der Außenseite der Mauer ein Wärmeschutz angebracht wird.

2. Bei Wänden *mit* Dämmerschicht an der *Innenseite* ist regelbarer Dauerheizbetrieb mit nicht speicherndem Heizkörper recht wirtschaftlich und hygienisch einwandfrei. Auch ein guter Kachelofen wird meist befriedigen können, wenn etwas weniger Gewicht auf den Bedarf an Brennstoff gelegt zu werden braucht. Nicht speichernde Heizkörper und nächtliche Heizpausen werden leicht hygienisch unerwünschte Verhältnisse geben.

Nicht alle *Baustoffe* haben von Natur aus hygienisch günstige Eigenschaften; durch entsprechende Verarbeitung und Durchbildung der Wandbauart können aber auch sie brauchbar werden. Einen ungefähren Überblick über die wichtigsten Eigenschaften der gebräuchlichen Baustoffe gibt die folgende Tabelle.

Das in Deutschland wohl am meisten verwendete Baumaterial ist der gebrannte *Ziegelstein*, entweder als Vollziegelmauer oder mit kleinen in sich geschlossenen bzw. mit porösem

Baustoff	Raumgewicht [1] kg/cbm	Druckfestigkeit kg/qcm	Spezifisches Gewicht	Porenvolum %
Lehmstein	1049—1670	—	2,6	37,0
Kalksandstein . .	1520—1720	140—220	2,4—2,5	30,0—39,0
Schwemmstein . .	630	27—29	2,0	65,2—69,6
Beton	1800—2200	60—400	2,3	22,2
Ziegelstein	1540—1670	100—300	2,7	29,8—45,0

[1] Die Schwankungen der Zahlen sind durch die verschiedene Beschaffenheit des Materials bedingt (z. B. Handziegel, Maschinenziegel, Kiesbeton, Schlackenbeton usw.). —

Material ausgefüllten Hohlräumen verwendet. Massive Außenmauern müssen aus wärmehaltenden Gründen häufig so dick gemacht werden, daß ihre Wärmespeicherung unerwünscht hoch wird (Winter: große Brennstoffmenge zum Durchheizen; Sommer: verzögerte Abkühlung nach Hitzeperioden). — *Holzbauweisen* sind bei richtiger Durchbildung einwandfrei. — *Lehmbau* ist bei Vermeidung technischer Mängel eine hygienisch günstige Bauweise. — *Schwemmsteinbau* gilt als gute Bauweise. — *Kalksandsteine* (innige Mischung von Kalk und Sand unter Dampfdruck gehärtet) ergeben gute Bauweisen; Kalksandsteinmauerwerk erfordert häufig einen besonderen Wärmeschutz. — Gut ausgeführter und zweckmäßig angewendeter *Schlackenbeton* ist unbedenklich; *Kiesbeton* ist für Wohnbauten unzweckmäßig. — *Stahlbauweisen* bestehen aus äußerer Stahlhaut, Luftschicht und Leichtbauplatten. — Als Bindemittel wird im Bauwesen *Mörtel* verwendet (Luftmörtel aus Lehm, Kalk und Gips; Wassermörtel aus hydraulischem Kalk, Zement und Zuschlägen aus Traß, Hochofenschlacke usw.). — Zur *Beurteilung des Wärmeschutzvermögens* von Baustoffen und Wandbauarten wird die ihnen „gleichwertige Ziegeldicke" benützt. Die Wärmeleitzahl für Ziegelmauerwerk gewöhnlichen Gewichts und im normalfeuchten Zustand ist als Normwert zu 0,75 kcal/m/Std. ⁰ C festgelegt worden, dessen Richtigkeit übrigens neuerdings bezweifelt wird. — Die Wände dürfen nicht völlig luftundurchlässig sein, wo es sich um Räume mit größerer Wasserdampfentstehung handelt (Küchen). Die Mauer soll den Wasserdampf aufnehmen und später wieder abgeben können.

Der aus den Baustoffen hergestellte Mauerverband soll aber nicht nur die Wärme, sondern auch den *Schall* schlecht leiten.

Der „Wohnlärm" setzt sich zusammen aus Haushaltungsgeräuschen (Staubsauger u. ä.), Radiogeräuschen, Wasserleitungsgeräuschen, dem (besonders im Geschoßhaus) sehr störenden Trittschall und aus Übertragungen des Lärms von außen und von einer Wohnung in die andere. Als Faustregel ist aufgestellt worden, daß Wohnräume und Arbeitsräume mit vorwiegend geistiger Arbeit keinem von außen anfallenden Lärm ausgesetzt sein sollen, der 25—40 Phon überschreitet. — Harte dünne Wände, Rohrleitungen usw. begünstigen die Ausbreitung des Lärms; kahle und glatte Wände wirken stark schallreflektierend. Bei Baustoffen entspricht ihr schalltechnisches Verhalten weitgehend ihrer Luftdurchlässigkeit. Neben der Entwicklung geeigneter bautechnischer Verfahren, die zur Schalldämmung und Verhinderung der Schallstrahlung beitragen, sind Erziehungs- und Aufklärungsmaßnahmen zur Bekämpfung der Schallentstehung unerläßlich!

Bei den *Zwischenböden* (Hohlräume zwischen Decke des Raumes und dem Fußboden des darüber liegenden Raumes) ist auf richtige Anlage zu achten. Aus Gründen der Wärmehaltung und Schalldämpfung werden sie mit reinem Sand, Kalktorf, Infusorienerde, Hochofenschlacke u. dgl. gefüllt. Keinesfalls darf verunreinigter Bauschutt verwendet werden.

Der *Fußboden* muß fest gefugt, undurchlässig, leicht zu reinigen und fußwarm sein. Massive Fußböden sind fußkälter als hölzerne und rauhere wiederum wärmer als glatte, weil bei den ersteren die direkte Berührungsfläche mit den Füßen kleiner ist.

Die Bedeckung des Hauses, das *Dach*, muß für Wasser völlig undurchlässig sein. Das Niederschlagswasser muß in zweckmäßiger Weise abgeführt werden.

Luftdurch-lässigkeit	Wärmeleitzahl [2] $\lambda = \dfrac{\text{kcal}}{\text{m} \cdot \text{Std.} \, C^0}$	Wärme-speicherung kcal/cbm	Wasseraufnahme %	Spez. Wärme kcal/kg
0,3	0,38	240—390	15,7	0,23
0,46—14,4	0,6—0,8	310—429	14,7—17,6	0,2
228—2250	0,13	240—390	57,5	0,28
0,2	0,65—0,7	448—469	16,0	0,21
0,1—2,3	0,34—0,45	291—528	16,9—21,4	0,18—0,32

[2] Die Wärmeleitzahlen sind für lufttrockenes Material angegeben (Abb. 28).

Die Dachhaut muß im Sommer kühl und im Winter warm halten. Vorzüglich pflegen in dieser Hinsicht die strohgedeckten ländlichen Häuser zu sein. Da die üblichen Dachdeckungsarten nur geringen Wärmeschutz bieten, müssen entsprechende Maßnahmen vorgesehen werden, besonders, wenn das Dachgeschoß für Wohnzwecke verwendet werden soll.

Fenster sind nur in der für ausreichendes Tageslicht (S. 186) erforderlichen Zahl und Größe vorzusehen, weil sie (neben den ins Freie führenden Türen) die größte Wärmeverlustquelle sind. Für das deutsche Klima sind Doppelfenster in jedem Falle angezeigt.

Treppen sollen leicht begehbar sein. Die zweiläufige Treppe mit einem nach je 10—15 Stufen zwischengeschalteten Absatz ist vorteilhaft. An der freien Seite soll sich ein Geländer mit Handläufer in 80—90 cm Höhe befinden (Durchschlüpfen für Kinder muß unmöglich gemacht sein).

Die Lage der *Türen* soll die Möblierung der Zimmer nicht erschweren; beim Aufschlagen soll nicht das ganze Zimmer blickfrei werden.

Die *Wandbekleidung* von Innenräumen richtet sich nach der Raumgattung. Küche, Speisekammer, Baderaum und ähnliche Räume sollen möglichst abwaschbare Wandbekleidung haben (glattes Mauerwerk, Zementputz, Ölfarbenanstrich, Glasplatten-, Fliesenbelag). Der obere Wandteil muß jedoch zur Aufnahme von Wasserdampf fähig bleiben. Auch Linoleumbeläge, die bis zur Höhe von 1—2 m geklebt werden, sind für Wirtschaftsräume geeignet, weil sie haltbar, elastisch, warm, schalldämpfend und leicht zu reinigen sind. Bezüglich der übrigen Wandanstriche hat man die Wahl zwischen Kalkanstrichen (billig), Leimfarben, Kaseinfarben u. dgl. Als Bindemittel für die Farbanstriche werden Kalk, Wasserglas, Tier-, Pflanzenleim, Leinöl, Harze usw. verwendet. Tapeten und Anstriche dürfen keine Spur von Giften, z. B. Arsen oder Blei enthalten. Insbesondere darf Bleiweiß für Decken und Küchen nicht verwendet werden (Vergiftungsmöglichkeit durch abtropfendes Wasser).

Wie die winterliche Auskühlung, so ist im Sommer die *Überwärmung* der Räume nach Möglichkeit zu verhindern. Bei entgegenstehenden Ansprüchen hat in unserm Klima der winterliche Wärmeschutz den Vorrang zu beanspruchen, da rund 230 Heiztagen nur 30 Sommertage (Tage mit Höchsttemperatur von mindestens 25° C) gegenüberstehen. Wirksame, vom Wetter unabhängige Raumkühlung läßt sich allein mit Hilfe von Kühlmaschinen erreichen, deren Betrieb nur für Sonderfälle in Betracht kommt. — Schutz vor Sonnenstrahlungswärme geben weiße Anstriche (Farbe, Kalk); auch Aluminiumfolie wirkt gegen Sonnenwärme gut abdämmend; Aluminiumfarbe ist nur gegen Strahlung wirksam, die von verhältnismäßig niedriger Temperatur ausgeht (z. B. Heizkörper). Dächer

werden daher nötigenfalls vorteilhaft außen weiß und innen mit Aluminiumfarbe gestrichen. — Glasscheiben lassen den größten Teil der Sonnenwärme
durch. — Zur Kühlhaltung von Wohnungen ist im Sommer die nächtliche Abkühlung auszunutzen (Auskühlung der Mauern durch Durchzuglüftung, Schließen
der Fenster vor Sonnenaufgang, Abdichten der Fenster mit weißen Vorhängen
bzw. besser durch helle Sonnenvordächer).

f) Lüftung.
1. Aufgabe der Lüftung.

Jede Lüftung hat die Aufgabe, die *Erneuerung* der Luft im Raum zu bewirken.
Sie wird erforderlich durch den Aufenthalt der im geschlossenen Raum anwe-
senden Menschen, d. h. durch die *Lebensvorgänge* des menschlichen Körpers
(Abgabe von Kohlensäure, Wärme, Feuchtigkeit), durch die übliche *Benützung*
der Räume (Entstehung von Gerüchen, Staubbildung) und durch die ausgeübten *Betätigungs-* und *Arbeitsarten* (Hausarbeit, gewerbliche Arbeit usw.).

Der erwachsene Mensch veratmet rund 0,5 cbm/h Luft und liefert 0,02—0,025 cbm/h
Kohlensäure. Außerdem gibt er annähernd 100 kcal/h Wärme und 40—50 g/h Wasserdampf
ab. Mit der Schwere der zu leistenden körperlichen Arbeit werden die Werte größer. —
Ein gelegentlich behaupteter Gehalt der Ausatmungsluft an *Ermüdungsgift* (Kenotoxin)
hat sich nicht beweisen lassen.

Es bedarf in der Regel aber *nicht* der Lüftung, um den durch die Atmung
verbrauchten Sauerstoff zu ersetzen oder um die von Menschen gebildete
Kohlensäure fortzuschaffen. Diese Veränderungen der Luft erreichen in den
üblichen Wohn- und Arbeitsräumen keine Werte, die zur unmittelbaren Belästigung oder zu Gesundheitsschädigungen der Bewohner führen können.

Anlaß zur Lüftung geben die *riechenden gasförmigen Stoffe,* die durch Zersetzung der
auf Haut- und Schleimhäuten sich sammelnden Epithel- und Sekretreste oder durch unvoll-
kommene Verbrennung von Beleuchtungs- und Heizmaterialien usw. entstehen können
und die bei vielen Menschen Widerwillen und Ekel hervorrufen. Wenn auch diese Stoffe
in der Regel nicht als unmittelbar gesundheitsschädlich anzusehen sind, so sind sie doch
(zumal bei längerer Einwirkung) unzuträglich und müssen aus dem Raum entfernt werden.
Wohnungsgerüche sind als eindrucksvolles Kennzeichen der eingewohnten Wohnung mit
allen Mitteln zu bekämpfen.

Dagegen ist die durch den Lebensprozeß des Menschen und andere Ursachen
bedingte *Erwärmung* und *Befeuchtung* der Raumluft häufig Anlaß dafür, daß
die Wärmeabgabe des Körpers *erschwert* und *ungenügend* oder nur mehr in
einer solchen Weise möglich ist, die je nach den übrigen Begleitumständen als
mehr oder weniger *unbehaglich* empfunden wird. Die Lüftung hat mithin fast
stets noch die Aufgabe, einer unzulässig hohen Erwärmung und Befeuchtung
der Raumluft entgegenzuarbeiten.

Dieses Ziel läßt sich freilich durch Luftwechsel allein nicht immer erreichen. Während
der *heißen Jahreszeit* wird in bestimmten Raumgattungen (Betriebsräumen) eine Aufbereitung der Luft durch Kühlung und Trocknung notwendig.

Auch die Entfernung *ungewöhnlich reichlicher Geruch- und Ekelstoffe* ist durch bloße
Lüftungsmaßnahmen nicht leicht möglich, sogar unmöglich. Daher muß versucht werden,
die schlechte Luft in Schulzimmern, Kasernen, Arbeitslagerbaracken u. dgl. dadurch zu
bessern, daß auf möglichste Reinhaltung des Körpers und der Kleider gesehen wird, daß
Mäntel, Arbeitskleidung und Arbeitsgeräte außerhalb der Wohn- und Schlafräume bleiben
u. dgl. In Krankenhäusern ist z. B. der Geruch der Faeces durch Übergießen mit 10%iger
Antiforminlösung leicht zu beseitigen. Wenn im Einzelfall gut überlegte Vorschriften
dieser Art wirklich eingehalten werden *(Erziehungsfrage!),* so genügt häufig ein mit billigen
Mitteln herzustellender geringer Luftwechsel, um einen nicht belästigenden Luftzustand

zu erzielen. Andernfalls können auch kostspielige Lüftungseinrichtungen in solchen Fällen leicht versagen.

Zur *Entfernung des Staubes* aus der Luft bedarf es Luftbewegungen von bedeutender Stärke. Handelt es sich um einen augenblicklich nicht bewohnten Raum, so läßt sich durch starken Zug die Luft ziemlich vollständig von Staub befreien. Eine Beseitigung auch des am Boden, an Möbeln, Teppichen usw. haftenden Staubes wird aber dadurch nicht erreicht. Die üblichen Lüftungsanlagen sind *keine* Entstaubungsanlagen und zur Staubbekämpfung im geschlossenen Raum sind geeignete Maßnahmen zu treffen (Verwendung staubbindender Mittel zur Fußbodenpflege, zweckmäßiges Fußbodenmaterial, Verhinderung der Staubeinschleppung, Bekämpfung durch Staubsauger u. dgl.).

Die in der Luft eines Wohnraumes oder Krankenzimmers schwebenden *Infektionskeime* zeigen gegenüber den Lüftungsanlagen ungefähr das gleiche Verhalten wie die Staubteilchen, an denen sie haften. Unsere Lüftungsanlagen sind weder imstande noch dazu bestimmt, die Luft im geschlossenen Raum von Infektionserregern freizuhalten. Die Gefahr, daß Infektionskeime andererseits durch Lüftungsanlagen weitergeschleppt werden, ist entsprechend gering zu bewerten. Erscheint die Bekämpfung von Luftkeimen angezeigt (z. B. in Operationsräumen), so sollen Ultraviolettstrahler mit Erfolg verwendet worden sein. Will man Kleider, Möbel, Teppiche u. dgl. dadurch keimfrei machen, daß man sie in einem Luftstrom klopft und bürstet, so kann damit eine wesentliche Verringerung der anhaftenden Keime erzielt werden; aber man wird die betreffenden Arbeiter und auch die Umgebung der Infektion aussetzen und Schutzmaßnahmen vorsehen müssen.

Der Versuch, durch *Ozonisierung* die Lüftung zu ersetzen, muß als verfehlt bezeichnet werden, weil die hauptsächlichste Aufgabe der Lüftung, Überschüsse von Wärme und Wasserdampf fortzuschaffen, ganz außer acht gelassen wird. Die angewendeten Ozonmengen sollen 0,05—0,5 mg Ozon pro Kubikmeter Luft betragen. Ein solcher Ozongehalt hat nicht die mindeste Wirkung auf Bakterien, zweifelhafte Wirkung gegenüber bekannten riechenden Gasen gezeigt. Leichter Zigarren- und Zigarettengeruch läßt sich beseitigen. Besonders hervorzuheben ist die *schädliche* Wirkung einer mit über 0,1 mg/cbm Ozon angereicherten Luft auf den Menschen. Man begegnet häufig Menschen, die auf die genannten Mengen mit heftiger Conjunctivitis und Kehlkopfreizung reagieren und nach jeder Einatmung empfindlicher werden. Dagegen scheint die Ozonisierung in Räumen, wo Nahrungsmittel konserviert werden sollen, nützlich zu sein. — Ob *luftelektrische* Veränderungen der Raumluft einen Einfluß auf Wohlbehagen und Gesundheit haben und inwieweit auch Bestimmungen der *Kernzahl* zur hygienischen Beurteilung der Zimmerluft brauchbar sind, ist noch nicht geklärt (S. 122).

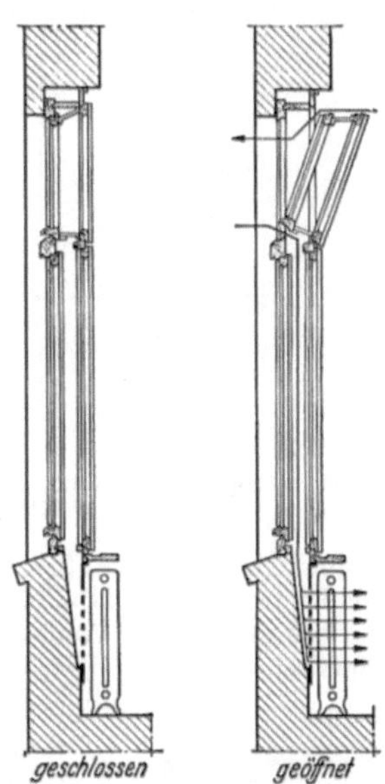

Abb. 29.
Stumpf-O-S-Spezialfenster.

2. Lüftungsarten und Lüftungsverfahren.

Ein *Luftwechsel* im geschlossenen Raum kommt durch das Vorhandensein von *Luftströmungen* zustande. *Luftströmungen* werden nur durch Druckunterschiede ausgelöst, die sich durch *Temperaturunterschiede*, infolge *Windanfalls* und bei Verwendung von *Ventilatoren (Lüfterbetrieb)* bilden. In den beiden ersten Fällen spricht man daher neuerdings auch von „freier Lüftung" und beim Lüfterbetrieb von „erzwungener Lüftung". Soll ein *bestimmter* Luftwechsel erreicht werden, so müssen außerdem die Luftkanäle richtig angelegt und bemessen sein. Zuluftwege sind genau so wichtig wie Abluftwege, weil sich keine Luft aus dem Raum entfernen läßt, wenn nicht die gleiche Frischluftmenge nachströmen kann. Im Lüfterbetrieb ist durch Änderung von Zu- und Abluftmenge die Möglichkeit gegeben, einen Raum unter Über- oder Unterdruck im Vergleich zu Nachbarräumen oder der Außenluft zu setzen, um z. B. Geruchsübertragungen durch unerwünschte Luftströmungen innerhalb des Gebäudes zu verhindern. Man kennt also *Drucklüftungen, Sauglüftungen* und *kombinierte Lüftungen* mit Lüfter für Zu- und Abluft.

Unter „*natürlicher Ventilation*" in geschlossenen Räumen versteht man die Luftmenge, die bei geschlossenen Fenstern und Türen durch Ritzen, Spalten, Poren des Mauerwerks usw. infolge Windanfalls oder (mit geringerem Effekt) durch Temperaturunterschiede

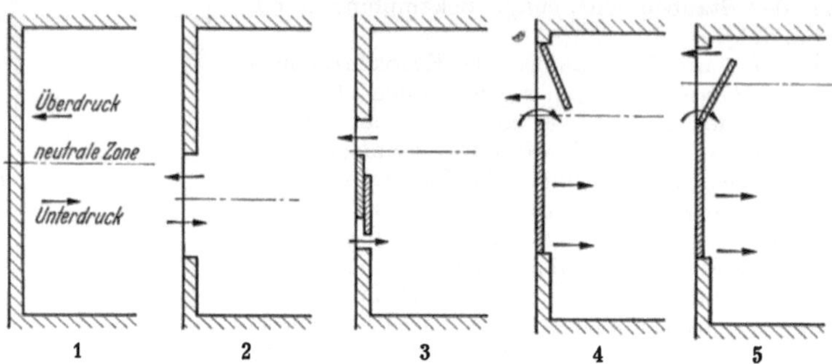

Abb. 30. 1 geschlossener Raum, 2 tiefliegendes einfaches Fenster, 3 Schiebefenster, 4 nach innen hängender Kippflügel, 5 nach innen stehender Kippflügel.

zwischen Innen- und Außenluft ausgetauscht wird (sog. *Poren-* und *Ritzenventilation*). Man weiß heute, daß die stündliche Lufterneuerung auf diesem Wege im Durchschnitt nicht mehr als etwa das 0,7fache des Rauminhaltes beträgt. Ihre Messung ist mit Hilfe von Kohlensäurebestimmungen unter Benutzung der Berechnungsformel von SEIDEL möglich, wobei bestimmte Untersuchungsbedingungen einzuhalten sind (vgl. S. 169).

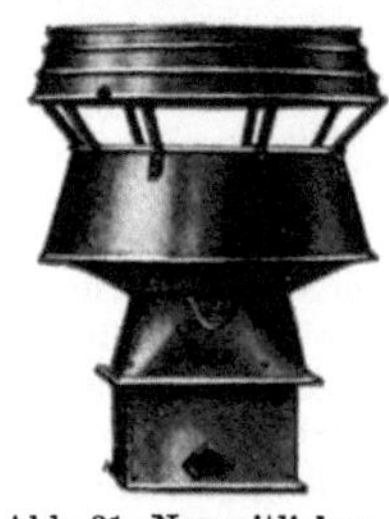

Zur klaren Einteilung der Lüftungsverfahren werden heute in der Lüftungstechnik folgende Lüftungseinrichtungen unterschieden:

1. *Fenster,*
2. *Lüftungsschächte,*
3. *Ventilatoren (Ablüfter) in der Wand,*
4. *Lüftungsanlagen,*
5. *Klimaanlagen.*

Abb. 31. Neuzeitlicher Saugkopf nach I. A. John AG., Erfurt.

Ein stets gleichbleibender Luftwechsel, völlige Zugfreiheit (d. h. die Vermeidung von Luftbewegungen mit unbehaglich empfundener Kühlwirkung) und die Einhaltung eines bestimmten Über- oder Unterdruckes kann mit voller Sicherheit nur durch Lüftungs- und Klimaanlagen erreicht und gewährleistet werden. Das heißt aber nicht, daß die anderen Lüftungsverfahren nur „Lüftungsbehelfe" sind. Sie ergeben vielmehr in den für sie geeigneten Fällen ohne großen Kostenaufwand einen völlig ausreichenden Luftwechsel.

Die Fensterlüftung. Zugfreies Lüften mittels der Fenster ist nur in der warmen Jahreszeit möglich. Eine Ausnahme machen solche Bauarten, die den Heizkörper zur Luftvorwärmung benutzen, wie das Stumpf-O-S-Fenster nach O. SCHMIDT (Abb. 29). Hohe schmale Fenster entlüften wirksamer als niedrige breite. Einige gebräuchliche *Fensterbauarten* zeigt die Abb. 30, aus der hervorgeht, daß der nach innen stehende Kippflügel vielfach mit Nutzen anwendbar ist.

Lüftungsschächte. Die Wirkung der über Dach geführten Abluftschächte beruht auf der Ausnützung der Temperaturunterschiede zwischen innen und außen. Die sich hieraus ergebenden Triebkräfte sind aber selbst bei tiefen Außentemperaturen sehr klein; im Sommer können sie sogar negativ werden, so daß Außenluft eindringt. Windanfall kann die Wirkung der Abluftschächte wesentlich steigern, mitunter aber auch aufheben. Durch Aufsetzen von sog. *Saugköpfen* verschiedenster Bauart (Abb. 31) versucht man die Wirkung des Windes besser auszunützen. Beim *Bau von Luftschächten* ist auf eine möglichst große Abflußöffnung, gute Klappen, sorgfältige Ausführung der Schachtwände und Vermeidung von Unebenheiten und Undichtigkeiten zu achten. Auf die Schaffung einer ausreichend großen Öffnung für die *Zuluft* muß meist sorgfältig Bedacht genommen werden. Zur Vermeidung von Zugerscheinungen legt man diese Zuluftöffnung möglichst so, daß die eindringende Frischluft an einem Heizkörper vorbeigeführt wird. Luftschächte haben somit keinen sicheren und gleichmäßigen Lüftungseffekt. Sie können aber bei richtiger Anlage eine in der Endwirkung *nicht unerhebliche Lufterneuerung ohne irgendwelche Betriebskosten zustande bringen,* und zwar auch in der kalten Jahreszeit mit erheblich verringerter Zuggefahr.

Ventilatoren (Ablüfter). Mit Hilfe von *kraftbetriebenen* Ablüftern, meist in der Form von *Schraubenradlüftern,* die in die Wand oder ein Fenster (Abb. 32) eingebaut werden, saugt man die Raumluft an und bläst sie ins Freie. Ein Hauptfehler dieser Anlagen ist, daß häufig aus Furcht vor Zugbelästigungen keine ausreichende Zuluftöffnung vorgesehen wird. Zum Ausgleich des Unterdrucks, den der Ablüfter im Raum erzeugt, strömt die Luft auf allen ihr möglichen Wegen nach. Dann ist für die Reinheit der zuströmenden Luft keine Gewähr gegeben. Die Lüfter können auch so gebaut werden, daß sie Luft in den Raum *hineindrücken.* Die Einrichtung dieser Anlagen wird meist für eine so einfache Aufgabe gehalten, daß dabei nicht genügend über-

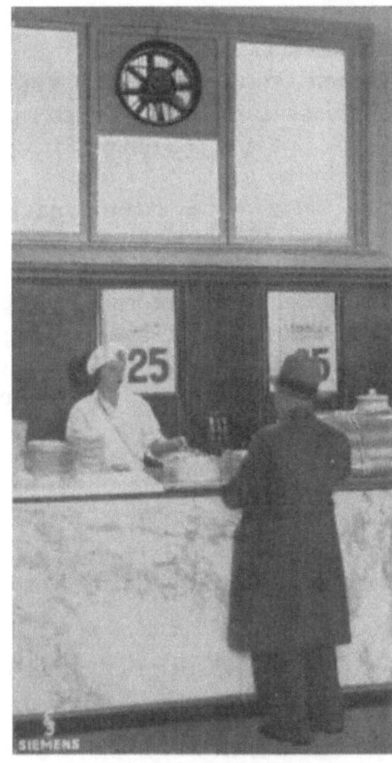

Abb. 32. Eingebauter Ablüfter.
(Aus WIETFELDT: Die Be- und Entlüftung des Normalarbeitsraumes.)

legt wird. Die Folge ist, daß Klagen über Zugbelästigungen, Geruchsübertragung, Lärm u. dgl. auftauchen. Gut durchdachte Anlagen können diese Fehler weitgehend vermeiden.

Lüftungsanlagen. Hierunter versteht man Anlagen, die im Gegensatz zu den bisher besprochenen die *genaue Einhaltung eines bestimmten Luftwechsels* ermöglichen. Sie verlangen einen ausreichend starken Motor, ein richtig berechnetes, sachgemäß ausgeführtes Kanalnetz und eine Vorrichtung zur Entstaubung der im Freien entnommenen Luft. Wird nicht die ganze Zuluft im Freien entnommen, sondern ein Teil der Abluft dem Raum wieder zugeführt, d. h.

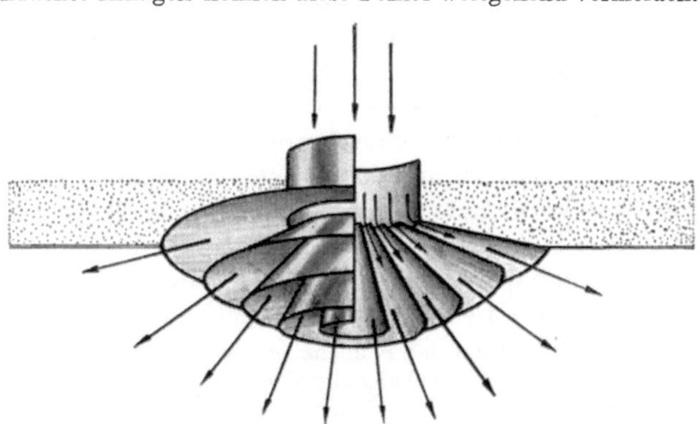

Abb. 33. Luftverteiler nach Wasmuth-Kurth u. Co., Köln-Delbrück.

im „*Umluftverfahren*" gelüftet, so müssen nötigenfalls (Arbeitsräume) entsprechend leistungsfähige Filtervorgesehen werden. Lüftungsanlagen müssen außerdem eine ausreichende, regelbare *Vorwärmung* der Zuluft erlauben, da sonst ein zugfreies Lüften während der kalten Jahreszeit unmöglich ist. Zu- und Abluftöffnungen müssen im Raum so liegen, daß eine gute Luftverteilung erreicht wird, die beste Luft im Aufenthaltsbereich der Bewohner herrscht und Zugerscheinungen nicht auftreten. Raumart und Benutzungsart sind hierauf von so entscheidendem Einfluß, daß die zweckmäßigste Art der Luftführung im Gebäude für jeden Fall überlegt werden muß. Nötigenfalls sind besondere *Luftverteiler* (Abb. 33) als Abschluß der Zuluftöffnung zu benützen. Lüftungsanlagen dieser Art dürfen nicht ohne weiteres Luftheizungsanlagen gleichgesetzt werden, weil ihre Vorwärmung nur der Vermeidung von Zugerscheinungen nachkommen muß, nicht also der eigentlichen Raumheizung dient.

In Arbeitsräumen muß häufig auf ein ausgedehntes Kanalnetz verzichtet werden. Man bedient sich dann der sog. „*Lufterhitzer*", die in der benötigten Zahl an den Mauern angebracht werden und meist eine Einstellung auf Außen- oder Umluft erlauben. Die zentrale Lüftungsanlage wird gewissermaßen in mehrere kleine Anlagen zerlegt, wodurch eine in diesen Räumen oft notwendige Anpassung an Schwankungen des Luft- und Wärmebedarfs erreicht wird.

Klimaanlagen. Klimaanlagen sind Anlagen, die *eine Einhaltung jeder gewünschten Temperatur und Feuchtigkeit der Raumluft* gewährleisten, und zwar *unabhängig* vom *Wetter* und den sonst durch die betreffende Raumgattung gegebenen *Veränderungen* (z. B. verschiedene Stärke der Raumbesetzung). Sie müssen mithin ein größeres Ausmaß der Luftbehandlung als gewöhnliche Lüftungsanlagen zulassen, d. h. Einrichtungen zum Reinigen, Erwärmen, Kühlen, Befeuchten und Entfeuchten der Zuluft besitzen. Eine selbsttätige Regelung in Abhängigkeit von den Bedingungen der Außenluft wird meist vorzusehen sein.

Neuerdings werden auch „*Kleinklimaanlagen*" gebaut zur Aufstellung in einzelnen Räumen. Sofern sie ohne Außenluft arbeiten, dienen sie nur der Aufbesserung der Luft und können nicht als Lüftungs- oder Klimaanlagen bezeichnet werden. Diese Geräte erteilen der Raumluft eine gewisse Bewegung, die meist angenehm empfunden wird. — Eine gewisse Wirkung kann in warmer Luft auch durch den Betrieb von Decken- oder Tischventilatoren erreicht werden, sofern damit nicht Zugbelästigungen ausgelöst werden.

3. Wahl der Lüftungsverfahren für verschiedene Raumarten.

Bestimmend für die Wahl des Lüftungsverfahrens ist die Größe des erforderlichen Luftwechsels, der stark von der Art des Raumes und seiner Benutzung abhängt. Sehr mitbestimmend ist außerdem der *Luftraum,* der dem einzelnen Menschen zur Verfügung steht. Zur Errechnung des erforderlichen Luftwechsels können z. B. die im Raum vorhandenen Wärme- und Feuchtigkeitsquellen als Grundlage benützt werden. Häufiger wählt man die *gasigen Verunreinigungen* der Luft, vor allem in solchen Fällen, wo die Menschen selbst die ausschlaggebende Ursache für die Luftverschlechterung sind. Man benützt hierbei die *Kohlensäure* (S. 166) als Indicator, da diese am leichtesten der Messung zugänglich ist (Kohlensäuremaßstab nach PETTENKOFER). Allerdings gilt die Richtigkeit des Gleichlaufs zwischen Kohlensäureabgabe und Anreicherung der Luft an Riechstoffen nur bedingt und kann unter Umständen von anderen Einflüssen (z. B. Grad der körperlichen Sauberhaltung) stark verschoben werden. Immerhin kann man mit PETTENKOFER festhalten, daß die Luft von Wohnungsräumen so lange sinnfällig nicht verbraucht sein wird, als ihr Kohlensäuregehalt den Wert von etwa $1\text{--}1{,}5^0/_{00}$ nicht erheblich überschreitet.

Je nach der Höhe der Kohlensäurekonzentration, die man im Einzelfall für zulässig erachten will, und in Abhängigkeit von der stündlich vom Menschen hervorgebrachten Kohlensäuremenge, ergeben sich, wie die folgende Tabelle zeigt, ganz verschiedene Luftmengen.

Kohlensäurequelle	Stündlich hervorgebrachte CO$_2$-Menge etwa cbm	Stündlich erforderliche Luftmenge (in cbm) bei einem Kohlensäuregrenzwert der Raumluft von		
		$0{,}7^0/_{00}$	$1{,}0^0/_{00}$	$1{,}5^0/_{00}$
Kräftiger Mann (28 Jahre) bei der Arbeit . .	0,0363	90,8	51,8	30,3
Kräftiger Mann (28 Jahre) in Ruhe	0,0226	56,5	32,3	18,8
Mädchen (17 Jahre)	0,0129	32,3	18,4	10,8

Soll der Kohlensäuregehalt der Raumluft den Wert von $1^0/_{00}$ nicht übersteigen, so müssen bei einer mittleren Kohlensäureproduktion des Menschen von rund 22,6 Liter in der Stunde 32 cbm Luft zugeführt werden. Bei der Berechnung ist für die Frischluft der übliche Kohlensäuregehalt reiner Außenluft von $0,3^0/_{00}$ (also 0,0003 Liter in jedem Liter Luft) einzusetzen. Mithin müssen $1,0—0,3 = 0,7^0/_{00}$ Kohlensäure auf eine entsprechende Luftmenge verteilt werden, die sich aus dem Quotienten 22,6 : 0,7 zu 32,3 cbm errechnet. Da nicht kraftbetriebene Lüftungsverfahren im Raum kaum einen höheren Luftwechsel als zweimal je Stunde ergeben, so folgt daraus, daß der Luftraum für einen Menschen, der sog. „*Luftkubus*", in solchen Fällen 16 cbm betragen muß. Hierbei ist zu bedenken, daß sich diese Forderung nicht für alle Raumgattungen erfüllen läßt. In voll besetzten Versammlungsräumen, Gaststuben u. dgl. mit gewöhnlichen Raumhöhen beträgt der je Person zur Verfügung stehende Luftraum nicht selten weniger als 2,5 cbm. Dann ist zu verlangen, daß die stündlich je Kopf zugeführte Frischluftmenge, die „*Luftrate*", entsprechend hoch bemessen wird, mit anderen Worten ein ausreichendes Lüftungsverfahren zur Anwendung kommt.

a) Für Räume, die zum dauernden Aufenthalt von Menschen bestimmt sind, also *Wohn-* und *Schlafräume*, entspricht die Fensterlüftung allen Anforderungen. Es muß freilich verlangt werden, daß die Bebauung des Geländes hinreichend licht ist, für den Bewohner eine ausreichende Grundfläche vorgesehen wird und der Wohnungsgrundriß — wenigstens in Kleinwohnungs-Geschoßbauten — so beschaffen ist, daß er Querlüftung gestattet (S. 152).

Küchen, Badezimmer, Aborte und Waschküchen sind diejenigen Räume, die besonders leicht Anlaß zum Entstehen von Wohnungsmängeln geben, teils weil sie die hauptsächlichen Geruchsquellen sind, teils weil in ihnen recht häufig nicht unerhebliche Wasserdampfniederschläge entstehen, die eine gesundheitlich bedenkliche Durchfeuchtung des Mauerwerks zur Folge haben können. — Der Ausbildung des *Küchenfensters* ist besondere Aufmerksamkeit zuzuwenden (Fensterflügel erst 30 cm über dem Fensterbrett beginnen lassen; Feststellvorrichtungen, die kleine Luftspalten von 1—10 cm einzustellen gestatten; Kippflügel mit gut bedienbarer Feststellvorrichtung). — Für *Badezimmer* gilt etwa dasselbe. — *Abortfenster* sollen nicht niedriger sein als die Zimmerfenster, damit durch den unteren Teil Luft ein- und durch den oberen zugleich ausströmen kann. — *Waschküchen* sollen im Gegensatz zu den bisher besprochenen Räumen einen Abluftschacht erhalten (Zuströmöffnung an der Tür oder an anderer Stelle).

b) Eine andere große Gruppe von Räumen bilden die sog. „*Versammlungsräume,,* (Vortragssäle, Unterrichtsräume, Lichtspielhäuser u. dgl.). Sie sind dadurch gekennzeichnet, daß der je Person zur Verfügung stehende Luftraum beschränkt ist.

Für diese Raumgattung kommt die Fensterlüftung und der Abluftschacht als brauchbares Lüftungsverfahren in der Regel nicht in Betracht. In einfachen Fällen wird ein gut eingebauter Ablüfter einen ausreichenden Lüftungsbehelf abgeben. Meistens wird aber der Einbau einer Lüftungsanlage, in schwer beanspruchten Räumen einer Klimaanlage notwendig sein. Unter Zugrundelegen eines Mindestluftraumes von 2,5 cbm je Person soll die Luftrate (stündlich zuzuführende Zuluftmenge je Person) mindestens 20 cbm, bei Räumen, in denen geraucht wird, 30 cbm betragen. Dabei soll bei Temperaturen über 0^0 die ganze Zuluft aus dem Freien entnommen werden.

c) Die „*Normalarbeitsräume*" stellen ebenfalls eine abgrenzbare Raumgattung dar. Es werden darunter solche Räume verstanden, in denen durch den Arbeitsprozeß oder das Arbeitsprodukt selbst keine maßgebende Beeinträchtigung der Raumluft eintritt, die Luftverschlechterung im wesentlichen also durch die Menschen bedingt ist.

11*

Je nach den vorliegenden Verhältnissen können hier alle Lüftungsverfahren brauchbar sein. Kommt der Einbau teurer Anlagen nicht in Frage, so muß die Wirkung der einfachen Lüftungsverfahren durch eine zweckmäßige Raumbesetzung unterstützt werden. Dann sind für Werkstätten mit Einfachfenstern 12 cbm, mit Doppelfenstern 15 cbm, für Büroräume 15—20 cbm als Mindestluftraum je Person zu verlangen. Häufiges Lüften (wenn auch nur für kurze Zeit, stets jedoch in den Pausen) ist durchzuüfhren. In der warmen Jahreszeit sollte der Mindestluftraum größer bemessen werden als im Winter.

d) In den übrigen „*Arbeits- und Betriebsräumen*" soll das Lüftungsverfahren entweder den Übertritt von gesundheitsschädlichen Stoffen in die Raumluft verhüten (Absaugvorrichtungen), oder ausgesprochen arbeitsklimatische Verbesserungen ergeben oder muß nicht selten beiden Ansprüchen genügen. Die zu stellenden Anforderungen und die technischen Lösungen sind ebenso vielgestaltig, wie es Betriebe und Räume dieser Art gibt.

Sind *giftige Gase, Staube oder Dämpfe* zu entfernen, so ist der Luftwechsel so zu bemessen, daß diese Stoffe nur noch unterhalb der schädigenden Grenze in der Raumluft enthalten sind, wobei mitunter die Verwendung geeigneter Filter erforderlich ist. Diese Stoffe sind bereits an der Entstehungsstelle zu erfassen und auf kürzestem Wege abzuleiten. Dienen Lüftungsanlagen zur Verbesserung des *Arbeitsklimas,* so sind die wichtigen luftphysikalischen Elemente Temperatur, Feuchtigkeit und Luftbewegung in zweckmäßiger Weise aufeinander abzustimmen. In solchen Fällen muß bereits die Gebäude- und Raumanlage, die Aufstellung der Maschinen, die Gestaltung des Fabrikationsprozesses usw. günstige Vorbedingungen abgeben. Durch die Bestimmungen des § 120a der Gewerbeordnung für das Deutsche Reich, den § 35 der allgemeinen Unfallverhütungsvorschriften der Berufsgenossenschaften und einige andere Einzelbestimmungen ist den Betrieben die Pflicht auferlegt, dem Arbeitenden einen Luftzustand im Arbeitsraum zu schaffen, der die Erhaltung seiner Gesundheit und Leistungsfähigkeit sichert.

Ein Sonderfall ist die Lüftung von *Krankenhäusern.* Zentrale Anlagen haben sich hier meist nicht bewährt (wirtschaftliche Gründe, zu verschiedener Luftbedarf der einzelnen Räume).

Während der warmen Jahreszeit reicht in Krankenzimmern die Fensterlüftung aus. Im Winter ist eine Vorwärmung der Frischluft erforderlich, wozu in erster Linie der Raumheizkörper zu benutzen ist. Das kann mit Hilfe bestimmter Spezialfenster (vgl. z. B. Abb. 29) erreicht werden. Von einer Lüftung der Operationsräume während des Betriebes wird abgeraten; es ist noch offen, ob Klimaanlagen eine voll befriedigende Lösung dieses Lüftungsproblems bringen werden. Für die übrigen Betriebsräume reicht einfache Fensterlüftung nur aus, wenn sich deren Benutzung von der gewöhnlicher Büro- oder Wohnräume nicht unterscheidet. Andernfalls sind ausreichende Lüftungsverfahren zur Anwendung zu bringen (Lüftungsanlagen für Warte- und Umkleideräume, Röntgenräume, Kochküchen usw.).

Für die Lüftung von *Sammelschutzräumen* gelten andere Gesichtspunkte als für die gewöhnliche Raumlüftung. In diesem Falle kommt es in erster Linie darauf an, daß die Raumluft infolge der Kohlensäureabgabe der Schutzrauminsassen keinen überhöhten Kohlensäuregehalt bekommt. Als äußerster, gesundheitsgefährlicher Grenzwert gilt hier ein Kohlensäuregehalt von 4%.

Nach den gesetzlichen Bestimmungen (1. Ausführungsbestimmung zu § 1 der 2. Durchführungsbestimmung zum Luftschutzgesetz [Schutzraumbestimmung] vom 4. 5. 1937, Reichsgesetzblatt I, S. 568) muß ein Schutzraum künstliche Belüftung haben, wenn der Luftraum je unterzubringenden Schutzrauminsassen weniger als 3 cbm beträgt. Dann müssen bei nicht tätigen Personen 20—30 Liter Luft je Kopf und Minute, bei arbeitenden Personen bis zu 100 Liter je Kopf und Minute zugeführt werden. Mindestens ist aber in der Stunde ein einmaliger Luftwechsel sicherzustellen, damit ein genügender Überdruck im Raum erzielt wird. Es wird dabei angenommen, daß der Atmende im Ernstfall $\frac{1}{2}$ Liter Kohlensäure in der Minute hervorbringt. Bei einem Luftraum von 1 cbm je Insasse und einer Frischluftzufuhr von 24 Liter je Person wird die Raumluft nach $2\frac{1}{2}$ Stunden einen Kohlensäuregehalt von 2% haben. Er beträgt nach $3\frac{1}{2}$ Stunden 2,1% und bleibt dann konstant.

4. Begutachtung von Lüftungseinrichtungen.

Zur Beurteilung der *Leistungsfähigkeit* einer Lüftungseinrichtung ist zunächst die Kenntnis der zu- oder abgeführten *Luftmenge* erforderlich. Die Luftmenge kann entweder im Kanal oder an den Zuluftöffnungen im Raum gemessen werden; die Lüftungsingenieure bevorzugen die Messung im Kanal mit Hilfe des Venturi-Rohres.

Für diese Messung ist der Hygieniker nicht zuständig. Seine Aufgabe kann es lediglich sein, an Luftein- und Luftaustrittsöffnungen die Luftgeschwindigkeit zu messen, womit ein Anhaltspunkt für die ungefähre Bestimmung der Luftmenge gewonnen wird. Die Messungen haben entweder in der Öffnungsebene oder am Lüftungsgitter zu erfolgen und sind möglichst zahlreich an verschiedenen Stellen durchzuführen. Zur Messung werden geeichte *Anemometer* verwendet, die möglichst eine unmittelbare Ablesung der Luftgeschwindigkeit in m/s erlauben. Ist (F) die freie Fläche der Öffnung in qm und (w) die erhaltene mittlere Luftgeschwindigkeit in m/s, so errechnet sich die stündlich durch die Öffnung hindurchströmende Luftmenge (V) nach folgender Formel $V = F \cdot w \cdot 3600$ cbm/Std.

Häufig wird die Notwendigkeit bestehen, sich über den *Weg der Luftströmung* im Raum ein anschauliches Bild zu machen.

Neben der üblichen Rauchprobe eignet sich zur Sichtbarmachung von Luftströmungen das Titanium tetrachloratum, weil es in der Anwendung sehr handlich ist und auch kaum lästiger wirkt als die ebenfalls dafür benutzten Ammoniakdämpfe. — Bei Lüftungs- und Klimaanlagen werden in der Regel Messungen der Temperatur (mit strahlungsgeschützten, eichfähigen Thermometern mit Teilung auf $^1/_5^0$ C) und der Feuchtigkeit (mit dem Assmannschen Psychrometer) zu machen sein. Werden in der Aufenthaltszone bei normaler Raumbesetzung keine größeren Temperaturunterschiede als 2^0 festgestellt, so kann die Luftverteilung als hinreichend gleichmäßig angesehen werden.

Von sehr großer Bedeutung pflegt die Untersuchung auf *Zugfreiheit* zu sein. Bewegte Luft wird dann zur „Zugluft", wenn ihre Temperatur und Bewegungsstärke für die menschliche Empfindung nicht zueinander paßt. Bei Klagen über Zugluft ist daran zu denken, ob sie nicht in Wirklichkeit auf zu große Wärmeabstrahlung nach kalten Flächen hin zurückgeführt werden müssen.

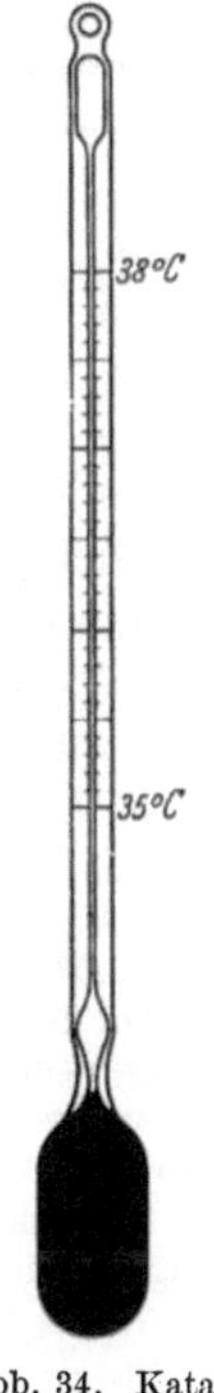

Abb. 34. Katathermometer. (Aus Bradtke-Liese: Hilfsbuch für raum- und außenklimatische Messungen.)

Die Prüfung kann durch das Gefühl erfolgen (längerer Aufenthalt an der zu prüfenden Stelle mit entblößtem Kopf oder Hals). Zur quantitativen Beurteilung bedient man sich der mit dem trockenen Katathermometer zu messenden *„Abkühlungsgröße,,* (*Katawert, Kühlstärke*). — Für Versammlungsräume ist die Forderung aufgestellt worden, daß in der Aufenthaltszone der Menschen bei einer Lufttemperatur von 20^0 kein größerer Katawert als 6 gemessen wird. — Werden an den gleichen Meßstellen Katamessungen und Messungen der Lufttemperatur (mit einer Genauigkeit von $^1/_{10}^0$) gemacht, so läßt sich aus diesem Zahlenpaar die an der Meßstelle herrschende *Luftgeschwindigkeit* berechnen, wobei es gleichgültig ist, ob es sich um eine gerichtete oder diffuse Luftbewegung handelt. — Dasselbe Wertepaar dient zur Ermittlung der sog. *„Behaglichkeitsziffer"*. Sie wird erhalten durch Division von Lufttemperatur: Katawert. Als Orientierungsregel darf gelten, daß die günstigsten Werte zwischen 3 und etwa 4,5 liegen. Werte zwischen 5 und 6 deuten auf warme, zwischen 2 und 2,5 auf kühle Luftzustände hin. Nach den bisherigen Erfahrungen gelten für den Sommer die höheren Werte. Die Behaglichkeitsziffern sind nur insoweit verwendbar, als Temperatur und Bewegung der Luft die maßgeblichen raumklimatischen Faktoren sind, stärkere Einflüsse durch die Luftfeuchtigkeit und von Wärmestrahlungsquellen her fehlen.

Die *Messung der Abkühlungsgröße* wird mit dem von L. Hill angegebenen Katathermometer (Abb. 34) ausgeführt. Zur Verwendung sollen nur geeichte Thermometer (möglichst mit Quecksilberfüllung) kommen, auf deren Stiel außer den beiden Temperaturmarken von 38⁰ und 35⁰ C auch die Eichziffer eingeätzt ist. Zum Gebrauch wird das Instrument im Wasserbade (Thermosflache) von 50—70⁰ aufgewärmt, sehr gut abgetrocknet (weicher Lappen) und dann so an der Meßstelle aufgehängt, daß es nicht pendeln kann. Mit der Stoppuhr wird (auf Zehntel-Sekunden genau) die Zeit bestimmt, die der Thermometerfaden braucht, um von 38 auf 35⁰ zu fallen. Ist z. B. der Eichwert des Instruments 480 und wurde eine Zeit von 96 Sekunden gestoppt, so beträgt die Abkühlungsgröße $480:96 = 5$. Der Beobachter muß darauf achten, daß er selbst an der Meßstelle keine zusätzliche Luftbewegung hervorruft.

Kommt es darauf an Lüftungsverfahren und -anlagen hinsichtlich ihrer Anwendung zur Verbesserung verwickelter *arbeitsklimatischer Bedingungen* zu prüfen, so werden die besprochenen Untersuchungsmethoden nicht in allen Fällen ausreichen. Nötigenfalls müssen andere Beurteilungsverfahren herangezogen werden. Erwähnt sei u. a. die „Naßtemperatur" (mit dem feuchten Thermometer gemessen), der mit dem Psychrometer festgestellte Unterschied zwischen Trocken- und Naßtemperatur (d. h. die sog. psychrometrische Differenz) und die davon abgeleiteten Luftzustandgrößen (Gesamtwärmeinhalt der Luft, physiologisches Sättigungsdefizit usw.), die von den amerikanischen Forschern eingeführte „wirksame Temperatur" (effective temperature) oder die in Frankreich gebräuchlich werdende sog. „resultierende Temperatur".

Zum Unterschied vom Sättigungsdefizit (S. 117) versteht man unter dem „physiologischen Sättigungsdefizit" die Differenz zwischen dem Sättigungsdruck bei der Temperatur von 36,5⁰ (= 45,84) und dem tatsächlich vorhandenen Dampfdruck. Es ergibt sich also, daß bei gleicher relativer Feuchtigkeit die physiologischen Sättigungsdefizite mit steigender Temperatur nicht, wie es beim Sättigungsdefizit der Fall ist, größer werden, sondern sinken. Ein anderer Temperaturbegriff, der im Schrifttum häufiger erwähnt wird, ist die „Äquivalenttemperatur", die gelegentlich auch „Pröttemperatur" genannt worden ist. Sie wird mit Hilfe der Faustformel $t + 2p$ berechnet, worin t die Lufttemperatur und p die zugehörige Dampfspannung bedeutet. Durch Multiplikation der Äquivalenttemperatur mit dem Wert 0,24 wird der ebenfalls benutzte sog. „Gesamtwärmeinhalt" feuchter Luft erhalten. — Zur Ermittlung der zusammengesetzten Temperaturbegriffe (wirksame Temperatur usw.) werden entsprechende Kurvenblätter benötigt.

Geräuschbelästigungen dürfen durch den Betrieb von Lüftungs- und Klimaanlagen nicht auftreten. Es kann verlangt werden, daß die von den Anlagen verursachten Geräusche im unbesetzten Raum unterhalb bestimmter Lautstärken liegen (z. B. Konzertsäle 20 Phon, Hörsäle 25 Phon, gewöhnliche Versammlungsräume 30 Phon usw.). Zur Messung ist möglichst ein objektiv anzeigender Lautstärkemesser zu benutzen.

5a. Verfahren nach PETTENKOFER zur Bestimmung des Kohlensäuregehaltes der Luft.

Zur Bestimmung benötigt man eine Barytlauge, die im Liter 3,5 g Bariumhydroxyd und 0,2 g Bariumchlorid enthält und eine Oxalsäurelösung, die durch Auflösen von genau 1,405 g krystallisierter Oxalsäure ($C_2O_4H_2 + 2H_2O$) in einem Liter destilliertem Wasser erhalten worden ist. Als Indikator werden beim Titrieren 1—2 Tropfen einer alkoholischen Phenolphthaleinlösung benutzt. Bei diesen Konzentrationen wird erreicht, daß 1 ccm Oxalsäurelösung ebensoviel Bariumhydroxyd bindet wie $^1/_4$ ccm Kohlensäure bei 0⁰ und 760 mm Druck, wodurch sich die Berechnung des Ergebnisses erleichtert. Die für die Barytlauge benutzte Vorratsflasche muß eine Kalilaugevorlage besitzen, in der die Kohlensäure der bei der Entnahme nachströmenden Luft restlos absorbiert wird.

Die zu untersuchende Luft wird mittels Blasebalgs in eine gut getrocknete 5 Liter-Glasflasche gepumpt (Atmungsluft vermeiden!), deren Inhalt genau ausgemessen ist (siehe Abb. 35). Beim Einfüllen der Untersuchungsluft soll 5malige Erneuerung der Flaschenluft erreicht werden. Sodann werden mit der Pipette genau 100 ccm Barytlauge aus der Vorratsflasche in diese Flasche gegeben. Die Pipette darf dabei nicht ausgeblasen werden; die letzten Tropfen werden durch Verschluß des oberen Pipettenendes mit dem Finger und Erwärmen des Pipettenbauches mit der Hand herausgedrückt. Jetzt wird die Flasche mit einer Gummikappe verschlossen und 15 Minuten lang durchgeschüttelt, wobei die Flaschenluft zur Absorption der Kohlensäure gut mit der Barytlauge in Berührung kommen muß.

Dabei ist darauf zu achten, daß die Barytlauge nicht gegen die Gummikappe spritzt. Um das Absitzen des kohlensauren Baryts (die Lösung trübt sich beim Schütteln), was 3 Stunden und länger dauern kann, zu vermeiden, wird nach Entfernung der Gummikappe eine Filtervorrichtung auf die Flasche aufgesetzt, wie sie Abb. 36 zeigt. Der kleine Trichter, der in die getrübte Barytlauge eintauchen muß, trägt einige Lagen Filtrierpapier und darüber ein dünnes Leinwandläppchen. In den Schlauch wird sodann bei z eine Pipette eingesteckt und unter Öffnen des Quetschhahnes h von der Absorptionsflüssigkeit genau die Menge von 25 ccm abpipettiert. Diese abgesaugte Barytlösung muß völlig klar sein und wird unter weitgehender Vermeidung von Luftzutritt in ein ERLENMEYER-Kölbchen gefüllt und nach Zusatz von 2—3 Tropfen des Indicators mit der Oxalsäurelösung

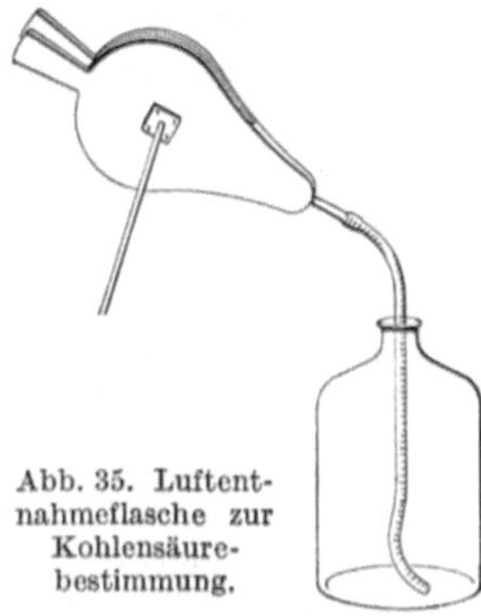

Abb. 35. Luftentnahmeflasche zur Kohlensäurebestimmung.

titriert. Die Differenz, die sich jetzt beim Titrieren zu dem Wert ergibt, den die Ausgangsbarytlösung beim Titrieren mit der Oxalsäure liefert, zeigt unmittelbar an, wieviel Kubikzentimeter Kohlensäure das in die Flasche eingepumpte Luftvolumen enthalten hat. Es braucht jetzt nur noch das Flaschenvolumen von den beim Versuch herrschenden Temperatur- und Druckbedingungen auf 0⁰ und 760 mm umgerechnet und der Wert der gefundenen Kubikzentimeter Kohlensäure durch das errechnete Flaschenvolumen dividiert und mit 1000 multipliziert zu werden, um den Kohlensäuregehalt in Promille zu erhalten. Es empfiehlt sich, die Titration mit einer zweiten 25 ccm-Portion zu wiederholen, die sich aus der Versuchsflasche noch unschwer in der angegebenen Weise herauspipettieren läßt. Eine vorherige Einübung der Methode ist anzuraten, die am besten mit reiner Außenluft vorgenommen wird, deren Kohlensäuregehalt — abgesehen von möglichen Schwankungen — durchschnittlich 0,3⁰/₀₀ beträgt.

Beispiel: Die zur Entnahme der Luftprobe benutzte Flasche möge einen genauen Inhalt von 4988 ccm haben. Da zur Absorption der Kohlensäure 100 ccm Barytlauge eingefüllt werden, so bleiben als wirklicher Luftraum nur 4888 ccm übrig, die der Berechnung zugrunde zu legen sind. Die während des Versuchs für Lufttemperatur und Luftdruck gemessenen Werte mögen 25⁰ und 740 mm betragen haben. Das

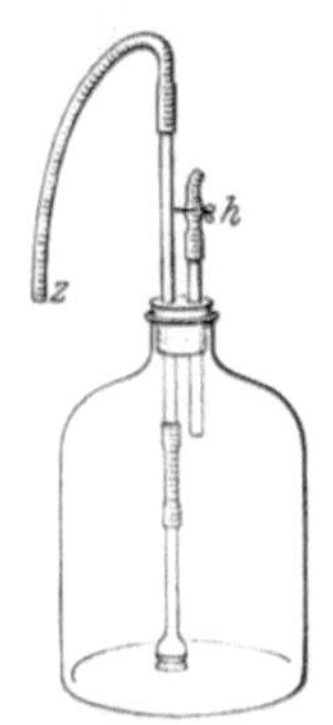

Abb. 36. Flasche zum Einfüllen und Filtern der Barytlauge.

Luftvolumen in der Flasche muß also auf Normalbedingungen von 0⁰ und 760 mm umgerechnet werden, was mit Hilfe der bekannten Formel $V_{0°,760} = \dfrac{V_b \cdot B}{(1 + a \cdot t) \cdot 760}$ geschieht, worin $a = {}^1/_{273}$ (Ausdehnungskoeffizient für Gase), $B = 740$ und $t = 25$ zu setzen ist. Unter Benutzung der in der beigegebenen Zahlentafel eingetragenen Werte ergibt sich, daß $B/740 = 0,9737$ und $(1 + a \cdot t) = 1,0917$ wird. Für das auf 0⁰ und 700 mm reduzierte Flaschenvolumen wird also nach dem Ausdruck $\dfrac{4888 \cdot 0,9737}{1,0917}$ der Wert 4359 ccm erhalten.

Zahlentafel.

$(1 + t\,a)$ [1]	$B/760$ [2]	$(1 + t\,a)$ [1]	$B/760$ [2]
bei —20⁰ = 0,9267	bei 730 mm = 0,9605	bei + 10⁰ = 1,0367	bei 760 mm = 1,0000
„ —15⁰ = 0,9450	„ 735 mm = 0,9671	„ + 15⁰ = 1,0550	„ 765 mm = 1,0066
„ —10⁰ = 0,9633	„ 740 mm = 0,9737	„ + 20⁰ = 1,0733	„ 770 mm = 1,0132
„ — 5⁰ = 0,9817	„ 745 mm = 0,9803	„ + 25⁰ = 1,0917	„ 775 mm = 1,0197
„ 0⁰ = 1,0000	„ 750 mm = 0,9868	„ + 30⁰ = 1,1100	„ 780 mm = 1,0263
„ + 5⁰ = 1,0183	„ 755 mm = 0,9934		

[1] Differenzbetrag je 1⁰ = 0,0037. [2] Differenzbetrag je mm = 0,0013.

Wären dann ferner bei der Titration der Barytlösung der Vorratsflasche für 25 ccm Lauge 22,6 ccm Oxalsäurelösung und für 25 ccm der in Versuch gewesenen Barytlauge nur mehr 18,2 ccm Oxalsäurelösung verbraucht worden, so entfällt die sich ergebende Differenz von 4,4 ccm auf die vorhanden gewesene Kohlensäure bei 0^0 und 760 mm.

Der Promillegehalt der untersuchten Luft an Kohlensäure errechnet sich schließlich nach der Proportion

$$4359 : 4,4 = 1000 : x \qquad x = \frac{4,4 \cdot 1000}{4359} = 1,01^0/_{00}.$$

5b. Schnellverfahren nach LUNGE-ZECKENDORF zur Bestimmung des Kohlensäuregehaltes der Luft.

Vielfach wird es genügen, wenn man sich schnell einen annäherungsweise richtigen Wert verschaffen kann. Hierfür ist das von LUNGE-ZECKENDORF in die hygienische Untersuchungsmethodik eingeführte Verfahren brauchbar, das noch den Vorteil hat, sich die benötigte Apparatur selbst herstellen zu können. Wenn das gut nach der Vorschrift geschieht, so geben die unten aufgeführten Mittelwerte annähernd richtige Ergebnisse. Die Genauigkeit läßt sich zu völlig befriedigenden Angaben steigern, wenn der betreffende Apparat in 2 bis 3 Luftarten mit verschiedenem, gut bekannten Kohlensäuregehalt geeicht wird und die dabei gefundenen Werte zur Korrektur der angegebenen Zahlentafel benutzt werden. Damit werden die durch die Größenabweichungen der Flasche und des Gummiballons sonst womöglich bedingten Fehlerquellen vermieden. Das Gerät kann von einer einzigen Person bedient werden und gibt bei genügendem Vertrautsein durchaus zuverlässige Werte. Auch hierbei muß darauf geachtet werden, daß keine Ausatmungsluft mit eingesaugt wird. Die Zusammenstellung des Geräts geschieht folgendermaßen:

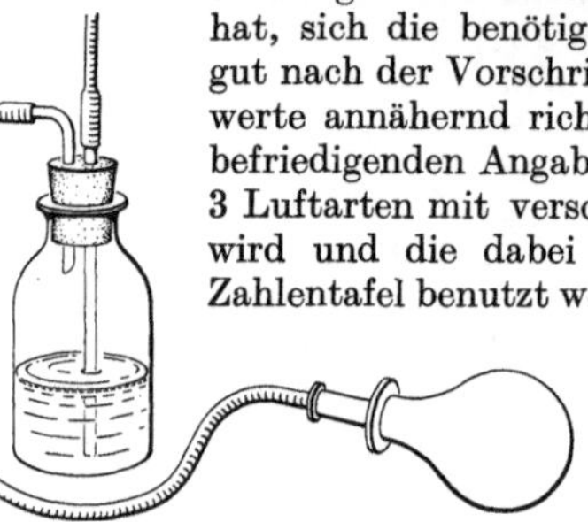
Abb. 37. Flasche zur Kohlensäurebestimmung nach LUNGE-ZECKENDORF.

Zu einem Pulverfläschchen (s. Abb. 37) von etwa 80 ccm Inhalt wird ein passender, doppelt durchbohrter Kautschukstopfen ausgesucht. Die eine Bohrung trägt ein gerades bis zum Boden des Fläschchens reichendes Glasrohr und an dessen äußerem Ende ein Stück Gummischlauch; durch die andere Bohrung ist ein kurzes gekrümmtes Glasrohr gesteckt, dessen äußeres Ende durch einen Kautschukschlauch mit einem Gummiballon von etwa 70 ccm Fassungsvermögen verbunden ist. Ein Längsschlitz von etwa 1 cm Länge in dem letzterwähnten Gummischlauch liefert ein Ventil, das beim Zusammendrücken des Ballons die Luft vollständig austreten läßt, wenn gleichzeitig der Schlauchansatz auf dem geraden Glasrohr (z. B. durch scharfes Umknicken) zugeklemmt wird; läßt man dann den Ballon los und hebt gleichzeitig jenen Verschluß auf, so geht alle Luft nur durch das gerade Glasrohr und das Pulverfläschchen in den Ballon, während das Ventil keine Luft passieren läßt.

Zur Ausführung der Analyse bringt man in das Fläschchen 10 ccm einer dünnen, mit Phenolphthalein rot gefärbten Sodalösung (man hält sich zweckmäßig eine Lösung von 5,3 g wasserfreier Soda in 1 Liter $= ^1/_{10}$ Normallösung vorrätig, in welcher man 0,1 g Phenolphthalein aufgelöst hat. Von dieser Lösung verdünnt man am Versuchstage 2 ccm mit 100 ccm destilliertem, ausgekochtem und wieder abgekühltem Wasser. Sodann läßt man mit Hilfe des Ballons und der beschriebenen Ventilwirkung eine Ballonfüllung Luft des Untersuchungsraumes nach der anderen durch die Sodalösung streichen. Nach jeder frischen Füllung schließt man den offenen Schlauch durch scharfes Abknicken und schüttelt das Gläschen eine volle Minute lang, damit alle CO_2 der Luft absorbiert wird. In dieser Weise fährt man fort, bis die Sodalösung entfärbt ist. Aus der bis dahin verbrauchten Zahl von Ballonfüllungen läßt sich der CO_2-Gehalt der Luft annähernd entnehmen. Im Mittel braucht man in einer Luft von

$0,3^0/_{00}$ CO_2	48	Ballonfüllungen		$0,9^0/_{00}$ CO_2	10	Ballonfüllungen
$0,4^0/_{00}$ CO_2	35	,,		$1,0^0/_{00}$ CO_2	9	,,
$0,5^0/_{00}$ CO_2	27	,,		$1,2^0/_{00}$ CO_2	8	,,
$0,6^0/_{00}$ CO_2	21	,,		$1,4^0/_{00}$ CO_2	7	,,
$0,7^0/_{00}$ CO_2	17	,,		$1,5^0/_{00}$ CO_2	6	,,
$0,8^0/_{00}$ CO_2	13	,,				

Geht der CO_2-Gehalt über $1,5^0/_{00}$ hinaus, so ist es besser, den Versuch mit einer doppelt so starken Sodalösung (2 ccm der Stammlösung mit 50 ccm Wasser verdünnt) zu wiederholen. Bei Verwendung dieser Lösung zeigen an

$1,2^0/_{00}$ CO_2	16	Ballonfüllungen	$2,5^0/_{00}$ CO_2	6	Ballonfüllungen
$1,5^0/_{00}$ CO_2	12	,,	$3,0^0/_{00}$ CO_2	5	,,
$2,0^0/_{00}$ CO_2	8	,,	$3,7^0/_{00}$ CO_2	4	,,
$2,2^0/_{00}$ CO_2	7	,,			

6. Bestimmung der „natürlichen Ventilation".

Zunächst wird der Inhalt des Raumes ausgemessen, wobei vorhandene Möbel, Einrichtungsgegenstände u. dgl. abzuziehen sind. Sodann reichert man die Luft mit Kohlensäure (am besten aus der Bombe) an, mischt sie gut durch (Schwenken von Tüchern oder dgl.) und bestimmt den jetzt vorhandenen Kohlensäuregehalt. Nach $1/_2$—1 Stunde, während welcher Zeit der Raum sich selbst überlassen blieb, wird die Kohlensäurebestimmung wiederholt, die nunmehr einen kleineren Wert als beim erstenmal liefert. In der Zwischenzeit sind Kohlensäurebestimmungen in der Luft der angrenzenden Räumlichkeiten und gegebenenfalls im Freien gemacht worden, aus denen das Mittel gebildet wird. Die während der gewählten Versuchszeit in den Raum eingedrungene Frischluftmenge berechnet sich nach der Formel von SEIDEL:

$$C = 2{,}303 \cdot M \cdot \log \frac{p_1 - a}{p_2 - a},$$

worin

C = eingedrungene Luftmenge in Kubikmeter,
M = Rauminhalt in Kubikmeter,
p_1 = der zu Beginn des Versuchs $\}$ vorhandene Kohlensäuregehalt und
p_2 = der am Ende des Versuchs
a = das Mittel aus den Kohlensäuremengen der anstoßenden Räume ist.

Beispiel: Zimmergröße 82 cbm; Versuchsdauer $^3/_4$ Stunde: $p_1 = 3{,}2^0/_{00}$, $p_2 = 2{,}75^0/_{00}$; Kohlensäuregehalt in den angrenzenden Räumen bzw. im Freien 0,5; 0,6; 0,7 und $0{,}3^0/_{00}$, mithin Kohlensäuregehalt der zuströmenden Luft im Mittel $a = 0{,}5^0/_{00}$.

Also ist

$$C = 2{,}303 \cdot 82 \cdot \log \cdot \frac{3{,}2 - 0{,}5}{2{,}75 - 0{,}5},$$
$$= 2{,}303 \cdot 82 \cdot \log \cdot 1{,}20,$$
$$= 2{,}303 \cdot 82 \cdot 0{,}079,$$
$$= 24{,}8 \text{ cbm}/^3/_4 \text{ Std.} = \textit{33,07 cbm/Std.}$$

g) Heizung.
1. Heizung und Raumerwärmung.

Bei einer *mittleren Jahrestemperatur* in Königsberg von 7^0 und in Köln von 10^0 C zwingen die klimatischen Verhältnisse in Deutschland an annähernd 230 Tagen des Jahres zur *künstlichen* Erwärmung unserer Gebäude. Die Höhe der alljährlich wiederkehrenden Heizungskosten stellt daher keine nebensächliche Belastung der Lebenskosten dar; sie ist durch zweckmäßige Heizungsanlagen, von denen aber auch ein vernünftiger Gebrauch gemacht werden muß, möglichst klein zu halten. *Die Heizung soll nicht lediglich den Wärmebedarf des sich während der kalten Jahreszeit auskühlenden Gebäudes decken,* also nicht nur eine bestimmte Heizleistung gewährleisten. Es ist außerdem zu fordern, daß das gewählte *Wärmetransportmittel* (Luft, Wasser, Dampf) für die Raumgattung (Wohn-, Büro-, Schul-, Fabrikgebäude usw.) paßt, daß das *Heizverfahren* die wärmetechnische Anlage und Ausgestaltung des Gebäudes (Art der Wandbauart) richtig ergänzt, daß die *Wärmeabgabe* seitens der Heizquelle in einer Form erfolgt, die den Bedürfnissen des menschlichen Körpers gerecht wird, und daß schließlich der *Betrieb* der Heizung in jeder Hinsicht gefahrlos ist.

Solange sich der menschliche Körper „trocken" entwärmt, geht in ruhender Umgebungsluft die Hälfte der gesamten Energieausfuhr über die Wärmeabstrahlung vor sich. Etwa die Hälfte dieses Wertes beträgt der über die Strömung und Leitung abfließende Anteil, wobei die Strömungs-(Konvektions-)vorgänge den bei weitem größeren Teil bewältigen. In unserem Klima sind wir darauf eingestellt, daß die umgebenden Gegenstände meist kühler als die Körperoberfläche sind. Der Körper verliert also in der Regel mehr Wärme durch Strahlung, als er empfängt. (Es sei daran erinnert, daß beim Wärmeaustausch durch Strahlung die Zwischenluft, also ihre Temperatur, Feuchtigkeit und Bewegung praktisch einflußlos ist. Erst bei der Absorption wird die Strahlung in Wärme umgesetzt.) Aber sowohl im Freien und besonders im geheizten Raum kann sich der Strahlungsaustausch zwischen Mensch und Umgebung umkehren, so daß der Körper zur thermischen Gleichgewichtserhaltung entsprechende Regulationen vornehmen muß. Andererseits kann der Strahlungsverlust nach kalten Flächen hin so unerträglich groß werden, daß Gesundheitsstörungen (Erkältungen) auftreten. Die „*Empfindungstemperatur*" des Menschen im Raum ist eine Temperatur, die zwischen der Temperatur der Luft und der mittleren Oberflächentemperatur der Wände einschließlich etwaiger Heizflächen liegt. Die Temperaturempfindung in einem Raum mit größerem Unterschied zwischen Luft- und Wandtemperatur ist so, wie man sie in einem ausgekühlten Raum hat, der rasch hochgeheizt worden ist. In ihm friert man, trotzdem das Thermometer eine „richtige" Luftwärme anzeigt.

Wenn die Forderung aufgestellt wird, daß bei uns die *Lufttemperatur im geheizten Raum* etwa um 18,5⁰ C — für alte und kranke Personen bis zu höchstens 21⁰ C — liegen soll, so wird dabei stillschweigend vorausgesetzt, daß auch die mittlere Oberflächentemperatur der raumbegrenzenden Flächen nicht wesentlich darunter liegt.

Beträgt z. B. in einem Raum die Lufttemperatur 19⁰ und die mittlere Wandtemperatur 15⁰, so zeigt der Versuch, daß er für den Menschen etwa die gleiche Wärmebeanspruchung hat wie ein Raum, dessen mittlere Luft- und Wandtemperatur rund 17⁰ ist. Soll der Raum die verlangte Behaglichkeit besitzen, so müßte bei seiner Wandtemperatur die Lufttemperatur nicht 19⁰, sondern fast 21,5⁰ betragen. Als orientierende Feststellung darf gelten, daß nicht gerade extreme Abweichungen von einer mittleren Temperatur der Wände von 18,5⁰ C je Grad nach unten durch Erhöhung der Lufttemperatur um einen guten halben Grad ausgeglichen werden müssen, wenn die gleiche Behaglichkeit herrschen soll. — In solchen Fällen können Heizungen, die ihre Wärme vornehmlich durch Strahlung abgeben, recht vorteilhaft sein. Die wichtige Frage, ob bzw. inwieweit im geheizten Raum ein bestimmtes Zusammenwirken von Strahlungs- und Strömungswärme aus Behaglichkeitsgründen erwünscht ist, kann heute noch nicht als geklärt gelten. Jedoch ist von Luftheizungen her bekannt, daß ein vorzugsweise durch Wärmeströmung erwärmter Raum — solange keine lästigen Luftbewegungen spürbar werden — angenehmer empfunden wird als z. B. das andere Extrem, wie es die ausgesprochene Strahlheizung (Anstrahlung) ist. Wollte man vom Standpunkt der menschlichen Erwärmung die verschiedenen Forderungen auf eine Linie bringen, so dürfte die mittlere Wandtemperatur nicht wesentlich unter der Lufttemperatur und die mittlere Oberflächentemperatur der Heizfläche nicht wesentlich über der menschlichen Oberflächentemperatur liegen. Eine Verwirklichung dieser Forderungen würde aber häufig zu übergroßen Heizflächen führen.

2. Allgemeine Anforderungen an Heizungsanlagen.

Da die Außentemperatur in unserem Klima außerordentlichen Schwankungen unterliegt, müssen die Heizeinrichtungen zur Einhaltung der behaglichen Raumtemperatur *möglichst gut regelbar* sein.

Leider herrscht in vielen Kreisen eine gedankenlose und überdies ungesunde Wärmeverschwendung. Die Regelung der Raumwärme wird oftmals nicht mit der Feuerung oder den Regelvorrichtungen betrieben, sondern mit Hilfe der Fenster. Im Laufe der Zeit angewöhnte, viel zu hohe Raumtemperaturen — man findet nicht selten Temperaturen von 25⁰ C! — werden ängstlich eingehalten. Besonders in Räumen mit Zentralheizung ist eine *gedankenlose Überheizung* der Räume an der Tagesordnung, die bei unzähligen Menschen

Erkältungskrankheiten und andere Gesundheitsstörungen begünstigt. In Schulen, Bürogebäuden, Krankenhäusern, Versammlungsräumen läßt sich diese Überheizung noch immer viel zu oft feststellen; besonders nachteilig kann sie in Räumen sein, in denen sich die Menschen in warmer Straßenkleidung aufzuhalten pflegen (Warenhäuser, Kaufläden, Eisenbahnabteile). Der Übelstand hat seine Ursache schon meist darin, daß der Heizer in dem mißverständlichen Glauben, daß „schlecht" heizen gleichbedeutend sei mit zu wenig heizen und daß er nur zu geringer Wärme wegen sich Vorwürfen aussetze, die Heizungen zu stark anspannt und die Regelvorrichtungen nicht genügend benützt. Bei Einzelheizungen kommt der Mißstand häufig daher, daß eine zu kleine Ofengröße angeschafft wurde, die zwangsläufig bis aufs äußerste ohne jede Regelung betrieben werden muß.

Die Luft des beheizten Raumes soll einen bekömmlichen *Feuchtigkeitsgehalt* haben (S. 166).

Je niedriger die Außentemperatur, je höher dagegen die Raumtemperatur ist, um so geringer muß die relative Feuchtigkeit und um so größer das Sättigungsdefizit ausfallen. Bei einer durchschnittlichen Wintertemperatur von $+ 4^0$ und einer Außenluftfeuchtigkeit von 85% sinkt für eine Luft dieser Beschaffenheit bei Erwärmung auf 20^0 die Feuchtigkeit auf fast genau 30%. An sich wird eine Luft bei Zimmertemperatur mit einer relativen Feuchtigkeit von nur 20% (= ein Sättigungsdefizit von etwa 10 mm) gut vertragen. Erst dann, wenn die Luft viel Staub und unter Umständen noch brenzliche, durch Destillation des Staubes auf der Heizfläche entstehende Stoffe enthält, treten insofern Belästigungen auf, als es in solcher Luft leicht zu Reizung und Schmerzempfindung auf der Kehlkopfschleimhaut, namentlich bei anhaltendem Sprechen kommt, Erscheinungen, die vermutlich durch Wärmestrahlen bestimmter Wellenlängen noch verstärkt werden. Überschreitet die Temperatur der Heizflächen 70^0, so entstehen nachweislich gewisse Mengen von Kohlenoxydgas, Ammoniak und anderen flüchtigen Produkten durch Erhitzung und trockene Destillation von Staub, der durch die vorhandene Luftbewegung immer wieder auf den Heizkörper gelangt. Die oft zu beobachtende Schwärzung der Raumwand hinter den Heizkörpern rührt von den fortgesetzt durch aufsteigende Luftströme dorthin geführten Staubteilchen her. — Gegen höhere Feuchtigkeitsgrade sind die meisten Menschen bei der Temperatur geheizter Räume sehr empfindlich. Schon eine 60% übersteigende Feuchtigkeit ruft, namentlich sobald etwas Überheizung vorliegt, ein Gefühl von Unlust und Beklemmung hervor. Als obere Grenze für die Luft normal erwärmter Wohnräume ist daher eine Feuchtigkeit von 30 bis höchstens 50% zu bezeichnen.

Für gewöhnlich ist in Räumen mit normalem Luftwechsel eine örtliche Luftbefeuchtung an der Heizquelle völlig überflüssig. Es setzt das freilich voraus, daß die Heizflächen durch Abwaschen *staubfrei* gehalten werden und daß nicht überheizt wird. Staubfangende Heizkörperverkleidungen sind grundsätzlich zu vermeiden; alle Heizkörper sollen glatte Oberflächen haben. Wird sie in Sonderfällen notwendig, so sind verschiedene Vorrichtungen im Gebrauch. Als wirkungsvoll und billig hat sich der unter dem Namen „Lukagra" (Gerät A) bekanntgewordene Luftbefeuchter zum Aufsetzen auf den Heizkörper als Standapparat erwiesen.

Die Temperatur soll im geheizten Raum in der horizontalen und vertikalen Richtung *gleichmäßig verteilt* sein. Namentlich soll in Fuß- und Kopfebene die gleiche Temperatur herrschen.

Hierauf ist sowohl die Größe der Heizfläche wie der Aufstellungsplatz im Raum von Einfluß. In Wohnhäusern und dergleichen wird für die Aufstellung von Heizkörpern in der Regel die Fensternische zu bevorzugen sein. Das Anbringen von Heizkörpern in der oberen Raumhälfte ist zu vermeiden (Fußbodenkälte). Als *Anstrich* ist ein gut hitzebeständiger, abwaschbarer Heizkörperlack zu wählen. Seine Farbe (hellere oder dunklere Tönung) ist entgegen früheren Anschauungen ohne Einfluß auf die Wärmeabgabe; dagegen ist Anstrich mit Aluminiumbronze zu vermeiden (Wärmeabgabe kann wegen ihrer ungünstigen Strahlungszahl bis zu 25% sinken!). — Wünschenswert ist, daß über Nacht keine vollständige Auskühlung der Räume eintritt.

Die Heizung soll keine *gasförmigen Verunreinigungen* in die Raumluft übertreten lassen. Die aus dem Schornstein entweichenden Verbrennungsgase sollen nur einen *leichten, durchsichtigen Rauch* bilden.

Die Erfüllung dieser Forderungen verlangt eine richtige Anlage der Heizung. Hierzu gehört auch der *Schornstein,* der die Feuerungsabgase in die Außenluft ableiten und durch seine Zugstärke der Feuerung die nötige Luft zuführen soll. Verbesserungen werden nötigenfalls durch *Schornsteinaufsätze* angestrebt. Untersuchungen haben jedoch ergeben, daß es nur wenige Bauarten gibt, die bei Wind und Regen wirklich gut wirksam sind. — In den Rauchrohren von Heizöfen dürfen *keine Absperrvorrichtungen* angebracht werden, die das Entweichen der Feuergase in den Schornstein völlig verhindern. Die baupolizeilichen Bestimmungen schreiben meist vor, daß die freibleibende Öffnung dieser sog. Ofenklappen in zusammenhängender Fläche mindestens $1/_4$ des lichten Rauchrohrquerschnittes, mindestens jedoch 20 qcm betragen muß. Von den Vorrichtungen zur Feuerungsregelung, die bei allen neuzeitlichen Ofenbauarten an der Ofentür angebracht sind, ist richtiger Gebrauch zu machen. Unerläßlich ist, daß ein geeigneter Brennstoff ausgewählt wird.

Im Betrieb ist zu beachten: Bei Öfen und Herden darf der Zug nicht zu stark, aber auch nicht zu schwach sein. Bei zu starkem Zug löscht eine an die Aschentür gehaltene Kerze aus. Schlechter Zug beruht vielfach auf Undichtigkeiten in den Kaminen, Öfen oder Herden, wobei die schadhafte Stelle nicht in dem Ofen selbst zu liegen braucht. Vor dem Anheizen ist Rost und Aschenkasten gründlich zu reinigen. Die Luft soll durch den Rost zur Feuerung zutreten; daher Feuertür schließen! Regulierscheibe bei der Feuertür an Öfen beim Anheizen wenig öffnen, solange noch Flammen vorhanden sind. Liegt nur noch Glut auf dem Rost, Scheiben schließen. Bei Öfen mit Füllfeuerung wird der Feuerraum bis etwa $3/_4$ Höhe mit Kohle gefüllt und darüber etwa $1/_2$ kg kleingespaltenes Holz angezündet; später einige Briketts oder Torfstücke auffüllen. Bei Planrostfeuerung $1/_2$ kg kleingespaltenes Holz mit wenig Papier entzünden und mit etwa 2 kg Kohle beschütten. Wenn keine Flamme mehr sichtbar, Glut auf den rückwärtigen Teil des Rostes zurückschieben und das neue Brennmaterial auf den frei gewordenen Teil des Rostes legen. Die Glut darf niemals mit Kohle völlig bedeckt werden. Holz und Torf wird am günstigsten in Faust-, Kohlen in Eigröße verbrannt. Wenn die Glut auf dem Roste zu dunkeln beginnt, muß der Ofen ganz dicht abgeschlossen werden. — Die Einzelfeuerung liefert wesentlich mehr Rauch und Ruß als die Zentralheizung.

Die *Bedienung* der Heizung muß einfach und gefahrlos vor sich gehen können. Geräuschbelästigungen (Dampfheizungen!) sollen nicht auftreten. Der Betrieb muß möglichst sauber vonstatten gehen. Es ist daher wünschenswert, wenn die Beschickung mit den stets staubenden Brennstoffen nur recht selten zu erfolgen braucht. Als *preiswürdig* bezeichnet man eine Heizung, wenn dieselbe ein möglichst hohes Güteverhältnis hat, d. h. wenn ein möglichst großer Bruchteil der insgesamt entwickelten Wärmemenge der Raumerwärmung zugute kommt.

Aus der folgenden Tabelle ist der „Heizwert" der wichtigsten Brennstoffe, d. h. die Wärmemenge, welche 1 kg bei vollständiger Verbrennung ungefähr liefert, und die zur Verbrennung erforderliche Menge Luft von 20^0 C zu ersehen.

3. Beschreibung und Beurteilung der gebräuchlichen Heizungsanlagen.

Brennmaterial	Heizwert kcal	Luftbedarf cbm
1 kg Holz (lufttrocken) . .	3000	5,0
1 kg Torf (lufttrocken) . .	3600	3,7
1 kg Rohbraunkohle. . . .	2500	3,3
1 kg Braunkohlenbriketts .	4500	4,7
1 kg Steinkohle	7000	8,9
1 kg Koks	6800	8,6
1 kg Leuchtgas = 2 cbm . .	11000	11,5

Bei den Heizungsanlagen unterscheidet man *örtliche Heizungen* und *Sammelheizungen* (Zentralheizungen). Zur ersten Art wird die Heizung mit Kachelöfen, eisernen Öfen, Gasöfen und elektrischen Öfen gerechnet. Die Gruppe der Zentralheizungen bilden die Warmwasserheizung, die Dampfheizung und die Luftheizung in ihren verschiedenen technischen Ausführungsformen. Von *Fernheizungen* spricht man, wenn eine größere Anzahl weit auseinanderliegender Gebäude oder ganze Stadtteile von einer einzigen Stelle aus beheizt werden.

a) Örtliche Heizungen. *1. Kachelöfen.* Der Kachelofen ist nicht mit Unrecht eine beliebte Wohnraumheizung. Vorteilhaft ist seine verhältnismäßig recht niedrige Oberflächentemperatur; der Ofen liefert bei richtiger Aufstellung eine angenehme Mischung von Strahlungs- und Strömungs- (Konvektions-) wärme (Abb. 38).

Seine Ausführung in gefälligen Formen und freundlichen Farben macht ihn nicht selten zu einem Schmuckstück des Raumes. Nachteilig kann seine längere Anheizzeit sein und die geringe Regelbarkeit. Deshalb sind für unser Klima große Kachelöfen weniger geeignet; bei niedrigen, aber breiten Öfen ist die Temperaturverteilung im Raum günstiger als bei hohen, schmalen Öfen mit gleicher Wärmeabgabe. Auf dem Markt sind auch Kachelöfen mit eisernem Dauerbrandeinsatz, die häufig so eingebaut werden, daß sie vom Flur aus geheizt werden können (vorteilhaft wegen geringerer Staubbildung im Zimmer). Die Berechnung der notwendigen Größe des Ofens erfolgt mit Hilfe besonderer Leistungstafeln.

2. Eiserne Öfen. In der Entwicklung des Eisenofens haben sich in den letzten Jahrzehnten zwei Hauptbauarten herausgebildet, der *irische Dauerbrandofen* (mit geräumigem, zur Aufnahme eines größeren Brennstoffvorrates dienendem Füllschacht) und der *amerikanische Dauerbrandofen* (mit Korbrost und nicht zugleich als Verbrennungsraum dienendem Fülltrichter) (Abb. 39).

Während der gewöhnliche eiserne Ofen sofort nach Erlöschen des Feuers aufhört, Wärmespender zu sein, gestattet der gut regulierbare Dauerbrenner einen ununterbrochenen Heizbetrieb. Bei geschickter Bedienung braucht nur eine einzige Anheizung während der ganzen Heizzeit erforderlich zu werden. Für die Wohnraumheizung kommen einzig und allein die sog. „Qualitätsöfen" in Betracht, am besten in emaillierter Ausführung, weil sie eine gemilderte Strahlungswärme liefern. Diese vom Eisenofen ausgehende Strahlungswärme kann bei Überheizung des Ofens sehr lästig werden, besonders wenn etwa die Umwandung des Ofens anfängt, zu glühen, wie es bei den sog. „Kanonenöfen" erlebt werden konnte. Für einen Dauerheizbetrieb ist dieser Ofentyp unzulässig; er kann lediglich für gelegentliche Aushilfsheizung in Frage kommen. Eiserne Öfen sind stets *gut staubfrei* zu halten (Staubverschwelung!). Ihre Aufstellung im Raum muß eine ungehinderte Wirkung ihrer Wärmestrahlung zulassen. Eiserne Öfen müssen in richtiger Größe beschafft werden; sie darf nicht einfach geschätzt werden, sondern ist mit Hilfe von Heizleistungstafeln zu berechnen.

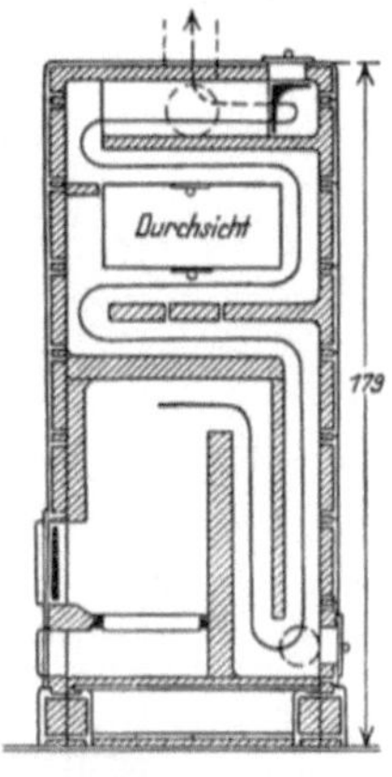

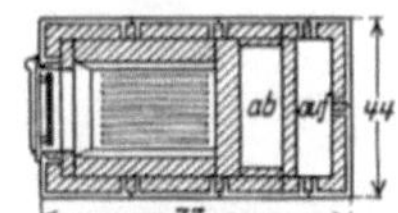

Abb. 38. Kachelofen mit Sturzzug. (Aus RIETSCHEL - GRÖBER: Leitfaden, 11. Aufl.)

3. Die Gasheizung. Die Verwendung von Gasöfen bietet in mancher Hinsicht Vorteile (Vorausbezahlung, Transport und Lagerung von Brennstoff fällt fort; saubere Bedienung, keine Staubentwicklung; geringe Anlagekosten; gute Regelbarkeit; guter Wirkungsgrad). Nachteilig ist, daß die Betriebskosten hoch sind. Nur bei kleinen Gasfeuerungen dürfen die Abgase in den Raum ausströmen; bereits bei den gewöhnlichen Zimmergasöfen muß für Ableitung der Abgase nach außen gesorgt werden (Richtlinien des Preuß. Finanzministers für die Aufstellung von Gasfeuerstätten und Geräten vom 24. 2. 1934).

Die früher häufig als schwerer Nachteil bezeichnete Explosions- und Vergiftungsgefahr bei Gasfeuerstätten kann in Anbetracht der entwickelten Sicherheitsmaßnahmen (Zugunterbrecher, Rückstausicherung, Hahnsicherungen u. dgl.) als überholt bezeichnet werden.

Die Gasöfen werden als Strahlungsöfen (Reflektor-, Radiator- und Glühkörperöfen) sowie als Konvektionsöfen (Junkers Warmluftofen, Pfleiderer-Ofen, Junkers Gasiator) gebaut.

4. Die elektrische Heizung. Sie kann als hygienisch vollkommene Heizung gelten; der Wirkungsgrad der elektrischen Raumheizkörper kann gleich 100%

gesetzt werden. Ihre Betriebskosten sind freilich meist noch so hoch, daß sie nur gelegentlich als Aushilfsheizung angewendet werden kann.

5. Petroleum- und Spiritusöfen, deren Verbrennungsgase nicht unbedingt einer Ableitung in den Schornstein bedürfen, sind für alleinigen Heizbetrieb abzulehnen. Für die Ablehnung sind die gebildeten großen Wasserdampfmengen maßgebender als die starke Kohlensäurebildung oder die mögliche Kohlenoxyd- und Rußbildung. Diese Heizungen kommen nur als Zusatz- oder vorübergehende Ersatzheizungen in Betracht.

b) Sammelheizungen (Zentralheizungen). *1. Die Luftheizung.* Sie ist die älteste Art der Zentralheizung. Als Triebkraft wird der Gewichtsunterschied

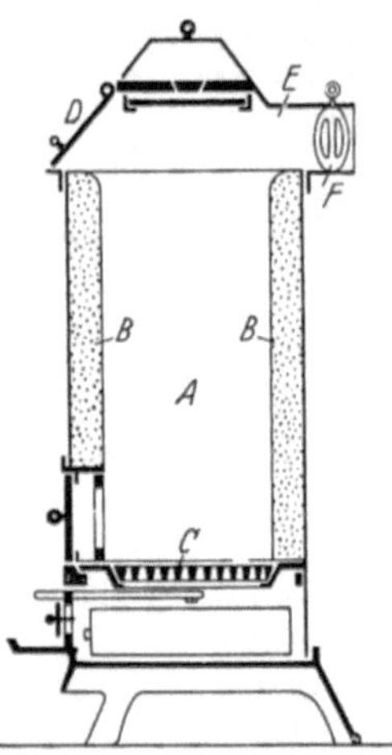

Abb. 39 a. Irischer Ofen.
A Füllschacht, *B* Schamotteausfütterung,
C von außen drehbarer Rost.

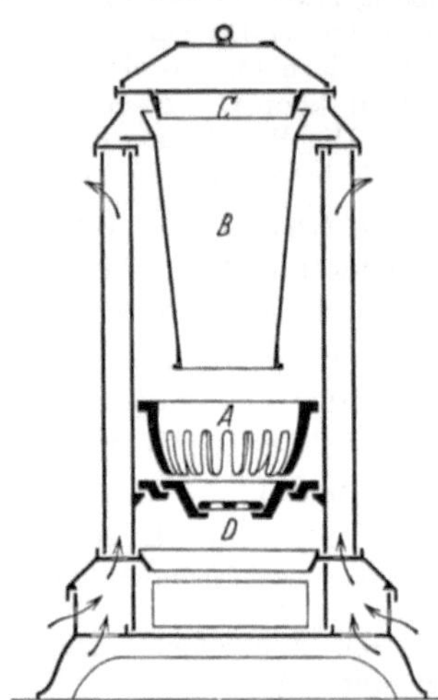

Abb. 39 b. Amerikanischer Dauerbrandofen.
A Korbrost, *B* Fülltrichter, *C* Füllplatte,
D Schüttelrost.

zwischen kalter und warmer Luft ausgenutzt. Die Erhitzung der Luft geschieht mittelbar durch Rauchgase *(Feuerluftheizungen)* oder durch Dampf bzw. Wasser *(Dampf-* oder *Wasserluftheizungen).* Man spricht von Frischluftheizung, wenn die Abluft ins Freie austritt, von Umluftheizung, wenn die Abluft den Räumen wieder zugeführt wird. Da Reinigungsmöglichkeiten meist nicht vorgesehen werden, so ist das Umluftverfahren hygienisch oft nicht einwandfrei. Häufig wird eine Verbindung von Frisch- und Umluftheizung vorgenommen, derart, daß der Umluftbetrieb nur zum Anheizen bzw. Hochheizen der Räume benützt wird.

Solange die Luftheizung nur durch den natürlichen Auftrieb der erhitzten Luft wirkt, ist sie vom Wind und den Temperaturbedingungen der Außenluft *stark abhängig.* Man nimmt daher häufig durch Einbau von Lüftern auf die Luftführung Einfluß. Luftheizungen bieten manchen *Vorteil* (kleine Anlagekosten, keine Aufstellung von Heizkörpern im Raum, gleichzeitige Lüftung der Räume), sind aber nur dann voll befriedigend, wenn *Wärme- und Lüftungsbedarf einigermaßen gleich sind.* — In den Berichten über ausgeführte Luftheizungen wird stets betont, daß Planung *vor* Baubeginn und engste Zusammenarbeit zwischen Architekt und Heizungsfirma notwendig ist, um zu einem einwandfreien Betrieb zu kommen (richtige Wahl der Entnahmestelle für die Frischluft, gute Ausführung der Kanäle, Lufttemperatur bei Eintritt in die Räume nicht höher als 40—50° usw.). — Für Wohnbauten eignet sich diese Heizung nicht, wenngleich neuerdings über gute Erfahrungen mit *Gebläse*-Warmluftheizungsanlagen in kleineren Einzelhäusern berichtet worden ist. Daß sich auch kleinste

Räume mit dieser Heizung in befriedigender Weise heizen und lüften lassen, zeigt das Beispiel der Dampfluftheizung im Münchener Ledigenheim.

Eine Art *einfachster* Luftheizungen stellen die Vorrichtungen dar, wo der Einzelofen (Kachelofen, eiserner Ofen) so gebaut wird, daß er eine (mitunter regelbare) Verbindung mit der Außenluft hat, die ihm die Ansaugung von Frischluft ermöglicht (sog. „Ventilationsöfen"). Raumheizöfen mit aufgesetztem Lüfter (zur Verstärkung der Luftansaugung) sind ebenfalls beschrieben worden. Eine befriedigende zugfreie Lüftung der Räume wird mit diesen Bauarten nicht unter allen Umständen möglich.

2. *Die Warmwasserheizung.* Bei der Warmwasserheizung wird das im Heizkessel erhitzte, spezifisch leichtere Wasser zunächst bis zum höchsten Punkte, dem Ausdehnungsgefäß, nach oben gedrückt, um dann unter steter Abkühlung über die Heizkörper und Fallstrangleitungen dem Kessel wieder zuzufließen *(Schwerkraftheizung)*. Reicht bei größeren Anlagen diese Schwerkraftwirkung zur Überwindung der Leitungswiderstände nicht mehr aus, so

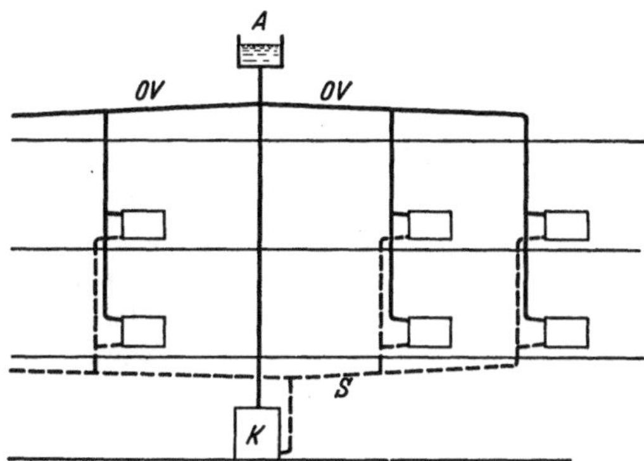

Abb. 40. Warmwasserheizung. Obere Verteilung. Zweirohrsystem. *K* Kessel, *A* Ausdehnungsgefäß, *S* gemeinsamer Rücklauf.

wird in den Umlauf eine Pumpe eingebaut *(Pumpenheizung)*. Da der Wasserinhalt der Anlage durch das Ausdehnungsgefäß mit der freien Atmosphäre in Verbindung steht (wegen Sicherheitsvorrichtungen vgl. DIN-Blatt Nr. 4751), kann der Druck niemals über 1 Atm ansteigen (Abb. 40).

Der Hauptvorteil der Heizung liegt darin, daß die *Oberflächentemperaturen* der Heizkörper niedrig bleiben und diese somit eine milde, angenehme Wärme abgeben. Anlagen, bei denen in unserem Klima Heizkörpertemperaturen von 60° häufig überschritten werden, sind technisch nicht einwandfrei! — (*Nachteile:* hohe Anlagekosten, Gefahr des Einfrierens, beschränkte Regelfähigkeit wegen der recht anhaltenden Nachwärmung). — Die Anlagen werden häufig als Zweirohrsystem (getrennte Vor- und Rücklaufleitungen) und mit oberer Verteilung gebaut (schnellere, kräftigere Wasserbewegung als bei unterer Verteilung, Kühlbleiben der Kellerräume). Die Warmwasserheizung eignet sich für alle Fälle, wo hohe gesundheitliche Ansprüche zu stellen sind (Wohn-, Büro-, Schul-, Krankenhausgebäude u. dgl.). — Sie kann auch als Kleinanlage (Etagenheizung) durchgeführt werden (Abb. 41).

3. *Die Dampfheizung.* Man unterscheidet *Niederdruckdampfheizungen* (meist mit Atmosphärendruck bis höchstens $\frac{1}{2}$ Atmosphäre Überdruck), *Hochdruckdampfheizungen* (Dampfspannung im Heizkörper 1,5—3 Atmosphären) und *Vakuumdampfheizungen* (Dampfdruck unterhalb einer Atmosphäre und innerhalb ziemlich weiter Grenzen veränderlich). Damit ergeben sich *Oberflächentemperaturen* der Heizkörper, die im ersten Fall bis 95° und darüber, im zweiten Fall von 110—130° betragen und sich bei den Vakuumheizungen unter 100° C halten.

Gegen die *Hochdruckdampfheizung* sind grundsätzlich schwere hygienische Bedenken geltend zu machen. — Die *Vakuumheizung* ist eine gute Heizungsart für Fabrikgebäude mit eigener Dampfkraftanlage. — Für Wohnräume kommt lediglich die *Niederdruckdampfheizung* in Betracht. Die Oberflächentemperaturen der Heizkörper liegen bei ihr zwar höher (und sind darum ungünstiger) als bei der Warmwasserheizung; vorteilhaft kann aber das rasche Anheizen und das sich schnell auswirkende Abstellen der ganzen Anlage sowie der einzelnen Heizkörper sein. Es ergibt sich aber keine beliebig abgestufte

Regelfähigkeit, sondern ein stoßweiser Betrieb. In Versammlungsräumen, Theatern, Gasthäusern und anderen Gebäudearten, in denen ein stoßweiser Regelbetrieb mitunter sehr erwünscht ist, wird die Niederdruckdampfheizung mit bestem Erfolg angewendet. Für ausgesprochene Wohnbauten ist sie aber doch weniger geeignet. Ob als *Krankenhausheizung* Warmwasser als Heizmittel dem Niederdruckdampf zweifelsfrei überlegen ist, wird gelegentlich wieder als noch offene Frage hingestellt. — Zur Genehmigung von Dampfkesselanlagen, auch von Niederdruckdampfkesseln für die Raumheizung sind besondere *Vorschriften* erlassen worden. Dafür gilt zur Zeit die Verordnung samt Durchführungsbestimmung vom 28. 1. 1935, die genaue Angaben über Werkstoff, Bauart, Sicherheitsausrüstung (Sicherheitsventile, Wasserstandsglas, Manometer usw.) enthält.

4. Strahlungsheizungen. Hierunter versteht man neuerdings Heizungen (meist Pumpenwarmwasserheizungen), bei denen die Heizkörper unsichtbar in die *Wände*, den *Fußboden* oder die *Decke* des Raumes verlegt sind. Der Name „Strahlungsheizung" ist insofern berechtigt, als die Wärme dem Raum vorzugsweise als Strahlungswärme zugeführt wird. Wenigstens gilt das weitgehend für die Deckenheizung, bei der Wand- und Fußbodenheizung kommen schon erhebliche Anteile an Strömungs- (Konvektions-) wärme hinzu. Diese Heizungen haben den Vorteil, daß die Heizflächen sehr groß sind und infolgedessen nur eine niedrige Oberflächentemperatur haben. Bei der *Fußbodenheizung* scheint die angenehmste Temperatur bei 25⁰ C zu liegen; eine Temperatur von über 30⁰ des Fußbodens kann an den Füßen bereits unbehaglich wirken. Bei der *Deckenheizung* rechnet man mit 30—35⁰ als beste Oberflächentemperatur; diese Heizung kann im Sommer

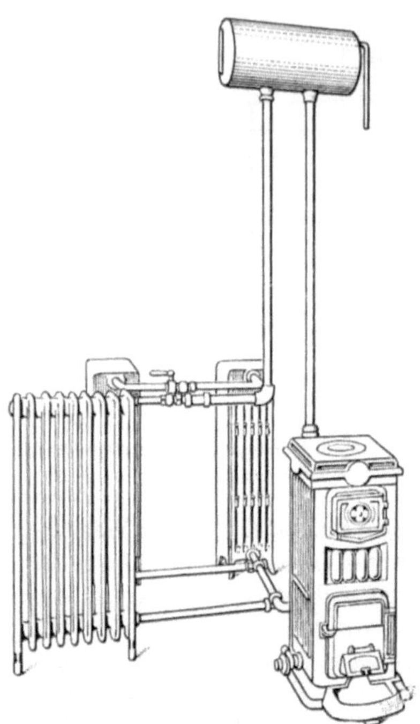

Abb. 41. Kleinheizung „Narag".
(Aus RIETSCHEL-GRÖBER: Heiz- und
Lüftungstechnik, 11. Aufl.)

zugleich zur Raumkühlung ausgenützt werden, wenn kaltes Wasser durch das Leitungsnetz geschickt wird. Die Entwicklung der Fußboden- und Deckenheizung ist zweifellos als Bereicherung der gegenwärtigen Heizverfahren anzusehen. Weiteren Untersuchungen hinsichtlich der Temperaturverteilung, der Regelbarkeit, der aus Behaglichkeitsgründen einzuhaltenden Temperaturhöhe, den vielleicht ungünstigen Strahlungseinwirkungen u. dgl. wird es noch vorbehalten sein, die Raumgattungen zu ermitteln, für welche diese Heizungen zweckmäßig sind. Im Schrifttum sind bereits Empfehlungen der Decken- oder Fußbodenheizung für Krankenhäuser und ähnliche Anstalten zu finden.

4. Untersuchung von Heizungsanlagen.

In der Regel werden Messungen der *Temperatur* und der *Feuchtigkeit* der Raumluft vorzunehmen sein.

Die Bestimmung der *Lufttemperatur* soll in Raummitte und 1,50 m über dem Fußboden erfolgen. Einwirkung durch Zugluft ist zu vermeiden. Zur Messung sind Quecksilberthermometer mit Strahlungsschutz zu verwenden. Für die Beurteilung der Temperaturverteilung sind meist Messungen an 5—8 Plätzen mit 3—4 übereinanderhängenden Thermometern erforderlich. Für genaue Bestimmungen der *Luftfeuchtigkeit* ist das Psychrometer nach ASSMANN oder einer anderen Bauart mit künstlicher Belüftung) zu benützen. Gelegentlich sind Einzelmessungen nicht aufschlußreich genug. Dann sind die Bestimmungen der Temperatur und Feuchtigkeit über einen längeren Zeitraum auszudehnen unter Benutzung geeichter Thermohygrographen (hin und wieder nacheichen!).

Aufschlußreich kann die Bestimmung der „mittleren *Oberflächentemperatur*" der Raumumschließungen sein oder, wie man auch dafür sagt: der „wirksamen Strahlungstemperatur".

Es ist meist nicht möglich, Einzelmessungen an den Wänden, der Decke usw. zu machen. Man hat daher *indirekte* Meßverfahren unter Benützung erwärmter Meßkörper entwickelt.

Eine verhältnismäßig einfache, aber für manche Fälle hinreichend genaue Bestimmung der wirksamen Strahlungstemperatur ist z. B. mit Hilfe des Katathermometers möglich (S. 165). Man benötigt zur Durchführung der Messung noch ein zweites Katathermometer mit *gut versilberter Oberfläche*. Die in üblicher Weise zur Messung vorbereiteten Instrumente werden am gleichen Stativ (in einer Entfernung von etwa 20 cm voneinander) aufgehängt und zu gleicher Zeit abgelesen (2 Stoppuhren!). Es ist dann nur nötig, die Differenz der Katawerte zu bilden, die mit dem gewöhnlichen und dem versilberten Katathermometer gemessen worden sind. Ist diese Differenz z. B. 1,6, so beträgt die aus der Zahlentafel abzulesende „wirksame Strahlungstemperatur" 19,8⁰ C. Bei Messungen im geheizten Raum wird der Einfluß der vorhandenen Heizflächen miterfaßt; die Ergebnisse werden unrichtig, wenn während der Messung auf die Instrumente Zugluft oder stärkere Wärmestrahlung einwirkt.

0,0	0,0	0,1	0,2	0,3	0,4	0,5	0,6	0,7	0,8	0,9
0,0	—	35,0	34,2	33,3	32,4	31,4	30,4	29,4	28,4	27,4
1,0	26,3	25,3	24,2	23,1	22,0	20,9	19,8	18,7	17,6	16,4
2,0	15,2	14,0	12,7	11,4	10,2	8,9	7,7	6,4	5,2	3,8
3,0	2,5	—0,3	—	—	—	—	—	—	—	—

Der Nachweis von *Verbrennungsgasen* in der Raumluft ist nötigenfalls mit Hilfe der üblichen chemischen Methoden zu führen.

Häufig kann die Untersuchung der Raumluft auf etwaigen Gehalt an kleinen *Kohlenoxydmengen* wichtig sein. Ein handliches Verfahren ist die Kohlenoxydbestimmung mit Hilfe des *CO-Messers nach* DRÄGER. Einarbeitung mit dem Gerät ist notwendig; zur Erzielung zuverlässiger Ergebnisse sind einige einfache Meßbedingungen einzuhalten. Das Gerät eignet sich für fortlaufende Untersuchungen.

h) Beleuchtung.

Die physiologische Reizung des Sehnerven, die *Lichtwirkung*, besteht nur für den sehr kleinen Wellenbereich des großen elektromagnetischen Spektrums

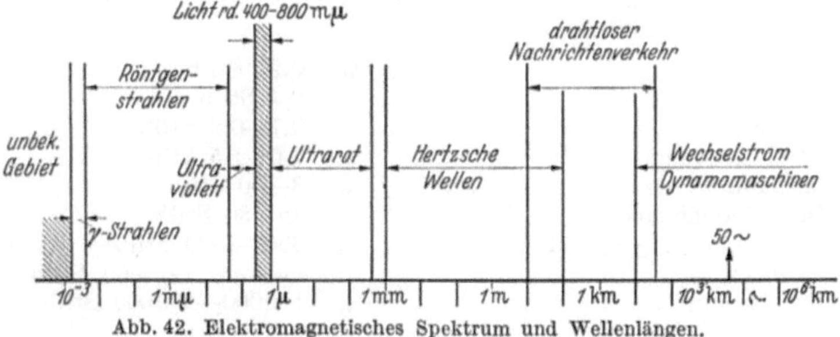

Abb. 42. Elektromagnetisches Spektrum und Wellenlängen.

von 0,0008 mm (0,8 μ) bis 0,0004 mm (0,4 μ) (Abb. 42). Die kürzesten Wellenlängen empfindet das Auge als violett, die längsten als rot. Da die Beleuchtung des geschlossenen Raumes durch das Tageslicht oder durch künstliche Beleuchtung in willkürlich zu beeinflussender Weise erfolgen kann, so muß dafür gesorgt werden, daß das Sehorgan nicht durch eine *zu geringe Lichtmenge* oder durch eine *ungünstige Lichtbeschaffenheit* geschädigt wird.

Einige wichtige Grundbegriffe und Grundtatsachen.

Nach den von der „Deutschen Lichttechnischen Gesellschaft" herausgegebenen *Normen* (DIN 5031) sind folgende *Einheiten* gebräuchlich:

Zeichen	Einheit	Größe	Erklärung
HK (HK)	Hefnerkerze	Lichtstärke	1 Hefnerkerze ist die Lichtstärke, mit der die unter Normalbedingungen brennende Hefnerlampe (Amylacetatlampe von 8 mm Durchmesser und 44 mm Flammenhöhe) in waagerechter Richtung leuchtet.
lm	Lumen	Lichtstrom	1 Lumen wird erhalten, wenn eine Lichtquelle die Lichtstärke 1 Hefnerkerze gleichmäßig in die Einheit des Raumwinkels strahlt.
lmh	Lumenstunde	Lichtmenge	1 Lumenstunde wird erhalten, wenn eine Lichtquelle den Lichtstrom 1 Lumen während einer Stunde ausstrahlt.
lx	Lux	Beleuchtungsstärke	1 Lux wird erhalten, wenn der Lichtstrom 1 Lumen auf die Fläche 1 qm eingestrahlt wird.
sb	Stilb	Leuchtdichte	1 Stilb wird erhalten, wenn die Lichtstärke 1 Hefnerkerze von einer ebenen Fläche von 1 qcm in senkrechter Richtung ausgestrahlt wird. (kleinere Untereinheit ist das „Apostilb").

Eine häufig vorkommende Größe ist die *„spektrale Hellempfindlichkeit"*. Hierunter wird die Hellempfindlichkeit des normalen helladaptierten Auges für monochromatisches Licht jeder sichtbaren Wellenlänge bei gleicher Strahlungsleistung verstanden.

Die *Leuchtdichte* (früher auch Glanz, Flächenhelle genannt) ist die Grundgröße, welche für den Helligkeitseindruck maßgebend ist, der im Auge hervorgerufen wird. Einen Begriff von der Leuchtdichte verschiedener Lichtquellen gibt nachstehende Zahlentafel:

Mond	etwa	0,25 Stilb
Klarer Himmel	„	0,4 Stilb
Stearinkerze	„	0,7—0,8 Stilb
Petroleumlampe	„	0,6—1,5 Stilb
Gasglühlicht	„	3—30 Stilb
Kohlenfadenlampe	„	45—80 Stilb
Wolframlampe (gasgefüllt)	„	300—1600 Stilb
Bogenlampe	„	mehrere Tausend Stilb
Mittagssonne	„	100000—200000 Stilb

Die *Beleuchtung* einer Fläche hängt nur von dem auftreffenden Lichtstrom ab. Die Farbe und sonstige Beschaffenheit der Fläche ist aber ausschlaggebend für die reflektierte Lichtmenge, die für das Erkennen und die Wahrnehmung von Zeichen und Gegenständen auf der beleuchteten Fläche maßgebend ist. Nach Versuchen englischer Forscher sollen Schulkinder z. B. blaue Schrift auf gelbem Grund rascher und weniger austrengend gelesen haben als weiße Schrift auf schwarzem Grunde. Die Größe der Reflexion, in Hundertsätzen des auffallenden Lichtes, gibt für verschiedene *Stoffe* folgende Tabelle an:

Glassilberspiegel (Oberfläche versilbert) . rund 90—93%
Aluminium (blank oder matt) . . . . . „ 62—65%
Emaille (weiß) . . . . „ 65—70%
Zeichenpapier (weiß) . . . . „ 70—80%
Gips (weiß) . . . . „ 80—90%
Leinen (weiß) . . . . „ 55—60%
Seide (weiß) . . . . „ 55—65%
Trübglas (dichtes) . . . ., 30—70%

Über die Reflexion *farbiger Flächen* gibt die folgende Zahlentafel Auskunft:

Schwarzer Samt . . . . etwa 0,4%	Olivgrün . . . . etwa 20%
Dunkles Grau . . . . . „ 10%	Helles Blau . . . . „ 40%
Helles Grau . . . . . . „ 50%	Gelbe Ziegel . . . . . . „ 35%
Sattes Scharlachrot . . . „ 15%	Schmutzige Ziegel . . . . „ 5%
Helles Cremegelb . . . . „ 70%	Heller Mörtel . . . . . . „ 45%
Helles Seegrün . . . . . „ 50%	

Der *Beleuchtungsstärke* kommt in hygienischer Beziehung eine überragende Bedeutung zu. Nach zahlreichen Untersuchungen hat sich ergeben, daß bei der Verschiedenheit der individuellen Lichtempfindlichkeit und der Mannigfaltigkeit der Beschäftigungsweisen eine *allgemein* gültige Festlegung der günstigsten Beleuchtungsstärke nicht angängig ist. Als *Richtlinien* mögen nebenstehende Werte gelten.

Die Ermüdung durch Lesearbeit wird bei 60 lx am geringsten, jedoch bei 30 lx nicht erheblich größer. — Beobachtungen

	Mindestens erforderliche Beleuchtungsstärke lx	Wünschenswerte Beleuchtungsstärke lx
Grobe Arbeiten	10	20
Schreiben und Lesen . .	25—30	50—60
Zeichnen, Sticken, Feinmechanik u. dgl. . . .	50	70—100

über den Zeitpunkt der *freiwilligen* Lichteinschaltung ergaben, daß sie mit ziemlicher Regelmäßigkeit erfolgte, sobald die Beleuchtungsstärke an den Arbeitsplätzen 30 lx oder wenig darunter betrug.

1. Anforderungen an die Beleuchtung mit künstlichem Licht.

Künstliche Lichtquellen bestehen in Vorrichtungen, in denen feste oder gasförmige Körper zum Glühen gebracht werden. Früher benützte man dazu ausschließlich Stoffe, die eine leuchtende Flamme lieferten (Talg- und Stearinlichter, Paraffinkerzen, fette Öle, Petroleum usw.). Es sind dafür nur Körper geeignet, die angezündet weiterbrennen; die zweitens gasförmig sind oder in Gasform übergehen, so daß eine Flamme entstehen kann; und in deren Flamme drittens feste Körper oder dichte Dämpfe ausgeschieden und glühend gemacht werden. Heute bedient man sich in immer wachsendem Maße fester Glühkörper, die mittels nicht leuchtender Flamme oder mittels des elektrischen Stromes bis zum Glühen erhitzt werden und leuchten, bzw. man benützt die Lichterzeugung bei der Entladung des elektrischen Stromes in Gasen und Dämpfen, die dabei zum Leuchten angeregt werden (Glühlampe, Kohlenlampe, Gasentladungslampe).

Über die *Leistungsfähigkeit* einiger Lichtquellen hinsichtlich ihrer Lichtausbeute in Lumen pro Watt gibt die folgende Zahlentafel Anhaltspunkte.

Lichtquelle	Lichtausbeute in lm/Watt etwa
Gewöhnliche Petroleumlampe. .	0,25—0,3
Petroleumglühlicht	1,2—1,5
Niederdruckgaslicht	1,3
Glühlampe	9—23
Kohlenbogenlampe	20—30
Quecksilberdampflampe	33—46
Weißes Leuchtröhrenlicht . . .	3
Rotes Leuchtröhrenlicht	25

a) Die Beleuchtung muß eine *ausreichende Beleuchtungsstärke* liefern. In der folgenden Tabelle sind die Werte für die Mindestbeleuchtungsstärken zusammengestellt worden, die heute für die verschiedenen Raumgattungen als erwünscht gelten.

Es ist grundsätzlich richtig, eine „reine Allgemeinbeleuchtung" und eine „Allgemeinbeleuchtung + Arbeitsplatzbeleuchtung" zu unterscheiden. Die Arbeitsplatzbeleuchtung ist auf die besonderen Erfordernisse des Arbeitsplatzes und die Art der Arbeit zuzuschneiden; die Allgemeinbeleuchtung kann dann kleiner gehalten werden. — Das gilt bereits für die einfachen Verhältnisse der Wohnung. Wenn neben der

Raumart	Mindestbeleuchtungsstärke nach den Leitsätzen von			
	Internationale Beleuchtungskommission	Deutschland	Amerika	England
	lx	lx	lx	lx
Nähräume	100	150	120	80
Zeichensäle	100	150	120	80
Räume für feine Arbeiten. . . .	100	150	120	80
Klassenzimmer, Studierräume . .	80	75	95	50
Bibliotheken	80	75	95	50
Laboratorien	80	75	95	
Hörsäle, Versammlungsräume . .	30	40	35	30
Flure, Treppen	20	10	25	10
Durchgänge	20	10	25	10
Toiletten	20	10	25	

üblichen Deckenbeleuchtung eine Bereitschaftsbeleuchtung in Gestalt einer beweglichen Tischlampe zur Verfügung gehalten wird, die an die Stelle der Schreib- oder Lesearbeit bzw. der verschiedenen hausfraulichen Tätigkeiten gebracht werden kann — was also für eine ausreichende Zahl *Steckdosen* sorgen heißt —, so wird mancher Mangel oder Fehler der Beleuchtung vermieden sein.

b) Die Beleuchtung soll *zeitlich* und *örtlich gleichmäßig* sein. Zuckendes oder in der Lichtstärke erheblich schwankendes Licht wirkt äußerst belästigend und reizend aufs Auge (z. B. schlechte Bogenlichtanlagen).

In dieser Beziehung ist das Glühlicht den Beleuchtungsarten, die frei brennende Flammen benützen, erheblich überlegen. Das Licht der gebräuchlichen elektrischen Lichtquellen erscheint bei Wechselstrom mit einer Frequenz von 50 Perioden in der Sekunde gleichmäßig.

Eine *örtliche* Gleichmäßigkeit ist deshalb erforderlich, weil ein helladaptiertes Auge schlecht erkennt, wenn es ins Dunkle kommt und umgekehrt. Auch beansprucht die Adaptierung bei Änderung des Beleuchtungszustandes eine gewisse Zeit, die beim Adaptieren von Hell auf dunkel größer ist als von Dunkel auf Hell.

Zwischen der Beleuchtung des Arbeitsplatzes und der allgemeinen Beleuchtung des Raumes darf *kein zu starker Kontrast bestehen* (Unfallgefahr in Betriebsräumen u. dgl.).

c) Die Lichtquellen dürfen das Auge *nicht durch zu hohe Leuchtdichten* schädigen. Die *Blendung* ist im übrigen ein Beleuchtungsfehler, der häufig nicht erkannt wird.

Blendung kann außer durch die Lichtquelle auch durch starke Rückstrahlung von den beleuchteten Gegenständen *(Reflexblendung)* hervorgerufen werden. Zwecks einfacher Feststellung schirmt man das Auge gegen die Richtung, aus der Blendung vermutet wird, ab und fixiert den zu betrachtenden Gegenstand. Tritt dieser (Abschirmen und Freigeben des Auges mehrfach wiederholen) nunmehr schärfer und deutlicher hervor, so ist Blendung vorhanden. Die Erscheinungen machen sich um so unangenehmer bemerkbar, wenn sich die Lichtquelle in der Mitte des Sehfeldes befindet *(„Infeldblendung")*, zumal aus wirtschaftlichen Gründen die heutigen Lichtquellen eine hohe Leuchtdichte aufzuweisen pflegen. Solche Lichtquellen dürfen niemals „nackt" verwendet werden; gegebenenfalls muß zur Abschirmung durch Trübgläser, Stoffschirme u. dgl. gegriffen werden. Handelt es sich um Reflexblendungen, so muß darauf geachtet werden, daß *Blickrichtung und Reflexionsrichtung nicht zusammenfallen.* Die Empfindung stärkerer oder geringerer Blendung ist der *Leuchtdichte etwa proportional.* Treffen stark glänzende Lichtquellen unmittelbar das Auge, so kann dadurch sogar Tränen der Augen und Schmerzempfindung hervorgerufen werden. Beim dunkel adaptierten Auge ist die Blendungsempfindlichkeit sehr viel größer als beim hell adaptierten.

Bei der Allgemeinbeleuchtung dürfen in der Regel Leuchtdichten von 0,3 Stilb *nicht* überschritten werden.

d) Die Beleuchtung soll weder zu starke *Schlagschatten* werfen, noch darf sie völlig *schattenlos* sein.

Unter der „Schattigkeit" der Beleuchtung versteht man das Verhältnis aus dem abgeschatteten Anteil und der ohne Abschattung vorhandenen Beleuchtungsstärke.

Die Schattenbildung ist von größtem Einfluß auf die Ermüdung des Auges. Starke ungemilderte Schlagschatten wirken unruhig; völlig schattenlose Beleuchtung macht gewisse Arbeiten unmöglich (Zirkelzeichnen, Weißnähen). Die Schatten sollen daher durch die Art der *Verteilung der Lichtquellen gemildert, aber nicht aufgehoben werden.*

e) Die *Lichtfarbe* soll im allgemeinen von der des natürlichen Tageslichtes nicht stark abweichen.

Im Tageslicht finden sich 50% blaue, 18% gelbe und 32% rote Strahlen. Die künstlichen Lichtquellen liefern mehr gelbe und rote Strahlen, so daß der violette Spektralbezirk schwach vertreten ist. Bei den neueren, kräftigeren Lichtquellen ist dieses Verhältnis weniger stark verschoben. Für die Sehschärfe ist ein an blauen Strahlen möglichst armes Licht günstiger; bei Prüfungen der Lesegeschwindigkeit erwies sich blaues Licht günstiger als rotes und das rote Licht als außerordentlich viel ungünstiger als alle übrigen Lichtfarben. Bei Untersuchungen über die „Wahrnehmungsgeschwindigkeit" bei verschiedenen Lichtquellen ergab sich als Reihenfolge: monochromatisches Natriumlicht (als bestes), Glühlampenlicht, Quecksilberlicht. — Glühstrumpflampen, Acetylenlampen, besonders aber Bogenlampen und Quecksilberdampflampen sind reich an *ultravioletten Strahlen.* Durch ultraviolette Strahlen werden die Augen stark gereizt, so daß nötigenfalls entsprechender Schutz vorgesehen werden muß. — *Künstliches Tageslicht* wirkt fahl und unfreundlich, wenn die Beleuchtungsstärke zu gering ist. — *Rotes* Licht wirkt erregend auf das Nervensystem; *gelbes* Licht soll die behaglichste Stimmung geben; *blaues* wirkt beruhigend, *violettes* niederdrückend.

Befürchtungen, daß beim Anschauen der bekannten *Reklameröhren,* die je nach ihrer Füllung mit einem oder mehreren Gasen (Neon, Helium, Stickstoff, Quecksilberdampf usw.) in verschiedenen Farben leuchten, Augenschädigungen entstehen könnten, sind grundlos. Für die mitunter tatsächlich empfundenen subjektiven Beschwerden sind wohl partielle Ermüdungserscheinungen der Netzhaut des Auges verantwortlich zu machen, die durch zu anhaltendes Anschauen der Reklamen verursacht werden.

f) Die Lichtquellen sollen keine Belästigung durch *Wärmeabgabe* mit sich bringen. Das ist ganz besonders auch bei „Notbeleuchtungen" solcher Räume zu bedenken, die (wie z. B. Luftschutzräume) einer größeren Zahl von Menschen für längere Zeit zum Aufenthalt dienen müssen. Die Beleuchtung darf ferner *keine gesundheitsschädlichen Verunreinigungen* an die Raumluft abgeben.

Zunächst handelt es sich um die *Wärmeausstrahlung* der Lichtquellen, welche die Gesichtshaut in der Nähe befindlicher Menschen trifft. Man muß bedenken, daß beim künstlichen Licht viel reichlicher Wärmestrahlen vorhanden sind als beim Sonnenlicht. Mehr als 95% des einer Glühlampe zugeführten elektrischen Stromes geht als Wärme verloren. Die *Gesamtwärme,* welche von den Lichtquellen geliefert wird, kann so erheblich sein, daß die Entwärmung der Bewohner dadurch beeinträchtigt wird. In Betracht kommt dabei nicht nur die *Temperatur,* sondern auch die *Wasserdampfmenge,* die den Feuchtigkeitsgehalt der Luft beeinflußt. Dazu kommt gegebenenfalls die Ausscheidung anderer *Verbrennungsprodukte;* insbesondere bilden manche Lichtquellen recht erhebliche Mengen von *Kohlensäure.*

In der nebenstehenden Tabelle sind die bei den verschiedenen Beleuchtungsarten auftretenden Kohlensäure-, Wasserdampf- und Wärmemengen je Kerzenstunde zusammengestellt worden.

Nicht selten kommen bei manchen Lichtquellen dazu noch Produkte der *unvoll-*

Art der Beleuchtung	CO_2 Liter	H_2O Liter	Wärme kcal	Luftbedarf Liter
Stearinkerze	13	13	90	93
Petroleumlampe	5	5	37	67
Petroleumglühlicht	2	2	13	20
Acethylenflamme	2	1	15	10
Hängendes Gasglühlicht . . .	1	2	8	6
Leuchtgasrundbrenner	6	12	51	48
Kohlefadenlampe	—	—	3	—
Gasfüllungslampe	—	—	0,4	—
Bogenlampe	0,02	—	—	0,1

ständigen Verbrennung; kleine Mengen von *Kohlenoxydgas* lassen sich in auf diese Weise künstlich beleuchteten Räumen fast stets nachweisen. Eine starke Steigerung tritt bei schlechtem, *rußendem* Brennen der Flamme ein, wobei sich Kohlenoxydgas und Acrolein entwickelt. Bei Gasbeleuchtung kann mehr schweflige Säure und Schwefelsäure als bei den übrigen Beleuchtungsmitteln entstehen. Bei ihr und besonders aber bei Kerzenbeleuchtung treten ferner meßbare Mengen von salpetriger Säure auf, gegen die manche Menschen besonders empfindlich zu sein scheinen und welche Papier (Bücher) rascher vergilben lassen.

Gasbeleuchtungsanlagen können selbst bei geschlossenen Hähnen infolge von Undichtigkeiten der Leitung die Luft in gefährlicher Weise mit *Kohlenoxydgas* verunreinigen. Das übliche Leuchtgas besteht aus etwa 5% schweren Kohlenwasserstoffen, die für die Beleuchtung am wichtigsten sind. Ferner enthält es 36—60% leichte Kohlenwasserstoffe (Methan) und 30—50% Wasserstoff, die z. B. für die Beheizung mit Leuchtgas wesentlich in Betracht kommen; ferner 5—15% Kohlenoxydgas. Der charakteristische Geruch des Leuchtgases rührt von kleinen Mengen Schwefelkohlenstoff und Naphthalin her. Hauptsächlich findet die Ausströmung von Leuchtgas im Boden statt, wo durch die allmählichen Einwirkungen von Feuchtigkeit, Schwefelammonium (Jauche), mechanische Erschütterungen, Ratten u. a. Undichtigkeiten der Rohre entstehen können. Sind in den Fundamenten undichte Stellen vorhanden, so kann das ausgeströmte Gas in die Wohnungen gelangen. In solchen Fällen macht sich der Geruch des Gases *nicht* bemerkbar, weil die riechenden Stoffe vom Boden absorbiert werden. Auch innerhalb der Wohnung entweichen nicht selten kleine Gasmengen, die durch genaue Beobachtungen der Gasuhr entdeckt werden können. Mit Rücksicht auf diese Ausströmungsgefahr sind in den Wohnräumen immer nur kurze, in den *Schlafzimmern möglichst gar keine Gasleitungen anzulegen.* Gasgeräte und Gashähne sollten stets besondere Sicherungen haben, die ein ungewolltes Ausströmen von Gas verhindern. Inwieweit in Zukunft die Abgabe von *entgiftetem Leuchtgas* durch die Werke (CO-Gehalt bis höchstens 1%) möglich werden wird — eine Frage, die heute in technischer Hinsicht gelöst zu sein scheint — läßt sich noch nicht übersehen. — Von manchen Gaswerken wird in den letzten Jahren Flüssigkeitsgas in Stahlflaschen *(Propangas)* an Abnehmer abgegeben, bei denen ein Anschluß an ein Gasleitungsnetz nicht möglich ist (z. B. Einzelgasversorgung für Berghotels, Alpenvereinshütten, einzelne Häuser usw.).

Eine dem Leuchtgas überlegene Leuchtkraft besitzt das *Acethylengas,* das in größerem Umfange zur Beleuchtung benützt wird, seitdem das Carbid (CaC_2) fabrikmäßig hergestellt werden kann. Zur Gewinnung von Acethylen (C_2H_2) wird z. B. Carbid durch eine Streuvorrichtung in Wasser eingebracht bzw. umgekehrt. Das Gas wird nur für kleine Anlagen unter geringem Druck verwendet; bei stärkerem Druck ist die Gefahr, daß das Gas (ohne Berührung mit Luft) explodiert, zu sehr gesteigert.

g) **Die Beleuchtung soll keine Feuer- oder Explosionsgefahr herbeiführen.**

Bei Kerzen und Ölen ist keinerlei Explosionsgefahr vorhanden. Bei Petroleum kann sie durch die Kontrolle des „Entflammungspunktes" vermieden werden. Nach deutschem Gesetz soll dieser Punkt nicht unter 21⁰ liegen, während die Entzündung und ein Verbrennen der Masse erst bei 43,30⁰ eintreten soll (Petroleumprüfer nach Abel). Eine Explosionsgefahr kann bei schlechten Lampenarten, z. B. bei metallenen Behältern entstehen, die sich auf mehr als 30⁰ erhitzen, oder wenn eine Hängelampe von einer darunter stehenden Tischlampe erhitzt wird, ferner beim Auslöschen, wenn im Gefäß sehr wenig flüssiges Petroleum mehr vorhanden, aber viel Dampf angesammelt ist. Explosionen geschehen meist durch mißbräuchliche Anwendung, z. B. beim Eingießen in Feuer usw.

Das Leuchtgas ist explosiv, wenn es in bestimmtem Verhältnis mit Luft gemischt ist. Explosion erfolgt schon bei 5% Gasgehalt, am heftigsten bei 10—15%. Ist weniger als 5% oder mehr als 25% Gas vorhanden, so findet keine Explosion statt. Einen gewissen Schutz gewährt der Eigengeruch des Gases, da 0,2% Beimengung zur Luft bereits gerochen werden. Da die Explosionsgrenze gasgefüllter Räume von außen nicht erkennbar ist, so dürfen solche Räume nie mit Licht betreten und keine funkenerzeugenden Gegenstände (elektrische Lampen, Schalter, Klingeln usw.) benützt werden. Bei *Gasgeruch* sind sofort die Fenster zu öffnen und durch kräftigen Luftdurchzug für möglichste Verdünnung zu sorgen. — Neuerdings werden auch Warnvorrichtungen hergestellt, die bei einem bestimmten Gasgehalt der Luft automatisch zur Auslösung kommen. — Für Wasserstoff ist die untere Explosionsgrenze bei einem Gehalt von 10% in Luft, die obere Grenze 25%, bei Methan 0—14%, bei Acetylen 3,5—52%, beim Benzindampf 2—5%.

Bei dem elektrischen Licht ist die Gefahr des Kurzschlusses und der Verletzung durch elektrische Schläge zu beachten. Auch wenn zu Hause nur z. B. eine Sicherung an einer Steckdose ausgewechselt oder eine andere kleine Arbeit an ortsveränderlichen Geräten, Fassungen und Lampen vorgenommen werden soll, die man an und für sich lieber dem Fachmann überlassen sollte, so ist zu allererst vorher der Strom durch Herausdrehen der entsprechenden Sicherung oder durch Ausschalten des Hauptschalters abzustellen. Beim Arbeiten unter Strom kann ein Unfall immer eintreten.

Vom hygienischen Standpunkt ist die *elektrische* Beleuchtung zweifellos als die günstigste anzusehen. Ob im Einzelfall *direktes, halb indirektes* oder *ganz indirektes* Licht zu wählen ist und welche Lampenform die günstigste Wirkung gibt (Allseit-, Breittief-, Tief-, Flachstrahler usw.) hängt entscheidend von der Raumgattung und der Art der Raumbenutzung ab. Bei der Planung einer Beleuchtungsanlage für ein Krankenhaus, Schul- oder Bürogebäude usw. bedarf es deshalb frühzeitig der Mitarbeit eines erfahrenen Lichttechnikers.

Für die Beurteilung der *Wirtschaftlichkeit* einer Beleuchtung ist zu bedenken, daß der Preis des Leuchtmittels allein nicht ausschlaggebend ist. Die bessere Beleuchtung kann in vielen Fällen im Endergebnis die billigere sein.

2. Anforderungen an die Tageslichtversorgung.

Das *Tageslicht* ist ein Begriff, der sich mengenmäßig aus dem unmittelbaren, dem innen reflektierten und dem von außen (von Gebäude- und Straßenflächen) reflektierten Licht zusammensetzt. Das unmittelbare Licht umfaßt wiederum zwei Anteile, nämlich das Sonnenlicht und das von der Atmosphäre ausgestrahlte, zerstreute Licht, das *Himmelslicht*. Als zuverlässigste Größe kommt für die Beurteilung das Himmelslicht in Frage und letzten Endes ist für die „bleibende" Beleuchtung z. B. eines Arbeitsplatzes im Raum nichts anderes als das *lichtspendende Himmelsstück* und seine Erhebung über dem Horizont maßgebend. Als allgemeiner hygienischer Grundsatz muß gelten, daß solche Räume, die kein direktes Himmelslicht bekommen, sich nicht zum dauernden Aufenthalt für Menschen eignen und auch keinen ausreichend beleuchteten Arbeitsplatz enthalten. In Schulen und für Plätze, an denen häufig feine Arbeiten verrichtet werden müssen, darf man sich daher nie auf das reflektierte Licht verlassen, sondern wird es höchstens als einen willkommenen Zuwachs zur normalen Menge direkten Himmelslichts ansehen können.

Da das Tageslicht starken Schwankungen unterworfen ist (Sonnenstellung, Wolkenart) und andererseits der Raum auch unter *ungünstigen* Bedingungen genügend hell sein muß, so ist es notwendig, einen geringsten Bezugswert für das Tageslicht festzulegen. Es wird daher verlangt, daß die erforderlichen Beleuchtungsstärken auch dann noch im Raum vorhanden sein müssen, wenn die *Horizontalbeleuchtung im Freien* 3000 lx beträgt. Das ist eine Beleuchtungsstärke, die im Monatsmittel im Dezember vor 9 Uhr 15 Minuten und nach 14 Uhr 45 Minuten, im Jahresmittel vor 6 Uhr 30 Minuten und nach 17 Uhr 30 Minuten unterschritten wird. Damit ist eine Zahl festgelegt worden, die die *Hauptzeit der Arbeitsstunden* umfaßt.

Es liegt in der Natur des gewöhnlichen umbauten Raumes, daß nicht alle Stellen mit einer für jede Art Arbeit ausreichenden Tageslichtmenge bedacht werden können. Das wird nur möglich, wenn schon bei der Planung bestimmter Zweckbauten (Schulen, Verwaltungsgebäude, Krankenhäuser) darauf von vornherein durch engste Zusammenarbeit von Hygieniker, Architekt und Lichttechniker Rücksicht genommen wird.

Für die Mehrzahl der Räume wird man verlangen müssen, daß sie als Ganzes angenehm *hell* sind und überdies wenigstens *einen Arbeitsplatz* (in Fensternähe) aufweisen, der auch zur Ausführung feiner Arbeiten genügend Licht bekommt. Das würde also bedeuten, daß der Raum bei der genannten Horizontalmindestbeleuchtung im Freien von 3000 lx an den *fensterfernen* Plätzen eine Horizontalbeleuchtung in Höhe von 1 m über dem Fußboden von mindestens 3 lx und am *Fensterplatz* (etwa 1 m von der Fensterwand entfernt) eine solche von 40—50 lx haben soll. Eine Beleuchtungsstärke von 3 lx läßt das Lesen eines Bücherrückens noch zu.

Zur Beurteilung der *dauernden Belichtungsbedingungen* eines Platzes sind eine ganze Reihe von *Maßstäben* entwickelt worden, die hinsichtlich ihrer Güte und Zuverlässigkeit freilich nicht alle gleichwertig sind.

a) Als „Faustregeln" werden *Fenstergrößen* verlangt, die $^1/_{10}$—$^1/_8$ der Fußbodenfläche betragen sollen. In Bauordnungen findet sich auch gelegentlich die Vorschrift, daß auf 30 cbm Raum 1 qm Fensterfläche vorzusehen ist bzw. daß Fensterfläche = 0,2 · Bodenfläche sein soll.

Hier wird eine Voraussetzung angenommen, die für städtische Wohnanlagen vielfach nicht zutrifft. Es müßten nämlich die Abstände der Baukörper untereinander und deren Höhen so bemessen sein, daß $^1/_{10}$—$^1/_8$ der Bodenfläche als Fenster genommen die hinreichende Beleuchtung des Raumes sichert.

b) Am Arbeitsplatz wird ein *Öffnungswinkel* von nicht unter 4⁰ und ein *oberer Neigungswinkel* (auch „Elevationswinkel" genannt) von mindestens 27⁰ verlangt.

In der Abb. 43 bezeichnet die Linie AD die Grenze des unmittelbaren Himmelslichts. ACE ist der Öffnungswinkel, ECB der obere und ACB der untere Neigungswinkel. Der mittlere Neigungswinkel wird aus der Halbierungslinie des Öffnungswinkels mit der Tischplatte BD gebildet. — Das noch zulässige Mindestmaß des oberen Neigungswinkels von etwa 27⁰ ist dann vorhanden, wenn die *Zimmertiefe* nicht mehr als das Doppelte der Fensterhöhe (von der verlängert gedachten Tischplatte bis zur oberen Fensterkante gemessen) beträgt. Bei größerer Zimmertiefe wird der Einfall der Lichtstrahlen zu schräg und bei gleichzeitig großem Öffnungswinkel kommt Blendung zustande.

c) Der Arbeitsplatz soll sein Licht von einem Himmelsstück erhalten, das einem *reduzierten Raumwinkel* von mindestens 50 Quadratgraden entspricht. Nach neueren Auffassungen ist es richtiger, etwa 100 Quadratgrade zu verlangen.

Denkt man sich das Himmelsgewölbe in gleiche Quadrate von 1^0 Seitenlänge (d. h. $^1/_{360}$ des Himmelsäquators) geteilt und sieht man durch eine begrenzte Öffnung nach dem Himmel, so erhält man einen Kegel oder eine Pyramide, deren Spitze im Auge liegt, deren Kanten durch die vom Auge nach den Rändern der Öffnung und darüber hinaus verlängerten Linien gebildet werden und deren Basis ein bestimmter Teil der quadrierten Himmelsfläche ist, meßbar durch die Zahl der Quadrate. Tritt man weiter von der Öffnung zurück, so wird die Pyramide spitzer, die Zahl der Quadrate kleiner. Diesen von den Seiten der Pyramide eingeschlossenen, durch die Zahl der Quadrate oder besser Quadratgrade meßbaren Winkel bezeichnet man als *Raumwinkel*.

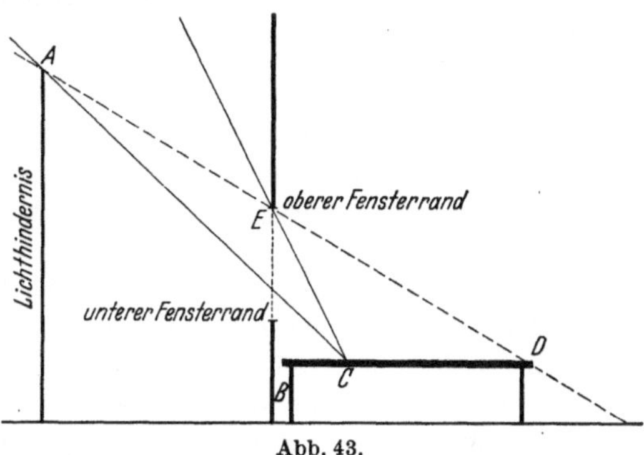

Abb. 43.

d) Der *Tageslichtquotient* (auch *Tageslichtkennzahl* genannt) soll am Arbeitsplatz einen Wert von etwa 2% haben.

In Hundertteilen ausgedrückt berechnet sich der Tageslichtquotient T aus folgender Beziehung

$$T = \frac{\text{Beleuchtungsstärke an einer bestimmten Raumstelle}}{\text{Horizontalbeleuchtungsstärke im Freien}} \cdot 100 \,.$$

Unter Benützung der vorhin genannten Mindestbeleuchtung des bewölkten Himmels, also einer Horizontalbeleuchtungsstärke im Freien von 3000 lx würde mithin ein Tageslichtquotient von 2% am Arbeitsplatz eine Beleuchtungsstärke von 60 lx sichern. Hierbei ist zu berücksichtigen, daß die überwiegende Zahl der üblichen Arbeitsstunden im Laufe des Jahres sehr erheblich größere Außenbeleuchtungsstärken aufweist, was entsprechend stärkere Beleuchtung des Arbeitsplatzes zur Folge hat. — Ein Platz, der sein Licht von einem etwa 100 Quadratgraden entsprechenden Himmelsstück bekommt, würde bei kleiner Außenbeleuchtung (3000 lx) noch einen Tageslichtquotient von mehr als 2% haben. — Über die für verschieden feine Arbeiten zu fordernden Tageslichtquotienten herrscht noch keine Einigkeit; für „sehr feine" Arbeiten wird von manchen Seiten ein Tageslichtquotient von 10% für notwendig gehalten; andere begnügen sich mit 3,5%, ein Wert, der die hygienischen Ansprüche voll erfüllen dürfte.

Da an einem *fertigen Gebäude* Veränderungen der Lichtöffnungen meist nicht mehr vorgenommen werden können, so wird es sich in der Regel empfehlen, *bereits die Bauprojekte zu prüfen*, ob eine ausreichende Versorgung der Räume mit Tageslicht gewährleistet ist. Es handelt sich dann um zwei Feststellungen, erstens, ob die *Fenstergröße für die Stärke* der notwendigen Beleuchtung genügt und zweitens ob *die Fensterform eine ausreichende Gleichmäßigkeit* der Beleuchtungsverteilung im Raum gewährleistet, ein Anspruch, der für die verschiedenen Raumgattungen (Schulzimmer, Krankenzimmer, Wohnräume) verschieden scharf zu stellen sein wird.

Zur Bestimmung von Fensterform und Fenstergröße sind verschiedene sog. „*Wirkungsgradverfahren*" entwickelt worden, die teils die Verwendung bestimmter Rechenblätter, teils den Besitz von besonderen Kurventafeln voraussetzen.

Eine *oberflächliche Begutachtung von Bauprojekten* ist möglich, wenn Skizzen von Gebäudedurchschnitten angefertigt werden, welche durch die Fenster gelegt sind und Höhe und Abstand der den Fenstern gegenüberliegenden

Lichthindernisse erkennen lassen; und zwar für jedes Fenster mit abweichender Horizontallinie ein besonderer Durchschnitt.

Unter Verwendung der im Abschnitt b) besprochenen Größen kann dann die Grenze des Himmelslichtes festgelegt werden, indem der höchste Punkt des Horizontes, falls derselbe höher liegt als der obere Fensterrand, mit letzterem verbunden und diese Linie bis auf die Platte des Arbeitstisches (bzw. auf deren gedachte Verlängerung) gezogen wird. Ferner kann ermittelt werden, ob die Raumtiefe nicht mehr als doppelt so groß ist wie die Fensterhöhe (Abb. 48). Schließlich wäre der eingezeichnete obere Neigungswinkel mit dem Transporteur nachzumessen. — In Wohnräumen sollte mindestens ein Drittel, besser die Hälfte des Fußbodens von direktem Himmelslicht getroffen werden.

Es kommt nicht darauf an, möglichst große Fensteröffnungen, sondern solche von jeweils *ausreichender Größe* zu schaffen. Grundsätzlich sollen die Fenster so hoch wie möglich angeordnet und der Fenstersturz tunlichst bis an die Decke hinauf verlegt werden. Das Rahmenwerk ist nicht breiter auszuführen, als es die Festigkeit verlangt. Jalousien dürfen in hochgezogenem Zustand die oberen Teile der Fensterfläche nicht verdecken. Das Fensterrahmenwerk soll stets möglichst hell gehalten werden; helle Wand- und Deckenfarben verbessern die Stärke und Gleichmäßigkeit der Beleuchtung; auch die Außenwände von Gebäuden (und stets bei Hofbebauungen) sollen wegen des besseren Lichtrückwurfs so hell wie irgend möglich gehalten werden.

Die für Fensterscheiben verwendeten *Glassorten* sollen gut lichtdurchlässig sein. *Ultraviolett-durchlässige* Gläser haben für Fensterscheiben höchstens in besonderen Fällen (Krankenhäuser) einen Sinn und nur dann, wenn viel direktes Sonnen- und Himmelslicht in den Raum eindringen kann. Da reflektiertes Tageslicht für gewöhnlich als Lichtquelle für Ultraviolettstrahlung nicht in Betracht kommt, ist der bei der üblichen Bauart unserer Städteanlagen auf die Fensterfläche fallende Strahlenanteil an sich schon sehr gering. Für den Lichtmangel der Großstädter spielt jedenfalls die Verglasung der Fenster mit ultraviolett-undurchlässigem Glase die geringste Rolle. Zu bedenken ist auch, daß die Durchlässigkeit der Spezialgläser, die nicht billig sind, mit der Zeit geringer wird.

Wichtig ist, daß die Fenster in regelmäßigen Abständen *gereinigt* werden, weil die Beleuchtungsstärke mit zunehmender Verschmutzung der Fenster am Arbeitsplatz sehr erheblich abnimmt.

3. Die wichtigsten Meßmethoden.

a) Messung von Beleuchtungsstärken. Das *Photometer nach* WEBER liefert bei guter Beherrschung der Methodik und gründlicher Einarbeit sowohl für Tageslicht wie bei künstlicher Beleuchtung sehr genaue Werte. — Eine genaue Beschreibung und Anleitung zum Gebrauch ist von der Herstellerfirma Schmidt und Haensch, Optische Werkstätten, Berlin erhältlich.

In den letzten Jahren sind durch die Entwicklung und Verbesserung der Photozellen *lichtelektrische Beleuchtungsmesser* geschaffen worden, die ohne Umrechnungen, in einfacher und handlicher Weise, praktisch völlig ausreichend genaue Messungen der Beleuchtungsstärke bei Tageslicht und künstlicher Beleuchtung ermöglichen. Die Geräte bestehen aus einer Photozelle, die an die Stelle gelegt wird, wo gemessen werden soll. Sie ist mit einem Galvanometer verbunden, dessen Skala in Lux geeicht ist und auf der die herrschende Beleuchtungsstärke (unabhängig von individuellen Beobachtungsfehlern) *unmittelbar* abgelesen werden kann (Abb. 44).

Andere, mehr oder weniger gut brauchbare Beleuchtungsmesser sind der Beleuchtungsprüfer nach KRÜSS-WINGEN, der *Osram*-Beleuchtungsmesser, der Universal-Lichtmesser nach VOEGE.

Bei der *Messung von Platzhelligkeiten durch das Tageslicht* ist immer zu bedenken, daß das Meßergebnis nur für den Augenblick der Messung gilt und die Außenbeleuchtung je nach der Bewölkung, dem Stande der Sonne, der Luftbeschaffenheit usw. an ein und demselben Platz starke Schwankungen bedingen kann. Die Verhältnisse können sich sogar *während* der Messung bedeutend ändern. Um die Brauchbarkeit eines Arbeitsplatzes *grundsätzlich* festzustellen muß daher möglichst an Tagesstunden mit kleiner Außenbeleuchtung (trübe Tage) und bei gleichmäßig bedecktem Himmel gemessen werden. Erst oft wiederholte Messungen werden in manchen Fällen ein zuverlässiges Urteil erlauben.

b) Die Messung des sichtbaren Teils des Himmelsgewölbes mit dem Raumwinkelmesser nach L. WEBER.

Seine Messung geschieht durch ein fein quadriertes Papier, vor welchem eine Linse (L) verschiebbar ist (Abb. 45). Mit Hilfe der Linse wird ein scharfes Bild des Himmelsstückes auf dem quadrierten Papier entworfen, und die Anzahl der von dem Himmelsbilde bedeckten Quadrate ausgezählt. Die Zahl der *hellen* kleinen Quadrate gibt den Raumwinkel (ω). Bei einem Linsenabstand von 114,6 mm entspricht ein Quadrat von 2 mm Seitenlänge genau einem Quadratgrad. Besteht bei scharfer Einstellung dieser Linsenabstand nicht, so muß die gefundene Anzahl von Quadraten mit $\dfrac{114{,}6^2}{L^2}$ multipliziert werden, wo L den tatsächlichen Linsenabstand in Millimetern bedeutet.

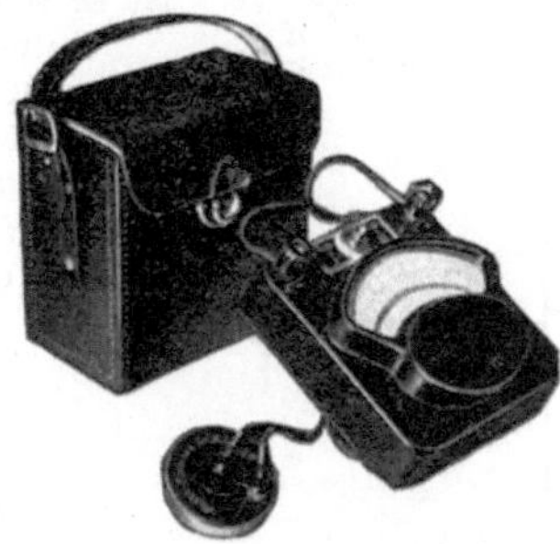

Abb. 44. Lichtelektrischer Beleuchtungsmesser nach B. LANGE.

Außerdem ist der *Neigungswinkel* der Strahlen zu berücksichtigen. Man neigt die drehbare Papierplatte so lange, bis das helle Bild des Himmelsgewölbes *gleichmäßig* um den Mittelpunkt verteilt ist. Dann liest man am seitlich angebrachten Gradmesser den eingestellten *mittleren* Neigungswinkel ab. Mit dem Sinus dieses Winkels (α) ist bei vergleichenden Messungen die Zahl der Quadratgrade zu multiplizieren. Das Produkt aus dem Raumwinkel und dem Sinus des Neigungswinkels ist der „*reduzierte Raumwinkel*". — Bei der Messung bleibt das reflektierte Licht unberücksichtigt. Bei einiger Übung ist die Bestimmung des reduzierten Raumwinkels nicht schwierig, wenngleich die Einzeichnung unregelmäßiger Lichthindernisse (Äste, belaubte Bäume usw.), wenn sie flüchtig erfolgt, zu merklichen Fehlerquellen führen muß. Bei *größeren* Fensteröffnungen müssen die Bestimmungen für die einzelnen Teile desselben durchgeführt werden. Die dabei erhaltenen einzelnen reduzierten Raumwinkel werden addiert und geben dann den Gesamtwert. Fällt Himmelslicht durch *mehrere* Fenster auf den Platz, so ist jedes Fenster einzeln zu messen. Jedenfalls gibt der WEBERsche Raumwinkelmesser für die Praxis vollkommen ausreichende Ergebnisse.

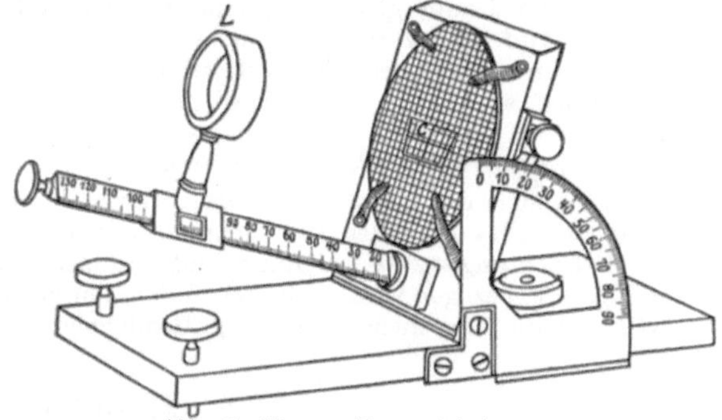

Abb. 45. WEBERs Raumwinkelmesser.

Gewisse Verfeinerungen dieses Gerätes, die jedoch praktisch keinen allzu großen Wert haben, sind der Raumwinkelmesser nach MORITZ-WEBER und der Raumwinkelmesser nach PLEIER (Verwendung einer einfachen Lochkamera).

c) Der Beleuchtungsprüfer nach THORNER. Das billige Gerät diente für *orientierende* Untersuchungen und ließ nur die Entscheidung zu, ob ein Arbeitsplatz entsprechend der Güte von 50 reduzierten Raumwinkelgraden belichtet wird oder nicht. Ziffernmäßige Angaben sind nicht zu erhalten. Das Gerät soll nur bei gleichmäßig trübem Wetter verwendet werden. Bei gleichmäßig klarem Himmel nur, wenn die Sonne weder in das Zimmer scheint, noch gegenüberliegende Gebäude beleuchtet werden, noch viel Schnee vor den Fenstern liegt.

Ein Platz, der von 50 reduzierten Raumwinkelgraden belichtet wird, hat nach THORNER die gleiche Beleuchtungsstärke wie das Bild von derselben Himmelsfläche, das durch eine Konvexlinse mit der Apertur $\dfrac{F}{6}$ (Quotient aus dem Durchmesser der wirksamen Öffnung und dem Brennwert der Linse) entworfen wird. In dem Gerät (Abb. 46a) ist eine solche Linse angebracht, und mit Hilfe eines kleinen Spiegels (e) wirft man auf dem zu untersuchenden Platze das Bild eines Stückes Himmelsgewölbe auf ein Blatt Papier (a), das im Brennpunkt der Linse liegt. Die dadurch hier entstehende Figur hat normale Beleuchtungsstärke. Das Blatt Papier hat außerdem ein kleines rundes Loch, und durch dieses sieht man gleichzeitig auf ein Stück weißes Papier (c), das auf dem zu untersuchenden Platze liegt. Erscheint der kreisförmige Ausschnitt heller als die umgebende Figur (Abb. 46b), so ist der Platz mehr als normal beleuchtet; erscheint er dunkler, so ist er schlechter beleuchtet.

Unter der Bezeichnung *Relativphotometer* hat L. WEBER eine Abänderung des THORNERschen Beleuchtungsprüfers beschrieben, die zahlenmäßige Angaben liefert.

d) Die Bestimmung des Tageslichtquotienten. Zu seiner Bestimmung sind *zwei Messungen* notwendig, die zu gleicher Zeit erfolgen müssen, nämlich die Messung der Außenbeleuchtung (auf dem Dach des Hauses) und der Beleuchtung am Arbeitsplatz. Der Fehler, daß genau genommen die Vergleichbarkeit nicht mit der Horizontalbeleuchtung im Freien, sondern nur mit der Helligkeit des Himmelsstückes richtig ist, das von dem Platz aus sichtbar ist, kann dadurch vermieden werden, daß nur an solchen Tagen gemessen wird, wo die zer-

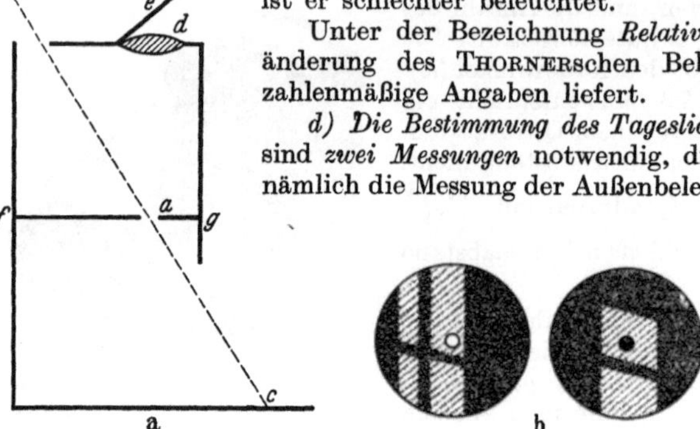
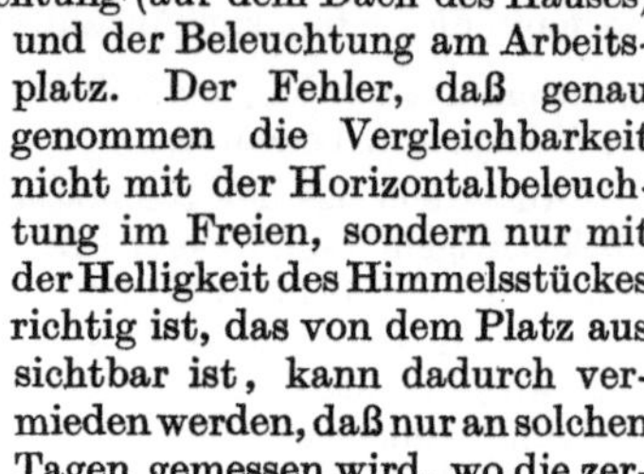

Abb. 46. Beleuchtungsprüfer nach THORNER.

streute Beleuchtung des Himmels bei *gleichmäßiger Bewölkung* zugrunde gelegt werden kann. Schwerwiegender ist das Bedenken, daß das Verhältnis von Himmelshelligkeit zur Platzbeleuchtung nur für Plätze mit verhältnismäßig großem Raumwinkel mit hinreichender Genauigkeit konstant ist. Die Dachmessung benützt immer die Beleuchtungsstärke des ganzen Himmels als einheitliche Meßgrundlage. Man kann auch so vorgehen, daß zu jeder Messung im Raum gleichzeitig eine Messung außerhalb des Raumes vor dem Fenster gemacht wird. Bei Verwendung eines lichtelektrischen Beleuchtungsmessers können beide Photozellen an das gleiche Anzeigegerät angeschlossen werden. Wird eine Umschaltung vorgesehen, so können beide Messungen vom gleichen Beobachter vorgenommen werden. Hierbei muß allerdings in Kauf genommen werden, daß der Wert für die Außenbeleuchtung in jedem Stockwerk ein anderer ist.

Wenn auch die Raumwinkelmessung ihren Wert stets behalten wird, so ist es im Hinblick auf den Vorteil des Tageslichtquotienten, der darin liegt, daß die Kennzeichnung der Beleuchtungsstärke im Raum auf die *gleichzeitig* vorhandene (horizontale) Außenbeleuchtung bezogen wird, nicht berechtigt, ihn grundsätzlich als hygienische Beurteilungsgröße für die Tageslichtbeleuchtung abzulehnen.

Schrifttum.

Allgemeine Bau- und Siedlungshygiene.

CAMMERER: Die gleichwertige Vollziegelstärke als Grundlage wärmeschutztechnischer Berechnungen im Bauwesen. Gesdh.ing. **1936**, 73. — FEDER: Die neue Stadt. Berlin: Julius Springer 1939. — FLÜGGE: Großstadtwohnungen und Kleinhaussiedlungen. Jena 1916. HAAG, APPEL u. SCHNELLER: Die Bedeutung der Wohnfläche für sozialhygienische Untersuchungen. Arch. f. Hyg. **115**, 318 (1936). — JENOCH: Die hygienische Bedeutung der Wandbekleidung von Innenräumen. Med. Diss. Gießen 1937. — KEMPER: Die Bekämpfung tierischer Schädlinge in den Häusern. Bauwelt **1935**, 986. — KLEIN: Aufenthalt der Bevölkerung aus allen Berufsgruppen im Freien. Arch. f. Hyg. **113**, 170 (1934). — KLIEWE u. WEISE: Die Hygiene der Kleinwohnung. Erg. Hyg. **12**, 719 (1931). — KORFF-PETERSEN: Die Wohnung als Grundlage der Gesundheitsfürsorge. Handbuch der sozialen Hygiene von GOTTSTEIN-SCHLOSSMANN-TELEKY, Bd. 5, S. 146. Berlin 1927. — LEHMANN: Die Wohnungsverhältnisse und das soziale Gebaren von 1017 Familien des Kreises Preußisch-Eylau, die eine einmalige Kinderreichenbeihilfe erhalten haben. Öff. Gesdh.dienst B **1938**,

799. — Liese u. Weigmann: Wohnung. Handbuch der hygienischen Untersuchungsmethoden von Gotschlich, Bd. 2, S. 285. Jena 1929. — Mrugowsky: Zur Hygiene ländlicher Arbeiterwohnungen. Z. Hyg. 120, 482 (1938). — Reiher: Entwurf für Forderungen im Wohnungsbau hinsichtlich Schallsicherheit und Wärmeschutz. Gesdh.ing. 1928, 737. — Reiter u. Osthoff: Bedeutung endogener und exogener Faktoren bei Kindern der Hilfsschule. Z. Hyg. 94, 224 (1921). — Schmitt: Die Bedeutung der Klimaforschung für den Städtebau. Zbl. Bauverw. 51, 53 (1931). — Schroeter: Volksbiologische Auswirkung der Siedlung. Beih. Arch. Bevölkergswiss. 6 (1936). — Stiegler: Wärmewirtschaft beim Kleinsiedlungs- und Wohnungsbau. Gesdh.ing. 1937, 84. — Süpfle: Ist die Lehre vom Luftkubus für Wohnräume wissenschaftlich noch vertretbar? Arch. f. Hyg. 117, 195 (1937). — Süpfle u. Hoffmann: Wohnungshygiene. Handbuch der biologischen Arbeitsmethoden von Abderhalden, Abt. IV, Teil II. Berlin 1934. — VDI-Merkblatt für den Schallschutz im Wohnhaus. Zbl. Bauverw. 1935, 364. — Walsdorff: Die ländliche Wohnungsfrage in Ostpreußen. Berlin: Kohlhammer 1937. — Weyrauch: Über Lärmmessungen. Arch. f. Hyg. 120, 49 (1938). — Wörterbuch der Wohnungs- und Siedlungswirtschaft (Gesamtleitung B. Schwan). Berlin: Kohlhammer 1938.

Lüftung.

Bradtke, F. u. W. Liese: Hilfsbuch für raum- und außenklimatische Messungen. Mit besonderer Berücksichtigung des Katathermometers. Berlin 1937. — Flügge, C.: Über Luftverunreinigung, Wärmestauung und Lüftung in geschlossenen Räumen. Z. Hyg. 49, 363—387 (1905). — Gröber, H.: Rietschels Leitfaden der Heiz- und Lüftungstechnik, 10. Aufl. Berlin 1934. — Kisskalt, K. u. a.: Was ist Zugluft? Münch. med. Wschr. 1937 I, 491. — Küster: Zugluftfreie Ventilation durch Anemostatenlüftung. Arb. Reichsgesd.amt 57, 221 (1926). — Liese: Über Stirntemperatur, Behaglichkeitsbeurteilung usw. Gesdh.ing. 1939, 345. — Pettenkofer, M.: Ärztl. Intelligenzbl. 1858, 169. — Richtlinien für die Lüftung im Krankenhaus. Z. Krk.hauswes. 1936, 236—242. — Roedler: Schutzraumbelüftung. Gasschutz u. Luftschutz 1938, H. 8. — „Lüftungsgrundsätze.“ VDI-Verlag Berlin. — „VDI-Lüftungsregeln“, VDI-Verlag Berlin. — Wietfeldt, W.: Die Be- und Entlüftung des Normalarbeitsraumes. Berlin 1937.

Heizung (s. auch Lüftung).

Gongenbach, W. v.: Physiologische und hygienische Betrachtungen zur Strahlungsheizung. Gesdh.ing. 61, 557 (1938). — Hauptmann, W.: Über die hygienischen Bedenken gegen die schornsteinlose Raumheizung mit Petroleumöfen. Wien. med. Wschr. 1932 I. — Hofmann, E.: Zur Frage der Bestimmung kleiner CO-Mengen mittels des Drägerschen CO-Messers. In Grassberger: Abh. Gesamtgeb. Hyg. 18, 37 (1935). — Hübner, M.: Untersuchung von Einzelluftbefeuchtern zur Raumluftbefeuchtung. Gesdh.ing. 1938, 89. — Lorenz, I.: Raumheizung mit abzugslosen Gasöfen. Gas- u. Wasserfach 1937, 553. — Schmidt, O.: Heizung und Lüftung in Schulen. Gesdh.ing. 1936, 325. — Schwarz, Sicke u. Deckert: Über giftige Gase und üble Gerüche in Wohnungen und sonstigen Aufenthaltsräumen. Arch. f. Hyg. 115, 351 (1936). — Voogd u. Wirtz: Betrachtungen über das Verhalten von Schornsteinaufsätzen bei Wind und Regen. Gesdh.ing. 1936, 605, 621. — Werneburg: Zur Genehmigung von Niederdruckdampfkesseln für Raumheizung. Z. Gesdh.techn. 27, 285 (1935).

Beleuchtung.

Büning, W.: Die lichtkranke Großstadtwohnung. Z. Hyg. 120, 575 (1938). — Deutsche Lichttechnische Gesellschaft: Normblätter DIN 5031 (Meßgrößen), 5034 (Tageslicht), 5035 (künstliche Beleuchtung). Berlin 1935. — Korff-Petersen, A.: Die Untersuchung der Beleuchtung. Handbuch der hygienischen Untersuchungsmethoden von E. Gotschlich, Bd. 3, S. 154—198. Jena 1929 (daselbst ausführliche Literatur bis 1929). — Liese, W.: Zur Kritik des Tageslichtquotienten. Gesdh.ing. 59, 295 (1936). — Meyer, E.: Beleuchtungstechnik, Planung und Entwurf von Beleuchtungsanlagen. Braunschweig 1938. — Schanz, F. u. Stockhausen: Schutz der Augen gegen die schädigenden Wirkungen der kurzwelligen Strahlen. Berlin 1910. — Schütz, F.: Grundsätzliches zur natürlichen und künstlichen Beleuchtung. Dtsch. med. Wschr. 1933 I, 734. — Sewig, R.: Handbuch der Lichttechnik, I. u. II. Teil. Berlin 1938.

C. Massenunterkünfte.

Von Bernhard Möllers.

Besonders hohe Anforderungen sind an die Hygiene der Siedlung und Wohnung zu stellen, wenn es sich um die Schaffung von Massenunterkünften handelt, die eine größere Zahl von Menschen gleichzeitig auf längere oder kürzere Zeit beherbergen sollen.

Die Anforderungen sind verschieden je nach dem Lebensalter, dem Geschlecht, dem Gesundheitszustand der in der Massenunterkunft unterzubringenden Personen und nach der sonstigen Zweckbestimmung der Gebäude.

Als wichtige Formen von Massenunterkünften sollen hier besprochen werden die hygienischen Anforderungen, die an Schulen, Krankenhäuser, Kasernen, Lagerbaracken des Reichsarbeitsdienstes, Zeltlager und Strafanstalten zu stellen sind.

a) Die baulichen Anforderungen bei Schulhäusern.

Beim Neubau von Schulen ist das Gelände reichlich zu bemessen. Der Bauplatz soll möglichst frei und nicht in der Nachbarschaft von ruhestörenden oder die Luft verunreinigenden Betrieben liegen. Ein staubfreier Spielplatz, der mindestens 3 qm pro Kind Fläche bietet, noch besser ein Schulgarten, ist in unmittelbarer Nähe des Schulgebäudes vorzusehen. Hygienisch am günstigsten sind Schulgebäude im *Pavillonsystem* mit nicht mehr als 2 Stockwerken, die als Einzelgebäude mit je 2—4 Schulklassen um den gemeinsamen Schulhof angeordnet sind. Bezüglich der neuerdings für alle Kinder angestrebten Freiluft- und Waldschulen wird auf die Ausführungen im 3. Abschnitt VIII 2, S. 496 hingewiesen.

In den meisten Fällen, besonders in den Großstädten, ist man an größere Zentralbauten nach dem *Korridorsystem* gebunden; hierbei ist anzustreben, daß der Korridor an der einen Längsseite des Gebäudes anzulegen ist, während an der anderen Seite die Klassenräume liegen. Ein Korridor zwischen 2 Reihen von Klassenzimmern ist für die Licht- und Luftzufuhr erheblich ungünstiger. Mit Bezug auf die Himmelsrichtung ist eine Lage der Fenster nach Osten zu vermeiden, da das zur Zeit der Schulstunden weit ins Zimmer fallende Sonnenlicht die verschiedenen Plätze sehr ungleich mit Licht und Wärme versorgt und teilweise blendet. Die Lage nach Westen oder Nordwesten ist zweckmäßig, wenn am Spätnachmittag kein Unterricht abgehalten wird, andernfalls ist die Lage gegen Norden vorzuziehen, sofern das Gebäude nach dieser Seite völlig frei liegt und gute Heizanlagen vorhanden sind.

Treppen und Gänge müssen hell, genügend (im Durchschnitt 1,5—2 m) breit, feuersicher und gut ventiliert sein. Sämtliche Türen müssen nach außen, zum Gang zu, aufschlagen. Die Wände sind zweckmäßig im unteren Abschnitt (bis etwa 1,70 m Höhe) mit Ölfarbenanstrich zu versehen. Hüte und Mäntel der Kinder sollen, besonders bei nassem Wetter, außerhalb der Klassenzimmer bleiben. Die *Aborte* sind nicht getrennt vom Schulhause, sondern in gut lüftbaren Anbauten unterzubringen; von den Gängen sind sie durch Vorräume zu trennen, in denen Gelegenheit zum Waschen der Hände mit Seife und zum Abtrocknen durch saubere Handtücher besteht. Bei den Aborten rechnet man auf je 15 Mädchen und je 30 Knaben einen Sitz. Ferner sind für die Knaben eine ausreichende Zahl von Pißrinnen vorzusehen. Die Aborte der Lehrpersonen und des Hauspersonals sind von denen der Schüler getrennt anzulegen. Jede moderne Schule sollte ferner *Schulbäder*, am besten Brausebäder, mit entsprechenden Auskleideräumen haben, ebenso Trinkspringbrunnen, bei denen die Benutzung eines Trinkbechers sich erübrigt.

Ein *Schulzimmer* soll im allgemeinen nicht länger als 10 m sein, damit auch die auf den letzten Bänken sitzenden Schüler gut sehen und hören können. Die Tiefe der Zimmer (höchstens 6,5 m) muß sich nach den gebotenen Lichtverhältnissen richten; die Höhe soll etwa $4^1/_2$ m betragen. Der höchste zulässige Kubikraum eines normalen Schulzimmers beträgt 250 bis 300 cbm; die Schülerzahl einer Klasse sollte 50 nicht übersteigen.

Die *Fenster* des Schulzimmers sollen sich an der linken Seite vom Schüler aus gesehen befinden, da sonst der Schatten der schreibenden Hand auf das Papier fällt. Lichteinfall von der rechten Seite, von

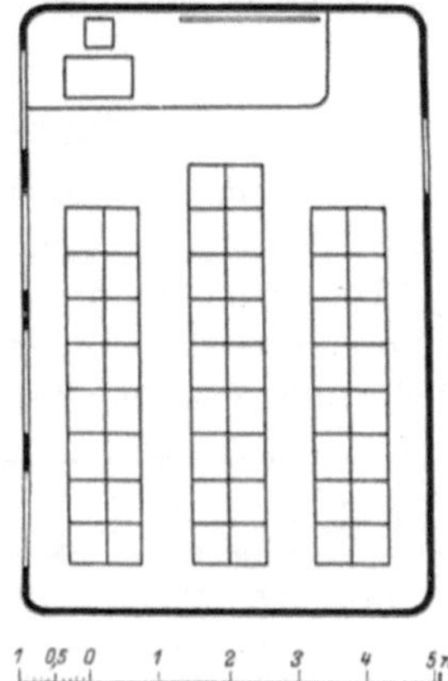

Abb. 47. Schulzimmer.
(Nach Spitta.)

hinten und von vorn her ist zu vermeiden. Als hygienisch einwandfreie Beleuchtung kommt nur der Lichteinfall von links oder Oberlicht in Betracht; letzteres läßt sich allerdings praktisch nur selten einbauen.

Die Fenster sollen mindestens 20% der Bodenfläche des Zimmers ausmachen und möglichst bis an die Decke herangeführt werden; ihre obere Begrenzung soll horizontal verlaufen. Um eine ausreichende Beleuchtung der Arbeitsplätze zu erreichen, sollte die Entfernung des Arbeitsplatzes vom Fenster höchstens das doppelte Maß der freien Fensterhöhe des Fensterflügels betragen. Falls künstliche Beleuchtung der Schulzimmer erforderlich ist, empfiehlt sich indirekte Beleuchtung durch Strahlung gegen die hellgeweißte Decke des Raumes oder gegen einen größeren Reflektor. Jeder Platz soll eine Helligkeit von mindestens 25—30, besser 50—60 Lux besitzen (s. auch Abschnitt Beleuchtung, S. 179).

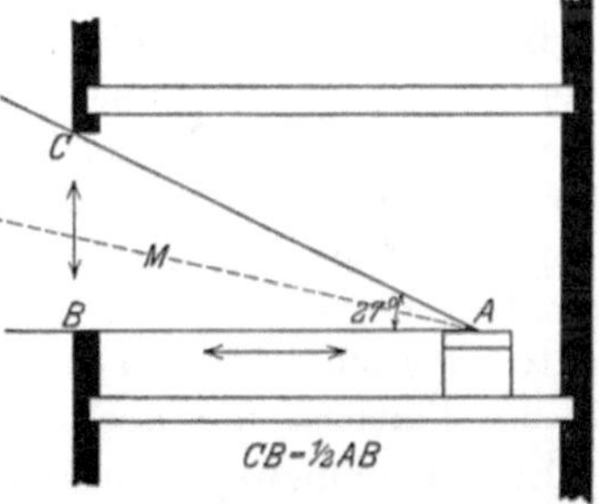

Abb. 48. Beleuchtung von Schulzimmerplätzen. *CAB* oberer Einfallswinkel, den der oberste Lichtstrahl *CA* mit der Tischfläche *A* bildet. *MAB* mittlerer Einfallswinkel, den der mittlere Himmelslichtstrahl *MA* mit der Tischfläche bildet. (Nach Spitta.)

Der *Fußboden* des Raumes soll massiv mit einem Belag von Filzlinoleum hergestellt oder aus hartem Holz, möglichst gut gefugt und mit einem staubbindenden wasserunlöslichen Mineralöl imprägniert sein. Die geölten Fußböden werden täglich durch Ausfegen mit einem harten Besen gereinigt oder feucht aufgewischt.

Bezüglich der *Heizung* ist zu verlangen, daß die Temperatur während der Schulzeit nur zwischen 17 und 20° C schwankt. Vor Beginn des Unterrichts soll die Wärme nicht mehr als 16° betragen, da die von den Kindern selbst erzeugte Wärme dann rasch einen Anstieg bis 18° oder mehr bewirkt. Zweckmäßig für Schulen sind selbsttätige Temperaturregler.

Eine Beseitigung der entwickelten Wärme und Luftverunreinigung erfolgt am besten mittels gründlicher *Zuglüftung* des von den Schülern verlassenen Schulzimmers durch Öffnen von Fenstern und Türen in jeder Pause zwischen 2 Unterrichtsstunden, je nach der Außentemperatur 2—5 Minuten lang. Während des Unterrichts erfolgt die Lüftung nur durch Kippflügel an den oberen Fensterscheiben.

b) Bauliche Anforderungen an Krankenhäuser.

Über Anlage, Bau und Einrichtung von Krankenanstalten sind in den einzelnen deutschen Ländern ausführliche gesetzliche Vorschriften erlassen, die in der Hauptsache untereinander übereinstimmen. Als Musterbeispiel kann auf die preußischen „Vorschriften über Anlage, Bau und Einrichtung von Kranken-, Heil- und Pflegeanstalten, sowie von Entbindungsanstalten und Säuglingsheimen vom 30. 3. 20 mit Abänderungen vom 23. 10. 22 und 12. 1. 23" sowie auf die „Richtlinien für den Bau und Betrieb von Krankenanstalten" (Stuttgart und Leipzig, Kohlhammer 1937) verwiesen werden.

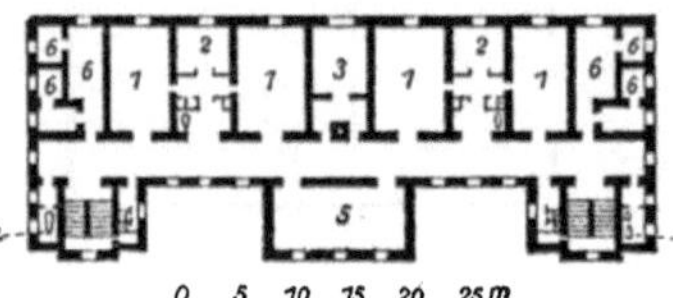

Abb. 49. Krankenhaus. Korridorsystem. 1 Krankenzimmer, 2 Wärterzimmer, davon Teeküchen, 3 Operationszimmer, 4 Badezimmer, 5 Kapelle, 6 Einzelzimmer.

Bei den Krankenhausbauten unterscheidet man zwischen dem Korridorsystem, dem Pavillonsystem und dem gemischten System.

Das *Korridorsystem.* Hier liegen die Krankenzimmer unmittelbar nebeneinander und an einem gemeinsamen Korridor. Das Gebäude hat mehrere Stockwerke und wird entweder in Linienform oder in H-Form oder Hufeisenform gebaut. Es eignet sich besonders für kleinere Krankenhäuser.

Bei dem *Pavillonsystem* wird das ganze Krankenhaus in einzelne Baracken oder auch feste Pavillons aufgegliedert, die in 1 oder 2 Stockwerken 1 bis 2 Krankenräume, außerdem Bad, Abort, Teeküche und Wärterraum enthalten. Die Pavillons stehen mindestens so weit auseinander, daß der Abstand der doppelten Höhe der Gebäude gleich ist. Die einzelnen Pavillons stehen entweder ganz frei oder werden durch gedeckte Gänge miteinander verbunden. Pavillonbauten werden heute wegen ihrer Unwirtschaftlichkeit und der weiten Wege für das Personal nur noch selten gebaut.

Eine Vereinigung von Pavillon- und Korridorsystem (gemischtes System) kann man z. B. in der Weise durchführen, daß die Enden der Flügel eines Korridorbaues nach Art der Pavillons ausgebaut oder besondere freistehende Isolierbaracken errichtet werden.

Besonders zweckmäßig sind auch die in den letzten Jahren von der Heeresbauverwaltung des Reichskriegsministeriums errichteten Neubauten von Standortlazaretten, von denen der Musterentwurf zu einem *Heereslazarett für 200 Betten* nachstehend wiedergegeben ist.

In modernen Krankenanstalten sind Vorkehrungen zur Freiluftbehandlung (Terassenbau, sog. Dosquetsystem mit herausnehmbaren großen Fensterflächen) erwünscht.

Die Raumverteilung und Raumbemessung fällt bei den Krankenhausbauten je nach der Größe und besonderen Bestimmung des Gebäudes sehr verschieden aus. Auch in dem kleinsten Krankenhaus sollte unbedingt eine Trennung zwischen den Behandlungs- und den Wirtschaftsräumen gefordert werden. Zu den Behandlungsräumen sind zu rechnen ein Aufenthaltsraum, Räumlichkeiten für medico-mechanische Behandlung, in größeren Krankenhäusern besondere Badeabteilungen, Operationsräume (getrennt für aseptische und septische Operationen) nebst Vorbereitungszimmer, Räume für Röntgenuntersuchungen

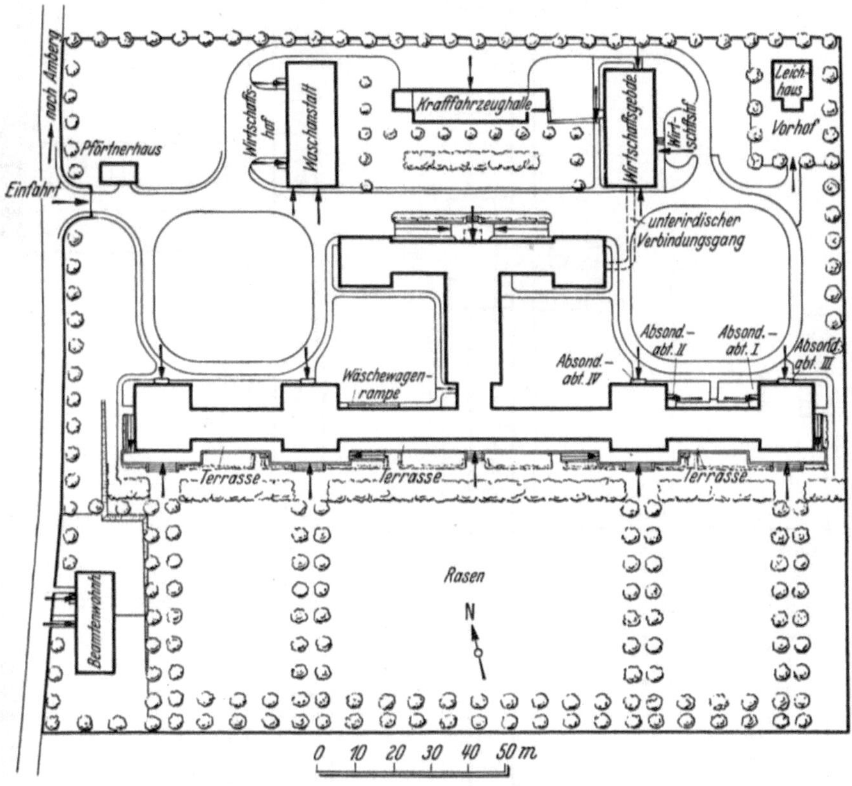

Abb. 50. Lageplan eines neuzeitlichen Standortlazaretts.
(Nach SCHRÖDER in WALDMANN-HOFFMANN: Lehrbuch der Militärhygiene.)

und für bakteriologisch-serologische und physikalisch-chemische Untersuchungen. Eine Trennung der Arzträume und der Wohnungen der Schwestern sowie des sonstigen Personals von den Krankenräumen ist nach Möglichkeit anzustreben.

Der *Bauplatz* eines Krankenhauses soll eine Durchschnittsgröße von 75 qm — auf ein Krankenbett berechnet — haben. Die *Fensterwände* der Krankenräume sollen von anderen Gebäuden mindestens 14 m, die der übrigen Räume wenigstens 9 m entfernt sein. Alle *Krankenräume* müssen durch unmittelbares Himmelslicht genügend erhellt sein (mindestens 5° Lichteinfallswinkel auf jeden Punkt des Fußbodens). Jedes Stockwerk mit mehr als 40 Betten muß 2 Treppen mit Ausgängen ins Freie haben. Flure und Gänge müssen bei mehr als 5 m Länge mindestens 1,8 m breit, gut belichtet, lüft- und heizbar sein. Die für Kranke bestimmten Räume müssen in der ganzen Grundfläche gegen das Eindringen von Bodenfeuchtigkeit gesichert sein und der Fußboden mindestens 30 cm über der anschließenden Erdoberfläche liegen. Die Wände in allen Krankenzimmern sollen glatt, in Operations- und Entbindungszimmern sowie

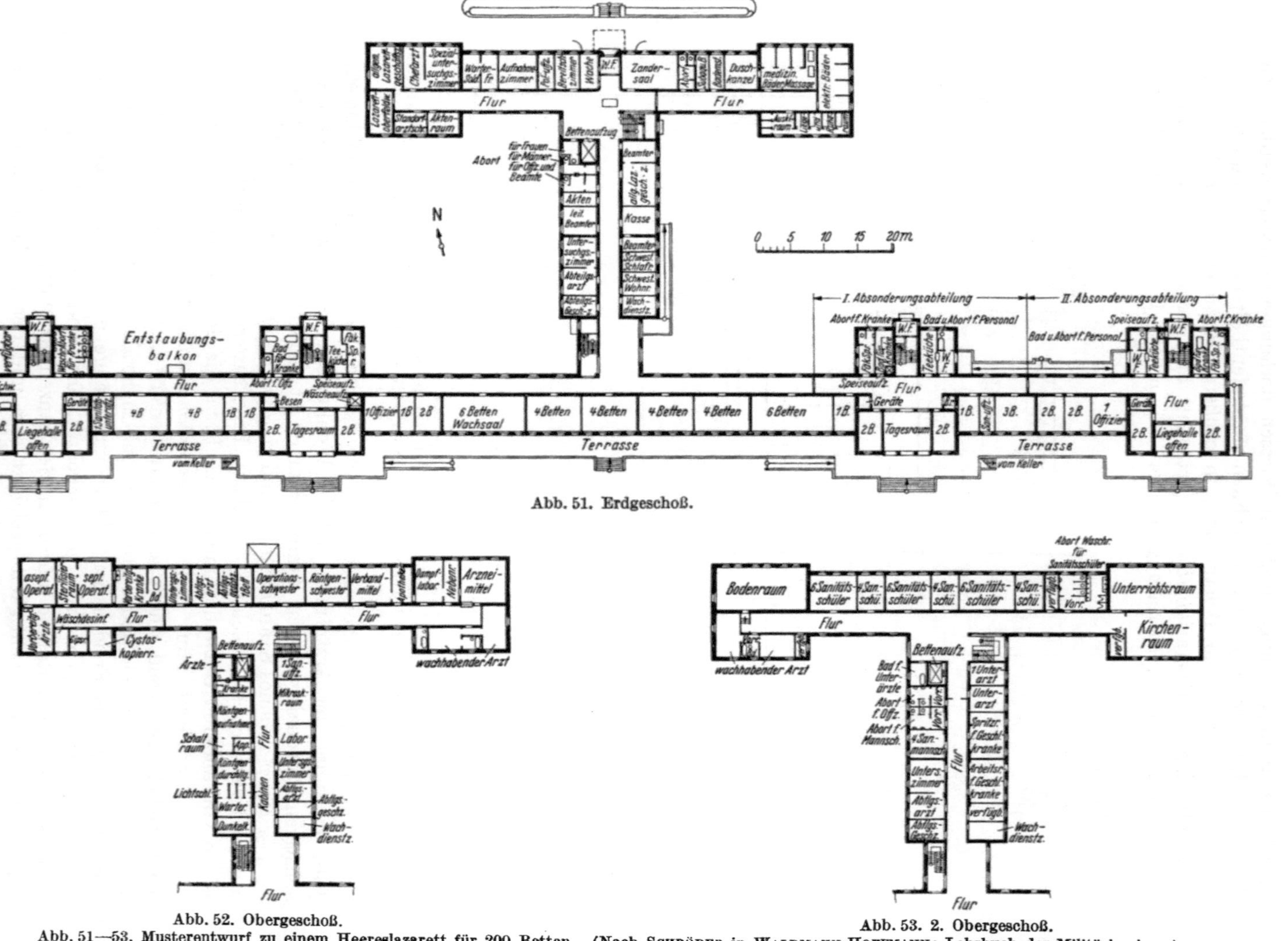

Abb. 51. Erdgeschoß.

Abb. 52. Obergeschoß.

Abb. 53. 2. Obergeschoß.

Abb. 51—53. Musterentwurf zu einem Heereslazarett für 200 Betten. (Nach Schröder in Waldmann-Hoffmann: Lehrbuch der Militärhygiene.)

in den Abteilungen für übertragbare Krankheiten abwaschbar und mit ausgerundeten Ecken hergestellt sein. Die *Haupttreppen* für Stockwerke mit mehr als 25 Betten sollen feuerfest im Sinne der Bauordnung, ohne Wendelstufen mit geraden Podesten, mit mindestens 28 cm Auftrittsbreite und höchstens 18 cm Steigung angelegt sein. Die Fußböden aller Krankenräume müssen wasserdicht und vor Abkühlung geschützt sein. Alle Räume, auch die Wirtschaftsräume müssen ins Freie führende *Fenster* haben. Die Fensterfläche soll in mehrbettigen Krankenzimmern mindestens $^1/_7$ der Bodenfläche, in Einzelzimmern mindestens 2 qm betragen. In mehrbettigen Zimmern muß für jedes Bett ein Luftraum von wenigstens 25 cbm auf 7,5 qm Bodenfläche und in einbettigen Zimmern ein Luftraum von wenigstens 35 cbm auf 10 qm Bodenfläche vorhanden sein. Bei Kindern unter 14 Jahren genügt ein Luftraum von je 15 cbm auf 5 qm Bodenfläche. Große Krankensäle mit 10, 20 und mehr Betten, wie sie die alten Krankenhäuser im Pavillonstil haben, werden in der Neuzeit abgelehnt. 1—2-Bettenzimmer für Schwerkranke, 4—6-Bettenzimmer für die Masse der Kranken sind zweckmäßig, obwohl die Versorgung und Überwachung der Kranken durch die Verteilung auf viele Räume erschwert wird (Krankenhauslüftung s. S. 164).

Für zeitweise nicht bettlägerige Kranke sind geeignete *Tagesräume* (2 qm für jeden Kranken, mindestens 20 qm) und ein mit Gartenanlagen versehener Erholungsplatz (10 qm Fläche für jedes Krankenbett) vorzusehen. Alle Krankenzimmer müssen in einwandfreier Weise geheizt, gelüftet und beleuchtet werden können; auch sind Vorkehrungen zur *Lärmbekämpfung* (Lichtsignal statt Klingeln, schalldichte Wände und Türen) erwünscht.

Der Durchschnittsbedarf eines Krankenhauses an gesundheitlich einwandfreiem *Wasser* beträgt täglich für ein Krankenbett mindestens 150 Liter.

An *Aborträumen* ist wenigstens 1 Abort für je 15 Betten der Männer- und je einer für 10 Betten der Frauenstation erforderlich; für die Männer sind Pißrinnen in einem besonderen Abteil des Abortraumes anzulegen. Im Vorraum der Aborte sind Waschgelegenheiten mit fließendem Wasser, Seife, Handtuch, auf Infektionsabteilungen auch noch Desinfektionsmöglichkeiten zu schaffen.

Männliche und weibliche Kranke (außer Kindern unter 10 Jahren) müssen in getrennten Räumen, in mittleren (50—150 Betten) und großen Anstalten (mehr als 150 Betten) in getrennten Abteilungen untergebracht werden. Für ansteckend Kranke sind Absonderungsräume

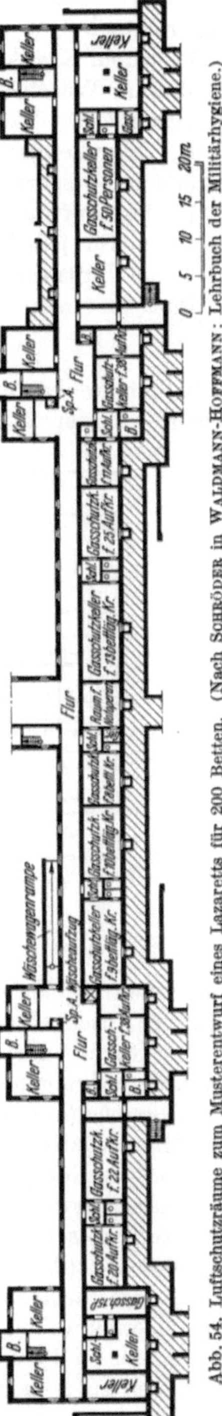

Abb. 54. Luftschutzräume zum Musterentwurf eines Lazaretts für 200 Betten. (Nach Schröder in Waldmann-Hoffmann: Lehrbuch der Militärhygiene.)

mit Abort und Bad, in großen Anstalten in einem besonderen Gebäude, einzurichten.

Zu jedem Krankenhaus gehören außer den Wirtschaftsgebäuden (Küche mit Kühlraum, Wäscherei) das *Leichenhaus* mit Obduktionsraum und eine *Desinfektionsanstalt*.

Bei Krankenhausneubauten sind grundsätzlich *Luftschutzräume* nach den geltenden Vorschriften anzulegen. Es werden zur Zeit verlangt:

10 cbm Luftraum für jeden liegenden Kranken (20% der Bettenzahl),

4 cbm für jeden Kranken, der außer Bett ist,

3 cbm Luftraum je Kopf Personal.

Dazu kommen Notoperationsraum, Entgiftungsraum, Schleusen, Aborte.

c) Kasernenbauten.

Bei dem Neubau von Kasernen kommen neben den militärischen und wirtschaftlichen Gesichtspunkten als wichtigste gesundheitliche Fragen die Sicherstellung

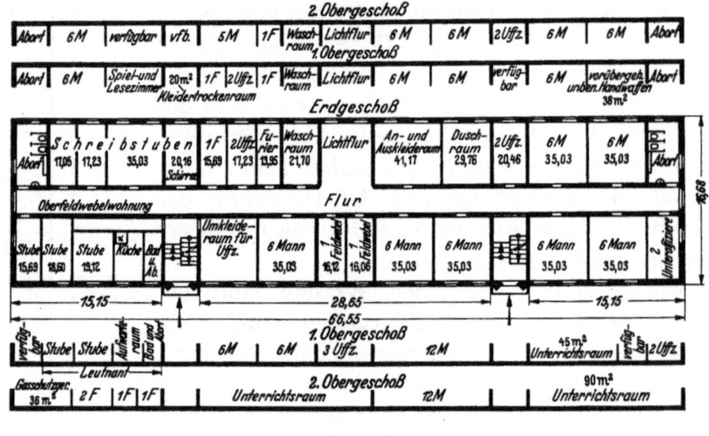

Abb. 55. Mannschaftshaus in einer Kaserne.
(Nach Mascke in Waldmann-Hoffmann: Lehrbuch der Militärhygiene.)

einer einwandfreien Wasserversorgung und Abfallbeseitigung in Betracht, sofern nicht ein Anschluß an die entsprechenden Anlagen der Garnisonstädte möglich ist.

Der Raumbedarf eines Kasernengrundstückes hängt ab von der Art und Zahl der unterzubringenden Formationen.

Mannschaftshäuser für die Unterkunft der unverheirateten Unteroffiziere und Mannschaften, des kasernierten Offiziers und des Oberfeldwebels mit den zugehörigen Nebenräumen werden in der Regel für den Bedarf einer Einheit (Kompanie) errichtet und beanspruchen in einem besonderen Gebäude neben dem Kellergeschoß 3 Wohngeschosse und ein für Lagerzwecke bestimmtes Dachgeschoß (Abb. 55).

Als *Kasernenquartier* stehen einem Leutnant 2 Stuben mit zusammen 35 qm, dem Oberfeldwebel 3 Stuben mit 50 qm, dem Feldwebel eine Einzelstube mit 14 qm oder zu 2 Köpfen je 11 qm Bodenfläche zu. Andere Unteroffiziere haben in Stuben zu 2—4 Köpfen Anspruch auf je 9 qm, Mannschaften in Stuben zu 6 Köpfen auf je 6 qm. Unteroffiziere und Mannschaften erhalten für je 3 kasernierte Unteroffiziere und je 4 Mann einen *Waschplatz* von 0,65 cm Länge. In den Badeanstalten wird auf je 15 Köpfe eine Dusche gerechnet. Je Dusche entfällt 2 qm im Duschraum und 3 qm im Aus- und Ankleideraum; ferner sind 2 Gesäßbrausen, 1 Warmwasserbereiter, 1 Doppelhandwaschbecken und 1 Fußwaschwanne vorhanden.

In den Aborten rechnet man je 10—15 Köpfe 1 Sitz- und 1 m Standabort.

Die Wohnräume des Mannschaftshauses werden zu beiden Seiten eines Mittelflurs angeordnet und erhalten bei einer Länge bis rund 50 m ein, längere 2 Treppenhäuser. Die 2,50 m langen Mittelflure werden außer durch die Treppenhäuser durch 2 m breite Fenster an den Giebelseiten und bei Vorhandensein von 2 Treppenhäusern noch durch einen in der Mitte liegenden breiten Lichtflur beleuchtet.

Als Exerzierfläche wird für jede Kompanie usw. je 2500 qm und je Stab 1500 qm berechnet. Der Reitplatz einer Eskadron beträgt 2400 qm (40 × 60 m).

Die Bestimmungen über Bauart und Baustoffe sind in den „Richtlinien als Anhalt für den Neubau von Mannschaftshäusern, Stabshäusern und Wirtschaftsgebäuden" zusammengefaßt, die seit 1933 vom Oberkommando des Heeres für den Dienstgebrauch der Heeresbauämter herausgegeben werden.

Heizung für alle Unterkunfts- usw. Räume mit Ausnahme der Familienwohnungen in der Regel zentrale Niederdruckdampfheizung, zugleich für Warmwasserbereitung und Dampfkochanlage.

Bei Neubauten von Mannschaftshäusern wird als *Luftschutzmaßnahme* über dem ganzen Kellergeschoß eine einheitliche Eisenbetondecke für eine Nutzlast von 500 kg/qm gefordert, in Familienhäusern bei anerkannter Luftschutzgefahr eine Eisenbetonkellerdecke für 250 kg/qm und eine gleichartige Decke über dem obersten Geschoß von 125 kg/qm Nutzlast.

Im Wirtschaftsgebäude liegt der Mannschaftsspeisesaal, dessen Größe für die halbe Mannschaftsstärke mit 0,75 qm Grundfläche pro Kopf berechnet wird, unmittelbar neben der Küche.

Für den ärztlichen Dienst bei der Truppe sind Krankenreviere vorgesehen. Das einfache Krankenrevier bei jedem Bataillon hat einen Untersuchungsraum, einen Arztraum, den nötigen Nebenraum und ein oder mehrere Krankenstuben.

Zur Unterkunft der Truppe auf dem Marsche dient die *Zeltausrüstung*, die aus der Zeltbahn mit Zeltleine, einem einteiligen Zeltstock und 2 Zeltpflöcken besteht. Zur Herstellung einer Unterkunft werden 4 und mehr Bahnen aneinandergeknöpft (Viererzelt, Achterzelt, verlängertes Achterzelt, Hauszelt).

d) Genormte Holzhauslager des Reichsarbeitsdienstes.

Eine viel benutzte Massenunterkunft sind die Holzhauslager des Reichsarbeitsdienstes, die neuerdings auch von der Wehrmacht, der Reichsautobahn, den Reichswerken „Hermann Göring" und dem Volkswagenwerk zur Unterbringung von Truppen und Arbeitern in großem Umfang verwandt werden. Ein „genormtes Holzhauslager" des Reichsarbeitsdienstes (Typentafel „RL" vom 1. 3. 1938) setzt sich zusammen aus 4 Mannschaftshäusern, 1 Verwaltungshaus, 1 Wirtschaftshaus, 1 Führerhaus, 1 Kammerhaus, 1 Waschhaus, 1 Aborthaus, 1 Gerätehaus und 1 Schilderhaus. Alle Teile der Holzhäuser sind genormt, als Wand-, Fußboden-, Dach- und Deckenelemente untereinander austauschbar und dürfen nur von bestimmten Firmen hergestellt werden. Die Umfassungswände und die Dachtafeln sind doppelwandig mit Luftisolierung und Isolierpappeinlagen

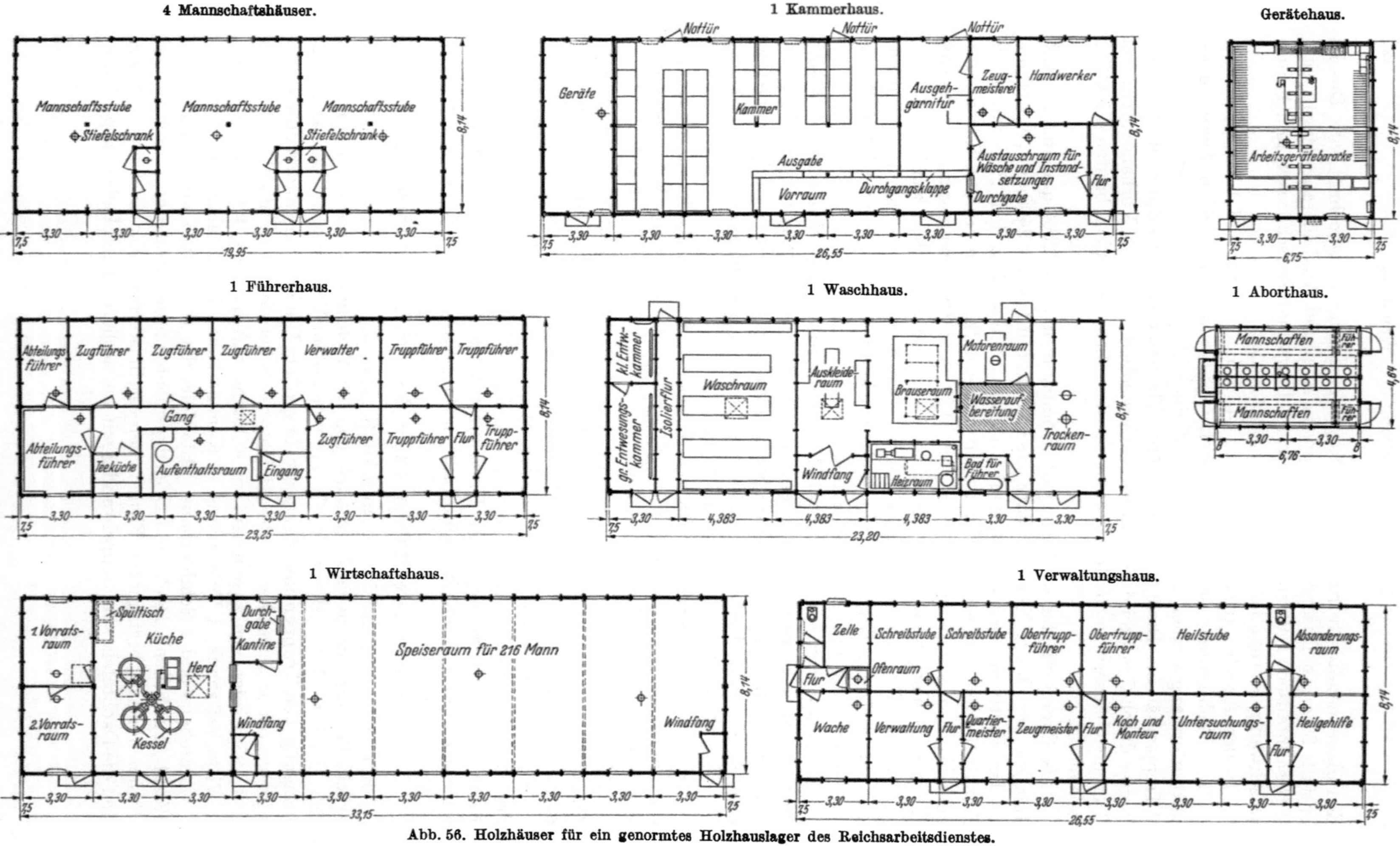

Abb. 56. Holzhäuser für ein genormtes Holzhauslager des Reichsarbeitsdienstes.

ausgeführt. Auch der hölzerne Fußboden ist doppelt mit Isolierpappeinlage versehen. Die Gründung erfolgt je nach dem Gelände und den vorhandenen Baustoffen entweder massiv oder auf Pfahlrosten. Sämtliche Pfähle, Schwellen und Lagerhölzer sind karboliniert, die übrigen Bauteile zum Schutz gegen Feuchtigkeit und Pilzbefall mit Öl-Lasolineum imprägniert.

Jedes *Mannschaftshaus* besteht aus 3 Stuben; in den Mannschaftsstuben findet sich 1 Stiefelschrank mit Entlüfter. In dem *Verwaltungshaus* sind Schreibstuben, Wohnräume für Truppführer, 1 Wache mit Zelle sowie die Abteilung Gesundheitsdienst mit Heilstube, ärztlichem Untersuchungsraum, Absonderungsraum für Verdachtsfälle ansteckender Krankheiten, Krankenabort und Heilgehilfenraum untergebracht.

Das *Wirtschaftshaus* enthält einen Speiseraum für 216 Mann mit freitragenden Bindern, Küche, 2 Vorratsräume, gegebenenfalls kleine Kantine und Keller.

Zur Unterbringung des Abteilungsführers, der Zugführer und weiterer Unterführer ist das *Führerhaus*, zur Unterbringung der Kammerbestände und ihrer Instandsetzung das *Kammerhaus* bestimmt. Im Bedarfsfalle werden in der Nähe der Abteilungen auch *Lagerwohnhäuser* für verheiratete Führer in verschiedener Größe und Ausführung hergestellt.

Das *Waschhaus* enthält 1 Waschraum mit Waschtrögen, 1 Brauseraum und Auskleideraum mit Windfang, 1 Trockenraum, Motorenraum, 1 Raum für Wasseraufbereitungsanlagen, 1 große und kleine Entwesungskammer mit Isolierflur, sowie 1 Wannenbad für die Führer. Zu dem genormten Holzhauslager gehört ferner 1 Aborthaus, 1 Gerätehaus und 1 Schilderhaus.

Für Beleuchtungszwecke wird ausschließlich elektrisches Licht verwandt, die Heizung erfolgt fast ausschließlich durch eiserne Öfen nach irischem System, die für jeden Brennstoff geeignet sind.

In ähnlicher Weise wie für den männlichen Arbeitsdienst sind auch genormte Holzhauslager (Typ ADwJ.) für den Arbeitsdienst der weiblichen Jugend geschaffen, die für 4 Kameradschaften (48 Arbeitsmaiden und 5 Führerinnen) aus 1 Wohnhaus, 1 Verwaltungshaus, 1 Wirtschafts- und Waschhaus und 1 Aborthaus bestehen.

e) Zeltlager.

Eine besonders sorgfältige hygienische Überwachung erfordern die *Zeltlager*, in denen im Sommer zahlreiche Jungen und Mädels auf Wanderungen oder zu Schulungskursen untergebracht werden. Die hierfür in Betracht kommenden Gesichtspunkte sind in der vom Gesundheitsamt der Reichsjugendführung herausgegebenen *„Gesundheitsdienstanweisung für Zeltlager der Hitler-Jugend"* enthalten.

Wichtig ist die Wahl eines gesundheitlich einwandfreien *Lagerplatzes*, der am besten in der Nähe einer Ortschaft liegt. Größere Lager sollten in der Nähe eines Krankenhauses liegen, mit dem vor Beginn des Lagers Verbindung aufgenommen werden muß, um jederzeit erkrankte Lagerteilnehmer einweisen zu können. Ebenso ist vor der Planung eines Lagers die Mitwirkung des zuständigen staatlichen Gesundheitsamtes sicherzustellen.

Der *Boden* des Lagers muß trocken sein. Am besten ist sandiges Heideland; Lehmboden, Ton und fetter Ackerboden sind wenig wasserdurchlässig und als Untergrund eines Lagerplatzes ungeeignet. Ebenfalls sind sumpfige Gegenden und Wiesen wegen der Nacht- und Frühnebel und der dadurch bedingten Erkältungsgefahr abzulehnen.

Die *Wasserversorgung* des Lagers muß in hygienisch einwandfreier Weise sichergestellt sein, möglichst nicht mehr als 250—350 m vom Lager entfernt. Die Trinkwasserstellen sind vor Verunreinigung zu schützen. Bei Zweifel an der Reinheit des Trinkwassers darf nur abgekochtes Wasser verwendet werden. Kalter, gesüßter Tee, direkt aus der Gulaschkanone oder aus sauberen Deckelkannen ist das beste Getränk zum Löschen des Durstes.

An Flußläufen sind die Wasch- und Badestellen oberhalb von Fabriken und Kläranlagen anzulegen.

Ob die Gegend des Lagers frei von ansteckenden Krankheiten ist, kann nur durch Beratung mit dem örtlich zuständigen Gesundheitsamt, das über alle gesundheitlichen Fragen seines Gebietes genau unterrichtet ist, festgestellt werden.

Zur Vermeidung von Erkältungskrankheiten ist der Boden im Zelt mit Holzrosten zu belegen, auf die Stroh geschüttet wird (pro Teilnehmer rund 5 kg Stroh, kein Heu). Um das Zelt wird ein Regengraben gezogen.

In Lagern mit über 100 Teilnehmern muß dem Gesundheitsdienst 1 Feldscherzelt (Behandlungszelt) und 1 Leichtkrankenzelt, bei solchen über 300 Teilnehmer 1 Isolierzelt, 1 Ärztezelt und Schlafzelte für die Feldschere zur Verfügung gestellt werden.

Die Latrinen sollen etwa 50 m vom Lager entfernt angelegt werden und auch nachts schnell erreichbar sein. Die Latrine besteht aus einem mindestens 1 m tiefen Graben mit festem Sitzgestell. Nach der Latrinenbenutzung muß jeder den Kot sofort mit Chlorkalk bedecken, darüber eine Schicht Erde streuen und dann sofort die Hände waschen.

Die neben der Küche anzulegenden Abfallgruben sind mit dicken Brettern abzudecken.

f) Strafanstalten.

Die hygienisch einwandfreie Gestaltung der zur vorübergehenden oder lebenslänglichen Unterbringung der Strafgefangenen bestimmten Massenunterkünfte (Gefängnisse, Zuchthäuser, Konzentrationslager usw.) ist ein nicht unwichtiges Kapitel der öffentlichen Gesundheitspflege, da die Gefangenen nach Möglichkeit gegen die mit der Freiheitsentziehung verbundenen gesundheitlichen Schädigungen geschützt werden sollen. Ein gleichmäßiger Vollzug der Freiheitsstrafen wird in den deutschen Ländern seit dem 1. 7. 1924 durch die „Grundsätze für den Vollzug von Freiheitsstrafen vom 7. 6. 1923" gewährleistet.

Die Gefangenen werden in Einzelhaft, Zellenhaft oder Gemeinschaftshaft untergebracht. *Einzelhaft* und *Zellenhaft* sind ausgeschlossen, wenn sie den Gefangenen körperlich oder geistig gefährden würden, und dürfen in Deutschland nicht länger als 3 Jahre bei Erwachsenen bzw. 3 Monate bei Jugendlichen andauern. Zellen, die zum Aufenthalt bei Tag und Nacht dienen, sollen mindestens 22 cbm Luftraum haben. Das Fenster einer solchen Zelle soll mindestens 1 qm groß sein und zur Hälfte geöffnet werden können. Schlafzellen sollen mindestens 11 cbm Luftraum haben; ihr Fenster, mindestens 0,5 qm Lichtfläche, soll zur Hälfte geöffnet werden können. Soweit Räume ausnahmsweise zum gemeinschaftlichen Aufenthalt bei Tag und Nacht benutzt werden, muß auf jeden Gefangenen ein Luftraum von 16 cbm entfallen. Dieser Luftraum soll in gemeinschaftlichen Schlafräumen je Kopf mindestens 10 cbm, in gemeinschaftlichen Arbeitsräumen mindestens 8 cbm betragen. Die Gefangenen stehen unter der gesundheitlichen Überwachung des Gefängnisarztes; verneint der Arzt die Haftfähigkeit, so ist unverzüglich die Entscheidung der Strafvollstreckungsbehörde einzuholen.

Die Gefangenen erhalten alsbald nach der Aufnahme und während der Strafverbüßung in der Regel alle 14 Tage ein Bad. Allen gesunden Kranken, die nicht mit Arbeiten im Freien beschäftigt werden, ist in der Regel täglich $^1/_2$ Stunde Bewegung im Freien zu gestatten.

Schwangere Gefangene sind zur Entbindung in der Regel in Entbindungsanstalten, tuberkulöse Gefangene in Sonderanstalten für tuberkulöse Strafgefangene, Geisteskranke in Irrenanstalten (Landesheil- und Pflegeanstalten) zu überführen.

Schrifttum.

GROBER: Das deutsche Krankenhaus. 3. Aufl. 1932. — GUTT und Mitarbeiter: Der Amtsarzt. Jena: Gustav Fischer 1936. — KORF-PETERSEN: Schulhygienische Untersuchungsmethoden. ABDERHALDENs Handbuch der biologischen Arbeitsmethoden. Abt. IV. Teil 11. 1923. — MÖLLERS: Gesundheitswesen und Wohlfahrtspflege im Deutschen Reich. 2. Aufl. 1930. — RICHTER: Handbuch der Jugendpflege, H. 3. Eberswalde: R. Müller 1935. SCHMIEDEN: Krankenhausbau in neuerer Zeit. Brücke-Verlag. — SPITTA: Grundriß der Hygiene. Berlin 1920. — WALDMANN-HOFFMANN: Lehrbuch der Militärhygiene. Berlin 1936.

3. Hygiene der Wasserversorgung.

Von BERNHARD BÜRGER.

A. Der Wasserschatz der Natur und die Wasserversorgung.

Das Wasser ist für den Menschen teils zu Trinkzwecken bzw. zur Bereitung von Speisen, teils zur Reinigung des Körpers, der Wohnung, der Straßen usw., teils zu gewerblichen Zwecken nötig. Der Mensch deckt seinen Wasserbedarf aus den ober- oder unterirdischen Wasservorräten; beide Arten von Wässern ergänzen sich ganz überwiegend aus den Niederschlägen: Tau, Regen, Schnee, Hagel. Dieses *Meteorwasser* bildet — soweit es nicht verdunstet — zum Teil an der Erdoberfläche Ansammlungen mit offen zutage liegendem Wasserspiegel *(Oberflächen- oder Tagewässer)*, und zwar entweder mit ruhendem Wasserspiegel (z. B. Pfützen, Teiche, Seen) oder — bei Gefälle — mit mehr oder weniger rasch sich von der Stelle fortbewegenden Wasserteilchen und sich änderndem Spiegel: *Oberirdische Wasserläufe* (z. B. Bäche, Flüsse, Ströme). Zu einem anderen Teil sickert oder sinkt das Meteorwasser in den Erdboden ein und wird dort zu *unterirdischem Wasser*, und zwar entweder zu echtem *Grundwasser* oder zu einem *unterirdischen Wasserlauf* von hygienisch viel weniger hoch zu wertender Wasserbeschaffenheit.

Meteorwasser. Die Niederschläge, besonders Regen und Schnee, nehmen aus der Luft wasserlösliche Gase, z. B. salpetrige Säure und Ammoniak und an festen Stoffen besonders Staub und Mikroorganismen auf. Von den Auftreff- (z. B. Dach-)flächen gehen gleichfalls Staub und Mikroorganismen sowie mehr oder weniger große Mengen von ungelösten und löslichen Stoffen in das Wasser über; bei Ansammlung des Wassers kann es zu starker Vermehrung der Mikroorganismen kommen. Der hygienische Zustand der aufgefangenen Niederschläge hängt vor allem von dem Reinheitsgrad der Auftreff- bzw. Auffangflächen, Leitungen und Sammelbehälter ab. Verwendung zu Genußzwecken — bei uns z. B. in den Marschgebieten der Nordsee — bedingt besondere Vorsichtsmaßregeln (s. unten S. 241, da z. B. sein Bleilösungsvermögen besonders hoch ist); frei von hygienischen Bedenken dürfte solches Wasser nur in Ausnahmefällen sein. Sein Geschmack ist im allgemeinen fade. Dies gilt auch von destilliertem Wasser, das unter besonderen Verhältnissen (Seeschiffe, Aden, Baku, Lüderitzbucht) zur Versorgung verwandt wird.

Unterirdisches Wasser. Dieses entstammt überwiegend ebenfalls den Niederschlägen; es bildet sich teils durch Versickerung (Infiltration), teils durch Verdichtung (Kondensation) von Wasserdampf. Die Niederschläge nehmen von der Bodenoberfläche gelöste und ungelöste Stoffe auf; die Beschaffenheit des Wassers wird dabei — hygienisch beurteilt — zunächst schlechter. Dann aber findet beim Durchgange durch den Boden eine Reinigung bzw. Veredelung des Wassers statt: ungelöste Stoffe — auch Mikroorganismen — werden zurückgehalten; gelöste organische Stoffe werden mineralisiert. Die aus der Bodenluft in das Wasser übergehende Kohlensäure begünstigt gleichzeitig die Lösung von Bodenbestandteilen, die zum Teil für den Geschmack von Belang sind; die verschiedensten wasserlöslichen Stoffe gehen in das Wasser über. Endlich wird die Temperatur des Wassers der des Erdbodens allmählich angepaßt, also im allgemeinen auf eine fast gleichmäßige, für den Genuß angenehme Tiefe gebracht.

Besonders unappetitlichen und hygienisch bedenklichen Verunreinigungen ist das Wasser bei solchen Böden ausgesetzt, die durch häusliche Abwässer bzw. deren Schlamm, Dung u. dgl. oder durch pflanzliche und tierische Abfälle aus Küche und Haus stärker belastet sind. Die Abfallstoffe enthalten unzählige saprophytische und gelegentlich auch pathogene Bakterien sowie tierische Schmarotzer bzw. ihre Entwicklungsstadien; eine Sicherheit, daß sie frei von Krankheitserregern seien, wird in der Praxis kaum jemals gegeben sein. Für den Weg des Wassers in die Tiefe gibt es hygienisch ganz verschieden zu bewertende Möglichkeiten:

Grundwasser. Bei *feinkörnigen* und entsprechend *feinporigen* Schichten sickert das mit Verunreinigungen mehr oder weniger stark beladene Tagewasser — soweit es nicht abfließt oder verdunstet — *langsam* in die Tiefe (echtes Grundwasser). Hierbei ist es der Filterwirkung und den sonstigen veredelnden Einflüssen des feinporigen Bodens voll ausgesetzt, so daß seine gesamten Mikroorganismen und die sonstigen ungelösten Bestandteile zurückgehalten werden. Von seinen gelösten Stoffen bleiben Phosphorverbindungen zum großen Teil im Boden zurück, Chloride dagegen erscheinen vollständig im Wasser, Sulfate zum großen Teil. Harnstoff, Hippursäure sowie stickstoffhaltige Fäulnisprodukte werden bei genügendem Sauerstoffzutritt weitgehend in Nitrate übergeführt. Bei Sauerstoffmangel erfährt nur ein Teil dieser Stoffe völlige Oxydation (Mineralisation) zu Nitraten, die übrigen werden zu Nitriten oder Ammoniak. Bei Überwiegen reduzierender Vorgänge kommt auch Rückbildung der Nitrate zu Nitriten und Ammoniak vor. Je stärker der Boden mit Schmutzstoffen belastet ist, um so höher ist im allgemeinen der Gehalt seines Grundwassers an den erwähnten Umwandlungsprodukten der Schmutzstoffe, die dadurch — mit gewissen Vorbehalten — zu Anzeigern (Indicatoren) und Gradmessern der Verschmutzung von Boden und Grundwasser werden. Selbst starke Verunreinigung beeinträchtigt die Filterwirkung einer Bodenschicht, d. h. seine keimzurückhaltende Wirkung im allgemeinen nicht, wohl aber die chemische Zusammensetzung des betreffenden Grundwassers (s. Abb. 57).

Bei *weniger feinkörnigen* oder groben (z. B. Kies-) Schichten — d. h. solchen mit gröberen oder weiten Poren — legen die versickernden Tagewässer den Weg in die Tiefe weniger langsam zurück als bei feinporigen. Dabei ist sowohl der veredelnde Einfluß des Bodens auf die gelösten Schmutzstoffe wie die Filterwirkung beeinträchtigt, und zwar im allgemeinen um so mehr, je rascher und ungleichmäßiger das Wasser durch die (Kies-) Schichten in die Tiefe gelangt. Insbesondere die Zurückhaltung der Bakterien ist hier auch bei großer Schichtdicke nicht sicher gewährleistet; das Grundwasser weist dann gelegentlich — besonders nach Niederschlägen — oder dauernd höhere Keimzahlen auf, dabei oft auch Colikeime und andere aus den Schmutzstoffen stammende — hygienisch bedenkliche — Bakterien. Noch geringer ist die Reinigungswirkung des Erdbodens, wenn Verunreinigungen durch *offene* Verbindungswege, z. B. nicht mit gut filterierendem Material angefüllte Gesteinsspalten oder durch Risse in trockenen Lehmschichten oder dgl. unmittelbar bis in das unterirdische Wasser gelangen können.

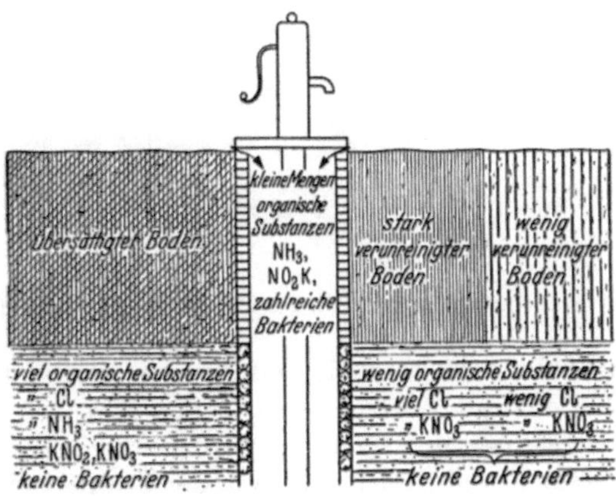

Abb. 57. Die verschiedenen Wege für die Verunreinigung des Grundwassers, schematisch.

Bei gut filterierenden feinkörnigen Schichten ausreichender Mächtigkeit ist also für gewöhnlich das Grundwasser im Untergrund bakterienarm und frei von Colikeimen und anderen Fäkalbakterien.

Unterirdische Wasserläufe. Diese sind hygienisch ganz anders zu bewerten als echtes Grundwasser und deshalb — soweit es sich in praktischen Fällen durchführen läßt — scharf von ihm zu unterscheiden[1]. Sie führen ein

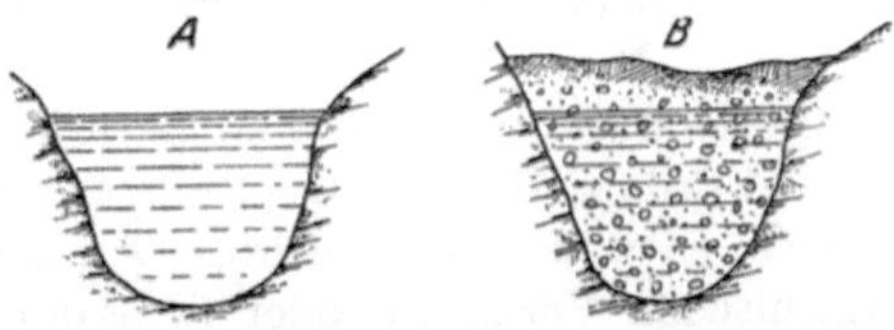

Abb. 58. Schematische Darstellung des Unterschiedes zwischen unterirdischem Wasserlauf und Grundwasser. (Nach PRINZ: Handbuch der Hydrologie, 2. Aufl.)

Wasser, das sich in verhältnismäßig großen, nicht mit Trümmergestein (z. B. Sand) ausgefüllten Hohlräumen — wie Spalten, Klüften, Höhlen u. dgl. — des Untergrundes mehr oder weniger rasch — ähnlich den oberirdischen Wasserläufen — fortbewegt und deshalb, wenn überhaupt, dann nur mangelhafte Filterung und sonstige Veredelung in hygienischer Hinsicht durch den Untergrund erfährt. Im allgemeinen zeigt es zum mindesten nach stärkeren Niederschlägen sichtbare Trübungen und höheren Bakteriengehalt. Nicht selten entstammt es unmittelbar größeren Oberflächengewässern, z. B. Bächen; gelegentlich handelt es sich bei

---

[1] Die ohne Rücksicht auf hygienische Belange neuerdings ins Leben gerufenen Bestrebungen, alle unterirdischen Wässer als „Grundwasser" zu bezeichnen, sind meines Erachtens als für hygienische Betrachtungen *ungeeignet* abzulehnen.

ihm um völlig in die Tiefe versunkene Wasserläufe, deren Wasser dabei keine nennenswerte, sicher aber keine hygienisch ausreichende Reinigung erfährt. Das Wasser unterirdischer Wasserläufe ist hygienisch fast stets verdächtig; die vor ihrer Verwendung zu Wasserversorgungszwecken erforderliche Klarstellung der hygienischen Beschaffenheit läßt sich nur durch Beobachtungen

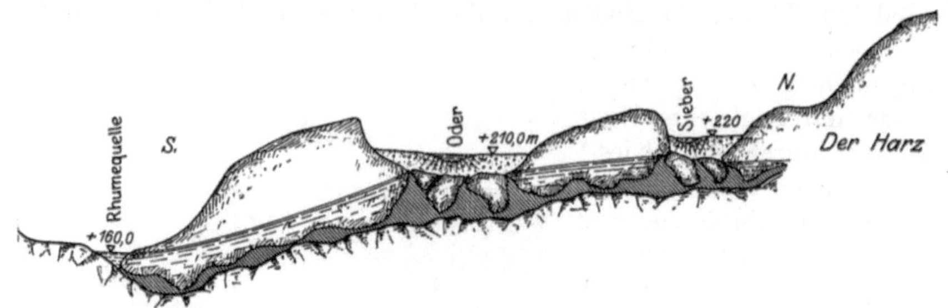

Abb. 59. Schematische Darstellung des Versinkens der Oder und Sieber in den Untergrund. (Nach THUERNAU.)

(besonders auf Klarheit und Temperatur) und bakteriologische Untersuchungen schaffen, die über längere Zeiten hin bei den verschiedensten Witterungsverhältnissen durchgeführt werden. Zwischen unterirdischen Wasserläufen und echtem Grundwasser gibt es in der Praxis vielfach Übergänge, so daß im Einzelfall die charakteristische Unterscheidung nicht immer klar zutage tritt.

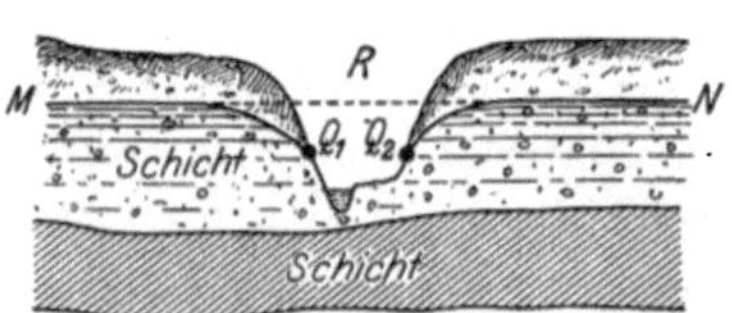

Abb. 60. Schematische Darstellung der Entstehung einer durch Grundwasser gespeisten Quelle. (Nach PRINZ[1].)

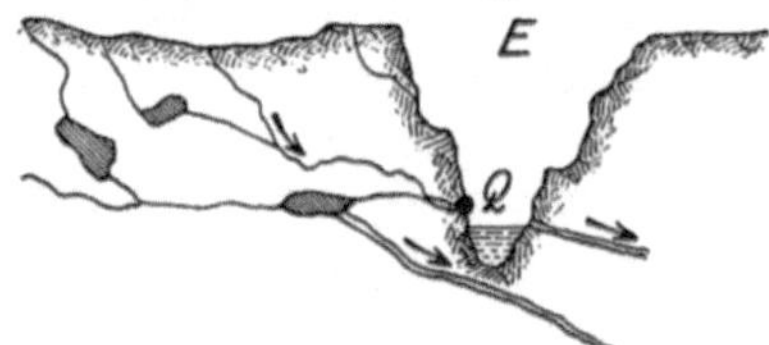

Abb. 61. Schematische Darstellung der Entstehung einer durch unterirdische Wasserläufe gespeisten Quelle. (Nach PRINZ[1].)

Quellwasser. Quellen sind natürliche Ausflüsse des unterirdischen Wassers an die Erdoberfläche. Quellwasser ist also zutage tretendes unterirdisches Wasser; entweder ist es echtes Grundwasser mit all seinen oben geschilderten hygienischen Vorzügen, oder es stammt her aus unterirdischen Wasserläufen mit seinen hygienischen Gefahren. Hygienisch ist bei vielen Quellen die Besonderheit von Bedeutung, daß in ihrer Umgebung die das unterirdische Wasser überlagernde Deckschicht oft nach dem Quellaustritt zu schwächer wird, so daß je näher zu dieser hin desto geringer auch der Schutz des Wassers gegen Verunreinigung von oben wird.

Chemische Zusammensetzung der unterirdischen (Grund- und Quell-)Wässer. Die Zusammensetzung der unterirdischen Wässer ist abhängig davon, welche Stoffe das Wasser beim Auftreffen auf die Erdoberfläche und auf seinem Wege in den Untergrund aufnimmt; sie wechselt deshalb in den verschiedenen Gebieten erheblich. Die hygienische Bedeutung der „*Grenzzahlen*" für die einzelnen Stoffe wird oft zu hoch bewertet. Auch hinsichtlich derjenigen Stoffe, die im allgemeinen als Anzeichen von Verunreinigungen angesehen werden können (s. S. 213), gilt, daß man für gewöhnlich aus dem gefundenen Wert für *einen*

---

[1] PRINZ, E.: Handbuch der Hydrologie, 2. Aufl. Berlin: Julius Springer 1922.

bestimmten chemischen Stoff des Wassers allein kein Urteil darüber erhält,
ob seine Verwendung für Trink- und Wirtschaftszwecke hygienische Bedenken
auslösen würde oder nicht. Man muß vielmehr,
soweit diese Indicatoren in Betracht kommen, berücksichtigen, wie hoch der Gehalt des betreffenden
Wassers an *allen* oder doch wenigstens an *mehreren*
dieser Verunreinigungsanzeiger ist. Auch bei Beteiligung mehrerer sind sie aber im allgemeinen
nicht *Be*weise einer bestehenden Verunreinigung,
sondern nur *Hin*weise darauf. Daneben sind selbstverständlich auch die sonstigen Merkmale zu werten, also die bakteriologischen und biologischen
Wasserbefunde und *vor allem die — meist ausschlaggebenden — örtlichen Verhältnisse.*

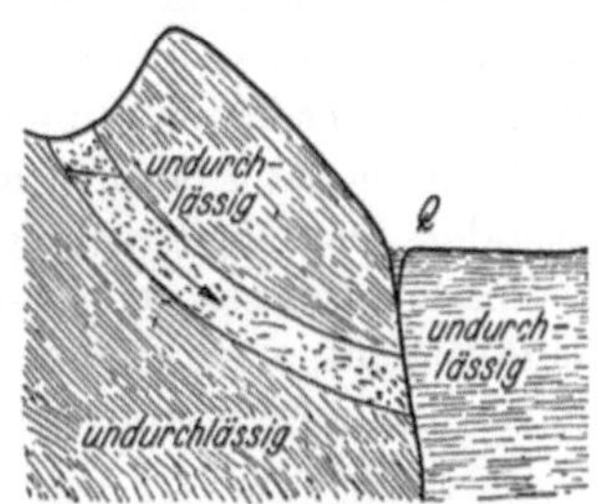

Abb. 62. Natürlich aufsteigende oder
artesische Spaltquelle.(Nach SIERP[1].)

Als *Anhaltspunkte* können für deutsche Verhältnisse folgende Zahlen dienen:
Nicht verunreinigte Grundwässer enthalten im allgemeinen an Milligrammen
in 1 Liter (vgl. KLUT, Untersuchung des Wassers an Ort und Stelle, 7. Aufl.,
S. 137, 1938):

	mg/l
I. Von den „Verunreinigungsindicatoren":	
Ammoniak (NH_3 bzw. NH_4)	Spuren[1]
Salpetrige Säure (Nitrite = N_2O_3 bzw. NO_2', hauptsächlich Kaliumnitrit)	Spuren[2]
Salpetersäure (Nitrate = N_2O_5 bzw. NO_3': Kaliumnitrat, Calcium-nitrat)	unter 10
Chlor (Chloride = Cl, hauptsächlich Kochsalz)	unter 30
Organische Stoffe	unter 63
gemessen am Kaliumpermanganat- ($KMnO_4$-) Verbrauch	unter 12[3]
entsprechend einem Sauerstoff-Verbrauch	unter 3
Phosphorsäure (Phosphate = P_2O_5)	Spuren
Schwefelwasserstoff (H_2S)	meist unter 0,1[4]
II. Von sonstigen Stoffen:	
Summe der gelösten Bestandteile (Abdampfrückstand)	unter 500
Schwefelsäure (Sulfate = SO_3 bzw. SO_4', besonders Kaliumsulfat).	unter 60
Gesamthärte, deutsche Grade	unter 15
Reaktion gegen Lackmus und Rosolsäure	schwach alkalisch
Wasserstoffionenkonzentration (p_H)	über 7,0

[1] In eisenhaltigem, moorigen Wasser oft mehr, bis etwa zu 2 mg/l, unter Umständen
darüber.

[2] Beim Austritt aus Enteisenungsanlagen oder nach längerem Stehen in zinkhaltiger
Leitung zuweilen etwas mehr infolge Oxydation aus NH_3 oder Reduktion aus N_2O_5.

[3] In moorigen Wässern meist höher; hier meist nicht auf allgemein- und unter
Umständen seuchenhygienisch bedeutsame Verunreinigungen, sondern auf starken Humin-
gehalt zurückzuführen.

[4] In eisenhaltigen Wässern aus größerer Tiefe mehr, aber im allgemeinen unter 1,0 mg/l.

Ferner: Natrium, Kieselsäure, meist auch (gelöstes) Eisen, weniger häufig Mangan;
Kaliverbindungen fehlen entweder ganz oder sind nur in geringer Menge vorhanden, etwa
bis zu 4 mg/l K_2O. Gelegentlich sind vielerlei ungelöste Bestandteile im Wasser enthalten,
z. B. ausgefälltes Eisen (Eisenoxydhydrat = Rost) und tonige Bestandteile, öfter auch
niedere Tiere, Algen, Bakterien u. dgl.

[1] SIERP, F.: Handbuch der Lebensmittelchemie, Bd. VIII/1. Berlin: Julius Springer 1939.

Oberflächenwasser. Den meisten Oberflächenwässern werden durch zum
Abfluß gelangende Niederschläge aus der näheren oder weiteren Umgebung
Verunreinigungen der verschiedensten Art und Menge zugeführt, und zwar im
allgemeinen um so mehr, je dichter besiedelt die betreffende Gegend ist. Führen
schon die Abschwemmungen von mit Naturdung (Mist, Jauche, Abortgruben-
inhalt, auch Kompost u. dgl.) gedüngten Äckern und Wiesen den Wasserläufen
besonders bei Niederschlägen bzw. bei der Schneeschmelze unter Umständen
erhebliche Mengen von allgemein- und seuchenhygienisch recht bedenklichen
Schmutzstoffen zu, so oft noch mehr die beim Durchfließen von Ortschaften
von ihnen aufgenommenen Abfallstoffe; auch die Abwässer von Schiffen sind

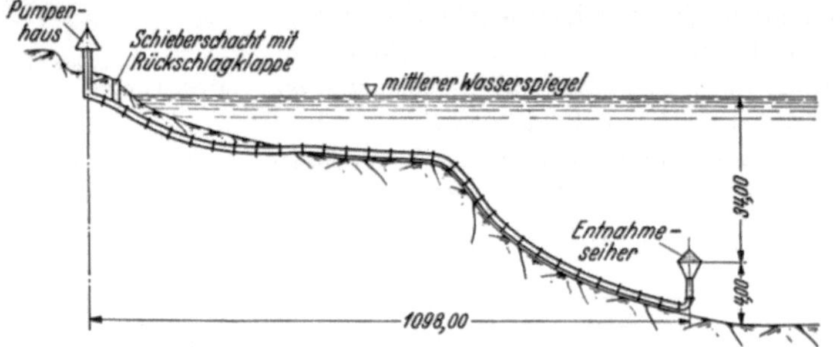

Abb. 63. Entnahmeprofil des Seewasserwerkes der Stadt Friedrichshafen. (Nach SIERP.)

oft recht bedenkliche Schmutzquellen. Eine besonders starke Belastung bedeutet für die Wasserläufe wegen der Anhäufung der Schmutzstoffe meist die
Einleitung von häuslichen (städtischen) oder gewerblichen Abwässern, die durch
ein Entwässerungs-(Kanal-)System ihnen als „Vorflutern" an einem Punkte
oder an mehreren gesammelt zugeführt werden. In hygienischer Hinsicht ist
bei all diesen Schmutzstoffen scharf zu unterscheiden zwischen etwaiger Infektionsgefahr und allgemeinhygienisch bedeutsamer Belastung des Vorfluters
mit zersetzlichen — (meist fäulnisfähigen) — organischen oder nicht fäulnisfähigen mineralischen Stoffen. *Infektionsgefahren* sind im allgemeinen als gegeben anzusehen bei den Abfallstoffen von Mensch und Tier, aus dem menschlichen Haushalt sowie von solchen Industrien, bei denen nicht voll desinfizierte
tierische Körperbestandteile verarbeitet werden, z. B. von Schlachthäusern,
Abdeckereien, Gerbereien, Leimfabriken, Wollwäschereien usw. Daneben bedeuten diese gewerblichen Abwässer meist auch allgemeinhygienisch für die
Vorfluter eine erhebliche Belastung wegen ihrer hohen Konzentration, was besonders dann sehr störend sich auswirken kann, wenn ihr Abbau im Vorfluter
sich nicht normal vollzieht. Viele gewerbliche Abwässer enthalten, soweit sie
frei von häuslichen Abwässern sind, keine infektiöse Keime, aber, wie die von
Zuckerfabriken und Zellstoffwerken, ungewöhnlich große — das „Selbstreinigungsvermögen" der Vorfluter besonders stark in Anspruch nehmende —
Mengen organischer Substanz, andere — z. B. Kaliabwässer — belasten den
Vorfluter mit nicht zersetzungsfähigen mineralischen Stoffen, wieder andere
sind äußerst störend wegen ihrer Farbe (Farbstoffabriken), sonstiger stark
störender Stoffe (Teerprodukte, Phenole, Gasabwässer) oder besonders schwieriger Erscheinungen bei ihrem Abbau (z. B. Molkereiabwässer).

Wegen der dauernden oder gelegentlichen Aufnahme der verschiedensten
Abfallstoffe kann das Wasser der Oberflächenwässer fast nie ohne weitgehende

Reinigungsbehandlung für Trink- und Hauswirtschaftszwecke verwandt werden. Insbesondere ist in einem dicht besiedelten Lande wie Deutschland bei ihm kaum jemals eine Infektiosität sicher auszuschließen. Denn hinsichtlich der

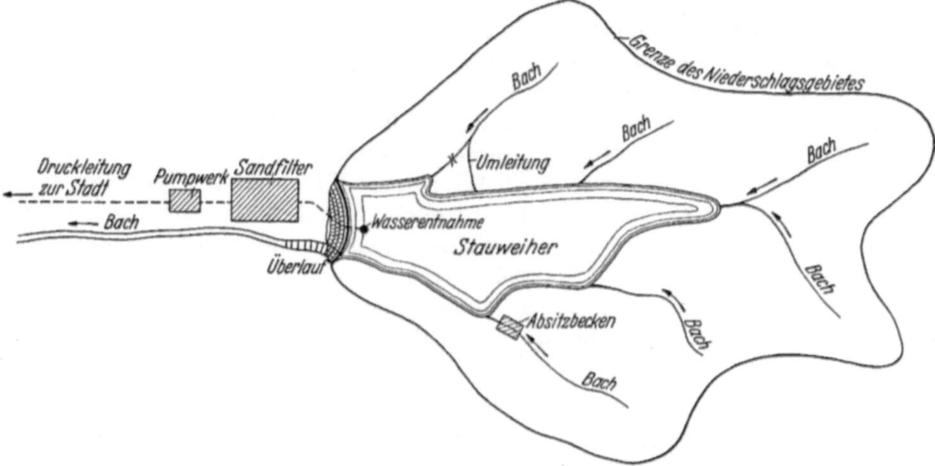

Abb. 64. Grundriß einer Talsperre mit Niederschlagsgebiet usw.
(Nach Spitta und Reichle in Rubner- v. Gruber-Ficker: Handbuch der Hygiene, 2. Aufl. 1924.)

Vernichtung infektiöser Keime darf man — abgesehen von Sonderfällen — fast nie von der „Selbstreinigung" durchgreifende Wirkung erwarten.

Landseen, besonders solche von sehr großer Tiefe, wie die der Alpen, bieten im allgemeinen ein hygienisch viel geeigneteres Wasser als Flüsse. Die suspendierten Bestandteile, auch die Mikroorganismen, sind meist abgesetzt, auch ist das Wasser chemisch und bakteriologisch oft verhältnismäßig wenig verschmutzt. Genaue Prüfung der Wasserbeschaffenheit und der örtlichen Verhältnisse ist jedoch — als ausschlaggebend für die hygienische Bewertung — vor ihrer Benützung erforderlich (s. Abb. 63).

Eine Sonderstellung unter den Oberflächenwässern

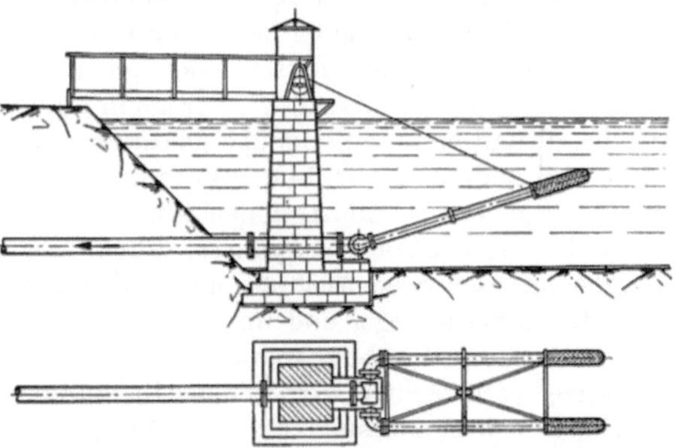

Abb. 65. Schwenkrohr zur Wasserentnahme aus Talsperren.
(Nach Sierp.)

nehmen die *Trinkwasser-Talsperren* ein, meist in Gebirgstälern gelegene, talwärts durch Staudamm oder Mauer abgesperrte Staubecken wechselnder Größe, zur Zeit bei uns bis etwa 25 Millionen cbm Fassungsvermögen, in denen von den Niederschlägen des „Einzugsgebietes" die Überschüsse angesammelt werden. Ist das Einzugsgebiet völlig frei von menschlichen Ansiedlungen und gedüngten Äckern, Wiesen, Viehweiden u. dgl., möglichst völlig bewaldet und wenig von Menschen begangen, am besten ganz abgeschlossen, so kann schon das in die Sperre *eintretende* Wasser für gewöhnliche Zeiten einen recht hohen Reinheitsgrad aufweisen und als durchaus appetitlich zu bezeichnen sein, zumal infolge der Entnahme aus großer Tiefe auch seine Temperatur und die sonstigen physikalischen Eigenschaften gewöhnlich weitgehenden Ansprüchen hygienisch genügen werden. Als völlig geschützt gegen den Zutritt seuchenhygienisch bedenklicher Verunreinigungen (z. B. von Keimen aus der Paratyphusgruppe) wird aber auch dieses Wasser im allgemeinen nicht anzusehen sein, da es ja auch unter so günstigen Verhältnissen — selbst bei großem Wasserinhalt und (rechnerisch!) langem Aufstau — doch nicht gegen die Berührung mit Insekten, Nagetieren (Ratten und Mäusen), Wild und vor allem Wasserwild (z. B. Wildenten, Möven u. dgl.) und ihre Ausscheidungen geschützt ist. Deshalb wird auch solches Wasser im allgemeinen einer Desinfektion — nötigenfalls nach Reinigungsbehandlung durch Filter — daneben wegen seines meist vorhandenen Angriffsvermögens gegen die üblichen Werkstoffe unter Umständen auch einer sonstigen Aufbereitung zu unterziehen sein, eventuell unter Zusatz von Fällungsmitteln.

B. Die hygienischen Anforderungen an Trink- und Wirtschaftswasser.

An Wasser, das bei uns zur Versorgung der Menschen dienen soll, sind bestimmte hygienische Anforderungen zu stellen: 1. Es *muß* zu allen Zeiten gesundheitlich unschädlich sein (*unerläßliche Muß*vorschrift). 2. Es *soll* auch allgemeinhygienisch befriedigend sein, sowohl nach Beschaffenheit wie nach Menge und Wirtschaftlichkeit (*Soll*vorschrift).

Die Hauptforderung der Hygiene an Wasser für Trink- und Wirtschaftszwecke geht dahin, daß Genuß und Verwendung des Wassers niemals irgendwelche Gesundheitsschädigung bei Mensch und Tier verursachen darf, und zwar weder durch lebende Krankheitserreger, noch durch Gifte. Dieser Forderung muß besonders unter Verhältnissen, wie wir sie in unserer deutschen Heimat gewöhnt sind, überall und stets voll Genüge geleistet werden (*Muß*vorschrift), mag man auch bei den anderen hygienischen Forderungen (*Soll*vorschriften) zu mehr oder weniger weitgehenden Konzessionen hin und wieder genötigt sein.

Von den *Gesundheitsschädigungen* durch nicht einwandfreies Wasser sind wegen der unabsehbaren Ausbreitungsmöglichkeit am bedenklichsten die durch lebende Krankheitserreger und unter diesen — wegen der Seuchengefahr — die durch Bakterien; daneben kommen in unserem Klima die durch tierische Schmarotzer verursachten weit weniger in Betracht. Immer wieder aber kommt es — selbst noch in neuester Zeit — zu Vergiftungen durch Wasser.

Von *bakteriellen Krankheitserregern*, die bei uns gelegentlich durch Wasser übertragen werden, kommen praktisch vor allem Typhusbacillen (Epidemien z. B. in Gelsenkirchen 1901, Pforzheim 1919, Hannover 1926, weitere aufgeführt bei Spitta u. Reichle, S. 61—66) und einige Keime der Paratyphusgruppe in Betracht, deren Keime sich unter Umständen viele Wochen lang im Wasser und besonders im abgesetzten Schlamm — auch von Brunnen — ansteckungsfähig erhalten können, seltener Ruhrbacillen[1], die Spirochäten der ansteckenden Gelbsucht (Weilsche Krankheit) und — mehr für Tiere — Milzbranderreger. Besonders hohe Erkrankungsziffern haben von Zeit zu Zeit — namentlich als

---

[1] Siehe Spitta u. Reichle (Quellenangabe bei Abb. 64), S. 57.

Vorläufer von Typhus-Wasserepidemien — die nicht hinreichend bekannten Erreger der — auch klinisch nicht scharf umrissenen — „Wasserkrankheit" verursacht, einer zu Magen- und Darmstörungen führenden, meist nicht eben schweren Erkrankung. Die verhängnisvollsten Folgen aber sind — auch in unserem Klima — zu befürchten, wenn die Vibrionen der asiatischen Cholera[1] ins Trinkwasser gelangen; das hat uns Deutsche besonders die große, durch unzureichend gereinigtes Elbwasser verbreitete Choleraepidemie in Hamburg von 1892 gelehrt.

Ausgangspunkt für solche Wasserinfektionen, die nur unter bestimmten Voraussetzungen in typischer Weise „explosionsartig" unter den Konsumenten auftreten, ist das klinisch oder auch nur bakteriologisch (Keimträger, Dauerausscheider) „kranke" Individuum, im allgemeinen der Mensch, für manche Keime aber auch das Tier, so für Milzbranderreger das Vieh und für bestimmte Paratyphuskeime Enten, vielleicht auch manche Wildarten. Kot und Harn sind die Ausscheidungen, die vor allem die bedenklichsten Infektionserreger enthalten und gelegentlich ins Wasser übertragen können. Wasserhygienisch muß man deshalb Kot und Harn von Mensch und Tier und damit allen Naturdung — meist auch Kompost — stets so werten, als sei das Vorhandensein von infektiösen Keimen in ihnen nachgewiesen.

Tierische Schmarotzer. Auch von den zum Tierreich gehörenden Krankheitserregern können manche mit dem Wasser auf Mensch oder Tier übertragen werden. Für die Gebiete mit tropischem oder subtropischem Klima spielt dies offenkundig eine größere Rolle als für die gemäßigten Zonen, einerseits weil dort — zumal in den Tropen mit ihrer lange Zeit währenden hohen Außentemperatur — die äußeren Bedingungen für Leben und Entwicklung außerhalb des Wirtskörpers für viele Schmarotzer erheblich günstiger sein dürften, andererseits, weil der allgemeine Tiefstand der Kultur und damit der Ortshygiene sowie die oft sehr primitive Art der Wasserversorgung die Aufnahme verunreinigten Wassers häufig mit sich bringt, z. B. aus Regenansammlungen (Wasserlöchern) und sonstigen oft gröbster Verunreinigung ausgesetzten Oberflächenwässern.

Für *tropische* und *subtropische Gebiete* sind vor allem folgende Parasiten hier anzuführen:

a) Entamoeba histolytica, Erreger der tropischen Amöbenruhr (Dysenterie), s. 4. Abschnitt, V 3, S. 782.

b) Bilharziaarten, zu den Trematoden gehörig, s. 4. Abschnitt, V 7, S. 833.

c) Dracunculus medinensis, s. 4. Abschnitt, V 7, S. 844.

Vergiftungen. Gesundheitsschädigungen durch giftig wirkende chemische Stoffe des Wassers kommen auch heutigen Tages noch nicht ganz selten vor. Gelegentlich (z. B. durch Auslaugungen gewerblicher Abfallstoffe) mag von den verschiedensten schädlich wirkenden Stoffen etwas in Versorgungswasser gelangen, auch ganz abgesehen von verbrecherischen Anschlägen und (in Kriegszeiten) von der Vergiftung durch Kampfstoffe; unter Friedensverhältnissen haben bei uns jedoch nur 2 Gifte eine größere praktische Bedeutung, das *Arsen* und das *Blei*. Beide Stoffe können vom Wasser aus dem Untergrund oder nachträglich (etwa aus blei- oder arsenhaltigen Schutthalden) aufgenommen werden; Arsen kann auch aus arsenhaltigen gewerblichen Abwässern (z. B. von Färbereien oder Gerbereien — Giftäscher) in das Wasser übergehen. Der Genuß kann je nach dem Arsengehalt zu akuter oder chronischer Vergiftung führen (Reichensteiner Krankheit

---

[1] Siehe S. 762f.

= chronische Arsenvergiftung). Arsengehalt von 0,7 mg/l As ab macht ein Wasser zum Mineralwasser, besonders bekannt die Dürckheimer Maxquelle und Levico Vetricolo. Längere Zeit fortgesetzte *Blei*aufnahme mit dem Wasser hat bis in die neueste Zeit hinein immer wieder einmal — zum Teil sehr schwere — chronische Vergiftungen verursacht, auch solche in großer Zahl (s. S. 247 und 432). Hierbei wird das Blei, das auch durch Kochen aus dem Wasser nicht ohne weiteres entfernt wird, meist nicht aus dem Untergrund in das Wasser aufgenommen, sondern nachträglich aus Bleiröhren, und zwar gewöhnlich von Hausanschlüssen. Aus solchen Bleiröhren geht Blei nur dann in nennenswerter Menge in Lösung, wenn das Wasser längere Zeit — z. B. über Nacht — im Bleirohr steht und nach seiner chemischen Zusammensetzung Blei auflösen kann. Dazu gehört vor allem, daß es Luftsauerstoff enthält. Dieser ist aber in der Praxis im Wasser meist vorhanden, da er vom Wasser bei der Förderung, etwaiger Aufbereitung (z. B. Belüftung bei Enteisenung) usw. meist in mehr oder weniger großer Menge aufgenommen wird. Je größer der O-Gehalt des Wassers ist, um so größer ist — ceteris paribus — im allgemeinen sein Bleilösungsvermögen. Deshalb erhöht auch zeitweiliges Leerlaufen der Leitungsstränge, etwa bei ungenügendem Druck infolge Wassermangel, Entleeren der Rohre wegen Gefahr des Einfrierens usw., das etwaige Bleilösungsvermögen des Wassers. Besonders groß ist dies bei mit Sauerstoff gesättigtem Regenwasser etwa in Zisternen (Aq. dest.!). Aus *neu* verlegten Bleiröhren wird anfangs Blei fast stets — oft in beträchtlichem Maße — aufgenommen, auch von nicht eigentlich oder nicht stärker „bleiaggressiven" Wässern, und zwar so lange, bis sich allmählich aus dem Wasser ein „Schutzbelag" (besonders aus wenig löslichem Calciummonocarbonat) auf der Rohrinnenwand gebildet hat, der die weitere unmittelbare Berührung zwischen Wasser und Bleirohr und damit weiteres Inlösunggehen von Blei verhindert.

Der Idealzustand, daß Genußwasser stets völlig frei von Blei und Arsen wäre, läßt sich in der Praxis nicht immer erreichen. Darüber, welche Mengen dieser Stoffe notfalls noch erträglich sind, ohne daß man Vergiftungen befürchten muß, gehen die Ansichten der Hygieniker weit auseinander, wie die Beratung meines Entwurfes „Reichs-Leitsätze der Trinkwasserhygiene" von 1929 im Preußischen Landesgesundheitsrat[1] zeigte. Dort einigte man sich für das aus Bleirohren—zeitweilig — aufgenommene Blei auf meinen Vorschlag hin schließlich auf folgende Fassung: „Als allenfalls noch zulässig können Mengen bis zu 0,3 mg Blei (Pb) in einem Liter Wasser nach 9stündigem Stehen[2] — etwa über Nacht — in einem längere Zeit bereits durchflossenen Bleirohr üblicher Weite angesehen werden. Ausnahmen sind nur in besonderen Fällen nach sorgfältiger Prüfung der Verhältnisse zulässig" (Bleinachweis s. S. 247). Abgesehen von solchem „Rohrblei" aber fordern die „Leitsätze"[1]: „Wasser für Trink- und Hauswirtschaftszwecke soll von vornherein nach Möglichkeit praktisch frei von Arsen und Blei sein. Für Arsen wird als allenfalls noch zulässige Grenzzahl 0,15 mg/l Arsen bzw 0,2 mg arsenige Säure betrachtet."

Abhilfe. Auf die Dauer zuverlässig arbeitende Verfahren zur künstlichen Entfernung von gelöstem Arsen und Blei aus Wasser sind bisher nicht ausgebildet. Zur Verhütung der Bleiaufnahme aus Bleirohren ist es wichtig, bleiaggressiven

---

[1] Hygienische Leitsätze. Veröff. Med.verw. 38, H. 1, 1932, Ziffer 3, Erl. S. 411.

[2] BRUNS und HAUPT (s. FUCHS, BRUNS und HAUPT: Die Bleivergiftungsgefahr durch Leitungswasser, 1938) empfehlen (S. 90) 14stündiges Stehen im Bleirohr.

Wässern (durch Entsäuerung bzw. Verhärtung) das Bleiauflösungsvermögen zu nehmen (s. S. 220). Ersatz bereits verlegter Bleileitungen wird für gewöhnlich wegen der Kosten selten ernstlich in Betracht kommen. Behelfen kann man sich nach praktischen Erfahrungen meist auch mit periodisch zu wiederholenden Warnungen vor dem Genuß vor Wasser, das längere Zeit — z. B. über Nacht — im Bleirohr gestanden hat, besonders bei nicht eigentlich „bleiaggressiven" Wässern bis zur Ausbildung des Schutzbelages.

Im Zuge des Vierjahresplanes wird in Deutschland seit einigen Jahren Blei zur Fortleitung von Wasser nicht mehr freigegeben. Wenn dieses Vorgehen jahrelang geübt wird, dürfte sich daraus — nach Gewöhnung des Handwerks an Ersatzstoffe — der hygienische Vorteil des völligen Verzichtes auf Bleirohre bei den Hausanschlüssen und damit praktisch des Fortfalles von Bleivergiftungen durch Leitungswasser ergeben.

Die Entstehung des *Kropfes* hat man sowohl auf übergroße Härte des Wassers wie auf Fehlen von Jod, wie auf Radioaktivität des Bodens wie auch auf infektiöse Ursachen zurückführen wollen; geklärt sind die ursächlichen Verhältnisse nicht.

Im *Kriegsfalle* kann unter Umständen die Aufnahme giftiger Kampfstoffe in das Wasser von Bedeutung werden.

Nach Erfüllung der hygienischen Hauptforderung, der gesundheitlichen Unschädlichkeit, laufen die übrigen Forderungen der Hygiene an Wasser darauf hinaus, ein auch *allgemeinhygienisch*, und zwar nach Beschaffenheit, Menge und Wirtschaftlichkeit befriedigendes Wasser zu sichern.

Beschaffenheit. Wichtig ist hier vor allem die *Appetitlichkeit* des Wassers; appetitlich ist ein Wasser, wenn es die meisten „normal" empfindenden Menschen zum Genuß anregt, zum mindesten sie nicht vom Genuß abschreckt und keinesfalls Ekelgefühle in ihnen erregt. Wasser, das trübe ist, ungewöhnliche Farbe, unangenehmen oder auch nur fremdartigen Geruch oder Geschmack zeigt, wird bei uns als nicht appetitlich empfunden und meist als Trinkwasser zurückgewiesen werden. Auch die Temperatur des Wassers beeinflußt seine Appetitlichkeit. Diese ist also zunächst abhängig von seiner äußeren Beschaffenheit, d. h. den grobsinnlich feststellbaren physikalischen Eigenschaften: Klarheit, Farblosigkeit, Geruch, Geschmack und Temperatur.

Klarheit. Trink- und Hauswirtschaftswasser soll klar sein: Trübungen bedeuten einen erheblichen Schönheitsfehler, sie stoßen ab und erwecken den Verdacht einer Verunreinigung; im Einzelfall kann am Wasser allein ihre gesundheitliche Bedeutung meist nicht ohne weiteres abgeschätzt werden. Die gewöhnlichen trübenden Beimengungen (Lehm- oder Tonteilchen, ausgefallene Härtebildner, Eisen oder Mangan, Luft-[Stickstoff-]bläschen) sind an sich nicht gesundheitsschädlich. Das Auftreten erdiger Trübungen — besonders nach Niederschlägen, Schneeschmelzen u. dgl. — im unterirdischen Wasser zeigt ungenügende Wirkung des Bodenfilters oder nachträgliche Zuflüsse trübender Stoffe an. Aufschluß über die hygienische Bedeutung schaffen besonders bakteriologische Untersuchungen. *Bestimmung* s. S. 243.

Farbe. Wasser soll ferner farblos oder doch wenigstens nicht stärker, besonders aber nicht ungewöhnlich gefärbt sein. Auffallende Färbung wirkt abstoßend, erweckt auch den Verdacht einer Verunreinigung. In Gegenden mit stärker moorigem Untergrund zeigt auch das echte Grundwasser einen mehr oder weniger ausgesprochenen geblichen Farbton, nicht selten sogar gelblich-bräunliche Färbung. Je nach dem Grade der Färbung bedeutet dies einen geringen oder stärkeren Schönheitsfehler, darüber hinaus werden durch diesen Huminstoffgehalt Geruch (moorig!), Geschmack (fade!) sowie Reaktion (sauer!) ungünstig beeinflußt. Trotzdem kommt es in Ermangelung von besserem, meist zur Gewöhnung an solches nicht vollwertiges Wasser, so daß die Einheimischen an dem moorigen Charakter gewöhnlich nicht stärker Anstoß nehmen, wenn er nicht zu ausgesprochen ist. (Näheres s. bei BÜRGER: Grundzüge der Trinkwasserhygiene, 2. Aufl., S. 218, Berlin 1938.

Geruch. Wasser soll ferner keinen störenden Geruch haben; fremdartiger, insbesondere aber unangenehmer Geruch stößt beim Trinken ab, erweckt auch den Verdacht der Verunreinigung und gibt oft hygienisch wichtige Hinweise. Dabei braucht ausgesprochener Schwefelwasserstoffgeruch hygienisch keineswegs verdächtig zu sein; denn er findet sich häufig bei eisenhaltigen, gegen Luftzutritt geschützten Grundwässern aus größerer Tiefe infolge Umsetzung von Schwefeleisen; auch wirkt er sich insofern meist nicht stark störend aus, als er sich bei Belüftung rasch verliert. Sind stärker riechende und auch sonst differente chemische Stoffe dem Wasser beigemengt (etwa durch Auslaufen eines Behälters mit Petroleum, Benzin, Carbolineum, Teer oder dgl. in der Nähe eines Brunnens), so ist Abhilfe (auch durch längeres Abpumpen) oft unsicher und Aufgabe des Brunnens ratsam. Prüfung s. S. 243.

Geschmack. Wasser sei frei von störendem Geschmack. Störend auswirken können sich — wie beim Geruch — alle möglichen beigemengten Fremdstoffe, in der Praxis besonders häufig Eisen (schon 0,5 mg/l Fe können tintigen Beigeschmack ergeben), Huminstoffe (mooriger, fader Geschmack) und Salzgehalt. Bei all diesen tritt jedoch oft Gewöhnung ein. Von Einfluß auf Geschmack und die erfrischende Wirkung eines Trunkes Wasser ist oft die Härte, der Gehalt an CO_2 und O_2, besonders aber die Temperatur. Prüfung s. S. 244.

Temperatur. Trinkwasser soll endlich gleichmäßig kühl sein, d. h. eine Temperatur von etwa 7—13, besser noch von 8—11° C aufweisen. Erheblich wärmeres Wasser schmeckt uns fade, auch bringt es im allgemeinen keine rechte Erfrischung; beträchtlich kühleres Wasser kann, besonders beim raschen Trinken größerer Mengen, vor allem in den leeren Magen, stärker störend, ja ernstlich gesundheitsschädigend wirken (übrigens auch beim Vieh Schaden anrichten!). Bei Grundwasser wird die Temperatur eines Wassers von der Höhenlage über N.N. und von der Tiefe unter Gelände beeinflußt. Ursprünglich einwandfreie kühle Temperatur eines Wassers wird oft nachträglich ungünstig verändert, z. B. durch zu geringe Erdüberdeckung von Behältern und Leitungen, noch mehr aber durch unzweckmäßige Hausinstallation (Rohre der Kaltwasserleitung ohne hinreichende Isolierung entlang denen der Warmwasserversorgung oder Heizung verlegt!). Die Temperaturen der meisten Oberflächenwässer unterliegen starken Schwankungen; sie liegen bei uns im Winter meist lange Zeit nahe dem Gefrierpunkt, in heißen Sommermonaten steigen sie bis etwa $+25°$ an. Dies ist bei der Heranziehung solcher Wässer zu Wasserversorgungszwecken ein erheblicher Nachteil, da künstliche Änderung schwer durchführbar ist (Temperaturbestimmung s. S. 243).

Verunreinigende Beimengungen. Ein Wasser kann auch dadurch — und zwar in besonders hohem Grade — *unappetitlich* werden, daß Verunreinigungen zu ihm Zutritt finden bzw. ihm in den Abwässern zugeführt werden. Hier schreckt das Wissen um die Verunreinigung des Wassers von seinem Genuß ab, und schon die bloße Vorstellung davon kann starken Ekel auslösen. Dabei braucht das betroffene Wasser keineswegs immer einen unmittelbar grobsinnlich auffallenden unappetitlichen Eindruck zu machen, selbst eine genauere Sinnenprüfung des Wassers deckt keineswegs immer seine Minderwertigkeit auf.

Verunreinigungsindicatoren. Anzeichen unappetitlicher Wasserverunreinigung haben eine um so größere hygienische Bedeutung, je sicherer ihre Herkunft aus Ausscheidungen von Mensch und Tier oder aus dem menschlichen Haushalt (Waschblau, Stärkekörner von Kartoffeln oder Cerealien usw.) bewiesen ist. Der Befund von gallig gefärbten Muskelfasern oder von Eingeweidewürmern bzw. ihren Eiern oder sonstigen Entwicklungsstadien in einem Wasser ist (ganz abgesehen von ihrer gesundheitlichen Bedeutung) ein Beweis für höchst unappetitliche, ja ekelerregende Beschaffenheit des betreffenden Wassers. Auch der Nachweis von Darmbakterien in einem Wasser gibt in der Praxis den Beweis, daß Darminhalt (von Mensch oder Tier) zum Wasser Zutritt gefunden hat, zeigt somit auch erhebliche Unappetitlichkeit des Wassers an.

Chemische Indicatoren. Im Gegensatz zu den vorerwähnten — *Beweise* darstellenden — Befunden geben die üblichen chemischen Verunreinigungsindicatoren des Wassers (Stickstoffverbindungen, Chloride, organische Stoffe, Phosphate) nur *Hin*weise auf die *Möglichkeit* von Verunreinigungen und damit unappetitlicher Beschaffenheit eines Wassers. Denn es handelt sich bei ihnen nicht um Verbindungen, von denen man mit Sicherheit behaupten könnte, daß sie nur aus den erwähnten unappetitlichen Körperausscheidungen herstammen könnten, sondern um solche, die auch ohne jeden Zusammenhang mit dem lebenden Körper im Untergrund vorkommen, dann also völlig unverdächtiger Herkunft sind und damit keineswegs als Indicatoren unappetitlicher Herkunft gewertet werden können (Näheres s. bei BÜRGER[1], S. 222). Noch weniger sind diese „Verschmutzungsindicatoren" Beweise für eine *Infektiosität* des betreffenden Wassers; denn nur *belebte* Organismen können Infektionen verursachen. Zudem sind die belebten Krankheitserreger ungelöste Körper, die beim Durchgang durch feinkörnige Erdschichten alsbald durch deren Filterwirkung zurückgehalten werden, also sich ganz anders verhalten als die gelösten Indicatoren. Eine unmittelbare Schädigung der Gesundheit vermögen alle diese chemischen Stoffe übrigens in den hier in Betracht kommenden Mengen bzw. geringen Konzentrationen im allgemeinen nicht zu verursachen.

Von diesen „Indicatoren" findet man *Stickstoffverbindungen* häufig im Wasser, am häufigsten als Nitrate (N_2O_5 bzw. NO_3'), seltener als Ammoniak (NH_3 bzw. NH_4') und am seltensten als Nitrite (N_2O_3 bzw. NO_2'). Sie können auch hygienisch unverdächtiger Herkunft sein, z. B. aus stickstoffhaltigen Pflanzen (NH_3 aus eisenhaltigen Grundwässern) oder aus künstlichem Stickstoffdünger herstammen; meist aber werden sie wohl von Verunreinigungen aus ins Wasser gelangt sein. Davon stehen dem Körper (Harnstoff) am nächsten die Verbindungen des Ammoniaks, am weitesten die der Salpetersäure, die der salpetrigen Säure zwischen beiden. Ihre hygienische Bedeutung als Hinweise auf Verunreinigung des Wassers braucht durch die jeweils gefundene Zustandsform nicht stärker beeinflußt zu werden, weil zunächst die Mineralisierung recht schnell vor sich gehen kann

---

[1] BÜRGER: Grundzüge der Trinkwasserhygiene, 2. Aufl., 1938.

und sodann deshalb, weil sie ein umkehrbarer Vorgang ist, so daß bei Vorwiegen reduzierender Faktoren die Nitrate durch Reduktion über Nitrite wieder in Ammoniak zurückgeführt werden können. — *Chloride* können gleichfalls dem Harn entstammen, daneben auch einigen gewerblichen Abwässern (z. B. von Kali- und Sodafabriken), aber auch dem Untergrund (Salzlagern) bzw. dem Meer (dann kein Hinweis auf Unappetitlichkeit!). — *Organische Stoffe* entstammen entweder Abfallstoffen oder untergegangenen Tieren bzw. Pflanzen (dies besonders bei moorigem Untergrund), *Phosphate* Abfallstoffen oder unbedenklichem Mineraldünger (Thomasmehl, Superphosphat).

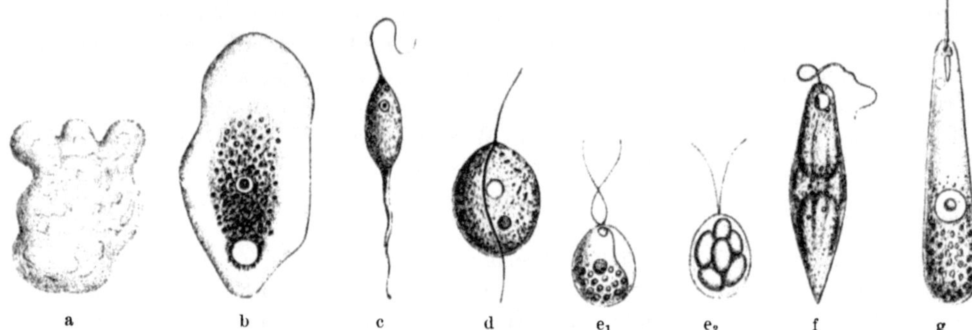

Abb. 66. Sarcodinen und Flagellaten. a, b Amöben. 500 : 1. c Cercomonas. 400 : 1. d Bodo globosus. 800 : 1. e Polytoma uvella. e₁ einzelnes Exemplar. e₂ freischwimmendes Exemplar mit entwickelten Tochterindividuen im Innern. 400 : 1. f Euglena viridis. 400 : 1. g Peranema. 400 : 1.

Abgesehen von den auf S. 213 besprochenen Stoffen und Organismen, die mit Sicherheit als aus Darminhalt stammend bezeichnet werden können (gallig gefärbte Muskelfasern, Eingeweidewürmer oder ihre Entwicklungsstände) zeigen noch weniger eindeutig als die chemischen „Indicatoren" die *biologischen* Organismen des sog. „Saprobiensystems" eine unappetitliche Verunreinigung des Wassers an. Ihr Nachweis in einem Wasser gibt nur Aufschluß darüber, ob das betreffende Wasser eine solche Zusammensetzung hat, daß in dieser Hinsicht (also vor allem hinsichtlich des Nährstoffgehaltes) die Voraussetzungen für ihr Vorkommen oder gar ihre massenhafte Entwicklung gegeben sind. Dabei braucht aber dieser Nährstoffgehalt des Wassers keineswegs immer aus Abfallstoffen zu stammen oder sonst unappetitlicher Herkunft zu sein; so haben wir schon starke Entwicklung des sog. „Abwasserpilzes" Sphaerotilus natans in einem Brunnenwasser gefunden, das nur durch Auslaugungen aus frischem Holz mit Nährstoffen angereichert war. Ausreichender Nährstoffgehalt allein sichert aber keineswegs immer eine stärkere Entwicklung der betreffenden Organismen (übrigens auch keineswegs die etwaiger pathogener Bakterien); auch die anderen Existenzbedingungen — z. B. zusagende Temperatur, p_H-Wert, Sauerstoffgehalt u. dgl.) müssen erfüllt sein.

In großer Mannigfaltigkeit finden sich saprophytische Rhizopoden, Flagellaten und Infusorien im Wasser. In den Oberflächenwässern sind sie allverbreitet; in Cystenform sind die meisten sehr lange haltbar. Beim Durchgang des Wassers durch feinporigen Boden werden sie abfiltriert; sie finden sich daher nicht in gut filtriertem („echtem") und steril entnommenem Grundwasser. Dagegen sind fast stets einzelne Protozoen in dem aus den üblichen Wasserversorgungen entnommenen Wasser, weil sie an Teilen der Brunnenanlage, Leitungsrohren usw. in Cystenform lange lebendig bleiben.

Finden sich im frisch entnommenen Wasser größere Mengen dort gewucherter Protozoen, so ist die Ermittlung der Arten für die Beurteilung der Verunreinigung des (Oberflächen-) Wassers von einiger Bedeutung. Zu den sog. Poly- und Mesosaprobiern, die bei starker und mittlerer Verunreinigung vorherrschen, gehören z. B. die in Abb. 66 und 67

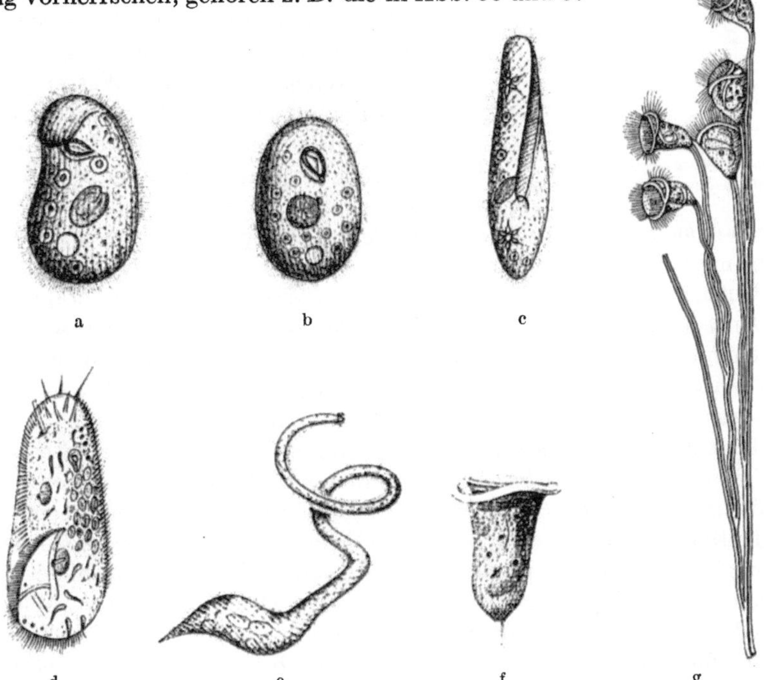

Abb. 67. Infusorien. a Glaucoma. 175 : 1. b Colpidium colpoda. 250 : 1. c Paramaecium caudatum. 175 : 1. d Stylonichia. 150 : 1. e Lacrymaria olor. 175 : 1. f Vorticella. 175 : 1. g Carchesium. 175 : 1.

abgebildeten Sarcodinen, Flagellaten und Ciliaten. In reinem Wasser kommen chlorophyllhaltige Algen und Diatomeen zur Herrschaft (KOLKWITZ); auch kann man darin unter Umständen den Brunnendrahtwurm (Phreoryctes menkeanus) finden, einen bis 30 cm (!) langen Wurm, der sich durch feuchten Sandboden durchbohren kann (Abb. 68).

Hinsichtlich der Beschaffenheit des Wassers ist ferner seine **Brauchbarkeit für Hauswirtschaftszwecke** von großer Bedeutung, besonders wichtig sind hierfür Eisen und Mangan.

Eisen ist in vielen Wässern enthalten, besonders in den Grundwässern der norddeutschen Tiefebene, die oft einen recht beträchtlichen Eisengehalt haben (bis 20 mg/l und mehr). Es findet sich darin meist als — leicht oxydables — doppeltkohlensaures Eisenoxydul [Ferrobicarbonat = $Fe(HCO_3)_2$] gelöst, seltener in organischer Bindung als Humat (besonders bei moorigem Untergrund), vereinzelt — besonders in Grubenwässern — auch als Chlorid oder Sulfat. Ferrosulfat ($FeSO_4$) entsteht aus Pyriten tieferer Bodenschichten oder aus dem FeS_2 von Schlickschichten, die in Flußtälern oft in großer Ausdehnung abgelagert sind. Der Gehalt an Ferrosalz beeinträchtigt zunächst — solange das Wasser luftsauerstofffrei ist (wie im Untergrunde) — weder die Klarheit noch die Farbe des Wassers; Zutritt von Luftsauerstoff bewirkt aber bei der Bicarbonatverbindung bald Abspaltung und Entweichen der CO_2 sowie Oxydation zu wasserunlöslichem Eisenhydroxyd ($FeOH_3$), das bei höherem Eisengehalt in Flocken von gelbbraunem Eisenocker (Rost) ausfällt, das Wasser trübt und sich allmählich — bei höherer Carbonathärte meist ziemlich rasch — unter Klärung des Wassers absetzt. Beschleunigt wird die Oxydation im allgemeinen durch Schütteln

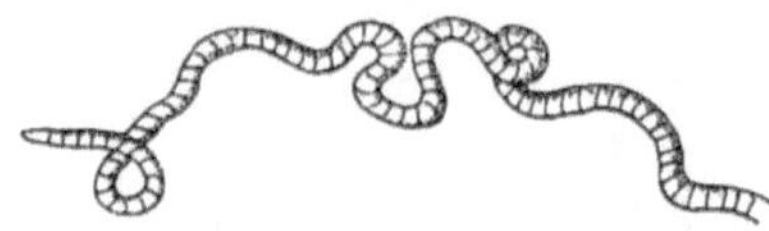

Abb. 68. Brunnendrahtwurm (Phreoryctes menkeanus) in etwa natürlicher Größe. Wird bis 30 cm lang. (Nach KOLKWITZ.)

mit Luft oder Erhitzen. Bei weichen Wässern und organischer Bindung des Eisens (huminreiche = moorige Wässer!) braucht die Eisenausscheidung längere Zeit; auch bei Ferrosulfat ($FeSO_4$) erfolgt die Trübung an der Luft viel langsamer unter Bildung von basischem Ferrisulfat und freier Schwefelsäure.

Hygienische Bedeutung des Eisens. Schon mäßige Mengen gelösten Oxyduls (etwa 0,5 mg/l Fe, besonders in der Form von Ferrosulfat) können dem Wasser einen deutlich tintenartigen Geruch und Geschmack geben, während ausgeschiedenes Eisen geruch- und geschmacklos ist. Ausfallendes Eisenhydroxyd macht schon bei mäßigen Mengen das Wasser unansehnlich durch Opalescenz; verursacht es aber deutliche Trübung durch die sich allmählich gelbbraun färbenden Eisenflocken bzw. einen rostfarbenen Niederschlag, so beeinträchtigt es die Appetitlichkeit des Wassers erheblich, insbesondere dann, wenn dem Betreffenden dieser Vorgang ungewohnt ist; bei Gewöhnung wird oft auch ziemlich beträchtlicher Eisengehalt (etwa 0,5—0,7 mg/l Fe_2O_3) nicht als stärker störend empfunden. Gesundheitliche Schädigungen bewirkt Eisengehalt des Wassers jedoch im allgemeinen nicht; Leute mit empfindlichem Magen klagen allerdings hin und wieder bei hohem Eisengehalt über schwere Bekömmlichkeit (suggestive Wirkung?). Im *Haushalt* stört Eisengehalt bei der Bereitung von Tee, Kaffee, Grog und manchen anderen Getränken, vor allem aber bei der Wäsche (Gelbfärbung, Rostflecken!). In manchen gewerblichen Betrieben sind schon sehr geringe Mengen Eisen (weniger als 0,1 mg/l Fe_2O_3) störend.

Im *Wasserwerksbetriebe* bewirkt das ausfallende Eisen leicht Verschlammungen und bei Fortleitung des Wassers Ablagerungen im Rohrnetz, zumal in Endsträngen; unter Umständen verursacht Eisen sogar Verstopfungen von Rohren, besonders mittelbar, und zwar dadurch, daß es die Wucherung von *Eisenalgen* bzw. *Eisenbakterien* begünstigt (z. B. Crenothrix, Leptothrix, Gallionella).

Künstliche Enteisenung von Wasser. Derartigen Mißständen beugt man bei höherem Eisengehalt des Wassers vor durch künstliche Enteisenung. Wie oben dargelegt, ist bei Vorkommen des Eisens als Humat — in Moorwässern — sowie als Ferrosulfat die Ausscheidung des Eisens erschwert und vollzieht sich dann ganz allmählich. Solche Wässer sind schwierig zu enteisenen. Demgegenüber scheidet Ferrobicarbonat sich bei Zutritt von Luftsauerstoff leicht aus, hier genügt es zur künstlichen Enteisenung, dem Wasser ausreichend Luftsauerstoff zuzuführen und das zur Ausscheidung gebrachte — unlöslich gewordene — Eisen durch nachfolgende Filterung durch ein Kiesfilter von geeigneter Korngröße aus dem Wasser zu entfernen. Die Luftzuführung und Filterung wird entweder in *geschlossener* Anlage bewirkt (hierbei ist keine Verunreinigungsgefahr gegeben, wichtig besonders bei kleinerer Anlage mit mangelnder Aufsicht!) oder *offen* an der Luft, und zwar entweder durch Rieseln, etwa über Koks, Backsteine oder dgl. oder durch Regenfall oder durch Verdüsung, gegebenenfalls auch unter Verwendung von Pralltellern. Dem seuchenhygienischen Nachteil, daß hierbei unter Umständen zum Wasser Verunreinigungen zutreten können, steht der Vorteil gegenüber, daß bei der offenen Belüftung die Entfernung unerwünschter Gase (Kohlensäure, Schwefelwasserstoff) aus dem Wasser nebenher vor sich geht. Bei künstlicher Enteisenung für größere Wasserversorgungsanlagen mit

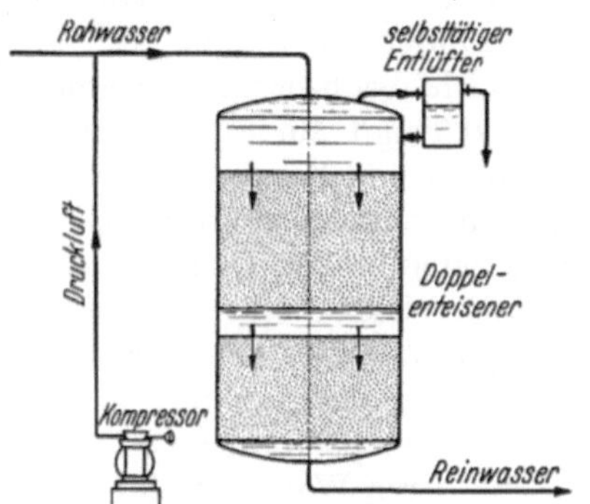

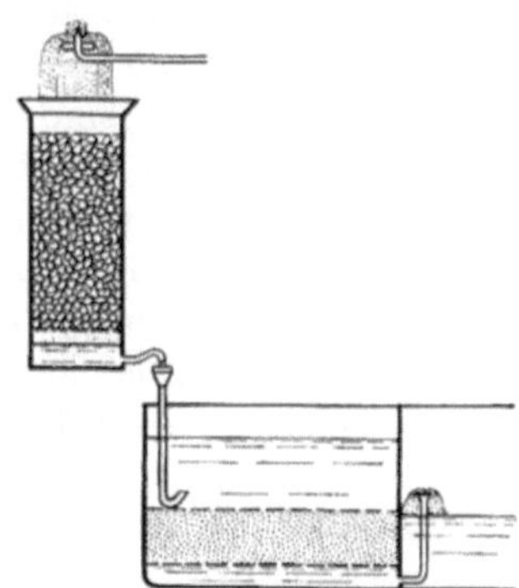

Abb. 69. Geschlossene Enteisenungsanlage. Zweiphasen-Enteisener (Permutit-Gesellschaft).

Abb. 70. Offene Enteisenungsanlage nach PIEFKE.

ausgedehntem Leitungsnetz sollte man den Eisengehalt des Rohwassers möglichst weit, mindestens bis auf 0,1 mg/l Fe_2O_3 herabsetzen. Da mäßiger Eisengehalt eines Wassers *keinerlei gesundheitliche Schäden* bedingt, sollte man bei kleineren, z. B. ländlichen Orten in dieser Hinsicht nicht zu viel fordern; 0,3—0,5 mg/l Fe_2O_3 und selbst noch höhere Eisenwerte werden hier häufig nicht als stärker störend empfunden, z. B. wenn für das Waschen der Wäsche Regenwasser verwendet wird. Ablagerung in dem — ja meist nicht sehr ausgedehnten — Rohrnetz können durch ausreichende Spülungen beseitigt werden. Die Bevölkerung spart so die Kosten für die Enteisenung und ist mit der Behelfsregelung zufrieden.

Eisengehalt durch Rohrangriff. Gelegentlich zeigen Wässer, die vorher eisenfrei waren, nach längerem Verweilen im eisernen Rohrnetz Gehalt an Eisen, das also aus der Wand des Eisenrohres herrührt. Es wird aus dieser durch das eisenauflösende Wasser in Lösung gebracht. Diese Erscheinung, die teils wegen der größeren Lösbarkeit, teils wegen der dünneren Wandung besonders bei schmiedeeisernen oder Stahlrohren (Mannesmann), weniger bei dickwandigen Gußrohren bedenklich ist, kann durch Beseitigung der eisenauflösenden Eigenschaften des Wassers behoben werden. Dazu ist im allgemeinen Entsäuerung — gewöhnlich durch Beseitigung der überschüssigen Kohlensäure — und ausreichende Sauerstoffzufuhr erforderlich, unter Umständen auch künstliche Verhärtung, damit das Wasser die Möglichkeit der Ausbildung eines Schutzbelages (s. S. 220) bekommt.

Mangan. Das dem Eisen nahe verwandte Mangan findet sich — manchmal in Nestern — im Untergrund gewöhnlich mit ihm vergesellschaftet, besonders zusammen mit FeS_2 in schlickerfüllten Schichten von Flußtälern. Bei deren Austrocknung wird es zu Manganosulfat ($MnSO_4$) oxydiert und dann allmählich vom Grundwasser gelöst. Hier findet man es auch als Bicarbonat und in organischer Bindung, meist neben hohem Eisengehalt, jedoch gewöhnlich in deutlich geringerer Menge und auch weniger häufig. Wenn nach ungewöhnlich weitgehendem Absinken des Grundwasserspiegels — etwa infolge zu starker Beanspruchung von Wasserwerksbrunnen — Luft die Poren des Untergrundes bis in Schichten hinein erfüllt, die normalerweise nicht mit Luft in Berührung kommen, wird gelegentlich viel Mangan zu $MnSO_4$ oxydiert und damit wasserlöslich. Dringt später wieder Wasser in diese Schichten, dann gehen unter Umständen beträchtliche Mengen $MnSO_4$ in Lösung, so daß das Grundwasser jetzt plötzlich einen viel höheren Mangangehalt aufweist als früher (Breslau 1906).

Hygienische Bedeutung des Mangans. Gesundheitsschädigungen durch Mangangehalt des Wassers sind meines Wissens nicht beobachtet; geschmacksbeeinträchtigend wirkt es meist erst von etwa 0,5 mg/l Mn an. Sonst aber wirkt Mangan im Wasser gewöhnlich stärker störend als Eisen. Beim Stehen manganhaltigen Wassers an der Luft bilden sich — gewöhnlich langsam — braune bis schwarze Ausscheidungen von höheren Oxydationsstufen des Mangans (Braunstein); rasche Ausscheidung tritt durch Soda- oder Seifenzusatz namentlich bei gleichzeitigem Kochen ein, so daß die Wäsche in ähnlicher Weise wie durch eisenhaltiges Wasser geschädigt wird. Im Rohrnetz führt stärkerer Mn-Gehalt zur Bildung von Niederschlägen, unter Umständen auch zur Wucherung gewisser Crenothrix-Arten (Manganbakterien), deren Wachstum im Wasser von seinem Mn-Gehalt wohl besonders begünstigt wird. Bei Zentralversorgungen sollte deshalb der Mangangehalt möglichst unter 0,1 mg/l Mn liegen.

Entmanganung. Bei leichter Ausscheidbarkeit des Mangans und geringer Menge wird Mn manchmal schon bei der Enteisenung nebenher mitentfernt; meist aber ist die Entmanganung von Wasser schwieriger als die Enteisenung. Oft sind ganz besondere Maßnahmen erforderlich, um das Mn genügend weitgehend zur Ausscheidung zu bringen, z. B. Behandlung des Filtersandes mit $KMnO_4$-Lösung oder Zusatz von Braunstein in Substanz oder Verwendung „eingearbeiteten" Filtersandes (s. SIERP: Handbuch der Lebensmittelchemie, Berlin 1939).

Härte. Die Härte eines Wassers beruht auf Kalk- und Magnesiasalzen, die im allgemeinen aus Bodenbestandteilen in Lösung gegangen sind [z. B. aus Gipslagern als $CaSO_4$, aus $CaCO_3$-Lagern unter Mitwirkung von CO_2 als $Ca(HCO_3)_2$]; geringe Mengen können auch Harn und Faeces entstammen. Meistens überwiegt die Kalkhärte bei weitem. Calcium- und Magnesiumbicarbonat machen die Carbonat- oder vorübergehende Härte aus, d. h. die Härte, die beim Kochen des Wassers verschwindet, weil die lösende CO_2 ausgetrieben wird, so daß unlösliche Monocarbonate als Niederschlag an Wandung und Boden des Gefäßes (Kesselstein) zurückbleiben. Die Verbindungen der Härtebildner mit Mineralsäuren, z. B. Calcium- und Magnesiumsulfat, -nitrat usw. bedingen die bleibende Härte, die auch nach dem Kochen des Wassers unverändert fortbesteht. Man bemißt die Härte nach Härtegraden: 1^0 DH = 1 deutscher Härtegrad entspricht 10 mg CaO, 1 französischer = 10 mg $CaCO_3$, 1 amerikanischer (USA.) = 1 mg $CaCO_3$ (sämtlich in 1 Liter Wasser), 1 englischer = 10 mg $CaCO_3$ in 0,7 Liter Wasser. Ein deutscher entspricht also 1,25 englischem = 1,97 französischem Härtegrad. Magnesiumhärte ist auf den Kalkwert umzurechnen nach dem Verhältnis MgO:CaO wie 40:56 = 1:1,4. Wässer von $0—4^0$ DH sind „sehr weich", von $4—8^0$ „weich", von $8—12^0$ „mittelhart", von $12—18^0$ „ziemlich hart", von $18—30^0$ „hart" und über 30^0 „sehr hart".

Hygienische Bedeutung der Härte. Weiches Wasser kann faden Geschmack haben; daß es für die Entwicklung des Knochengerüstes nachteilig ist und die Zahncaries begünstigt, ist nicht erwiesen. Hartes Wasser bedingt manche Nachteile: Es ist zum Kochen gewisser Speisen (Hülsenfrüchte, Tee, Kaffee) wenig geeignet, weil sich unlösliche Verbindungen zwischen den Härtebildnern und Bestandteilen dieser Nahrungsmittel bilden. Beim Waschen mit hartem Wasser wird viel Seife ungenützt verbraucht, die durch die Härtebildner zerlegt wird; die sich bildenden Verbindungen können Hautreizungen hervorrufen. Sehr harte Wässer, besonders solche mit viel Calciumsulfat und Magnesiumsalzen, können Darmstörungen bewirken; doch tritt meistens baldige Gewöhnung ein, unter Umständen werden aber doch erhebliche Klagen laut. Technisch ist hartes Wasser, namentlich solches mit viel Bicarbonaten wegen starker Kesselsteinbildung zur Speisung von Dampfkesseln ungeeignet.

Enthärtung. Zur Herabsetzung der Härte verwendet man — bei uns meist nur für gewerbliche Zwecke — die verschiedensten Verfahren. Für die allgemeine Wasserversorgung hat zentrale Enthärtung sich in Deutschland kaum eingeführt, wohl aber in den USA. (nach SIERP dort 1933 bereits in über 100 größeren Städten). Im Haushalt werden kleinere Wassermengen häufig enthärtet, etwa zum Kochen von Hülsenfrüchten und für die Wäsche durch Zusatz von Soda.

Werkstoffangriff. Trink- und Wirtschaftswasser soll schließlich nicht angreifend wirken auf die üblichen Werkstoffe, vor allem Eisen und Beton. Aus Eisen sind vor allem die Rohrleitungen hergestellt, man verwendet sie teils als dickwandige Gußrohre verschiedener Herstellungsart, teils als dünnwandige schmiedeeiserne oder Stahl- (Mannesmann-) Rohre. Beton (Zement) wird für viele Bauwerke, besonders auch für Wasserbehälter angewandt, daneben aber auch für Rohrleitungen als Asbestzement (Eternit). Neben diesen Werkstoffen kommen außer Holz besonders noch in Betracht: Blei (besonders für Hausinstallationen) und neuerdings mancherlei Ersatzstoffe, für Warmwasserversorgungen Kupfer (Pb und Cu sind in letzter Zeit nicht mehr zugelassen!). Beim Werkstoffangriff von Wässern bestehen erhebliche Unterschiede für die einzelnen Werkstoffe; so ist ein eisenangreifendes Wasser keineswegs stets blei-, kupfer- oder betonaggressiv. Denn die *Ursachen* des Angriffsvermögens wirken auf die verschiedenen Werkstoffe verschieden ein. Immerhin kann man das Gemeinsame und Wichtigste etwa folgendermaßen zusammenfassen: Alle gegen Rosolsäure sauer reagierenden Wässer — p_H unter 7 — haben metall- und mörtelangreifende Eigenschaften, wobei das saure Verhalten zuweilen auf freien Mineral- oder anderen Säuren, meist aber auf freier CO_2 beruht. Zu bestimmter Carbonathärte sind nun bestimmte Mengen freier CO_2 „*zugehörig*", sie müssen vorhanden sein, um die Härtebildner in Lösung zu halten: es wirkt als „aggressiv" nur der die zugehörige CO_2 übersteigende Anteil.

Hauptursache für Korrosionswirkung eines Wassers ist mithin seine saure Reaktion; daneben sind aber noch zahlreiche anderweitige Faktoren wichtig: Nach KLUT wirken alle gegen die Indicatoren Kongorot, Lackmus und Rosolsäure nicht alkalisch reagierenden Wässer — p_H unter 7,2 —, ebenso alle carbonatarmen, weichen, lufthaltigen Wässer sowie alle kohlensauren kalkauflösenden Wässer (bedingt meist durch aggressive Kohlensäure), sowie alle Wässer, die Sulfide oder Schwefelwasserstoff mehr als in Spuren gelöst enthalten, ferner öl- und fetthaltige Wässer (besonders schädlich für Warmwasserleitungen,

I = Carbonathärte in deutschen Graden, II = gebundene Kohlensäure in Milligrammlitern, III = freie zugehörige Kohlensäure in Milligrammlitern.

I	II	III	I	II	III	I	II	III
0,64	5,06	0	9,55	75	9,25	17,5	137,5	72,3
1,91	15,00	0,25	9,86	77,5	10,4	17,82	140	76,4
2,23	17,5	0,4	10,18	80	11,5	18,14	142,5	80,5
2,55	20	0,5	10,5	82,5	12,8	18,46	145	85
2,86	22,5	0,6	10,82	85	14,1	18,77	147,5	89,1
3,18	25	0,75	11,14	87,5	15,6	19,09	150	93,5
3,5	27,5	0,9	11,45	90	17,2	19,41	152,5	98
3,82	30	1,0	11,77	92,5	19	19,73	155	103
4,14	32,5	1,2	12,09	95	20,75	20,05	157,5	107,5
4,45	35	1,4	12,41	97,5	22,75	20,36	160	112,5
4,77	37,5	1,6	12,73	100	25	20,68	162,5	117,5
5,09	40	1,75	13,05	102,5	27,3	21	165	122,5
5,41	42,5	2,1	13,36	105	29,5	21,32	167,5	127,6
5,73	45	2,4	13,68	107,5	32,3	21,64	170	132,9
6,05	47,5	2,7	14	110	35	21,95	172,5	138
6,37	50	3,0	14,32	112,5	37,8	22,27	175	143,8
6,68	52,5	3,5	14,64	115	40,75	22,59	177,5	149,1
7	55	3,9	14,96	117,5	43,8	22,91	180	154,5
7,32	57,5	4,25	15,27	120	47	23,23	182,5	160
7,64	60	4,8	15,59	122,5	50,2	23,55	185	165,5
7,95	62,5	5,25	15,91	125	54	23,86	187,5	171
8,28	65	6,0	16,23	127,5	57,4	24,18	190	176,6
8,59	67,5	6,75	16,55	130	61	24,5	192,5	182,3
8,91	70	7,5	16,86	132,5	64,7	24,82	195	188
9,23	72,5	8,3	17,18	135	68,5	25,45	200	19,5

Kondensatorrohre usw.) und alle chlorid-, nitrat- und sulfatreichen Wässer metallangreifend. Für Beton-(Mörtel-)Bauten sind außerdem noch Wässer mit hohem Gehalt an Magnesiumverbindungen und namentlich an Sulfaten schädlich.

Hygienische Bedeutung des Werkstoffangriffes. Allgemeinhygienisch nachteilig wirkt Werkstoffangriff vor allem durch Lösung von Eisen; dieses nachträglich ins Wasser gelangte (Rohr-)Eisen kann in gleicher Richtung ungünstig wirken wie aus dem Untergrund aufgenommenes Eisen. Schließlich können auch die durch Rohrangriff usw. entstehenden Schäden — namentlich Rohrbrüche — zu Verunreinigung des Wassers führen. Werkstoffangriff kann aber auch *unmittelbar gesundheitsschädlich* wirken, und zwar wenn Blei (meist aus Bleirohren der Hausleitung) in Lösung geht (vgl. S. 210).

Bleiaggressiv wirkt Wasser nur, wenn Luftsauerstoff zugegen ist; darauf beruht der nachteilige Einfluß zeitweiligen Leerlaufens von Bleirohrleitungen, wobei Luft in die Rohrleitungen eintritt, z. B. beim „Abstellen" wegen Frostgefahr.

Schutzmaßnahmen. Entsäuerung. Bei höherer Carbonathärte kommt es allmählich zur Ausbildung eines Schutzbelages (von ausgeschiedenen Härtebildnern) an der Rohrinnenwand, der nach völliger Ausbildung die Berührung zwischen Wasser und Metall und damit weiteren Rohrangriff verhütet, solange er nicht — etwa durch Verwendung anderen kalkaggressiven Wassers — aufgelöst wird. *Schutz* der Rohre durch Verzinkung ist unsicher und währt meist nur kurze Zeit, auch Asphaltierung schützt nicht immer sicher. Besten Schutz der Werkstoffe gibt Behandlung des Wassers, die ihm die aggressiven Eigenschaften nimmt. Meist kommt in Betracht Entfernung bzw. chemische Bindung der überschüssigen freien CO_2, unter Umständen unter gleichzeitiger Verhärtung des Wassers, die es zur Ausbildung eines Schutzbelages fähig macht (freie Belüftung, Filterung durch Marmorkies, Zusatz von Kalkwasser, Anwendung von Magnomaterial).

Menge. Wie die Beschaffenheit des Wassers, so ist auch seine Menge hygienisch von Bedeutung. Es soll für Trink- und Wirtschaftszwecke stets genügend zur Verfügung stehen; es soll also völlig ausreichen für den jeweiligen Bedarf, und zwar zu allen Tages- und Jahreszeiten, auch in außergewöhnlich niederschlagsarmen Jahren, also in Zeiten, die gewöhnlich gerade einen besonders großen Wasserbedarf bedingen. Denn Mangel an gutem Wasser hat Nachlassen der Reinlichkeit und Verwendung von Wässern hygienisch zweifelhafter oder gar gesundheitlich bedenklicher Beschaffenheit zur Folge. Wenn auch — auf Schiffen — der Mindestbedarf für den Genuß (einschließlich der zubereiteten Speisen) auf etwa 4 Liter je Kopf und Tag ermittelt sein mag, so rechnet man doch unter deutschen Festlandsverhältnissen für den täglichen Gesamtbedarf eines Menschen mit mindestens 30 Liter, sonst im allgemeinen bei städtischen Verhältnissen (Vorhandensein von Bädern, Spülaborten und derartigen Einrichtungen) mit etwa 80 bis 150 Liter, bei ländlichen mit mindestens 50 Liter je Kopf und Tag; außerdem sind je Stück Großvieh ebenfalls 50, je Stück Kleinvieh etwa 15 Liter täglich erforderlich. Von der gesamten Verbrauchsmenge entfallen etwa $^2/_3$ auf die Tagesstunden von 8 Uhr früh bis 6 Uhr abends; der stärkste Verbrauch findet im allgemeinen statt von 11—12 Uhr vormittags und 3—4 Uhr nachmittags (rund 10% des Tagesverbrauchs in einer Stunde), ferner besonders am Sonnabend. Etwa 10—20% gehen durch Undichtigkeiten des Leitungsnetzes bzw. nur scheinbar (rechnerisch!) dadurch zu Verlust, daß bei sehr schwachem Fließen bzw. Tropfen kleine Wassermengen von manchen Wassermessern nicht angezeigt werden.

Wirtschaftlichkeit. Als letzte der hygienischen Forderungen sei die aufgeführt, daß die Beschaffung des betreffenden Wassers für den Verbraucher wirtschaftlich tragbar sein soll. Wenn auch der Wasserpreis zunächst eine Wirtschaftsfrage ist, so kann er gleichwohl die hygienischen Verhältnisse stärker beeinflussen: ein zu hoher Wasserpreis kann hygienische Schäden verursachen, insofern er eine allzu geringe Verwendung von Wasser herbeiführen kann, sodaß dadurch die Reinlichkeit und somit die Hygiene leidet. Es kann sogar vorkommen, daß er die Verbraucher dazu verleitet, anstelle des hygienisch einwandfreien, aber zu teuren Wassers ein billig zur Verfügung stehendes (etwa ein Oberflächenwasser) zu Zwecken zu verwenden, für die es die *Gefahr der Krankheitsübertragung* mit sich bringt. Man sollte deshalb das Wasser zu Preisen abgeben, die den Gestehungskosten (einschl. angemessener Abschreibungen und Rücklagen) entsprechen.

C. Die Wasserversorgung.

Die Wasserversorgung der Bevölkerung kann sowohl durch Einzel- wie durch Sammelanlagen (zentral) bewirkt werden. Beide Möglichkeiten können im Einzelfall ihre besonderen Vor- und Nachteile haben, es liegen also keinewegs — wie häufig angenommen wird — alle Vorteile auf der Seite der Zentralversorgung. So kann eine der Verseuchung ausgesetzte Zentralversorgung sich für das

Allgemeinwohl im allgemeinen viel verhängnisvoller auswirken als eine gleich mangelhafte Einzelversorgung. Auch kann — zumal bei langer Zuführung durch eine Einzelrohrleitung — bei Zentralanlagen die Unterbrechung der Wasserlieferung sich viel störender auswirken als bei Störungen an Einzelanlagen; denn hier ist im allgemeinen leichter die Möglichkeit der gegenseitigen Aushilfe durch Nachbaranlagen gegeben. Immerhin ist zu sagen, daß infolge der bei uns in Deutschland gewöhnlich anzutreffenden geologisch-hydrologischen und ortshygienischen Verhältnisse bei Zentralversorgungen eher damit zu rechnen ist, daß das Wasser allen berechtigten hygienischen Anforderungen genügt als bei Einzelanlagen, sowohl hinsichtlich der Auswahl von vornherein untadeligem Wassers wie bei der Einrichtung von Schutzgebieten, erst recht aber bei der hygienischen Überwachung der Gewinnungsanlagen und ihres Wassers. Auch sind naturgemäß einige wenige Gewinnungsanlagen der Zentralversorgung viel leichter behördlich zu überwachen als eine Vielzahl von Einzelanlagen. Diese haben demgegenüber den Vorteil, daß sie in vielen Fällen den Wasserbedarf billiger decken, ferner, daß der Benutzer nicht auf das vom Wasserwerk gelieferte, ihn manchmal — z. B. bei gereinigtem Oberflächenwa   „wegen starker Temperaturschwankungen und wenig appetitlicher Herkunft — keineswegs voll befriedigende Wasser angewiesen ist (Monopolstellung des Wasserwerkes!). Schließlich wird es im allgemeinen wohl auch schwerer sein, in Kriegsfällen die Wässer zahlreicher Einzelbrunnen einer Gegend durch Kampfstoffe zu vergiften oder durch Bakterien zu verseuchen, als das Wasser einiger weniger zentraler Werke. Die meist noch angeführten Vorzüge der Zentralversorgung: bequeme Bereitstellung ausreichend großer Wassermengen, dadurch Förderung der Reinlichkeit, Hygiene und Volksgesundheit sowie Entlastung durch den Wegfall des anstrengenden Wassertragens und Erleichterung der Brandbekämpfung lassen sich auch bei Einzelanlagen dadurch schaffen, daß man — soweit nicht ohnehin Gefällsleitungen in Betracht kommen — Einrichtungen zur maschinellen Förderung und Verteilung des Wassers in Haus und Hof anlegt. Sachverständige Prüfung der gesamten ins Gewicht fallenden Verhältnisse wird die Wahl: Einzel- oder Zentralversorgung erleichtern; für größere Gemeinden kommt bei uns ausschließliche Versorgung mit Einzelanlagen ohnehin kaum mehr in Betracht, schon deshalb nicht, weil der Betrieb einer geregelten Kalanisation das Vorhandensein einer zentralen Wasserversorgung bedingt. Für uns in Deutschland ist deshalb bei der derzeitigen Verteilung der Bevölkerung auf Stadt und Land die Zentralversorgung wichtiger.

a) Zentrale Wasserversorgung.

Ausreichende Wassermengen aufzufinden ist Sache der Hydrologie und Geologie, Wasserwerke einzurichten gebührt dem entsprechend geschulten und erfahrenen Ingenieur. Dabei sind viele Gesichtspunkte zu beachten, namentlich auch solche der Wirtschaftlichkeit und — heutigentags besonders erklärlich — der hinreichenden Sicherung gegen Beeinflussung durch kriegerische Maßnahmen (Artilleriebeschuß, Fliegerbomben) sowie durch Kriegssabotage (Tarnung!). Der Chemie fällt besonders die Aufgabe zu, ein zur Wahl stehendes Wasser auf seine Eignung in chemisch-technisch-wirtschaftlicher Hinsicht zu prüfen, unter Berücksichtigung etwaiger besonderer örtlicher Anforderungen (z. B. für bestimmte gewerbliche Betriebe) sowie des etwa vorhandenen Angriffsvermögens auf die für Brunnen und Brunnenfilter, Behälter und Leitungsrohre zu verwendenden Werkstoffe, die ja bei den in Betracht kommenden Anlagen große Werte darstellen. Ist das zur Verfügung stehende Wasser — wie bei Grundwasser häufig — nicht von vornherein (im „Rohzustande") für die Wasserversorgung geeignet, so gilt es für Chemie und Hygiene, zu prüfen, ob eine künstliche Verbesserungsbehandlung („Aufbereitung", z. B. Enteisenung, Entmanganung, Entsäuerung und unter Umständen auch Enthärtung) sich ohne besondere Schwierigkeit bzw. ohne zu hohe Kosten durchführen läßt, welches Verfahren zu wählen ist u. dgl. Auch die Heranziehung der Biologie kann sich als nützlich erweisen. Überall — zumal bei großen und besonders schwierigen Anlagen — ist sinnvolles Zusammenwirken der genannten Disziplinen erforderlich, namentlich muß die Hygiene von vornherein — schon bei der Auswahl des Wassers — zugezogen werden, um Überraschungen bzw. gesundheitliche und wirtschaftliche Schäden zu verhüten. Auf alle auftauchenden Fragen in einem in erster Linie für Ärzte und Studierende der Medizin bestimmten Lehrbuch der Hygiene näher einzugehen, ist schon deshalb untunlich, weil auf diesen Gebieten in den letzten Jahrzehnten weitgehende Spezialisierung eingetreten ist, wäre außerdem auch im Rahmen des mir zur Verfügung stehenden knappen Raumes nicht möglich. Es seien deshalb hier nur einige Hauptgesichtspunkte aus diesen Gebieten kurz gestreift, im übrigen aber wird auf das Schrifttum verwiesen. Näher eingegangen aber soll werden auf die Aufgaben und Belange der *Hygiene* bei der Wasserversorgung, in erster Linie — wegen ihrer besonderen Bedeutung für die Volksgesundheit — auf die der Seuchenhygiene, daneben aber auch auf die der Allgemeinhygiene, d. h. hier die Sorge für ein möglichst in jeder Hinsicht befriedigendes Wasser.

Wenn auch alle in Abschnitt 1 aufgeführten Wasserarten gelegentlich zur Versorgung herangezogen werden, so kommt für Zwecke der zentralen Wasserversorgung in Deutschland heutigentags für gewöhnlich doch in erster Linie das Grundwasser, danach das Quellwasser und dann erst das Oberflächenwasser in Betracht, sei es als Fluß-, See- oder Talsperrenwasser. Regenwasser ist bei uns (für zentrale Wasserversorgungsanlagen) praktisch fast ohne Bedeutung — abgesehen von Sonderfällen.

Grundwasser. Befindet oder bewegt sich das Grundwasser in wasserführenden Schichten, die durch hinreichend starke, gut filtrierende Lagen (etwa feinkörnigen Sandes) oder durch zusammenhängende wasserundurchlässige (z. B. Ton- oder Lehm-)Schichten ausreichender Stärke gegen den Zutritt von Verunreinigungen geschützt sind, und liegen besondere Verunreinigungsmöglichkeiten nicht vor, so wird das Grundwasser seine oben (S. 202) geschilderten hygienisch guten Eigenschaften im allgemeinen dauernd beibehalten, d. h. solange sich die es schützenden Verhältnisse nicht ändern. Festzustellen, ob diese Sicherheit gegeben ist, ist im Einzelfalle der Praxis eine Hauptaufgabe des Hygienikers.

Verunreinigungen seuchenhygienisch bedenklicher Art sind vor allem zu befürchten von menschlichen oder tierischen Abfallstoffen. Es bedeutet deshalb einen guten Schutz für ein Grundwasserwerk, wenn sein „Einzugsgebiet" — d. h. das Gelände, dessen in den Untergrund versickernde Niederschlagswässer das Wasserwerk speisen — frei von solchen Verunreinigungsmöglichkeiten ist, z. B. nicht mit animalischem Dung, menschlichen Abfallstoffen, Kompost, Müll u. dgl. belastet wird. Wälder und Ödland, die ja im allgemeinen nicht gedüngt

werden, stellen deshalb ein für ein Grundwasserwerk hygienisch vorteilhaftes
Einzugsgebiet dar. Weniger unbedenklich als Einzugsgebiet sind Wiesen, die
ja auch häufig mit Jauche, kurzem Stalldung oder Kompost beschickt
werden, sowie Weiden und Viehkoppeln, noch weniger Äcker und Gärten; denn
sie werden meist stark mit Naturdung versehen. Auch erleichtert bei ihnen das
häufige Umbrechen der obersten Schichten (der „Ackerkrume") durch Pflügen,
Eggen, Grubbern und Hacken das Eindringen der Verunreinigungen auch in
tiefere Schichten und unter Umständen bis ins Grundwasser. Immerhin kann
man sich — bei gut filtrierenden feinkörnigen Bodenschichten und nicht zu
flach anstehendem Grundwasser — manchmal auch mit Ackerland als Einzugsgebiet von Grundwasserwerken dann abfinden, wenn die nähere Umgebung der
Grundwasserbrunnen in geeignetem Ausmaße — Mindestabstand etwa 25 bis
50 m je nach den örtlichen Verhältnissen — als engeres „Schutzgebiet" von jeder
Zufuhr von Naturdung unappetitlicher Herkunft u. dgl. freigehalten wird.

Werden dagegen *größere* Mengen von Abfallstoffen, als es bei der üblichen Düngung
geschieht, einem Gelände zugeführt, z. B. durch Verrieselung oder Verregnung häuslicher
Abwässer, durch Anlegung größerer Müllstapelplätze u. dgl., vielleicht gar noch unmittelbar in den Untergrund, z. B. durch Versickerungsbrunnen oder unterirdisch verlegte Ver-
sickerungsstränge für häusliches Abwasser (Untergrundverrieselung"), so genügt ein derartig
geringer Abstand von einer Grundwasserfassungsanlage *nicht*. Das Gleiche gilt für Wasser-
gewinnungsanlagen, bei denen chemisch differentere Stoffe, etwa von gewerblichen Werken,
in den Untergrund gelangen, die dem normalen Abbau schwer unterliegen, die sich also
unter Umständen auf weite Strecken unterirdisch fortbewegen können, ohne hinreichende
Unschädlichmachung durch den Untergrund zu erfahren (z. B. Benzin, Petroleum, pikrin-
säure-, phenol- oder salzhaltige Abwässer, etwa Kaliabwässer u. dgl.). Alle solche Anlagen gehören überhaupt nicht in das Einzugsgebiet eines Wasserwerkes; läßt sich ihre
Fernhaltung durchaus nicht erreichen, so muß zum mindesten das zur Wasserversorgung
dienende Grundwasser in einem solchen Abstande von den Fassungsanlagen vor den schädlichen Zuflüssen geschützt werden, daß *bestimmt* erwartet werden kann, daß die Abfallstoffe auf ihrem unterirdischen Wege bis zum etwaigen Eintreten in die Grundwasser-
fassungsanlagen so verändert sind, daß sie in keiner Weise die Beschaffenheit des geförderten
Wassers mehr nennenswert nachteilig beeinflussen können, und *zwar auch auf lange Sicht
nicht*!

Grundwasser in Flußtälern. Grundwasser findet sich meist besonders reichlich
in der Nähe von Wasserläufen, zumal in ihrem „Alluvium". Bei hinreichender

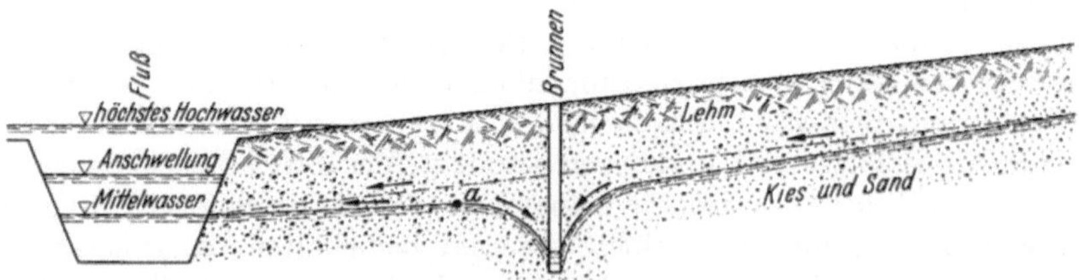

Abb. 71. Absenkung des Grundwassers durch einen nahe dem Flusse gelegenen Brunnen.
(Nach SPITTA und REICHLE.)

Durchlässigkeit von Sohle und Wandung des Wasserlaufes und bestehendem
Spiegelgefälle bzw. eintretenden Niveau-(Wasserdruck-)Unterschieden kommt
es zwischen der rinnenden Welle des Wasserlaufes und dem Grundwasser seiner
Alluvionen bzw. der anstoßenden grundwasserführenden Schichten im allgemeinen
zu einem Austausch: Führt der Wasserlauf Mittel- oder Niederwasser, so tritt
aus den anstoßenden grundwassererfüllten Schichten Wasser in den Wasserlauf

aus, und zwar je nach Durchlässigkeit des Untergrundes, der Grundwassermenge und dem Gefälle in mehr oder weniger erheblichem Maße. Bei Hochwasser des Wasserlaufes kehrt die unterirdische Fließrichtung sich um, entsprechend den nunmehr umgekehrten Gefällsverhältnissen: Jetzt tritt aus dem angestiegenen Wasserlauf *verunreinigtes* Wasser in die anstoßenden durchlässigen Schichten ein, das gewöhnlich dem Wasserlauf zuströmende Grundwasser dabei landeinwärts anstauend. Je größer das sich ergebende Gefälle wird, d. h. je höher das Hochwasser (der Flußwasserspiegel) ansteigt, um so stärker, rascher und weiter bewegt sich — ceteris paribus — das aus ihm in die umgebenden Schichten eintretende Wasser

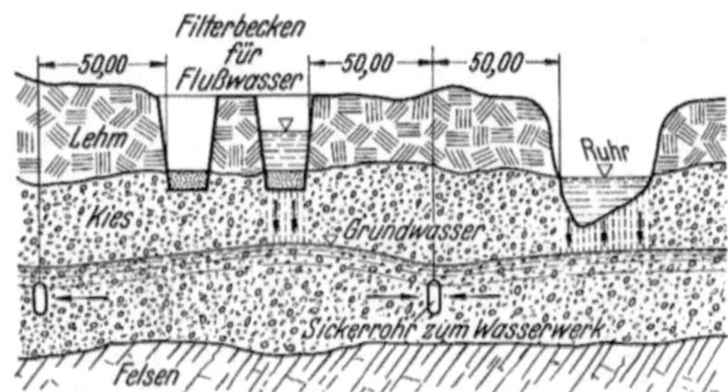

Abb. 72. Grundwasseranreicherung durch Uferfiltration und Infiltration durch Anreicherungsbecken an der Ruhr. (Nach SIERP.)

landeinwärts. Dabei wird ihm der Durchtritt durch das Flußbett dadurch erleichtert, daß das rasch strömende Hochwasser den auf der Sohle etwa abgelagerten Schlamm fortspült, besonders wenn es viel „Geschiebe" (Steine, Kies, Sande) mit sich führt. Nun wird aber die keimzurückhaltende Wirkung jeder Filtration (durch Sande oder Kiese) von Druckschwankungen stark beeinflußt; infolgedessen führt Hochwasser zu einer erheblichen Verschlechterung der „Uferfiltration". Wie weit sich diese Verschlechterung landeinwärts erstreckt, das hängt — unter sonst gleichen Verhältnissen — von der Größe der Boden*poren* ab, d. h. meist von der „Korngröße" der Filterschichten. Es ist also eine Frage des Einzelfalles, und zwar der jeweiligen örtlichen Verhältnisse — einerseits der Filterleistung der Bodenschichten, andererseits der Größe der seuchenhygienischen Verunreinigung des Wasserlaufes — ob und von welcher Wasserspiegelhöhe („Wasserführung") ab das Hochwasser eines benachbarten Wasserlaufes eine seuchenhygienische Gefährdung des Grundwassers im Flußtal

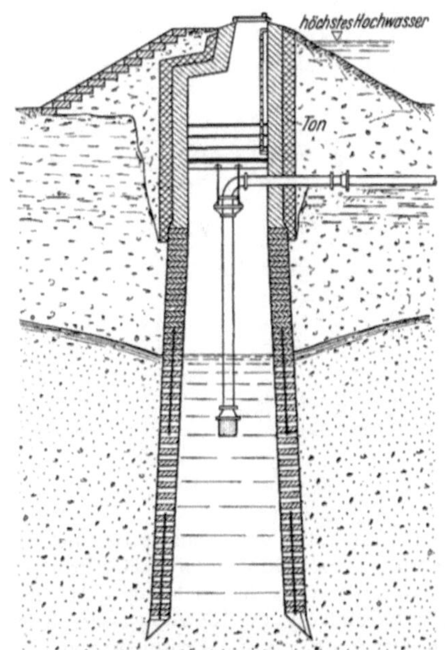

Abb. 73. Kesselbrunnen. (Nach GROSS: Handbuch der Wasserversorgung. Berlin 1939.)

bedeutet. „Ausufern" des Wasserlaufes mit Überschwemmung des Ufergeländes bedingt häufig besonders große Verunreinigungsgefahr für das Grundwasser des Flußtales, besonders dann, wenn es nicht durch eine zusammenhängende wasserdichte (Lehm-) Schicht gegen Zuflüsse von oben ausreichend geschützt ist (wichtig sind hierbei unter Umständen Maulwurfs-, Mäuse- u. dgl. Gänge).

Die vorstehenden Ausführungen zeigen, daß die Anlage von Grundwasserwerken in der Nähe von Wasserläufen zwar im allgemeinen den Vorteil bietet, daß die Menge des Grundwassers durch aus dem Wasserlauf austretendes und dabei „uferfiltriertes" Wasser vermehrt wird, daß aber, besonders wenn die Wasserläufe — wie Bäche, Flüsse — zeitweise Hochwasser führen, die Gefahr droht, daß infolge Störungen der Uferfiltration aus dem verunreinigten Wasserlauf bedenklichste Keime in das geförderte Grundwasser übertreten. Die Nähe von Gewässern, die nicht nennenswertes Hochwasser führen (viele Seen), ist viel weniger bedenklich, desgleichen auch die Gewinnung „künstlichen" Grundwassers durch künstlich angelegte „Infiltrationsbecken". In diesen wird geeignetes Oberflächenwasser im allgemeinen nach Vorreinigung durch Absetzen, zum Teil nach Zusatz chemischer Fällungsmittel, in die durchlässigen Schichten des Untergrundes zur Auffüllung seiner Grundwasservorräte versickert, wobei — falls angezeigt — zur Verbesserung der Filterung die Sohle des Beckens mit einer Feinsandschicht bedeckt wird (Ruhrwasserwerke, vgl. Abb. 72).

Fassungsanlagen. Die Fassung von Grundwasser im Gewinnungsgelände bewirkt man durch Röhren oder röhrenartige Bauwerke, die mit einem durchlässigen bzw. Eintrittsöffnungen aufweisenden Teil ins Grundwasser hineinreichen. Sie sind entweder senk- oder annähernd waagerecht verlegt. Die senkrecht niedergebrachten Anlagen nennt man „*Brunnen*", und zwar je nach Art der Ausführung Kessel- oder Rohrbrunnen. *Kessel-(Schacht-)Brunnen* haben aus baulichen Gründen stets einen beträchtlichen Durchmesser von mindestens etwa $^3/_4$ m; häufig aber sind sie erheblich weiter. Deshalb enthalten sie, besonders wenn sie mehrere Meter tief in das Grundwasser hinabreichen, einen im Hinblick auf hygienisch-bakteriologische Vorgänge — beachtlichen Wasservorrat. Ihre Wand ist gewöhnlich aus Feld- oder Ziegelsteinen bzw. Klinkern gemauert. Dabei kann das Aufmauern auf einer fest zusammengefügten, mit scharfer Schneide versehenen Unterlage (Senkkranz oder Senkschuh, s. Abb. 73) oberirdisch bewirkt werden; nach Erreichen ausreichender Wandhöhe bzw. genügenden Gewichtes des Bauwerkes wird das auf der Schneide des Senkkranzes lastende Bauwerk zum Einsinken in den Untergrund gebracht,

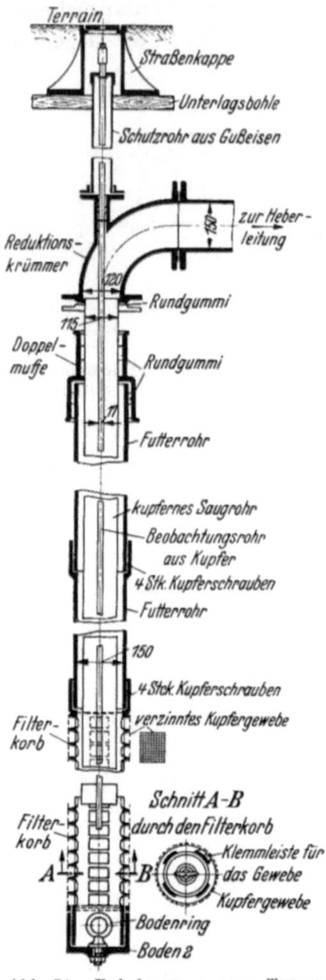

Abb. 74. Rohrbrunnen von Thiem.
(Nach Gross.)

indem das unter dem Senkkranz anstehende, von ihm umschlossene Erdreich fortlaufend entfernt wird. Oder man „schachtet" zunächst — im allgemeinen unter Absteifen mit Brettern — eine hinreichend weit ins Grundwasser hinabreichende Baugrube aus — nach Erreichung des Grundwasserspiegels unter „Wasserhaltung" — und mauert dann von der Sohle aus die Brunnenwand auf. Kesselbrunnen beider Herstellungsarten haben, da ihre Wand aus vielen Einzelteilen (Steinen) besteht, den hygienischen Nachteil, daß die wasserdichte Herstellung der oberen Brunnenwand (bis auf mindestens 3, besser aber bis auf etwa 5 oder mehr Meter „u. G." — unter Gelände —) und ihre wasserdichte Abdeckung manche Schwierigkeit mit sich bringt. Wasserdichtigkeit läßt sich bei Verwendung von Klinkern (Hartbrandziegeln), die in Zementmörtel geeigneter Mischung gemauert werden, bei Anbringung eines hinreichend starken, geeigneten Zementinnenputzes und sachgemäßer äußerer „Berappung" gewöhnlich ohne besondere Schwierigkeit erzielen, ist im übrigen ebenso wie die wasserdichte Abdeckung Aufgabe der Brunnenbautechnik.

Erheblich leichter zu erzielen ist Wasserdichtigkeit der Wand bei Herstellung des Kesselbrunnens aus fertigen Zementringen; Dichtigkeit der Ringe vorausgesetzt, brauchen hierbei nur die Fugen sicher gedichtet werden. Bei Kesselbrunnen tritt das Grundwasser gewöhnlich von der Sohle her in den Brunnen ein, meist auch durch die untere, nicht wasserdicht hergestellte Brunnenwand, in der oft absichtlich Lücken belassen werden.

Rohrbrunnen. Bei Rohrbrunnen besteht die Wand aus einem — meist eisernen — Brunnenrohr, das mit Gewalt in das Erdreich bis hinreichend weit ins Grundwasser hinein vorgetrieben wird, und zwar entweder durch Rammen oder Schlagen (s. bei Hausbrunnen S. 240) oder unter drehenden „Bohrbewegungen". Für Zentralversorgungen kommen zur Wassergewinnung Rammbrunnen kaum in Betracht, die Rohrbrunnen sind also hier wohl stets als Bohrbrunnen niedergebracht.

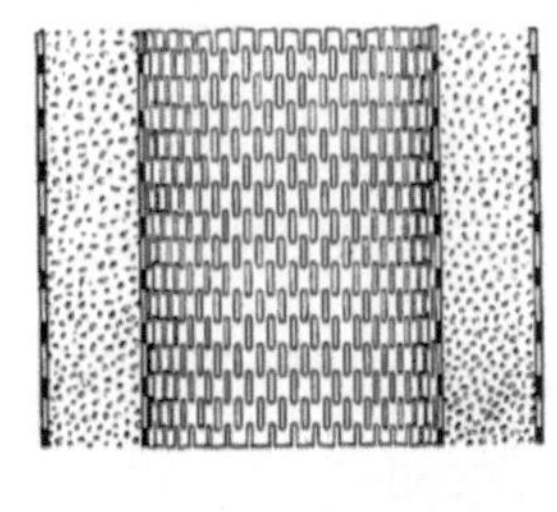

Abb. 75. Doppelkupferfilter mit Glassandfüllung. (Hermann Loeck, Hamburg-Altona.) (Nach Gross.)

Die Lichtweite der Rohrbrunnen ist sehr verschieden je nach Wasserbedarf, Tieflage des Grundwassers u. G., Bodenschichten usw. Man geht aber selten über einen Rohrdurchmesser von 1 m hinaus. Um sehr große Tiefen ohne unverhältnismäßig hohe Rohrkosten erreichen zu können, wechselt man aus technischen Gründen bei tiefen Brunnen unter Umständen mehrmals mit dem Bohrdurchmesser; man bohrt also zuerst mit weiterem, später mit engerem Bohrrohr.

Da das „Bohrrohr" keine seitlichen Eintrittsöffnungen für das Grundwasser hat, läßt man nach Erreichen hinreichender Tiefe in das Bohrrohr ein mit Eintrittsöffnungen versehenes Rohr von geringerem Durchmesser hinab und „zieht" dann das Bohr- (oder Mantel-) Rohr — z. B. durch hydraulische Presse — völlig aus dem Boden heraus oder wenigstens so weit nach oben in die Höhe, daß seine Unterkante sich etwa in Höhe der obersten Eintrittsöffnungen des eingesetzten gelochten Rohres befindet, und somit das Grundwasser ungehindert in diese eintreten kann. Früher war dies gelochte Rohr, um die Kiese der grundwasserführenden Schichten am Eintritt in die Brunnen zu hindern, mit Drahtgaze umwickelt, daher rührt die wenig gute Bezeichnung „Brunnenfilter". Da diese Gaze gewöhnlich aus anderem Metall (z. B. Kupfer) bestand als das Rohr (Eisen), so stellte diese Kombination ein galvanisches Element dar. Der im Grundwasser entstehende elektrische Strom verursachte dann bald sehr störende Korrosionserscheinungen. Heutzutage gibt es die verschiedensten Einrichtungen, die unter Vermeidung galvanischer Ströme dem Grundwasser leichten Eintritt in das Lumen des Brunnens ermöglichen (Abb. 74—75 und 77—79).

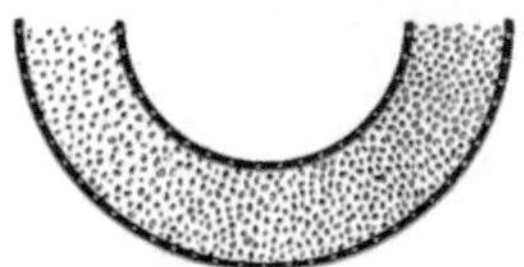

Abb. 76. Abessinier-Schlagwerk. (Nach Gross.)

Auch bohrt man in neuerer Zeit häufig mit großen Lichtweiten (etwa bis zu 1 m) und bringt dann — entweder „über Tage" alles fertig zusammenfügend, oder durch Einschütten in die Tiefe — in etwa 3 konzentrische Ringräume um ein gelochtes Entnahmerohr von viel geringerem Durchmesser Kiese, Glas- oder Porzellankugeln ein (in den innersten Ringraum von großem, in den äußersten von feinem, in den mittleren von mittelstarkem Korn), und zwar für die Schichten, aus denen Grundwasser gefördert werden soll.

Um bei werkstoffangreifenden Wässern vorzeitige Schädigung durch das „aggressive" Wasser bzw. Verockerung der Brunnen-„Filter" und damit erhöhten „Eintrittswiderstand" zu vermeiden, verwendet man dabei teils sehr korrosionsbeständiges Material (Kupfer, Edelstahl, Holz, Porzellan), teils Überzüge des Metalls aus Hartgummi. Die einzelnen Fassungsbrunnen — oft in viele Hunderte von Metern langen „Galerien" vereinigt, werden mit kurzen Strängen an eine gemeinsame Saug- oder an eine Heberleitung angeschlossen, die zu einem „Sammelbrunnen" führt, in dem durch die Förderpumpen des Wasserwerkes der Wasserspiegel hinreichend tief abgesenkt wird.

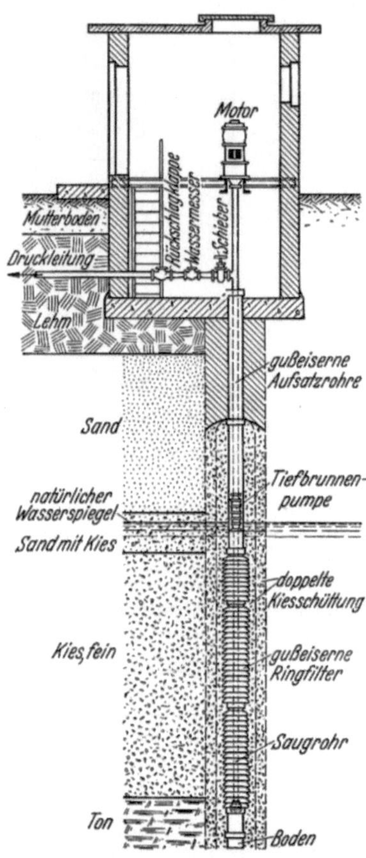

Abb. 77. Gußeiserner Ringfilterbrunnen nach THIEM mit eingehängter Kreiselpumpe und hochsitzendem Elektromotor mit Betriebsgebäude. (Aus SIERP.)

In manchen Fällen, z. B. bei grundwasser-führenden Schichten geringer Mächtigkeit, benutzt man zur Fassung des Grundwassers, falls nicht flache Kesselbrunnen größeren Durchmessers verwandt werden, etwa waagerecht verlegte gelochte Rohre oder gemauerte Kanäle; zuweilen, z. B. im Gebirge, werden auch begehbare Stollen angewandt, die unter Umständen gleichzeitig als Speicherräume dienen können (z. B. im Taunus für Wiesbaden). Die jeweils zweckmäßigste Entnahmeart wird man in Anpassung an die gegebenen örtlichen (besonders die jeweiligen hydrologischen) Verhältnisse auf Grund der vorliegenden Erfahrungen auszuwählen haben. (Einzelheiten hierüber sowie über die verschiedenen Arten von *Pumpen* [z. B. Kolben-, Zentrifugalpumpen] und Antriebsarten [Dampfmaschinen, Dieselmotor, Gas, elektrische, gelegentlich auch Wasserkraft] lese man in technischen Werken nach, desgl. über die technischen Einrichtungen zur Aufspeicherung des geförderten Wassers.)

Quellwasser. Vor Verwendung von Quellwasser zur Speisung einer Zentralversorgung sind genaue Beobachtungen und Prüfungen über ausreichend lange Zeiträume hin anzustellen; denn *Quellen erweisen sich oft als sehr trügerisch. Mengenmäßig* schwankt die Ergiebigkeit der Quellen oft in weiten Grenzen, so daß eine nach den Niederschlägen des Winterhalbjahres sehr reichliche „Quellschüttung" im Laufe der warmen Jahreszeit, in der trotz reichlicher Niederschläge wegen der raschen Verdunstung und wegen des Bedarfes der Pflanzen an Vegetationswasser oft sehr wenig Wasser in den Untergrund einsickert, auf einen geringen Bruchteil der Frühjahrsmenge zurückgeht. Dies gilt ganz besonders für niederschlagsarme Jahre (1911) und vor allem für Zeiten, in denen mehrere Trockenjahre einander unmittelbar folgen (1920, 1921). Quellen sollten also — soweit die Wassermenge in Betracht kommt — nur dann für Zentralversorgungen benutzt werden, wenn durch Beobachtungen in solchen kritischen Jahren erwiesen ist, daß sie zu allen Zeiten, auch zu Zeiten des tiefsten Grundwasserstandes (oft ist das der Spätherbst) ausreichende Wassermengen liefern. Allermindestens müssen sich die Wassermengenmessungen über ein volles Jahr erstrecken.

Seuchenhygienisch ist wichtig, daß bei sehr vielen Quellen die Überdeckung durch abschließende bzw. filtrierende Bodenschichten in der Nähe des Quell-austrittes immer dünner wird, und zwar oft schon auf größere Entfernung, so daß dann Verunreinigungen leicht Zutritt zum Wasser vor seinem Austritt finden. Oft erweisen sich solche Quellen als sehr abhängig in ihrer Schüttung und Klarheit von Niederschlägen. Auf Regenwetter bzw. Regengüsse antworten sie rasch mit Vermehrung ihrer Ergiebigkeit, und unter Umständen auch mit Schwankungen ihrer Temperatur, besonders in der warmen Jahreszeit. Beide Erscheinungen müssen den Verdacht erwecken, daß Niederschlagswässer auf kurzen Wegen — und dann

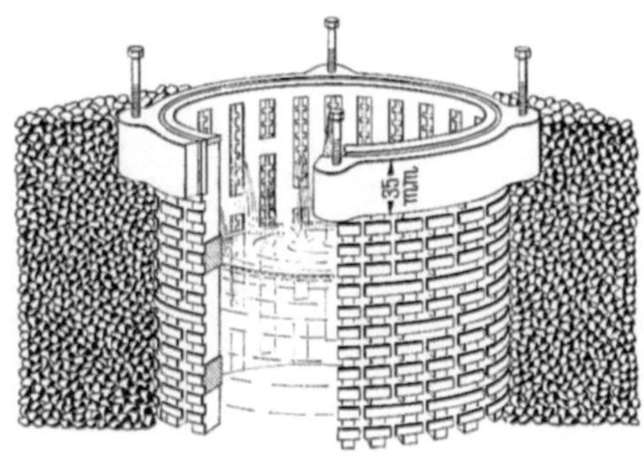

Abb. 78. Porzellan-Rippenfilter, Bauart Jaeckel der Porzellanfabrik Ph. Rosenthal u. Co., Selb (Bayer. Ostmark.) (Aus SIERP.)

im allgemeinen ungenügend durch den Untergrund gefiltert — zum Quellwasser Zutritt fanden.

Bakteriologische Untersuchungen, die möglichst sofort im Anschluß an Regengüsse nach vorausgegangener längerer Trockenheit (geeignet sind besonders Gewitterregen!) bzw. bei längerem Regenwetter und gegen Ende der Schneeschmelz auszuführen sind, erbringen bei derartigen Quellen meist bald den Nachweis solcher Einschwemmungen, und zwar im allgemeinen durch Anstieg der sog. „Keimzahl", vor allem aber durch Auftreten von *Colikeimen* im Quellwasser. Stets sind hierbei größere Wassermengen (etwa $^{1}/_{4}$ Liter, mindestens aber 100 ccm) auf Colivorkommen zu prüfen. Ist das Einzugsgebiet einer Quelle völlig frei von Verunreinigungen durch menschliche oder tierische Abfallstoffe, so kann allerdings Bacterium coli im Wasser der Quelle selbst bei häufigerer Wiederholung der bakteriologischen Untersuchungen vermißt werden. Trifft dies bei genügend häufigen, *zu kritischen Zeiten ausgeführten* Untersuchungen zu, so kann unter Umständen ein solches leicht beeinflußbares Quellwasser gleichwohl ohne größere Bedenken zur Wasserversorgung benutzt werden; denn eine seuchenhygienisch gefährliche Verunreinigung ist dann weniger zu fürchten, wenigstens solange das Einzugsgebiet von bedenklichen Stoffen frei bleibt. Sollten dann später doch Colibefunde im Quellwasser oder sonstige seuchenhygienisch bedenkliche Umstände auftreten, so bleibt die Möglichkeit, das Quellwasser durch Desinfektion zu entseuchen, und zwar im allgemeinen mittels Chlorung und je nach Sachlage entweder dauernd oder zeitweise (s. S. 237). Besonders für kleinere Zentralversorgungen ländlicher Gemeinden sind Quellwässer deshalb beliebt, weil sie gewöhnlich das Wasser mit eigenem Gefälle zu den Verbrauchsstellen in der Ortschaft fließen lassen, so daß die Betriebskosten niedrig sind, weil das Wasser nicht gepumpt werden braucht, und deshalb wenig Wartung erforderlich ist. Einer künst-

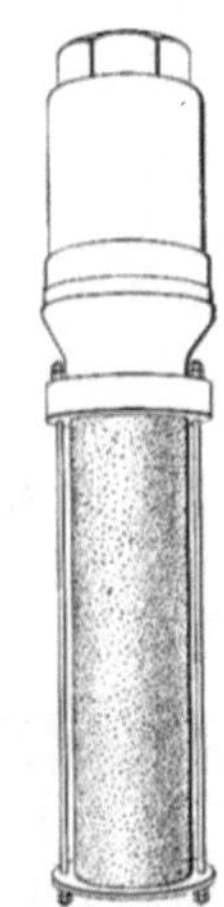

Abb. 79. Filter-Steinsaugkorb der Filtersteinfabrik W. Schuster in Eisenberg (Rheinpfalz). (Aus SIERP.)

lichen Enteisenung oder Entmanganung bedürfen Quellwässer gewöhnlich nicht; wohl aber haben sie ziemlich häufig werkstoffangreifende Eigenschaften, insofern sie wenig Härtebildner (Carbonathärte) enthalten, z. B. wenn das Einzugsgebiet im Urgestein liegt.

Oberflächenwasser. Keineswegs selten verwenden Wasserwerke zur Speisung ihrer Versorgungsnetze auch heutigestags noch Oberflächenwasser. Wie oben (S. 206) dargelegt, bedarf dieses — zumal in dichter besiedelten Ländern —

gewöhnlich einer weitgehenden Reinigungsbehandlung vor allem nötig ist — weil es fast nie gegen den Zutritt von Infektionskeimen geschützt ist — eine sicher wirkende Entseuchung durch Ausscheidung oder Unschädlichmachung dieser Keime. Auch soll man sich bemühen, Verunreinigungen und damit die Möglichkeit von Infektionen solchen zur Wasserversorgung benutzten Wasserläufen möglichst fernzuhalten, ein in der Praxis aber sehr schwer zu erreichendes Ziel.

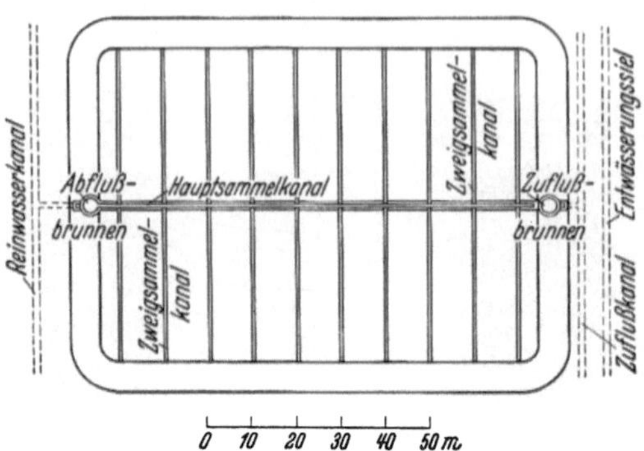

Abb. 80. Grundriß eines Hamburger Filters. (Nach SIERP.)

Absitzen gewährleistet bei infektionsgefährdeten Wässern keine sichere Reinigung. Weit besser wirkt die *künstliche Sandfilterung*, z. B. die zuerst (1839) von JAMES SIMPSON in London angewandte *Langsam-Sandfilterung. Bauart.* Die den Becken von etwa 1000—6000 qm Größe mit leichtem Sohlengefälle zum Ablauf — hergestellt; in Deutschland zur Einschränkung von Witterungseinflüssen (besonders Eisbildung) meist überwölbt oder mit (Holz-) Dach versehen. An der Sohle befinden sich Sammelkanäle (s. Abb. 80), die mit dem für alle Filter gemeinsamen Reinwasserbehälter in Verbindung stehen. Jedes Filter stellt eine selbständige Einheit dar. *Filteraufbau* zeigt Abb. 81: zuunterst große Feldsteine, darauf kleine Feldsteine, grober Kies, mittlerer Kies, feiner Kies, grober Sand und als oberste — 60—120 cm starke — Schicht Sand von etwa 0,5—1 mm Korngröße. Gesamthöhe des Filters etwa 140 cm und mehr. Nur die Sandschicht ist als eigentliches „Filter" anzusehen, die übrigen sind Stützschichten. Das Material der einzelnen Schichten soll von etwa gleicher Korngröße (gut gesiebt) und frei von tonigen und organischen Beimengungen (gut gewaschen) sein.

Sand aufnehmenden — meist rechteckigen — sind aus Mauerwerk und Beton wasserdicht —

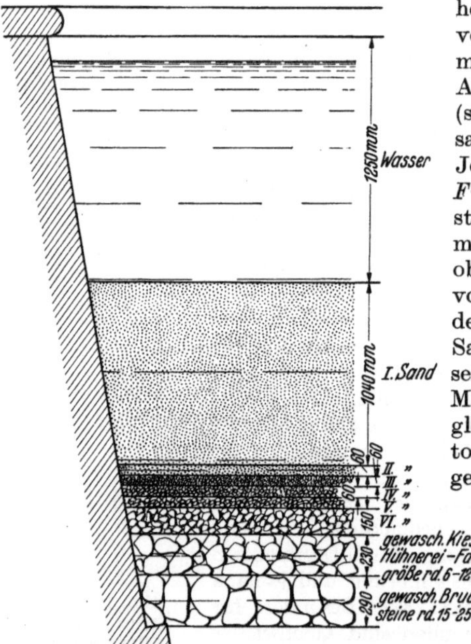

Abb. 81. Schematische Darstellung des Aufbaues eines Langsamfilters (Bremer Wasserwerk). (Nach SIERP.)

Füllung. Nach Beendigung des Filteraufbaues wird das Filterbecken mit filtriertem Wasser beschickt, und zwar, um die Luft aus den Poren des Filters möglichst restlos zu verdrängen, von unten her, ganz langsam und so weit, daß das Wasser einige Dezimeter über der Filteroberfläche steht. Dann läßt man Rohwasser zufließen und das Wasser — besonders bei erstmaliger Filterfüllung — längere Zeit stehen, um durch Absetzen seiner Sinkstoffe die Bildung einer „Filterhaut" auf der Sandoberfläche und auch die sonstige „Einarbeitung" des Filters durch biologische Vorgänge (Vermehrung von Protozoen usw.) einzuleiten.

Wirkungsweise. Worauf die Filterwirkung in der Hauptsache beruht, ist nicht völlig geklärt. Die Sandschicht selbst kann bei ihren verhältnismäßig weiten Poren auf die sehr kleinen Bakterien keine nennenswerte Siebwirkung ausüben, wenigstens nicht, solange Filterhaut und Verschleimung der Sandkörner noch nicht ausgebildet sind. Den Hauptanteil an der Filterwirkung schreibt man im allgemeinen der „Filterhaut" zu, die sich zum

Teil aus unbelebten Stoffen des Wassers (Sink- und Schwebestoffen, auch ausfallenden Kolloiden), zum Teil aus Algen, Protozoen und Bakterien bildet, allmählich an Stärke und Dichte zunimmt und auch eine Strecke weit in die Sandschicht hineinreicht, ferner einer „schleimigen" Bakterienschicht, für die der Filtersand wesentlich nur die Stütze darstellt. KISSKALT kam auf Grund seiner Königsberger Versuche zu der Auffassung, daß Filter nur zu geringerem Teil mechanisch, zum größeren Teil dagegen *biologisch* wirke, indem die Bakterien von den in und dicht über dem Filtersand befindlichen Protozoen und Algen vernichtet würden. Dies schließt er unter anderem daraus, daß Eingießen von protozoentötenden Stoffen (wie Chinin, Saponin) die Wirkung des Filters aufhebt.

Betrieb. Im Anfang genügt geringer „Filterdruck", d. h. Wasserüberdruck = Spiegelunterschied, um ausreichende Ergiebigkeit des Filters zu erzielen. Allmählich, bei zunehmender Verschleimung, muß man aber mit dem Filterdruck immer höher gehen, um die zur Deckung des Bedarfs erforderliche, etwa gleiche Filtratmenge zu erhalten. Erreicht gegen Ende der „Filterlaufzeit" der Filterdruck eine bestimmte, jeweils durch Erfahrung und Versuche zu ermittelnde Höchstgrenze (im allgemeinen etwa 60—100 cm), so ist Gefahr, daß die Filterhaut „reißt" und dann das Filter an einzelnen Stellen ohne ausreichende Keimzurückhaltung sehr rasch durchströmt wird. Rechtzeitig vor solcher ernsten Störung muß Reinigung des Filters erfolgen; dabei wird zunächst das Wasser abgelassen, und zwar entweder völlig (um gute Durchlüftung des Filtersandes zu erzielen, von einigen Autoren verworfen) oder nur bis hinreichend weit unter die Filteroberfläche. Dann wird die auf der Filteroberfläche abgesetzte, meist grauschwarze Schlammschicht (die „Filterhaut"), die gewöhnlich nur einige Millimeter stark ist, vorsichtig abgetragen, außerdem, soweit nötig, auch die oberste Sandschicht (bis zu etwa 2 cm Stärke), und zwar von Hand mit Schaufeln. Dadurch verringert sich im Laufe der Zeit die Höhe der Filtersandschicht; man soll aber nicht unter etwa 40 cm, äußerstenfalls 30 cm Reststärke heruntergehen, also rechtzeitig Sand wieder aufbringen. Hierfür eignet sich bereits gebrauchter Filtersand (nach ausgiebiger Reinigung durch „Waschen" in „Sandwäschen" verschiedener Bauart) weit besser als frischer, nicht „eingearbeiteter" Sand. Filterdruck und Filtratmenge müssen fortgesetzt beobachtet und (durch Schieber, Regler und Meßkammern) gesteuert werden.

Ergiebigkeit. Bei einer „Filtergeschwindigkeit" von 100 mm je Stunde, die im allgemeinen nicht wesentlich überschritten wird, ergibt das Filter je Quadratmeter Oberfläche und Stunde eine Filtratmenge von 0,1 cbm, also in 24 Stunden 2,4 cbm, d. h. bei einem Tagesverbrauch von 100 l Wasser je Kopf und Tag den Tagesbedarf für 24 Abnehmer. Für 240 000 Personen wären also 10 000 qm Filterfläche erforderlich. Dazu muß ausreichende Filterfläche als Reserve vorhanden sein, erfahrungsgemäß bei großen Anlagen etwa 10, bei kleinen bis zu etwa 25 % der Filterfläche, damit bei Ausfällen (durch Reinigung, Wiederauffüllung usw.) ausreichende Filtratmenge gewährleistet ist. Auch müssen die Reinwasserbehälter genügend Vorrat haben, um in den Zeiten des Höchstverbrauches den Wasserbedarf ohne Beeinflussung der Filtergeschwindigkeit und damit der Wirkung decken zu können.

Reinigungswirkung. Die hygienisch ausschlaggebende Wirkung der Sandfilter besteht in der Verminderung der im Rohwasser enthaltenen Bakterien. Die mitgeteilte Bestleistung: im Filtrat ein Keim von etwa 7000 (unter Umständen sogar 10 000) Rohwasserkeimen, nach meinen Erfahrungen aber auch die gewöhnlich angenommene Durchschnittsleistung: 1 Filtratkeim auf 1000 Rohwasserkeime ist nur da zu erwarten, wo im Rohwasser zahlreiche Keime vorhanden sind. Ist das Rohwasser keimarm, z. B. bei Seewasser mit guter Absetzwirkung, so ist solche weitgehende Keimverminderung nicht zu erwarten. In Deutschland haben sich die — aus Anlaß der Hamburger Choleraepidemie von 1892 — zuerst i. J. 1894 aufgestellten und 1899 neu gefaßten „*Grundsätze für die Reinigung von Oberflächen-*

wasser durch Sandfiltration" [1] gut bewährt, nach denen — ohne Rücksicht auf den Keimgehalt des Rohwassers — „im Filtrat beim Verlassen des Filters in der Regel nicht mehr als ungefähr 100 Keime" im Kubikzentimeter nachweisbar sein sollen (Aussaat in Nährgelatine, Bebrütung 2×24 Stunden bei 22^0 C). Die Keime entstammen zum Teil dem Filtermaterial, der hygienisch weit wichtigere Teil aber dem Rohwasser. Die Filter sind *niemals keimdicht*, stets finden sich im Filtrat Bakterien, und zwar von *allen Keimarten* des Rohwassers (soweit diese in hinreichend großer Zahl vorhanden sind). Das gilt sowohl für die als Zeichen fäkaler Verunreinigung des Wassers gewerteten Colibakterien, wie auch gegebenenfalls für pathogene Keime, etwa der Typhus-Paratyphusgruppe. Eine „elektive" Ausscheidung bestimmter Keimarten, z. B. der Krankheitserreger, ist nicht erwiesen, zumindest ist darauf hygienisch kein Verlaß.

Störungen. Schwankungen von Filterdruck bzw. Geschwindigkeit führen leicht zu Störungen der Filtervorgänge, bei denen mehr Keime ins Filtrat gelangen. Abgesehen davon läßt außerdem die Filterwirkung in manchen Zeiten deutlich nach, so in der kühlen Jahreszeit (infolge verminderter Freßtätigkeit der Protozoen?), bei Verminderung der Sinkstoffe und des Planktons im Rohwasser.

Auch *physikalisch* wird durch die Filterung das Wasser in mancher Beziehung gebessert; so werden insbesondere Trübungen meist recht gut beseitigt. Tonige Rohwassertrübungen sollen an manchen Orten sich sehr günstig für die Reinigungswirkung gezeigt haben. Färbungen des Wassers werden dagegen häufig nicht hinreichend verringert, obgleich die organische Substanz (Oxydierbarkeit) im Filter oft merklich vermindert wird (zu geringe Ausfällung des betreffenden Kolloids des Rohwassers?).

In nicht überdeckten (der Besonnung voll ausgesetzten) Filtern entwickeln sich häufig, besonders bei geringer Trübung des Rohwassers, große Mengen von Algen verschiedenster Art. Diese wirken zwar im allgemeinen durch Keimverminderung günstig, zum Teil aber gelegentlich dadurch nachteilig, daß sie dem Wasser fischigen Geschmack verleihen. Bei offenen Filtern stört im Winter oft Eisbildung, im Sommer dagegen die Erwärmung durch Besonnung; diese macht sich allerdings bei Wellblechbedachung noch stärker störend bemerkbar. An sich mildert die Filterbehandlung die jahreszeitlichen starken Temperaturschwankungen der gewöhnlichen Oberflächenwasser nicht; filtriertes Flußwasser ist also im Sommer sehr warm, im Winter fast eiskalt. Bei strenger Kälte (1928/29) traten deshalb dabei viel mehr Rohrschäden durch Einfrieren auf als bei (warmem!) Grundwasser. Wenig hygienisch (dabei teuer!) ist die primitive Reinigung sowie die Ergänzung bzw. Erneuerung der Filter von Hand; denn dabei kommen Arbeiter in größerer Zahl mit dem Filtersand in ausgiebigste Berührung. Etwa hierbei erfolgende Verunreinigung kann aber um so leichter verhängnisvoll werden, weil frisch gereinigte und noch mehr neu aufgebaute Filter jeweils eine beträchtliche, dabei verschieden lange „Einarbeitungs"-Zeit hindurch *unzureichende Keimzurückhaltung* zeigen. In dieser Zeit soll zwar das Filtrat nicht dem Reinwasserbehälter zufließen; eine Gefahr liegt aber darin, daß man die Dauer dieser Einarbeitungszeiten meist nach den Betriebserfahrungen ansetzt, nicht aber abwartet, bis das — erst nach 2 Bebrütungstagen vorliegende — Ergebnis der Keimzahlbestimmung einwandfreies Arbeiten des Filters erwiesen hat.

Die *hygienische Überwachung* der Filter fußt ganz überwiegend auf der täglichen bakteriologischen Untersuchung des Filtrates jedes einzelnen Filters und des Gesamtreinwassers. Die „Keimzahl" soll — wie oben gesagt — „in der Regel nicht mehr als ungefähr 100 Keime" beim Verlassen des Filters betragen. Wo aber infolge günstiger Verhältnisse (vor allem gut geeigneter Rohwässer, geringer Filtergeschwindigkeit und gleichmäßigen Betriebes) die Keimzahl dauernd oder überwiegend erheblich niedriger liegt, muß jeder deutliche Keimanstieg den Verdacht einer Filterstörung erwecken, ist also bedenklich, auch wenn die „Grenzzahl" 100 nicht erreicht wird. Die ergänzende — hygienisch nicht zu entbehrende — Prüfung auf Coliverunreinigung von Roh- und Reinwasser gibt ausgezeichneten Anhalt für die fäkale Verunreinigung des betreffenden

---

[1] Neue Fassung 1932 durch den Preuß. Landesgesundheitsrat, Veröff. aus dem Geb. der Med.-Verwaltung, Bd. 38, H. 1 (335), S. 467 (Anlage 1 „Richtlinien").

Wassers und damit den zur Zeit besten Aufschluß über seine etwaige Infektionsgefährlichkeit.

Da die Langsam-Sandfilterung *niemals* eine völlige Zurückhaltung *aller* Bakterien bewirkt, so finden sich *alle* Keimarten des Rohwassers im Filtrat wieder, wenn auch in stark verminderter Zahl. Demnach muß das Filtrat gelegentlich auch pathogene Keime, z. B. Erreger aus der Typhus- und Paratyphus gruppe enthalten, und zwar dann, wenn im Rohwasser diese Krankheitserreger entsprechend zahlreich vorkommen. Gemäß der Gesamtkeimverminderung von etwa 1000 auf 1 (unter Umständen 10000 auf 1) wird auch die Zahl der Pathogenen durch die Filterung verringert. *Niemals aber besteht Gewißheit, daß auch in größeren Mengen das Filtrat*

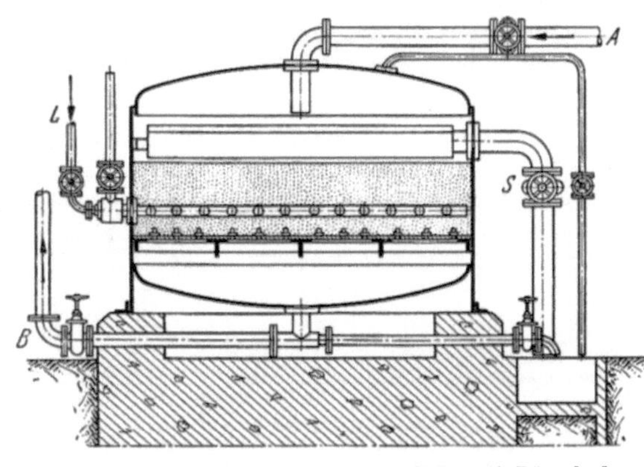

Abb. 82. Stehendes geschlossenes Schnellfilter mit Düsenboden der Firma Reisert G. m. b. H., Köln-Braunfels. (Nach SIERP.)

völlig frei von Krankheitserregern ist, falls solche im Rohwasser in größerer Menge vorkommen oder vorkommen *können.* Mag hier auch die Gefahr der unmittelbaren Verursachung von *Epidemien* nicht gegeben sein, zu *Einzel*fällen von Infektionen kann das Filtrat stets führen! (vgl. KIRSTEIN). Bei dieser Sachlage darf man meines Erachtens an keiner Stelle, wo der Infektion ausgesetztes Rohwasser als Ausgangspunkt für die Versorgung der Bevölkerung verwandt wird, allein auf die Langsam-Sandfilterung sich verlassen, muß vielmehr durch *zusätzliche Reinigungsbehandlung* ihre Wirkung so verbessern, daß die Schwächen der Sandfilterung wettgemacht werden. Seuchenhygienisch

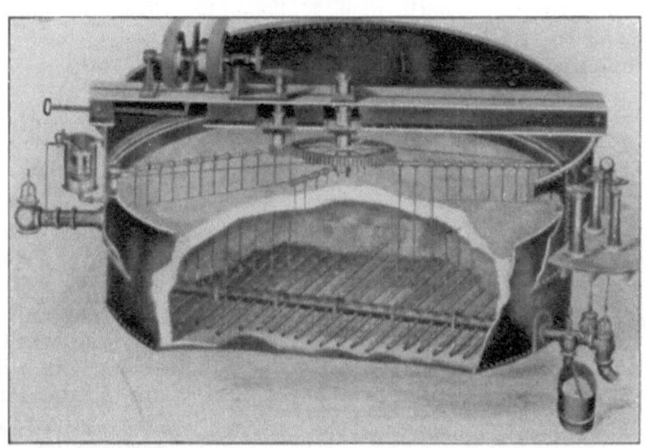

Abb. 83. Durchschnitt durch ein JEWELL-Filter. Der Rührapparat zur Reinigung des Filters besteht aus senkrechten Eisenstäben, die nach unten in kurze Ketten übergehen. Auf dem Boden befinden sich die wasserabführenden Rohre, die oben kurze, mit Drahtgaze bedeckte offene Fortsätze tragen.

am wichtigsten ist die *Nachschaltung einer wirksamen Desinfektion;* die allgemeinhygienischen (technisch-wirtschaftlichen) Mängel der Langsam-Sandfilterung beseitigt man zweckmäßig durch Vorschaltung von Einrichtungen, die dem Rohwasser vor allem die groben Verunreinigungen nehmen.

Empfohlen sind hierfür Absetzbecken, Filtertücher und — besonders für die Zeit der „Einarbeitung" — Doppelfiltration (nach GOETZE), bei der ein normales Sandfilter mit größerer Filtergeschwindigkeit betrieben wird, auch Stufenfiltration (nach PUËCH-CHABAL). Alle diese Verfahren haben in Deutschland ebensowenig verbreitete Anwendung gefunden, wie Ersatz der Sandfilter durch Sandplatten oder nicht überstaute Filter; bewährt aber hat sich Vorschaltung von Schnellfiltern.

Diese *Schnellfilter* werden außer zur Vorreinigung vor Langsamfiltern auch als *alleinige Filter* angewandt, dann aber — weil sie an sich keine nennenswerte Zurückhaltung von Bakterien bewirken — unter Anwendung von chemischen Fällungsmitteln, z. B. Eisen- oder Aluminiumverbindungen (vor allem Aluminiumsulfat = Alaun). Durch Zusatz derartiger,

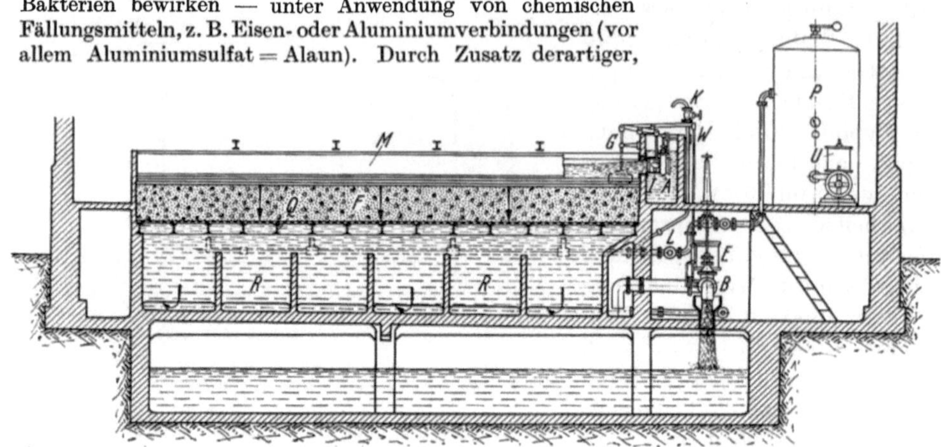

Abb. 84. REISERTsches Schnellfilter mit durch Preßluft betriebener Wasser-Starkstromrückspülung, in senkrechtem Längsschnitt. Filterkammer und Windkessel, der für eine ganze Anzahl von Filterkammern genügt, nebst Kompressor. (Nach SIERP.)

im Wasser (wenn nötig nach Kalkzugabe) flockenbildender Mittel erzeugt man im Rohwasser einen Niederschlag, der schon beim Absetzen viele Schwebestoffe (Bakterien, Trübstoffe usw.) mit zu Boden reißt, auch zur Abscheidung mancher Kolloide führt. Die Hauptmenge des Niederschlages hält man durch etwa 1—2stündigen Aufenthalt in — langsam

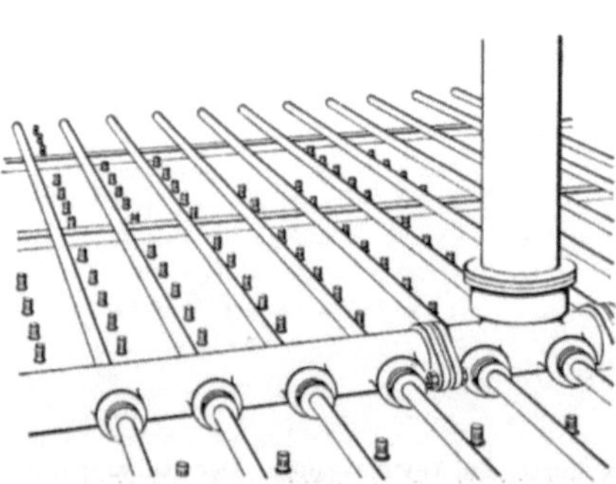

Abb. 85. Luftverteilungssystem oberhalb eines in Magerbeton eingebetteten Wasserverteilungssystems. Filter mit Wasser-Luft-Spülung. System Bamag-Meguin, Berlin. (Nach SIERP.)

durchflossenen — Absetzbecken den Schnellfiltern fern; der Rest setzt sich auf der Oberfläche und in den oberen Schichten des Filtersandes ab, dort alsbald eine recht dichte, Bakterien gut zurückhaltende Filterschicht bildend. Nach deren Ausbildung kann man auf etwa ebenso gute Keimverminderung und oft sogar auf eine bessere Verminderung von Oxydierbarkeit und Färbung rechnen wie bei einem gut arbeitenden Langsam-Sandfilter, obwohl die Filtergeschwindigkeit etwa 40 bis 50mal größer und der Platzbedarf entsprechend geringer ist. Die Menge des Zuschlages ist der Wasserbeschaffenheit anzupassen, so daß die Bildung freier Schwefelsäure — bei Kalkmangel — vermieden wird; bei Alaun genügen im allgemeinen etwa 20—35 g je cbm. Wenn der Filterwiderstand durch die zurückgehaltenen Schmutzstoffe auf die zulässige Höchstgrenze (etwa 3 m Spiegelunterschied) angestiegen ist, muß das Filter gereinigt werden. Diese Reinigung wird stets durch Rückspülung bewirkt, entweder durch Wasserstarkstrom allein oder unter Zuhilfenahme von Rührwerken oder Druckluft zur Auflockerung des Filterbettes und Erleichterung der Reinigung des aufgewirbelten Filtersandes. Man wendet entweder geschlossene Schnellfilter (meist runder Bauart, Abb. 82) oder offene (Abb. 83 u. 84) an, wofür es die verschiedensten Ausführungen gibt, verschieden insbesondere hinsichtlich des Filterbodens (s. Abb. 85) (Einzelheiten s. bei SPITTA-REICHLE, GROSS, SIERP). Die Laufzeit der Filter hängt vor allem von der Verunreinigung des Rohwassers ab; sie ist im allgemeinen entsprechend der viel größeren Belastung in viel kürzeren Abständen erforderlich als beim Langsamfilter, etwa alle paar

Tage oder noch öfter; die Reinigung vollzieht sich maschinell und rasch (z. B. in etwa 10—20 Minuten), sie wird beendet, wenn das ablaufende Spülwasser nicht mehr nennenswert verschmutzt ist. Wirtschaftlich ist neben den Anlagekosten für den Betrieb vor allem der Spülwasserverbrauch wichtig.

Dem Langsam-Sandfilter überlegen ist das mit chemischen Fällungsmitteln arbeitende Schnellfilter in der Beseitigung von Färbungen und organischer Substanz, *nicht aber in bakteriologischer Beziehung;* die Vorbehalte in bakteriologischer Hinsicht (s. S. 233) gelten also auch hier. Ein Nachteil ist, daß bei ihm — wegen der Aufwirbelung des Filtersandes — viel eher auch etwas größere Körper, z. B. tierische Parasiten, auf die Reinwasserseite gelangen können. Hauptvorteile sind: Geringer Platzbedarf, große Mengenleistung, rasche Ausbildung einer wirksamen Filterschicht, leichte und schnelle Ausführung der Filterreinigung durch Rückspülung ohne Handarbeit. Wegen dieser technischen Überlegenheit der Schnellfilter werden bei uns in Deutschland Langsamfilter seit langem nicht mehr neu errichtet, sondern wohl nur noch Schnellfilter (auch als Enteisenungs- bzw. Entmanganungsfilter). — Oberflächenwässer zeigen manchmal Beeinträchtigungen ihrer äußeren Beschaffenheit, wie Trübungen, Färbungen, störenden Geruch oder Geschmack. Trübungen werden im allgemeinen schon durch Langsamfilterung beseitigt, Färbungen unter Umständen erst durch chemische Zuschläge. Manche Geruchs- oder Geschmacksverschlechterungen sind schwer zu beseitigen, im allgemeinen am besten durch Anwendung *aktiver Kohle* (Zusatz zum Wasser vor dem Absetzen oder zum Filter).

Kleinfilter. Bei uns für Trinkwasserversorgung mehr gelegentlich, dagegen für bestimmte gewerbliche Betriebe (Molkereien, Getränkeindustrie u. dgl.), ferner in überseeischen Ländern sowie auf Expeditionen in recht verbreitetem Ausmaße, erfolgt eine Filterung an der Verbrauchsstelle des Wassers durch Haus- oder Kleinfilter. Grundsätzlich zu entscheiden ist, ob dadurch nur eine Schönung erstrebt wird oder eine völlige Zurückhaltung der Bakterien meist zum Zwecke der Entseuchung. Zur Schönung (Ausscheidung von Eisen- oder Manganflocken, sonstiger Trübstoffe, auch von störenden Geschmacks- oder Geruchsstoffen) dienen vor allem Kohlefilter, zur Entkeimung Kieselgur- sowie Asbestfilter. Die an sich ebenfalls keimdichten Porzellanfilter kommen für die Wasserreinigung nicht in Betracht wegen ihrer zu geringen Ergiebigkeit. Bei den Kieselgurfilter-„Kerzen" der Berkefeldfilter-G.m.b.H. in Celle tritt das Wasser durch einen etwa 10 Millimeter starken Mantel aus gebrannter Infusorienerde von außen in einen inneren, mit Auslauf versehenen Hohlraum ein.

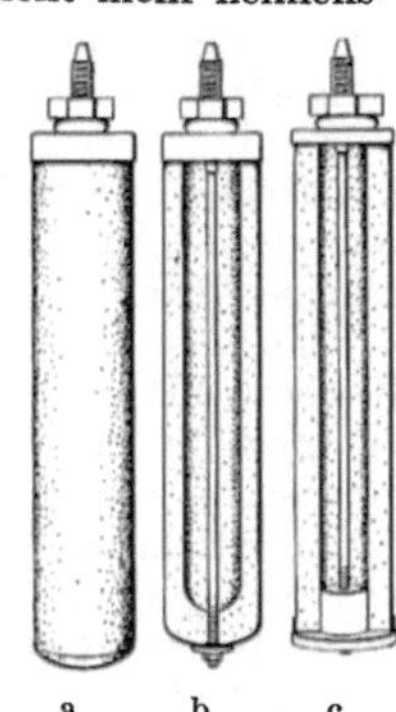

a b c

Abb. 86. Verschiedene Ausführungsarten von Filterzylindern für die Berkefeld-Filtertöpfe. a die gebräuchliche Form in Metallkopfstück eingekittet. b gleichfalls in Metallkopfstück eingekittet, durch einen der Länge nach durchgezogenen Metallstab versteift. c Zylinder mit Metallkopfstück und innenliegender Zugstange, nicht eingekittet, sondern durch Gummidichtungen bakteriensicher abgedichtet, daher besonders für saure (kohlensäurehaltige) Wässer und Flüssigkeiten geeignet. (Nach SIERP).

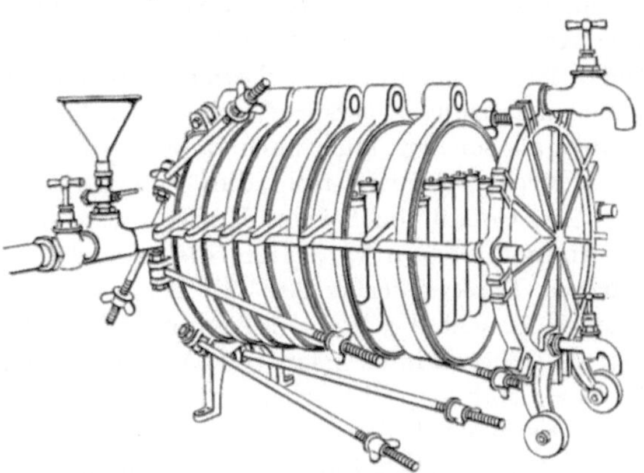

Abb. 87. Geöffnetes Rahmenfilter der Berkefeld-Filter G.m.b.H. Celle i. H. Diese Rahmenfilter lassen sich durch Einbau einzelner Rahmen beliebig vergrößern. (Nach SIERP.)

Die Asbestfilter (z. B. der Firma Seitz in Kreuznach) haben Scheibenform.

Die bei beiden Filterarten beträchtliche Ergiebigkeit wird bei der Anwendung als Druckfilter naturgemäß erhöht. Um möglichst große Filtratmengen durch eine nicht zu umfangreiche Apparatur zu liefern, haben beide Firmen zusammengesetzte Rahmenfilter (siehe Abb. 87) besonders für Industriezwecke konstruiert. Beide Filterarten liefern bei richtiger Anwendung keimfreie Filtrate, solange sie nicht beschädigt sind und kein „Durchwachsen" der Keime erfolgt. Berkefeld-Filter müssen von Zeit zu Zeit durch Abbürsten gereinigt und durch Auskochen oder geeigneter durch Desinfektionslösung entkeimt, Asbestfilterscheiben nach 1—2 Tagen bzw. bei starker Verminderung der Durchlässigkeit erneuert werden. Nachteilig ist, daß man noch kein einfaches Verfahren hat, um eintretende Keimdurchlässigkeit durch einfache, auch dem Laien auffallende Anzeichen erkennbar zu machen, daß man also auf bakteriologische Prüfung mit Züchtungsverfahren angewiesen ist. Richtige Behandlung der Filter vorausgesetzt ließe sich die Sicherheit gegen Durchtritt infektiöser Keime meines Erachtens ganz erheblich dadurch erhöhen, daß man das Wasser doppelt filtert, also 2 Entkeimungsfilter der gleichen oder verschiedener Art hintereinander schaltet; dadurch dürften alle Bedenken behoben sein. Die Praxis wird freilich wohl nur sehr selten — etwa bei besonders infektionsverdächtigen Wässern — zu solcher Doppelfilterung übergehen, nachdem z. B. die Berkefeld-Filter durch Lagerung der Filterzylinder in Gummi (statt der starren Verbindung in Zement) in ihrer Bruchfestigkeit weitgehend verbessert sind.

Desinfektion. Die bakteriologischen Mängel aller Sandfilter (nicht voll befriedigende Keimzurückhaltung, s. S. 231—233) sind aus inneren Gründen am besten zu beseitigen durch *Desinfektion* des Filtrates. Denn nach der Filterung, die ja größere Teilchen gut zurückhält, werden Bakterien wohl hauptsächlich als Einzelkeime im Wasser vorhanden sein, so daß sie von einer Desinfektionsbehandlung meist unmittelbar und besonders wirksam getroffen werden. Für Trink- und Hauswirtschaftswasser kommen naturgemäß keine Desinfektionsmittel in Betracht, die ihm giftige oder sonst nennenswert störende Eigenschaften verleihen. In dieser Hinsicht liegen keine Befürchtungen vor bei den *physikalischen Verfahren*, von denen Wärme und ultraviolette Strahlen in Betracht kommen.

Wärme. Durch Abkochen werden — abgesehen von besonders widerstandsfähigen Sporen — alle in Betracht kommenden Keime abgetötet. Das Verfahren eignet sich als Notbehelf recht gut für den einzelnen Verbraucher. Vor allem die lange Dauer des Kochens und namentlich des Wiederabkühlens, aber auch die Geschmacksbeeinträchtigung sowie die beträchtlichen Kosten stehen einer lückenlosen Anwendung hindernd im Wege, nur in Sonderfällen kann überzeugende Belehrung im Verein mit wirksamer Aufsicht die Durchführung sichern. Nach meinen Erfahrungen verspricht aber auch hier die Empfehlung des abgekochten Wassers als solchen, auch nach Zusatz von Citronensaft u. dgl. im allgemeinen keinen durchgreifenden Erfolg; dieser ist weit eher dadurch zu erzielen, daß man vor allem zum Genuß von Tee und Kaffee rät, weil für diese Getränke Kochen üblich ist. Anwendung von Apparaten, die nach dem „Gegenstromverfahren" arbeiten (fahrbare Trinkwasserbereiter mit etwa 1 cbm Stundenleistung, ausgeführt als Zellenkühler nach W. v. Siemens — empfindlich, Überdruck auf der Rohwasserseite — oder als Röhrenkühler „Maruco" [Max Rump u. Co., Neukölln, s. KONRICH] — widerstandsfähiger, Überdruck auf der Reinwasserseite —) erleichtert — unter besonderen Verhältnissen (Militär) — die Anwendung des Abkochens, weil die Temperatur des gekochten Wassers nur einige Grade über der des Rohwassers liegt. Versuche, *Kälte* zur Desinfektion von Wasser anzuwenden, versprechen keinen Erfolg, weil die in Betracht kommenden Bakterien von Kälte eher konserviert als geschädigt werden.

Mit *ultravioletten Strahlen* lassen sich auch widerstandsfähige Sporen im Wasser abtöten; das Verfahren hat aber trotzdem bei uns keinen Eingang in die Praxis gefunden, weil es teuer in Anlage und Betrieb ist, zumal insofern, als das Wasser vor der Bestrahlung schon hohen Anforderungen entsprechen muß (keine Trübungen, keine Färbungen!); auch ist die Apparatur empfindlich. Für Sonderfälle dürfte es Vorzüge haben, zumal da Überdosierung nicht schadet.

Chemische Mittel. Von den vielen in Vorschlag gebrachten chemischen Desinfektionsmitteln haben sich im Großbetrieb nur zwei bewährt, Ozon und Chlor. Beim *Ozon* wendet man ein Ozon-Luftgemisch an, dessen Ozon aus dem Luftsauerstoff durch Glimmentladung gebildet wird. Schwierig ist es, das Gemisch mit dem Wasser so innig zu vermischen, daß eine zur Desinfektion ausreichende Ozonmenge mit Sicherheit an jedes einzelne Bacterium nahe genug herangebracht wird. Dazu ist die Apparatur ziemlich empfindlich und das Verfahren für unsere Verhältnisse im allgemeinen zu teuer. Es wird deshalb bei uns wohl nur für Sonderfälle sich einführen, weil das ebenfalls über nascierenden Sauerstoff wirkende aktive Chlor wegen seiner besseren Löslichkeit im Wasser insofern überlegen ist, als es sicherer wirkt und erheblich billiger in Anlage und Betrieb ist; auf der anderen Seite gibt Ozon allerdings zu Störungen durch Geruch und Geschmack keinen Anlaß. In die Praxis stärker eingeführt bzw. sich dort bis heute gehalten hat sich bei uns ausschließlich das Chlor.

Wirksames Chlor wird bei der Trinkwasserbehandlung vor allem in Form von Chlorgas bzw. als (flüssiges) Bombenchlor angewandt, weniger häufig als Hypochlorit oder als Chlorkalk (behelfsweise). Da jedes Wasser einen Teil des zugesetzten wirksamen Chlors durch seine chlorbindenden Stoffe abfängt und so ohne Desinfektionswirkung verbraucht, muß man bei dem Chlorzusatz dieses sein jeweils wechselnd großes Chlorbindungsvermögen (Chlorzehrung) berücksichtigen. Es beträgt bei „reinen" Trinkwässern etwa 0,1—0,3 mg auf 1 Liter, bei chemisch mäßig verunreinigten etwa 0,5 bis zu allenfalls 1,0 mg/l. Man muß also so viel wirksames Cl zusetzen, daß nach Absättigung des Chlorzehrungsvermögens noch ein zur Bakterienabtötung sicher genügend starker Rest von freiem Cl verbleibt (*Probe:* bakteriologische Untersuchung), ohne daß ein zu großer Chlorüberschuß störenden Chlorgeruch oder -geschmack verursacht. Solche Störungen sind — bei ausreichender Desinfektionswirkung — im allgemeinen nicht zu befürchten, wenn man nur etwa 0,1 bis 0,2 mg/l Chlorüberschuß anwendet; der gesamte Chlorzusatz muß dann also betragen: 1. Eine der jeweiligen Chlorzehrung des betreffenden Wassers entsprechende Menge (im allgemeinen zwischen 0,1 und 1,0 mg/l Cl), 2. dazu 0,1—0,2 mg/l Überschußchlor, zusammen also etwa zwischen 0,2 und 1,2 mg/l Cl (= g/cbm). Außer der Chlormenge ist auch die Einwirkungszeit von Belang, z. B. wirkten in meinen grundlegenden Aufschluß bringenden Versuchen vor dem Weltkrieg (WELDERT und BÜRGER) bei 1 Stunde Chloreinwirkungszeit noch Konzentrationen genügend, die bei 10 Minuten nicht ausreichten. Bei der Anwendung von Chlorgas bzw. (flüssigem) Bombenchlor war anfangs die Hauptschwierigkeit, die für kleine Wassermengen erforderlichen geringen Chlormengen genau genug abmessen zu können. Jetzt stehen dafür zur Verfügung das „*indirekte*" Verfahren der Chlorator Ges. sowie der Fa. Bamag-Meguin Berlin, bei dem fortlaufend eine Chlorstammlösung hergestellt und dem Wasser zugesetzt wird, und das *direkte* Verfahren der Bamag in Berlin.

Phenolhaltige Wässer bekommen durch Chlorbehandlung (infolge Bildung von Chlorphenol) leicht einen noch in sehr weitgehender Verdünnung (z. B. 1 : 10 Millionen) stark störenden — jodoformartigen — Geruch und Geschmack. Hat ein chemisch reines, jedoch zeitweise bakteriell bedenklich verunreinigtes Wasser, wie es viele Quellen liefern, geringe Chlorzehrung, so daß auch bei geringer Gesamtchlorzusatzmenge bis zu den Verbrauchsstellen des Wassers das Restchlor nicht sicher aufgebraucht wird und dann sich gelegentlich störend bemerkbar macht, so ist Abhilfe oft durch zusätzliche Ammoniakgabe (sehr wenig, z. B. etwa $^1/_{10}$—$^1/_5$ der Chlormenge) zu erzielen. *Zeitweise* bakteriell verunreinigte Wässer sollte man besonders bei kleinen Wasserwerken *dauernd* chloren, wenn auch für die

Zwischenzeiten mit nicht voll ausreichenden Mengen; sonst werden die Chlorungsein-
richtungen bei Nichtgebrauch meist so schadhaft, daß sie im Bedarfsfall nicht funktionieren
(s. Leitsätze: S. 71 und S. 462/63).

Talsperren. Unter den Oberflächenwässern nimmt das Wasser der besonders
in Gebirgen (Sachsen, Sauerland) häufig angelegten Trinkwasser-Talsperren
wegen seiner Reinheit hygienisch eine Sonderstellung ein. Denn diesen Wässern
hält man — im Gegensatz zu fast allen sonstigen Oberflächenwässern — grobe
Verunreinigungen möglichst fern. Ihr Einzugsgebiet soll völlig unbesiedelt und frei
von allen hygienisch irgendwie Bedenken erregenden Anlagen sein. Trifft dies
zu, wird ferner durch wirksame allseitige Einzäunung und gute Aufsicht der
Verkehr ferngehalten und namentlich Baden, Kahnfahren, Fischen, Eislaufen
völlig verhindert, so kann man annehmen, daß für gewöhnlich unappetitliche
und bedenkliche Verunreinigungen nur ganz ausnahmsweise in das Sperren-
wasser gelangen, etwa durch Wild, Wildgeflügel (Enten!), Nagetiere (Mäuse,
Ratten) u. dgl. Je nach Größe und Beanspruchung sowie Bewirtschaftung der
Sperre hat die Hauptmenge des Wassers mehr oder weniger langen Aufenthalt im
Stausee, der Gelegenheit zur biologischen Selbstreinigung gibt; Geringere
Wassermengen können jedoch — im Gegensatz zur rechnerisch ermittelten
Aufenthaltsdauer — gelegentlich in recht kurzer Zeit selbst die ganze Staufläche
rasch durchfließen, etwa unter der Einwirkung von Wind, starken Niederschlägen
u. dgl., also ohne wirksame Reinigung zu erfahren. *Völlige Sicherheit hinsichtlich Abtötung von Krankheitserregern kann also keine Talsperre bieten,* z. B. auch
— schon in Anbetracht ihrer großen Oberfläche — nicht gegen mutwillige Verunreinigungen oder verbrecherische Infektionen.

In chemischer Hinsicht ist Talsperrenwasser meist sehr weich und wirkt dann gewöhnlich
angreifend auf Werkstoffe (s. S. 219). *Physikalisch* ist es bei großem Wasservorrat und
langem Aufenthalt (wegen der Entnahme aus größerer Tiefe des Stausees) meist bei weitem
nicht so großen Temperaturschwankungen ausgesetzt wie Flußwasser; Trübungen treten
unter Umständen nach Regengüssen auf, Färbungen besonders dann, wenn der Grund der
Sperre nicht ausreichend durch Roden von Baumstubben, Grasnarbe und sonstiger Vege-
tation befreit ist oder das Wasser aus Moorgebieten stammt.

Von den örtlichen Verhältnissen ist es abhängig, ob bei einem Talsperrenwasser eine
weitgehende Reinigungsbehandlung (Schnellfilter mit Zuschlag eines Fällungsmittels und
Desinfektion — durch Chlorung —) oder nur eine Schönung oder gar keine Reinigungsbehandlung erforderlich ist.

b) Einzelwasserversorgung.

Die Wassergewinnung wird hierbei grundsätzlich in etwa der gleichen Weise
bewirkt, wie bei den Zentralversorgungen. Ein hygienisch wichtiger Unterschied
besteht aber darin, daß man bei Einzelversorgung, um hohe Zuleitungskosten
zu vermeiden, das Wasser meist unmittelbar im Wohnbereich gewinnt. Ferner
ist hier nur solches Wasser geeignet, das von vornherein gesundheitlich und
namentlich bakteriologisch (seuchenhygienisch) einwandfrei ist; denn eine zuverlässige künstliche Entseuchung ist hier — im Gegensatz zu Großanlagen —
nicht gewährleistet. Deshalb kommt Oberflächenwasser hier fast niemals in
Betracht. Meist dient zur Versorgung Grundwasser (erschlossen durch Brunnen)
oder — besonders in Gebirgsgegenden — Quellwasser und — bei uns fast nur
in Marschgebieten — in Zisternen aufgespeichertes Regenwasser, das für Zentralversorgungen bei uns kaum in Betracht kommt. Die unerläßliche hygienische

Forderung, daß Trink- und Hauswirtschaftswasser niemals gesundheitsschädlich wirken, insbesondere keine Infektionskrankheiten vermitteln darf, und zwar weder unmittelbar, noch mittelbar — etwa durch Milch oder Milchprodukte —, gilt auch für alle Einzelanlagen ohne Ausnahme, also nicht nur für solche Einrichtungen, die — wie Schul-, Fabrik-, Kasernen-, Lager- oder Bahnhofsbrunnen — eine größere Zahl von Personen oder Lebensmittelbetriebe, wie Fleischereien, Bäckereien, Gastwirtschaften u. dgl. mit Wasser versorgen, sondern auch für solche, die nur wenigen Benutzern dienen. Denn auch von diesen können bei Übertragung infektiöser Keime für die Allgemeinheit größte Gefahren ausgehen.

Um dieser hygienischen Grundforderung zu genügen, muß man das Wasser gegen Verunreinigungen weitgehend schützen. Wichtig ist dafür Wahl geeigneten Wassers, Anlegung der Gewinnungsanlage an richtiger Stelle, sachgemäße Herrichtung usw. und Bereitstellung eines ausreichenden Schutzgebietes. Unbedingt zu meiden ist die Nähe von Verunreinigungsquellen, besonders von Abort- und Jauchegruben, Düngerstätten, Abwasserkanälen und allen Abfallstoffen, auch von Ställen, Friedhöfen, Futtersilos, vor allem aber von Abwasser-Versickerungsanlagen, sodann auch von Wasserläufen. *Der Abstand von allen bedenklichen Verunreinigungsquellen muß so groß sein, daß die zwischenliegende Bodenschicht mit*

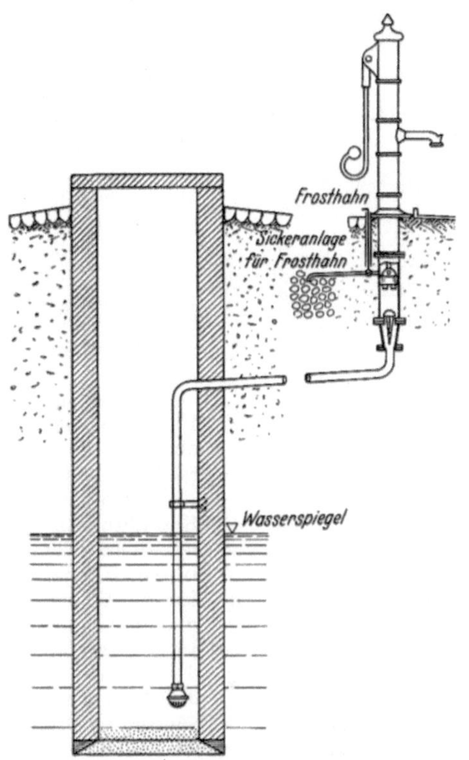

Abb. 88. Kesselbrunnen mit flachliegendem Wasserspiegel und seitlich gestellter Pumpe aus Eisen. (RUDOLF SCHMIDT.)

Sicherheit bedenkliche Stoffe, vor allem infektiöse Bakterien, zurückhält. Der schematisch geforderte Mindestabstand von 10 m reicht bei durchlässigen Böden mit schlechter keimzurückhaltender (Filter-)Wirkung besonders bei klüftigem Gestein (Kalk!) keineswegs aus; ausschlaggebend ist die Filterkraft, die wieder von der Porengröße bzw. der Körnung des Bodens abhängt.

Zu vermeiden ist Anlegung einer Wassergewinnungsanlage (Brunnen) an einem Tiefpunkt des Geländes, an dem bei Niederschlägen bzw. Tauwetter das oberflächlich abfließende („Tage"-)Wasser zusammenfließt; ist dies die einzige in Betracht kommende Stelle, so muß die Senke mit reinem Erdboden so aufgefüllt werden, daß nach allen Seiten Gefälle vom Brunnen weg entsteht. Das „Schutzgebiet" muß als solches für die Dauer erhalten bleiben, es dürfen also nicht im Laufe der Zeit in seinem Bereich Anlagen errichtet werden, durch die das Wasser im Untergrund bzw. in der Gewinnungsanlage (Brunnen) verunreinigt werden kann.

Für *Fassungsanlagen* gilt das bei den Zentralanlagen Gesagte, sowohl hinsichtlich der Brunnen (S. 226) wie der Quellfassungen (S. 228). Hygienisch sind die gegen Zutritt von Verunreinigungen viel besser geschützten Rohrbrunnen unbedingt dem Kesselbrunnen vorzuziehen, besonders da, wo wegen unmittelbarer Nähe von menschlichen Ansiedlungen oder dgl. die Verunreinigungsgefahr besonders groß ist. Flach anstehende Grundwässer, die nicht durch sicher undurchlässige (auch nicht durch Bauwerke, Wurzeln von Bäumen, Büschen u. dgl. durchbrochene) Deckschichten (aus Lehm oder Ton) von ausreichender Stärke geschützt sind, werden im Wohnbereich des Menschen häufig schon im Untergrund verunreinigt. Ist aber diese Gefahr nicht gegeben, so besteht oft die Möglichkeit nachträglicher Verunreinigung beim Austritt als Quelle bzw. innerhalb des Brunnens. Dies kann und muß durch sachgemäße Ausführung der Fassungsanlage verhindert werden. Bei *Kessel*-(Schacht-)Brunnen muß die Wand bis mindestens 3 m u. G. durchaus wasserdicht hergestellt werden (3 m stark muß eine Sandschicht mindestens sein, um Keime zurückzuhalten!). Verwendung von Holz oder Herstellung aus Torfsoden u. dgl. gewährleistet keine Wasserdichtigkeit der Wand und ist deshalb ebenso zu verwerfen, wie Errichtung als Trockenmauerwerk bzw. Verstopfung der Fugen mit Moos. Wasserdichtigkeit der Wand läßt sich im allgemeinen leicht erreichen, wenn sie aus geeigneten z. B. (Hartbrand-)Steinen (Klinkern) in sachgemäß hergestelltem Zementmörtel gemauert, innen mit geeignetem Zementputz versehen und außen „berappt" oder aus guten Zementringen unter ordnungsgemäßer Dichtung der Stoßfugen hergestellt wird. Eine besonders weitgehende Sicherheit gibt Umstampfen der oberen Brunnenwand mit einem Ton- oder Lehmmantel ausreichender Stärke und Ausdehnung.

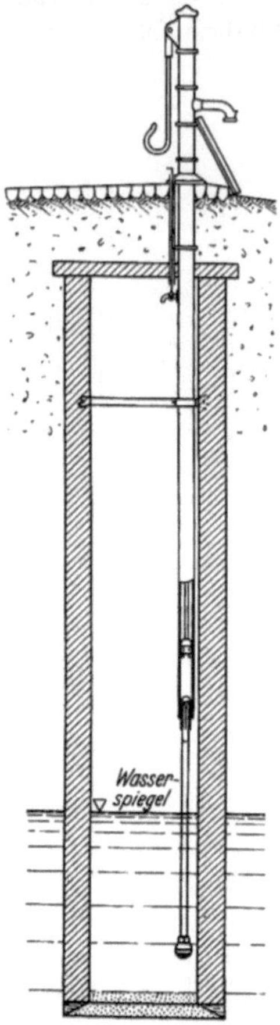

Verunreinigungs- und damit Infektionsgefahr bietet für Kesselbrunnen vor allem fehlende Abdeckung und Entnahme des Wassers mit den veralteten Schöpf- oder Zieheinrichtungen. Deshalb sind alle derartigen Schöpf- und Ziehbrunnen, ferner alle offenen Brunnen als für die Trink- und Hauswasserversorgung hygienisch *völlig unzulässig* zu verwerfen. Infektionsgefahr wird aber auch bedingt durch mangelhafte, d. h. nicht dauernd dichte Abdeckung bzw. stets dann, wenn das Brunnenwasser gegen den Zutritt äußerer Verunreinigungen nicht durchaus und auf die Dauer sicher geschützt ist. Dieser erfolgt nicht selten an den Stellen, an denen das Pumpenrohr durch Abdeckung oder Wand des Brunnens geführt ist. Wegen des Planschwassers ist die Pumpe möglichst nicht senkrecht über dem Brunnen, sondern mehrere Meter seitwärts aufzustellen, wobei das Saugrohr in ausreichender Tiefe u. G. bzw. mit zweckmäßiger Dichtung die Brunnenwand durchbrechen soll. Diese seitliche Aufstellung läßt sich ohne Schwierigkeiten da bewirken, wo der Wasserspiegel nicht mehr als etwa 7 m u. G. liegt (obschon die Saughöhe theoretisch

Abb. 89. Kesselbrunnen mit tiefliegendem Wasserspiegel (unter Erdoberfläche abgedeckt), Pumpenständer aus Eisen. (RUDOLF SCHMIDT.)

rund 10 m Wassersäule beträgt!), was für Kesselbrunnen schon eine recht beträchtliche Tiefe bedeutet. Bei Abdeckung des Brunnenkessels über Gelände soll die Brunnenwand hinreichend — mindestens 20 cm — weit über die Umgebung erhöht werden; der Deckel muß den Brunnenrand um einige Zentimeter überragen, dicht abschließen (z. B. durch Gummidichtung!) und auf die Dauer wasserdicht sein; geeignet ist Eisen, Stein, dagegen nicht Holz (von vornherein nicht dicht, bald Fäulnis!). Gut ist auch Abdeckung u. G. in etwa 1 m Tiefe, am besten unter Abwölbung in Mauerwerk (eventuell unter Belassung eines gut gedichteten Mannloches zum Befahren des Brunnens) und Aufbringen sauberen Sand- oder Lehmbodens bis über Geländehöhe mit allseitigem Gefälle vom Brunnen weg.

Bei flachen Rohr- z. B. Rammbrunnen kann Verunreinigung erfolgen, wenn sie nicht feststehen, so daß durch Wackelbewegung beim Pumpen eine trichterförmige Lockerung des Erdbodens um das Brunnenrohr mit nicht ausreichender Filterwirkung eintritt. Das Planschwasser muß — zweckmäßig unter Verwendung eines Spritzbrettes — möglichst rasch, also mit gutem Gefälle, vom Brunnen fortgeleitet werden durch Rohr oder dicht gemauerte Rinne, ohne Vertiefungen in Brunnennähe, da diese als Schlammfang wirken und zu Zersetzungen, auch zu Störungen bei Frost Anlaß geben. Die Umgebung jeder Wassergewinnungsanlage muß dauernd sauber gehalten werden, insbesondere dürfen an ihr nicht unappetitliche Gefäße (Nachtgeschirre, Stechbecken, Speiflaschen u. dgl.) gereinigt, Wäsche nicht gewaschen oder gespült, Vieh nicht getränkt werden usw., kurz ihr Schutzgebiet muß in allem und auf die Dauer gewahrt werden.

Soweit gesundheitliche Schädigungen nicht eintreten können, braucht man an das Wasser von Einzelanlagen nicht so hohe Forderungen zu stellen wie bei Zentralanlagen, kann es vielmehr hier eher schon den Besitzern bzw. den Benutzern überlassen, ob sie mit dem nicht allen Ansprüchen genügenden Wasser vorlieb nehmen oder die Geldmittel für eine Verbesserung des Wassers aufwenden wollen. In Betracht kommt hier vor allem Gehalt des Wassers an Eisen, Mangan sowie Huminstoffen (Moorwasser). Wird das Wasser aufbereitet, z. B. enteisent, so darf die betreffende Anlage nicht zur Verunreinigung des Wassers führen, das vielmehr in ähnlicher Weise dagegen geschützt sein muß wie im Brunnen selbst. Ob dies z. B. bei dem früher zuweilen zur Enteisenung empfohlenen DUNBARschen Faß stets zutrifft, erscheint fraglich. Immerhin gibt es eine Reihe von Konstruktionen, die bei erschwinglichen Preisen Genügendes leisten, ohne das Wasser zu gefährden, z. B. die Kleinenteisener der Berkefeld-Filter G.m.b.H. in Celle[1] oder der Fa. Bieske in Königsberg i. Pr. sowie von Ing. V.D.I. E. Schwiellung, Berlin-Charlottenburg 5.

D. Die Aufgaben der Hygiene auf dem Gebiete der Wasserversorgung und ihre praktische Durchführung.

Aufgabe der Hygiene bei der Wasserversorgung ist Sicherung der im Abschnitt II dargelegten hygienischen Anforderungen an Trink- und Hauswirtschaftswasser und damit auch an die gesamten Anlagen zu seiner Gewinnung, Behandlung, Speicherung, Fortleitung und Verteilung. Am wichtigsten ist dabei völlig ausreichender *Schutz gegen gesundheitliche Schäden*, namentlich infektiöse Krankheiten, doch darf auch die Sorge für ein auch *allgemeinhygienisch befriedigendes* Wasser nicht zu kurz kommen. Die Mitarbeit des Hygienikers muß dabei *rechtzeitig* herbeigeführt werden, also bereits bei der Wahl des Wassers, sodann bei der Einrichtung der hygienisch wichtigen Teile der Anlage, insbesondere der Bemessung des Schutzgebietes. Späterhin ist der Betrieb hygienisch ausreichend zu überwachen und das Wasser auf seine Eignung zu prüfen; die Befunde sind hygienisch zu werten. Besonders sorgfältig ist vorzugehen bei etwa notwendiger Entseuchung des Wassers und ihrer bakteriologisch-hygienischen Überwachung.

Vorbedingung für ersprießliche Mitarbeit ist für den Hygieniker gründliche Kenntnis der gesamten hygienisch wichtigen Vorgänge und Verhältnisse, also auch der geologischen und hydrologischen Grundlagen für die Entstehung des Grundwassers usw., ferner der Methoden von Technik und Chemie bei Gewinnung und Behandlung des Wassers, selbstverständlich erst recht der bakteriologischen und pathologischen Vorgänge, die erst das Verständnis für Zustandekommen und Ablauf von Infektion und Epidemien, für die Auswahl geeigneter Maßnahmen zu ihrer Bekämpfung sowie für die Wahrung der sonstigen hygienischen Belange schaffen. Dazu muß dann ständige Fühlungnahme mit der Praxis, ausgiebiges Studium des Schrifttums und möglichst auch eigene

---

[1] Preis eines normalen Haushaltungsapparates für den Gesamtbedarf eines mittleren Haushaltes — Leistung etwa 500—1000 l in der Stunde — zur Zeit etwa 250,— bis 270,— RM.

Forschung treten. Endlich sind die so gewonnenen Erkenntnisse durch Wort und Schrift an die Praktiker heranzutragen, wobei auch die Brunnenbauer, von denen die meisten Einzelanlagen selbständig gebaut werden, entsprechend ihrer Bedeutung für die Volksgesundheit zu berücksichtigen sind, namentlich durch auf ihre Bedürfnisse eingestellte Lehrgänge.

Praktische Durchführung der hygienischen Fürsorge, besonders der hygienischen Überwachung der Wasserversorgungsanlagen und ihres Wassers.

Zur Wahrung der hygienischen Belange genügt es nicht, ein Wasser auf seinen jeweiligen Zustand zu untersuchen, vielmehr ist es erforderlich, darüber hinaus auch zu prüfen, wie sein Zustand auf lange Sicht sein wird, ob es insbesondere auch unter den jeweils in Betracht kommenden schwierigsten Verhältnissen den Ansprüchen der Hygiene genügen, namentlich gegen Verunreinigungen sicher geschützt sein wird. Ein solches Urteil kann nur eine eingehende hygienische Prüfung der gesamten hygienisch zu berücksichtigenden Verhältnisse (des Untergrundes, der Umgebung, des Einzugs- und des Schutzgebietes) sowie der Anlagen zur Gewinnung, Behandlung, Speicherung, Fortleitung und Verteilung des Wassers einschließlich des Betriebes und der Wasserbeschaffenheit geben. Bei solcher Prüfung ist auf alle die hygienisch wichtigen Belange zu achten, die in Abschnitt II und III näher dargelegt sind. Die Prüfungen müssen gelegentlich auch zu besonders schwierigen Zeiten ausgeführt werden, die sich meist vor allem bei großer Wasserfülle, aber auch bei Wasserknappheit ergeben; sie müssen gründlich durchgeführt und häufig genug wiederholt werden, und zwar so verteilt, daß man im Laufe der Zeit das Wasserwerk unter den verschiedensten Verhältnissen kennen lernt. Gewiß darf die Untersuchung des *Wassers* hierbei nicht vernachlässigt werden, aber es ist doch schon so, wie es bereits die preußische Dienstanweisung für die Kreisärzte vom 23. März 1901 in ihrem § 74 vorbildlich besagte: Bei der Überwachung wird der Kreisarzt „den Schwerpunkt weniger auf die chemische und bakteriologische Untersuchung von Wasserproben, als auf die örtliche Besichtigung zu legen" haben.

Um Beeinträchtigung des Wassers durch die örtlichen Prüfungen (z. B. beim Aufdecken eines Kesselbrunnens, eines Sammelbehälters u. dgl.) zu vermeiden, ist es oft ratsam, zuerst die erforderlichen Wasserproben (nach gehöriger Vorbereitung! s. unten) zu entnehmen und dann erst die ins einzelne gehende Prüfung der Anlagen auszuführen.

Die *Probeentnahme* sollte möglichst bei schwierigen Wasserverhältnissen (s. oben) erfolgen; best geeignet sind meist Zeiten kurz nach starken Regengüssen, zumal nach Trockenzeit (besonders für Quellen), sowie längeres Regenwetter und das Ende der Schneeschmelze, andererseits aber auch Zeiten des höchsten Wasserverbrauches (Hochsommer) oder des tiefsten Grundwasserstandes (oft etwa im November). Wichtig, besonders für bakteriologische Untersuchungen, ist Vermeidung zufälliger Verunreinigungen z. B. durch Einschwemmung von Bakterienzooglöen von Zapfhahn, Dichtungsscheiben u. dgl. Man reinigt zuerst den Auslauf von Zapfhahn oder Pumpe z. B. mit spiritusgetränkter steriler Watte, Mull oder auch sauberem Tuch, danach flammt man ihn gründlich (außen und innen!) mit Stichflamme (Lötlampe!) ab und läßt dann das Wasser im allgemeinen etwa 20 Minuten lang ablaufen; bei Brunnen darf man das Abpumpen nicht so lange ausdehnen, daß der Wasservorrat erschöpft und etwaiger Bodenschlamm aufgewirbelt wird. Die Proben werden am besten in Flaschen mit Glasstopfen aufgefangen; für *bakteriologische* Proben müssen die Flaschen sterilisiert sein; ihre Mündung sollte geschützt sein (durch Einhüllen in — mitsterilisiertes — Aluminiumschutzblatt oder Papier). Zweckmäßig verwendet man für jedes Wasser mehrere Entnahmegefäße, und zwar eine Flasche mit rund 300 ccm für die Coliuntersuchung und außerdem für jede anzulegende Keimzählplatte ein besonderes Fläschchen oder Röhrchen, das möglichst so lang sein soll, daß man beim Anlegen der Kulturplatten die Pipetten mit den jeweiligen Wassermengen ohne Ansaugen — nur durch Wasserüberdruck — sich füllen lassen kann. Soll der Versuch gemacht werden, spezifische pathogene Keime, z. B. Typhusbacillen, nachzuweisen, so ist es oft ratsam, ohne langes Abpumpen bzw. Ablaufenlassen die Proben dafür zu entnehmen, und zwar möglichst große Wassermengen und außerdem möglichst auch im (Kessel-)Brunnen etwa abgesetzten Bodenschlamm. — Für die *chemische* Untersuchung benötigt man im allgemeinen etwa 2 1

Wasser; nach mehrmaligem Ausspülen der (schon vorher sauberen) Flasche mit dem zu untersuchenden Wasser füllt man die Flasche vollständig, also ohne Belassung einer Luftblase (außer bei Frostgefahr!). Für Bestimmung gelöster Gase — die man am besten an Ort und Stelle ausführt — sollte man die Probe zur Vermeidung von Gasverlusten durch einen bis auf den Boden der Flasche reichenden sauberen Gummischlauch nach längerem Durchfließenlassen entnehmen. — Für die *biologische* — makroskopische und mikroskopische — Untersuchung ist oft Entnahme von Absiebproben (Planktonnetz oder Sieb, s. Abb. 90 u. 91, S. 248) aus größeren Wassermengen (etwa 50—100 l und mehr) ratsam.

Die **Untersuchung** des Wassers nimmt man — soweit nötig — möglichst an Ort und Stelle oder doch bald nach der Entnahme — meist in einem geeigneten Raum, nicht im Freien — vor allem auf solche Eigenschaften bzw. Bestandteile, die baldigen Änderungen unterliegen, wie Temperatur, Klarheit, Farbe, Geruch, Geschmack (nur soweit hygienisch unbedenklich!), Gehalt an aktivem Chlor bzw. Hypochloriten sowie an löslichen Gasen (bes. H_2S, CO_2), Keimzahl. Die alsbaldige Prüfung auf chemische und biologische Verschmutzungsanzeiger (s. S. 213) gibt oft Fingerzeige für die weiteren Prüfungen, besonders die der örtlichen Verhältnisse, veranlaßt z. B. Aufdeckung eines schwer zugänglichen Kesselbrunnens, auf die man sonst verzichtet hätte. Die *bakteriologische* Prüfung auf die sog. (Gesamt-)„Keimzahl" leitet man tunlichst bald ein, indem man in einem möglichst staubgeschützten Raum Nährgelatine-Zählplatten mit abgestuften Wassermengen gießt, am besten in Kulturschalen nach SCHREIBER. Die Gelatinekulturen sind eisgekühlt zu transportieren, und zwar so, daß unterwegs — bis zum Einbringen in den Brutschrank von 22° C — jedes Bakterienwachstum verhindert wird. Man kann sie aber auch nach dem Erstarren von vornherein bei 22° C halten, falls genaue Einhaltung dieser Temperatur unterwegs durch geeigneten Thermostaten gewährleistet ist.

Feststellung physikalischer Eigenschaften.

Temperatur (vgl. S. 212). Das Thermometer muß genaue, richtige Werte ergeben, etwa durch gut ablesbare Teilung in Zehntelgrade, geprüft durch Vergleich mit Normalthermometer. Messung bei Wasser von Leitungen, Pumpbrunnen u. dgl. durch Eintauchen in das fließende Wasser nach ausreichendem Abfließen, Ablesen (ohne Herausnahme aus dem Wasser!), erst wenn beständige Temperatur erreicht ist. Bei sonstigen Wässern Schöpfen einer *großen* Probe (z. B. im Eimer) nach Anpassung der Temperatur des Gefäßes an die des Wassers. Gelegentlich bieten Maximum-, Minimum-, Durchfluß- sowie selbstregistrierende Thermometer Vorteile.

Klarheit. Grobe Prüfung an frischen Proben, die man in farblosem Glase gegen das Licht hält, genauer: In Glaszylindern von $\geq$ 30 cm Länge mit ebenem Boden und seitlichem Auslauf prüft man bei fallender Wassersäule rasch die Lesbarkeit von Schriftproben. Eventuell Wiederholung und Vergleich mit Parallelprobe völlig klaren Wassers. Bei Oberflächenwässern prüfen gegen eine mehr oder weniger tief versenkte weiße Porzellanscheibe.

Farbe. Prüfung ähnlich wie auf Klarheit und oft in einem Arbeitsgang, aber gegen weißen Hintergrund. Dem Zylinder zur Fernhaltung störenden Seitenlichtes eine lichtundurchlässige Wand geben, etwa durch dunkle Metallhülse oder Einhüllung in schwarzes Papier (Schaurohr). Färbung vortäuschende ungelöste Stoffe entfernt man nicht durch Filter (da diese auch Farbstoffe entfernen können), sondern durch Absetzen. Zur Festlegung der Färbungsintensität wendet man geeichte Farblösungen bzw. Farbgläser an. Bei Oberflächenwässern Prüfung gegen versenkte weiße Porzellanscheibe.

Bei der Prüfung auf **Geruch** und Geschmack ergeben sich erhebliche Abweichungen und dadurch Unsicherheiten infolge großer individueller Unterschiede in der Schärfe dieser Sinne. *Grobe Geruchsprüfung:* Frisch geschöpfte Probe in etwa halb gefüllter geschlossener Flasche kräftig schütteln, Stopfen lüften und sofort Geruch feststellen. *Genauere Prüfung:* Etwa $1/4$ l Wasser in halb gefülltem verschlossenem Glaskolben auf etwa 40—60° C erwärmen und sofort beim Öffnen des Kolbens sowie nach Schütteln prüfen; notfalls Destillationsverfahren (s. KLUT, Untersuchung des Wassers an Ort und Stelle, 7. Aufl., S. 30, 1938).

Die **Geschmacksprüfung** eines Wassers nimmt man nur vor, wenn gesundheitliche Schäden ausgeschlossen erscheinen. Praktisch am wichtigsten ist Prüfung bei den Temperaturen, die bei dem betreffenden Wasser in der Praxis vorkommen, also bei Grund- und Quellwässern etwa bei 6—14° C (bei ungeeigneter Hausinstallation auch mehr!), bei Oberflächenwässern etwa 1—20°; auch Prüfung stärker erwärmten Wassers (auf etwa 25—35° sowie auf 50—60°) kann von Wert sein.

Chemische Prüfungen.
(zum Teil nach KLUT).

1. Stickstoffverbindungen. *Ammoniak* (NH$_3$ bzw. NH$_4'$). Zu etwa 10 ccm Wasser im Reagensglas gibt man 3—4 Tropfen NESSLERs Reagens (Doppelsalz von Kaliumjodid und Quecksilberjodid [2 KJ + HgJ$_2$], gelöst in konzentrierter Kalilauge [15%ig KOH]). Gelbfärbung zeigt NH$_3$ an, bei viel NH$_3$ unter Umständen orange-braunroter Niederschlag. Störend wirkt Härte über 18° d. H. durch Fällung der Härtebildner (Hinweis auf hohe Härte!). Sie kann durch vorherigen Zusatz von 8—10 Tropfen einer Seignettesalz- (Kalium-Natriumtartrat-) Lösung von 100 g in 200 g Aqua destillata (konserviert durch 10 ccm NESSLERs Reagens) verhindert werden. Colorimetrische Messung des NH$_3$-Gehaltes: Komparator mit Farbkeil.

Nitrite (Verbindungen der salpetrigen Säure N_2O_3 bzw. NO_2'). Viel gebraucht Nachweis mit Jodzinkstärkelösung: Etwa 20 ccm Wasser ansäuern mit Schwefel- oder besser 25% Phosphorsäure (3—5 Tropfen), dazu 10—12 Tropfen Jodzinkstärkelösung. Bei Nitriten innerhalb 10 Minuten Blaufärbung (aus Nitriten wird durch den Säurezusatz salpetrige Säure, durch diese wird Jod frei gemacht, dies bläut Stärke). Gehalt geschätzt nach Zwischenzeit bis zum Eintritt der Bläuung oder colorimetrisch (Farbkeil), Cave direktes Sonnenlicht, das ebenfalls Jodabspaltung veranlassen kann.

Nitrate (Verbindungen der Salpetersäure = N_2O_5 bzw. NO_3'). Nachweis mit Brucin (giftig, sehr bitter!). Zu mindestens 3 ccm konzentrierter H$_2$SO$_4$ (in Reagensglas) unter Kühlung tropfenweise 1 ccm Wasser geben, dazu nach völliger Abkühlung einige Milligramm Brucin unter Schütteln. Bei Nitratgehalt alsbald rosa- bis kirschrote Färbung (nach KLUT bei 1 mg/l schwachrosa, bei 10 mg schön rosenrot, bei 100 mg kirschrot), die schnell in Orange und dann in Gelb umschlägt). Starker Eisengehalt stört. Mengenbestimmung colorimetrisch mit Komparator.

2. Chloride. 100 ccm Wasser in Porzellanschale von 200 ccm, versetzen mit 1 ccm einer 10%igen Kaliumchromatlösung (haltbar); zu der tiefgelben Mischung aus Bürette langsam Silbernitratlösung (von der 1 ccm 1 mg Cl entspricht, ebenfalls haltbar!) fließen lassen, so lange, bis nach Umrühren Umschlag in Hellbraun eintritt, der mindestens 3 Minuten bestehen bleibt.

3. Organische Stoffe, gemessen am Kaliumpermanganat- (KMnO$_4$-) Verbrauch, als Maßstab der Oxydierbarkeit des Wassers: 100 ccm Wasser ansäuern mit 5 ccm 1 : 3 verdünnter H$_2$SO$_4$ und zum beginnenden Sieden erhitzen. Dann 15 ccm einer n/100 KMnO$_4$-Lösung zugeben, erhitzen bis zum Beginn neuen Siedens und genau 10 Minuten lang kochen. Rasch 15 ccm n/100 Oxalsäurelösung zusetzen, weiter kochen, bis das Gemisch sich entfärbt (einige Sekunden!), dann n/100 KMnO$_4$ zugeben, bis eine eben sichtbare Rosafärbung auftritt und kurze Zeit bestehen bleibt. Je 1 ccm n/100 KMnO$_4$-Lösung zeigt 0,316 mg KMnO$_4$ an, 4,0 ccm entsprechen also 12 mg = 3 mg Sauerstoffverbrauch = 63 mg organischer Stoffe. Die Richtigkeit der KMnO$_4$-Lösung muß von Zeit zu Zeit nachgeprüft werden. Auch manche anorganische Stoffe verbrauchen zu ihrer Oxydation KMnO$_4$, so Eisenoxydul, salpetrige Säure und H$_2$S, doch fällt das meist nicht nennenswert ins Gewicht. Für die Ausführung an Ort und Stelle ist die Probe weniger geeignet, meist wird sie — ohne allzu große Abweichungen im Labor ausgeführt.

Reaktion. Als Indicatoren werden besonders Lackmus, Rosolsäure und Phenolphthalein verwandt, zum Nachweis freier Mineralsäuren Kongorot und Methylorange, deren Neutralpunkte sich aber nicht völlig decken. Lackmus wird hier meist als Lackmuspapier angewandt, das lichtgeschützt aufzubewahren ist, blaues getrennt vom roten; es kommt auch amphotere Reaktion vor. Ausführung: In ein frisch gespültes Porzellanschälchen mit etwa 10 ccm des Wassers läßt man je einen blauen und roten Streifen Lackmuspapier halb eintauchen, dabei sich nicht berührend; Ablesung nach 5—10 Minuten. Rosolsäurelösung 5—10 Tropfen zu 50 ccm Wasser, Säurereaktion: Gelb-neutrale, schwache Gelb-alkalische: Rosa- bis Rotfärbung. Farbumschlag gewöhnlich deutlich, aber nicht gut zu erkennen bei saurem gelblichem Moorwasser. Phenolphthalein (1—2 Tropfen auf 50 ccm Wasser) ermöglicht keine Abtrennung der sauren von neutralen Wässern, da es bei beiden farblos ist; viele gegen Lackmus schwach alkalische Wässer färben Phenolphthalein nicht, sind also nicht phenolphthalein-alkalisch. Geeignete bzw. ausreichend starke alkalische Reaktion zeigt der Indicator durch Rosafärbung gut an. Das bei neutraler Reaktion violette, bei alkalischer blaue *Kongorot* wendet man als Lösung (1—2 Tropfen auf 50 ccm Wasser) oder als Kongopapier an; Scharlachrotfärbung zeigt freie Mineralsäure gut an. Auch das in neutraler Lösung orangerote, bei alkalischer Reaktion gelbe, bei saurer rosarote *Methylorange* ist als Indicator für Mineralsäuren geeignet.

4. Wasserstoffionenkonzentration (p_H-Wert). Ihre Bestimmung bezeichnet die Säure- oder Alkalistufe genau. Neutrale Lösungen enthalten in 1 l 10^{-7} g H-Ionen. Das Zeichen p_H (Pondus hydrogenii) ist statt des negativen Logarithmus eingeführt. Der p_H-Bereich erstreckt sich von 0—14. Der p_H-Wert 7 kennzeichnet neutrale, p_H-Werte unter 7 saure, über 7 alkalische Reaktion. p_H 1 entspricht einer n/10, p_H 2 einer n/100 Röhre usw., entsprechend p_H 13 einer n/10, p_H 12 einer n/100 Lauge. Die Bestimmung erfolgt colorimetrisch mit Indicatoren, z. B. dem Universalindicator Merck (2 Tropfen zu etwa 10 ccm Wasser in Porzellanschälchen, Vergleich mit zugehöriger Farbskala; Meßbereich etwa p_H 4—9, Genauigkeit etwa + — 0,2) oder nach CZENSNY (mit Vergleichsröhrchen in Stufen von 0,5, Bereich p_H 4,5—9) oder mit dem Hellige-Komparator (in Stufen von p_H 0,2, Vergleichsfarbgläser). Die genaueste Messung erfolgt elektrometrisch, wofür zahlreiche Geräte angegeben sind, meist mit Chinhydronelektrode; bequeme Umrechnung der ermittelten Millivolt und p_H-Werte mit Skala. Berechnung des p_H-Wertes kann auch aus der Bicarbonat- und freien CO_2 erfolgen (s. KLUT, S. 57).

5. Härte. Hinweise auf hohe oder niedere Härte erhält man oft schon beim Händewaschen mit Seife: Bei hartem Wasser ist die Schaumbildung meist deutlich geringer als bei weichem. Bei der Prüfung auf Ammoniak mit NESSLERS Reagens zeigt eine binnen Minuten auftretende weißliche Trübung bzw. Flockenbildung, meist Härte von über 18° d.H. an. Bestimmung der Härte mit der CLARKschen Schüttelmethode mit Seifenlösung oder besser Titration mit Kaliumpalmitatlösung nach BLACHER, die darauf beruht, daß nach Fällung der Härtebildner Überschuß an Kaliumpalmitat Rotfärbung des zugesetzten Indicators ergibt. Hierbei wird zuerst die Carbonathärte ermittelt mit n/10 HCl, Indicator Methylorange (2 Tropfen zu 100 ccm Wasser); die bis zum Umschlag von gelb bis bräunlich-gelb verbrauchte Menge n/10 HCl in Kubikzentimeter multipliziert mit 2,8, ergibt die Carbonathärte in Graden deutscher Härte (d. H.). Zur Bestimmung der Gesamthärte fügt man noch n/10 HCl — einige Tropfen — zu bis zum Umschlag in Erdbeerrot, treibt dann die freigewordene CO_2 aus, indem man erhitzt und etwa 5 Minuten lang kocht. Nach Abkühlen setzt man 10—12 Tropfen 1%ige Phenolphthaleinlösung und dann tropfenweise n/10 KOH zu, bis die Färbung über bräunlich-gelb in reines gelb und dann wieder in bräunlich-gelb übergeht. (Bei versehentlich zu reichlichem Zusatz an KOH [Umschlag in Rot] setzt man tropfenweise n/10 HCl zu, bis Färbung wieder bräunlich-gelb). Dann sofort Titration mit n/10 Kaliumpalmitatlösung bis zum Auftreten von Violettrot. Der Verbrauch an Palmitatlösung in Kubikzentimeter vervielfacht mit 2,8 (bei genau n/10 normaler Lösung) ergibt die Gesamthärte in Graden d. H.

6. Freie CO_2, Bestimmung nach KLUT. In Glasflasche von etwa 100 ccm mit Stopfenverschluß gibt man genau 100 ccm Wasser (Ringmarke!) ohne Gasverlust, indem man es z. B. aus einem Zapfhahn mit übergezogenem Gummischlauch vorsichtig bis auf den Boden fließen läßt, dazu etwa 20 Tropfen einer neutralen 33%igen wässerigen Seignettesalzlösung (um Störungen durch Eisen, Mangan und Härtebildner zu vermeiden) und etwa 3 Tropfen einer 1%igen neutralen alkoholischen Phenolphthaleinlösung. Nach innigem Mischen — durch vorsichtiges Umschwenken bei verschlossenem Glase — Titration mit Sodalösung, von der 1 ccm = 0,5 mg CO_2 entspricht (1,2045 g bei 160—180° getrocknetes reines Natriumcarbonat auf 1 l ausgekochtes Aqua destillata) unter Umschwenken in geschlossener Flasche; Sodazusatz bis eben, aber deutlich sichtbare Rosafärbung 5 Minuten bestehen bleibt. Zur Kontrolle Wiederholung, dabei sofort fast die Gesamtmenge der zuerst verbrauchten

Sodalösung auf einmal zugeben und tropfenweise zu Ende titrieren. Jeder verbrauchte Kubikzentimeter Sodalösung — entsprechend 0,5 mg CO_2 — zeigt hier 5 mg/l CO_2 an.

7. Eisen. Zweiwertige Eisen-(Ferro- = Eisenoxydul-)Verbindungen. Nachweis mit reinem Natriumsulfid (NaS + 9 H_2O, 10%ige Lösung in gleichen Teilen Aqua destillata und Glycerin — chemisch rein —). 2—3 Tropfen bewirken in eisenhaltigem Wasser in 2—3 Minuten Färbung durch kolloidales Ferrosulfid. Bei mindestens 30 cm hoher Wassersäule — z. B. in Zylinder aus farblosem Glase mit ebenem Boden — und dunkler Schutzhülse (Schaurohr) sind noch etwa 0,51 mg/l Fe nachweisbar. Bei Eisengehalt unter 0,5 mg/l Fe Färbung meist grünlich, darüber grüngelb, dann dunkelgrün, braun und schließlich braunschwarz. 1 mg/l Fe gibt schon im Reagensglas Grünfärbung binnen 3 Minuten. Gleiche Färbung ergeben andere Schwermetalle (Kupfer, Blei); Unterscheidung durch Zusatz von HCl: Eisenfärbung verschwindet, da Ferrosulfid sich in verdünnter HCl leicht löst, Kupfer- und Bleifärbung bleiben bestehen, da unlöslich. Dreiwertige Eisen- (Ferri- = Eisenoxyd-) Verbindungen, die mit Natriumsulfid viel weniger stark reagieren, geben mit Rhodankalium (Kalimsulfocyanat) in salzsaurer Lösung Rosa- bis Rotfärbung. Rhodankalium dient auch zur colorimetrischen Bestimmung des (Gesamt-)Eisens. Dabei wird zunächst alles Eisen in Ferriverbindung umgewandelt, z. B. mit H_2O_2 oder Kaliumpermanganat unter Ansäuern: zu 100 ccm Wasser (in Zylinder) 5 Tropfen Kaliumpermanganatlösung (kalt gesättigt und 3 ccm 25% HCl, umschütteln; nach einigen Minuten langem Stehen Zusatz von 5 ccm 10%ige Rhodankaliumlösung. Bei erneutem Umschütteln tritt statt der rotvioletten Farbe eine — je nach dem Eisengehalt — verschieden ausgeprägte rötlichgelbe — tief braunrote Färbung auf: Eisenrhodanid. Vergleich (in Schaurohr) mit Farbskala (Trommel nach Meinck & Horn von 0,1—2,0 mg/l Fe) oder Eisenvergleichslösung (1 ccm = 0,1 mg Fe); hier zeigt jeder verbrauchte Kubikzentimeter den Fe-Gehalt in mg/l an.

Umrechnung der — am besten als Fe anzugebenden — Eisenwerte erleichtert folgende Tabelle:

	Fe	FeO	Fe_2O_3
Eisen (Fe) . . . . 1 Teil =	1,0	1,286	1,425
Ferrooxyd = Eisenoxydul (FeO) . . . . 1 Teil =	0,778	1,0	1,11
Ferrioxyd = Eisenoxyd (Fe_2O_3) . . . . 1 Teil =	0,7	0,9	1,0

8. Mangan. Für genaue quantitative Bestimmung s. KLUT (S. 107).

1. Etwa 25 ccm Wasser werden mit etwa 10 ccm 25%iger Salpetersäure in einem ERLENMEYER-Kölbchen etwa 5 Minuten lang gekocht. Jetzt läßt man etwas abkühlen und kocht nach Zusatz von einer reichlichen Messerspitze Bleisuperoxyd nochmals 10 Minuten lang. Bei Anwesenheit von Mangan zeigt die Flüssigkeit nach dem Absetzen der suspendierten Teilchen eine Rotfärbung infolge Bildung von Permangansäure.

2. Nach BAUMERT und HOLDEFLEISS. Man mischt 10 ccm des Wassers in einem Reagensglase mit einigen Tropfen 10%iger Lösung von Ammoniumpersulfat $S_2O_8(NH_4)_2$ und verdünnter Salpetersäure, fügt dann etwas mehr Silbernitratlösung, als zur Fällung des Chlors notwendig ist, hinzu und schüttelt um; tritt sogleich oder nach einigen Minuten eine mehr oder weniger deutliche Rotfärbung ein, so ist Mangan nachgewiesen.

3. Nach TILLMANS und MILDNER. In einen 25 ccm-Mischzylinder gibt man 10 ccm des zu untersuchenden Wassers, fügt einige Körnchen festes Kaliumperjodat hinzu und schüttelt etwa eine Minute lang kräftig durch. Bei Gegenwart von Mangan in Mengen von über 0,5 mg/l nimmt die Flüssigkeit eine braune Färbung von ausgeschiedenem Braunstein an. Man säuert nun mit 3 Tropfen (nicht mehr!) Eisessig an, schüttelt durch und gibt einige Kubikzentimeter einer Lösung von Tetramethyldiamidophenylmethan in Chloroform (1 Messerspitze der *ungefärbten* Base in 4 ccm) zu und schüttelt abermals kurz durch. Bei Gegenwart von Mangan tritt sofort eine Blaufärbung der wässerigen Schicht auf.

9. Wirksames Chlor, freies Cl und Hypochlorite. Durch Geruch ist freies Chlor etwa ab 0,2 mg/l erkennbar. *Nachweis* mit Jodkaliumstärkelösung (Herstellung je 10 g Jodkalium + Stärke auf 1 l Wasser, dazu 0,3 g Quecksilberjodid zur Haltbarmachung): 100 ccm Wasser ansäuern, am besten mit Phosphorsäure, dazu 3 ccm der Jodkaliumstärkelösung: Gegenwart von wirksamem Cl ergibt sofortige Blaufärbung (Jodstärke). Grenze bis herab zu 0,1 mg/l, Beeinträchtigung durch organische Stoffe, cave direktes Sonnenlicht. Nachweis mit Tolidin, $1^o/_{oo}$ [1]. 1 ccm zu 100 ccm Wasser, wirksames Cl gibt gelbliche Färbung binnen 5 Minuten, Grenze bei etwa 0,02 mg Cl. Höherer Gehalt an Eisen und Mangan, der beim Chlornachweis an sich stören würde, dürfte in gechlortem Wasser meist nicht vorhanden sein. Hypochlorite — neben freiem Cl zeigen anderes Verhalten gegen metallisches Queck- silber; Bei Chlorphenolgehalt verhütet alsbaldiges starkes Alkalisieren mit NaOH Chlor- phenolverluste beim Versand. — *Bestimmung mit o-Tolidin:* Bei Cl-Gehalt über 0,2 (eventuell 0,3) mg/l durch Titrieren mit n/100 Natriumthiosulfat, darunter colorimetrisch. Haltbare Vergleichslösungen, gemischt aus Kupfersulfat- und Kaliumbichromatlösungen, Bezug auch von der Chlorator-Ges. Berlin. Bestimmung des Chlorüberschusses auch mit Naphtho- Flavin nach Schütz, sowie mit Benzidin.

10. Nachweis der wichtigsten Gifte. *Blei.* (Wichtig ist die Entnahme unter Verhält- nissen, die erhebliches In-Lösung-Gehen von Blei ermöglichen, im allgemeinen nach Stehen im Bleirohr über Nacht bzw. nach etwa 9—14 Stunden (vgl. S. 210) oder besonders langen Zeiträumen (in Schule nach Ferien!) u. dgl., ferner Vermeidung der — rasch eintretenden — Abgabe von Blei an das Glas der Probeflasche durch sofortiges schwaches Ansäuern mit Essigsäure (5 ccm verdünnter Essigsäure auf 1 l, schließlich Verwendung von bleifreiem Glas!).

Nachweis. 300 ccm des auf Blei zu prüfenden Wassers — in etwa 20 cm hohem farblosem Glaszylinder — werden mit 3—4 ccm reiner konzentrierter Essigsäure angesäuert und nach Mischen mit 3—4 Tropfen einer 10%igen Lösung von chemisch reinem Natrium- sulfid (Herstellung siehe bei Eisen, S. 246) versetzt (Reaktion muß gegen Lackmus sauer sein, um Ausfallen von Eisen zu verhüten). Bei Bleigehalt etwas über 0,3 mg/l Pb tritt — fast sofort — gelbbräunliche, bei höherem Bleigehalt je nach Menge dunkel- bis schwarz- braune Färbung ein, außerdem kommt es zu Trübungen und Niederschlägen. Störend wirkt Kupfergehalt des Wassers; dann führt man die Untersuchung in stark alkalischer Lösung mit NaOH, Seignettesalz und Kaliumcyanid aus. Diese Probe ist schärfer, noch 1,0 mg/l Pb gelangen zu deutlichem Nachweis. Betreff *Bestimmung* siehe bei Klut (S. 35). Bleigehalt soll als Pb angegeben werden; Umrechnung anderer Angaben erleichtert die Tabelle:

1 Teil PbO	$= 0,93$ Teile Pb		1 Teil $PbSO_4$	$= 0,68$ Teile Pb
1 „ PbS	$= 0,87$ „ „		1 „ $PbCaO_4$	$= 0,64$ „ „
1 „ PbO_2	$= 0,87$ „ „		1 „ Pb	$= 1,08$ „ PbO

Für den Nachweis von *Arsen* im Wasser empfiehlt Klut (S. 126) besonders ein Silber- nitratverfahren besonderer Ausführungsart; dort auch Angaben betreffs Entarsenung von Wasser.

Die *biologische* Untersuchung der ungelösten — belebten und unbelebten — Bestandteile des Wassers, die makroskopisch sowie mit Lupe oder Mikroskop ausgeführt wird, kann in einfachster Form so vor sich gehen, daß der Bodensatz einer Wasserprobe biologisch geprüft wird. Da aber Trink- und Hauswirtschafts- wässer im allgemeinen sehr wenig Sinkstoffe enthalten, bekommt man meist weit besseren Aufschluß über ihre biologischen Verhältnisse, wenn man das aus größeren Wassermengen abgesiebte Material untersucht.

Hierzu schickt man etwa 50—100 l, unter Umständen auch 1 cbm Wasser und mehr durch ein feinmaschiges Gewebe, etwa ein trichterförmig ausgestaltetes „Planktonnetz" aus Müllergaze Nr. 20 mit 0,05 mm Maschenweite (s. Abb. 90) oder ein entsprechendes Planktonsieb aus feinem Kupfergewebe (s. Abb. 91). Die Bestimmung der Befunde und ihre richtige hygienische Bewertung erfordert wegen des großen Formenreichtums weit- gehendes Vertrautsein mit diesem Gebiet, das nur eingehende Schulung und häufige Be- schäftigung damit vermittelt (vgl. auch oben S. 214 sowie Abb. 66 u. 67). Ausführlichere Angaben über die vorkommenden Funde sowie das Schrifttum siehe bei Beger, zum Teil bei Klut (S. 96—102) zitiert, dort auch die Apparatur zum Teil abgebildet.

Bakteriologische Untersuchung.

Die für Zwecke der Trinkwasserhygiene bestimmte bakteriologische Wasser- untersuchung soll als besonders wichtige Ergänzung der örtlichen Prüfung der

---

[1] Herstellung s. bei Klut, S. 123.

Wasserversorgungsanlagen vor allem zur Klärung der Frage beitragen, ob die betreffende Anlage — bzw. ihr Wasser — Vorgängen ausgesetzt ist, die einerseits Verseuchungsgefahr bedingen, anderseits unappetitliche Verunreinigung bedeuten, oder ob hygienisch ausreichende Reinigung des Wassers — meist durch Filterung im Erdboden — gewährleistet erscheint. Im Hinblick auf diese ihre Aufgabe wird in der Praxis die Untersuchung auf pathogene Keime — als Träger unmittelbarer gesundheitlicher Gefährdung — aus guten Gründen meist auf bestimmte Verdachtsfälle beschränkt; regelmäßig ausgeführt wird dagegen die Prüfung auf Bacterium coli, das als ausgesprochener Darmbewohner bei Befund im Trinkwasser als — cum grano salis — gesundheitlich bedenkliche und recht unappetitliche Verunreinigung zu werten ist, sowie auf die sog. Gesamtkeimzahl, vor allem als besonders geeigneter Maßstab für die Güte der erfolgten Filterung. Bei der Prüfung auf infektiöse Bakterien muß man die Bedingungen für einen positiven Befund möglichst günstig gestalten. Ganz allgemein wird man — unter sonst gleichen Bedingungen — um so eher auf Erfolg hoffen dürfen, je mehr Wasser zur Prüfung verwandt wird. Deshalb geht unser Streben dahin, aus einer möglichst großen Wassermenge die darin etwa vorhandenen Krankheitserreger zunächst — durch

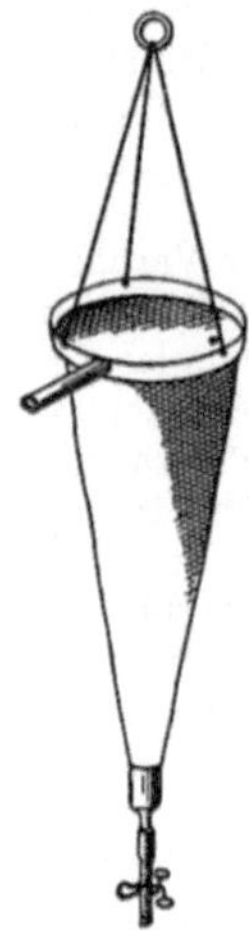

Abb. 90.
Planktonnetz.

Fällung oder Filterung — auf ein zur Untersuchung geeignetes kleines Volumen einzuengen, dann durch Züchtung rasch zu vermehren, rein zu züchten und zu identifizieren. Hierbei müssen selbstverständlich die gesamten Züchtungsbedingungen der Eigenart der vermuteten Bakterienart oder -gruppe angepaßt und möglichst günstig gestaltet werden. Verhältnismäßig leicht ist das aus zahlreichen biologischen Gründen beim heutigen Stande unserer Nährbodentechnik für Choleravibrionen, viel schwieriger für die Bakterien der Typhus-Paratyphusgruppe, die bei uns gerade am häufigsten als Krankheitserreger im Wasser vermutet werden, und ganz besonders schwierig bei Ruhrbakterien. Für die Keime der Typhus-Paratyphusgruppe sind als Fällungsmittel vor allem Liquor ferri sesquichlorati (Eisenchlorid) und Ferrisulfat (schwefelsaures Eisenoxyd) empfohlen, als Filter Kieselgurkerzen der Berkefeldfilter Ges. in Celle. Einzelheiten und Schrifttum s. bei OHLMÜLLER und SPITTA, 5. Aufl. 1931.

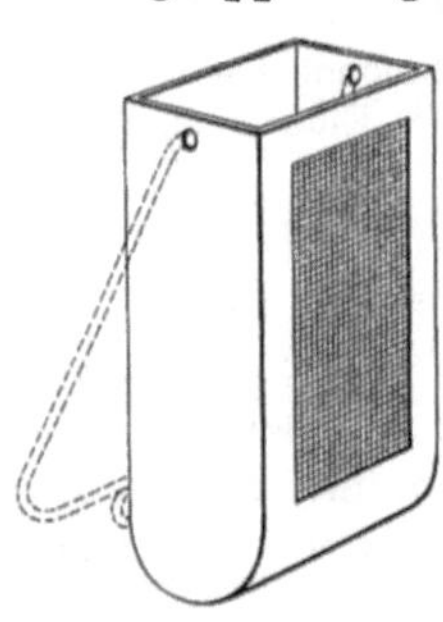

Abb. 91. Planktonsieb.
(Paul Altmann, Berlin.)

Die Prüfung auf *Colibakterien* führt man — mehr oder weniger genau — zahlen- bzw. mengenmäßig aus, um Anhaltspunkte für die Größe der fäkalen Verunreinigung des Wassers zu gewinnen. Bei der „Colititrierung" ermittelt man den „Colititer" eines Wassers dadurch, daß man an fallenden Mengen des Wassers prüft, in welcher kleinsten Menge noch Colikeime vorkommen. Man setzt hierbei einer hinreichend großen Menge des Wassers (je nach Sachlage etwa 100, 20, 10, 1,0, 0,1, 0,01 ccm usw.) eine geeignete vergärbare Nährlösung zu, hält in 2 Parallelreihen die eine Reihe bei 37°, die zweite bei 46° C und prüft, ob im Verlauf von 2 Tagen in ihnen Trübung und Gasbildung durch Bakterienwachstum auftritt. Durch Reinzüchtung auf Spezialnährböden (gut geeignet ist Fuchsinagar nach ENDO, ergänzt durch die für Coli-Identifizierung in Betracht kommende „bunte Reihe") und mikroskopische Prüfungen vergewissert man sich, ob Bakterien der Coligruppe und gegebenenfalls das typische Bacterium coli commune Ursache der Nährbodenveränderung war. — Genaueren Aufschluß über den Coligehalt erhält man durch Spezialverfahren: a) Verdunstung auf

Typhusnährböden, besonders geeignet Endo-Agar; b) 10 bzw. 25%ige (1 bzw. $2^1/_2$fache) Fuchsingelatine[1], bei keimreichen Wässern mit Phenolzusatz zur Hemmung der Begleitbakterien (bei Bürger, S. 200—202 farbige Tafel sowie Abb. 104c—e).

Zur Bestimmung des sog. „Gesamtkeimgehaltes" des Wassers, d. h. der Zahl der auf der für Wasseruntersuchungen üblichen Nährgelatine bei Luftzutritt und einer Temperatur von 22° C binnen 2 × 24 Stunden wachsenden Bakterienkolonien werden sofort nach der Wasserentnahme mit etwa 1,0, 0,5 und 0,1 ccm des Wassers oder etwa 0,5, 0,1 und 0,05 Gelatineplatten angelegt, die 48 Stunden lang im Brutschrank bei 22 C gehalten werden. Die sichtbar gewachsenen Bakterienkolonien werden dann — eventuell unter Verwendung einer Lupe — ausgezählt.

Für die **hygienische Bewertung** der sowohl bei der Prüfung der örtlichen Verhältnisse wie bei der Untersuchung des Wassers erhobenen Befunde ist zweifellos in erster Linie der auf dem Gebiete der Wasserversorgung hinreichend erfahrene Hygieniker zuständig; dies Gebiet ist ja seine Domäne, ganz besonders, soweit seuchenhygienische oder andere gesundheitliche Belange zu wahren sind. Dabei ist den besonderen Aufgaben der Wasserhygiene namentlich im Hinblick auf ihre Anforderungen an Trink- und Brauchwasser voll Rechnung zu tragen. Stets ist zu bedenken, daß durch sorgfältige Prüfung der gesamten hygienischen in Betracht kommenden örtlichen Verhältnisse im allgemeinen ein für beträchtliche Zeit gültiges Bild der Wasserversorgungsanlage und ihres Wassers gewonnen werden kann, daß demgegenüber aber Befunde von *Wasser*untersuchungen mehr oder minder ausgesprochene „*Moment*bilder" darstellen, wobei es meist von den besonderen örtlichen Verhältnissen abhängt, einen wie langen Zeitraum im Einzelfall der Praxis die jeweilig festgestellte Wasserbeschaffenheit widerspiegelt, einen Zeitraum, der bei manchen durch die biologische Prüfung erfaßten Zustände allerdings oft eine beträchtliche Länge haben wird. Grundsätzlich wichtig ist sodann sowohl hinsichtlich der Tragweite der Befunde wie der sich daraus ergebenden, auf praktische Verbesserungsmaßnahmen hinzielenden hygienischen Forderungen folgende Überlegung: *Ungünstige* Wasseruntersuchungsbefunde *beweisen* — soweit nicht entsprechende Fehler bei Entnahme, Transport oder Verarbeitung der Wasserprobe *nachgewiesen* (oder doch höchstwahrscheinlich) sind, die Mangelhaftigkeit der betreffenden Anlage bzw. ihres Wassers; es kann nicht als zulässig bezeichnet werden, daß man sich in solchem Falle mit der unbewiesenen Annahme eines vermeintlich unwichtigen „Zufallsbefundes" beruhigt, statt der Sache auf den Grund zu gehen und der Ursache des Mangels eingehend nachzuforschen. Im ausgesprochenen Gegensatz hierzu beweisen *günstige* Wasserbefunde keineswegs immer den einwandfreien Zustand der betreffenden Wassergewinnungsanlage, berechtigen also auch nicht zu der Annahme, daß das betreffende Wasser dauernd einen gleich einwandfreien Befund liefern wird. Das gilt ganz besonders für uferfiltrierte „Flußgrundwässer", die dem Einfluß von Überschwemmungen ausgesetzt sind, aber auch für viele „trügerische" Quellen. Man muß also stets prüfen, ob die bei Entnahme der Wasserprobe vorliegenden Verhältnisse vorübergehend nicht etwa hygienisch besonders günstig lagen, ob sie nicht zu schwierigen Zeiten (s. S. 242) viel ungünstiger sind. Liegt begründeter Verdacht in dieser Hinsicht vor, dann muß das endgültige Urteil hinausgeschoben werden, bis unter den betreffenden ungünstigen Verhältnissen das Wasser untersucht ist. Oft genug wird man bei

---

[1] Bürger, Bernhard: Zbl. Bakter. I Orig. **79**, 462—480 (1917).

der Wiederholung einen ungünstigen Untersuchungsbefund erhalten und feststellen müssen, daß der erstmalige günstige Befund — etwa bei gefährdetem
Brunnen — nur darauf zurückzuführen war, daß vor der Probeentnahme zufällig die sonst unter Umständen zutreffenden Voraussetzungen für das Zustandekommen einer Wasserverunreinigung nicht gegeben waren, etwa insofern, daß wegen Frost oder längerer Trockenheit Wasser, das „Transportmittel"
zur Einschwemmung von Verunreinigungen in Grundwasser bzw. Brunnen fehlte,
oder daß längerer starker Frost den Erdboden vorübergehend undurchlässig
für versickerndes Schmutzwasser machte oder dergleichen. Man sei auch stets
dessen eingedenk, daß man die gelegentliche Verunreinigung mancher Wässer
nur dann aufdecken kann, wenn man von zuverlässiger Seite über lange Zeit
hin regelmäßig genaue Messungen von Temperatur, Klarheit und Menge ausführen läßt, die ja rasch und leicht auch von nur angelernten Kräften vorgenommen werden können. Bewußt sei man sich auch, daß die absolute Höhe der
„Keimzahl" eines Wassers keineswegs immer ein Beweis für Verunreinigung ist
(z. B. nicht bei einem länger angesammelten Kesselbrunnenwasser), andererseits
auch nicht immer einen guten Maßstab für Reinheit und Infektionssicherheit
eines Wassers darstellt.

Völlig unbedenkliche Colikeime kommen im Wasser praktisch nicht vor;
sie entstammen hier ja stets unappetitlichen Beimengungen, meist von — hygienisch ja besonders verdächtigem — Darminhalt. Auch ihr Vorkommen in geringer Zahl ist hygienisch nie völlig unbedenklich; wo einige wenige Colikeime
in ein Wasser gelangen können, warum sollten da nicht gelegentlich auch zahlreiche sich einfinden, vielleicht einmal auch zusammen mit echten Seuchen-
erregern? Daß aber der Befund auch nur eines einzigen solchen Infektions-
erregers in einem Wasser eine sehr ernste Angelegenheit ist, und daß erhebliche
Gefahr auch von dem Vorhandensein von tierischen Krankheitserregern und
schließlich von chemischen Giften im Wasser drohen, so erhebliche, daß man
ungesäumt wirksame Abhilfemaßnahmen treffen muß, dürfte nach den früheren
Darlegungen jedem einleuchten. Die Tragweite des Befundes chemischer und
biologischer Verunreinigungsindicatoren wird man jeweils nach der Gesamt-
sachlage beurteilen, ohne Einzelbefunden zu viel hygienische Bedeutung beizu-
messen, und geeignetenfalls durch weitere Prüfungen zu ergründen versuchen.

Die Beratung bei Verbesserungsmaßnahmen. Aus der hygienischen Bewertung von
Mängeln ergibt sich die mehr oder weniger große Dringlichkeit von *Abhilfemaßnahmen,*
aus ihrer Art und Ursache unter Berücksichtigung der Gesamtlage die Art der Abhilfe und
die Methode des Vorgehens. Verunreinigungen wirkt man entgegen, indem man — wenn
möglich — sie beseitigt und außerdem das Wasser gegen ihren Zutritt schützt, z. B. durch
entsprechende Ausgestaltung der Gewinnungsanlage. Sache des Hygienikers ist es z. B.
bei einem mangelhaften Kesselbrunnen, auf die Notwendigkeit sicherer Abdeckung oder
guter Dichtung der Brunnenwand u. dgl. hinzuweisen, nicht aber, die Art der Ausführung
oder des Werkstoffes im einzelnen anzugeben, soweit es sich nicht um ganz einfache Maßnahmen handelt. Sonst aber überlasse man das den „Männern vom Bau", die ja dafür
zuständig sind. Wo Infektionsgefahr droht, muß entseucht werden, bei infizierten oder
infektionsverdächtigen *Anlagen* einmalig (etwa mit wirksamem Chlor — z. B. aus Chlorkalk — 1:10 000 eine Nacht hindurch). Bei infiziertem oder infektionsgefährdetem *Wasser*
kann einmalige oder auch fortlaufende (Dauer-)Entseuchung (s. S. 236) erforderlich sein.
Einmalige bzw. kurze Zeit erforderliche Desinfektion wird wohl — abgesehen von Sonderfällen, wo man sie etwa durch ausgiebige Einleitung von Dampf oder durch Abkochen
(mehr im Kleinen) vornehmen kann — stets durch chemische Desinfektionsmittel bewirkt
werden. Ein solches darf nicht größere Nachteile mit sich bringen, vor allem keine

Vergiftungsgefahr oder auf unerträglich lange Zeit widerlichen Geruch oder Geschmack[1] oder dergleichen bedingen, soll möglichst auch auf die Werkstoffe der Anlage nicht stärker angreifend wirken. Am besten geeignet wird meist wirksames Chlor sein (etwa in Form des überall leicht zu beschaffenden Chlorkalkes, von dem man in solchen Fällen eine rasch und sicher wirkende Konzentration anwenden wird — vielleicht etwa $Cl = 1:100\,000$ bis $1:300\,000$ —), zumal Chlorkalkbehandlung von Wasser sich rasch und doch sicher wirksam behelfsmäßig leicht einrichten läßt (s. REICHLE: Mitt. Prüfgsanst. Wasserversorg. 1913).

Im Gegensatz zur Desinfektion kommt kurzdauernde Entseuchung durch Filterung für Großbedarf (ganze Wasserwerke) kaum in Betracht, da solche Filter sich nicht rasch behelfsmäßig einrichten lassen, jedoch wohl für kleinen und mittleren Bedarf — etwa einzelne Haushaltungen, gewerbliche Werke u. dgl. — und zwar in Form der Kleinfilter aus keramischer Masse (z. B. Berkefeld-Filter) oder Asbest (s. S. 235). Bei nachgewiesenem Giftgehalt des Wassers ist zu prüfen, ob Entgiftung des Wassers möglich ist, was z. B. für Blei (Kleinfilter) und für Arsen in Betracht kommen kann (s. Entarsenung S. 247).

Soweit es sich um Einführung oder Verbesserung der „Aufbereitung" von Wasser handelt (Enteisenung, Entmanganung, Entsäuerung, Enthärtung, Verhärtung) wird der Hygieniker — wenigstens in besonders schwierigen Fällen — in Anbetracht der vielen Möglichkeiten und Neuerungen auf diesen Gebieten sich Zurückhaltung auferlegen dürfen, zugunsten der Inanspruchnahme der dafür mehr zuständigen Vertreter der Wasserchemie und -technik.

E. Rechtsverhältnisse:
gesetzliche bzw. behördliche Bestimmungen.

Im bewußten Gegensatz zu früheren Zeiten, bei denen zentrale Wasserversorgungsanlagen bei uns häufig auch von anderer Seite (besonders Aktiengesellschaften — auch englischen) ausgeführt wurden, stehen heutigentags in Deutschland die den Wasserbedarf ganzer Städte und Dörfer liefernden Versorgungseinrichtungen meist in Besitz und Verwaltung der Gemeinden. Namentlich die größeren Wasserwerke haben in ihrem Bereich Wassermesser eingeführt, um mengenmäßige Unterlagen für Verbrauch und Gebührenberechnung zu haben; ein Teil der Werke aber, besonders viele kleinere (ländliche) Zentralanlagen, verzichten, um die Anschaffungskosten zu sparen, auf Wassermesser und berechnen die Gebühren nach Pauschalsätzen auf verschiedener Grundlage.

Die wichtigste gesetzliche Grundlage für die Forderung der zuständigen Behörden auf Schaffung hygienisch einwandfreier, dem allgemeinen Gebrauch dienender Einrichtungen für Versorgung mit Trink- und Wirtschaftswasser schuf das Reichsgesetz betreffend die Bekämpfung gemeingefährlicher Krankheiten vom 30. 6. 1900 (Reichsseuchengesetz, RGBl. S. 306). Es bestimmt in § 35, daß diese Einrichtungen „fortlaufend durch staatliche Beamte zu überwachen" sind, ferner, daß „die Gemeinden verpflichtet sind, für die Beseitigung der vorgefundenen gesundheitsgefährlichen Mißstände Sorge zu tragen" usw.; § 17 behandelt Verbot und Beschränkung der Benutzung von Brunnen, Teichen, Seen, Wasserläufen, Wasserleitungen sowie der dem öffentlichen Gebrauch dienenden Bäder, Schwimm-, Wasch- und Bedürfnisanstalten bei Befall oder Bedrohung durch Cholera, Fleckfieber, Pest oder Pocken.

Recht eingehende behördliche Bestimmungen betreffend die Hygiene der Wasserversorgung enthalten die „*Grundsätze für die Reinigung von Oberflächenwasser durch Sandfiltration*" vom 22. 12. 1899, ferner besonders die „Anleitung"

---

[1] In einem Falle, in dem — von anderer Seite — Kresollösung empfohlen war, konnte das betreffende Brunnenwasser monatelang wegen des widerlichen Geruches und Geschmackes nicht benutzt werden, ohne daß eine Dauerwirkung erzielt wäre!

des Bundesrates vom 16. 6. 1906 und für Einzelversorgungsanlagen eine Reihe von „*Brunnenordnungen*" (Polizeiverordnungen). 1929 sind vom Verfasser alle diese Bestimmungen im Auftrage des Preuß. Ministers für Volkswohlfahrt bearbeitet und ergänzt, den Fortschritten von Wissenschaft und Praxis angepaßt und als Entwurf „Reichs-*Leitsätze der Trinkwasserhygiene*"[1] mit angefügter „Musterbrunnenordnung" dem Herrn Minister eingereicht; nach mehrjähriger Beratung im Preuß. Landesgesundheitsrat sind sie 1932 mit einigen Abänderungen als „*Hygienische Leitsätze für die Trinkwasserversorgung*" angenommen und veröffentlicht[1], jedoch bisher nicht in Kraft gesetzt, so daß zur Zeit immer noch die vorerwähnten „Grundsätze" aus 1899 und die „Anleitung" aus 1906 den Behörden als Richtschnur bei trinkwasserhygienischen Fragen und Anordnungen dienen. Während von den Ländern zum Teil Wassergesetze erlassen sind (so zuerst von Württemberg am 1. 12. 1900, Bayern am 26. 3. 1907, Preußen am 7. 8. 1913), ist ein Reichswassergesetz bisher nicht ergangen, jedoch in Vorbereitung.

Für die *hygienischen Wasserfragen* ist jedoch durch das *Reichsgesetz über die Vereinheitlichung des Gesundheitswesens vom 3. 7. 1934* eine einheitliche Grundlage geschaffen worden, indem der öffentliche Gesundheitsdienst in den unter staatlicher Führung stehenden Gesundheitsämtern zusammengefaßt worden ist. Eingehender geregelt ist das Gebiet durch die 3. Durchführungsverordnung zu diesem Gesetz vom 30. 3. 1935 (RMinBl. 14), deren Abschnitt VIII „Wasserversorgung, Beseitigung der flüssigen und festen Abfallstoffe, öffentliche Wasserläufe" die Wasserversorgung besonders in § 28 (S. 327[2]), ferner in § 24, Abs. 6 und § 37, Abs. 9[2] behandelt. In der *Deutschen Gemeindeordnung* vom 30. 1. 1935 (RGBl. 1, S. 49) ist in § 18 eine neue, für das Wasserversorgungswesen wichtige Regelung getroffen; danach *kann* die Gemeinde bei dringendem öffentlichen Bedürfnis durch Satzung mit Genehmigung der Aufsichtsbehörde für die Grundstücke ihres Gebietes den *Anschluß* an Wasserleitung... und ähnliche der Volksgesundheit dienende Einrichtungen (Anschlußzwang) und die *Benutzung* dieser Einrichtungen... (Benutzungszwang) vorschreiben. Durch diese Neuerung kann bei ausgedehnter Anwendung und strenger Durchführung eine starke Einschränkung der Versorgung durch Einzelanlagen bewirkt werden. Weitere die Rechtsverhältnisse der Wasserversorgung einschließlich der Heilquellen und Selterswasserfabriken betreffende Einzelheiten s. bei SCHMIEDE-BERG, dort auch Schrifttum.

4. Hygiene der Abwasser- und Abfallstoffbeseitigung.
Von ROBERT WELDERT.

I. Die Abfallstoffe, die unter dem Sammelbegriff „*Abwasser*" zusammengefaßt werden, setzen sich zusammen aus den Abgängen der menschlichen Siedlungen, also den menschlichen und tierischen Exkrementen in mehr oder weniger mit Wasser verdünntem oder aufgeschwemmtem Zustande (Klosettspülwasser, Abortgrubenabläufe u. ä.), aus den im Haushalt entstehenden Abgängen (Küchen-

---

[1] Veröff. aus dem Geb. der Medizinalverwaltung Bd. 38, H. 1 (S. 335). Berlin: Richard Schoetz 1932.

[2] Abgedruckt bei H. SCHMIEDEBERG in BURGER: Grundzüge der Trinkwasserhygiene, S. 288—291.

und Wirtschaftsabwässer, Badewässer u. ä.) und dem in Gewerbebetrieben anfallenden Brauchwasser. Zum Abwasser ist auch zu rechnen das Niederschlags-Regenwasser, das die Abschwemmungen von Straßen und Höfen mit sich führt.

II. Hauskehricht, Asche der Feuerungen, Straßenkehricht u. ä., Stoffe, die ihrer physikalischen Beschaffenheit nach als feste Abfallstoffe zu bezeichnen sind, werden mit der Sammelbezeichnung *„Müll"* gekennzeichnet.

III. *Tierkadaver und Schlachthofabfälle*, die an sich gleichfalls feste Abfallstoffe sind, bedürfen hinsichtlich ihrer Beseitigung einer besonderen Besprechung.

Der Hygieniker wird unbedingt daran festhalten müssen, daß bei der Beseitigung dieser Abfallstoffe die gesundheitlichen Belange in erste Linie gestellt werden, zu denen auch die ästhetischen Bedürfnisse zu rechnen sind, an zweiter Stelle sind die Kosten zu berücksichtigen, und schließlich wird zu erwägen sein, ob und wie weit man ohne Beeinträchtigung der vorgenannten Grundsätze auch z. B. den Wünschen der Landwirtschaft entgegenkommen kann.

I. Abwasserbeseitigung.
A. Abwassermenge und -beschaffenheit.

Die *Menge des Abwassers* aus menschlichen Siedlungen schwankt im einzelnen ebensosehr wie der Wasserverbrauch und ist diesem im großen und ganzen annähernd gleich. Nachstehend eine Zusammenstellung von Mittelwerten.

	Liter/Kopf/Tag
Einzelhäuser	30—50
Kleine Städte und ländliche Bezirke. .	30—70
Städte bis 100 000 Einwohner . . . . . ·.	100—150
Städte über 100 000 Einwohner	150—300 und mehr

Entsprechend der Tageszeit und den Lebensgewohnheiten der Bevölkerung schwankt Konzentration und Menge des Abwassers. Meist ist bei den menschlichen Siedlungen die Menge und Konzentration des in der Nacht — etwa von Mitternacht bis 6 Uhr — entstehenden Abwassers auf das Minimum abgesunken; von dann an bis etwa um die Mittagszeit steigt Verschmutzungsgrad und Menge bis zu dem Maximum an, um dann nach kurzem nochmaligem Anstieg in den Abendstunden langsam zu den Mindestwerten der Nacht abzusinken. Als Höchstwert für den Abwasseranfall wird für Berechnungszwecke $^1/_{12}$—$^1/_{14}$ des 24-Stundenablaufes angenommen.

Zu Zeiten von Niederschlägen tritt infolge der Abschwemmung der Straßen und Höfe eine je nach der Heftigkeit des Regens sich richtende Vermehrung des Abwassers auf. Je nach Art der Straßen und Höfe, ihrer Decke (Pflaster, Beton, Asphalt u. ä.), der Verkehrsart und -dichte werden mehr oder weniger große Mengen mineralischer Stoffe (Sand, zerriebenes Straßendeckenmaterial u. a. m.) und anderweitige größere oder geringere Schmutzmengen (z. B. Öl von Automobilen, Pferdemist u. ä.) abgespült, wodurch bei Anfang des Regens (besonders nach längerer vorausgegangener Trockenzeit) der Verschmutzungsgrad des Abwassers außerordentlich gesteigert werden kann. Bei der hygienischen Beurteilung ist hinsichtlich der Wahl der Art der Entwässerung hierauf Rücksicht zu nehmen.

Die *in dem Abwasser enthaltenen Schmutzstoffe* sind, soweit sie nicht wasserlöslich sind, zunächst in nur wenig zerriebenem Zustande vorhanden; sie verleihen dem Abwasser eine graue bis gelbgraue Farbe. Der Geruch des frischen Abwassers ist meist seifig, leicht fäkalartig. Bei längerem Stehen, besonders bei erhöhter Temperatur oder bei längerem Aufenthalt in den Entwässerungssträngen ändert sich das Aussehen und die Beschaffenheit des städtischen Abwassers in der Weise, daß die Farbe allmählich immer dunkler wird und schließlich schwarz erreicht. Parallel damit nimmt der vom Abwasser ausgehende Geruch zu, bis endlich der für faulendes Abwasser charakteristische Geruch nach faulen Eiern — von der Bildung von Schwefelwasserstoff herrührend — die Oberhand gewinnt. Das Abwasser ist dann in *Fäulnis* übergegangen.

Bei diesem Vorgange verändert durch Zerfall ein Teil der leichter zersetzlichen ungelösten Stoffe seine äußere Beschaffenheit, ferner tritt eine mit dem Fortschreiten der Fäulnis immer weitergehende Ausflockung der vorher im Abwasser vorhandenen kolloidal gelösten Stoffe ein.

Das Abwasser einer mittleren deutschen Stadt mit einem Wasserverbrauche von 150 Liter Kopf/Tag hat nach IMHOFF in mg/l oder g/cbm etwa folgende Zusammensetzung.

	Mineralisch	Organisch	Gesamt	Sauerstoffbedarf in 5 Tagen (BSB)
1. Gesamtschwebestoffe	150	350	500	200
davon: absetzbar	100	250	350	120
nicht absetzbar . . .	50	100	150	80
2. Gelöste Stoffe	320	180	500	160
Zusammen	470	530	1000	360

Daraus berechnet sich der im Abwasser enthaltene Trockenrückstand in *Gramm auf den Einwohner und Tag:*

	Mineralisch	Organisch	Gesamt	Sauerstoffbedarf in 5 Tagen (BSB)
1. Gesamtschwebestoffe	23	52	75	30
davon: absetzbar	15	37	52	18
nicht absetzbar . . .	8	15	23	12
2. Gelöste Stoffe	48	27	75	24
Zusammen	71	79	150	54 g/K

Die wichtigsten Stoffe, die durch den Gebrauch dem Abwasser zugeführt werden, sind:

a) Anorganika, wie Kochsalz, Phosphate, Kaliumsalze u. a. m.

b) Organika, u. a. Zuckerarten, Eiweiß, Fette, Öle.

c) Durch die Zuführung der unter a und b genannten Stoffe bildet das Abwasser einen guten Nährboden vor allem für saprophytische Kleinlebewesen. Sie vermehren sich darin bei ihnen zusagenden Temperaturen und bewirken eine lebhafte Zersetzung der organischen Stoffe (s. S. 253). Art und Menge der entwickelten Gase entspricht den vorherrschenden Lebewesen und den für diese vorhandenen Ernährungsbedingungen (s. S. 273).

Pathogene Keime, wie Eiterkokken, sowie der Erreger des malignen Ödems und des Tetanus sind im Abwasser verbreitet; gelegentlich kommen auch Tuberkelbacillen, Pneumonie-, Diphtherie-, Typhus-, Paratyphus-, Ruhr-, Choleraerreger u. a. m. vor. Selten, und dann wohl nur an ungelösten Stoffen des Abwassers, tritt eine nachträgliche Vermehrung dieser Bakterien ein. Schon die

Art der Nährstoffe und die meist relativ niedrige Temperatur pflegt ihrer Entwicklung nicht günstig zu sein; vor allem aber wirken die in großen Massen stets vorhandenen Saprophyten teils durch Nährstoffentziehung, teils durch schädigende Stoffwechselprodukte *hemmend* auf die Entwicklung der Krankheitserreger. *Am Leben* erhalten können sich aber widerstandsfähige Arten durch Wochen und länger.

Je weitergehend die Verdünnung ist und je rascher sie erfolgt, um so unschädlicher werden die betreffenden Abwässer sein.

Die *Hausabwässer* sind als ebenso infektionsverdächtig anzusehen wie die menschlichen Exkremente, können sie doch die gleichen Infektionserreger enthalten wie diese.

Auch Abwasser aus gewissen Gewerbebetrieben, wie z. B. aus Schlächtereien, aus Betrieben, die Lumpen, Felle, Haare oder tierische Abfälle verarbeiten, kann infektiöse Bakterien enthalten.

B. Gesundheitsschädigungen durch Abwasser.

Die Gefahren der Abwässer bestehen:

1. Darin, daß infolge der in ihnen sich abspielenden Fäulnisvorgänge **gasförmige Verunreinigungen** in die Luft gelangen können.

Bei unzweckmäßig angelegten Abort- und Kanalanlagen kann namentlich in der Heizperiode ein lebhaftes Einströmen von Luft aus Jauchegruben in die bewohnten Räume stattfinden, die reichliche Mengen von Fäulnisgasen des Abwassers (Ammoniak, Schwefelwasserstoff, flüchtige Fettsäuren) mit sich führen.

Im Freien kann die Luft durch offene, technisch falsch angelegte Abwassersammler, Abort-Düngergruben verunreinigt werden. Eine toxische Wirkung dieser Gase des faulenden Abwassers wird nur beim Räumen von Jauchegruben, in nicht oder schlecht ventilierten Kanälen oder bei völlig vernachlässigten Abortanlagen beobachtet. Für gewöhnlich ist die Menge der giftigen Gase in der Wohnungsluft zu gering, um akute Vergiftungserscheinungen auszulösen.

Keinesfalls sind die *gasförmigen Produkte* des Abwassers imstande, *Infektionen* hervorzurufen. Dagegen rufen die von dem Abwasser herrührenden übelriechenden Gase in ausgesprochener Weise Ekelgefühl hervor und sind außerdem nicht selten das Zeichen einer mangelhaften Reinlichkeit und insofern Symptom einer gewissen Infektionsgefahr.

2. Die Abwässer enthalten eine große Menge **organischer fäulnisfähiger Stoffe** und unter Umständen mineralische **Gifte,** welche den Boden, das Grundwasser bzw. die Gewässer beeinflussen können.

Wird das Grundwasser oder Flußwasser als Trink- oder Brauchwasser benutzt, können die hineingelangenden organischen Abfallstoffe die Benutzbarkeit desselben hindern, weil es dann nicht mehr den auf S. 209 aufgestellten Anforderungen und anderem bezüglich der Appetitlichkeit, Geruchlosigkeit usw. entspricht.

Ferner kann ein Boden so stark mit Abwasser imprägniert werden, daß er zu üblen Gerüchen Anlaß gibt, und daß das in seiner Tiefe befindliche Grundwasser verunreinigt wird.

3. Das Abwasser kann die **Verbreitung von Infektionserregern** vermitteln. Die Ausbreitung kann namentlich erfolgen, wenn *innerhalb der Wohnung* bzw.

in der Nähe derselben sich leicht zugängliche Ablagerungen von Schmutzstoffen (verschmutzte Höfe, offene Rinnsteine usw.) vorfinden. Die Übertragung kann dann in sehr mannigfaltiger Weise durch Menschen (namentlich spielende Kinder), Gerätschaften, Insekten, Haustiere u. ä. geschehen. Gelegentlich wird die Ausbreitung auch von der weiteren Umgebung der Wohnung vermittelt: von gedüngtem Gemüseland aus; durch Abwässer, die in Brunnen gelangen; durch offene Straßenrinnsteine; oder durch Bäche oder Flüsse, die einerseits Abfallstoffe aufnehmen, andererseits zum Trinken oder Baden dienen.

Bestehen Einrichtungen, um das Abwasser vollständig und schnell aus dem Wohnbereiche der Menschen fortzuschaffen oder sehr stark zu verdünnen, so sinkt die Möglichkeit einer Infektion durch Abwasser auf ein äußerst geringes Maß.

Für Typhus, Cholera, Ruhr usw. wird durch solche Einrichtungen zur Entfernung des Abwassers ein großer Teil aller in Betracht kommenden Infektionsquellen beseitigt. Für viele anderen Krankheiten, die hauptsächlich durch unmittelbaren persönlichen Verkehr (besonders durch Tröpfcheninfektion) verbreitet werden, z. B. Phthise, Influenza, Keuchhusten usw. stellt die Verbreitung durch Abwasser einen seltenen Fall dar, und hier werden daher die Infektionen kaum merkbar vermindert, selbst wenn beste Anlagen zur Reinhaltung der Städte bestehen.

Auf Grund vorstehender Betrachtung wird von einem zweckentsprechenden Systeme zur Entfernung des Abwassers folgendes zu verlangen sein:

1. Das Abwasser muß so schnell und vollständig wie möglich aus den menschlichen Wohnungen und aus deren Bereich entfernt werden, bzw. es muß ihm durch Abtötung der Keime seine Infektionsgefahr genommen und die Verbreitung übler Gerüche unmöglich gemacht werden.

2. *Nachdem* dieser wichtigsten Forderung der Gesundheitspflege genügt ist, ist darauf zu achten, daß das Abwasser *außerhalb* der Wohnstätten nicht unverändert in Wasserläufe oder auf Bodenflächen gelangt, von denen aus Verbindungen mit zahlreichen Menschen bestehen. Vielmehr ist eine solche Behandlung des Abwassers erforderlich, daß keine Infektionsgefahr oder Geruchsbelästigung mehr verursacht werden kann. Auch ist beim Einleiten von Abwasser in Wasserläufe zu berücksichtigen, ob die Fischzucht Schaden erleidet.

3. Unästhetische Eindrücke sollen tunlichst vermieden werden.

4. Unter den Verfahren, die die vorstehenden Bedingungen erfüllen, ist das billigste das am meisten zu empfehlende.

5. Bei sonstiger Gleichwertigkeit ist einem Verfahren, welches eine landwirtschaftliche Verwertung des Abwassers gestattet, der Vorzug zu geben. Diese Frage sollte stets und vor allem geprüft werden.

C. Verfahren zur Entfernung des Abwassers aus dem Wohnbereich.

Man unterscheidet:

1. *Abfuhrverfahren,* d. h. solche, die mit örtlichen Sammelvorrichtungen arbeiten, aus denen die Abwässer (und zwar meist nur die Fäkalien) abgefahren werden durch besondere Fahrzeuge.

2. *Schwemmkanalisation.* Die Notwendigkeit einer vollständigen — also nicht nur der Fäkalien — und raschen Entfernung der gesamten Abwässer aus dem

Wohnbereiche wird sich für Gemeinden im allgemeinen spätestens dann ergeben, wenn durch Einführung einer zentralen Wasserversorgung Wasserspülaborte in größerer Zahl eingebaut werden. Dann wird der Bau einer *Kanalisation* erforderlich.

1. Abfuhrverfahren.

Die bei den Abfuhrverfahren zu beachtenden hygienischen Anforderungen — Vermeidung von Geruchsbelästigungen, von Verunreinigungen der Höfe und Sammelräume im Keller des Hauses bei Entleerung und Abfuhr — sind nicht einfach zu erfüllen. Um die Abfuhrkosten niedrig und die Größe der erforderlichen Sammelräume klein zu halten, hat man sich meist mit der Sammlung und Abfuhr der Fäkalien begnügt, das Brauchwasser der Hauswirtschaft aber von solchen Einrichtungen ferngehalten. Aus diesen Gründen wird auch auf die Abspülung der Fäkalien (Spülklosett) meist verzichtet. Demgemäß muß das Abortfallrohr ein möglichst starkes Gefälle zum Sammelbehälter und entsprechend größere Weiten erhalten. Zur Vermeidung von Gasaustritt und Geruchsbelästigungen innerhalb des Hauses ist auf die Entlüftung solcher Anlagen notfalls unter Anwendung von Ventilatoren große Sorgfalt zu verwenden.

Je nach Art der Aufspeicherung der Abfallstoffe unterscheidet man:

a) Grubensystem. Die Fäkalien werden in einer nahe am Haus gelegenen Grube gesammelt und zeitweise abgefahren. Hauptanforderungen sind: eine dem Entleerungsturnus angepaßte Größe der Grube, sorgfältige Herstellung derselben aus praktisch undurchlässigem Material und sorgfältige Abdeckung; geruchsicherer Verschluß des Fallrohres gegen die Grube; Entlüftung der Grube über Dach.

Die Entleerung der Gruben erfolgt, um die hierbei auftretenden Geruchsbelästigungen möglichst zu vermeiden am besten durch pneumatische Vorrichtungen.

Erfolgt die Anlage und Unterhaltung der Grube und ihre Räumung sachgemäß, ist die Ventilation ausreichend und ist für die einwandfreie Beseitigung des Brauchwassers gesorgt, so daß eine Beeinflussung des Grundwassers nicht zu erwarten ist, kann vom hygienischen Standpunkte kaum ein Einwand erhoben werden unter im übrigen für die Durchführung des Grubensystems geeigneten lokalen Verhältnissen.

b) Tonnensystem. Statt der Aufsammlung der Fäkalien in Gruben werden bei diesem Verfahren an die Falleitung leicht transportabele Kübel oder Tonnen angeschlossen, die häufig (an jedem 3.—8. Tage) gewechselt werden, indem nach Auswechslung durch einen leeren Behälter der volle Behälter nach einer Sammelstelle fortgeschafft und dort entleert wird.

Diese Anlagen verlangen einen bequem zugänglichen und gut ventilierten Aufstellungsort für die Behälter, einen — ebenso wie bei Gruben — sicheren Geruchsverschluß gegen die Einfüllöffnung (die Falleitung), sowie einen dichten Verschluß des Behälters beim Transport.

Für die Beseitigung der flüssigen Abgänge großer Städte sind die Abfuhrsysteme nach moderner Auffassung nicht geeignet. Ihre Anwendung kommt nur in Frage für kleine Städte, in denen die aufgesammelten Fäkalien leicht und in nächster Umgebung untergebracht werden können, ferner für einzelstehende Häuser, kleinere Häusergruppen sowie Siedlungen und einzelne öffentliche Anstalten. In solchen Fällen kommt am zweckmäßigsten, da Geruchsbelästigungen vermieden werden müssen, die Anwendung solcher Vorrichtungen in Form z. B. von *Torfstreuklosetts* in Frage. Dadurch werden zugleich die Fäkalien für die landwirtschaftliche Verwertung durch Kompostierung wertvoller.

Das durch die Abfuhrsysteme gesammelte Material muß in der näheren Umgebung der Entstehungsstelle als Dünger verwendet werden. Ein Versand auf weitere Strecken lohnt sich im allgemeinen nicht. Die Verarbeitung dieser Stoffe etwa zu einem hochwertigen Dünger ist bis jetzt an den dabei entstehenden Kosten gescheitert.

Die Angaben über die Menge der täglich anfallenden Kot- und Harnmengen von Menschen und Tieren und die in diesen Stoffen enthaltenen, als Pflanzennährstoffe anzusprechenden Bestandteile gehen in dem vorliegenden Schrifttum recht weit auseinander. Als Anhaltspunkt sei gegeben: Kot 133 g; Harn 1200 g, Summe 1333 g täglich; diese Menge besteht zu etwa 93% aus Wasser. Die 7% Trockenmasse enthält etwa 5,7% organische und 1,3% mineralische Stoffe, darunter an wichtigsten Pflanzennährstoffen 1,1% Stickstoff, 0,3% Phosphorsäure, 0,22% Kali und 0,08% Kalk.

Danach wird im Tagesdurchschnitt der Mensch etwa 11,3 g Stickstoff, 3,4 g Phosphorsäure, 2,8 g Kali und 1,0 g Kalk liefern.

Diese Zahlen lassen es als verständlich erscheinen, daß diese Abfallstoffe zu Düngezwecken in Garten und Feld verwendet werden.

c) **Grubenüberläufe und Hauskläranlagen.** Die schwierige und kostspielige Durchführung der Abfuhrsysteme hat, besonders wenn infolge der Einführung einer zentralen Wasserversorgung eine Häufung von Spülklosetts eintrat, bewirkt, daß bei den Gruben Überläufe eingebaut wurden, die zwar meist verboten, aber in vielen Städten doch stillschweigend geduldet wurden. Mitunter wurde die Zulassung von Überläufen an die Bedingung geknüpft, daß das Überlaufwasser eine besondere Reinigung, Desinfektion oder Entgeruchung erfahren solle. In erster Linie wurde die Zurückhaltung gröberer Stoffe gefordert durch Anlage mehrteiliger Gruben mit Tauchrohrverbindung.

Aus dieser in hygienischer Beziehung außerordentlich mangelhaften Abortgrube mit Überlauf hat sich die „*Hauskläranlage*" entwickelt.

Sie besteht im Prinzip meist aus einer Nachbildung der für die mechanische Reinigung städtischen Abwassers zur Anwendung kommenden Vorrichtungen (s. dort) unter entsprechender Verkleinerung und Anpassung an den besonderen Zweck.

Diese Anlagen sind bedauerlicherweise in großem Umfange zur Ausführung gelangt auch dort, wo der Anschluß an eine Entwässerung möglich ist. Dabei sollte nie vergessen werden, daß ihre Anwendung lediglich einen Notbehelf darstellt. Die Grundsätze für die Beurteilung und Zulassung der Hauskläranlagen sind z. B. in der amtlichen Zeitschrift „Volkswohlfahrt" im Jahrgang 1930, Nr. 1 veröffentlicht. Hieraus geht unter anderem hervor, daß Hauskläranlagen nur für vereinzelt liegende Anwesen Anwendung finden sollen, bei denen der Anschluß an eine Kanalisation dauernd oder auf längere Zeit nicht zu erwarten ist. Für eine Gruppe von Anwesen ist im allgemeinen die Sammlung und gemeinschaftliche Ableitung der Abwässer meist auch die wirtschaftlichste Lösung. Eine Ausnahme ist zulässig bei Dörfern oder landwirtschaftlichen Siedlungen, bei denen von vornherein durch entsprechend weitläufige Bebauung auf eine landwirtschaftliche Nutzbarmachung auch der Fäkalien auf den Grundstücken Rücksicht genommen ist. In städtischen Gebieten ist die Ausbreitung von Hauskläranlagen sehr unerwünscht; meist wird hierdurch die Einführung der Gesamtkanalisation verzögert. Die Ableitung von in Hauskläranlagen behandelten Abwässern in Straßenrinnsteine ist in jedem Falle seuchen- wie allgemeinhygienisch bedenklich.

2. Schwemmkanalisation.

Die Schwemmkanalisation entstand aus dem Bedürfnisse, die lästigen, sowie seuchen- und allgemeinhygienisch bedenklichen Abfälle großer Menschenansammlungen, wie sie sich in Städten aus der Lebenshaltung der Bewohner, dem Verkehr und der Gewerbetätigkeit ergeben, in hygienisch einwandfreier, rascher und bequemer Weise unter Zuhilfenahme des Wassers als Beförderungsmittel aus den Wohnbereichen zu beseitigen.

Für die Wahl des Systemes der Kanalisation ist meist die Bodengestaltung des bebauten Gebietes ausschlaggebend. Ist die Möglichkeit der oberirdischen Ableitung des Regenwassers gegeben, oder sind nur kurze Kanäle zum nächsten Vorfluter erforderlich, kommt in erster Linie die Ableitung der Niederschlagswässer getrennt von den übrigen Abwässern in Frage. In solchem Falle spricht man von *Trennkanalisation* (Trennsystem). Ist die Anwendung dieser Anordnung nicht gegeben, wird zur Ableitung der gesamten Abwässer — also auch der Regenwässer — *ein* gemeinsames Kanalnetz benutzt, spricht man von einer *Mischkanalisation* (Mischsystem). Eine vollständige Trennung von Regenwasser und Schmutzwässern wird sich bei der Durchführung der Trennkanalisation aus technischen Gründen nur ausnahmsweise durchführen lassen. Es liegt auch in hygienischen Belangen begründet, daß die Hauptschmutzmengen z. B. von stärker verunreinigten Plätzen oder Höfen in die *Schmutzwasserkanäle* abgeleitet werden, während nur das übrige weniger verschmutzte Regenwasser nach dem Vorfluter direkt abgeleitet wird.

Um bei Anwendung der *Mischkanalisation* den Kanälen und gegebenenfalls auch der Kläranlage nicht allzu große Abmessungen geben zu müssen, ist es meist erforderlich, *Notauslässe* nach dem nächstgelegenen Vorfluter anzuordnen (siehe S. 267).

Für die Instandhaltung der Kanäle sind Einrichtungen erforderlich, die eine *Durchspülung und Reinigung der Kanäle* ermöglichen.

Diese bedingt außer ihrer durch die Einsteigeschächte (s. S. 261) geschaffenen Zugänglichkeit einen genügenden Luftwechsel in dem Kanalnetz, um dort ein Arbeiten in hygienisch einwandfreier Weise zu ermöglichen. Die Belüftung der Kanäle erfolgt durch die durchbrochenen Abdeckungen der Einsteigschächte und die über Dach geführten Fallrohre der Hausentwässerungen.

Da an den Kanalwänden Fettstoffe, ferner Pilzwucherungen u. dgl. bisweilen sehr fest haften, reicht die Spülung allein nicht aus. Eine Reinigung mit der Hand durch Abbürsten ist in gewissen Zeiträumen nicht zu umgehen. Bei kleinen Kanalprofilen, also solchen, die nicht begehbar sind, werden entsprechend den Profilen geformte Bürsten (Rohrbürsten) mittels Seilzug durchgezogen.

Die *Kanalluft* enthält meist in erhöhtem Maße Kohlensäure, Kohlenwasserstoffe, Ammoniak und Schwefelwasserstoff. Der Anteil dieser Zumischungen schwankt je nach den Kanalbetriebsverhältnissen stark, er ist jedoch meist gering. Bei guter Lufterneuerung in den Kanälen und reichlicher Kanalspülung zeigt die Kanalluft erfahrungsgemäß eine im allgemeinen hygienisch unbedenkliche Beschaffenheit (s. dort).

Bei alten Entwässerungsanlagen mit schlechten Gefälleverhältnissen, Schlammablagerungen und ungenügender Ventilation kann neben ungünstiger Luftbeschaffenheit auch durch lokale Sumpfgasbildung eine Explosionsgefahr auftreten. Bei modernen, richtig angelegten und betriebenen Entwässerungen ist eine solche Gefahr ausgeschlossen.

Die *künstliche Hebung* des Abwassers wird erforderlich, wenn für das Gesamtentwässerungsgebiet oder einen Teil desselben natürliches Gefälle für die Ableitung der Abwässer nicht vorhanden ist. Für die hygienischen Belange ist es bei Erstellung solcher Hebeanlagen für Abwasser (Pumpstationen), die meist mitten in das bebaute Stadtgebiet zu liegen kommen, von größter Bedeutung, daß Geruchsbelästigungen vermieden werden. Für eine unschädliche Abführung der aus dem Abwasser sich bildenden Ausdünstungen ist Sorge zu tragen. Ferner ist es aus hygienischen Gründen erforderlich, die vielfach zum Schutze der Pumpen durchgeführte Absiebung des Abwassers, also die Entstehung von Rechenrückständen, nach Möglichkeit zu vermeiden. Ist eine solche Absiebung mit Rücksicht auf die Größe der Durchlaßöffnungen der Pumpen unvermeidbar, erscheint es empfehlenswert, die Siebrückstände entsprechend zu zerkleinern und dem Abwasser wieder zuzusetzen.

Eine *neuzeitliche Kanalisationsanlage* besteht im allgemeinen aus den Ableitungen der Abwässer aus den Häusern, sowie den Straßen und den geschlossenen, unter den Straßen verlegten Kanälen. Die Verbindungen zwischen den Ableitungen und den Kanälen müssen so ausgebildet sein, daß die ungelösten Abwasserstoffe restlos in den Kanal und in diesem weiter fortgeschwemmt werden. Ferner dürfen weder aus dem Kanale noch den übrigen Leitungen Gase in das Innere der Wohnräume gelangen. Die Fallrohre der Häuser werden bis über Dach geführt, wodurch die Lüftung der Kanäle gefördert wird und die Kanalgase über die Dächer entweichen, ohne Belästigung für die Hausbewohner. Die Entwässerungsanlage eines mehrstöckigen Hauses zeigt die Abbildung (Abb. 92). Betriebe, die mit ihren Abwässern größere Mengen Fett ablassen (Gastwirtschaften, Schlächtereien usw.) schalten in den Fett enthaltenden Ablauf zweckmäßigerweise *Fettfänger* ein, das sind Einrichtungen, in denen sich das Fett von dem übrigen Abwasser absondert. Diese Einrichtungen, die es in verschiedenen Konstruktionsarten gibt, erleichtern auch die Reinhaltung der Kanäle; sie bedürfen einer sorgfältigen Wartung und Beaufsichtigung, wenn sie ihren Zweck erfüllen sollen.

Für die Zuführung der Straßenwässer zu den Kanälen werden verschiedene Arten von *Straßeneinläufen* angewendet, die mitunter zur Zurückhaltung von Sand mit Sinkkästen ausgestattet sind.

Die Wahl der Kanalisationsrohre, die Art der Ausführung der Kanäle, die Anordnung des Entwässerungsnetzes innerhalb eines Gemeinwesens sowie überhaupt die bautechnische Gestaltung einer Kanalisationsanlage wird stets in den Händen erfahrener Fachleute liegen müssen. Für die Einleitung der Abwässer aus den Häusern und gewerblichen Betrieben bestehen in den meisten Städten besondere Polizeivorschriften. Meist wird unter anderem verlangt, daß die abgeleiteten Abwässer eine Temperatur von unter 35° C besitzen, daß sie weder stark sauer noch stark alkalisch sein dürfen, daß sie frei sind von verklebenden bzw. verschlammenden, stark riechenden oder explosiven Stoffen, bzw. daß sie keine Stoffe enthalten dürfen, welche den Kanälen und ihrem Betriebe schädlich oder gefährlich werden können.

In dieser Hinsicht ist bei dem rasch wachsenden Automobilverkehr den Abflüssen der Automobilgaragen erhöhte Aufmerksamkeit zu schenken. Es ist erforderlich, daß die Kanaleinläufe derartiger Betriebe mit Vorrichtungen zur *Zurückhaltung von Motortreibstoffen und von Öl* versehen werden, um Explosionsgefahren oder gesundheitliche Schädigungen der Kanalarbeiter vorzubeugen und zu vermeiden, daß ölige Abwasserbestandteile in größerer Menge dem Abwasser beigemischt werden, wodurch die etwa vorzunehmende Abwasserreinigung erschwert werden kann. Es sind derartige Vorrichtungen *(Benzinfänge)* geschaffen und bestimmte Systeme in den Städten zugelassen worden, die bei richtiger Wartung und Beaufsichtigung befriedigendes leisten. In vielen Städten — besonders Großstädten — erfolgt die Bedienung solcher Anlagen von seiten der Stadt, wodurch die wirkungsvolle Benutzung dieser Einrichtungen und eine rationelle Aufarbeitung und Wiederverwendung der aufgefangenen Treibstoffe und Öle gesichert erscheint.

Über die Frage des Anschlusses gewerblicher Abwässer an die städtischen Entwässerungen s. S. 274. Die Aufnahme gewerblichen Abwassers kann allerdings eine starke Belastung der Kanäle und auch der Kläranlage bilden.

In die Kanäle münden von der Straße aus die *Straßenwassereinläufe* und die *Einsteigschächte*, von den Häusern die *Ablaufrohre für die Grundstücksentwässerung*

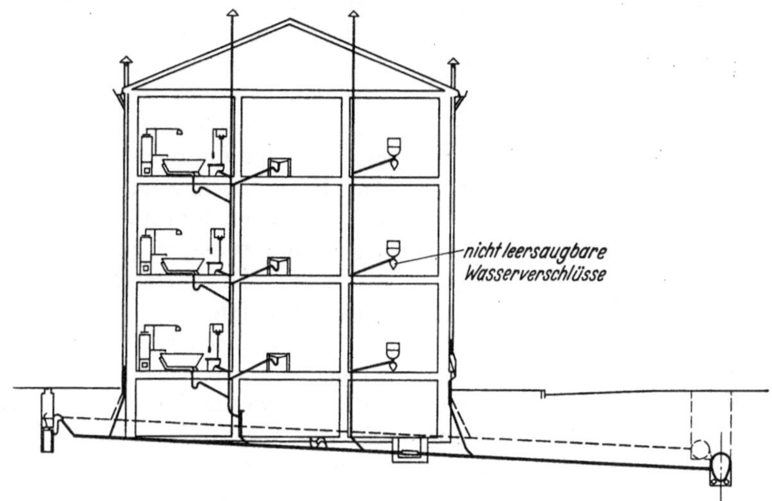

Abb. 92. Schema einer Hausentwässerung ($^1/_{300}$ natürl. Größe).
———— Schmutzwasserleitungen. - - - - - - Regenwasserleitungen (bei Trennsystem).

(Aborte, Wirtschaftsabwässer, Badeabwässer, Niederschlagswässer von Höfen, Dächern usw.).

Straßeneinläufe (Gully): Meist in den Rinnen neben den Gehwegen; mit eisernem Rost abgedeckt; vielfach mit herausnehmbarem Schlammeimer versehen zur Auffangung des Straßenschlammes und Sandes; Ablauf nach dem Kanal erfolgt durch einen Geruchverschluß, damit die Kanalluft nicht auf die Straße entweichen kann.

Einsteigschächte (Revisionsschächte): Gemauerte, betonierte oder aus aufeinander gesetzten Zementringen bestehende, meist runde besteigbare Schächte von etwa 1 m Durchmesser, die meist senkrecht über den Kanälen liegen. Schachtabdeckungen aus hinreichend schweren Gußeisendeckeln, um die Belastung des Straßenverkehrs aushalten zu können; Abdeckungen im allgemeinen mit Öffnungen versehen zur Frischluftzuführung. Die ältere Anordnung der Vertiefung der Kanalsohle an den Stellen der Einsteigeschächte zur Zurückhaltung des Kanalschlammes ist zu vermeiden, wie überhaupt jedes Abfangen von Schlamm im Kanalnetze selbst untunlich ist.

Eine vollständige *Grundstücksentwässerung* umfaßt die Ableitung der Brauchwässer, der Fäkalien, der Niederschlagswässer und — wo vorhanden — der gewerblichen Abwässer. Über die konstruktive Gestaltung der Hausentwässerung bestehen in den über ein Entwässerungsnetz verfügenden Städten meist ins einzelne gehende besondere Vorschriften, die weitgehend in den wichtigsten Punkten übereinstimmen. Von allgemeiner Bedeutung ist, daß die Hausentwässerungsanlagen *vor der Ausführung* in allen Teilen der Genehmigung der Aufsichtsbehörden unterliegen. Ebenso untersteht die Ausführung und Instanderhaltung der behördlichen Aufsicht und hat unter Einhaltung der allgemeinen technischen Vorschriften und den von der Behörde im Einzelfalle etwa aufgestellten besonderen Genehmigungsbedingungen zu erfolgen.

Die *Hausentwässerungen* (Abb. 92) gliedern sich in zwei Hauptgruppen von Leitungen, in die möglichst senkrecht anzuordnenden Falleitungen nebst Anschlüssen der Eingußableitungen aus den einzelnen Stockwerken und in die Ableitungen zu den Straßenkanälen. In baulicher Hinsicht ist es erforderlich, daß alle Ausgußstellen, Spülaborte, Pissoire usw. nebst deren Ableitungen frostsicher verlegt sein müssen. Über allen Eingüssen usw. müssen Hähne der Wasserleitung angebracht sein. Nach den allgemeinen Vorschriften ist jede unmittelbare Verbindung der Wasserleitung mit den Entwässerungsanlagen oder ihren Einrichtungen, wodurch ein Rücksaugen des Schmutzwassers oder der Luft aus diesen in die Wasserleitung möglich wäre, verboten.

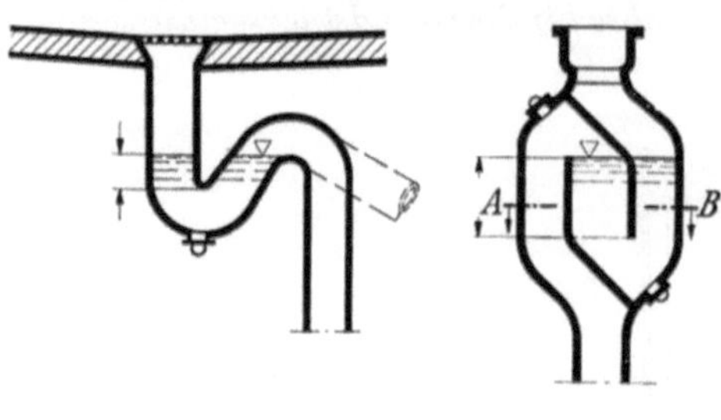

Abb. 93. Wasserverschlüsse.

In hygienischer Hinsicht besonders wichtig ist die Vermeidung des Austrittes der *Kanalluft* in die Wohnräume. Zu diesem Zwecke sind sämtliche Einlaufstellen mit *Geruchsverschlüssen* — am einfachsten Wasserverschlüssen — zu versehen, die zur Reinigung mit leicht zugänglichen, luftdicht verschließbaren Putzöffnungen in Form abschraubbarer Kappen versehen sind (s. Abb. 93). Der

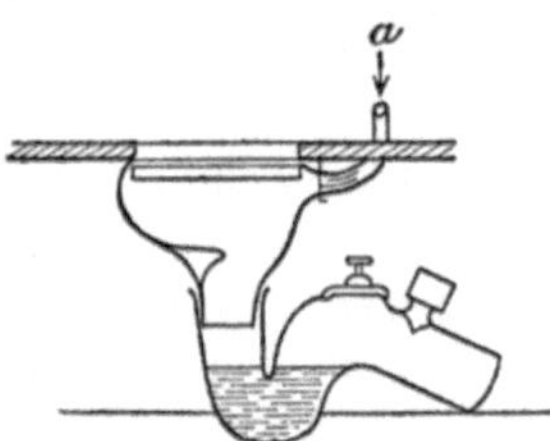

Abb. 94. Wasserspülklosett mit flachem Sitztrichter.   Abb. 95. Wasserspülklosett mit vertieftem Sitztrichter.

Abschluß der Kanalluft durch nur *einen* Hauswasserverschluß vor Eintritt in den Straßenkanal ist unzulässig und unzweckmäßig, da er sich erfahrungsgemäß häufig verstopft. Ableitungen der Bäder und Bideteinrichtungen sind ebenfalls mit Geruchsverschlüssen zu versehen.

Klosettanlagen sind mit ausreichenden Spülanlagen zu versehen. Sie sollen aus einem freistehenden Becken mit Geruchsverschluß und aufklappbarem Deckel versehen sein (s. Abb. 94 u. 95).

Massenspülaborte für Kasernen, Fabriken, Schulen usw. müssen besonders genehmigt werden. Die Spülwassermenge, welche für Einzelaborte etwa 8 bis 12 Liter beträgt, muß bei solchen Anlagen entsprechend vergrößert werden.

In hygienisch-ästhetischer Hinsicht sei darauf hingewiesen, daß die Aborträume in bezug auf die Lüftung, Größe und sonstige Ausstattung nicht als nebensächlich behandelt werden sollten.

Vom *Standpunkte der öffentlichen Gesundheitspflege* ist bei den Stadtentwässerungen und deren Betrieb besonders auf folgende Punkte zu achten:

Die Wahl des Entwässerungssystems unter Berücksichtigung der Ortslage, auf Grund von Untersuchungen der Vorflutverhältnisse; Überwachung der

Bauausführungen der Kanäle und Hausentwässerungen; Kontrolle des ausreichenden Luftwechsels in den Kanälen gegebenenfalls durch Untersuchungen der Kanalluft; Überwachung der Sinkkastenreinigung wegen der von ihrem faulenden Inhalte gegebenenfalls ausgehenden Geruchsbelästigung; Überwachung der Notauslässe hinsichtlich der Dauer ihrer Tätigkeit und der im Vorfluter in dieser Zeit auftretenden Verunreinigung; Überwachung der Gesundheit und der sachgemäßen Ausrüstung der Kanalspül- und -reinigungsmannschaften (besondere Dienstkleidung, die nur im Dienste getragen werden darf; Einrichtung von Bädern für diese Mannschaften u. ä.).

D. Abwasser und Vorfluter.

Von seltenen Ausnahmen abgesehen wird jedes Abwasser, das durch den Menschen und dessen Tätigkeit entsteht, schließlich von einem öffentlichen Gewässer aufgenommen werden. Die Aufgabe der Abwasserbeseitigung ist es nun, Schäden, die dadurch in dem Gewässer entstehen können (Fäulnis, Gestank, Fischsterben, Verminderung der Gebrauchsfähigkeit des Flußwassers), zu verhindern.

Die Frage, wieweit Abwasser nach dem heutigen Stande der Technik gereinigt werden kann, ist dahin zu beantworten, daß es technisch durchaus möglich ist, Abwasser durch mechanisch-biologische Behandlung und Entkeimung so weit zu reinigen, daß von einer Infektionsgefahr nicht mehr gesprochen werden kann.

Die weitere Frage ist es nun, ob in jedem Falle die Abwasserreinigung, welche natürlich erhebliche, mit dem Grade der verlangten Reinheit wachsende Kosten verursacht, technisch derart weit getrieben werden muß.

Diese Frage muß auch mit Rücksicht auf die daraus sich ergebende wirtschaftliche Belastung verneint werden. Der zu verlangende Grad der Abwasserreinigung wird vielmehr abhängig gemacht werden müssen von der Menge und Art der Abwässer einerseits und von der Beschaffenheit und Wasserführung des Vorfluters und seines Verschmutzungsgrades oberhalb der Einleitungsstelle andererseits, sowie der Verwendung seines Wassers unterhalb der Einleitungsstelle.

Die zu lösende Aufgabe besteht also nicht darin, Abwasser irgendwie und irgendwo zu übernehmen und es in irgendeinem Grade zu reinigen, sondern es ist jede Abwasseranlage nicht zuletzt auch mit Hinsicht auf die Belange der öffentlichen Gesundheitspflege nur ein Teilstück der großen zusammenhängenden Wasserwirtschaft, die nur im Zusammenhange und mit Berücksichtigung des ganzen Flußgebietes behandelt werden kann.

In der Regel wird sich nach den Forderungen, welche im Interesse der Gesundheitspflege gestellt werden müssen, das Höchst- und Mindestmaß der Anforderungen an die Beschaffenheit der in einen Vorfluter abzuleitenden Abwässer richten können. Denn, wenn die gesundheitlichen Forderungen erfüllt sind, wird damit auch allen billigen Ansprüchen Rechnung getragen, die im hauswirtschaftlichen, landwirtschaftlichen, gewerblichen oder fischereilichen Interesse — von Ausnahmefällen abgesehen — erhoben werden.

Ein maßgebender Faktor für den erforderlichen Reinheitsgrad der abzuleitenden Abwässer ist die *Verdünnung* (zur Zeit des maximalen Stundenablaufes) durch die Wasserführung des Vorfluters, und zwar zu Zeiten von Niedrigwasserführung. Der Umstand, daß das häusliche Abwasser erst bei einer über 30fachen Verdünnung seine Fäulnisfähigkeit verliert und daß unter unseren deutschen

Verhältnissen die Vorfluter in weitaus den meisten Fällen bereits durch Oberlieger mehr oder weniger weitgehend in Anspruch genommen sind, berechtigt zu der Forderung, daß im allgemeinen die Einleitung von fäulnisfähigem Abwasser nur dann statthaft und erträglich ist, wenn eine mindestens bis 60fache Verdünnung auch bei Niedrigwasserführung des Vorfluters sichergestellt ist. Derartig allgemeine Zahlen sollten aber nur mit großer Vorsicht auf den Einzelfall angewendet werden. Zu bemerken ist dabei, daß heutigentags in Deutschland — von einzelnen Ausnahmen abgesehen — die Möglichkeit nicht besteht, Abwasser der Gemeinden oder der Industrie *ohne jede Reinigung* dem Vorfluter zuzuführen.

Da die Grenze für die Zulässigkeit dieser oder jener Reinigung des Abwassers selbst bei eingehender Prüfung der örtlichen Verhältnisse vielfach nur schwer festgesetzt werden kann, so empfiehlt sich in zahlreichen Fällen ein schrittweises Vorgehen in der Weise, daß die Möglichkeit einer weitgehenden Abwasserreinigung vorgesehen, die Ausführung jedoch schrittweise von den Betriebsergebnissen bzw. der Einwirkung auf den Vorfluter abhängig gemacht wird.

Aus der Frage, wie weit die Reinigung des Abwassers vor Einleitung in den Vorfluter getrieben werden muß, ergibt sich die Vorfrage, mit welchen Mengen eingeleiteter Fremdstoffe er belastet werden kann, ohne daß die früher benannten Mißstände auftreten, d. h. also die Frage der *zulässigen Belastung*. Allgemein kann dieser Begriff durch eine Definition umrissen werden, die seit einigen Jahren in den wasserpolizeilichen Abwasser-Einleitungsgenehmigungen in Preußen sich findet:

„Das einzuleitende Abwasser muß von einer Beschaffenheit sein, daß es im Vorfluter keine Mißstände hervorruft. Es muß deshalb von gelösten und ungelösten Fremdstoffen so weit befreit sein, daß eine Schädigung der im Wasser des Vorfluters lebenden Pflanzen und Tiere, sowie eine Beeinträchtigung des Gemeingebrauches am Wasserlaufe vermieden wird. Die Temperatur des einzuleitenden Abwassers darf nicht höher sein als 35° C.‟

Was nun innerhalb der Grenzen der „zulässigen Belastung‟ dem Vorfluter zugemutet werden kann, hängt außer von den oben bereits besprochenen Verdünnungsverhältnissen von dessen biologischem *Selbstreinigungsvermögen* ab. Hierunter versteht man die natürliche Fähigkeit der Gewässer, eingeleitete Fremdstoffe in verhältnismäßig kurzer Zeit auszuscheiden oder so zu verarbeiten, daß die ursprüngliche Gewässerbeschaffenheit annähernd wieder erreicht wird. Diese Fähigkeit vermag sich sowohl auf anorganische wie auf organische Stoffe zu erstrecken.

Durch einen natürlichen Gehalt des Wassers des Vorfluters an Carbonaten, Bicarbonaten oder dem Kohlensäuregehalt kann eine gewisse Ausfällung bzw. Bindung eingeleiteter Säuren oder Alkalien eintreten (*Säure-* bzw. *Alkalibindungsvermögen*).

Die Verarbeitung von Fremdstoffen organischer Herkunft erfolgt durch deren Abbau, Umwandlung und Ausscheidung aus dem Wasser überwiegend auf Grund biologischer Vorgänge. Dabei werden diese zunächst vorwiegend durch reiche Mengen von Bakterien bewirkt (polysaprobe Zone), sodann durch Pilze und Algen (mesosaprobe Zone) und schließlich durch spezifische Tiere von den Einzellern bis zu den Fischen (oligosaprobe Zone). Jede dieser Zonen ist charakterisiert durch das vorwiegende Wachstum gewisser Organismen und chemischer Vorgänge.

Der *Zone der Polysaproben* eigentümlich ist der Reichtum an Schizomyceten, wie Sphaerotilus, Beggiatoa, Chromatium und (meist bakterienfressender) Flagellaten sowie Ciliaten.

In chemischer Hinsicht überwiegen Reduktionserscheinungen. Das Fehlen oder nur spurenweise Vorkommen von Sauerstoff wird festgestellt. Der weitgehende Sauerstoffmangel dieser Zone zeigt sich in der hohen Sauerstoffzehrung (s. S. 276). Der in dieser Zone an den Ufern und an der Gewässersohle sich findende Schlamm ist schwarz, enthält viel Schwefeleisen, riecht faulig oder nach Schwefelwasserstoff und entwickelt unter anderem Sumpfgas (Methan).

Die Zahl der auf üblicher Nährgelatine sich entwickelnden Keime wird leicht 1 Mio je Kubikzentimeter übersteigen. Ist das eingeleitete Abwasser ganz oder überwiegend städtischer Herkunft, wird es auch entsprechende Mengen von B. coli enthalten.

In einem Gewässer kann die Bildung einer polysaproben Zone auch dann eintreten, wenn z. B. in gestautem Wasser von oberhalb angetriebene Pilzflocken oder Schlammfladen sich ansammeln, absetzen und in Fäulnis übergehen.

Die *mesosaprobe Zone* — auch als Übergangszone bezeichnet — wird in eine der polysaproben sich anschließende α-mesosaprobe und eine der Reinwasserzone vorhergehende β-mesosaprobe Zone zerlegt.

Der α-*Teil dieser Zone* zeigt ein vorwiegendes Auftreten von Oscillatorien, Fusarium, Nematoden und Asellus im Schlamm, ferner z. B. Antophysa, Stentor und Carchesium. Der Bakteriengehalt ist beträchtlich und geht vielfach in die Hunderttausende im Kubikzentimeter. Die chemische Untersuchung läßt eine Zunahme der sich abspielenden Oxydationsvorgänge erkennen, ein gewisser, wenn auch meist geringer Sauerstoffgehalt ist vorhanden, der aber bei der Zehrungsprobe meist restlos verschwindet.

Die β-*mesosaprobe Zone* ist meist ausgezeichnet durch den Reichtum an Diatomaceen, Chlorophyceen und Rhizopoden, gewissen Ciliaten, Vermes und Rotatorien. Die Anzahl und Arten der Lebewesen ist reicher geworden, auch viele Fische finden hier ausreichende, zum Teil sehr günstige Lebensbedingungen. Der Bakteriengehalt ist meist auf unter 100000 je Kubikzentimeter gesunken. Chemisch betrachtet haben Oxydationsvorgänge die Oberhand gewonnen. Der Sauerstoffgehalt des Wassers ist erheblich, überschreitet mitunter den Sättigungswert infolge der Lebenstätigkeit chlorophyllhaltiger Lebewesen, die im Lichte Sauerstoff entwickeln.

Die *oligosaprobe Zone*, in der die Umwandlung der eingeleiteten organischen Fremdstoffe beendet ist, zeigt oft ein biologisch sehr reiches Leben der normalen Lebewesen des Wassers. Die bei der bakteriologischen Untersuchung sich ergebenden Keimzahlen bewegen sich im allgemeinen um 10 000 Keime je Kubikzentimeter. Der durch die chemische Untersuchung ermittelte Sauerstoffgehalt ist hoch, die Sauerstoffzehrung gering. Der hier am Ufer oder der Gewässersohle sich findende Schlamm ist nicht mehr schwarz, sondern hat ein der natürlichen Beschaffenheit und der Durchlüftung des Gewässers entsprechendes Aussehen. Er besteht aus mehr oder weniger bräunlich gefärbtem Detritus als letztem Überrest der oberhalb eingeleiteten organischen, jetzt abgebauten Fremdstoffe.

Werden in einen Vorfluter Stoffe abgeleitet, die lähmend oder gar abtötend auf die Lebewelt in Gewässer, die Träger der geschilderten „Selbstreinigung des Gewässers", wirken, kann diese Tätigkeit bis zum Erliegen geschädigt werden.

E. Die Abwasserreinigung.

Die Abwasserreinigungsanlagen werden unterschieden in:

1. Absiebungsanlagen. Ausscheidung der ungelösten (Sink- und Schwebe-) Stoffe nach Korngröße.

2. Absetzanlagen. Ausscheidung der ungelösten Stoffe durch ihre spezifische Schwere.

3. Chemische Kläranlagen. Durch Zusatz ausfällend wirkender Chemikalien werden gelöste Stoffe ausgefällt und zusammen mit dem Ungelösten in Absetzanlagen (2) ausgeschieden.

4. Biologische Anlagen. Ausscheidung und Abbau der durch 1 und 2 nicht beeinflußbaren, mehr oder weniger gelösten organischen Stoffe vorwiegend durch biologische Vorgänge.

5. *Entkeimung* des Abwassers.

6. *Behandlung und Entwässerung* des bei den Verfahren 1—4 entstehenden *Schlammes.*

Abwasser, das Anlagen der Ausführungsarten 1 und 2 durchlaufen hat, ist *mechanisch* gereinigt; das in Anlagen nach 4 behandelte Abwasser ist biologisch gereinigt; die Leistung der chemischen Kläranlagen liegt zwischen 2 und 4.

Je nach der „zulässigen Belastung des Vorfluters" im Sinne der vorher gemachten Ausführungen (S. 264) werden die genannten Arten der Abwasserreinigung entweder als selbständige Anlagen oder stufenweise hintereinandergeschaltet verwendet. Entsprechend der Art der vorwiegend die Belange der allgemeinen Gesundheitspflege herausstellenden Darstellung wird im nachfolgenden weniger auf die technische Gestaltung dieser Einrichtungen eingegangen werden, die stets Sache der ausgebildeten Fachkräfte sein muß, als vielmehr auf deren in der Praxis erreichbare Leistungen.

1. Absiebungsanlagen.

Als selbständige Reinigungsanlagen (Rechen oder Siebe) gelten sie infolge ihres Wirkungsgrades, der auch bei einer Absiebung der ungelösten Schmutzstoffe bis zu einer Korngröße von etwa 3 mm herab höchstens $^1/_3$ der Wirkung der unter 2 zu behandelnden Absetzanlagen beträgt, — von gewissen Einzelfällen abgesehen — als unwirtschaftlich. Ihr Vorteil liegt in dem geringen Raumbedarfe. Eine bei diesen Anlagen besonders in gesundheitlicher Hinsicht zu erhebende wichtige Forderung ist die Notwendigkeit der raschen und einwandfreien Beseitigung des leicht der faulenden und stinkenden Zersetzung unterliegenden Siebgutes (Rattenplage).

Die Menge des Siebgutes solcher Anlagen (Feinrechen, -siebe) beträgt etwa 15—20 l je Kopf und Jahr bei einer Absiebung bis zu 3 mm Korngröße. Bei kleineren Anlagen wird das Siebgut vergraben, bei großen Anlagen kommt Kompostierung mit Straßenkehricht, Ausfaulen in besonderen Faulräumen oder auch zusammen mit dem übrigen Schlamm (s. dort) gegebenenfalls nach Zerkleinerung durch besondere Quetsch- oder Zerreißanlagen oder Verbrennung in besonderen Öfen in Frage.

Als erste Stufe der Abwasserreinigung (Vorreinigung) werden meist feststehende Stabrechen mit einem Stababstand von 40—60 mm verwendet (Grobrechen), bei denen die Abstreifung des Siebgutes in größeren Anlagen maschinell, in kleineren aber im Handbetrieb erfolgt. Bei derartigen *Grobrechen* beläuft sich die Menge des Siebgutes etwa auf 2—3 l je Kopf und Jahr. Die Beseitigung dieser Rückstände geschieht grundsätzlich in der gleichen Art wie bei den Feinrechen.

2. Absetzanlagen.

Die von dem Abwasser bei gewöhnlich vorhandener Fließgeschwindigkeit mitgeführten ungelösten Stoffe setzen sich in dem zur Ruhe kommenden Abwasser mehr oder weniger weitgehend ab. Das Grundprinzip der Absetzanlagen ist es nun den Lauf des Abwassers so zu verlangsamen, daß ein möglichst großer Anteil sich durch Schwerkraftwirkung absetzt. Die Praxis hat gezeigt, daß es den Betrieb der Absetzanlagen, besonders die Behandlung des sich bildenden Schlammes merklich vereinfacht, wenn unter Benutzung des verschiedenen spezifischen Gewichtes der an dem Absetzvorgang beteiligten Stoffe ein gewissermaßen fraktioniertes Absetzen durchgeführt wird. Aus diesem Grunde werden je nach den örtlichen Verhältnissen und den besonderen Erfordernissen der Anlage Spezialkonstruktionen den eigentlichen Absetzbecken vorgeschaltet, wie *Ölfänge* und *Sandfänge*, in denen eine möglichst weitgehende Abscheidung der Öl- und Sandbestandteile des Abwassers bewirkt wird.

Die nach einer solchen Vorbehandlung des Abwassers zur Abscheidung der Hauptmenge der ungelösten Stoffe bestimmten Anlagen sind derart bemessen, daß die Fließgeschwindigkeit des Abwassers bis auf 15 mm und weniger je Sekunde herabgesetzt wird. Die Praxis hat gezeigt, daß bei richtiger konstruktiver Durchbildung solcher Becken ein Aufenthalt von $1^1/_2$—2 Stunden ausreichend ist, um den weitaus größten Teil der *absetzbaren* ungelösten Stoffe zur Abscheidung zu bringen (über 90%), was etwa 60—70% der durch Filtrierung —

etwa durch Filterpapier — nachweisbaren ungelösten Abwasserbestandteilen entsprechen dürfte. Dieser Unterschied ist daraus zu erklären, daß zwar alle ungelösten Abwasserstoffe abfiltrierbar, nicht aber *absetzfähig* sind.

Bestanden zunächst die Absetzanlagen aus Becken mit horizontalem, oder Brunnen mit vertikalem Durchlaufe, aus denen der abgesetzte, mehr oder weniger in Fäulnis übergegangene Schlamm periodisch, z. B. durch Wasserüberdruck oder nach Ablassen des überstehenden Abwassers in mehr oder weniger primitiver Weise mit Hilfe menschlicher Arbeit entfernt wurde, so werden bei den modernen derartigen Konstruktionen Verfahren angewendet, welche automatisch oder maschinell die Schlammabtrennung bewirken. Man unterscheidet *zweistöckige Anlagen*, bei denen das sich absetzende Ungelöste durch seine eigene Schwere in einen besonderen Schlammraum abgleitet (als Typus sei der Emscherbrunnen genannt), und *einstöckige Anlagen*, in denen der sich abscheidende Schlamm entweder durch Gestaltung der Sohle des Absetzraumes oder durch Anwendung von Kratzvorrichtungen an einem Tiefpunkte gesammelt und von dort — meist durch Wasserüberdruck oder auch durch Hebewerke in besondere Schlammräume gebracht wird. Diese konstruktiven Ausgestaltungen der Absetzanlagen verhindern, daß der sich abscheidende Schlamm — ein besonders bei entsprechender Witterung überaus rasch in stinkende Zersetzung (Fäulnis) übergehendes Material — das von den absetzbaren Schwebestoffen befreite Abwasser infiziert, also zum Faulen bringt. Auf diese Weise wird erreicht, daß das schwebestofffreie Abwasser, obwohl es an sich fäulnisfähig ist, bei dem Durchflusse durch die Absetzanlage keine nachteilige Änderung erfährt (Frischwasserkläranlagen). Ein weiterer, sehr wesentlicher Vorteil dieser Anlagen ist der, daß die von derartigen Absetzanlagen ausgehenden Geruchsbelästigungen der Umwelt bei richtigem Betriebe auf ein Mindestmaß herabgedrückt werden. Die je Kopf und Tag abgeschiedene Schlammenge wird auf 1,5—2 l angegeben (Behandlung des Schlammes s. S. 272).

Die Zahl der Einzelkonstruktionen solcher Anlagen ist außerordentlich groß und ein Eingehen hierauf erscheint untunlich, auch mit Hinblick auf die Tatsache, daß die Entscheidung, welche Ausführungsart im Einzelfalle vorteilhaft Anwendung finden kann, dem Fachtechniker vorbehalten bleiben muß.

Ist in einer Stadt die *Trennentwässerung* (s. S. 259) durchgeführt, führt also das Schmutzwassernetz meist nur verhältnismäßig wenig Regenwasser ab (etwa 10—20% des normalen), kann die betreffende Kläranlage diese Menge bei den üblichen Abmessungen ohne weiteres bewältigen.

Bei Entwässerung nach dem *Mischsystem* (s. S. 259) werden zur Entlastung des Kanalnetzes an geeigneten Stellen meist Regenauslässe (Notauslässe s. S. 259) angeordnet, die zu Regenzeiten meist bei 5facher Verdünnung durch Regenwasser (1 Abwasser + 4 Regenwasser) in Tätigkeit treten, also verdünntes Abwasser dem Vorfluter direkt zuführen. Nach den Erfahrungen führt es — besonders in den ersten Anteilen eine kaum geringere Schmutzmenge wie das normale städtische Abwasser. Die Vorflutbelastung ist daher unter Umständen erheblich. Man hat daher in solche Notauslässe (Regenwasserauslässe) Vorrichtungen eingebaut zur Zurückhaltung des Ungelösten *(Notauslaßkläranlagen)* wie Abweiswände vor der Überfallschwelle, Sieb- oder Rechenkonstruktionen auf der Überfallschwelle, oder Absetzablagen u. ä. Alle diese Vorrichtungen erfüllen ihren Zweck aber bisher nur unvollkommen und es bedarf noch weiterer Versuche in dieser Hinsicht.

Das zu Regenzeiten aus dem durch Notauslässe entlasteten Kanalnetze der Kläranlage bis zu der fünffachen Menge des Normalen zulaufende Abwasser wird dort im Betriebe erhebliche Schwierigkeiten bereiten und ein Teil dieser Abwassermenge wird auch dort dem Vorfluter ungereinigt oder teilgereinigt zufließen. Bei den erhöhten Reinigungsansprüchen, die infolge der starken Inanspruchnahme des Wasserschatzes in Deutschland an die Abwasserreinigung werden gestellt werden müssen, wird der Frage der Reinigung auch dieser Wassermengen in *Regenwasserkläranlagen* auch in gesundheitlicher Hinsicht eine erhöhte Wichtigkeit zugemessen werden müssen.

3. Chemische Kläranlagen.

Zweck des Zusatzes des Fällungsmittels ist die Ausflockung des nicht absetzbaren Ungelösten (Schwebestoffe) und Teilausfällung der Abwasserkolloide. Angewendete Fällungsmittel sind vorwiegend Ferrisulfat, Ferrichlorid, Aluminiumsulfat und Kalk. Der Verbrauch an Fällungsmitteln wächst mit der Abwasserkonzentration und wird am besten durch

Versuche ermittelt. Abwassermenge und Menge des Zusatzmittels müssen sich einander anpassen, damit der Ausflockungspunkt stets eingehalten werden kann; auch die dauernde Beobachtung des p_H-Wertes ist aus diesem Grunde, wenn rationell und erfolgreich gearbeitet werden soll, notwendig. Die in den Fällungsbecken sich ausscheidenden Schlammengen werden durch die verwendeten Fällungsmittel stark vermehrt und betragen etwa das 3—5fache der Menge ohne Fällungsmittel.

Die früher in Deutschland in verhältnismäßig großem Ausmaße geübte chemische Abwasserklärung, die im Anfange dieses Jahrhunderts durch die neu auftauchende biologische Abwasserreinigung fast ganz verdrängt worden war, bietet unter Verwendung der eigentlich für die Wasseraufbereitung ausgearbeiteten verfeinerten Verfahren auch für die Abwasserbehandlung gewisse Aussichten. Geeignet sind hierfür vor allem die Fälle, in denen bei Städten mit starker Industrie die biologische Reinigung des Abwassers auf Schwierigkeiten stößt. Das eigentlichste und umfangreichste Anwendungsgebiet der chemischen Fällung ist die Reinigung der gewerblichen Abwässer.

4. Biologische Anlagen.

Dienten die vorstehend besprochenen Einrichtungen (Absieb-, Absetzanlagen) im wesentlichen der Ausscheidung des Ungelösten aus dem Abwasser, so nehmen die *„biologischen Anlagen"* zur weitergehenden Befreiung des Abwassers von Fremdstoffen die Mitwirkung der Kleinlebewesen und des Sauerstoffes der Luft zu Hilfe und folgen damit den Vorgängen, wie sie sich in der freien Natur überall abspielen, sei es im Boden, sei es im Wasser. Die Art und Weise dieses Vorganges in seiner Stufenfolge wurde bei dem Vorgange „der Selbstreinigung" (s. S. 263—265) geschildert. Die im Boden sich abspielenden Vorgänge sind in ihrer Wirkung durchaus gleichartig. Diese Lebensvorgänge werden je nach der technischen Ausbildung der biologischen Anlage räumlich und zeitlich zusammengedrängt, also intensiviert. Die technischen Einrichtungen sind a) Verrieselung auf Land (Rieselfelder), b) Abwasserteiche, c) Füll- und Tropfkörper und d) Belebungsanlagen.

Rieselfelder und Füll- sowie Tropfkörper arbeiten mehr mit Kleinlebewesen des Bodens, Abwasserteiche und Belebungsanlagen mit solchen des Wassers. Rieselfelder und Abwasserteiche sind „natürliche" Einrichtungen, Füll- bzw. Tropfkörper und Belebungsanlagen sind ihre auf geringerer Fläche etwa das gleiche leistenden „künstlichen" Nachahmungen.

a) Abwasserverrieselung auf Land (Rieselfelder) ist die älteste Art der Abwasserreinigung. Die Wirkung besteht darin, daß die Schmutzstoffe des Abwassers bei dem Durchgange durch den Boden an diesem haften bleiben und dann durch Kleinlebewesen abgebaut werden.

Wird der Hauptwert solcher Anlagen auf die auf möglichst kleiner Fläche durchzuführende *Abwasserreinigung* gelegt, kann bei geeignetem Boden mit einer Belastung von 250—500 Einwohnern je Hektar gerechnet werden. In einem solchen Falle muß, da erfahrungsgemäß jeder Boden auf die Dauer nur eine seiner Beschaffenheit entsprechende Menge Abwasser bzw. Menge an Schmutzstoffen verarbeiten kann, die Rieselfläche mit einem entsprechend dicht und in mindestens 1 m Tiefe verlegtem Netz von Sickerleitungen versehen werden. Diese Sickerleitungen führen das durch den Boden gesickerte, nunmehr gereinigte Abwasser zum Vorfluter ab, halten den Grundwasserstand entsprechend tief und bewirken eine intensive Durchlüftung des Bodens, sorgen also dafür, daß der zum Abbau der organischen Abwasserstoffe erforderliche Sauerstoff stets in genügender Menge im Boden vorhanden ist.

Wird auf die *landwirtschaftliche Ausnutzung* derartig hergerichteter Landflächen verzichtet, kann bei durchlässigem Boden die Belastung auf 2000 Einwohner und mehr je Hektar gesteigert werden *(Bodenfilter)*.

Derartige Bodenfilter werden in der Praxis bei allen Rieselfeldern eingerichtet und betrieben, um das Abwasser zu den Zeiten, in denen die landwirtschaftlich genutzten Flächen das Abwasser nicht aufnehmen können (z. B. zu Regenzeiten) unterzubringen und zu reinigen.

Eine andere Art der Verwendung des Bodens bei der Abwasserreinigung ist die *Untergrundverrieselung*. Voraussetzung dafür ist ein Grundwasserstand von mindestens 2 m unter Gelände, durchlässiger Boden und hinreichend große Flächen. Das bei Anwendung dieser Beseitigungsart am besten durch Faulräume vorgereinigte Abwasser wird in ein etwa 0,5—1 m tief in den Boden eingelegtes Netz von mit grobem Material umpackten Sickerrohren stoßweise eingeleitet und versickert im Untergrunde.

Das Verfahren wird überwiegend im Anschluß an entsprechende Haus-, Siedlungs- oder Kleinkläranlagen verwendet. Bei mittlerem Boden sind an Flächen etwa 50 qm je Kopf, an Sickerleitung 15 m je Kopf erforderlich. Belüftung der Sickerleitungen ist wünschenswert. Zur Wasserversorgung sollte das Grundwasser eines solchen Grundstückes nicht oder doch nur mit großer Vorsicht verwendet werden.

Wird die *landwirtschaftliche Verwertung* des Abwassers in den Vordergrund gestellt, wie dies in Deutschland der Sachlage entspricht, wird also der Hauptwert auf die Ausnutzung der Pflanzennährstoffe des Abwassers, des Humus- und des Anfeuchtungswertes gelegt, muß die Belastung der zu berieselnden Flächen auf etwa 100 Einwohner je Hektar herabgesetzt werden. Auf die Verlegung von Sickerleitungen kann bei geeignetem, also durchlässigem Boden und günstigen Grundwasserverhältnissen verzichtet werden.

Die weitgehendste Ausnutzung der landwirtschaftlich nutzbaren Faktoren des Abwassers erfolgt durch die *Abwasserverregnung*, bei welcher mit einer Belastung von rund 50 Einwohnern je Hektar gerechnet wird. Die Verregnung kommt natürlich nur in gewissen Zeiten der Vegetationsentwicklung in Frage. Daher muß außerhalb dieser Zeit für eine anderweitige Unterbringung gesorgt werden (z. B. Bodenfilter).

Bemerkt sei, daß das städtische Abwasser keinen ausgeglichenen Dünger im landwirtschaftlichen Sinne darstellt; es enthält z. B. Stickstoff im Übermaße und zu wenig Kalk. Alle Rieselflächen bedürfen daher einer verstärkten Kalkung. Die vorteilhafteste landwirtschaftliche Ausnutzung des Abwassers liegt wohl in der Berieselung oder Beregnung von Grünland (Weiden u. ä.), da das gewonnene Viehfutter neben erhöhten Mengenerträgnissen auch einen erhöhten Eiweißgehalt zeigt.

Besondere Aufmerksamkeit hat man der Frage der *Verbreitung von Infektionen durch die Rieselfelder* oder deren Erträgnisse zugewendet.

Da in dem städtischen Abwasser eine gewisse Menge von Infektionskeimen stets vorhanden ist, und da deren Unschädlichmachung nach den vorliegenden Erfahrungen weder im Abwasser selbst, noch auch im Boden in kürzester Zeit vor sich geht, ist eigentlich zu erwarten, daß bei Rieselfeldarbeitern, Rieselfeldpächtern, ebenso wie bei Kanalarbeitern, die doch vielfach und unvermeidbar in Berührung mit dem Abwasser kommen, ein häufigeres Vorkommen von Infektionskrankheiten zu beobachten ist. Dies scheint jedoch nicht der Fall zu sein.

Bezüglich der Einwandfreiheit der bei der landwirtschaftlichen Verwertung gewonnenen Erträgnisse gehen die Erfahrungen dahin, daß Infektionseinzelfälle nachgewiesen werden konnten. Jedenfalls sollte bei Feldfrüchten, die in ungekochtem Zustande zum menschlichen Genuß gelangen, eine Kopfdüngung, wie sie z. B. durch die Abwasserverregnung bewirkt wird, oder bei Staurieselei eintreten kann, zum mindesten in den letzten Wochen vor der Ernte unterbleiben. Bezüglich der Übertragung von Bandwurm auf dem Wege über die Rieselfelder scheinen die Verhältnisse noch weiterer Klärung zu bedürfen.

b) Abwasserteiche. Der Vorgang der Abwasserreinigung in Teichen entspricht dem der Selbstreinigung (s. S. 263—265). Soll eine landwirtschaftliche Nutzung solcher Abwasserteiche durch *Fischzucht* erfolgen, muß die Bildung der polysaproben Zone (s. dort) so gut wie vollständig vermieden, die der α mesosaproben Zone auf ein Mindestmaß beschränkt werden, da die ungenügenden Sauerstoffverhältnisse in diesen Zonen eine Fischzucht ausschließen. Die Erfahrung hat gezeigt, daß ausreichend günstige Verhältnisse sowohl hinsichtlich der Abwasserreinigung als auch der Fischzucht dann vorliegen, wenn das Abwasser vor Einleitung in den Teich *weitgehend* vom Ungelösten durch Vorbehandlung in Absetzanlagen befreit ist, wenn das so vorbehandelte Abwasser mit der vierfachen Menge normalen Bach- oder Flußwasser vor Einleitung vermischt wird, wenn die Mischwassereinleitung nicht an einer Stelle, sondern an möglichst viel Stellen erfolgt und der Aufenthalt des Mischwassers in dem durchschnittlich 1 m tiefen Teich etwa 48 Stunden beträgt.

Der Flächenbedarf wird auf 1 ha je 2000 Einwohner, der Ertrag auf 500 kg Fischfleisch (Karpfen, Schleien, Regenbogenforellen) je Hektar/Jahr angegeben.

c) Füll- und Tropfkörper. Dieses Verfahren — auch Oxydationsverfahren (Oxydationskörper) benannt — verwendet grobporiges Material, das eine rauhe Oberfläche besitzt und möglichst verwitterungsbeständig ist. Das Material (harter sog. Hütten- oder Schmelzkoks, zerkleinerte Klinker oder Ziegelsteine oder sonstige Steine oder Schlacken mit muscheligem Bruch, Syntoporit u. ä.) wird aufgeschüttet auf wasserundurchlässiger Sohle, die das von oben durchsickernde Abwasser glatt ablaufen läßt, so daß sich nirgends Schlamm ablagern, und die Luft frei von unten durch das Material streichen kann. Die Brocken überziehen sich bei der Überrieselung mit Abwasser innerhalb einer je nach den Witterungsverhältnissen zwei bis mehrere Wochen dauernden Reifung (Einarbeitungszeit) mit schleimigen organischen Häuten, in denen unter Mitwirkung von Kleinlebewesen die Abwasserreinigung vor sich geht.

Ursprünglich hat man die biologischen Körper in wasserdichte Becken eingebaut — in Anlehnung an die Konstruktion der Sandfilter bei der Wasserreinigung —, die abwechselnd mit Abwasser gefüllt und dann zur Belüftung entleert wurden (Füllkörper). In der weiteren Entwicklung dieser Einrichtungen verzichtet man auf den intermittierenden Betrieb, läßt die Abflußrohre dauernd offen, verteilt das Abwasser durch besondere Verteilungseinrichtungen möglichst gleichmäßig über die Körperoberfläche (Tropfkörper s. Abb. 96). Das Abwasser rieselt mehr oder weniger in Tropfen aufgelöst durch die von der Luft dauernd umspülten Materialbrocken bis zum Boden. Das Durchtropfen dauert etwa 1 Stunde. Das Wasser wäscht dabei stets einen Teil des lebenden oder abgestorbenen Kleinlebens

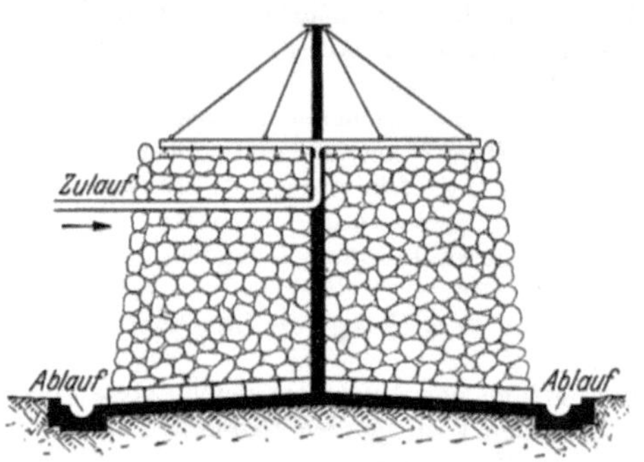

Abb. 96. Offener Tropfkörper mit Drehsprenger ($^1/_{100}$ natürl. Größe).

und der verbrauchten Stoffe von den Brocken ab, und führt sie als flockigen Schlamm im Abflusse mit ab. Bei richtiger Bauart — besonders wichtig ist das ausreichende Sohlengefälle und ein genügender Luftraum über der Sohle bis zum eigentlichen Körpermaterial — und gutem Betriebe halten sich solche Körper dauernd rein und verschlammen nicht.

Die Korngröße des Materials kann 2 bis 8 cm betragen. Je kleiner das Korn, desto größer ist die wirksame Oberfläche, aber um so schlechter die Lüftung. Hohe Tropfkörper müssen wegen der Lüftung grobkörniger gebaut werden als niedrige. Die Schichthöhe des Materials solcher Tropfkörper sollte im allgemeinen 2 m nicht wesentlich unterschreiten. Ein brauchbares Maß für die Größenbemessung ist bei voller biologischer Reinigung die Belastung mit 4 Einwohnern je Kubikmeter Körpermaterial. Bei einem Wasserverbrauch von 150 l entspricht dies 0,6 cbm Abwasser je 1 cbm Körpermaterial. Bei allzugroßer Abweichung der Abwasserkonzentration nach oben oder nach unten bedarf die Körperberechnung nach der Einwohnerzahl einer gewissen Korrektur.

Bei Regenwetter können die Tropfkörper vorübergehend die $1^1/_2$—2fache Abwassermenge reinigen.

Wenn Tropfkörper normaler Bauart dauernd befriedigendes leisten sollen, muß das Abwasser in einer guten Absetzanlage zuvor von dem absetzbaren Ungelösten befreit werden. Der aus dem Tropfkörper von dem Ablaufe ausgewaschene Schlamm sollte in allen Fällen nicht in den Vorfluter zum Ablauf kommen, sondern in einer *nachgeschalteten Absetzanlage* mit etwa 1—2 Stunden Durchflußzeit zurückgehalten werden.

Den Geruch der Tropfkörper hält man dadurch gering, daß man dafür sorgt, daß das Abwasser möglich frisch den Körpern zugeführt wird. Die lästige Abwasserfliege Psychoda läßt sich durch zeitweiligen Chlorzusatz bekämpfen. Auch die Anlage von Hecken nach Art der *Vogelschutzgehölze* rings um die Kläranlage ist vorteilhaft.

Neuere Untersuchungen haben gezeigt, daß man die mengenmäßige Leistung von Tropfkörpern durch künstliche Belüftung unter Umbauung und durch gewisse Änderungen in der Betriebsweise erhöhen kann. Wieweit die Leistung der sog. *Hochleistungstropfkörper* gesteigert werden kann, steht noch nicht fest. Eine solche Umbauung der Tropfkörper sichert jedenfalls eine radikale Bekämpfung der oben erwähnten Geruchsbelästigung und Fliegenplage.

d) Belebungsanlagen. Die nach dem Verfahren der Schlammbelebung arbeitenden Anlagen stellen eine künstlich verstärkte, auf kleinem Raume und zeitlich zusammengedrängte „Selbstreinigung" dar. Dabei wird durch künstliche Luftzufuhr zum Abwasser gesorgt, daß die Lebewesen trotz ihrer Anhäufung stets genügend Sauerstoff finden unter gleichzeitiger Bewegung des Wassers, damit der bei dem Vorgange der Oxydation sich bildende Flockenschlamm sich nirgends in der Belebungsanlage zu Boden setzen und infolge Sauerstoffmangel zum Faulen kommen kann.

Es handelt sich um den gleichen Vorgang wie in den Tropfkörpern, nur daß die in einer gewissen Reifungsperiode sich bildenden schleimigen Häutchen nicht auf Material festsitzen, sondern von der Luft oder mechanisch aufgewirbelt dauernd mit dem Abwasser in Berührung gehalten werden.

Belebungsanlagen brauchen weniger Platz wie Tropfkörper und sind frei von lästigem Geruch, sowie Fliegen.

Wie bei den Tropfkörpern ist auch bei den Belebungsanlagen eine gute *Vorreinigung* des Abwassers durch Absetzanlagen erforderlich zur Erreichung einer guten Wirkung. Die Menge Schlamm, die sich in Belebungsanlagen bildet, ist erheblich und beträgt je nach der Art und Wirkung der Vorreinigung und seinem Wassergehalte 2—5 l je Kopf und Tag.

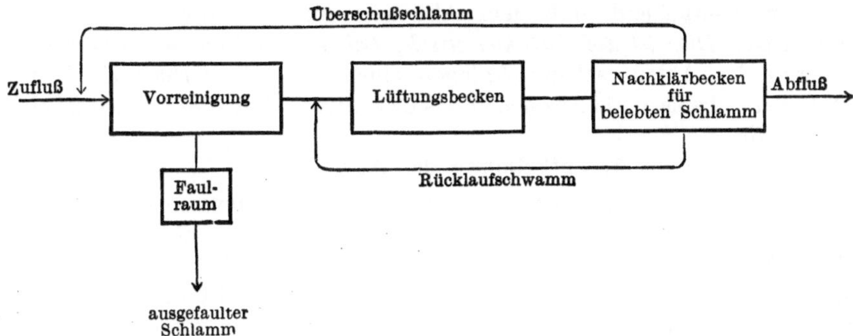

Abb. 97. Schema des Belebtschlammverfahrens. (Nach IMHOFF.)

Bei allen Belebungsanlagen ist der Reinigungsverlauf derart (s. Abb. 97), daß das in einer Absetzanlage vorgereinigte Abwasser dem Belebungsbecken zuläuft. Auf diesem Wege erhält das nunmehr von seinen ungelösten absetzbaren Stoffen befreite Abwasser zusätzlich eine gewisse Menge des Flockenschlammes zugesetzt, der aus dem Ablaufe des Belebungsbeckens in einer nachgeschalteten II. Absetzanlage gewonnen wurde. Diese Mischung von Abwasser und belebtem Schlamme fließt — in ständiger Bewegung gehalten, sei es durch Einblasen von Luft oder durch mechanische Rührvorrichtungen — durch das Belebungsbecken und gelangt von da zu der nachgeschalteten Absetzanlage. Dort trennt sich Wasser und Schlamm. Das Wasser läuft zum Vorfluter, der ausgeschiedene Schlamm gelangt zum Teil als Rücknahmeschlamm zum Belebungsbecken, zum Teil aber, da seine Menge naturgemäß immer zunimmt, wird er zur Abwasservorreinigungsanlage gepumpt und scheidet sich dort mit dem Ungelösten des Abwassers ab.

Die Größe der Belebungsbecken hängt sehr von der Art der Belüftung, der Abwassermenge und -konzentration ab. Die Berechnung nach Art der Tropfkörper auf Grund der angeschlossenen Bevölkerung scheint schwierig zu sein. Die im Schrifttum angegebenen Zahlen bewegen sich etwa zwischen 6—24 Stunden Aufenthaltszeiten in den Belebungsbecken. Für die Becken der Nachreinigung genügt eine solche von 1—2 Stunden.

Die Wirkung von Belebungsanlagen ist sehr gut bei sorgfältig und sachgemäß durchgeführtem Betriebe. Gegen Konzentrationsänderungen sowie Fehler in der Betriebsführung sind diese Anlagen empfindlicher wie Tropfkörper.

Über die *Leistungen der unter 1—4 besprochenen Kläranlagen* sei zusammenfassend folgendes ausgeführt:

Die Reinigung des Abwassers hat den Zweck, das durch den Gebrauch in Haus und Industrie verunreinigte Wasser seinem ursprünglichen Zustande wieder nahezubringen.

Die unter 1 (Absiebungsanlagen) und 2 (Absetzanlagen) behandelten Einrichtungen bewirken mehr oder weniger weitgehend die Ausscheidung des im Abwasser vorhandenen Ungelösten. Der Gehalt des Abwassers an gelösten und halbgelösten (kolloiden) Stoffen wird nicht oder unwesentlich beeinflußt. *Die*

Fäulnisfähigkeit des vom Ungelösten befreiten Abwassers bleibt meist bestehen, d. h. bei Aufbewahrung einer Probe eines solchen Abwassers wird bald die Bildung von Schwefelwasserstoff sich bemerkbar machen.

Die unter 3 genannte chemische Klärung fällt nur selten die ungelösten und halbgelösten Abwasserstoffe so weit aus, daß die Fäulnisfähigkeit des Abwassers aufgehoben wird, die Absetzwirkung ist aber gesteigert und erstreckt sich auch auf einen gewissen Anteil der Kolloide. Die Fäulnisfähigkeit wird gemindert, besteht aber meist noch.

Die an 4. Stelle genannten biologischen Anlagen bewirken die Ausscheidung und den Abbau besonders der organisch gelösten und halbgelösten Abwasserstoffe derart weitgehend, daß dem Abwasser nunmehr die Fäulnisfähigkeit genommen ist. *Dies ist die charakteristische Leistung biologischer Anlagen.* Daneben kann der Ablauf solcher Anlagen einen gewissen Gehalt an Nitraten bzw. Nitriten aufweisen als Anzeichen des oxydativen Abbaues stickstoffhaltiger Abwasserstoffe.

5. Entkeimung des Abwassers.

Eine vollständige und sichere Beseitigung der Abwasserbakterien, insbesondere der Krankheitserreger vermag keines der genannten Verfahren zu bewirken. Ist eine solche erforderlich, so muß dauernd oder zeitweise eine *Desinfektion des Abwassers* erfolgen und zwar mit Rücksicht auf die Sicherheit des Erfolges zweckmäßig des gereinigten Abwassers, da in diesem Krankheitserreger in geringerer Menge vorhanden sind und daher durch geringere Mengen des Entkeimungsmittels wirksam vernichtet werden.

Die Entkeimung soll nicht einer Sterilisation gleichkommen und auch alle Saprophyten vernichten, sondern es genügt, wenn nach der Entkeimung Vertreter der Coligruppe nicht mehr lebensfähig sind.

Diese Behandlung des Abwassers wird mittels Chlorkalk oder jetzt meist mittels Chlor vorgenommen durch Einrichtungen wie sie bei der Chlorung von Trinkwasser Anwendung finden (s. S. 237).

Die Menge des erforderlichen Chlores ist von der Beschaffenheit des zu entkeimenden Abwassers abhängig. Als Anhaltspunkt mögen folgende Zahlen dienen:

	benötigte Chlormenge mg/l
Rohabwasser	25—30
Abfluß von Absetzbecken	15—20
Abfluß von Tropfkörpern	10—15
Abfluß der Schlammbelebung	1—2

Auch zu vielen anderen Zwecken kann Chlor bei der Abwasserreinigung verwendet werden, z. B. zur Bindung von Geruch (4 mg/l), zur Bekämpfung der Fliegenplage bei Tropfkörpern, zur Sicherung von Flußwasser, Badeplätzen usw., gegen Seuchengefahr. Bei der Verwendung von Chlor ist zu beachten, daß Fische gegen freies Chlor sehr empfindlich sind.

6. Behandlung des bei der Abwasserreinigung entstehenden Schlammes.

Schlamm entsteht bei der Abwasserreinigung, in den Absetzanlagen der Vorreinigung und der Nachreinigung. Beide Schlammarten werden meist gemeinsam der Weiterbehandlung unterzogen.

Die in Deutschland in den weitaus meisten Fällen geübte Art ist die *Schlammfaulung*. Andere Verfahren, wie Entwässern eventuell unter Chemikalienzusatz durch Pressen oder Trocknung durch Wärme finden sich nur selten.

Der aus städtischem Abwasser in Absetzanlagen abgeschiedene Schlamm hat i. M. einen Wassergehalt von 95—98% Wasser, stellt also ein mit den ungelösten Abwasserstoffen angereichertes Schlammwasser dar. Die Menge des zersetzlichen stickstoff- und kohlenstoffhaltigen organischen Materials beträgt etwa 50—60% des Trockenrückstandes. Hauptsächlich durch die Lebenstätigkeit von Bakterien geht der Schlamm unter anaeroben Verhältnissen rasch in Gärung und dann in Fäulnis über. Bei frischem Schlamm überwiegt zunächst die saure Gärung unter Entwicklung von Kohlensäure und Wasserstoff, wobei seine Reaktion in das saure Gebiet übergeht. Nach einiger Zeit weicht dieser Vorgang einer alkalischen Zersetzung, „Fäulnis", bei der überwiegend (bis etwa 80% der entwickelten Gase) *Sumpfgas* (Methan) entsteht neben Kohlensäure.

Die saure Gärung stellt infolge der damit verbundenen Geruchsbelästigung, ihres trägen Verlaufes und der schlechten Entwässerbarkeit des Schlammes eine höchst unerwünschte Erscheinung in der Technik der Abwasserreinigung dar. Dagegen ist die alkalische Fäulnis des Schlammes fast frei von belästigenden Gerüchen — besonders wenn dies unter Wasser erfolgt — und verläuft unter weitgehender Zerstörung der im Schlamme enthaltenen, die Entwässerung desselben hindernden Kolloide. Der ausgefaulte Schlamm ist tiefschwarz, von gummiartigem bis teerartigem Geruch; er gibt sein Wasser leicht bis auf 80% Wassergehalt und weniger ab, was einer Volumenverminderung auf etwa $^1/_5$ und mehr entspricht.

Die zur Beschleunigung und Sicherstellung der alkalischen Fäulnis in Schlammfaulräumen angewendeten Maßnahmen sind: Vermischung des Frischschlammes mit bereits eingearbeitetem Schlamm; die ständige Durchmischung des Schlammes in den Faulräumen; die Erwärmung der Faulräume auf die zur Faulung günstigste Temperatur; Zusatz von verrottetem Laub zum Faulraum.

Die Vermischung des Frischschlammes mit bereits eingearbeitetem Schlamm erfolgt in den zweistöckigen Absetzanlagen (s. dort) von selbst, während bei einstöckigen Anlagen, also solchen mit nebengelagerten Faulräumen dies künstlich herbeigeführt wird durch Anwendung von Rührwerken, Umpumpen und ähnliches.

Erfahrungsgemäß hören die Faulvorgänge bei etwa unter $+ 6^0$ C auf und erreichen ihr Optimum bei 25—30⁰ C. Diese Erfahrung zeigt die Wichtigkeit einer guten Wärmeisolierung für Faulräume.

In dem Gase, welches sich in solchen, gut eingearbeiteten Faulräumen entwickelt, sind bis zu 80% Methan enthalten; es besitzt infolgedessen etwa den doppelten Heizwert des von städtischen Gasanstalten gelieferten Steinkohlengases. Die entstehende Gasmenge beträgt etwa 8—12 Liter je Kopf der an die Kläranlage angeschlossenen Bevölkerung. Die Verwertung des hochwertigen Gases als Motortreibstoff oder als Zusatz zum Stadtgas ist verschiedentlich mit Erfolg durchgeführt worden.

Für die Berechnung der Größe der Faulräume hat sich als Mindestzahl die von 30 l/Kopf bewährt, bei einer mittleren Jahrestemperatur von 16⁰ C; bei geringeren durchschnittlichen Wärmegraden sind die Schlammfaulräume größer zu bemessen. Bei höherer Temperatur besonders wenn sie mittels des gewonnenen Gases künstlich geheizt werden, können sie kleiner gehalten werden, was für die Baukosten eine Rolle spielt.

Bei dem Betriebe solcher Gasgewinnungsanlagen ist besonders zu berücksichtigen, daß Methan in Mischung mit Luft explosive Gasgemische liefert, ein Eindringen von Luft zum Faulgas also mit Sicherheit vermieden werden muß.

Die endgültige Beseitigung des Schlammes, welche in verschiedenster Weise vorgenommen werden kann (z. B. durch Abfuhr und Versenkung in das Meer mittels besonderer Spezialschiffe, durch Verteilen und Vergraben auf Gelände in flüssigem oder entwässertem Zustande, durch Entwässerung auf Sickerbeeten, in Filterpressen, Saugfiltern und Schlammzentrifugen oder durch Verbrennen nach Vermischung mit Brennstoffen) wird in Deutschland unter den bestehenden

Verhältnissen wegen der in diesem Material vorhandenen, den Pflanzenwuchs fördernden Stoffen vorwiegend in der Methode der landwirtschaftlichen bzw. gärtnerischen Verwertung zu suchen sein.

Die durch die Faulung des Schlammes vor sich gehende Veränderung drückt sich analytisch wie folgt aus:

	Frischschlamm	Faulschlamm
Wasser	95%	80%
Trockensubstanz	5%	20%
In der Trockensubstanz		
Mineralisches	30%	50%
Organisches	70%	50%
Stickstoff	3%	1,2%

Der Stickstoffverlust bei dem Vorgange der Fäulnis tritt deutlich hervor, ebenso wie sich in der Verschiebung des Verhältnisses vom Mineralischen zum Organischen in Frischschlamm und in Faulschlamm der Abbau der organischen Stoffe ausdrückt.

Die im Frischschlamm vorhandenen Pflanzennährstoffe wie Phosphorsäure, Kali und Kalk werden durch den Faulprozeß naturgemäß nicht geändert.

Soll der Faulschlamm landwirtschaftlich verwertet oder z. B. zur Geländeauffüllung verwendet werden, muß er vorher so weit entwässert werden, daß er stichfest wird, also mit der Schaufel geladen werden kann. Dies geschieht durch Aufbringung auf *Trockenplätze*, welche in der Art der Filter angelegt werden (Kies, Schlacke oder ähnliches, Dicke der Filterschichten etwa 0,25 m). Je Einwohner rechnet man mit 0,05 qm oder 20 Einwohner je 1 qm. Je nach den klimatischen Verhältnissen beträgt die Trockenzeit eine bis mehrere Wochen.

7. Gewerbliche Abwässer.

Gewerbliche Abwässer enthalten die ihnen durch die Verwendung in den Betrieben zugesetzten, ungelösten oder gelösten Fremdstoffe. Zeigen diese Fremdstoffe bei städtischem Abwasser eine gewisse durchschnittliche Konstanz hinsichtlich Art und Menge, findet sich in gewerblichem Abwasser eine solche Regelmäßigkeit naturgemäß nicht, sondern maßgebend ist die Art des Gewerbebetriebes, die verarbeiteten Rohstoffe, die Art der Bearbeitung usw. In noch höherem Maße wie bei der Behandlung städtischer Abwässer ist daher in Fragen der Abwasserbeseitigung der gewerblichen Betriebe der Rat des Fachmannes unentbehrlich, unter gewissen Verhältnissen für die Gesamtplanung der Fabrik geradezu ausschlaggebend.

An städtische Entwässerungen sollten gewerbliche Anlagen bei vorhandener Anschlußmöglichkeit stets dann ohne weiteres angeschlossen werden, wenn sie keine Stoffe enthalten, die die Kanäle schädigen oder den Betrieb der Kanäle oder der Kläranlage unverhältnismäßig erschweren oder verhindern. Schädliche Stoffe in diesem Sinne sind z. B. Kohleschlamm, Teer, Öle, Fette, Phenole, gewisse anorganische Salze, freie Säure oder Alkalien, wenn sie mengenmäßig hervortreten. Die besonderen Verhältnisse sollten stets vorher sorgfältigst unter Zuziehung fachkundiger Berater geprüft werden, weil für viele gewerbliche Abwässer die Mischung mit ausreichenden Mengen städtischer Abwässer die einfachste und billigste Art der Reinigung darstellt.

Ein grundlegender Unterschied der gewerblichen von den städtischen Abwässern liegt darin, daß sie mit Ausnahme der Abflüsse aus Gerbereien, Lederfabriken, Schlächtereien und Abdeckereien u. ä., entsprechend der Art ihrer

Entstehung frei sind von krankheitserregenden Bakterien, ja sogar entkeimende Wirkung haben können. Sie werden aber, je nach der Eigenart der in ihnen enthaltenen Stoffe den Vorfluter ungünstig beeinflussen und können dort die gleichen Verunreinigungserscheinungen (Schlammbildung, Fäulnis, Fischsterben) hervorrufen, wie städtisches Abwasser.

Bei der überaus großen Zahl der in gewerblichen Betrieben entstehenden Abwasserarten ist an dieser Stelle eine Einzelbesprechung, auch in Anbetracht des zur Verfügung stehenden Raumes ausgeschlossen (s. Schrifttum). Ganz allgemein sei lediglich angeführt, daß für die Reinigung der gewerblichen Abwässer die gleichen Einrichtungen verwendet werden, wie bei der Behandlung der städtischen Abwässer natürlich gegebenenfalls in Abwandlungen, die der Art des betreffenden Abwassers entsprechen. Die Behandlung gewerblicher Abwässer mit chemischen Fällungsmitteln tritt in den Vordergrund.

Die Reinigung des gewerblichen Abwassers und seine Wiederverwendung im Kreislaufe löst vielfach gleichzeitig ganz oder teilweise die Frage des Abwassers und der Betriebswasserversorgung, ein Weg der weit häufiger beschreitbar erscheint, als bisher angenommen wird. Fällungsmittel, Chlor und Filter sind die Hilfsmittel hierbei.

Wie bei städtischem Abwasser wird auch bei der Beseitigung der gewerblichen Abwässer die Frage der Landbehandlung in erster Linie zu prüfen sein. In Betracht kommen dabei in erster Linie solche mit anorganischen oder organischen Stoffen, die als Pflanzennährstoffe angesehen werden können (z. B. Molkereien, Stärkefabriken, Brauereien und ähnliche Betriebe, Flachsrösten).

Die zur *Wahrung der Belange der Gesundheitspflege* anzustellenden Beobachtungen bei den unter 1—6 besprochenen Kläranlagen haben sich zu erstrecken: auf die Kontrolle der Beseitigung der anfallenden festen Stoffe, wie Siebgut oder Schlamm; auf die Durchführung der Vorschriften und Maßregeln, durch die die Berührung der Bedienungsmannschaften der Kläranlage mit dem Abwasser usw. auf ein Mindestmaß beschränkt wird; auf die Bereitstellung entsprechender Dienstkleidung und ausreichende Reinigungsmöglichkeit für das Bedienungspersonal. Feststellung der Wirkung der Kläranlage bezüglich des erreichten Reinigungsgrades, die Beeinflussung des Vorfluters und Beobachtung der Kläranlage (Geruch, Ungezieferplage wie Fliegen, Ratten) gehören ebenfalls zu diesen Aufgaben.

F. Untersuchung von Abwasser und Vorfluter.

Derartige Untersuchungen sollten in der Regel durch entsprechend ausgebildete Fachleute erfolgen. Bezüglich der Methoden der Untersuchung sei auf die am Schlusse angegebenen Schriften hingewiesen. Nachstehend einige Hinweise besonders hinsichtlich der Kontrolle der Kläranlagen.

Vorbedingung für die Brauchbarkeit der analytischen Werte und deren Zuverlässigkeit ist die Art der Probenahme. Man unterscheidet Einzel- oder Stichproben (durchweg bei Untersuchungen der Vorfluter angewendet) und Mischproben, die bei Untersuchungen des Abwassers bzw. der Kläranlagen als korrespondierende Proben zu entnehmen sind. Solche Proben werden erhalten, indem man in Abständen von etwa $^1/_4$ Stunde eine längere Stundenzahl hindurch Einzelproben entnimmt und zu einer Mischprobe vereinigt, aus der dann die zu untersuchende Probe unter guter Durchmischung geschöpft wird. Korrespondierende Proben sind solche Mischproben des Abwassers, welche in der Stufenfolge der Abwasserreinigungsanlage unter zeitlicher Berücksichtigung des Durchlaufes der Einzelteile der Anlage entnommen sind.

Wichtigste Bestimmungen bei der Abwasseruntersuchung sind: Reaktion (Wasserstoffionenkonzentration = p_H-Wert), Chloride, Kaliumpermanganatverbrauch (Maßstab für den Gehalt an organischen Stoffen), Stickstoff (eventuell in seinen verschiedenen Bindungsformen, wie Ammoniak, Nitrat, Nitrit), Fäulnisfähigkeit und biochemischer Sauerstoffverbrauch (BSB, Maßstab für die Abwasserkonzentration) und Menge der ungelösten Stoffe (entweder als Volumen in Kubikzentimetern oder nach dem Gewichte in Milligramm pro Liter bestimmt).

Eine Übersicht über die durchschnittliche Zusammensetzung von häuslichem Abwasser verschiedener Konzentration gibt folgende Tabelle. (Nach Thumm.)

| mg/l | Ungelöste Stoffe | Im filtrierten Abwasser | | | | |
| | | Abdampfrückstand gesamt | Chloride | Ammoniak- | organischer | Kaliumpermanganatverbrauch |
				Stickstoff		
Dünne Abwässer . . .	bis 500	bis 500	bis 100	bis 30	bis 10	bis 200
Abwässer mittlerer Konzentration . .	bis 1000	bis 1000	bis 150	bis 50	bis 30	bis 300
Konzentrierte Abwässer	über 1000	über 1000	über 150	über 50	über 30	über 300

Für die *Betriebskontrolle der Absiebanlagen* werden die absiebbaren Abwasserstoffe abgesiebt durch Siebe mit entsprechenden Maschenweiten. Das gleiche Verfahren wird auch bei der Vorfluteruntersuchung zur Bestimmung des von den Gewässern mitgeführten Ungelösten (Plankton) angewendet, wobei sog. Planktonnetze ($^1/_5$—$^1/_{20}$ mm Maschenweite) gebraucht werden. Die mit Wasser abgespülten abgesiebten Teile stehen zu weiteren chemischen, biologischen usw. Untersuchungen dann zur Verfügung.

Der Gehalt des Abwassers an *absetzbarem Ungelöstem*, der für die *Betriebskontrolle von Absetzanlagen* wichtig ist, erfolgt durch Ermittlung der in einem Spitzglase, das 1 l faßt und an der Spitze in Kubikzentimeter graduiert ist, im Verlauf von 2 Stunden sich absetzenden Schlammstoffe. Von Zu- und Ablauf der Absetzbecken entnommene korrespondierende Mischproben zeigen durch Vergleich der innerhalb 2 Stunden abgeschiedenen Schlammvolumina die Wirkung solcher Anlagen auf.

Eine über die Wirkung der mechanischen Abwasserreinigung (Absiebanlagen, Absetzanlagen) hinausgehende Reinigung, durch die dem Abwasser seine Fäulnisfähigkeit genommen wird *(biologische Reinigung)* wird am einfachsten kontrolliert durch die Bestimmung der Fäulnisfähigkeit. Zu diesem Zwecke wird etwa $^1/_4$ l der Probe in fest verkorkter Flasche, möglichst vor direktem Lichte geschützt an einem warmen Orte (etwa 22° C) aufbewahrt, und das Auftreten von Schwefelwasserstoff, sei es durch den Geruch, oder besser durch Bleipapier beobachtet. Fäulnisunfähig ist eine Probe, die unter diesen Verhältnissen innerhalb 10 Tagen keine Schwefelwasserstoffentwicklung zeigt.

Die Behandlung des Abwassers in biologischen Reinigungsanlagen bewirkt — wie bereits des näheren (s. S. 268—271) ausgeführt — den Abbau der organischen Abwasserstoffe. Der Wert des Kaliumpermangenatverbrauches gibt hierüber Aufschluß. Der Stickstoffgehalt des Abwassers erfährt Veränderungen, die sich einmal in der Abnahme des Ammoniakstickstoffes, dann aber in der Bildung von Nitraten bzw. Nitriten zeigen, beides Anzeichen der befriedigend verlaufenden Mineralisierung in den biologischen Anlagen.

Die Abläufe der biologischen Anlagen enthalten als Ergebnis des Abbaus der organischen Abwasserbestandteile erhebliche Mengen von ungelösten Stoffen (bei Tropfkörpern besonders im Frühjahr und Herbst). Bezüglich der Wirkungsfeststellung der zur Ausscheidung dieser Stoffe aus dem Abwasser erbauten Nachreinigungs-(Absetz)anlagen gelten die gleichen Gesichtspunkte, wie für die Absetzanlage der Vorreinigung.

Bezüglich der *Untersuchung des Vorfluters* und die *Feststellung der Abwassereinwirkung* sei auf die S. 263—265 gemachten Ausführungen verwiesen. Aus ihnen geht hervor, daß der Sauerstoffgehalt des Gewässers maßgeblich für die auftretende Flora und Fauna ist. Die wesentliche Aufgabe der chemischen Vorfluteruntersuchung ist also die *Klarstellung des Sauerstoffhaushaltes des Gewässers.* Gehalt des Wassers an Sauerstoff und der damit erhaltene Einblick in den Fehlbetrag des Sättigungswertes *(Sättigungsdefizit),* Feststellung der Sauerstoffmenge, die innerhalb 48 Stunden von der Lebewelt des Gewässers verzehrt wird *(Sauerstoffzehrung)* und die daraus gewonnene Erkenntnis, ob eine für die Aufrechterhaltung des Kleinlebens ausreichende Reserve an Sauerstoff bestehen bleibt, ergibt die

Bilanz des *Sauerstoffhaushaltes*. Der Chloridgehalt des Wassers bzw. die Ermittlung der elektrischen Leitfähigkeit liefert die Unterlagen für Änderungen oder Schwankungen in dem Gehalte an gelösten anorganischen Bestandteilen. In gewissen Fällen, z. B. bei Belastung des Vorfluters durch Zuleitung anorganischer Salze, kann auch die Feststellung der Härte des Flußwassers sowie des Eisengehaltes eine Rolle spielen.

Die mittels des weiter oben genannten Planktonnetzes erlangten oder vom Gewässerufer entnommenen Proben zeigen makroskopisch oder unter dem Mikroskop dem Kundigen deutlich durch Art und Menge der Lebewesen die Beschaffenheit des Vorfluters. Bezüglich der für die Beeinflussung der Gewässer charakteristischen Organismen sei auf S. 263—265 hingewiesen.

Oberhalb und unterhalb dem Einlaufe einer Kläranlage entnommene chemische und biologische Proben lassen beim Vergleiche die Einwirkung der Kläranlagen — Zuflüsse erkennen und beurteilen. Weitere Probenahmen flußabwärts ergeben ein Bild der durch die Selbstreinigung des Gewässers abklingenden Belastung durch Fremdstoffe.

II. Müllbeseitigung.

Unter Müll sei verstanden die Gesamtheit der festen häuslichen Abfallstoffe, für deren Entfernung aus dem Wohngebiete ein öffentliches Bedürfnis besteht.

Der im Haushalte anfallende Müll enthält neben Asche und Staub Küchenabfälle und Speisereste, sowie Sperrstoffe aller Art, wie Glas, Papier, Knochen, Lumpen, Blechbüchsen u. dgl. Die Entfernung dieses Materials aus dem Wohnbereiche muß mit Hinsicht auf die Belästigung durch Gerüche und wegen seiner Eigenschaft als Anlockungsmittel für Ungeziefer aller Art möglichst rasch erfolgen. Die Menge des Mülls, die nach der Gewohnheit und Lebenshaltung der Bevölkerung und nach der Jahreszeit stark schwankt, pflegt man in Deutschland mit 0,4—0,5 kg/Kopf/Tag anzunehmen. Zuverlässige Angaben über die Zusammensetzung des Mülls lassen sich kaum machen.

Es sei darauf hingewiesen, daß, wenn auch wohl nicht allzuhäufig und auch nicht in allzu großer Menge infektiöses Material im Müll enthalten ist, und daß deshalb eine nicht gar zu achtlose Behandlung des Mülls in dieser Hinsicht durchaus angezeigt erscheint.

In *volkswirtschaftlicher* und *landwirtschaftlicher Hinsicht* enthält das Müll eine nicht unerhebliche Menge verwertbarer Stoffe, die nicht ungenützt bleiben sollten. Eine derartige *Müllverwertung* setzt eine getrennte Sammlung und Abfuhr der Küchenabfälle voraus; die Altstoffe werden aus dem abgefahrenen Restmüll vor seiner endgültigen Unterbringung und Verwertung ausgelesen.

In vielen deutschen Städten wird dieses Verfahren gemäß Verordnung durchgeführt, wobei Speisereste (für Schweinezucht), Knochen (für Fett- und Düngergewinnung) sowie Metalle, Lumpen, Gummi, Altpapier usw. gewonnen werden.

Die *Wohnungsstandgefäße* für Müll und ebenso die *Haussammelgefäße* sollten mit gut schließendem Deckel ausgerüstet sein. Geschieht die Sammlung in Gruben, die bei den Wohnstätten liegen, sind an diese die gleichen Anforderungen zu stellen wie an Fäkalgruben (s. dort).

Wichtig ist für die *Müllabfuhr*, daß die Gemeinde eine zur Einschüttöffnung ihrer Abfuhrwagen passende Form der Sammelgefäße vorschreibt, damit die staubfreie Abfuhr gewährleistet ist. Bei der Wahl des Abfuhrsystems ist in hygienischer Hinsicht die Vermeidung von Geruchsbelästigung und Staubentwicklung wichtig. Der in dieser Hinsicht nur teilweise befriedigende Zustand in unseren Städten wird sich voraussichtlich durch die in der Gemeindeordnung von 1935 enthaltenen Bestimmungen, welche auch die Müllbeseitigung betreffen, bessern.

Der *Straßenkehricht* wird meist mit dem Hausmüll zusammen beseitigt.

Dessen in den Städten anfallende Menge hängt ab u. a. von der Gestaltung der Straßen, der Art der Straßendecken, dem Verkehr usw. In kleinen Städten ist die Beseitigung oft recht mangelhaft, in den Großstädten geschieht die Straßenreinigung meist mittels technisch hochentwickelter Kehrmaschinen. Die letzte Entwicklungsstufe stellt hier die selbstaufnehmende Kehrmaschine und der Straßenstaubsauger dar.

Die *endgültige Beseitigung* des Mülls erfolgt meist durch Ablagerung auf Müllplätzen mit dem Zwecke der Aufschüttung von tiefliegendem oder sumpfigem Ödland, von verlassenen Sand- oder Lehmgruben. Auf genügend Abstand solcher Plätze von Wohnstätten (mindestens 500 m) oder von viel benutzten Straßen (Abstand mindestens 100 m) und die vorherrschende Windrichtung ist zu achten.

Lagerndes Müll ist eine gute Nahrungs- und Brutstätte für Ungeziefer aller Art (Ratten, Fliegen, Heimchen usw.). Wirksame Bekämpfung besteht in Abdeckung des angeschütteten Mülls mit einer etwa 30 cm hohen Schicht Erde, Sand, od. dgl.

Bei der *Anlage von Müllplätzen* ist unbedingt zu achten auf die Verhinderung der Verunreinigung des Grund- und Oberflächenwassers durch Auslaugungen, wodurch derartig beeinflußtes Wasser Abwassercharakter annimmt.

Auf Landflächen aufgebracht verrottet Müll meist in überraschend kurzer Zeit und gibt auf trockenem Sand oder feuchtem Niederungsboden wertvolles Kulturland. Dieser *Melioration von Land* wird auf lange Zeit große Bedeutung zukommen. Wo Wasserstraßen zur Verfügung stehen, kann die Aufspülung des Mülls durch Spülbagger vorgenommen werden (Berlin). Auch mit dem unmittelbaren Unterpflügen von Frischmüll sind bei minderwertigen Böden jahrzehntelang gute Erfolge erzielt worden.

Die Beseitigung des Mülls durch *Versenken ins Meer* bietet für am Meere liegende Städte eine Möglichkeit, wobei darauf zu achten ist, daß nicht durch Strömungen oder durch die Flut die schwimmenden Anteile des Mülls wieder an die Küste geworfen werden. Für deutsche Verhältnisse wird sich dies Verfahren kaum eignen.

Die *Verbrennung des Mülls* zwecks Ausnutzung des Heizwertes hat sich in Deutschland nicht in dem Maße durchsetzen können, wie in anderen Ländern. Der geringere Heizwert des deutschen Mülls dürfte dabei eine Rolle spielen.

III. Beseitigung der Tierkörper und Schlachthofabfälle.

Die Beseitigung der Tierkörper ist in Deutschland durch das Tierkörperbeseitigungsgesetz vom 1. 2. 1939 (RGBl. 1939, I, 187) geregelt. Hierzu sind bisher zwei Durchführungsverordnungen (vom 23. 2. 1939, RGBl. I, 332, und vom 17. 4. 1939, RGBl. I, 807) erlassen. Tierkörper im Sinne dieses Gesetzes sind gefallene, nicht zum Zwecke des Genusses für Menschen getötete sowie totgeborene Einhufer, Rinder, Schweine, Schafe, Ziegen und Hunde. Unter welchen Bedingungen Schlachthöfe und wissenschaftliche Anstalten die in ihrem Betriebe anfallenden Tierkörper in eigenen Einrichtungen unschädlich beseitigen dürfen, bestimmt der Reichsminister des Innern. Für Schlachthöfe ist das Reichsgesetz betreffs Schlachtvieh und Fleischbeschau vom 3. 6. 1900 (RGBl. 1900, I, 547) zuständig, für beschlagnahmtes Fleisch (Konfikate) das Fleischbeschaugesetz.

Die möglichst rasche und sichere Beseitigung der Tierkörper usw. ist nicht zuletzt mit Hinsicht auf die Seuchengefahr, dann aber auch wegen der Belästigungen der Umwelt erforderlich, wobei auch auf die Verunreinigung des Bodens und des Grund- und Oberflächenwassers zu achten ist. Denn die Tierkörper und Konfikate sind ein unter Umständen äußerst gefährliches Material, in dem erhebliche Mengen infektiöser Stoffe enthalten sein können (Milzbrand, Rotz, Rinderpest, Rauschbrand, Pyämie, Tuberkulose, Trichinose usw.).

Die Beseitigung der Tierkörper im Sinne des eingangs genannten Gesetzes darf nur in den Tierkörperbeseitigungsanstalten erfolgen.

Die Menge des in diesen Anstalten zu beseitigenden Materials ist recht erheblich und dürfte sich zur Zeit auf über 100000 t jährlich belaufen. Der Wert der Erzeugnisse der Verwertungsanstalten (Fett, Tierkörpermehl, Leimgallerte usw.) betrug im Jahre 1937 rund 8,2 Millionen RM. Die Tierkörper enthalten im Durchschnitt 8—15% auskochbares Fett, 3—5% Leim und 17—24% feste Rückstände.

Nach dem Tierkörperbeseitigungsgesetz dürfen nur noch Körper von unter 6 Wochen alten Ferkeln, Schafen und Ziegenlämmern vergraben oder verbrannt werden; alle anderen Tierkörper sind in den Tierkörperbeseitigungsanlagen unschädlich zu beseitigen. Für das Vergraben gelten die Ausführungsvorschriften des Bundesrates zum Viehseuchengesetz vom 25.12.1911 (RGBl. 1912, S.3, Anl.C, Abschn. 2).

In den Verwertungsanstalten müssen die Tierkörper bis zum Zerfall der Weichteile gekocht oder gedämpft und mindestens 30 Minuten lang auf 130° C erhitzt werden. Andere Verfahren bedürfen besonderer Genehmigung. Es dürfen nur noch Tierkörpermehl (Preßkuchen) und technisches Fett (Tierkörperfett) gewonnen werden. Die früher anfallende, ohnehin lästige und schwer verwertbare Leimbrühe geht bei dieser Art der Verarbeitung in das Tierkörpermehl über, das wegen seines Eiweiß- und Fettgehaltes ein begehrtes Futtermittel darstellt.

Räume und Einrichtungen, aus denen Krankheitserreger verschleppt werden können (unreine Seite), sind von den anderen Räumen und den Fertigerzeugnissen baulich streng zu trennen (reine Seite).

Wasserversorgung und Abwasserbeseitigung der Tierkörperverarbeitungsanstalten erfordern besondere Aufmerksamkeit. Die Abwässer sind stark fäulnisfähig und müssen vor Einleitung in den Vorfluter eine entsprechende Reinigung erfahren (nach entsprechender Vorbehandlung zur Ausscheidung des Ungelösten am besten Rieselflächen).

Die von solchen Anlagen ausgehenden Geruchsbelästigungen lassen sich durch entsprechende Einrichtungen stark vermindern.

Der Transport der Tierkörper hat, damit hierbei auftretende Mißstände vermieden werden, in gedeckten, flüssigkeitsdichten Fahrzeugen zu erfolgen, auch muß für rasche Abholung der Tierkörper usw. gesorgt werden.

Schrifttum.

Brix, J., K. Imhoff u. R. Weldert: Die Stadtentwässerung in Deutschland, 2 Bde. Jena: Gustav Fischer 1934. — Bürger, B.: Die Abfallstoffe und ihre Beseitigung. E. v. Esmarchs Taschenbuch, herausgeg. von Reichenbach, 5. Aufl. Berlin: Julius Springer 1930. — Imhoff, K.: Taschenbuch der Stadtentwässerung, 8. Aufl. München-Berlin: R. Oldenbourg 1939. — Kolkwitz, R.: Biologie des Trinkwassers, Abwassers und der Vorfluter, Bd. 2, Abt. 2 des Handbuches der Hygiene, herausgeg. von Rubner, v. Gruber und Ficker. Leipzig: S. Hirzel 1911. — Lehmann, H.: Ortshygiene, Bd. 6 der Handbücher für den öffentlichen Sanitätsdienst. Berlin: C. Heymann 1936. — Ohlmüller, W. u. O. Spitta: Die Untersuchung und Beurteilung des Wassers und Abwassers. Berlin: Julius Springer 1931. — Pritzkow, A.: Die Gewerblichen Abwässer und ihre Reinigung. Weyls Handbuch der Hygiene, herausgeg. von Gärtner, 2. Aufl., Bd. 2. Leipzig: Johann Ambrosius Barth 1919. — Schmidtmann, A., K. Thumm u. C. Reichle: Beseitigung der Abwässer und ihres Schlammes, Bd. 2, Abt. 2 des Handbuches der Hygiene, herausgeg. von Rubner, v. Gruber und FICKER. Leipzig: S. Hirzel 1911. — SIERP, F., A. SPLITTGERBER u. H. HOLTHÖFER: Technologie des Wassers, Bd. 8, Teil 1 des Handbuches der Lebensmittelchemie, herausgeg. von JUKENACK, BAMES, BLEYER und GROSSFELD. Berlin: Julius Springer 1939. — WILHELMI, J.: Die biologische Selbstreinigung der Flüsse. WEYLs Handbuch der Hygiene, herausgeg. von GÄRTNER, Bd. 2, Abt. 2. Leipzig: Johann Ambrosius Barth 1919. — ZAHN, K.: Abwasserbeseitigung, Bd. 9 der Handbücherei für Staatsmedizin. Berlin: C. Heymann 1928.

5. Hygiene des Verkehrs und der Verkehrsmittel.

Von WALTHER LIESE.

Unter *Verkehr* versteht man die Bewältigung jeglichen freizügigen oder zwangsläufigen Personen- und Güterwechsels zwischen verschiedenen Orten. Die *Verkehrshygiene* umfaßt nicht nur die dafür benützten technischen Mittel, die in unserer Zeit immer vielgestaltiger (und auch unbekümmerter) zum Einsatz kommen und meist eine in die Augen springende Erhöhung der Unfallgefahr mit sich gebracht haben, sondern erstreckt sich auf alle Bedürfnisse, die den „reisenden" Menschen überhaupt berühren. Die Aufgaben der Verkehrshygiene werden dringlicher, je mehr der Verkehr den einzelnen Menschen aktiv oder passiv betrifft und je mehr sich das Reisen von der Einzelpersönlichkeit zur Gesellschaftsunternehmung verlagert. Die Formen des Reisens, wie sie uns in den Reisen mit „Kraft durch Freude", den Fahrten der Staatsjugend, den Massentransporten zu großen Veranstaltungen u. dgl. heute geläufig geworden sind und bei denen eine Vielzahl von Menschen verschiedener Art und auch unterschiedlichen Gesundheitszustandes in gleich geleiteter Weise in Bewegung gesetzt werden, verlangen zweifellos noch schärfere hygienische Anforderungen als sie z. B. zur Vermeidung der Übertragung von ansteckenden Krankheiten für den Fall des Einzelreisenden oder Einzelgastes erforderlich sind.

A. Gaststätten- und Hotelhygiene.

In der Gaststätte kommt eine Vielzahl von Menschen *unbekannten* Gesundheitszustandes mit einer ganzen Reihe von Gebrauchsgegenständen in so enge Berührung, daß eine Übertragung von Krankheitserregern nicht ausgeschlossen ist. Es ist eine Tatsache, daß dieser Zustand von vielen Menschen mit Mißbehagen ertragen wird. Besonders gilt das für *Trinkgefäße,* die leicht nach nur sehr oberflächlicher Reinigung (kurzes Spülen) wieder einem andern Gast vorgesetzt werden können.

Nun steht freilich fest, daß infizierte Trinkgläser erst keimfrei werden, wenn sie mindestens für eine Minute der Einwirkung einer wenigstens 50^0 warmen 2%igen Sodalösung ausgesetzt waren. Bei Geschirrspülmaschinen, wie sie in großen Unternehmungen Verwendung finden, läßt sich diese Forderung erfüllen. Wesentlich ungünstiger liegen aber die Verhältnisse in solchen Betrieben, wo die Reinigung von Hand erfolgt und wie z. B. bei Biergläsern, lediglich unter Zuhilfenahme von kaltem Wasser. Durch die Bestimmungen der für das ganze Reichsgebiet maßgebenden „Getränkeschankanlagen-Verordnung" vom 1. 9. 36 wird hier Mißständen mit Erfolg entgegengearbeitet.

Zur Selbstbedienung oder zur Schnellabgabe bei Transportverpflegungen in Zügen und ähnlichen Fällen bestimmte *Lebensmittel,* z. B. Brote, Brötchen usw. sollten stets in sauberer, zweckmäßiger Verpackung abgegeben werden, da sie andernfalls zu leicht unerwünschten Einflüssen (Betasten durch verschiedene Personen, Gefahr einer Tröpfchenbenetzung beim Sprechen und Niesen, Staub- und Fliegenbefall) ausgesetzt sind.

Eine Kontrolle der Reinlichkeit des *Bedienungspersonals* ist erforderlich. Sie hat sich auch auf etwa benutzte Hilfsmittel, z. B. Serviertücher, Wischtücher u. ä. zu erstrecken, die erfahrungsgemäß nicht selten für außerhalb ihrer eigentlichen Bestimmung liegende Zwecke benützt werden.

Die Sauberhaltung von Gemeinschaftsaborten ist mit allen Mitteln anzustreben; mehr oder weniger nachdrückliche Ermahnungen an die Benützer sind dabei in der Regel unerläßlich. Die in den Aborträumen von Gaststätten, Fremdenheimen usw. hängenden *Handtücher* für den gemeinsamen Gebrauch können Krankheitserreger übertragen; die Gefahr nimmt mit der Benutzungsdauer zu. Häuser mit Warmwasserversorgung sollen in jedem Abortvorraum eine Zapfstelle mit fließendem kalten und warmen Wasser haben.

Elektrische Warmlufttrockner für die Hände sind empfehlenswert, wenngleich sie die mechanische Wirkung des Handtuchs nicht voll ersetzen können. Das Frottierhandtuch ist dem glatten Drellhandtuch hygienisch überlegen, weil es Schmutz und Bakterien leichter von den Händen aufnimmt und schwerer an andere Benutzer abgibt.

Bei der Ausstattung und Einrichtung des *Hotelzimmers* ist stets daran zu denken, daß diese Zimmer meist schnell hintereinander von verschiedenen Menschen benützt werden, die über das Ausmaß der aufzubringenden und zu beachtenden Sauberkeit sehr auseinandergehende Auffassungen haben. Man muß damit rechnen, daß die Zimmer auch von Kranken, z. B. Tuberkulösen, benutzt werden. Je mehr die Beschaffenheit des Fußbodens, der Waschgelegenheit und die sonstige Möblierung die Sauberhaltung des ganzen Raumes bzw. seine schnelle Reinigungsmöglichkeit begünstigt, um so zweckmäßiger ist sie. Notwendige Gebrauchsgegenstände (Ausgußeimer, Stiefelblock, Putzlappen u. dgl.) müssen vorhanden sein; bei ihrem Fehlen werden sonst andere Gegenstände dafür mißbraucht. Neben dem Waschbecken ist die Einrichtung eines besonderen Gurgel- und Spuckbeckens angeregt worden. Über die Anlage von Abort- und Baderäumen in Hotelbauten haben im Jahre 1930 Verhandlungen des Preußischen Landesgesundheitsrates stattgefunden, die unter Einhaltung bestimmter Voraussetzungen (Vorflur, ausreichende Lüftungsanlage) einen Verzicht auf ins Freie gehende Fenster zulassen.

Die Beschaffenheit des *Bettes* ist besonders wichtig wie überhaupt zu bedenken ist, daß das Hotelzimmer in erster Linie allen Anforderungen entsprechen soll, die von einem ruhigen und sauberen Schlafzimmer gemeinhin erwartet werden (z. B. auch Abdunkelungsmöglichkeit der Fenster, die vielfach vermißt wird). Metallbettstellen sind meist leichter sauber zu halten als hölzerne Bettstellen. Sie sollen möglichst eine dreiteilige Matratze haben, weil sich diese zum Lüften und Sonnen leichter herausnehmen lassen. Schwere Federbetten sind weder als Unter- noch als Oberbett geeignet. Der Körper des Schlafenden darf nur mit solchen Teilen des Bettzeuges in Berührung kommen können, die für jeden neuen Benutzer einen frischen Bezug tragen. Die sog. „Einschlagdecken", bei denen größere Teile der oberen Seite der Steppdecken keine völlige Umhüllung haben, sind abzulehnen. Die Stellung des Bettes im Raum soll so sein, daß eine teilweise Öffnung der Fenster über Nacht ohne Zuggefahr möglich ist.

Auf Wunsch der Gäste werden auch in Hotelzimmern und ähnlichen Räumen nicht selten *friseurhandwerkliche* Arbeiten ausgeführt.

Für diese außerhalb der eigentlichen Betriebsräume vorgenommenen Arbeiten gelten ebenfalls die Bestimmungen der Polizeiverordnung des Reichsinnenministers über die *Ausübung* des *Friseurhandwerks* vom 6. 12. 1937. Die zuerst für Preußen erlassene Verordnung ist inzwischen auf das ganze Reichsgebiet ausgedehnt worden und regelt alle mit dem Friseurbetrieb zusammenhängenden hygienischen Fragen (Beschaffenheit der Betriebsräume, Zustand der Arbeitsgeräte, Reinigungs- und Desinfektionsvorschriften, Verbot der Beschäftigung kranken Personals und der Bedienung kranker Kunden usw.). An der Überwachung der Durchführung ist das Gesundheitsamt beteiligt (§ 16).

Von anderen Gebrauchsgegenständen des öffentlichen Verkehrslebens, die besonders auch im Reiseverkehr eine Rolle spielen, hat im Hinblick auf mancherorts geäußerte Befürchtungen das *Fernsprechgerät* das Interesse des Hygienikers gefunden.

Durch entsprechende Untersuchungen, die seitens des Reichsgesundheitsamts nachgeprüft worden sind, wurde klargestellt, daß eine Gefahr der Ansteckung mit Tuberkulose oder mit anderen Krankheitserregern beim öffentlichen Fernsprechgerät (Münzfernsprecher u. dgl.) nicht besteht. Zur Säuberung der Mikrophonbehälter und Hörmuscheln werden von den Dienststellen der Deutschen Reichspost dessen ungeachtet Rohlysoform- bzw. Sagrotanlösungen verwendet.

B. Verkehrshygiene und Verkehrsunfall.

Eine aufschlußreiche Kennzeichnung der Entwicklung des deutschen Verkehrs ergibt sich aus der Tatsache, daß sich die Zahl der zugelassenen *Kraftfahrzeuge* seit 1933—1937 bereits etwa verdoppelt hat.

Daraus ergeben sich notgedrungen Rückwirkungen auf die Bevölkerung, die wohl in der Zunahme der *Verkehrsunfälle* als unmittelbarer Folge der größeren Unfallgefahr auf der Straße am eindrucksvollsten zutage treten.

Im Zeitraum vom Oktober 1935 bis September 1936 wurden rund 8500, im gleichen Zeitraum 1936/37 rund 7500 Todesfälle infolge von Straßenverkehrsunfällen gezählt. Die Zahlen der Verletzten betrugen rund 170000 bzw. 190000. Für Berlin sind folgende Zahlen ermittelt worden:

	1934	1935	1936	1937
Unfälle im Straßenverkehr	26396	28679	32354	32266
Dabei getötete Personen	377	358	248	143
Dabei verletzte Personen	11378	11876	14189	14649

Die Bekämpfung dieses Zustandes ist sehr dringlich; es steht sonst zu befürchten, daß diese neue Todesursache auf die Dauer die Erfolge beeinträchtigt, welche die Hygiene zur Erhaltung der Volksgesundheit z. B. über die Seuchenbekämpfung erreicht hat. Die Gesundheitsbehörden können an der wichtigen Aufgabe, für eine noch gründlichere Verkehrserziehung aller am Straßenverkehr beteiligten Volkskreise zu sorgen, leider nur in sehr beschränktem Umfange mitwirken.

Diesem Zweck dient die am 1.1.1938 in Kraft getretene Verordnung über das *Verhalten* im *Straßenverkehr* (Straßenverkehrsordnung — StVO. —) vom 13.11.1937 samt der Verordnung über die *Zulassung* von *Personen* und *Fahrzeugen* zum *Straßenverkehr* (Straßenverkehrzulassungsordnung — StVZO. —) vom gleichen Tage. Während die bis dahin gültige Regelung dem Verkehr in der großzügigsten Weise Freiheit gelassen hatte und die Bestrafung vom Eintritt eines Schadens abhängig machte, sucht die neue Verordnung *vorbeugend* zu wirken. Es ist nicht mehr erforderlich, daß ein anderer Straßenbenutzer tatsächlich behindert oder gefährdet wird. Zur Bestrafung genügt bereits, daß die bloße Möglichkeit einer Verkehrsschädigung durch unvernünftiges Verhalten eines Verkehrsteilnehmers heraufbeschworen wird. Die neue Verordnung verlangt ausdrücklich, daß sich jeder Teilnehmer am öffentlichen Straßenverkehr so einzurichten hat, daß er den übrigen Verkehr *nicht* gefährdet. Er muß sein Verhalten so einrichten, daß kein anderer geschädigt oder mehr als es den Umständen nach unvermeidbar ist, *behindert* oder *belästigt* wird. Die Verordnung enthält im übrigen genaue Vorschriften über den Fußgänger- und Fahrzeugverkehr jeder Art, insbesondere auch über Warnzeichen, Schlußlichter, Beleuchtung, das Verhalten beim Fahren, Parken, Beladen von Fahrzeugen usw. Neuerdings mußten wieder Höchstgeschwindigkeiten festgesetzt worden, die je nach der Wagenart und Straßenart (Autobahnen, gewöhnliche Straßen, Ortschaften) gestaffelt sind.

Zur wirksameren Bekämpfung der Verkehrsunfälle wird häufig die Forderung nach Einführung periodischer *ärztlicher Untersuchungen* für die *Kraftfahrzeugführer* erhoben. Hierzu ist zu bedenken, daß die früher vorgeschrieben gewesene amtsärztliche Untersuchung in ihrer Bedeutung für die Auslese der zum Führen von Kraftfahrzeugen geeigneten Personen zweifellos überschätzt worden ist. Sie ist deshalb als unnötige Erschwerung der mit allen Mitteln angestrebten Motorisierung Deutschlands fallen gelassen worden. Das gilt erst recht für periodische Nachuntersuchungen. Einmal führen nach den bisherigen Erfahrungen körperliche oder geistige Erkrankungen, die die Eignung zum Führen eines Kraftfahrzeuges beeinträchtigen, nur so selten zur Entziehung des Führerscheines, daß der zur Durchführung solcher Untersuchungen notwendige, kostspielige Verwaltungsapparat zu dem Ergebnis in keinem angemessenen Nutzen stehen würde. Es würden aber auch nur die in ihrer Leistungsfähigkeit dauernd und offensichtlich beeinträchtigten Personen ausgesondert werden können, nicht aber die durch vorübergehende Erkrankung oder Erschöpfung geschwächten, die für die Verkehrssicherheit eine kaum geringere Gefahr darstellen. Man muß ferner den Einwand anerkennen, daß Mängel gesundheitlicher Art bis zu einem gewissen Grade durch größere Erfahrung am Steuer ausgeglichen werden können. Im übrigen wird in der *Straßenverkehrzulassungsordnung* ausdrücklich bestimmt, daß einem Fahrzeugführer die Beibringung eines amts- oder fachärztlichen Zeugnisses auferlegt werden kann, wenn sein Verhalten im Straßenverkehr den Verdacht auf eine krankhafte Störung seiner körperlichen oder geistigen Gesundheit hervorruft. Auch die Anordnung einer Nachuntersuchung nach bestimmten Fristen ist zulässig, wenn jemand aus gesundheitlichen Gründen zum Führen von Kraftfahrzeugen nur bedingt geeignet ist.

Für die Auslösung von Verkehrsunfällen ist erfahrungsgemäß der *Alkoholgenuß* ein bedeutungsvoller Anlaß. Jeder Fahrzeugführer, der vor oder während der Fahrt Alkohol zu sich nimmt, schafft damit die Möglichkeit für eine Verkehrsgefährdung. Das gilt entsprechend für jeden am öffentlichen Straßenverkehr Beteiligten, also auch für den Fußgänger. Eine objektive Klärung dieser Frage wurde durch die ausgearbeiteten Verfahren zur Bestimmung des Alkohols im Blut möglich. Von gerichtsärztlicher Seite ist das Untersuchungsverfahren nach WIDMARK als relativ einfache und völlig einwandfreie Methode anerkannt worden.

Als orientierende *Faustregel* für die *Beurteilung* einer *Alkoholbeeinflussung* wird von sachverständiger Seite folgende Auffassung vertreten:

Schon geringer Alkoholgenuß beeinträchtigt die Leistungsfähigkeit des Kraftfahrers.

Ein Alkoholgehalt des Blutes von 0,6—0,8 $^0/_{00}$ bedeutet bereits eine Gefährdung der Verkehrssicherheit.

Bedingte Fahruntüchtigkeit ist anzunehmen bei einem Blutalkoholgehalt von etwa 1,0—1,5 $^0/_{00}$.

Bei einem Blutalkoholgehalt von über 1,5 $^0/_{00}$ darf Fahruntüchtigkeit angenommen werden; sie ist im Einzelfall durch einen auf diesem Gebiet erfahrenen Arzt klinisch überprüfen zu lassen.

Bei Radfahrern und Kraftradfahrern liegen diese Grenzen mit Rücksicht auf das labilere Gleichgewicht bei diesen Fahrzeugen niedriger; bei Fußgängern entsprechend höher.

Von manchen Seiten wird die Herausgabe einer Verordnung angeregt, nach der jeder Kraftfahrer straffällig wird, der mehr als 0,5$^0/_{00}$ Alkohol im Blute hat. In Norwegen hat sich diese Regelung anscheinend gut bewährt.

Eine andere Ursache für Verkehrsunglücke ist der *Straßenlärm*, der nicht selten kaum noch erträgliche Ausmaße annimmt. Durch das Auftreten plötzlicher Geräusche (z. B. Betätigung von schrill klingenden Warnungszeichen, Kreischen der Straßenbahn in den Kurven usw.) wird der Verkehrsteilnehmer häufig erschreckt. Die Folge kann ein verkehrsunvernünftiges Verhalten sein.

Insbesondere müssen die *Signalinstrumente* den hygienischen Anforderungen an die Stärke, Höhe und Reinheit des Klanges entsprechen. — Die neue Straßenverkehrsordnung bestimmt, daß Vorrichtungen für Schallzeichen mit einer Lautstärke über 100 Phon nur außerhalb geschlossener Ortschaften benutzt werden dürfen. — Natürlich sind Warnzeichen nur wirksam, wenn sie noch über dem *durchschnittlichen Lärmspiegel* der Straße liegen. Entsprechende Messungen in *Prag* haben ergeben, daß je nach der Tageszeit, dem Verkehrspunkt und der Fahrzeugart auf den Straßen Werte von 60—81 Phon gemessen worden sind. An einem ruhigen Straßenpunkt (Krankenhausnähe) betrug der durchschnittliche Lärmspiegel 47 Phon; in verkehrsstarker Gegend (Bahnhofsnähe) betrug er bis 70 Phon.

Die Bedeutung des Lärmes als gesundheitsschädlicher Einfluß ist heute voll erkannt; auch der Straßenlärm ist daher mit allen Mitteln zu bekämpfen. Gerade für ihn gilt es, daß Lärm verhüten leichter ist, als Lärm bekämpfen (S. 156).

Zur *Lärmmessung* stehen subjektive (z. B. Gerät nach BARKHAUSEN) und objektive Lautstärkemesser zur Verfügung. Der Lärmzähler (Thorybometer) nach DOLD und THIELE ermöglicht sowohl die Messung der Empfindungslautstärke in Phon wie die summarische Messung aller an einem bestimmten Ort in einer bestimmten Zeit ankommenden Geräusche in Lärmzahleinheiten (1 Lärmzahleinheit = 1 Thoryb = 1 Phon × 1 Min.).

Im städtischen Verkehr spielen schließlich die *öffentlichen Verkehrsmittel* eine große Rolle. Es liegt auf der Hand, daß man sich mit der Eignung der einzelnen Arten näher befaßt hat. Soweit sie nicht die Straße benützen, können sie hier außer Betracht bleiben; es handelt sich demnach in erster Linie um die elektrische *Straßenbahn*, den *Autobus* und den neuerdings mehr in Aufnahme kommenden *Oberleitungsomnibus* („Obus"), ein nicht schienengebundenes, straßenbahnähnliches Fahrzeug. Für die Beurteilung sind neben der Verkehrssicherheit noch zwei andere Gesichtspunkte zu berücksichtigen, nämlich inwieweit eine Verunreinigung der Straßenluft erfolgt und die Eignung als Massenverkehrsmittel.

Der *Autobus* ist im Straßenverkehr zweifellos das freizügigste Fahrzeug, während die an ihre Schienen gebundene Straßenbahn nicht selten zum ausgesprochenen Verkehrshindernis wird. Ein nicht unbeträchtlicher Teil der Verkehrsunfälle erfolgt unter Mitwirkung schienengebundener Straßenfahrzeuge, nicht zuletzt infolge der von ihnen in verkehrsreichen Straßen leicht ausgelösten Verkehrsstockungen. Der *Oberleitungsomnibus* nimmt in dieser Hinsicht eine Mittelstellung ein. Er ist zwar an eine stromführende Oberleitung gebunden, besitzt aber durch die nach den Seiten bewegliche Stromabnehmerstange eine nicht unerhebliche Freizügigkeit, die ihm auch seitliches Ausweichen erlaubt, was zur ungestörten, flüssigen Abwicklung des übrigen Verkehrs wesentlich beiträgt.

Das *elektrisch* betriebene Fahrzeug hat den großen Vorteil, daß es keinerlei Verunreinigung der Außenluft durch Motorabgase mit sich bringt, den mit Benzin oder Rohöl betriebenen Fahrzeugen also ganz entschieden vorzuziehen ist. Es ist keine Frage, daß in den Großstädten die Autobusse wesentlich zur Verschlechterung der Straßenluft beizutragen pflegen. Untersuchungen der Luft in verkehrsreichen Straßen einer deutschen Großstadt (Dresden) ergaben, daß der hygienisch bedeutungsvollste Bestandteil der Auspuffgase, das *Kohlenoxyd*, regelmäßig nachweisbar war, während z. B. die Luft in Parkanlagen davon frei gefunden wurde. Verdünnung und Verteilung der Auspuffgase hängt natürlich stark von Witterungseinflüssen ab. In verkehrsreichen Straßen betrug die durchschnittliche Kohlenoxydmenge 0,001%, die höchst gefundene etwas über 0,004%. Von solchen Konzentrationen sind unmittelbare Schädigungen der Gesundheit nicht zu erwarten. Jedoch muß die Möglichkeit einer Schädigung von Personen, die sich stundenlang an Stellen mit großem Kraftwagenverkehr (z. B. Verkehrsschutzleute) aufhalten müssen, in Erwägung gezogen werden (s. S. 291).

Gleisgebundene Straßenbahnen werden vielfach nicht mehr als geeignet für großstädtischen Verkehrsbetrieb angesehen. Für ihre Verwendung im Innern großer Städte ist das sicherlich richtig. Von den Befürwortern der Straßenbahn wird andererseits nicht mit Unrecht darauf hingewiesen, daß sie wie kein anderes derartiges Verkehrsmittel geeignet ist, größere Menschenmengen zu einem bestimmten Zeitpunkt auf einmal zu befördern (Beginn und Ende der Geschäftszeit, zeitlich gleicher Beginn großer Veranstaltungen usw.) Sie hat die Möglichkeit, notfalls mit mehreren Anhängern zu fahren, und es ist daher kaum abzustreiten, wenn sie noch immer als das billigste und wirtschaftlichste und für die Bewältigung besonderer Verkehrsspitzen geeignetste Massen-Nahverkehrsmittel bezeichnet wird. In Kriegs- und Notzeiten pflegen stillgelegte Straßenbahnen nach Möglichkeit gern wieder in Betrieb genommen zu werden.

Vom hygienischen Standpunkt wird man damit einverstanden sein, wenn der Oberleitungsomnibus in Zukunft mehr in den Vordergrund treten sollte. Auf alle Fälle ist dringend zu wünschen, daß alle Wege beschritten werden, die zu einer Verringerung der Geräusch- und Geruchsbelästigung durch Autoomnibusse führen, was sowohl für Omnibusse mit Vergasermotoren als auch mit Dieselmotoren gilt.

C. Die Verkehrsmittel.

Der Aufenthalt in den Verkehrsmitteln pflegt zwar im Leben der meisten Menschen nur ein vorübergehender Zustand zu sein. Ausnahmen sind bestimmte Berufsarten bei staatlichen und privaten Beförderungsunternehmen sowie die

„beruflichen Fahrer", d. h. die Menschen, die gezwungen sind, täglich eine größere Entfernung zwischen Wohnung und Arbeitsstätte zurückzulegen. Dazu gehört der Vorort- und Stadtbahnverkehr, der Straßenbahn- und Autobusverkehr sowie der Zubringerverkehr aus Nachbarstädten. In dieser Hinsicht gehören tägliche Gesamtfahrzeiten von 2 Stunden heute nicht zu den Seltenheiten. Während einer Reihe von Jahren verbringen also solche Menschen recht erhebliche Teile ihrer Lebenszeit im Verkehrsmittel.

In 93 Betriebsorten mit 266 Betrieben und 52074 Arbeitergefolgschaftsmitgliedern sind im Gau Halle—Merseburg Erhebungen über die Dauer des *Anmarsches* zur Arbeitsstätte gemacht worden. Er beträgt durchschnittlich 51,3 Minuten (Fußgänger 39,2, Verkehrsmittelbenützer 52,1 Minuten mit 40,6 Minuten reiner Fahrzeit). Ingesamt waren 6,3% Fußgänger, 54,2% benutzten das Fahrrad, 29,2% fuhren mit der Eisenbahn, 3,1% mit der Straßenbahn und 7,2% mit sonstigen Verkehrsmitteln.

Eine immer wieder zu machende empirische Feststellung ist das Auftreten von *Abgeschlagenheits-* und *Ermüdungsgefühlen* beim Fahren. Zeitpunkt des Eintritts und Stärke dieser Erscheinungen sind einesteils persönlich bedingt und hängen zum andern von äußeren Faktoren (Fahrtdauer, Maß der Bequemlichkeit, Art des Verkehrsmittels u. dgl.) ab.

Zur näheren Aufklärung dieser Einwirkungen sind bereits Versuche gemacht worden, insbesondere wurde der Einfluß verschiedener Transportarten auf den Gastaustausch untersucht.

Dabei ergab sich, daß bei längeren Fahrten in der Holzklasse von Eisenbahnwagen, die sich bis zu 6 und 7 Stunden ausdehnten, während der Fahrt eine Beschleunigung von Puls und Atmung auftrat. Gegenüber dem Grundumsatz der Versuchspersonen wuchs der Energieverbrauch während der Fahrt sehr erheblich an. Bei Fahrtversuchen im Lastkraftwagen wurde nach 5 Stunden Fahrtdauer ein Kräfteverlust festgestellt, der dem bei schwerer Arbeit entsprach.

Ermüdete und übermüdete Fahrer sind für den öffentlichen Verkehr eine Gefahr. Um dem nach Möglichkeit vorzubeugen, ist für Deutschland durch eine Verordnung des Reichsarbeitsministers vom 17. 2. 1938 bestimmt worden, daß die Arbeitszeit der bei privaten Kraftomnibusunternehmungen Beschäftigten in der Woche höchstens 66 Stunden betragen darf. Dazu gehört der Fahr- und Bereitschaftsdienst einschließlich der Vorbereitungs- und Abschlußarbeiten.

Zweifellos haben längere Fahrten im Verkehrsmittel infolge der aufzubringenden körperlichen und geistigen Arbeit (Ausgleich der Erschütterungen, Anspannung einzelner Muskelgruppen durch stundenlanges Sitzen ohne Bewegungsmöglichkeit, Aufrechterhaltung einer bestimmten, möglichst bequemen Körperstellung, Verarbeitung der sich während der Fahrt ergebenden seelischen Eindrücke durch die wechselnde Umgebung, Bezähmung der Ungeduld an das Ziel zu kommen usw.) eine *starke Ermüdung* im Gefolge. Im Hinblick auf die Bedeutung, die heute *längere* Fahrten für das Heranführen der Teilnehmer zu großen Veranstaltungen, für Ferientransporte, für Gesellschaftsreisen u. ä. haben und, wo es sich nicht wie etwa bei Militärtransporten immer um kräftige, junge Männer handelt, sind solche Einwirkungen durch das Transportmittel zu berücksichtigen. Hierzu gehören die Wahl des zweckmäßigsten Beförderungsmittels (Eisenbahn, Überlandautobusse) einschließlich der Wagentype bei Eisenbahnzügen (Polster-, Holzklasse), die Einteilung der Reisezeit (Nachtfahrten) und der Besetzungsstärke sowie das Vorhandensein von wirkungsvollen Einrichtungen, die einen möglichst guten Luftzustand gewährleisten. Die Bemühungen um immer kürzere Fahrzeiten bei noch gesteigerter Betriebssicherheit sind aus verkehrshygienischen Gründen zu begrüßen; andererseits ergibt sich gerade hieraus wieder, daß sich die gesundheitstechnischen Einrichtungen in den Verkehrsmitteln unter Umständen eine Unterordnung unter die eigentlichen Betriebsbedingungen gefallen lassen müssen. Dabei ist es außerdem nicht immer leicht, die Grenze zwischen gesundheitlich Notwendigem und lediglich „Komfortabelem" einzuhalten. Im örtlichen Kurzverkehr kann eine Ausstattung noch befriedigen, die bei langen Fernfahrten den Ansprüchen nicht mehr genügen würde.

Schließlich darf die Rolle nicht unterschätzt werden, welche die Verkehrsmittel bei der Übertragung von *ansteckenden Krankheiten* spielen können. Der Kontakt mit kranken Personen ist bei den beschränkten Raumverhältnissen in den Fahrgasträumen sehr eng. Die Gefahr einer Ansteckung durch Mundtröpfchen, infolge Benetzung der Bänke (Polster!) mit Speichelresten, Sputumteilchen usw. kann recht groß sein (z. B. beim längeren Zusammenreisen mit Personen, die an offener Tuberkulose leiden). Neben den üblichen Verboten des Ausspuckens, Anhustens u. dgl. ist es vor allem Aufgabe der hygienischen Volksbelehrung und einer speziellen Unterweisung von Kranken, aufklärend und erzieherisch zu wirken.

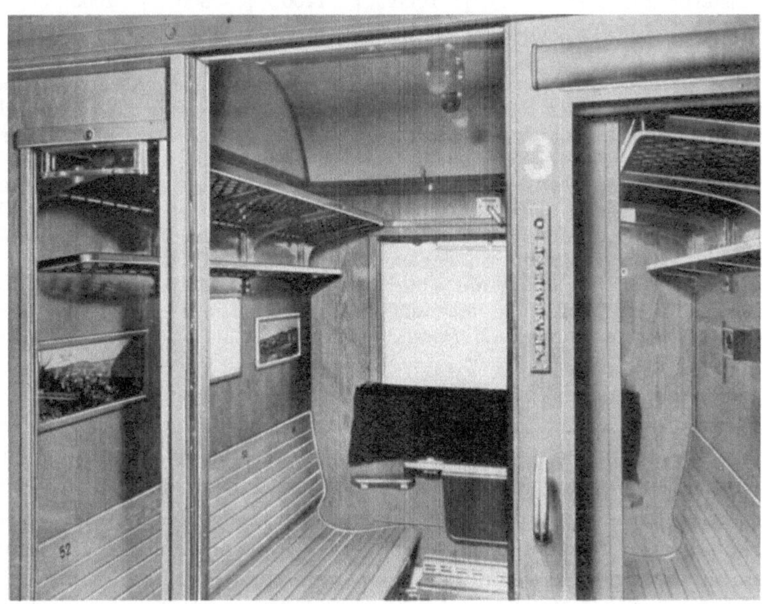

Abb. 98. Neuzeitliches D-Zugabteil 3. Klasse der Deutschen Reichsbahn. Große Fenster mit Schutz vor Zugluft. An der rechten Wand Heizungsregler für den Fahrgast. Zweckmäßige Form der Sitzbänke. Einwandfreie Beleuchtung. (Aus dem Bildarchiv Pressedienst Reichsverkehrsministerium.)

Große Ansteckungsgefahr besteht auch für das Fahrpersonal, das mit den Fahrgästen in enge Berührung kommt (z. B. Straßenbahnschaffner). Untersuchungen des Personals einer städtischen Straßenbahn (Freiburg i. Br.) zeigten, daß ferner Magenbeschwerden und nervöse Beschwerden nicht selten waren. Trotz der mit diesem Beruf zusammenhängenden erhöhten Erkältungsgefahr wird aber keine frühere Abnützung der Arbeitskraft als in anderen Berufszweigen beobachtet.

Eisenbahnwagen. Von den technischen Einrichtungen der Personenfahrzeuge wirken die *Heizungs-* und *Lüftungsanlagen* in besonderem Maße auf das Wohlbefinden der Fahrgäste ein. Eine gewisse Erschwernis liegt darin, daß der einzelne Fahrgast nur einen recht kleinen Luftraum zur Verfügung hat und die durch den Menschen und durch andere Ursachen bedingte Luftverschlechterung also entsprechend schnell vor sich geht. Bei zulässiger Höchstbesetzung des Abteils pflegt er heute zwischen I. und III. Klasse ungefähr 2,6—1,0 cbm zu betragen.

Die Deutsche Reichsbahn hat in den letzten Jahren neue Personenwagen für den Personenzug-, Schnellzug- und Triebwagenverkehr entworfen, die sich durch erhöhte Fahrgeschwindigkeit, verbesserte Laufeigenschaften und bequemere Ausstattung gegenüber älteren Wagen auszeichnen (Abb. 98). Die Tabelle enthält eine Zusammenstellung der Verbesserungen, die in den neuen

Fahrzeugen hinsichtlich des Rauminhaltes, der Fensterbreiten und Heizflächen in Schnellzugwagen erzielt worden sind.

	II. Klasse-Abteil		III. Klasse-Abteil	
	1933/34	1936/37	1933/34	1936/37
Rauminhalt in cbm	9,3	11,0	7,5	8,1
Fensterbreite in mm	1000	1400	800	1000
Heizfläche in qm	1,82	2,68	1,50	1,83

Die Anordnung der Heizkörper muß so erfolgen, daß keine lästige Wärmeanstrahlung erfolgen kann, die in den engen Räumen sonst doppelt unangenehm empfunden wird. Der meist nicht geringe Staubgehalt der Abteilluft macht sich im Winter besonders stark bemerkbar, wenn die Möglichkeit seiner Verschwellung auf den heißen Heizkörpern besteht. Insofern ist es besonders zu begrüßen, daß an Stelle der früheren Hochdruckheizungen nunmehr *Niederdruck-Umlaufheizungen* eingebaut werden, deren Heizmittel nicht reiner Dampf, sondern ein Gemisch aus Luft und Dampf ist. Ein weiterer Vorteil ist die erfolgte Verstärkung der Heizung in den Vorräumen und Seitengängen der Wagen, weil dadurch weniger Anlaß für die sonst erfolgende *Überheizung* der Abteile besteht. Unerläßlich ist freilich, daß der Fahrgast von der ihm zur Verfügung stehenden Regelmöglichkeit im Abteil einen vernünftigen Gebrauch macht, was durch die Herausgabe eines Merkblattes seitens der Reichsbahn erleichtert wird.

Schwieriger als die Heizung ist die Erzielung einer ausreichenden *Lufterneuerung*. Ein bloßer Verlaß auf die Fensterlüftung ist nicht möglich, weil sie an kalten Tagen überhaupt nicht und im allgemeinen allzu leicht mit unerträglichen, stärkeren Luftbewegungen bzw. Zugwirkungen verbunden ist. Bei den schnellfahrenden Zügen kann sie, auch aus Gründen der dabei bedingten Luftwiderstandserhöhung der Fahrzeuge geradezu unerwünscht werden. Regelrechte Lüftungseinrichtungen (Klappenlüftung, Sauglüftung, Drucklüftung) können nicht entbehrt werden. Meist werden auf dem Wagendach eingebaute Luftsauger verwendet, die so ausgebildet sind, daß sie eine möglichst große Saugwirkung und einen sehr kleinen Formwiderstand dem Fahrwind gegenüber haben. Infolge des bei Sauglüftungen nicht beherrschbaren Luftzutritts lassen sich Zugerscheinungen nicht mit Sicherheit vermeiden.

Der Einbau von Klimaanlagen (S. 162) in Eisenbahnwagen ist möglich. In Deutschland sind aber keine solchen Entfernungen zu überbrücken oder solche klimatischen Verschiedenheiten auszugleichen wie z. B. in Amerika oder in den Tropen, wo vielfach Züge mit vollklimatisierten Wagen laufen. Die Verwendung von Klimaanlagen kann auf Sonderfälle beschränkt bleiben (Post-, Speise- und Schlafwagen).

Die Anlage der *Aborte* muß den Besonderheiten des fahrenden Zuges zwar Rechnung tragen, soll aber so sein, daß — während der ganzen Fahrt — Geruchsbelästigungen im Wagen vermieden werden und die Möglichkeit zur Befriedigung persönlicher Reinigungsbedürfnisse in ausreichendem Maße besteht. Urin- und Stuhlverhaltungen, die durch fehlende oder infolge völliger Verschmutzung unbenutzbare Aborte erzwungen werden, bedeuten eine Gefährdung der Gesundheit des Reisenden.

Vor Beginn von Gesellschaftsfahrten, an denen viele reiseungeübte Personen teilnehmen, sind Belehrungen über die gesundheitlichen Gefahren bei Eisenbahnfahrten (Augenerkrankungen durch Fremdkörper und Zugluft, Erkältungsgefahren usw.) am Platze. Bei Sammeltransporten ist dafür Sorge zu tragen, daß beim Halt auf geeigneten Stationen *genügend* Zeit für die Einnahme der Verpflegung und nötigenfalls auch für eine erfrischende Körperreinigung zur Verfügung steht.

Die Beförderung von lebenden Tieren, Kranken, Chemikalien, Leichen usw. wird durch die Vorschriften der „Eisenbahnverkehrsordnung" vom 8. 9. 1938 geregelt. Die Reinigung und erforderlichenfalls Entseuchung von Eisenbahnwagen wird nach Maßgabe reichsgesetzlicher Regelungen und den hiernach ergangenen Bestimmungen der Eisenbahnverwaltung durchgeführt.

Kraftfahrzeuge. Die Straßenkraftfahrzeuge haben in Deutschland in den letzten Jahren stark zugenommen; eine weitere Steigerung ist im Zuge der angestrebten Entwicklung (Volkswagen) zu erwarten. Das betrifft nicht nur die kleineren Personenfahrzeuge einschließlich der Krafträder, sondern auch die Großraumfahrzeuge (Omnibusse, Schnellreisewagen) und die Lastkraftwagen einschließlich der Zugmaschinen. In Ergänzung des Personenverkehrs auf der Schiene geht die Deutsche Reichsbahn mit dem zunehmenden Ausbau der Reichsautobahnen und der deutschen Landstraßen mehr und mehr dazu über, einen fahrplanmäßigen öffentlichen Personendienst mit Kraftwagen einzurichten.

Die Zahl der am 1. 7. 1938 im Deutschen Reich (mit Österreich) zugelassenen Kraftfahrzeuge betrug über 3,3 Millionen Stück. Auf Krafträder entfielen etwas über 1,5 Millionen; die Zahl der Personenkraftwagen betrug über 1,3 Millionen, die der Kraftomnibusse über 20000. An Lastkraftwagen einschließlich Brennstoffkesselwagen wurden über 380000 Stück gezählt; die sonstigen Kraftfahrzeuge (Zugmaschinen usw.) betrugen rund 72000. In Großdeutschland kamen 1938 auf 10000 Einwohner 2,86 Omnibusse (Großbritannien 18,7, Norwegen 9,9, Frankreich 9,1, Schweden 7,3, Holland 3,7 und Italien 2,3).

Zum Antrieb der Kraftfahrzeuge werden *Verbrennungsmotoren* benützt, das sind Kraftmaschinen, bei denen durch Verbrennung eines zündfähigen Brennstoff-Luftgemisches Arbeit geleistet wird. Je nachdem, ob jeder zweite oder jeder vierte Hub im Arbeitsgang der Maschine ein Arbeitshub ist, unterscheidet man Zweitakt- und Viertaktmotoren; letztere arbeiten geregelter. Hochqualifizierte Motoren werden daher als Viertaktmotoren gebaut. Die Verbrennungsmotoren werden als Vergasermotoren oder als Ölmotoren gebaut; im Vergasermotor werden die leicht zu vergasenden Flüssigkeiten (Benzin, Benzol, Spiritus) verbrannt; der Ölmotor (Dieselmotor, Glühkopfmotor) arbeitet mit schwer zu vergasenden, billigen Rohölen, z. B. Gasöl, Holzöl.

Im Personenkraftwagenbau ist in den letzten Jahren der Zweitaktvergasermotor zu weiterer Verbreitung gelangt. Diese Maschinen haben einen verhältnismäßig hohen Ölbedarf und ihre Auspuffgase können dann in vermehrtem Maße unvollständig verbrannte Ölbestandteile enthalten, wenn es sich um ältere, ausgefahrene und ungepflegte Fahrzeuge handelt. Die Rauchfahnen dieser qualmenden Fahrzeuge stellen eine der Bevölkerung nicht zumutbare Belästigung dar. Auch über den Dieselmotor werden in dieser Hinsicht oftmals schwere Klagen geführt. Es ist unvermeidlich, daß bei der Verwendung von Rohölen dem Motor größere Mengen an Geruchsstoffen entströmen. Dieser Umstand gibt aber im regelmäßigen Betrieb kaum zu Beschwerden Anlaß; die bei den Dieselmotoren gelegentlich zu beobachtenden tiefschwarzen, ölgeschwängerten und reichliche Mengen Ruß- und Kohlenstoffpartikel enthaltenden Auspuffahnen sind in der Regel auf vorübergehende Betriebsstörungen im Motor zurückzuführen. Bei den dauernd mit Rauchfahnen fahrenden Wagen handelt es sich meist um einen mangelhaften Betriebszustand der Motorenanlage und um Unachtsamkeit des Fahrzeugführers. Gegenmaßnahmen polizeilicher Art sind in diesen Fällen am Platze.

Von den sonstigen technischen Ausrüstungen des Fahrzeugs interessieren noch die Anlagen zur Beleuchtung, Heizung und Lüftung.

Über die Beleuchtung enthält die Straßenverkehrs-Zulassungsordnung vom 13. 11. 1937 genaue Vorschriften. Besondere Lüftungs- und Heizungseinrichtungen werden zwar auch schon bei den kleineren Personenwagen eingebaut, finden sich aber regelmäßiger, nur in den Großraumfahrzeugen (Sauglüfter; Auspuffheizungen, indirekte Luftheizungen, Kühlwasserheizungen). Diese Heizungen wirken nur, wenn der Motor läuft. Elektrische Heizungen haben zu hohen Stromverbrauch, der im Winter infolge des Verbrauchs durch die Lichtanlage ohnehin schon groß ist.

Beim Kraftfahrzeug ist in der Mehrzahl der Fälle die „psychologische Beziehung" des Fahrenden zum Fahrzeug enger, persönlicher und damit günstiger. Die Benutzer von Kraftfahrzeugen haben es viel eher in der Hand, Unbequemlichkeiten, schädlich empfundene Einflüsse und Störungen durch Einflußnahme auf die Fahrtgestaltung usw. zu kompensieren als bei anderen Verkehrsmitteln. Jedenfalls gilt das für die große Zahl der kleineren Personenkraftwagen. Großraumfahrzeuge sind in dieser Hinsicht ungünstiger und für deren Fahrgasträume gelten die gleichen Anforderungen wie für Eisenbahnwagen.

Von nicht geringem Einfluß ist die *Aufbauart* des Fahrzeuges. Nach der amtlichen Zulassungsstatistik unterscheidet man Limousinen (geschlossen oder mit Roll- bzw. Schiebedach), Kabriolimousinen, Kabriolets und offene Aufbauten. In allen Größenklassen überwiegen bisher bei weitem die Limousinen. Die Wagen mit offenen Aufbauten schwankten bei den im Jahr 1938 neu zugelassenen Personenkraftwagen bei den verschiedenen Größenklassen zwischen 0,4 und 2,8%.

Zur Beurteilung der *gesundheitlichen Gefahren* beim Kraftfahrzeug ist zu bedenken, daß die vom Verbrennungsmotor abgehenden heißen Gase stets *Kohlenoxyd* und unter Umständen sogar in sehr beträchtlicher Menge enthalten. Die Zusammensetzung der Abgase (Anteile an N_2, CO, CO_2, H_2, O_2, H_2O) hängt von der Art des Brennstoffes und der Vollständigkeit der Verbrennung ab. Bei gutem Betrieb beträgt der CO-Gehalt etwa 1% bis höchstens 3%; bei Leerlauf und bei schlecht eingestellten Vergasern erfolgt Ansteigen bis auf etwa 15%.

Man ist heute auf Grund der vorgenommenen Untersuchungen der Auffassung, daß das Kohlenoxyd der einzige akut giftig wirkende Bestandteil der Auspuffgase ist. Vom Kohlenoxyd sind aber solche Luftverschlechterungen zu trennen, die auf dem Motor entströmende Riechstoffe (stark riechende Brennstoffe, Öldämpfe, Frostschutzmittel) zurückgehen und wegen ihres mitunter sehr starken und aufdringlichen Geruchs häufig im Volk Anlaß zu Mißtrauen, zu Angst vor Schädigungen der Gesundheit und zu Beschwerden geben. Obwohl zuzugeben ist, daß die Frage nach etwa zu befürchtenden chronischen Schädigungen durch andere Bestandteile als Kohlenoxyd, insbesondere durch Rückstände der Schmierölverbrennung noch nicht ganz geklärt ist, ist doch andererseits daran festzuhalten, daß dann die Möglichkeit zur Anreicherung (etwa im Innern des Fahrzeuges, in Garagen, in Autowerkstätten u. dgl.) gegeben sein muß.

Die Möglichkeit des *Eindringens von Kohlenoxydgas in das Wageninnere* ist gegeben, und zwar hauptsächlich bei ausgefahrenen und schlecht gehaltenen Wagen. Ihr Prozentsatz ist bei den Liefer- und Lastkraftwagen erfahrungsgemäß ganz besonders hoch. Durchgebrannte Auspufftöpfe, zerstörte Auspuffleitungen (Haarrisse), Undichtigkeiten am Flansch des Auspuffrohres, Entlüften unter der Motorhaube, Mängel am eventuell vorhandenen Entlüftungsschlauch usw. sind Anlässe, die ein Übertreten der Abgase in den Fahrraum und in erster Linie zum Führersitz erlauben. Bei abgenutzten Kolben können die Abgase in das Kurbelgehäuse übertreten, gelangen dann von hier in den Entlüfter und von dort durch Undichtigkeiten des Bodens in den Wagen. Besondere Aufmerksamkeit ist in dieser Hinsicht den Wagenheizungen, besonders den Auspuffheizungen zuzuwenden. Wenn auch im allgemeinen der technische Sachverständige mit weitgehender Zuverlässigkeit feststellen kann, ob ein Fahrzeug Mängel besitzt, die eine Kohlenoxydvergiftung im Wageninnern möglich werden ließe, sind zur Aufklärung der Zusammenhänge noch weitere hygienische Untersuchungen erforderlich.

Die im Kraftwagen *auftretenden Gesundheitsstörungen* werden im Schrifttum vielfach unter der Bezeichnung „Limusinenkrankheit" zusammengefaßt. Es ist aber nicht richtig, darunter lediglich die Möglichkeit der Kohlenoxydvergiftung zu verstehen; es müssen vielmehr alle Einflüsse damit gemeint werden, die bei der Fahrt im Kraftwagen zu Unbehaglichkeitsgefühlen und zu Gesundheitsstörungen führen können, analog etwa zum Begriff der „Eisenbahnkrankheit". Selbst stark und übel riechende Auspuffwolken, die z. B. von einem vorfahrenden Diesellastzug in das nachfolgende Fahrzeug dringen können, brauchen kein Kohlenoxyd in gefährlicher Menge mitzubringen. In solchen Fällen genügt zur Erklärung von beobachteten Gesundheitsstörungen die Empfindlichkeit gegenüber den Geruchsstoffen der Abgase. Brenzliche Öle pflegen schon in sehr geringen Mengen äußerst sinnfällig zu sein; sind sie in stärkerer Konzentration im Abgas vorhanden (S. 289), so können sie beim Einatmen mit dem Speichel in den Magen gelangen und die Magenschleimhäute reizen (Acrolein). — Ferner ist daran zu denken, daß die Temperatur im geschlossenen Wagen außerordentlich hoch ansteigt und schnell ungünstige Entwärmungsbedingungen entstehen. Bei Fahrten an einem Herbsttag (Außentemperatur 15°, relative Feuchtigkeit 58%, Sonne) wurden im Innern einer sechssitzigen Limusine, die mit 3 Personen besetzt war und mit einer Geschwindigkeit von 100 km/h gefahren wurde, bereits nach knapp einer Stunde bis zu 28° C und rund 40% Luftfeuchtigkeit gemessen. Im gleichen Fahrzeug betrug später bei geschlossenen Fenstern und Lüftern und einer Fahrtgeschwindigkeit von etwa 60 km/h die Temperatur sogar fast 34° C.

Bestimmungen des CO-Gehaltes in der Luft von Kraftfahrzeugen sind verschiedentlich gemacht worden. In der Luft von Autobussen werden unter anderem als festgestellter Höchstwert 0,0065% Kohlenoxyd angegeben. Bestimmungen auf der Plattform eines gerade bremsenden Autobusses, wobei stets Abgase in den Wagen gewirbelt werden, ergaben als höchsten Wert nur 0,004%, obwohl jedesmal bei der Probeentnahme eine merkliche Abgasfahne beobachtet wurde. Bei einer stehenden leerlaufenden Autotaxe wurden etwa 35 cm hinter dem Auspuffrohr 0,082% Kohlenoxyd in der Atmosphäre ermittelt. (Zur Würdigung dieser Zahlen sei bemerkt, daß der Kohlenoxydgehalt der Luft in stark rauchgeschwängerten Lokalen bis zu 0,002% gefunden wurde, ein Wert, der in Zimmerluft nach Nachfüllung eines Anthrazitofens ebenfalls bestimmt worden ist.) Im allgemeinen wird die Grenze, bis zu der Kohlenoxyd-Luftgemische unbestritten längere Zeit ohne wesentliche gesundheitliche Störung eingeatmet werden können, bei 0,015—0,017% gezogen. Für gewöhnlich wird man heute sagen können, daß Kohlenoxydvergiftungen im Wagen zu den Ausnahmefällen gehören werden. Die Angaben amerikanischer Autoren, die bei Omnibusfahren bis zu 18% Kohlenoxydhämoglobin im Blut gefunden haben, konnten von Nachuntersuchern nicht bestätigt werden. Weitere Untersuchungen hierzu sind erwünscht.

Recht aufschlußreich sind die Untersuchungen, die seitens des Reichsgesundheitsamtes in einer Autobus-*Großgarage* gemacht worden sind. Die Garage verfügte über eine ausreichende künstliche Lüftung; ein Luftzug war jedoch bei der Probeentnahme in Augenhöhe zwischen den *leerlaufenden* Fahrzeugen nicht zu spüren (Tabelle). Trotz stellenweiser starker Geruchsbelästigung wurden nur sehr geringe Kohlenoxydgehalte in der Luft gefunden; zugleich ein Beweis für die gute Wirkung der Lüftungsanlage. Es ist klar, daß für *Einstellräume* von Kraftfahrzeugen (Garagen) eine ausreichende Entlüftung in jedem Falle zu

Kohlenoxydbestimmungen in der Luft einer Großgarage.

Entnahmestelle	Bemerkte Geruchsbelästigung	Temperatur Grad	% CO	Bemerkungen
Mitte der Halle	mäßig	21	0,005	—
Mitte der Halle	mäßig	21	0,004	—
Zwischen den Autobussen . . .	stark	21	0,006	Die Autobusse wurden gefegt
Zwischen den Autobussen bei zufälliger Anfahrt	stark	21	0,017	—
Zwischen den Autobussen . . .	stark	21	0,005	Die Autobusse wurden gefegt
Zwischen den Autobussen . . .	stark	21	0,004	Die Autobusse wurden gefegt
Zwischen den Autobussen . . .	stark	17	0,009	Die Autobusse wurden gefegt
Zwischen den Autobussen . . .	stark	17	0,008	Die Autobusse wurden gefegt
Neben den Autobussen	mäßig	17	0,002	Die Luft war durchmischt
Neben den Autobussen	mäßig	17	0,002	Die Luft war durchmischt
Zwischen Rücken und Kopf der Autobusse	stark	17	0,008	Nähe der Tür
Zwischen Rücken und Kopf der Autobusse	mäßig	17	0,002	Nähe der Tür
In der Fahrgasse der Autobusse	stark	17	0,007	—
In der Fahrgasse der Autobusse	stark	17	0,009	—

fordern ist; in den Vorschriften der Baupolizei finden sich hierüber meist genaue Angaben, ebenso wie über die Baubeschaffenheit, Heizung, Beleuchtung, Entwässerung (vorherige Abscheidung von Betriebsstoffen), Feuerlöscheinrichtungen, Anwohnerschutz usw. (vgl. Verordnung über Garagen und Einstellplätze — Reichsgaragenordnung, RGaO. — vom 17. 2. 1939).

Eine ernste Gefährdung kann auch in langen *Kraftwagentunnels* bestehen, deren natürliche Lüftung (Auftrieb an den Endschächten, Fahrbewegung) nicht ausreicht. Anläßlich einer Verkehrsstockung im Pittsburgher Liberty-Tunnel sind zahlreiche Kohlenoxydvergiftungen (mit 35—45% Kohlenoxydhämoglobin im Blut) aufgetreten. Derartige Tunnels müssen Lüftungsanlagen haben, die eine ausreichende Frischluftmenge zuführen. Bei der Berechnung der erforderlichen Frischluftmenge ist eine langsame Verkehrsabwicklung zugrunde zu legen (Anteil des Lastkraftwagenverkehrs, Verkehrsstockung).

Luftfahrzeuge. Der hervorstechendste Unterschied zu den anderen heutigen Verkehrsmitteln ist beim Flugzeug die große Reisegeschwindigkeit. Daraus ergibt sich der große Vorteil, daß selbst sehr große Entfernungen in kurzer Zeit überbrückt werden und der Aufenthalt im Verkehrsflugzeug infolgedessen meist nur auf wenige Stunden beschränkt bleibt. Die Beschleunigungskräfte können sich als Reizungen des Gleichgewichtsorganes im Ohr (Übelkeit, Erbrechen, Schweißausbruch, Durchfall usw.) geltend machen.

Im Gegensatz zur Militärfliegerei, wo Maßnahmen gegen Wind und Kälte eine wichtige Rolle spielen, kommt es beim Verkehrsflugzeug in erster Linie auf einen ausreichenden Schutz gegen *Schall-* und *Erschütterungseinwirkungen* an. In dieser Beziehung wird es heute nicht mehr als ausgeschlossen angesehen, durch Schalldämpfung bei allen Lärmquellen und schwingungsübertragenden Teilen einen Zustand zu schaffen, der von dem in neuzeitlichen Eisenbahnwagen nicht mehr sehr verschieden ist.

Plötzliches Steigen und Durchsacken des Flugzeugs sowie das unregelmäßige Schwanken beim Durchfliegen unruhiger Luftschichten sind als die hauptsächlichen Ursachen der „*Luftkrankheit*" anzusehen. Als Medikamente gegen die Luftkrankheit werden die gleichen Mittel empfohlen wie bei der wesensverwandten Seekrankheit.

Große Bedeutung kommt dem Schutz gegen schädliche Motorgase und Geruchsstoffe zu. Im wesentlichen gilt hier dasselbe, was bereits bei den Kraftfahrzeugen gesagt worden ist. Von der „Deutschen Versuchsanstalt für Luftfahrt" wird besonderes Gewicht auf eine völlig einwandfreie Gestaltung der Auspuffleitungen gelegt. Es dürfen im Flugzeug keine höheren Kohlenoxydkonzentrationen als 0,0025% auftreten. Bei diesen Mengen ist zugleich der Gefahr ausreichend begegnet, die sich durch eine Bemischung von Antiklopfmitteln zum Brennstoff *(Bleitetraäthyl)* ergeben können.

Wegen Schutzmaßnahmen gegen den Sauerstoffmangel bei Flügen in sehr großen Höhen, denen die Militärfliegerei sehr große Aufmerksamkeit zuwenden muß (werden doch von Jagdflugzeugen bei kriegsmäßiger Bewaffnung „Dienstgipfelhöhen" von 10000 m verlangt), sei auf das Spezialschrifttum verwiesen. Bei Flügen in größeren Höhen muß jedem Fluggast Sauerstoff zu beliebigem Gebrauch zur Verfügung stehen. Sonstige Verhaltungsmaßregeln: Genuß von blähenden Speisen vermeiden; Bruchleidende sollen gut sitzendes Bruchband haben; Haltegurt nur bei Start und Landung benützen; Sitzlehne so einstellen, daß die Ausdehnung des Bauches nach vorn nicht behindert ist; sportliche Höchstleistungen vor Antritt einer Luftreise vermeiden. Herzkranken sollte der Flugzeuggebrauch nur gestattet werden, wenn sie sehr gut kompensiert sind.

Die hohe Reisegeschwindigkeit der Flugzeuge hat neue *seuchenhygienische* Fragen aufgeworfen. Bei den Maßnahmen z. B. gegen die Verschleppung von Gelbfieber aus verseuchten Gebieten Afrikas nach Indien mußte beachtet werden, daß Reisen zwischen diesen Erdteilen bereits ohne Flugzeugwechsel durchgeführt werden, erkrankte Fahrgäste und Besatzungsmitglieder also *während* der Inkubationszeit eintreffen können. Der Abschluß besonderer *Internationaler Sanitätsabkommen für die Luftfahrt* ist notwendig geworden (näheres S. 690).

Schiffe. Abgesehen von den nur für kurze Fahrten benützten Schiffen müssen diese Fahrzeuge meistens der Besatzung und den Fahrgästen für *längere Zeit* Unterkunft und Verpflegung gewähren. Dann haben grundsätzlich die gleichen gesundheitlichen Ansprüche zu gelten, wie sie für das Leben zu Lande gestellt werden. Freilich sind Anpassungen an die Besonderheit des Schiffes erforderlich, die sich z. B. bei den größeren Überseedampfern unter dem Bilde des „schwimmenden Hotels", bei den Fahrzeugen der Kriegsmarine unter dem der „schwimmenden Festung" einleuchtend kennzeichnen lassen. Gegenüber den Zuständen früherer Zeiten haben die Vervollkommnung des Schiffsbaues, die verbesserten Möglichkeiten zur Versorgung mit einwandfreiem Trinkwasser und die Sicherstellung einer ernährungsphysiologisch richtigen und ausreichenden Verproviantierung das Leben an Bord von Seeschiffen weitgehend verbessert. Die Fortschritte der Hygiene an Bord lassen sich kaum deutlicher vor Augen führen als durch einen Hinweis auf die Schiffe der „KdF.-Flotte" der Deutschen Arbeitsfront, die der Urlaubsgestaltung des deutschen Arbeiters durch Erholungsreisen zur See dienen.

Über die Untersuchung von Schiffsleuten auf Tauglichkeit zum Schiffsdienst, die Ausgestaltung der Logis-, Wasch- und Baderäume sowie der Aborte für die Mannschaft auf Kauffahrteischiffen, die Krankenfürsorge usw. sind besondere Vorschriften ergangen. Eine Übersicht darüber findet sich in der vom *Reichsgesundheitsamt* herausgegebenen „Anleitung zur Gesundheitspflege auf Kauffahrteischiffen", die dem Kapitän und den Schiffsoffizieren von Fahrzeugen *ohne* Schiffsarzt die notwendigen Kenntnisse zur Verhütung von Erkrankungen der Besatzung, für die Hilfe bei eingetretenen Verletzungen und Krankheitsfällen, über die Desinfektion, über die gesundheitliche Behandlung der Seeschiffe in den Häfen usw. vermitteln soll.

Im Schiffsverkehr stellt das An-Bord-Gelangen von Pestratten die Hauptgefahr für die Verbreitung der Pest dar, zumal das Auftreten der Krankheit unter diesen Tieren oft unbemerkt verläuft. Daher sind Maßnahmen zur dauernden *Bekämpfung der Ratten auf Seeschiffen* unerläßlich, die mit solchen Orten und Häfen in Berührung kommen, in denen die Gefahr einer Pesteinschleppung besteht. Darüber hinaus sind alle Schiffe, außer denen der heimischen Küstenfahrt, regelmäßig zu entratten bzw. *dauernd rattenfrei* zu halten. Ausführliche Vorschriften über die Durchführung und die dabei anzuwendenden Verfahren enthält z. B. die hamburgische Verordnung über die Ausführung der behördlich angeordneten Rattenvertilgung auf Seeschiffen vom 22. 1. 1938.

Schrifttum.

BARTSCH, G.: Untersuchungen über den Gehalt an Kohlenoxyd usw. in der Luft von Straßen, Autobussen, Garagen und Betrieben Dresdens. Diss. Techn. Hochschule Dresden 1931. — BAUR-LIESE: Versuche zur Heizung und Lüftung in Eisenbahnwagen. Gesdh.ing. **59**, 477 (1936). — BUHTZ, G.: Der Verkehrsunfall. Stuttgart 1938. — FROBOESE, V.: Beitrag zur Frage der Anreicherung der Straßenluft an Auspuffgasen usw. Gesdh.ing. **1931**, 113. — KLIMA-NISTLER: Ergebnisse von Lärmmessungen in Prag. Trav. Inst. Hyg. publ. État tschechoslov. 8, 59—66 (1937). — LANGE, L.: Ansteckungsgefahr bei Fernsprechgeräten? Reichsgesdh.bl. **1936**, 794. — SLEESWIJK-PILAAR: Die Hygiene des Kraftfahrwesens. Erg. Hyg. **14**, 329 (1933). — SPITTA, O.: Über einige, besonderer hygienischer Aufmerksamkeit bedürftige Einrichtungen usw. Öff. Gesdh.pfl.dienst 3, A, 15, 605—618 (1937). — STOLL, R.: Die Gesundheitsverhältnisse des Straßenbahnersberufs usw. Med. Diss. Freiburg i. Br. 1937. — SÜPFLE, K.: Hygiene des Straßenverkehrs. Dtsch. Z. öff. Gesdh.pfl. **1929**, 120 bis 129. — SZAKALL, A.: Die Limousinenkrankheit. Z. ärztl. Fortbildg. **1937**, 163. — THIELE-HOLZBERG: Lärmmessung mit dem verbesserten Lärmzähler von DOLD und THIELE. Z. Hyg. **122**, 125—145 (1939). — UGLOW-MARTISCHENJA-GOLDBERG: Über die Versuche verschiedener Transportarten auf den Gasaustausch. Arch. Hyg. **115**, 168—176 (1935). — WEYRAUCH: Zur Hotelhygiene. Gesdh.ing. **1933**, 388—391. — Hygiene und Toxikologie des Kraftfahrwesens. Arb.Reichsgesdh.amt **63**, 1—110 (1931).

III. Hygiene der Kleidung.

Von OSKAR SPITTA.

Abgesehen von ästhetischen Gesichtspunkten hat die Kleidung in hygienisch-physiologischer Beziehung folgende Aufgaben zu erfüllen:

1. Sie muß die Wärmeabgabe regeln. In kühler Umgebung soll sie den Körper vor zu rascher Entwärmung schützen, in warmer Luft darf sie der Abgabe der vom Körper gebildeten Wärme keinen Widerstand entgegensetzen.

2. Sie darf die Wasserdampfabgabe des Körpers nicht behindern. Die Entstehung von tropfbar flüssigem Schweiß soll in der Regel unter ihr nicht aufkommen. Die Kleidung darf sich mit etwa gebildeten Schweißmengen nicht vollsaugen.

3. Namentlich die Unterkleidung soll sich leicht reinigen lassen, und der Reinheitsgrad der Kleidung soll gut erkennbar sein.

4. Die Kleidung soll frei sein von giftigen oder hautreizenden chemischen Stoffen. Sie soll weder Infektionserreger noch tierische Parasiten beherbergen.

5. Die Kleidung muß sich — auch in ihrer Farbe — den gegebenen klimatischen Verhältnissen und der Arbeit ihres Trägers anpassen.

6. Die Kleidung darf den Körper nicht einengen, sondern muß ihm für alle normalen Bewegungen den nötigen Spielraum lassen.

Bei der hygienischen Beurteilung der Kleidung sind scharf voneinander zu trennen und zu bewerten:

1. die Grundstoffe (Elemente) zu ihrem Aufbau und

2. der Aufbau (die Struktur) selbst.

1. Allgemeine Eigenschaften der Grundstoffe und der Gewebe.

A. Herkunft und Untersuchung der Grundstoffe.

Die *mikroskopische Untersuchung* zeigt folgendes:

1. Naturprodukte.

Aus *vegetabilischen* Fasern (Gefäßbündeln aus Blättern, Stengeln, Wurzeln oder Samenhaaren) bestehen:

a) Baumwolle (Kattun, Shirting, Musselin, Tüll, Köper, Barchent usw.), Samenhaare verschiedener Gossypiumarten. Plattgedrückte, meist gewundene Fasern (Abb. 99) 2—5 cm lang, von 0,012—0,042 mm Durchmesser. Im Innern ist ein lufterfüllter Hohlraum; die Zellwand ist von beträchtlicher Mächtigkeit.

b) Leinen. Hergestellt aus der Bastfaser von Flachs (Linum usitatissimum). Das Bastgewebe des Flachsstrohs wird von der Oberhaut und dem Holzkörper durch einen Fäulnisprozeß (Rösten) getrennt; dann wird die Trennung durch Klopfen, Brechen und Schwingen, schließlich durch Hecheln vervollständigt. Gut gehechelte Flachse zeigen unter dem Mikroskop nur unverholzte Bastzellen, die meist 2,5 bis 3 cm lang sind. Die Faser zeigt einen sehr engen Kanal (dunkle Linie), läuft spitz aus und zeigt in Abständen schräge Streifung, Querschnitt polygonal (Abb. 100).

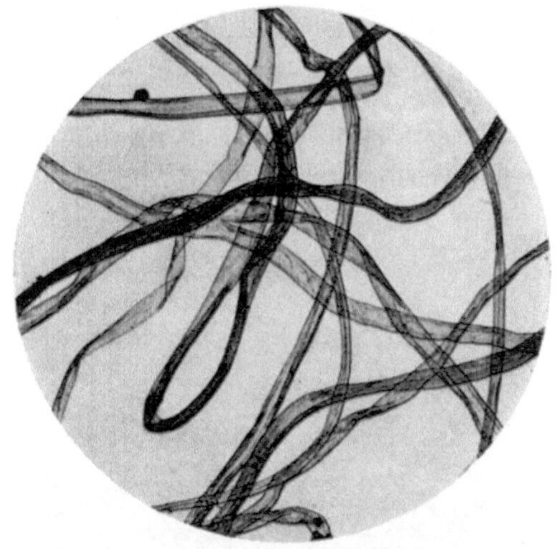

Abb. 99. Baumwollfasern in Chlorzinkjod (Übersicht). Vergr. 80. (Nach A. HERZOG.)

Aus *tierischen* Materialien bestehen:

a) Wolle. Gewöhnlich Schafwolle, je nach der Rasse durch Länge, Kräuselung und Feinheit des Haares unterschieden. Im Rohzustand ist sie stark mit Schweiß und Fett (Hauptbestandteil der Salbengrundlage Lanolin) verunreinigt (Abb. 101). Beim Reinigen davon verliert sie erheblich an Gewicht. Die Haare der gereinigten Wolle sind 4—32 cm lang, 0,014—0,06 mm dick; unter dem Mikroskop zeigen sie eine epithelartige Membran, die aus dünnen, sich dachziegelähnlich deckenden Cuticularplättchen besteht, so daß die Oberfläche ein schuppiges, tannenzapfenartiges Aussehen erhält. Häufig werden *gemischte Gewebe* benutzt. Erwähnt sei die verbreitete Kunst- oder *Lumpen*wolle (Mungo, Shoddy). Diese wird durch Zerreißen oder Zerkratzen von Wollumpen und Mischen mit neuer Schafwolle zu Geweben verarbeitet. Oft sind auch Leinen- und Baumwollabfälle hineingemengt. Äußerlich ist Lumpenwolle mit bloßem Auge von neuer Wolle nicht zu unterscheiden, dagegen wohl durch das Mikroskop.

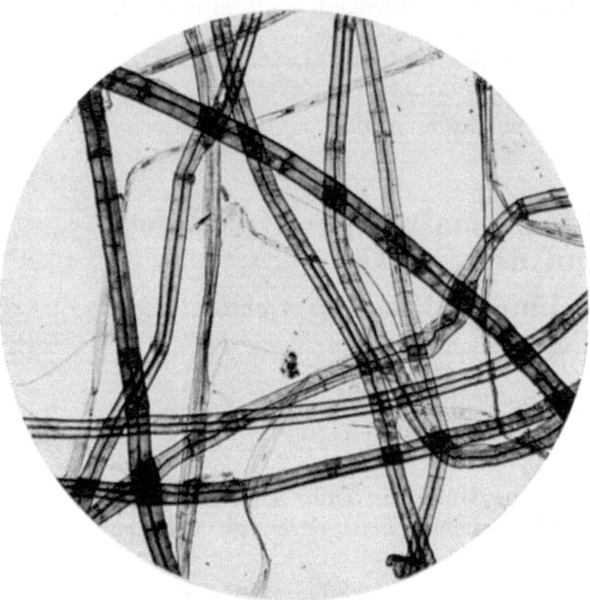

Abb. 100. Flachsfasern in Chlorzinkjod. Vergr. 120. (Nach A. HERZOG.)

b) Seide. Aus Absonderungen der Seidenraupe gewonnen. Die im Frühjahr aus dem Ei hervorgekrochene Raupe spinnt sich nach mehrmaliger Häutung zur Verpuppung ein. Dazu sondert sie durch zwei schlauchförmige Drüsen ihres Kopfes eine klebrige Flüssigkeit in Form von zwei Fäden ab, die sich zu einem Doppelfaden

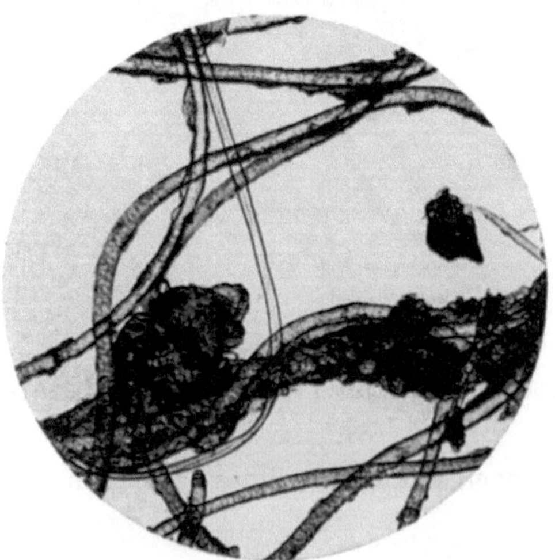

Abb. 101. Rohe Schafwolle mit anhängendem Fettschweiß. Vergr. 100. (Nach A. HERZOG.)

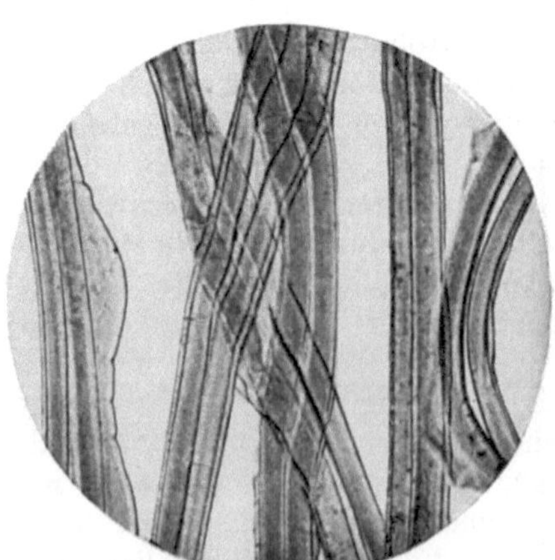

Abb. 102. Rohseide von Bombyx mori. Vergr. 150. (Nach A. HERZOG.)

vereinigen, und dieser bildet, ununterbrochen fortlaufend, den Kokon, welcher die Puppe umgibt. In 12—21 Tagen ist aus der Puppe ein Schmetterling geworden. Dieser wird vor dem Durchbrechen der Kokons getötet, falls man letztere gewinnen will. Der Faden wird dann vorsichtig abgewickelt und liefert die Rohseide. Unter dem Mikroskop stellen die Fäden zylindrische, solide und homogene Fasern von 0,008—0,2 mm Dicke dar (Abb. 102).

Für die Herstellung von Bekleidungsstoffen weit weniger wichtig sind Hanffasern (Cannabis sativa L.) und Jutefasern (Corchorus capsularis L., eine asiatische wildwachsende und auch kultivierte Pflanze). In Notzeiten hat man auch die früher viel zur Herstellung von Nesseltuch benutzten Nesselfasern (Urtica dioica L.) wieder herangezogen.

Alle Naturfasern mit Ausnahme der Seide sind Stapelfasern. „Stapel" ist der textiltechnische Ausdruck für die Faserlänge. Der Seidenfaden dagegen, der aufgespult wird, ist ein endloser Faden. Nur seine Abfälle (kurze Stücke) werden versponnen und liefern dann die sog. Schappeseide.

2. Kunstprodukte.

Hierher sind *Kunstseide* und *Zellwolle* zu rechnen, wenn sie auch ihren Ausgangspunkt von vegetabilischen Naturstoffen oder aus ihnen gefertigten Geweben (Baumwollabfälle, sog. Linters und Holz von Fichten und Buchen) nehmen. Die Kunstseidenfasern werden zunächst wie die Naturseide als endlose Fäden hergestellt. Zur Herstellung der Kunstseide wird dieser endlose Faden unmittelbar verwendet, zur Herstellung der Zellwolle der gleiche Faden, nachdem er in Stücke zerschnitten ist, die dann versponnen werden. Alle für die Herstellung von Kunstseide und Zellwolle benötigten Rohmaterialien sind in ausreichender Menge im Inlande vorhanden. Darin liegt die große volkswirtschaftliche Bedeutung dieser Kunstprodukte. Die Kunstseide ist die ältere Schwester der Zellwolle; auch die technischen Vorarbeiten für die Zellwolle gehen auf das Jahr 1919 zurück. Der Name Zellwolle wurde aber erst 1935 geschaffen. Was nachfolgend in ganz groben Umrissen über die technische Herstellung der Kunstseide gesagt ist, gilt im wesentlichen auch für die Zellwolle, wobei nur nochmals festzuhalten ist, daß auch die Kunstseide (wie die Naturseide) als endloser Faden gewonnen wird, während die Zellwolle ein Spinngut aus Stücken dieser Fasern ist. Zellwolle verhält sich also technisch zur Kunstseide wie Schappeseide zur Naturseide.

a) Kunstseide. Kunstseide wird heute, nachdem das erste im Jahr 1884 vom Grafen Hilaire de Chardonnet erfundene Produkt, die Kollodium- oder Nitroseseide, wegen technischer Mängel fast nicht mehr fabriziert wird, hauptsächlich in folgenden drei Abarten hergestellt:

Acetatkunstseide. Man stellt durch Einwirkung von Essigsäureanhydrit auf Baumwollabfälle Acetylzellulose her. Die dickflüssige Masse wird durch feinste Düsen gepreßt. Die Feinheit der Einzelfaser wird durch den sog. Titer gemessen, das ist das Gewicht von 9000 m in Gramm. Die Einheit des Titers heißt *Denier.* Zellwolle besitzt z. B. meist den Titer 1,5—3,5. Solche Fasern werden auch mit einem Luftkanal im Innern hergestellt.

Kupferseide. Ebenfalls meist aus Baumwollabfällen gewonnen, entsteht durch Auflösen der Baumwolle in Kupferoxydammoniak zu einer kolloidalen Kupferzelluloselösung, aus der Hydrozellulose gefällt wird.

Viscoseseide. Die Rohstoffe hierfür sind Sulfitzellulose oder Baumwoll-Linters. Die Viscoseseide bildet sich beim Eintragen des Zellstoffes in starke Natronlauge, zunächst als Natronzellulose, die sich mit Schwefelkohlenstoff zu Natron-

Zellulose-Xanthogenat umsetzt. Nach Auflösen in Natronlauge läßt man die Lösung „reifen" und erhält dann die zähflüssige Viscose.

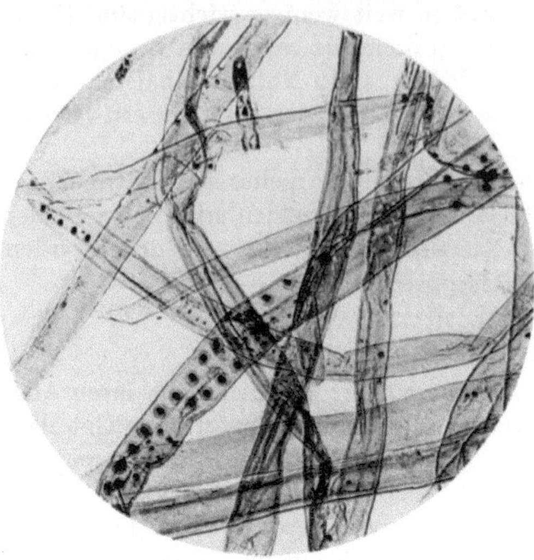

Abb. 103. Nachweis von ungebleichtem Sulfitzellstoff mit Cyanin-Glycerin nach A. HERZOG. Scharfes Hervortreten vieler Hoftüpfel. Vergr. 190.

b) Zellwolle. Die erste Silbe dieses Namens drückt die Herkunft des Rohstoffes aus (Zellstoff aus Fichten- oder Buchenholz) (Abb. 103), die zweite bringt den wollähnlichen Charakter des Produktes zum Ausdruck. Spricht man von Zellwolle schlechthin, so wird meist die nach dem Viscoseverfahren hergestellte gemeint (Vistra). Mischungen von Vistra mit Wolle haben den Namen „Wollstra" erhalten, Zellwolle nach dem Kupferverfahren hat den Namen „Cuprama", „Aceta" nach dem Acetatverfahren usw.

Das mikroskopische Bild dieser Kunstfasern ist natürlich, verglichen mit dem Bild natürlicher Fasern, ziemlich uncharakteristisch, entsprechend ihrer Herstellungsart (Pressung der Masse durch feinste Düsen) zumal in der Seitenansicht. Im Querschnitt bestehen Formunterschiede (Abb. 104). Die Fasern sind homogen, schlauchartig, strukturlos. Das Lichtbrechungsvermögen der Kunstseide ist etwas geringer als das der Naturseide. Das Wirken liefert die für die Unterkleidung wichtigen Trikotstoffe mit großem Luftgehalt (Abb. 105).

Im Jahre 1936 wurden in Deutschland erzeugt: Kunstseide 45424 t, Zellwolle 42903 t. Zusammen 88327 t. Von diesen waren hergestellt nach dem Viscoseverfahren 72360 t und nach dem Kupfer- und Acetatverfahren 15967 t. Ihr Gesamtwert betrug rund 275 Millionen Mark. Die Produktion, namentlich an Zellwolle, dürfte inzwischen in weiterem Steigen begriffen sein. Zum Vergleich diene: Die Verarbeitung von Schafwolle betrug etwa 62000 t, der Verbrauch an Rohbaumwolle 293408 t.

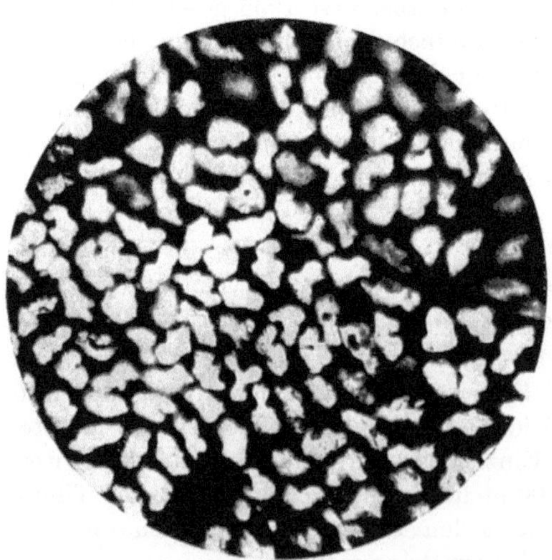

Abb. 104. Mikroskopisches Bild einer Acetatzellwolle, (Querschnitt). (Aus BODENBENDER, S. 194.)

Zur *mikroskopischen Untersuchung der Faserstoffe* reicht meistens eine 100 bis 150fache Vergrößerung aus. Man zerzupft kleine Mengen des zu untersuchenden Materials mit Präpariernadeln auf dem Objektträger mit etwas Wasser, saugt das Wasser mit Filtrierpapier ab und versetzt (nach HERZBERG) mit Chlorzinkjodreagens. Dieses wird aus zwei Lösungen gemischt. *Lösung 1:* 20 g trockenes Zinkchlorid, gelöst in 10 ccm destilliertem Wasser. *Lösung 2:* 1 g Jodkalium und 1,1 g Jod, gelöst in 5 ccm Wasser. Nach Mischung Niederschlag absetzen lassen, die klare überstehende Flüssigkeit abgießen und mit einem Blättchen Jod versetzen. Vor Licht geschützt aufbewahren. Mit diesem Reagenz behandelt erscheinen unverholzte Pflanzenfasern violett, verholzte Pflanzenfasern, tierische Seide, Wolle und Haare werden gelb bis gelbbraun. Künstlich dunkel gefärbte Stoffasern müssen vor der Untersuchung entfärbt werden (je nach Lage des Falls mit Salz- oder Salpetersäure, Chlorwasser, Zinnchlorür o. dgl.).

Die *Unterscheidung* der verschiedenen Faserstoffe kann aber bis zu einem gewissen Grade auch *durch chemische Reaktionen* erfolgen. Die wichtigsten sind:

Tierische Fasern lösen sich beim Kochen in 10%iger Alkalilauge auf, sie färben sich *waschecht* in heißer Pikrinsäurelösung und mit basischen Anilinfarben, brennen angezündet nicht fort, liefern eine feste schwammige Kohle und zeigen Geruch nach verbrannten Haaren (Dämpfe bläuen angefeuchtetes Lackmuspapier). In Kupferoxydammoniak bleibt Seide unverändert, Wolle quillt nur etwas, löst sich aber nicht.

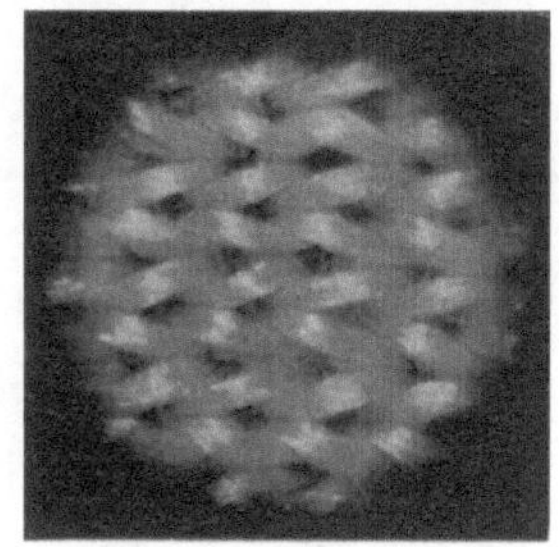

Abb. 105. Kunstseidene Trikotleibwäsche. Mikroskpisches Bild (schwache Vergrößerung). (Nach DRESEL und PELS LEUSDEN.)

Pflanzenfasern lösen sich nicht in 10%iger Alkalilauge, färben sich nicht waschecht mit Pikrinsäure, brennen angezündet schnell ohne erhebliche Geruchsentwicklung (Dämpfe färben blaues Lackmuspapier rot). Beim Kochen mit verdünnter Salpetersäure färben sich Wolle und Seide gelb, Pflanzenfasern nicht. Pflanzenfasern lösen sich in Kupferoxydammoniak unter Quellung auf, tierische Fasern nicht.

Seide und *Wolle* sind durch viel schnellere Lösung der ersteren in konzentrierter Schwefelsäure erkennbar. Leinen ist gegen chemische Einflüsse widerstandsfähiger als *Baumwolle*, z. B. gegen konzentrierte Schwefelsäure und Kupferoxydammoniak.

Kunstseide und Zellwolle. Die Fasern verbrennen leicht unter Hinterlassung von nur wenig Asche. Brandgeruch ähnlich, wie bei Baumwolle, bei Acetatzellwolle stechend sauer. Acetatzellwolle hinterläßt eine schwarze Kruste. Sie ist in Aceton löslich, die anderen nicht. In Diphenylaminschwefelsäure (1 : 100) lösen sich alle, die Kupferseide aber mit blauer Farbe. Mit Eisen-Gallus-Eosin (15 ccm „Pelikan-Tinte" Günther Wagner + 22 ccm einer 0,5%igen Lösung von Eosin-Extra + 65 ccm destilliertes Wasser) angefärbt, wird Kupferzellwolle blau, Viscosezellwolle rot. Wässerige Methylenblaulösung färbt Kupferkunstseide nur schwach, Viscosekunstseide stärker. Auf Acetatkunstseide entstehen nur Flecken. Naturseide löst sich beim Kochen in konzentrierter Natronlauge, Zellwolle und Kunstseide nicht.

B. Verhalten gegen Luft.

Zu den vorstehend kurz erörterten Grundstoffen der Kleidung tritt noch als wichtigster hinzu *die Luft*, die zwischen den Gewebsfasern eingeschlossen ist. Es ist nicht übertrieben, zu sagen, daß sie eigentlich der wichtigste Bestandteil der Kleidung ist und daß das Gewebe nur den Stützapparat für sie darstellt. Ein luftleeres Gewebe ist als Kleidungsstoff immer minderwertig. Die *Luft ist unter allen Stoffen der schlechteste Wärmeleiter*. Es enthalten Luft in Prozenten: Pelze bis 97, Wollflanell 92, Wolltrikot 86, Baumwolltrikot und Seidentrikot 84, Winterkammgarnstoff 82, glattgewebter Baumwollstoff 52 und glattgewebtes Leinen 49. Der in Abb. 106 gezeigte *mikroskopische Schnitt durch eine wollene Oberkleidung* gibt ein Bild von dem großen Luftgehalt solcher Stoffe. Frierende Tiere sträuben ihr Fell, um es lufthaltiger zu machen. Federvieh sträubt aus dem gleichen Grunde das Gefieder. Eine ähnliche rudimentäre Erscheinung ist die

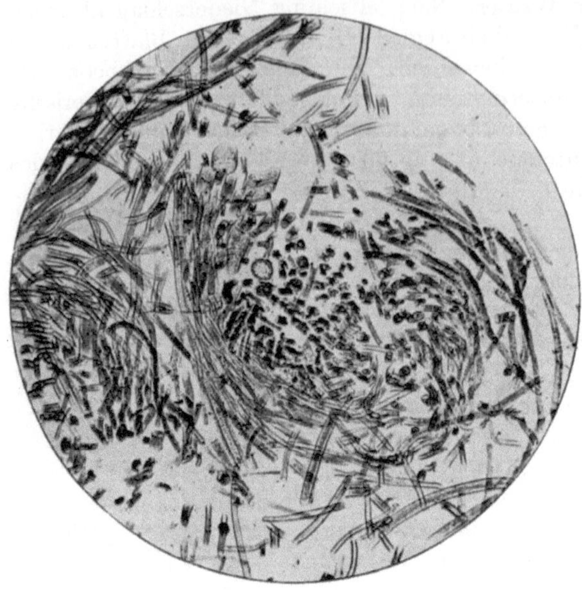

Abb. 106. Mikroskopischer Schnitt durch eine wollene Oberkleidung.

sogenannte Gänsehaut beim Menschen, hervorgerufen durch Kontraktion der Musculi arrectores pilorum.

Auch das *Wärmeleitungsvermögen der luftfreien Grundstoffe* für die Kleidung ist an sich verschieden. Es beträgt (das der Luft = 1 gesetzt) bei Wollfasern 6,1, bei Baumwolle 29,9, bei Leinenfasern ungefähr ebensoviel und bei Seide 19,2. Trotz dieser erheblichen Verschiedenheiten dominiert als bestimmend für die wärmende Wirkung der Kleidungsstoffe ihr Luftgehalt. Diesen Luftgehalt kann man auch ausdrücken als *Porenvolumen*. Die folgende Tabelle gibt Beispiele dafür und gibt dabei zugleich an, wie sich dieses Porenvolumen bei Benetzung durch Wasser (vgl. S. 302) ändert.

Es zeigt sich also, daß Trikotstoffe ziemlich unabhängig von der Art der Grundstoffe weit lufthaltiger sind als glatte Baumwollstoffe (glattes Leinen verhält sich ähnlich), daß aber vor allem der mit Wasser getränkte glatte Stoff völlig

Porenvolumen in Prozent (abgerundet).

Bei	Trocken	In benutztem Zustand (bei sog. „minimaler Wasserkapazität")
Wollflanell	92	80
Baumwollflanell	89	72
Wolltrikot	83	61
Baumwolltrikot	85	62
Leinentrikot	73	32
Glattem Baumwollstoff .	52	0

luftleer wird, während die Flanell- und Trikotstoffe noch einen erheblichen Anteil ihrer Poren mit Luft gefüllt behalten. *Dies ist ein praktisch sehr wichtiger Punkt.*

Neben dem Luftgehalt ist *die Dicke des Stoffes* das wesentliche für seine wärmende Wirkung. Die Dicke eines Kleidungsstoffes kann man nach verschiedenen Methoden bestimmen. Dabei ist der Druck zu berücksichtigen, bei dem die Messung stattfindet, d. h. vergleichende Messungen sind bei gleicher Belastung der Stoffe vorzunehmen. RUBNER gab hierfür das Sphärometer (Abb. 107) an. Die *Komprimierbarkeit* wechselt je nach Luftgehalt, Webweise, Dicke und Grundsubstanz. So gibt Wolle der Rauhigkeit ihrer Fasern wegen gemeinhin die lockersten Gewebe. Als *Beispiele* seien angeführt: Glatte Leinen- und Seidenstoffe haben meist Dicken zwischen 0,4—1,15 mm, Trikotgewebe zwischen 0,6—1,2 mm, Tuche zwischen 1,2 und 1,5 mm, Flanelle zwischen 2 und 3 mm und Überzieherstoffe zwischen 6 und 7 mm. Diese Zahlen sind nur ungefähre Anhaltspunkte. Kennt man außer der Dicke das Flächengewicht eines Stoffes (die Textilindustrie hat hierfür eine bequeme Vorrichtung — die Quadrantwage — konstruiert, im Laboratorium wiegt man mit einem Locheisen von bestimmten Durchmesser ausgeschlagene Stücke auf der analytischen Wage und berechnet auf 100 qcm) und multipliziert dieses mit der Dicke (in Zentimetern), so erhält man das *Flächenvolumen* (in Kubikzentimeter). Durch Division des Flächengewichts durch das Flächenvolumen ergibt sich das *spezifische Gewicht des Stoffes*. Es wird natürlich weitgehend vom Luftgehalt des Gewebes beeinflußt und steht dadurch in enger Verbindung mit dem Wärmehaltungsvermögen der Kleiderstoffe. Die spezifischen Gewichte der *Grundstoffe* der

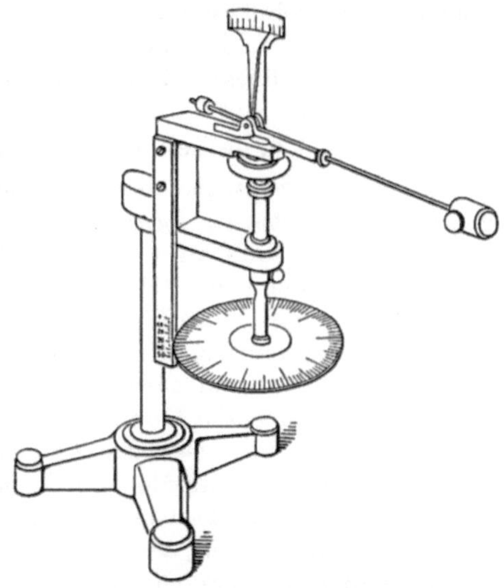

Abb. 107. Dickenmesser (Sphärometer).
(Nach RUBNER.)

Kleidung liegen zwischen etwa 1,3 und 1,5. Die niedrigeren Werte findet man bei Wolle und Naturseide, die höheren bei Baumwolle, Leinen, Kunstseide und Zellwolle. Aus dem spezifischen Gewicht des Stoffes und dem des Grundstoffes läßt sich das *Porenvolumen* nach folgendem Ansatz berechnen:

$$\frac{\text{Spezifisches Gewicht} \times 100}{\text{Spezifisches Fasergewicht}} = \text{Faservolumen von 100 Stoffvolumeneinheiten.}$$

Die so erhaltene Zahl, von 100 abgezogen, ergibt das Volumen der zwischen den Fassern vorhandenen Hohlräume in Prozenten des Gesamtvolumens, d. h. das *Porenvolumen*. Durch Plätten, Stärken, Appretieren wird der Luftgehalt (das Porenvolumen) der Stoffe stark beeinträchtigt.

Eine Funktion des *Porenvolumens* und der Dicke ist die *Luftdurchlässigkeit (die Permeabilität)* eines Kleiderstoffes. Sie ist nächst dem Wärmeschutz die wichtigste Eigenschaft. Für ihre direkte Messung sind verschiedene Verfahren benutzt worden. Unter dem *Permeabilitätskoeffizienten* versteht man die Zahl, die angibt, in wieviel Sekunden 1 ccm Luft durch einen Stoff von 1 qcm Fläche und 1 cm Dicke bei einem bestimmten sehr geringen Druck (0,042 cm Wassersäule, d. h. praktisch etwa bei ruhiger Luft) hindurchgeht. Auf diesem Wege fand RUBNER z. B. die Zahlen: 76 für glattgewebten Baumwollstoff, 19 für Waffenrocktuch, 3 für Lodenstoff und 1 für Baumwolltrikot. Die Luftdurchgängigkeit ist also nur bei den glattgewebten Stoffen unbefriedigend. Um die Luftdurchgängigkeit der Kleidung nicht zu stören, ist es notwendig, daß die sich deckenden Schichten in dieser Beziehung gleichartig sind *(Homogenität der Kleidung)*. So können zwischenliegende glatte Leinen- und Baumwollstoffe, z. B. Futterstoffe die Luftdurchgängigkeit der Kleidung stark beeinträchtigen.

Hinsichtlich der *Luftdurchgängigkeit von Kleiderstoffen bei verschiedener Stoffdicke und bei verschiedener Strömungsgeschwindigkeit der Luft* ergab sich, daß die Wärmeabgabe der Stoffe bei bewegter Luft von gleicher Temperatur direkt proportional der Wurzel aus der Windgeschwindigkeit stattfindet. Der relative Wärmeschutz von Bekleidungsstoffen nimmt also mit wachsender Windgeschwindigkeit zu. Die Beziehungen zwischen Dicke und Wärmeschutz sind in ruhender Luft lineare. Ein wesentlicher Schutz liegt in der Stoffdicke.

C. Verhalten der Kleiderstoffe gegen Wasser.

Von den Beziehungen der Kleiderstoffe zur *Feuchtigkeit* und zum *Wasser* interessiert zunächst ihr *hygroskopisches* Verhalten. Entsprechend der relativen Feuchtigkeit der Luft wird von allen Stoffen Wasserdampf unter Wärmeentwicklung aufgenommen. 100 Teile Wolle absorbieren bei 100% Luftfeuchtigkeit 28 g Wasserdampf, Seide 17, Baumwolle 12 g. Kunstseide ist etwas hygroskopischer als Baumwolle, erreicht aber darin nicht ganz die Naturwolle. Von den verschiedenen Kunstseidenarten nimmt die Acetatseide weniger Feuchtigkeit auf als die Viscose- und die Kupferseide.

In bezug auf die *Benetzbarkeit* steht Leinen obenan; etwas weniger schnell wird Baumwolle, Kunstseide und Zellwolle benetzt, noch weniger Wolle. Die einfachste Probe zur Feststellung der Benetzbarkeit ist die Schwimmprobe, d. h. die Messung der Zeit, die ein auf die Wasseroberfläche gelegtes Stück Gewebe bis zum Untersinken braucht. Man kann auch auf die Oberfläche der Stoffprobe einige Körnchen von Methylenblau aufbringen und die Zeit messen die vergeht, bis der Farbstoff sich in Wasser löst.

Nach dem *Eintauchen* in Wasser und Auspressen mit der Hand bleibt so viel Wasser im Stoff zurück, wie dessen *minimalster Wasserkapazität* entspricht. Besonders wichtig ist, wie schon öfter betont, wieviel *lufthaltige Poren* nach dieser Wasseraufnahme noch bestehen. Je lockerer der Stoff, um so mehr Poren bleiben lufthaltig: Die minimale Wasserkapazität ist beim Kunstseidetrikot etwas geringer als beim Baumwolltrikot, aber größer als beim Woll- und Seidentrikot. Im Zustand der minimalen Wasserkapazität ist der Luftverlust (Porositätsverlust) ähnlich der bei Baumwolle.

Nasse glatte Gewebe, namentlich Leinen *adhärieren* leicht an der Haut. Die Adhäsionskraft der nassen kunstseidenen Stoffe auf der Haut ist bei Kunstseidetrikots nicht erheblich. Nasse Wolle legt sich infolge ihrer seitlichen Stützhaare nicht so glatt an. Bei wiederholtem Waschen tritt stärkere Krümmung der Haare ein (Einkriechen der Wollstoffe). *Völlige Wasserdichtigkeit* läßt sich nur erreichen durch Gummierung oder Ölpräparation. Eine solche Kleidung hat aber, wenn sie nicht besondere Ventilationsöffnungen frei läßt, den großen Nachteil, daß sie den Luftaustausch zwischen Körper und freier Atmosphäre mehr oder minder unterbindet. Sie ist jedenfalls überall dort nicht empfehlenswert, wo mit dieser Bekleidung schwerere mit Schweißbildung verbundene Arbeit geleistet werden muß. Oft genügt aber schon ein Überwurf wasserundurchlässigen Stoffes um gegen die Durchnässung von oben zu schützen. Vielfach reicht es auch bereits aus, die Stoffe lediglich *wasserabstoßend* zu machen. Die zum Imprägnieren benützten Chemikalien (früher meist essigsaure Tonerde) sind heute meist auf Leinölbasis aufgebaute Substanzen, Paraffin- und Wachsprodukte und kommen unter verschiedenen Namen (Ramasit, Imprägnol usw.) in den Handel. Sie dürfen die Poren der Gewebe nicht vollständig verstopfen.

Für Sportzwecke (Wassersport, Wintersport) gut geeignet sind auch die aus sog. *Eßlinger Trockenwolle* gefertigten Trikotanzüge. Natürlich hält aber auch hier die Imprägnierung nicht unbegrenzt.

2. Die Warmhaltung des Körpers durch die Kleidung.

Das sog. „*Behaglichkeitsgefühl*" beim Menschen stellt sich nur ein bei geregelter Wärmewirtschaft des Körpers. Hierbei soll die Kleidung durch wechselnde Gestaltung den Körper unterstützen. Der Schutz gegen Abkühlung ist zunächst ihre wichtigste Aufgabe. *Spezifisches Gewicht* (Verhältnis zwischen Luft und Grundstoffen) *und Dicke eines Kleidungsstoffes bestimmen fast allein das Wärmehaltungsvermögen* (vgl. die Tabelle). Bei gleichartig hergestellten Geweben haben wollene Stoffe das geringste, baumwollene und leinene Stoffe zwar das größte Leitungsvermögen, die Art der Aufbau des Stoffes ist aber, wie oben schon betont, für die Wärmeleitung bzw. für ihr Gegenstück, die Warmhaltung viel wichtiger als die Natur des Grundstoffes. Neben dem Luftgehalt ist das Verhalten des Wassers zum und im Gewebe hygienisch das wesentlichste Moment. *Einlagerung von Wasser* in die vorher mit Luft gefüllten Poren erhöht die Wärmeleitung. Am geringsten ist dieser Einfluß (Verdrängung der Luft) bei den Flanellstoffen, etwas größer bei den Trikotstoffen, am größten aber bei den glattgewebten Stoffen, z. B. Leinen und den leinwandähnlich gewebten Baumwollstoffen (Kattun, Shirting usw.). Setzt man als Wert für die Wärmeabgabe des trockenen nackten Armes (im Versuch) den Wert 100, so ergab sich bei Umhüllung des Armes mit trockenem glatten Baumwollstoff der Wert 83, bei Durchfeuchtung

Beziehungen zwischen Dicke, spezifischem Gewicht und Wärmeleitung von Stoffen in Beispielen. (Nach Rubner, Pels Leusden u. a.)

Art des Gewebes	Dicke in mm	Spezifisches Gewicht	Wärmedurchgang (pro 1 qcm in 1 Sek. bei 1° Temperaturdifferenz in g/cal.)
Shirting	0,16	0,768	0,0230
Glattes Leinen . .	0,22	0,814	0,0113
Kunstseidetrikot .	0,43	0,289	0,0014
Baumwolltrikot . .	1,01	0,199	0,0010
Wolltrikot	1,12	0,179	0,0006
Sommerkammgarn .	1,—	0,302	0,0008
Winterkammgarn .	2,50	0,238	0,0003

des Stoffes aber 157. Von Einfluß ist hier neben Strahlung und Leitung besonders die Wärmebindung durch die Wasserverdunstung. Auf größere Körperoberflächen (ganze Kleidungsstücke) bezogen entsteht hierdurch ein so starker Wärmeverlust, daß die Gefahr der Erkältung gegeben ist. Die *Durchfeuchtung der Kleidung* kann natürlich sowohl von außen (z. B. durch Regen) als von innen durch den Schweiß erfolgen. Dieser letztere Vorgang kann besonders bedenklich werden, weil dabei die stark erwärmte Hautoberfläche einem ziemlich plötzlichen Temperatursturz ausgesetzt wird. Es ist daraus zu folgern, daß vornehmlich die der Haut unmittelbar anliegenden Schichten der Kleidung nicht aus einem Stoff bestehen dürfen, dessen vorher lufthaltige Poren sich ganz mit Wasser füllen. *Die Unterkleidung soll daher aus Trikotstoffen* bestehen. Muß sich der Körper (z. B. beim Arbeiter) überschüssiger Wärme entledigen (physikalische Wärmeregulation), so sollte das möglichst nur durch gesteigerte *Wasserverdunstung*, nicht durch Schweißbildung erfolgen. Um dies zu erreichen, muß die Dicke der Oberkleidung rechtzeitig vermindert werden durch Ablegung von Kleidungsstücken, unter Umständen bis auf die unmittelbar den Körper bedeckende poröse Schicht. Nur bei exzessiven Temperaturen darf das Arbeiten mit unbekleidetem Oberkörper erfolgen. Die gewöhnliche Kleidung verschafft uns eine Anpassungsfähigkeit für ein Temperaturintervall von etwa 12^0. Eine richtige Kleidung hält nicht nur warm, sondern verringert auch den Stoffumsatz. Auch die Farbe der Kleidung ist nicht gleichgültig.

Die *experimentelle Bestimmung des Wärmeleitungsvermögens von Stoffen* bedingt verwickelte Apparaturen und soll daher hier nicht näher beschrieben werden. Benutzt wurde von RUBNER das STEFANsche Calorimeter, später hat man das Katathermometer (bzw. das Frigorimeter) für diesen Zweck herangezogen, neuerdings auch den *Frigorigraphen*. Hiermit wurden auch zellwollhaltige Kleiderstoffe untersucht (Uniformtuche, Trikotstoffe und Kunstseide). Im Vergleich zu Tuchen aus reiner Wolle wurden nur geringe Unterschiede festgestellt. Bei anderen Untersuchungen wurde die Wärmeleitfähigkeit kunstseidener Trikots günstig befunden.

Im Tragversuch wurden ferner mit Hilfe von Thermoelementen Militärtuchröcke aus Wolle mit einem Zusatz von 20% Zellwolle geprüft und dabei festgestellt, daß das Wärmeisolierungsvermögen durch diesen Zusatz nicht gestört wurde, so daß hygienischerseits gegen eine begrenzte Beimischung von Zellwolle zu Naturwolle Bedenken nicht zu erheben sind.

Für die Wasserdampfabgabe des Körpers ist das eigentümliche Klima, in welchem die Haut des bekleideten Körpers sich befindet, von größter Bedeutung. Gewöhnlich zeigt die Luft zwischen Körper und Kleidung nur 30—40% Feuchtigkeit und, bezogen auf die Temperatur von etwa 31^0, d. h. der gewöhnlichen Hauttemperatur des bekleideten Körpers, ein sehr hohes Sättigungsdefizit. Durch die Kleidung wird daher der Körper ständig in eine außerordentlich trockene, zur Wasserdampfaufnahme befähigte Atmosphäre eingehüllt und nur in dieser fühlt sich der Mensch behaglich. Soll sie sich aber erhalten und der Körper in der gewohnten Wasserdampfabgabe nicht beschränkt werden, so muß ein gewisser *Luftwechsel* vor sich gehen, d. h. die Kleidung muß für Luft *durchgängig* sein.

Die oben angeführten Zahlen für die Permeabilität der Kleiderstoffe im trockenen und feuchten Zustande geben daher von diesem Gesichtspunkt aus die wichtigsten Anhaltspunkte für die Wahl der Kleidung. Den lockeren Trikotstoffen ist der Vorzug vor glatten Baumwoll- und Leinenstoffen zu geben. Sie ermöglichen den ausgiebigsten Luftwechsel durch die Kleidung und die leichteste Fortschaffung des Wasserdampfes. Solange die Wasserausscheidung durch die Haut nicht übermäßig ist, wird es in solcher Kleidung überhaupt nicht zur Schweißbildung und zur Durchfeuchtung der Stoffe kommen. Aber auch wenn letztere eingetreten ist, ermöglichen diese Stoffe immer noch eine weitere Wasserdampfabgabe, während diese bei gewöhnlicher Baumwolle und bei Leinen völlig aufhört.

Die letztgenannten Stoffe sind dagegen duldbar, wenn die Haut wenig Wasserdampf produziert, trocken bleibt und wenn keinerlei stärkere Temperaturdifferenzen auf den Körper einwirken, also für eine sog. *Ruhe*kleidung, z. B. beim Aufenthalt im Zimmer und namentlich im Bett.

3. Berufs-, Arbeits- und Sportkleidung.

Für diese sind neben rein hygienischen noch manche anderen Gesichtspunkte maßgebend. Von den Berufen sei zunächst der *ärztliche* und der *Krankenpflegeberuf* besonders erwähnt. Es handelt sich hier im wesentlichen um die Oberkleidung, während für die Unterkleidung die üblichen hygienischen Regeln zu gelten haben. Als Oberkleidung, zugleich als Schutzkleidung sind hier die hellen waschbaren und desinfizierbaren Stoffe aus glattem Gewebe angezeigt, weil sie am leichtesten etwaige Verunreinigungen erkennen lassen und weil auf ihnen Schmutzteile, darunter also auch die Infektionserreger weniger haften. Die „Berufsgenossenschaft für Gesundheitsdienst und Wohlfahrtspflege" als reichsgesetzlicher Träger des Unfallschutzes für alle Personen mit ärztlicher oder pflegerischer Tätigkeit hat Unfallverhütungsvorschriften erlassen, unter denen die „Gesundheitsdienstlichen Sondervorschriften" besonders bedeutsam sind. Es sind hier besonders die §§ 67, 68, 71, 77, 79, 85, 88, 95 und 97 beachtlich. Im weiteren Sinne gehören zu diesen Schutzmaßnahmen auch Vorrichtungen zum Schutze der Augen, der Atmungsorgane, der Hände usw., schließlich auch die Röntgenschutzkleidung. Wegen der Entseuchung dieser Schutzkleidungen usw. sei auf den Abschnitt Desinfektion verwiesen. In den *Gewerbebetrieben* muß zwischen Schutzkleidung und Berufskleidung schärfer unterschieden werden, die Art richtet sich nach der zu leistenden Arbeit. Als Beispiele seien genannt: Arbeiten in Hitze- und Feuerbetrieben, Arbeiten in Nässe und Kälte und im Freien bei wechselnden Witterungen (Wetterschutz), Arbeit unter Tage, Arbeiten in Staub- und Schmutzbetrieben, Arbeiten in der chemischen Industrie und in den Elektrizitätsbetrieben. Vergleiche hierzu auch die Ausführung im Abschnitt Arbeitsschutz.

Besonders wichtig ist natürlich die Bekleidungsfrage für alle *Uniformträger*, z. B. für Wehrmacht, Marine, Polizei, für Post- und Eisenbahnbeamte usw. Zu bemerken wäre, daß seit einiger Zeit für Uniformen Mischgewebe aus Wolle und Zellwolle verwendet werden, die zum Gegenstand hygienischer Untersuchungen gemacht worden sind mit dem Ergebnis, daß solche Mischungen (mit 20% Zellwolle) hygienisch nicht zu beanstanden sind. Für die Formationen der NSDAP. werden ebenfalls derartige Mischgewebe verwendet. Folgende Beispiele mögen die Zusammensetzung einiger Uniformstoffe für die SA., die SS. und die HJ. zeigen: Wasserabstoßendes Manteltuch aus 60% Schurwolle, 20% Reißwolle und 20% Zellwolle; Uniformtuche und Trikotstoffe aus 70% Schurwolle und 30% Zellwolle; Köper (für Sommerdiensthosen, Diensthemden, Futterstoffe usw.) aus 60% Baumwolle und 20% Zellwolle; Popeline (Hemdenstoff) aus 80% Mako-Baumwolle und 20% Zellwolle.

Sportkleidung. Sie verlangt Aufrechterhaltung eines geregelten Wärmehaushaltes unter den extremen klimatischen Bedingungen des Sommers und des Winters, d. h. je nachdem schnelle Anpassung an hohe und tiefe Temperaturen bei Aufrechterhaltung völliger Bewegungsfreiheit. In Betracht kommen:

Spiel, Leichtathletik, Wasser- und Wintersport. Rasche Austauschmöglichkeit von Kleidungsstücken ist notwendig. Die Kleidung muß also variabel sein und zu diesem Zweck nicht aus einer, sondern aus mehreren umwechselbaren Hüllen bestehen. Teilweise muß die Kleidung auch wasserabweisende Eigenschaften besitzen. Die Sportkleidung der Frau hat sich weitgehend der des Mannes angeglichen. Da bei sportlichen Anstrengungen unter Umständen Schweiß in größeren Mengen entsteht, darf auch die Sportkleidung die dampfförmige Abgabe des Hautwassers nicht behindern. Soweit der Körper sich nicht hüllenlos der Luft und der Sonne aussetzt, muß die Kleidung Schutz gewähren. Als unterstes Kleidungsstück soll ein weitmaschiges Trikotgewebe dienen, dazu tritt das achselfreie Obertrikot und eine kurze weite Hose — für die Frau mit einer latzförmigen Verlängerung zur Bedeckung der Brust bzw. ein Brusthalter. Zur Ermöglichung schnellen Wechsels der Kleidungsstücke sind Reißverschlüsse zu empfehlen. Für den Wintersport treten hinzu ein dünnes Wolltrikothemd, wollene Strickjacke und wind- und wasserdichte Außenkleidung (z. B. in Form der Slalomjacke). Schutz der Haut und der Augen gegen ultraviolette Strahlen sind vorzusehen. Die Beine können in Wollstrümpfen und weiten Knickerbockers stecken, auch eine Netzunterhose kann nötig werden. Geeignetes Spezialschuhwerk mit Schneegamaschen od. dgl. und eine zweckmäßige Kopfbedeckung (Schirmmütze, Kletterhut) gegen Strahlung sind geboten. Auch die Trainingsanzüge bedürfen einer besonderen Gestaltung. Die Verwendung von „Trockenwolle" ist beim Winter- und beim Badesport nützlich.

4. Die Kleidung des Mannes und der Frau und ihre Fehler.

Das Beharrungsvermögen beim Hergebrachten ist der *Männerkleidung* im letzten Jahrhundert besonders eigen gewesen und so kommt es, daß sie *heute größere hygienische Mängel* aufweist als die im Wechsel weit beweglichere Frauenkleidung. Erst die Entwicklung der Freude am Sport und die Ausbildung der Jugend in Arbeitslagern hat hier etwas Wandel geschaffen und gewisse Erleichterungen für die besonders in den Sommermonaten oft lästige übliche Oberkleidung des Mannes gebracht. In der Regel ist die Männerkleidung zu schwer und zu wenig luftdurchlässig, letzteres, weil vielfach die vom hygienischen Standpunkt aus zu fordernde *Homogenität* der Kleidung durch den Einbau wenig luftdurchgängiger Futterstoffe gestört wird. Der Luftwechsel wird weiter erschwert durch das enge Anliegen der Kleidung am Halse, die einer Entlüftung in vertikaler Richtung hinderlich ist. Wo dieser Umstand bei der Wehrmacht zu Unzuträglichkeiten geführt hat, ist der Übergang zur Feldbluse erfolgt.

Auf dem als richtig erkanntem Wege, die Kleidung leichter und luftdurchlässiger zu gestalten, sind die *Frauen* bekanntlich schon seit etwa 20 Jahren vorausgegangen, und zwar mit großem Erfolge.

Dem Gewichte nach ergibt sich folgende Entwicklung (nach KOLLATH):

Männerkleidung	*Vor dem Kriege*	*Frauenkleidung*
3—5 kg	Sommer	2—3 kg
5—7 kg	Winter	3—4 kg
	Nach dem Kriege	
3 kg	Sommer	0,75—1 kg
5 kg	Winter	bis 2 kg

Ein Vergleich zwischen der Unterkleidung einer Frau von heute und einer Frau z. B. vom Jahre 1913 zeigt, daß zu einer vollständigen Unterkleidung damals bis zu einem halben Dutzend Unterkleider verschiedener Art gehörten, übereinander getragen, während heute unter Umständen mit zwei Unterkleidern ausgekommen wird. Diese Verringerung der Untergewänder hat natürlich eine Verringerung der Wärmehaltung zur Folge, die nur zum Teil dadurch ausgeglichen wird, daß die Frauen heute geschlossene Trikotunterwäsche zu tragen pflegen im Gegensatz zu den früher mehr beliebten *glatten*, also minder warm haltenden Wäschestoffen. Man muß wohl annehmen, daß der weibliche Körper (abgesehen von älteren Personen) minder kälteempfindlich ist, als der männliche. Der Grund liegt vielleicht in dem reichlicheren Fettpolster, das die Haut der Frau meist besitzt, zum Teil ist es aber wohl auch sicher die Gewohnheit, die hier zu einer *Abhärtung* des Körpers geführt hat, zu der der Mann in seiner umständlichen und dicken Kleidung bisher weniger gelangt ist. Man darf aber neben den zweifellos großen Vorzügen der heutigen weiblichen Kleidung auch ihre Mißstände nicht übersehen:

Die Kleidung der *Frau* ist häufig zu dünn und zu kühl. Bei den kurzen Röcken und den dünnen Strümpfen — falls nicht Unterziehstrümpfe mitgetragen werden — ist die Abkühlung der unteren Körperhälfte im Winter unter Umständen unzulässig groß und kann Erkrankungen hervorrufen. Bedenken dieser Art sind jedenfalls ärztlicherseits öfters geäußert worden. In der fast völligen Abkehr der Frau von der früher üblichen weißen glatten Unterwäsche und in deren Ersatz durch meist gefärbte Trikotunterkleidung kann man insofern einen gewissen hygienischen Rückschritt erblicken, als die glatte weiße Wäsche nicht nur leichter auf Unsauberkeit zu kontrollieren war, sondern weil sie auch der Desinfektion besser unterzogen werden kann. Wie die Wolle, so vertragen nämlich auch die Kunstseide und die Zellwolle längeres Kochen nicht, wohl aber glatte Leinen- und Baumwollstoffe. *Waschvorschriften* bilden daher einen wichtigen Bestandteil z. B. in der wirtschaftlichen Verwaltung von Krankenhäusern. Wäsche will heute mehr denn je pfleglich behandelt sein. Daß beim Waschen wollener Wäsche besondere Vorsichtsmaßregeln einzuhalten sind, ist bekannt. Was die Gewebe aus den neuen Faserstoffen betrifft, so sind auch bei ihrer Reinigung einige Vorsichtsmaßnahmen zu beachten. Im großen und ganzen sind sie wie Wolle und Naturseide zu behandeln. Hinsichtlich des Einlaufens ist zu bemerken, daß hierbei die Web- und Wirkart eine Rolle spielt, und daß sich im übrigen in dieser Beziehung die Zellwolle etwa wie die Baumwolle verhält.

Mit dem Korsett früherer Machart braucht sich glücklicherweise heute ein Lehrbuch der Hygiene nicht mehr zu beschäftigen, immerhin ist darauf zu achten, daß die heute vielfach an ihre Stelle getretenen sog. *Corseletts* nicht in überwundene Fehler zurückverfallen. Gleiches gilt für die *Strumpfbänder*. Die frühere ringförmige, zu Stauungen im Venensystem der Unterschenkel führende Form ist wohl fast völlig verlassen und durch am Strumpfgürtel oder Mieder befestigte Strumpfhalter — ihre richtige Lage vorausgesetzt — in zweckmäßiger Weise ersetzt worden. Auch sonst sollten alle einschnürenden Kleidungsstücke am Bein vermieden werden, z. B. mit Gummizug versehene Knieoberbeinkleider. Auch bei den heute bei Frauen beliebten kniefreien Strümpfen ist darauf zu sehen, daß der elastische Gummirand keine Kompressionswirkung ausübt.

5. Sonstige Gesichtspunkte.

In Anbetracht des Umstandes, daß das *Bett* für etwa den dritten Teil der Lebenszeit die „Kleidung" für den Menschen bedeutet, wäre auch die Betthygiene hier mit einzubeziehen. So muß der Aufbau der Lagerstätte eine richtige Wärmeregulation des entspannten, ruhenden und daher weniger Eigenwärme produzierenden Körpers gewährleisten; aber auch eine Überwärmung des Schlafenden ist zu vermeiden.

Schließlich kann man auch das *Taschentuch* zur mittelbaren Bekleidung des Menschen rechnen, dessen vielfach unheilvolle Bedeutung bei der Übertragung gewisser Infektionskrankheiten auf der Hand liegt. Praktisch ist die Taschentuchfrage ein noch ungelöstes hygienisches Problem.

Färbung von Kleidungsstoffen mit gifthaltigen Farben dürfte heute kaum noch vorkommen, wohl aber sind Fälle von Hauterkrankungen beobachtet worden, die auf die Verwendung von anderen Färbungsmitteln (z. B. Ursol, das ist p-Phenylendiamin) zurückzuführen waren. In anderen Fällen handelte es sich nur um mechanisch, zu Ekzembildung führende Einwirkungen (Wollkleiddermatosen). Bekanntlich ist die Haut mancher Personen gegen Naturwolle sehr empfindlich.

Die porösen Kleidungsstoffe sind oft die Quelle übler *Gerüche*. Sie nehmen von außen Massen von Staub auf, der bei der Durchnässung weiter ins Innere befördert wird; von seiten des Körpers dringen, namentlich bei rauhen Stoffen, die Hautsekrete ein, so daß die Kleider mit einer Menge organischer, in Zersetzung begriffener Stoffe imprägniert werden. Auch flüchtige, riechende Bestandteile werden reichlich absorbiert, von den wollenen Stoffen in höherem Grade als von Baumwolle und Leinen. In durchnäßter Kleidung können solche Zersetzungsprozesse weiteren Fortgang nehmen und besonders üble Gerüche veranlassen. Eine häufige gründliche Reinigung sämtlicher Kleider ist daher unerläßlich. Eine weitere Folge der geschilderten Verunreinigung der Kleider ist ihr *Bakterien*reichtum, der um so größer wird, je länger die Kleidung getragen ist und oft zu enormen Zahlen anwächst. Die Bakterien gelangen wesentlich mit Staubteilchen und Hautschüppchen in die Kleidung; je rauher die Oberfläche der Stoffe, um so mehr Keime bleiben haften. Leinene und baumwollene Stoffe mit fest gesponnenen Fäden und glatter Oberfläche enthalten die wenigsten Keime.

Auch bei der Übertragung von *Infektionserregern* spielt die Kleidung eine bedeutsame Rolle. Pocken, Masern, Milzbrand usw. werden nachweislich durch Kleidungsstücke, zuweilen erst durch Vermittlung der Trödler oder durch Lumpen, auf Gesunde übertragen. Reste von *phthisischem Sputum* gelangen häufig durch die Hände der Kranken oder durch Taschentücher auf die Oberkleider. Die Erreger von Cholera, Typhus, Ruhr werden durch verunreinigte Leib- und Bettwäsche, Beinkleider usw. verbreitet. Nach der mit gründlichem Durchkochen verbundenen Wäsche pflegt die Unterkleidung lebende Infektionserreger nicht mehr zu enthalten; auch beim Plätten erfolgt energische Abtötung der Keime. Die nicht waschbaren Oberkleider können aber sehr lange Zeit als Infektionsquellen wirken.

6. Die Hygiene des Fußes und seiner Bekleidung.

Die systematische Durchuntersuchung der Bevölkerung, wie sie seit 1933 durch die Ämter für Volksgesundheit, die Organe der Wehrmacht, der SA., SS., HJ., BDM. usw. vorgenommen wird, hat unter anderem erwiesen, daß unverhältnismäßig viele Volksgenossen *fußkrank* sind. Bei den Zurückstellungen vom Dienst in der Wehrmacht nehmen die Fußkranken eine unverhältnismäßig große Zahl ein.

Daß unter diesen Umständen eine vorbeugende Gesundheitspflege besonders wichtig ist, liegt auf der Hand. Sie muß bereits beim *Kleinkind* einsetzen, um die Ausbildung von Beindeformitäten (leichte Verbiegungen und Verdrehungen des Schienbeins, die sehr ungünstig auf die Statik des Fußes wirken) zu verhüten. Hierher gehört außer dem Kampf gegen die Rachitis, daß man die Kinder nicht zu früh herumlaufen läßt, sondern die Zeit des „Kriechstadiums" reichlich bemißt. Der *Säugling* wird mit einem „Plattfuß" geboren, der sich beim gesunden Kind erst im Laufe des zweiten Lebensjahres zu einem gewölbten Fuße entwickelt (eine Entwicklung, die beim rachitischen Kinde ausbleibt). Barfußgehen auf natürlichem Boden ist für das Kleinkind zunächst notwendig, auch

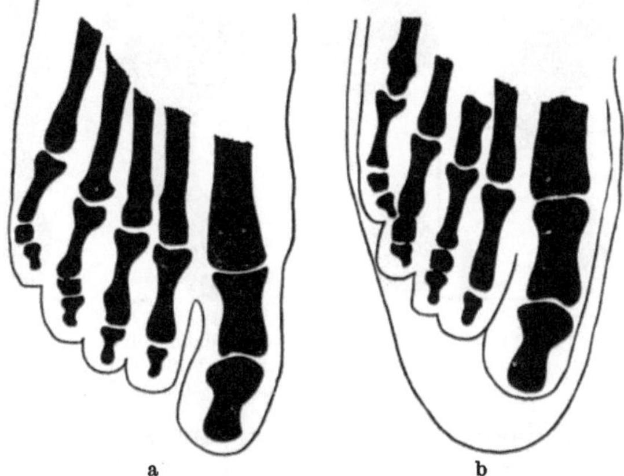

Abb. 108. a Fuß ohne Schuh und Strumpf. b Der gleiche Fuß in einem fabrikmäßig hergestellten Schuh. (Nach A. BASLER in Klin. Wschr. 1938.)

später sollte im Sommer die Jugend mehr barfuß gehen! (vgl. die Schrift des Reichsausschusses für Volksgesundheit: „Kampf gegen die Fußschwächen und ihre Folgen"). Als Schutz des Fußes sollten später *Sandalen* mit *weichen* Sohlen dienen, welche die Zehen frei lassen und nur der großen Zehe einen Halt geben. *Der gesunde Fuß braucht keine andere Stütze als eine kräftige Muskulatur.* Alle Vorrichtungen, welche die Muskelarbeit stören, schwächen sie und erzeugen eine Senkung des Fußgewölbes. Der eingesunkene (rachitische) Fuß aber wird durch keine der üblichen Schuhformen wirklich aufgerichtet und umgeformt. Er bedarf der ärztlichen Behandlung.

Als erstes ist die Wichtigkeit der *Mitarbeit der Zehen* zu betonen, durch deren Kontraktion das Fußgewölbe gehoben wird. Der übliche Fabrikschuh ist aber häufig zu spitz, so daß es zu einer dauernden Zusammendrückung der Zehen mit einer allmählichen Abschwächung ihrer Muskulatur kommt (vgl. Abb. 108). Die Zehen sind für das Gehen und Stehen unentbehrlich. Ein Schuh soll zwar am Absatz eng anliegen, da er sonst die Valgusbildung (erkennbar am Schieflaufen der Absätze) begünstigt, vorn aber muß er genügend weit sein. Ähnlich, wie ein spitzer Schuh wirkt auch der spitze Strumpf.

Die Wölbung im Fuß wird erhalten durch die straffen Bänderverbindungen des Fußskelets und die Fußmuskulatur. Bei Belastung flacht sich der Fuß mehr oder minder ab, so daß sich die Sohle verlängert. Am wenigsten wird das

Fußgewölbe beansprucht beim Stehen auf der Fußspitze. Bei Schwäche des Fußes oder bei chronischer Überlastung sinkt das Fußgewölbe zusammen und es entsteht das am meisten verbreitete Fußübel, der Senkfuß oder Plattfuß (Abb. 109). Unter „*Senkfuß*" versteht man im allgemeinen einen leichten Plattfuß, unter „*Knickfuß*" eine Abknickung des Fußes im Sprunggelenk nach außen, unter „*Spreizfuß*" eine durch Fehlen des vorderen Quergewölbes des Fußes bedingte Deformation. Unter *Hallux valgus* (Ballenfuß) begreift man ein meist durch zu spitzes Schuhwerk hervorgerufenes Leiden, bei dem die Abwicklung der großen Zehe klein-zehenwärts unter Vorspringen des Großzehengrundgelenkes (Ballen) erfolgt. *Aufgabe der Hygiene ist es daher, eine zu starke und zu lange dauernde Belastung fernzuhalten.* Hierbei spielt natürlich auch das Körpergewicht eine Rolle, so daß seine Verringerung ebenfalls zu den Gegenmaßnahmen gehört. Ge-

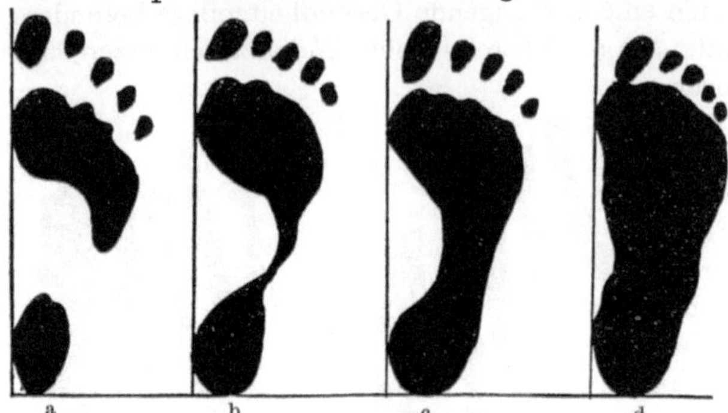

Abb. 109. Verschiedene Formen von Fußabdrücken. (Nach TREVES-KEITH-MÜLBERGER.) a und b normale Füße mit hoher Wölbung, c normaler Fuß mit niedriger Wölbung, d Plattfuß.

wisse Berufe, bei welchen langes Stehen und ständiges Herumgehen auf hartem Boden zur Überlastung des Fußes führen, wie der Beruf des Kellners, der Verkäuferinnen usw. sind prädisponiert, dann aber sind auch Zahnärzte, Chirurgen und nicht zuletzt die Hausfrauen gefährdet, so daß sie eines besonderen Schutzes bedürfen. Regelmäßige *Fußgymnastik*, für welche von SCHEDE in seinem Buch genaue Vorschriften gegeben sind, wirkt dem entgegen. Hierzu gehören außer den *gymnastischen Fußübungen* auch die *Fußbäder*, namentlich in Form der *sog. Wechselbäder (mehrmals 3 Minuten* bei etwa 40⁰ und dann *3 Sekunden* bei etwa 20⁰), die besonders auch die im Gefolge der Senkung des Fußgewölbes häufig auftretende venöse Stauung im Unterschenkel beseitigen, ferner die Einschaltung von *Erholungspausen* bei hochgelagerten Füßen. So wohltätig rüstiges Gehen auf weichen Wegen für die Füße ist, so schädlich ist langes Stehen auf harten Böden. Wenn auch, wie gesagt, grundsätzlich der gesunde Fuß keine andere Stütze als eine kräftige Muskulatur braucht, so machen es die (beispielsweise) genannten Berufe doch manchmal erforderlich, sich einer Fußstütze in Form sog. *Einlagen* als Hilfe zu bedienen. Hier beginnt aber schon die Therapie.

Am Schuh, diesem „notwendigen Übel" sind Spitze und Absatz zwei hygienisch wichtige Teile. Über die spitzen Schuhe ist schon gesprochen, sie werden abgelehnt. Der *Absatz* ist wegen der harten Ledersohle unentbehrlich zur Abwicklung des Fußes beim Gehen, das er erleichtert. Seine Höhe soll etwa 3 bis 4 cm betragen, bei genügender Breite. Stöckelschuhe sind eine verwerfliche Modetorheit, die zudem leicht Unfälle veranlaßt (Treppen!). Zur Milderung des Stoßes beim Gehen ist die Anbringung von Gummiabsätzen oder Gummiecken zweckmäßig. Letztere bringen weniger die Gefahr des Ausgleitens auf glatten oder geölten Flächen mit sich.

Umhüllung des Schuhwerkes mit wasserundurchlässigen Gummischuhen ist, obgleich beim Mann kaum noch üblich, für Personen zu empfehlen, die zu Erkältungen infolge von *Fußdurchnässung* neigen, außerdem ist sie bei manchen Arbeiten notwendig. Nach BACHMANN kann man den Wärmeverlust durch nasses Schuhwerk auf 500 kcal. stündlich veranschlagen.

Kunstleder (aus Lederfaser) wird zur Herstellung von Schuhwerk nur für leichte Sommerschuhe verwendet (z. B. bei der HJ., BDM.). Über die Marschstiefel, Schnürschuhe und Laufschuhe der Wehrmacht vgl. die Lehrbücher der Militärhygiene.

Der *Maßschuh*, an und für sich das Richtige, wird seines hohen Preises wegen immer eine Ausnahme bilden. Durch ein Zusammenarbeiten von Fachärzten, Handwerkern und Fabrikanten müßte versucht werden, gute und billige *Normaltypen* von Schuhen zu schaffen — soweit das überhaupt möglich ist. Die Mode erweist sich aber bisher auch hier mächtiger als die Hygiene!

In vereinzelten Fällen hat man Erkrankungen nach der Benutzung *giftiger Schuhputzmittel* beobachtet. Es handelte sich einmal um ein cyankaliumhaltiges Mittel zum Putzen von Damenbrokat- und Silberschuhen und ein anderes Mal um Anilin und Nitrobenzol enthaltende Schuhschwärzmittel.

Im Volke bestehen viele seltsame abergläubige Vorstellungen über die Kleidung (JUNGBAUER).

Schrifttum.

Kleidungshygiene.

BACHMANN, W. u. Mitarbeiter: Arch. f. Hyg. **103, 104, 105, 106, 108, 111, 120.** — DRESEL u. PELS LEUSDEN: Z. Hyg. **110.** — HOFMANN u. BECHER: Arch. f. Hyg. **112.** — ILZHÖFER: Arch. f. Hyg. **105.** — LEHMANN, K. B.: Arch. f. Hyg. **57, 59, 60, 66, 111.** — LEUSDEN, PELS: Z. Hyg. **109.** — RUBNER, MAX: Arch. f. Hyg. **15, 16, 17, 23, 24, 25, 27, 29, 31, 32.** „Die Kleidung" im 1. Bande des Handbuches der Hygiene von RUBNER-v. GRUBER-FICKER. Leipzig 1911. — SCHMIDT, P.: Arch. f. Hyg. **70.** — SCHÜTZ: GOTSCHLICHs Handbuch der hygienischen Untersuchungsmethoden, Bd. 3. Jena 1929. — VINTSCHGER, JOS. V.: Arch. f. Hyg. **101.**

Technologie der Kleidung.

BODENBENDER, H. G.: Zellwolle, Kunstspinnfasern. Berlin-Steglitz 1936. (Eine historische Darstellung der Entwicklung der Zellwolleherstellung bringt H. DOMINIK in seinem Buche: Vistra. Leipzig 1936.) — HEERMANN, P. u. A. HERZOG: Mikroskopische und mechanisch-technische Textiluntersuchungen, 3. Aufl. Berlin 1931. — HERZOG, R. O.: Technologie der Textilfasern, 7. Bd. Kunstseide. Berlin 1927. — STEINITZER, F.: Die Kleidung, Bücher der Hygiene und Volksernährung, 5. Bd. Berlin 1929. — TOBLER, F.: Deutsche Faserpflanzen und Pflanzenfasern. München-Berlin 1937. — ZART, A.: Herstellung und Eigenschaften der Kunstseide und Stapelfasern. Ergebn. angew. u. physikal. Chemie, 2. Bd. Leipzig 1935. — ZART, A.: Zellwolle. Umsch. **1938.**

Militärische Kleidung.

DANIELSEN, E. u. WALTHER: Lehrbuch der Militärhygiene von WALDMANN-HOFFMANN. Berlin 1936.

Sonstige Berufskleidung.

„Arbeit und Kleidung". 28. Beiheft zum Zentralblatt für Gewerbehygiene. Berlin 1939.

Sportkleidung.

BRUSTMANN, LUTHER, WEISS, HOFFMANN u. ABDERHALDEN: Münch. med. Wschr. **1936.**

Frauenkleidung.

BACHMANN, W.: Umsch. **1933.** — HOFFA: Med. Welt **1932.** — RUBNER: Dtsch. med. Wschr. **1928.**

Hygiene des Fußes und seiner Bekleidung.
BASLER, A.: Arb.physiol. 1938. — DORNEDDEN u. SCHULZ: Reichsgesdh.bl. 1939. — ECKHARDT: Öff. Gesdh.dienst 4 (1939). — FISCHER, E.: Arch. orthop. Chir. 1937. — JUNG-BAUER: Die Kleidung im Aberglauben. Hochschulwissen, 1929. — KREGLINGER: Umsch. 1938. — KRUKENBERG, H.: Z. ärztl. Fortbildg 1935. — PUSCH, G.: Med. Welt 1936. — SCHEDE, F.: Hygiene des Fußes. Leipzig 1933. — SCHOTTE, M.: Hippokrates 1937.

IV. Hygiene der Ernährung.
1. Nährstoffbedarf des Menschen.
Von OTTO FLÖSSNER.

Die Ernährung ist ein sehr wichtiger Umweltfaktor des menschlichen Lebens, der auf Gesundheit, Gesunderhaltung, Arbeit und Leistungsfähigkeit des Menschen maßgeblichen Einfluß besitzt. Sicher ist bisher die Bedeutung der Ernährung auch für den gesunden Menschen im allgemeinen unterschätzt worden. Für die prophylaktische Medizin und damit für die Hygiene ist die Ernährung aber heutzutage in den Mittelpunkt der praktischen ärztlichen Arbeit zu stellen.

Die *Ernährung* umfaßt als komplexer Vorgang ein vielfältiges Zusammen-spiel zwischen Organismus und Nahrung, bei dem trotz zahlreicher Einflüsse der exogenen Faktoren der Organismus der bestimmende Teil ist. Im weiteren Sinne gehören zu dem Ernährungskomplex innerhalb des menschlichen Körpers noch hinzu Verdauung, Resorption, intermediärer Stoffwechsel und Exkretion.

Die Aufnahme und die Verarbeitung der Nahrung findet durch den Ver-dauungsapparat mit Hilfe der Verdauungssäfte und vor allem ihrer Fermente statt. In den Organen folgt der spezifische Aufbau, Umbau und Abbau der wichtigen Substanzen mit Unterstützung der entsprechenden Organfermente.

Die Nahrung wird aufgenommen, um die ununterbrochenen Verluste infolge der biologischen Vorgänge im Organismus auszugleichen, außerdem aber auch, um erhöhte Bedürfnisse, z. B. infolge körperlicher Arbeit, infolge von Gewebs-verlusten bei Krankheiten, Neuaufbau in der Genesung, in der Schwanger-schaft, im Wachstum zu befriedigen.

Die *Nahrungsaufnahme* findet beim Menschen im allgemeinen am Tag im Abstand von mehreren Stunden statt. Sie kann tagelang ohne Schaden für den Organismus unterbrochen werden. In den modernen Fastenkuren wird hiervon Gebrauch gemacht. Nahrungsaufnahme erfolgt zunächst, weil Hunger und Durst sich einstellen; im Laufe der Entwicklung hat der Mensch aber nicht den Hunger, sondern, wie im übrigen Leben, die Uhr zum Anzeiger auch für sein Nahrungs-bedürfnis gemacht. So wichtig diese Erziehung des Organismus auch im Interesse der vegetativen Funktionen ist, so darf doch nicht darüber hinweggesehen werden, daß damit leicht die Einflüsse der Nahrungsinstinkte zurückgedrängt werden können. Bei den unter den künstlichen Zivilisationsverhältnissen lebenden Men-schen versagen heutzutage sicher oft Hunger und Durst als die eigentlichen und natürlichen Regulatoren für die Nahrungsaufnahme.

Als Nahrung werden die Nahrungsmittel aufgenommen, sie sind trotz ihrer Vielfältigkeit ausgezeichnet durch eine geringe Zahl von gleichartigen oder ähnlichen Bestandteilen, die in der Physiologie als Nahrungsstoffe oder Nährstoffe bezeichnet werden. Damit vereinfacht sich das Bild in der allgemeinen Betrachtung wesentlich. Die Grundstoffe unserer Nahrung sind *Eiweiß* als hauptsächlichster Baustoff und *Fett* und *Kohlehydrate* als die wichtigsten Betriebsstoffe. Neben diese beiden bekannten Gruppen tritt eine weitere, die der *Regulationsstoffe*, die der Ordnung und Regelung beim Aufbau von neuem Gewebe, beim Ersatz des abgenutzten oder beim Wachstum dienen. Es hat sich ergeben, daß hierzu ferner noch Lipoide, Salze, Wasser und Vitamine benötigt werden. Zu der Nahrung gehört auch der Luftsauerstoff, der zu den Geweben und Organen durch die Lungen und das Blut gelangt. *Somit bestimmen grundsätzlich Aufbau und Leistung des Körpers seine Ernährung.*

Wieviel der Körper überhaupt an Nahrung benötigt, hängt von dem Körpergewicht, dem Alter, der Körpergröße, dem Geschlecht und vor allem der Körperarbeit, in geringem Grade von der Art der Ernährung ab. Auch die Temperatur der Umgebung, die Kleidung sind von gewisser Bedeutung. Die Größe der notwendigen Nahrungsmenge, das Erhaltungskostmaß, wird durch Respirationsapparate bestimmt. Die physiologische Untersuchung gibt dabei Aufschluß über den Bedarf des Körpers an Calorien wie an den Mengen der Einzelstoffe, sowie über Ausnützung und Bekömmlichkeit der Nahrung bei bestimmten Zusammenstellungen und Zubereitungen. Nicht alle Nährstoffe sind gleich wertvoll, deshalb werden von den einzelnen Nährstoffen verschiedene Mengen benötigt, außerdem sind diese selbst nicht in ihrer Gesamtheit lebensnotwendig, sondern oft nur Bruchstücke von ihnen. Die nicht lebensnotwendigen, d. h. entbehrlichen vermag der Organismus selbst aufzubauen oder aus anderen neuzubilden. Ihre Zahl und ihre Art ist bedingt durch die chemischen Leistungen unseres Körpers. Im einzelnen gelten ungefähr 35 Nahrungsbausteine heute als lebensnotwendig. Es gehören hierzu: von den *Kohlehydraten* Traubenzucker (gegebenenfalls Substanzen, die ihn zu liefern imstande sind), Ribose, Thyminose; von *Fettsäuren* Linolensäure; von *Aminosäuren* Methionin, Histidin, Arginin, Lysin, Tryptophan, Phenylalanin, Leucin, Isoleucin, α-Amino-β-Oxybuttersäure (Threonin), Valin; ferner die nicht energieliefernden Stoffe, nämlich *Vitamine* und 12 Elemente in Form von anorganischen Salzen: Na, K, Ca, P, Mg, Mn, Fe, Cu, J, Cl, S, Zn.

Die jeweils erforderlichen Mengen der Nahrungsbausteine sind soweit bekannt voneinander verschieden, und da sie auch in den Nahrungsmitteln in verschiedener Menge vorkommen, ergibt sich hieraus von selbst eine große Variabilität. So verschieden nun chemischer Aufbau, Leistung und Bedeutung der Grundnahrungsstoffe im Organismus ist, so ist doch ein Vergleich in physikalischer Hinsicht durch die Wärmeproduktion bei ihrer Oxydation, einer im Körper üblichen Stoffwechselreaktion, möglich.

Die Nahrungsstoffe können sich im Stoffwechsel im allgemeinen gegenseitig entsprechend ihrem Brennwert vertreten (Gesetz der Isodynamie von RUBNER); nur die Eiweißstoffe lassen sich infolge ihres N-Gehaltes nicht völlig durch die N-freien Kohlehydrate und Fette ersetzen, ein gewisses Minimum von Eiweiß, das durch die normalen Eiweißverluste der Körperzellen bedingt ist, bleibt unersetzlich und in der Nahrung darum unentbehrlich. Dagegen vertreten sich Fette und Kohlehydrate gegenseitig; es ist jedoch noch unentschieden, inwieweit der Ersatz der Fette durch Kohlehydrate eingeschränkt ist.

Die ausnützbaren Brennwerte für die drei *Nährstoffgruppen* sind:

Bei Eiweiß . . . . . 4,1 Calorien
,, Kohlehydraten . . 4,1   ,,
,, Fett 9,3   ,,

Kohlehydrate und Fette liefern bei der Verbrennung auch in der BERTHELOT-schen Bombe des Calorimeters die gleichen Werte von 4,1 bzw. 9,3 Calorien. Die Verbrennung von Eiweiß im Calorimeter ergibt jedoch 5,6 Calorien; da es im Gegensatz zu Fett und Kohlehydraten im Körper nicht vollständig verbrennt, ist der Brennwert für die Endprodukte (Harnstoff usw.) mit ungefähr 1,5 Calorien noch abzusetzen, der Brennwert des Eiweißes beträgt daher für den Organismus nur 4,1 Calorien.

Grundsätzlich ist es richtig, als Ausgangspunkt für die Bedarfsangabe den *Grundumsatz*, den Nahrungsbedarf des ruhenden, nüchternen, gesunden, erwachsenen Menschen zu wählen.

Es ist dabei zweckmäßig, von einer Grundkost von 2400 Calorien auszugehen und sie durch zusätzliche Caloriengaben entsprechend der Größe der körperlichen Arbeit bzw. der anderen Faktoren zu ergänzen. Bei leichter körperlicher Arbeit sind Ergänzungen durch jeweils 50 Calorien pro Stunde vorgeschlagen worden.

Bei mäßiger Arbeit soll der Zuschlag   50—100 Calorien betragen,
,, schwerer Arbeit . . . . 100—200   ,,   und
,, sehr schwerer Arbeit über . . . 200—300   ,,

Bei schwerster körperlicher Arbeit kann der Calorienbedarf auf über 5000 Calorien täglich steigen.

So benötigte ein Erwachsener von 70 kg Körpergewicht bei schwerer Arbeit *3808 Calorien*. Ein 65 kg schwerer Erwachsener brauchte bei leichter bis mittelschwerer Arbeit 2850 Calorien.

Für den 24stündigen Nährstoffbedarf hatte das VOITsche-Kostmaß für den erwachsenen kräftigen Mann bei körperlicher Arbeit 3000 Calorien angegeben und sie auf 105 g Eiweiß, 56 g Fett und 500 g Kohlehydrate verteilt.

Nach TIGERSTEDT können für den
Grundumsatz . . . . 1680 Calorien angesetzt werden,
für Hunger und Ruhe 2000   ,,   und
für gewöhnliche Kost und Ruhe . 2400   ,,

Im Tagesablauf ergibt sich die folgende Einteilung für den Calorienbedarf des arbeitenden Mannes:

8 Stunden Schlaf . . . . 496 Calorien,
8 Stunden Muße 774   ,,
8 Stunden Arbeit 1694   ,,

Ein Kind braucht für jedes Kilogramm Körpergewicht nach Abzug der durch mangelhafte Ausnützung verloren gegangenen Wärmemenge etwa täglich

in den ersten Lebensmonaten . 100 große Calorien (Reincalorien),
am Ende des ersten Jahres . . 80   ,,   ,,   ,,
im Schulalter 60   ,,   ,,   ,,

Der Hauptgrund für das relativ große Nahrungsbedürfnis des jugendlichen Körpers liegt darin, daß infolge der relativ größeren Oberfläche die Wärmebildung auf die Körpergewichtseinheit berechnet bedeutend höher ist als beim Erwachsenen.

Frauen haben wegen des meist geringeren Gewichtes und wegen der geringeren Muskelentwicklung einen geringeren Nahrungsbedarf. Auch der inkretorische Einfluß ist herangezogen worden.

Der Einfluß geistiger Arbeit auf den Nährstoffbedarf ist zahlenmäßig gering, jedoch sind qualitative Nahrungsforderungen für die Hygiene der geistigen Arbeit zu beachten.

Einige Nahrungsstoffe, besonders das Eiweiß, haben die Eigenschaft, den Stoffwechsel über die im Hungerzustand eingehaltene Höhe zu steigern (*spezifisch-dynamische Wirkung* von RUBNER). Diese Tatsache spielt in den heißen Gegenden

Nahrungsbedarf des Kindes.

Alter	Bedarf pro 1 kg Körpergewicht			
	Eiweiß g	Fett g	Kohlehydrate g	Calorien
3. Tag	2,4	2,8	2,9	47,8
Ende der 1. Woche. .	3,7	4,3	4,4	73,2
„ der 3. Woche. .	4,8	5,0	5,7	89,6
„ der 8. Woche. .	4,5	5,2	5,4	88,6
„ des 5. Monats .	4,5	4,8	5,6	86,2
„ des 12. Monats .	4,0	4,0	8,0	86,2
„ des 18. Monats .	4,0	3,5	9,0	85,8
„ des 2. Jahres .	4,0	3,0	10,0	85,3

Alter Jahre	Calorienbedarf		Alter Jahre	Calorienbedarf	
	Knaben	Mädchen		Knaben	Mädchen
0— 1	700	700	10—11	2100	1900
1— 2	900	900	11—12	2200	2000
2— 3	1100	1100	12—13	2300	2000
3— 4	1300	1300	13—14	2400	2100
4— 5	1400	1400	14—15	2500	2200
5— 6	1500	1500	15—16	2600	2300
6— 7	1600	1600	16—17	2700	2300
7— 8	1700	1700	17—18	2800	2400
8— 9	1800	1800	18—19	2800	2400
9—10	2000	1900	19—20	2800	2400

eine besondere Rolle. Bei höheren Temperaturen führt reichliche Nahrungsaufnahme, besonders von Eiweiß, zu einer Erhöhung der Wärmebildung des Körpers.

Die Frage, wieviel von der notwendigen *Calorienzahl* durch Eiweiß, Kohlehydrate und Fett gedeckt werden soll, findet Beantwortung teils in physiologischen, teils in wirtschaftlichen Tatsachen, teils auch in traditionsgebundenen Gewohnheiten. Wünschenswert sind heute für die Volksernährung nicht Maximal- oder Minimalzahlen, sondern Optimalwerte, die zugleich die biologische Variationsbreite voll anerkennen. Als erwünschte Eiweißmenge gelten heute 1—1,5 g Eiweiß für 1 kg Körpergewicht. Bei schwerer Arbeit, bei Wachstum, bei Krankheit, in der Genesung erhöhen sich diese Werte. Für den gesunden Erwachsenen ergibt dies im Durchschnitt 70—80 g *Eiweiß*, wobei ein angemessener Teil (25 bis 40%, für das Kind 50%) biologisch hochwertiges Eiweiß sein soll. Konstitutionelle Einflüsse sind hier sicherlich recht bedeutsam. Erhöhter Eiweißverzehr und Alkoholgenuß gehen gewöhnlich nebeneinander her.

Für Fett und Kohlehydrate ist eine Bedarfsmengenangabe schwieriger, da hier infolge der Leistungen des menschlichen Stoffwechsels eine gegenseitige Vertretung möglich ist. Bei *Fett* werden im Durchschnitt 50—60—70 g angenommen, wobei wieder ein Teil (30—40%, beim Kind 50%) Qualitätsfett sein soll. Von *Kohlehydraten* sind hierbei 400—500 g erforderlich.

Bei dieser Verteilung werden 10—15% des Gesamtbedarfes durch Eiweiß, 15—20% durch Fett und der Rest durch Kohlehydrate gedeckt.

Bei reichlicher Eiweißkost steigt der Eiweißwert bis auf 20% des Gesamtcalorienwertes; bei vorherrschender pflanzlicher Kost sinkt er bis auf 10%.

Die *Kriegsration* des deutschen Heeres betrug 1914

$$\begin{array}{l} 115 \text{ g Eiweiß} \\ 90 \text{ g Fett} \\ \underline{470 \text{ g Kohlehydrate}} \\ = 3150 \text{ g Calorien.} \end{array}$$

Die erhöhte Feldkost bot 3500 Calorien mit 125 g Eiweiß. Heutzutage gilt für die Soldaten eine tägliche Nahrungszufuhr von 3400 Calorien, im Krieg von 3800 Calorien als ausreichend. Für die Rekruten werden 3600 Calorien gefordert.

Der *Wasser*bedarf wechselt bei Gesunden je nach der Menge des durch Lunge und Haut ausgeschiedenen Wassers, wie nach der Art der zugeführten Nahrung. Er ist stark abhängig von der Arbeit und der Temperatur des Arbeitsraumes.

Für Lipoide können noch keine Angaben hinsichtlich des Bedarfes beim Menschen gemacht werden. Für die Reihe der Mineral- und der Schutzstoffe sind folgende Bedarfszahlen angegeben worden, sie sind sicher noch nicht alle als endgültig anzusehen. Außerdem ist der Vitaminbedarf des menschlichen Körpers nicht konstant, sondern hängt in oft komplizierter Weise von äußeren Lebensbedingungen und Umweltverhältnissen wie auch vom Zustand und der Leistung des Verdauungsapparates ab.

Kochsalz. Der tägliche Bedarf scheint etwa bei 5 g zu liegen, der tatsächliche Verbrauch liegt wesentlich höher. Der Stoffwechsel kann ohne Schwierigkeiten auf einen Teil der bisherigen Menge verzichten, jedoch muß sich auch der Geschmackssinn danach richten. Ein Verbrauch von 10—15 g Kochsalz ist für den gesunden Menschen unbedenklich.

Calcium. Als notwendige Menge sind 1 g CaO angegeben worden. Kinder, schwangere und stillende Frauen weisen erhöhten Calciumbedarf auf.

Phosphorsäure. Der Bedarf wird auf 1,5 g pro Tag beziffert. Auch hier haben Kinder, Schwangere und Stillende erhöhten Bedarf.

Eisen. 10 mg gelten als Tagesbedarf.

Vitamin A. 0,1—0,3 mg täglich; von Carotin 3—5 mg.

Vitamin B_1. 1 mg.

Vitamin B_2. 2 mg Lactoflavin. Der Bedarf an den übrigen B-Faktoren ist noch unbekannt.

Vitamin C. 20—50 mg. Säugling 5 mg.

Vitamin D. 0,01 mg.

Vitamin E. Die Lebensnotwendigkeit ist für den gesunden Menschen noch nicht erwiesen.

Durch falsche Lagerung oder ungünstige Zubereitung können die Vitaminwerte der Nahrung wesentlich verringert werden, daher gewinnt die Art der

Behandlung in der Küche wie in den Vorratsräumen für die Bedarfsdeckung an Bedeutung.

Der Calorien- und Nährstoffgehalt einer Nahrung stellt nicht das einzige Kriterium für die Zulänglichkeit einer Kost dar. Folgende Eigenschaften dürfen nicht außer acht gelassen werden: Ausnutzbarkeit, Verdaulichkeit, Sättigungswert, Schmackhaftigkeit, Verteilung auf die Mahlzeiten, Preiswürdigkeit.

Die *Ausnutzung der Nahrungsstoffe* im Magen-Darmkanal ist verschieden, je nach dem Nahrungsstoff, dem Nahrungsmittel, das ihn enthält, und nach der Konstitution des einzelnen Menschen. Bei den eiweißhaltigen Nahrungsmitteln wird im allgemeinen gut ausgenützt das Eiweiß des Fleisches, ebenso das Milcheiweiß, relativ ungünstig das Eiweiß der Leguminosen und zum Teil der vegetabilischen Nahrungsmittel überhaupt. Es ist dabei an die gesteigerte Darmsekretion zu erinnern.

Nur zum Teil vom menschlichen Darm ausnützbar ist die *Cellulose* (Rohfaser), ein Abbau erfolgt durch die Cellulasen der Darmbakterien. Es erscheint erforderlich, eine Unterscheidung in physiologischer Hinsicht nach den einzelnen Substanzen wie Pentosanen, Ligninen, eigentlicher Cellulose durchzuführen, um vielleicht verschiedenartiges Verhalten im Verdauungsvorgang zu klären. Die anderen Kohlehydrate werden um so besser resorbiert, je feiner ihre Verteilung ist. Von Fetten gehen etwa 4—12% zu Verlust, je nach der Menge und der Form, d. h. Konsistenz, in welcher sie aufgenommen werden.

Das *Nahrungsvolumen*, in dem die einzelnen Speisen die gleichen Mengen an Nährstoffen gewähren, hängt ab von der nach der Bereitung vorhandenen *Wasser*menge. Die tierischen Nahrungsmittel verlieren im allgemeinen bei der Zubereitung noch Wasser, während die Vegetabilien als fertige Speisen noch mehr Wasser enthalten als im Rohzustand.

Wassergehalt von Lebensmitteln vor und nach der Zubereitung.

Rindfleisch, frisch	75% Wasser	Weizenbrot	38% Wasser
„ gekocht	57% „	Erbsen, roh	14% „
„ gebraten	59% „	Erbsenbrei	73% „
Kalbfleisch, frisch	78% „	Erbsensuppe	90% „
„ gebraten	62% „	Kartoffeln, roh	75% „
Weizenmehl	13% „	Kartoffelbrei	78% „

Zur Sättigung eines Erwachsenen ist in unseren Breiten als Mittel eine Tagesmenge von 1800 g fertig zubereiteter Speise erforderlich.

Als normale Temperatur der Nahrung gilt für den Erwachsenen die zwischen 47 und 55°, für den Säugling zwischen +35 und +40°.

Die zweckmäßige *Verteilung der Mahlzeiten* im Laufe des Tages schwankt bei Gesunden vor allem nach der Beschäftigung und nach der Art der Kost. 4—5 Mahlzeiten sind bei körperlicher Arbeit in Deutschland üblich, wobei die in der Tagesmitte früher die größte war und ungefähr die Hälfte der Tagesmenge der Nahrung umfaßte. Mit der Einführung der durchgehenden Arbeitszeit und der Kantinenverpflegung sind hier Änderungen eingetreten, die eine besondere Beachtung erfordern. Zur richtigen Ernährung gehört Regelung. Die Verteilung der einzelnen Mahlzeiten ist für den Städter nicht so wichtig als eine gewisse Pünktlichkeit in der Einhaltung der einmal gewählten Ordnung.

Auf die Hauptmahlzeit entfallen 40—50% der täglichen Eiweißmenge, 50—60% des Fettes, 30% der Kohlehydrate; je 30% von Eiweiß, Fett und Kohlehydraten entfallen auf die Abendmahlzeit. Der Rest verteilt sich auf die verschiedenen kleinen Mahlzeiten.

Die genaue Bestimmung des tatsächlichen *Nahrungsverbrauches* ist nicht einfach. Für praktische Zwecke sind Stoffwechselversuche zu umständlich. Man beschränkt sich gewöhnlich auf die Ermittlung der in der Nahrung aufgenommenen Nährstoffe und vergleicht sie mit dem entsprechenden Bedarf an Nährstoffen.

Zur Ermittlung des *Nährwertes* der aufgenommenen Nahrung dienen verschiedene Wege: Bestimmung des Gewichtes der rohen Marktware einschließlich der Abfälle. Aus Tabellen läßt sich dann die Zufuhr an Calorien und Nährstoffen berechnen. Oder Bestimmung des Gewichtes der gekochten und zubereiteten Nahrung und entsprechende Berechnung nach Tabellen für die kochfertige Nahrung. Oder Bestimmung der tischfertigen und genossenen Speisen unter Berücksichtigung der Abfälle und unverzehrten Reste.

In hygienischer Hinsicht müssen in der Ernährung allgemein noch folgende Forderungen für die Nahrung berücksichtigt werden: Gute Haltbarkeit, Fehlen von Parasiten, metallischen Giften und Fäulnisgiften, einwandfreie Beschaffenheit und hygienischer Ursprung der Nahrung; keine Verfälschung oder Vermischung mit gesundheitsschädlichen oder minderwertigen Stoffen.

Die hygienische Untersuchung fragt unter Berücksichtigung der physiologischen Resultate zunächst nach den gesundheitlichen Gefahren durch ein Nahrungsmittel und weiterhin, wie die gesündeste Nahrung am billigsten in ausreichender Menge zu beschaffen ist. Die Zufuhr von Nahrungs- und Genußmitteln kann sowohl hinsichtlich der Menge als auch hinsichtlich der Beschaffenheit unzweckmäßig und für den Organismus schädlich sein und vom hygienischen Standpunkt aus Bedenken erregen. Die unzweckmäßige Ernährung spielt heute sicher eine größere Rolle als die Unter- und Überernährung der früheren Jahrhunderte.

Bei der Beurteilung einer Kost ist häufig auch die Preiswürdigkeit der Nahrung von Bedeutung; bei beschränkten Mitteln oder vorgeschriebenem Kostsatz kommt es darauf an, die erforderlichen Calorien und Nährstoffe am billigsten zu verabfolgen. Oft ist das Urteil des Publikums hinsichtlich der Preiswürdigkeit allein bestimmt durch die Menge, das Aussehen oder den Geschmackswert der Nahrungsmittel, während die besondere gesundheitliche Bedeutung von untergeordneter Wichtigkeit zu sein scheint. Im allgemeinen ist eine eiweißreiche Ernährung teurer als eine vorwiegend kohlehydratreiche; denn die kohlehydrathaltigen Nahrungsmittel sind die billigsten. Früher waren bei gemischter Kost pro 1000 Calorien 17,6 Pfennig aufzubringen. Die Berechnungen des Preises der Kost pro Tag und Kopf sind zur Beurteilung des Existenzminimums sehr wichtig; in der Zeit der Arbeitslosigkeit dienten sie mit zur Festlegung der Unterstützungssätze.

Es gibt keine physiologischen Gesetze hinsichtlich der Aufnahme bestimmter Nahrungsmittel, die Ernährungsphysiologie vermag nur Sicheres über den Bedarf an Nahrungsgrundstoffen auszusagen. Dennoch besitzen bestimmte Nahrungsmittel schon lange in der deutschen Ernährung eine besondere Bedeutung, die sich im Laufe der geschichtlichen Entwicklung als für die menschliche Ernährung geeignet herausgestellt haben: Brot, Kartoffeln, Fleisch, Milch, Milchprodukte, Butter, Schmalz; auf Grund der neuen Erkenntnisse sind hinzugekommen Obst, Gemüse, Fische, Margarine.

Der Mensch steht hinsichtlich des Baues der Verdauungsorgane am nächsten dem früchtefressenden Affen. In den tropischen Gegenden stellen Früchte oft noch die natürliche Nahrung des Menschen dar. In den gemäßigten und kalten Zonen ist die Bevölkerung zu gemischter Kost übergegangen. Diese enthält Nahrungsmittel aus dem Tier- und Pflanzenreich mit sämtlichen Nahrungsgrundstoffen und wird in verschiedenartiger Zubereitung aufgenommen.

Alleinige *Fleischnahrung* führt beim Menschen leicht zu Gesundheitsstörungen Mit ausschließlicher *Pflanzenkost* kann sich der Mensch ohne weiteres bei entsprechender Auswahl ernähren. Es liegen jedoch keine Gründe für den völligen Ausschluß der Fleischnahrung aus der Kost des Gesunden in Deutschland vor. Außerdem sprechen wichtige landwirtschaftliche Momente für die gemischte Kost. Als zweckmäßig kann hier eine Kost gelten, die zu zwei Drittel aus pflanzlichen, zu einem Drittel aus tierischen Nahrungsmitteln besteht.

Die Ernährung ist bei den einzelnen Völkern und Rassen verschieden. Die benutzten Nahrungsmittel, die von dem Boden und der Landwirtschaft abhängen, sind verschieden, ebenso findet man Schwankungen in den Bedarfszahlen, die durch Stoffwechseldifferenzen zu erklären sind.

Wandlungen in der *Volksernährung* sind gleichzeitig aber auch oft durch Maßnahmen des Menschen ausgelöst worden. Diese Entwicklungen besonders genau zu verfolgen ist ein bedeutsames Gebiet der prophylaktischen Medizin geworden.

Aber auch die Ernährung ist in den Kreis der Umwelt des Menschen gestellt, an die sich der Mensch angepaßt hat. Die Ernährung hat sich gleichzeitig auch im Laufe der Geschichte in den einzelnen Ländern oft sehr verschieden entwickelt. Die Kjökkenmöddinger an den Küsten der Nord- und Ostsee wie des Atlantischen Ozeans sind Zeichen des damaligen sehr hohen Austern- und Muschelverzehrs, die Hirsefunde in den Ausgrabungen in der Mark Brandenburg für den damaligen starken Hirseverzehr. Ihr Verschwinden weist auf den Wechsel in der Ernährung hin, den zu verkennen zu Irrtümern und einer Belastung der landwirtschaftlichen Erzeugung führen kann.

Schrifttum.

Durig: Moderne Ernährungsfragen. Wien 1924. — Felix, K.: Münch. med. Wschr. 1938 II, 1440—1442. — Flössner, O.: Konstitution und Ernährung. 4. Beih. Reichsgesdhbl. 1938. — Heupke, W.: Diätetik. Dresden u. Leipzig 1936. — Hintze: Geographie und Geschichte der Ernährung. Leipzig 1934. — Ickert, Fr. u. J. Weicksel: Grundriß der sozialen Medizin. Leipzig 1932. — Kapfhammer, J.: Nahrung und Ernährung, 3. Aufl. Leipzig-Berlin 1931. — Rubner, M.: Alte und neue Irrwege auf dem Gebiete der Volksernährung. Sitzgsber. preuß. Akad. Wiss., Physik.-math. Kl. 1929 II. — Schulz, F.: Ernährung im Handwörterbuch der Naturwissenschaft, III. Jena 1933. — Spitta, O.: Grundriß der Hygiene. Berlin 1920. — Stepp, W.: Ernährungslehre. Berlin 1939.

2. Die gesundheitlichen Grundlagen der deutschen Volksernährung.

Von OTTO FLÖSSNER.

Für die Hygiene ist die Gegenüberstellung der Ist- und Sollnahrung von besonderer Bedeutung. Aus dem Vergleich des tatsächlichen Verbrauches und des Bedarfes wird am klarsten ersichtlich, ob die Volksernährung in ihren Grundlagen den gesundheitlichen Forderungen entspricht. Die Untersuchung muß sich darauf erstrecken, ob die physiologisch erwünschte Nahrung mengen- und wertmäßig zur Verfügung steht, ob sie durch die Zubereitung eine Verminderung erfährt und ob sie tatsächlich verbraucht wird. Inwieweit die Nahrung von der eigenen Produktion geliefert werden kann, ist zunächst eine landwirtschaftliche Frage, inwieweit sie durch Einfuhr gedeckt wird, ein ernährungspolitisches Problem, das heutzutage nur nach Erschöpfung der einheimischen Quellen Bedeutung besitzt. Insgesamt darf diese Frage nur unter dem Gesichtswinkel der Volksgesundheit und der Ernährungssicherung gesehen und nicht nach Zeitströmungen oder Ernährungsmoden ausgerichtet werden.

Die *Ernährungsgrundlagen* Deutschlands sind begrenzt, aber sie sind beschränkter, als es den Leistungsmöglichkeiten der deutschen Landwirtschaft und des deutschen Bodens entspricht. Da Deutschland in erster Linie aus den Erzeugnissen des eigenen Bodens ernährt werden muß, dürfen die Ernährungsgrundlagen nicht außerhalb unserer Grenzen liegen. Ernährungsphysiologische Betrachtungen zeigen, daß sicherlich die schollengebundene Ernährung den gesundheitlichen Belangen am meisten entspricht. Auch in früherer Zeit hat der Mensch stets die Nahrung zu sich genommen, die ihm Boden und Heimat gaben. Bei der Betonung des Primats der Eigenproduktion wird sich jetzt dabei wieder eine engere natürliche Beziehung zwischen Boden und Ernährung einstellen.

Der deutsche *Nahrungsverbrauch* ist in den einzelnen Landschaften sehr verschieden, während die physiologischen Bedarfszahlen nur geringfügige Schwankungen für die deutsche Bevölkerung aufweisen. Im Fleisch-, Fett- wie im Brot- und Kartoffelverzehr finden sich große Unterschiede. Deshalb können aus den Durchschnittswerten für den gesamten Verbrauch nur mit Vorsicht Richtlinien für den einzelnen Gau abgeleitet werden. Der deutsche Gesamtverbrauch wird bei Eiweiß mit 80 g, bei Fett mit 100 g und bei Kohlehydraten mit 375 g angegeben. Diese Zahlen entsprechen insgesamt in keiner Weise den ernährungswirtschaftlichen Gegebenheiten; sie sind auch ernährungsphysiologisch nicht ohne weiteres gerechtfertigt. Die bevorzugten landwirtschaftlichen Produkte des deutschen Bodens, die kohlehydrathaltigen Nahrungsmittel wie vor allem Kartoffeln, Getreide, sind seit einer Reihe von Jahren im Verbrauch mengenmäßig zurückgegangen, wogegen die Fette, die nicht in ausreichender Menge in Deutschland erzeugt werden, im Verbrauch gestiegen sind. Auch wenn infolge des erheblich gesteigerten Arbeitstempos und der psychischen Belastungen einer Senkung des Fettverbrauches nicht zugestimmt wird, so ist die Menge von über 100 g täglich keine ernährungsphysiologische Notwendigkeit. Hier ist eine Verbrauchslenkung notwendig, die mit Geschick durch Aufklärung und Schulung die gesundheitlichen Forderungen in den Vordergrund rückt.

Dazu tritt die Frage der ausreichenden *Versorgung mit Schutzstoffen.* Gemischte Kost gibt die größte Gewähr dafür, daß die verschiedenen Schutzstoffe in der Nahrung vorhanden sind: Ob sie wirklich aufgenommen werden können, hängt von vielen anderen Faktoren ab, von denen die küchenmäßige Zubereitung, die Lagerung, die Ernte, die Vorratshaltung, die Konservierung am bedeutungsvollsten sind. Da das Schicksal der Qualitätswerte bei der Zubereitung liegt, wird die Küche heutzutage zu einer der gesundheitlichen Grundlagen der deutschen Volksernährung. Ohne die Mitarbeit der Frau und der Küche im weiteren Sinne ist eine gesundheitlich befriedigende Lösung der Ernährungsfrage nicht möglich.

Pro Jahr gibt das deutsche Volk für seine Ernährung 35—40% seines Einkommens aus, das sind etwa 30 Milliarden Reichsmark. Im einzelnen betragen die Ausgaben für Fleisch etwa 7 Milliarden RM., für Milch und Milchprodukte 4—5 Milliarden RM., für Brot und Backwaren etwa 3—4 Milliarden RM. Diese Zahlen machen einen so beträchtlichen Teil des Volkseinkommens aus, daß schon aus wirtschaftlichen Gründen heraus eine besondere Berücksichtigung und Beurteilung der Nahrungsmittel nach ihren gesundheitlichen Werten notwendig ist. Der Verbrauch pro Kopf ist in ganz Deutschland bei Fleisch, Butter, Käse, Früchten, Zucker und Reis gegenüber 1913 gestiegen, der Alkoholverbrauch ist geringer geworden, der übrige Genußmittelverbrauch hat für Tabak und Kakao erheblich zugenommen. In der Steigerung des Verbrauchs gegenüber der Mitte des vorigen Jahrhunderts zeigt sich nach REYHER allgemein eine Besserung des Wohlstandes.

Die gesundheitlichen Grundlagen der deutschen Volksernährung sind durch die ernährungswirtschaftlichen Kriegsnöte 1914—1918 schwer erschüttert worden. Der Kriegsblockade von fast $4^1/_2$ Jahren folgte eine mehrjährige Nachkriegs- oder Valutablockade, die Deutschland fast vollständig von der Zufuhr ausländischer Nahrungsmittel abschnitt. Außerdem waren nach den reichlichen Ernten der Friedenszeit bis 1914 die Ernteerträge im Krieg und auch noch nachher stark zurückgegangen, bei Kartoffeln und Milch betrug die Abnahme die Hälfte, beim Brotkorn mehr als ein Drittel. Zahlreiche Mittel, wie Höchstpreise und Rationierung wurden gegen die drohende *Nahrungsmittelknappheit* ergriffen. Ihre Wirkung war begrenzt und oft nur von vorübergehender Dauer. Im Krieg hat allerdings die Rationierung jedem Deutschen ein Minimum von wichtigen Lebensmitteln sichergestellt und somit zunächst viele Nichtselbsterzeuger vor dem Hungertod gerettet; in den weiteren Kriegsjahren hätte die Bevölkerung bei den Kartenrationen verhungern können, wenn nicht noch auf unkontrollierbaren Seitenwegen Nahrungsmittelmengen der Bevölkerung zugeflossen wären.

Bedenklich war damals vor allem, daß die Schutznahrung mengenmäßig so stark im Verbrauch zurückgegangen war; auf ihr Fehlen war eine Reihe von Kriegsschäden zurückzuführen. Der Calorien- und Eiweißwert in der Kriegskost wechselte, nahm aber mit der Kriegsdauer ständig ab, um im Jahre 1917 den Tiefstand zu erreichen. Der Satz der *rationierten Lebensmittel* betrug im Durchschnitt in Deutschland:

<pre>
        Im Sommer 1916 . . . . 1988 Calorien mit 53,8 g Eiweiß,
        im Winter 1916/17 1344   „   „   31,1 g   „
        im Juni 1917 1100   „   „   30,1 g   „
</pre>

Es wurde zwar noch im freien Handel und auf Schleichwegen manche Nahrungsmittelmenge erworben. Dieser Teil war aber unberechenbar und wechselnd.

Ernährungsphysiologisch bringt eine Rationierung stets Schwierigkeiten, da man Unterschieden im Nahrungsbedarf gemäß Konstitution, Arbeitsleistung des einzelnen Menschen nicht oder nicht genügend Rechnung tragen kann. Es gab Städte, in denen der Säugling die gleiche Menge Brot und Mehl erhielt wie der Erwachsene, wogegen andere Städte von vornherein die kleinsten Kinder mit weniger Mehl und Brot bedachten. In den letztgenannten war also ein Ausgleich zwischen Kindern und Erwachsenen innerhalb der Familie nicht mehr möglich. Bei der Rationierung gehen ferner die persönlichen Geschmacksreize und bisher leider auch die Abwechslungsmöglichkeiten verloren.

Die Folgen der jahrelangen Unterernährung der deutschen Bevölkerung waren sehr ernst, sie zeigten sich am deutlichsten in der Zunahme der allgemeinen Sterblichkeit. Nach den Berechnungen des Reichsgesundheitsamtes hatte die deutsche Zivilbevölkerung in den Kriegsjahren 1915—1918 eine Mehrsterblichkeit gegenüber dem letzten Friedensjahr von 763000 Menschen (unter Ausschluß der Grippe). Von den einzelnen Todesursachen sind an dieser Übersterblichkeit hauptsächlich beteiligt die Tuberkulose und die nichttuberkulösen Erkrankungen der Atmungsorgane. Die starke Abnahme des Körpergewichtes, im Mittel 20%, führte infolge des Schwundes des schützenden Fettgewebes zu einer Steigerung der Fälle von eingeklemmten Hernien, besonders Schenkelhernien bei Frauen, von Darmverlagerungen und Organsenkungen. Weiter wurden beobachtet Blutarmut, Herzschwäche, Bradykardie, leichteres Ermüden bei körperlicher und vor allem bei geistiger Arbeit, Amenorrhöe, Ödemkrankheit, Hautkrankheiten, Osteomalacie, Sterilität. Es traten aber auch noch hinzu die schweren seelischen Belastungen während der Kriegs- und ersten Nachkriegsjahre. Von hier aus können im Zusammenhang mit den neuen Forschungsergebnissen die gesundheitlichen Grundlagen der deutschen Volksernährung erst vollständig erfaßt werden.

Der Hinweis führt ohne weiteres zu der Forderung einer zweckmäßigen und sinngemäßen Verteilung der landwirtschaftlichen Erzeugnisse, wie sie in der sog. *Verbrauchslenkung* niedergelegt ist. Es ist von allergrößter Wichtigkeit, daß ernährungswirtschaftliche und gesundheitliche Prinzipien hier weitgehend zusammenlaufen. Ein großer Teil der Nahrungsmittel ist aus naheliegenden Gründen der Verfälschung seitens der Erzeuger und Verkäufer ausgesetzt. Hierdurch kann nicht nur eine wirtschaftliche, sondern auch eine gesundheitliche Schädigung der Verbraucher entstehen, die allein auf dem Wege des Gesetzes verhütet werden können.

In weiterer Folge führt die Betrachtung der gesundheitlichen Grundlagen der deutschen Volksernährung zu der Forderung einer engen Zusammenarbeit von Landwirtschaft und Ernährungswissenschaft, um die Ernährung hinsichtlich Menge und Güte zu sichern. Die mengenmäßige Versorgung wird heute durch die erfolgreiche Erzeugungsschlacht gewährleistet, die Sicherung der Qualität wird noch in der kommenden Zeit umkämpft werden. Es gewinnen hier eine Reihe von Methoden auch für die Ernährungsphysiologie an Bedeutung, es sei nur an die Düngung, die Rieselfelder, Sorten- und Zuchtwahl erinnert. Die zusätzliche Pflanzenernährung wird für die Schutzstoffproduktion eine besondere Rolle spielen.

Eine Besserung der Ernährung der Bevölkerung vor allem in qualitativer Hinsicht kann über die Schulen erreicht werden. Kein Mädchen soll die Schule verlassen, ohne hinreichende *Kenntnisse im Kochen* und in der ganzen Verpflegungsarbeit erworben zu haben. Darüber hinaus muß die Bevölkerung immer hin wieder von sachkundiger Seite auf die *gesundheitliche Bedeutung der Ernährung* hingewiesen werden. Hand in Hand damit hat eine sachgemäße Ausbildung des Küchenpersonals in den küchentechnischen Dingen zu gehen, darüber hinaus müssen diese aber auch stets erneut bewußt auf ihre große Verantwortung aufmerksam gemacht werden. Wenn wir für viele andere Berufe mit Recht Vorkenntnisse und bestandene Prüfungen fordern, so darf der große Kreis auf dem Ernährungssektor nicht außer acht gelassen werden. Im Gegenteil, dort wo die Gesundheit auf dem Spiele steht, da können die Forderungen nicht streng genug sein.

Schrifttum.

BARTH, L.: Ernährung und Düngung. Ernährung **1938**, Beiheft 5. — BUMM, F.: Deutschlands Gesundheitsverhältnisse unter dem Einfluß des Weltkrieges. Stuttgart, Berlin Leipzig 1938. — FLÖSSNER, O.: Ernährung als gesundheitspolitisches Problem. Berlin 1939. — HAHN, W.: Der Ernährungskrieg. Hamburg 1939. — REITER, H.: Ernährung 1937, Beiheft 1. — SCHWEIGART, H.: Der Ernährungshaushalt des deutschen Volkes. Berlin 1937. — STARLING, E.: Report an Food conditions in Germany. London 1919. — STEPP, W.: Ernährungslehre. Berlin 1939. — TYSZKA, C. v.: Ernährung und Lebenshaltung des deutschen Volkes. Berlin 1934. — WIRZ: Gesundheitliche Ernährungslenkung. In STEPP: Ernährungslehre. Berlin 1939.

3. Ernährungssicherung.
Die Produktion der Nahrungsmittel und ihre Verteilung.
Von HERMANN ERTEL.

a) Einführung.

Die Aufgaben der deutschen Ernährungswirtschaft für die Ernährungssicherung, also für die ausreichende Versorgung des Volkes mit den erforderlichen Lebensmitteln sind kurz wie folgt zu umreißen:

1. Bereitstellung der insgesamt benötigten Lebensmittel aus der einheimischen Erzeugung sowie zusätzlich aus der Einfuhr.

2. Planvolle Verteilung der Lebensmittel in hygienisch einwandfreier Form und Beschaffenheit zu einem gerechten Preis.

Die zur Bewältigung dieser Aufgaben dienenden agrarpolitischen Maßnahmen, wie die Schaffung des Reichsnährstandes, die Einführung des Reichserbhofgesetzes, die Erzeugungsschlacht, die Marktordnung, die Verbrauchslenkung u. a. m. werden im folgenden näher zu betrachten sein. Hinsichtlich der Eingliederung der Ostmark und des Sudetengaues in das Großdeutsche Reich konnten nur die besonderen Verhältnisse in ihrer Auswirkung auf den Stand der Selbstversorgung Berücksichtigung erfahren. Die anderen Darlegungen lassen dagegen die neu hinzugekommenen Gebiete unberührt, zumal diese Landesteile an der Neuschaffung und Entwicklung der nationalsozialistischen Ernährungswirtschaft bis zum Jahre 1938 ohnehin keinen Anteil gehabt haben[1].

---

[1] Ebenso sind die 1939 hinzugetretenen Ostgebiete sowie alle sich aus dem europäischen Konflikt ergebenden Maßnahmen ernährungswirtschaftlicher Art unberücksichtigt geblieben.

b) Die Lage der deutschen Landwirtschaft vor 1933.

Um die verschiedenen, mit dem Problem der Ernährungssicherung verbundenen Fragen in ihrer lebenswichtigen Bedeutung für den Bestand und die Erhaltung des deutschen Volkes erfassen und würdigen zu können, bedarf es zunächst eines kurzen Rückblickes in die Zeit vor der Schicksalswende im Jahre 1933. Von der allgemeinen Krise, die nach der kurzen Scheinblüte in den der Inflation folgenden Jahren den gesamten deutschen Wirtschaftskörper erfaßt hatte, war die Landwirtschaft wohl mit am schwersten betroffen worden. Die Auswirkungen einer jahrzehntelang falsch geleiteten Agrarpolitik, die tiefgreifende Preiszerstörung und die völlige Zerrüttung des Marktes für landwirtschaftliche Erzeugnisse hatten eine Reihe selbst bestgeleiteter Betriebe zum Ruin geführt und unzählige an den Rand des Abgrundes gebracht, wobei die in der Struktur der landwirtschaftlichen Betriebe begründete Schwerfälligkeit gegenüber äußeren Einflüssen einer Beschleunigung der allgemeinen Katastrophe noch Vorschub leistete. Im Jahre 1932 kamen 7060 Höfe zur Zwangsversteigerung. Umfang und Qualität der Produktionsmittel waren ungenügend geworden und wir wissen heute, daß sie bei einem sehr beträchtlichen Teil der stark devastierten Betriebe nicht mehr ausgereicht hätten, um im Jahre 1933 überhaupt noch eine Ernte zu erstellen.

Die dem allmählichen Verfall auf der Produktionsseite gegenüberstehende, nicht minder verhängnisvolle fortschreitende Schrumpfung auf seiten des Verbrauchs war nicht dazu angetan, der deutschen Landwirtschaft Aussichten auf eine bessere Zukunft zu eröffnen. 6 Millionen Arbeitslose belasteten die Volkswirtschaft und fielen als Verbraucher insbesondere der teuren Produkte der Veredlungswirtschaft in merklichem Umfang aus. Die vielfältig verfilzten Handelswege, die fast alle Nahrungsmittel von der Hand des Erzeugers in die des Verbrauchers zu durchlaufen hatten, trugen nicht gerade zur Erleichterung der Situation bei und zogen auch den reellen Lebensmittelhandel in den Strudel des Chaos hinein, der die gesamte Ernährungswirtschaft erfaßt hatte.

c) Die Grundlagen der nationalsozialistischen Ernährungswirtschaft.

1. Die allgemeinen Aufgaben auf dem Gebiet der Agrarpolitik.

Galt die Landwirtschaft im liberalistischen Zeitalter als ein Gewerbe, das seiner Bedeutung für das Volksganze nach mit demselben Maßstab gemessen wurde wie jedes beliebige andere, und das in der Betreuung durch den Staat nur eine dementsprechende Bewertung fand, so brach sich mit der Machtübernahme die Erkenntnis Bahn, daß das Bauerntum als *Blutsquell der Nation*, als *Träger wertvollen Erbgutes*, als *Erhalter der Wehrkraft* und nicht zuletzt als *Mittler der Volksernährung* eine besondere Festigung erfahren mußte, wenn es zur Erfüllung dieser Aufgaben wieder in Stand gesetzt werden sollte. Dazu war es notwendig, die freie Bewegungsmöglichkeit des Bodens weitgehend zu beschränken und den bäuerlichen *Menschen* auf alle Zeiten fest mit der *Scholle* zu verbinden, ihn auf *berufsständischer Grundlage* wieder in den Dienst der Volksgemeinschaft zu stellen und ihn durch eine festgefügte *Ordnung des Marktes* für seine Produkte dazu zu befähigen, fernab von Konjunktur und Spekulation die treuhänderische Verwaltung des ihm anvertrauten Bodens allein nach den Erfordernissen der *Versorgungspflicht* durchzuführen. Dieser Versorgungspflicht entspricht es auch, so viel Nahrungsgut und Rohstoffe wie nur irgend möglich durch die *einheimische Erzeugung* zu gewinnen und die Produkte dem Verbraucher zu einem *gerechten Preis* zur Verfügung zu stellen.

2. Die nationalsozialistische Agrargesetzgebung seit 1933.

Den Neuaufbau der deutschen Ernährungswirtschaft leitete das *Gesetz über den vorläufigen Aufbau des Reichsnährstandes und Maßnahmen zur Markt- und Preisregelung für landwirtschaftliche Erzeugnisse* vom 13. 9. 1933 (RGBl. I, S. 626) ein. Hiermit erhielt der Reichsernährungsminister die Ermächtigung, den ständischen Aufbau der Berufsgruppen landwirtschaftlicher Art (auch Forstwirtschaft, Gartenbau, Fischerei und Jagd) zum *Reichsnährstand* zu vollziehen und diesen oder einzelne seiner Gruppen mit der Regelung der Erzeugung, des Absatzes sowie der Preise und Preisspannen von landwirtschaftlichen Erzeugnissen zu beauftragen. Ferner konnte er Gruppen und Angehörige des Reichsnährstandes und sonstige Unternehmen und Einrichtungen zusammenschließen, die Fortführung von Betrieben, ihre Erweiterung oder Neueinrichtung untersagen oder beschränken u. a. m.

Dieses Gesetz wurde in der folgenden Zeit durch einige Verordnungen ergänzt, die ihrer grundsätzlichen Bedeutung halber hier angeführt werden müssen. Die 1. Verordnung über den vorläufigen Aufbau des Reichsnährstandes vom 8. 12. 1933 (RGBl. I, S. 1060) bestimmt, daß der Reichsnährstand die alleinige Vertretung der deutschen Bauernschaft und der deutschen Landwirtschaft, einschließlich der landwirtschaftlichen Genossenschaften, des Landhandels (Groß- und Kleinhandels) und der Be- und Verarbeiter landwirtschaftlicher Erzeugnisse ist. Er hat seine Angehörigen in Verantwortung für Volk und Reich zu einer lebenskräftigen Stütze für den Aufbau, die Erhaltung und die Kräftigung des deutschen Volkes zusammenzuschließen und wird mit allen zur Bewältigung dieser Aufgaben erforderlichen Vollmachten versehen. Führer und gesetzlicher Vertreter des Reichsnährstandes ist der *Reichsbauernführer.* In den weiteren Verordnungen über den vorläufigen Aufbau des Reichsnährstandes, nämlich in der 2. Verordnung vom 15. 1. 1934 (RGBl. I, S. 32) und in der 3. Verordnung vom 16. 2. 1934 (RGBl. I, S. 100) werden die Einzelheiten über die Organisation des Reichsnährstandes und seine Befugnisse, die Auslegung der Begriffe „Landhandel" und „Be- und Verarbeitung landwirtschaftlicher Erzeugnisse" bestimmt. Die 4. Verordnung vom 4. 2. 1935 (RGBl. I, S. 170) schließlich überträgt dem Reichsnährstand einschneidende Befugnisse über die Marktverbände, die inzwischen auf Grund des Reichsnährstandsgesetzes und in Verbindung mit anderen Gesetzen und Vorschriften schon gebildet waren oder noch gebildet werden.

Damit war ein Gesetzeswerk geschaffen, das in Verbindung mit der berufsständischen Neugliederung des Landvolkes den Weg frei machte zu einer *Marktgestaltung*, mit der Erzeugung und Verbrauch nach den Belangen der nationalen Ernährungswirtschaft gesteuert werden konnten. Die Ordnung des Marktes wird in einem der folgenden Abschnitte noch näher zu betrachten sein, da ihr nicht nur innerhalb der Maßnahmen zur Ernährungssicherung, sondern auch vom hygienischen Standpunkt bezüglich des Lebensmittelverkehrs eine besondere Bedeutung zukommt.

Ein weiterer Grundstein in dem Gefüge des Neuaufbaues der deutschen Ernährungswirtschaft war das *Reichserbhofgesetz* vom 29. 9. 1938 (RGBl. I, S. 685), das einen großen Teil des Bodens seines Charakters als Handelsobjekt entkleidete und ihn damit auch als Spekulationsobjekt ausschaltete.

Wenn es in der Präambel zu diesem Gesetz heißt, daß es die Absicht der Reichsregierung ist, „unter Sicherung alter deutscher Erbsitte das Bauerntum als Blutsquelle des deutschen Volkes zu erhalten" und „die Bauernhöfe vor Überschuldung und Zersplitterung im Erbgang zu schützen, damit sie dauernd als Erbe der Sippe in der Hand freier Bauern verbleiben", so kommt damit einerseits die Erkenntnis zum Ausdruck, daß das nationalsozialistische Streben nach der Beseitigung der egozentrischen Denkweise und der Wiedererweckung der in einer weitreichenden Geschlechterfolge zu erblickenden ideellen Werte gerade für die Entfaltung des Bauernstandes von erheblicher Bedeutung sein würde. Zum anderen, daß nur ein fest mit der Scholle verwurzeltes Bauerntum die Kraft haben kann, den Kampf um die Ernährungssicherung in einem Umfang aufzunehmen und durchzuhalten, wie er dem Ziel einer weitmöglichsten Unabhängigmachung von ausländischen Zufuhren entspricht. Zugleich wurde mit der Schaffung von etwa 700 000 Erbhöfen durch das dritte Reich einer Entwicklung Halt geboten, die trotz mancherlei Agrarreformen Jahrhunderte hindurch den Bestand des Bauerntums ernstlich bedroht hat. Die Ablösung des alten germanischen Bauernrechtes durch das artfremde römische Recht, die Einführung von Zins, Frondienst und Leibeigenschaft, die Rückläufigmachung der West-Ost-Wanderung durch die Entrechtung auch des ostdeutschen Bauerntums, die Verfälschung der STEINschen Reformpläne u. a. m. hatten die Struktur der landwirtschaftlichen Besitzverhältnisse so gewandelt, daß in der Neuzeit das alteingesessene Bauerntum kaum mehr eine wesentliche Rolle innerhalb des deutschen Landvolkes spielte. Die Fortschritte in der Verproletarisierung des flachen Landes beseitigten auch die letzten Schranken gegen die Landflucht.

Durch die mit dem Reichserbhofgesetz verbundenen Maßnahmen ist nunmehr ein Zustand wieder hergestellt worden, der auf der Grundlage eines fest mit der Scholle verbundenen Bauerntums die Gewähr für eine bestmöglichste Bewirtschaftung des Bodens bietet und zugleich die für die Erhaltung des Volkes notwendigen Blutsquellen zu speisen vermag.

d) Die Neugestaltung des Marktes für landwirtschaftliche Erzeugnisse.

Die zur Neugestaltung des Marktes für landwirtschaftliche Erzeugnisse getroffenen Bestimmungen sind von folgendem Standpunkt aus zu betrachten und zu bewerten:

1. Das Marktgeschehen war jeglicher spukulativer Tendenzen zu entkleiden, um die Produktion nicht in Abhängigkeit zu unbestimmbaren Elementen der Preisbildung zu bringen. Die Spielregeln der liberalistischen Wirtschaft bedingten, daß Angebot und Nachfrage den Preis regulierten. So konnte es auch möglich werden, daß einzelne Erzeugungszweige der deutschen Landwirtschaft mit der Peitsche der Rentabilität weit in die Weltwirtschaft hinausgetrieben wurden (BACKE). Es wurde somit die Intensivierung im eigenen Wirtschaftsraum gehindert und die Erlangung der Rohstoff- und Nahrungsfreiheit unterbunden. Die Ernährungssicherung setzt voraus, daß der Markt als Verteilungsinstrument keinen ursächlichen Einfluß auf die Preise für die landwirtschaftlichen Produkte und damit auf die Richtung und den Umfang der Produktion selbst nimmt. Vielmehr ist unabhängig vom Marktverlauf die Gewährung eines gerechten Preises für alle Erzeugnisse der Landwirtschaft erforderlich, wobei unter „gerecht" zu verstehen ist, daß sich die Preishöhe einerseits im angemessenen Verhältnis zu den Gestehungskosten befindet, andererseits unter Berücksichtigung auskömmlicher Handelsspannen für die Verteilung auch der Kaufkraft der Verbraucherschaft Rechnung trägt.

2. Das Marktgeschehen darf nicht Selbstzweck sein. Es erlangt seine Berechtigung erst als notwendiger Vermittlungsprozeß in dem Verteilungsvorgang, der im Hinblick auf die Pflicht der Versorgung aller Volksgenossen in die Ernährungswirtschaft eingeschaltet ist. Das will sagen, daß das Marktgeschehen nur dasjenige Maß an Bedeutung besitzt und damit auch nur die Ansprüche stellen kann, die es sich bei der Erfüllung seiner Aufgaben erwirbt. Ebenso muß ihm aber auch eine solche Entwicklung ermöglicht werden, daß es seinen Anteil an der Versorgungspflicht ungehindert zu tragen imstande ist.

3. Das Marktgeschehen ist daher unter Ordnungsgesichtspunkten zu regeln, die seinen ungestörten Ablauf gewährleisten. Die Marktordnung muß dafür sorgen, daß das im Inland erzeugte sowie das durch Einfuhr zusätzlich beschaffte Nahrungsgut derart erfaßt und an den Verbraucher weitergeleitet wird, wie es das Interesse der geregelten Versorgung erfordert. Im Rahmen der Marktordnung sollen also Marktgemeinschaften gebildet werden, die ihre schwierigen Versorgungsaufgaben zweckentsprechend zu bewältigen haben. Die Marktordnung darf daher kein der

Wirtschaft von außen her gegebenes Gesetz sein, sondern sie muß die lebendige Gestaltung der Wirtschaft durch die verantwortlich in ihr tätigen Menschen nach dem großen Grundsatz des Gemeinwohls werden (MERKEL).

Die Marktordnung erfaßt sämtliche landwirtschaftlichen Produkte von der Erzeugung an bis zur Abgabe an den Verbraucher. Alle beteiligten Betriebs- bzw. Personengruppen wie Erzeuger, Be- und Verarbeiter, Verteiler, Kommissionäre, Makler, Lagerhalter sind auf Grund des Reichsnährstandsgesetzes (vgl. S. 325) und der in Verbindung hiermit ergangenen Verordnungen und Vorschriften gebiets- und erzeugungsweise zu *Marktverbänden* (Wirtschaftsverbänden) zusammengeschlossen. Entsprechend den Hauptprodukten sind 10 verschiedene Wirtschaftsverbände errichtet, und zwar je ein Zusammenschluß für die Milch- und Fettwirtschaft, die Eierwirtschaft, die Viehwirtschaft, die Getreide- und Futtermittelwirtschaft, die Kartoffelwirtschaft, die Gartenbauwirtschaft, die Weinbauwirtschaft, die Zuckerwirtschaft, die Brauwirtschaft und die Fischwirtschaft. Die gleichartigen Wirtschaftsverbände des Reichsgebietes sind ihrerseits zu *Hauptvereinigungen* zusammengeschlossen, die die maßgeblichen Spitzenorganisationen auf dem betreffenden Wirtschaftssektor darstellen. Die 10 Hauptvereinigungen haben ihren Sitz in Berlin.

Bei diesen Zusammenschlüssen handelt es sich also um sog. mehrstufige Verbände, da durch sie nicht nur artgleiche Betriebe, sondern alle Beteiligten — sogar unter Einschluß der Verbraucher — erfaßt sind, um mit dem Ziel der Bedarfsdeckung die verschiedenen Interessen nach rein volkswirtschaftlichen Ordnungsgesichtspunkten gegeneinander abwägen zu können. Die Zusammenschlüsse haben unter Berücksichtigung des allgemeinen Wohles alle zur zweckmäßigen Steuerung und Verteilung der Produktion erforderlichen Maßnahmen durchzuführen, wie z. B. Festsetzung von Lieferrechten (Kontingentierung) und Lieferpflichten (Ablieferungszwang), Entscheidung über Erweiterungen, Beschränkungen, Stillegungen oder Neuerrichtungen von Be- und Verarbeitungsbetrieben u. a. m. Dabei haben die privatwirtschaftlichen Belange des einzelnen hinter die allgemeinen ernährungspolitischen Erfordernisse zurückzutreten.

Außer den genannten Marktverbänden, denen gewissermaßen die verwaltungsmäßige Bewirtschaftung der ihrer Obhut anvertrauten Produkte obliegt, sind zur Bewältigung einer Reihe parallel hierzu laufender Aufgaben einige *Reichsstellen* errichtet worden, von denen die Einfuhrregelung, der Marktausgleich und die Vorratswirtschaft besorgt wird. Diese Reichsstellen — z. B. die Reichsstelle für Eier, für Garten- und Weinbauerzeugnisse, für Milcherzeugnisse, für Öle und Fette u. a. — bewirtschaften die Waren effektiv und kaufmännisch. Sie können im Rahmen ihrer Zuständigkeiten insbesondere dem Ausland gegenüber als Käufer und im Inland als Lieferant auftreten. Auf Grund ihrer umfassenden Übersicht über den Stand der inländischen Erzeugung und der Vorräte, über die vorhandenen ausländischen Zahlungsmittel und über das Angebot auf dem Weltmarkt haben sie die Möglichkeit, eine die vollständige Ausnutzung und den Schutz der Eigenproduktion gewährleistende Ergänzung des lebensnotwendigen Bedarfs an Nahrungsmitteln vorzunehmen. Bei der planmäßigen Durchschleusung aller einschlägigen Erzeugnisse durch die Reichsstellen werden auch durch Festsetzung von Übernahme- und Abgabepreisen die Preisausgleichungen bewirkt, die einen erschütterungsfreien Ablauf des Marktgeschehens sichern. Durch die monopolistische Regelung des ernährungswirtschaftlichen Außenhandels, die dem auswärtigen Handelspartner eine Reihe von von ihm sehr geschätzten Vorteilen bietet, ist eine einheitliche Steuerung der gesamten

Außenhandelswirtschaft und die gegenseitige Nutzbarmachung des industriellen und des agrarischen Sektors ermöglicht.

Die zahlreichen auf allen Abschnitten der Ernährungswirtschaft zur Ordnung des Marktes ergangenen Vorschriften und Bestimmungen des Reichsnährstandes, der Marktverbände und der Reichsstellen können hier nicht im einzelnen behandelt werden. Selbst ihre namentliche Anführung würde den zur Verfügung stehenden Raum weit überschreiten. Es sei deshalb insbesondere auf das Verkündungsblatt des Reichsnährstandes verwiesen, in dem der größte Teil zur Veröffentlichung gelangt ist[1]. Wie schon oben dargelegt wurde, enthalten diese Bestimmungen eine Anzahl von Vorschriften über die Herstellung und das Indenverkehrbringen der Waren. Da das geltende Lebensmittelrecht in mancher Hinsicht nicht die ausreichenden Grundlagen zur richtigen Einstufung und Bewertung der Produkte zur Verhütung von Übertretungen der Preisanordnungen, der Handelsspannen usw. bot, war eine Ergänzung durch entsprechende *Gütevorschriften* notwendig. Die diesbezüglichen Anordnungen, die im Rahmen der Marktordnung ergangen sind, haben für den Lebensmittelverkehr sowie für die Beurteilung der Lebensmittel eine erhebliche Bedeutung erlangt und zur Qualitätsförderung nicht wenig beigetragen. Ihre Auswirkungen auf die Hygiene der Erzeugung, der Be- und Verarbeitung sowie der Verteilung des Nahrungsgutes sind vom Standpunkt einer Versorgung der Bevölkerung mit wertvollen, gesunden Lebensmitteln besonders zu begrüßen.

e) Erzeugungsschlacht und Vierjahresplan.

Der deutsche Boden hat schon lange vor dem Weltkrieg das deutsche Volk nicht mehr voll zu ernähren vermocht. Die Umwandlung vom Agrarstaat zum Industriestaat, die ungefähr in der Mitte des vorigen Jahrhunderts begann, stellte mit der Zentralisation der Bevölkerung in den Städten die Ernährungswirtschaft vor eine schwierige Versorgungsaufgabe. Während im Jahre 1880 von 45 Millionen Deutschen noch 26 Millionen (59%) auf dem Lande und nur 3,3 Millionen (7,2%) in Großstädten lebten, wohnten im Jahre 1925 von 62,5 Millionen Deutschen nur noch 22 Millionen (35,6%) auf dem Lande, dagegen 16,7 Millionen (28,6%) in Großstädten. Etwa ein Drittel aller Einwohner sind also in neuerer Zeit an der Erzeugung des Nahrungsgutes nicht mehr beteiligt und bezüglich ihres gesamten Nahrungsmittelverbrauchs von einer geregelten Versorgung abhängig. Solange jedoch der Handelsverkehr mit allen Erdteilen die regelmäßige Zufuhr der benötigten Rohstoffe und Nahrungsmittel aus dem Auslande ermöglichte, war das Versorgungsproblem ohne weiteres zu meistern und trat als solches kaum zutage. Die absolute Blockade, der Deutschland im Weltkriege erstmalig unterworfen wurde, wies nachdrücklich die Schäden auf, die eine Abhängigkeit von ausländischen Nahrungsquellen für die Handlungsfreiheit eines Volkes haben kann. Nachdem das Versailler Diktat mit der Fortnahme der Kolonien und der Abtretung ertragreicher Überschußgebiete den deutschen Lebensraum erneut stark verengt hatte, war eine ausreichende Nahrungsgrundlage für die zahlenmäßig weiterhin anwachsende Bevölkerung in keiner Weise mehr gegeben. *Ungefähr jeder dritte Deutsche war bezüglich seiner Ernährung vom Auslande abhängig.*

Als der Reichsbauernführer im November 1934 auf dem Reichsbauerntag in Goslar das deutsche Landvolk zur *Erzeugungsschlacht* aufrief, bestand nur ein geringes Verständnis für die Berechtigung und die Dringlichkeit der Erzeugungs-

---

[1] Eine zusammenfassende, kurze Darstellung der gesetzlichen Grundlagen der Marktordnung findet sich in ERTEL: Unsere Lebensmittel in der Marktordnung. Heft 3 der Schriftenreihe der Reichsarbeitsgemeinschaft für Volksernährung, 2. Aufl. Berlin 1937. Carl Heymanns Verlag. Preis —.40 RM.

steigerung im Inland. Noch flossen die außerhalb des eigenen Nahrungsraumes entspringenden Quellen reichlich genug, um den Bedarf des Verbrauchers mengenmäßig voll zu decken.

Der Erfolg der Arbeitsbeschaffungsmaßnahmen, die aus fast 6 Millionen kaufschwachen Erwerbslosen wieder normale Konsumenten machten, deren Anteil besonders am Verbrauch teurer Erzeugnisse der Veredlungswirtschaft beträchtlich zunahm, erforderte ebenso wie die Verringerung der Nutzfläche durch den Landbedarf der öffentlichen Hand zur Befriedigung des erhöhten Nahrungsbedarfes eine Steigerung der Erzeugungsleistungen, die nur durch eine *Intensivierung* aller landwirtschaftlichen Betriebszweige, durch den *verstärkten Einsatz technischer Hilfsmittel* wie Maschinen, Dünger usw., durch eine *sinnvolle Verteilung des Anbaues* der einzelnen Feldfrüchte, durch *Flurbereinigung*, durch *Meliorationen*, durch *Neulandgewinnung* u. a. m. erreicht werden konnten. Den Betrieben war durch einen organischen Ausbau aller Erzeugungszweige strukturell die Geschlossenheit zu geben, die notwendig ist, um sie unter Zurückführung auf die natürlichen Erzeugungsgrundlagen wieder lebensfest und erzeugungskräftig zu machen. Dabei durfte der Umfang der Mehraufwendungen an Produktionsmitteln nicht mehr, wie es bisher üblich war, vorwiegend durch die Rentabilitätsgrenze bestimmt sein, sondern er mußte sich hauptsächlich nach der Leistungsgrenze richten. Es muß daher an dieser Stelle der Meinung entgegengetreten werden, daß die Erzeugungsschlacht etwa einem ungezügelten Imperialismus oder dem Gewinnstreben der Landwirtschaft entsprungen ist. Wir wollen keine Autarkie und keine völlige Abschließung von anderen Agrarländern. Ebensowenig sollen die Ertragssteigerungen der Ausbreitung privatwirtschaftlicher Einflüsse dienen. Wonach wir streben, ist, den *Umfang* des Güteraustausches selbst bestimmen und auf diejenigen Produkte lenken zu können, deren Einfuhr uns erwünscht ist, und ferner im Interesse der politischen Handlungsfreiheit und der Sicherung des Reiches einen möglichst hohen Grad der Selbstversorgung zu erreichen.

Mit der Verkündung des *Vierjahresplanes* bedurfte es auf dem ernährungswirtschaftlichen Sektor lediglich einer Beschleunigung, Vertiefung und Intensivierung der bereits eingeleiteten Maßnahmen, um den neuen Zielen mit verschärften Arbeitsmethoden gerecht zu werden. Als wichtigste der Aufgaben, die der Reichsbauernführer gesetzt hat, seien genannt:

1. Eine bessere Pflege und stärkere, harmonisch ausgeglichene Nährstoffversorgung des Ackers.

2. Die Steigerung der Erträge im Hackfruchtbau.

3. Eine bessere Nutzung des Ackerlandes durch verstärkten Zwischenfruchtbau.

4. Die Mobilisierung der im Grünland liegenden Reserven.

5. Die Haltung von leistungsfähigem Vieh und seine richtige Fütterung.

Es würde zu weit führen, hier noch die einzelnen Maßnahmen zu schildern, mit denen die Führungsstellen die Erfüllung dieser Aufgaben ermöglichen oder erleichtern. Erwähnt sei nur die beträchtliche Verbilligung der Handelsdünger, die Aufbesserung einiger Grundpreise für Veredlungsprodukte, die Erfassung des Produktionsstandes der Betriebe durch die Hofkarte u. a. m.

Die Erzeugungsschlacht als Beitrag des Landvolkes zum Vierjahresplan mußte aber auf seiten des Verbrauchs eine Ergänzung finden, wenn ein Erfolg erreicht werden sollte. So haben die Aktionen „*Verbrauchslenkung*" und „*Kampf dem Verderb*" zur Unterstützung der Erzeugungsschlacht eine besondere Bedeutung erlangt.

Auf Grund der natürlichen Produktionsbedingungen, die hauptsächlich durch Klima und Boden gekennzeichnet werden, ist die deutsche Landwirtschaft im besonderen zur Mehrerzeugung von kohlehydrathaltigen Nahrungsmitteln — Kartoffeln, Zuckerrüben, Getreide — imstande, während die Voraussetzungen zum Anbau von pflanzlichen Fett- und Eiweißträgern durch mancherlei Faktoren beschränkt sind. Für die Fett- und Eiweißerzeugung muß also vorwiegend der verlustreiche, relativ kostspielige Umweg über den Tiermagen in Kauf genommen werden. Es ist demzufolge die Ernährungswirtschaft sehr daran interessiert, daß der Verbrauch an Kohlehydraten so hoch liegt, wie dies vom gesundheitlichen Standpunkt nach ernährungsphysiologischen Erkenntnissen als zulässig zu erachten ist. Umgekehrt ist es erwünscht, daß der Fettverzehr sich möglichst nicht über das von der Ernährungsphysiologie als notwendig bezeichnete Maß erhebt. Der Eiweißverbrauch soll gleichfalls auf der physiologisch bedingten Höhe liegen und sich denjenigen Eiweißträgern zuwenden, die jeweils in ausreichender Menge zur Verfügung stehen. Die Statistik weist nun nach, daß der wirtschaftlich und gesundheitlich günstigste Verbrauchsstand noch keineswegs erreicht ist. Einem als Norm anzusehenden, durchschnittlichen Verbrauchs-Soll von je Kopf und Tag zusammen 135 g Fett und Eiweiß (60 g Fett, 75 g Eiweiß) und 450 g Kohlehydraten stand 1936 ein Verbrauchs-Ist von zusammen 171 g Fett und Eiweiß (96 g Fett, 75 g Eiweiß) und 395 g Kohlehydraten gegenüber. Das Verhältnis von Fett und Eiweiß zu den Kohlehydraten, das ungefähr 1:3,3 betragen sollte, ist mit 1:2,31 zu ungunsten der Kohlehydrate noch bedeutend zu eng und muß in absehbarer Zeit auf den angemessenen Stand gebracht werden. Das ist das Ziel der Verbrauchslenkung, die sich in ihren Einzelheiten nach der jeweiligen Versorgungslage richten muß und deshalb hier nur in den Grundzügen geschildert werden kann. Die weiteren Forderungen in verbrauchslenkerischer Hinsicht, neu oder stärker erschlossene Nahrungsquellen (z. B. Milcheiweiß, Fische und Fischerzeugnisse usw.) voll auszunutzen, den jahreszeitlichen Erzeugungsschwankungen Rechnung zu tragen, bei überreichlichem Angebot (Schwemme) die in großem Maße und daher auch preiswert angebotenen Erzeugnisse restlos vom Markt zu nehmen und die von der öffentlichen Hand betriebene Vorratswirtschaft durch die häusliche Vorratswirtschaft in zweckmäßiger Weise zu ergänzen, verstehen sich von selbst und bedürfen keiner Begründung.

Es gilt sodann, den sog. anonymen Verbrauch auszuschalten bzw. zu beschränken, der durch den *Verderb* von wertvollem Nahrungsgut infolge unsachgemäßer Pflege, Behandlung und Aufbewahrung oder durch andere Fehler entsteht. Nach Berechnungen von sachverständiger Seite gehen der Ernährungswirtschaft wertmäßig rund 13% der im Inland erzeugten Lebens- und Futtermittel, insgesamt für $1^{1}/_{2}$ Milliarden Reichsmark, durch Verderb verloren. Den relativ größten Anteil daran haben Obst, Kartoffeln und Gemüse. Bei Obst gehen, gemessen an dem Gesamterzeugungswert, etwa 32%, bei Kartoffeln 30%, bei Gemüse 28% durch Verderb und Schwund verloren. Die Aktion „*Kampf dem Verderb*" soll allen Volksgenossen die volks- und privatwirtschaftlich in gleicher Weise nützliche Erhaltung des Nahrungsgutes und seinen Schutz vor dem vermeidbaren Verderb anempfehlen, um hierdurch dazu beizutragen, den knappen Ernährungsraum ausweiten zu helfen. Die hygienischen Nebenwirkungen dieser Aktion dürften zusätzlich noch manchen gesundheitlichen Vorteil mit sich bringen.

Von der Führung der Ernährungswirtschaft ist die Parole ausgegeben worden: „Mehr erzeugen und das Erzeugte sparsamer und zweckmäßiger verbrauchen!" Die zur Erreichung dieses Zieles notwendigen Maßnahmen lassen sich in folgenden Leitsätzen zusammenfassen[1]:

1. Zur vollständigen und richtigen Verwendung des zur Verfügung stehenden Nahrungsgutes ist es erforderlich, den Verbrauch von zuständiger Stelle planmäßig zu lenken und auf die jeweilige Versorgungslage auszurichten.

2. Die Volksernährung ist grundsätzlich auf die bodengebundene Erzeugung einzustellen, wobei ein mengenmäßig richtiger, den Jahreszeiten angepaßter Verbrauch anzustreben ist.

3. Es ist insbesondere zu prüfen, inwieweit nach physiologischen Gesichtspunkten Einsparungen an bestimmten Nahrungsmitteln möglich sind oder gewisse Umlagerungen stattfinden können.

4. Der sog. anonyme Verbrauch, d. h. der Verlust von Nahrungsmitteln durch vermeidbaren Verderb und die Vergeudung durch Unachtsamkeit und Unkenntnis, durch falsche Behandlung, Zubereitung oder Lagerung der Lebensmittel ist auszuschalten.

5. Der Verbraucher ist in verstärktem Maße über die Verwertung der Nahrung im menschlichen Körper, über den normalen Bedarf an Nähr- und Ergänzungsstoffen zur Erhaltung aller Lebensfunktionen aufzuklären. Gleichzeitig sind praktische Anleitungen zur Zusammenstellung gesunder Kostformen aus den zur Verfügung stehenden Lebensmitteln zu geben.

f) Der Stand der Selbstversorgung Deutschlands mit Nahrungsmitteln.

Es ist von Interesse, den bisherigen Erfolg der in den vorigen Abschnitten geschilderten ernährungswirtschaftlichen Maßnahmen kennenzulernen, der in dem gegenwärtigen Stand der Selbstversorgung Deutschlands mit Nahrungsmitteln einen sehr konkreten Ausdruck findet[2]. Die nachstehend angeführten Zahlen (S. 332) haben — worauf besonders hingewiesen sei — zeitlich eine nur beschränkte Gültigkeit. Sie werden außerdem — auf den großdeutschen Nahrungsraum bezogen — nach der Eingliederung der Ostmark und des Sudetengaues, wo die Verhältnisse zur Zeit noch nicht voll übersehbar sind und Auswirkungen auf die Gesamtversorgungslage nach sich ziehen dürften, nicht unerheblichen Abweichungen unterworfen werden. Denn der Sudetengau weist bei einer relativ hohen Bevölkerungszahl verhältnismäßig schlechte Produktionsbedingungen auf, und auch

Die Verbrauchssteigerung von 1932—1937 betrug in Prozent

Bei	%	Bei	%
Roggenmehl .	8	Obst	34
Kartoffeln . .	6	Butter . . .	23
Weizenmehl .	25	Fleisch . . .	11
Zucker	24	Milch	12

die Ostmark ist für viele Erzeugnisse heute noch ein Zuschußland. Weiterhin darf — was bereits betont wurde — nicht außer acht gelassen werden, daß in den Jahren 1932—1937 eine beträchtliche Verbrauchssteigerung stattgefunden hat, die PADBERG wie oben beziffert.

---

[1] Aus ERTEL: Die Grundlagen der deutschen Volksernährung. Leipzig: Johann Ambrosius Barth 1938.

[2] Zu diesem Thema liegen in der Literatur eine Anzahl beachtlicher Arbeiten VON DER DECKENS u. a. vor, von denen hier nur das Werk: Entwicklung der Selbstversorgung Deutschlands mit landwirtschaftlichen Erzeugnissen, 138. Sonderheft der Berichte über Landwirtschaft. Berlin: Paul Parey 1938. Brosch. 11,60 RM. genannt sei.

Ferner ist zu berücksichtigen, daß durch die Vergrößerung der Städte, durch Stadtrandsiedlungen, Kasernen, Flugplätze, Autobahnen usw. nach PADBERG 600 000 ha Nutzland der Erzeugung verlorengegangen sind, wohingegen die Ertragssteigerungen durch Meliorationen, Regulierungen, Umlegungen und Neulandgewinnung noch nicht voll zur Entfaltung gelangt sind.

Insgesamt übertrifft nach VON DER DECKEN Großdeutschland — also das Altreich einschließlich des Saarlandes, der Ostmark und des Sudetengaues — das Vorkriegsreich von 1913 im Gebietsumfang um 8% und hinsichtlich der Bevölkerungszahl sogar um 17%. Dagegen hat sich die je Vollperson zur Verfügung stehende Ackerfläche seit 1913 um 30% verringert! Während im Altreich etwa $^4/_5$ der Bevölkerung aus eigener Scholle ernährt werden können, sind es im Saarland knapp die Hälfte, in der Ostmark nur $^3/_4$ und im Sudetengau ein etwas unter den Verhältnissen der Ostmark liegender Teil der Bevölkerung.

Nach den Berechnungen des Instituts für Konjunkturforschung war der Grad der Selbstversorgung unter Berücksichtigung der Futtermitteleinfuhr bei den wichtigsten Erzeugnissen in Deutschland und Österreich um 1935/36 etwa wie folgt:

Grad der Selbstversorgung in %	Deutschland	Österreich[1]
95—100	Brotgetreide, Speisekartoffeln, Zukker, Bier, Trinkbranntwein, Trinkmilch, Fleisch insgesamt	Speisekartoffeln, Zucker, Bier, Trinkbranntwein, Wein, Trinkmilch, Butter, Käse
90—94	Gemüse, Fleisch insgesamt, Käse	Gemüse
80—89	Obst, Butter, Eier	Obst, Eier, Milch und Molkereierzeugnisse insgesamt, Honig
70—79	Wein, Milch und Molkereierzeugnisse insgesamt, Honig	Brotgetreide, Hülsenfrüchte, Fleisch insgesamt
60—69	Fische	Getreideerzeugnisse (außer Brotgetreidemehl), Nahrungs- und Industriefette
50—59	Nahrungs- und Industriefette	Fleisch insgesamt, Nahrungs- und Industriefette
40—49	Getreideerzeugnisse[2] (außer Brotgetreidemehl), Hülsenfrüchte, Nahrungs- und Industriefette	Nüsse
10—20	[Wolle, Hanf]	Fische
0	Kakao, Südfrüchte, Kaffee, Tee	Kakao, Südfrüchte, Kaffee, Tee

[1] Diese Zahlen dürften sich verständlicherweise aus verschiedenen Gründen nach der Eingliederung der Ostmark in das Großdeutsche Reich etwas verlagert haben, doch liegen neuere Unterlagen noch nicht vor.

[2] Erzeugnisse aus Gerste, Hafer, Mais, Buchweizen, Hirse, ferner Sago und Reis.

Für den Sudetengau läßt sich eine derartige Übersicht nicht geben, da die sudetendeutsche Ernährungswirtschaft statistisch nicht getrennt von der ehemaligen tschechoslowakischen Wirtschaft erfaßt werden kann.

Um die völlige Selbstversorgung zu erreichen, wäre theoretisch noch eine Steigerung der landwirtschaftlichen Erzeugung um rund 25% erforderlich. In welchem Zeitraum dies erreichbar ist, wollen wir dahingestellt sein lassen. Es ist zu erwarten, daß die Einbeziehung der landwirtschaftlichen Betriebe in der Ostmark und im Sudetengau in die Erzeugungsschlacht ihre Intensität auf eine ganz andere Stufe stellen und somit ihre Produktionskraft noch beträchtlich heben wird. Wenn es gelingt, die heute noch unter dem Durchschnitt liegenden Betriebe Großdeutschlands näher an die Durchschnittsleistungen heranzubringen, wird die vollständige Ernährungssicherung durch eine weitgehende Selbstversorgung nicht mehr fern sein.

Schrifttum.

ALTHOFF: Warum Erzeugungsschlacht? Berlin: Stubenrauch 1937. — BACKE: Das Ende des Liberalismus in der Wirtschaft. Berlin: Reichsnährstand Verlags-Ges. m. b. H. 1938. — CLAUSS: Der Bauer im Umbruch der Zeit. Berlin: Reichsnährstand Verlags-Ges. m. b. H. 1936. — CLAUSS: Der Kampf ums Brot. Berlin: Reichsnährstand Verlags-Ges. m. b. H. 1938. — DARRÉ: Neuadel aus Blut und Boden. München: J. F. Lehmann 1938. — DECKEN, V. D.: Entwicklung der Selbstversorgung Deutschlands mit landwirtschaftlichen Erzeugnissen. Berlin: Paul Parey 1938. — ERTEL: Unsere Lebensmittel in der Marktordnung (H. 3 der Schriftenreihe der Reichsarbeitsgemeinschaft für Volksernährung), 2. Aufl. Berlin: Carl Heymann 1937. — ERTEL: Die Grundlagen der deutschen Volksernährung. Leipzig: Johann Ambrosius Barth 1938. — FENSCH-PADBERG: Eigenverbrauch und Marktleistung der deutschen Landwirtschaft. Berlin: Reichsnährstand Verlags-Ges. m. b. H. 1938. — HERRMANN: So steht es um die Landwirtschaft. Stuttgart: Verlagsanstalt Union 1938. — KORTE-HERRMANN: Deines Volkes Nahrungssorgen. Berlin: Reichsnährstand Verlags-Ges. m. b. H. 1936. — REISCHLE-SAURE: Der Reichsnährstand. Aufbau, Aufgaben und Bedeutung, 2. Aufl. Berlin: Reichsnährstand Verlags-Ges. m. b. H. 1938. — SCHWEIGART: Der Ernährungshaushalt des Deutschen Volkes. Berlin: Deutscher Verlag für Politik und Wirtschaft 1937. — *Der Vierjahresplan.* Zeitschrift für nationalsozialistische Wirtschaftspolitik. München: Zentralverlag Eher. — *Die Ernährung.* Zeitschrift für das gesamte Ernährungswesen in Forschung, Lehre und Praxis. Leipzig: Johann Ambrosius Barth. — *Beihefte* zur Zeitschrift Die Ernährung. Leipzig: Johann Ambrosius Barth. — *Statistisches Jahrbuch* für das deutsche Reich. Berlin: P. Schmidt. — *Verkündungsblatt* des Reichsnährstandes. Berlin: Reichsnährstand Verlags-Ges. m. b. H. — *Vierteljahrshefte* für Wirtschaftsforschung, Schriften des Instituts für Konjunkturforschung. Hamburg: Hanseatische Verlagsanstalt. — *Wochenbericht* des Instituts für Konjunkturforschung. Hamburg: Hanseatische Verlagsanstalt.

4. Gemeinschaftsverpflegung (Massenernährung).
Von OTTO FLÖSSNER.

Die moderne Entwicklung im staatlichen und wirtschaftlichen Leben hat eine besondere Form der Ernährung in den Vordergrund gerückt: die Gemeinschaftsverpflegung. Kennzeichen dieser Verpflegung — früher Massenernährung genannt — ist die teilweise oder totale Verpflegung einer größeren Zahl von Menschen, die ähnliche oder gleiche Arbeitsleistungen zu vollbringen haben, von einer Zentralstelle aus. Da der Einfluß dieser Menschen auf die Essensgestaltung sehr gering ist, liegt hier eine besondere Aufgabe praktischer Hygiene vor; sie macht eine laufende Überwachung der Verpflegung notwendig, zumal an der Gemeinschaftsverpflegung Teile der Bevölkerung teilnehmen, die für die Existenz und Leistung des Volkes oft unentbehrlich sind. Dabei ist die Anschauung, daß die Massenspeisung nur ein Problem der Großstadt sei, überholt. Die heutigen Werke in der Industrie, die Truppenplätze, die Lager der Formationen, die Jugendburgen liegen über das ganze Land in städtischer und ländlicher Umgebung verstreut. Die zusätzliche Versorgung- und Transportfrage erschwert hier das Ernährungsproblem vielmehr oft noch außerordentlich.

Die *gemeinsame Ernährung* erfolgt aus einem äußeren Zwang heraus, es sind deshalb die gesundheitlichen Gefahren besonders zu überwachen. Eine einheitliche Kost kann nicht für alle Formen der Gemeinschaftsverpflegung aufgestellt werden. Einflüsse der Arbeit, des Arbeitsklimas, des Altersaufbaues der Belegschaft, der Landschaft tragen zu Änderungen bei. Jedoch sind ihnen allen gewisse Nachteile gemeinsam. Es fehlt bei der Gemeinschaftsverpflegung die Freizügigkeit in der Auswahl der Nahrungsmittel, des Essens, der Zubereitung. Nachteile sind weiterhin die Einförmigkeit, die fehlende Abwechslung in den Speisen und in den Zubereitungsformen, die oft zu weitgehende Verwendung von Konserven auch in den günstigen Jahreszeiten. Aus äußeren Gründen ist die Zusammensetzung der einzelnen Gerichte öfters ungünstig. Infolgedessen ist es heute um so notwendiger, daß das Essen den allgemeinen ernährungsphysiologischen und hygienischen Forderungen entspricht.

Die *Zubereitung* verlangt besondere Kenntnisse und Leistungen, da von der Tüchtigkeit der Küche die Gesundheit oft Tausender von Menschen abhängt. Die Schmackhaftigkeit kann nicht in einem großen Kochsalzgehalt bestehen, vielmehr sind hier Gewürze, die deutschen Gewürzkräuter, Fleisch- und Hefeextrakte maßgeblich heranzuziehen. Allzulanges Kochen und langes Warmhalten der Speisen ist im Hinblick auf die Vitaminschädigungen zu vermeiden. Es ist zu hoffen, daß unsere Technik hier bald neue Wege weist und neue Mittel zur Verfügung stellt. Solange die heutige Zeiteinteilung gerade für die Küche in Gaststätten usw. maßgebend ist, bleibt eine Änderung schwierig. Eine Zusammenlegung der Mittagszeit erscheint hygienisch unbedingt wünschenswert. An Stelle der oft vierstündigen Mittagszeit würde sicher eine zweistündige genügen.

Die Gemeinschaftsverpflegung kann bei der mengenmäßigen Berechnung der erforderlichen Speisen nur von einem Durchschnitt ausgehen; es ist unzulässig, in falscher Verallgemeinerung einen gleichen Nahrungsbedarf für alle Menschen anzunehmen. Den Ausgangspunkt müssen die gesicherten *ernährungsphysiologischen Bedarfszahlen* bilden, die entsprechend der Größe und Besonderheit der betreffenden Arbeit noch Zuschläge erhalten. Auch die Altersverhältnisse sind von Bedeutung. Jugendliche mit noch nicht abgeschlossenem Wachstum (Reichsarbeitsdienst, Rekruten der Wehrmacht, Jugend auf Fahrt, Nationalpolitische Erziehungsanstalten, Waisenhäuser) sind hinsichtlich der Qualitätswerte besonders sorgfältig zu ernähren, zumal die Gemeinschaftsverpflegung schon häufiger einen Mangel an Schutznahrung aufzuweisen hat. Die Überwachung des Verbrauchs unterliegt dabei oft größeren Schwierigkeiten.

Bei den öffentlichen Anstalten mit etwa gleichartigen Insassen, z. B. Kranken- und Pflegeanstalten, Gefängnissen, Waisenhäusern ist die Kontrolle der Verhältnisse oft noch relativ einfach. Aus den hier stets sorgfältig geführten Wirtschaftsbüchern ist zu entnehmen, wieviel rohe Marktware beschafft ist, und hieraus können nach Abrechnung eines Anteils für Abfälle und nicht verzehrte Speisereste leicht die tatsächlich aufgenommenen Calorien und Nährstoffe ermittelt werden, die Frage der Schutznahrung ist dabei noch nicht gelöst.

Ist schon eine Gleichheit der Individuen selten vorhanden, so gestalten sich die Verhältnisse noch viel schwieriger, wenn der Altersaufbau, die Art der Beschäftigung innerhalb des Betriebes wesentlich verschieden ist. Das gilt für die Erziehungsanstalten mit ihren zahlreichen Klassen, wie auch oft für die Industriewerke. Hier darf nicht durch unzulängliche Statistiken eine falsche Sicherheit oder auch ungerechtfertigte Kritik hervorgerufen werden.

Für die *Größe der einzelnen Mahlzeiten* können folgende Angaben herangezogen werden. Bei einer Hauptmahlzeit sind 1000—1100 Calorien als ausreichend für eine Person bei mittlerer Arbeit anzusehen. Ein Gehalt von 35—40 g Eiweiß und 25—30 g Fett gilt als genügend. Bei studentischen Speiseanstalten wurde ebenso wie bei anderer Gemeinschaftsverpflegung ein Defizit an biologisch hochwertigem Eiweiß und auch an Vitaminen beobachtet. Als Eiweißträger stehen an Nahrungsmitteln für die Gemeinschaftsverpflegung zur Verfügung: Fleisch, das bisher oft zu einseitig den Mittelpunkt bildete, Fische, Milch bzw. die eiweißhaltigen Milchprodukte. Auch die Sojabohne gewinnt hier zunehmend an Bedeutung. Zur Mineralstoff- und Vitaminsicherung ist Frischkost jeder Art erforderlich, wie Gemüse, Salate, Obst, hinzu kommen noch Kartoffeln und Brot aus Mehl hoher Ausmahlung. Die frischen Gemüse sind in der Gemeinschaftsküche aus mehreren Gründen vernachlässigt worden, eine Besserung ist hier durch die neuen Trockengemüse (Gemüsepreßlinge) möglich. Bei dieser Sachlage gewinnt daher die Kartoffel als wichtigster Vitamin C-Lieferant eine überragende Stellung, ihrer Zubereitung ist besondere Beachtung zu schenken. Zur Erhaltung der Qualitätswerte der Kartoffel hat als günstigste Zubereitungsart das Dämpfen, vor allem auch in der Schale zu gelten.

Bei der Teilnahme eines Familienmitgliedes an der Gemeinschaftsverpflegung wird die Ernährung der übrigen Familie zu Hause ein wichtiges hygienisches Problem. Wenn es sich um den Familienvater handelt, ist oft gerade in der Stadt eine Verschlechterung der Ernährung der Kinder zu beobachten. Hier hat dann gleichfalls eine Überwachung und Erziehung einzusetzen.

Die *Soldatenernährung* hat von jeher eine typische Gemeinschaftsverpflegung in besonderer Form dargestellt. Die Schwierigkeiten sind dabei groß, da die Leistungen der Truppe auch im Frieden täglich wechseln; im Krieg kommt noch erschwerend hinzu, daß der gleichmäßige Altersaufbau fehlt.

Nach der Vorschrift für die Verwaltung der Truppenküchen gelten als Nahrungsbedarf des deutschen *Soldaten*

120 g Eiweiß
80—100 g Fett
500—600 g Kohlehydrate

bei einem Gesamtcalorienwert von mindestens 3300 Calorien, bei Rekruten werden 3600 und für die Feldtruppen 3800 Calorien als erforderlich erachtet. Die französische militärische Tagesportion liefert 3000—3400 Calorien. 1935 betrug die Tagesportion des Soldaten in Rußland 3580 Calorien.

Die *Kost des Soldaten* soll schmackhaft, bekömmlich, nahrhaft, abwechslungsreich und zugleich preiswert sein. In neuerer Zeit ist neben das deutsche Heeresbrot noch das *Knäckebrot* getreten, das durch große Haltbarkeit, Lagerfähigkeit und gute Transportmöglichkeit ausgezeichnet ist. Auch die Trockenkartoffel und das Trockengemüse sind hier von Bedeutung.

Die Betonung der Qualitätswerte rückt hier gleichfalls die Küche und ihre Arbeit nach gesundheitlichen Gesichstpunkten in den Vordergrund. Zur Leistungssteigerung sind von verschiedenen Seiten zusätzliche *Vitamin*gaben, vor allem von Ascorbinsäure, vorgeschlagen worden. Infolge der größeren Schwierigkeit einer gesicherten Vitamin C-Versorgung auf Schiffen bei großer Fahrt spielt diese Frage für die Marine eine erhebliche Rolle. Bei der Ernährung der Flieger ist darauf zu achten, daß gasbildende Nahrungsmittel, wie Hülsenfrüchte, Kohl, kleiereiches Brot ausgeschlossen bleiben.

Gegenüber dieser totalen Gemeinschaftsverpflegung umfaßt die *Werksverpflegung* in den Fabrikkantinen gewöhnlich nur eine Mahlzeit innerhalb der Arbeitszeit. Neben die ernährungsphysiologischen Forderungen treten hier auch Probleme der praktischen Hygiene: Eßpause, Speiseräume, Küche, Alkohol- und Nicotingenuß. Werden unterschiedliche Kostformen im gemeinsamen Eßraum verabfolgt, so sollen die Verschiedenheiten nach den körperlichen Leistungen erfolgen, nicht nach der sozialen Stellung. Der Speisezettel muß von der Küchenleitung mindestens für eine Woche festgelegt werden, dabei ist eine Auswahl zwischen zwei Kostformen sehr erwünscht.

Eine warme Mahlzeit während der Arbeitsschicht ist angezeigt.

Die *Eßpause* soll mindestens $^3/_4$ Stunde betragen. Die Zeit der Mahlzeit richtet sich nach den örtlichen und betrieblichen Verhältnissen.

Die Zusammensetzung der Speisen wie der Speisezettel muß nach volkswirtschaftlichen und gesundheitlichen Momenten erfolgen. Der *Alkohol*genuß sowie der Ausschank alkoholhaltiger Getränke in der Kantine während der Arbeitszeit ist auszuschließen. *Rauchen* soll in den Arbeitspausen nur in besonderen Räumen oder nur im Freien gestattet sein.

Der *Speiseraum* soll genügend groß und heizbar sein, Tische und Sitzgelegenheiten in ausreichender Auswahl besitzen. Zum Anwärmen der mitgebrachten Speisen sollen Einrichtungen zur Verfügung stehen. Besonders empfehlenswert ist für größere Werke die Anlage einer *Diätküche,* die die arbeitsfähigen Gefolgschaftsmitglieder versorgt, die auf Grund einer ärztlichen Verordnung einer besonderen Kost bedürfen. Es kommen hier in Frage die Stoffwechselkranken, Magen-Darmkranke und auch Rekonvaleszenten nach verschiedenen Erkrankungen, die alle arbeitsfähig sind, aber zur Erleichterung des Überganges zur Normalkost mit Vorteil eine Diät erhalten.

Die *Gaststättenverpflegung* in Deutschland ist im Begriff, eigene neue Wege zu gehen. Sobald die hier vorhandenen allgemeinen Nachteile (oft gute mengenmäßige Versorgung bei ungenügenden Qualitätswerten) beseitigt sind, wird es ein großer Gewinn sein, wenn die Ernährung dann auch dort eine gute deutsche Kost bringt, mit landschaftlicher Gebundenheit unter Aufgabe der bisherigen Nivellierung, die eine falsche internationale Kostform darstellt.

Eine Form der beschränkten Massenernährung stellt die *Schulspeisung* dar.

Früher wurden als 1. Schulfrühstück oft Milch oder Suppen mit Brot gegeben. Neuerdings ist besonderes Gewicht auf Rohobst und Gemüse gelegt worden. Das sog. Oslo-Frühstück nach Schiötz besteht z. B. aus $^1/_3$ Liter Vollmilch, 1 Zwieback (hauptsächlich aus Weizenschrotmehl) mit Margarine und Mysost (Ziegenkäse), $^1/_2$ Apfelsine oder $^1/_2$ Apfel oder 1 Mohrrübe.

Neben der Verpflegung von Kindern in Erziehungsanstalten, in Waisenhäusern und den Schulen spielt die *Lagerverpflegung der Hitler-Jugend* eine besondere Rolle, da körperliche Leistung und Wachstum eine besondere Unterstützung durch die Ernährung erheischen. Nach Kitzing sollen hier Gemüse, Salate, Kartoffeln, Obst, Milch, Käse, Seefische, Vollkornbrot und als Getränk der naturreine Fruchtsaft bevorzugt werden.

Eine Gemeinschaftsverpflegung liegt auch im *Krankenhaus* vor, wenn man von der Einzeldiät absieht. Hier gewinnt der Vorschlag des Wahlessens an Bedeutung, da den Patienten durch die Möglichkeit einer Auswahl eine gewisse Beteiligung mit zusteht und damit seelische Faktoren stärker mit eingesetzt werden können.

Zugleich muß auch die Verpflegung des gesamten Krankenhauspersonals berücksichtigt werden, damit dieser Kreis mit der Ernährung einen Schutz gegen Infektionen erhält (reichlich Vitamin C-haltige Kost).

In der heutigen Zeit birgt die Gemeinschaftsverpflegung einen großen Vorzug. Eine Verbrauchslenkung läßt sich hier wesentlich leichter und rascher durchführen als bei einer Vielzahl von Haushaltungen oder Verpflegungsstätten. So kann bei richtiger Leitung sehr rasch ein erzieherischer Einfluß von der Küche ausgehen. Über die Gemeinschaftsverpflegung wird heutzutage die Ernährung als Erziehungsaufgabe am besten vorwärtsgetrieben werden.

Schrifttum.

DECKEN, V. D.: Die Ernährung **2**, 113 (1937). — DURIG: Wien. klin. Wschr. **1937 I.** 701. — EVERS: Die Avitaminosen auf deutschen Hilfskreuzern während des Weltkrieges, Berlin 1931. — FLÖSSNER, O.: Gemeinschaftsverpflegung in Ernährungslehre. Berlin 1939. — KITTEL-SCHREIBER-ZIEGELMAYER: Soldatenernährung. Dresden-Leipzig 1939. — KITZING: Die Verpflegung in den Zeltlagern der Hitler-Jugend. Leipzig 1938. — KONRICH, F., K. WALTHER u. R. SCHREINER: Ernährung und Verpflegung des Soldaten. In WALDMANN-HOFFMANN: Lehrbuch der Militärhygiene. Berlin 1936. — MUSEHOLD, P.: Die Ernährung des Feldheeres. Handbuch der ärztlichen Erfahrungen im Weltkrieg, Bd. 7. 1922. — Schiffsverpflegungsvorschrift für die Reichsmarine. Berlin 1932. — ZEISS, H. u. J. RODENWALDT: Einführung in die Hygiene und Seuchenlehre, 2. Aufl. Stuttgart 1938.

5. Die animalischen Lebensmittel (Milch, Eier, Fleisch, Fisch) und ihre Zubereitung.

Von RUDOLF MEYER.

A. Die Kuhmilch.

Milch ist nach der ersten Verordnung zur Ausführung des Milchgesetzes vom 15. 5. 1931 das durch regelmäßiges, vollständiges Ausmelken des Euters gewonnene und gründlich durchgemischte Gemelk von einer oder mehreren Kühen aus einer oder mehreren Melkzeiten, dem nichts zugesetzt und nichts entzogen ist. Die Milch stellt eine weißliche bis gelbliche Flüssigkeit dar, in der Fett in feinster Emulsion, kolloide Eiweißstoffe, Zucker und Salze enthalten sind.

Das spezifische Gewicht der Kuhmilch bei 15^0 bewegt sich zwischen 1,027—1,034. Der Geschmack ist mild süßlich, die Reaktion neutral oder amphother. Die Bestandteile sind Wasser (83—87%), Fett (2,7—3,3% und mehr), Protein (Casein 3%, Lactalbumin 0,5%, Lactoglobulin), Milchzucker (4—6%), Citronensäure, Phosphorsäure und verschiedene Salze; dann hauptsächlich Vitamin A, während Vitamin C und D in geringerer Menge vorhanden sind.

Güte und Menge der Milch hängt ab von der Rasse, Fütterung und Haltung der Milchtiere. Höhenrassen der Rinder liefern eine fettere Milch als Tieflandrassen, dagegen ist bei diesen die Menge größer. Eine reichliche und gute

Fütterung beeinflußt sowohl Menge als auch Gehalt an Milchbestandteilen. Gute Pflege des Körpers der Milchtiere wirkt günstig auf die Milchproduktion. Die Milchabsonderung erfolgt hauptsächlich in der Lactationsperiode, die etwa 300 Tage beim Rind währt.

Weiter sind in der frischen Milch enthalten verschiedene Enzyme (Fermente), und zwar Hydrolasen, die Stärke in Zucker überführen (Amylase) oder Protein spalten (Galaktase), dann Peroxydasen, Katalasen und andere.

Der Ausnutzungswert der Milch ist ein ausgezeichneter, er beträgt beim Säugling für die Kohlehydrate 99%, für das Fett 97%, für das Protein 95,2%; bei Erwachsenen ist die Ausnutzung geringer.

a) Veränderungen der Milch.

Beim Stehen der Milch steigen die Fettkügelchen an die Oberfläche und bilden die Rahmschicht, die nach 24 Stunden als dicke Haut erscheint und sich abheben läßt. Man erhält dadurch aus der ursprünglichen „*Vollmilch*" zwei Teile, den „*Rahm*" und die abgerahmte Milch „*Magermilch*". Letztere enthält je nach der Vollständigkeit des Aufrahmens mehr oder weniger Fett. Wird die Entrahmung durch Zentrifugieren vorgenommen, so verbleiben nur etwa 0,15% Fett in der Magermilch.

Jede Rohmilch wird bei wärmerer Temperatur durch Milchsäurebakterien (Streptococcus lactis) zur sauren Gerinnung gebracht. Die Bakterien gelangen durch die Luft in die Milch. Sie vermehren sich um so schneller, je länger die Milch nach dem Melken in warmem Zustand bleibt. Sauberkeit und schnelle Abkühlung verhindern das schnelle Sauerwerden.

Durch die Milchsäurebakterien wird der Milchzucker vergoren, so daß freie Milchsäure entsteht. Hat sich etwa 0,2% Milchsäure gebildet, so tritt Gerinnung des Caseins ein. Der untere Teil der Milch scheidet sich damit wieder in zwei Teile, in den Käse und das Serum (Molke). Ersterer enthält gewöhnlich auch die Reste von Fett, so daß das Serum hauptsächlich noch Milchzucker und Salze aufweist. Schematisch dargestellt zerfällt die Milch wie folgt:

Vollmilch
(3,4% Eiweiß, 3,6% Fett, 4,8% Milchzucker, 0,7% Salze)

Rahm (2,8% Eiweiß, 26% Fett, 3,3% Milchzucker)	Magermilch (Zentrifuge) (3,7% Eiweiß, 0,1% Fett, 4,7% Milchzucker, 0,7% Salze)

Butter (84,5% Fett, 0,8% Eiweiß, 0,5% Milch- zucker)	Buttermilch (3,4% Eiweiß, 0,5% Fett, (4,0% Milch- zucker)	Quarkkäse (16% Eiweiß, 1,1% Fett)	Molke (4,5% Milch- zucker, 0,6% Salze)

b) Milchfehler.

Der Geruch und Geschmack der Milch kann durch verschiedene Ursachen ungünstig beeinflußt werden. Aus der sie umgebenden Luft nimmt die Milch Gerüche an z. B. muffigen Geruch aus schlecht gelüfteten Räumen, Kuhstallgeruch usw. Stark riechende Reinigungs- und Desinfektionsmittel verursachen leicht ein schlechtes Milcharoma. Bestimmte Futterstoffe und dem Tier verabfolgte Medikamente werden durch das Blut auf die Milch übertragen und beeinflussen Geruch und Geschmack ungünstig. So tritt nach starker Rübenfütterung Rübengeschmack auf. Die Milch von altmelkenden Kühen schmeckt oft streng und bitter.

Weitere Milchfehler sind auf bakterielle Ursachen zurückzuführen. Die *Süßgerinnung* der Milch wird durch labbildende Bakterien verursacht. Am schädlichsten sind hier die

Labkokken, die im gesunden Kuheuter vorkommen können, ferner die Vertreter der Vulgatus- und der Myxoidesgruppe. Süßgeronnene, abgekochte Milch ist genußuntauglich, da Toxinbildung durch Sporenbildner stattgefunden haben kann. *Schleimige Milch* entsteht durch Einwirkung des Bact. lactis viscosum und andere Bakterien, die durch Kontakt mit unsauberen Geräten in die Milch gelangen. Schleimige Milch läßt sich zu Fäden ausziehen, sinkt im Wasser als zusammenhaftende Masse zu Boden. Sie ist dann nicht gesundheitsschädlich, wenn es sich um schleimig-saure Milch handelt. *Bittere Milch* wird besonders durch Streptococcus liquefaciens und andere aerobe Sporenbildner verursacht. So wird auch im Haushalt zum Sauerwerden aufgestellte Milch oft bitter.

Die vorgenannten und auch noch anderen Milchfehler, die in der Milch abweichenden Geruch und Geschmack hervorrufen, sind besonders an kühlen Tagen im Sommer, Frühling und Herbst zu beobachten, dagegen nicht im Winter und an sehr warmen Sommertagen. Dies liegt zum Teil mit an einer nur in mittlerer Wärme schneller eintretenden Milchsäurebildung. Die nur bei einer gewissen Wärme gedeihenden Milchsäurebakterien sind die Antagonisten der Erreger der Milchfehler. Da durch die Pasteurisierung ein Teil der Säurebildner abgetötet wird, treten bei pasteurisierter Milch Milchfehler besonders leicht auf.

Massenhaftes Auftreten derartiger Milchfehler kann auch auf eine durch irgendwelche Ursachen bedingte Massenverbreitung gewisser Milchschädlinge aus der Gruppe des Bact. fluorescens, und anderer zurückgeführt werden. Der Genuß derartig veränderter Milch kann unter Umständen Darmkatarrhe hervorrufen.

c) Krankheitserreger in der Milch.

Diese können einmal von kranken Milchtieren herrühren, zum anderen werden aber auch die Erreger menschlicher Krankheiten durch die Milch verbreitet. Von Tierkrankheiten kommt in erster Linie die *Tuberkulose* in Betracht. Am bedenklichsten ist die Milch solcher Tiere, die an den offenen Formen der Tuberkulose leiden.

Hierzu gehören vor allem die Eutertuberkulose des Rindes, dann die Tuberkuloseerkrankungen, die sich in der Lunge in vorgeschrittenem Zustand befinden, sowie die Tuberkulose der Gebärmutter und des Darmes.

Bei der Eutertuberkulose sind große Mengen von Tuberkelbacillen in der Milch vorhanden. Solche Milch ist daher, selbst wenn sie erhitzt worden ist, als Nahrungsmittel für Menschen oder zur Herstellung von Milcherzeugnissen nicht geeignet, sondern in der Regel wegen des hohen Gehaltes an Krankheitserregern und den von den Entzündungen herrührenden Stoffen als hochgradig verdorben anzusehen.

Ebenso ist die Milch solcher Tiere zu beurteilen, die an den übrigen oben genannten offenen Formen der Tuberkulose leiden; denn diese Tiere scheiden mit der ausgeatmeten Luft, mit dem Hustenauswurf, dem Kot oder dem Ausfluß aus den Geschlechtsteilen große Mengen von Tuberkelbacillen aus. Letztere gelangen dann von dem damit beschmutzten Euter, der äußeren Haut oder der Streu oder bei offener Lungentuberkulose durch die Luft in die Milch.

Milch von Kühen, die an einer anderen Form der Tuberkulose erkrankt sind oder bei denen nur der einfache Verdacht auf Eutertuberkulose besteht, kann zwar auch gelegentlich Tuberkelbacillen enthalten, jedoch meist nur in geringer Anzahl. Derartige Milch kann durch Erhitzen zu einem für die menschliche Ernährung brauchbaren Lebensmittel gemacht werden.

Maul- und Klauenseuche verändert bei gewöhnlichem Verlauf der Erkankung die Milch nicht erheblich. Zwar kann das Virus der Seuche in der Milch vorhanden sein, hier gibt aber eine ausreichende Erhitzung der Milch die Gewähr, daß eine gesundheitliche Gefahr für den Menschen bei Genuß derartiger Milch ausgeschaltet ist.

Seuchenhaftes Verkalben (Abortus Bang). Erreger der Bangkrankheit ist der Bangbacillus. Durch Genuß von Rohmilch kann die Krankheit auf den Menschen übertragen werden, obwohl die Ansteckung meist durch Hautwunden erfolgt. Erhitzung der Milch beseitigt die Gefahr.

Streptokokkenmastitis (Gelber Galt). Erreger Streptococcus agalactiae. Die Milch ist in den meisten Fällen grobsinnlich kaum verändert, in anderen zeigt sie reichlich Leukocyten und ist flockig. Für den Menschen besteht keine besondere Gefahr. Sinnfällig veränderte Milch muß jedoch als verdorben angesehen werden.

Menschliche Krankheiten, die durch Milch verbreitet werden können, sind in erster Linie Typhus und Paratyphus, dann Ruhr, Scharlach und wahrscheinlich auch die offene Tuberkulose. Auch bei anderen Infektionskrankheiten der Menschen besteht gelegentlich die Möglichkeit der Übertragung durch die Milch. Die Übertragung der Infektionskeime auf die Milch geschieht meist durch erkrankte oder mit Kranken in Berührung gekommene Menschen oder durch Bacillenträger, die, ohne die genügende Reinigung und Desinfektion der Hände vorgenommen zu haben, bei der Be- oder Verarbeitung der Milch die Keime in die Milch bringen.

Fälschungen der Milch erfolgen hauptsächlich durch Entrahmen oder durch Zusatz von Wasser oder Konservierungsmitteln. Letztere bezwecken die Gerinnung eine Zeitlang hintanzuhalten und eine bessere Beschaffenheit der Milch vorzutäuschen, während sie die Entwicklung der Bakterien nicht verhindern. Der Zusatz derartiger Konservierungsmittel ist daher verboten.

d) Das Milchgesetz.

Gegen die aus dem Milchgenuß dem Menschen drohenden Gefahren sind im Milchgesetz vom 31. 7. 1930 und den Ausführungsverordnungen eingehende hygienische Vorschriften für die Gewinnung, die Behandlung und den Verkehr mit Milch, Verbote zum Schutze der Gesundheit sowie Bestimmungen für die Überwachung des milchwirtschaftlichen Verkehrs erlassen worden.

Für die Erzielung einer stofflich und gesundheitlich einwandfreien Milch ist in erster Linie der Gesundheitszustand der Milchtiere maßgebend. Gesunde Milch kann nur von gesunden Tieren gewonnen werden.

Jede erhebliche Störung des Gesundheitszustandes verursacht häufig Veränderungen der Milch hinsichtlich ihrer Farbe, ihres Geruchs und Geschmacks sowie ihrer Konsistenz. Auch physiologische Vorgänge des weiblichen Tierkörpers beeinflussen die Beschaffenheit der Milch wie z. B. Colostralmilch; Milch trockenstehender oder brünstiger Kühe. Derartige Milch ist als mehr oder weniger verdorben anzusehen. In erhöhtem Maße gilt dies für Milch von Kühen, die an Krankheiten leiden, die auf den Menschen durch den Milchgenuß übertragen werden können. Es ist daher insbesondere verboten, Milch in den Verkehr zu bringen von Kühen, die an äußerlich erkennbarer Tuberkulose der Lunge in vorgeschrittenem Zustande, des Euters, der Gebärmutter oder des Darms, an Milzbrand, Rauschbrand, Wild- und Rinderseuche oder Tollwut erkrankt sind, die an einer Infektion mit Enteritisbakterien leiden oder diese Bakterien ausscheiden, die mit anderen fieberhaften Krankheiten, mit entzündlichen Krankheiten der Haut des Euters oder des Euters selbst behaftet sind, die ferner mit Futtermitteln gefüttert wurden, die die Beschaffenheit der Milch nachteilig beeinflussen oder die in den letzten 5 Tagen mit Arzneimitteln behandelt worden sind, die in die Milch übergehen.

Die Verbote zum Schutze der Gesundheit erstrecken sich auch auf Milch, die Blei oder technisch vermeidbare Mengen von Antimon, Zinn, Zink, Cadmium, Kupfer, Nickel, Eisen oder Aluminium enthält.

Milch von Kühen, die an Maul- und Klauenseuche leiden oder aus solchen Beständen stammt, in denen die Seuche herrscht, ferner Milch von Kühen, die mit den leichteren

Formen äußerlich erkennbarer Tuberkulose behaftet sind, die an einer Infektion mit Abortus Bangbacillen oder Kuhpocken erkrankt sind oder Milch aus Beständen, in denen eine Infektion mit Bakterien der Enteritisgruppe festgestellt ist, darf nur nach ausreichender Erhitzung in den Verkehr kommen.

Milch von Kühen, die an gelbem Galt leiden, darf, wenn sie sinnfällig nicht verändert ist, nach Reinigung mit Zentrifugen und ausreichender Erhitzung nur zu Milcherzeugnissen verarbeitet werden.

Personen, die an Typhus, Paratyphus, Ruhr oder offener Tuberkulose erkrankt, dieser Krankheiten verdächtig sind oder die Erreger dieser Krankheiten ausscheiden, ferner die mit Geschwüren, eiternden Wunden oder mit Ausschlägen behaftet sind, durch die die Beschaffenheit der Milch nachteilig beeinflußt werden kann oder ein ekelerregender Eindruck erweckt wird, dürfen weder bei der Gewinnung noch im Verkehr mit Milch tätig sein.

Im Verkehr werden als besondere Milchsorten Frischmilch und zubereitete Milch unterschieden.

A. Frischmilch.

Vollmilch ist Milch, die den an ihre Zusammensetzung gestellten Mindestforderungen besonders hinsichtlich des Fettgehalts und spezifischen Gewichts genügt. Genügt Milch diesen Forderungen nicht, so bezeichnet man sie als Mindermilch, fettarme Milch oder gleichsinnig.

Markenmilch ist Vollmilch, die noch besonderen Anforderungen entsprechen muß. Sie ist lediglich eine qualitativ und stofflich gehobene Konsummilch. Unter anderem darf sie nicht von Kühen stammen, die an den vorgenannten Krankheiten leiden oder dieser Krankheiten verdächtig sind. Die Markenmilch liefernden Kuhbestände müssen dem staatlich anerkannten Tuberkulosetilgungsverfahren angeschlossen sein und alle 3 Monate einer klinischen Untersuchung unterzogen werden, wobei auch die Milch bakteriologisch untersucht werden muß. Das Melkpersonal ist von seiner Einstellung und dann jährlich einer Untersuchung durch den beamteten Arzt unterworfen.

Vorzugsmilch ist Vollmilch, die besonders hoch bemessenen Anforderungen an ihre Gewinnung, ihre Zusammensetzung, Beschaffenheit, Behandlung, Verpackung und Beförderung genügen muß.

So muß in Preußen die Vorzugsmilch einen Fettgehalt von 3% haben, die Keimzahl darf bei Abgabe an den Verbraucher 150000 in 1 ccm nicht übersteigen, ferner dürfen nur bis höchstens 30 Colibakterien in 1 ccm enthalten sein. Das aus 10 ccm Milch gewonnene Zentrifugat darf 1,5 TROMMSDORFF-Grade nicht übersteigen.

Die Milch darf nicht früher als am Tage vor dem Inverkehrbringen gewonnen sein und ihre Temperatur darf 15⁰ bis zur Abgabe an den Verbraucher nicht übersteigen. Sie muß unmittelbar nach dem Melken aus dem Stalle entfernt, in besonderer Milchkammer gereinigt, gelüftet, tiefgekühlt auf Flaschen oder plombierte Kannen gefüllt und in diesen abgegeben werden. Der Viehbestand muß dem staatlich anerkannten Tuberkulosetilgungsverfahren angeschlossen sein, monatlich klinisch und bakteriologisch durch den beamteten Tierarzt untersucht werden. An Ställe und Fütterung werden besondere Anforderungen gestellt.

B. Zubereitete Milch.

1. Homogenisierte Milch ist Milch, die infolge mechanischer Zerkleinerung der größeren Fettkügelchen das Fett in so feiner Verteilung enthält, daß sich während 24 Stunden nach der Zubereitung keine Rahmschicht bildet.

2. Erhitzte Milch. a) *Gekochte Milch* ist bis zum wiederholten Aufkochen erhitzte Milch.

b) *Pasteurisierte Milch* ist solche, die spätestens innerhalb 22 Stunden nach dem Melken und nach ausreichender Reinigung mittels eines anerkannten Pasteurisierungsverfahrens erhitzt und sofort tiefgekühlt worden ist. Als anerkannte Pasteurisierungsverfahren gelten:

Hocherhitzung auf mindestens 85⁰ nach Arbeitsweisen mit Apparatetypen, die von der Reichsregierung zugelassen sind,

Kurzzeiterhitzung auf 71—74⁰ unter Voraussetzungen, die von der Reichsregierung näher bestimmt sind,

Dauererhitzung auf 62—65⁰ auf die Dauer von mindestens einer halben Stunde unter besonderen von der Reichsregierung zu bestimmenden Voraussetzungen,

Hocherhitzung im Wasserbad auf mindestens 85⁰ auf die Dauer von mindestens einer Minute sofern sie ausnahmsweise und vorübergehend zugelassen ist.

Die Überwachung des Verkehrs mit Milch geschieht, um festzustellen, ob eine Wässerung ,Entrahmung, mangelhafte Erhitzung z. B. bei pasteurisierter Milch, ein Zusatz von Konservierungs- oder Neutralisationsmitteln stattgefunden hat, ob Arzneimittel in der Milch enthalten sind oder ob es sich um Colostrummilch, Milch anderer Tierarten oder um Verdorbenheit der Milch handelt. Die besondere hygienische Überwachung bezweckt die Feststellung des Schmutzgehaltes, des Gehaltes an festen Bestandteilen wie Leukocyten, Epithel-, Zylinder- und Blutzellen, Eiterflöckchen und Bakterien sowie die Prüfung auf Frische.

Der *Nachweis der Wässerung* erfolgt durch Bestimmung des spezifischen Gewichts und des Gehalts an Trockensubstanz, sowie durch die Bestimmung des Gefrierpunktes. Bei gewässerter Milch liegt der Gefrierpunkt höher, d. h. näher an 0⁰ C. *Die Entrahmung* wird durch den verminderten Gehalt an Fett nachgewiesen. Der *Nachweis der Erhitzung* spielt wegen der verschiedenen gesetzlich vorgeschriebenen Erhitzungsverfahren eine wichtige Rolle. Mit Sicherheit ist nur eine Erhitzung auf über 80⁰ durch die Guajaktinkturprobe festzustellen. Rohe Milch färbt sich blau, hocherhitzte oder gekochte bleibt farblos. Die sichere Feststellung der auf niedrigere Grade (Kurzzeit- und Dauererhitzung) erhitzten Milch ist nicht möglich. Die Wahrscheinlichkeit einer solchen Erhitzung kann durch mehrere Reaktionen wie Peroxydasenreaktion, Amylasereaktion, kremometrische Verfahren, Eiweißreaktionen usw. nachgewiesen werden.

Der *Nachweis der gebräuchlichen Neutralisationsmittel,* wie Natriumbicarbonat und der Konservierungsmittel wie Borsäure, Wasserstoffsuperoxyd, Formaldehyd und Calciumsacharat ist durch eine Reihe chemischer Verfahren möglich. Eine gewisse Bedeutung hat die Bestimmung des *Jodgehalts* der Milch, da man im Hinblick auf die Frage des endemischen Kropfes, durch Zugaben von jodhaltigen Mitteln zum Futter der Milchkühe, den Jodgehalt der Milch zu verbessern bestrebt ist. *Colostralmilch* ist grobsinnlich an ihrer gelbbraunen Farbe und fadenziehenden, schleimigen Beschaffenheit zu erkennen. Der *Nachweis der Ziegenmilch* in Kuhmilch beruht auf dem verschiedenen Verhalten der Caseine gegenüber Ammoniak. Kuhcasein löst sich in 25% Ammoniak vollkommen, während Ziegencasein, sofern die Milch frisch ist, ungelöst bleibt.

Die *Bestimmung des Schmutzgehalts* erfolgt durch die Sedimentierungsprobe oder mittels Filtrieren durch Wattescheiben. Durch die Leukocytenprobe nach TROMMSDORFF bestimmt man den *Gehalt an Leukocyten,* Epithel- usw. zellen nach Zentrifugieren der Milch, durch mikroskopische und bakteriologische Untersuchungen wird der Nachweis pathologischer Vorgänge im Euter ermöglicht.

Die *Prüfung der Milch auf Frische* geschieht durch die Koch-, Alkohol- und Alizarolprobe. Frische, normale Milch hat 6,5—7,5 Säuregrade, diese steigen mit der Dauer der Aufbewahrung an bis bei 25—30 Säuregraden die Milch gerinnt. Kocht man Milch und sie gerinnt, so liegt eine stärker gesäuerte Milch von etwa 11—12 Säuregraden vor. Mischt man gleiche Teile Milch mit 68% Alkohol, so zeigt frische Milch keine Gerinnung, ist aber der Säuregrad höher als 9 Säuregrade, so tritt Ausflockung oder Gerinnung ein. Die Alizarolprobe verbindet die Alkoholprobe mit einer Farbreaktion und gestattet neben der Erkennung des Säuregrades auch das Erkennen der Labgärung der Milch.

B. Eier.

Als Nahrungsmittel für Menschen kommen hauptsäch die Hühnereier, in geringem Maße auch die Enteneier oder andere Eier in Betracht. Der Gehalt an hochwertigen Nährstoffen in konzentrierter und leicht resorbierbarer Form sowie der Wohlgeschmack bedingen besonders die Eignung als Nahrungsmittel.

Das Hühnerei besteht zu etwa 58,1% aus Weißei (Eiklar), zu 31,8% aus Eidotter und zu 10,1% aus Eischale. Die chemische Zusammensetzung ist: 73,2% Wasser, 13,4% Stickstoffsubstanz, 11,4% Fett, 0,9% stickstofffreie Extraktivstoffe, 1,1% Asche.

Die hauptsächlichen Eiweißstoffe des Eidotters sind: Das Vitellin, der Eidotterfarbstoff Lupein, ferner sind Fett (Eieröl), Phosphor und Schwefel in organischer Verbindung sowie die Vitamine A und D in reichlicher, B und E in geringer Menge vorhanden.

Der Nährwert des Eies beruht auf seiner hohen Ausnutzbarkeit, wobei die Trockensubstanz zu 94,9%, die die Stickstoffsubstanzen zu 97,2%, das Fett zu 95,1%, die Mineralstoffe zu 76,0% genutzt werden.

Rohes Weißei, für sich allein in größerer Menge genossen, kann schwere Verdauungsstörungen verursachen, die bei erhitztem Weißei nicht auftreten. Eidotter wird roh und gekocht gleich gut ausgenutzt.

Gesundheitsschädigungen können durch unzweckmäßige Anwendung der Einahrung z. B. bei individueller Abneigung gegen Eigenuß durch die erwähnte Giftwirkung des rohen Eiklars bei übermäßigem Verzehr und durch Genuß von Eiern mit pathogenen Keimen verursacht werden.

Die Übertragung pathogener Keime findet besonders bei *Enteneiern* statt, die Paratyphus-Enteritis Keime auf ihrer Schale und im Innern des Eies beherbergen können und oft schon zu Erkrankungen von Menschen geführt haben. Durch Verordnung vom 24. 7. 1936 ist deshalb vorgesehen, daß Enteneier, einheimische wie eingeführte nur in den Verkehr gebracht werden dürfen, wenn sie mit einem Stempel — Entenei. Kochen. — versehen sind. In den Verkaufsstellen müssen Schilder angebracht sein, die vor einem Verzehr roher Enteneier oder ihrer Verwendung zu Pudding, Mayonnaise, Spiegelei, Rührei usw. warnen. Enteneier müssen 8 Minuten gekocht oder der Backofenhitze ausgesetzt worden sein, um ihre Schädlichkeit zu verlieren.

Eine Übertragung der *Geflügeltuberkulose* auf den Menschen durch Genuß roher Hühnereier ist bisher nicht mit Sicherheit nachgewiesen.

Sauber gewonnen und kühl aufbewahrt halten sich Eier etwa 10—14 Tage unverändert frisch. Eine längere Aufbewahrung ist dann nur im Kühlhaus oder durch Einlegen in Kalkwasser oder Wasserglas möglich. Die zur Aufbewahrung oder Konservierung kommenden Eier müssen vor allem schmutzfrei sein, da von den den Eierschalen anhaftenden Kotteilchen die Infektion des Eiinnern erfolgt.

Andere Dauererzeugnisse aus Eiern sind das Trockenei sowie das flüssige oder Gefrierei, zu deren Herstellung nur das Dotter verwendet wird. China ist der Hauptlieferant. Diese Erzeugnisse werden aber hauptsächlich in der Margarineindustrie verwendet.

Der Verkehr mit Hühnereiern ist in Deutschland durch Gesetz geregelt, wobei auch eine Einteilung nach Handelsklassen erfolgt ist.

Die Kontrolle der Handelseier beruht auf der Feststellung der Eierart. Enteneier unterscheiden sich von Hühnereiern durch die größere Glätte und den Glanz ihrer Schale die öfters einen grünlichen Farbton zeigt. Zur Feststellung der Frische benutzt man die Durchleuchtung. Ein frisches Ei muß das Licht ohne Flecke und dunkle Stellen durchlassen und eine kleine Luftblase am stumpfen Ende zeigen. Je größer die Luftblase, desto älter das Ei. Das Verlagern des Eidotters nach der Luftblase hin, weist auf ein altes Ei hin. Auftretende Flecke zeigen Pilzwucherungen an. Verdorbene Eier sind lichtundurchlässig. Bebrütete Eier sind an roten Blutäderchen zu erkennen. Der Eiinhalt ist durch Sinnenprüfung zu kontrollieren. Alte Eier kennzeichnen sich durch dumpfen oder fauligen Geruch.

C. Fleisch.

Unter Fleisch versteht man im Handel und Verkehr die quergestreifte Skelettmuskulatur samt den von dieser eingeschlossenen oder im natürlichen Zusammenhange befindlichen Knochen, Fett, Sehnen, Blutgefäßen, Nerven und Lymphknoten. Weiterhin zählen hierzu noch die zur menschlichen Nahrung geeigneten Eingeweide und Organe. Alle Klassen des Tierreichs, von den niedrigsten bis zu den Wirbeltieren liefern dem Menschen die Fleischnahrung. Die Tiere, die von Pflanzennahrung oder niederen Tieren leben, liefern im allgemeinen ein schmackhaftes Fleisch, während das Fleisch der Tiere, die selbst höhere Tiere verzehren, weniger zur menschlichen Nahrung geeignet ist.

Das weitaus meiste Fleisch wird durch die Schlachtungen der nutzbaren Haustiere gewonnen, deren Hauptwert in der quergestreiften Skeletmuskulatur liegt.

Maßgebend für die Wertbemessung des Fleisches ist weniger der Nährwert der Muskelsubstanz, der bei demselben Tier allenthalben ziemlich gleich ist, als vielmehr der Genuß- und Geschmackswert. Dieser ist begründet in der Zartheit der Muskelfaser, dem Gehalt an bindegewebigen Teilen, dem Reichtum und der feinen Verteilung von Fett (durchwachsenes Fleisch) und den für den eigentlichen Geschmack des Fleisches entscheidenden Extraktivstoffen. Diese Verhältnisse sind an den einzelnen Körpergegenden des Tieres verschieden und daher unterscheidet man an jedem Schlachttier verschiedene Fleischqualitäten, deren Bewertung aber in den einzelnen Ländern und Gegenden nicht unerhebliche Unterschiede zeigt. Im allgemeinen wird das Hinterviertel mehr geschätzt und teurer bezahlt als das Vorderviertel, da es die fleischreichsten und wertvollsten Teile enthält.

Das zarteste Fleisch liefert beim Rind das sog. Filet oder die Lende, dann der Rinderbraten, Roastbeef, Rumsteak. Beim Kalb: Keule, Schnitzel, dann Nierenbraten, Rücken (Kotelett). Beim Schwein: Keule, Rücken (Kotelett).

Die physikalischen Eigenschaften der Muskulatur sind weitgehend abhängig von Rasse, Alter, Geschlecht, Fütterung und Haltung der Tiere. Die lebendfrische Muskulatur zeigt eine festweiche Konsistenz und einen eigentümlichen Glanz. Die Farbe schwankt zwischen blaßrot bis dunkelrot. Junge Tiere, z. B. Kälber, haben helleres Fleisch als ältere. Die Farbe ist abhängig vom Hämoglobingehalt der Muskelprimitivfibrille. Stark arbeitende Muskeln (Herz, Zwerchfell) haben dunklere Farbe. Kaninchen und Geflügel haben eine rasseeigentümliche blasse Muskulatur. Der Geruch der Muskulatur ist spezifisch für die Tierart und abhängig von flüchtigen Fettsäuren. Auch das Geschlecht hat einen erheblichen Einfluß auf die Qualität des Fleisches. Das beste Fleisch liefern kastrierte, männliche Tiere, während das Fleisch männlicher Zuchttiere oft einen widerlichen Geschlechtsgeruch aufweist, besonders bei Ebern und Ziegenböcken. Das Fleisch jung geborener Tiere bis zum Alter von 8—14 Tagen gilt als unreif, während das Fleisch älterer Kühe häufig den unerwünschten Zustand des Beladenseins mit Fett zeigen kann, anstatt der Fleischmaserung. Am wertvollsten ist das Fleisch mittelfetter, vollfleischiger Tiere, die ein zartes, fettdurchwachsenes Fleisch mit hohem Eiweißgehalt und gutem Wohlgeschmack liefern. Die Art der Fütterung beeinflußt die Qualität des Fleisches sehr. Gutes Weidevieh gibt ein wohlschmeckendes, aromatisches Fleisch, mit Schlempe stark gefüttertes Vieh ein wässeriges und fade schmeckendes. Ähnliche Konsistenz- und Geschmacksveränderungen treten bei Schweinen und Gänsen nach Maismast auf.

Frisch geschlachtetes Fleisch ist zäh und für den Genuß nicht geeignet, da nach dem Tode die Muskelstarre eintritt, die als eine Gerinnung des Myosins, nach neueren Untersuchungen als eine Quellung der Muskelsubstanz durch Milchsäurebildung angesehen wird. Die Reaktion des lebenden Muskels ist schwach alkalisch oder amphoter und geht unter normalen Verhältnissen in 3—6 Stunden nach dem Tode durch Bildung von Milchsäure und flüchtigen Fettsäuren in eine saure über. Durch die Säure und die weiterhin eintretenden autolytischen und enzymatischen Vorgänge werden die bindegewebigen Elemente gelockert und es tritt die sog. Reifung des Fleisches ein.

Von den chemischen Bestandteilen der Muskulatur sind die wichtigsten die Eiweiß-körper und die leimgebenden stickstoffhaltigen Stoffe, die zu 16—25% vorhanden sind. Auf Trockensubstanz berechnet enthält das Fleisch etwa 77,4% unlösliches Eiweiß und 12,6% in kaltem Wasser lösliche, nicht koagulierbare Körper (Fleischbasen, Milchsäure, Albumosen, Peptone, insbesondere Phosphorfleischsäure). Fett ist intrafibrillär im Mittel mit 1% Wasser durchschnittlich zu 75% vorhanden. Von den mit 1—1,5% vertretenen Salzen sind phosphorsaures Kalium neben Magnesium- und Calciumphosphat sowie Eisen-verbindungen die wichtigsten. Die für den Geschmack bedeutungsvollen Extraktivstoffe sind unter anderem das Osmazon, Carnin, Kreatin, Kreatinin, Xanthin, Sarcin, Hypo-xanthin und die Fleischbasen. Von Kohlehydraten kommen Glykogen in wechselnder Menge, vor allem beim Pferd, Hund und in Feten vor. Von Gasen ist Kohlensäure mit 15—18 Volumprozenten vorhanden. Sauerstoff fehlt. Auch flüchtige Schwefelverbindungen, insbesondere H_2S spielen bei den Farbveränderungen nach dem Tode eine Rolle. In seiner chemischen Zusammensetzung ist das eigentliche Muskelfleisch vom Mastzustand unabhängig. Fettes Fleisch ist eiweißärmer als mageres Fleisch. An Vitaminen sind im Fleisch zu finden, das Vitamin A besonders im Rindsfett, dagegen wenig im Schweinefett; das Vitamin C im Muskelfleisch. Hormone, die Sekrete der innersekretorischen Drüsen, werden aus Schild-drüse, Nebenniere, Bauchspeicheldrüse, Hirnanhang, Zirbeldrüse, Thymusdrüse und den Geschlechtsdrüsen gewonnen.

Die Ausnutzung sämtlicher Fleischsorten ist eine sehr gute. Eiweiß und Leim werden im Mittel zu 98%, die Salze zu 80%, das Fett zu 95% resorbiert. Das Eiweiß hat volle biologische Wertigkeit.

Das Fleisch nimmt seiner großen Bedeutung als tägliches Nahrungsmittel und seinem ganzen Wesen nach gegenüber sämtlichen anderen Lebensmitteln eine Sonderstellung ein. Auf der einen Seite ist es eines der wichtigsten Lebens-mittel der Menschen, auf der anderen Seite kann es aber trotz frischesten Aus-sehens, roter Farbe, fester Konsistenz, guten Geruchs, kurz trotz aller Merk-male des normalen Fleisches doch Schädlichkeiten enthalten, die der Verbraucher in der überwiegenden Zahl der Fälle nicht im Stande ist zu erkennen. Zuver-lässige Anhaltspunkte für die Unterscheidung des unschädlichen vom schädlichen Fleisch gewährt nur die Untersuchung der Schlachttiere vor der Schlachtung und des Fleisches sowie aller Teile des Tieres nach der Schlachtung durch Sach-verständige (Schlachttier- und Fleischbeschau). Die Notwendigkeit einer solchen Untersuchung ergibt sich daraus, daß es kein Verfahren und keine bestimmte Art der Zubereitung gibt, durch die alle dem Fleisch unter Umständen anhaf-tenden Schädlichkeiten zerstört werden.

Die Gefahren, die der Gesundheit durch Fleischgenuß drohen, können ver-schiedener Art sein. Die wichtigsten bestehen in der Übertragung von tierischen Parasiten (Trichinen, Bandwurmbrut), die sich im Menschen ansiedeln; von Infektionserregern von Tierkrankheiten, die auch auf den Menschen übertragbar sind (Tuberkulose, Rotz, Milzbrand, Tollwut, Maltafieber); von spezifischen Erregern der Fleischvergiftungen (Paratyphus-Enteritiskeime) und von Bak-teriengiften (Botulismus) sowie von allgemein pathogenen und saprophytischen Keimen, die sich auf dem Fleisch nach der Schlachtung ansiedeln.

Tierische Parasiten, die auf den Menschen übertragbar sind.

Trichinen (s. auch 4. Abschnitt V 7, S. 844). Die sanitätspolizeiliche Bedeu-tung der Trichine liegt in der Übertragbarkeit der Muskeltrichine auf den Menschen, der sich meist durch den Genuß rohen Schweinefleisches infiziert.

Trichinen kommen bei carnivoren und omnivoren Säugetieren vor. Lieblingssitze beim Schwein sind die Zwerchfellpfeiler, Zwerchfell-, Kehlkopf- und Zungenmuskeln.

Ein sicheres Mittel zur Verhütung der Trichinose ist die *Trichinenschau,* d. h. die mikroskopische Untersuchung des Fleisches aller Tiere, die Trichinenträger sein können, wenn deren Fleisch zum Genuß für Menschen verwendet werden soll.

Diese Untersuchung ist jetzt in Deutschland für alle Trichinenträger vorgeschrieben. Durchkochen und Durchbraten des Fleisches tötet die Trichinen, während Pökeln und Räuchern keinen sicheren Schutz gewähren. Die Zahl der trichinös befundenen Schweine in Deutschland ist stark gesunken, es entfällt 1 trichinöses Schwein auf 100000 geschlachtete. Bei Auslandsschweinen werden Trichinen weit häufiger gefunden.

Der ganze Tierkörper ist untauglich zum Genuß für Menschen, wenn die Muskulatur infolge der Trichinen sinnfällige Veränderungen aufweist. Liegen diese nicht vor, so ist das Fleisch bedingt tauglich und wird nach Kochung oder Dämpfen zum Genuß freigegeben.

Die gesundheitsschädlichen Finnen. Sie sind die Zwischenstufen von Bandwurmarten des Menschen und zwar die Schweinefinne (Cysticercus cellulosae) der Taenia solium des Menschen, die Rinderfinne Cysticercus inermis (bovis) der Taenia saginata des Menschen siehe 4. Abschnitt V 7, S. 838.

Die *Schweinefinne* findet sich im intermuskulären Bindegewebe. Sie wird bei deutschen Schweinen nur noch sehr selten gefunden.

Die Rinderfinne kommt auch im intermuskulären Bindegewebe vor. Lieblingssitze sind die Kaumuskeln, Herz und Schlund. Die Rinderfinne kommt noch häufig vor.

Starkfinniges Fleisch vom Schwein und Rind ist untauglich zum Genuß. Schwachfinniges Schweinefleisch wird nach Kochen, Dämpfen oder 21tägigem Pökeln, ebensolches Rindfleisch nach 21tägigem Pökeln oder nach Gefrieren, wobei eine Temperatur von — 3° C mindestens 24 Stunden lang in den tiefsten Fleischschichten geherrscht haben muß, freigegeben.

Echinokokken sind Blasenwürmer, die den Finnen Zustand zweier Hundebandwürmer darstellen (s. 4. Abschnitt V 7, S. 839). Die Echinokokken finden sich am häufigsten beim Schaf, dann beim Schwein und Rind hauptsächlich in Leber und Lunge vor. Die Echinokokken selbst sind auf den Menschen nicht übertragbar. Ihre Bedeutung liegt aber in der leichten Übertragbarkeit der Eier der Echinokokkentaenien des Hundes auf den Menschen. Die sorgfältige Vernichtung aller Echinokokken bei der Fleischbeschau ist daher von großer sanitärer Bedeutung.

Weiterhin kommen im Fleisch oder den Organen der Schlachttiere noch eine Anzahl anderer Parasiten, wie Gregarinen, Sarcosporidien, Coccidien, Strongiliden usw. vor, die zwar für den Menschen keine Gefahr bedeuten, aber doch öfter zur Beschlagnahme des Fleisches führen, da sie ihm eine ekelerregende Beschaffenheit beilegen.

Infektionskrankheiten der Schlachttiere, die auf den Menschen übertragbar sind.

Die Tuberkulose ist die häufigste Krankheit der Schlachttiere, sie kommt bei allen Schlachttiergattungen vor und ist deshalb die fleischhygienisch und sanitätspolizeilich bedeutsamste Erkrankung. Am häufigsten tritt sie beim Rind auf, ist aber auch beim Schwein öfter, beim Pferd, Schaf und bei der Ziege selten vorhanden.

Die Tuberkulose des Rindes tritt hauptsächlich in zwei Formen auf, einmal in den Organen, besonders den Lungen und ihren Lymphknoten, zum anderen als Tuberkulose der serösen Häute (Perlsucht). Die Muskulatur ist meist frei von tuberkulösen Veränderungen, nicht dagegen die Knochen. Die Tuberkulose äußert sich durch Knötchenbildung von Stecknadelkopf- bis weit über Faustgröße. Die Knötchen verkäsen und verkalken.

Die hygienisch bedeutsamste Form ist die frische Blutinfektion (hämatogene, verkäsende Pneumonie, -Nephritis, -Mastitis usw.), weil hier Tuberkelbacillen sich in der Blutbahn und mithin auch im Fleisch befinden können. Die Empfänglichkeit des Menschen für die Tuberkulose der Rinder ist einwandfrei bewiesen. Die größere Gefahr der Tuberkuloseinfektion droht aber dem Menschen durch die Milch, während die Gefahr der Übertragung durch das Fleisch geringer ist. Durch die Fleischbeschau sind Sicherungsmaßnahmen gegen die Übertragung auf den Menschen getroffen. Als untauglich wird der ganze Tierkörper beurteilt, wenn das Tier infolge der Tuberkulose völlig abgemagert ist. Ebenso sind alle tuberkulös veränderten Teile, die Organe, wenn auch nur die dazu gehörenden Lymphknoten tuberkulös sind, untauglich. Liegen Formen der frischen Blutinfektion vor, so wird das Fleisch vor Freigabe in den Verkehr gekocht, in anderen Fällen kann es roh in den Verkehr gegeben werden.

Milzbrand wird hervorgerufen durch den Bac. anthracis. Er kommt bei allen Schlachttieren vor, auch beim Wild und Geflügel.

Am empfänglichsten ist das Schaf, das Schwein am widerstandfähigsten. Bei diesem kommt ein lokaler Milzbrand vor, besonders an den Tonsillen und den Darmlymphknoten, der abheilen kann. Bei Milzbrandsepticämie ist das ganze Tier untauglich zum Genuß. Beim Schwein ist bei nicht abgeheiltem örtlichen Milzbrand das Fleisch bedingt tauglich und wird gekocht, bei abgeheiltem örtlichen Milzbrand, der durch Kultur- und Impfversuch festgestellt ist, sind nur die veränderten Teile untauglich. Oberflächlich mit Milzbrandkeimen verunreinigtes Fleisch muß vor der Inverkehrgabe gekocht werden.

Die Gefahr der Ansteckung für Menschen besteht im Hantieren bei Notschlachtungen, Zerlegen und Abhäuten. Fleisch milzbrandkranker Tiere ist oft schon ohne Schaden verzehrt worden, da die Bacillen, nicht aber die Sporen, durch den Magensaft abgetötet werden. Die Gefahr der Infektion besteht jedoch bei Verletzungen im Verdauungsschlauch.

Rotz (Erreger Bac. mallei) tritt hauptsächlich auf bei Einhufern, empfänglich sind Fleischfresser, Schafe, Ziegen; Rind und Schwein sind immun. Die Gefahr der Übertragung auf den Menschen ist groß. Das Fleisch rotzkranker Tiere ist untauglich.

Tollwut kommt bei allen Tieren vor. Fleischhygienisch nur von geringer Bedeutung. Übertragungen durch Fleischgenuß sind noch nicht beobachtet. Das Fleisch ist untauglich zum Genuß.

Das Fleisch von Tieren, die an **Rauschbrand, Wild-** und **Rinderseuche** und **Rinderpest** erkrankt sind, wird, obwohl es dem Menschen nicht schädlich ist, grundsätzlich für genußuntauglich erklärt.

Schweineseuche, Schweinepest und **Rotlauf** der Schweine machen das Fleisch nur untauglich zum Genuß, wenn sinnfällige Veränderungen des Muskelfleisches bestehen, sonst kann das Fleisch in gekochtem Zustand genossen werden.

Maul- und Klauenseuche, die meist nur Rinder und Schweine befällt, verursacht Blasenbildung, Epithel- und Epidermisdefekte und Geschwüre in der Maulschleimhaut und der Haut der Klauen. Nur die erkrankten Stellen werden unschädlich beseitigt, Kopf, Zunge, Herz, Schlund, Magen und Darm werden nach Kochung frei gegeben. Das Muskelfleisch ist wegen der Seuche selbst in der Regel nicht zu beanstanden.

Fleischvergiftungen. Außer den vorgenannten Infektionskrankheiten kommen bei Schlachttieren schwere Erkrankungen vor, die Fleischvergiftungen verursachen. Diese Erkrankungen sind ihrem Wesen nach entweder Bakteriämien oder Toxinämien, die oft zu Notschlachtungen führen. Auffällig ist, daß der Befund am geschlachteten Tier geringfügig, oft so gut wie negativ ist und zu den schweren Krankheitserscheinungen zu Lebzeiten in keinem Verhältnis steht. Der Genuß des Fleisches solcher Tiere ruft beim Menschen schwere Erkrankungen — Fleischvergiftungen — hervor, die oft als Massenerkrankungen auftreten. Diese Fleischvergiftungen verlaufen beim Menschen unter dem Bilde einer schweren, fieberhaften Gastroenteritis. Die Erreger sind die Bakterien der *Paratyphus-Enteritis Gruppe.* In vielen Fällen ist nur das rohe Fleisch, das als Hack- oder Schabefleisch oder in Form von rohen nicht oder unzureichend erhitzten Würsten genossen wird, schädlich. Es kommen aber auch Fälle vor, in denen das gekochte Fleisch oder die Fleischbrühe giftig wirken, hier handelt es sich um das Auftreten hitzebeständiger Toxine der Bakterien. Als ausgezeichnetes Mittel zur Verhütung der Fleischvergiftungen hat sich die bakteriologische Fleischuntersuchung erwiesen, mittels der es geglückt ist, die durch intravital infiziertes Fleisch verursachten Fleischvergiftungen mit großem Erfolg zu bekämpfen.

Die bakteriologische Fleischuntersuchung ist gesetzlich vorgeschrieben in allen Fällen, in denen der Verdacht auf Blutvergiftung oder auf das Vorhandensein von Fleischvergiftungserregern im Fleisch besteht. Werden Fleischvergifter nachgewiesen, so ist das Fleisch untauglich zum Genuß. Im Jahre 1935 wurden im Fleische von 2907 Schlachttieren Fleischvergifter gefunden.

Die Mehrzahl der Fälle von Fleischvergiftungen ist auf postmortale Verunreinigung des Fleisches mit Fleischvergiftern durch unhygienische Verhältnisse bei der Verarbeitung oder Aufbewahrung, durch Bacillenträger und Dauerausscheider zurückzuführen. Besonders bei der Herstellung und Aufbewahrung von Hackfleisch traten in überwiegender Zahl postmortale Infektionen des Fleisches auf, die zu Vergiftungen führten. In der Hackfleischverordnung vom 24. 7. 36 sind für Herstellung und Verkauf hygienische Vorschriften und Beschränkungen erlassen, die zu einem starken Rückgang der Hackfleischvergiftungen geführt haben.

Oft sind unberechtigt Massenerkrankungen als Fleischvergiftungen bezeichnet worden. Die Annahme eines Zusammenhanges zwischen Erkrankungen der Menschen und Fleischgenuß ist nur dann begründet, wenn die aus den Patientenstühlen usw. und die aus dem Fleisch isolierten Bakterien sich vollkommen gleich verhalten und vom Patientenserum hochwertig agglutiniert werden.

Zu den durch postmortale Infektion des Fleisches verursachten Fleischvergiftungen rechnen auch der **Botulismus** und die *Fäulnisintoxikation.* Beide sind reine Intoxikationen, die auslösenden Bakterien sind keine Parasiten des menschlichen oder tierischen Organismus. Der Bacillus botulinus ist Anaerobier und gedeiht nur im Innern von Fleischwaren und Konserven. Besonders nach dem Genuß nicht genügend gepökelter Schinken treten die Erkrankungen auf. Die Beschränkung auf den Genuß länger aufbewahrter konservierter Fleischwaren erklärt sich daraus, daß der Bacillus zur Erzeugung größerer Mengen des Toxins einer bestimmten Zeit bedarf. Kochen und starkes Salzen zerstört das Gift.

Fäulnis des Fleisches wird durch Bakterien hervorgerufen, die aus der Luft oder durch Fliegen usw. auf das Fleisch gelangen. In diesen Fällen schreitet die Fäulnis von der Oberfläche in die Tiefe fort. Bei unausgeruhten, überhetzten oder in der Agonie befindlichen und so geschlachteten Tieren verbreiten sich dagegen die Bakterien vom Darm aus im Fleisch. Hier beginnt die Fäulnis von innen heraus. Faules Fleisch ist gesundheitsgefährlich und untauglich zum Genuß. Wird Fleisch von gesunden geschlachteten Tieren unausgekühlt verpackt oder aufbewahrt, so „stickt" es, d. h. es tritt stinkende saure Gärung mit Verfärbung und Geruchsabweichungen ein. Derartiges Fleisch ist verdorben und oft auch genußuntauglich.

Das Muskelfleisch der Fische unterscheidet sich in seiner Zusammensetzung nicht wesentlich von dem der Warmblüter; im allgemeinen ist es etwas wasserreicher und fettärmer als dieses. Am schmackhaftesten ist Fischfleisch zwischen den Laichperioden. Fleisch von Fischen, die in sumpfigem Wasser leben, weisen oft einen dumpfen Geruch und Geschmack des Fleisches auf. In anderen Fällen verursachen die im Wasser, besonders dem Meerwasser, vorhandenen psychrophilen Bakterien Geruchs- und Geschmacksabweichungen

(Carbolgeruch der Flundern, Kohlrübengeruch der Dorsche usw.). Physiologische Verhältnisse spielen auch bei manchen Fischen eine Rolle, so hat Haifischfleisch bisweilen infolge seines Gehalts an Harnstoff einen unangenehmen Beigeschmack. Im Fleisch einiger Fische kommt die Finne des Grubenkopfes (Botriocephalus latus) vor, die sich im Darm des Menschen zu gefährlichen Schmarotzern entwickeln kann. Bei den postmortalen Veränderungen des Fischfleisches spielen die obenerwähnten Wasserbakterien eine bedeutsame Rolle.

Muscheln beherbergen besonders in der Zeit der Geschlechtsreife (Mai bis September) Giftstoffe (Mytilotoxin), sie sind daher in dieser Zeit ungenießbar. Giftig sind auch der Rogen der Barbe zur Laichzeit, der Schleim der Hautdrüsen des Neunauges, das Blut des Flußaals jedoch nur von Verletzungen aus.

Maßnahmen zur Verhütung der aus dem Fleischgenuß drohenden Gefahren.

Maßnahmen bei dem lebenden Tier. Die Hygiene des Fleisches beginnt schon bei dem lebenden Tier. Die Verbreitung der tierischen Parasiten der Schlachttiere ist durch Unterbrechung des Wirtswechselkreislaufs zu verhindern. Schweine können nicht an Trichinen erkranken, wenn sie keine Gelegenheit haben trichinöses Fleisch oder gelegentlich Ratten, die oft Trichinenträger sind, aufzunehmen. Finnen entwickeln sich nur im Fleisch der Schlachttiere, wenn diese Bandwurmbrut mit den Futtermitteln sich einverleiben. Dies geschieht, wenn die Abgänge menschlicher Bandwurmträger auf Wiesen oder Äcker gelangen und von hier aus die Bandwurmeier z. B. mit Gras oder Heu von den Tieren aufgenommen werden. Rieselfeldergras ist besonders bedenklich und als Überträger der Finnenkrankheit bekannt. Bandwurmhaltige menschliche Abgänge dürfen weder auf den Dunghaufen noch in die Kanalisation gelangen sondern sind zu verbrennen oder durch chemische Mittel zu vernichten. Hunden darf nicht Gelegenheit gegeben werden echinokokkenhaltige Fleischteile aufzunehmen, deshalb sind sie grundsätzlich von Schlachtungen fern zu halten. Die vom Tier auf den Menschen übertragbaren Krankheiten (Zoonosen) werden durch die Bestimmungen des Vieseuchengesetzes, durch Anzeigepflicht, Sperren, Desinfektion, in manchen Fällen auch durch Keulung und unschädliche Beseitigung der ganzen Tierkörper bekämpft.

Die Schlachtvieh und Fleischbeschau bezweckt die Beseitigung aller dieser Gefahren. Im Gesetz betr. die Schlachtvieh- und Fleischbeschau vom 3. 6.1900 und den dazu erlassenen Ausführungsbestimmungen und Ergänzungen sind über die Durchführung der Untersuchung der Tiere und des Fleisches und dessen Beurteilung eingehende Vorschriften enthalten.

Alle Schlachttiere (Rinder, Kälber, Schweine, Schafe, Ziegen, Pferde und Hunde), deren Fleisch zum menschlichen Genuß verwendet werden soll, unterliegen vor und nach der Schlachtung einer Untersuchung durch Tierärzte oder andere besonders ausgebildete Personen, die genügend Kenntnisse nachgewiesen haben. Schweine, Wildschweine, Hunde, Dachse, Füchse und andere fleischfressende Tiere, deren Fleisch zum menschlichen Genuß verwendet werden soll, unterliegen der Untersuchung auf Trichinen. Auch alle Hausschlachtungen, ausgenommen Schaf- und Ziegenlämmer, sind jetzt untersuchungspflichtig.

Vor Abschluß der Untersuchung dürfen Teile eines geschlachteten Tieres nicht entfernt werden. Fleisch im Sinne dieses Gesetzes sind Teile von warmblütigen Tieren, frisch oder zubereitet, sofern sie sich zum Genuß für Menschen eignen, auch Fette und Würste rechnen dazu. Bei der Untersuchung wird das Fleisch als tauglich, minderwertig, bedingt tauglich und untauglich beurteilt und entsprechend abgestempelt. Taugliches Fleisch erhält einen runden blauen Stempel und kommt ohne weiteres in den Verkehr. Minderwertiges, d. h. gesundes, aber im Nahrungs- und Genußwert herabgesetztes Fleisch sowie bedingt taugliches, das erst nach einer Behandlung durch Hitze oder Kälte oder nach Pökelung genußfähig gemacht wird, darf nur unter Kenntlichmachung und über die Freibank in den Verkehr kommen. Untaugliches Fleisch wird polizeilich beschlagnahmt und technisch verwertet. Die Einfuhr von Fleisch unterliegt gleichfalls besonderen Bestimmungen. Fleisch in luftdicht verschlossenen Büchsen, Würste und Gemenge aus zerkleinertem Fleisch dürfen nicht eingeführt werden. Frisches Fleisch ist nur in ganzen Tierkörpern mit gewissen Organen einführfähig. Zubereitetes, gepökeltes Fleisch kann nur in Stücken von mindestens 4 kg und einem Salzgehalt von 6% eingeführt werden. Auch hier muß alles amtlich untersuchte und genußtauglich befundene Fleisch abgestempelt werden und zwar mit einem sechseckigen roten Stempel.

Im Fleischbeschaugesetz sind ferner Vorschriften enthalten, nach denen bei der gewerbsmäßigen Zubereitung von Fleisch Stoffe oder Arten des Verfahrens, die der Ware eine gesundheitsschädliche Beschaffenheit verleihen, nicht angewendet werden dürfen (vergl. S. 349).

Die öffentlichen Schlachthöfe. Die hohe Bedeutung der öffentlichen Schlachthöfe für das Gemeinwohl liegt vor allem auf dem Gebiet der öffentlichen Gesundheitspflege. Die sichere Durchführung der Schlachtvieh- und Fleischbeschau ist in größeren Gemeinden nur in öffentlichen Schlachthöfen und durch den mit ihnen verbundenen Schlachthauszwang gewährleistet. Die Einrichtungen der Schlachthöfe bieten die Möglichkeit, daß nicht nur die größte Sauberkeit beim Schlachten walten gelassen wird, sondern daß die pflegliche Behandlung des Fleisches nach dem Schlachten durchgeführt werden kann.

Im Schlachthofe stehen Ställe zur Verfügung, in denen die Schlachttiere nach dem Transport genügend lange ausgeruht werden können. Die Schlachträume, nach dem Zellen- oder Hallensystem erbaut, sind hell, luftig, mit undurchlässigen Fußboden, abwaschbaren Wänden versehen, sind ausgestattet mit Winden zum Hochziehen der Tierkörper und Hängevorrichtungen. Transportschwebebahnen oder entsprechende Einrichtungen führen nach den Kühlhallen und lassen so eine reinliche Fortbewegung der geschlachteten Tierkörper zu. Apparate und Räume sind vorhanden, um das beanstandete Fleisch, durch Kochen, Dämpfen, Pökeln, Kühlen oder Gefrieren entsprechend zu behandeln und seinen Vertrieb zu überwachen (Freibank). Alles für den menschlichen Genuß untaugliche Fleisch wird in besonderen verschlossenen Behältern, die eine unbefugte Entfernung verhindern, gesammelt und der technischen Verwertung zugeführt. Haken zum Aufhängen und Tische zum Auslegen der Organe für die fleischbeschauliche Untersuchung sind vorhanden. Die Kleintierschlachträume sind mit Schragen oder Schlachttischen, die Schweineschlachträume mit Tötebuchten, oft mit elektrischem Betäubungsgerät und immer mit Brühbottichen ausgestattet. Alle Räume haben heißes und kaltes Wasser zur Verfügung und Kanalisation. In der Kaldaunenwäsche werden die Mägen und Därme sofort gereinigt, was hygienisch besonders wichtig ist. Sanitäts- und Polizeischlachthäuser, in denen kranke und seuchenverdächtige Tiere geschlachtet werden, sind vorhanden. Talgschmelzen, Blutverwertungsanlagen, Darmschleimereien und Häutesalzereien sind ergänzende Einrichtungen. Den Schlachthöfen sind oft Viehhöfe angegliedert. Mit der Leitung der öffentlichen Schlachthäuser sollen nach dem Fleischbeschaugesetz nur Tierärzte beauftragt werden. Das Schlachten der Tiere darf nur nach Betäubung durch Bolzenschuß, elektrischen Strom oder Kopfschlag erfolgen. Die Entblutung geschieht durch Öffnen der großen Halsgefäße.

Nach dem Ausschlachten muß der Tierkörper auskühlen. Dies geschieht in den Vorkühl- und Kühlräumen.

Die Aufbewahrung und Zubereitung des Fleisches. Bei der Aufbewahrung, Be- und Verarbeitung des frischen Fleisches ist in erster Linie größte Reinlichkeit und Sorgfalt notwendig. Geräte, Apparate und Räume, die der Fleischgewinnung und -behandlung dienen, dürfen nicht zu anderen Zwecken benutzt werden. Kranke Menschen, besonders solche mit infektiösen Krankheiten, dürfen mit Fleisch nicht in Berührung kommen. Die leichte Verderblichkeit des Fleisches erfordert die Anwendung verschiedener physikalischer oder chemischer Mittel, um es frisch und genußfähig zu erhalten.

Die *Kälte* ist das weitaus überragendste Mittel zur Frischerhaltung des Fleisches. Sie wird angewendet in Form der *Kühlung* oder des *Gefrierens*.

Das *Kühlen* geschieht in Räumen mit einer Temperatur von 0 bis + 4⁰ C und einer relativen Luftfeuchtigkeit von 88% bei 0⁰ und 75% bei + 4⁰. Diese Temperaturen reichen aber nicht aus, um jede Zersetzung des Fleisches zu verhindern. Die kälteliebenden und psychrophilen Bakterien gedeihen auch bei diesen Temperaturen. Trockenhalten der Oberfläche des Fleisches durch Luftbewegung oder Einbau von Ozonierungsanlagen in die Kühlräume verlängert die Haltbarkeit des Fleisches.

Kühlfleisch wird besonders aus Südamerika nach England gebracht, seine Haltbarkeit ist nur beschränkt.

Das *Einfrieren* geschieht entweder an der Luft (langsames Gefrieren) oder in Salzsohle (Schnellgefrieren). Schlachttierkörper werden nur in Luft gefroren, während das Schnellgefrieren — Ottesen-Verfahren — bei Fischen üblich ist. Gefrierfleisch ist lange Zeit haltbar, jedoch nicht unbegrenzt wenn es Genußzwecken dienen soll. Gefrorenes Schweinefleisch hat eine Lagerzeit von 6 Monaten, Rindergefrierfleisch von 9 Monaten. Durch sehr tiefe Temperaturen von — 15⁰ C und darunter läßt sich die Lagerzeit verlängern. Zu lange lagerndes Gefrierfleisch zeigt physikalische und chemische Veränderungen, wie Verfärbung der Muskulatur, Eintrocknung der Oberfläche usw.; die bedenklichsten Veränderungen sind die Spaltungen des Fettes in Fettsäuren und Glycerin, die zur Gelbfärbung und in den höheren Graden zum Galstrig- und Ranzigwerden führen. Sehr wichtig ist fleischhygienisch das richtige und langsame Auftauen des Gefrierfleisches, damit die ausgefrorene Gewebsflüssigkeit nicht abtropft, sondern von der Fleischfaser wieder aufgenommen wird. Aufgetautes Gefrierfleisch muß schnell dem Verzehr zugeführt werden, da es leicht verdirbt.

In Amerika werden, nach dem Verfahren von BIRDSEYE verkaufsfertige Packungen von Fleischstücken, Fischteilen usw. in Sole gefroren, zur unmittelbaren Abgabe an den Verbraucher hergestellt.

Während man Fische unmittelbar in Eis einlegen kann, um sie frisch zu erhalten, darf Warmblüterfleisch niemals unmittelbar auf Eis gelegt oder in diesem verpackt werden, weil hier die Gefahr der Infektion durch Wasserbakterien besteht.

Salzen und Pökeln. Das wichtigste Konservierungsmittel ist das Kochsalz, trocken oder feucht angewendet. Es wirkt durch Wasserentziehung konservierend. Zusätze von Zucker verstärken seine Wirksamkeit, Salpeterzusatz erhält die rote Farbe und das entstehende Nitrit beschleunigt die Pökelung.

Nachteile der Pökelung sind die etwas geringere Verdaulichkeit, eine Einbuße an Nährstoffen und die Zerstörung besonders des antiskorbutischen Vitamins C. Eine große Rolle spielt das Salz bei der Haltbarmachung der großen Seefische und der Herstellung von Klipp- und Salzfischen. Bakterien werden durch starke Salzung nur zum Teil abgetötet, jedoch in ihrer Entwicklung gehemmt. Parasiten, wie Finnen werden nach 21tägiger Pökelzeit abgetötet.

Die Verwendung *rein chemisch wirkender Mittel* bei Warmblüterfleisch und seinen Erzeugnissen muß aus hygienischen grundsätzlichen Bedenken abgelehnt werden, weil diese Mittel teils für den menschlichen Organismus nicht indifferent sind, teils dazu führen weniger Sorgfalt und Reinlichkeit bei der Be- und Verarbeitung des Fleisches walten zu lassen.

Es kann bei ihrer Anwendung das Fleisch trotz starker Bakterienwucherung noch frisch erscheinen zu einer Zeit, da sich in ihm schon schädliche Stoffe gebildet haben können. Weiterhin würden aber auch die an sich in kleinen Mengen unschädlichen Konservierungsmittel in Lebensmitteln, die täglich genossen werden in so großen Mengen aufgenommen werden, daß die Gefahr der Gesundheitsschädigung besteht.

Zu gewissen Fischkonserven hat man notgedrungen einige Konservierungsmittel zulassen müssen. Hier besteht die Gefahr der kumulativen Wirkung auf die Gesundheit deshalb nicht, weil diese Konserven meist nur als Delikatessen oder in kleinen Mengen oder selten genossen werden.

Räuchern. Der konservierenden Wirkung des Rauches bedient man sich meist in Verbindung mit vorhergehender Pökelung bei der Herstellung von Fleischwaren.

Man unterscheidet langsame oder *Kalträucherung*, bei der die Fleischwaren tage- und wochenlang einer Räuchertemperatur von 16—25⁰ C in Räucherkammern ausgesetzt werden, z. B. Fleischdauerwaren, und die Schnell- oder *Heißräucherung*, bei der Temperaturen von 70—100⁰ C, bei Fischräucherwaren noch höhere Temperaturen, nur mehrere Stunden einwirken.

Das **Trocknen** kommt bei Fleisch nur in Ländern mit geringem Luftfeuchtigkeitsgehalt in Anwendung.

Bekannt sind das Graubündner Fleisch; auch in den südöstlichen Ländern Europas sowie in Südamerika und Südafrika u. a. m. wird derartiges Fleisch hergestellt.

Bedeutend ist jedoch die Herstellung von Klippfisch und Stockfisch durch Trocknen an der Luft in Norwegen.

Die **Anwendung von Hitze** geschieht in verschiedener Weise und bewirkt, daß das Fleisch leichter verdaulich wird, das Myosin gerinnt und das Bindegewebe wird in Leim umgewandelt.

Das *Kochen und Braten* erfolgt hauptsächlich bei der küchenmäßigen Zubereitung des Fleisches. Parasiten und Krankheitserreger werden größtenteils zerstört, nicht aber alle Sporen und gewisse Toxine. Besonders zu beachten ist, daß die Hitze nur sehr langsam in die Tiefe der Fleischstücke dringt, bei größeren Stücken erst nach vielen Minuten. Das Fleisch wird durch Kochen und Braten in seinem Nährwert nur wenig verändert. Gekochtes Fleisch hat zwar Wasser, Salze und Extraktivstoffe verloren, jedoch kaum Nährstoffe. Wird das Fleisch mit kochendem Wasser angesetzt oder scharf angebraten, so bleibt es saftig und gut im Geschmack, da die schnell sich bildende geronnene Eiweißschicht den Austritt der Nährstoffe verhindert. Kalt angesetztes oder nur schwach angebratenes Fleisch verliert hauptsächlich seine Extraktivstoffe und organischen Salze, auch geringe Mengen Albumin. Diese gehen beim Kochen in das Wasser über und bilden mit diesem die *Fleischbrühe*. Ihr Gehalt an Nährstoffen ist gering und ihr Wert liegt nur in den wohlschmeckenden und die Absonderung der Verdauungssäfte anregenden Extraktivstoffen. Beim Braten bilden sich noch die wohlriechenden Röstprodukte, die einen Geschmacksreiz auslösen. Nur Fleisch, das den Reifungsprozeß durchgemacht hat, eignet sich zur küchenmäßigen Verarbeitung, ganz frisch ausgeschlachtetes Fleisch wird durch Kochen und Braten hart.

Hohe Hitzegrade oft unter Dampfdruck wendet man an zur Herstellung von *Fleischkonserven*, die steril und unbeschränkt haltbar sein sollen. Aber auch hier ist die Verwendung tadelsfreien Ursprungsmaterials, sauberste sachgemäße Zubereitung und Aufbewahrung unbedingte Voraussetzung für hygienisch einwandfreie Ware. Die Verwendung fremder Bestandteile und Konservierungsmittel ist aus denselben hygienischen Gründen, wie oben erwähnt, unzulässig.

Wegen des schlechten Wärmeleitungsvermögens des Fleisches ist die Höhe und Dauer der Erhitzung abhängig von der Größe und dem Inhalt der Büchsen. Die Vitamine werden zerstört. Zu langes und starkes Erhitzen bewirkt eine erhebliche Änderung in der Zusammensetzung des Fleisches. Werden die vorgenannten Maßnahmen bei der Herstellung von Fleischkonserven nicht genügend beachtet so treten *Bombagen* auf. Sie sind daran zu erkennen, daß Böden und Deckel der Dosen aufgetrieben sind, sich nicht oder nur schwer eindrücken lassen oder wieder zurückschnellen (federn) und Schüttelgeräusche wahrnehmbar sind. Beim Öffnen der Dosen nimmt man ein zischendes Geräusch, durch Entweichen von

Gasen verursacht, und üblen Geruch wahr. Die Bombagen können ihrer Entstehung nach entweder bakterieller oder chemischer Natur sein. Die ersteren sind meist die gefährlicheren.

Bei Genuß von Büchsenwaren ist immer auf Bombagen besonders zu achten. Bombierte Fleischkonserven sind in jedem Fall vom Genuß für Menschen auszuschließen.

Schrifttum.

Milch.

BLEYER: Handbuch der Milchwirtschaft. 1930. — BÖMER, JUCKENACK, TILLMANS usw.: Handbuch der Lebensmittelchemie, Bd. 3. 1936. — ERNST: Grundriß der Milchhygiene für Tierärzte. 1926. — NATHUSIUS-NELSON: Milchgesetz. 1932.

Eier.

BELLER: Münch. med. Wschr. 1931. — BÖMER, JUCKENACK, TILLMANS usw.: Handbuch der Lebensmittelchemie, Bd. 3. 1936. — GROSSFELD: Handbuch der Eierkunde. 1938. — GRZIMEK: Das Eierbuch. 1936. — WEITZEL: Das Ei. 1930.

Fleisch.

BÖMER, JUCKENACK, TILLMANS usw.: Handbuch der Lebensmittelchemie, Bd. 3. 1936. — BONGERT: Veterinäre Lebensmittelüberwachung. 1930. — EDELMANN: Lehrbuch der Fleischhygiene. 1923. — HEISS: Schlacht- und Viehhöfe. 1932. — KALLERT: Die Konservierung von Fleisch durch das Gefrierverfahren. 1926. — OSTERTAG, v.: Lehrbuch der Schlachtvieh- und Fleischbeschau. Berlin 1932. — SCHRÖTER-HELLICH: Fleischbeschaugesetz. 1934 und 1938. — Arch. soz. Hyg. **2** (1927). — Z. Fleisch- u. Milchhyg. **44** (1933/34); **45** (1934/35). — STANG-WIRTH: Tierheilkunde und Tierzucht. 1937.

6. Milcherzeugnisse. Vegetabilische Lebensmittel.

Von FRANK LAMPRECHT.

A. Milcherzeugnisse.

a) Kondensierte Milch, Trockenmilch, Sahne, Magermilch usw.

Kondensierte Milch wird aus vorher homogenisierter Milch durch Vorkochen, Eindampfen im Vakuum bei 57—60°, Abkühlen, Einfüllen in Dosen und Sterilisieren im Autoklaven bei Temperaturen von über 100° hergestellt.

Durch Trocknen mittels Zerstäubung im warmen Luftstrom nach KRAUSE oder auf beheizten Walzen werden *Trockenvollmilch, Trockenmagermilch*, Trockenbuttermilch usw. erzeugt. Auch nach dem Kondensieren oder Trocknen zeigt Milch noch einen zufriedenstellenden Gehalt an Vitamin A.

Sauermilch (Dickmilch) ist das aus Vollmilch durch Gerinnung infolge von Selbstsäuerung oder infolge des Zusatzes von Milchsäurebakterien gewonnene Erzeugnis.

Durch Zentrifugieren der Milch erhält man *Sahne* (Rahm, Mindestfettgehalt 10%, Schlagsahne 28%), während *Magermilch* zurückbleibt.

Buttermilch ist das bei der Verbutterung von Milch oder Sahne nach Abscheidung der Butter anfallende Erzeugnis.

Sie dient insbesondere eingedickt oder getrocknet vielfach als Diätetikum in der Säuglingsernährung (holländische Anfangsnahrung u. dgl.), weil sie im Magen feinflockig gerinnt und gut verdaut wird. Zugleich werden durch den Milchsäuregehalt unerwünschte Gärungen im Darm verhindert.

Geschlagene Buttermilch ist das durch besondere Behandlung (Säuerung, Schlagen usw.) von Magermilch gewonnene Erzeugnis.

Joghurt, Kefir u. ä. sind die mit den spezifischen Gärungserregern aus erhitzter Milch hergestellten Erzeugnisse, deren diätetische Wirkung auf ihrem Milchsäuregehalt und der Erzeugung einer zuträglichen Darmflora beruht.

Molke ist die Flüssigkeit, die bei der Herstellung von Käse nach Abscheidung des Käsestoffs (Casein) und des Fettes anfällt. Ihr Nährwert ist gering. Sie wird jedoch wegen ihrer leicht laxierenden Wirkung als Diätetikum verwendet.

Zur Umwandlung des in der Milch enthaltenen Ergosterins in Vitamin D wird diese mit ultravioletten Strahlen *bestrahlt*. Sie spielt in Amerika eine größere Rolle. In Deutschland wird sie, obwohl es nach neueren Verfahren möglich ist, das Auftreten eines Beigeschmacks beim Bestrahlen zu vermeiden, nur in geringem Umfange hergestellt. Die Frage, ob es zweckmäßig ist, zur Rachitisprophylaxe die an Kinder verabfolgte Milch sämtlich zu bestrahlen und sie ohne ärztliche Aufsicht anzuwenden, ist noch nicht restlos geklärt.

b) Butter.

Zur Herstellung von *Butter* wird die Milch gereinigt, pasteurisiert und entrahmt oder aber erst der Rahm pasteurisiert, um Bakterien unwirksam zu machen, die einem geregelten Reifungsprozeß abträglich sind. Zugleich werden etwa vorhandene pathogene Keime (Tuberkelbacillen, Maul- und Klauenseucheerreger u. a.) abgetötet. Butter darf jedoch nicht aus Milch oder Rahm hergestellt werden, deren Inverkehrbringen selbst nach dem Pasteurisieren wegen starker Erkrankung der Kühe an übertragbaren Krankheiten oder wegen Fütterung mit Futtermitteln, welche die Beschaffenheit der Milch für die menschliche Gesundheit nachteilig beeinflussen können (z. B. Ricinuskuchen, verfälschte Ölkuchen, verschimmeltes Kraftfutter) ausgeschlossen ist. Alle Apparate, Mittel und Gegenstände, mit denen der Rahm nach dem Pasteurisieren und die Butter in Berührung kommen, müssen bakteriologisch einwandfrei sein. Alle Apparate usw. müssen deshalb täglich sehr gut gereinigt und zweckmäßig desinfiziert werden. Zur Desinfektion sollten nur bewährte Desinfektions- und Reinigungsmittel angewendet werden. Ebenso muß das verwendete Wasser sowie das später zugesetzte Speisesalz und das zur Verpackung dienende Pergamentpapier bakteriologisch und chemisch einwandfrei sein.

Nach dem Abkühlen wird der Rahm einem etwa 8—10 Stunden dauernden Reifungsprozeß überlassen (Süßrahmbutter) und bei Herstellung der in Deutschland überwiegenden Sauerrahmbutter zugleich mit Reinkulturen von sog. Säureweckern (Streptococcus lactis und cremoris) geimpft. Dann erfolgt die Butterung bei etwa 10—12° in Butterfertigern, in denen der Rahm einer kräftigen gleichmäßigen Erschütterung ausgesetzt wird. Schließlich wird zur Entfernung der restlichen Buttermilch mehrmals mit Wasser ausgewaschen und zur Entfernung des überschüssigen Wassers geknetet. Soll gesalzene Butter hergestellt werden, wird beim Kneten Speisesalz zugesetzt bzw. wegen dessen Gehalt an Schimmelpilzen und Bakterien eine durch Aufkochen keimarm gemachte Salzlösung. Der Wassergehalt der gesalzenen Butter darf 16%, der ungesalzenen Butter 18% nicht übersteigen. Ungesalzene Butter enthält im Mittel 0,8% Eiweiß, 84,5% Fett, 0,5% Kohlehydrate, 0,2% Mineralbestandteile, 14% Wasser. 100 g liefern 791 Calorien, die nahezu vollständig ausgenutzt werden. Das Fett der Butter besteht aus den Tri- und Diglyceriden der Öl-, Palmitin- und Stearinsäure, enthält aber zum Unterschied von anderen Fetten noch Buttersäure, Capron- und Caprylsäure. Ausgelassenes Butterfett wird als *Butterschmalz* bezeichnet. Der *Vitamin A-Gehalt* der Butter ist im allgemeinen als gut zu bezeichnen. Er steigt mit der Aufnahme vitamin A-reicher Futtermittel im Sommer. Ferner enthält Butter etwas Vitamin D. Da das Gelbfärben von Butter zur Erzielung eines stets gleichbleibenden Farbtons ohne Kenntlichmachung zugelassen ist, kann aus der Farbe der Butter nicht auf ihren Vitamingehalt geschlossen werden.

Durch chemische, enzymatische und bakterielle Einflüsse unter Mitwirkung von höheren Temperaturen, Licht, Luftsauerstoff und katalytisch wirkenden Spuren von Metallsalzen verdirbt die Butter mehr oder weniger schnell (Ranzigwerden). Als *Verfälschung* kommt vorwiegend zu hoher Wassergehalt in Betracht; Zusatz von Margarine und sonstigen Fremdfetten ist selten.

c) Margarine.

Margarine wird durch Emulgieren (Kirnen) von pflanzlichen und tierischen Fetten oder Ölen, wie Palmkernfett, Cocosfett, Erdnuß-, Sojaöl (auch gehärtet), gehärtetem Waltran, geläutertem Rinderfett (Premier jus), mit und ohne Milch (meist Magermilch) hergestellt.

Vielfach werden zur Erhöhung der Beständigkeit der Emulsion kleine Mengen von Emulgatoren, wie z. B. Fettsäureglyceride oder geblasenes Sojaöl, und stets zur Erzielung des Bräunens und Schäumens Lecithine (Eigelb, Sojalecithin) zugesetzt. Zur leichteren analytischen Unterscheidung von Butter sind die leicht nachweisbaren Zusätze von 10% Sesamöl oder mindestens 0,2 bis höchstens 0,3% Kartoffelstärkemehl vorgeschrieben.

Der *Nährwert* der Margarine gleicht dem der Butter mit Ausnahme der fehlenden Vitamine. Es sind deshalb Bestrebungen im Gang, die Margarine als wichtigstes Volksnahrungsmittel durch stark vitamin A-haltige Zusätze zu „*vitaminisieren*". In Dänemark ist gesetzlich vorgeschrieben, daß die Margarine eine Vitaminwirkung aufweisen muß, die mindestens 14 und höchstens 18 internationalen A-Vitamineinheiten sowie mindestens 0,1 und höchstens 1 internationalen D-Vitamineinheit entspricht. Was die Vitamin A-Wirkung betrifft, sollen mindestens 7 und höchstens 9 internationale Einheiten vom Gehalt an Vitamin A herrühren, während mindestens 7 und höchstens 9 internationale Einheiten vom Gehalt an Carotin herrühren müssen.

Zur Margarineherstellung dürfen nur bekannte und sicher einwandfreie pflanzliche Fette und Öle herangezogen werden. Vergiftungserscheinungen nach Verwendung von sog. Marattifett, das giftige Chaulmugrasäure enthält, haben Veranlassung zu der Anordnung gegeben, daß bisher nicht verwendete Fette und Öle nur nach Genehmigung durch das Reichsgesundheitsamt verwandt werden dürfen.

Zur Erzielung einer längeren Haltbarkeit wird Margarine mit 0,2% Benzoesäure konserviert.

d) Käse.

Käse ist das aus Milch, Rahm, teilweise oder vollständig entrahmter Milch (Magermilch), Buttermilch oder Molke oder aus Gemischen dieser Flüssigkeiten durch Lab (Extrakt aus Kälbermagen) oder durch Säuerung (bei Molke durch Säuerung und Kochen) abgeschiedene Gemenge von Eiweißstoffen, Milchfett und sonstigen Milchbestandteilen, das meist gepreßt, geformt und gesalzen, auch mit Gewürzen versetzt ist und entweder frisch oder auf verschiedenen Stufen der Reifung zum Genusse bestimmt ist.

Es werden unterschieden nach der Tierart, von der die Milch stammt, Kuhkäse, Schafkäse, Ziegenkäse usw., nach dem Fettgehalt Doppelrahmkäse, Rahmkäse, Vollfettkäse, Fettkäse, Dreiviertelfettkäse, Halbfettkäse, Viertelfettkäse, Magerkäse (Fettgehalt, mindestens 60, 50, 45, 40, 30, 20, 10, weniger als 10% Fett in der Trockenmasse). Es werden weiter unterschieden Lab- und Sauermilchkäse, Hart- und Weichkäse und nach Einzelheiten der Herstellungsweise eine große Anzahl von Käsesorten. *Schmelzkäse* ist ein Erzeugnis, das durch Schmelzen von Käse unter Zusatz von Lösungen bestimmter Chemikalien (hauptsächlich Citronensäure, Dinatriumphosphat) hergestellt wird. Als Ausgangsmaterial dient neben einwandfreiem auch technisch fehlerhafter Käse (Fehler in der Lochung,

Rißbildung), jedoch keinesfalls verdorbener Käse. Für die allgemeine Verwendung chemischer Konservierungsmittel bei Schmelzkäse besteht kein unbedingtes Bedürfnis.

Der Wassergehalt von Käse beträgt etwa 35—55%. Weichkäse enthalten in der Regel mehr Wasser als Hartkäse. Quarg enthält durchschnittlich 77% Wasser.

In der *Trockenmasse* sind etwa enthalten:

	Eiweiß %	Fett %	Kohlehydrate %
als Rahmkäse:			
Gervais	23,4	65,9	3,1
Brie	35,1	50,2	1,7
als Vollfett- und Fettkäse:			
Camembert . . .	37,1	45,5	3,5
Tilsiter	40,3	42,5	2,4
als Halbfettkäse:			
Limburger . . .	52,0	22,7	8,4
Romadur	47,7	26,4	7,9
als Magerkäse:			
Harzer	74,3	3,0	7,3
Quarg, frisch . .	68,3	4,6	11,3

Die Ausnutzung der Nährstoffe bei Käse ist gut, die biologische Wertigkeit des Käseeiweißes beträgt etwa $1/_3$ von der des Milcheiweißes, weil beim Reifen durch die Bakterien gerade die wichtigen Aminosäuren angegriffen werden. Magerkäse und Quarg sind besonders preiswerte Eiweißquellen. Der Vitamin A-Gehalt ist vom Fettgehalt des Käses abhängig. Hinsichtlich des nicht sehr großen Vitamin B_1-Gehaltes bestehen jedoch zwischen fettreichen und fettarmen Käsen keine Unterschiede.

Käse wird ebenso wie Butter vielfach gelb *gefärbt*. *Gorgonzola-Käse* darf nicht mit einer *Schwerspat* (Bariumsulfat) enthaltenden Rindenschicht versehen sein, da keine Gewähr dafür besteht, daß der Schwerspat frei von im Organismus löslichen Bariumverbindungen (z. B. Bariumcarbonat) ist. Der Bakteriengehalt von Käse ist stets sehr hoch. Selten kommen auch toxische Stoffwechselprodukte liefernde Bakterien vor, die *Käsevergiftungen* hervorrufen können.

B. Vegetabilische Lebensmittel.

a) Brotgetreide, Mehl und Brot.

Roggen und Weizen sind für Deutschland die gebräuchlichsten Brotgetreidearten, von denen je Kopf der Bevölkerung jährlich etwa 135 kg verbraucht werden. Rund 33% des gesamten Nahrungsbedarfes werden in Deutschland durch Mehl und Brot gedeckt.

Im Innern des Getreidekorns liegt der stärkereiche und kleberhaltige Mehlkörper (Endosperm), dann folgt die Aleuronschicht, die Fettstoffe (Öl), einen lecithinartigen Körper und außerdem Farbstoff enthält. Die äußeren Schichten des Getreidekorns (Frucht- und Samenschale) bestehen im wesentlichen aus Cellulose. Der Mehlkörper des Roggenkorns beträgt etwa 76—78%, des Weizenkorns etwa 83—85%. Der Anteil der Frucht- und Samenschale beträgt beim Weizenkorn etwa 5%, des Keimlings 2—3%, der Aleuronschicht 7—9%. Wird das ganze Korn in Mehl verwandelt, so würde die Ausmahlung 100% betragen. In dem Maß, in dem beim Vermahlen die äußeren Schichten als Kleie entfernt werden, sinkt der Ausmahlungsgrad des Mehls und steigt die Ausbeute an Kleie. Je niedriger das Mehl ausgemahlen ist, um so heller ist sein Farbton und um so geringer sein Gehalt an Eiweiß und Mineralstoffen. Ein sog. Weizenauszugmehl besteht z. B., wie die nachstehende Abb. 110 zeigt, praktisch nur aus dem innersten Mehlkörper.

Vor der Vermahlung wird das Getreide mittels *Reinigungsmaschinen* von Staub, Erde, Steinchen, Eisenteilen, Unkrautsamen und sonstigen Fremdstoffen befreit, vielfach auch noch mit Wasser gewaschen und wieder getrocknet. Darauf werden durch *Spitz-, Schäl-*

und *Bürstmaschinen* die äußersten Schalenteile, der Keimling und das sog. Bärtchen entfernt. Die eigentliche *Vermahlung* besteht in einer schrittweisen Zerkleinerung des Korns auf Walzenstühlen oder Mahlgängen (Mühlsteinen), Sortierung der anfallenden Zwischenerzeugnisse in Plansichtern und Grießputzmaschinen und gesonderter Weitervermahlung. Diese Vermahlungen (Passagen) mit anschließender Absichtung des erhaltenen Mehls bzw. Grießes wiederholen sich mehrmals, um eine möglichst weitgehende Scheidung des Mehlkerns von den Schalenteilen herbeizuführen. Wenn auch die Nährstoffe der kleiefreien, d. h. niedrig ausgemahlenen Mehle von den menschlichen Verdauungsorganen besser ausgenutzt werden als bei kleiereichen Mehlen, so sind doch diese den hellen Mehlen im Gehalt an Vitaminen, Mineralstoffen und Rohfaser überlegen. Aus ernährungsphysiologischen

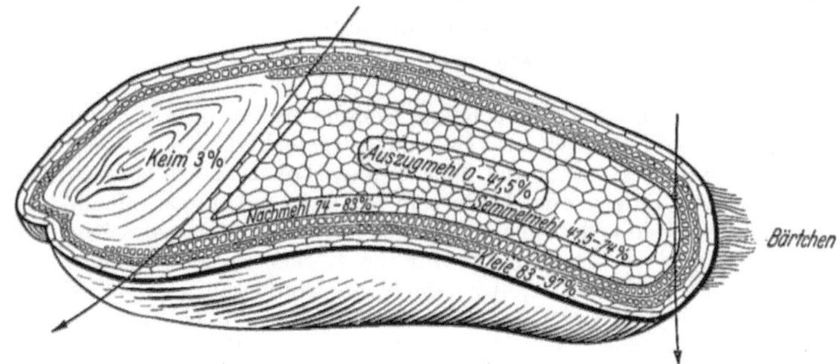

Abb. 110. Aufteilung des Weizenkorns in die einzelnen Mahlerzeugnisse. (Die Pfeile zeigen die Wirkung der Spitz- und Schälmaschine.)
(Aus der Schriftenreihe der Reichsarbeitsgemeinschaft für Volksernährung, Heft 5.)

Gründen ist deshalb kein Anlaß zur Bevorzugung der aus kleiefreien Mehlen hergestellten Backwaren gegeben.

Die Behandlung des Mehls mit chemischen Stoffen zum Zwecke der *Bleichung* — es kommen insbesondere Stickstoffdioxyd, Stickstofftrichlorid, Chlor mit Nitrosylchlorid, Benzoylsuperoxyd in Frage — ist grundsätzlich abzulehnen, weil ein Bedürfnis hierfür nicht besteht. Vielfach werden den Mehlen zur *Verbesserung der Backfähigkeit* sehr geringe Mengen von Ammoniumpersulfat (0,01%), Kaliumbromat (0,005%), Natriumperborat (0,001%) auch in Mischungen miteinander zugesetzt. Die Frage, ob Ammoniumpersulfat in ursächlichem Zusammenhang mit der stärkeren Verbreitung des *Bäckerekzems* im letzten Jahrzehnt steht, bedarf noch der weiteren Klärung. Eine gesetzliche Regelung der Verwendung der vorgenannten Stoffe bei der Mehl- und Backwarenherstellung ist in Vorbereitung.

Es dürfen nur bestimmte durch ihren Aschegehalt gekennzeichnete Mehlsorten hergestellt werden. So ist z. B. unter der Roggenmehltype 997 ein Roggenmehl zu verstehen, das

Mahlerzeugnis	Eiweiß %	Fett %	Kohlehydrate %	Rohfaser[1] %	Asche[2] %	Wasser %
Roggenbackschrot Type 1800 (Ausmahlung etwa 0—97%)	8,7	1,5	72,06	1,6	1,54	14,5
Roggenmehl Type 1370 (Kommißmehl, Ausmahlung etwa 0—85%)	8,0	1,5	73,93	0,9	1,17	14,5
Roggenmehl Type 997 (Ausmahlung etwa 0—75%)	6,9	1,1	76,25	0,4	0,85	14,5
Weizenbackschrot Type 1700 (Ausmahlung etwa 0—97%)	12,6	1,9	68,15	1,8	1,45	14,5
Weizenmehl Type 812 (Ausmahlung etwa 0—78%)	12,0	1,6	70,81	0,3	0,79	14,5
Weizengrieß Type 450 (Ausmahlung etwa 0—57%)	11,0	1,0	72,97	0,15	0,38	14,5

[1] Die „Rohfaserwerte" sind ein Maßstab für den Schalengehalt (Cellulose).
[2] Die Werte sind abgerundet.

in 100 g Mehltrockenmasse 997 mg Asche enthält. Die durchschnittliche Zusammensetzung der wichtigsten Mehltypen zeigt vorstehende Zusammenstellung.

Bei der *Brotherstellung* unterscheidet man 3 Stufen, die Bereitung des Teiges, seine Lockerung und das Ausbacken. Aus 100 Teilen Mehl erhält man etwa 150—160 Teile Teig (Teigausbeute).

Die übliche Lockerungsart für Roggenbrot ist die *Sauerteiggärung*, wobei die im Sauerteig enthaltenen Hefepilze die zur Lockerung des Teiges erforderliche Kohlensäure entwickeln und die Milchsäurebildner die Teigsäuerung hervorrufen. Die Heranführung eines fertigen Roggenteiges auf diese Weise erfordert etwa 16—18 Stunden.

Bei Weizenteigen ist es üblich, die Lockerung mit Backhefe (Preßhefe) vorzunehmen. Ihre Wirkung beruht auf einem in ihr enthaltenem Enzym, der Zymase, welche die Kohlehydrate des Mehls in Alkohol und Kohlensäure aufspaltet. Im ganz frischen Brot wurden 0,25—0,4% Alkohol gefunden, nach einer Woche betrug der Alkoholgehalt nur noch 0,12—0,13%.

Kuchensorten, die sich wegen ihres hohen Gehalts an Fett mit Hefe nur schlecht lockern lassen, werden dieserhalb vielfach mit Backpulver gelockert. Die in Deutschland verwendeten Backpulver bestehen meist aus Natriumbicarbonat als Kohlensäureträger und aus sauren phosphorsauren Salzen oder Weinstein als kohlensäureaustreibendem Stoff. Durch Zugabe eines Trennungsmittels (meist Stärkemehl), wird eine vorzeitige Umsetzung der wirksamen Bestandteile verhindert. Die für die Lockerung eines Teiges aus 0,5 kg Mehl bestimmte Backpulvermenge soll 2,35 g (1200 ccm) Kohlensäure entwickeln.

Durch verschiedene Arten von Backhilfsmitteln läßt sich das Wasseraufnahmevermögen des Teiges (Quellmehle) sowie der Verlauf der Gärung (Malzmehl, Malzextrakte) beeinflussen.

Durch die Hitze des Backofens (für Roggenbrot etwa 230—250⁰, für Weizenkleingebäck 200—230⁰) bildet sich die *Kruste*, deren Röstprodukte (Dextrin, Caramel) die Magensaftabsonderung stark anregen. Krustenreiches Brot wird daher besser verdaut. Bei Broten von 2 kg macht der *Krustenanteil* etwa 20—25%, bei Kleingebäck (30—50 g schwer) etwa 35—42% aus.

In einem Teigstück von 2 kg, das etwa 1 Stunde gebacken werden muß, ist die Temperatur nach 30 Minuten auf 65—70⁰ gestiegen und erst nach 1 Stunde sind 98—100⁰ erreicht. Der *Wassergehalt* der frischen Brotkrume beträgt etwa 42—47%, der Kruste 10—20%, des ganzen Brotes 36—41%. Aus 100 Gewichtsteilen Mehl erhält man etwa 133—135 Gewichtsteile Brot (Brotausbeut).

Man unterscheidet *freigeschobene* und *angeschobene* Brote. Bei ersteren wird zur Verhinderung des Anklebens die Unterfläche mit Getreidenachmehlen isoliert oder mit *Streumehlen* aus Holz, Haferschalen, Kaffeeschalen, Steinnüssen u. a., die hygienisch einwandfrei gewonnen sein müssen. Angeschobene Brote und die in Blechkästen gebackenen *Kastenbrote* werden an der Unter- und den Seitenflächen mit sog. *Trennemulsionen* isoliert. Dies sind wasserhaltige Emulsionen mit höchstens 35% Öl- oder Fettgehalt, die kleine Mengen von Emulgatoren enthalten.

Die Zusammensetzung der wichtigsten Brot- und Kleingebäcksorten ist etwa folgende:

In 100 g sind enthalten bei	Eiweiß g	Fett g	Kohle-hydrate g	Rohfaser g	Asche g	Wasser g
Roggenschrotbrot bzw. Roggenvoll-kornbrot	7,8	1,1	46	1,6	1,5	42
Kommißbrot	6,5	1,0	51	1,5	1,4	38,6
Helleres Roggenbrot	6,0	0,8	54	0,8	1,2	37,2
Mischbrot aus Roggen- und Weizen-mehl	6,2	0,8	53	0,9	1,3	37,8
Weizenschrotbrot bzw. Weizenvoll-kornbrot	8,9	1,0	46	1,2	1,6	41,3
Gröberes Weizenbrot	8,4	0,9	49	1,1	1,3	39
Feinere Weizenbrötchen (ohne Milch)	6,8	0,5	57	0,3	0,9	34,3

Sämtliche Werte sind abgerundet.

Mehl und Brot sind demnach hauptsächlich *Kohlehydrat*spender. Die Hauptmenge der *Kohlehydrate* besteht aus Stärke. Außerdem versorgen uns Mehl und Brot mit beachtenswerten Eiweißmengen. 100 g Roggenbrot besitzen etwa denselben Wärmewert (Calorien) wie 140—150 g mittelfettes Rindfleisch.

Fettstoffe sind in Mehl und Brot nur in sehr kleinen Mengen enthalten.

Unter den *Eiweißstoffen* des Mehles haben das Gliadin und das Glutenin eine besondere Bedeutung, nicht nur, weil sie der Menge nach überwiegen, sondern weil sie durch ihr physikalisch-chemisches Verhalten bei der Quellung (Kleberbildung) eine Sonderstellung einnehmen und die Ursache für die Fähigkeit des Getreidemehles zur Teigbildung bedingen.

Die Übersichten über die Zusammensetzung von Mehl und Brot zeigen, daß sowohl der Eiweißgehalt wie auch der Gehalt an Mineralstoffen und Schalenbestandteilen (Rohfaser) vom dunkleren Mehl und Brot zum helleren abnimmt. Das hängt mit der Verteilung dieser Stoffe im Getreidekorn zusammen. Da der Keimling und die Aleuronschicht besonders eiweißreich sind, enthalten Vollkornmehle am meisten Eiweiß. Jedoch ist auch die verschiedene Ausnutzung des Eiweißes bei den einzelnen Brotsorten zu berücksichtigen.

Die *Mineralstoffe* des Getreidekorns bestehen in überwiegender Menge aus phosphorsauren Salzen. Vollkornschrote und -mehle haben den größten Mineralstoffgehalt, Auszugmehle den geringsten. Der Gehalt des Korns an Kieselsäure und Eisen ist gering.

Der Gehalt an *Schalenbestandteilen* hängt ebenfalls vom Ausmahlungsgrad ab. Schrotbrote enthalten die meisten Schalenbestandteile, Backwaren aus Auszugsmehl am wenigsten. Wenn auch die Schalenbestandteile nicht gut ausgenutzt werden, so regen sie doch die Peristaltik an und wirken deshalb stuhlgangfördernd.

Getreidekörner enthalten im wesentlichen die *Vitamine* der B-Gruppe, unter denen für die menschliche Ernährung insbesondere das Vitamin B_1 und daneben auch noch das Vitamin B_2 in Betracht kommen. Diese sind im Getreidekorn nicht gleichmäßig verteilt. Am reichsten an Vitamin B_1 ist der Keimling. Einen geringeren, aber immer noch beträchtlichen Teil enthalten die äußeren Schichten, Frucht- und Samenschale sowie die Aleuronschicht. Der eigentliche Mehlkörper enthält nur sehr geringe Mengen von Vitamin B_1, während Vitamin B_2, das nur beim Weizen genauer untersucht ist, auch im Mehlkörper vorkommt. Hieraus ergibt sich, daß beim Mahlverfahren eine Verminderung des Vitamin B-Gehaltes in dem Maße eintreten muß, wie der Keimling und die äußeren Schichten des Kornes aus dem Mehl entfernt worden sind. Roggenkorn enthält etwas weniger Vitamin B_1 als das Weizenkorn. Roggen- und Weizenmehl von 97 %iger Ausmahlung, d. h. Vollkornmehle, enthalten praktisch noch das gesamte Vitamin B_1 des Kornes und das gleiche gilt von den daraus hergestellten Broten. Mit der Herabsetzung der Ausmahlung sinkt der Vitamingehalt zunächst wenig, dann aber erheblich ab. Das Backen beeinträchtigt den Vitamingehalt nicht; durch die Verwendung von Hefe wird er erhöht. Ebensowenig wie beim Laibbrot tritt bei den Flachbroten (Knäckebrot) eine Beeinträchtigung der Vitaminwirkung durch den Backvorgang ein. Da in der Großstadt nicht mehr als 300—400 g Brot täglich auf den Kopf der Bevölkerung entfallen, vermag bei vorwiegender Broternährung nur das Vollkornbrot und das Kommißbrot den Vitamin B_1-Bedarf eines Menschen, der zu 300 internationalen Einheiten angenommen wird, zu decken. Insbesondere dann, wenn die Nahrungswahl durch wirtschaftliche Verhältnisse beschränkt ist und zu wenig Kartoffeln, Gemüse, Obst und

Milch genossen werden, kann die Vitamin B-Zufuhr unter die Grenze des Bedarfes sinken.

Eine wichtige Rolle bei der geschmacklichen Beurteilung des Brotes spielt der *Säuregrad*. 1 Säuregrad ist diejenige Säuremenge in 100 g Brot, die zu ihrer Absättigung 1 ccm Normallauge benötigt. Im Vergleich zu den verwendeten Mehlen ist der Säuregrad des Brotes bei Sauerteiggärung erheblich höher. Er beträgt im Mittel beim üblichen Roggenbrot 6—8, beim Kommißbrot 8—10. Die Säure im Brot besteht fast ausschließlich aus Milchsäure und Essigsäure.

Der *Porenbeschaffenheit* kommt für die Beurteilung des Brotes ebenfalls Bedeutung zu. Schlecht gelockertes Brot von sehr dichtem Gefüge ist weniger gut verdaulich als ein gut gelockertes feinporiges Brot. Gut gelockerte Gebäcke haben auch ein größeres Volumen als ungenügend gelockerte Backwaren.

Besondere Brotsorten.

Als *Vollkornbrote* können nur Brote aus solchen Mahlerzeugnissen des Roggens oder Weizens oder aus Mischungen von beiden angesehen werden, die alle Bestandteile des gereinigten, ungeschälten oder bei Naßschälung des nur von der Fruchtschale befreiten Getreides enthalten. Das heißt, es muß insbesondere der Keimling als der Hauptvitaminträger vollständig enthalten sein.

Grahambrot wird aus Weizenschrot hergestellt und vielfach von Zuckerkranken genossen, obwohl es kein Diabetikerbrot im eigentlichen Sinne (siehe unten) ist.

Pumpernickel ist eine besondere Schrotbrotart, die im Gegensatz zu gewöhnlichem Schrotbrot 16—24 Stunden im dicht verschlossenen Ofen bei reichlichem Wasserdampf und verhältnismäßig geringer Hitze (etwa 120—150°) gebacken wird, wobei sie in ihrer ganzen Masse eine von Caramel- und Röststoffen herrührende schwarzbraune Farbe und den bekannten aromatischen, bittersüßen Geschmack annimmt.

Zur Herstellung von *Steinmetzbrot* wird Mehl aus nach dem STEINMETZ-Verfahren naß, unter Erhaltung des Keimlings, der Aleuronschicht und der Samenschale enthülstem Getreide verwendet, wodurch die Ballaststoffe verringert werden. Die meisten Steinmetzbrote sind Vollkornbrote. In ähnlicher Weise arbeitet das Naßschälverfahren nach GROSS.

Schlüter- und *Klopferbrot* sind Brote mit Vollkornbrotcharakter, deren Kleieanteil „aufgeschlossen" worden ist.

GELINCK hielt die Müllerei für überflüssig, vielmehr sollte das Getreide mit Wasser zum Quellen gebracht und zu einer teigigen Masse verarbeitet werden. Auf diese Weise wird z. B. bei der Herstellung des *Simonsbrotes* verfahren.

Zu den Vollkornbroten gehört auch das *Knäckebrot* (Flachbrot), das wegen seines geringen Wassergehaltes (etwa 5%) ein Dauergebäck darstellt.

Die Bezeichnung von Broten, denen vielfach unter irreführenden oder übertreibenden Angaben über die Wirkung Mineralstoffe wie z. B. Calciumverbindungen zugesetzt werden, als Nährsalzbrote usw. ist abzulehnen, zumal die wissenschaftliche Medizin den Begriff „Nährsalz" nicht anerkennt.

Diabetikergebäcke sind für die Ernährung Zuckerkranker bestimmt, die sich eine Beschränkung im Genuß kohlehydrathaltiger Lebensmittel auferlegen müssen. Bei der Herstellung solcher Gebäcke werden dem Getreidemehl bei der Herstellung des Teiges größere Mengen von Stoffen zugesetzt, die sich durch einen hohen Gehalt an Eiweiß oder an Fetten oder an diesen beiden Stoffen zugleich auszeichnen, wie Weizenkleber, Sojabohnenmehl, Getreidekeime, Mandeln, Nüsse usw. Diabetikerbrote sollen auf das frische Brot bezogen nicht mehr als 30% Kohlehydrate enthalten.

Der Nährwert von *Kuchen* ist gegenüber dem Brot durch den Zusatz von Zucker, Milch, Fettstoffen, Eiern usw. erhöht. Die hierhergehörigen *Zwiebäcke* und *Kekse* werden wegen ihrer leichten Verdaulichkeit und wegen der guten Resorbierbarkeit ihrer Nährstoffe zur Ernährung von Kindern, Kranken und Genesenden herangezogen.

b) Teigwaren, Hafer, Gerste, Buchweizen, Reis, Mais, Kindermehl.

Teigwaren (Nudeln, Makkaroni) sind kochfertige Erzeugnisse, die aus Weizengrieß oder Weizenmehl von nicht höherer Ausmahlung als 70 Hundertteile, mit oder ohne Verwendung von Ei, durch Einteigen ohne Anwendung eines Gärungs- oder Backverfahrens sowie durch Formen und Trocknen bei gewöhnlicher Temperatur oder bei mäßiger Wärme hergestellt werden (amtliche Begriffsbestimmung). Durch Zusatz von Eiern — *Eier-Teigwaren* — (mindestens 2,5 Eier bzw. Eidotter auf 1 kg Weizenrohstoff) oder Milcheiweiß — *Milcheiweiß-Teigwaren* — (mindestens 40 g Nährcasein auf 1 kg Weizenrohstoff) wird ihr Nährwert über den des verwendeten Weizenrohstoffes erhöht.

Grünkernmehl wird aus gedarrtem unreifem Spelzweizen (Dinkel) hergestellt.

Haferflocken, Hafergrütze und *Hafermehl* werden bei der Herstellung einem auf der Einwirkung von Wärme beruhenden Aufschließungsverfahren unterworfen, wodurch die Nährstoffe besser ausnutzbar werden. Sie enthalten etwa 14% Eiweiß, 6,7% Fett, 65% Kohlehydrate, 1,4% Rohfaser, 1,9% Mineralbestandteile (Asche) und 11% Wasser. Hafernährmittel finden in großem Umfang Anwendung bei der Kranken- und Säuglingsernährung.

Aus *Gerste* werden durch Schälen und Schleifen *Graupen* verschiedener Feinheitsgrade sowie Grütze hergestellt. Graupen werden vielfach mit schwefliger Säure gebleicht und mit Talkum poliert. Zugelassen sind in 100 g bis zu 40 mg schweflige Säure und bis zu 1 g Talkum.

Buchweizengrütze enthält 11% Eiweiß, 1,5% Fett, 71% Kohlehydrate, 1,0% Rohfaser 1,9% Mineralbestandteile und 13,6% Wasser.

Reis enthält etwa 8% Eiweiß, 0,5% Fett, 77% Kohlehydrate, 0,5% Rohfaser, 0,8% Mineralbestandteile und 13,2% Wasser. In China, Indien und Japan ist Reis ein Hauptnahrungsmittel. Bei überwiegendem Genuß von poliertem Reis, der des sog. Silberhäutchens und des Keimlings beraubt ist, tritt wegen des Mangels an B-Vitaminen die Beriberi-Krankheit auf. Die biologische Wertigkeit des Reiseiweißes beträgt etwa $^4/_5$ von der des tierischen Eiweißes. Reismehl wird viel als Schon- und Heilkost für ernährungsgestörte Säuglinge verwendet (Reisschleim nach Prof. BESSAU). Um dem Reis ein weißeres Aussehen zu verleihen, wird er mit einem in Stärkesirup verteilten unschädlichen blauen Farbstoff oder mit Talkum behandelt.

Das *Maiskorn* enthält im Mittel 9,9% Eiweiß, 4,4% Fett, 69% Kohlehydrate, 2,2% Rohfaser, 1,3% Mineralbestandteile und 13% Wasser. Die im Mais vorhandenen Eiweißstoffe werden als Maisin α, β und λ bezeichnet. Das in der älteren Literatur angegebene Zein ist ein Gemisch der Maisine α und β. Die biologische Wertigkeit der Maisproteine unterscheidet sich nicht wesentlich von der des Weizens. Die bei der Vermahlung des Maises und bei der Herstellung von *Maisstärke* (Mondamin, Maizena) anfallenden Keime dienen zur Gewinnung von *Maisöl*. Maisstärke dient hauptsächlich zur Herstellung von Puddings, in Verbindung mit Weizenmehl zur Herstellung von Sandkuchen usw. Auch in der Kranken- und Säuglingsernährung (Heilnahrung) findet sie Verwendung.

Mais enthält Vitamin B_6, nicht aber den sog. PP-Faktor (pellagra preventiv), auf dessen Fehlen die *bei einseitiger Maiskost* auftretende *Pellagra* zurückzuführen ist.

Unter *Kindermehlen* versteht man nach verschiedenen Verfahren aufgeschlossene (dextrinierte oder verzuckerte) leicht verdauliche Getreide- oder Leguminosenmehlpräparate, zuweilen mit Trockenmilchpulver gemischt oder mit Zusatz von Zucker, Ei, Kakao hergestellt, deren Stärke zu einem wesentlichen Teil in löslichem Zustand vorhanden ist. Ihre Verwendung wird als entbehrlich angesehen. Zur Vermeidung von irreführenden Angaben bei der Werbung hat der Werberat der deutschen Wirtschaft Richtlinien herausgegeben.

c) Getreide-, Mehl- und Brotschädlinge, Gesundheitsschädigungen.

Mutterkorn (Secale cornutum) ist das schwärzlich-violette, eigenartig riechende, fade schmeckende Dauermycel (Sklerotium) des Pilzes Claviceps purpurea, dessen Genuß zu chronischem *Ergotismus* führen kann. In den letzten 50 Jahren ist in Deutschland kein Ergotismus mehr beobachtet worden, da das Mutterkorn durch die neuzeitlichen Reinigungsmaschinen der Mühlen weitgehend entfernt wird. Träger der spezifischen Wirksamkeit sind die Alkaloide Ergotoxin und Ergotamin. Als zulässige Grenze im Mehl ist ein Mutterkorngehalt von 0,1% anzusehen. Durch den Backprozeß wird die toxische Wirkung des Mutterkorns im Brot abgeschwächt.

Giftige Unkrautsamen. Die Samen der *Kornrade* (Agrostemma githago) enthalten zwei Saponine und rufen in größeren Mengen Reizwirkungen auf Schleimhäuten hervor. Bei subcutaner oder intravenöser Einspritzung gehen die Versuchstiere an zentraler Lähmung zugrunde. Starke Säuerung des Brotteiges und langes Backen der Brote vermindern die Giftigkeit oder heben sie auf. Durch die neuzeitliche Mühlentechnik werden die Kornradesamen weitgehend aus dem Getreide abgetrennt.

Das Unkraut *Taumellolch* (Lolium temulentum) findet sich besonders in nassen Jahren in Hafer und Weizen. Taumellolch enthält das Betäubung, Schläfrigkeit, Zittern usw. hervorrufende Temulin, eine Pyridinbase. In Deutschland sind seit 1872 anscheinend Taumellolchvergiftungen nicht mehr vorgekommen. Auf weitere zum Teil als gesundheitsschädlich geltende Getreideunkrautsämereien einzugehen erübrigt sich, da diese durch die neuzeitlichen Reinigungsmaschinen vor der Vermahlung weitgehend entfernt werden.

Abgesehen von Ratten und Mäusen, zu deren Bekämpfung in Mühlen und Speichern meist Katzen gehalten werden, wird das Getreide insbesondere von dem *Kornkäfer* (Calandra granaria), das Mehl von der erst im Jahre 1877 aus Amerika eingeschleppten *Mehlmotte* (Ephestia Kühniella) heimgesucht. Die Bekämpfung erfolgt mittels Durchgasung mit Blausäure, Äthylenoxyd, Areginal oder durch Anwendung von Phosphorwasserstoff abspaltenden Stoffen, zum Teil auch durch Verschwelen von Nicotinpräparaten. Wegen der starken Giftigkeit dieser Stoffe ist ihre Anwendung gesetzlich geregelt worden. Auch ein Kieselsäurepräparat findet bei der Bekämpfung des Kornkäfers Anwendung.

Ein weiterer Mehlschädling, der sich besonders bei warmer, dunkler und nicht genügend luftiger Lagerung vermehrt, und deshalb vielfach in verdorbenem Mehl angetroffen wird, ist die nur $^1/_4$ mm große *Mehlmilbe* (Acarus farinus). Ihr Vorhandensein läßt sich auf einer glattgestrichenen Mehloberfläche nach einiger Zeit an kleinen aufgeworfenen Stellen erkennen.

Küchenschaben und *Ameisen* lassen sich mit Präparaten, die Brechweinstein, Arsen (Schweinfurter Grün), Kieselfluornatrium u. a. enthalten, bekämpfen. Um Verwechslungen mit Mehl, Zucker usw. zu verhüten, müssen arsenhaltige Ungeziefermittel mit einer in Wasser leicht löslichen grünen Farbe, kieselfluorwasserstoffsaure oder fluorwasserstoffsaure Salze enthaltende Ungeziefermittel mit 2% Berlinerblau, thalliumhaltige Ungeziefermittel mit 1% eines wasserlöslichen blauen Farbstoffes, strychninhaltiges Giftgetreide mit einem dunkelroten Farbstoff versetzt sein.

Der Befall von Brot mit *Schimmelpilzen* tritt von außen ein, von wo sie durch feine Risse der Kruste in das Innere eindringen. Feuchtigkeit und Wärme begünstigen das Schimmelwachstum, Trockenheit und Kälte wirken ihm entgegen. Besonders anfällig für Schimmel ist in Scheiben geschnittenes Brot, vorzugsweise Schrotbrot und Pumpernickel. Eine ausreichende Haltbarkeit läßt sich durch Verpacken des Schnittbrots in kaschierter Aluminiumfolie und Sterilisieren der Packungen erzielen. Das Haltbarmachen des Brotes mit chemischen Konservierungsmitteln ist lebensmittelrechtlich eine Verfälschung und daher abzulehnen, zumal die Erfahrung gezeigt hat, daß man auf diese Weise keinen wirksamen Schutz erreichen kann, da der Konservierungsmittelmenge dadurch eine Grenze gesetzt ist, daß über ein gewisses Maß hinaus auch die Teiggärung gehemmt wird.

Seltener als das Schimmeln, aber gerade in den letzten Jahren in stärkerem Maße, tritt beim Brot das durch Heu- oder Kartoffelbakterien (Bacillus mesentericus) hervorgerufene *Fadenziehen* des Brotes auf, das im wesentlichen auf die warme Jahreszeit und auf mit Hefe geführte Brote beschränkt ist, während die bei der Sauerteiggärung entstehende Milchsäure das Wachstum des Fadenziehers hemmt.

Rote Stellen auf Brot rühren meist vom Micrococcus prodigiosus her, der auch *Hostienpilz* genannt wird, weil er die Ursache für die Erscheinung der sog. blutenden Hostien ist.

Gesundheitsschädigungen durch Getreide-, Mehl-, Backwaren usw. gehören zu den Seltenheiten. Die Verwendung giftiger Farbstoffe zum Färben von Back-

und Teigwaren ist seit längerer Zeit nicht mehr beobachtet worden, da die chemische Industrie hierfür giftfreie, sog. Lebensmittelfarben herstellt.

Im Jahre 1924 nach Genuß von Pfefferkuchen beobachtete Erkrankungsfälle waren auf die Verwendung arsenhaltiger Pottasche zurückzuführen, zu deren Herstellung Wollschweiß von Schafen gedient hatte, die zur Bekämpfung von Räudekrankheiten mit arsenhaltigen Mitteln behandelt worden waren. Deshalb ist im Deutschen Arzneibuch, 6. Ausgabe (1926), festgelegt worden, daß Pottasche (Kalium carbonicum crudum) arsenfrei sein muß. Ende 1936 nach dem Genuß von Kleingebäck aufgetretene Gesundheitsschädigungen (Brechdurchfall) waren auf den Zusatz von Holzöl (aus den Samen des in die Familie der Euphorbiaceen gehörenden Ölfirnisbaums gewonnener Lackrohstoff), das als Rüböl verkauft worden war, zurückzuführen. Auf die Möglichkeit der Verwechslung von Schädlingsbekämpfungsmitteln mit Mehl oder Zucker und ihre Verhütung ist bereits Bezug genommen worden. Zur Vermeidung des Verfütterns oder Vermahlens von mit Quecksilberverbindungen u. dgl. Giftstoffen gebeiztem Saatgetreide ist eine Warnfärbung zu fordern.

Auf die im vergangenen Jahrhundert öfters beobachtete Verwendung von *Alaun, Zinkvitriol* oder *Kupfervitriol* als „Mehlverbesserungsmittel" noch hinzuweisen, könnte abwegig erscheinen. Tatsächlich ist aber der Gedanke, Kupfervitriol für diesen Zweck zu verwenden, erst neuerdings wieder aufgetaucht, von den zuständigen Stellen jedoch verworfen worden. Ebenso können mineralische Beimengungen wie *Gips, Calciumcarbonat, Schwerspat* gelegentlich zur „Korrektur" des für die einzelnen Mehltypen vorgeschriebenen Aschegehaltes benützt werden, wenn eine Mühle per nefas das Mehl niedriger ausmahlt, also ein helleres Mehl als vorgeschrieben erzeugen will. Die Verwendung von *Blei* zum Ausgießen von Fehlstellen bei Mühlsteinen ist gesetzlich verboten, um Bleivergiftungen durch das auf solchen Mühlsteinen hergestellte Mehl zu verhüten.

d) Hülsenfrüchte.

Hülsenfrüchte (Leguminosen) sind im Gegensatz zum Getreide durch einen reichlichen Eiweißgehalt ausgezeichnet — Linsen 26%, Erbsen (gelb) 23%, Gartenbohnen 24%, Ackerbohnen 26%, Sojabohnen 33%, Sojabohnenmehl (nicht entfettet) 42,5%, Süßlupinen (gelb) 41%, Süßlupinenmehl (gelb) 56%. Das Eiweiß der Hülsenfrüchte wird erheblich schlechter ausgenutzt als tierisches Eiweiß und ist biologisch nicht vollwertig.

Eine Ausnahme macht das biologisch hochwertige Eiweiß der Sojabohne, aus der während des Weltkrieges ein milchartiges Erzeugnis für die Säuglingsernährung hergestellt wurde. Die präparierten Hülsenfruchtmehle aus von der Schale befreiten und gedämpften Hülsenfrüchten (z. B. Erbswurst) werden besser ausgenutzt als die Hülsenfrüchte selbst. Die Leguminosen sind fettarm (etwa 2%) mit Ausnahme der Sojabohne, die 17,5% Öl enthält und in großem Umfang zur Ölgewinnung dient, wobei gleichzeitig das Pflanzenlecithin miterhalten wird. Neuerdings ist es gelungen, Sojabohnensorten zu züchten, die den Anbau in Deutschland ermöglichen. Hülsenfrüchte enthalten Vitamin B, Linsen und Sojabohnen auch Vitamin A. Die Hülsenfrüchte werden meist in Suppen- oder Breiform, vielfach auch nach Abgießen des Kochwassers als solche genossen. Sie dienen in großem Umfang zur Herstellung von kochfertigen Suppen (Suppenwürfeln). In küchentechnischer Hinsicht sind der Verwendung durch das Fehlen des Klebers und die mangelnde Kleisterbildung der Kohlehydrate Grenzen gesetzt.

Bohnen (Gartenbohne, Feuerbohne, Saubohne usw.) enthalten hämagglutinierend wirkende *Phasine* und haben in rohem Zustand in größeren Mengen genossen bisweilen zu zum Teil tödlichen Erkrankungen geführt. Durch Kochen werden die Phasine unwirksam gemacht. *Rangoonbohnen* (Phaseolus lunatus), die nach 1918 in größeren Mengen eingeführt wurden, enthalten das Blausäure abspaltende Glucosid *Phaseolunatin* je nach Sorte in wechselnden Mengen. Es dürfen deshalb für Speisezwecke nur Rangoonbohnen in den Verkehr gebracht werden, die nicht mehr als 30 mg Blausäure in 100 g Samen enthalten; wird dann noch das Einweich- und Ankochwasser weggegossen und nicht in verschlossenen Gefäßen gekocht, so verflüchtigt sich die Blausäure praktisch vollständig. Die natürlich bitterstofffrei gezüchtete *Süßlupine* weist vorläufig noch unter den zur Vermahlung gelangenden Samen einige bittere Körner auf. Der Alkaloidgehalt des als Zusatz für Lebensmittel, z. B. Teigwaren, bestimmten Süßlupine-Mehls ist deshalb auf 0,08% beschränkt worden.

e) Kartoffeln.

Die Kartoffel ist in Deutschland seit mehr als hundert Jahren eine der ernährungswirtschaftlich wichtigsten Nutzpflanzen, die etwa 12% des Nahrungsbedarfs deckt. Kartoffeln (ohne Schale) enthalten durchschnittlich 21% Kohlehydrate (Stärke), 2,1% Eiweiß, 0,1% Fett, 0,7% Rohfaser, 1,1% Mineralbestandteile, 75% Wasser. 100 g Kartoffeln (ohne Schale) liefern 96 Calorien. Bei in der Schale gekochten Kartoffeln (Pellkartoffeln) beträgt der Schalenabfall etwa 5%, bei vor dem Kochen geschälten Kartoffeln etwa 25%. Die Ausnutzung der Nährstoffe der Kartoffel ist sehr gut und kommt auch für das Eiweiß derjenigen von feinstem Brot etwa gleich. Die biologische Wertigkeit des Kartoffeleiweiß beträgt etwa $^4/_5$ von derjenigen des tierischen Eiweiß und ist somit als hoch zu bezeichnen.

Als alleiniger Eiweißträger der Nahrung ist die Kartoffel nicht geeignet; jedoch setzt sich bei Kartoffelnahrung der Körper mit geringerer Eiweißzufuhr ins Gleichgewicht als bei Brotnahrung. Die Zellmembran gekochter Kartoffeln ist so leicht verdaulich, daß unverdaute Reste im Stuhl in der Regel überhaupt nicht vorhanden sind. Der Sättigungswert der Kartoffeln ist größer als der aller sonstigen pflanzlichen Nahrungsmittel. Die Menge des abgesonderten Magensaftes betrug auf gleiche Mengen Trockenmasse berechnet nach dem Genuß von Kartoffeln 422 ccm, Brot 233 ccm, Weizenmehl 192 ccm, Hafermehl 124 ccm.

Kartoffeln enthalten die *Vitamine A, B_1, B_2, C*, und zwar Vitamin C reichlich. Durch die Lagerung wird der Vitamin C-Gehalt in guten Jahren nur wenig, in schlechten Jahren stärker herabgesetzt. Das Kochen beeinträchtigt den Vitamin C-Gehalt gerade in der Kartoffel nicht sehr beträchtlich, so daß die Herabsetzung meist gering ist und höchstens ungefähr 50% beträgt, unabhängig davon, ob die Kartoffeln mit oder ohne Schale gekocht werden. Die Zubereitung im Kartoffeldämpfer dürfte am schonendsten sein. *Die Kartoffel ist also während der Früjahrsmonate bis in den Juni hinein, wo frisches grünes Gemüse und frisches Obst noch nicht zu billigen Preisen zur Verfügung stehen, unsere wichtigste Vitamin C-Quelle.*

Außer für die menschliche Ernährung dient die Kartoffel auch als Viehfutter sowie zur Herstellung von Kartoffelstärke (Kartoffelmehl), Trockenkartoffeln, Kartoffelflocken bzw. Kartoffelwalzmehl und zur Alkoholgewinnung. Kartoffelstärke, Kartoffelwalzmehl und aufgeschlossene Kartoffelstärke (Quellmehl) werden in vorgeschriebenen kleinen Mengen bei der Brotherstellung mit verwendet. Kartoffelstärke dient u. a. zur Herstellung von *Deutschem Sago.* Neuerdings ist es gelungen, der Kartoffelstärke durch besondere Behandlung Eigenschaften zu verleihen die ihre Verwendung zur Herstellung von Puddings an Stelle von Maisstärke ermöglicht, sog. *Deutsches Puddingmehl.*

Auf den *Solaningehalt* von Kartoffeln zurückzuführende Vergiftungserscheinungen (Brennen im Hals und Magen, Erbrechen, Diarrhöen usw.) werden nur selten beobachtet.

Erfahrungsgemäß steigt der Solaningehalt bei feuchten Ernten an, insbesondere wenn die Kartoffeln nicht möglichst dunkel gelagert werden. So wurden z. B. nach der feuchten Ernte des Jahres 1936 im Winter 1936/37 offenbar auf den Genuß solaninreicher Kartoffeln zurückzuführende vereinzelte und auf einzelne Gebiete beschränkte Erkrankungen beobachtet. Derartige Kartoffeln haben einen bitteren, kratzenden, scharfen Geschmack.

In gekochten Kartoffeln, die zwecks Herstellung von Kartoffelsalat längere Zeit gestanden haben, können durch Bakterienwachstum Toxine entstehen.

Vor der Zubereitung von Kartoffelsalat in Zinkgefäßen oder verzinkten Gefäßen muß gewarnt werden, da durch den Essigzusatz innerhalb weniger Stunden bereits erhebliche Mengen Zink in Lösung gehen. Derartige Zinkvergiftungen sind insbesondere bei der Massenverpflegung in den letzten Jahren wiederholt beobachtet worden.

f) Gemüse und Obst.

Gemüse und Obst haben einen hohen, zwischen 80 und 95% liegenden Wassergehalt; ihr calorischer Wert ist deshalb ziemlich gering, mit Ausnahme der wasserarmen, öl- und eiweißreichen Nüsse und Mandeln. Die besondere Bedeutung von Gemüse und Obst für die Ernährung beruht auf ihrem Gehalt an Vitaminen (Verhütung von Avitaminosen), organischen Säuren, Aromastoffen (Anregung der Verdauungssäfte), Cellulose (Anregung der Darmtätigkeit) und Mineralstoffen. Gemüse und Obst sind daher in erster Linie dazu berufen, andere Nahrungsmittel zu ergänzen, den Appetit anzuregen und die Kost abwechslungsreicher zu gestalten.

Ein reichlicher *Vitamin A-Gehalt* ist bei Gemüse und Obst fast stets mit einem reichlichen Gehalt an Farbstoffen verbunden. Demgemäß haben grüne Gemüse einen hohen Vitamin A-Gehalt, gelbfleischige Wurzelgemüse sind ebenfalls vitamin A-haltig. Eine Ausnahme in dieser Richtung machen Rotkohl und rote Rüben. Kochen, handelsübliches Sterilisieren und vor allem auch die industrielle Konservierung sowie Trocknen beeinflussen den Vitamin A-Gehalt nicht merklich. Auch für die Gruppe des *Vitamin B* gelten die frischen Gemüse als gute Quellen, während von den Obstsorten nur Brombeeren und Holunderbeeren wesentliche Mengen davon enthalten. Beim Kochen und der Konservierung lassen sich Verluste an Vitamin B nur durch Mitverwendung des Kochwassers vermeiden. Nüsse haben durchweg einen guten Vitamin B-Gehalt. Als sehr gute *Vitamin C*-Quellen gelten Tomaten (auch Tomatensaft), Grünkohl, Wirsingkohl, Weißkohl (auch Sauerkraut), Rotkohl, Blumenkohl, Kohlrübe, rote Rübe, Mangold, Spinat, Kopfsalat, Spargel. Einen geringeren Gehalt besitzen grüne Bohnen, Erbsen, Gurken. Karotten und Möhren haben offenbar zu Unrecht den Ruf als reichliche Vitamin C-Quellen. Von den Obstsorten sind Citronen und Orangen (Apfelsinen) bzw. deren Saft die besten Vitamin C-Spender. Einen reichlichen Gehalt haben ferner schwarze Johannisbeeren, Hagebutten, Erdbeeren. Guten Vitamin C-Gehalt besitzen rote und weiße Johannisbeeren, Stachelbeeren, Himbeeren, Brombeeren. Kirschen haben einen geringen bis guten Vitamin C-Gehalt, Äpfel, Birnen, Pfirsiche, Pflaumen und Weintrauben nur einen geringfügigen. Traubensaft (Traubensüßmost) enthält praktisch kein Vitamin C. Durch Kochen wird bei Luftzutritt der Vitamin C-Gehalt meist erheblich herabgesetzt, mit Ausnahme von Tomaten. Es empfiehlt sich deshalb, den Luftzutritt beim Kochen zu beschränken. Bei allen Angaben über den Vitamingehalt ist zu berücksichtigen, daß erhebliche Schwankungen bei verschiedenen Sorten der gleichen Gemüse- oder Obstart und bei derselben Sorte nach Herkunft, Standort und Jahreszeit vorkommen. *Vitamin D* konnte in Gemüsen und Obst nicht mit Sicherheit nachgewiesen werden. Jedoch zeigten einige bekannte Speisepilze deutliche antirachitische Wirkungen. *Vitamin E* wurde in grünen Erbsen gefunden.

Zur Haltbarmachung von Gemüse und Obst dienen folgende Verfahren: Austrocknen, Erhitzen in luftdicht abgeschlossenen Gefäßen, Einlegen in Salzlösungen oder Essig, Milchsäuregärung (Sauerkraut, saure Gurken). Aus Obst werden durch Einkochen mit oder ohne Zucker die Kompotte, durch Auspressen Fruchtsäfte (sog. Muttersäfte), durch deren Eindicken Obstkraut und mit Zuckerzusatz Gelees, durch Einkochen der Fruchtsäfte mit Zucker Fruchtsirupe, durch Eindicken des gesamten Fruchtfleisches ohne Zucker die Muse, mit Zucker die Marmeladen und Konfitüren (Jams) hergestellt. Durch den Zuckerzusatz wird der Nährwert erheblich gesteigert. Zur Weiterverarbeitung bestimmte Muttersäfte, Obstpülpe, Obstmark werden zur Haltbarmachung mit kleinen Mengen von benzoesaurem Natrium oder Ameisensäure oder schwefliger Säure oder Kaliumpyrosulfit oder Para-Oxybenzoesäureäthyl oder -propylester bzw. deren Natriumverbindungen versetzt. *Süßmoste* sind trinkfertige, unvergorene, alkoholfreie Fruchtsäfte bzw. Fruchtsaftzubereitungen von beträchtlichem diätetischen und Genußwert; sie werden durch Pasteurisieren oder mittels Entkeimungsfilter haltbar gemacht. Obstsüßmoste dürfen bis 80 mg/l schweflige Säure enthalten.

An Gemüsen und niedrig wachsenden Beerenfrüchten (Erdbeeren) können infolge Düngung, Begießens mit Jauche oder Berieselns mit Abwässern *pathogene Bakterien*, z. B. Typhus und Paratyphus sowie Bandwurmeier haften. Es ist daher, namentlich in Typhusgegenden, beim Rohgenuß von Gemüsen und Früchten Vorsicht angezeigt. Bei Dosenkonserven zeigt meistens die sog. *Bombage* (Auftreiben der Dosen durch Gasentwicklung) die Verdorbenheit des Inhaltes an. Da als Stoffwechselprodukte der hier in Frage kommenden Mikroorganismen stark giftige Ptomaine und Toxine entstehen können (z. B. durch Bacillus botulinus), sind bombierte Konservendosen vom Genuß auszuschließen. Als Ursache von Vergiftungen mit meist tödlichem Ausgang nach Genuß von Bohnensalat aus *im Haushalt hergestellten* Bohnenkonserven wurde *Bacillus botulinus* bzw. seine Toxine festgestellt, ohne daß dieser Befall äußerlich wahrnehmbar war. Wegen der Thermolabilität dieses Bacillus und seiner Toxine sollte der Doseninhalt stets vor dem Genuß aufgekocht werden.

Industriell in Dosen haltbar gemachter Spinat, grüne Erbsen, grüne Bohnen u. a. werden vielfach mit Kupfervitriol *gegrünt*, wobei eine haltbare Verbindung des Kupfers mit Phyllocyaninsäure entsteht. Der Kupfergehalt darf 100 mg in 1 kg nicht übersteigen und muß durch das Wort „gegrünt" kenntlich gemacht werden.

Der Genuß der *Lorchel*, Frühlingslorchel (Helvella oder Gyromitra esculenta), die fälschlich meist als Morchel bezeichnet wird, verursacht fast alljährlich im Frühjahr zahlreiche, in einzelnen Fällen sogar tödlich verlaufende Erkrankungen.

Da alljährlich in der Tagespresse veröffentlichte Warnungen sich als unzureichend gezeigt hatten, ist durch eine besondere Verordnung die genaue Kennzeichnung als „Frühlings-Lorcheln" und die Anbringung eines Schildes mit folgendem Wortlaut vorgeschrieben worden: „Achtung! Frische Frühlings-Lorcheln müssen zur Verhütung von Gesundheitsschädigungen vor dem Genuß 5 Minuten lang gekocht werden. Das Kochwasser ist wegzugießen."

Allgemeine Kennzeichen für giftige Pilze gibt es nicht. Vor den ständig vorkommenden, vielfach tödlich verlaufenden Pilzvergiftungen, insbesondere durch den grünen *Knollenblätterschwamm* (Amanita phalloides) schützt nur die genaue Kenntnis der einzelnen Arten [1].

Starker Genuß und mangelhaftes Zerkauen von Obst, insbesondere verbunden mit *Wassergenuß* kann wegen des starken Aufquellens zu akuten Magendilatationen oder alimentärem paralytischem Ileus führen. An erster Stelle sind hier Kirschen und Stachelbeeren zu nennen. Nach dem Genuß von *Rhabarberblättern* als Spinatersatz sind wiederholt Erkrankungen, die auf den Oxalsäuregehalt zurückzuführen sind, aufgetreten und deshalb vor deren Verwendung gewarnt worden, während nach Genuß von Kompott aus den ebenfalls Oxalsäure enthaltenden *Rhabarberstengeln* bisher keine Erkrankungen beobachtet wurden.

Der übermäßige Genuß von *bitteren Mandeln* kann zu Blausäurevergiftungen führen. 12—15 Stück entwickeln bereits die Hälfte der tödlichen Dosis.

Bei unsachgemäßer Handhabung von arsenhaltigen Schädlingsbekämpfungsmitteln im Obstbau kann das Obst auch noch zur Erntezeit Reste davon aufweisen. In den großen amerikanischen Obstbaugebieten wird deshalb das Obst vielfach zur Entfernung der arsenhaltigen Rückstände mit verdünnten Säuren gewaschen.

---

[1] Vgl. Pilzmerkblatt des Reichsgesundheitsamtes, Verlag Julius Springer, Berlin.

g) Zucker, Honig, Kunsthonig.

Der aus der Zuckerrübe gewonnene *Zucker* besteht praktisch zu 100% aus *Saccharose* und enthält nur Spuren von Mineralbestandteilen. 100 g Zucker liefern deshalb nahezu 400 Calorien.

Die bei der Rübenzuckerherstellung anfallenden Zuckerabläufe werden zum Teil als *Speisesirup* verwandt. *Milchzucker* (Lactose) ist ein Bestandteil der Milch und wird technisch aus Molke hergestellt. *Malzzucker* (Maltose) bildet sich beim Keimen von Getreide und ist z. B. im Malzextrakt enthalten. *Traubenzucker* (Dextrose, Glucose) und *Fruchtzucker* (Laevulose, Fructose) sind im Saft der meisten süßen Früchte und im Honig enthalten. Traubenzucker wird technisch durch Erhitzen von Kartoffel- oder Maisstärke mit verdünnten Säuren (Hydrolyse) hergestellt und bildet den Hauptbestandteil des Stärkesirups. Durch technische Reinigung nicht völlig weißer Zucker wird vielfach zur Verdeckung des gelblichen Farbtons mit geringen Mengen unschädlicher blauer Farbstoffe geblaut. Ein mehr oder weniger starker Zusatz von Saccharose zu einer vielseitigen, eiweiß-, vitamin- und mineralstoffreichen Kost übt keinen schädlichen Einfluß auf die Entwicklung der Zähne und ihre Resistenz gegen Caries aus.

Honig ist der süße Stoff, den die Bienen erzeugen, indem sie Nektariensäfte oder auch andere, an lebenden Pflanzenteilen sich vorfindende süße Säfte aufnehmen, durch körpereigene Stoffe bereichern, in ihrem Körper verändern, in Waben aufspeichern und dort reifen lassen (amtliche Begriffsbestimmung). Er besteht der Hauptsache nach aus einer wässerigen Lösung von Glucose und Fructose mit einem mittleren Gehalt von etwa 20% Wasser.

Im allgemeinen gelten Honige praktisch als vitaminfrei. Jedoch haben neueste Untersuchungen bei einigen Labiaten-Honigen und sog. Tauhonigen einen auffallend hohen Vitamin C-Gehalt ergeben.

Im Nährwert (Calorien) steht dem Honig der *Kunsthonig* gleich. Kunsthonig sind aus mehr oder weniger stark invertierter Saccharose mit oder ohne Verwendung von Stärkezucker oder Stärkesirup hergestellte aromatisierte, meist künstlich gefärbte, in Aussehen, Geruch und Geschmack dem Honig ähnliche Erzeugnisse, die von ihrer Herstellung her organische Nichtzuckerstoffe, Mineralstoffe und Saccharose sowie stets Oxymethylfurfurol enthalten (amtliche Begriffsbestimmung). Kunsthonig ist vitaminfrei.

Schrifttum.

König, J.: Nahrung und Ernährung des Menschen. Berlin: Julius Springer 1926. — Neumann, M. P.: Brotgetreide und Brot, 3. Aufl. Berlin: Paul Parey 1929. — Winkler: Handbuch der Milchwirtschaft, 2. Bd., II. Teil. Berlin: Julius Springer 1931. — *Milcherzeugnisse:* Bömer, Juckenack, Tillmans: Handbuch der Lebensmittelchemie, Bd. 3. Berlin: Julius Springer 1936. — *Vegetabilische Lebensmittel:* Bömer, Juckenack, Tillmans: Handbuch der Lebensmittelchemie, Bd. 1 und 5. Berlin: Julius Springer 1933 und 1938.

7. Genußmittel.

Von Walter Ludorff.

A. Alkoholische Genußmittel.

a) Bier.

Bier ist ein aus Malz, Hopfen und Wasser bereitetes alkoholisches, extraktreiches Getränk, das neben Alkohol und Kohlensäure unvergärbare und in geringer Menge vergärbare Stoffe enthält. Man unterscheidet untergärige Biere (die Gärung verläuft bei niedriger Temperatur, die Hefe setzt sich unten ab) und obergärige Biere (die Gärung verläuft bei höherer Temperatur als bei der Untergärung, die Hefe setzt sich oben ab). Die obergärigen Biere haben im allgemeinen nur örtliche Bedeutung (Malzbier, Berliner Weiße, Leipziger Gose, Grätzer, Porter, Ale usw.).

Der wichtigste Rohstoff der Bierbereitung ist die *Gerste*, die zur Gewinnung des für die spätere Gärung erforderlichen Malzes zunächst einer Keimung unterworfen wird, bei der sich die unlöslichen Reservestoffe des Kornendosperms durch Enzymwirkung in lösliche Bestandteile verwandeln. Zur Bereitung einiger obergäriger Biere wird an Stelle von Gerste auch Weizen verwandt.

Ein weiterer unentbehrlicher Rohstoff zur Bierbereitung ist der *Hopfen*. Verwendet werden die reifen Fruchtstände der weiblichen Blüten von Humulus lupulus. Der wirksame Bestandteil ist das Lupulin, das Hopfenöl, Hopfenbitterstoffe und Hopfengerbstoff enthält. Die Verwendung des Hopfens dient sowohl technischen Zwecken (Fällung der Eiweißstoffe in der Würze) als auch zur Geschmacksbeeinflussung und zur Erhöhung der Haltbarkeit des Bieres.

Für die Beurteilung des zur Bierbereitung verwendeten *Wassers* kann man den für Trinkwasser gebräuchlichen Maßstab anlegen. Das Wasser muß vor allem hell, klar und geruchlos sein, darf weder Ammoniak noch salpetrigsaure Salze oder Eisen enthalten und muß von den für den Brauvorgang schädlichen Carbonaten, z. B. durch Zugabe von Kalk, befreit, d. h. enthärtet werden. Der Gehalt an Mikrophytenkeimen darf ein geringes Maß nicht überschreiten.

Die *Herstellung* des Bieres beginnt mit der Malzbereitung. Die Rohgerste wird geputzt, eingeweicht und der Keimung überlassen. Das sich hierbei bildende Grünmalz (vorwiegend Bildung von stärkeverzuckernder Diastase) wird von Keimen befreit und gedarrt. Für den Brauvorgang wird das Malz geschrotet und unter Erwärmen dem Maischprozeß unterworfen, wobei die während des Keimens gebildeten Amylasen (Diastase) die Stärke in Maltose überführen. Die entstandene Lösung aus den Abbauprodukten und Eiweißstoffen wird „Würze" genannt. Diese wird in Läuterbottichen oder mit Hilfe von Maischefiltern von den festen Bestandteilen (Treber) getrennt, mit Hopfen versetzt und gekocht bis der Bruch klar ist. Hierbei erfolgt eine Eindickung, Sterilisierung, Vernichtung der Malzenzyme, Ausfällung der Eiweißstoffe und Lösung der Hopfenbitterstoffe. Dann wird die Würze in Kühlschiffen abgekühlt und ist so für die Gärung fertig, die in Gärbottichen unter Verwendung von Reinzuchthefe (Saccharomyces cerevisiae) erfolgt. Man unterscheidet eine Haupt- und eine Nachgärung.

Bei der Herstellung von untergärigem Bier wird nach Beendigung der Hauptgärung, die bei 5—10° verläuft, etwa nach 6—12 Tagen auf Lagerfässer abgefüllt und dort bei einer Temperatur unter 5° eine schwache Nachgärung unterhalten, durch die das Bier erst genußreif wird. Die noch in dem Bier enthaltene Hefe setzt sich ab. Die Klärung kann durch Zusatz von ausgekochten Buchen- und Haselnußspänen oder von Hausenblase beschleunigt werden. Das reife, geklärte Bier wird auf Versandfässer gefüllt. Bei der Herstellung von obergärigem Bier verläuft die Hauptgärung bei 10—15° innerhalb 2—5 Tagen.

Einwandfreies Bier soll ein natürliches Aroma, klares, glänzendes Aussehen, hinreichende Schaumfestigkeit und Vollmundigkeit besitzen. Man unterscheidet Einfachbier (Stammwürzegehalt von 3—6,5%), Vollbier (11 bis 14%) und Starkbier (16% und mehr).

Zusammensetzung einiger bekannterer Biere.

	Spez. Gew.	Alkohol	Extrakt	CO_2	Eiweiß	Zucker	Asche
Münchener Spaten . .	1,0207	3,23	6,61	—	—	—	—
Pilsener	1,0129	3,55	5,15	0,14	0,37	—	0,19
Bockbier	1,0213	4,74	7,20	0,22	0,62	1,25	0,26

Bier kann verschiedene *Fehler* und *Krankheiten* aufweisen. Während die ersteren das Bier nicht immer genußuntauglich machen (z. B. Farbfehler, leichte Trübungen und Geschmacksabweichungen), sind kranke Biere (z. B. fadenziehende Biere) als verdorben anzusehen. Als Entstehungsursachen kommen in Betracht Fehler in der Herstellung (unreine Hefe, unvollständige Verzuckerung, ungenügende Aciditätsverhältnisse, zu schnelle Abkühlung oder zu starke Bewegung des Bieres) oder ungenügende Pflege.

Der *Untersuchung* des Bieres geht eine Prüfung des Geruchs, Geschmacks, der Farbe, Klarheit, Schaumbildung und Schaumfestigkeit voran. Die hauptsächlichen chemischen Untersuchungen betreffen die Feststellung des spezifischen Gewichtes, des Alkohol- und Extraktgehaltes, des Extraktgehaltes der Stammwürze und des Vergärungsgrades; bei eingehenderer Untersuchung werden darüber hinaus bestimmt der Gehalt an Gesamtsäure, Kohlensäure, Essigsäure, Rohmaltose, Dextrin, stickstoffhaltigen Bestandteilen und Mineralstoffen. Ferner wird geprüft die Anwesenheit von Färbemitteln (zulässig nur Farbmalz, Farbmalzextrakt, Farbmalzbier sowie Zuckercouleur bei obergärigen Bieren), Konservierungsmitteln (zulässig nur die Schwefelung des Hopfens, der Fässer und Flaschen, wodurch aber keine nennenswerten Mengen SO_2 in das Bier gelangen dürfen) und Süßstoffen (zulässig nur bei obergärigem Einfachbier mit einem Stammwürzegehalt von nicht mehr als 4%). Eine mikroskopische Untersuchung wird zur Feststellung der Haltbarkeit und zur Erkennung der Ursache von Biertrübungen vorgenommen.

Das Bier ist in erster Linie *Genußmittel;* daneben kommt ihm wegen seines Gehaltes an Kohlehydraten ein gewisser Nährwert zu. Sein Alkoholgehalt setzt der unbeschränkten Verwendung Grenzen. Er beträgt bei leichten Bieren 2,5—3 Gew.-%, bei Schank-, Voll- und Lagerbieren bis 4,5% und bei Starkbieren 5% und darüber. Die harntreibende Wirkung des Bieres wird seinem Alkohol- und Kohlensäuregehalt zugeschrieben. Gesundheitsschädigungen durch Biergenuß werden außer durch Alkoholwirkung bei übermäßigem Genuß zuweilen durch zu hastiges Trinken von sehr kaltem Bier hervorgerufen. Im übrigen bestehen in hygienischer Beziehung keine großen Gefahren, da die Bierherstellung heute vorwiegend in größeren, neuzeitlich eingerichteten Betrieben erfolgt und die an anderer Stelle behandelten gesetzlichen Anforderungen an die Bierbereitung (Biersteuergesetz) und den Bierausschank (Polizeiverordnungen über Einrichtung und Betrieb von Getränkeschankanlagen) sehr weitgehende hygienische Anforderungen stellen.

b) Wein.

Wein ist das durch alkoholische Gärung aus dem Saft der frischen Weintraube hergestellte Getränk. Ähnliche Getränke aus anderen Früchten werden entsprechend bezeichnet, z. B. Apfelwein, Johannisbeerwein. Die Weinbereitung zerfällt in 1. die Mostgewinnung, 2. die Gärung und 3. die Kellerbehandlung. Die Zusammensetzung des Mostes und des aus ihm gewonnen Weines ergibt sich aus Abb. 111. Der Weinbereitung voraus geht die mühevolle Arbeit des *Weinbaus* mit dem Kampf gegen die Rebenschädlinge, wie Reblaus, Traubenwickler (Heu- und Sauerwurm), Springwurm, sowie gegen den Befall mit echtem und falschem Mehltau, schwarzem und rotem Brenner. Um diesen Kampf wirksam führen zu können, ist es den Weinbauern unter bestimmten Voraussetzungen gestattet, jährlich bis zum 31. Juli die Weinstöcke mit arsenhaltigen Stoffen, die kein Blei enthalten, zu bespritzen oder bis zum 30. Juni zu bestäuben.

Sobald die Trauben den günstigsten Reifegrad erlangt haben, wird behördlicherseits der Beginn der *Traubenlese* festgesetzt, die in wenigen, aufeinanderfolgenden Tagen zu Ende geführt werden muß. Dann beginnt die eigentliche *Weinbereitung* mit der *Mostgewinnung.*

Die Trauben werden mit Kämmen und Hülsen (bei besseren Weinen und Rotweinen ohne Kämme) zerquetscht (eingemaischt) und abgepreßt (gekeltert). Rotweine werden nicht abgepreßt, sondern auf den Trestern vergoren, um den roten Farbstoff durch den sich bei der Gärung bildenden Alkohol aus den Hülsen auszuziehen. Der abgekelterte Traubenmost wird im allgemeinen ohne weitere Behandlung — nur in besonderen Fällen erfolgt Entschleimen, Lüften oder Pasteurisieren — nach Passieren eines Seihers auf die Gärfässer geleitet.

Die hierin verlaufende *Gärung* besteht aus einer Haupt- und einer Nachgärung. Sie wird verursacht durch Hefen (Saccharomyces vini), die entweder natürlich vorhanden

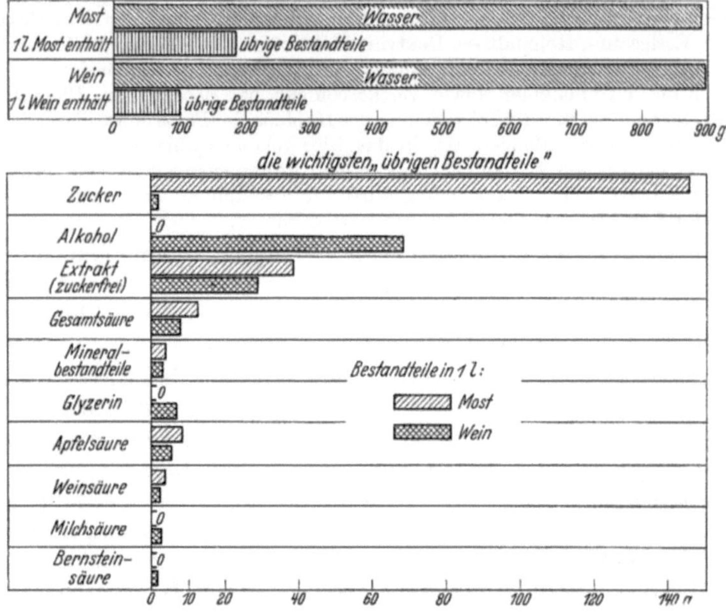

Abb. 111. Die wichtigeren Bestandteile des Traubenmostes und des aus ihm gewonnenen Weines.

sind oder als Reinzuchthefen zugesetzt werden. Die *Hauptgärung* ist eine Obergärung, die je nach der Temperatur bis zu 30 Tagen dauert; die Nachgärung ist unter Umständen erst nach 6 Monaten als beendigt anzusehen.

In der Zeit der *Nachgärung* finden die für das fertige Erzeugnis so wichtigen Vorgänge des biologischen Säureabbaus (Spaltung der Äpfelsäure in Milchsäure und CO_2) statt. Nachdem der völlig durchgegorene Wein einige Zeit auf der sich abgesetzten Hefe (dem Trub) gestanden hat, erfolgt der erste Abstich; der Wein wird vom Trub getrennt und auf ein anderes Faß gefüllt. Bis zur Flaschenreife sind im allgemeinen 3—4 Abstiche in bestimmten Zeitabständen erforderlich (Ausbau des Weines).

Vor jedem *Umfüllen des Weines* werden die verwendeten Geräte, Fässer, Flaschen usw. einer Schwefelung durch Verbrennen von Schwefel, durch Anwendung gasförmiger schwefliger Säure oder wäßriger Lösungen von schwefliger Säure oder Kaliumpyrosulfit unterzogen, um die Entwicklung der für den Wein schädlichen Mikroorganismen zu hemmen. Auch zur Verhütung von Weinfehlern und zur Bekämpfung von Weinkrankheiten spielt die Verwendung von schwefliger Säure eine besondere Rolle (nach den Bestimmungen zur Ausführung des Weingesetzes vom 16. 7. 32 insoweit gestattet, als nur kleine Mengen von schwefliger Säure oder Schwefelsäure in die Flüssigkeit gelangen; sie betragen im Liter etwa 100—200 mg an gesamter und bis zu 50 mg an freier schwefliger Säure).

Nach vollständigem Ablauf der alkoholischen Gärung setzen sich im Wein die trübenden Bestandteile zu Boden. Für die Abfüllung auf Flaschen muß noch eine Filtration oder *Schönung* mit bestimmten Klärmitteln vorgenommen werden. Als gesetzlich erlaubte Schönungsverfahren sind anzusehen die Klärung mit 1. Hausen-, Stör- oder Welsblase,

2. Gelatine, Agar-Agar, 3. Tannin (bis zur Höchstmenge von 10 g auf 100 l Wein), 4. Eiereiweiß (vorzugsweise bei Rotwein), 5. spanischer Erde und Kaolin, 6. gereinigter Holz- (zur Beseitigung fremdartiger Gerüche) oder Knochenkohle (zur Beseitigung von Fehlern oder Krankheiten des Weines, jedoch nicht zur Beseitigung des Rotweinfarbstoffs) und 7. Ferrocyankalium (Blauschönung). Durch sachgemäße Schönung darf die chemische Zusammensetzung des Weines nur in geringem Maße beeinflußt werden.

Das wichtigste Verfahren der Weinbehandlung ist die gesetzlich geregelte und streng überwachte *Verbesserung* der Traubensäfte und Weine durch Zugabe von Zucker oder wäßriger Zuckerlösung mit nachfolgender Vergärung des Gemisches. Ein anderes gesetzlich zugelassenes Verfahren ist die Behandlung mit kohlensaurem Kalk zur Entsäurung des Weines.

Dessert-, Süß-, Süd- bzw. *Likörweine* weisen gegenüber dem Wein einen höheren Extrakt- und Zuckergehalt und in der Regel auch höheren Alkoholgehalt auf. Schaumwein (Sekt) wird aus Wein durch eine zweite Gärung (im allgemeinen in der Flasche) hergestellt, wobei die gebildete Kohlensäure gelöst bleibt. *Wermutwein* ist das aus Wein unter Verwendung von Wermutkraut hergestellte Getränk, in dem der dem Wermutkraut eigentümliche Geschmack deutlich hervortritt. Obst- und Beerenweine gewinnt man aus den Säften der Obst- und Beerenfrüchte in ähnlicher Weise wie den Wein.

Die häufigsten *Krankheiten des Weines* sind das Trübwerden oder Umschlagen (durch Hefen, Bakterien, Eiweißgerbstoffverbindungen), 2. das Rahnwerden der Weißweine und das Braun- oder Fuchsigwerden der Rotweine (Verfärben von Weinen aus faulen Trauben durch Luftzutritt), 3. der Essigstich (Essigsäurebakterien, die den Alkohol in Essigsäure umwandeln), 4. der Milchsäurestich und die Mannitbildung (durch Milchsäurebakterien), 5. die Kahmkrankheit (durch Kahmhefen), 6. das Zähe- oder Schleimigwerden (durch Bakterien und Schleimhefen), 7. der Böckser (Schwefelwasserstoffbildung aus Schwefel durch Bakterien), 8. der Stopfengeschmack (durch Mikroorganismen oder fehlerhafte Korke), 9. das Bitterwerden (mikrobiologische Veränderung der Gerbstoffe besonders in Rotweinen), 10. das Schwarzwerden (durch Eisenverbindungen in gerbstoffreichen und säurearmen Weinen).

Der Beurteilung des Weines ist eine eingehende chemische *Untersuchung* zugrunde zu legen, die neben der Erkennung gezuckerter, überzuckerter, aromatisierter und verschnittener Weine Aufschluß darüber gibt, ob der Wein frei von gesundheitsschädlichen oder verbotenen Stoffen wie Zink, Kupfer, Arsen, Blei, Konservierungsmitteln, Farbstoffen usw. ist.

Seiner Zusammensetzung nach ist der Wein ausschließlich als *Genußmittel* anzusehen. Gesundheitsschädliche Wirkungen können beim Genuß einwandfreien Weines wohl nur durch den Alkohol bei übermäßigem Genuß hervorgerufen werden.

c) Branntwein.

Branntwein wird durch Destillation (Brennen) vergorener, alkoholhaltiger Flüssigkeiten gewonnen.

Bei der *Herstellung* geht man entweder von stärke- oder zuckerhaltigen *Rohstoffen,* wie Kartoffeln, Getreide, Reis, Früchten, Zuckerrohrmelasse u. a., aus oder man verwendet bereits fertige alkoholhaltige Getränke, wie Wein. Die Art und Güte des Branntweins wird durch die verwendeten Rohstoffe bestimmt. Bei Verwendung stärkehaltiger Stoffe muß zunächst die Stärke in vergärbaren Zucker übergeführt werden (Verzuckerung). Hierzu bedient man sich im allgemeinen der Diastase (s. Bierbereitung), aber auch der Einwirkung von Säuren und Schimmelpilzen (Aspergillus oryzae und Mucorarten). Die verzuckerte Maische wird mit Hefe vergoren und dann der Destillation unterworfen. Neben Alkohol gehen hierbei auch die bei der Gärung gebildeten Aromastoffe in das Destillat über. Art und Menge der in dem Fertigerzeugnis enthaltenen Aromastoffe (Trauben- und Gärungsbukettstoffe) sind für die Beurteilung von ausschlaggebendem Wert, desgleichen die bei der

Lagerung sich bildenden Aromastoffe (Lagerungsbukettstoffe). Erzeugnisse mit besonderem Gehalt an wertvollen, eigentümlichen Geruchs- und Geschmacksstoffen werden als *Edelbranntwein* bezeichnet. Der edelste Branntwein ist der *Weinbrand (Kognak)*; sein Alkoholgehalt muß ausschließlich dem Wein entstammen.

Unter *Verschnitten* versteht man Branntweine, die neben Weingeist anderer Art eine solche Menge Edelbranntwein enthalten, daß die kennzeichnenden Eigenschaften des Edelbranntweins geschmacklich und geruchlich deutlich hervortreten.

Liköre sind Branntweine mit höherem, durch Zucker bedingtem Extraktgehalt, denen noch besondere Stoffe, wie Fruchtsäfte oder aromatische Destillate, zugesetzt und die häufig künstlich gefärbt sind.

Die lebensmittelpolizeiliche *Untersuchung* des Branntweins erstreckt sich vorwiegend auf die Feststellung des Alkoholgehaltes sowie auf die Prüfung der Geruchsstoffe durch fraktionierte Destillation. In hygienischer Hinsicht ist vor allem die Prüfung auf etwa vorhandenen Methylalkohol, der wegen seiner giftigen Wirkung beim Genuß zu schwersten Gesundheitsschädigungen Veranlassung geben kann, von Wichtigkeit. Auch das Vorhandensein größerer Mengen Fuselöl und Aldehyd muß als gesundheitlich bedenklich angesehen werden.

B. Alkaloidhaltige Genußmittel.
a) Kaffee.

Kaffee sind die von der Fruchtschale vollstándig und von der Samenschale (Silberhaut) nach Möglichkeit befreiten, rohen oder gerösteten, ganzen oder zerkleinerten Samen von Pflanzen der Gattung Coffea. Nach der *pflanzlichen Abstammung* unterscheidet man Kaffee von Coffea arabica L. und von Coffea liberica Bull. (Liberia-Kaffee); nach der *geographischen Herkunft* südamerikanischen, mittelamerikanischen, westindischen, ostindischen, arabischen und afrikanischen Kaffee. Die Kaffeebohnen werden erst durch den Röstprozeß zur Herstellung des Kaffeegetränkes brauchbar. Bei der Bereitung des Kaffeegetränkes gehen von der Trockensubstanz der gerösteten Bohnen rund 30% in Lösung, darunter das für die Wirkung des Kaffees so wichtige *Coffein* (1,3,7-Trimethyl, 2,6-Dioxypurin), das wahrscheinlich als chlorogensaures Kaliumcoffein im Kaffee vorkommt; seine Menge beträgt 1—2%. Hinsichtlich der gesundheitlichen Beurteilung sei auf folgende Stellungnahme des Vorstandes der Deutschen Pharmakologischen Gesellschaft auf der Arbeitstagung im Frühjahr 1938 verwiesen.

„Das Kaffeeproblem ist nicht ausschließlich eine Coffeinfrage, wenn auch das Coffein den ausschlaggebenden Bestandteil der Kaffeebohne auch für die gesundheitliche Beurteilung des Kaffees bildet. Das Coffein kann in den Grundzügen seiner Wirkungen als gut bekannt gelten. Es bieten jedoch die chemischen Bindungen und das Zusammenwirken des Coffeins mit sonstigen Bestandteilen der Kaffeebohne noch mancherlei ungelöste Aufgaben. Wieweit Coffein als Bestandteil von Genußmitteln überhaupt der Gesundheit schädlich oder abträglich ist, ist nach dem Stande der Kenntnisse in erster Linie eine Frage der jeweils genossenen Coffeinmengen; daneben sind Herkunft, Röstung und Zubereitungsart des Kaffees von Bedeutung. Mengen, die normalerweise durchaus förderlich sind, können für besonders Empfindliche, noch vielmehr für gewisse Kranke, schädlich sein. Klinische Erfahrungen lehren, daß bei dem üblichen Gebrauch des Kaffees weder vorübergehende noch bleibende Schädigungen vorkommen. Den im Tierversuch unter Ignorierung der Bedeutung der Dosen beobachteten Schädigungen der Keimdrüsen — so interessant sie in der Theorie auch sein mögen — stehen beim Menschen keine entsprechenden Erfahrungen und Beobachtungen aus dem Leben gegenüber.“

Das Kaffeegetränk (7—8 g gemahlene Kaffeebohnen auf 100 ccm Wasser) ist vorwiegend Genuß- und Anregungsmittel; als Nahrungsmittel kommt ihm keine Bedeutung zu, da nennenswerte Mengen Nährstoffe in ihm nicht enthalten sind. Diese werden vielmehr erst durch den im allgemeinen üblichen Zusatz von Milch und Zucker zugeführt.

Im Verkehr mit Kaffee ist zum Schutze der menschlichen Gesundheit durch die *Kaffeeverordnung* vom 10. 5. 1930 insbesondere verboten, Kaffee mit gesundheitsschädlichen Farbstoffen zu färben, mit Borsäure zu behandeln sowie mit arsenhaltigem Schellack oder gesundheitsschädlichen Glasurmitteln zu überziehen (zulässige Überzugstoffe sind Rüben-, Rohr- oder Stärkezucker, arsenfreier Schellack sowie unbedenkliche Harze und Wachse).

Kaffee-Ersatzstoffe sind durch Rösten von Pflanzenteilen hergestellte Erzeugnisse, die durch Ausziehen mit heißem Wasser ein kaffeeähnliches Getränk liefern. Daneben gibt es *Kaffee-Zusatzstoffe*, die in ähnlicher Weise oder durch Rösten von Zuckerarten hergestellt werden. Als Rohstoffe für die Herstellung beider Erzeugnisse werden verwendet Gerste und Roggen (auch in gemälztem Zustand), ferner Zichorien, Zuckerrüben, Feigen, Johannisbrot, Erdnüsse, Sojabohnen, Eicheln, Zuckerarten u. a. Bei der Untersuchung der Kaffee-Ersatzstoffe ist besonders darauf zu achten, daß keine Verunreinigungen durch Pflanzenschädlinge (Larven, Käfer, Milben) vorhanden sind und daß beim Zusatz coffeinhaltiger Pflanzenauszüge der Coffeingehalt der fertigen Erzeugnisse 0,2% nicht überschreitet (vgl. Verordnung über Kaffee-Ersatzstoffe und Kaffee-Zusatzstoffe vom 10. 5. 1930).

b) Tee.

Tee sind die fermentierten oder nicht fermentierten, getrockneten jungen Blätter oder Blattknospen der Teepflanze (Thea sinensis) oder verwandter Arten. Man unterscheidet nach der *geographischen* Herkunft chinesischen, japanischen und indischen Tee sowie nach der *Art der Gewinnung* grünen und schwarzen Tee. Während man den *grünen Tee* durch Trocknen und schwaches Rösten der genannten Pflanzenteile gewinnt, unterwirft man den *schwarzen Tee* vor der Trocknung einer Fermentation (Gärung), bei der die Gerbsäure zum Teil zerstört und Aromastoffe gebildet werden. Die anregende Wirkung des Teegetränks beruht auf dem Gehalt an *Thein* (wie das Coffein ein Trimethylxanthin) und *Theophyllin* (Dimethylxanthin). Wenngleich der Gehalt an diesen Stoffen im Tee (im Mittel 3%) höher als im Kaffee ist, so gelangt hiervon doch weniger in das Teegetränk. Unter Berücksichtigung dieses Umstandes ist der Teegenuß ähnlich wie der Kaffeegenuß zu beurteilen. Ein Nährwert kommt dem Teegetränk nur durch den meist vorgenommenen Zuckerzusatz zu.

Die *Untersuchung* des Tees im Rahmen der Lebensmittelkontrolle beschränkt sich im allgemeinen auf den Nachweis von fremden Beimengungen oder von Zusätzen bereits abgebrühten und wieder getrockneten Tees.

Teegetränke aus Teilen anderer Pflanzen werden entsprechend bezeichnet, z. B. *Pfefferminztee, Brombeerblättertee* usw. „*Mate*" besteht aus den gerösteten Blättern und jungen Zweigen der Stecheiche (Ilex paraguayensis). Mate enthält auch bis zu 1,8% Thein.

c) Kakao.

Kakao ist das aus Kakaokernen durch teilweises Abpressen der Kakaobutter gewonnene und sodann gepulverte Erzeugnis. Die Kakaokerne werden aus den Kakaobohnen, den Samen des Kakaobaumes (Theobroma Cacao L.), durch Darren oder Rösten, Entschälen und Entkeimen gewonnen. Nach der *geographischen Herkunft* unterscheidet man mittel- und südamerikanische, westindische, west- und ostafrikanische, asiatische und auch australische Kakaobohnen.

Die *Hauptbestandteile* des Kakaokernes sind Fett (50—55%), Eiweiß (10%), Stärke (6%), Gerbstoffe (6%), organische Säuren (2,5%), Mineralstoffe (2,5%), Theobromin (1,5%), Wasser (5%) und andere stickstoffreie Stoffe. Der wertvollste Bestandteil der Kakaokerne ist die aus ihm durch Abpressen gewonnene *Kakaobutter*. Das durch Lösungsmittel ausgezogene Kakaofett kommt dem abgepreßten Erzeugnis in der Qualität nicht gleich und darf daher auch nicht als „Kakaobutter" bezeichnet werden. Seine Verwendung für Kakaoerzeugnisse ist nach den Bestimmungen der Verordnung über Kakao und Kakaoerzeugnisse vom 15. 7. 1933 in Deutschland verboten. — Das *Theobromin* ist eine dem Coffein ähnliche Purinbase, deren Wirkung beim Genuß von Kakaoerzeugnissen jedoch stark abgeschwächt ist.

Schokolade ist eine aus gemahlenen Kakaokernen und Zucker mit oder ohne Zusatz von Kakaobutter, natürlichen Gewürzen und Vanillin hergestellte Zubereitung, die mindestens 35% Kakaobestandteile und höchstens 65% Zucker enthält.

Die *Untersuchung* der Kakaoerzeugnisse auf einwandfreie Beschaffenheit erstreckt sich sowohl auf die Rohkakaobohnen als auch auf die Fertigerzeugnisse. Rohkakaobohnen dürfen nicht mehr als 3% beschädigte (durch Seewasser, Schimmel, Fäulnis, Brandrauch oder Insektenfraß) Kakaobohnen und Verunreinigungen enthalten. Kakaopulver, das mehr als die technisch unvermeidbaren Mengen Kakaoschalen enthält, ist als verfälscht zu betrachten. Zu beanstanden ist ferner, wenn Kakaoerzeugnisse künstlich gefärbt oder mit Lack überzogen sind (abgesehen von der Verwendung gesundheitsunschädlicher Farben zur Ausschmückung und von Sandarak- oder Benzoelack oder anderen gesundheitsunschädlichen Lacken zum Überziehen von Schokoladefiguren).

Die Kakaoerzeugnisse, insbesondere die Schokolade, sind nicht nur *Genußmittel*, sondern auch hochwertige und wohlschmeckende *Nahrungsmittel*. Dies verdanken sie neben ihrem Gehalt an Fett, Kohlehydraten, Eiweiß und Mineralstoffen den besonderen Zusätzen, die bei ihrer Herstellung gemacht werden, wie Sahne, Milch, Zucker, Nüsse usw. Die Wirkung des Theobromins in Verbindung mit dem rasch ins Blut übergehenden Zucker macht z. B. Schokolade besonders geeignet als Mittel zur schnellen Überwindung von Ermüdungs- und Schwächezuständen.

d) Tabak.

Tabak sind die getrockneten und fermentierten reifen Blätter verschiedener Nicotiana-Arten. Bei der Trocknung und vor allem bei der Fermentation (Gärung), die je nach Sorte und Gegend verschieden durchgeführt wird, finden biologische Umsetzungen statt, hervorgerufen durch Eigenenzyme der Pflanze, wobei auch Mikroorganismen und rein chemische Prozesse eine Rolle spielen; der dabei eintretende Nicotinabbau (im Durchschnitt etwa 20%) schwankt je nach Sorte, Art der Behandlung, Umweltbedingungen usw.

Der wichtigste Bestandteil des Tabaks ist wegen seiner starken Giftigkeit das *Nicotin*, ein farbloses Öl, $C_{10}H_{14}N_2$ (β-Pyridyl-N-methyl-α-pyrrolidin); das natürlich vorkommende linksdrehende Nicotin ist 2—3mal stärker toxisch als die rechtsdrehende Modifikation. Die tödliche Dosis des l-Nicotins beträgt etwa 50—60 mg; Mengen von 1—4 mg übten bei Nichtrauchern schon toxische Wirkungen aus, während Raucher infolge Gewöhnung bis 8 mg symptomlos vertrugen. Nicotin bewirkt allgemein zuerst Erregung, der als anhaltende Wirkung Lähmung folgt. Die *Wirkung des Nicotins beim Rauchen* zeigt sich vor allem in der Einwirkung auf das zentrale und periphere Nervensystem, in der Beschleunigung der Herztätigkeit, verbunden mit Blutdrucksteigerung und Pulsbeschleunigung, ferner in der Einwirkung auf das Gefäßsystem, den Verdauungsapparat („nervöse Magenstörungen"), die innersekretorischen Drüsen und die glatte Muskulatur. Organschädigungen wie auch Schädigungen der Generationstätigkeit sind im allgemeinen nur bei Tabakmißbrauch zu beobachten. Für chronische Katarrhe des Rachens und der Luftwege („Raucherhusten") ist neben dem Nicotin hauptsächlich der Gehalt des Rauches an Basen (Ammoniak) mit verantwortlich. Akute Vergiftungserscheinungen, wie Schwindel, Zittern, Übelkeit, Schweißausbruch, Erbrechen, Durchfall und ähnliches, treten bei ersten Rauchversuchen fast immer auf. Die beim Raucher zu beobachtende *Gewöhnung* an das Gift dürfte weniger auf eine raschere Zerstörung im Organismus, als vielmehr auf die erworbene Unfähigkeit, auf Reiz in normaler Weise zu reagieren, zurückzuführen sein. Die *Ausscheidung* des Nicotins aus dem Körper erfolgt verhältnismäßig rasch; schon nach 2 Stunden ist es im Harn nachgewiesen worden, nach etwa 8 Stunden war die Hauptmenge wieder ausgeschieden.

Der *Nicotingehalt* der Tabake und Tabakerzeugnisse kann sehr verschieden sein[1]. Doch sind die Schwankungen innerhalb der einzelnen Gruppen von Tabakerzeugnissen infolge gleichmäßiger Mischung im allgemeinen nicht allzu groß. So enthalten die in Deutschland üblichen Zigarettensorten aus orientalischen Tabaken im Durchschnitt 1,2% Nicotin, englische, amerikanische und französische Zigarettenmarken etwa 2,1%. Gewöhnliche Zigarren weisen Mittelwerte von 1,5% auf, die in Österreich beliebten Virginier-Zigarren Werte von 2,5—4%, Brissago (Schweiz) 2—4% und Toscani (Italien, Schweiz) 4—5% Nicotin. Pfeifentabake zeigen sehr schwankenden Nicotingehalt, gewöhnlich zwischen 1 und 2%. Der Nicotingehalt des *Hauptrauchs*, d. h. des aus dem Mundstückende in den Mund des Rauchers gelangenden Anteils (Gegensatz: Nebenrauch, der am Brandende in die Luft entweicht), ist abhängig von der Art des Rauchens, Zughäufigkeit, Zuggröße, Schnittbreite, Form des Rauchguts, Feuchtigkeit, Sorte u. a., doch schwankt er bei der gewöhnlichen Art des Rauchens eines Durchschnittsrauchers nur innerhalb gewisser Grenzen. Deshalb kann man im allgemeinen annehmen, daß der Nicotingehalt im Hauptrauch bei Zigarretten im Durchschnitt rund 30% des Gesamtnicotingehalts des Rauchguts beträgt; bei Zigarren schwankt der Wert etwas mehr und beträgt im Durchschnitt etwa 10—15%, bei kurzen Pfeifen etwa 30—40%, wovon sich allerdings noch ein Teil im Pfeifenrohr abscheidet.

Die *Absorption* des Hauptrauchnicotins im Körper ist bei Zigaretten ohne Inhalieren nur sehr gering, dagegen werden bei starkem Inhalieren etwa 85—95% des Hauptrauchnicotins absorbiert. Bei Zigarren, deren Rauch fast nie inhaliert wird, kann die Absorption etwa zu 50% des Hauptrauchnicotins angenommen werden. Im Hauptrauch von Zigarren (alkalischer Hauptrauch) liegt das Nicotin zum Teil als freie Base, zum Teil als Salz vor, bei Zigaretten aus orientalischen Tabaken (saurer Hauptrauch) nur als Salz (im kolloiddispersen Zustand); die freie Base schlägt sich leichter aus dem Rauch im Mund nieder als die kolloiden Nicotinsalze.

Die *Entnicotinisierung* von Tabakerzeugnissen gewann in den letzten Jahren an Bedeutung. Da die derart angepriesenen Erzeugnisse meist nicht den gestellten Erwartungen genügten, war es notwendig, Nicotinhöchstwerte festzusetzen. Dies ist geschehen in der Verordnung über nikotinarmen und nikotinfreien Tabak vom 12. 5. 1939 (in der Schweiz sind ähnliche gesetzliche Bestimmungen in Kraft), in der bestimmt wird, daß „nicotinarme" Zigaretten, Zigarettentabake und Pfeifentabake höchstens 0,6% Nicotin, „nicotinarme" Zigarrentabake, Zigarren, Zigarillos und Stumpen höchstens 0,8% Nicotin, „nicotinfreie" Tabake und Zigaretten höchstens 0,1% Nicotin und Zigarren, Zigarillos und Stumpen höchstens 0,2% Nikotin (jeweils bezogen auf Trockensubstanz) enthalten dürfen. Auch Mittel zur Nicotinverringerung im Rauch (z. B. Patronen, Spitzen, Einlagen) dürfen nur angepriesen werden, wenn mit ihnen mindestens 50% des im Hauptrauch auftretenden

---

[1] Besonders nicotinreiche Pflanzen (bis etwa 15% Nicotin) für Schädlingsbekämpfungsmittel sowie praktisch nicotinfreie Pflanzen wurden vor allem von der Reichsanstalt für Tabakforschung, Forchheim in Baden, gezüchtet.

Nicotins bei normalem Durchschnittsrauchen entfernt werden. Für die Untersuchung im Rauch wurde von B. PFYL ein brauchbares Verfahren und eine geeignete Rauchapparatur angegeben.

Neben dem Nicotin treten noch *andere Stoffe* im Tabak und Tabakrauch auf; der Menge oder Wirkung nach spielen sie neben dem Nicotin nur eine untergeordnete Rolle, doch tragen sie zur Gesamtwirkung des Rauchens mit bei. Es sind zu nennen: Nebenalkaloide und Abbauprodukte des Nicotins, Pyridinbasen, Ammoniak und Amine, teer- und harzartige Stoffe, ätherische Öle, Methylalkohol, Kohlenoxyd; ferner sind im Rauch nachgewiesen worden Aldehyde, Ketone und Säuren sowie in sehr geringen Mengen Blausäure und Schwefelwasserstoff.

Für die *Genußwirkung* ist bemerkenswert, daß das Rauchen bei dem einen Beruhigung, bei dem anderen Anregung bewirken kann. Als angenehme Eigenschaften werden weiter angegeben: Herabsetzung der Empfindlichkeit des sensiblen Nervensystems, Forträumung von Sorgen, behagliche Stimmung, leichteres Ertragen von Strapazen und ähnliches. Größere *Leistungsfähigkeit* ist aber auf die Dauer nicht zu erwarten (Rauchverbot bei Trainingsvorschriften!).

Vom *hygienischen* und *volksgesundheitlichen Standpunkt* ist bezüglich des Tabakgenusses besonderes Augenmerk darauf zu richten, daß die Werbung für Tabakerzeugnisse und Entnicotinisierungsmittel den Tatsachen entspricht, daß gesundheitliche Hinweise bei jeder Art des Tabakgenusses vermieden werden, daß die Jugend sich vom Tabak freihält („Tabakmerkblatt für Jugendliche", herausgegeben vom Reichsgesundheitsamt), daß die Frau, besonders als Schwangere oder Stillende, sich der Gefahr des Tabakgenusses bewußt ist und daß zum Schutze der Nichtraucher (besonders Frauen und Kinder) in allgemeinen Aufenthaltsräumen (Verkehrsmitteln, Gaststätten u. dgl.) entsprechende Maßnahmen durch Lüftung, Stellung von Sonderräumen, eventuell Rauchverbot getroffen werden.

C. Alkoholfreie Getränke.

Mineralwässer sind natürliche Wässer mit besonderem Gehalt an Mineralstoffen oder Kohlensäure. Künstliche Mineralwässer werden unter Zusatz von Salzen oder Sole und Imprägnieren mit Kohlensäure hergestellt. Der Verkehr mit ihnen unterliegt den Vorschriften der Verordnung über Tafelwässer (vgl. S. 379).

Limonaden sind durch Verdünnen von Fruchtsirupen mit Wasser hergestellte Erfrischungsgetränke. Brauselimonaden erhält man aus Fruchtsirupen oder Essenzen natürlicher Herkunft (Brauselimonaden mit Geschmacksstoffen) mit kohlensäurehaltigem Wasser. Obstsüßmoste vgl. S. 365.

D. Gewürze und Würzen.

Als Gewürze werden verschiedene Pflanzenteile verwendet, wie Samen und Früchte (Kümmel, Anis, Pfeffer, Paprika, Muskat, Vanille), Knospen, Blüten und Blütenteile (Gewürznelken, Kapern, Zimtblüte, Safran), Blätter (Lorbeer, Majoran), Rinde (Zimt) und Rhizome (Ingwer).

Im weiteren Sinne gehören zu den Gewürzen auch unsere Küchenkräuter, wie Petersilie, Schnittlauch, Salbei, Citronenmelisse, Boretsch, Liebstöckel und Bohnenkraut. Die übrigen zur Bereitung unserer Nahrung verwendeten Geschmacksstoffe sind neben Kochsalz entweder Zubereitungen von Gewürzen (Senf) oder Würzen (Suppenwürze) sowie Fleischextrakt und Hefeextrakt. Essig und Citronensaft sind auch zu den würzenden Stoffen zu rechnen.

Das zum Pökeln von Fleisch verwendete „Nitritpökelsalz" unterliegt besonderen Vorschriften (vgl. S. 381).

Da die meisten Gewürze aus dem Ausland eingeführt werden, ist die Gewinnung und Behandlung dieser Erzeugnisse bis zur Einfuhr unserer hygienischen Überwachung entzogen. Bei der Überwachung im Inland ist vor allem auf Verschmutzungen und Verfälschungen zu prüfen, z. B. von Senfmehl mit Stärke, von gemahlenem Pfeffer mit Pfefferschalen, von Safranpulver, das aus den wertvollen Narben des Safrans hergestellt wird, mit wertlosem Griffelpulver. Der *Nachweis der Verfälschung* wird im allgemeinen mikroskopisch oder colorimetrisch geführt.

Eine besondere Überwachung erfordern die in letzter Zeit in steigendem Maße in den Verkehr gelangenden *Ersatzgewürze*, wie Pfeffer-, Zimt-, Muskat-Ersatz usw. Hierbei ist darauf zu achten, daß einwandfreie Trägersubstanzen (Buchweizenkleie, Kakaoschalen) und unbedenkliche Aromastoffe verwendet und Verunreinigungen ausgeschlossen werden.

Gewürze, die neben den aromatischen auch färbende Eigenschaften besitzen (Paprika, Curcuma), dürfen bei Lebensmitteln, bei denen eine künstliche Färbung aus hygienischen Gründen (Fleisch) oder zum Schutze der Verbraucher vor Täuschungen verboten ist, nur in solcher Menge zugesetzt werden, daß die Vortäuschung einer frischeren oder besseren Beschaffenheit vermieden wird.

Beim *Essig* ist zu unterscheiden zwischen *Gärungsessig* und *Essenzessig*. Ersterer wird durch Essigsäurebakterien aus alkoholhaltigen Flüssigkeiten (Wein, Branntwein, Apfelwein, Bier usw.) gewonnen, letzterer durch trockene Destillation des Holzes oder aus Acetylen durch Anlagerung von Wasser und darauffolgende Oxydation. Unter den Gärungsessigen ist besonders der Weinessig reich an Aromastoffen.

Schrifttum.

Bömer, A., A. Juckenack u. J. Tillmans: Handbuch der Lebensmittelchemie. Bd. 6 u. 7. Berlin 1934, 1938. — Eichler, O.: Kaffee und Koffein. Berlin 1938. — Fincke, H.: Handbuch der Kakaoerzeugnisse. Berlin 1936. — Fincke, H.: Kleines Fachbuch der Kakaoerzeugnisse. Berlin 1936. — Gassner, G.: Mikroskopische Untersuchung pflanzlicher Nahrungs- und Genußmittel. Jena 1931. — Günther, A.: Der Wein. Seine Bereitung, Behandlung, Zusammensetzung und Beurteilung, Statistik, Gesetzgebung und Rechtsprechung. Leipzig 1918. — *Kaiserl. Gesundheitsamt*: Der Kaffee. Gemeinfaßliche Darstellung der Gewinnung und Beurteilung des Kaffees und seiner Ersatzstoffe. Berlin 1903. — Kissling, R.: Tabakkunde, Tabakbau und Tabakfermentation. Berlin 1925. — König, J.: Nahrung und Ernährung des Menschen. Berlin 1926. — Riess-Ludorff: Kurzkommentar zum Nitritgesetz. Berlin 1924 (Begründung der Bestimmungen zum Schutze der Gesundheit). — Schönfeld, F.: Handbuch der Brauerei und Mälzerei. Berlin 1930 bis 1935. — Sprecher v. Bernegg: Tropische und subtropische Weltwirtschaftspflanzen, ihre Geschichte, Kultur und volkswirtschaftliche Bedeutung. Stuttgart 1936. — Unger, E.: Der Tee. Hamburg 1932. — Wüstenfeld, H., Essigfabrikation. Berlin 1930. — Wüstenfeld, H.: Trinkbranntwein und Liköre. Berlin 1931.

8. Lebensmittelgesetzgebung.

Von Ernst Merres.

Bei der gewerblichen Gewinnung, Herstellung und Zubereitung von Lebensmitteln konnte seit jeher als Begleiterscheinung beobachtet werden, daß Nahrungs- und Genußmittel verfälscht oder nachgemacht werden, und zwar zum Teil unter Verwendung von gesundheitsschädlichen Stoffen, daß ferner außer derartigen bedenklichen Lebensmitteln auch verdorbene oder irreführend bezeichnete Eß- und Trinkwaren vertrieben wurden. Dies hat dazu geführt, daß der Verkehr mit Lebensmitteln in fast allen Kulturstaaten einer besonderen gesetzlichen Regelung unterworfen wurde.

Die Anfänge obrigkeitlicher Maßnahmen zur Verhütung solcher Mißstände reichen bis in das Altertum und in Deutschland bis in das frühe Mittelalter zurück. In wirksamer Weise hat sich die Verwaltung auf diesem Gebiete sowohl in Deutschland wie auch in anderen Kulturstaaten erst im letzten Drittel des 19. Jahrhunderts betätigt, als man dazu überging, den Verkehr mit Nahrungsmitteln, Genußmitteln und einigen Gebrauchsgegenständen sondergesetzlich zu regeln. In Deutschland war der erste grundlegende Akt dieser Art das Gesetz, betreffend den Verkehr mit Nahrungsmitteln, Genußmitteln und Gebrauchsgegenständen, vom 14. 5. 1879, dem einige Ergänzungsgesetze und -verordnungen folgten, auf die später zurückgekommen werden wird. Dieses Gesetz ist mit dem 1. 10. 1927 außer Kraft getreten und durch ein neues Gesetz ersetzt worden, das bereits zweimal ergänzt wurde und jetzt als *Gesetz über den Verkehr mit Lebensmitteln und Bedarfsgegenständen (Lebensmittelgesetz)* in der Fassung vom 17. 1. 1936 vorliegt. Es bildet das Kernstück des Deutschen Lebensmittelrechts. Seine Ziele sind: Abwendung von Gefahren für *die menschliche Gesundheit* durch das *Verbot* der Herstellung und des Vertriebes *gesundheitsschädlicher Lebensmittel* sowie bestimmter *Bedarfsgegenstände*, soweit deren Gebrauch durch ihre Bestandteile die menschliche Gesundheit zu schädigen geeignet ist, weiterhin Schutz der Verbraucher vor Täuschung und Übervorteilung durch das *Verbot* der Herstellung und des Vertriebes *verdorbener, nachgemachter, verfälschter, irreführend bezeichneter oder irreführend aufgemachter Lebensmittel.* Auch dieses zweite Verbot, obwohl es vor allem von wirtschaftlicher Bedeutung ist, wirkt sich mittelbar zum Schutze der menschlichen Gesundheit aus. Denn Lebensmittel der vorgedachten Beschaffenheit, auch wenn diese an sich nicht gesundheitsbedenklich ist, sind in ihrem Nähr- und Genußwert herabgesetzt und daher unter Umständen geeignet, die Gesundheit des Verbrauchers wenigstens mittelbar zu schädigen.

Der Schwerpunkt des Gesetzes liegt in der dem Reichsminister des Innern gemeinsam mit dem Reichsminister für Ernährung und Landwirtschaft gegebenen Ermächtigung, in *Ausführungsbestimmungen* Näheres über den Verkehr mit Lebensmitteln und Bedarfsgegenständen festzusetzen. So können bestimmte Verfahren der Herstellung oder der weiteren Behandlung des Lebensmittels oder bestimmte Arten seiner Beschaffenheit, sofern das Lebensmittel dadurch gesundheitsschädliche Eigenschaften erhält, im einzelnen ausdrücklich verboten werden. Auch können Bestimmungen über die chemische Zusammensetzung der dem Gesetz unterliegenden Bedarfsgegenstände (z. B. Farben, kosmetische Mittel, Spielwaren) getroffen werden, sodann Begriffsbestimmungen für die einzelnen Lebensmittel aufgestellt und festgelegt werden, unter welchen Umständen Lebensmittel als verdorben, nachgemacht, verfälscht oder irreführend bezeichnet oder aufgemacht anzusehen sind. Außerdem ist es möglich, den Vertrieb von Fälschungsmitteln oder von Stoffen, deren Verwendung bei der Herstellung von Lebensmitteln unzulässig ist, zu verbieten, ferner die Herstellung bestimmter Lebensmittel von einer Genehmigung abhängig zu machen. Schließlich kann vorgeschrieben werden, daß bei Lebensmitteln, die in Packungen oder Behältnissen an den Verbraucher abgegeben werden, auf den Packungen über den Hersteller und über den Inhalt nach Art und Gewicht bestimmte Angaben gemacht werden müssen. Eine Reihe entsprechender Verordnungen ist bereits ergangen, so über *Honig* vom 21. 3. 1930, *Kunsthonig* vom 21. 3. 1930, *Kaffee* vom 10. 5. 1930, *Kaffee-Ersatzstoffe und Kaffee-Zusatzstoffe* vom 10. 5. 1930, *Kakao und Kakaoerzeugnisse* vom 15. 7. 1933, *Obsterzeugnisse* vom 15. 7. 1933 und 17. 8. 1938, *Speiseeis* vom 15. 7. 1933, *Tafelwässer* vom 12. 11. 1934 und 11. 2. 1938, *Teigwaren* vom 12. 11. 1934, *Enteneier* vom 24. 7. 1936, *Hackfleisch, Schabefleisch und ähnliche Zubereitungen* (Hackfleischverordnung) vom 24. 7. 1936, *Knochenfett* vom 8. 7. 1936, *Wurstwaren* vom 14. 1. 1937, *coffeinhaltige Erfrischungsgetränke* vom 24. 6. 1938, die *äußere Kennzeichnung von Lebensmitteln* (Lebensmittel-Kennzeichnungsverordnung) vom 8. 5. 1935 mit Änderungen vom 16. 4. und 20. 12. 1937, weiterhin die Verordnung *gegen die Verwendung von Mineralölen im Lebensmittelverkehr* vom 22. 1. 1938, sowie die Verordnung über *nikotinfreien und nikotinarmen Tabak* vom 12. 5. 1939.

Der Lebensmittel-Kennzeichnungsverordnung unterliegen eine Anzahl von Lebensmitteln, sofern sie in Packungen oder Behältnissen an den Verbraucher abgegeben werden (Dauerwaren von Fleisch, Fischen, Krebsen u. dgl., Milch und Sahne, Gemüse, Obst; Honig, Kunsthonig, Rübensaft; diätetische Lebensmittel; Fleischextrakt, Hefeextrakt und Erzeugnisse hieraus wie Brühwürfel; Krebsextrakt, Krabbenextrakt, Eipulver; Puddingpulver, Backpulver; Gewürze, Gewürzauszüge; Schokolade und Schokoladewaren, Schokolade- und Kakaopulver, Marzipan; Kaffee, Kaffee-Ersatzstoffe und Kaffee-Zusatzstoffe, Tee jeder Art; Teigwaren; Zwieback, Keks, Biskuits, Waffeln, Lebkuchen; Haferflocken, Hafergrütze, Hafermehl, Hafermark; Speiseöle). Die Verordnung soll den Verbraucher vor Täuschungen schützen, weil bei verpackten Waren der Inhalt nicht ohne weiteres erkennbar ist, und schreibt Angaben vor, die auf den Packungen oder Behältnissen gemacht werden müssen über denjenigen, der die Ware unter seinem Namen in den Verkehr bringt (Hersteller, Einführer oder Großkaufmann), sowie über den Inhalt (Bezeichnung, Menge, Gebrauchswert). Rein gesundheitlichen Charakter trägt die Vorschrift, nach der bei nicht durch Erhitzen haltbar gemachten Fischwaren entweder die Zeit der Herstellung nach Monat und Jahr oder der Hinweis anzugeben ist „Kühl aufzubewahren, zum alsbaldigen Verbrauch bestimmt".

Von den vorgenannten Verordnungen seien noch die folgenden wegen ihres vorwiegend gesundheitlichen Charakters besprochen.

Nach der Verordnung über Knochenfett darf Knochenfett nur aus Knochen hergestellt werden, die im Betriebe des Herstellers angefallen, frisch und unverdorben sind. Die Herkunft des Fettes aus Knochen ist deutlich kenntlich zu machen. Pferdeknochenfett darf mit Knochenfett anderer Tiere nicht vermischt werden.

Die Verordnung über Hackfleisch, Schabefleisch und ähnliche Zubereitungen verbietet die Herstellung von Hack- und Schabefleisch aus Gefrierfleisch, das Herstellen, Vorrätighalten, Feilhalten, Verkaufen von Hack- und Schabefleisch im Freien (Markt-, Straßen-, Hausierhandel), in Freibänken usw., auch in Därmen, Blasen oder anderen Hüllen. In Gaststätten darf Hackfleisch nur zum unmittelbaren Verzehr hergestellt und abgegeben werden. Die Aufbewahrung muß in Kühleinrichtungen und unter Fliegenschutz erfolgen. Die Polizeibehörden sind ermächtigt, Vorschriften über das zeitweilige Vorrätighalten von Hackfleisch zu erlassen; nicht verkauftes, übriggebliebenes Hackfleisch darf nicht ein zweites Mal zum Verkauf kommen, sondern ist zu kochen oder zu braten. Die sorgfältige Reinigung der Zerkleinerungsgeräte ist täglich mindestens zweimal vorzunehmen, dabei sind die Geräte auseinanderzunehmen. Chemische Reinigungsmittel sind durch Abspülen mit reinem Wasser von den Geräten zu entfernen. Weiter wird angegeben, was als nachgemacht oder verfälscht oder als irreführend bezeichnet anzusehen ist.

Nach der Verordnung über Enteneier sind alle in den Verkehr kommenden Enteneier wegen ihrer etwaigen Behaftung mit Krankheitserregern durch die Aufschrift „Entenei! Kochen!" zu kennzeichnen. Auch die Behältnisse für Enteneier müssen deutlich gekennzeichnet sein durch ein Schild mit Aufschrift: „Enteneier! Vor dem Gebrauch mindestens 8 Minuten kochen oder in Backofenhitze durchbacken!" Aus dem Ausland eingeführte

Enteneier müssen ebenfalls so gekennzeichnet sein. In Geschäftsräumen und Verkaufs-
ständen ist ein Aushang anzubringen, der vor dem Genuß roher oder weichgekochter Enteneier warnt, die Herstellung von Puddings, Mayonnaisen, Rührei, Setzei, Pfannkuchen,
Speiseeis usw. unterbindet und ein 8 Minuten langes Kochen oder völliges Durchbacken
vorschreibt.

Nach der Verordnung über Wurstwaren sind außer Grütze, Semmel und Mehl zu Würsten,
bei denen die Bezeichnung auf die Verwendung dieser Stoffe hindeutet (Grützwurst, Semmel-
wurst, Mehlwurst) als Bindemittel nur unversehrte frische Eier, unversehrte Kühlhauseier
sowie 2% aufgeschlossenes Milcheiweiß oder Magermilchpulver für solche Würste, die zum
alsbaldigen Verzehr bestimmt sind, zugelassen, also nicht für Dauerwurst, Dosenwurst
und Dosenwürstchen. Jene Bindemittel müssen die Hauptbezeichnung „Milcheiweiß" oder
„Magermilchpulver" tragen.

Die Verordnung über Mineralöle enthält ein grundsätzliches Verbot der Verwendung
von Mineralölen bei der Herstellung von Lebensmitteln. Bis auf weiteres ist jedoch gemäß
Runderlaß reines Paraffinöl, das den Anforderungen des Deutschen Arzneibuches ent-
spricht, als Trennmittel bei Dauerbackwaren und Bonbons sowie bei der Behandlung von
Rosinen, Sultaninen und Korinthen zugelassen, sofern nur unerhebliche Mengen in die
Lebensmittel dringen.

Das Recht soll lebendig sein, deshalb kann der Reichsminister des Innern
Ausnahmen von den Vorschriften des Gesetzes zulassen, und zwar sowohl allgemein als auch für den Einzelfall, nämlich: 1. für Versuche, die mit seiner
Genehmigung angestellt werden; 2. für Erzeugnisse, die für die Ausfuhr bestimmt sind, soweit nicht die Vorschriften des Einfuhrlandes entgegenstehen;
3. in sonstigen Fällen vorübergehend, soweit es die Wirtschaftslage erfordert.
Versuche bedeutet nicht Laboratoriumsversuche, sondern sie sollen die Möglichkeit schaffen, Lebensmittel, zu deren Herstellung neue Verfahren oder neuartige
Rohstoffe probeweise zur Anwendung kommen, zu vertreiben. Zur Ausnahme
unter Nr. 2 ist zu sagen, daß die Regierungen vieler ausländischer Staaten Vorschriften über die Zusammensetzung einzelner Lebensmittel erlassen haben. Die
ausländischen Vorschriften weichen erklärlicherweise vielfach von den einschlägigen deutschen Vorschriften ab. In der Regel müssen nun die eingeführten
Lebensmittel den Gesetzen des Einfuhrlandes entsprechen. Daraus ergibt sich
die Gefahr, daß die Ausfuhr deutscher Erzeugnisse unter Umständen erschwert
oder unmöglich gemacht wird, wenn sie nach den abweichenden deutschen
Vorschriften hergestellt werden müssen. Im Belange der deutschen Wirtschaft
liegt es daher, für die Ausfuhrwaren Ausnahmebestimmungen treffen zu können,
wie dies auch in anderen Ländern für ihre Ausfuhrwaren geschehen ist. Die
dritte Ausnahme trägt der Tatsache Rechnung, daß zufolge der Devisen-
bewirtschaftung oder sonstiger wirtschaftlicher Rücksichten vielfach die zu
einer den gesetzlichen Anforderungen entsprechenden Herstellung, Zubereitung
oder Behandlung der Lebensmittel erforderlichen Rohstoffe und Verfahren
nicht mehr zur Anwendung gelangen können oder sollen. Von diesen Ausnahmen wird im Krieg vielfach Gebrauch gemacht.

Unter den Begriff *Lebensmittel* fallen *Nahrungsmittel, Genußmittel, diätetische
Nährmittel, Stärkungsmittel,* ferner alle *Rohstoffe* für Lebensmittel, ihre *Vor-
und Zwischenerzeugnisse* sowie *Zusatzstoffe,* also z. B. Schlachtvieh, Getreide,
Traubenmaische, Hefe, Backpulver, Gewürze, Liköressenzen, Konservierungsmittel, Konditorfarben. Den Lebensmitteln gleich stehen Tabak, tabakhaltige
und tabakähnliche Erzeugnisse, die zum Rauchen, Kauen oder Schnupfen
bestimmt sind. Unter den Begriff der diätetischen Lebensmittel fallen solche
Erzeugnisse, die zur pfleglichen Ernährung bestimmter Personenkreise (Schwan-

gere, Wöchnerinnen, Säuglinge, Greise, Schwache, Kranke, Genesende usw.) vorgesehen sind.

Zu den *Bedarfsgegenständen* im Sinne des Lebensmittelgesetzes gehören:

1. Eß-, Trink-, Kochgeschirr und andere Gegenstände, die dazu bestimmt sind, bei der Gewinnung, Herstellung, Zubereitung, Abmessung, Auswägung, Verpackung, Aufbewahrung, Beförderung oder dem Genusse von Lebensmitteln verwendet zu werden und dabei mit diesen in unmittelbare Berührung zu kommen, z. B. Milchbassins, Braupfannen, Kessel zum Eindampfen von Gemüse, Obst usw., Butter- und Bierfässer, Kästen zur Aufbewahrung und Beförderung von Mehl, Schokolade, Teigwaren usw., Eimer, Töpfe und andere Gefäße, die zum Einholen benutzt werden, Schlächtermollen u. dgl. mehr.

2. Mittel zur Reinigung, Pflege, Färbung oder Verschönerung der Haut, des Haares, der Nägel oder der Mundhöhle, also Toilettenseife, Haarwasser, Mundwasser, Lippenstifte, ferner Hautcreme und Hautpuder, soweit sie nicht zur Beseitigung von Krankheitserscheinungen dienen (dagegen nicht Kämme, Bürsten, Rasierpinsel und ähnlich geartete Gebrauchsgegenstände).

3. Bekleidungsgegenstände, Spielwaren, Tapeten, Masken, Kerzen, künstliche Pflanzen und Pflanzenteile.

4. Petroleum.

5. Farben mit der Maßgabe, daß die zum Färben von Lebensmitteln verwandten Farben, wie schon vorher angedeutet, im Sinne des Gesetzes Lebensmittel sind.

6. Andere Gegenstände, welche der Reichsminister des Innern bezeichnet.

Die letztgenannte Bestimmung ist aus dem Gedanken heraus geschaffen worden, daß durch die fortschreitende Entwicklung der Technik und der Wirtschaft, durch Änderungen der Lebensgewohnheiten der Bevölkerung und anderes mehr der Gebrauch von Dingen aufkommen kann, an deren Beschaffenheit in gesundheitlicher Hinsicht ebenso Anforderungen zu stellen sind wie an diejenige der dem Lebensmittelgesetz bereits unterworfenen Gegenstände.

Das Lebensmittelrecht, das in den letzten Jahren im Interesse der Volksgesundheit und der Volksernährung sehr ausgeweitet ist, umfaßt sodann verschiedene andere Gesetze und Verordnungen, von denen die wichtigsten nachstehend kurz besprochen oder aufgeführt werden. Dieser Aufriß beschränkt sich, wie die vorangegangene Darstellung, auf das Notwendigste und zielt nur auf einen kurzen Einblick hin.

Gesetz, betreffend die Schlachtvieh- und Fleischbeschau, vom 3. 6. 1900 nebst Änderungen und Ausführungsbestimmungen (vgl. S. 349).

Verordnung über unzulässige Zusätze und Behandlungsverfahren bei Fleisch und dessen Zubereitungen vom 30. 10. 1934 und 9. 5. 1935.

Unzulässige Zusätze sind: Alkali-, Erdalkali- und Ammonium-Hydroxyde und -Karbonate, Benzoesäure, deren Verbindungen und Abkömmlinge (einschließlich Salicylsäure), Borsäure und deren Verbindungen, chlorsaure Salze, Fluorwasserstoff und dessen Verbindungen, Formaldehyd und solche Stoffe, die bei ihrer Verwendung Formaldehyd abgeben, schweflige Säure und deren Verbindungen sowie unterschwefligsaure Salze, Farbstoffe jeder Art, Säuren des Phosphors, deren Salze und Verbindungen, Aluminiumsalze und Aluminiumverbindungen. Unzulässig sind auch Verfahren, die zur Befreiung tierischer Fette von Geruchs-, Geschmacks- und Farbstoffen sowie freien Fettsäuren dienen. Indessen kann der Reichsminister Ausnahmen von diesen Verboten zulassen.

Gesetz über die Verwendung salpetrigsaurer Salze im Lebensmittelverkehr (Nitritgesetz) vom 19. 6. 1934.

Die Verwendung salpetrigsaurer Salze (Nitrite), auch in Gemischen und Lösungen, im Verkehr mit Lebensmitteln ist verboten. Natriumnitrit darf jedoch zur Herstellung von Nitritpökelsalz, einem gleichmäßigen Gemisch aus Speisesalz und höchstens 0,6% und mindestens 0,5% salpetrigsaurem Natrium, verwendet werden. Die Herstellung des Nitritpökelsalzes bedarf der Genehmigung. Das Salz darf nur bei der Zubereitung von Fleisch und Fleischwaren mit Ausnahme von Schabe- und Hackfleisch verwendet werden. Für Fleisch in großen Stücken ist neben Nitritpökelsalz Salpeter erlaubt, und zwar auf 100 kg Nitritpökelsalz höchstens 1 kg Salpeter. Über die Verpackung und Kennzeichnung des Nitritpökelsalzes bestehen auch Vorschriften.

Verordnungen über Fleischbrühwürfel und deren Ersatzmittel vom 25. 10. 1917 und 11. 11. 1924.

Fleischbrühwürfel und ähnliche Erzeugnisse müssen einen zum Schutze der Verbraucher vor Übervorteilung bestimmten Gehalt an Fleischextrakt oder eingedickter Fleischbrühe enthalten. Deshalb ist festgesetzt, daß der Gehalt an Gesamtkreatinin 0,45%, der Gehalt an Stickstoff mindestens 3% zu betragen hat. Der Kochsalzgehalt darf 65% nicht übersteigen, Zucker- und Sirupzusatz ist verboten. Erzeugnisse, die diese Bedingungen nicht erfüllen, sind als „Ersatz" zu bezeichnen. Ausnahmen gelten für Hefeextraktwürfel, die nicht als „Ersatz" gekennzeichnet zu sein brauchen, wenn ihre Herstellung aus Hefeextrakt deutlich bezeichnet ist.

Es hat sich die Notwendigkeit einer neuen Regelung ergeben, wonach Erzeugnisse ohne Fleisch und Hefeextrakt aus Würzen grundsätzlich nicht als Ersatzmittel einzugruppieren sind, wenn sie den sonstigen Anforderungen genügen; zur Herstellung der sog. Würzen, d. h. aminosäurehaltigen Flüssigkeiten, die durch Abbau des Eiweißes mittels Salzsäure aus pflanzlichen und tierischen eiweißhaltigen Stoffen (durch Hydrolyse) gewonnen sind und sowohl mit zur gewerblichen Bereitung der Brühwürfel als auch unmittelbar zum Würzen von Speisen, wie Gemüse, Suppen usw., dienen, dürfen nur Rohstoffe benutzt werden, die hygienisch und ästhetisch einwandfrei sind.

Gesetz, betreffend den Verkehr mit Butter, Käse, Schmalz und deren Ersatzmitteln, vom 15. 6. 1897 mit Änderung vom 23. 3. 1933 und Bekanntmachungen.

Durch die Regelung soll der Butter, dem Käse und dem Schweineschmalz ein Schutz gegen die Verfälschung mit ihnen ähnlichen Fettzubereitungen, der Margarine und den Kunstspeisefetten zuteil werden. Demgemäß dürfen die zwei genannten Ersatzmittel in Buttergeschäften nur unter bestimmten Einschränkungen gelagert und verkauft werden, müssen gleich ihren Verkaufsstellen vorschriftsmäßig gekennzeichnet sein und, soweit Margarine in Betracht kommt, einen die Erkennbarkeit dieser Erzeugnisse erleichternden Stoff (Sesamöl oder Kartoffelstärkemehl) enthalten. Das Margarinegesetz soll einer Erneuerung unterzogen werden.

Milchgesetz vom 31. 7. 1930 mit den dazu ergangenen Verordnungen des Reiches und der Länder, insbesondere die Erste Verordnung zur Ausführung des Milchgesetzes vom 15. 5. 1931.

Durch die Bestimmungen wird der Verkehr mit Milch und Milcherzeugnissen (Sauermilchsorten, Joghurt, Kefir, Magermilch, Molke, Buttermilch, Sahne, Schlagsahne, Milch- und Sahnedauerwaren) sowohl nach der gesundheitlichen als auch nach der wirtschaftlichen Seite umfassend geregelt. Ausgeschlossen vom Verkehr wird die Milch von Tieren, die an bestimmten Krankheiten (vgl. hierüber und über sonstige veterinärhygienische Maßnahmen S. 346f.) ausgeschlossen ist. Es dürfen Personen im Milchverkehr nicht tätig sein, die mit *Geschwüren, eiternden Wunden oder Ausschlägen* behaftet sind, soweit hierdurch Ekel erregt wird oder die Beschaffenheit der Milch beeinträchtigt werden kann. In den meisten größeren Städten und in den Industriegebieten darf die übliche Konsummilch nur gereinigt, pasteurisiert und gekühlt in den Verkehr gebracht werden. Für die Pasteurisierung sind mehrere Verfahren zugelassen. Hierdurch wird nicht nur eine bessere Haltbarkeit, sondern auch recht weitgehende Sicherheit gewährleistet, daß die Milch von Krankheitserregern frei ist. Rohe Milch hat schon häufig zu Infektionen und Epidemien Veranlassung gegeben. Verschärfte Bestimmungen bestehen für die Gewinnung von Markenmilch und besonders von Vorzugsmilch. Diese bevorzugten Milchsorten kommen in der Regel roh und in Flaschen in den Verkehr.

Gesetz über den Verkehr mit Milcherzeugnissen vom 20. 12. 1933 nebst Verordnungen.

Die Regelung ist vorwiegend wirtschaftlicher Natur. Dies gilt auch von den vier nächsten Rechtssatzungen.

Verordnung über die Schaffung einheitlicher Sorten von Butter (Butterverordnung) vom 20. 2. und 15. 12. 1934.

Verordnung über die Schaffung einheitlicher Sorten von Käse (Käseverordnung) vom 20. 2. und 12. 4. 1934 sowie 13. 12. 1937 nebst Bekanntmachung zur Ausführung vom 8. 6. 1934.

Verordnung über Handelsklassen für Hühnereier und über die Kennzeichnung von Hühnereiern (Eierverordnung) vom 17. 3. 1932, 17. 5. 1933 und 8. 6. 1934.

Gesetz über den Verkehr mit Eiern vom 20. 12. 1933.

Brotgesetz in der Fassung vom 9. 6. 1931 nebst Änderungen in Verbindung mit der Brotmarktordnung.

Das Gesetz und die Ordnung regeln in der Hauptsache die Verarbeitung der Mehlarten und die Kennzeichnung der Brotsorten.

Weingesetz vom 25. 7. 1930 nebst Verordnung zur Ausführung des Weingesetzes vom 16. 7. 1932 mit Änderungen.

Das Gesetz, das vierte seiner Art, hat weniger gesundheitlichen als vielmehr wirtschaftlichen Charakter, indem es vor allem die Reinhaltung des Weines, den Schutz vor Verfälschung und Nachmachung dieses Getränkes und zugleich auch den Schutz des reellen Weinbaues und Weinhandels gegen unlauteren Wettbewerb zum Zwecke hat. Unmittelbare Vorschriften zur Abwehr gesundheitlicher Gefahren sind nur insofern getroffen, als die Verwendung gesundheitsgefährlicher Stoffe zur Weinbereitung behandelt wird (vgl. S. 369).

Gesetz über den Verkehr mit Absinth vom 27. 4. 1923.

Es verbietet die Einführung, die Herstellung und den Vertrieb des unter dem Namen Absinth bekannten Branntweines sowie die Verwendung von Wermutöl oder Thujon bei der Herstellung von Trinkbranntwein oder anderen alkoholischen Getränken (Wermutwein u. dgl.) und beschränkt die Verwendung von Wermutkraut hierfür. Dieses Gesetz ermächtigt ferner, zu verbieten, daß berauschende oder betäubende, im allgemeinen nicht als Genußmittel dienende Flüssigkeiten, deren gewohnheitsmäßiger Genuß die Gesundheit schädigt, in Gaststätten jeder Art verkauft werden.

Verordnung über Wermutwein und Kräuterwein vom 20. 3. 1936.

Zur Herstellung und Schönung dürfen nur bestimmte Stoffe verwendet werden. Für das Inverkehrbringen sind bestimmte Kennzeichnungen erforderlich. Die Verwendung von Wermutwein zur Herstellung weinhaltiger Getränke anderer Art ist verboten, ausgenommen Trinkbranntweingemische, Mixgetränke, Cocktails usw.

Gesetz, betreffend den Verkehr mit blei- und zinkhaltigen Gegenständen, vom 25. 6. 1887.

Das Gesetz verfolgt den Zweck, die Verwendung des Zinks und namentlich des Bleies bei Geschirren, Gefäßen und sonstigen Gegenständen, die mit Lebensmitteln in Berührung zu kommen bestimmt sind, möglichst zu beschränken oder auszuschließen. Es erstreckt sich auf Eß-, Trink- und Kochgeschirre, Spielwaren, Flüssigkeitsmaße, Druckvorrichtungen zum Ausschank von Bier, Wein, Essig, Gefäße zur Fertigung von Getränken, Konservenbüchsen, Metallfolien zum Verpacken von Schnupf- und Kautabak, sowie Käse, schließlich auch Mühlsteine. Das Gesetz wird voraussichtlich durch ein solches über den Verkehr mit blei-, zink- und antimonhaltigen Gegenständen ersetzt werden, vielleicht noch unter Einbeziehung anderer Metalle und Metallegierungen.

Gesetz, betreffend die Verwendung gesundheitsschädlicher Farben bei der Herstellung von Nahrungsmitteln, Genußmitteln und Gebrauchsgegenständen, vom 5. 7. 1887.

Diejenigen Farben werden aufgeführt, die als gesundheitsschädlich zu gelten haben. Es sind dies Farbstoffe, die Antimon, Arsen, Barium, Blei, Cadmium, Chrom, Kupfer, Quecksilber, Uran, Zink, Gummigutti, Corallin, Pikrinsäure enthalten. Für die Herstellung der Lebensmittel sind sie ausnahmslos verboten, dagegen für die Herstellung der Bedarfsgegenstände nur in dem Maße beschränkt, als diese mehr oder minder mit Lebensmitteln und mit dem menschlichen Körper in Berührung kommen. So sind für Gefäße, Umhüllungen oder Schutzbedeckungen zur Aufbewahrung oder Verpackung von Lebensmitteln nur wenige Ausnahmen zugelassen. Geringere Erleichterungen sind für die Spielwaren und kosmetischen Mittel zugestanden; für Buch- und Steindruck, Tapeten, Möbelstoffe, Teppiche, Bekleidungsgegenstände, Anstriche in Wohnräumen sind nur die arsenhaltigen Farben verboten. Dieses Gesetz soll auch einer Neuerung unterworfen werden.

Bis zum Erlaß eines neuen deutschen Blei-, Zink-, Antimon- oder Metallgesetzes und eines neuen Farbengesetzes gelten

in der Ostmark:

1. Verordnung über die Erzeugung oder Zurichtung von *Eß- und Trinkgeschirren, Geschirren und Geräten,* die zur Aufbewahrung von Lebensmitteln oder zur Verwendung bei denselben bestimmt sind, sowie über den Verkehr mit diesen vom 13. 10. 1897;

2. Verordnung über die Verwendung von *Farben und gesundheitsschädlichen Stoffen* bei der Erzeugung von Lebensmitteln (Nahrungs- und Genußmitteln) und Gebrauchsgegenständen, sowie über den Verkehr mit derart hergestellten Lebensmitteln und Gebrauchsgegenständen vom 17. 7. 1906;

3. Farbenverordnung vom 10. 11. 1928, durch welche die beiden vorgenannten Verordnungen abgeändert oder ergänzt sind;

im Sudetengau:

die Verordnung, betreffend die Einschränkung der Verwendung *gesundheitsschädlicher Metalle und Metallegierungen* beim Verkehr mit Lebensmitteln (Genußmitteln) und *kosmetischen Mitteln sowie bei Kinderspielwaren,* vom 19. 6. 31 sowie die unter 2. genannte Verordnung der Ostmark.

Zu dem Lebensmittelgesetz und zu seinen Ergänzungsgesetzen und -verordnungen werden vielfach Erlasse herausgegeben; diese werden unter anderem im Reichsgesundheitsblatt veröffentlicht. Dort wird im übrigen die gesamte Lebensmittelgesetzgebung einschließlich derjenigen des Auslandes abgedruckt.

Die im Dritten Reich ergangene neue Fassung des Lebensmittelgesetzes gestattet, den Verkehr mit Lebensmitteln weit umfassender zu regeln als früher. Indessen wird auch noch fernerhin da, wo es sich um wirtschaftliche Fragen handelt, eine Regelung auf anderer Grundlage als der des Lebensmittelgesetzes oder seiner Ergänzungsgesetze erfolgen, wie es z. B. auf Grund des sog. Handelsklassengesetzes vereinzelt geschehen ist. Daneben treten die ein Körperschaftsrecht darstellenden sehr zahlreichen Anordnungen des *Reichsnährstandes* und der ihm angegliederten Zusammenschlüsse. Durch das Gesetz über den vorläufigen Aufbau des Reichsnährstandes und Maßnahmen zur Markt- und Preisregelung für landwirtschaftliche Erzeugnisse vom 13. 9. 1933 ist die Handhabe für diese Gesetzgebung geschaffen. Weiterhin finden sich Bestimmungen, die dem Schutze der Verbraucher gegen gesundheitsschädliche oder minderwertige Lebensmittel dienen, auch in Gesetzen, die nicht lebensmittelpolizeilichen Charakter haben. So kann nach dem Heimarbeitsgesetz vom 23. 3. 1934 die Polizeibehörde im Benehmen mit den Gewerbeaufsichtsbeamten für einzelne Betriebsstätten Anordnungen treffen, um Gefahren auszuschließen, die sich insbesondere bei der Herstellung, Verarbeitung oder Verpackung von Lebensmitteln ergeben. Schon mehrere Jahre besteht auf Grund des Hausarbeitsgesetzes, dem Vorläufer des Heimarbeitsgesetzes, ein Verbot der Heimarbeit in der Süß-, Back- und Teigwarenindustrie, vom 29. 7. 1927. Die Verordnung über das Krabbenschälen in der Heimarbeit vom 13. 7. 1935 verbietet die Zuteilung von Krabben zum Zwecke des Schälens an Personen, die an übertragbaren Krankheiten oder an Hauterkrankungen leiden oder mit so behafteten Personen zusammenleben. Die Krabben dürfen nicht in Schlafräumen geschält werden. Die Schälräume müssen saubergehalten und bei der Arbeit muß eine waschbare Schutzkleidung getragen werden. Lebensmittelpolizeiliche Vorschriften sind ferner in steuerpolitischen Gesetzen, wie Biersteuergesetz und Gesetz über das Branntweinmonopol, nebst ihren Ausführungsbestimmungen enthalten, nämlich Bestimmungen über Bierbereitung und die Verwendung unzulässiger Stoffe hierbei, sowie Verbote der Verwendung von Branntweinschärfen und Methylalkohol, außerdem Vorschriften über die Bezeichnungen für Kornbranntwein, Obstbranntwein usw. Auf Grund eines Gesetzes steuerlichen Charakters ist die lebensmittelpolizeiliches Gepräge tragende Verordnung über den Verkehr mit Süßstoff erlassen, welche die Verwendung von Süßstoff (Saccharin und Dulcin) zur gewerblichen Herstellung von Lebensmitteln zwar grundsätzlich verbietet, indessen von diesem Verbot einzelne Lebensmittel ausnimmt: z. B. alle ausdrücklich für Zuckerkranke bestimmten und so bezeichneten Lebensmittel.

Schließlich bestehen noch lebensmittelpolizeiliche Bestimmungen auf landesrechtlicher Grundlage, die des öfteren gleichlautend für das gesamte Reichsgebiet erlassen sind. Hierzu sei hingewiesen auf die Polizeiverordnung über Einrichtung und Betrieb von Getränkeschankanlagen vom 1. 9. 1936. Die Bestimmungen beziehen sich unter anderem auch auf die Hygiene in Schankstätten (vgl. S. 369).

Gesetze und Verordnungen genügen nicht. Es muß auch dafür gesorgt werden, daß ihre Durchführung gewährleistet ist. Dies geschieht; und zwar ist die Überwachung des Verkehrs mit Lebensmitteln und Bedarfsgegenständen (begrifflich als Lebensmittelpolizei bezeichnet) Aufgabe der Polizeibehörden, zu deren Unterstützung chemische, tierärztliche und ärztliche Sachverständige sowie chemische, veterinäre und medizinale Untersuchungsanstalten bestellt sind. Es findet eine planmäßige Besichtigung aller Lebensmittelbetriebe, auch der Märkte und des Hausierhandels, durch die Polizei und die Sachverständigen statt, wobei Proben zur Untersuchung entnommen werden. Die wissenschaftlichen Sachverständigen können auf Grund des Lebensmittelgesetzes ermächtigt werden, zum Schutze der Lebensmittel gegen Verunreinigung oder Übertragung von Krankheitserregern unaufschiebbare Anordnungen vorläufig zu treffen oder beanstandete Lebensmittel vorläufig zu beschlagnahmen. Die Befugnisse der wissenschaftlichen Sachverständigen sind abgegrenzt durch die Vorschriften für die einheitliche Durchführung des Lebensmittelgesetzes, die der Reichsminister des Innern unter dem 21. 6. 1934 herausgegeben hat. Die chemischen Sachverständigen, die für den Dienst der lebensmittelpolizeilichen Aufgaben eine Sonderausbildung erfahren haben und durch Ablegung von zwei Staatsprüfungen den Ausweis über die Befähigung zur Untersuchung von Lebensmitteln und Bedarfsgegenständen erhalten, sind an der gesamten Überwachung des Verkehrs mit Lebensmitteln und Bedarfsgegenständen beteiligt, jedoch mit der Maßgabe, daß die Überwachung des Verkehrs mit frischem und zubereitetem Fleisch warm- und kaltblütiger Tiere sowie mit Erzeugnissen hieraus, ferner mit Eiern (von gewissen Ausnahmen abgesehen) beamteten Tierärzten obliegt, während die lebensmittelpolizeiliche Wirksamkeit der beamteten Ärzte vor allem in den Fällen in Erscheinung tritt, in denen eine Gesundheitsschädigung von Menschen durch den Genuß von Lebensmitteln oder durch die Benutzung eines Bedarfsgegenstandes oder überhaupt gesundheitliche Gefahren (z. B. durch die Beschäftigung von Personen, die an übertragbaren Krankheiten leiden, oder bei dem Auftreten von Seuchen) zu befürchten sind. Mit der Betätigung der beamteten Ärzte bei der Lebensmittelüberwachung befaßt sich noch die Dritte Durchführungsverordnung vom 30. 3. 35. Es gelten im übrigen hiernach bei der Lebensmittelüberwachung im einzelnen ebenfalls die Vorschriften für die einheitliche Durchführung des Lebensmittelgesetzes. Neben den wissenschaftlichen Sachverständigen kommen unter Umständen auch gewerbliche Sachverständige in Betracht, denen aber polizeiliche Befugnisse nicht zu übertragen sind, wie sie in einer Beschlagnahme zu erblicken sind. Bei den wissenschaftlichen Sachverständigen soll der Gedanke Richtschnur sein, daß die Tätigkeit bei der Lebensmittelüberwachung sich um so ersprießlicher für die Volksgesundheit gestaltet, je mehr eine Zusammenarbeit stattfindet.

Das Lebensmittelrecht ist unter anderem dargestellt in dem Kompendium MERRES-COERMANN: „Die deutsche Lebensmittelgesetzgebung", Verlag von Emil Roth, Gießen; in Bd. 9 „Lebensmittelverkehr" der Handbücherei für den öffentlichen Gesundheitsdienst, von E. BAMES und ERTEL; in dem Handbuch der Lebensmittelchemie von JUCKENACK, BAMES, BLEYER, GROSSFELD, Verlag von Julius Springer, Berlin. Als Kommentar zum Lebensmittelgesetz ist vor allem zu nennen: HOLTHÖFER-JUCKENACK, Lebensmittelgesetz, Bd. 1, 2. Aufl., Berlin, Carl Heymanns Verlag 1933, nebst Ergänzungen ebenda 1936. Das Milchgesetz ist unter anderem erläutert von NELSON und NATHUSIUS, ebenda 1932.

Eine Sondergesetzgebung über Lebensmittel ist in den meisten Kulturstaaten getroffen. Erwähnt sei das in der Schweiz bestehende Bundesgesetz vom 8. 12. 05, betreffend den Verkehr mit Lebensmitteln und Gebrauchsgegenständen. Dazu ist unter dem 26. 5. 36 24. 3. 39 eine Verordnung über den Verkehr mit Lebensmitteln und Gebrauchsgegenständen ergangen. In ihren Grundgedanken und ihren Zielen kommen sich die deutsche und die eidgenössische Lebensmittelgesetzgebung nahe.

V. Arbeitshygiene.

Von HANS ENGEL.

Ziel und Aufgabe der Arbeitshygiene ist es, die in der Berufstätigkeit wirksam werdenden Einflüsse auf Gesundheit und Leistungsfähigkeit zu erforschen und die Wege aufzuzeigen, auf denen durch Gestaltung der Arbeitsleistung selbst und der äußeren Bedingungen, unter denen sie verrichtet wird, und durch eine planmäßige Gesundheitsführung der Berufstätigen Schäden und Gefahren für Leben und Gesundheit zu verhüten, die Arbeitsleistung unter Fernhaltung jeder unzulässigen Beanspruchung zu steigern und so durch möglichst lange Erhaltung der Leistungsfähigkeit die Lebensleistung des schaffenden Menschen auf den erreichbaren Höchststand zu bringen sind.

Mehr als andere Zweige der Hygiene muß die Arbeitshygiene, indem sie die Arbeit als Lebensäußerung des Kulturmenschen zum Gegenstand ihrer Forschung und Zielsetzungen macht, den Menschen selbst als Träger der Arbeitsleistung in den Mittelpunkt ihrer Betrachtungen stellen. Sie berührt sich hier auf engste mit dem Gebiet der Arbeitsphysiologie und der Arbeitspsychologie und mit den Problemen der Konstitutionshygiene. Andererseits unterwirft die Arbeit den berufstätigen Menschen Umwelteinflüssen, die nach Dauer und Intensität excessive Steigerungen der auch in der täglichen Umgebung des Kulturmenschen wirksamen Faktoren (z. B. klimatischer Art, Staub, Lärm usw.) darstellen, oder auch von dem Alltagsleben völlig fremden, in den Arbeitsstoffen

und dem Arbeitsprozeß liegenden Schädlichkeiten ausgehen, so daß die Gewerbehygiene als Umwelthygiene vielfach Spezialfälle der allgemeinen Luft-, Woh-
nungs- und Kleidungshygiene, zum anderen in den gewerblichen Vergiftungen
und anderen Berufskrankheiten Sondergebiete der Toxikologie und Pathologie
des Menschen zum Gegenstand hat. Hier gerade erwachsen auch dem mit der
Arbeitshygiene nicht speziell beschäftigten Arzt besondere Aufgaben in der
Erkennung von Berufsschäden, deren Erfüllung den Bemühungen des Arbeitsschutzes und der Durchführung der versicherungsrechtlichen Entschädigung
zugute kommt.

Die tägliche ärztliche Erfahrung lehrt, daß die Entstehung zahlreicher Krankheiten mit der Beschäftigungsweise der Erkrankten in Zusammenhang steht.
Vielfach hat die Beschäftigung ausschließlich und trotz der im übrigen günstigen
hygienischen Verhältnisse die Krankheit hervorgerufen — „spezifische" Berufskrankheiten und gewerbliche Vergiftungen — oder doch wesentlich zu ihrer
Entstehung beigetragen; oft tragen in höherem Grade Mängel der Wohnung,
Nahrung, Hautpflege usw. die Schuld. Der Einfluß der Beschäftigung macht
sich zwar bei fast allen Berufsarten geltend, und auch die in Landwirtschaft
und Handel Tätigen und nicht zum wenigsten die intensiv geistig Arbeitenden
werden davon betroffen. Aber das Interesse der Arbeitshygiene wendet sich
doch hauptsächlich den in Gewerbebetrieben beschäftigten körperlich Arbeitenden
zu, die den ganz überwiegenden Teil der städtischen Bevölkerung ausmachen.
Dementsprechend soll auch im folgenden nur die Hygiene der gewerblichen
Arbeiter und Betriebe berücksichtigt werden.

Auch *statistisch* läßt sich der Einfluß der Beschäftigung auf die gesamte Mortalität
und auf die Häufigkeit einzelner Krankheiten erweisen; jedoch haften derartigen Feststellungen erhebliche Fehler an. Will man die Sterblichkeit eines Berufes ermitteln, so
sind z. B. auch die vorzeitig aus dem Beruf Ausgeschiedenen, die Arbeitsinvaliden zu
berücksichtigen. Außerdem ist die verschiedene Altersbesetzung unbedingt in Betracht
zu ziehen, da nur ein Vergleich der Sterbeziffern der gleichen Altersgruppe den Einfluß
des Berufes richtig erkennen läßt.

Auf diese Weise wurden brauchbare Zahlen für den Einfluß des Berufes auch
auf die Morbidität gewonnen durch die Verarbeitung des großen statistischen Materials
der Krankenkassen. Insbesondere bietet z. B. die Bearbeitung des gewaltigen Materials
der Leipziger Ortskrankenkasse (150000 Mitglieder) für den Zeitraum von 1887—1905
durch das Kaiserl. Statistische Amt (4 Bände, Berlin 1910) manche bemerkenswerte Ergebnisse. Aus diesen sei hier nur die umstehende Tabelle zum Abdruck gebracht.

Selbst wenn nach möglichst einwandfreier Methode verfahren wird, sind die Schlußfolgerungen auf die Wirkung des Berufes nur mit großer Vorsicht zu ziehen. So ist zu
berücksichtigen, daß viele einen bestimmten Beruf wählen, weil derselbe ihrer bereits
vorher ausgebildeten schwächlichen oder kräftigen Konstitution entspricht.

Aus der natürlichen *Berufsauslese*, dem Zulauf von Haus aus körperlich minderwertiger
und anbrüchiger Personen zu manchen „Schwächlingsberufen" erklärt sich deren hohe
Morbidität und die hohe Mortalität z. B. an Tuberkulose, für die Einflüsse der Berufsarbeit
oder die Ungunst der sozialen Lage oft zu Unrecht verantwortlich gemacht werden.

Auch die Dauer der Berufsfähigkeit wird häufig mehr durch die besonders hohen Ansprüche an die körperliche Leistungsfähigkeit, denen Menschen jenseits eines gewissen
Lebensalters nicht mehr gewachsen sind, als durch den vorzeitigen Aufbrauch und krankmachende Einflüsse der Arbeit begrenzt.

Besser als alle statistischen Untersuchungen ist die unmittelbare, lebendige ärztliche
Beobachtung, für die in der Einrichtung der betriebsärztlichen Überwachung neue Voraussetzungen geschaffen sind, geeignet, in die allgemeinen Zusammenhänge zwischen Beruf
und Krankheit und zwischen Leistung und Gesundheit Licht zu bringen.

Auf 1000 im Jahr beobachtete männliche Personen im Alter von 35—55 Jahren entfielen:

Berufsart	Krankheitsfälle überhaupt	Krankheitstage								Todesfälle			Betriebsunfälle
		überhaupt	Atmungsorgane	Tuberkulose	Nervenkrankheiten	Kreislauforgane	Verdauungsorgane	Krankheiten der Haut	Krankheiten der Bewegungsorgane	Alle Todesursachen	Atmungsorgane	Tuberkulose	
Baugewerbe	542	12965	2237	646	695	348	1214	907	2105	11,2	2,1	2,4	61,3
Beherbergung	349	9829	1467	1207	465	422	975	818	1772	17,1	2,5	5,9	13,0
Häuteindustrie	380	8886	2468	723	458	264	1181	613	919	13,3	2,0	3,8	17,7
Gärtnerei, Land- und Forstwirtschaft	535	12330	2381	938	625	405	1054	1124	1706	16,0	5,3	4,1	44,3
Glas und Porzellan, Töpferei	461	11615	2287	1262	1193	425	993	510	1332	9,3	2,1	4,1	29,9
Holzindustrie	416	10332	1875	843	751	357	1161	650	1250	11,7	2,4	3,7	41,7
Lederindustrie	388	11365	1820	1529	850	509	1211	1020	1411	12,6	1,5	4,4	21,8
Metallverarbeitung	512	12219	1968	853	891	410	1195	769	1784	10,9	2,4	3,0	66,8
Nahrungs- und Genußmittel	447	10456	1555	657	518	336	969	865	1845	12,6	2,1	2,6	49,0
Papierindustrie	409	11776	2097	1179	915	543	1469	504	1528	11,6	2,0	4,4	33,2
Polygraphisches Gewerbe	333	11654	1773	1194	1267	425	1075	495	1474	11,1	1,3	4,0	8,5
Steinbearbeitung	603	19363	4448	4824	625	528	1061	632	2329	25,0	6,0	16,4	49,1
Textilindustrie	422	9607	1715	702	521	363	1234	640	1330	10,2	1,7	3,8	39,0
Verkehrsgewerbe	488	11219	1770	801	477	231	757	749	1451	14,6	3,5	3,1	90,2
Zement und Kalk	685	14807	2456	294	558	536	1522	1091	2680	11,7	3,2	1,2	68,2
Büro- und Ladenpersonal	232	6705	1103	644	1266	388	652	226	705	11,5	2,3	3,0	3,0
Maschinisten, Heizer	337	7816	1140	521	410	258	770	420	1423	10,2	2,0	3,0	51,6
Hilfsgewerbe des Handels	301	7522	1434	913	494	302	767	383	978	12,4	2,7	3,6	22,0

Einen ungefähren Begriff von der wachsenden Bedeutung der Berufs- und Arbeitshygiene und von dem Umfang, in dem werktätige Menschen einer besonderen gesundheitlichen Betreuung durch Maßnahmen des Arbeitsschutzes und der beruflichen Gesundheitsführung bedürfen, mögen die nachstehenden statistischen Betrachtungen über den beruflichen Aufbau der deutschen Bevölkerung vermitteln, denen die Ergebnisse der letzten Berufszählung im Jahre 1933 zugrunde gelegt sind. Danach waren von den 65,2 Millionen Einwohnern des Altreiches:

Erwerbspersonen, d. h. hauptberuflich Erwerbstätige (einschließlich der zur Zeit Erwerbslosen) . . . . 32,3 Millionen = 49,5 %
Berufslose Selbständige, d. h. Pensionäre, Rentner, Unterstützungsempfänger . . . . 5,8 Millionen = 8,9 %
Ehefrauen und Familienangehörige ohne Hauptberuf . . . . . 21,1 Millionen = 41,6 %

Von der Gesamtzahl der Erwerbspersonen in Deutschland einschließlich Saarland und Österreich (letztere nach den Berufszählungen von 1934) waren beschäftigt bzw. tätig in:

Land- und Forstwirtschaft	10,392 Millionen	29,0 %
Industrie und Bergbau	14,406 ,,	40,3 %
Handel und Verkehr	6,506 ,,	18,1 %
Öffentlichem Dienst (einschließlich Wehrmacht) und freie Berufe	3,029 ,,	8,4 %
In häuslichen und persönlichen Diensten	1,459 ,,	4,1 %
	35,792 Millionen	100 %

Über die prozentuale Verteilung der Erwerbstätigen auf die Hauptberufsgruppen, die einen gewissen Maßstab für die Industrialisierung eines Landes gibt, sind nachstehend einige Vergleichszahlen für andere Länder und für die Entwicklung in Deutschland selbst während der letzten 50 Jahre gegenübergestellt.

Es hat also in Deutschland die Entwicklung vom Agrar- zum Industriestaat nach Maßgabe der in Forst- und Landwirtschaft bzw. in Industrie, Handel und Verkehr anteilmäßig beschäftigten Personen bereits im Jahre 1882 den heutigen Stand in Italien überschritten und im Jahre 1907 den heutigen Stand in Frankreich, 1933 annähernd denjenigen der Vereinigten Staaten erreicht. Mit der Belebung der Wirtschaftskonjunktur seit dem Umbruch dürfte sich diese Entwicklung weiter fortgesetzt haben, um so mehr als die Berufszählung des Jahres 1933

Erwerbstätige in Prozent der Gesamtzahl:

Länder	In Forst- und Landwirtschaft	In Industrie und Bergbau, Handel und Verkehr	Sonstige
England (1931)	6,7	77,6	15,7
Vereinigte Staaten von Nordamerika (1930)	22,0	62,6	13,4
Belgien (1920)	19,3	67,2	13,5
Frankreich (1931)	35,7	51,6	13,7
Italien (1931)	46,7	40,9	12,4
Japan (1930)	49,6	40,9	9,3
Rußland (1926) (ohne Ukraine)	85,0	12,0	3,0
Deutschland (1882)	42,3	43,9	13,7
,, (1895)	36,4	49,5	14,1
,, (1907)	34,0	53,4	12,6
,, (1925)	30,5	58,3	11,2
,, (1933) (einschließlich Saarland und Österreich)	29,0	58,4	12,6

noch unter den Nachwirkungen schwerster Krisenjahre gestanden hat, von denen in erster Linie Industrie und Gewerbe getroffen waren.

Nach der sozialen Stellung im Beruf lassen sich die Erwerbspersonen in die Gruppe Selbständige (Eigentümer, Pächter und Betriebsführer, einschließlich der Angestellten in leitender Stellung), Mithelfende (d. h. hauptberuflich ohne Vertragsverhältnis im eigenen Betrieb beschäftigte Familienangehörige), Angestellte und Beamte und Arbeiter gliedern, wie das in der folgenden Übersicht für das Deutsche Reich (ohne Saarland und Österreich) nach der Berufszählung des Jahres 1933 geschehen ist.

Erwerbspersonen (einschließlich Arbeitslose) in 1000	In Forst- und Land- wirtschaft	Industrie und Handwerk	Handel und Verkehr	Öffentlicher Dienst	Zusammen
1. Selbständige	2181	1517	1256	348	5 303
2. Mithelfende Familien- angehörige	4516	273	495	28	5 312
3. Angestellte und Beamte	115	1323	2333	1729	5 495
4. Arbeiter	2531	9939	1848	599	14 917
	9343	13052	5932	2699	31 027

1. Mensch und Arbeit.

Anlage und Konstitution in ihren Beziehungen zu Arbeitsleistung und Arbeitsschäden.

In den ererbten Anlagen des Menschen, in dem was sich aus seinem Erbgut in Wechselwirkung mit den fördernden und hemmenden Einflüssen der Umwelt — außerhalb und innerhalb des Berufs — als *Konstitution* entwickelt, sind die unverrückbaren Grundlagen und Grenzen für das erreichbare Höchstmaß und die Dauer der Leistungsfähigkeit und für die besondere Richtung gegeben, in der sie am besten d. h. mit einem Maximum an Wirkungsgrad und einem Minimum an gesundheitlichen Nachteilen gemäß den körperlichen, seelischen und geistigen Fähigkeiten anzusetzen ist. In der körperlichen und seelischen Persönlichkeit liegen wesentliche Voraussetzungen auch für die Empfänglichkeit bzw. Widerstandskraft gegenüber den mannigfachen Einflüssen und Schädlichkeiten der Arbeitsumwelt, die den schaffenden Menschen während seines ganzen tätigen Daseins in ihren Bann zieht und — um vieles mächtiger als die übrige Umwelt des Kulturmenschen — seine Persönlichkeit und sein Gesundheitsschicksal prägt.

Unter den vorwiegend morphologisch-somatisch charakterisierbaren Konstitutionstypen zeichnen sich der pyknische und der leptosome im besonderen Maß durch leistungsfördernde und leistungshemmende körperliche und seelische Eigenarten aus, die für die Berufseignung bestimmend sind.

Der *Pykniker* ist durch den untersetzten, gedrungenen und stämmigen Wuchs in Verbindung mit einer gut entwickelten Muskulatur körperlichen Belastungen in hohem Maß gewachsen, insbesondere solchen, die keine zu hohen Anforderungen an die körperliche Beweglichkeit und Gewandheit stellen. Beeinträchtigt wird die Eignung zu körperlicher Arbeit durch eine gewisse oft schon im frühen Lebensalter sich einstellende Schwerfälligkeit und die bei diesem Konstitutionstyp häufige Neigung zur Fettleibigkeit, wenn sie höhere kaum mehr im Gebiet des Gesundhaften liegende Grade erreicht.

Auf seelischem Gebiet ist dem Pykniker wie im Leben, so auch im Beruf eine positive bejahende und anpassungsfähige, „sanguinische" Einstellung zu der Arbeit und ihren Problemen eigen, die ihn zu einem anstelligen, vielseitig brauchbaren, durch in der Arbeit liegende Schwierigkeiten und Widerwärtigkeiten wenig beeinflußten Industriearbeiter und zum geschäftlich und organisatorisch befähigten geistigen Arbeiter machen: er ist der rasch entschlossene Praktiker, der unverdrossene und überall zufassende Draufgänger, der Schwierigkeiten in der Arbeit nicht sucht, ihnen aber auch nicht aus dem Wege geht.

Äußerlich als der Typus eines derben Menschen erscheinend gilt er im allgemeinen — aber nicht ganz mit Recht — als besonders widerstandsfähig gegen Schädlichkeiten der Arbeit. Gewisse mit dem pyknischen Habitus häufig Hand in Hand gehende Krankheitsanlagen und Krankheitsbereitschaften machen ihn aber zweifellos im höheren Maß empfänglich für viele namentlich am Gefäßsystem und den Kreislauforganen angreifende Arbeitseinflüsse. Nephrosklerose und Blutdruckkrankheit werden bei ihm nicht nur durch toxische Schädigungen, sondern auch durch schwere körperliche Arbeit oder durch die seelischen Erregungen bei anstrengender und verantwortungsvoller geistiger Arbeit leichter und häufiger als bei anderen Konstitutionstypen ausgelöst und in ihrer Entwicklung beschleunigt. Seine hohe Vitalität, die ungehemmte und schonungslose Hingabe an die Leistungsansprüche des Berufs, aber auch an die Ansprüche und Genüsse des Lebens, bedingen im verhängnisvollen Zusammenwirken mit der in diesem Menschentyp häufig schlummernden Anlage selbst seine meist durch Herzinsuffizienz und Apoplexie herbeigeführte Kurzlebigkeit in vielen Berufen, besonders auffallend in solchen, in denen seine Häufung durch die natürliche Berufsauslese mit schwerer körperlicher Arbeit und ungünstigen Berufsgepflogenheiten (hoher Flüssigkeits- und Alkoholverbrauch im Brauereigewerbe, bei Glasbläsern, Transportarbeitern usw.) zusammentrifft.

Auch die anlagemäßige Neigung zu chronischer Bronchitis, Lungenemphysem und rheumatischen Erkrankungen, sowie die enge Beziehung zwischen pyknischer Konstitution und Vagotonie (vgl. unten) machen ihn für viele krankmachende Einflüsse der Arbeit, die von Reizgasen, Staub, Erkältungsursachen und von manchen die Verdauungsorgane schädigenden Giften ausgehen, besonders empfindlich. Vegetativ neurotische Herz- und Magenbeschwerden, allergische Erkrankungen der Haut und Atmungsorgane (vgl. unten) werden durch entsprechende Schädlichkeiten beim Pykniker besonders häufig hervorgerufen. Auffallend ist auch die verhältnismäßig große Häufigkeit des pyknischen Konstitutionstyps unter den an „schwerer" mit Kreislaufstörungen einhergehenden Silicose leidenden Staubarbeitern. Es mag dies an einer der stärkeren Entwicklung der mesenchymalen Gewebe bei diesem Konstitutionstyp entsprechenden höheren Bereitschaft und Neigung zu reaktiver Bindegewebsneubildung, zum Teil auch an der erhöhten funktionellen Empfindlichkeit des Gefäßsystems gegenüber den Rückwirkungen silikotischer Lungenverschwielung liegen. Die behauptete höhere Empfindlichkeit Fettleibiger gegenüber lipoidaffinen Giften aus der Gruppe der organischen Lösungsmittel der aromatischen Nitro- und Amidoverbindungen scheint mehr aus der Theorie als aus der Erfahrung hergeleitet zu sein.

Die *leptosome Konstitution* schließt in ihrer Variante des ausgeprägten Habitus asthenicus die Verwendung zu schwerer, dauernd oder vorübergehend großen Kraftaufwand erfordernder Arbeit aus, macht aber ihren Träger zu den körperlichen Leistungen, die die Industriearbeit an Werkzeugmaschinen usw. gemeinhin voraussetzt, keineswegs untauglich.

Die Eigenart seiner psychischen Konstitution weist den Leptosomen vorwiegend auf Berufe hin, in denen seine Neigung zu eigenbrötlerischer Zielstrebigkeit und Pedanterie, zur Spezialisierung und zur grüblerischen Vertiefung in schwierige Aufgaben, ebenso wie seine Handgeschicklichkeit und Fingerfertigkeit subjektive Befriedigung findet und auch zum Vorteil des Arbeitsergebnisses zur Geltung gebracht werden kann: wie im Druckerei- und Vervielfältigungsgewerbe, in der Feinmechanik und Elektrotechnik, Textil- und Bekleidungsindustrie und in vielen verwandten Zweigen des Handwerks. Die geringere Vitalität, die — wohl endokrin bedingt — auch in dem vorzeitigen Altern und Auftreten physiologischer Aufbrauchserscheinungen schon natürlicher Weise sich äußert, die funktionelle Schwäche der hypoplastischen Kreislauforgane und anderer Organsysteme führen bei diesem Konstitutionstyp häufig auch zu einem vorzeitigen Nachlassen der körperlichen und geistigen Leistungsfähigkeit und der seelischen Leistungsbereitschaft, die sich im beruflichen Wettbewerb besonders da bemerkbar macht, wo dieser Ausfall nicht durch einen Vorsprung an Übung und Erfahrung, den die Tätigkeit in einem *gelernten* Beruf gewährleistet, ausgeglichen werden kann. Das Problem des alternden Arbeiters, des „Knicks im Arbeitsschicksal", das durch den Nachlaß der Leistungen und die frühzeitige Erschöpfung, das „soziale Absinken" jenseits des 40. Lebensjahres aufgeworfen wird, betrifft vorwiegend den Leptosomen und Astheniker, während bei dem lebensbejahenden und ausdauernden Pykniker viel häufiger als bei ihm und auch als bei den Athletikern der Aufstieg zum beruflich Selbständigen in diesem Lebensabschnitt beobachtet werden kann.

Schädigungen durch die Arbeit selbst und durch die Arbeitsumwelt ist der Leptosome in erhöhtem Maße ausgesetzt. Die Schwäche des Stützgewebes und der Muskulatur führt bei einseitiger körperlicher Belastung durch Art und Dauer der Arbeitsleistung leicht zu morphologischen Abnutzungserscheinungen; die Hyperplasie des Herzens und Gefäßsystems (Tropfenherz) zu Störungen des Kreislaufes mit subjektiven funktionellen Beschwerden bei Überanstrengung, die rasche Ermüdbarkeit leistet der Entwicklung der bei diesem Konstitutionstyp an sich häufigen Neurasthenie Vorschub.

Die geringere Widerstandsfähigkeit gegen allgemein schwächendeWirkungen der Arbeitsumwelt, des Arbeitsklimas und gegen viele Giftwirkungen (insbesondere solche von Blutgiften und narkotisch wirkenden Giften) trägt zu der erhöhten Morbidität der Astheniker neben der größeren Anfälligkeit gegenüber natürlichen Krankheiten erheblich bei.

Der *athletische Konstitutionstyp* stellt für Berufe und Arbeitsleistungen, die große Kraft und Gewandtheit zugleich erfordern, die geeignetsten Arbeiter. Er ist den Anforderungen körperlicher Schwerarbeit namentlich auch unter ungünstigen arbeitsklimatischen Bedingungen ohne die Gefahr gesundheitlicher Schädigungen am besten gewachsen. Er ist auch am meisten frei von Krankheitsanlagen, die für Schädigungen der Arbeitsumwelt in erhöhtem Maß empfänglich machen. In der seelischen Sphäre weist er wenig, die Berufseignung bestimmende Besonderheiten auf.

Eine Reihe schon in das Gebiet des Krankhaften hineinreichende konstitutionelle Anomalien: die als „Diathesen" bezeichneten Anfälligkeiten und Krankheitsbereitschaften somatischer Art und die unter dem Begriff der neuropathischen Konstitution zusammengefaßten mannigfachen Störungen nervöser und psychischer Funktionen sind oft für die Berufseignung entscheidend.

Die *lymphatische Diathese* namentlich in ihrer ausgeprägtesten Form des Status thymolymphaticus bedingt eine allgemeine Leistungsschwäche und Steigerung der Empfänglichkeit für Arbeitsschäden jeder Art (insbesondere auch gegenüber dem elektrischen Trauma). Als Entwicklungshemmung, die sich in der Regel mit dem Alter zurückbildet, verdient sie namentlich bei Jugendlichen Beachtung.

Die neuropathische Konstitution ist als funktionelle Schwäche des cerebrospinalen (animalen) Nervensystems — Neurasthenie und Psychasthenie — bei asthenischem Typus, als Störung im Bereich des autonomen (vegetativen) Nervensystems (Sympathicus und Parasympathicus) in Form der vegetativen Neurose und Stigmatisierung (häufig verknüpft mit endokrinen hormonalen Disharmonien), wie schon erwähnt, beim Pykniker mehr verbreitet. Seelische Hemmungen, nervöse Erschöpfbarkeit, Verminderung der Erholungsfähigkeit bei der Neurasthenie und die unlustbetonten, auch mit Schwankungen der Stimmungslage einhergehenden funktionellen Störungen der verschiedensten Organfunktionen bei vegetativ Stigmatisierten vermögen die geistige und körperliche Leistungsfähigkeit und Leistungsbereitschaft aufs schwerste zu beeinträchtigen. Gewisse vegetativ neurotische

Störungen: sympaticotonische Gefäßneurosen, vagotonische Motilitäts- und Sekretionsstörungen im Bereich der Verdauungsorgane usw. steigern die Empfindlichkeit gegen Giftwirkungen bisweilen im höchsten Maß.

Von besonderer Bedeutung ist die mit der vegetativen Stigmatisierung in enger Beziehung stehende und oft auf ihrem Boden sich entwickelnde allergische Überempfindlichkeit für die Entstehung der *gewerblichen Hautkrankheiten* und einer Reihe allergischer Erkrankungen der Atmungsorgane.

Die chronisch-rezidivierenden Gewerbeekzeme und viele akute gewerbliche Hauterkrankungen (Toxikodermien) sind, soweit sie nicht durch die Einwirkung chemisch aggressiver, ätzender Stoffe oder obligatorisch reizender (primär toxischer) Gifte hervorgerufen sind, auf angeborene, häufiger auf eine erst bei dauernder Berührung durch Sensibilisierung erworbene allergische Überempfindlichkeit gegen bestimmte Arbeitsstoffe zurückzuführen. Die Zahl der auf diesem Weg ekzemerregenden Arbeitsstoffe — darunter chemisch und toxikologisch durchaus harmlose — ist unübersehbar groß, die Ermittlung der schädlichen Noxe meist nur durch systematische Überempfindlichkeitsprüfungen („Hautteste") möglich. Die Verhütungsmaßnahmen — Schutz vor der Berührung durch Benutzung von Handschuhen, sorgfältige und zweckmäßige Händereinigung unter Ausschluß entfettender oder die Haut mechanisch und chemisch angreifender Reinigungsverfahren — versagen bei ausgesprochen konstitutioneller angeborener oder erworbener Allergie vollkommen, so daß nur die Aufgabe des Berufs oder der speziellen Tätigkeit Heilung und Verhütung von Rückfällen gewährleisten kann.

Zu den allergischen Erkrankungen der Atmungsorgane gehört eine Reihe fieberhaft entzündlicher Erscheinungen (Gieß- und Metallfieber, Hechelfieber) und das typische echt vagotonische Ursolasthma, die an anderer Stelle näher beschrieben sind. Auch auf die Bedeutung konstitutioneller Krankheitsbereitschaften für die Entstehung bestimmter organischer Spätfolgen und Formen der gewerblichen Vergiftungen (Bleiniere, chronischer Manganismus, chronischer Mercurialismus usw.) wird dort noch näher einzugehen sein (vgl. Abschnitt: Gewerbliche Gifte). Sie müssen überhaupt bei den meisten Berufskrankheiten als wesentlicher, mehr oder weniger mitverursachender oder sogar ausschlaggebender Faktor vorausgesetzt werden, die bei gleicher Dauer der Beschäftigung und durchaus gleichen Arbeitsbedingungen (unter Umständen am gleichen Arbeitsplatz) in der Regel bei einem nur verhältnismäßig kleinen Teil der Beschäftigten auftreten.

Frauen- und Jugendlichenarbeit.

Über den Umfang der gewerblichen Frauenarbeit in Deutschland gibt die folgende Zusammenstellung nach den Berufszählungen der Jahre 1925 und 1933 Auskunft.

Den höchsten Stand erreicht er mit 57% aller Beschäftigten in der Textilindustrie, wo auch der Anteil der Verheirateten und der Frauen, die schulpflichtige Kinder zu versorgen haben, weitaus am höchsten ist.

Diese Zahlen lassen die wirtschaftliche und soziale, aber auch die gesundheitliche Bedeutung der Frauenarbeit erkennen. Die wirtschaftliche Notwendigkeit beruht nicht nur auf unabweisbaren Bedürfnissen des Arbeitseinsatzes, der durch männliche Arbeitskräfte allein schlechterdings nicht gedeckt werden kann und

Gewerbegruppen	Beschäftigte Personen				Weibliche Arbeiter in Prozent der Beschäftigten	
	1925		1933		1925	1933
	insgesamt	davon weiblich	insgesamt	davon weiblich		
A. Nicht landwirtschaftliche Gärtnereien, Tierzucht usw.	90928	27215	83844	27872	30,0	33,2
B. Industrie und Handwerk .	12905648	2924945	8998753	2248411	22,7	24,0
davon Textilindustrie . .	1214190	689594	856547	464998	57,0	54,3
Nahrungs- und Genuß- mittelgewerbe	1386954	489767	1419297	492886	35,3	34,7
C. Handel und Verkehr . . .	5558114	1724232	5491990	1822883	31,0	33,2
Zusammen	18554690	4676392	14574587	4099166	25,1	28,1

aus wehrpolitischen Gründen auch schon in Friedenszeiten auf Frauenarbeit zurückgreifen muß, sondern auch auf der sozial unentbehrlichen Teilnahme der Frau am Erwerbsleben. Dabei darf auch die besondere seelische und körperliche Eignung der Frau für manche Beschäftigungen nicht außer acht gelassen werden, welche sie auch ohne den durch die im allgemeinen geringere Entlohnung bedingten Vorsprung erfolgreich mit dem männlichen Arbeiter in Wettbewerb treten läßt. Die leichte und geschickte Hand, die Fingerfertigkeit, die seelische Einstellung zu gewissen gewerblichen Verrichtungen, die den Neigungen des Mannes weniger entsprechen und seine Fähigkeiten nicht genügend ausnutzen, bedingen die bevorzugte Verwendung der Frauenarbeit in einer Reihe von Industriezweigen.

Aber die gewerbliche Frauenarbeit ist nicht immer eine körperlich und geistig leichte, nur Geschicklichkeit erfordernde Handarbeit. Übertriebene Anforderungen an die grobe Körperkraft werden häufig genug bei der Verwendung von weiblichen Hilfskräften zum Transport von Lasten in Ziegeleien, Porzellan- und Tonwarenfabriken, in der Landwirtschaft und im Nahrungsmittelgewerbe, seltener bei der Bedienung von Arbeitsmaschinen gestellt. Aber auch sonst enthält die vielfach im Stehen oder in ungünstiger Körperhaltung vollbrachte „leichte" Frauenarbeit die mit vorwiegend statischer und einseitiger Beanspruchung und mit der namentlich in der auf billige Massenproduktion angewiesenen Fertigwarenindustrie gebotenen Arbeitseile verbundenen Voraussetzungen nachhaltiger körperlicher und geistiger Überanstrengung und Ermüdung. Dazu kommt der in seinen sozialen und gesundheitlichen Auswirkungen schwerwiegende Umstand, daß die selbständige erwerbstätige Frau stets einer doppelten Belastung durch die Berufsarbeit und die häuslichen Aufgaben unterworfen ist, denen sie nur unter Verzicht auf die erforderliche Erholung gerecht zu werden vermag, wenn nicht andererseits das Familienleben und die Betreuung der Kinder mehr als ohnehin unvermeidlich leiden sollen.

In der Berufsarbeit selbst aber hat die Mehrzahl der erwerbstätigen Frauen besondere Anstrengungen aufzuwenden, um die an sich zartere, mehr auf die Erhaltung der Art als auf die Arbeitsleistung eingestellte Konstitution des weiblichen Organismus und seine physiologische Vorbelastung durch die Sexualfunktionen auszugleichen, die zeitweilig (Menses) und in gewissen Lebensperioden (Pubertät, Schwangerschaft und Stillperiode, Klimakterium) einen erheblichen Fehlbetrag an Leistungsfähigkeit bedingt, dem durch Verminderung der Leistungsansprüche Rechnung getragen werden muß, wenn dauernde Schäden vermieden werden sollen.

Demgegenüber wird die geringere Widerstandsfähigkeit der Frau gegenüber manchen speziellen Arbeitseinflüssen und Schädlichkeiten und die größere Anfälligkeit gegenüber gewerblichen Giften oft etwas überschätzt.

Die Einflüsse der Fabrikarbeit der Frau auf die Sexualfunktionen und die Mutterschaft sind Gegenstand zahlreicher wissenschaftlicher und statistischer Untersuchungen gewesen, die freilich nicht immer die unmittelbaren Auswirkungen der Arbeit neben allgemeinen Einflüssen der konstitutionellen Berufsauslese und der sozialen Lage herauszustellen vermochten.

Der erhöhte Schutz, den die Gesetzgebung wie den Jugendlichen auch Frauen in der gewerblichen Arbeit angedeihen läßt, hat aber seine wesentliche Begründung in den Schäden, die der Nachkommenschaft über den Organismus der Mutter drohen; nicht erst während der Schwangerschaft und des Stillgeschäfts, sondern schon in der Zeit, in der sie der Mutterschaft entgegenreift, bedarf die werktätige Frau als Trägerin des kommenden Geschlechts dieses besonderen Schutzes, der ihr die ungeschmälerte Entwicklung und Erhaltung der Gebär- und Stillfähigkeit sichert, und ebenso dann, wenn sie in der Aufzucht einer gesunden Nachkommenschaft ihre Mutterpflichten neben den Aufgaben des Berufes zu erfüllen und damit eine doppelte Last für ihr Volk und ihre Rasse zu tragen hat. Ihren Höhepunkt hat die Gefährdung der Nachkommenschaft und demgemäß die Notwendigkeit eines besonderen Schutzes naturgemäß während der Schwangerschaft und der Stillperiode. Daß erhebliche körperliche Beanspruchung und Mangel an Erholung — wie sie in der Doppelbelastung der erwerbstätigen Frau gegeben sind —, mit dem Zustand der Schwangerschaft physiologisch unverträglich sind, daß sie die Entwicklung der Frucht und — durch Beeinträchtigung der Stillfähigkeit — die Aufzucht des Neugeborenen aufs schwerste beeinträchtigen kann, lehrt die unmittelbare ärztliche Beobachtung überzeugender als die Ergebnisse statistischer Ermittlungen es vermögen. Durch diese ist aber auch eine gewisse Gefährdung der Schwangerschaft selbst durch Früh- und Fehlgeburten wenn auch nicht durch die körperliche Arbeit an sich, so doch durch gewerbliche Gifte (Blei) mit Sicherheit dargetan. Schwangeren- und Wöchnerinnenschutz und der Ausschluß der Frau von gewissen Giftbetrieben und physiologisch ungeeigneten Arbeitsplätzen, dem in der Arbeitsschutzgesetzgebung weitgehend Rechnung getragen ist, sind somit ein unabweisliches Gebot einer vernünftigen Bevölkerungspolitik das auch in Kriegszeiten nicht mißachtet werden darf.

Auch der erhöhte Schutz der *jugendlichen Arbeiter* beiderlei Geschlechts gilt über den bloßen Gefahrenschutz hinaus dem biologischen Ziel, die heranreifende Generation in der überaus empfindlichen Periode eines stürmischen Aufbaues während der Pubertät vor jeder Minderung und Hemmung der rasse- und sippenmäßig ererbten konstitutionellen Entwicklungsmöglichkeit zu bewahren.

Mehr noch als in der Zeit des Wachstums während der Kindheit sind gerade in diesem Lebensabschnitt, in dem der Jugendliche aus der Geborgenheit des Elternhauses und der Schule als Rekrut der Arbeit in die harte Wirklichkeit des Erwerbslebens mit ihren ungewohnten Ansprüchen an körperliche und geistige Ausdauer hineinversetzt wird, Umwelteinflüsse wirksam. Die 2—3 Jahre der Lehr- und Rekrutenzeit sind für die Entfaltung oder Verkümmerung erblicher Anlagen und für die abschließende Entwicklung der Leistungspersönlichkeit oft entscheidender als die ganze übrige Zeit der Berufstätigkeit. Unausgeglichenheiten in der schubweisen Entwicklung mindern die Leistungsbereitschaft und erhöhen die Empfänglichkeit für nachhaltige Schädigungen. Gewisse körperliche Abnutzungserscheinungen, berufstypische Haltungsanomalien entstehen in voller Ausbildung oder in ihren Anfängen meist schon in den Lehrjahren. Körperlicher und geistiger Überbeanspruchung ist der jugendliche Arbeiter mit seinem größeren Erholungsbedürfnis meist noch nicht gewachsen, Unfällen infolge seiner noch unvollendeten seelischen und geistigen Reife in erhöhtem Maße ausgesetzt. An der allgemein erhöhten Morbidität der 14—18jährigen sind funktionelle Herz- und Nervenstörungen besonders stark beteiligt, am meisten allerdings in gewissen Schwächlingsberufen, wo auch die Berufsauslese sich ungünstig auswirkt.

Eine erhebliche Gewichtsabnahme nach dem Eintritt in den Beruf ist eine häufige Reaktion auf die Überbeanspruchung; andererseits sieht man allerdings auch nicht selten eine erfreuliche konstitutionelle Kräftigung von Unterentwickelten durch die angemessene und zuträgliche körperliche Betätigung in gewissen „Reizberufen": Gärtnerei und Landwirtschaft, Bauhandwerk und andere Freiluftberufe, Schlächter usw. Unter diesem Gesichtspunkt muß die berufliche Gesundheitsführung der Jugendlichen und eine ärztliche Berufsberatung über die Erfordernisse der Gesundheitssicherung hinaus als eine der vornehmsten Aufgaben zielbewußter Konstitutionshygiene betrachtet werden.

Mögen auch seelische Neigungen, ausgesprochene „Lust und Liebe" zu einem Beruf oft genug mit ungewöhnlicher geistiger und körperlicher Eignung Hand in Hand gehen und von ihr bestimmt sein, so versagt doch die freie Berufswahl als natürlicher Auslesefaktor überall da, wo über den Durchschnitt hervorragende Eignungsmerkmale in der Eigenart des Berufes selbst oder beim Berufsanwärter fehlen, oder wo rein wirtschaftliche Gesichtspunkte — oft zwingender Art — die Berufswahl wesentlich bestimmen. Diesen gegenüber wird die schon lange von Ärzten erhobene und mit dem gesundheitlichen Ziel der Höchstleistung und des geringsten Schädigungsrisikos begründeten Forderung, „den richtigen Mann an den richtigen Arbeitsplatz zu stellen", ein Ideal bleiben, das auch durch die bestorganisierte Berufsberatung und Eignungsprüfung nur unvollkommen erfüllt werden kann.

Auf jeden Fall muß aber neben die psychotechnische Eignungsprüfung, die durch Feststellung physischer und seelischer Begabungsmerkmale — Prüfung der Intelligenz und Merkfähigkeit, Geistesgegenwart, sowie auf Augenmaß, Sinnesschärfe, Handgeschicklichkeit usw. — manche grobe und auch für den Berufsanwärter verhängnisvolle Fehlleitung von Arbeitskräften ausschließen soll, die ärztliche Eignungsprüfung und Berufsberatung treten, um gesundheitlich bedenkliche Fehler der Berufswahl und der Berufsneigung durch Fernhaltung konstitutionell oder infolge vorliegender Krankheitszustände ungeeigneter und den Berufsgefahren in erhöhtem Maß ausgesetzter Berufsanwärter zu vermeiden. Auch im ferneren Berufsleben hat die ärztliche Berufsberatung erhöhte Bedeutung bei der beruflichen Eingliederung und Umschulung Anbrüchiger, oder durch Unfall und Berufskrankheiten bereits geschädigter Arbeitskräfte, sowie bei der Feststellung der Tauglichkeit für bestimmte, mit erhöhten Gesundheits- oder Vergiftungsgefahren verbundene Tätigkeiten.

Neben ärztlicher Berufsberatung und Einstellungsuntersuchung sollte im weitesten Umfang eine *laufende ärztliche Überwachung* der werktätigen Menschen treten, um die Einwirkung der Arbeit auf Konstitution und Gesundheit zu beobachten, Arbeitsschäden rechtzeitig zu erkennen und geeignete Ausgleichs- und Verhütungsmaßnahmen herbeizuführen. Für eine Reihe besonders gefährlicher Betriebe — namentlich Giftbetriebe — ist eine ärztliche Einstellungs- und Überwachungsuntersuchung gesetzlich vorgeschrieben.

Die Arbeitsleistung als Lebensäußerung.
Körperliche und geistige Arbeit.

Das biologische Geschehen bei der Arbeit ist Forschungsgegenstand der *Arbeitsphysiologie* die vorwiegend im Hinblick auf die Anwendung ihrer Ergebnisse auf praktische Probleme der Arbeitsrationalisierung, d. h. der Leistungssteigerung und der Verminderung des mit der Leistung verbundenen Energieaufwands, die tieferen im Stoff- und Energiewechsel gegebenen Grundlagen und die einzelnen in den äußeren Bewegungsvorgängen, den auslösenden Willensimpulsen und Nervenerregungen, sowie den begleitenden und bedingenden

Erscheinungen an Atmungs- und Kreislauforganen enthaltenen Elemente der Arbeitsleistung klarzulegen sucht. Die Voraussetzungen hierfür sind naturgemäß auf dem Gebiet körperlicher Arbeit eher gegeben als auf dem rein geistiger Betätigung.

Der *Arbeitshygiene* dienen die Ergebnisse arbeitsphysiologischer Forschung als Unterlagen für die gesundheitsmäßige Gestaltung der Arbeitsleistung und Arbeitszeit.

Der menschliche und tierische Organismus ist, als kraftliefernde Maschine betrachtet, bekanntlich kein calorischer Verbrennungsmotor, sondern ein chemo-dynamischer, kolloid-osmotischer Quellungs- und Entquellungsmotor, der chemische Energie (der Nahrung) unmittelbar und ohne den Umweg über Wärme in die mechanische Energie der äußeren Arbeit umzusetzen vermag. Die bei körperlicher Arbeit in erhöhtem Maß gebildete Wärme ist nicht (wie bei der calorischen Kraftmaschine) eine Zwischenform, sondern die Endstufe dieser Energietransformation; sie ist Abfallwärme, die je nach den arbeitsklimatischen Umweltsbedingungen ausnahmsweise — im Bereich der chemischen Wärmeregulierung — zur Deckung des natürlichen Wärmebedarfs nutzbar gemacht werden, oder — im Bereich der physikalischen Wärmeregulierung — erhöhte, bei ungünstigem Arbeitsklima nicht mehr erfüllbare und daher die Arbeitsleistung erheblich behindernde Ansprüche an die Wärmeabgabe des Körpers stellen kann.

Der Wirkungsgrad (Nutzeffekt), ausgedrückt als Verhältnis zwischen geleisteter äußerer Arbeit zum Calorienaufwand (gemessen am Sauerstoffverbrauch):

$$\frac{\text{m/kg}:427\ (\text{Wärmeäquivalent})}{O_2\text{-Verbrauch}\times 5\ (\text{calorischer Faktor})}$$

Arbeitsleistung	Optimaler Wirkungsgrad in %
Gewichtheben	9,4
Feilen am Schraubstock	9,4
Kurbeldrehen	20,0
Radfahren	30,0
Gehen in der Ebene . .	35,0

ist mit durchschnittlich 24—35% verhältnismäßig günstig, schwankt aber sehr auch über die untere Durchschnittsgrenze hinaus bei verschiedenen Formen der Leistung je nach dem mit ihr verbundenen Anteil äußerer und innerer Arbeit (siehe vorstehende Tabelle).

Der Wirkungsgrad ist erheblich vermindert bei jedem Mißverhältnis zwischen Arbeitsleistung und Leistungsfähigkeit; mag dieses Mißverhältnis nur durch die Höhe der Leistung an sich (im Verhältnis zur Körperkraft) oder erst durch Ermüdung mit Nachlaß der Leistungsfähigkeit bedingt sein: Überanstrengung und Ermüdung bedingen somit einen erheblich gesteigerten Energieaufwand für die gleiche Arbeitsleistung.

Der Wirkungsgrad kann umgekehrt durch Übung namentlich bei komplizierten Bewegungsleistungen infolge Verbesserung der Koordination und des Zusammenspiels antagonistischer Muskelgruppen, Verminderung von Mitbewegungen und statischer Arbeit, bei körperlichen Höchstleistungen auch durch Anpassung der Kreislauf- und Atemfunktion und der hypertrophierten Muskulatur (Training) erheblich verbessert werden. (Aus diesem Grunde ist er auch am höchsten bei den natürlichen, der Lokomotion dienenden Leistungen.) Er ist in erheblichem Maß auch konstitutions- und dementsprechend auch altersbedingt.

Beruf	Calorien pro Stunde
Handnäherin.	4—33,4
Maschinennäherin . . .	24—49,6
Schneider	46
Lithograph (sitzend) . .	52,7
Zeichner (stehend) . . .	73,1
Mechaniker	92,3
Schuhmacher	77—122
Metallarbeiter	137—145
Maler	144—146
Schreiner	116—164
Waschfrau.	124—214
Steinhauer.	286—319
Holzsäger	370—406

Nur die körperliche Arbeit läßt sich einigermaßen exakt an Hand des am Sauerstoffverbrauch meßbaren Energieaufwands und seiner Steigerung gegenüber dem Ruhewert als Leistung quantitativ bestimmen und ausdrücken (siehe vorstehende Tabelle).

Als maximale *Tages*leistung werden in m/kg ausgedrückt bei leichter Körperarbeit 120000, bei schwerer Körperarbeit 330000 m/kg angegeben.

Die rein geistige Arbeit bedingt keine meßbare Erhöhung des Energieverbrauchs und die geistige Arbeitsleistung läßt sich in keiner Weise, auch nicht indirekt durch exakte Messung der Ermüdung bestimmen und ausdrücken. Daraus etwa zu schließen, daß geistige Arbeit weniger anstrengend sei als körperliche, oder daß gar geistige Überanstrengung leichter ohne Schaden zu ertragen sei als körperliche, wäre selbstverständlich grundfalsch; die Erfahrung lehrt eher das Gegenteil, und auch in der modernen Industriearbeit, in der mit wenigen Ausnahmen mit den Fortschritten der Technik immermehr die leichte flinke Handarbeit die schwere Körperarbeit verdrängt hat, ist stets die Beanspruchung durch die mit der Arbeit verbundene geistige Leistung der wesentliche Faktor der Ermüdung und etwaiger Überanstrengung. Ebenso irrtümlich wäre die Auffassung, daß der geringere meßbare Energieaufwand bei der rein geistigen Arbeit, wozu freilich nicht jede Beschäftigung am Schreibtisch zu rechnen ist, mit einem entsprechend geringeren Nahrungsbedürfnis bestritten werden könne. Daß im Gegenteil der intensiv und produktiv geistig Arbeitende im besonderen Maß auf eine qualitativ — namentlich hinsichtlich des Gehalts an vollwertigem (tierischem) Eiweiß — auskömmliche Ernährung angewiesen ist und in seiner Leistungsfähigkeit durch Mängel in dieser Richtung erheblich beeinträchtigt wird, hat die Erfahrung des Weltkrieges eindrucksvoll gezeigt, ohne daß allerdings bisher der zugrunde liegende, scheinbar widerspruchsvolle innere Zusammenhang wissenschaftlich befriedigend geklärt werden konnte.

Ermüdung und Erholung.

Die Ermüdung ist der psychophysische Zustand, der zunächst subjektiv und bei höheren an Erschöpfung grenzenden Graden (Übermüdung) auch objektiv der Fortsetzung der Arbeitsleistung eine natürliche Grenze setzt. In der dauernden Mißachtung dieser Grenze liegt die Gefahr ernster Gesundheitsschädigung, besonders bei Jugendlichen, Schwächlichen und neuropathisch belasteten Menschen. Die der Ermüdung zugrunde liegenden substantiellen und funktionellen Vorgänge, die wohl in Form eines bilanzmäßigen Mankos der Restitutionsphase gegenüber der dissimilatorischen Phase des funktionellen Zellmechanismus, etwa als eine Anhäufung von Ermüdungsstoffen oder bei kurzdauernden Maximalleistungen als eine vorübergehende Erschöpfung der energiespendenden Zellsubstanz vorausgesetzt werden dürfen, sind noch sehr wenig geklärt. Jedenfalls haben die psychophysischen Erscheinungen, die sich subjektiv als Ermüdungsgefühl und mangelnder Leistungsantrieb, objektiv als ein Ausfall an Leistungsfähigkeit, als ein Absinken des Nutzeffekts der aufgewandten Energie und als Störung und Behinderung des Ablaufs von Bewegungsvorgängen äußern, auch bei körperlicher Arbeit, ihren Sitz vorwiegend in den nervösen Zentralorganen, nur bei erschöpfenden Höchstleistungen auch in der Muskulatur selbst.

Die nach angemessener und auch starker Muskeltätigkeit eintretende, vorwiegend „körperliche" Ermüdung, an der die vegetativ-nervösen Zentren stärker beteiligt zu sein scheinen, ist im allgemeinen wegen ihrer natürlichen schlaffördernden Wirkung dem vollkommenen und restlosen Ausgleich zugänglicher als starke zentrale und vorwiegend geistige Ermüdung. Bei dieser können viel leichter Ermüdungsreste und eine aus ihrer Summierung hervorgehende „Dauerermüdung" ernste Schädigungen vorwiegend nervöser Art hervorrufen. Die Zunahme der Neurasthenie und neurotisch funktioneller Störungen unter den

Berufstätigen und insbesondere bei den Industriearbeitern, ist in allererster Linie auf die wachsende geistige Beanspruchung auch bei Tätigkeiten zurückzuführen, die man gemeinhin zu den körperlichen Arbeiten zu rechnen pflegt.

Im allgemeinen ist die Gefahr einer gesundheitlich schädlichen, rein körperlichen Übermüdung durch schwere, mit besonderer Anstrengung verbundene Muskelarbeit seltener und geringer einzuschätzen als diejenige einer mehr geistigen und nervösen Übermüdung nicht nur durch rein geistige Arbeit, sondern auch bei den in der modernen Industriearbeit immer mehr überwiegenden Tätigkeiten, bei denen eine weitgehende Typisierung und Zerlegung der Arbeit in Einzelverrichtungen an schnellaufenden Werkzeugmaschinen oder am „laufenden Band" unter Entlastung an muskulären Leistungen vor allem die Aufmerksamkeit im höchsten Maße in Anspruch nimmt, körperlich dagegen eine nur mäßige, aber höchst einseitige und ständig wiederholte Beanspruchung eng umschriebener Muskelpartien bedingt. Die Dauerbeanspruchung nervöser Organe wird hierbei in ihrer ermüdenden Wirkung häufig noch erheblich gesteigert durch die *Arbeitseile* und die *Monotonie* der modernen Industriearbeit. Erstere hebt, wenn das Arbeitstempo zur Arbeitshast gesteigert wird, die Entlastung der Aufmerksamkeit durch die Übungsautonomie auf und führt im Gegenteil zu einem Übermaß geistiger Beanspruchung, letztere vermindert die der Ermüdung entgegenwirkende seelische Beteiligung an der Arbeit und Arbeitslust und führt durch den zur Überwindung von Unlustempfindungen erforderlichen Aufwand an Willensenergie zu rascher nervöser und geistiger Ermüdung.

Daß auch die körperliche und seelische Konstitution für die Ermüdbarkeit und für die Erholungsfähigkeit von ausschlaggebender Bedeutung ist, wurde schon oben gesagt. Die in der Gesamtpersönlichkeit liegenden Elemente der seelischen und körperlichen Leistungsbereitschaft, Arbeitslust, Übungsfestigkeit und Gewöhnung ergeben in ihrem teils hemmenden, teils fördernden Zusammenwirken die charakteristische individuelle Leistungs- und Ermüdungskurve, die schon im Bereich des Normalen und Gesundhaften große Unterschiede aufweist und auch bei den gleichen Individuen nicht für alle Arbeitsformen die gleiche zu sein braucht.

Zu den speziellen Schäden durch einseitige Dauerbeanspruchung gehört eine ganze Reihe von somatischen und nervösen Abnutzungserscheinungen, die teils als „Berufsstigmata" — z. B. in Form typisch lokalisierter Schwielenbildung, Schartenbildung an den Zähnen usw. bei bestimmten Berufen — teils als eigentliche Berufskrankheiten zu werten sind: Sehnenscheidenentzündungen verschiedener Lokalisation bei Schmieden, Glasarbeitern, Wäscherinnen, Schleimbeutelentzündungen an den Knien bei Parkettboden- und Fliesenlegern, Dienstmädchen, Scheuerfrauen, Krampfadern bei Stehberufen (Kellner usw.), Atrophie der Wangenmuskulatur und Erweiterung des Parotisganges (Pneumatocele) bei Glasbläsern, Ulnarislähmung bei Glasschleifern und die verschiedenen Formen der sog. Beschäftigungskrämpfe (Schreib-, Telegraphistenkrampf usw.). Auch das Augenzittern (Nystagmus) der Bergleute infolge Überanstrengung der Seh- und Blickfunktion durch die ungünstigen Beleuchtungsverhältnisse unter Tage und die Lärmschwerhörigkeit (vgl. unten) gehören zu diesen Abnutzungserscheinungen.

Arbeitszeit und Arbeitspausen.

Zur Verhütung von Gesundheitsschäden und vorzeitigem Aufbrauch durch dauernde Überanstrengung bedarf es einer den gesundheitlichen Erfordernissen entsprechenden, aber auch die kulturellen Bedürfnisse der werktätigen Menschen ausreichend berücksichtigenden Regelung der **Arbeitszeit**; diese soll eine Ausdehnung der regelmäßigen täglichen Arbeitszeit über die durch die natürliche Ermüdung gezogene Grenze hinaus verhindern und die zum Ausgleich dieser Ermüdung notwendigen ununterbrochenen Erholungs- und Ruhezeiten gewährleisten. Darüber hinaus ergibt sich die Notwendigkeit einer Beschränkung der Arbeitszeit überall da, wo ein außergewöhnliches Maß an Arbeitsleistung gefordert wird oder die Einwirkung besonders schädlicher Arbeitseinflüsse (Hitze, Staub, giftige Gase und Dämpfe, Druckluft) zeitlich auf ein erträgliches Maß herabgesetzt werden muß, oder wo die besondere gesundheitliche Schutzbedürftigkeit des jugendlichen und des weiblichen Organismus dies erfordert.

Das arbeitshygienische Problem des „sanitären Maximalarbeitstages", der den schaffenden Menschen vor den Folgen einer dauernden Übermüdung und vorzeitiger Abnutzung seiner körperlichen und geistigen Arbeitskraft schützen soll, berührt sich in seinen wissenschaftlichen Grundlagen eng mit dem arbeitsphysiologischen Problem der Ermüdung, das in neuerer Zeit namentlich im Rahmen der vorwiegend betriebswirtschaftlich orientierten Bestrebungen der Arbeitsrationalisierung zum Gegenstand vielseitiger Untersuchungen gemacht worden ist. Aber diese Untersuchungen haben bisher nicht vermocht, auch nur einigermaßen befriedigende Unterlagen für die objektive Feststellung und Messung der Ermüdung zu schaffen, welche die erste Voraussetzung für eine wissenschaftlich begründbare Festsetzung der hygienisch zulässigen täglichen Arbeitszeit wäre. Die Schwierigkeiten beginnen schon bei der Abgrenzung „geistiger" und „körperlicher" Arbeit und ihres Anteils an einer bestimmten Form der Arbeitsleistung, und bei der Unterscheidung zwischen rein physischer, körperlicher, „peripherer" und psychischer, geistiger „zentraler" Ermüdung.

Je mehr aber die zentrale Ermüdung überwiegt und maßgebend ist für das Bedürfnis nach Erholung — und das ist wie gesagt für die moderne Industriearbeit meistens der Fall —, um so mehr macht sich der Mangel an Methoden zur objektiven Feststellung der gesundheitlich optimalen Arbeitszeit fühlbar. Alle bisher entwickelten Methoden der Ermüdungsmessung versagen, sobald es darauf ankommt, denjenigen Punkt festzulegen, wo die gesundheitlich zulässige, ja zuträgliche physiologische Ermüdung in die durch die normale Erholung in der Ruhezeit nicht mehr restlos ausgleichbare, daher schädliche, die Leistungsfähigkeit dauernd herabsetzende und die Gesundheit gefährdende Übermüdung überzugehen beginnt.

Es liegt auch auf der Hand, daß an sich eine allgemeingültige Normalisierung einer maximalen oder optimalen täglichen Arbeitszeit nach rein gesundheitlichen Gesichtspunkten der zuträglichen Ermüdungs- und Erholungsökonomie — also im Sinne eines sanitären Maximalarbeitstages — ohne Rücksicht auf die Art und die äußeren Bedingungen der Arbeitsleistung überhaupt nicht gerechtfertigt werden kann. In der Tat hat die Entwicklung, den die gesetzliche Regelung der Arbeitszeit mit der grundsätzlichen Einführung des Achtstundentags in fast allen Kulturländern genommen hat, sich in erster Linie nach den Forderungen eines *kulturellen* Maximalarbeitstags ausgerichtet, der nach der alten Regel „Eight hours to Work, eigt hours to rest, eight hours to sleep" dem schaffenden Menschen nicht nur die zur integralen physischen Erholung und Beseitigung der täglichen Ermüdungsreste durch den Schlaf notwendige Ruhezeit, sondern darüber hinaus eine Freizeit sicherstellen soll, die der Befriedigung kultureller, seelischer und körperlicher Bedürfnisse dienen soll, und über die er als „sein eigener Herr" seinen besonderen Neigungen entsprechend selbst verfügen kann. In der gleichen Richtung wirkten sich die Bestrebungen nach einer Festlegung und Begrenzung der täglichen Arbeitszeit nach dem Gesichtspunkt des wirtschaftlichen Optimalarbeitstages aus, d. h. derjenigen täglichen Arbeitszeit, die — wenigstens in der Mehrzahl der Betriebe — das Höchstmaß an täglicher Arbeits- und Produktionsleistung ergibt.

Nachdem man erkannt hatte, daß die Steigerung der Produktion eine Grenze findet an der zeitlichen Ausnützbarkeit der menschlichen Arbeitskraft, haben mannigfache Untersuchungen dargetan, daß es für jeden Betrieb eine optimale tägliche Arbeitszeit gibt mit einer Produktionsleistung, die weder durch Verlängerung noch auch durch Verkürzung der Arbeitszeit gesteigert werden kann, weil die durchschnittliche Stundenleistung im ersten Fall absinkt, während sie andererseits durch Steigerung des Arbeitstempos bei Verkürzung der Arbeitszeit nicht mehr erhöht werden kann.

Wenn nun diese Untersuchungen über den wirtschaftlichen Optimalarbeitstag vielfach zu Ergebnissen gekommen sind, die das Optimum der täglichen Arbeitszeit für die Mehrzahl der industriellen Arbeiter in Übereinstimmung mit den Forderungen des kulturellen Maximalarbeitstags auf 8—9 Stunden festlegen, so wird im allgemeinen der 8stündige Normalarbeitstag auch als der gesundheitlich, nach dem Gesichtspunkt eines Gleichgewichtes zwischen natürlicher Ermüdung und Erholung günstigste angesehen werden dürfen. Es gibt aber selbstverständlich Tätigkeiten, die infolge der mit ihr verbundenen übermäßigen körperlichen oder geistigen Beanspruchung oder der besonders ungünstigen Bedingungen, unter denen die Arbeit geleistet werden muß, eine weitere Kürzung der Arbeitszeit rechtfertigen, während andererseits ihre Beschränkung auf 8 Stunden bei manchen Beschäftigungen mit besonders gemächlichem Arbeitstempo mit gesundheitlichen Rücksichten nicht immer begründet werden kann. Eine Kürzung der Arbeitszeit unter 8 Stunden ist z. B. unter Umständen notwendig bei schwerer körperlicher Arbeit bei großer Hitze und leistungserschwerendem Arbeitsklima wie in manchen Zweigen des Bergbaus, beim Tunnelbau und bei Druckluft- (Caisson-) arbeiten. Auch die Beschäftigung in manchen Betrieben mit besonderer Gefährdung durch Gifte, Staub oder erhöhte Unfallgefahr kann eine weitgehende Verkürzung der Arbeitszeit an sich oder derjenigen Tätigkeiten erforderlich machen, die den Arbeiter vornehmlich diesen Einwirkungen aussetzen (z. B. Röntgenbetriebe).

Die Dauer und Verteilung der **Arbeitspausen** und der täglichen und periodischen Arbeitsruhe (Sonntagsruhe, Urlaub) ist — obwohl auch hierbei kulturelle Gesichtspunkte wesentlich mitspielen —, gesundheitlich noch wichtiger als die Bemessung der täglichen Arbeitszeit. Das Problem der Arbeitspausen hat durch die Einführung des Achtstundentages erhöhte Bedeutung gewonnen, da sich hiermit in der Mehrzahl der industriellen Betriebe ein Übergang von der in Deutschland bis dahin wohl ausschließlich üblichen „geteilten" zur „durchgehenden" Arbeitszeit vollzogen hat. Dieser Übergang ist durch wirtschaftliche Rücksichten, namentlich aber durch die Bestrebungen der Arbeiter selbst gefördert worden, durch Kürzung der im Betrieb verbrachten Zeit in den Genuß einer möglichst langen zusammenhängenden Freizeit und damit des Vorteils zu kommen, der der Forderung des kulturellen Maximalarbeitstages hauptsächlich zugrunde liegt. Soweit hierbei der Wunsch möglichst weitgehender Unterdrückung und Kürzung der Arbeitspausen sich geltend macht, besteht aber die große Gefahr, daß die gesundheitlichen Vorteile der Arbeitszeitkürzung durch Überanstrengung aufgehoben und in das Gegenteil verkehrt werden. Die Teilung der Gesamtarbeitszeit in zwei annähernd gleiche Abschnitte durch eine längere

Mittagspause, die nicht nur der Erholung, sondern auch der Einnahme der Hauptmahlzeit dienen soll, entspricht am besten den physiologischen Anforderungen, die sich aus dem natürlichen Verlauf der täglichen „Leistungskurve", ihrem Absinken und dem Bedürfnis nach einer ausgiebigen Nahrungsaufnahme in der Mittagszeit und einer anschließenden Entspannung ergeben, die je nach den örtlichen Verhältnissen eine Mittagspause von 2-, mindestens aber $1^1/_2$stündiger Dauer voraussetzt. Sie ist bei den in Deutschland vorherrschenden Lebensgepflogenheiten die natürliche und gesundheitlich zuträglichste Form der Arbeitszeitgliederung und sollte als Regel beibehalten werden. Ihre Vorzüge sind nicht nur arbeitsphysiologisch, sondern auch ernährungsphysiologisch begründet.

Die Einführung der „durchgehenden" Arbeitszeit ist daher nur da gerechtfertigt, wo es die Betriebsbedürfnisse erfordern, oder aber die Verkehrsverhältnisse und die weiten Anmarschwege — in Großstädten und in Großbetrieben in ländlicher Umgebung — einem großen Teil der Gefolgschaftsmitglieder eine zweckmäßige Ausnutzung der langen Mittagspause nicht gestatten und diese auch den Genuß der Freizeit nach Beendigung der Arbeit wesentlich schmälern würde. Auch bei durchgehender Arbeitszeit muß aber durch eine ausreichende Mittagspause und die Bereitstellung entsprechender Räume und Einrichtungen die Möglichkeit und Gelegenheit zur Einnahme einer warmen Mahlzeit ohne Hast und in entsprechender Umgebung außerhalb der Betriebsräume gewährleistet sein. Wo diese Voraussetzungen nicht erfüllt werden können, erscheint eine durchgehende Arbeitszeit von acht und mehr Stunden gesundheitlich kaum tragbar und sollte eine entsprechende Kürzung in Betracht gezogen werden, die im Hinblick auf den unter solchen Umständen unvermeidlichen Leistungsabfall gegen Ende der Arbeitszeit auch wirtschaftlich häufig rationell und vertretbar sein dürfte. In dieser Pause muß — namentlich in Gift- und Staubbetrieben zusätzlich die erforderliche Zeit zur Händereinigung und erforderlichenfalls zum Kleiderwechsel gewährt werden. Neben der Mittagspause ist die Einschaltung kürzerer Zwischenpausen zwischen den Arbeitsstunden der Arbeitsleistung oft förderlich, unter Umständen auch als sog. „Schnaufpausen" zur Vermeidung von Überanstrengung bei schwerer physischer Arbeitsleistung oder großer geistig aufreibender Arbeitseile erforderlich.

Ebenso wie die Gliederung der täglichen Arbeitszeit selbst muß auch der Wechsel dieser mit der zwischentäglichen Erholung im Einklang mit dem natürlichen Rhythmus und den zweckdienlichen Gepflogenheiten des Wechsels zwischen Leistung und Ruhe stehen, wenn diese sich voll auswirken soll. Von diesem Gesichtspunkt aus ist jede Regelung der Schichtarbeit und die Bedeutung der Sonntagsruhe und der Nachtarbeit sowie die Frage des regelmäßigen Urlaubs zu beurteilen. Die vollkommene Sonntagsruhe entspricht nicht nur einem natürlichen Bedürfnis nach zeitweiliger, länger dauernder, körperlicher und geistiger Entspannung und Sammlung, sondern auch dem gesundheitlich berechtigten Wunsch, diese in der besonders geeigneten Umwelt des Sonntags, in den Anregungen des familiären und weiteren Gemeinschaftslebens und unter Ausnutzung der besonderen sonntäglichen Gelegenheiten zu suchen. Deshalb sind entsprechende zusammenhängende wochentägliche Freizeiten nicht als ausreichender Ersatz der sonntäglichen Erholung zu betrachten.

Ein besonders ernstes gesundheitliches Problem des Arbeitszeitschutzes stellt die *Schicht-* und *Nachtarbeit* dar. Die entbehrte Nachtruhe kann durch die Ruhe am Tage wegen der erheblichen Störung und Verkürzung des Schlafes durch Tageslicht und Tageslärm nur in sehr unvollkommener Weise ersetzt werden. Dazu kommen die unnatürlichen Verhältnisse der Nahrungsaufnahme und der funktionellen Leistungsbereitschaft und die erhöhten Anforderungen der Arbeit bei künstlichem Licht, die in der geringeren Produktivität der Nachtarbeit in die Erscheinung treten.

Reine Nachtarbeit ist in der gewerblichen und industriellen Beschäftigung nicht ganz zu entbehren, wird aber dauernd im allgemeinen nur ausnahmsweise (z. B. im Wachdienst, Verkehrsgewerbe) sonst in den ununterbrochenen Betrieben in Form der Schichtarbeit geleistet, wobei ein regelmäßiger Wechsel zwischen Tag- und Nachtarbeit in nicht zu kurzen Zeitabschnitten stattfindet. Hierbei ergeben sich aber übertrieben lange Arbeitszeiten beim Schichtwechsel, bei dem jeweils 2 Arbeitsschichten hintereinander geleistet werden müssen, so daß auch bei 3schichtiger Arbeit, wie sie seit Einführung des 8-Stundentages üblich geworden sind, immer noch eine zusammenhängende 16stündige Arbeitszeit entsteht. Aus diesem Grunde und auch mit Rücksicht darauf, daß eine Anpassung an den Wechsel zwischen Tag- und Nachtarbeit und die gesundheitlichen Nachteile der letzteren in kurzen Perioden schwieriger ist, ist im allgemeinen einem Schichtwechsel in längeren Zeitabschnitten — etwa 3—4wöchentlich — der Vorzug zu geben. Soweit für die in Nachtschicht Arbeitenden Schlafräume seitens des Betriebes bereitgestellt werden (Krankenanstalten, Verkehrsanstalten usw.), ist auf die Fernhaltung aller schlafstörenden Einflüsse (Lärm, Licht, Tageshitze in der heißen Jahreszeit) von den Schlafräumen besonders Bedacht zu nehmen.

Einen überaus wichtigen Faktor für die Erhaltung der Leistungsfähigkeit und die Beseitigung von Ermüdungsresten sowie für den Ausgleich von Gesundheitsschädigungen durch einseitige Beanspruchungen oder Einwirkungen von Giften usw. stellt die Gewährleistung einer längeren Unterbrechung der Arbeitsleistung in Form eines *regelmäßigen Urlaubs* dar; Voraussetzung für die Durchführung und die gesundheitliche Auswirkung ist die Unabdingbarkeit und die ungeschmälerte Bezahlung des Arbeitslohnes, sowie nicht zuletzt die ausreichende Dauer und die Organisation einer zweckentsprechenden, der seelischen und körperlichen Erholung förderlichen Ausnutzung. Denn diese beruht nicht so sehr auf der Enthaltung von der Arbeit und Ruhe an sich als auf der damit gegebenen freien Verfügung über sich selbst und der Gelegenheit zur Selbstbesinnung und zur Pflege der eigenen Neigungen in selbstgewählter Berührung mit Natur und Kultur und den hierin liegenden unschätzbaren Quellen körperlicher und seelischer Erfrischung und Gesundung.

2. Arbeitsumwelt.
Arbeitsraum und Arbeitsplatz, persönliche Ausrüstung des Arbeiters.

Arbeit im Freien kommt in Industrie und Gewerbe selten vor (Hoch- und Tiefbau, Arbeit in Brüchen bei der Gewinnung von Steinen und Erden, in Ziegeleien usw.), häufiger die Tätigkeit in überdachten Hallen (Schwereisenindustrie, chemische Industrie usw.). Manchen gesundheitlichen Vorteilen stehen die Nachteile des mangelnden Schutzes gegen alle Einwirkungen der natürlichen klimatischen Faktoren und gegen die Unbilden der Witterung und die erhöhte Gefährdung durch rheumatoide und Erkältungskrankheiten gegenüber. Ihr muß durch die Bereitstellung geeigneter Schutzkleidung und heizbarer Umkleide- und Aufenthaltsräume (bei Bauten usw.) begegnet werden.

Bei der Arbeit in geschlossenen Räumen, wozu auch der Bergbau unter Tage gerechnet werden kann, ist die gesundheitsgemäße Ausgestaltung des Arbeitsraums und der Betriebseinrichtungen von höchster Bedeutung für die Arbeitsleistung selbst und für die Fernhaltung der Gesundheitsgefahren. Liegen solche nicht vor, so sind an Arbeitsräume, in denen handwerkliche Tätigkeit oder Arbeit an Werkzeugmaschinen wie in vielen Zweigen der Fertigwarenindustrie ausgeführt wird, hinsichtlich Größe, Belichtung und Beleuchtung und Luftwechsel im allgemeinen keine höheren Anforderungen zu stellen wie an andere Aufenthaltsräume für eine größere Anzahl von Menschen (vgl. S. 190ff.).

Die Höhe der Arbeitsräume soll in diesem Fall wenigstens 3,5 m, bei größeren Sälen 5 m betragen. Jedem Arbeiter soll ein Mindestluftraum von 10 cbm bei einem stündlich dreimaligem Luftwechsel zur Verfügung stehen. Beide sind entsprechend zu erhöhen, wenn belästigende Gerüche, die vom Arbeitsgut oder vom Arbeitsprozeß ausgehen, oder die Aufrechterhaltung eines normalen Arbeitsklimas dies erforderlich machen. Gute Tagesbelichtung — bei großen Arbeitssälen Oberlicht — und ausreichende künstliche Beleuchtung erhöhen die Arbeitslust und Arbeitsleistung und vermindern die Unfallgefahr. Neben der allgemeinen Raumbeleuchtung ist eine blendungs- und schlagschattenfreie Einzelplatzbeleuchtung stets von Vorteil und bei Fein- und Präzisionsarbeit unerläßlich.

Höchste Anforderungen werden an die baulichen und technischen Vorkehrungen zur Luftverbesserung und Luftreinhaltung und zur Verbesserung des Arbeitsklimas in solchen Betrieben gestellt, in denen giftige und gesundheitsschädliche Gase und Dämpfe oder Staub im Arbeitsraum oder gar an den einzelnen Arbeitsplätzen entstehen oder der Arbeitsprozeß durch Erhöhung von Temperatur und Feuchtigkeit unerträgliche, leistungshemmende und gesundheitsschädliche Arbeitsbedingungen mit sich bringt. Rein bauliche Maßnahmen zur Erhöhung des Luftwechsels — weitgehende Öffnung der Seitenwände durch Lucken und Kippflügel, Anordnung von Dachreitern usw. und eine künstliche allgemeine Raumbelüftung durch mechanisch betriebene Ventilatoren sind in solchen Fällen unentbehrlich und häufig sehr wirksam, aber nicht immer ausreichend. Giftige Gase und Dämpfe und Staub sollen grundsätzlich nicht durch allgemeine Raumbelüftung beseitigt, sondern durch Absaugen am Entstehungsort am Austritt in den Arbeitsraum verhindert werden (vgl. Abschnitt Staub und gewerbliche Gifte).

Vergrößerung der Arbeitsräume ist in keinem Fall der geeignete Weg zur Abhilfe, sie erschwert bei künstlicher Belüftung eine wirksame Luftführung und verringert den erreichbaren Luftwechsel.

In Hitzebetrieben (Glashütten, Walzwerken, Gießereien und anderen metallurgischen Betrieben) muß die Raumbelüftung und die natürliche Luftbewegung durch allgemeine und örtliche Wärmeschutz- und Kühlungsmaßnahmen ergänzt werden: Abschirmung strahlender Wärme an den Entstehungsquellen (Ofenöffnungen, Schmelz- und Gußtiegeln usw.) durch Asbest-, Drahtgewebe- oder Kettenschirme, Wasserschleier usw., wärmedämmende Bauart oder Verkleidung an Öfen, Behältern, Rohrleitungen usw., künstliche Luftbewegung durch freistehende Ventilatoren, Zublasen gekühlter Luft an besonders exponierten Arbeitsplätzen. Zusätzliche Kühlung durch Berieselung oder Wasserzerstäubung ist mit Rücksicht auf die arbeitsklimatisch ungünstige Erhöhung der Luftfeuchtigkeit nur beschränkt anwendbar. Nebel- und Wrasenbildung durch zu hohe Luftfeuchtigkeit bei normaler oder erniedrigter Temperatur in Textilbetrieben, Färbereien usw. ist durch Absaugung und Einblasung trockener Warmluft zu bekämpfen.

Von hoher Bedeutung für die Erhaltung der Gesundheit ist die Anlage und Ausstattung der *Nebengebäude:* Aufenthalts- und Speiseräume, Wasch-, Bade- und Umkleideräume, Abortanlagen und etwa erforderliche Schlafräume. In Staub- und Giftbetrieben sind besonders reichliche und gut eingerichtete Wasch- und Badegelegenheiten sowie Doppelschränke für Arbeits- und Straßenkleidung erforderlich, in Betrieben mit erhöhter Unfallgefahr außerdem Räume mit Ein- richtungen für die Erste Hilfe: Verbandzimmer mit Verbandkästen, Sauerstoff- inhalations- und Beatmungsgeräten, nötigenfalls Rettungsgeräten. Einer um- fassenden und vorsorglichen Organisation des Rettungswesens bedarf es ins- besondere im Bergbau, wo mit Massenunglücken zu rechnen ist.

Eine wesentliche Vorbedingung für Höchstleistungen ist die arbeitsphysio- logisch zweckmäßige und gesundheitlich einwandfreie Gestaltung des einzelnen *Arbeitsplatzes.* Jede Arbeit an Werkzeugmaschinen sollte zur Verminderung des Kräfteaufwands nach Möglichkeit im Sitzen verrichtet werden. Der Arbeitssitz muß durch richtige Form der Lehne und Anpassung der Sitzhöhe an die Körper- größe eine ungezwungene, bequeme und für die Betätigung von Hebeln, Anhal- tung der Werkstücke usw. günstige Körperhaltung gewährleisten. Eine der Ordnung und Reinlichkeit förderliche, auch dem Schönheitssinn Rechnung tragende Anlage, Einrichtung und Ausstattung der Arbeitsräume und des Arbeitsplatzes und alles was geeignet ist, der Arbeitsumwelt die Nüchternheit des technisch Zweckmäßigen zu nehmen und die „Schönheit der Arbeit“ zu fördern, dient der Erhöhung und Erhaltung der Arbeitslust und Arbeitsleistung.

Zur persönlichen Ausrüstung des Arbeiters gehört eine besondere *Arbeits- kleidung*; sie soll nach Material, Form und Verarbeitung nach Möglichkeit den Anforderungen entsprechen, die mit Rücksicht auf die erhöhte Wärme- und Wasserdampfabgabe des arbeitenden Körpers unter den jeweiligen arbeits- klimatischen Bedingungen zu stellen sind und, soweit dies erforderlich ist, als spezielle Schutzkleidung Schutz gegen Berufsschädlichkeiten durch Staub, Nässe, giftige und ätzende Stoffe, Hitze und Kälte gewähren. Im Interesse der Unfall- sicherheit muß sie in Schnitt- und Paßform so beschaffen sein, daß sie keine An- griffspunkte für bewegte Maschinenteile, Hängenbleiben usw. bietet. Sie muß namentlich bei Staub- und Giftarbeit möglichst staubdicht, unter Umständen auch wasserdicht und leicht zu reinigen sein.

Zum Schutz gegen Berührungen mit ätzenden und giftigen Stoffen und Flüssigkeiten, auch gegen Verbrennungen usw. müssen häufig *Handschuhe* benutzt werden, die je nach- dem aus Gummi, Leder oder als Fäustlinge aus mehrfachen Stofflagen hergestellt sind.

Schutzbrillen werden zum Unfallschutz gegen Splitter, Funken usw. und als Schutz gegen Strahlungen (mit besonderen Gläsern), Staub, ätzende Gase und Dämpfe — in letzterem Falle mit Gummiabdichtung — gebraucht.

Bei Staub- und Giftarbeit ist die Benutzung eines Atemschutzes häufig nicht zu um- gehen. Grundsätzlich sind drei Arten von Geräten zu unterscheiden:

Filtermasken;

Frischluft-(Schlauch-)Geräte;

Freitragbare (unabhängige) „Sauerstoffatemgeräte“.

Nur bei den Filtergeräten (Staub- und Gasschutzmasken) wird die verunreinigte Raum- luft selbst geatmet, nachdem sie durch das Filter der dicht sitzenden Maske von den schäd- lichen Bestandteilen gereinigt ist; die Ausatmung erfolgt durch das Filter selbst oder ein besonderes Ausatmungsventil.

Als Filter für Gase und Dämpfe dienen Adsorptionsfilter aus aktiver Kohle oder Kiesel- säuregel, in Verbindung mit einer Filterschicht aus geeigneten Chemikalien oder aber katalytisch wirkenden Substanzen (Kohlenoxydfilter); sie sind in einem auswechselbaren büchsenförmigen Spezialfiltereinsatz untergebracht, der stets nur gegen bestimmte Gase und Dämpfe Schutz gewährt.

Die Wirkung und Verwendbarkeit der *Gasschutzmaske* ist begrenzt durch bestimmte Höchstkonzentrationen der schädlichen Stoffe in der Außenluft (meist 2—4 Vol.-%), durch die beschränkte Benutzungsdauer bis zur Erschöpfung der Filtrierwirkung und durch die unerläßliche Voraussetzung eines Mindestsauerstoffgehaltes der Außenluft von etwa 15%.

Zum Schutze gegen corpusculäre Luftverunreinigungen (Staub und Rauch) dienen Porenfilter; solche aus großporigem Material (Schwämme, Gummischwamm, Stofflagen, Watte) halten nur Grobstaub zurück. Für Feinstaub (silicosegefährlicher Staub) und Rauche und Nebel (Bleirauch) sind nur die Kolloidfiltermasken mit großflächigem Papierfilter in einer den Gasschutzmasken ähnlichen Anordnung ausreichend wirksam.

Die *Frischluftgeräte* beruhen auf dem Prinzip der Zuführung reiner Außenluft zu einem Atemhelm oder einer Atemmaske. Dies geschieht entweder durch die Eigenatmung, was dichten Maskensitz und eine geeignete Weite und beschränkte Länge der Schlauchleitung, und bei großem Totraum eine Steuerung der Atmung durch Ein- und Ausatmungsventil zur Voraussetzung hat; besser ist die Zuführung von Druckluft, wobei in dieser Hinsicht großer Spielraum gegeben ist. Drucklufthelme und Druckluftmasken verdienen daher für die meisten Zwecke des Atemschutzes den Vorzug.

Beim frei tragbaren Sauerstoffgerät erfolgt die Atmung aus einem geschlossenen Kreislaufsystem, dessen verhältnismäßig kleiner, in einem Atembeutel untergebrachter Luftinhalt aus einer Sauerstoffvorratsflasche ergänzt und von Kohlensäure durch Absorption in einer Kalipatrone befreit wird. Das Gerät ist bei einer maximalen Benutzungsdauer für $1/_2$—2 Stunden (bei schwerer körperlicher Arbeit) nur in der Hand geübter und mit der Bedienung und Wartung vertrauter Personen verwendbar: Zum Befahren von Behältern und vergasten Räumen und vor allem als Rettungs- und Arbeitsgerät im Bergbau.

Gesundheitsgefährdung durch besondere Arbeitseinflüsse.

a) Thermische und klimatische Schädlichkeiten.

Anormale, der Gesundheit und Leistungsfähigkeit abträgliche klimatische Verhältnisse kommen in vielen Berufen und Betrieben vor.

Hohe Lufttemperaturen in Glashütten, Walzwerken, Aluminiumwerken und anderen metallurgischen Betrieben, in der keramischen Industrie, wo exzessive Temperaturen namentlich beim Ausräumen der Brennöfen und bei Instandsetzung und Arbeiten an Glaswannen zu ertragen sind, sowie im Kalibergbau; in Verbindung mit hoher Luftfeuchtigkeit in Färbereien und Wäschereien, in Zuckerfabriken und in der chemischen Industrie, in gewerblichen Küchen und im Kohlenbergbau.

Sie wirken sich nicht nur in akuten Schädigungen unter der Form des Hitzschlags und der wahrscheinlich durch Salzverlust mit dem Schweiß bedingten Hitzekrämpfe der Muskulatur, sondern auch in chronischen Störungen der Hitzeerschöpfung mit Blutarmut, Appetit- und Verdauungsstörungen, nervöser Reizbarkeit und in einer gesteigerten Neigung zu Erkältungskrankheiten aus. Vielfach kann ihnen nur durch Beschränkung der Arbeitszeit (an tiefen Arbeitsorten im Bergbau), im übrigen durch Bereitstellung von Brausebädern und ein vernünftiges Trinkregime entgegengearbeitet werden.

Gesundheitsgefahren und Schädigungen durch Kälte und Nässe — Erfrierungen, Zehengangrän, Erkältungs- und rheumatoide Erkrankungen — sind nicht nur die Freiluftarbeiter, sondern auch die Arbeiter in der Fischindustrie, in Kühlräumen und vielen Zweigen der Nahrungsmittelindustrie und des Nahrungsmittelgewerbes in erhöhtem Maße ausgesetzt. Ausstattung mit entsprechender Arbeitskleidung, Bereitstellung warmer Aufenthaltsräume und warmer alkoholfreier Getränke während der Arbeitspausen dienen der Vorbeugung.

b) Luftdruck.

Tätigkeit unter vermindertem Luftdruck kommt in der Verkehrsluftfahrt vor, ohne daß dabei beim Gesunden und berufsmäßig Gewöhnten Gesundheitsstörungen in Form der Höhenkrankheit zu befürchten sind.

Um so ernster sind die Gesundheitsgefahren bei Arbeiten unter erhöhtem Luftdruck. Solche haben die Taucher und in größtem Umfang die *Caissonarbeiter* im Tiefbau zu leisten.

Bei der Tiefgründung von Bauwerken insbesondere von Brückenpfeilern, Schleusenbauten usw. im Wasser oder unterhalb des Grundwasserspiegels im Schwemmsand, im schlammigen oder moorigen Grund wird nach dem Prinzip der Taucherglocke ein nach unten offener Senkkasten aus Eisenbeton — das Caisson — im Gewicht von Hunderten von Tonnen in den nachgiebigen Boden abgesenkt. Er dient als Arbeitsraum für die Herausbeförderung des Erdreiches und zugleich als Träger des darüber zu errichtenden Aufbaues von Mauerwerk oder Beton. Mit Fortschreiten des Baues senkt er sich immer tiefer in das Erdreich ein, bis genügend fester Untergrund erreicht ist, und wird dann mit Beton ausgefüllt, um den Sockel des Bauwerkes zu bilden. Innerhalb des Caissons muß ein dem äußeren Wasserdruck das Gleichgewicht haltender Überdruck der Luft von beispielsweise 3 Atmosphären bei 30 m Tiefe aufrecht erhalten werden. Das Einfahren in das Caisson und das Verlassen, wie überhaupt der Personen- und Materialverkehr mit der Außenwelt erfolgt durch Druckschleusen, d. h. durch Kammern, die jeweils erst nach Druckausgleich geöffnet und betreten bzw. verlassen werden können. Dieser Druckausgleich muß mit Rücksicht auf die gesundheitlichen Auswirkungen rascher Druckschwankungen allmählich und stufenweise hergestellt werden. Der Druckanstieg bei der Einschleusung wird im allgemeinen leicht und ohne Beschwerden ertragen, wenn er nicht mehr als 1 Atmosphäre während etwa 4 Minuten beträgt. Auch der Aufenthalt und die Arbeit unter erhöhtem Druck in der Arbeitskammer (Caisson) ist für gesunde Personen unbedenklich. Die Arbeit ist aber oft sehr schwer und das Arbeitsklima durch Wärme und Feuchtigkeit, Nebelbildung sehr ungünstig. Ernste Gesundheitsgefahren bestehen dagegen bei der Ausschleusung, bedingt durch die Entbindung während des Aufenthalts unter Überdruck in entsprechend erhöhter Menge absorbierten Stickstoffs in Blut und Geweben. Die dadurch hervorgerufenen Dekompressionserscheinungen beruhen auf der Bildung kleinster Stickstoffbläschen, die, wenn sie sich im Blut zu größeren Bläschen vereinigen, Luftembolien herbeiführen können, hauptsächlich aber, in den Geweben autochton entstehend, zu mechanisch bedingten Strukturveränderungen vorübergehender Art führen. Letztere haben infolge der erhöhten Stickstoffabsorption in Fett- und in lipoiden Gewebsbestandteilen ihren Sitz vorwiegend im zentralen Nervensystem. Die Erscheinungen der Caissonkrankheit sind in leichteren Fällen lästiges Hautjucken, überaus heftige Muskel- und Gelenk- bzw. Knochenschmerzen, in schweren Fällen periphere Lähmungen und cerebrale Störungen: Kopfschmerzen, Benommenheit, Aufregungszustände, oft verbunden mit MENIÈREschen Symptomen, aber auch schwere organische cerebrale und spinale Störungen. Sie treten bei unvorsichtigem Ausschleusen unter Umständen schon während des Ausschleusens häufiger erst nach Verlassen der Arbeitsstelle auf. Todesfälle sind früher häufig gewesen.

Der Schwerpunkt bei der Verhütung liegt in der Vermeidung zu rascher Druckentlastung durch langsames stufenweises Ausschleusen, das pro Atmosphäre Druckunterschied auf 10—20 Minuten bemessen werden soll. Bei hohen Überdrucken in großer Tiefe kann durch Verkürzung der Arbeitszeit, die aber sehr weitgehend sein muß, die abzuatmende Stickstoffsättigung herabgesetzt werden. Sauerstoffatmung vor und während der Ausschleusung gewährleistet infolge Diffusion und Abatmung gegen verminderten Stickstoffpartialdruck bei unverändertem äußeren atmosphärischem Gesamtdruck ohne Bläschenbildung bei verkürzter Ausschleusungszeit und trägt erheblich zur Verminderung der Dekompressionsgefahren bei. Auftretende Dekompressionserscheinungen sind nur durch Wiederherstellung höheren Druckes, gegebenenfalls (wenn der Arbeiter die Schleuse bereits verlassen hat) nach sofortiger Wiedereinschleusung in eine Sanitätsschleuse, und sehr allmähliche und langsame Drucksenkung zu beseitigen. Ständige ärztliche Überwachung und Einstellungsuntersuchung der Arbeiter ist erforderlich und für Gründungsarbeiten in größerer Tiefe gesetzlich vorgeschrieben.

Ähnliche Gesichtspunkte gelten auch für Taucherarbeiten.

c) Strahlungen und strahlende Energie.

Wärmestrahlung ist neben der Konvektionswärme (hohe Lufttemperatur) ein wesentlich arbeitsklimatischer Faktor in vielen Industriebetrieben.

. Eine spezifische und ernste Schädigung durch kurzwellige Wärmestrahlung — Ultrarotstrahlen von der Wellenlänge 1400—760 $\mu\mu$ — ausgehend von weißglühenden Massen, ist der Glasmacher- oder Feuerstar. Er entwickelt sich bei Glasbläsern, Schmelzofenarbeitern usw., charakteristisch meist am hinteren Linsenpol beginnend, in der Regel erst nach 10—20 Arbeitsjahren, und ist nach Ausbreitung auf die gesamte Linse schließlich vom Altersstar nur noch schwer zu unterscheiden. Typisch ist eine begleitende Ablösung der vorderen Kapsellamelle (Zonulalamelle). Der Vorbeugung dient außer tunlichster Abschirmung der Ofenöffnungen das Tragen von Schutzbrillen mit eisenoxydhaltigen Gläsern (Robonglas).

Ultraviolettstrahlung, ausgehend von manchen an kurzwelliger Strahlung besonders reichen Lichtquellen (Quecksilberdampflampen im Vervielfältigungsgewerbe und in analytischen und Materialprüfungslaboratorien, Jupiterlampen in der Filmindustrie) sowie vom Lichtbogen bei der elektrischen Lichtbogenschweißung, ist die Ursache von Hautverbrennungen und von akuten, mit heftigen Schmerzen, Lichtscheu, Conjunctivitis, auch Keratitis und Schwellung der Lider einhergehenden Entzündungen des äußeren Auges, ,,Ophtalmia electrica'', deren Erscheinungen meist in wenigen Tagen restlos zurückgehen. Andere auf die Strahlung zurückgeführte Schädigungen beim Elektroschweißen: nervöse Beschwerden, Verminderung der Potenz und Zeugungsfähigkeit sind durch sichere Beobachtungen nicht erwiesen.

Den bekannten schweren Schädigungen durch *Röntgenstrahlen* — Hautkrankheiten, Röntgengeschwüre, Röntgenkrebs, Blutarmut, Schädigung des Knochenmarks, der Keimdrüsen und den als Röntgenkater bezeichneten akuten Störungen des Allgemeinbefindens — ist außer den in der Heilkunde Tätigen und den Röntgentechnikern im zunehmenden Maß das Personal technischer Betriebe der Eisen- und Metallindustrie ausgesetzt, das bei der Materialprüfung von Rohstoffen, Werkstücken und Maschinenteilen, Schweißstellen usw. mittels Röntgenstrahlen beschäftigt ist.

Durch *radioaktive Stoffe* (Radium, Mesothorium, Thorium X) und die von ihnen ausgehenden, ähnlich den Röntgenstrahlen wirkenden Strahlungen und durch die Einatmung von Radiumemanation (Radon) sind die bei der Gewinnung und Verwendung dieser Stoffe (z. B. auch bei Herstellung von Leuchtzifferblättern usw.) beschäftigten Arbeiter gefährdet. Hierbei kommen auch schwere Allgemeinvergiftungen durch Aufnahme radioaktiver Stoffe in den Organismus in Form schwerer, oft tödlich verlaufender Schädigungen des Knochenmarks mit aplastischer Anämie und tödlicher Panmyelophthise, Knochennekrosen und eigenartigen chronischen Schädigungen in Form schwerer tödlicher Induration des Lungengewebes vor. Auch die Schneeberger Lungenkrankheit (Lungenkrebs) bei Arbeitern des Schneeberger und Joachimsthaler Bergbaus wird mit dem Gehalt der dort gewonnenen Erze an radioaktiven Stoffen in Zusammenhang gebracht.

Sorgfältiger Strahlenschutz durch Bleischirme, Bleischürzen usw., Benutzung von Bleiumhüllungen für die Gefäße bei der Gewinnung radioaktiver Stoffe, ihre Aufbewahrung in dickwandigen Bleibehältern und isolierten Räumen,

sorgfältige Absaugung entstehender Radiumemanation beim Umgang mit radioaktiven Stoffen, aber auch weitgehende Beschränkung der Arbeitszeit und
regelmäßige ärztliche Untersuchung der Arbeiter sind unerläßliche Maßnahmen
zur Verhütung schwerer Röntgen- und Radiumschädigungen in den einschlägigen
Betrieben.

d) Lärm und Erschütterungen.

Lärm. Als *Schall* bezeichnet man materielle Schwingungen, die sich in der Luft als
Druckwellen fortpflanzen, und wenn sie unser Gehörorgan treffen, Schallempfindungen
auszulösen vermögen. Schallschwingungen fester Körper können auch unmittelbar, durch
Weiterleitung in festen (und flüssigen) Medien und Übergang auf geeignete Körperstellen
zum Gehörorgan gelangen und dort Sinnes-(Schall-) empfindungen hervorrufen.

Regelmäßige periodische Schallschwingungen bestimmter (einheitlicher) Frequenz
werden als *Ton* oder *Klang*, regellose und ungeordnete, durch Interferenz vieler, oft von
verschiedenen Schallquellen ausgehender Schwingungen verschiedenster Frequenzen bedingte Schallerscheinungen als *Geräusche* empfunden und bezeichnet, und als *Lärm* (ein
rein biologischer Begriff) alle einfachen oder zusammengesetzten Schallschwingungen (Töne
und Geräusche), die entweder infolge extremer Höhe oder Tiefe oder unverträglicher Mischung
von Schwingungsfrequenzen oder infolge übermäßiger Schallstärke unangenehme, dem
seelischen oder körperlichen Befinden abträgliche Gehörswahrnehmungen hervorrufen.

Ton (mit exakt unterscheidbarer Tonhöhe), Geräusch und Lärm sind also rein subjektive
Erscheinungen — Schallempfindungen verschiedener Qualität —, denen als physikalische
Vorgänge der Außenwelt quantitativ bestimmte und definierbare objektive Schallschwin-
gungserscheinungen als Schallreize gegenüberstehen. Die Schwingungsfrequenzen der
äußeren Schallerscheinung bestimmen vorwiegend die Qualität der Gehörsempfindung
(Tonhöhe und Klangfarbe analog der Farbe bei der Lichtempfindung); der Schwingungs-
amplitude, und — in Abhängigkeit von ihr — der den Schallschwingungen innewohnenden
Energie (ausdrückbar durch die Größe der auf die Flächeneinheit einwirkenden Druckschwankungen [,,Schallstärke"]) entspricht als Intensität der Gehörsempfindung die ,,Laut-
stärke" (analog der Helligkeit bei Gesichtswahrnehmungen). Die Empfindlichkeit des
Gehörorgans ist nach Maßgabe seiner spezifischen Sinnesenergie auf Schallerscheinungen
innerhalb bestimmter minimaler oder maximaler Schwingungsfrequenzen (Tonhöhen) und
Schwingungsenergien (Schallstärken) beschränkt.

Die niedrigsten bzw. höchsten Schwingungsfrequenzen, die Gehörswahrnehmungen
hervorzurufen vermögen, liegen (individuell etwas verschieden) bei 16—28 bzw. 16000 bis
24000 Schwingungen per Sec. Innerhalb dieser Grenzen liegt der Bereich der als musikalische
Töne empfundenen und benutzten Schallerscheinungen zwischen 16 und 4750 Schwingungen.
Schallerscheinungen mit weniger als 16 Schwingungen werden, wenn überhaupt, so nicht
mehr als Gehörsempfindung (Töne) sondern als aus einzelnen zeitlich getrennten Druck-
stößen zusammengesetzte Erschütterungen von brummendem Charakter, solche mit
Schwingungsfrequenzen oberhalb der Hörbarkeitsgrenze als ein nach der Sinnesqualität
unbestimmter, schmerzhaft unangenehmer Eindruck wahrgenommen. Der Hörbereich für
verschiedene Schall*stärken* ist nach unten durch die ,,Hörschwelle", unterhalb deren überhaupt keine Empfindung wahrgenommen wird, und nach oben durch die ,,Schmerzschwelle"
begrenzt, oberhalb deren die spezifische Gehörsempfindung in eine schmerzartige unangenehme Allgemeinempfindung übergeht; er ist am größten im Gebiet der mittleren
Schwingungsfrequenzen (zwischen 400 und 2000), in welchem die geringsten bzw. höchsten
als Gehörsempfindung wahrnehmbaren Schallstärken bei Schalldrucken von 0,0005 mg/qcm
bzw. 5000 mg/qcm liegen. Mit fallender und wachsender Schwingungszahl (Tonhöhe) steigt
die Reizschwelle an und sinkt die Schmerzschwelle ab, bis sich beide an der unteren und
oberen Tongrenze, wo Schallreize nur noch als schmerzartige Empfindungen wahrgenommen
werden können — etwa bei einer Schallstärke = 10 mg/qcm Schalldruck — überschneiden.

Im Bereich der als Gehörsempfindung wahrnehmbaren Schallerscheinungen gilt für
die Beziehung zwischen Schallstärke und Lautstärke ebenso wie für die Tonhöheempfindung
das WEBER-FECHNERsche Grundgesetz; d. h. es verhalten sich die empfundenen Laut-
stärkenunterschiede, bzw. wenn man von dem Reizschwellenwert als Einheit ausgeht —
die verschiedenen Lautstärken annähernd wie die Logarithmen der zugehörigen Schallstärken. Im Bereich der größten Wahrnehmungsbreite (bei Schwingungszahlen zwischen

400 und 2000) umfaßt demnach die Unterschiedsempfindlichkeit des menschlichen Ohrs eine
Steigerung der Schallstärke im Verhältnis von 1 zu 10 Millionen, der eine Steigerung der
subjektiven Lautstärke auf das Siebenfache entspricht; innerhalb dieser äußersten Grenzen
der Schallstärkenwahrnehmung vermag die Unterschiedsempfindlichkeit des menschlichen
Ohrs nur etwa 130 Lautstärkestufen zu erkennen. Zwischen dieser als „Phon" bezeichneten
Einheit der (subjektiven) Lautstärke und der (objektiven) Schallstärke — ausgedrückt
als Verhältnis des zugehörigen Schalldrucks zum Schalldruck des Schwellenwerts: $\frac{p}{p^0}$ —
besteht demnach die Beziehung: Lautstärke $= 20 \log \frac{P}{P0}$ Phon.

Unter Zugrundelegung dieser Einheit lassen sich Lautstärken von Tönen und Geräuschen
messen und ausdrücken, nicht aber ohne weiteres die Grenzen 'der Lautstärke (bzw. der ihr
entsprechenden objektiven Schallstärke), festlegen und bemessen, an denen diese als Lärm
empfunden wird. Die „Lästigkeit" als subjektives Kriterium des Lärms ist nämlich
wesentlich auch von der Qualität der Gehörsempfindungen (in Abhängigkeit von den
Schwingungsfrequenzen, Tonhöhen) bestimmt, und steigt bei Annäherung an die Schmerz-
grenze und bei Schwingungszahlen über 6000/Sek. wesentlich rascher als die Lautstärke.
In der Nähe der oberen Tongrenze (bei Schwingungszahlen um 20000) wird jede überhaupt wahrnehmbare Schallerscheinung als lästiger „Lärm" empfunden.

Wenn auch Schallerscheinungen höchster Intensität in der natürlichen Um-
welt des Menschen im Zusammenhang mit natürlichen Vorgängen und Natur-
ereignissen keineswegs selten vorkommen (Donner, Brausen von Wasserfällen,
Brandung usw.), so sind doch als Lärm empfundene Geräusche vor allem eine
Begleiterscheinung der Zivilisation und der fortschreitenden Technik, die mit
der Verwendung elementarer Kräfte und ihrer Umwandlung in mechanische
Energie zugleich Lärmquellen ergiebigster Art erschlossen hat. In einem der
Gesundheit abträglichen Ausmaß macht sich dies insbesondere in vielen gewerb-
lichen Betrieben geltend. Betriebslärm entsteht vor allem bei Werkzeugmaschinen
mit hin- und hergehenden Teilen und Kraftübertragung durch Zahnradantrieb,
beim Gebrauch von schlagenden und stoßenden Werkzeugen, mögen sie von
Hand oder mechanisch betätigt werden, am stärksten wenn große durch Bie-
gungsschwingungen für die Abgabe von Schallschwingungen besonders geeignete
Flächen (Metallbleche usw.) bearbeitet oder in Erschütterung versetzt werden:
Kesselschmieden und Eisenkonstruktionswerkstätten (Nieten und Verstemmen),
Blech-, Kupfer- und Hammerschmieden, Kugel- und Trommelmühlen, Rüttel-
werke, Gußputzerei, Blattmetallschlägerei und Bronzestampfen sind ausge-
sprochene Lärmbetriebe dieser Art. Qualitativ sehr unangenehmer Lärm geht
von hochtourigen Werkzeugmaschinen und ihren zum Teil schallstarken Arma-
turen (z. B. Kreissägen) aus. Auch die Aufstellung von Kraft- oder Werkzeugmaschinen, welche Eigenschwingungen und Erschütterungen auf Decken und
Wänden übertragen (Textilindustrie), ist ebenso häufig Ursache dauernder
Geräuschbelästigung, ebenso jede Anhäufung an sich nicht übermäßig lauter
Geräuschquellen in geschlossenen Arbeitsräumen (Schreibmaschinensäle usw.).
Die Größe und bauliche Beschaffenheit der üblichen industriellen Arbeitsräume —
kahle Wände und Fußböden aus schallharten Baustoffen (Beton usw.) — wirkt
dabei in jedem Fall erheblich lärmsteigernd.

Die nachstehende Zusammenstellung von Lautstärken und den zugehörigen
Schallstärken (Schalldrucke) einiger typischer beruflicher, alltäglicher und natürlicher Geräusche und Lärmquellen mag eine annähernde Vorstellung hierüber
geben.

Die gesundheitliche Einwirkung des Betriebslärms beschränkt sich keineswegs
auf die unmittelbare Schädigung des Gehörorgans durch extreme Geräusch- und

Geräuschquelle	Lautstärke in Phon	Schallstärke (Schalldruck in bar = dyn/qcm)
Donner, Kanonenschuß, Flugzeugmotor (ohne Schalldämpfung)	120—130	500—1000
Kesselschmiede (Nieten von Hand oder mit Preßluftmaschinen, 5 m vom Arbeitsplatz entfernt	100—120	100—500
Trommelmühlen, Rüttelwerke, Putzen von Stahlguß mit Preßlufthammer, Walzwerk	100—110	100—300
Hammerschmiede, Kreissäge	95—107	10—80
Stärkster Straßenlärm	70—80	1—10
Schreib- und Rechenmaschinensaal	70	1—5
Unterhaltungssprache	60	0,5—1
Mittlerer Wohn- und Straßenlärm	30—50	0,01—0,1
Geräusch in der freien Landschaft (Blätterrauschen bei geringer bis mittlerer Luftbewegung)	10—20	0,001—0,01

Lärmstärken. Auch mäßiger Lärm und Geräusche weit unterhalb der Lärmschwelle, die bei der Arbeit als störend empfunden werden, haben zweifellos ungünstige Wirkungen auf Psyche und Nervensystem, die der Leistungsentfaltung — durch Ablenkung und kompensatorische stärkere Inanspruchnahme der Aufmerksamkeit — abträglich sind, die Ermüdung fördern und durch ihre Nachwirkung die Erholung beeinträchtigen, und so auf die Dauer auch den Gesundheitszustand ungünstig beeinflussen können. Für derartige vorwiegend funktionell-nervöse Abnutzungsstörungen sind naturgemäß von Haus aus nervöse Menschen und geistige Arbeiter besonders empfänglich. Auch die Qualität (mißtönende Gemische und Obertöne hoher Schallfrequenz) und störender Rhythmus wirken sich besonders belästigend auf das seelische Befinden und leistungshemmend aus. Während gewisse namentlich mit Handarbeit (eigener oder gemeinsamer) verbundene Schallerscheinungen rhythmischer Art unter Umständen leistungsanregend und temposteigernd und der Ermüdung entgegenwirken (das anschaulichste Beispiel ist der Gleichschritt beim Marsch), hat der ungeordnete, von Maschinen und dem Zusammenklang der verschiedensten Geräuschquellen herrührende Betriebslärm in der Regel die gegenteilige Folge. So konnte z. B. durch eine 15%ige Minderung von Schreibmaschinenlärm eine etwa 10%ige Steigerung der Arbeitsleistung an den Schreibmaschinen und eine 30%ige Leistungssteigerung bei den im gleichen Raum beschäftigten, mehr geistig produktiv tätigen Konstruktionszeichnern erzielt worden. Versuche an Menschen und Tieren über die physiologischen Lärmwirkungen ergaben: Erhöhten Muskeltonus, Blutdrucksteigerung, erhöhte Pulsfrequenz, Herabsetzung des Vagustonus (Hypomotilität und Hyposekretion des Magens), psychische Unruhe mit Angstempfindungen.

Unmittelbare (anatomische) Schädigungen des von Haus aus normalen Gehörorgans setzen stets große Lautstärken voraus. Sie können akut und chronisch auftreten und verlaufen. *Akute* Schädigungen traumatischer Art (Verletzung des Trommelfells durch Zerreißung oder Blutung, Zerstörungen am inneren Ohr, Blutungen im Labyrinth) werden durch einmalige kurze Schalleinwirkungen (Detonationsschall) hervorgerufen, bei denen energetisch schon sehr ansehnliche Drucke stark gedämpfter Luftschwingungen (Knall) das Trommelfell treffen. Dauerlärm von sehr hoher Lautstärke erzeugt und hinterläßt vorübergehende funktionelle Störungen in Form der Übertäubung (analog der Blendung) mit Akkomodationskrampf der Ohrbinnenmuskeln und Reizungserscheinungen des Vestibularapparates mit Benommenheit, Schwindel, selbst Erbrechen, welche in Verbindung mit der Ablenkung der Aufmerksamkeit unter Umständen die Unfallgefährdung erheblich steigern können.

Die *chronischen* Lärmschädigungen des Gehörorgans sind ausschließlich beruflichen Ursprungs und treten erst nach mehrjähriger Beschäftigung in ausgesprochenen Lärmbetrieben auf. Als untere Grenze des wirksamen Dauerlärms können etwa Lautstärken von 80 Phon angenommen werden. Vorwiegend betroffen sind daher Arbeiter in Kesselschmieden, Nieter, Gußputzer und andere Arbeiter in Metallbetrieben (auf die die Entschädigungspflicht der als Berufskrankheit anerkannten Lärmschwerhörigkeit bisher beschränkt ist); aber auch bei Webern, Arbeitern an Kugel- und Trommelmühlen und Maschinenschreiberinnen können Lärmschädigungen des Gehörs vorkommen. Neben dem das Ohr unmittelbar treffenden Luftschall ist die Übertragung auf dem Weg der Knochenleitung durch den Körper (vom Boden aus, beim Stehen auf dröhnenden Metallplatten in Kesselschmieden) ohne oder von nur untergeordneter Bedeutung.

Geschädigt wird das CORTISche Organ und das periphere Neuron des Nervus cochlearis bis zu dem Ganglion cochleare; anatomisch finden sich (im Tierversuch) frühzeitig Veränderungen (Kernverkleinerung, Vakuolisierung des Plasmas) an den Ganglienzellen, erst später an den Nervenfasern, und im CORTISchen Organ; Degeneration der Haarzellen, später auch des Stützapparates (Zugrundegehen der Pfeilerzellen) bis zum völligen Zusammenbruch und Schwund der wesentlichen Elemente des CORTISchen Organs. Der Schalleitungsapparat bleibt in der Regel vollkommen unversehrt erhalten.

Klinisch entwickelt sich langsam eine Schwerhörigkeit, namentlich gegenüber den oberen Tonhöhen, die anfangs noch bei längerer Arbeitsunterbrechung rückbildungsfähig ist. Sie kommt dem Arbeiter meist erst bei Verminderung des Hörvermögens für die normale Umgangssprache zum Bewußsein und schreitet im Laufe der Jahre bis zu völliger Taubheit fort. Die Wahrnehmung durch Knochenleitung ist früher und erheblicher gestört als die Hörfähigkeit für Luftschall; subjektive Gehörsempfindungen (Ohrensausen und Klingen) kommen häufig vor, Schwindel und andere Labyrinthstörungen selten.

Bei sehr starkem Dauerlärm beginnt die Schwerhörigkeit schon nach 2 bis 3 Jahren, um bei Fortsetzung der Lärmarbeit nach 10—15 Jahren die höchsten Grade bis zu völliger Ertaubung zu erreichen.

Zur *Verhütung von Lärmschädigungen* und der Lärmbelästigung mit ihren oft in hohem Maße leistungshemmenden Auswirkungen dienen zunächst bauliche und technische Maßnahmen der Lärmbekämpfung durch Ausmerzung des Lärms an der Quelle und Verminderung seiner Fortpflanzung mittels Schalldämmung.

Verminderung der Schallentstehung und Schallabstrahlung durch Verwendung geräuscharmer Maschinen und Maschinenelemente: Zahnräder aus Leder und Kunststoffen, Ersatz von Riemenantrieb und Transmissionen durch Werkzeugmaschinen mit elektrischem Einzelantrieb, Ersatz stoßender und schlagender Arbeitsvorgänge durch pressende und drückende, Massenausgleich (Auswuchtung) und Änderung der Bewegungskurve hin- und hergehender Maschinenteile, Vermeidung des Übergangs der unvermeidlichen Schallschwingungen auf abstrahlende Flächenkörper durch isolierende Aufstellung; isolierende Kapselung lärmstarker Maschinen und Maschinenteile, Gummibereifung bei Transportkarren usw., gute Pflege und rechtzeitige Überholung aller der Abnützung unterworfenen Maschinenelemente.

Verminderung der Geräuschverbreitung durch Schallstrahlung oder Schallleitung: Schalldämmende Bauweise und Raumanordnung unter Vermeidung schallharter Baumaterialien, Vernichtung der Schallenergie durch Wandbekleidungen und Zwischenschichten aus schallweichen Materialien.

Bei der Lärmbekämpfung durch Verminderung der Zahl von Lärmquellen gleicher Art in einem Arbeitsraum (z. B. Schreibmaschinensaal) ist zu beachten, daß diese Maßnahme nur bei lärmschwachen Einzelquellen Erfolg hat, während z. B. die Lärmminderung nur 20% beträgt, wenn von 10 Lärmquellen mit je 40 Phon 9 beseitigt werden.

Zur Ermittlung der Lärmstärke und der hauptsächlichen Lärmquellen sowie zur Kontrolle der Wirkung von Lärmminderungsmaßnahmen ist im Rahmen der Lärmbekämpfung häufig die Lärmmessung unentbehrlich. Hierzu stehen Instrumente zur Verfügung, die teils mit subjektiven Methoden — Vergleich des Lärms mit einem Ton mittlerer Frequenz und bekannter Lautstärke (BARKHAUSENsches Gerät) — teils aber auch mit objektiver Methode — direkte Messung des von einem Mikrophon aufgenommenen und durch Verstärker auf ein in Phon geeichtes Anzeigegerät übertragenen Schalles — die Lautstärke des Lärms in Phon ausgedrückt zu ermitteln gestatten.

Als persönlicher Schutz gegen Lärmschäden des Gehörorgans ist das Tragen von paraffinierten Wattepfropfen im Gehörgang oder von Ohrenklappen aus schalldämmendem Material während der Lärmarbeit von gewissem Nutzen. Weniger Erfolg verspricht die Isolierung von dröhnenden Standflächen zur Verminderung der Knochenleitung durch Strohmatten oder Filzsohlen (in Kesselschmieden). Wichtiger ist die zeitliche Beschränkung der Lärmarbeit durch Wechsel mit lärmfreier Beschäftigung innerhalb der Arbeitsschicht und in größeren Fristen, und eine ärztliche Überwachung durch Aufnahmeuntersuchung und periodische Nachuntersuchung, die besonders Empfindliche schon während der Lehrzeit ermitteln und von der Weiterbeschäftigung ausschließen soll.

Berufliche Gesundheitsschädigungen durch **Erschütterungen** gehen von Werkzeugen und Werkzeugmaschinen aus, die eine rhythmisch schlagende und stoßende Bewegung auf den Körper des Arbeiters übertragen. Rhythmus, Größe und Energie der Erschütterungen sind dabei in der Regel nicht durch elastische Eigenschwingungen, sondern durch den mechanisch gesteuerten Arbeitstakt, Hub und Kraftaufwand der arbeitenden Werkzeuge oder Maschinenteile gegeben. Die damit verbundenen Schall- und Geräuscherscheinungen haben mit der Gesundheitsschädigung ursächlich nichts zu tun.

In Betracht kommen namentlich die mit Preßluft betriebenen mechanischen Werkzeuge (Niet- und Bohrhämmer, Meißel, Stampfer und Bohrer) und gewisse Werkzeugmaschinen mit mechanisch betätigter Stoß- und Klopfwirkung der arbeitenden Teile auf angehaltene Arbeitsstücke; die Schlag- und Stoßzahl der Preßluftwerkzeuge beträgt 900—4000 (bei den Stampfern wesentlich weniger), der Hub 10—25 mm; wesentlich für die Größe und Kraft der auf den Körper übertragenen Erschütterungen ist der Rückstoß und die Schlagzahl, die von dem Gewicht des Werkzeuges, dem beim Halten ausgeübten Gegendruck und der Härte des bearbeiteten Materials abhängen.

Die Erschütterungen, die sich beim Benutzen der Preßluftwerkzeuge unmittelbar in den Armen bis in den Schultergürtel fortpflanzen, rufen Schädigungen namentlich in den Gelenken hervor. Es bilden sich Schädigungen der Gelenkfläche und des angrenzenden Knochengewebes in Form von Drucknekrosen und Aufrauhungen der Gelenkknorpel, Abstoßung freier Gelenkkörperchen, Periostwucherungen und Verknöcherungen am Ansatz der Gelenkkapsel; vorwiegend und am häufigsten ist das Ellenbogengelenk, seltener sind Schulter- und Handgelenk (ausnahmsweise bei besonderer Arbeitsweise auch die Kniegelenke) betroffen. Anfangserscheinungen sind gelegentliche Schmerzen bei Beginn und nach Beendigung der Arbeit (auch nachts), die aber im allgemeinen der Fortsetzung der Beschäftigung nicht hinderlich sind, weil sie während der Arbeit nachzulassen pflegen. Bei tiefergehenden Veränderungen bildet sich auch nach Aufgabe der Beschäftigung eine fortschreitende Arthritis deformans aus.

An der Muskulatur kommt es mitunter zu primären oder neuritischen Atrophien namentlich im Ulnarisgebiet, auch vasomotorische Störungen, Weißwerden, Pelzigsein, „Absterben" der Finger kommen vor. Die letztgenannten Erscheinungen werden für sich allein besonders häufig und ausgesprochen bei der Arbeit an „Anklopfmaschinen" in der Schuhindustrie (Anpressen der mit dem Oberleder überzogenen Leisten an die mit 9000 Schlägen arbeitenden Hammerrollen) beobachtet.

Zur Verhütung dieser Schädigungen ist außer Verbesserung der Werkzeuge (Verminderung und Abschwächung des Rückstoßes) Arbeiterauslese und frühzeitiger Ausschluß Empfindlicher durch ärztliche Untersuchung am Platz.

e) Staub.

Als *Staub* bezeichnet die Sprache des Alltags feste Stoffe in weitgehender Zerkleinerung. Hygienisch gekennzeichnet ist der staubförmige Zustand durch eine gewisse Schwebefähigkeit der einzelnen Staubteilchen auch in ruhiger Luft, vermöge deren der staubförmig zerteilte Stoff vorübergehend zum Bestandteil der Luft wird; damit ist der gewerbehygienisch bei weitem wichtigste Weg gegeben, auf dem feste Stoffe an und — mit der Atmung — in den Organismus gelangen, um auf der Haut oder in den Atemorganen lokale Erkrankungen oder, falls es sich um Gift handelt, nach ihrer Resorption allgemeine Schädigungen hervorrufen. Folgerichtig unterscheidet auch der Sprachgebrauch schwebenden „Staub", „poussière", „dust" — als Luftbestandteil — von „Pulver", „poudre", „powder" —, im Sinne staubförmig zerkleinerter Masse.

Diese Schwebefähigkeit — bedingt durch die im Verhältnis zu Maße (und Gewicht) sehr große Oberflächenentwicklung der einzelnen Stoffteilchen — hängt naturgemäß von dem Zerteilungsgrad ab; mit ihm und mit abnehmender Teilchengröße wächst daher die Beständigkeit eines gegebenen Staubluftgemisches. Stoffteilchen von weniger als etwa 0,01 mm Durchmesser sinken (da sich Schwerkraft und Luftreibung das Gleichgewicht zu halten

Fallgeschwindigkeit cm/Sek.		Fallzeit für 1 cm	Fallweg pro Stunde
0,01 mm	0,3	3,3 Sek.	10,8 m
0,001 (1 μ)	0,003	5,5 Min.	10,8 cm
0,0001 (0,1 μ)	0,00003	9 Stunden	1,08 mm

beginnen) nicht mehr mit beschleunigter, sondern mit gleichförmiger und konstanter Fallbewegung und einer mit der Teilchengröße abnehmenden Fallgeschwindigkeit zu Boden.

Diese nach dem STOKESschen Gesetz für Stoffe von der Dichte 1 errechneten theoretischen Fallgeschwindigkeiten sind bei Teilchendurchmessern von weniger als 1 μ offenbar schon zu klein, um zu einer Selbstreinigung der Luft durch spontanes Absitzen des Staubes wesentlich beizutragen.

Teilchen unter 0,1—0,2 μ Durchmesser zeigen bereits lebhafte „Brownsche Molekularbewegung", die sie zu fortschreitender Bewegung auch entgegen der Schwerkraft befähigt und unter Aufhebung der Fallbewegung eine gewisse Diffusionsgeschwindigkeit derartiger bereits im ultramikroskopischen Bereich liegender feinster Zerteilungen im Trägergas bedingt. Sie verhalten sich in dieser Hinsicht ähnlich wie homogene Dampf- oder Gasgemische und nehmen in ihrem gesamten physikalischen Verhalten gegenüber diesen und einer Staubatmosphäre eine ähnliche Zwischenstellung ein wie kolloidale Lösungen gegenüber echten „krystalloiden" Lösungen und groben Suspensionen.

Solche „luftkolloidalen" Zerteilungen fester (und flüssiger) Stoffe entstehen im allgemeinen nicht mehr durch fortschreitende mechanische Zertrümmerung und Zerkleinerung, sondern gehen vornehmlich aus dem moleculardispersen Zustand durch Kondensation von Dämpfen fester Stoffe (Sublimation) oder chemische Reaktion zwischen Gasen oder Dämpfen unter Bildung fester Reaktionsprodukte hervor; ihrer Bildungsweise entsprechend werden sie als „*Rauche*" (luftdisperse feste Phasen) oder „*Nebel*" (luftdisperse flüssige Phasen) bezeichnet und vom (gröberen) Staub im engeren Sinne — mit Teilchen von mehr als 1 μ Durchmesser — unterschieden, vor dem sie auch durch hygienisch bedeutsame physikalische Eigenschaften (hohe Beständigkeit wenigstens in mäßigen Konzentrationen und das refraktäre Verhalten gegenüber Adsorptions- und gröberen Porenfiltern) ausgezeichnet sind. Andererseits beschränkt sich ihre gesundheitliche Bedeutung in der Hauptsache auf die chemisch oder toxikologisch bedingte Wirkung der in dieser feinsten — die Lösung und Aufsaugung beschleunigenden Zerteilung eingeatmeten Stoffe. Eine ganz eigenartige Wirkung eines Metalloxydrauches ist z. B. das sog. *Gießfieber*, hervorgerufen durch die Einatmung von Zinkrauch bei Messingguß und beim autogenen Schneiden von verzinktem Eisen. Die mehr mechanisch bedingten spezifischen Staubwirkungen kommen diesen feinsten Zerteilungen nicht mehr zu. Kieselsäurerauch, der bei der Ferrosiliciumgewinnung und beim Elektroschweißen entsteht, ruft zwar unter Umständen diffuse Bindegewebsvermehrung hervor, aber nicht die typischen knötchenförmigen Veränderungen der silicotischen Staublunge.

Unvergleichlich viel größer als die hygienische Bedeutung, die dem Staub als natürlicher und alltäglicher — aus dem Abrieb von Bodenflächen, Gebrauchsgegenständen usw. herrührender, der Luft in Freien und in geschlossenen Räumen durch den Verkehr, Luftzug usw. unvermeidlicherweise mitgeteilter Bestandteil zukommt, sind die vielfachen Schädigungsmöglichkeiten, die von der in gewerblichen Betrieben durch den *Arbeitsprozeß* selbst erzeugten Staubentwicklung ausgehen. Viele Rohstoffe, Zwischen- und Endprodukte — darunter auch in hohem Maße giftige oder sonst gesundheitsschädliche — fallen in der Industrie bei der Gewinnung in feinster, flugfähiger Pulverform an oder werden zum Zweck der Verwendung durch Mahlprozesse eigens in diese Form gebracht (Zement, Farben, Mehl, Rohstoffe der keramischen Industrie usw.); andere enthalten Staub als Abrieb und Abfall, der bei der Förderung und Verarbeitung entsteht und in die Arbeitsräume (in Tabak-, Filz- und Textilwarenfabriken, Lumpensortierereien usw.) austritt. Besonders bedenklich ist die Staubentstehung bei mechanischer Bearbeitung durch Bohren, Sägen,. Schleifen und Polieren, bei Verwendung von Sandstrahlgebläsen usw. schon deshalb, weil hierbei oft sehr gesundheitsschädlicher Staub (als Abrieb vom Material oder den Werkzeugen) im unmittelbaren Atembereich des einzelnen Arbeiters erzeugt und der Luft mitgeteilt wird.

Obwohl die *gesundheitliche Staubgefährdung* hauptsächlich von der Qualität des Staubes abhängt, mögen von den Staubmengen, die in den Arbeitsräumen ausgesprochener Staubbetriebe vorkommen, nachstehende Ergebnisse gravimetrischer Staubbestimmungen einen Begriff geben.

	mg/cbm		mg/cbm
Wohnzimmer	1—2	Filzschuhfabrik (Fachraum)	175
Schlafzimmer, Schulzimmer	8—10	Tabakfabrik	55—122
Zementfabrik	100—200	Roßhaarspinnerei	15—100
„	32—118	Porzellanfabrik:	
„	224	am Kollergang	22—104
Gipsmühle	75—400	Dreherei und Schleiferei (naß)	3,5—19
Erzbergbau (vor Ort)	200—412	Steinmetzarbeit	43—60
Hanfhechelei	52—417	Metallschleiferei	4,7—7,5
Gußputzerei mit Sandstrahl-		Messerschleiferei	22,0
gebläse	335—454	Axtschleiferei (trocken)	2,2
Gußputzerei ohne Sandstrahl-		„ (naß)	14,6
gebläse	34—141	Metallpoliererei	1,7
Gußputzerei	72—100		

Die Frage nach dem Schicksal des eingeatmeten Staubes, insbesondere danach, wieviel von ihm in die Lunge gelangt und was dort mit ihm vorgeht, ist besonders eingehend im Zusammenhang mit der Erforschung der *Staublungenerkrankungen* untersucht worden. Ältere an gewissen Arten von Giftstaub mit geringer Schwebefähigkeit (Bleiweiß) gewonnene Feststellungen, wonach 90—100% des eingeatmeten Staubes im Körper verbleiben — davon 10—50% in den Lungen und 50—90% in den obersten Luftwegen (insbesondere der Nase), von wo sie größtenteils durch Verschlucken in den Magen gelangen und dort wiedergefunden werden sollen —, gelten nur mit weitgehenden, durch die Teilchengrößen gegebenen Einschränkungen.

Zunächst steht fest, daß nur Teilchen von höchstens $10\,\mu$, in der Hauptsache nur solche von weniger als $5\,\mu$ Durchmesser, überhaupt bis in die tiefsten Atemwege und bis an das Lungengewebe selbst gelangen können, in dem in der Mehrzahl nur Teilchen zwischen $0{,}25$ und $2\,\mu$ gefunden werden. So wurde z. B. im Gewebe quarzhaltiger (silicotischer) Lungen gefunden:

26% Teilchen bis $0{,}5\,\mu$ Durchmesser
35% „   von $0{,}5$—$1{,}0\,\mu$ Durchmesser
33% „   von $1{,}0$—$2{,}25\,\mu$ Durchmesser
1,7% „   über $4\,\mu$ Durchmesser

und im Auswurf von Staubarbeitern phagocytiert (in Freßzellen eingeschlossen) und vermutlich vorwiegend aus den tiefen Atemwegen stammend:

12% Teilchen bis $0{,}65\,\mu$ Durchmesser
31% „   von $0{,}65$—$1{,}00\,\mu$ Durchmesser
47% „   von $1{,}0$—$2{,}0\,\mu$ Durchmesser
9% „   von $2{,}0$—$3{,}0\,\mu$ Durchmesser.

Andererseits geht aus neueren exakten Untersuchungen hervor, daß von den kleinsten Teilchen und aus eingeatmeten höherdispersen Staubluftgemischen, die nach der Teilchengrößenordnung von weniger als $0{,}5\,\mu$ bereits den (luftkolloidalen) Rauchen zuzurechnen sind oder ihnen nahestehen, viel geringere Anteile — 10 bis höchstens 15% — insgesamt in den Atemorganen überhaupt zurückgehalten werden, und zwar fast ausschließlich in den tiefen Atemwegen. Bei Einatmung von Staub von mittlerer Teilchengröße und Schwebefähigkeit werden insgesamt 70%, von dem in die tiefen Atemwege vorgedrungenen feinen Staub aber nur 2,5—4,2% in der wieder ausgeatmeten Luft wiedergefunden.

Das Schicksal des in den Atemwegen zurückgehaltenen Staubes und die Wirkungen, die er dort entfaltet, hängen von dem Ort der Ablagerung und von seinen physikalischen und chemischen Eigenschaften ab. *Leicht löslicher* Staub wird schon in den Sekreten der Atmungsorgane gelöst, und soweit er nicht mit diesen von den oberen Atemwegen aus wieder nach außen gelangt, in gelöstem

Zustand resorbiert. Chemisch agressiver Staub (ätzender oder giftiger Stoffe) übt dabei entsprechende lokale oder Allgemeinwirkungen aus.

Zu den akuten Schädigungen der Atemwege durch Ätzwirkung gehören die bei der Herstellung und Lagerung des *Thomasschlackenmehls* (eines durch Mahlen der Schlacken des Thomasstahlprozesses hergestellten, aus Calciumphosphat mit Beimengung von Ätzkalk, Eisen- und Manganoxyden usw. bestehenden Düngemittels) auftretenden schweren und häufig tödlichen croupösen und Bronchopneumonien.

Schwer oder ganz *unlöslicher* Staub, der bereits in den oberen mit Flimmerepithel besetzten Atemwegen — bis in die Bronchiolen hinab — zu Ablagerung kommt, wird mit der durch die Ciliarbewegung nach außen wandernden Schleimschicht langsam — noch 14 Tage und länger nach der letzten Einatmung — wieder nach außen befördert; bei dauernder und reichlicher Staubeinatmung bleibt auch in diesem Fall eine akute Schädigung der Bronchialschleimhaut (und ihres staubeliminierenden Flimmerepithels) durch die mechanische Reizwirkung des Staubes meist nicht aus, so daß chronische Bronchitis, Emphysem usw. als unspezifische Staubinhalationskrankheiten namentlich auch unter der Einwirkung gewisser verhältnismäßig harmloser organischer Staubarten (Holz-, Flachs-, Baumwolle-, Jute- usw. Staub) häufig sind.

Über den Bereich des Flimmerepithels in die Alveolengänge und die terminalen Luftsäckchen oder die Alveolen selbst gelangter unlöslicher Staub (nach dem oben Gesagten also nur ein kleiner Anteil der kleinsten Teilchen) wird hier von Phagocyten („Wanderzellen") vorwiegend endothelialer Herkunft aufgenommen und zum großen Teil durch die Kittleisten der Alveolenwand hindurch in die Alveolarsepten und Saftlücken des Lungenbindegewebes hineintransportiert. Dieses Eindringen in das Gewebe selbst ist also ein ganz passiver Vorgang, der entgegen älteren Anschauungen mit der äußeren physikalischen Beschaffenheit und mechanisch-aggressiven Eigenschaften (Härte, spitze scharfkantige Form) der Staubteilchen gar nichts zu tun hat.

Das weitere Verhalten der staubführenden Phagocyten („Staubzellen") auf ihrem Weg entlang den perivasculären und peribronchialen Lymphbahnen, der nach den Hilusdrüsen (der Lungenwurzel) und den subpleuralen Lymphräumen führt, scheint wesentlich von der Art des Staubes abzuhängen. Unter der dauernden Einwirkung der Lungensäfte noch einigermaßen löslicher Staub (Metallstaub und die meisten mineralischen Staube: Kalk, Marmor, Gips) verschwindet schließlich durch Resorption. Ganz unlöslicher und inerter Staub (und als ganz oder annähernd unlöslich in den Körpersäften sind nur sehr wenige Staubarten — neben Kohlenstaub vielleicht reiner Tonstaub und Eisenoxydstaub sowie einzelne organische Staube — zu betrachten) wird teils noch nachträglich mit den Staubzellen oder nach deren Zerfall aus den Lymphbahnen in die Bronchiallumina und von da nach außen ausgeschieden.

Es findet also noch eine ganz erhebliche, anscheinend über Wochen und Monate sich hinziehende, auch durch Staubgehalt des Auswurfs nachweisbare sekundäre, über das Lungengewebe und die Lymphbahnen führende, *Selbstreinigung der Lungen* statt; auch über die Bronchialdrüsen hinaus wird Staub auf dem Lymph- und Blutweg abtransportiert; Staub kann so auch in entferntere Organe (Milz, Leber) und Gewebe gelangen; ein Beispiel einer solchen Staubfernwirkung ist die seltene (bisher in etwa nur 50 Fällen beschriebene) *Perl-*

mutterkrankheit, eine schmerzhafte, mit Schwellung und nekrotischen Veränderungen einhergehende Ostitis, Periostitis und Osteomyelitis, hervorgerufen durch eingeatmeten Perlmutterstaub.

Der ganz unlösliche Staub, der diesem Eliminationsvorgang endgültig entgeht, bleibt ohne erhebliche reaktive Fremdkörperwirkung frei im Lungenbindegewebe entlang den Lymphbahnen und in den zugehörigen Lymphdrüsen eingebettet. Nur kopiöse, dauernd das Selbstreinigungsvermögen überschreitende Einatmung von physiologisch und chemisch inertem Staub (Kohlen-, Ton- und Eisenoxydstaub) verursacht in dieser Weise substantielle Veränderungen des Lungengewebes in Form blander, mit nur geringfügiger reaktiver Bindegewebsvermehrung einhergehender Staubeinlagerung; solche chronische Staublungenerkrankungen *(Pneumokoniosen)* sind als rote Eisenoxydlunge *(Siderosis)*, hervorgerufen durch Einatmung von Englischrot, Polierrot (Fe_2O_2) bei Buntpapierarbeitern und Spiegelschleifern, Specksteinlunge *(Aluminosis)* durch Einatmung von Specksteinstaub (bei der Herstellung von Gasbrennern) Kohlenlunge *(Anthracosis)* infolge Einatmung von Ruß, Holz- und Steinkohlenstaub, namentlich im älteren Schrifttum häufiger beschrieben worden.

Ein besonderes, für die Wirkung auf das Lungengewebe verhängnisvolles Verhalten zeigt der aus *freier Kieselsäure* (SiO_2) bestehende und solche enthaltende oder abgebende Staub. Die Staubzellen, welche Kieselsäurestaub phagocytiert haben, bleiben auf dem Weg in den Lymphbahnen liegen und bilden dort die Lymphbahnen verlegende oder umgebende pseudo-tuberkelartige Zellkonglomerate, aus denen schließlich (durch unmittelbare Umwandlung der Wanderzellen in Fibroblasten?) knötchenförmige Bindegewebswucherungen und Verdichtungsherde mit Neigung zur Schrumpfung hervorgehen. Hierauf beruht die Entwicklung der durch außerordentlich starke fortschreitende bindegewebige Umwandlung des Lungengewebes (bei oft verhältnismäßig bescheidenem Staubgehalt) ausgezeichneten — als „*Silicose*" bezeichnete — schweren indurativen Form der *Staublungenerkrankung*.

Die besondere, Bindegewebsneubildung anregende Wirkung der *Kieselsäure* beruht, wie man auf Grund experimenteller Untersuchungen anzunehmen berechtigt ist, auf einer gewissen, wenn auch minimalen, Löslichkeit der freien krystallinischen Kieselsäure (und der chemisch gebundenen Kieselsäure mancher Silicate), vermöge deren diese in kolloidaler Form in der Umgebung der Staubteilchen auftritt und hier eine eigentümliche, chemisch-toxisch bedingte Wirkung auf Zellen und Gewebe ausübt; diese äußert sich zuerst in einer Störung des cellulären Staubtransports (Konservierung und Bewegungslähmung der Wanderzellen) und später in der Fibrillenbildung und Bindegewebshyperplasie (durch Anregung fibroplastischer Funktionen der Endothelzellen, oder auch durch eine unmittelbare fibrilläre Umwandlung des Gewebsplasmas unter Einwirkung der kolloidalen Kieselsäure). Diese Wirkungen haben sich auch experimentell — im Unterhautzellgewebe und in Form knötchenförmiger oder mehr diffuser bindegewebiger Fibrose in Organen (Leber) bei subcutaner bzw. intravenöser Injektion von Suspensionen fester krystallinischer oder amorpher oder von kolloidal gelöster Kieselsäure — nachweisen lassen.

Die ausschlaggebende ursächliche Bedeutung der Kieselsäure für die Entstehung der schweren *indurativen* Formen der *Staublungenerkrankung* wurde schon frühzeitig aus der gewerbepathologischen Erfahrung heraus erkannt; diese früher als „*Steinhauerlunge*" *(Chalicosis)*, „miners phtisis", usw. bezeichneten Erkrankungen sind zuerst und von jeher am häufigsten bei der Einatmung des aus fast reiner Kieselsäure bestehenden Staubes bestimmter quarzhaltiger Gesteine und Materialien (Gewinnung, Bearbeitung und Verwendung von Quarziten und Sandsteinen in Brüchen und Bergwerken, im Steinmetzgewerbe, bei der Mühlsteingewinnung, bei der Metallschleiferei auf natürlichen Schleifsteinen) beobachtet worden, und auch heute sieht man besonders rasche Entwicklung sehr schwerer

Silicosen am häufigsten bei der Verarbeitung und Verwendung von reinem Quarzsand in Quarzmühlen und Scheuerpulverfabriken, bei der Arbeit an Sandstrahlgebläsen in Gußputzereien usw. Seltener und meist in weniger schwerer und langsamer verlaufender Form tritt die Silicose bei der Gewinnung und Verarbeitung von Gesteinen und Gesteinsmaterialien von geringerem Gehalt an freier Kieselsäure auf: Verarbeitung von Grauwacke mit etwa 66%, Granit mit etwa 30%, Tonschiefer mit 20—40%, Verarbeitung der Rohmaterialien der „keramischen" Porzellan-Tonwarenindustrie mit 12—40% freier Kieselsäure als Quarz). Gewisse Gesteinsbestandteile scheinen die Wirkungen der freien Kieselsäure — vielleicht durch Änderungen des phagocytären Staubtransportes oder der Löslichkeit — zu beeinflussen, z. B. Beimengung von Ton und Kalk in günstigem, Gehalt von Fluorverbindungen im ungünstigen Sinn.

Unlösliche *Silicate* Basalt, Zement, Glas, ebenso das als künstlicher Schmirgel verwendete vollkommen unlösliche *Siliciumcarbid* (Sil) und quarzfreie Silicatgesteine (Feldspat und seine Verwitterungsprodukte) scheinen bei den mit ihrer Gewinnung und Verarbeitung beschäftigten Arbeitern nach allen bisher vorliegenden Erfahrungen nur verhältnismäßig geringfügige und funktionell harmlose, von der „*Silicose*" mit ihrer dichten knötchen- und schwielenbildenden Fibrose streng unterschiedene diffuse Bindegewebsvermehrung hervorzurufen.

Eine Ausnahme hiervon macht der *Asbest*, ein Magnesiumhydrosilicat von nach der Herkunft wechselnder Zusammensetzung, bei dessen verbreiteter technischen Verwendung schwere Formen einer rasch fortschreitenden, mehr diffusen (nicht knötchenförmigen) fibrösen Lungencirrhose verhältnismäßig häufig auftreten. Die großen bis zu $100\,\mu$ im Mittel etwa $50\,\mu$ langen und bis zu $0,8\,\mu$ dicken nadelförmigen Staubteilchen dieses Minerals vermögen sich anscheinend schon in den tieferen Atemwegen (Bronchiolen) ohne Mitwirkung einer Phagocytose in das Lungengewebe einzubohren und in ihm als spitzige Fremdkörper zu wandern, wo sie (nach Verlust ihres leichter löslichen Magnesiumanteils?) als ein von einem kolloidalen Kieselsäure- oder Eiweißgel umgebenes Kieselsäureskelet („Asbestosekörperchen") liegen bleiben und durch langsame Abgabe kolloidal gelöster Kieselsäure eine fibröse Umwandlung der Umgebung hervorrufen.

Die *Silicose* entwickelt sich im allgemeinen erst nach langjähriger (10—20 Arbeitsjahre dauernder) Einwirkung des Gesteinsstaubes, seltener und nur bei sehr reichlicher Einatmung besonders reinen (und feinen) Quarzstaubes (Quarzmühlen, Scheuerpulverfabriken) schon nach 1—2 Jahren zu einer sehr ernsten, in diesem Stadium auch bei Aufgabe des Berufs oft unaufhaltsam fortschreitenden Erkrankung. Bei Entstehung und Verlauf ist offenbar auch eine erbbedingte konstitutionelle Neigung des Lungengewebes zu fibrotischer Reaktion wirksam, die nach neueren Angaben bei Menschen der Blutgruppe O weit stärker verbreitet sein soll als bei Angehörigen der Blutgruppe A B. Demgegenüber ist die individuell verschiedene Filterwirkung der Nase als disponierender Faktor von untergeordneter Bedeutung.

Selbst fortgeschrittene Veränderungen können lange symptomlos bleiben, und zunächst nur röntgenologisch an den anfangs kleinfleckigen („Schneegestöber") später flächenhaften Verschattungen neben vermehrter Hilus- und Lungenzeichnung erkannt werden. Erst im Stadium grobknotiger, tumorartiger Schwielenbildung mit ihren durch Verminderung der Atemkapazität, „Lungenstarre" und Vermehrung der Widerstände im kleinen Kreislauf bedingten funktionellen Auswirkungen („schwere Silicose") kommt es zu erheblichen subjektiven Beschwerden (Kurzatmigkeit, Cyanose, Husten, Bronchitis,) und einem oft unter Erscheinungen einer Herzinsuffizienz (mit Hypertrophie und Dilatation des rechten Ventrikels) verlaufenden schweren Krankheitsbild.

Sehr häufig wird in diesem Stadium eine Komplikation mit einer aktiven *Tuberkulose* manifest, die — in ihrer anatomischen und klinischen Entwicklung oft durch die silicotischen Veränderungen mehr oder weniger modifiziert („Silocotuberkulose") — in der Mehrzahl der Fälle die unmittelbare Todesursache bildet.

Bei der *Asbestose* ist im Gegensatz zur Silicose hier die Geringfügigkeit des röntgenologischen Befundes (einer mehr diffus vermehrten Lungenzeichnung) gegenüber den erheblichen subjektiven Beschwerden (Atemnot, Husten usw.) charakteristisch; diagnostisch ist der Befund von Asbestosekörperchen (durch Eisenoxyd gelbbräunlich gefärbte spindel- oder hantelförmige Gebilde mit eingelagerten Resten einer Asbestnadel) im Auswurf von Bedeutung. Über die Neigung zur Komplikation mit Tuberkulose fehlen hier bisher ausreichende Erfahrungen.

Zu den spezifischen chronischen Staubinhalationskrankheiten schwerer Art gehört neben diesen verschiedene Formen der Pneumokoniosen eine Reihe beruflicher Krebserkrankungen der Bronchien und Lungen: Die „*Schneeberger Lungenkrankheit*", eine unter den Bergleuten des Erzbergbaugebietes von Schneeberg und Joachimstal (Erzgebirge) gehäuft auftretende Erkrankung an Bronchial- und Lungenkrebs, hervorgerufen durch die Einatmung und pneumokoniotische Ablagerung des „radioaktiven Staubes der arsen-, kobalt-, nickel- und uran-(radium-)haltigen Erze und der Radiumemanation (?).

Erkrankungen an Lungenkrebs und Schleimhautkrebs der oberen Luftwege und Nebenhöhlen der Nase (Keilbein- und Stirnhöhle usw.) sind ferner bei der Verarbeitung *nicht* radioaktiver Nickelerze (bisher nur in England beobachtet), und der bei Arbeitern in der Alkalichromaterzeugung — nach neueren Beobachtungen aber auch bei der Verwendung von Alkalichromaten bei der Herstellung von Chromfarben — sehr häufige Lungenkrebs, hervorgerufen durch die Einwirkung der Chromate selbst (oder der als Rohstoff verwendeten Chromerze?) in Form von Staub oder feinsten Tröpfchen ihrer Lösungen, ist zweifellos Folge der Staubeinatmung; auch bei mehr oder weniger ausgeprägter *Asbestose* sind Erkrankungen an Bronchialkrebs so häufig beobachtet, daß ein ursächlicher Zusammenhang zwischen beiden Erkrankungen erwiesen scheint.

Über die (unmittelbaren) ursächlichen Beziehungen zwischen Staubeinatmung und Lungentuberkulose haben sich die Anschauungen in neuerer Zeit wesentlich geändert.

Ältere Statistiken über die Häufigkeit der „Schwindsucht" in Staubberufen und die heute nicht mehr haltbare Vorstellung, daß die durch den eingeatmeten Staub (namentlich durch scharfkantigen Staub harter Materialien) gesetzten Verletzungen und Epitheldefekte auf den Schleimhäuten der tiefen Atemwege pathogenen Bakterien Eintrittspforten eröffnen, haben lange Zeit die Auffassung begründet, daß die Staubeinatmung schlechthin der Entstehung der *Lungentuberkulose* Vorschub leiste. Durch zuverlässige Statistiken und Erfahrungen ist aber bisher nur die sehr enge ursächliche Beziehung zwischen Tuberkulose und Silicose und die sehr häufige Vergesellschaftung beider Krankheitsprozesse erwiesen. Sie beruht sehr wahrscheinlich auf einer Erhöhung der lokalen Disposition des Lungengewebes zur tuberkulösen Infektion infolge der Beeinträchtigung der für die Infektionsabwehr so wichtigen Lymphdrainage durch die Verlegung und Verödung zahlreicher Lymphbahnen in den silicotisch bereits veränderten Geweben. Die in der Regel lange Zeit sehr verzögerte Verlaufsart der komplizierenden Tuberkulose wird auf hemmende Beeinflussung durch die produktiv-cirrhotischen silicotischen Veränderungen (*„Silicotuberkulose"*) zurückgeführt, ist aber auch durch die Entwicklung bei vielfach von Haus aus tuberkuloseresistenten Individuen zu erklären.

Eine Erhöhung der Tuberkuloseanfälligkeit ist in auch nur annähernd gleichem Maße wie in silicosegefährdeten Berufen in anderen Staubberufen und unter der Einwirkung von

Gewerbestaub, welcher keine indurativ-pneumokoniotische Veränderungen hervorruft, statistisch nicht nachweisbar. Dabei ist nicht außer acht zu lassen, daß die Tuberkulosehäufigkeit in den früher als besonders tuberkulosegefährlich angesehenen Berufen mit organischem Staub — Schneider, Tabakarbeiter, Weber usw. — wesentlich durch die ungünstige Berufsauslese in „Schwächlingsberufen" beeinflußt ist. Für die unmittelbar tuberkulosegefährdende Wirkung der beruflichen Staubeinatmung im Sinne der erwähnten älteren Vorstellungen fehlen bisher durchaus zuverlässige Anhaltspunkte. Ebensowenig kann umgekehrt aus der statistisch erwiesenen verhältnismäßig geringen Tuberkulosesterblichkeit mancher Berufe (z. B. Kohlen- und Kalkarbeiter) die Annahme einer Schutzwirkung der betreffenden Staubarten hergeleitet werden.

Ohne eingeatmet zu werden und außerhalb der Atemorgane entfalten viele Gewerbestaube gesundheitsschädigende Wirkungen auf die äußeren Bedeckungen. Nicht nur chemisch ätzende und reizende, sondern auch die mechanisch (durch Scheuern und kleinste Epithelverletzungen) reizenden Eigenschaften des Staubes, seine austrocknenden oder fettentziehenden Wirkungen rufen für sich allein oder im Zusammenwirken je nach Art des Stoffes akute und chronische Dermatitiden, chronische Ekzeme oder acneförmige und furunkulöse Hautaffektionen hervor. Charakteristisch für staubbedingte Entstehung ist oft die bevorzugte Lokalisation an den dem Scheuern und der Schweißzersetzung besonders ausgesetzten Hautstellen.

Bei manchen Arbeitsprozessen kommt es nicht zur Entwicklung von trockenem Staub, sondern von gröberen und feineren Tröpfchen, die als solche in der Luft schweben bleiben oder aber, wenn sie aus konzentrierten Lösungen stammen, nach Verdunstung des Lösungsmittels feste Schwebeteilchen zurücklassen. Sehr feine Tröpfchen entstehen beim Eindampfen konzentrierter Salzlösungen und bei der Wasserstoffentwicklung in Akkumulatoren und elektrolytischen Bädern, z. B. bei Galvanisierungsprozessen usw. Auf der Ätzwirkung solcher feinsten Tröpfchen beruhen die Schleimhautgeschwüre und Nasenscheidewandperforationen bei den Chromatarbeitern und die Säureschädigungen an Gebiß und Schleimhäuten in Akkumulatorenräumen, auch Vergiftungen können auf diese Weise zustande kommen.

Die *Staubbekämpfung* gehört zu den selbstverständlichen und wichtigsten Aufgaben der Gewerbehygiene; sie kann aber den gesundheitlichen Erfordernissen nur gerecht werden, wenn sie den besonderen Eigenarten des auftretenden Staubes Rechnung trägt. Eine nur unter dem Gesichtspunkt der Staubbelästigung und ihrer möglichst weitgehenden Verminderung durchzuführende Staubbekämpfung wird bei vielen verhältnismäßig harmlosen Staubarten, die weder giftige noch die Atemwege spezifisch angreifende Eigenschaften haben, auch gesundheitlich ausreichen können. Bei ausgesprochenem Giftstaub und bei kieselsäurehaltigem Staub gibt dagegen selbst eine bis zur Unterdrückung jedes sichtbaren oder sonstwie sinnlich wahrnehmbaren Staubgehalts der Luft durchgeführte Staubbekämpfung noch keinerlei Gewähr für die Verhütung von Gesundheitsschädigungen. Das muß auch bei der hygienischen Bewertung quantitativer *Staubbestimmungen* berücksichtigt werden.

Das folgende für gravimetrische Staubwerte aufgestellte Schema (K. B. Lehmann):

Staubmengen bis   1 mg pro cbm: sehr klein
„   „   5 mg   „   „ : bescheiden
„   „   10 mg   „   „ : erträglich
„   „   20 mg   „   „ : unerfreulich
„   „   30 mg   „   „ : hoch
„   „   100 mg   „   „ : sehr hoch

vermag nur einen allgemeinen Maßstab für das unter allen Umständen notwendige Maß der Staubbekämpfung zu geben. Für hochgiftigen Staub, z. B. Staub (und Rauch) von

Blei, müssen schon Werte unter 1 mg, für den lungenschädlichen Quarzstaub solche von 1 bis höchstens 2 mg — die also noch unterhalb des normalen Luftstaubgehalts in den Wohnräumen und städtischen Straßen liegen — als gesundheitlich höchst bedenklich angesehen werden.

In Betrieben mit Giftstaub- und Staublungengefährdung vermögen daher nur exakte Staubbestimmungen eine einwandfreie hygienische Kontrolle zu gewährleisten. Einfache Feststellungen über die Staubmengen, die sich in bestimmter Zeit auf Flächen bestimmter Größe ablagern, und die gravimetrisch oder durch mikroskopische Zählung ausgeführt werden können, sind zwar bequem, haben aber nur beschränkten Wert zur ungefähren Orientierung für grobe Vergleiche. Ihr Mangel liegt in der fehlenden Beziehung auf ein bestimmtes Luftvolumen und der ungleichmäßigen Sedimentierung ungleichmäßig großer Staubteilchen, bei der gerade die staublungengefährlichen Größenordnungen infolge ihrer hohen Schwebefähigkeit am schlechtesten erfaßt werden.

Grundsätzlich ist daher die Bestimmung des schwebenden Staubes in einem bekannten durch Ansaugung gesammelten Luftvolumen notwendig. Die quantitative Ermittlung des Staubgehaltes geschieht entweder:

gravimetrisch, indem der Staub bei der Durchsaugung gemessener Luftmengen auf geeigneten Filtern gesammelt und durch Wägung oder auch — in Lösung gebracht — maßanalytisch oder colorimetrisch dem *Gewicht* nach bestimmt und auf ein bestimmtes Luftvolumen bezogen wird, oder

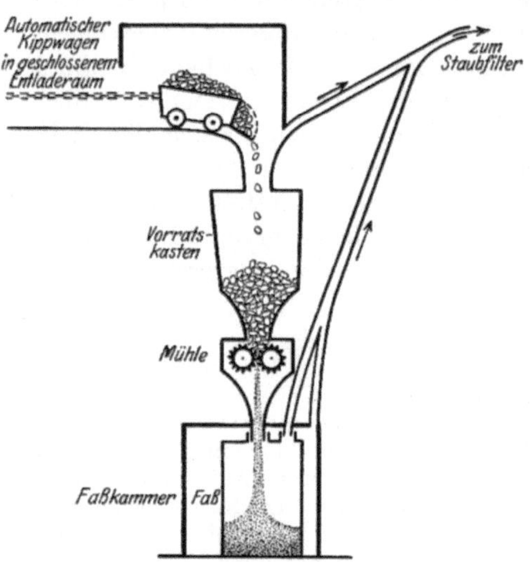

Abb. 112. Brockenzerkleinerung in geschlossener Mühle und mit Staubabsaugung. (Nach LEHMANN, etwas geändert).

durch Auszählung, indem die *Zahl* der schwebenden Staubteilchen in einem bestimmten kleinen Luftvolumen ermittelt wird.

Die gravimetrischen Methoden sind geeignet und kommen ausschließlich in Betracht, wenn es sich darum handelt, die Gefährdung durch staubförmige Gifte in der Luft zu ermitteln. Für die Beurteilung der ganz spezifischen Staublungengefährdung durch staublungenerzeugenden Staub verdienen dagegen die Auszählungsmethoden unbedingt den Vorzug, weil ihr Ergebnis, bei dem es wesentlich auf die Menge der kleinsten Teilchen von höchstens 2—5 μ Durchmesser ankommt, durch grobe Staubkörner kaum beeinflußt wird, während andererseits bei gravimetrischer Bestimmung ein einziges (harmloses) Staubteilchen von 100 μ Durchmesser ebenso hoch ins Gewicht fällt, wie 125000 silicosegefährliche Teilchen von 2 μ Durchmesser.

Für die Auszählungsmethoden stehen neben dem AITKENschen Gerät handliche „Konimeter" (Zeiß) zur Verfügung: die aus einem kleinen mit einer durch Feder betätigten Luftpumpe angesaugten Luftvolumen (von 5—10 cbm) durch Prallwirkung auf einen Objektträger aufgesammelten Staubteilchen werden mikroskopisch ausgezählt.

Die Aufgaben der Staubbekämpfung bestehen in erster Linie in der Verminderung und Verhütung der Staubentwicklung durch technische Mittel und, wo dies nicht vollkommen möglich ist, in der sofortigen Entfernung des einmal gebildeten Staubes durch Absaugen.

Um die Staubproduktion zu hindern, kann versucht werden, das Material anzufeuchten (z. B. in Bergwerken) oder die Zerkleinerung unter Wasser vorzunehmen. Aus technischen Gründen kann jedoch in vielen Betrieben von diesem Mittel kein Gebrauch gemacht werden. — Dagegen hat sich die Zerkleinerung staubliefernder Massen in ganz geschlosssenen, möglichst unter Unterdruck stehenden Maschinen (Kugelmühlen u. dgl.) gut bewährt, wie z. B. aus Abb. 112 ohne weiteres verständlich ist.

Zur Entfernung des gebildeten Staubes muß der Luftstrom so geführt werden, daß er seine größte Geschwindigkeit dort entwickelt, wo der Staub entsteht, d. h. die Abströmungsöffnung muß in unmittelbarster Nähe der Arbeitsplätze usw. liegen, so daß es zum Absaugen des Staubes kommt, ehe derselbe sich im Raum verbreitet hat. Diesen Anforderungen entsprechen die *Exhaustoren*, das sind Rohre, in welchen mittels kräftigen Motors ein starker aspirierender Luftstrom erzeugt wird und deren trichterförmige Einströmungsöffnungen über oder noch besser unter den einzelnen Arbeits-

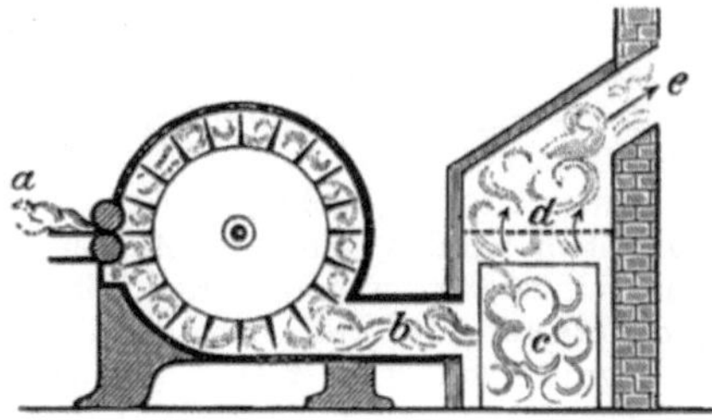
Abb. 113. Reißwolf mit Staubabsaugung.

plätzen oder an den Staubaustrittsstellen geschlossener Maschinen angebracht sind bzw. zeitweise in unmittelbare Nähe der stäubenden Objekte geführt werden können. Die Exhaustoren werden mit gutem Erfolg benutzt zum Absaugen des Schleifstaubes in Nadel- und in Hornkammfabriken, des Mühlenstaubes, des Baumwollstaubes im „Reißwolf" usw.

Letzterer z. B., eine mit Zähnen versehene Walze, wird mit einem dicht schließenden Gehäuse umgeben, das durch den Kanal *b* (Abb. 113) mit einer Vorkammer in Verbindung steht; aus dieser wird durch die Öffnung *e* mittels kräftigen Aspirators die Luft fortwährend abgesogen. Die bei *a* eintretende Baumwolle sammelt sich nach dem Durchtritt durch den Wolf bei *c* und wird durch eine Tür von Zeit zu Zeit herausgenommen; der abgerissene lockere Staub aber wird bei *d* durch ein weitmaschiges Filter gerissen, gelangt in den Exhauster und von da ins Freie, soweit er nicht durch geeignete Vorrichtungen (Zyklon, Staubfilter usw.) zur Abscheidung gebracht wird, wenn dies nach Menge und Art des Staubes aus gesundheitlichen Rücksichten oder wirtschaftlichen Gründen geboten erscheint.

Neben diesen technischen Maßnahmen ist ein individueller Gesundheitsschutz durch Schutzkleidung und Verwendung von Staubschutzmasken namentlich bei Arbeiten in gift- und staublungengefährlichen Betrieben nicht immer zu entbehren. Der Maskenschutz ist in diesen Fällen aber nur wirksam, wenn die benutzten Filter auch kleinste Staubteilchen zurückhalten, diese Anforderung genügend in vielen Fällen nur die auch gegen Rauche und Nebel schützenden großflächigen sog. Kolloidfiltermasken. Wegen der durch erhöhten und mit der Ernährungsdauer auch Verstopfung der Filter zunehmenden Atemwiderstand und Wärmestauung bedingten unangenehmen Trageeigenschaften der Filtermasken verdienen im allgemeinen Frischluftmasken den Vorzug.

f) Gewerbliche Gifte.

I. Allgemeines über Aufnahme und Wirkungsweise gewerblicher Gifte.

Als *gewerbliche Gifte* pflegt man ,,diejenigen Rohstoffe, Enderzeugnisse, Zwischen- und Abfallprodukte" zu bezeichnen, ,,die bei ihrer Gewinnung, Herstellung und Verwendung im Gewerbebetriebe, bei einiger Beobachtung der üblichen Vorsicht, in solchen Mengen in den Körper eintreten können, daß sie die Gesundheit des werktätigen Arbeiters auf chemischem Wege gefährden".

Diese Definition schließt als Kennzeichen der gewerblichen Giftigkeit Vergiftungsgefahren aus, welche sich aus zufälliger, mutwilliger oder in völliger Unkenntnis der Gefahr herbeigeführter Giftaufnahme ergeben. Dagegen ist als Kennzeichen der gewerblichen Giftigkeit nicht etwa erforderlich, daß diese sich schon im regulären störungslosen Betrieb äußert; denn Betriebsstörungen und Unregelmäßigkeiten sind auch bei der größten Vorsicht unvermeidlich und tatsächlich sogar die häufigste Ursache der akuten gewerblichen Vergiftungen.

Unter diesen Gesichtspunkten ist vor Jahren (1910) eine Liste der gewerblichen Gifte aufgestellt worden, die 67 Stoffe aufzählt. Die Zahl der giftigen Stoffe, die gewerblich und industriell verwendet werden oder bei gewerblichen Prozessen als Abfall- und Zwischenprodukte auftreten und gelegentlich Gesundheitsschädigungen hervorrufen, ist naturgemäß weit größer und wächst auch mit den Fortschritten der Technik stetig.

Die ,,gewerbliche Giftigkeit" eines bestimmten Stoffes, d. h. die praktische Giftgefährdung bei seiner gewerblichen Herstellung, Verwendung und Verarbeitung, ist nun keineswegs identisch mit seiner spezifischen — im Tierversuch und am Menschen feststellbaren und durch die giftige und tödliche Dosis ausdrückbaren — Giftigkeit schlechthin. Die Erfahrung zeigt vielmehr, daß selbst hochgiftige Stoffe in größten Mengen hergestellt und verarbeitet werden können, ohne daß im regelmäßigen Betriebe eine wesentliche Gefahr damit verknüpft ist, während wir andererseits als häufigste und immer wiederkehrende Ursache gewerblicher Vergiftungen nur verhältnismäßig wenige, zum Teil nach den Erfahrungen des täglichen Lebens und der experimentellen Toxikologie keineswegs zu den besonders giftigen Stoffen zu rechnende Rohstoffe und Produkte kennenlernen. Vieles hängt dabei davon ab, ob und wie ein giftiger Stoff durch die Eigentümlichkeiten des Arbeitsprozesses mit dem Körper des Arbeitenden unmittelbar in Berührung kommt, da ja verschiedene Eintrittspforten in den Körper sich ihm darbieten. Gasförmige Stoffe können durch die Atmung zur Aufnahme gelangen. Den gasförmigen Stoffen gleichzusetzen sind feste und flüssige Stoffe, wenn sie in Dampfform übergehen, daher ist die Flüchtigkeit, d. h. die Leichtigkeit, mit der ein fester oder flüssiger Stoff bei den jeweiligen Arbeitstemperaturen in Dampfform übergeht, von grundlegender Bedeutung für seine Gefährlichkeit bei der gewerblichen Verwendung.

Im allgemeinen kann man sagen, daß die *Aufnahme mit der Atmung* überhaupt der wichtigste und verbreitetste Weg ist, auf welchem gewerbliche Gifte in den Körper gelangen; das gilt bemerkenswerterweise auch für feste giftige Stoffe, welche nicht oder nur ausnahmsweise und bei bestimmten Arbeitsprozessen sich verflüchtigen, vielmehr nur in Form von Staub Bestandteil der Atemluft werden. Ob hierbei die Aufnahme hauptsächlich in den Atmungsorganen selbst erfolgt, oder ein mehr oder weniger erheblicher Anteil des in der Nase abgefangenen Staubs verschluckt wird und so in den Magen-Darmkanal gelangt, ist für die gewerbehygienische Betrachtung ziemlich bedeutungslos, da für die Verhütung der Gefahren nur die Erkenntnis ausschlaggebend ist, daß die Verbreitung des Giftes auf dem Luftwege die Ursache der Gefährdung bildet.

Ein anderer Weg, auf welchem gewisse gewerbliche Gifte vorzugsweise ihren
Eintritt in den Organismus finden, ist derjenige durch die unverletzte Haut.
Voraussetzungen hierfür ist eine ausgesprochene Fettlöslichkeit (während vollständig fettunlösliche — aber wasserlösliche — Stoffe auf diesem Wege nicht in
den Körper zu gelangen vermögen). Von ganz besonderer Wichtigkeit hat sich
dieses Durchdringungsvermögen *durch die unverletzte Haut* bei den aromatischen,
Nitro- und Amidoverbindungen (Nitrobenzol, Anilin und vielen ihrer Derivate)
und beim Tetraäthylblei erwiesen.

Gegenüber der Aufnahme von gasförmigen Stoffen sowie von Dämpfen und
Staub flüssiger und fester Stoffe mit der Atmung und der Aufnahme der oben
genannten Stoffe durch die Haut hat die Aufnahme giftiger Stoffe auf dem
dritten in Betracht kommenden Weg, durch den *Verdauungskanal,* wenigstens
soweit diese unmittelbar in flüssiger oder fester Form durch den Mund erfolgt,
bei der gewerblichen Giftgefährdung eine ganz untergeordnete Bedeutung.

Art und Erscheinungsform gewerblicher Vergiftungszustände sind durch
die dem verursachten Stoff eigentümlichen pharmakodynamischen Wirkungen
bestimmt und können insofern nach bekannten Einteilungsprinzipien der allgemeinen Toxikologie auf Grund der vorzugsweise beteiligten Angriffspunkte
und Wirkungsmechanismen betrachtet werden, wobei man Ätzgifte, Blutgifte,
Nervengifte usw., sowie äußere lokale und resorptive Allgemeinwirkungen zu
unterscheiden pflegt. Ein anderes für die gewerbehygienische Betrachtung der
Fabrikgifte brauchbares und wesentliches Einteilungsprinzip ergibt sich aus der
nach Maßgabe der Aufnahmewege vorherrschenden oder ausschließlich gefährdenden Einwirkungsart, die insbesondere Atemgifte und Berührungsgifte unterscheiden läßt.

Hinsichtlich der einem bestimmten Stoff eigentümlichen Vergiftungserscheinungen ist
ein oft tiefgehender, ja grundlegender Unterschied zwischen gewerblichen Vergiftungen
und denjenigen des täglichen Lebens auch darin begründet, daß die Dauer und vor allen
Dingen das Tempo der Aufnahme in beiden Fällen grundverschieden sind. Die wissenschaftliche Toxikologie, die ihre Anschauungen über die Giftwirkungen teils aus Beobachtungen
an akuten Vergiftungen des täglichen Lebens schöpft und die ihre Erkenntnisse dementsprechend in Tierversuchen hauptsächlich für den Fall der akuten Vergiftung erweitert,
vermag uns über die Krankheitserscheinungen, die wir bei den vorzugsweise chronisch
entstandenen gewerblichen Vergiftungen beobachten, wenig zu sagen; gewisse eigentümliche
Folgen der chronischen Giftwirkung, wie die Blasengeschwülste bei Anilinarbeitern, das
eigentümliche Bild der chronischen Manganvergiftung, der chronischen Quecksilbervergiftung, der Phosphornekrose, bestimmte Typen der chronischen Bleierkrankung, sind
der Wissenschaft überhaupt erst durch Erfahrungen am arbeitenden Menschen bekannt
geworden. Das liegt zum Teil daran, daß die Giftaufnahme hier in der Regel nur in sehr
langsamem Tempo und kleinsten Mengen erfolgt und über Jahre sich erstreckend Spät-
wirkungen erzeugt, deren Angriffspunkte von der mehr akuten Giftwirkung kaum berührt
werden.

Die Empfänglichkeit gegen chronische Giftwirkungen bzw. umgekehrt, die
Widerstandskraft gegen solche, ist für manche Gifte individuell erheblich verschieden. Diese verschiedene Empfänglichkeit beruht zum großen Teil darauf,
daß bestimmte krankmachende Wirkungen der Gifte bei einem Teile der Menschen
auf Krankheitsbereitschaften stoßen, die in der besonderen konstitutionellen
Veranlagung begründet sind. Bei den meisten organischen Erscheinungen und
Spätfolgen exquisit chronisch entstandener gewerblicher Vergiftungen sind
solche anlagemäßigen Krankheitsbereitschaften wesentlich, ja ausschlaggebend,
für die Entstehung und bestimmend für die Art der Erkrankung. So erklärt es

sich, daß von zahlreichen in der gleichen Weise Beschäftigten und Exponierten nur einzelne überhaupt oder an bestimmten und individuell verschiedenen Formen der chronischen Vergiftung erkranken; Beispiele hierfür sind die Bleischrumpfniere, die toxisch bedingten beruflichen Krebserkrankungen, die chronische Schwefelkohlenstoffvergiftung und insbesondere die schweren, oft tödlich verlaufenden Leberschädigungen durch zahlreiche Gifte (aromatische Nitrokörper wie Dinitrobenzol, Trinitrotoluol, Chlorkohlenwàsserstoffe, Blei, Arsen). Ganz allgemein ist gegen Giftschädigungen eine robuste — „vollblütige" — Konstitution lange Zeit toleranter als ein von Haus aus schwächlicher Organismus. Daher wird auch die Widerstandsfähigkeit gegen Gifte aller Art bei Frauen und bei Jugendlichen als geringer angesehen wie beim erwachsenen Manne. Auf jeden Fall hat die Forderung, Frauen und Jugendlichen einen erhöhten Schutz gegen Giftgefahren, namentlich auch in der Gesetzgebung angedeihen zu lassen, schon mit Rücksicht auf die Fortpflanzungsfunktion der Frau bzw. auf die besonderen Ansprüche der Wachstums- und Entwicklungszeit bei Jugendlichen ihre volle Berechtigung. Daß zeitweilige Unterernährung, Erkrankungen anderer Art und die Rekonvaleszenz nach solchen, ferner bei Frauen die Schwangerschaft und die Menses ebenso wirken, wie Unterschiede der konstitutionellen Veranlagung, ist ohne weiteres verständlich. Körperliche Ermüdung, der Hunger- oder Nüchternzustand, können erfahrungsgemäß auch kurzfristig die Empfindlichkeit gegen Gifte erheblich beeinflussen.

Ein eigenartiges Beispiel von zeitlich gesteigerter Giftempfindlichkeit ist die Auslösung, daß schwere akute Vergiftungen durch aromatische Nitro- und Amidoverbindungen (Dinitrobenzol, Anilin) Cyanamid usw. unter dem Einfluß selbst mäßigen Alkoholgenusses. Auch die Empfindlichkeit gegen narkotische Gifte und die Gruppe der organischen Lösungsmittel wird durch Alkoholgenuß erhöht. Chronischer Alkoholismus setzt die Widerstandsfähigkeit gegen viele akute und chronische gewerbliche Vergiftungen herab, sehr wahrscheinlich infolge der Schwächung und Schädigung der Leberfunktion, der eine große Bedeutung für die Entgiftung durch Speicherung, Abbau und auch für die Ausscheidung der meisten Gifte zukommt. Außerdem aber, und nicht an letzter Stelle, ist hier die verminderte moralische und intellektuelle Qualität des Alkoholikers eine Gefahr für ihn selbst und seine Mitarbeiter, indem sie die erforderliche Reinlichkeit und die Sorgfalt bei der Arbeit selbst und bei der Beobachtung der angemessenen Verhütungsmaßnahmen beeinträchtigt.

Gewöhnung spielt bei den gewerblichen Giften eine untergeordnete Rolle. Am ehesten kann man von einer solchen sprechen bei den akuten Wirkungen flüchtiger Stoffe aus der Gruppe der Lösungsmittel und bei schleimhautreizenden Gasen und Dämpfen. Allerdings handelt es sich auch hier mehr um eine Gewöhnung und geringere subjektive Empfindlichkeit gegen die Wirkung, als um eine eigentliche Abschwächung derselben. Die Gewöhnung birgt deshalb immer die Gefahr in sich, daß sich der Arbeiter unbewußt höheren, auf die Dauer gesundheitsschädlichen Konzentrationen aussetzt.

II. Die wichtigsten gewerblichen Gifte.

1. Gefährdung durch giftige Gase.

Für die gewerbehygienische Betrachtungsweise ist es zweckmäßig und angebracht, die große Gruppe der gewerblichen Giftgase zusammenfassend zu besprechen, deren Einatmung vorwiegend akute, häufig das Leben bedrohende Vergiftungen hervorruft.

Ihrer Wirkungsweise nach sind zu unterscheiden:

Reizgase mit ausgesprochener chemischer Ätzwirkung, die bei Einatmung ausschließlich oder vorwiegend Schädigungen der Atmungsorgane hervorrufen, und

Gase mit resorptiven Giftwirkungen, die erst nach ihrem Übertritt in das Blut an den verschiedensten Angriffspunkten sich geltend machen.

Quantitativ wird die Giftigkeit in beiden Fällen nicht wie sonst in der Toxikologie üblich, nach den (hier in der Regel unbekannten) absoluten Wirkungsdosen, sondern nach den wirksamen Einatmungskonzentrationen — in mg/l, oder volumetrisch in Vol.-$^0/_{00}$, oder als Teile pro Million (ccm/cbm) — und Einatmungszeiten bestimmt und ausgedrückt.

Die einfache Beziehung $c \cdot t = w$, die besagt, daß innerhalb weiter Grenzen die Wirkung gleichbleibt, wenn das Produkt der Konzentrationen und Einatmungszeiten gleich ist, gilt jedoch nur für Reizgase und auch bei diesen nur für Konzentrationen und Einatmungszeiten, die im Bereich der akuten Giftwirkung liegen.

Im übrigen können alle im Schrifttum angegebenen Zahlen über wirksame und tödliche Konzentrationen von Giftgasen nur mit großen Vorbehalten der

Tabelle über die ungefähre Wirksamkeit von Gasen und Dämpfen beim Menschen[1].

Stoff	Tödlich 5—10 Minuten lang eingeatmet		Gefährlich (toxisch) $^1/_2$—1 Stunden lang eingeatmet		Erträglich $^1/_2$—1 Stunde lang eingeatmet	
	Teile Dampf oder Gas in 1 Million Teilen Luft (ccm/cbm)	mg/l etwa	Teile Dampf oder Gas in 1 Million Teilen Luft (ccm/cbm)	mg/l etwa	Teile Dampf oder Gas in 1 Million Teilen Luft (ccm/cbm)	mg/l etwa
Phosgen	50	0,2	25	0,1	1	0,004
Chlor	500	0,7	50	0,07	5	0,007
Arsenwasserstoff . .	300	1,0	60	0,2	20	0,06
Blausäure	200	0,2	100	0,1	50	0,05
Nitrose.	500	1,0	100	0,2	50	0,1
Schwefelwasserstoff .	800	1,2	400	0,6	200	0,3
Phosphorwasserstoff .	1000	1,4	400	0,6	100	0,15
Schwefelkohlenstoff .	2000	6,0	1000	3,0	500	1,5
Schwefeldioxyd . . .	3000	8,0	400	1,2	100	0,3
Chlorwasserstoff. . .	3000	4,5	1000	1,5	100	0,15
Ammoniak	5000	3,0	2500	1,5	250	0,15
Kohlenoxyd	5000	6,0	2000	2,4	1000	1,2

[1] FLURY: Arch. f. exper. Path. **138**, 65 (1928).

hygienischen Beurteilung entsprechender Meßzahlen in Betrieben zugrunde gelegt werden. Sie beruhen fast durchweg nur auf Ermittlungen im Tierversuch (nur selten ergänzt durch unsichere Beobachtungen bei menschlichen Vergiftungen) und lassen sich auf chronische Giftwirkungen beim Menschen nicht ohne weiteres übertragen. Vorstehende Tabelle gibt eine Übersicht über die ungefähre, unter Berücksichtigung des Tierversuchs und der Erfahrung am Menschen ermittelte Gefährlichkeit der wichtigsten gewerblichen Reiz- und Giftgase auf den Menschen.

Die allen Reizgasen gemeinsame Ätzwirkung auf die Schleimhäute wird in den Atmungsorganen dann besonders verhängnisvoll, wenn sie vorwiegend in den tiefen Atemwegen und am Lungengewebe selbst angreift; sie führt dann häufig zu Lungenödem, das in charakteristischer Weise schon nach kurzer Einwirkung, aber erst nach einer ziemlich symptomlosen Zeit von mehreren Stunden sich entwickelt und meist durch Erstickung tödlich endet. Diese heimtückische Wirkung ist solchen Gasen eigentümlich (Phosgen, nitrose Gase), die wegen verhältnismäßig geringer Wasserlöslichkeit und auch geringer primärer Reiz- und Ätzwirkung auf die oberen Luftwege selbst in tödlichen Konzentrationen ohne wesentliche Beschwerden und ohne Auslösung von Schutzreflexen eingeatmet werden können, im Gegensatz zu den relativ irrespirablen Gasen vom Typus des Ammoniaks, bei denen heftigste Reizung der obersten Luftwege (Nies- und Hustenreiz, Glottiskrampf) schon die Einatmung wenig gefährlicher Konzentrationen subjektiv fast unmöglich machen.

Die seltenen chronischen Wirkungen von Reizgasen sind teils infektiöse und anatomische Nachwirkungen (pneumonische Prozesse, narbige Verödungen und Atelektasen) bei nicht tödlichem Verlauf schwerer akuter Vergiftungen, teils äußern sie sich als Bronchitiden und Katarrhe der oberen Luftwege bei dauernder Einatmung akut subtoxischer Konzentrationen:

Phosgen, $COCl_2$ (Chlorkohlenoxyd) wird durch Vereinigung von Kohlenoxyd und Chlor hergestellt, in Benzol gelöst in Stahlflaschen in den Handel gebracht und in der chemischen Industrie bei der Farbstoffsynthese, in der Wehrtechnik als einer der wichtigsten Kampfstoffe (Grünkreuz) verwendet.

Es entsteht außerdem unversehens bei Berührung der Dämpfe von Chlorkohlenwasserstoffen mit offenen Flammen oder glühenden Metallteilen (z. B. bei Verwendung von Tetrachlorkohlenstoff in Feuerlöschapparaten).

Das leicht erstickend riechende Gas ruft schon in sehr geringen Konzentrationen, die ohne Reizbelästigung eingeatmet werden können, schwerste Verätzungen der Alveolarschleimhaut hervor, die sich in der Regel erst nach einer beschwerdefreien „Latenzzeit" von mehreren Stunden in Hustenreiz, Atemnot, Cyanose und lebensbedrohendem Lungenödem äußern. Die Wirkung beruht auf dem (intracellulraen) Zerfall in ätzende Salzsäure und Kohlenoxyd in Berührung mit Wasser.

Nitrose Gase. Gemisch verschiedener Oxydationsstufen des Stickstoffs, vorwiegend Stickstoffoxyd (NO_2) und Stickstofftetroxyd (N_2O_4); rotbraune Dämpfe von eigenartigen, wenig reizendem Geruch; sie treten bei gewissen chemischen Arbeitsprozessen (Gewinnung von Salpetersäure aus der Luft, Schwefelsäuregewinnung nach dem Kammerverfahren, bei Nitrierprozessen in der Sprengstoff- und Farbenindustrie) auf und entstehen mehr zufällig bei Berührung von Salpetersäure mit Metallen und organischen Stoffen (beim „Gelbbrennen" von Messing, bei der Zinkographie, beim Entfernen von Bierstein in den Brauereien, beim Bruch von Salpetersäureflaschen); sie sind auch in den Verbrennungsgasen bei Celluloidbränden und beim Acetylenschweißen neben Kohlenoxyd enthalten. Die Wirkung, die hauptsächlich auf intracellularer Bildung von Untersalpetersäure und Salpetersäure beruht, ist sehr ähnlich der des Phosgens. Die Reizerscheinungen unmittelbar bei und nach der Einatmung sind nur sehr gering, was Unvorsichtigkeit begünstigt. Häufig verläßt der Arbeiter den Betrieb nach Schluß der Arbeitszeit in scheinbar voller Gesundheit und verbringt ebenso den Feierabend ohne Anzeichen der bevorstehenden schweren Erkrankung. Diese kommt dann plötzlich, oft erst nach Beginn der Nachtruhe, zum Ausbruch: Kurzatmigkeit und Atemnot, mit gelblich-schaumigem Auswurf, zunehmenden Erstickungs- und Blausuchterscheinungen, die schon nach einigen Stunden lebensbedrohend werden und schließlich durch Atem- und Herzlähmung infolge eines Lungenödems tödlich enden können; in weniger schweren Fällen kann sich eine lebensgefährliche Lungenentzündung anschließen. Bei Ausgang in Heilung ist die Genesung durch langanhaltenden Bronchialkatarrh, manchmal auch durch Weiterbestehen umschriebener Lungenentzündungsherde verzögert. Leichte Wirkungen im Blut (Bildung von Methämoglobin durch die vom Blut aufgenommene untersalpetrige Säure) kommen vor, ohne im Krankheitsbild Bedeutung zu haben. Eine chronische Vergiftung durch nitrose Gase gibt es nicht.

Chlor (Cl), grünlich gefärbtes, ziemlich schweres Gas von stechendem Geruch, wird durch Elektrolyse von Alkalichloriden (Kochsalz) hergestellt, in verflüssigtem Zustand in Stahlflaschen versandt und in der chemischen Industrie, zu Bleichprozessen (Papier usw.), zur Wasserdesinfektion usw. verwendet; es wird auch aus Chlorkalk durch Einwirkung der Luftkohlensäure frei.

Es wirkt wie alle Halogene (Fluor, Brom, Jod) infolge seiner oxydativen Eigenschaften stark reizend und ätzend auf die oberen und tieferen Atemwege, ruft sofort heftigen Hustenreiz, Schnupfen, Tränenfluß und bei längerer Einwirkung starker Konzentrationen Bronchitis, Bluthusten und (ohne deutliches Latenzstadium) tödliche Bronchopneumonie hervor.

Dauernde Einwirkung geringer Mengen (in Bleichereien, Wäschereien, Chlorkalkfabriken) hat trotz unverkennbarer Gewöhnung chronische Bronchitiden zur Folge. In diesem Sinne kann man von einer chronischen Chlorvergiftung sprechen; auch kommen hierbei Allgemeinwirkungen Verdauungsbeschwerden, Blutarmut und leichte nervöse Erscheinungen vor. (Die bei der elektrolytischen Chlorherstellung auftretende Hauterkrankung, die „Chloracne", wird nicht durch das Chlor selbst, sondern durch gechlorte Kohlenwasserstoffverbindungen verursacht, welche sich durch Reaktion des Chlors mit dem zur Herstellung der Elektroden benutzten Pech und Teer bilden.)

Chlorwasserstoff, HCl (Salzsäure). Aus Kochsalz und Schwefelsäure als farbloses Gas gewonnen und in Wasser absorbiert als flüssige Salzsäure Nebel leicht abgebende Salzsäure vielfach in Industrie für chemische Zwecke und im Gewerbe, zum Absäuren, „Beizen" von Eisen und Metallen usw. verwendet.

Fluorwasserstoff, HF (Flußsäure), aus Flußspat und Schwefelsäure gewonnenes Gas; wird in Wasser absorbiert als Flußsäure in Industrie und Gewerbe (Berylliumgewinnung, Glasätzen) verwendet und entsteht auch beim Aufschließen fluorcalciumhaltiger Phosphorite und bei der Aluminiumgewinnung.

Schwefeldioxyd, SO_2 (Schwefligsäureanhydrid), entsteht beim Rösten sulfidischer Erze (Blei-, Zink-, Kupfererze, Pyrite) in Metallhütten und Schwefelsäurefabriken, außerdem bei der Verbrennung von Schwefel und schwefelhaltigen Stein- und Braunkohlen und der daraus hergestellten Industriegase; es findet Verwendung in der Kälteindustrie, bei der Sulfitzellstoffgewinnung, als Bleichmittel für Stroh, Textilfasern usw. und als Schädlingsbekämpfungsmittel.

Schwefeltrioxyd, SO_3 (Schwefelsäureanhydrid), wird gewonnen und verwendet bei der Schwefelsäureerzeugung nach dem Kontaktverfahren, ist bis zu 40% in der rauchenden Schwefelsäure (Oleum) enthalten, aus der es als sichtbarer weißer Nebel unter Rückbildung von Schwefelsäure mit dem Wasserdampf der Luft entweicht.

Die vorstehend genannten gasförmigen anorganischen Säuren und Säureanhydride und die Dämpfe und Nebel der entsprechenden Säuren (Schwefelsäure, Salpetersäure) wirken — am stärksten der Fluorwasserstoff, am schwächsten Schwefeldioxyd — reizend und ätzend vorwiegend auf die oberen Atemwege. Sie rufen akute Reizzustände, Entzündungen und Katarrhe der Augenbindehaut, der Nase, des Kehlkopfes und der Bronchien hervor; aber nur ausnahmsweise bei massiver Einatmung bedrohliche Schädigung der tiefen Atemwege. Bei dauernder Einwirkung werden chronische Bronchialkatarrhe, Schädigungen der Zähne durch Anfressung (namentlich bei Arbeitern mit Salz- und Fluorwasserstoffsäuren) und ziemlich häufig auch Magen-Darmstörungen beobachtet.

Ammoniak (NH_3), *alkalisch* ätzendes Gas von stechendem Geruch, das aus dem Gaswasser der Leuchtgasfabriken, Kokereien, Generatorgasanlagen usw. und aus der Luft im Kontaktverfahren gewonnen wird, und als Ammoniakwasser (mit 10—25 Gew.-%) oder in Stahlzylindern verflüssigt in den Handel kommt.

Es ist — infolge seiner hohen Wasserlöslichkeit — der Typus der vorwiegend die obersten Luftwege (und die Augen) stark reizenden, daher relativ irrespirablen Ätzgase. Nur selten bei massiver Einatmung, schwere Reizung der tieferen Luftwege, die durch Glottis- oder Lungenödem das Leben bedroht. Auch plötzlicher Tod durch Glottiskrampf (oder resorptive Kreislaufwirkung?) und chronische Wirkung (Bronchialkatarrhe, Verdauungsstörungen) kommen vor.

Als ausgesprochene Reiz- und Ätzgase (bzw. Dämpfe) von größerer gewerbehygienischer Bedeutung sind noch zu nennen:

Schwefelchlorür (S_2Cl_2), gelöst als Flüssigkeit oder in Form seiner Dämpfe bei der Kaltvulkanisation von Kautschukwaren verwendet, wirkt vorwiegend auf die oberen Luftwege.

Arsentrichlorid $(AsCl_3)$ entsteht in Dämpfeform beim Beizen und Brunieren von Metallgegenständen, wirkt bei starker und nachhaltiger Reizwirkung auf Nase und Augen ätzend, vorwiegend auf die tieferen Atemwege.

(Bei den als „Blaukreuz"-Kampfstoffen verwendeten, vom Arsenwasserstoff abgeleiteten organischen Arsinchloriden steht dagegen die Reizwirkung auf Nase und Augen ganz im Vordergrund.)

Phosphortrichlorid (PCl_3) und **Phosphoroxychlorid** ($POCl_2$), beide bei gewissen chemischen Prozessen entstehend, wirken ähnlich wie Arsentrichlorid.

Formaldehyd, H_3—CHO, in der Gerberei, bei der Herstellung vieler Kunstharze (Phenoplaste, Aminoplaste, Kunsthorn, „Galalith") verwendet, hat starke Reiz- und Ätzwirkung auf alle Schleimhäute, die aber nur selten zu tiefergreifenden Schädigungen der Atmungsorgane führt.

Acrolein (Acrylaldehyd), CH_2=CH—CHO, entsteht bei starker Erhitzung und beim Verbrennen von Glycerin und pflanzlichen und tierischen Fetten, hat eine sehr starke, der des Phosgens annähernd gleiche Reiz- und Ätzwirkung auf alle Schleimhäute und kann gelegentlich schwere Schädigungen der Lungen hervorrufen.

Giftgase mit resorptiver Wirkung.

Schwefelwasserstoff (SH_2) wird erzeugt und verwendet bei manchen metallurgischen Prozessen, z. B. in der Kupfer- und Nickelgewinnung, ferner in der Zündholzindustrie; vorwiegend entsteht er als lästiges Neben- oder Zersetzungsprodukt bei vielen gewerblichen Prozessen (z. B. in der Zellwolle- und Kunstseidenindustrie) und als Bestandteil vieler, aus Braun- und Steinkohle usw. gewonnener Industriegase (Wassergas, Leuchtgas, Braunkohlenschwelgase) sowie durch Zersetzung bzw. Fäulnis anorganischer und organischer Abfallprodukte in den Abfall- und Faulgruben von Gerbereien, Leimsiedereien, im Schlamm der Abwässer von Zuckerfabriken und Bierbrauereien.

Der Schwefelwasserstoff ist ein außerordentlich heftiges Gift, das schon in kleinen Konzentrationen schwere Krankheitserscheinungen und den Tod herbeiführen kann.

Bei der Einwirkung sehr geringer Konzentrationen äußern sich Ätzwirkungen namentlich an den Schleimhäuten des Auges in Form eines akuten oder chronischen Bindehautkatarrhes, oft mit Beteiligung der Hornhaut und starker Lichtempfindlichkeit, außerdem aber auch auf die Atmungsorgane in Form von Bronchialkatarrh und entzündlichen Lungenkrankheiten. Bei Einatmung höherer Konzentrationen beherrschen Hirnerscheinungen das Krankheitsbild. Sie können außerordentlich plötzlich und heftig auftreten, so daß der Betroffene schon nach wenigen Atemzügen oder sofort bewußtlos zusammenbricht und in kürzester Zeit durch Atemlähmung getötet wird.

Bei chronischer Einwirkung werden als mildeste Form die beschriebenen Bindehautkatarrhe und Katarrhe der Nase und Bronchien, außerdem aber als Allgemeinerscheinungen Kopfschmerzen, Verdauungsstörungen und allgemeine Schwäche beobachtet. Die Empfindlichkeit gegen dauernde oder oft wiederholte Einwirkungen scheint nach übereinstimmenden Erfahrungen sich zu steigern.

Arsenwasserstoff (AsH_3), ein knoblauchartig riechendes Gas, tritt immer dann auf, wenn aus arsenhaltigen Rohmaterialien (Metallen und Säuren) Wasserstoff entwickelt wird. Das Schwarzfärben von Messing durch Eintauchen in ein Säurebad bei Anwesenheit von Arsenik und Zink birgt große Gefahren in sich; ferner die Reinigung von eisernen Säuretankwagen und Säurebehältern unter Verwendung von Wasser, das Abbeizen von Eisengegenständen mit verdünnter Salzsäure oder Schwefelsäure.

Die Wirkung des Arsenwasserstoffes beruht auf einer überaus rasch und heftig verlaufenden Auflösung der roten Blutkörperchen. Die Krankheitserscheinungen beginnen meist mehrere Stunden nach der Einatmung mit Übelkeit und Brechreiz, Frösteln, Gliederschmerzen und oft heftigen Kopfschmerzen, Schüttelfrost, Erbrechen, Ohnmacht und Herzschwäche. Bei schweren Vergiftungen kommt es zu starker Hämoglobinämie und Hämoglobinurie, Urinverhaltung mit Schmerzen in der Nierengegend (Verstopfung der Nierenkanälchen), Leberschwellung, Gelbsucht und allen anderen Zeichen der Blutkörperchenzerstörung; der Ausgang ist dann meist tödlich. Bei Genesung sehr langsamer Rückgang der Krankheitserscheinungen; Gelbsucht, Blutarmut und allgemeine Schwäche können lange Zeit weiterbestehen.

Phosphorwasserstoff (PH_3) entsteht bei der Entwicklung von Wasserstoff aus mit Phosphorverbindungen (insbesondere Phosphiden) verunreinigten Materialien. (Von der Beimischung von Phosphorwasserstoff rührt z. B. der bekannte Geruch des in reinem Zustand fast geruchlosen Acetylens bei seiner Entwicklung aus Calciumcarbid her.) In größeren Mengen entsteht Phosphorwasserstoff, insbesondere bei der Berührung von Ferrosilicium (einer in der Metallurgie bei der Stahlerzeugung vielfach verwendeten, meist phosphid- und arsenidhaltigen Eisenverbindung), mit Wasser und Feuchtigkeit, weshalb die Lagerung und namentlich der Schiffstransport dieses Produktes mit beträchtlichen Gefahren verbunden ist. Aus Phosphiden durch Einwirkung der Luftkohlensäure entwickelt wird er neuerdings auch in der Schädlingsbekämpfung in der Getreidewirtschaft verwertet.

Phosphorwasserstoff ist ein allgemeines Stoffwechselgift. Die Wirkungsweise ist wenig aufgeklärt und auch die Krankheitserscheinungen sind, selbst bei den meist tödlichen schweren Vergiftungen, wenig charakteristisch: Mattigkeit, Angst und Beklemmungsgefühl, Muskelschmerzen, Frieren, Schwindel, schließlich Bewußtlosigkeit, Krämpfe und Herzschwäche, die zum Tode führt. Bei der Genesung von schweren Vergiftungen kommen Verwirrungszustände, Verlust des Gedächtnisses für die Vorgänge vor der Vergiftung vor, jedoch erfolgt die Genesung schließlich, ohne Folgen zu hinterlassen.

Kohlenoxyd (CO), ein farb- und in reinem Zustand vollständig geruchloses, nicht reizendes und daher für die menschlichen Sinne nicht wahrnehmbares Gas, wenig schwerer als die Luft, das im Gewerbe und im täglichen Leben am meisten verbreitete Giftgas, entsteht als Produkt der unvollkommenen Verbrennung neben Kohlensäure (CO_2) bei jedem Verbrennungsvorgang. Als Verbrennungsprodukt ist es enthalten: Im Kohlendunst (Abgasen von offenen Koksöfen, Holzkohlen- und Glühstoffeuerungen in Feldschmieden, Lötöfen Bügeleisen usw.) in Mengen von 0,1—0,5 %, im Rauch von Feuerungen je nach Luftzufuhr bis zu 3,0%, in Brandgasen in Mengen von 0,1—0,3% sowie in den Auspuffgasen von Explosionsmotoren bis zu 3,5%, ja 9% (bei Leerlauf von Automobilmotoren).

Kohlenoxydreiche Explosionsschwaden und Brandschwaden entstehen ferner bei Sprengungen, sowie bei Schlagwetter- und Kohlenstaubexplosionen in Bergwerken. Sehr kohlenoxydreich sind auch die Explosionsgase bei irregulärer Detonation von Sprengstoffen und die Abgase von Zellhornbränden. Kohlenoxyd ist ferner Hauptbestandteil aller industriell erzeugten und als Kraft- und Wärmequelle verwandten Gase:

Leuchtgas mit 5—10% Kohlenoxyd, wesentlich mehr (bis zu 20%) bei der üblichen Zumischung von Wassergas.

Hochofengase mit einem Kohlenoxydgehalt von 10—30%.

Generatorgase (als Heiz- und Kraftgase), Kohlenoxydgehalt von 20—30%. Wassergas.

Reines Kohlenoxyd wird nur selten in der chemischen Industrie gewonnen und für verschiedene Zwecke (Phosgengewinnung, Harnstoffsynthese, Gewinnung von Ameisensäure, Nickelgewinnung nach dem Mondverfahren usw.) verwendet.

Wie die Aufnahme des Kohlenoxyds geschieht auch die Ausscheidung ausschließlich durch die Atmung, schon bei Atmung in reiner Luft ziemlich rasch, und um das Fünffache beschleunigt, bei der therapeutischen Atmung von reinem Sauerstoff.

Kohlenoxyd verdrängt infolge seiner hohen, 250—300mal größeren Affinität zum Hämoglobin den Sauerstoff aus seiner Bindung im Blut, indem es die Sauerstoffkapazität des Blutes einengt und schließlich bis zu der mit dem Leben verträglichen Grenze vorübergehend aufhebt. Die Kohlenoxydvergiftung ist daher ein besonderer Fall der durch reine Anoxämie (ohne Kohlensäurestauung) bedingten inneren (Gewebs-)Erstickung, aus der sich die gesamten Erscheinungen der akuten Kohlenoxydvergiftung erklären. Durch Anoxämie kommt es zu lokalen Erstickungserscheinungen mit funktionellem Ausfall meist unter vorangehenden Reizerscheinungen in allen gegen Sauerstoffmangel besonders empfindlichen Organen und Organteilen, vor allem im Zentralnervensystem, zuerst im Großhirn, später in den Zentren des Hirnstamms und der Medulla oblongata (Atemzentrum).

Die Krankheitserscheinungen beginnen bei einer etwa 30%igen Bindung des Hämoglobins an Kohlenoxyd, die schon bei einem Kohlenoxydgehalt der Atemluft von 0,05 Vol.-% nach längerdauernder Einatmung erreicht wird. Bei einer Einengung der Sauerstoffkapazität auf etwa $1/3$, die z. B. durch Einatmung in einer Konzentration von 0,4 Vol.-% während 30 Minuten oder einer Konzentration von 0,2 Vol.-%, während 60 Minuten erreicht werden kann, wird die Anoxämie durch zentrale Lähmung bedrohlich und bei längerer Dauer durch Atemlähmung tödlich. Neben der unmittelbaren funktionslähmenden Wirkung der Anoxämie kommen bei längerer Dauer des Vergiftungszustandes mittelbar durch sie bedingte Gefäßveränderungen und sekundäre Ernährungsstörungen der Gewebe als Ursache von Nachkrankheiten, namentlich nervöser und cerebraler Art, zustande. Erscheinungen einer mehr oder weniger schweren Neurasthenie und vor allem Psychasthenie mit Gedächtnisschwäche, mangelnder Konzentrationsfähigkeit und Willensschwäche, oft mit nervös-somatischen Beschwerden: Schlaflosigkeit, vasomotorischer Erregbarkeit usw., aber auch schwere amnestische Störungen und Depressionszustände, außerdem organische Erkrankungen der zentralen Nervensystems, striäre Ausfallerscheinungen unter dem Bild eines typischen Pallidumsyndroms (Parkinsonismus) als Ausdruck einer symmetrischen Erweichung des Globus pallidus, seltener kapsuläre Pyramidenbahn- und anderweitige Herdsymptome, die je nach der Lokalisation der anatomischen Veränderungen Hemiplegien spastischer Art, Apraxien, Sprachstörungen, Hirnnervenstörungen, insbesondere Augenmuskelstörungen usw. oder auch das Bild bekannter organischer Nervenkrankheiten hervorrufen können.

Das Vorkommen einer chronisch *entstandenen* Kohlenoxydvergiftung durch regelmäßige oder häufig wiederholte Einatmung von Kohlenoxyd in kleinsten Konzentrationen, die weit unter den akut toxischen (bei etwa 0,02%) liegen, ist umstritten, nach der Theorie des Wirkungsmechanismus unwahrscheinlich und durch Erfahrungen bisher nicht überzeugend erwiesen.

Cyanwasserstoff HCN (Blausäure), in Dampfform bis zu 2 Vol.-% der Raumluft zur Entwesung von Wohn- und Lagerräumen, Schiffen usw. verwendet, kann bei unvorsichtiger Handhabung lebensbedrohende, durch die bekannte reversible Lähmung der Zellatmung bedingte akute Vergiftungen hervorrufen. Chronische Gesundheitsschädigungen sind weder hierbei noch auch bei der Verwendung von Cyanalkalien (in der Metallindustrie bei Galvanisierungsarbeiten, photographischen Verfahren, bei der Stahlhärtung) beobachtet.

2. Gefährdung durch giftige Arbeitsstoffe.

a) Anorganische Stoffe.

Blei und seine Verbindungen. Die Bleivergiftung ist die bei weitem häufigste gewerbliche Vergiftung. Mit 23094 gemeldeten und 2598 entschädigten Erkrankungsfällen gegenüber 7758 bzw. 753 Erkrankungen durch andere gewerbliche Gifte hat die Bleivergiftung in den 10 Jahren 1926—1935 75% bzw. 70% aller entschädigungspflichtigen gewerblichen Vergiftungen ausgemacht.

Metallisches Blei findet als reines Hüttenweichblei Verwendung zur Herstellung von Bleiröhren, Umhüllungen elektrischer Kabel, zur Auskleidung von Behältern („Bleilöterei"), in der chemischen Industrie sowie für mannigfache Erzeugnisse der Bleigießerei. In Form von Legierungen mit Zinn dient es als Weichlot in der Klempnerei, in Legierungen mit wenig Arsen zur Schrotfabrikation, in Legierungen mit Antimon als Hartblei zur Herstellung von Akkumulatorenplatten, in Legierungen mit Antimon (25%) und Zinn (15%) als Letternmetall im Buchdruck, in Legierungen mit Kupfer usw. als Lagermetall und Lagerbronze.

Ausgedehnte Verwendung finden neben metallischem Blei die Verbindungen des Bleies:

Bleioxyd (Massikot, Bleiglätte) (PbO) in der Glas- und keramischen Industrie zur Herstellung von bleihaltigen Glasuren.

Bleitetroxyd, Mennige, Minimum (Pb_3O_4) als rostschützende Anstrichfarbe für Eisenkonstruktionen usw. und bei der Herstellung von Blei- (Krystall-, Flint-)glas in der Glasindustrie, in der Akkumulatorenfabrikation sowie als Dichtungskitt im Installationsgewerbe.

Basisches Bleicarbonat ($2\,PbCO_3 - Pb(OH)_2$), Bleiweiß, Kremserweiß als Außenanstrichfarbe, *Bleichromat* ($PbCrO_4$) als Chromgelb oder verschnitten als Chromgrün (grün, Zinnober) im geringen Umfang als Ölanstrichfarbe, seltener auch zur Färbung von Geweben.

Die wasserlöslichen Bleiverbindungen, *Bleinitrat* ($Pb(NO_3)_2$) und *Bleiacetat*, finden in chemischen Betrieben, zum Teil auch in der Textilindustrie und in Färbereien zur Beschwerung von Seidenstoffen, als Farbbeize usw. Verwendung. Alle Bleiverbindungen, mit Ausnahme des natürlich vorkommenden Bleiglanzes sind giftig.

Von den metall-organischen Verbindungen (Alkyle des Bleies) hat nur das *Tetraäthylblei* ($Pb(C_2H_5)_4$) Bedeutung als Ursache gewerblicher Vergiftungen bei seiner Herstellung und Verwendung als Antiklopfmittel für Flugzeug- und Kraftwagenbetriebsstoffe.

Beim Umgang mit metallischem Blei tritt eine Bleigefährdung durch Bleirauch auf, wenn metallisches Blei bis zur Verdampfung erhitzt wird (Siedetemperatur bei etwa 1520°) und die Dämpfe durch Oxydation in fein verteiltes, luftkolloidales Bleioxyd (Bleirauch) übergehen: bei der hüttenmännischen Blei- und Zinkgewinnung, bei der „Bleilöterei" in chemischen Betrieben, vor allem der „homogenen" Verbleiung mit sehr heißen Gebläseflammen (aber nicht beim Weichlöten mit dem Lötkolben); desgleichen bei dem autogenen Schweißen und Zerschneiden und beim Nieten verbleiter oder mit Bleifarbenanstrich versehener Eisenkonstruktionen (Zerlegen von Schiffskörpern in der Abwrackindustrie). Beim Bleischmelzen (die Schmelztemperatur liegt bei 335°) und Bleigießen ist die Gefährdung gering, bei der Kaltbearbeitung von metallischem Blei — in Bleiwalzwerken, bei Röhren- und Kabelherstellung, Flaschenkapselfabriken, Bearbeitung von Hartbleiguß in Gürtlereien usw. in dem Buchdruckergewerbe — nur dann größer, wenn bei maschinellem Schleifen, Polieren usw. bleihaltiger Staub entwickelt wird.

Bei der Herstellung und Verwendung von Bleifarben und Bleiverbindungen tritt eine gefährliche Staubentwicklung auf: beim Ausräumen der Kammern in Bleifarbenfabriken, beim Trockenanreiben von Farben, beim trockenen Abschleifen von Anstrichen sowie bei Entfernung alter Anstriche mit dem Sandstrahlgebläse usw., bei der Erzeugung keramischer Abziehbilder und bei Herstellung und Auftragen von Glasuren in keramischen Betrieben.

Bei der Aufnahme von bleihaltigem Staub sowie Bleirauch durch die Atmung erfolgt die Resorption leicht und schnell von den Schleimhäuten der Atmungswege aus. Eine Speicherung des Bleis findet fast ausschließlich im Skeletsystem und nur vorübergehend auch in der Leber statt. Die Ausscheidung des Bleis erfolgt vorwiegend durch den Verdauungskanal und seine Anhangsdrüsen.

Von dem *Tempo* der Bleiaufnahme hängen nicht nur Schwere und zeitlicher Verlauf, sondern auch die Art der Krankheitserscheinungen und die bevorzugten Angriffspunkte der Bleiwirkung ab. Rasche Bleiaufnahme bringt vorwiegend vasomotorisch bedingte Wirkungen, in verschiedenen Organsystemen hervor. Hierzu gehören die *Bleikolik* die *Bleiencephalopathie* und die *Arthralgie*. Die Wirkungen langsamer Bleiaufnahme dagegen betreffen vorwiegend das Blut und die blutbildenden Organe (Knochenmark) und das periphere Nervensystem, selten parenchymatöse Organe insbesondere die Leber.

Einwirkungen des Bleis auf die Sexualsphäre und auf die Nachkommenschaft sind nachweisbar vorhanden, werden aber in ihrer praktischen Bedeutung erheblich überschätzt. Jedoch besteht kein Zweifel an dem ungünstigen Einfluß der Bleiarbeit auf die Schwangerschaft, der sich in vermehrten Fehl- und Frühgeburten äußert und vermutlich auf der wehenerregenden Wirkung des Bleis auf den schwangeren Uterus beruht.

Anzeichen einer Bleiaufnahme bzw. einer Bleischädigung „Frühsymptome" und Begleiterscheinungen einer ernsten Bleivergiftung sind:

Bleikolorit, vorwiegend vasomotorisch bedingte, daher oft mit Neigung zum Erröten verbundenen Blässe der Gesichtshaut, mit gelblicher subikterischer Verfärbung auch an den Skleren.

Bleisaum, graublaue Verfärbung des Zahnfleischrandsaumes durch eingelagertes Bleisulfid, am deutlichsten an den Schneide- und Eckzähnen, nicht zu verwechseln mit livider Verfärbung bei Gingivitis und schlechter Zahnpflege.

Tüpfelzellen, basophil gekörnte Erythrocyten oft neben anderen regenerativen Veränderungen des Blutbildes (Polychromasie, Vermehrung der vitalfärbbaren „Reticulocyten"); Befunde von 1 Tüpfelzelle in 10 Gesichtsfeldern können als einigermaßen spezifisch für Bleieinwirkung gelten.

Prophyrinurie, Vermehrung des Koproporphyrins im Harn, nur durch spektroskopischen Nachweis nach Anreicherung durch Fällung oder Extraktion nachweisbar.

Zu diesen als „Kardinalsymptome" der Bleivergiftung bezeichneten objektiven Erscheinungen treten bei leichter chronischer Vergiftung häufig eine leichte sekundäre Anämie, spasmodische Störungen der Motilität des Magen-Darmkanals (spastische Obstipation, Magenbeschwerden vorwiegend vagotonischer Färbung, auch Ulcusbeschwerden) seltener nervöse und basedowide Erscheinungen sympathicotonischer Art.

Die *Bleilähmung* als Erscheinung einer schweren chronischen Vergiftung befällt ausschließlich die peripheren motorischen Nerven mit ausgesprochener Bevorzugung des Radialisgebietes (Fallhand).

Mehr akut cyclisch verlaufene Erscheinungen infolge eines beschleunigten Tempos der Bleiaufnahme (seltener einer beschleunigten Mobilisierung von gespeichertem Blei) sind die

Bleikolik. heftige paroxysmale, durch Krämpfe der Darmmuskulatur hervorgerufene, Schmerzattacken, mit Verstopfung, Singultus, Erbrechen und bisweilen auch schmerzhaften Krampfzuständen in anderen Abdominalorganen (Blasentenesmen, Harnverhaltung, auch echte renale Oligurie und leichte Albuminurie).

Die *Arthalgie*, heftige bisweilen von sichtbaren tonischen Muskelkrämpfen begleitete intermittierende Schmerzanfällen, hauptsächlich in der Beugemuskulatur der Extremitäten, seltener in anderen Muskelgebieten (Hals, Gesicht usw.).

Die *Bleiencephalopathie* in ihren vielgestaltigen Erscheinungen — epileptiforme Krämpfe, Coma, transitorische lokalisierte cerebrale Ausfalls- und Reizerscheinungen wie Amblyopie, Amaurose, spastische Paresen, Hemikranie — der eklamptischen Urämie und der Schwangerschaftseklampsie ähnlich und wie diese durch Ischämien und Hirnödem bedingt ist die ernsteste und häufig tödliche akute Verlaufsform der schweren Bleivergiftung; sie tritt wie die Arthalgie meist in engsten zeitlichen Zusammenhang mit der Kolik auf.

Spätfolge jahrelanger Bleieinwirkung ist die Bleischrumpfniere, die sich unter dem Bild der genuinen hypertonischen Schrumpfniere entwickelt und mit den gleichen vorwiegend cerebralen arteriellen Erscheinungen („chronische Bleiencephalopathie") einhergeht.

Quecksilber, flüssiges Metall mit dem Siedepunkt 357°, aber schon bei gewöhnlicher Temperatur in erheblichen Mengen flüchtig, wird in Deutschland bisher nur vereinzelt als Nebenprodukt bei der Verhütung quecksilberhaltiger sulfidischer Zink- und Silbererze sowie aus dem Flugstaub und dem Bleikammerschlamm von Schwefelsäurefabriken, neuerdings auch bergmännisch gewonnen.

Metallisches Quecksilber findet gewerbliche Verwendung bei Herstellung physikalischer Instrumente (Thermometer, Barometer, Manometer, Aräometer, Quecksilber-Dampflampen, elektrische Unterbrecher), ferner in Quecksilber-Luftpumpen zur Herstellung von elektrischen Glühlampen und Röntgenröhren, Thermosflaschen usw., in der Hochvakuumtechnik.

Von giftigen Quecksilberverbindungen werden gewerblich hergestellt und verwendet:

Quecksilberchlorid, Mercurichlorid ($HgCl_2$) als Konservierungsmittel z. B. zur Kyanisierung von Holz (Eisenbahnschwellen, Telegraphenmasten usw.) außerdem als „Reservage" (Deckmittel) in der Kattundruckerei, als „Verstärker" in der photographischen Technik, als Zusatz zu den Füllmassen von elektrischen Trockenelementen.

Quecksilbernitrat, Mercuronitrat ($HgNO_3$), in der Haar- und Filzhutindustrie (Hasenhaarschneiderei) zur „Beizung" der Haare.

Knallquecksilber (knallsaures Quecksilber, $NC{-}C{-}Hg{-}(NO_2)$), zur Füllung von Sprengkapseln für die Sprengtechnik und von Zündern und Zündhütchen in der Munitionsindustrie.

Eine Reihe organischer Quecksilberverbindungen als Saatbeizmittel unter anderem Chlorphenol-Quecksilber, Chlorphenolquecksilbercyanid („Germisan"), Nitrophenolquecksilber.

Alle Verbindungen des Quecksilbers (außer Zinnober, Mercurisulfid) sind giftig. Ursache von gewerblichen Vergiftungen ist am häufigsten wohl die Verwendung von Quecksilber in der Haarhutindustrie.

Die Giftaufnahme im gewerblichen Betriebe erfolgt ganz vorwiegend durch die Atmung in Form von Metalldampf. Daneben ist die Aufnahme durch die Haut sowohl von metallischem Quecksilber als auch von lipoidlöslichen Verbindungen (Sublimat) nicht ohne Bedeutung. Die Ausscheidung erfolgt durch den Darmkanal und seine Anhangsdrüsen und — im Gegensatz zum Blei — in erheblichen Mengen auch durch die Nieren. Speicherung findet vermutlich in allen Organen und Geweben statt. Die chronische Giftwirkung greift vorwiegend am Zentralnervensystem an unter starker Beteiligung des vegetativen — insbesondere sympathischen — Systems und der psychischen Sphäre. Doch bietet die gewerbliche Quecksilbervergiftung namentlich zu Anfang auch mehr oder weniger deutliche Erscheinungen der akuten Giftwirkung an den Ausscheidungsorganen: Gingivitis und Stomatitis (Mundfäule) mit Speichelfluß, Rötung und Empfindlichkeit des Zahnfleisches, kupferrote Verfärbung und Schwellung am weichen Gaumen und Racheneingang (KUSSMAULscher „Lackrachen"), Lockerung der Zähne, Ulcerationen der Mundschleimhaut, gelegentliche Durchfälle, selten auch Albuminurie.

Das Bild der ausgesprochenen chronischen Vergiftung ist durch die Erscheinungen des *Erethismus* und des *Tremor mercurialis* gekennzeichnet: eine eigenartige nervöse und psychische Schwäche und Reizbarkeit, ängstliche Schüchternheit bei den einfachsten geistigen und körperlichen Leistungen und Verrichtungen, vasomotorische Störungen, Herzklopfen, Labilität des Pulses, Dermographismus, Neigung zu Schweißausbrüchen (Neurasthenia mercurialis).

Der Tremor verstärkt sich unter dem Einfluß psychischer Erregungen, bei Ausführung von Bewegungen, namentlich auf Aufforderung; Störungen der groben Kraft, neuritische und motorische Lähmungen und Störungen der Sensibilität-peripherische und auch ausgesprochen segmentäre Hyp- und Anästhesien — sind sehr selten. Störungen der Blutbildung und Änderungen in der Zusammensetzung des Blutes, anfangs im Sinne leichter Polyglobulie und später der Anämie sind bei schwerer Vergiftung bisweilen nachweisbar.

Mangan wird in Form oxydischer Erze (Braunstein, Mangansuperoxyd, Pyrolysit, MnO_2) gewonnen und hauptsächlich in diese Form (MnO_2) außerdem als Metall in Legierung mit Eisen (Ferromangan) bei der Stahlerzeugung verwendet.

Vergiftungsgefahren bestehen namentlich bei dem Transport und der Vermahlung und Verarbeitung der Erze (in Braunsteinmühlen, bei der Herstellung von elektrischen Trockenelementen usw.), durch die Einatmung des entstehenden Staubes.

Die ausschließlich chronische Vergiftung, bei der das zentrale Nervensystem mit Bevorzugung der Hirnstammganglien betroffen ist, äußert sich meist schon im Verlauf der ersten beiden Arbeitsjahre, in einer fortschreitenden organischen Erkrankung unter dem Bild des Parkinsonismus mit allen charakteristischen Erscheinungen der extrapyramidalen Bewegungsstörung (Muskelrigidität, Bewegungsarmut, Amimie), Pro- und Retropulsion, Tremor, Schreibstörungen oft mit begleitenden bulbären Erscheinungen (Speichelfluß, Aphonie, artikulatorische Sprachstörungen), Pyramidenbahnstörungen, (spastischer Gang) und psychischen Veränderungen (Zwangseffekte) wie bei der multiplen Sklerose. Das oft in jungen Jahren beginnende Leiden führt in allen schweren Fällen zu unheilbarem Siechtum.

Zink, ein rein und in Legierungen (Rotguß, Messing) viel verwendetes Metall gibt hierbei zu eigentlichen chronischen Vergiftungszuständen keinen Anlaß, ist aber die Ursache der als „Gießfieber" bezeichneten akuten Erkrankung. Durch Einatmung des Zinkrauches (hochdisperses luftkolloidales Zinkoxyd), der bei der Verdampfung und Verbrennung des Zinks beim Messingguß (infolge der weit über dem Siedepunkt des Zinks liegenden Schmelztemperatur dieser Legierung) und beim autogenen Schneiden und Schweißen verzinkter Eisenbleche entsteht, wird bei entstehender Überempfindlichkeit ein unter schweren grippeartigen Allgemeinerscheinungen (Fieber, Hinfälligkeit, Kopfschmerzen) einhergehender akuter Reizzustände der Atmungsorgane von mehrstündiger, selten tagelanger Dauer hervorgerufen.

Nickel und **Eisen** rufen nur in Form ihrer Kohlenoxydverbindungen „Carbonyle", die technisch (bei Stahlerzeugung bzw. Nickelgewinnung) Verwendung finden, eigenartige schwere und lebensgefährliche akute Vergiftungen hervor, bei denen neben gießfieberartigen Reizerscheinungen auf die tiefen Atemwege auch resorptiv-toxische Allgemeinerscheinungen durch Nerven- und Stoffwechselwirkungen auftreten.

Bei der Gewinnung von Nickel aus seinen Erzen über Nickelcarbonyl sind außerdem (bisher nur im Ausland) sehr häufig Krebserkrankungen in den Nasennebenhöhlen (Kiefer, Keilbeinhöhle) und in den tiefen Luftwegen beobachtet, deren äußere Ursache noch nicht geklärt ist.

Chrom, als Legierungsmetall für hochwertige Konstruktionsstähle und korosionsschützender metallischer Überzug von Eisenwaren verwendet, hat gewerbehygienisch nur bei der Herstellung und bei der Verwendung der Chromsäure und ihrer Alkalisalze in Alkalichromatfabriken, Gerbereien, Verchromungsanlagen, Vervielfältigungsbetrieben gewerbehygienische Bedeutung. Diese haben eine eigenartige chronische Ätzwirkung auf Haut- und Schleimhäute, und rufen in Berührung mit der Haut Ekzeme und tiefgreifende, indolente, sehr schwer heilende Geschwüre mit verhärteter Umgebung, bei der Einatmung von Staub und von Nebeln der Lösungen vollkommen schmerzfreie Geschwüre und Perforationen der Nasenscheidewand (Chromatgeschwüre) und chronische Bronchialkatarrhe hervor. Bei der Gewinnung der Alkalichromate aus Chromerzen sind Erkrankungen an Lungenkrebs nach mehrjähriger Beschäftigung in sehr großer Zahl beobachtet.

Magnesium- und **Aluminium**legierungen (Elektron, Dural, Hydronalium usw.) die neuerdings namentlich in Flugzeug- und Motorenbau vielfache Verwendung finden, rufen beim Eindringen von Metallsplittern in Verletzungen — anscheinend infolge spezifischer Gewebsschädigung — häufig phlegmöse Prozesse hervor. Eine eigentliche Giftwirkung kommt den Leichtmetallen und ihren Verbindungen nicht zu.

Arsen, als Metall nur selten in Legierungen des Bleis (Schrotmetall, Lagerbronzen) neben Antimon verwendet. Vergiftungsgefahren bestehen hauptsächlich durch Einatmung von Staub bei der Herstellung und Verwendung der Arsenverbindungen:

Arsentrioxyd, Arsenik, Anydrid der arsenigen Säure (As_2O_3), bergmännisch aus natürlichen Vorkommen, außerdem aus dem Flugstaub von der Röstung sulfidischer Erze (Schwefelsäurefabrikation) gewonnen, wird als Entfärbungsmittel in der Glasindustrie, als Konservierungsmittel für Häute und Felle, zur Herstellung von Arsenfarben (Schweinfurter Grün, Auripigment) bei der Herstellung organischer Arsenpräparate verwendet; Arsensäureanhydrit (As_2—O_5) und seine Verbindungen (Bleiarseniat, Calciumarseniat) in großem Umfang vor allem in der landwirtschaftlichen Schädlingsbekämpfung, wobei zur Zeit die meisten und schwersten chronischen Arsenvergiftungen vorzukommen scheinen.

Die chronische gewerbliche Arsenvergiftung äußert sich in ihrer leichten Form vorwiegend in durch die Capillarwirkung des Arsens bedingten Erscheinungen an Haut und Schleimhäuten: gastrointestinale Störungen, Appetitmangel, Durchfälle, kolikartige Schmerzen, leichte Mundentzündung, Entzündungserscheinungen und trockene Katarrhe anderer Schleimhäute: chronische Bindehautentzündung mit Brennen und starker Rötung, trockener Schnupfen, trockene Pharyngitis und Bronchitis mit Heiserkeit. Charakteristisch sind Hautaffektionen (als resorptive Vergiftungserscheinungen, allerdings oft in Verbindung mit lokalen Wirkungen arsenhaltigen Staubes); herpesartige Eruptionen, Erytheme, pustulöse und trockene Ekzeme, Pachydermie und schuppende psoriasisartige Hautveränderungen, Haarausfall, auch Störungen des Nagelwachstums, besonders charakteristisch Hyperkeratosen, namentlich in der Hohlhand und auf der Fußsohle sowie Arsenmelanosis (graubraune Pigmentierungen), am stärksten an den von Natur aus zu Pigmentierungen neigenden und der Reibung ausgesetzten Hautstellen, schließlich epitheliale Neubildungen, Warzen usw und (selten) Arsenkrebs.

Selten sind Störungen von seiten des zentralen und peripheren Nervensystems: Kopfschmerzen, Schwindel, Abnahme der geistigen Fähigkeiten, häufiger schon Neuritiden mit Parästhesien, Neuralgien und Lähmung, mit meist symmetrischen Beginn an Händen und Füßen und späterem Übergreifen auf Unterarme und Unterschenkel unter deutlicher Bevorzugung der Streckseiten. Auch bei leichterer chronischer Vergiftung häufig Polyglobulie (Erythrocytose) oder leicht anämische Zustände.

Allgemeine Schädigungen, wie schwere Anämie, fettige Degeneration — auch Cirrhose — innerer Organe (Herz, Leber) mit Ikterus, Nierenschädigung und allgemeiner Marasmus sind selen vorkommende Endstadien ganz schwerer chronischer Arsenvergiftung. [Über Vergiftungen durch Arsenwasserstoffe vgl. S. 430, und Arsentrichlorid vgl. S. 429.

Phosphor. Giftig ist nur der weiße (gelbe) Phosphor, dessen Verwendung durch das Gesetz vom 10. 5. 03 für die Herstellung von Zündwaren verboten und dadurch wesentlich eingeschränkt ist. Eine Gefährdung durch Phosphordämpfe besteht daher nur noch bei der Herstellung und Verwendung in der chemischen Industrie, bei der Herstellung von Freßgiften für die Schädlingsbekämpfung und bei der Verwendung als Oxydationsschutz bei der Metallgießerei („Phosphorbronzen")

Bei der (seltenen) chronischen gewerblichen Vergiftung (in 10 Jahren in Deutschland 31 angezeigte und 2 entschädigte Fälle) kommt es bei fehlenden oder uncharakteristischen Allgemeinerscheinungen (Blutarmut, Appetitmangel, Abmagerung usw.) zu Schädigungen des Skeletsystems in Form einer rarefizierenden Osteoporose mit erhöhter Brüchigkeit (Spontanfrakturen) und Infektionsneigung, die sich in typischer Weise an den Kieferknochen, ausgehend von cariösen Zähnen usw., als „Phosphornekrose" äußert.

Die gesundheitsschädlichen Verbindungen des Phosphors, Phosphorwasserstoff, Phosphorchlorid und Phosphoroxychlorid sind S. 430 besprochen.

Die phosphorhaltigen Düngemittel enthalten durchweg ungiftige Phosphate.

b) Organische Stoffe.

Die organischen („technischen") Lösungsmittel. Unter diesem Begriff läßt sich unter dem Gesichtspunkt der gleichartigen Verwendung und der hieraus entspringenden Gefährdungsmöglichkeiten, sowie auch einer in vieler Hinsicht grundsätzlich ähnlichen Wirkung auf den menschlichen Organismus eine überaus große Gruppe von Arbeitsstoffen zusammenfassen, die in neuerer Zeit eine steigende und schon jetzt überragende Bedeutung in den verschiedensten Zweigen der Industrie und des Kleingewerbes gewonnen hat. Sie ist gekennzeichnet durch das Vermögen dieser Stoffe, andere vorwiegend organische feste und nicht flüchtige Arbeitsstoffe — ohne daß diese hierbei eine chemische Veränderung erfahren —, vorübergehend in die Form arbeitstechnisch brauchbarer Lösungen zu bringen, um sie entweder aus einem Gemisch von löslichen und unlöslichen Bestandteilen rein zu gewinnen (Extraktion) oder sie in gelöstem Zustand so zu verarbeiten, daß sie nach der Verdunstung des Lösungsmittels in der dem Arbeitszweck entsprechenden Form (als Anstrich, Überzug, Imprägnierung, Formstück) zurückbleiben.

Die technische Verwendbarkeit der organischen Lösungsmittel beruht auf ihrem allgemeinen oder spezifischen Lösungsvermögen für Fette, Harze, bitumöse Stoffe und Erdöl- und Teerprodukte, Gummi, Kunstharze, Lackkörperstoffe, Nitrocellulose, Acetylcellulose, Druckfarben usw. und auf der verhältnismäßig hohen Flüchtigkeit, vermöge deren sie durch freiwillige Verdunstung oder Destillation leicht von den gelösten Arbeitsstoffen wieder getrennt werden können. Die überaus zahlreichen dieser Anforderung entsprechenden und häufig unter Decknamen technisch verwerteten Stoffe gehören hauptsächlich folgenden chemischen Gruppen an:

1. Kohlenwasserstoffe der Fettreihe: Erdöl-, Schwel- und synthetische Benzine.
2. Kohlenwasserstoffe der aromatischen Reihe: Benzol und Homologe (Toluol usw.).
3. Hydroaromatische Kohlenwasserstoffe: Terpentinöl, Pinen, Tetralin usw.
4. Halogenkohlenwasserstoffe: Tetrachlorkohlenstoff, Trichloräthylen, Methylenchlorid usw.
5. Alkohole: Methyl-, Äthyl-, Amyl- Alkohol, Glykole.
6. Ketone: Aceton, Cyclohexanon.
7. Ester: Methyl-, Äthyl-, Butylacetat usw.
8. Äther: Äthyläther, Glykoläther.

Die Gewinnung der Lösungsmittel und ihre Verwendung zu Extraktions- und Reinigungszwecken (z. B. in der Nahrungsmittelindustrie, in der Textilindustrie und in chemischen Wäschereien) und zu chemischen Zwecken (z. B. Verwendung von Schwefelkohlenstoff und Aceton in der Kunstseidenindustrie) und ihre Anwendung in der Kälteindustrie, sowie die *Herstellung* von Lacken und Klebelösungen geschieht in der Regel in geschlossenen Apparaturen unter Wiedergewinnung der Lösungsmittel, wobei im regelrechten Betrieb eine Gefährdung durch austretende Dämpfe ausgeschlossen werden kann; dagegen ist mit der *Verarbeitung* von Anstrich-, Überzugs-, Klebemitteln, Druckfarben usw. die freie Verdunstung der darin enthaltenen oder als Verdünnungsmittel usw. mit verwendeten Lösungsmittel am Arbeitsplatz selbst notwendigerweise und unvermeidlich verbunden.

Eine Gesundheitsgefährdung besteht daher hauptsächlich:

Bei der Verwendung von schnelltrocknenden *Farben* und *Lacken* zum Anstrich oder mittels des Tauch- und Spritzverfahrens, das in allergrößtem Umfang in der Metallindustrie, beim Automobil-, Waggon- und Flugzeugbau in der Möbelindustrie usw. Anwendung findet. Beim *Tiefdruckverfahren* unter Benutzung von Lösungsmitteln der Gruppe 2 als Farbverdünnungs- und Waschmittel.

In der *Gummi-* und *Kautschukindustrie* bei Verwendung von benzolhaltigen Gummilösungen zum Kleben und Tauchen, Imprägnieren, zur Herstellung von gummierten Stoffen und bei Verwendung von Schwefelkohlenstoff zur Kaltvulkanisation der Patentgummiwaren.

In der *Leder-*, *Lederwaren-* und *Schuhindustrie* bei der Verwendung von Entfettungsmitteln, lösungsmittelhaltigen Überzugsstoffen (die zum Teil nach dem Spritzverfahren aufgetragen werden), von Kitten, Kappensteifen usw. mit zum Teil sehr gesundheitsschädlichen Lösungsmitteln aus der Gruppe der Halogenkohlenwasserstoffe.

Allen organischen Lösungsmitteln gemeinsam ist die auf ihrer Lipoidlöslichkeit und ihrer Flüchtigkeit beruhende unspezifische reversible narkotische Wirkung, die vorwiegend *akute* Vergiftungsgefahren (auch unmittelbar tödliche Vergiftungen) infolge massiver Einatmung bedingt. Diese spezifisch narkotische Wirkung ist bei den verschiedenen Lösungsmitteln, auch innerhalb der gleichen chemischen Gruppen graduell weitgehend verschieden, und im allgemeinen z. B. bei den Halogenkohlenwasserstoffen stärker als bei den aromatischen (Benzolgruppe) und bei diesen wiederum stärker als bei den aliphatischen Kohlenwasserstoffen (Benzingruppe), und verhältnismäßig am schwächsten bei den Estern und Alkoholen.

Neben dieser indifferent narkotischen Wirkung haben aber viele Lösungsmittel noch spezifische sekundäre Giftwirkungen auf bestimmte Organe und Organsysteme, die vorwiegend auf giftenden Abbauvorgängen im Organismus beruhen und Ursache eigenartiger oft schwerer chronischer Vergiftungszustände sind.

Auf die Haut haben viele Lösungsmittel neben der durch ihre fettlösenden Eigenschaften bedingten Schädigung und Resistenzverminderung gegenüber anderweitigen Einflüssen eine spezifische mehr akute („primär-toxische") oder chronische (sensibilisierende, excematogene) Reizwirkung. diese ist im allgemeinen bei den hydroaromatischen Kohlenwasserstoffen, am stärksten, bei den Estern und Ketonen, am schwächsten ausgeprägt.

Ohne Berücksichtigung der „zweiphasischen Giftigkeit" d. h. der annähernd auf gleiche Flüchtigkeit reduzierten Giftigkeit (vgl. oben) und unter annähernder Berücksichtigung sekundärer (vorwiegend chronischer) Giftwirkungen hat man die technisch wichtigsten Lösungsmittel nach den gesundheitlich zulässigen Höchstkonzentrationen mg/l in der Luft von Arbeitsräumen ungefähr folgendermaßen zu gruppieren versucht (FLURY):

Schwefelkohlenstoff	. 0,01	Methylacetat	0,25	Trichloräthylen . . .	1,0
Tetrachloräthan . . .	0,01	Propylacetat	0,25	Dichlormethan	
Benzol	0,1	Butylacetat	0,25	(Methylenchlorid) .	1,0
Toluol	0,2	Amylacetat	0,25	Tetrachloräthylen	. 1,0
Xylol	0,2	Äthylacetat	0,5	Aceton	1,0
Tetrachlorkohlenstoff	0,2	Methylalkohol . . .	0,5	Benzin.	1,0
Amylalkohol	0,2	Äther	0,5	Äthylalkohol	2,0
		Methylchlorid . . .	0,5		

Praktisch läßt sich also einer Gruppe besonderer gesundheitsschädlicher Lösungsmittel, zu der der Schwefelkohlenstoff, das Benzol und einzelne Chlorkohlenwasserstoffe gehören, eine Gruppe verhältnismäßig recht harmloser Stoffe, wie Benzin und Äthylalkohol, gegenüberstellen.

Benzol und Homologe (C_6H_6, C_6H_5 — CH_3 usw.), Destillationsprodukte aus dem Teer der Kokereien und Gasanstalten, finden außer der Verarbeitung für synthetische Zwecke in der Farben- wie Sprengstoffindustrie als Lösungsmittel Verwendung: für Gummilösungen in der Kautschukindustrie und bei Verarbeitung von Gummistoffen (Gummimäntel-, Gasmasken-, Falt- und Schlauchbootfabrikation), als Verdünnungsmittel für Öllacke; als Verdünnungsmittel für Nitrocellulosespritzlacke und in Druckfarben für das Tiefdruckverfahren.

Benzol hat zwar mit den Homologen die unspezifischen akut narkotischen Wirkungen gemein, ist aber im Gegensatz zu ihnen infolge der Sekundärwirkung seiner oxydativen Abbauprodukte ein überaus schweres und gefährliches Knochenmarksgift, das bei chronischer Einwirkung eine Aplasie des myeloischen Gewebes unter dem Bild der aplastischen Anämie, Aleukie und Panmyelophthise hervorruft: Neutropenie und relative Lymphocytose, Thrombopenie und weiterhin in fortgeschritteneren Stadien erhöhte Blutungsbereitschaft (mit Haut- und Schleimhautblutungen), Anämie und Leukocytensturz, der oft unaufhaltsam nnter dem Bild der „Agranulocytose" durch terminale Sepsis zum Tod führt. Benzol gehört somit zu den gesundheitlich bedenklichsten Lösungsmitteln überhaupt, sobald mit seiner Verwendung die Gefahr chronischer Einwirkung verbunden ist.

Halogenkohlenwasserstoffe der Fettreihe finden Verwendung vorwiegend als Extraktions-, Reinigungs- und Entfettungsmittel — und zwar hauptsächlich Trichloräthylen und Tetrachlorkohlenstoff — (in der Textil-, Metall- und Maschinenindustrie, in chemischen Wäschereien), als Lösungsmittel in Kleblösungen, Kitten und Speziallacken z. B. Tetrachloräthan für Acethylcelluloselack), in der Kälteindustrie und für synthetische Zwecke in der chemischen Industrie (Methyl- und Äthylchlorid und bromid) sowie als Feuerlöschmittel (Tetrachlorkohlenstoff und Methylbromid).

Alle Halogenkohlenwasserstoffe habem neben ihrer sehr ausgesprochenen indifferent narkotischen Wirkung auch sekundäre Zellgiftwirkungen am Nervensystem und parenchymatösen Organen, die nicht nur bei chronischer, sondern auch schon bei akuter

Vergiftung sich geltend machen; am wenigsten beim Trichloräthylen, am ausgesprochensten als Leber- und Nierenschädigung beim Tetrachloräthan, Tetrachlorkohlenstoff und Chloroform, als Gehirnschädigung (psychische Störungen epileptiforme Zustände) beim Brommethyl; Spättodesfälle unter dem Bild der akuten Leberatrophie, oder schwerer Gehirnerkrankung sind nach schweren akuten Vergiftungen nicht selten.

Schwefelkohlenstoff findet Verwendung als Extraktionsmittel (stark eingeschränkt) für Fette und anorganische Stoffe (Schwefel, Phosphor), für Chlorschwefel bei der Kaltvulkanisation von Patentgummiwaren (Kautschukindustrie), für Synthesen in der chemischen Industrie (bei der Gewinnung von Tetrachlorkohlenstoff und in der Kunstseide-, Zellwolle- usw. Industrie), in der Schädlingsbekämpfung.

Schwefelkohlenstoff wirkt akut und namentlich chronisch schwer schädigend auf das Nervensystem, wobei seine hohe Flüchtigkeit (relative Verdunstungsgeschwindigkeit 1,8 gegenüber Äthyläther = 1) gefahrenerhöhend in Betracht zu ziehen ist.

Bei der chronischen Vergiftung zu Anfang vorwiegend somatisch-nervöse Beschwerden (Appetitverlust, Mattigkeit, Magenbeschwerden, Kopfschmerzen), weiterhin Sensibilitäts- und sensorische Störungen mit Abschwächung des Cornealreflexes und der Haut- und Schleimhautreflexe, Abnahme der Sehschärfe, Nebelsehen, Skotome, Abnahme der Libido und Potenz, in schweren Fällen nach einer Einwirkungsdauer von 1—3 Monaten — Psychosen vorwiegend manisch-depressiver Art, wahrscheinlich zumeist auf der Basis einer psychopathischen (cyclothymen) Konstitution.

Gruppe der Nitro- und Amidoverbindungen der aromatischen Reihe. Hierunter fallen außerordentlich zahlreiche Stoffe, die fast ausschließlich als Zwischenprodukte in der „Anilin"farbenindustrie gewonnen und verwendet werden; außerdem eine Reihe von Erzeugnissen (Dinitrobenzol, Trinitrotoluol usw.) der Sprengstoff- und Munitionsindustrie. Die wichtigsten sind das Nitrobenzol (C_6H_5—NO_2) und das Anilin (Amidobenzol, C_6H_5—NH_2) und ihre Homologen (Nitrotoluole, Toluidine), sowie die Amidoverbindungen des Diphenyls (Benzidin und Homologe) und des Naphthalins (Naphylamine).

Gewerbehygienisch wichtig ist die ungemein leichte Aufnahme dieser Stoffe durch die unverletzte Haut, die zur Auslösung akuter und chronischer Vergiftungserscheinungen führt.

Gemeinsam ist allen Stoffen dieser Gruppe die intensive methahämoglobinbildende und globulocide Blutwirkung, die neben der unmittelbaren Nervenwirkung das ungemein charakteristische Bild der akuten und subakuten Vergiftung beherrscht: Methämoglobinämie und tiefgraublaue Cyanose der Haut und der Schleimhäute, anoxämische Benommenheit (mit initialer Euphorie, Dyspnöe, Blutdrucksenkung). In leichten Fällen rasche Erholung, in schweren Fällen, wenn nicht der Tod im akuten Stadium (durch Atemlähmung) erfolgt, Hämoglobin- und Methämoglobinurie, anämische Zustände in der Erholungsphase, und (namentlich bei Vergiftungen durch Anilin und seine Homologen) nicht selten hämorrhagische Cystitis (Purpura vesicae) mit Miktionsbeschwerden (Strangurie) und Blutharnen.

Chronische Vergiftungszustände, verlaufen mit den Erscheinungen einer sekundären Anämie, und bei den Nitroverbindungen (Dinitrobenzol, Trinitrotoluol) häufig mit Leberschädigungen (Ikterus) mit tödlichem Ausgang in akute Leberatrophie.

Viele Stoffe dieser Gruppe haben ausgesprochene Hautwirkungen akuter (Dinitrochlorbenzol, Auramin) oder chronischer ekzematogener Art.

Eine Sonderwirkung der in der Oxydationsschwarz- und Pelzfärberei verwendeten Phenylen- usw. Diamine (Ursol) sind allergische Asthma- und Hauterkrankungen.

Bei Arbeitern die mit gewissen aromatischen Amidoverbindungen längere Zeit (mindestens 2 Jahre) beschäftigt waren, treten sehr häufig gut- und bösartige Geschwülste der Blase, selten in anderen Teilen der Harnwege auf („Anilinkrebs"), am häufigsten durch Beta-Naphthylamin, das wohl als der bei weitem am stärksten carcinogen wirkende Stoff überhaupt bezeichnet werden muß, aber auch durch Anilin und seine Homologen (Toluidin), Benzidin (und Homologe) u. a.

III. Verhütung von gewerblichen Vergiftungen.

Unter den Maßnahmen zur Verhütung von gewerblichen Vergiftungen ist der Ersatz giftiger durch ungiftige Rohprodukte und Arbeitsstoffe zur Vermeidung gewerblicher Vergiftungen nur selten möglich (Verbot der Verwendung von weißem Phosphor in der Zündholzindustrie, Beschränkung der Verwendung von Bleiweiß). Ein größerer Spielraum bietet sich nur auf dem Gebiet der organischen Lösungsmittel in dem Ersatz mancher besonders gefährlicher — insbesondere chronisch wirksamer — durch harmlosere Stoffe mit einigermaßen ähnlichen Lösungsmitteleigenschaften.

Im übrigen ist bei der technischen Ausbildung der unter Verwendung von Giftstoffen verlaufenden Arbeitsprozesse die Vermeidung jeder Entwicklung von Staub, Dämpfen und Gasen anzustreben.

Bei vielen industriellen Herstellungs- und Verarbeitungsprozessen ist eine technische Durchbildung möglich und auch aus wirtschaftlichen Gründen geboten, bei welcher Giftgefahren durch Staub, Gase und Dämpfe im regulären Betriebe so gut wie ausgeschlossen sind. Der Prozeß verläuft in einer vollkommen abgeschlossenen Apparatur; giftige, flüssige Ausgangs- und Zwischenprodukte werden mittels Überdruck oder durch Pumpwerke von Behälter zu Behälter in geschlossenen Leitungen übergedrückt, Staub, Dämpfe und Gase werden durch absolut dichten Abschluß oder Unterdruck am Entweichen verhindert durch eine unter Unterdruck stehende Ummantelung oder durch an geeigneter Stelle angebrachte Absaugungsvorrichtungen unschädlich gemacht.

Erheblich größer und schwerer zu verhüten sind die gesundheitlichen Gefahren da, wo die Verwendung und Verarbeitung giftiger Stoffe so stattfindet, daß die Berührung des einzelnen Arbeiters mit dem betreffenden Stoffe sich nicht vermeiden läßt oder die Arbeitsverrichtung eine Luftverunreinigung, z. B. durch Staubentwicklung oder Verdunstung am einzelnen Arbeitsplatz herbeiführt (z. B. Verdampfung von Lösungsmitteln bei der Verwendung von Anstrichfarben, Klebmitteln usw.). In solchen Fällen reicht auch eine sehr ausgiebige, allgemeine natürliche oder durch mechanische Vorrichtungen unterstützte Raumlüftung nicht aus und muß stets durch eine lokale Absaugung an der Entstehungsquelle selbst ergänzt werden. Schwierigkeiten hierbei ergeben sich aus den Grenzen, die der Intensität und Geschwindigkeit der Absaugung durch die technischen und wirtschaftlichen Möglichkeiten und die arbeitsklimatischen Erfordernisse — z. B. den Einwirkungen auf die Gesundheit und Behaglichkeit durch die entstehende Zugluft — gezogen sind.

Vielfach muß daher auf mehr individuelle Maßnahmen des Arbeiterschutzes: Benutzung von Schutzkleidung, das Tragen von Handschuhen zur Vermeidung der Berührung und Beschmutzung mit giftigem Arbeitsgut, oder das Tragen von Schutzmasken zur Vermeidung der Einatmung von giftigen Stauben und Dämpfen zurückgegriffen werden.

Für die zur Verhütung von Gesundheitsschädigungen durch gewerbliche Gifte notwendige Aufrechterhaltung größter Ordnung und Reinlichkeit im Betriebe ist eine wesentliche Vorbedingung die weiträumige und übersichtliche bauliche Anlage mit glatten Wänden, glatten festen Fußböden aus geeignetem Baustoff sowie die Bereitstellung zweckmäßig angeordneter Umkleide-, Wasch- und Speiseräume für die Arbeiter, die für viele Giftbetriebe durch besondere Verordnungen (auf Grund des § 120 GO.) gesetzlich vorgeschrieben ist.

Die persönliche Reinlichkeit des Arbeiters erfordert neben dem gehörigen Wechsel der Arbeits- und Tageskleidung auch die regelmäßige Benutzung der vorhandenen Wasch- und Badeeinrichtungen und vorhandener Speiseräume unter vorheriger Reinigung der Hände und, soweit erforderlich, Ablegung der Arbeitskleidung. Gerade die Beschmutzung der Arbeitskleider mit Giftstoffen, welche in Staubform oder in Form von Dämpfen auf dieser sich niederschlagen und anreichern, bildet eine erhebliche Gefahr, welche auch in die eigene Häuslichkeit übertragen wird, wenn eine Arbeitskleidung überhaupt nicht benutzt wird oder in der Aufbewahrung der eigenen Kleidung und regelmäßigen Reinigung der Arbeitskleidung nachlässig verfahren wird.

Nach zufälligen stärkeren Beschmutzungen der Arbeitskleidung mit durch die Haut eindringenden Giften sollte stets ein sofortiger Wechsel vorgenommen werden.

Von besonderer Bedeutung ist die gründliche Reinigung der Hände mit geeigneten Mitteln und unter Anwendung schonender Verfahren für die Verhütung gewerblicher Hautkrankheiten, wobei es nicht nur auf die vollständige Entfernung der schädigenden Arbeitsstoffe, sondern oft ebensosehr auf die Vermeidung zusätzlicher Schädigung durch mechanische und chemisch angreifende Reinigungsmittel und vorbeugender Hautpflege ankommt[1].

Wichtig für die Vermeidung gewerblicher Erkrankungen durch Gifte ist frühzeitige Erkennung von chronischen Vergiftungen in den ersten Anfängen und die rechtzeitige Fernhaltung von der Arbeit, bei welcher sie erworben sind. In vielen Betrieben ist daher eine periodische (meist 4wöchige) Untersuchung der Arbeiter durch einen Arzt in regelmäßigen Intervallen gesetzlich vorgeschrieben. Diese ärztliche Überwachung kann zwar nicht die Entstehung von Vergiftungen verhindern, vermag aber doch schwerere Schäden abzuwenden und trägt bei richtiger Durchführung außerdem wesentlich zur Ermittlung gefährdeter Betriebspunkte und besonderer Gefahrenquellen bei; sie gibt auch Gelegenheit zur vorbeugenden Belehrung der Arbeiter, die außerdem durch Merkblätter unterstützt werden kann (behördliches Bleimerkblatt, Benzolmerkblatt). Der Arbeiter selbst muß wissen, daß er mit giftigem Material arbeitet und wie er durch sein Verhalten in der Arbeit selbst sich gegen die Gefahren schützen kann. Ein regelmäßiger Wechsel der Arbeiter in giftgefährlichen Betrieben ist von zweifelhaftem Wert, da die Beschäfitgung von Arbeitern, die nicht die nötige Kenntnis der vorhandenen Gefahrenquellen und die nötige Übung im Umgang mit den giftigen Stoffen erwerben können, die Gefährdung vergrößern kann; dagegen ist ein ärztlich überwachter kurzfristiger Arbeitswechsel innerhalb des gleichen Betriebes zweckmäßig, wenn sich die Möglichkeit ergibt, denselben Arbeiter zeitweilig an verschiedenen Stellen, insbesondere auch an solchen, wo die Arbeit in frischer Luft vor sich geht, zu beschäftigen.

---

[1] Vgl. Händereinigungsmerkblatt des Reichsgesundheitsamtes. Verlag Julius Springer.

Beim Umgang mit Giften, die ausgesprochen schleichend sich entwickelnde Erkrankungen und irreparable Spätfolgeerscheinungen hervorrufen (wie z. B. Krebserkrankungen durch manche aromatischen Amidoverbindungen, Chromate usw.), muß allerdings unter Umständen auch eine Beschränkung der gesamten Beschäftigungsdauer Platz greifen, die nach Maßgabe der jeweiligen Betriebserfahrungen so zu bemessen ist, daß nicht etwa ein nur unzureichender Schutz des einzelnen Arbeiters auf Kosten einer Vergrößerung des Kreises der gefährdeten Personen erkauft wird.

Zu den unerläßlichen Maßnahmen bei Vergiftungsgefahren gehört schließlich auch die Vorsorge für sachgemäße erste Hilfe und die Bereitstellung aller hierfür erforderlichen Einrichtungen in solchen Betrieben, in denen mit akuten Vergiftungen durch unglückliche Zufälle insbesondere durch Einatmung giftiger Gase und Dämpfe gerechnet werden muß. Erforderlich sind sowohl die Hilfsmittel für eine lebensrettende erste Behandlung als auch für gefahrlose Beseitigung von Betriebsstörungen und Bergung Vergifteter aus gaserfüllten Betriebsräumen, außerdem die ärztliche und technische Unterweisung und Einübung geeigneter Personen (Vorarbeiter, Ambulanzpersonal) in den notwendigen Maßnahmen und im Gebrauch der vorhandenen Geräte.

g) Gefährdung der Arbeiter durch Krankheitserreger.

Die Arbeiter sind der Aufnahme von Krankheitserregern in erhöhtem Maß ausgesetzt 1. durch die Berührung mit ansteckungsfähigen Kameraden oder anderweitige berufliche Berührung mit kranken Personen oder ihren Ausscheidungen und durch den Aufenthalt in infizierten Arbeitsräumen; 2. durch die Beschäftigung mit ansteckungsfähigen Rohstoffen.

Die erste Verbreitungsart gilt vor allem für die *Tuberkulose*, die durch kranke Arbeiter ungemein häufig in der in Abschnitt 10 geschilderten Weise verbreitet wird. — Ferner sei die *Syphilis* erwähnt, die bei Glasbläsern zuweilen durch das Blasrohr übertragen wird. Auch *Typhusepidemien* sind unter den Arbeitern einer Fabrik mehrfach beobachtet und entweder auf infiziertes Trinkwasser oder auf gemeinsam bezogene infizierte Nahrungsmittel oder auf Berührungen (Typhusträger!) zurückgeführt. Dieser Übertragungsweise sind auch Grubenarbeiter ausgesetzt, die unter Tage das in den Stollen sich sammelnde und durch Harn oder Stuhl leicht erkrankter Arbeiter nicht selten verunreinigte sog. „Seigewasser" zum Händewaschen oder Trinken benutzen.

Eine große Gefahr der Erkrankung an „Wurmkrankheit" bedeutet für Grubenarbeiter in warmen (tiefreichenden) und feuchten Steinkohlengruben, sowie für Ziegelarbeiter, die auf primitiven Wasserbezug aus stagnierenden Oberflächenwasser angewiesen sind, die Möglichkeit, schon durch Berührungen mit solchem Wasser *Ankylostomum*-Larven aufzunehmen. Prophylaktisch kommt in erster Linie in Betracht, daß möglichst alle Arbeiter, die (oft ohne Krankheitserscheinungen) Eier im Stuhl ausscheiden, aufgefunden und nicht in die Gruben gelassen werden.

Bei spärlichen Eiern ergänzt man die — wiederholt im Abstand von 4 Wochen vorzunehmende — mikroskopische Untersuchung dadurch, daß man die gesamte Stuhlmasse mit Tierkohle verreibt und das Gemisch bei 37° hält. Nach 5—6 Tagen kann man die entstandenen Larven mit Wasser ausziehen, zentrifugieren, den Niederschlag mit schwacher Vergrößerung durchmustern (LOOS, BRUNS).

Ist trotzdem Infektion der Grube erfolgt, so müssen die Arbeiter darüber belehrt werden, daß sie vor jeder Nahrungsaufnahme die Hände gründlich zu reinigen haben und zum Waschen und Trinken nur einwandfreies Wasser benutzen dürfen. Ein solches muß reichlichst zur Verfügung stehen; ebenso zahlreiche Abortkübel. Desinfektion infizierter Gruben ist schwierig und bei sonstiger zielbewußter Bekämpfung unwesentlich. Durch diese sank in 115 verseuchten rheinisch-westfälischen Gruben die Zahl der Wurmträger von 14548 = etwa 16% der Belegschaft im Jahre 1903 auf 749 = 0,8% der Belegschaft im Jahre 1909 und hält sich dauernd sehr niedrig; seit 1912 ist ein schwererer Krankheitsfall nicht mehr beobachtet worden.

Zu solchen Erfolgen können nur Massenuntersuchungen führen, die bei den Eierträgern bis zum mehrmaligen negativen Ergebnis alle 4 Wochen zu wiederholen sind.

Der Ansteckung durch menschliche Krankheitserreger sind in gewissem Maß Lumpensortiererinnen der Papierfabriken, Lumpensammler und Trödler ausgesetzt. Ferner liegen die gleichen Gefahren vor für Arbeiter in Kunstwollfabriken und in Bettfederreinigungsanstalten. Letztere pflegen durchaus rückständige Verfahren anzuwenden, mittels welcher keineswegs die Krankheitserreger vernichtet werden. — In besonders hohem Maß sind in ihrem Beruf die Ärzte, Hebammen und das Krankenpflegepersonal in den Krankenanstalten und in der Hauspflege der Gefahr der Ansteckung ausgesetzt.

Die Übertragung von Tierkrankheiten erfolgt zuweilen auf Schlächter, Abdecker, Gerber, Wollarbeiter, Kürschner, ferner in Roßhaarspinnereien, Haar- und Borstenzurichtereien, Pinsel- und Bürstenmachereien. Hauptsächlich kommt *Milzbrand* in Frage. Auch die sog. Hadernkrankheit bei Lumpen- und Wollsortierereien beruht meist auf Milzbrandinfektion, in einzelnen Fällen auf anderen Bakterien (Proteus). Für ausländische Rohhäute und Tierhaare ist Desinfektion vor der Verarbeitung gesetzlich vorgeschrieben; jedoch stößt die Durchführung dieser Maßregel wegen der Umständlichkeit der Kontrolle und wegen der leicht eintretenden Schädigung des Materials auf Schwierigkeiten.

Seltenere berufliche Infektionen sind Erkrankungen an *Rotz* (bisweilen mit tödlichem Verlauf) bei Pferdepflegern usw. durch Anhusten, Eiterübertragung durch die Hände, BANGsche *Krankheit* (ähnlich dem Maltafieber) und *Maul-* und *Klauenseuche* bei landwirtschaftlichen Arbeitern, Melkern usw.

h) Gefährdung durch Unfälle.

Die beruflichen Unfälle werden vorwiegend verursacht durch mechanische Einwirkung stumpfer Gewalt — Stoß, Fall, Verschüttung — Verletzung an spitzen oder scharfen Werkzeugen, Maschinenteilen oder Werkstücken, durch Explosionen, Verbrennungen und Verätzungen, akute Vergiftungen durch Gase und giftige Arbeitsstoffe, durch Einwirkung des elektrischen Stromes usw.

Das unterscheidende Kennzeichen gegenüber der Berufskrankheit ist die Verursachung durch ein einmaliges plötzliches, d. h. in einer verhältnismäßig kurzen Zeit ablaufendes Unfallereignis, das im allgemeinen durch einen regelwidrigen Ablauf des Arbeitsvorganges bedingt ist.

Als verhältnismäßig kurze Zeit gilt dabei versicherungsrechtlich noch die Dauer einer Schicht (also 8—10 Stunden) und als Unfall danach z. B. eine Gesundheitsschädigung, die durch Einwirkung regelwidriger äußerer Einflüsse (abnorme Hitze, Kälte, Gifte) oder Überanstrengung innerhalb dieses Zeitraums hervorgerufen worden ist.

Der Zahl nach ist die Bedeutung der Unfälle (und der Unfallgefahren) für Leben und Gesundheit unvergleichlich größer als die der sichtbaren und erkennbaren (insbesondere der entschädigungspflichtigen) Berufskrankheiten und sonstigen beruflichen Gesundheitsschäden.

Im Jahre 1934 betrug die Zahl der Unfälle (nach den Berichten der Berufsgenossenschaften):

	Insgesamt	Auf 1000 „Vollarbeiter"	Davon tödlich	Auf 1000 „Vollarbeiter"
In Industrie, Gewerbe und Bergbau. . . .	739 522	73,2	3138	0,31
In Land- und Forstwirtschaft.	269 891	20,1	2896	0,22

Über die Unfallgefahr in verschiedenen Berufszweigen gibt die nachstehende Tabelle über die Unfallhäufigkeit bei verschiedenen Berufsgenossenschaften (für das Jahr 1931) Auskunft: Es trafen auf 1000 Vollarbeiter entschädigte Unfälle und Unfallfolgen:

Berufsgenossenschaft (BG).	Unfälle insgesamt	Tödliche	Mit völliger	Mit teilweiser
			Erwerbsunfähigkeit	
Tiefbau-BG.	20,63	1,43	0,10	19,11
Steinbruch-BG.	17,4	1,38	0,44	15,62
Knappschafts-BG. (Bergbau)	13,89	1,72	0,07	12,10
Fleischerei-BG.	9,60	0,36	0,04	9,20
BG. für gewerbsmäßige Fahrzeughaltung	9,33	0,97	0,09	8,27
Alle Holz-BG.	8,39	0,29	—	8,1
Müllerei-BG.	8,27	0,68	0,02	7,58
Ziegelei-BG.	7,68	0,59	0,03	7,06
Hütten- und Walzwerks-BG.	7,35	0,46	0,06	6,84
Eisen- und Stahl-BG.	6,74	0,28	0,02	6,45
Maschinen- und Kleineisen-BG.	6,64	0,25	0,01	6,38
Brauerei- und Mälzerei-BG.	4,93	0,43	0,02	4,47
Glas-BG.	4,67	0,07	—	4,59
Feinmechan.- und Elektrotechn.-BG. . .	4,32	0,35	0,03	3,95
Großhandels- und Lagerei-BG. . . .	4,31	0,35	0,06	3,90
Töpferei-BG.	3,36	0,15	0,04	3,17
Nahrungsmittel-BG.	2,37	0,08	0,02	2,27
Buchdruckerei-BG.	2,13	0,08	0,03	2,02
Lederindustrie-BG.	0,43	0,02	—	0,41
Papierverarbeitungs-BG.	0,41	—	—	0,41
Tabak-BG.	0,27	0,02	—	0,26

Die hauptsächlichen Unfallursachen sind an der Gesamtzahl der wichtigsten Ursachen anerkannter und entschädigter Unfälle nach 20jährigem Durchschnitt bei den gewerblichen Berufsgenossenschaften prozentual wie folgt beteiligt:

1. Kraftmaschinen, Transmissionen und Werkzeugmaschinen 21,8%
2. Zusammenbrüche und Einstürze, Herab- und Umfallen von Gegenständen 16,0%
3. Sturz von Leitern, Treppen, Brücken usw. 14,4%
4. Auf- und Abladen von Hand, Heben und Tragen von Lasten usw. . 12,2%
5. Eisenbahntransport (Überfahren usw.) 7,3%
6. Verletzungen an Handwerkzeug 5,7%
7. Verletzungen durch Splitter bei Bruch usw. 5,7%
8. Fuhrwerksbetrieb 5,6%
9. Hebemaschinen usw. 5,0%
10. Verbrennungen und Verätzungen 3,6%
11. Tierhaltung 1,4%
12. Sprengstoffe 1,2%
13. Dampfkesselbetriebe 0,2%

Eine besonders hohe Unfallgefährdung besteht demnach im Tiefbaugewerbe, bei der Gewinnung von Steinen und Erden im Tagebau und im Bergbau.

Unfälle in den Bergwerken. Auf 1000 Bergarbeiter entfallen jährlich 1,7 tödlich Verunglückte. Der größte Teil dieser Verunglückungen erfolgt durch Hereinbrechen von Gesteins- und Kohlenmassen, etwa $^1/_3$ beim Ein- und Ausfahren in den Schächten und steilen Strecken, Massenunglücke vor allem durch Explosionen von Kohlenstaub, Schlag- und bösen Wettern.

Dem Stein- und Kohlenfall ist durch sorgfältigen Ausbau und Abbau der Gruben vorzubeugen. Ersterer ist möglichst in Eisen oder Mauerwerk, nicht in Holz auszuführen; besondere Sorge ist auch für Absperrung der Wässer zu tragen. Beim Abbau müssen die entstehenden Hohlräume durch planmäßige Wiederfüllung (Bergeversatz, Spülverfahren) vor dem Zusammenbruche gesichert werden.

Die Entzündung von Kohlenstaub, schlagenden und bösen Wettern kann durch Lampen oder Sprengschüsse erfolgen. Die erstgenannte Gefahr wird durch die DAVYsche Sicherheitslampe vermieden.

Auch Acetylenlampen sind als Sicherheitslampen konstruiert; den sichersten Schutz gewähren die heute im Kohlenbergbau ausschließlich benutzten tragbaren elektrischen Grubenlampen.

Um böse Wetter anzuzeigen, sind Indicatoren angegeben, die darauf beruhen, daß in einem mit Tonplatten verschlossenen Gefäß in methan-, kohlenoxyd- oder kohlensäurehaltiger Luft ein Überdruck entsteht, welcher eine Quecksilbersäule empordrückt und damit einen elektrischen Strom schließt, der ein Warnungssignal auslöst. — HABERs Schlagwetterpfeife besteht aus zwei nebeneinandergelagerten Pfeifen, die bei gleicher Gasfüllung auf denselben Ton gestimmt sind. Das Rohr der einen Pfeife ist mit reiner Luft gefüllt, in das andere wird Grubenluft eingesaugt; mit steigendem Gehalt an Methan nimmt die Schwebungszahl in dieser Pfeife zu und in der Nähe der Explosionsgrenze tritt ein charakteristisches Trillern ein. — Einen Hinweis auf die Gefahr liefert auch die PIELERsche Wetterlampe; sie wird mit Spiritus gespeist und brennt farblos. Die Flammenhöhe wird in reiner Luft reguliert. Bei Grubengasgehalt zeigt sich ein Lichtkegel, der um so höher und breiter wird, je mehr Gas sich ansammelt. — Auch die oben genannten Benzinsicherheitslampen verhalten sich ähnlich. Bei geringem Gasgehalt der Luft verlängert sich die Flamme und wird spitzer; bei größerem Gehalt steigt die Flamme bis an den Deckel des Drahtkorbes, ist im oberen Teil rot gefärbt und rußt etwas; bei noch stärkerer Gasmischung entzündet sich diese innerhalb des Drahtnetzes und bildet eine Aureole, die noch fortbrennt, während die Lampenflamme erlischt.

Die Gefahr von Schlagwetterexplosionen bei der Schießarbeit versucht man durch strenge Vorschriften über die Sprengtechnik und unablässige Bemühungen um ihre Verbesserungen möglichst zu vermindern.

Unfälle durch explosionsfähiges Material. In Frage kommen Staubexplosionen und Explosionen in Sprengstoffabriken, bei der Celluloidgewinnung usw. (über Gasexplosionen s. unter „Beleuchtung" S. 182).

In der Luft verteilter Staub brennbarer Stoffe kann zu einer plötzlichen, explosionsartigen Verbrennung Anlaß geben: Kohlenstaub in Kohlengruben wirkt daher sehr explosiv, ebenso Aluminiumstaub bei der Gewinnung von Aluminiumbronze, Magnesiumstaub, Mehlstaub, ferner der Staub in Kunstwollfabriken. Eine kräftige Ventilation ist die geeignetste Vorsichtsmaßregel.

In Bergwerken wurde die Kohlenstaubgefahr früher hauptsächlich durch Berieselung mit Wasser, heute durch das Gesteinsstaubverfahren bekämpft. In Pulver-, Patronen- und Zündhütchenfabriken sind alle Reibungen mit Metallteilen auszuschließen, ferner ist auf gründlichste Reinlichkeit und vollständige Beseitigung alles Pulverstaubes zu achten. Das Betreten der Räume ist nur mit Filzschuhen gestattet, die einzelnen Arbeitsstände sind durch Drahtgaze vollständig zu trennen. Außerdem sucht man die einzelne Arbeitsstelle durch hohe und starke Wälle von Erde oder Mauerwerk zu isolieren.

Unfälle durch Maschinenbetrieb. Von den zahlreichen, bei der Konstruktion und dem Betriebe der Dampfkessel und Dampfmaschinen erforderlichen Vorsichtsmaßregeln seien hier zunächst nur die selbsttätigen Sicherheitsapparate an den Kesseln erwähnt. Dieselben zeigen namentlich ein zu niedriges Sinken des Wasserstandes durch Signale, z. B. Pfeifen, an.

Sie werden entweder so konstruiert, daß ein im Kessel befindlicher Schwimmer eine Stange und an deren Spitze eine Kugel trägt; letztere verschließt bei hinreichendem Wasserstand die Öffnung eines Dampfkanals, der zu der Pfeife führt; beim Sinken des Wasserstandes hört der Verschluß auf und das Signal ertönt. Oder ein mit Pfeife versehenes Rohr ist für gewöhnlich mit einem Tropfen aus einer Legierung verschlossen, die im Wasser nicht, wohl aber in dem höher temperierten Dampf schmilzt. — Der ebenfalls wesentlich auf Legierung von bestimmtem Schmelzpunkt beruhende Schwarzkopfsche Apparat zeigt durch sichtbares und hörbares Signal 1. beginnenden Wassermangel, 2. beginnende Drucküberschreitung, 3. trockenes Anheizen eines Kessels, 4. abnorme Erhöhung der Wassertemperatur (Siedeverzug) an.

Was die maschinellen Betriebseinrichtungen anlangt, so sind zur Verhütung von Unfällen 3 Grundsätze festzuhalten: 1. Umkleidung möglichst aller Teile, durch die der Arbeiter verletzt werden könnte; 2. Ersatz von eckigen rotierenden Teilen durch runde (z. B. bei Hobelmaschinen); 3. Ausbildung der Einrückvorrichtungen der Maschinen in solcher Weise, daß der Arbeiter beide Hände aus dem Gefahrenbereich entfernen muß. — Im einzelnen sind die Schwungräder zu ummanteln, Riementransmissionen mit Schutzkasten zu verdecken. Die Transmissionen sind nie mit der Hand zu bedienen, vielmehr sind Riemenaufleger und Ausrückvorrichtungen zu benutzen. Die Arbeiter und namentlich die Arbeiterinnen sollen sich einer eng anliegenden Kleidung (womöglich besonderer Arbeitsanzüge, z. B. des Schwanckschen Arbeiterschutzanzuges) bedienen.

Besonders wichtig sind Schutz- und Sicherheitsvorrichtungen an Werkzeugmaschinen und der Metall- und Holzbearbeitung, die von dem Arbeiter ständig von Hand bedient und mit Arbeitsmaterial und Werkstücken beschickt werden müssen.

Die technische Unfallverhütung muß außerdem durch Belehrung der Arbeiter durch Wort und Bild (Unfallverhütungspropaganda) ergänzt werden.

3. Arbeitsschutz.

Aufgabe des gesundheitlichen Arbeitsschutzes ist es, durch Maßnahmen der Arbeitshygiene und der Unfallverhütung sowie Regelung der Beschäftigung von Arbeitern und anderen in den Betrieben beschäftigten Personen alle der Gesundheit und der Leistungsfähigkeit nachteiligen Einwirkungen der gewerblichen Tätigkeit fernzuhalten und die durch solche Einwirkungen oder durch Unfälle drohenden Gefahren für Leben und Gesundheit auf das geringste mit der Aufrechterhaltung des Betriebes verträgliche Maß herabzudrücken. Die gesetzlichen Arbeitsschutzvorschriften umfassen demgemäß nicht nur Bestimmungen über die Beschaffenheit der Arbeitsstätten und deren Einrichtungen im Hinblick auf den erforderlichen Schutz für Leben und Gesundheit (Betriebsschutz im engeren Sinne), sondern außerdem Bestimmungen über die Regelung und Beschränkung der Arbeitszeit (Arbeitszeitschutz) und besondere Bestimmungen und Beschränkungen für die Beschäftigung von Frauen und Jugendlichen.

Die vom Staat erlassenen Vorschriften finden auf dem Gebiet der Unfallverhütung eine Ergäzung in den auf Grund des § 848 RVO. aufgestellten berufsgenossenschaftlichen Unfallverhütungsvorschriften, die vielfach auch von der staatlichen Gewerbeaufsicht mangels gesetzlicher Bestimmungen als Unterlage zu treffender Anordnungen benutzt werden.

Die wichtigste Grundlage des gesetzlichen Arbeitsschutzes überhaupt und des Betriebs- und Gefahrenschutzes im besonderen bietet die *Gewerbeordnung für das Deutsche Reich*, die unter Titel VII Rahmenvorschriften über den Gesundheitsschutz der gewerblichen Arbeiter und seine Durchführung sowie die Ermächtigungsbestimmungen für den Erlaß weitergehender durch Verordnung zu erlassender Vorschriften enthält. Der Geltungsbereich der GO. ist auf gewerbliche Betriebe, ihre Unternehmer und die dort beschäftigten Arbeiter und technischen Angestellten beschränkt; die Vorschriften der GO. gelten nicht für die kaufmännischen und Handelsbetriebe (einschließlich der Apotheken), für die Heimarbeit, für Betriebe der Land- und Forstwirtschaft, Fischerei und Seeschiffahrt sowie für bergbauliche Betriebe einschließlich der zugehörigen, d. h. der zur Aufbereitung der eigenen Produkte am Gewinnungsort errichteten Nebenbetriebe; für die Heimarbeiter ist der Betriebs- und Arbeitszeitschutz in dem *Gesetz über die Heimarbeit* vom 30. 10. 39 und die zugehörigen Durchführungsverordnungen reichsrechtlich geregelt.

Die grundlegenden Bestimmungen über den gewerblichen Betriebsschutz sind in den §§ 120a—g der GO. erlassen. Der § 120a schreibt vor:

„Die Gewerbeunternehmer sind verpflichtet, die Arbeitsräume, Betriebsvorrichtungen, Maschinen und Gerätschaften so einzurichten und zu unterhalten und den Betrieb so zu regeln, daß die Arbeiter gegen Gefahren für Leben und Gesundheit so weit geschützt sind, wie es die Natur des Betriebes gestattet.

Insbesondere ist für geeignetes Licht, ausreichenden Luftraum und Luftwechsel, Beseitigung des bei dem Betrieb entstehenden Staubes, der dabei entwickelten Dünste und Gase sowie der dabei entstehenden Abfälle Sorge zu tragen.

Ebenso sind diejenigen Vorrichtungen herzustellen, welche zum Schutze der Arbeiter gegen gefährliche Berührungen mit Maschinen oder Maschinenteilen oder gegen andere in der Natur der Betriebsstätte oder des Betriebes liegende Gefahren, welche aus Fabrikbränden erwachsen können, erforderlich sind.

Endlich sind diejenigen Vorschriften über die Ordnung des Betriebes und das Verhalten der Arbeiter zu erlassen, welche zur Sicherung eines gefahrlosen Betriebes erforderlich sind.“

§ 120b enthält Bestimmungen über die Aufrechterhaltung der guten Sitten und des Anstandes und die besonderen bei Beschäftigung von Arbeitern verschiedenen Geschlechts erforderlichen Einrichtungen und Maßnahmen, und darunter in Absatz 2 und 3 die für Schmutz- und Giftbetriebe gesundheitlich und allgemein bedeutsame Vorschrift,

daß „in Anlagen, deren Betrieb es mit sich bringt, daß die Arbeiter sich umkleiden und nach der Arbeit sich reinigen, ausreichende, nach Geschlechtern getrennte Ankleide- und Waschräume vorhanden sein müssen".

Der § 120c regelt den besonderen und weitergehenden Betriebsschutz für jugendliche Arbeiter mit der Vorschrift:

„Gewerbeunternehmer, welche Arbeiter unter 18 Jahren beschäftigen, sind verpflichtet, bei der Einrichtung der Betriebsstätte diejenigen besonderen Rücksichten auf Gesundheit und Sittlichkeit zu nehmen, welche durch das Alter dieser Arbeiter geboten sind."

Die Vorschriften der §§ 120a—c legen also Verpflichtungen zunächst nur dem „Gewerbeunternehmer", dem Betriebsführer im Sinne des *Gesetzes zur Ordnung der nationalen Arbeit* auf. Ihn trifft die öffentlich-rechtliche, vom Staat zum Schutz der Arbeitskraft auferlegte Verpflichtung zum Schutz der Arbeitskraft, die privatrechtlich in ähnlicher Weise (aber durch Vertrag abdingbar) durch die §§ 618, 619 BGB. festgestellt ist.

Im übrigen finden die Verpflichtungen des Betriebs- und Gefahrenschutzes eine Grenze an den in der Eigenart des Betriebes liegenden Gegebenheiten; „die Arbeiter müssen gegen die Gesundheitsgefahren so weit geschützt sein, wie es die Natur des Betriebes gestattet". Diese Beschränkung der Schutzpflicht beruht auf der Erfahrung, daß eine absolute Beseitigung der Gesundheitsgefahren in vielen Betrieben mit keinen Mitteln erreicht werden kann, und andererseits mit Rücksicht auf wirtschaftliche oder technische Erfordernisse es nicht in der Absicht des Gesetzgebers liegen kann, gewisse unter allen Umständen gefährliche unerläßliche Arbeiten schlechthin zu verbieten oder die Fortführung der betreffenden Betriebe durch unerfüllbare oder wirtschaftlich allgemein untragbare Anforderungen unmöglich zu machen.

Zu den Arbeitsräumen im Sinne des Absatzes 1 gehören nicht nur diejenigen Räume, die unmittelbar und ausschließlich für die Ausführung gewerblicher Arbeit bereitgestellt sind, sondern auch alle Nebenräume — z. B. Zugänge und Treppenhäuser, Hof- und Vorratsräume, Wasch- und Speiseräume —, in denen sich die beschäftigten Arbeiter beruflich aufhalten müssen.

Unter Regelung des Betriebes ist alles zu verstehen, was in bezug auf angewendete Arbeitsverfahren, Auswahl der mit der Ausführung Beauftragten nach Zahl und Eignung, Ausstattung mit Werkzeug und Schutzausrüstung usw. zur Vermeidung von Gesundheitsschäden und Unfällen geschehen kann. Hierzu gehört insbesondere auch der nach der Vorschrift des Absatzes 4 dem Führer des Betriebes (Unternehmer) obliegende Erlaß von Vorschriften über die Ordnung des Betriebes und das zur Sicherung eines gefahrlosen Betriebes erforderliche Verhalten der Arbeiter.

Die in der Rahmenvorschrift der §§ 120a—c gegebenen Bestimmungen stellen allgemeingültige, für *alle* Betriebe bindende, daher notwendigerweise allgemeingehaltene Grundsätze auf; welche erst in der Durchführung durch die Aufsichtsbehörden auf dem Wege der polizeilichen Verfügung durch die zuständigen Behörden für den einzelnen Betrieb gemäß § 120d oder durch weitergehende auf dem Wege besonderer Verordnung für bestimmte gleichartige Betriebsgruppen und Gewerbezweige gemäß § 120e von der Reichsregierung zu erlassende Vorschriften, die der Eigenart der Betriebe angepaßte Anwendung finden; sie sollen für diese einerseits eine ausreichende gesetzliche Unterlage, andererseits aber auch einen gewissen Spielraum geben.

Zuständige Polizeibehörden sind jetzt die Gewerbeaufsichtsämter, die im allgemeinen selbst die polizeilichen Verfügungen aus § 120d erlassen und zustellen.

Auf Grund des § 120e sind seither von Reichs wegen zahlreiche (etwa 23) Verordnungen erlassen, die hauptsächlich den gesundheitlichen Betriebsschutz in Betrieben mit besonderen Giftgefahren (insbesondere Bleibetrieben) oder auch erheblicher Gefährdung durch Staub, Milzbrandinfektion und andere Einwirkungen regeln.

Diese Verordnungen enthalten in der Regel mehr oder weniger eingehende Bestimmungen über die bauliche Anlage und Beschaffenheit sowie die Instandhaltung der Arbeitsräume, die technischen Betriebseinrichtungen und die Regelung der Arbeitsverfahren, die Aufbewahrung, Beförderung, Entleerung, Verpackung usw. giftiger staubabgebender Arbeitsstoffe, Rohstoffe, Zwischen- und Endprodukte, die persönliche Ausrüstung der Arbeiter, die Arbeitsordnungen mit besonderen Vorschriften über die Belehrung und das Verhalten der Arbeiter, die besonderen hygienischen Einrichtungen (Wasch-, Bade-, Umkleide- und Speiseräume) sowie endlich Vorschriften über Verbote und Beschränkungen der Beschäftigung von Frauen und Jugendlichen sowie die regelmäßige ärztliche Überwachung der Arbeiter. Die Untersuchung der Arbeiter hat vor der Einstellung und dann in $2^{1}/_{2}$monatlichen bis $^{1}/_{4}$jährlichen Zwischenräumen zu erfolgen, sich auf bestimmte Anzeichen einer Vergiftung zu erstrecken, bei deren Feststellung Ausschluß von der Arbeit bis zur Genesung oder erforderlichenfalls dauernd anzuordnen ist. Sie soll in einigen Betrieben an der Arbeitsstelle („im Betrieb") ausgeführt und mit einer Besichtigung und einer Belehrung der Arbeiter verbunden werden.

Durch besondere Bestimmungen sind den Gewerbeaufsichts- und Gesundheitsbehörden, und zwar insbesondere dem von der oberen Verwaltungsbehörde in der Regel zu ersuchenden Gewerbearzt oder dem Gesundheitsamt auch ein verwaltungsrechtlicher und disziplinarer Einfluß auf die Auswahl der Überwachungsärzte und ihre Tätigkeit eingeräumt, die sich auf Regelmäßigkeit und Vollständigkeit der Untersuchungen und Eintragungen und auch auf die Sachkenntnis und sonstige Eignung des beauftragten Arztes erstreckt.

Eine wesentliche Grundlage für die Durchführung des Betriebsschutzes bietet das *Gesetz über gesundheitsschädliche und feuergefährliche Arbeitsstoffe* vom 25. 3. 1939, das den Reichsarbeitsminister ermächtigt, die Verwendung und das In-den-Verkehr-bringen von Arbeitsstoffen mit gesundheitsschädlichen oder feuergefährlichen Bestandteilen zu verbieten oder von bestimmten Bedingungen (z. B. Kennzeichnung) abhängig zu machen.

Die gesetzliche Regelung der Arbeitszeit der erwachsenen (über 18jährigen) männlichen und weiblichen Arbeiter sowie grundlegende Bestimmungen über den besonderen Schutz der erwerbstätigen Frau sind in der *Arbeitszeitordnung* vom 30. 4. 1938 enthalten. Für Arbeiter und Angestellte in Betrieben und Verwaltungen aller Art (ausgenommen die Betriebe für Land- und Forstwirtschaft, des Gartenbaus, der Fischerei und Seeschiffahrt) ist die *regelmäßige* werktägliche Arbeitszeit auf 8 Stunden festgesetzt bzw. bei ungleicher Verteilung die Einhaltung einer täglichen Höchstarbeitszeit von 10 Stunden und einer wöchentlichen Arbeitszeit von 48 Stunden vorgeschrieben. Die Voraussetzungen und Grenzen regelmäßiger oder auf Grund besonderer Genehmigung der Aufsichtsbehörden zugelassenen Überschreitungen der täglichen Arbeitszeit sind im einzelnen festgesetzt; für bestimmte Gewerbezweige und Tätigkeiten, die unter besonderen Gefahren für Leben und Gesundheit oder unter außergewöhnlicher Einwirkung von Hitze, Staub, Gasen und Dämpfen od. dgl. ausgeübt werden, sind solche grundsätzlich ausgeschlossen, andererseits — z. B. für heiße Betriebspunkte im Bergbau — weitergehende Beschränkungen der Arbeitszeit durch Anordnung der Zentralbehörden (Reichsarbeitsministerium) vorgesehen. Die ununterbrochenen zwischentäglichen Ruhezeiten sind auf mindestens 11 Stunden, die Arbeitspausen für die männlichen Gefolgschaftsmitglieder bei Arbeitszeiten von mehr als 6 Stunden auf mindestens eine halbe Stunde (oder 2mal Viertelstunden) festgesetzt.

Die im dritten Abschnitt zusammengefaßten *Vorschriften über den erhöhten Schutz für Frauen* enthalten Beschäftigungsverbote für eine Reihe von Betrieben und Tätigkeiten sowie die Ermächtigung zum Erlaß weitergehender Einschränkungen, eine strengere Regelung der Höchstarbeitszeiten für schwangere und stillende Frauen sowie für Ausnahmegenehmigungen eine besondere Regelung der Ruhepausen während der Arbeit und ein Verbot der Nachtarbeit.

Einen besonderen Schutz — auch wirtschaftlicher Art — bietet der schwangeren und stillenden Frau das *Gesetz über die Beschäftigung vor und nach der Niederkunft* vom 16. 6. 1927. Danach sind Schwangere berechtigt; 6 Wochen vor der Niederkunft die Arbeit auszusetzen; ein für den Gefolgschaftsführer zwingendes Beschäftigungsverbot besteht aber nur für die ersten 6 Wochen nach der Niederkunft. Während der gleichen Zeit und erforderlichenfalls für weitere 6 Wochen besteht Kündigungsschutz und für 6 Monate Anspruch auf Gewährung von „Stillpausen".

Der Betriebs- und Arbeitszeitschutz der jugendlichen Arbeiter ist durch das *Gesetz über Kinderarbeit und über die Arbeitszeit der Jugendlichen (Jugendschutzgesetz)* vom 30. 4. 1938 geregelt. Seine Ziele sind in dem Vorspruch zum Ausdruck gebracht:

„Jugendschutz ist Volksschutz."

Alle Jugendlichen zu seelisch und körperlich gesunden Volksgenossen zu erziehen, ist völkische Notwendigkeit und nationalsozialistische Pflicht.

Es ist der Wille der Reichsregierung, der deutschen Jugend Schutz und Förderung zuteil werden zu lassen und damit ihre Leistungsfähigkeit zu steigern.

Diesem Ziele dient die Verwirklichung folgender Grundgedanken:

„Kinderarbeit ist grundsätzlich verboten.

Die Jugendlichen werden durch Begrenzung der Arbeitszeit und durch Verbot der Nachtarbeit vor übermäßiger Beanspruchung geschützt.

Die zur beruflichen Weiterbildung, zur körperlichen Ertüchtigung, zur Gestaltung der Persönlichkeit und zur staatspolitischen Erziehung notwendige Freizeit wird sichergestellt.

Der Urlaub der Jugendlichen und seine sinnvolle Ausnutzung werden gewährleistet."

Die Vorschriften des Gesetzes gelten für die Beschäftigung von Kindern — unter 14jährigen und Volksschulpflichtigen — und von Jugendlichen — alle 14- bis 18jährigen — in einem Lehr- oder Arbeitsverhältnis oder zu ähnlichen Dienstleistungen, mit Ausnahme der Hauswirtschaft, der Land- und Forstwirtschaft und der Fischerei See- und Binnenschiffahrt, für die besondere Regelung vorbehalten ist.

Von dem grundsätzlichen Verbot der Kinderarbeit sind nur bestimmte Ausnahmen für leichtere und kurzdauernde Beschäftigungen vorgesehen.

Die Arbeitszeit der Jugendlichen ist an sich hinsichtlich der zulässigen Höchstarbeitszeiten sowie durch Anrechnung des Berufsschulbesuchs auf die Arbeitszeit strenger begrenzt, die Ruhepausen während der Arbeitszeit sind besonders geregelt; ein Beschäftigungsverbot für die Nachtzeit von 20 Uhr abends bis 6 Uhr morgens, Vorschriften über verkürzte Arbeitszeit vor Sonn- und Feiertagen („Frühschluß") und ein grundsätzliches Verbot der Beschäftigung an Sonn- und Feiertagen stellen die Nachtruhe und die erforderliche Erholungszeit sicher. Außerdem besteht ein gesetzlicher Anspruch auf Urlaub unter Lohnfortzahlung, der für Jugendliche unter 16 Jahren auf 15, für Jugendliche über 16 Jahre auf 18 Werktage jährlich festgesetzt ist.

Auf Grund einer Bestimmung, die den Reichsarbeitsminister zum Erlaß von Beschäftigungsverboten für Betriebe oder Tätigkeiten mit besonderen Gefahren für Gesundheit oder Sittlichkeit ermächtigt, ist die Beschäftigung Jugendlicher in einer Reihe von Betrieben durch besondere Verordnungen untersagt oder weitergehenden Beschränkungen unterworfen.

Schrifttum.

ATZLER: Körper und Arbeit. Handbuch der Arbeitsphysiologie, 1927. — BAUER, ENGEL, KOELSCH, KROHN, LAUTERBACH: Berufskrankheiten. „Arbeit und Gesundheit", Heft 29. 1937. — FLURY u. LEHMANN: Toxikologie und Hygiene der technischen Lösungsmittel, 1938. — FLURY u. ZERNIK: Schädliche Gase, 1931. — KOELSCH: Lehrbuch der Gewerbehygiene, 1937. — KOELSCH: Handbuch der Berufskrankheiten, Bd. 1 u. 2. 1935—1936. — LEHMANN, K. B.: Arbeits- und Gewerbehygiene. Bd. 6/2 des Handbuchs der Hygiene von RUBNER, GRUBER und FICKER, 1919. — RAMBOUSEK: Gewerbehygiene, 1909. — RAMBOUSEK: Gewerbliche Vergiftungen, 1911. — SYRUP: Handbuch des Arbeiterschutzes und der Betriebssicherheit, Bd. 1—3. 1925.

VI. Freizeitgestaltung.

Von HANS DORNEDDEN.

Der *Feierabend* und der *Urlaub* sind nicht nur die in der Regel am meisten geschätzten Tages- und Jahresabschnitte, sondern auch diejenigen, die für den Hygieniker von besonderer Bedeutung sind; so sehr sie nämlich in den persönlichen Gesundheitsdienst gestellt werden können, so oft entwickeln sie sich doch mehr oder weniger gesundheitschädlich oder bleiben mindestens ohne gesundheitspflegerischen Erfolg, der um so dringlicher ist, je straffer die Menschen in den allgemeinen Arbeitsmechanismus eingespannt werden. Die Freizeit soll nicht voll mit anstrengender hauswirtschaftlicher oder nebenberuflicher Pflichtarbeit ausgefüllt sein, sie soll aber auch nicht nur lediglich dem Vergnügen dienen, sie ist vielmehr verantwortungsbewußt gründlicher Erholung, der Körperpflege und -ertüchtigung und daneben geistiger und charakterlicher Fortbildung im Streben zum Menschheitsideal, der Steigerung des eigenen Persönlichkeitswertes zu widmen, wenn die Freizeitgestaltung zur harmonischen Lebensführung durch Ergänzung einseitiger Berufstätigkeit beitragen soll.

Im Vordergrund der Anforderungen an die Freizeit des schaffenden Menschen steht die *Ausspannung*, das Gefühl, von der Verpflichtung zu anstrengender Aufmerksamkeit, zu angespannter, zielstrebiger Arbeit, von der Bindung an eine ermüdende Arbeitsordnung frei zu sein. Neben der Freiheit in der Wahl der Beschäftigung ist für rechte Freizeitgestaltung auch die Möglichkeit wichtig, angenehme Eindrücke zu sammeln, die beim Ermüdeten beruhigender, beim bereits Ausgeruhten anregender Art sein sollen. Je deutlicher dem Einzelmenschen dieser Unterschied zwischen Berufsarbeit und Freizeit vor Augen tritt, desto wirksamer ist die von der Freizeit ausgehende Auffrischung. Grundsätzlich möge der Feierabend mit Ruhe beginnen, aber auch das Ablegen der

Arbeitskleidung, eine Körperreinigung und eine bequeme Hauskleidung können viel zur rechten Feierabendstimmung beitragen.

Ist das Gefühl, aller Verpflichtungen ledig zu sein, in unserer hastenden Zeit zweifellos die beste Erholung und Vorbeugung vorzeitiger Abnutzung, so muß doch bei zahlreichen Menschen nach ausreichender Ausspannung eine die einseitige Berufsarbeit *kompensierende Beschäftigung* treten, beim Geistesarbeiter eine zur Erhaltung körperlicher Elastizität und Widerstandskraft geeignete körperliche Ausarbeitung, beim Stubenhocker und Fabrikarbeiter eine kräftige Einwirkung des Außenklimas, beim Schwer- und Landarbeiter dagegen eine Lösung beruflich bedingter körperlicher Fehlhaltungen durch Massage, Lockerungsübungen und ganz allgemein bei irgendwelchen Anzeichen herannahender Schäden der Gesundheit und Leistungsfähigkeit entsprechende Gegenmaßnahmen. Hierzu gehören beispielsweise bei Anlage zur Fettleibigkeit oder Verstopfung regelmäßige, körperliche Ausarbeitung, sportliche oder gymnastische Übungen, bei allgemeiner Körperschwäche eine Reizbehandlung mit mäßigen Leibesübungen, Luft- oder Wassereinwirkungen und anschließenden ausgedehnten Liegekuren, bei Neigung zu rheumatischen Leiden Massage, Heiz- und Übungsbehandlung, bei Neigung zu kalten Füßen oder Erkältungen Abhärtungsmaßnahmen zur Regelung der Durchblutung der Haut und der Schleimhäute, bei Anlage zu Hautentzündungen ausgiebige Hautreinigung, -massage und allgemeine Körperpflege und bei nervöser Reizbarkeit und Zappeligkeit Übungen in ruhigem, gemessenen Verhalten. So soll die Freizeit nicht nur der augenblicklichen Erholung von der Werktagsarbeit, sondern auch der Körperertüchtigung und einfachen, aber stetig fortzuführenden Maßnahmen zur Verhütung herannahender Leiden dienen.

Was von der Gestaltung des Feierabends in dieser Hinsicht verlangt wird, gilt im verstärkten Maße vom *Urlaub*. Mag beim Jugendfrischen hierüber allein die Sehnsucht in die Ferne, in Kreise lebensfroher, unternehmungslustiger Menschen, in die Romantik einsamen Naturlebens oder das Streben, von der schönen Welt möglichst viel kennen zu lernen und sich daran zu bilden, entscheiden, wer eine Ausspannung, Auffrischung, Abhärtung, Kräftigung oder Behebung beginnender Körperschäden bedarf, muß seinen Erholungsaufenthalt hiernach wählen und gestalten, sich in schonendem Wald- oder Mittelgebirgsklima Ruhe, im Hochgebirge oder an der See stärkere anregende, abhärtende und straffende klimatische Reize suchen. Nicht dürfen wir überdies die gelegentlich wirksame Bekämpfung sich einschleichender chronischer Leiden durch kurmäßigen Aufenthalt im geeigneten Heilbad unterschätzen. Mag ein solcher auch nicht immer den Urlaubswünschen entsprechen, so muß der Urlaub dennoch bei Anbrüchigen in erster Linie vorbeugender Gesundheitspflege gewidmet werden. Wenn allgemeine Körperertüchtigung angezeigt ist, so mögen wir wandern, rudern, schwimmen, im Winter Ski laufen oder anderen Sport betreiben, dabei aber beachten, daß unsere Freizeit der Erholung dienen soll, diese aber zwischen der Werktagsarbeit und dem Sport ebenso wie nach dem Sport ausreichende Ruhezeiten verlangt, um dem Körper zum Kräfteaufbau und zum Abbau von Ermüdungsstoffen ausgiebige Zeit zu lassen.

Wenn die Hygiene die Körperpflege in den Vordergrund stellt, so ist es doch zugleich ihre Aufgabe, deren Stellung in einer harmonischen Lebensführung, die der Erhöhung und Erhaltung des Persönlichkeitswertes und der Leistung dient, zu kennzeichnen und der *Einwirkung* auf *Geist* und *Charakter* eine angemessene Bedeutung zuzuerkennen, zumal diese häufig zugleich volksgesundheitlich wertvoll ist. Zu bewußter *gesundheitlicher Lebensführung* gehört eine gewisse kulturelle Reifung; auch kommt geistiger Beschäftigung, die den Hypochonder von krankhaften Einbildungen und unerwünschtem Gesundheitsfanatismus ebenso wie den Haltlosen oder Gemächlichen von Übertreibungen in gefährlichem Genuß fernhält, sogar die Bedeutung einer beachtlichen Behandlungsmaßnahme zu. Der Nervöse wird in beschaulicher Sammeltätigkeit oder in der Pflege seines Gärtchens Beruhigung, in schönen Künsten wird der Melancholische Lebensfreude, der Robuste dagegen das Gefühl für Feinheiten in Empfindung und Bewegung gewinnen und damit erkennen lernen, wo sich bei Übertreibungen gesundheitliche Schädigungen anzeigen.

Im allgemeinen wird die Freizeit so genutzt werden sollen, daß sie einseitiger Erwerbstätigkeit und der Verkümmerung sonst nicht geübter Fähigkeiten und Körperfunktionen entgegenarbeitet, um dem Menschen eine ausgeglichene Leistungsfähigkeit seines Körpers und Geistes zu erhalten. Darüber hinaus möge die Freizeit neben dem beglückenden Gefühl des Freiseins von äußeren Verpflichtungen nach erfolgreich beendeter Tagesarbeit noch besondere Lebensfreude im Sinne der Bestrebungen der „*Kraft durch Freude*"-Organisation spenden, sei es durch Sport, der Lebensfreude durch erzielte Leistungen und durch die angenehm empfundene stärkere Durchblutung der Gewebe oder die Erschlaffung der Muskeln in der Ruhe nach der Leistung vermittelt, sei es durch einen Spaziergang, der angenehme Eindrücke vermittelt, durch Besichtigungen oder Vorträge, die zu ungekannten Ausdrucksformen der Natur oder Völkerkultur hinführen und die Phantasie anregen, durch Theater- oder Musikerlebnisse, die den Menschen beim Gemüt packen und sonst verkümmernde Lebensempfindungen erwecken. Alles dient dazu, den Menschen sein eigenes Leben in schöner *Vielgestaltigkeit* tief innerlich empfinden zu lassen und ihn durch das Gefühl zu *beglücken*, reich an diesen Erlebnissen zu sein. So dient die Freizeit vielen Zielen, die aber alle dahin zusammenführen, den Menschen in seinem Persönlichkeitswert reicher und damit glücklicher zu machen. Der Nationalsozialismus hat in seiner „Kraft durch Freude"-Organisation und durch sein Bemühen um entsprechende betriebseigene Einrichtungen auch dem Minderbemittelten die Möglichkeit gegeben, an diesem Reichtum der Lebenseindrücke teilzunehmen; er bekämpft damit teilweise auch die Gefahren der Freizeit, die sich aus Langeweile ergeben und leider sehr häufig in Genußsuchten auslaufen, denen nie früh genug durch Hinlenken auf gesunde Betätigung, geistige Genüsse oder auf das Streben nach eigenen Leistungen vorgebeugt werden kann.

Wenn wir die Aufgaben und den Wert der *Freizeit* erkannt haben, so erscheint es erforderlich, sie auch weitgehend *sicherzustellen*. Nach der Arbeitszeitordnung ist das im allgemeinen der Fall, nur dort nicht, wo Nebenbeschäftigungen oder häusliche Pflichten die Freizeit weitgehend ausfüllen. Vor allem gilt dies für vollberufstätige und zugleich hauswirtschaftlich gebundene Frauen, bei denen der Arbeitgeber sich darüber klar sein muß, daß hier Menschen dem wahren Genuß ausreichender Freizeit großenteils oder gänzlich entzogen werden und ein vorzeitiges Verausgaben ihrer Lebenskraft sehr zu befürchten ist. Darum darf der Hausfrau außer ihren häuslichen Pflichten Berufsarbeit nur für Notzeiten aufgebürdet werden, nicht nur ihrer eigenen Person wegen, sondern um der ganzen Familie willen, die in der Regel *die beste Erholung daheim* findet, vorausgesetzt, daß die Hausfrau ihre Kraft diesem Erholungsbedürfnis der von ihr Betreuten voll und ganz widmen kann. Ein geordneter Haushalt und ein frohes Familienleben können für rechte Freizeitgestaltung Gedeihliches bieten: Ausspannung, Ungebundenheit, körperliche Beschäftigung, häusliche Vorbeugungsmaßnahmen gegen herannahende Leiden, Anregungen durch Musik, ein schönes Buch, frohe gemeinschaftliche Bewegungsspiele u. a., die Familiengemeinschaft im ganzen erfreuende Unterhaltung. Uns soll die „Kraft durch Freude"-Organisation so bilden, daß wir unsere Freizeit daheim mit geringsten Mitteln in froher Gemeinschaft gesund und anregend zu gestalten wissen, und daß wir eine solche Freizeitgestaltung vorwiegend in der eigenen Familie als einen für eine harmonische, gesundheitliche und kulturelle Lebensführung ausschlaggebenden Faktor einschätzen, auf den wir nicht mehr verzichten können.

VII. Pflege des Körpers und des Geistes.

Von FRIEDRICH KONRICH.

Bedeutung körperlich-geistiger Hygiene.

Die beiden führenden Völker des klassischen Altertums wußten, welchen großen Lebenswert die Harmonie von Körper und Geist besitzt. Das griechische Vorbild des Gymnasion in seinem ursprünglichen Sinn legt dafür ebenso Zeugnis ab wie das oft zitierte Wort der Römer: mens sana in corpore sano. Die moderne Hygiene, zunächst darauf bedacht, durch Prophylaxe Krankheit und vorzeitigen Tod zurückzudrängen, hat ihren Rahmen bald weiter gespannt und strebt dem Ziele nach, dem Menschen innerhalb der ihm zugemessenen Daseinsspanne zu einem höheren Grade von Gesundheit zu verhelfen. Gesundheit ist ja ein sehr relativer Begriff. Der eine verbringt seine Lebenszeit in ungestörter gesundheittrotzender Kraft und wird er dann doch einmal krank, so tritt zu dem ihm bis dahin völlig unbekannten Empfinden der gestörten Gesundheit nicht selten eine Art von Aufgebrachtsein, daß es solche Störungen im Leben gibt, die, im Körperlichen begründet, die Seele lebhaft beteiligen. Der andere hat in der Jugend, vielleicht wiederholt, mit dem Kranksein Bekanntschaft gemacht; er kennt den gestörten Zustand von Körper und Seele, er hat gelernt, nach Kräften das zu vermeiden, von dem er weiß, daß es ihm Schaden bringt. Beide, der Robuste wie der Schwächliche, können gleichermaßen zu hohen Jahren kommen und beide können achtenswerte Lebensleistungen ausführen; aber der Kräftigere wird seine Tage sicherlich mit mehr Lustgefühl erfüllen als der mit geringerer Gesundheit Ausgestattete. Daß darüber hinaus der Gesundere im Durchschnitt es zu besseren Leistungen bringt und sie leichter vollzieht, liegt auf der Hand. Er befindet sich dem gesundheitlich Schwächeren gegenüber im Zustande besseren Gleichgewichts von Körper und Seele: Wie letztere nicht belastet ist durch die Auswirkungen beeinträchtigter körperlicher Gesundheit, so vollbringt der ungestörte Körper umgekehrt leichter und ohne Hemmung die Anforderungen des Willens und der höheren geistigen Verrichtungen. Wenn man von der Ertüchtigung des Volkes spricht, so sollte man sich daran gewöhnen, dabei stets auch an das tausendfältige Wechselspiel zwischen Körper und Geist zu denken. Für die große Masse eines Volkes ist die körperliche Gesundheit, ist eine möglichst hochliegende Ebene des durchschnittlichen körperlichen Gesundheitszustandes nicht nur das erste Erfordernis, sondern auch die Voraussetzung zu geistiger Widerstandskraft. Die Erziehung zu körperlicher Ertüchtigung ist überdies technisch viel leichter durchführbar als die geistige Erziehung. Das bekannte Wort, nach dem die Frauen erzogene Kinder gebären sollen, weist darauf hin, daß die Erziehung vom ersten Lebenstage an zu beginnen hat. Ein gesunder Säugling, der binnen etwa 14 Tagen nicht gelernt hat, zwischen seinen pünktlich zugeführten Mahlzeiten ruhig zu sein, ist nach der Erfahrung der Kinderärzte nicht richtig erzogen. Das, was sich bei dieser ersten Erziehung im Wechselspiel zwischen Muskel und Nerv, zwischen vegetativem und höherem Nervensystem abspielt, ist das Urbild aller Führung zur Harmonie von Körper und Seele. Es bedeutet die Ausrichtung zur Ordnung in jedem Betracht, bedeutet somit auch die Einweisung in den großen Bereich der Gemeinschaft, die von jedem die Innehaltung bestimmter Grundregeln fordert. Die Hauptforderung der Gemeinschaft an das Individuum aber heißt: Gesundheit an Körper und Geist.

Damit ist gesagt, daß jeder einzelne *die Pflicht* hat, *zur Kräftigung seiner Gesundheit selber das Seinige zu tun*; es ist ihm nicht freigestellt, in dieser Richtung sein Leben nach eigenem Gefallen einzurichten. Dazu gehört freilich, daß er weiß, was er zu tun und zu lassen hat — und dies hat er von der hygienischen Volkserziehung zu verlangen und zu erwarten. Glücklicherweise hilft die Natur hier der Hygiene. Die Jugendjahre sind die Zeit des Muskels in unserem Organismus; der unbezähmbare Bewegungstrieb gesunder Kinder läßt das mühelos erkennen. Die späteren Jahre bevorzugen mehr die geistigen Kräfte zur Betätigung. Es wird Aufgabe einer klugen Gesundheitsführung des Volkes sein, unmerklich den Übergang vom einen zum anderen Gebiete sich vollziehen zu lassen, jedem Lebensalter diejenigen Mittel zur Gesundheitspflege an Körper und Geist an die Hand zu geben und zu gönnen, die ihm angemessen sind. Die Vorherrschaft des Muskels ist ebenso nachteilig wie das Übergewicht des Geistigen; erst das sinnvolle Ineinandergreifen beider führt zur Harmonie und damit zur Vollgesundheit. Es wird sich nicht oft ereignen, daß Menschen zu vollem Ebenmaß an Leib und Seele sich entwickeln; um so schöner ist es, solchen Erscheinungen zu begegnen. Man wird auch daran zu denken haben, daß Erziehung die häufige Wiederholung bestimmter körperlicher und seelischer Verrichtungen bedeutet, soll die Formung eines Menschen gelingen und Bestand haben. Es wird also sehr darauf ankommen, bei der harmonischen Erziehung den goldenen Mittelweg zu finden, der beiden Bereichen genügend Zeit zuweist, und man wird auch Bedacht nehmen müssen, daß die Gaben, Anlagen und Neigungen der Individuen ungemein verschieden sind und daß es daher verkehrt ist, wie im Geistigen so im Körperlichen Anforderungen zu stellen, die von den vorhandenen Anlagen nicht geleistet werden können. Auch ist in Rechnung zu stellen, daß die Geschwindigkeit in der Entwicklung blutmäßig gebunden ist und daß die Ausformung von Körper und Geist bei den einzelnen Individuen, selbst bei Geschwistern, zeitmäßig erheblich verschieden verlaufen kann. Frühreife und spätes Aufwachen, Vorschnellen hier der körperlichen, dort der geistigen Ausprägung werden immer eine große Anzahl von Menschen aus dem landläufigen Entwicklungsschema herausheben und es muß Sache der Lenkung sein, hier in der Erziehung denjenigen Weg zu finden, der zum *Gleichmaß von Körper und Seele* dennoch führt. In diesen außerdurchschnittlichen Naturen werden sich besondere Anlagen häufiger finden als im Dutzendtyp — um so mehr Grund, ihnen — im Rahmen des Zulässigen — zur Entwicklung Zeit und Gelegenheit zu lassen. Für dieses große Gebiet, das ebenso wichtig für die Vollgesundheit des einzelnen wie des ganzen Volkes ist, gilt als Leitmotiv: Jung gewohnt — alt getan. Wer in jungen Jahren das Glück gehabt hat, unter kundiger Führung gesund und wohlgeschult an Körper und Geist heranzuwachsen und damit gewissermaßen das altgriechische Gymnasian an sich selbst zu erfahren, wird zeitlebens das Verlangen in sich tragen, diesen Gesundheitsgrundsätzen treu zu bleiben und sie dem Nachwuchs weiterzugeben. Die überragende Bedeutung der Erziehung kann wohl kaum auf andere Weise besser herausgestellt werden.

Körperhygiene (individuelle Hygiene).

Man kann der allgemeinen Hygiene, die sich mit den gesundheitlichen Grundlagen der Wohnung, der Kleidung, den übertragbaren Krankheiten usw. befaßt, die individuelle Hygiene gegenüberstellen und darunter die hygienischen Forderungen verstehen, die das Individuum selbst zu erfüllen hat, wenn die allgemeinen gesundheitlichen Einrichtungen zu vollem Erfolge führen sollen. Die Staatsgesundheitspflege, wie man die allgemeine Hygiene treffend heute nennt, bleibt auf halbem Wege zum Ziel stehen, wenn sie nicht durch die Individualhygiene ergänzt wird. Wie man keinen erfolgreichen Seuchenschutz gegen den Willen einer Bevölkerung betätigen kann, sondern nur mit ihrem einsichtvollen Mitgehen, so muß auch die Staatsgesundheitspflege durch die persönliche Hygiene des einzelnen ergänzt werden. Diese persönliche Mitarbeit erstreckt sich auf nicht weniger als die gesamte Lebensführung und setzt daher voraus, daß der einzelne weiß, wie gesundheitlich richtig gelebt werden muß. Hier kann nur unablässige Unterweisung weiterführen. Ein gut Teil der Bevölkerung wird sich ablehnend oder gleichgültig verhalten, zumal nicht selten liebgewordene Gewohnheiten den hygienischen Ratschlägen entgegenstehen. Ein anderer Teil wird den gesundheitlichen Vorschlägen folgen, die guten Folgen spüren und für sie werben. Die Jugend zu gewinnen heißt auch hier die Aufgabe.

Wenn man sich daran erinnert, daß der Unterschied zwischen der belebten und unbelebten Natur mit dem einen Worte: Stoffwechsel gekennzeichnet ist, so wird man auch sofort erkennen, daß die richtige *Ernährung* die allererste Voraussetzung für gesunde Lebensweise ist. Für den Säugling ist die Muttermilch die gegebene Nahrung; diese Erkenntnis ist jetzt in Deutschland einigermaßen Gemeingut des Volkes geworden. Es bedarf aber unablässiger Aufklärungsarbeit, um der Bequemlichkeit mancher Mutter den Weg zur künstlichen Nahrung möglichst zu versperren. Die Mutterberatungsstellen, Stillstuben u. dgl. sind als unentbehrliche Hilfsmittel für die gesunde Ernährung der Säuglinge unentbehrlich.

Bezüglich der gesundheitlichen Anforderungen an die Ernährung wird auf die Ausführungen im 3. Abschnitt IV: „Hygiene der Ernährung" (S. 312 ff.) verwiesen.

Für die Erhaltung guter Magenarbeit ist ein gesundes Gebiß unerläßlich. Dabei stehen wir vor der Tatsache, daß der Zustand der *Zähne* auch bei der Jugend außerordentlich viel zu wünschen übrig läßt. Die Ursachen der weitverbreiteten Zahncaries sind bis heute nicht klargestellt; neuerdings vertritt

GINS auf Grund bakteriologischer Versuche die Ansicht, daß die anaerobe Mundflora daran zumindest stark mitbeteiligt ist. Sicher ist, daß durch eine regelmäßige Mund- und Zahnpflege viele Schäden verhütet oder doch gemildert und hinausgeschoben werden können. Der richtige Gebrauch der Zahnbürste von Jugend auf ist jedenfalls ein sehr wichtiges Mittel im Kampf gegen die Zahnfäule; es muß erreicht werden können, daß dies für jeden ebenso selbstverständlich wie die tägliche Reinigung von Gesicht und Händen. Vieles spricht auch dafür, daß energische Kauarbeit ebenfalls sehr nützlich ist; ein regelmäßig kräftig geübtes Organ wird nach allgemeiner biologischer Erfahrung gesund und stark werden. Der Verzehr dunkler, abgelagerter Brote mit kräftiger Rinde ringsum ist hierzu das Hauptmittel, begegnet aber weitverbreiteter Ablehnung.

Ein von der Gesundheitspflege meist stark vernachlässigtes Gebiet der persönlichen Hygiene ist die Erziehung zur *regelmäßigen Darmentleerung*. Von der Bevölkerung wird dieser Körperfunktion kaum Beachtung geschenkt; der weitverbreitete Gebrauch von Abführmitteln gilt als unschädlich. Viel läßt sich hier durch richtige Ernährung mit reichlich Gemüse, Obst und dunklem Brote erreichen, weil diese Kost wesentlich mehr Schlacken liefert als vorwiegend aus weißem Mehl, Fleisch u. dgl. bestehende Nahrung. Wesentlich ist aber auch, daß die Kinder von Jugend auf zur regelmäßigen Darmentleerung, zweckmäßig stets zur gleichen Stunde, angehalten werden. Dickdarm und Mastdarm folgen dann dieser Gewöhnung, die in vielen Fällen alsdann für das ganze Leben bestehen bleibt.

Der Genuß von Reiz- und Anregungsmitteln nimmt in der Bevölkerung einen weit größeren Raum ein, als sich mit gesunder Lebensführung verträgt. Der junge Mensch kommt fast unmerklich durch das Vorbild der Älteren zur Gewohnheit, Alkohol und Nicotin zu sich zu nehmen; besonders das Zigarettenrauchen, vor allem auch das Einziehen des Rauches in die Lunge hat in der Jugend weithin Eingang gefunden. Dabei erreicht die Reizwirkung des Nicotins auf das Nervensystem schon nach wenigen Zügen den Höchstbetrag, der bei Zigarren erst etwa nach der Hälfte des Verbrauchs eintritt. Der Alkoholverbrauch wird eher durch den Sport niedrig gehalten als der Tabakverbrauch. Es würde auch der Erfahrung widersprechen, wenn man behaupten wollte, daß Alkoholgenuß grundsätzlich gesundheitsschädlich ist; niemand aber wird deswegen krank, weil er Alkohol und Tabak immer abgelehnt hat. Gleichwohl ist es eine sehr wichtige Forderung der persönlichen Hygiene, zumindest die Jugend dahin zu erziehen, Alkohol und Tabak am besten ganz zu meiden. Das verlangt allerdings vom einzelnen ein beträchtliches Maß von Willenskraft, zumal die Ablehnung dieser Reizstoffe vielfach als Schwäche von den Alterskameraden ausgelegt wird. Alle Bestrebungen, das Vermeiden von Alkohol und Tabak umgekehrt als Zeichen besonderer Willensfestigkeit hervorzuheben, verdienen daher jegliche Förderung; die Jugendgliederungen finden hier ein dankbares Feld, der persönlichen Gesundheitspflege einen großen Dienst zu erweisen, indem sie entweder aus eigener Kraft Alkohol- und Tabakverbrauch ihren Mitgliedern untersagen oder zumindest doch diejenigen, die ihn meiden, als Vorbild anerkennen.

Nicht selten hält der einzelne auch im Kaffeegenuß die verträgliche Grenze nicht inne. Die schnell anregende Wirkung des Kaffees verführt leicht zu Mißbrauch des Getränks; die rasche Beseitigung des Hungergefühls durch Kaffeegenuß wird von vielen dem Verzehr eines Brotes vorgezogen. Störungen der Magentätigkeit, Herzklopfen, schlechter Schlaf pflegen sich bei vielen Kaffeetrinkern einzustellen. Kindern sollte man Kaffee überhaupt nicht geben, sondern ihnen Milch oder Milchsuppen reichen.

In der *Kleidung* wird der Hygieniker dem einzelnen zwar manch guten Rat geben können, dabei oft von der Mode verdrängt werden, vor allem in der Frauenkleidung. Näheres siehe im 3. Abschnitt III: „Hygiene der Kleidung" (S. 294 ff.).

Ein wesentlicher Punkt persönlicher Hygiene betrifft die *Heizung der Wohnungen*. Man wird immer wieder feststellen können, daß die Temperatur besonders in Häusern mit Sammelheizungen oft mehr oder minder über der gesundheitlich richtigen Höhe von 18—20⁰ liegt, weil die Bewohner gar nicht dazu erzogen sind, die Ventile der Heizkörper richtig zu bedienen. Näheres über die Hygiene der Heizung siehe 3. Abschnitt II 2 B, S. 169 ff.

Das mächtigste Mittel der persönlichen Hygiene ist die frühzeitige Gewöhnung an körperliche, planmäßige Betätigung, an *Sport und Spiel* im Freien. Nichts hat so sehr zur Ertüchtigung unseres Volkes beigetragen als diese Bewegung. Die Lust zu körperlicher Betätigung steckt jedem gesunden jungen Menschen im Blute; der Umgang mit seinen Altersgenossen im Sport weckt seine körperlichen Kräfte und stärkt seinen Willen, lehrt ihn Gefahren schnell erkennen und ihnen zu begegnen und Unbilden zu ertragen, führt ihn zum Verständnis der Notwendigkeit, sich einzuordnen und seinen persönlichen Ehrgeiz zu zügeln. Die lebhafte Betätigung im Freien regt den Stoffwechsel mächtig an, bringt das Knochen- und Muskelsystem zur kräftigen Entfaltung; Herz und Gefäße folgen dieser Entwicklung. Es wird allerdings dafür zu sorgen sein, daß an die Leistungsfähigkeit des einzelnen keine übermäßigen Anforderungen gestellt werden. Es ist auch nicht das Hauptziel, Höchstleistungen einzelner zu erreichen, sondern die gesamte Jungmannschaft in stetiger Steigerung der Anforderungen auf eine möglichst hohe Stufe körperlicher Tüchtigkeit zu heben. Vorbild hierin kann die Erziehung der Soldaten der alten deutschen Armee vor dem Kriege sein, bei der in der damals gegebenen Weise der Rekrut, dessen ganzer Tagesablauf wesentlich nach hygienischen Rücksichten gestaltet war, durch ganz allmähliche Steigerung der Anforderungen erst im Laufe eines vollen Jahres zur Höchstleistung gebracht wurde, ohne daß nennenswerte Ausfälle eintraten. Deswegen sollen Spitzenleistungen als solche nicht abgelehnt werden; sie sind als Anreiz zur Verbesserung der eigenen Leistung nicht zu entbehren. Höher aber als die beste Einzelleistung ist die Erziehung zu einer hohen Durchschnittsleistung einer ganzen Jungmannschaft zu bewerten; sie ist vom Standpunkt der Hygiene das allein gegebene Ziel. Welche Art von Sport getrieben wird, ist von geringerer Bedeutung, wenn es nur regelmäßig und genügend lange geschieht und möglichst alle Muskelgruppen betätig werden. Wer in jungen Jahren seinen Körper durch Sport und Spiel, Turnen, Wandern oder Rudern durchgebildet und gefestigt hat, wird davon Gewinn für das ganze Leben haben, selbst wenn es ihm, was die Dinge oft mit sich bringen, in späteren Jahren nicht mehr möglich oder genehm ist, selber noch Sport zu treiben. Oft aber bleibt das Verlangen, dem man sich in der Jugend gern widmete, bis in späte Jahre erhalten, wenn auch nicht selten aus dem früheren eifrigen Ruderer etwa ein naturfreudiger Wanderer geworden ist. Wer aber in der Jugend versäumt hat, seinen Körper zu stählen, wird es in reiferen Jahren zwar nachteilig spüren, aber nicht mehr aufholen können.

Schwierig zu beantworten ist die Frage, ob Sport nach schwerer körperlicher Berufsarbeit hygienisch ratsam ist. Nach solcher Tagesarbeit ist das Verlangen nach Ruhe physiologisch gegeben. Wird dennoch unter dem Gefühl, nicht zurückstehen zu sollen, der Sportplatz aufgesucht, so kann es unschwer dazu kommen, daß die Anforderung an Körper und Geist zu groß werden und statt des erhofften Ausgleichs und der erwarteten Kräftigung nachteilige Folgen in Form zunehmender Müdigkeit und Leistungsverminderung sich einstellen. Man wird es hier dem einzelnen überlassen müssen, gegebenenfalls durch einen Versuch zu entscheiden, ob Gewinn oder Nachteil zutage tritt. Ähnliches gilt vom Sport an den Sonntagen in solchen Fällen. Oft wird hier das Ausruhen, die leichte Arbeit im Schrebergarten oder ein Spaziergang mehr gesundheitlichen Vorteil bringen als sportliche Betätigung.

Bäderwesen und Körperpflege.

In dem Worte: Reinlichkeit ist schon die halbe Hygiene, steckt ebensosehr eine Übertreibung als eine große Wahrheit. Es ist eine immer von neuem bestätigte Erfahrung, daß Unsauberkeit nicht nur die Verbreitung ansteckender Krankheiten ungemein begünstigt, sondern auch allgemein die durchschnittliche Lebensdauer herabsetzt. Gewiß ist hieran wesentlich das mitbeteiligt, was man unter dem Pauperismus zusammenfaßt: Mangel nicht nur an Geld, sondern auch an Kenntnis über gesundheitsgemäßes Leben. Gesundheitliche Schulung vermag ein gut Teil der Lebensbedrohung abzuwenden, die mit der Mittellosigkeit verknüpft ist, und die Weckung des Sinnes für Sauberkeit ist hierfür die Voraussetzung. Wo er einmal wachgerufen ist, wird er auch meistens Mittel und Wege finden, ihn zu befriedigen.

Die herkömmliche *Körperreinigung* im Haushalte wird hierbei immer im Vordergrunde stehen und ist durch nichts zu ersetzen. Das Vorhandensein fließenden Wassers erleichtert und begünstigt dies in ganz außerordentlichem Grade und schon aus diesem Grunde ist nachdrücklich anzustreben, auch alleinstehende Häuser mit Wasserleitung zu versehen; ein einwandfreier Einzelbrunnen mit Rohrleitung in das Haus und verschiedenen Zapfstellen und mit automatischer Wasserförderung steht hygienisch dem Anschluß an eine zentrale Wasserversorgung nicht nach. Wie sehr aber diese fortlaufende, einfachste tägliche Körperreinigung noch verbesserungsfähig ist, zeigt folgende Betrachtung.

Man nennt den Seifenverbrauch eines Volkes als Maß für seine Reinlichkeit und zivilisatorische Höhenlage. Mit nicht geringerem Rechte könnte man dafür eine Statistik aufstellen, die zeigt, bei wieviel Aborten in einem Volke eine Waschgelegenheit mit Handtuch und Seife vorhanden ist, oder wieviel Prozent eines Volkes gewöhnt sind oder auch nur wissen, daß es eine hygienische Grundforderung ist, sich nach Benutzung des Abortes die Hände zu waschen — warnt uns doch gerade unser Instinkt vor Berührung mit Körperausscheidungen. Man wird dann erkennen, wieviel noch zu tun ist, um den Sinn für Reinlichkeit im Volke voll zu wecken und die Einrichtungen für seine Befriedigung zu schaffen!

Neben der Gelegenheit zur laufenden, täglichen Reinigung in der einfachen Weise ist die Einrichtung von Bädern das wichtigste Mittel zur Hebung der Volksgesundheit. Es ist einstweilen nur ein hygienischer Wunsch, daß jeder Volksgenosse täglich sein Bad nehmen soll. Es würde schon außerordentlich viel gewonnen sein, wenn die alte Forderung der Deutschen Gesellschaft für Volksbäder erfüllt wäre: *Jedem Deutschen wöchentlich ein Bad.* Es bedeutet eine sehr große Erleichterung für die Verwirklichung dieser Forderung, wenn

dieses Bad im Haushalte selbst genommen werden kann, auch weil der Zeit-
aufwand für das Bad dadurch so gering als möglich gehalten wird. Der Einbau
eines Bades in jede Wohnung stellt daher eine hygienische Grundforderung
dar. In Neubauten wird das Bad kaum noch fehlen; aber in der großen Masse
der vorhandenen Häuser läßt es sich vielfach nur mit erheblichen Kosten und
Schwierigkeiten bewerkstelligen, muß aber dennoch beharrlich angestrebt
werden. Es ist nicht unbedingt nötig, ein Wannenbad vorzusehen, wenn es
auch sehr erwünscht ist; ein Brausebad ist in Raum-, Wasser- und Wärmebedarf wesentlich billiger und genügt durchaus hygienischen Ansprüchen.

Die Wirkung des Bades besteht zunächst in der Lösung und Entfernung
des Schmutzes von der Haut, der Beseitigung abgestorbener Hautschuppen
und der Absonderung der Schweiß- und Talgdrüsen. Darüber hinaus wirkt es
als mächtiger Reiz, der nicht nur die Hautgefäße in hohem Grade zur Betätigung
bringt, sondern auch Fernwirkungen ausübt: er fördert den Blutumlauf und
regt zur gründlichen Durchlüftung der Lungen an, hebt den Stoffwechsel und
schafft ein allgemeines Gefühl der Erfrischung. Je nach Art und Temperatur
des Bades kann entspannende Müdigkeit oder belebende Wirkung erzielt werden.
Beim Brausebade kommt die massierende, prickelnde Wirkung der aufprallenden
Wasserstrahlen hinzu, die nicht immer zuträglich ist; insbesondere ältere Menschen oder solche mit geschwächtem Gefäßsystem müssen hier achtsam vorgehen, um einer Badeschädigung vorzubeugen. Wesentlich ist es, der Erkältungsgefahr nach warmen Bädern dadurch vorzubeugen, daß die reich durchblutete
Haut nach dem Bade durch allmähliches Zumischen kalten Wassers zur Dusche
oder zum Wannenbade wieder abgekühlt und erfrischt wird, indem die Hautgefäße dadurch zur Engerstellung gebracht werden. Bei den mancherlei medizinischen Bädern werden die Badereize vom Arzte sorgfältig dosiert.

Neben dem Bade im Hause sind *öffentliche Badeanstalten* mit Schwimm-
gelegenheit überragende Mittel zur Hebung der Volksgesundheit und besonders
zur Ertüchtigung der Jugend. Jeder soll so früh als möglich schwimmen lernen,
jedenfalls spätestens beim Verlassen der Volksschule schwimmen können.
Schwimmen übertrifft die beste Art des orthopädischen Turnens; es beansprucht
fast alle Muskelgruppen gleichmäßig und verführt längst nicht so leicht wie
andere Sportarten zur Übertreibung und damit zur Gefahr von Trainingsschäden.
Überdies ist es ein unübertreffliches Mittel zur Willensbildung. Das Gefühl,
im Wasser keine Gefahr mehr zu sehen, bedeutet die Überwindung natürlich
vorhandener Hemmungen. Wettspiele im Wasser, Tauchen, Springen sind wie
kaum etwas anderes geeignet, den Wagemut und Ehrgeiz anzuspornen und
echten Kameradschafts- und Sportgeist zu erzeugen. Aus allen diesen Gründen
sollte man keine Möglichkeit ungenutzt lassen, die Kinder so früh als möglich
mit dem Wasser vertraut zu machen und sie früh schwimmen zu lehren; im
allgemeinen wird man mit dem Unterricht bis in die ersten Schuljahre warten,
obwohl bei guter Gelegenheit auch manches jüngere Kind bereits schwimmen
gelernt hat.

Die *öffentlichen Bäder* können entweder Freibäder oder Hallenbäder sein. Erstere haben
den Nachteil, daß sie nur während eines Teiles des Jahres, letztere aber ununterbrochen
benutzbar sind. Umgekehrt verursacht Anlage und Betrieb von Freibädern erheblich
geringere Kosten als von Hallenbädern. Wenn man auch wegen der dauernden Benutzbarkeit von Hallenbädern ihre Errichtung nach Möglichkeit fördern soll, so muß andererseits das Freibad begünstigt werden, wenn sich dazu nur irgendeine Möglichkeit bietet.

Es ist dem Hallenbade grundsätzlich dadurch überlegen, als es zugleich die Luft- und Lichtwirkung sowie die Gelegenheit zu Spielen im Freien vor oder nach dem Bade bietet, die das Hallenbad nicht aufweisen kann.

Für die *Platzwahl von Hallen- oder Freibädern* ist die bequeme Erreichbarkeit grundsätzlich wichtig. Längere Wege wirken erfahrungsgemäß immer nachteilig auf die Besucherzahl der Bäder ein. Man legt daher Hallenbäder möglichst in den Mittelpunkt der Stadt oder des Stadtteils, für dessen Bewohner es gedacht ist. Wenn Abwärme zum Erwärmen des Badewassers an entfernterem Platze verfügbar ist, wird man abwägen müssen, ob man die dadurch erreichbare Billigkeit des Badebetriebes mit der größeren Entfernung oder ungeeigneteren Lage des Bades eintauschen soll; erfahrungsgemäß wird gute Lage des Hallenbades für den Besuch entscheidend bleiben. Bei Freibädern ist man naturgemäß in der Platzwahl oft gebunden; dann bleibt nur übrig, für gute Verkehrsverbindung zwischen Bad und Wohnung der Badenden zu sorgen. Oft wird es aber möglich sein, die Platzfrage bei Freibädern dennoch nach dem Gesichtspunkte der Bestlage zu lösen, wenn man z. B. das Grundwasser zum Speisen des Bades benutzt, Quellwasser oder Flußwasser etwa mit eigenem Gefälle in Rohren oder auch Gräben an den Badeplatz leitet.

Für die Ausstattung von Freibädern sind im allgemeinen keine großen Aufwendungen nötig. Wo ein Fluß, See, Teich, eine Talsperre oder das Meer die natürliche Badestatt bietet, genügen einfache Auskleidezellen, ein Raum für den Bademeister, Kassen- und Wäscheraum und eine Abortanlage. Letztere wird meistens mangelhaft bedacht. Sie soll nicht, wie es so oft der Fall ist, dunkel und eng, nicht selten sehr primitiv sein, sondern umgekehrt geräumig, hell und technisch gut ausgeführt, so daß sie auch erzieherisch richtig wirkt. Trinkwasserversorgung ist in Freibädern möglichst anzustreben, unter kleinen Verhältnissen aber nicht immer möglich. Hat man eine Wasserversorgung, so vergesse man nicht, im Abort eine Waschgelegenheit zu schaffen.

Nicht selten neigen Gemeindeverwaltungen dazu, ihr Freibad größer und reichlicher auszustatten, als es der eigenen Einwohnerzahl entspricht. Man rechnet dann mit dem Besuche aus Nachbargemeinden, um Zuschüsse zum Bade aus der eigenen Gemeinde zu vermeiden. Dieser Plan kann unter bestimmten Verhältnissen richtig sein; aber es sollen dann die mitbenutzenden Gemeinden an dem Bade geldlich und damit rechtlich beteiligt sein. Man muß aber an dem Grundsatze festhalten, daß nicht wenige große, vortrefflich ausgerüstete Bäder erwünscht sind, sondern viele, gut und nahe bei ihren Benutzern gelegene, auch wenn sie im übrigen ganz einfach sind.

In vielen Fällen wird es nötig sein, für das Freibad ein Erdbecken auszuheben und entweder in einfachster Weise mit Holz abzusteifen oder besser auszuzementieren. Das Becken soll rechteckig sein; die Tiefe der Sprunggrube für das 3-m-Brett betrage 3,50 m.

Wesentlich für ein Freibad ist die Gestaltung seiner Umgebung. Windschutz wie Schattenbäume sollen vorhanden und das Ganze möglichst freundlich und gepflegt sein. Man trenne, wenn möglich, Spielplätze von den Liegeplätzen ab, um Reibereien unter den Badegästen vorzubeugen.

Ein Restaurationsbetrieb ist nur unter besonderen Bedingungen zu gestatten und Alkoholausschank am besten grundsätzlich zu verbieten.

Die hygienischen Anforderungen an das Wasser von Freibädern sind recht verschieden, je nachdem es sich um Bäder in Seen und Flüssen oder um Beckenbäder handelt. Wenn man nicht bereit ist, die hygienischen Forderungen für See- und Flußbäder so weit herabzudrücken, als man es eben nur verantworten kann, wird man der Forderung nach Schaffung vieler Freibäder nicht entgegenkommen. So wird man in diesen Fällen nur verlangen können, ,,daß das Wasser durch menschliche oder gewerbliche Abfallstoffe nicht oder doch höchstens ganz schwach belastet ist". Neben der mehr oder minder guten Durchsichtigkeit des Badewassers ist der bakteriologische Befund und hierin wieder besonders der Colibefund maßgebend. Die hygienische Erfahrung hat gezeigt, daß beim fast regelmäßigen Colinachweis in je 1 ccm des Badewassers die Gefahr der Verbreitung von Typhus-, Ruhr- oder Cholerakeimen — andere kommen nicht in Betracht — praktisch ausgeschaltet ist, daß dagegen beim regelmäßigen Nachweis schon in 0,01 ccm oder noch weniger Badewasser seuchenhygienische Bedenken gegeben sind. Ein Umstand, der meistens nicht genügend berücksichtigt wird, ist die ästhetische Wertigkeit des Wassers. Auch wenn die Colizahl eines Wassers noch nicht das zulässige Maß überschreitet, so kann es doch noch unappetitlich für Badezwecke sein, weil in geraumer Entfernung Abwasser in den Fluß oder See eingeleitet worden sind. Vom hygienischen Standpunkte kann gar nicht dringlich genug auf die Notwendigkeit hingewiesen werden, daß unsere Flußläufe wieder reiner werden müssen, indem für die zufließenden Abwässer entweder überhaupt oder, wenn schon eine Vorreinigung statthat, eine Vollreinigung einsetzt. Näheres siehe S. 252 ff., „Hygiene der Abwasserbeseitigung".

Anders liegen die Verhältnisse bei *Beckenbädern im Freien*. Hier ist die Wassermenge begrenzt oder doch begrenzbar, indem man die Speisung aus Quellen oder aus Grundwasser willkürlich regeln kann. Hier sollte man die hygienischen Forderungen nach Möglichkeit hochstellen, soweit die Geldmittel es zulassen: völlige Klarheit des Wassers, keine Colikeime, Keimarmut. Technisch läßt sich das ohne Schwierigkeiten erreichen mit den gleichen Mitteln, die auch für Hallenbäder benutzt werden. Die Reinheit und Durchsichtigkeit des Wassers wird durch Schnellfilter bewirkt, die das Wasser im Umlauf passiert, die Keimarmut durch Chlorung, wobei ein Gehalt von 0,1 mg freien Chlors ausreichend zu sein pflegt, die Algenbekämpfung entweder durch Entzug der Kohlensäure aus dem Wasser, die die Algen als Nahrungsmittel bedürfen, oder durch Kupferung. Statt des Chlors allein kann auch Chlor und Ammoniak zugesetzt werden; die entstehenden Chloramine wirken länger und vermindern den Geruch des Chlors. Derartige Anlagen verlangen allerdings Wartung und Pflege und kommen daher für kleine Verhältnisse nicht in Betracht.

Bei Freibädern spielt die Frage der *Wassertemperatur* oft eine erhebliche Rolle. Quell- und Grundwässer sind fast immer kalt. Die ganz überwiegende Zahl der Menschen lehnt Bäder unter 15—16° ab. Gesundheitlich steht nichts im Wege, auch bei Temperaturen bis etwa herab zu 12° zu baden; es ist Sache der Gewohnheit und der Erziehung. Ein kurzes, kaltes Bad wirkt erfrischender als ein langes in verhältnismäßig warmem Wasser. Man wird aber dem allgemeinen Verlangen nach nicht zu kaltem Badewasser entgegenzukommen versuchen, indem man zu kaltes Wasser in Vorwärmebecken geraume Zeit sich aufhalten läßt. Um der Verschmutzung des Beckenwassers und damit seiner notwendigen Erneuerung entgegenzuwirken, ist das Planschbecken für Kinder grundsätzlich vom Badebecken zu trennen und um das Becken eine Fußwaschrinne zu legen. Die eigentliche Körperreinigung mit Seife ist unter der Brause vorzunehmen.

Es ist eine häufig hervortretende Tatsache, daß viele Badebesucher nur bei schönem Wetter erscheinen, dann aber lange zu bleiben pflegen, daß aber schon bedeckter Himmel oder gar Regen die meisten Besucher abschreckt. Hier muß die *Erziehung zur Badefreudig-*

keit besonders bei den Kindern einsetzen. Es ist nicht der Sinn der Freibäder, Schönwetterstätten zu sein, sondern während der ganzen wärmeren Jahreszeit benutzt zu werden. In die jungen Menschen muß das Verlangen hineinerzogen werden, täglich die Zeit für ein Schwimmbad zu erübrigen, gleichgültig wie das Wetter ist. Dann wird auch das Bad von vielen oft bis tief in den Herbst hinein benützt werden, weil die Badenden durch das tägliche Schwimmbad so abgehärtet sind, daß sie die allmählich absinkende Wassertemperatur als nicht störend empfinden.

Hallenbäder bieten außer ihren hohen Anlage- und Betriebskosten keinerlei Nachteile, sondern den großen hygienischen Vorzug dauernder Benutzbarkeit. Die Anforderungen an das Wasser sind bereits genannt; seine Temperatur soll zwischen 20—22° liegen. In größeren Städten ist es zweckmäßig, für Männer und Frauen getrennte Bäder zu errichten; unter kleineren Verhältnissen werden beiden Geschlechtern verschiedene Badestunden zugewiesen. Gemeinsames Baden hebt in der Regel die Badefreudigkeit nicht.

Für eine Stadt von etwa 30 000 Einwohnern betrage die Größe des Schwimmbeckens mindestens 10 × 20 m; größere Gemeinden brauchen Becken von 12 × 25 m oder mehrere solcher Becken. Größere Becken sind wegen ihrer Unwirtschaftlichkeit abzulehnen. Für Nichtschwimmer sind ein Drittel bis zwei Fünftel des ganzen Beckens einzuräumen; es ist nach Möglichkeit anzustreben, das Nichtschwimmerbecken vom Schwimmerbecken zu trennen. Die Beckentiefe beginnt mit etwa 70 cm, fällt auf 1,40 m bis zur Nichtschwimmergrenze und von da an langsam auf 1,80 m; die Tiefe der Sprunggrube für das 1 m-Brett betrage 2,50 m und für das 3 m-Brett 3,50 m.

Die Auskleidezellen sind aus dem Baderaum grundsätzlich heraus zu verlegen. Hygienisch besonders wichtig ist die zugluftfreie Lüftung. Die feuchte, durch das Bad angeregte Haut ist viel empfindlicher gegen Luftbewegungen, als die Haut es sonst ist. Für Schwimmhallen ohne Brauseräume genügt ein einfacher Luftwechsel; stehen beide Räume miteinander in Verbindung, so muß ein 2—5facher Luftwechsel einsetzen, wobei man zweckmäßig die Luft von der Schwimmhalle in die Brauseräume führt. Brauseräume und Brausebadanlagen benötigen bis 20fachen Luftwechsel. Eine relative Feuchtigkeit bis zu 70% ist für Baderäume zulässig (vgl. S. 117).

Hallenbäder sollen sich, abgesehen vom Zinsendienst, selbst tragen. Um dies zu begünstigen, werden sie gern mit Wannen- und Brausebädern sowie auch mit medizinischen Bädern gekuppelt. Durch ihre ganzjährige Benutzbarkeit bieten sie dem Schulschwimmen als Pflichtfach die Möglichkeit der Durchführung, die bei Freibädern nur bedingt gegeben ist.

Unter kleinen Verhältnissen, auf Dörfern und in kleineren Gemeinden, wo Hallenbäder ihrer Kosten wegen undurchführbar sind, stellen einfache Wannen- und Brausebäder eine große hygienische Verbesserung dar. Sie bieten dem Dorfbewohner eine billige Möglichkeit der Körperpflege und sollten daher viel mehr als bisher gefördert werden.

Kurz erwähnt seien die reinen *Luft-Sonnenbäder*. Ihre Benützungsdauer ist naturgemäß oft begrenzt; doch bieten sie als Hautanregungsmittel nicht unwesentlichen Gewinn, zumal die Kosten ihrer Errichtung sehr gering sind und diejenigen ihres Betriebes überhaupt nicht ins Gewicht fallen.

Hygiene des Geistes.

Wesentlich schwerer als die Erziehung zur körperlichen Tüchtigkeit ist die Hygiene des Geistes und der Seele. Sind schon die Menschen körperlich recht verschieden, so sind sie es im Geistig-Seelischen noch viel mehr. Dennoch und gerade deswegen ist es eine hohe Aufgabe, möglichst vielen Menschen die Wege zu einem geistigen Lebensinhalte zu ebnen. Man muß sich bewußt sein, daß der Muskel nicht nur das übungsfreudigste, sondern auch das übungsfähigste

Organ unseres Körpers ist. Schon etwa in der Mitte des 3. Lebensjahrzehnts erreicht er seine Bestleistung: Die Olympiadesieger sind selten älter als 25 Jahre. Umgekehrt ist das Gehirn das übungsunlustigste und deswegen übungsbedürftigste Organ. Wenn der Muskel bereits bei seiner höchsten Leistung angelangt ist, um allenfalls noch eine kurze Weile darin zu verharren, dann aber zurückzugehen, beginnt das Gehirn in der Regel erst seine volle Entfaltung und steigert sie noch ganz geraume Zeit. Daraus folgt, daß beiden Organsystemen die nötige Zeit zur Übung gegeben werden muß, wenn ein harmonisch gefügtes Menschenwesen entstehen soll. Lücken im geistigen Fundament und in der Übung in geistiger Arbeit werden erfahrungsgemäß später selten ausgefüllt. Nicht umsonst sagt das Sprichwort: Was Hänschen nicht lernt, lernt Hans nimmermehr. Wie im Sport, so ist auch im Geistigen Beharrlichkeit die Voraussetzung zur Leistungssteigerung.

Sehr wesentlich für den geistigen Arbeiter ist ein richtiges Verhältnis zwischen geistiger Tätigkeit und körperlicher Betätigung. Es ist aber nicht immer körperliche Betätigung, wie Sport oder Spazierengehen, eine Erholung von geistiger Anstrengung; manchem bringt eine andere geistige Tätigkeit mehr Erfrischung als körperliche Beschäftigung. Man muß hier dem Einzelmenschen großen Spielraum lassen. Vor allem aber muß man ihm die Muße lassen, sich in seine Gedankenwelt vertiefen zu können. Vor allem der heranwachsende Mensch ist zwar durchweg gesellig; aber es braucht doch auch mancher von ihnen Zeit, allein bei sich und mit sich zu sein. Vom hygienischen Standpunkte wird man es auch nicht gutheißen können, daß große Teile unserer Jugend besonders in den Städten mit einer Fülle von Eindrücken durch bebilderte Zeitschriften, Lichtspiele u. a. m. beladen werden, die ihrer geistigen, organischen Entfaltung nicht dienlich sind.

Es bedeutet einen großen Gewinn für die Harmonie von Körper und Geist, daß durch die kulturellen Einrichtungen der NSDAP. große Schichten des Volkes mit den Geistesschätzen der Nation und mit den Schönheiten unseres Vaterlandes und fernerer Länder bekannt gemacht werden. Gewiß, vielen wird es nur eine willkommene Abwechslung sein, die nicht lange in der Erinnerung haftet. An vielen wird ein gutes Konzert oder Theater vorüberziehen, ohne einen belebenden Eindruck oder Anreiz zu hinterlassen, weil eben die Anlagen hierzu nicht vorhanden sind. Aber bei vielen anderen, denen sie mitgegeben waren und in denen sie bisher nicht geweckt worden sind, wird der geistige Eindruck haften und das Verlangen nach Vertiefung und Verbreiterung entstehen. Aus diesen wird sich im Laufe der Zeit eine Gemeinschaft von Menschen ergeben, die durch den Eintritt in die geistige Sphäre eine ungeahnte Bereicherung des Lebens erfahren. Diese Diätetik der Seele unseres ganzen Volkes ist erst im Beginn; sie verspricht im Laufe längerer Entwicklung sehr viel. Sie ist auch ein wertvolles Gegengewicht gegen den kleinlichen Ärger des Alltages; so wie dieser die Menschen trennt, so verbindet jene sie. Wie die körperliche Ertüchtigung, so trägt auch die seelische und geistige Schulung ihr Teil zu der Grundforderung der Hygiene bei, daß nur in einem gesunden Körper ein gesunder Geist wohnen kann — ein Wort, das auch umgekehrt nicht ohne Wahrheit ist.

Schrifttum.

Samtleben: Deutsche Hallenschwimmbäder. Berlin: Ernst Janetzke 1936. Daselbst umfangreiches weiteres Schrifttum. — *Veröffentlichungen* der Deutschen Gesellschaft für Volksbäder, Folge III, 1933.

VIII. Hygiene der einzelnen Lebensabschnitte.

1. Hygiene der Mutter, des Säuglings und Kleinkindes.

Von Fritz Rott.

a) Wesen und Ziel des Säuglingsschutzes.

Als man um die Wende des Jahrhunderts den planmäßigen Kampf gegen die damals unerhört hohe Säuglingssterblichkeit aufnahm, war richtunggebend die Erkenntnis, daß die große Sterblichkeit im wesentlichen auf *vermeidbaren Krankheiten* beruhte und daher zum allergrößten Teil vermeidbar war. Allzulange Zeit war man in dem Irrtum befangen gewesen, daß die Säuglingssterblichkeit in toto als eine *Ausleseerscheinung* anzusehen ist. Dieser Irrtum hatte zu einer tatenlosen Haltung gegenüber der hohen Säuglingssterblichkeit, einem vom bevölkerungspolitischen Standpunkt gesehen, ungeheuerlichen Geschehen im Volksleben geführt. Erst der um die gleiche Zeit unter Führung von Heubner erfolgte Auf- und Ausbau der Kinderheilkunde lehrte, daß die der Sterblichkeit zugrunde liegenden Ursachen in gleicher Weise lebenskräftiges und widerstandsfähiges, wie widerstandsunfähiges Leben vernichtete und daß der Entstehung und dem Verlauf der tödlichen Erkrankungen zumeist *Fehler der Ernährung und Pflege* zugrunde lagen. Die Medizinalstatistik bestätigte die Richtigkeit der klinischen Erkenntnisse. Statistiker wie Böckh legten an Hand der Sterbetafeln die Übersterblichkeit der Flaschenkinder gegenüber den Brustkindern dar. Damals betrug das Sterblichkeitsverhältnis 5:1. An Hand statistischer vergleichender Darstellungen konnte auch dargetan werden, daß die Höhe des Säuglingssterbens um so größer war, je schlechter die wirtschaftliche Lage der Eltern, überhaupt die Lebenshaltung der Familie war. Unter den ungünstigen *Umwelteinflüssen* spielten als sterblichkeitssteigernde Faktoren die mangelhafte persönliche Hygiene in der Familie und die Unkenntnis über die Hygiene des Säuglings die gleiche Rolle, wie die schlechte Wohnung und die gesundheitlich nicht einwandfreie weitere Umgebung. Als (hinsichtlich der Lebensbedingungen und Gesundheitsaussichten) sogenannte *Gefährdetengruppen* im Säuglingsalter wurden die unehelichen Kinder und die Kinder außerhäuslich erwerbstätiger Frauen erkannt. Immer und überall wiesen diese beiden Gruppen eine überdurchschnittlich hohe Sterblichkeit auf.

Es war naheliegend, daß die ersten Maßnahmen zur Bekämpfung der hohen Säuglingssterblichkeit einen vorwiegend *sozialen Einschlag* hatten: sie wurden in gleicher Weise mit wirtschaftlichen Hilfen, wie mit den Mitteln hygienischer Volksbelehrung durchgeführt. Diese *sozialhygienischen* Maßnahmen bestanden einerseits in der „Mutterberatung", andererseits in einer „Gesundheitsfürsorge" (für die gefährdeten Gruppen). Sie wurden und werden auch heute noch in den *Mutterberatungsstellen und Säuglingsfürsorgestellen* durchgeführt, die seit 1905 in schnell wachsender Zahl das ganze deutsche Land überzogen haben. Die Zahl der heute vorhandenen Mutterberatungs- und Säuglingsfürsorgestellen ist auf über 10 000 zu veranschlagen. In diesen Stellen werden in Form einer (kinder)ärztlichen Sprechstunde die vorgestellten Säuglinge ärztlich untersucht, Gesundheits- und Enwicklungszustand geprüft und registriert. Die Mütter erhalten Weisungen für die Pflege und Ernährung ihrer Kinder. Die dem Arzt helfende Säuglingsschwester oder Fürsorgerin (Volkspflegerin, Gesundheitspflegerin) kontrolliert durch Hausbesuche die Haltung des Kindes, seine Wohnung und Bettung und auch die Mitbewohner in bezug auf ansteckende Krankheiten insbesondere auf Tuberkulose. Es wird das unvergängliche Verdienst der sozialen Hygiene bleiben, den Menschen, also das Kind, von Anfang ihres Wirkens an in den Mittelpunkt des hygienischen Tuns gestellt zu haben, während die Schulhygiene ebenso wie die Hygiene als Lehrfach überhaupt noch lange Jahre an der belebten und unbelebten Umwelt haften blieb und noch nicht erkannt hatte, daß der Forderung hygienischer Lebenshaltung — wenigstens damals — Grenzen gezogen waren, wenn wirtschaftliches Unvermögen oder mangelnde hygienische Einsicht die Anwendung der hygienischen Schulgrundsätze verhinderte. Es ist auch einzig und allein Verdienst der Sozialen Hygiene die Hygiene im Rahmen der Schulmedizin zur *Volksgesundheitspflege und -führung* entwickelt zu haben. Zunächst war das auf dem Gebiete des Säuglingsschutzes der Fall. Man sprach nicht von Erbpflege, sondern einfach vom Schutz der Gesundheit, unterschied aber von vornherein zwischen Schutz- und Fürsorgemaßnahmen, erstere bestimmt für alle (gesund geborene) Säuglinge, letztere bestimmt für die (sozial) gefährdeten Gruppen. Der Gestaltung der Fürsorgemaßnahmen wurde von vornherein das exakt bestimmte *Fürsorgebedürfnis* der jeweiligen Gefährdetengruppen zugrunde gelegt. So unterschied sich z. B. nach Form und Ausmaß die Unehelichenfürsorge vom Schutze für das eheliche Kind. Für die *Schutzmaßnahmen* war der Grund- und Fundamentalsatz maßgebend, ,,das gesund geborene Kind gesund über die Gefahren des ersten Lebensjahres hinwegzubringen''.

Die soziale Hygiene hatte an der Jahrhundertwende die wissenschaftliche Aufgabe übernommen, die biologischen Gesetze zur Erhaltung der Volksgesundheit herauszuarbeiten und zu verbreiten.

Zunächst wurde mit der Kinderklinik zusammen eine ,,Säuglingspflege'' herausgearbeitet, d. h. es wurden die Regeln aufgestellt, wie der Säugling zu pflegen und zu ernähren ist, um ihn gesund zu erhalten. Die Säuglingspflegeregeln wurden und werden auch heute noch den Müttern vom Arzt, von der Hebamme oder anderen zuständigen Pflegepersonen oder in den Mutterberatungs- und Säuglingsfürsorgestellen und den Mutterschulkursen vermittelt.

b) Die Stillfrage als zentrales Problem des Säuglingsschutzes.

In den hygienischen Bestrebungen für das Neugeborene und den Säugling stand und steht die *Stillpropaganda* obenan. Es ist gelungen, das vor dreißig und mehr Jahren recht darniederliegende Selbststillen in unermüdlicher, belehrender Tätigkeit auf eine beachtliche Höhe zu bringen. Nach den Angaben von HUSLER[1] (an dem Beispiel von München) wurden um die Jahrhundertwende 60% der Säuglinge überhaupt nicht gestillt. Im Kriege betrugen die Ungestillten noch 30%, nach dem Kriege 20%, 1930 nur noch 10%. Jetzt dürfte der Anteil der Ungestillten auf 5—6% zu veranschlagen sein; die Stillziffer nähert

---

[1] HUSLER, J.: Die Stillfrage als zentrales Problem der Säuglingsfürsorge. Referat auf der VII. Ärztekonferenz der Deutschen Vereinigung für Säuglings- und Kleinkinderschutz, Würzburg 1936. Selbstverlag, Berlin W 62, Einemstr. 11.

sich jetzt stärkstens physiologischen Breiten. Der Erfolg des Säuglingsschutzes und der Säuglingsfürsorge bestand also zunächst darin, „das Kind an die Brust zu bringen". Zweifellos ist der entscheidende Rückgang der Säuglingssterblichkeit auf die Stillpropaganda, an der vor allen Dingen in zunehmender Weise die Hebammen beteiligt wurden, und damit auf die Zunahme des Selbststillens zurückzuführen. Mit der *Stillfrequenz* könnte man zufrieden sein, nicht aber mit der *Stilldauer:* 9% der Frauen stillen nach den Angaben HUSLERs nicht über das Wochenbett hinaus, ein Drittel der Stillenden 6—8 Wochen, die Hälfte über das erste Lebensvierteljahr hinaus und nur 8—10% bis zum 6. Monat oder länger. Jetzt geht der Kampf in der Richtung der *Verlängerung der Stilldauer* und das mit Recht. Nach MEIER[1] beträgt jetzt die Sterbewahrscheinlichkeit des nicht gestillten Kindes gegenüber dem Gestillten 3:1 (das Verhältnis ist also seit den Erhebungen BÖCKHs — s. S. 466 — wesentlich besser geworden). Die Sterbewahrscheinlichkeit verringert sich, wenn die Stillung bis zum 4. Monat (wie jetzt meist in Deutschland) durchgeführt wird, um ein Drittel, auf 2:1, und um etwa die Hälfte auf 1,5:1, wenn bis zum halben Jahr gestillt wird. Es mag hierbei noch besonders darauf hingewiesen werden, daß es sich bei der hier näher bezifferten Lebensgefährdung nicht allein um Sterbefälle an Darmkatarrh handelt, sondern um alle Krankheiten, die dem Säugling im Verlauf des ersten Lebensjahres zustoßen können. Die Wahrscheinlichkeit, an einer Säuglingskrankheit (einschließlich Darmkatarrh) zugrunde zu gehen, ist für ein nicht gestilltes oder nur 1 Monat gestilltes Kind 2—3mal größer, als bei einer Stilldauer bis zum 7. Monat und länger.

Der Gesundheitswert des Brustkindes ist dreimal so hoch anzusetzen, wie der des Flaschenkindes.

Die *Durchführung des Stillens* hängt von den verschiedensten Umständen ab; sie läßt sich nicht auf die einheitliche Formel „*Stillwille*" bringen. Die Ursache des Nichtstillens ist komplexer Natur, doch liegen die erbbedingten Ursachen niedriger, als die umweltbedingten. Auch die umweltbedingten sind verschiedenartig zusammengesetzt. Es kommen in Betracht Unkenntnis, Gleichgültigkeit, fehlerhaftes Verhalten beim Stillen, indikationsloses Abstillen, wirtschaftliche Schwierigkeiten, insbesondere außerhäusliche Erwerbsarbeit, einschließlich der Landarbeit der Bäuerin und Landarbeiterin.

Von manchen Ärzten wird ein *Stillzwang* gefordert. Mehr als von Zwangsmaßnahmen ist jedoch von der Einwirkung auf Anschauung und Geist der Bevölkerung zu erwarten, wie sich das ja gerade im nationalsozialistischen Deutschland tausendfältig erwiesen hat. Die Beseitigung der wirtschaftlichen Stillhindernisse ist nur mit gesetzlichen Maßnahmen wirtschaftlicher Natur möglich. In Deutschland hat die NS-Volkswohlfahrt mit dem Hilfswerk Mutter und Kind große Erfolge zu verzeichnen.

Als *stillfördernde Maßnahme* ist das auf Grund *gesetzlicher Regelung* (Reichsversicherungsordnung) gezahlte Stillgeld (mindestens 0,25 RM. je Tag, 12 Wochen lang) zu nennen. Jetzt wird eine Verlängerung des Stillgeldes auf $^1/_2$ Jahr angestrebt. BIRK[2] ist der Ansicht, daß durch die Bemessung des gesetzlichen Stillgeldes auf $^1/_4$ Jahr die Stilldauer sozusagen auf $^1/_4$ Jahr genormt worden ist.

---

[1] MEIER u. DU DCHUNG SING: Die Sterblichkeit der Brust- und Flaschenkinder. Statist. Arch. **28**, 34 (1938).

[2] BIRK: Vermeidbare Kinderkrankheiten. Stuttgart: Ferdinand Enke 1936.

Die unentwegte Fortsetzung der Stillpropaganda und die Verlängerung des Stillgeldes auf 6 Monate werden nach fürsorgerischer Erfahrung eine weitere Verringerung der Zahl der Nichtgestillten und eine Verlängerung der Stilldauer zur Folge haben.

Aber wie überhaupt bei der Bekämpfung der Säuglingssterblichkeit, so bietet auch hier der „biologische Rest", die sog. „unvermeidbaren Fälle" die Hauptschwierigkeit. Wir haben in der Lactationsperiode mit einer keineswegs geringen Zahl von Ausfällen zu rechnen, die zu vermeiden nicht in unserer Macht liegt, wenigstens zunächst nicht, und bei denen die fürsorgerischen Maßnahmen auf ein, wenn auch nicht erbbiologisches, wohl aber auf ein konstitutionsbiologisches Hindernis stoßen: Als gesondertes Problem taucht jetzt in der Stillfrage die Frage der totalen oder partiellen *konstitutionellen Stillunfähigkeit* auf. Daß es eine Hypogalaktie gibt, ist jedem klar, der solche Mütter bei ihren Stillbemühungen zu beobachten Gelegenheit hatte. Es fehlt diesen weder am Stillwillen, noch am Stillentschluß, noch an der Einsicht vom überragenden Wert der Brustnahrung, noch an der Stillanleitung und trotzdem geht es nicht oder ungenügend oder nicht lange genug. Die Mütter sind untröstlich und flehen Arzt und Hebamme um Hilfe an, ja das Aufkommen von Minderwertigkeitskomplexen bei diesen von Pflichterkenntnis durchdrungenen Frauen ist nicht selten. Diesen Frauen mit dem Vorwurf der mangelnden Erfüllung ihrer Mutterpflichten zu kommen, ist verfehlt. Auf die üblichen Lactagoga sprechen diese Stilluntüchtigen nicht an. Echte Lactagoga gibt es eben noch nicht. Spezifisch milchtreibend dürfte nur das Lactationshormon des Hypophysenvorderlappens wirken; diese spezifische Therapie anzuwenden haben wir aber noch nicht gelernt. So wird es eine neue dringliche Maßnahme im Kranze der „weiteren Maßnahmen zur Förderung des Selbststillens" sein, eine wirkungsvolle Therapie zur Behebung der Hypogalaktie zu finden. Voraussetzung dafür ist, daß wir über die natürlichen Lactationsvorgänge und deren Hormonkräfte in der gleichen Weise orientiert sind, wie über die Fortpflanzungsvorgänge und ihre hormonale Steuerung überhaupt.

Daß das Stillen mit den Fortpflanzungsvorgängen auf einer Ebene liegt und die Brustdrüse mit den Fortpflanzungsorganen sozusagen gekoppelt ist, ist schon frühzeitig erkannt worden. Über die innerlichen Zusammenhänge und über das Wirksamwerden von Störungen hat uns A. WAGNER[1] eingehend unterrichtet. Das Stillen ist als letzter Ausläufer der körperlichen Fortpflanzungsfunktion anzusehen. Wir wissen auch, daß bei den Geburtsschwierigkeiten und den Verlusten unter der Geburt — s. S. 473 das Kapitel über Totgeburt und Frühsterblichkeit — zum Teil konstitutionsbiologische Ursachen beteiligt sind.

So sind für die Gestaltung des hygienischen *Schutzes für die Schwangerschaft, Geburt und das Wochenbett* und für die *Ertüchtigung des Mädchens für die spätere Mutterschaftsleistung* heute noch vor den sozialhygienischen Maßnahmen die rassenhygienischen grundlegend. Für die Entfaltung der Gebärmutter, des Beckens und der Brüste ist eine ausgiebige Produktion der Eierstockshormon unerläßlich. Die Eierstockstätigkeit leidet Not bei Hunger, Kälte, körperlicher Überbeanspruchung u. a. Die Folgen sind Unterentwicklung der Gebärmutter,

---

[1] WAGNER, A.: Die Funktionen und Funktionsstörungen des Ovarium und ihre Bedeutung für die Volksgesundheit. Arch. f. soz. Hyg. 8, H. 6, 394 (1934).

Geburtsschwierigkeiten durch infantiles Becken und Wehenschwäche, letzten Endes auch Milchmangel.

Geburtsschwierigkeiten sind häufig mit Stillschwierigkeiten vergesellschaftet. Nach Auszählungen in der Charité-Frauenklinik in Berlin traten Stillschwierigkeiten in 7% der Fälle auf. Der fünfte Teil davon waren auf Hohl- und Flachwarzen oder auf Unterentwicklung der Brustdrüse zurückzuführen. Viele Frauen die heute in der Lactation sind, sind durch die Schäden des Weltkrieges und der Nachkriegszeit gegangen. Es ist nicht von der Hand zu weisen, daß die in dieser Zeit gesetzten Schäden sich heute als Geburts- und Stillschwierigkeiten manifestieren. Bei der Quäkerspeisung der Nachkriegszeit wurde in Berlin ein Drittel der Kinder als unterernährt festgestellt. Es ist durchaus möglich, daß diese Schäden sich heute noch auswirken.

Fest steht, daß unnatürliche Lebensweise und körperliche Schäden die normale Funktion der Fortpflanzungsorgane beeinträchtigen, nicht zuletzt der Milchdrüsen, von deren Intaktheit letzten Endes die Erhaltung und gesunde Entwicklung des neuen Lebewesens abhängt.

In der Entwicklungsgeschichte des Säuglingsschutzes bedeutet die Erfahrung, daß die Mutterschaftsleistung, zu der auch das unersetzbare Stillen des Kindes gehört, eine beste Körperverfassung der Frau zur Voraussetzung hat, einen Erkenntnisfortschritt von richtunggebender Bedeutung. Die Aufgabe der Konstitutionsförderung der Frau gab dem Säuglingsschutz in der Tat eine neue Note. Freilich hat der Säuglingsschutz den ersten konstitutionsbiologischen Arbeiten Hugo Sellheims in Leipzig und August Meyers in Tübingen, in deren Mittelpunkt allerdings das Weib, nicht das Kind stand, zunächst nur geringeres Verständnis entgegengebracht. Heute weiß man, wenn auch noch keineswegs überall, daß die Schäden, die sich schließlich zuungunsten des Kindes auswirken, nicht erst in der Schwangerschaft gesetzt werden, sondern schon in der Reifezeit und noch früher in der Kindheit und Jugend der Frau. Deshalb hat auch ein Stillschutz schon vor der Geburt eines Kindes und vor der Schwangerschaft einzusetzen, wollen wir mit der Zeit wieder die natürliche Stillfähigkeit zurückgewinnen. Die gesundheitspflegerischen und -fürsorgerischen Maßnahmen zur Förderung der Stillfähigkeit der Frau decken sich mit den Bemühungen um die körperliche und geistige Ertüchtigung des Mädchens überhaupt, speziell mit den Bemühungen um die Ertüchtigung im Hinblick auf die spätere Mutterschaftsleistung.

Gute und ausreichende Ernährung in den Kinder- und Reifejahren, Luft, Licht und Sonne sind es, was wir den heranwachsenden Mädchen schaffen müssen, also die natürliche Lebensweise, die gerade im neuen Deutschland für die heranwachsende Jugend angestrebt wird. Die Freilufterziehung wird sich zweifellos günstig auf Fortpflanzung und Stillfähigkeit auswirken. Wir können als sicher annehmen, daß die Stilluntüchtigkeit nicht erbbedingt ist, höchstens eine gewisse Bereitschaft dazu. Stillschutz fällt hier mit Konstitutionsprophylaxe und -therapie zusammen.

Es darf jedoch nicht unterlassen werden zu sagen, daß die durch die *Frauenarbeit* gesetzten Ausfälle an Stillungen ebenfalls größter Aufmerksamkeit bedürfen, daß vor allem die vermehrte Frauenerwerbsarbeit, die wir notgedrungen heute wieder in Deutschland haben, planmäßig so gestaltet werden muß, daß sie sich nicht auf die Stilltätigkeit ungünstig auswirkt. Schließlich sind das die Fälle, die, rein umweltbedingt, noch am ehesten einer wohlüberlegten Fürsorge zugänglich sind. Frauenarbeit hindert an der Durchführung des Selbststillens. Was liegt für den Staat näher, als aus grundsätzlichen, bevölkerungspolitischen Erwägungen heraus alles daran zu setzen, die Frauenarbeit, wenn die politische Lage des Landes es wieder zuläßt, einzuschränken? *Ersatz des Lohnausfalls* hält die Mutter im Hause. In Deutschland hat dies zum *Gesetz über die Beschäftigung vor und nach der Niederkunft* von 1927 geführt, das der krankenversicherten Mutter (mit Ausnahme der in Land-, Forst- und Hauswirtschaft beschäftigten) das Recht gibt, 6 Wochen vor der Niederkunft die Arbeit niederzulegen und verbietet, sie 6 Wochen nach der Niederkunft zu beschäftigen, ferner Kündigungsschutz und Stillpausen vorsieht. Jedoch stehen wir erst am Anfang dieser gesetzlichen Schutzbestimmungen für die Zeit vor und nach der Niederkunft. Fürsorgerische Ergänzungen in erheblichem Umfange, auch dank der Tätigkeit der Arbeitsfront solche durch den Betrieb, sind trotz dieser Gesetzgebung nicht zu umgehen. Am wertvollsten sind solche, die, wie die *Stillkrippen*, auf die Erhaltung der Stillung hinarbeiten, nächst diesen die Fabrikkrippen, sofern sie nicht nur Kinderdepots sind, sondern auch mittelbar fördernd auf die Stillung wirken. In Deutschland arbeitet die NS-Volkswohlfahrt in vorbildlicher und erfolgreicher Weise für die Erhaltung des Stillens der arbeitenden Frau. Zahlreiche Einrichtungen sind dazu geschaffen worden. Hervorzuheben sind auch die *Erntekindergärten*, welche die Landfrauen frei machen für die Erntearbeiten und der Hygiene der Kinder dienen.

Aus den letzten Ausführungen über die Maßnahmen zur Förderung des Selbststillens geht hervor, daß auch heute noch im System des Schutzes für Mutter und Kind den erbpflegerischen und rassenhygienischen Maßnahmen solche sozialhygienischen Inhalts für die überdurchschnittlich Gefährdeten angefügt sind. Das *Hilfswerk Mutter und Kind der NS-Volkswohlfahrt* besteht vorzugsweise aus solchen Maßnahmen, wenn es auch den Grundsatz verfolgt, in diese Maßnahmen ausschließlich die erbgesunden Frauen und Kinder einzubeziehen.

c) Die Familie als biologische Einheit der Gesundheitsführung.

BENZING[1] hat auf der Reichstagung der deutschen Ärzte des öffentlichen Gesundheitsdienstes in Bad Wildbad 1937 die seit dem Umbruch deutlich gewordene Umkehr in der Arbeitsrichtung des hygienischen Schutzes für Mutter und Kind ganz richtig dahin präzisiert, daß wir nicht mehr den einzelnen (Schutz- oder Fürsorgebedürftigen) lediglich an seinem *sozialen Standort*, sondern an seinem naturgegebenen *biologischen Standort* in der Familie aufsuchen, entsprechend der nationalsozialistischen Lebensanschauung. Die in ihrem Erbwert übersehbare *Familie* ist als unterste biologische Einheit das Objekt der nationalsozialistischen Gesundheitsführung.

Über die Einrichtung der Beratungsstellen für Erb- und Rassenpflege ist bereits andernorts (S. 79) gesprochen worden, ebenso über die Maßnahmen zur Familienbildung und zum Schutze der kinderreichen Familien.

Durch das *Gesetz zur Vereinheitlichung des Gesundheitswesens* vom 3. 7. 1934 ist die Mutter-, Säuglings- und Kleinkinderfürsorge, die bis dahin fakultative

---

[1] BENZING: Praktische Gegenwartsmaßnahmen in der Fürsorge für Mutter und Kind durch das staatliche Gesundheitsamt. Öff. Gesdh.dienst **3**, 283 (1937).

Aufgabe der Gemeinden und Gemeindeverbände war, zur Staatsaufgabe geworden. Sie wird jetzt grundsätzlich vom staatlichen Gesundheitsamt (in den Großstädten weiterhin vom kommunalen Gesundheitsamt) aus als Pflichtaufgabe durchgeführt. Die Gesundheitsämter stehen in enger Arbeitsverbindung mit den Gesundheitsorganisationen der Partei, dem Hauptamt für Volksgesundheit und seinen Unterorganisationen und den hier tätigen Ärzten, ferner den Parteistellen, welche wie das Hilfswerk Mutter und Kind der NS.-Volkswohlfahrt oder der Reichsmütterdienst im deutschen Frauenwerk, sich für die ergänzenden Maßnahmen der Gesundheitsfürsorge zur Verfügung stellen. Das staatliche Gesundheitsamt arbeitet mit *vorbeugender (ärztlicher) Beratung* und *nachgehender Fürsorge*, welch' letztere in den Händen der Familien- (oder Gesundheits)fürsorgerinnen des Gesundheitsamtes oder Volkspflegerinnen liegt. Sie wird erfolgreich ergänzt durch die Tätigkeit der Helferinnen und Schwesternstationen der NSV, insbesondere auf dem Lande, wo sich die nachgehende Fürsorge der Familienfürsorgerin nicht überall voll auswirken kann und des Reichsmütterdienstes, welche sich vor allen Dingen der hausfraulichen und kinderpflegerischen Schulung der Frauen widmet. So treten in festgefügter Organisation die Ermittlungs- und Feststellungstätigkeit der nachgehenden (amtlichen) Fürsorge und der Beratungs- und Gesundheitssicherung des Gesundheitsamtes mit der individuellen Hilfe und der Volksbelehrung der genannten Wohlfahrtsorganisationen zu gemeinsamer Arbeit zusammen.

d) Die gesetzlichen Grundlagen des Mutterschutzes.

Der *Mutterschutz* ist schon seit langem gesetzlich verankert. Die *Wochenhilfe* gehört neben dem Gesetz über die Beschäftigung vor und nach der Niederkunft zu den hervorragendsten und bevölkerungspolitisch bedeutsamsten Aufgaben des II. Teiles der *Reichsversicherungsordnung*, der *Krankenversicherung*.

Die *Wochenhilfe der Reichsversicherungsordnung* hat im Laufe der Zeit verschiedene Abänderungen erfahren.

Sie bezweckt eine wirtschaftliche Unterstützung der Frau während Schwangerschaft, Geburt, Wochenbett und Stillzeit a) für Selbstversicherte (Kassenwochenhilfe), b) für Familienangehörige von Versicherten (Familienwochenhilfe).

Die Krankenversicherten und ihre Angehörigen haben einen Rechtsanspruch auf folgende Pflichtleistungen:

Hebammenhilfe, Arznei und kleinere Heilmittel, erforderlichenfalls ärztliche Behandlung bei der Entbindung und bei Schwangerschaftsbeschwerden.

Einen einmaligen *Beitrag zu den Kosten der Entbindung* und bei Schwangerschaftsbeschwerden in Höhe von 10.— RM.

Ein *Wochengeld:*
1. Für Selbstversicherte in Höhe des Krankengeldes, jedoch mindestens 0,50 RM. täglich für 4 Wochen vor und 6 zusammenhängende Wochen unmittelbar nach der Niederkunft; es erhöht sich für die Zeit vor der Entbindung auf drei Viertel des Grundlohns d. h. das $1^{1}/_{2}$fache Krankengeld, solange die Wöchnerin keine Beschäftigung gegen Entgelt ausübt; (bei frühzeitiger Niederlegung der Arbeit vor der Entbindung wird das Wochengeld für 6 Wochen vor der Niederkunft gezahlt)[1].

2. Für Familienangehörige von Versicherten in Höhe von 0,50 RM. täglich für 4 Wochen vor und 6 zusammenhängende Wochen nach der Niederkunft.

Ein *Stillgeld*, solange die Wöchnerin ihr Neugeborenes stillt bis zum Ablauf der 12. Woche nach der Niederkunft:

---

[1] Bei der Deutschen Arbeitsfront sind Bestrebungen auf Erweiterung des Wochengeldes (voller Lohn) und Verlängerung desselben im Gang; vom Betriebe wird namentlich ersteres heute schon oft gewährt.

1. Für Selbstversicherte in Höhe des halben Krankengeldes, jedoch mindestens 0,25 RM. täglich.

2. Für Familienangehörige von Versicherten in Höhe von 0,25 RM. täglich.

An Stelle des Wochengeldes kann auch Kur und Verpflegung in einem Wöchnerinnenheim, ferner Hilfe und Wartung durch eine Hauspflegerin gewährt werden.

Erweiterung oder Erhöhung der geldlichen Leistungen sind grundsätzlich zulässig, jedoch an die die Mehrleistungen der Kassen einschränkenden Bestimmungen gebunden.

Ähnliche Bestimmungen bestehen für die *Wochenfürsorge auf Grund der Reichsverordnung über die Fürsorgepflicht* (1924) und der *Reichsgrundsätze über Voraussetzung, Art und Maß der öffentlichen Fürsorge.*

Sie ist bestimmt für hilfsbedürftige deutsche Schwangere und Wöchnerinnen, die weder selbstversichert sind, noch Anspruch auf Familienhilfe haben und die sich den notwendigen Lebensbedarf nicht selbst beschaffen können und ihn auch nicht von anderer Seite erhalten. Die Leistungen der Wochenfürsorge entsprechen denjenigen der Familienwochenhilfe. Träger der Wochenfürsorge ist der Bezirksfürsorgeverband. Die Wochenfürsorge wird stets dann gezahlt, wenn eine Schwangere oder Wöchnerin bzw. ihre Familie einen bestimmten, örtlich verschiedenen Einkommensatz nicht erreicht.

Da die gesetzliche Wochenhilfe von dem größten Teil der Bevölkerung in Anspruch genommen wird — 1934: 63%, 1935: 69%, 1936: 77%, 1937: 75% — kommt ihr eine weit größere Bedeutung zu, als die einer nur wirtschaftlichen Hilfe, als welche sie auch heute noch von vielen, wenn nicht den meisten Krankenkassen aufgefaßt wird. Die Bedeutung ist um so größer als, wie wir jetzt wissen, mütterliches und kindliches Leben von dem Einsatz einwandfreier Geburtshilfe und guter Vorbereitung auf die Geburt in starkem Maße abhängig sind. Die *Steuerung des Geburtsgeschehens* ist der Ausgangspunkt jeglicher Bevölkerungspolitik. Wenn wir auch den Säuglingsschutz und die Säuglingsfürsorge schon immer nach bevölkerungspolitischen Gesichtspunkten ausgerichtet haben, so haben wir doch erst seit etwa 15 Jahren erkannt, daß die Maßnahmen zum Schutze des Säuglings bisher nur einen Teil der Säuglingssterblichkeit betroffen haben.

e) Die Frühsterblichkeit.

Diese Tatsache läßt sich am besten erkennen, wenn man die Säuglingssterblichkeit in eine *Frühsterblichkeit* und eine *Nachsterblichkeit* gliedert. In allen nationalen und internationalen Statistiken ist festzustellen:

1. der ungewöhnlich hohe Anteil der Sterbefälle in den ersten 7 Lebenstagen *(Frühsterblichkeit)* an der Gesamtsterblichkeit des ersten Lebensjahres,

2. der Einfluß der Ernährungsstörungen und der Krankheiten der Atmungsorgane auf die Sterblichkeit der folgenden Wochen und Monate *(Nachsterblichkeit).*

Den beiden Sterbeperioden liegen verschiedene Todesursachen zugrunde: sie erfordern daher auch verschiedene Bekämpfungsmaßnahmen.

Die *Todesursachen in der frühesten Lebenszeit*, also in der Periode der Frühsterblichkeit, stehen in direkten Beziehungen zu den Vorgängen in der Schwangerschaft und zu dem Geburtsvorgang selbst.

Vom Gesichtspunkt der quantitativen Bevölkerungspolitik sind Konzeptionsverhütung, Abort, Totgeburt und Frühsterblichkeit als eine geschlossene Reihe von Einbußen zu betrachten.

Aus der Zusammenstellung geht hervor, daß der Gesamtverlust an Totgeborenen plus Frühsterbefällen seit 1925 größer ist als die Nachsterblichkeit,

Gesamtverlust (auf 100 Geborene berechnet)	im Durchschnitt der Jahre			
	1921—1925	1926—1930	1931—1935	1936
Totgeborene	3,2	3,1	2,8	2,6
Frühsterblichkeit (Geburtseinwirkung, Frühgeburt, angeborene Lebensschwäche . . .	3,8	3,5	3,6	3,3
Zusammen . . . . , ...	7,0	6,6	6,4	5,9
Nachsterblichkeit (übrige Todesursachen) . .	8,0	5,6	3,6	3,1
Insgesamt	15,0	12,2	10,0	9,0

seit 1936 doppelt so groß ist und daß der Rückgang der Säuglingssterblichkeit
sich bis jetzt in der Hauptsache auf die Nachsterblichkeit erstreckt hat. Dieses
Ergebnis zeigt, daß für die *Bekämpfung der Frühsterblichkeit* ein besonderes
Fürsorgesystem erst geschaffen werden mußte.

Daß die Resultate bei einer planmäßigen Bekämpfung der Säuglingssterblichkeit auch in bezug auf die Frühsterblichkeit noch wesentlich verbessert
werden können, zeigt eine von A. MEYER (Andermatt)[1] für Zürich gemachte
Zusammenstellung:

Züricher Sterbeziffern	1901—1925	1926—1930	1931—1933
Totgeburtlichkeit der Geborenen in Prozenten	3,60	2,42	2,28
Sterblichkeit am 1. Lebenstag der Lebendgeborenen in Prozenten	1,34	1,33	1,30
Sterblichkeit vom 1.—6. Lebenstag	1,27	0,69	0,74
Sterblichkeit in der 1. Lebenswoche	2,61	2,02	2,04
Frühtod (ohne Fehlgeburten)	6,21	4,44	4,32

An dem Rückgang der Frühsterblichkeit (in der ersten Lebenswoche) war,
wie die Tabelle zeigt, die Sterblichkeit des ersten Lebenstages *nicht* beteiligt,
sondern nur die jenseits des 1. Lebenstages bis zum 6. Lebenstage. Der Rückgang beträgt hier allerdings mehr als 50%. Weiterhin ist an dem Rückgang
des Frühtodes die Totgeburtlichkeit beteiligt; sie hat eine Verminderung von
etwa $^1/_3$ erfahren. Das sind immerhin namhafte Ergebnisse wenn wir beachten,
daß der Frühtod nach unseren heutigen Kenntnissen in bestimmtem Umfange
als unvermeidlich zu betrachten ist. Die erzielten Verbesserungen der Strebe-
ziffern haben sich aus der Verbesserung der Geburtshilfe ergeben. Wahrscheinlich ist Zürich heute bereits an dem Sterbeminimum angelangt; es kann auch
für Deutschland folgendermaßen veranschlagt werden:

Totgeburtlichkeit . . 2% ⎫
Frühsterblichkeit . . 2% ⎬ der Geborenen.
Nachsterblichkeit . . 2% ⎭

Die gynäkologischen Bedingungen der Totgeburt und der Frühsterblichkeit
sind die Lageanomalien, die Beckenveränderungen, die mangelhafte Dehn-
barkeit der Weichteile, die Wehenschwäche, Metritis und andere Erkrankungen
der Genitalorgane, Placenta praevia, konstitutionelle Neigung zu spontaner
Fehl- und Frühgeburt und die Mehrlingsschwangerschaft.

---

[1] MEYER, ARNIM: Die Frühsterblichkeit in der Stadt Zürich inklusive Mortinatalität.
Zürich: Seemann & Co. 1935.

Schädigungen von seiten des allgemeinen Gesundheitszustandes der Mutter beruhen auf Infantilismus, Rachitis, Lues, akuten fieberhaften Erkrankungen, Nierenerkrankungen und Schwangerschaftstoxikosen.

Früh- und Totgeburt werden ferner beeinflußt durch Geburtenfolge und Gebäralter, uneheliche Schwangerschaft, Unterschiede und Schäden der Pubertätsentwicklung und in gewissem Umfange, durch die Erwerbsarbeit der Schwangeren. Gesundheitsschädigungen durch vorangegangene Aborte müssen angenommen werden. Fraglich sind die sonstigen Einflüsse des Milieus auf das Geburtsgeschehen insbesondere der Landbevölkerung. Angestellte Beobachtungen lassen aber auf allgemeinere Ursachen der gefährdeten Geburt schließen; sie sind in den Konstitutionsformen der Mütter zu finden.

Über die *Todesursachen im Säuglingsalter* orientiert folgende Tabelle:

Todesursachen		Sterbefälle an der angegebenen Todesursache im Deutschen Reich 1936 im Alter von Monaten			Von 100 Sterbefällen im Alter von 0 bis unter 12 Monaten entfielen auf die angegebene Todesursache
		0 bis unter 1	1 bis unter 12	0 bis unter 12	
Frühsterblichkeit	Angeborene Mißbildungen . . .	2780	1659	4439	5,2
	Angeborene Lebensschwäche . .	14195	1717	15912 ⎫	18,8
	Frühgeburt . . .	15884	636	16520 ⎬ 32432	19,5
	Geburtsfolgen. . .	4507	198	4705	5,6
Krämpfe		1179	3691	4870	5,8
Lungenentzündung		1294	10377	11671	13,8
Darmkatarrh		1280	6987	8267	9,8
Zusammen		41119	25265	66384	78,5
Alle übrigen Todesursachen . .		3878	14340	18218	21,5
Gestorbene insgesamt		44997	39605	84602	100,0

(Die Klammer {18,8; 19,5} ist mit 49,1 zusammengefaßt.)

Unter allen Todesursachen der Frühsterblichkeit und der Säuglingssterblichkeit überhaupt haben die angeborene Lebensschwäche und die Frühgeburt die größte Zahl von Sterbefällen gefordert 1936: 15912 bzw. 16510 Gestorbene ≐ 38,3% der Sterbefälle. Weit geringer war die Zahl der Geburtsfolgen (4705 Sterbefälle = 5,6% Anteil) und auch der angeborenen Mißbildungen (4439 Sterbefälle = 5,2% der Sterbefälle überhaupt). Zusammen ergaben im Jahre 1936 die Frühsterblichkeitsursachen die Zahl von 41516 von insgesamt 84602 Säuglingssterbefällen, das sind 49,1% aller Säuglingssterbefälle.

Die *Bekämpfung der Frühsterblichkeit* steht heute im Vordergrund des Fragenkomplexes zur Verbesserung der Säuglingssterblichkeit überhaupt. An der Frühsterblichkeit beteiligen sich mit noch nicht einem Viertel die reifen Neugeborenen, mit mehr als drei Viertel die Frühgeborenen. (In der Praxis besteht zwischen „angeborener Lebensschwäche" und „Frühgeburt" kein Unterschied. In der Todesursachenstatistik muß er entsprechend den noch nicht ausgeglichenen standesamtlichen Meldungen noch aufrechterhalten werden.) Die *Frühgeburtlichkeit ist das Grundproblem der Frühsterblichkeit.*

Die primäre *Frühgeborenensterblichkeit* (in der ersten Lebenswoche) umfaßt 10—20% der Frühgeborenen. Die vorwiegende Todesursache der Frühgeborenen ist die Hirnblutung. Die sekundäre Sterblichkeit der Frühgeborenen erstreckt sich auf den ersten und zweiten Lebensmonat, ist dann jedoch nicht mehr auf die Frühgeburt allein zurückzuführen. Jetzt treten zu den Geburtsschäden bereits Umweltschäden hinzu. Die Lebensaussichten der Frühgeborenen nehmen mit der Größe des Geburtsgewichtes zu. Die Gesamtsterblichkeit der Frühgeborenen beträgt 40—60%.

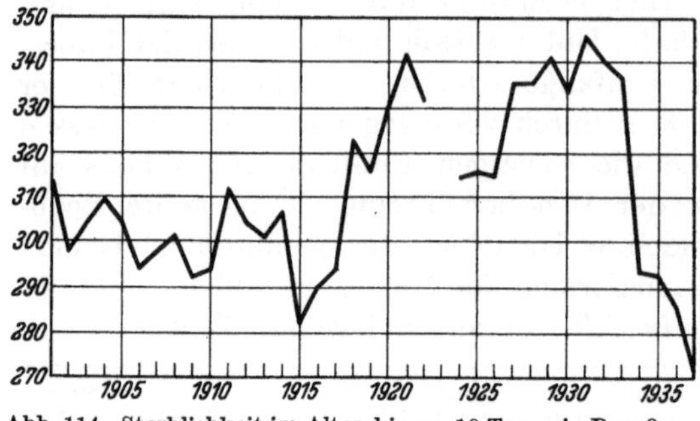

Abb. 114. Sterblichkeit im Alter bis zu 10 Tagen in Preußen, bezogen auf 10000 Lebendgeborene.

Todesursachen der reifen Neugeborenen, welche die Geburt nicht überstehen, sind Geburtstraumen, Mißbildungen und fetale Erkrankungen.

Die *Häufigkeit der Frühgeburt* wird in Deutschland von amtswegen nicht festgestellt. Neuerdings wird in allen Entbindungsanstalten und -abteilungen des Reichs die Zahl der Frühgeborenen verzeichnet. Danach beträgt die *Frühgeburtenhäufigkeit*, berechnet

auf die entbundenen Frauen 7,5%
auf die geborenen Kinder (Mehrlingsgeburten) 8,0%

Im Durchschnitt ist die Häufigkeit der Frühgeburten auf 7,5% zu veranschlagen, das entspricht auch der in der Anstalt gefundenen Quote von 7,4%.

Man wird nicht fehlgehen, wenn man die (spontane) Fehlgeburten- und Frühgeburtenquote als einen meßbaren Ausdruck für den derzeitigen durchschnittlichen Konstitutionswert (in bezug auf die Mutterschaftsleistung) der Frauen ansieht, zumal man die Ursache der spontanen Fehl- und Frühgeburten in der Mehrzahl der Fälle in einer ovariellen Insuffizienz, in der Minderzahl in Umweltschäden suchen muß.

Fehlgeburtenhäufigkeit in Lübeck.

	Eheliche	Uneheliche	Zusammen
1927	29,2	47,0	33,6
1928	26,6	50,0	31,1
1929	25,8	51,5	30,9
1930	27,4	48,9	31,8
1931	29,6	50,9	33,7
1932	35,6	50,0	39,4
1933	27,1	53,1	31,8
1934	21,0	49,0	24,6
1935	21,5	41,6	24,0
1936	16,4	44,6	19,4
1937	15,0	31,4	16,8
1938	11,2	20,2	12,0

Im Zusammenhang damit mag darauf hingewiesen werden, daß, wie Abb. 114 zeigt, die Frühsterblichkeit erheblich seit 1933 trotz gleichzeitigem Anstieg der Geburten zurückgegangen ist.

Gleichzeitig ist, wie einzelne gut geführte Statistiken erweisen, die Zahl der Fehlgeburten zurückgegangen. In Lübeck entfielen auf 100 Schwangerschaften Fehlgeburten 1927: 33,6, 1938: 12,0.

Es handelt sich bei dem Geburtenanstieg seit 1933 teilweise um Geburten, welche früher durch Konzeptionsverhütung oder Abtreibung verhindert worden waren. An der Geburtenverhinderung haben sich aber ehedem vorzugsweise erbgesunde und gebärtüchtige Frauen beteiligt. Seit 1933 ist infolge nationalsozialistischen Gedanken- und Geistesgutes von diesen erbgesunden Familien auf die Geburtenverhütung in namhaften Umfange verzichtet worden, so daß mehr erbgesunde Kinder geboren wurden. Für diese Annahme spricht ohne weiteres der Rückgang an den Sterbefällen an Frühgeburt und Lebensschwäche und die Verringerung der Frühgeburtenquote seit 1933. Immerhin bleiben aber noch so viel Fälle von Frühgeburt, daß die Bekämpfung der Frühgeburtlichkeit zunächst ein vorherrschendes Problem der Bekämpfung der Säuglingssterblichkeit bleiben wird. Dabei wird mit der Zeit immer wieder festgestellt werden müssen, wieweit bei der Herbeiführung der Frühgeburt die konstitutionelle Insuffizienz der Mutter, wieweit grobe Umweltschäden maßgebend sind. In der Fürsorgepraxis müssen beide Gefahrenquellen berücksichtigt werden.

Für die Vermeidung der konstitutionellen Insuffizienz kommen alle die auf S. 470 genannten Maßnahmen in Frage, die zur Ertüchtigung des Mädchens im Hinblick auf die spätere Mutterschaftsleistung als notwendig erkannt worden sind. Diese Maßnahmen beginnen im Kindesalter des Mädchens und werden bis zur Reifezeit durchgeführt. Nach der Reifezeit, beim Eintritt in das Erwerbsleben, werden sie durch die Maßnahmen des *Arbeitsschutzes* ergänzt. Auch die *Berufsberatung* und später die *Eheberatung* dienen mittelbar und unmittelbar zum Gesundheitsschutz der Ehe und zur Erziehung eines ungestörten Schwangerschafts- und Geburtsverlaufs.

f) Der Schwangerenschutz

stellt nur einen Teil, wenn auch einen näher zu umschreibenden Teil des gesamten Gesundheitsschutzes der Frau und Mutter dar. Im System des Schutzes für Mutter und Kind hat er als *Schwangerenfürsorge* einen Ausbau erfahren, der freilich weder der Form noch dem Inhalt nach bisher einheitlich gestaltet ist.

Der Schwangerenschutz ist zu unterteilen in die *Schwangerenberatung* (für alle Frauen) und die eigentliche *Schwangerenfürsorge*, die, nach den Regeln der Gesundheitsfürsorge in Maßnahmen für die fürsorgebedürftigen Schwangeren besteht.

Unter einem Fürsorgebedürftigen versteht man eine Person (Kind, Mann, Frau) die sich das für die Erhaltung der Gesundheit notwendige hygienische Existenzminimum nicht aus eigenen Kräften verschaffen kann, sondern dazu der öffentlichen (sozialen) Hilfe bedarf.

Als fürsorge (= öffentlicher Hilfe) bedürftig müssen die ledigen Schwangeren sowie alle Schwangeren, welche außerhäuslich erwerbstätig sind, bezeichnet werden.

Schwangerenberatung und Schwangerenfürsorge bedeuten eine organisierte *Überwachung der Schwangerschaft*, und zwar sowohl die Überwachung des Kindes während seiner Entwicklung im Mutterleibe, als auch die Betreuung der Mutter gegen Erkrankungen während der Schwangerschaft und gegen Komplikationen der bevorstehenden Geburt, die zu Dauerschäden, ja zum Tode von Mutter und Kind führen können (WEHEFRITZ[1]). Schon seit langem hat man erkannt, daß die individuelle Betreuung der Frau unter der Geburt allein nicht genügt, wenngleich die Entwicklung der Geburtshilfe zur (schonenden) Geburtsleitung als ein bemerkenswerter Fortschritt im Rahmen der Mutterschutzleistungen überhaupt anzusehen ist. Höchstleistung in der Geburtshilfe (Therapie) setzt eine umfassende Schwangerenhilfe (Prophylaxe) voraus. Nur mit den Mitteln der Schwangerenberatung und -fürsorge können „alle Geburten erfaßt" werden.

---

[1] WEHEFRITZ: Überwachung der Schwangerschaft durch die Hebamme. Zeitschrift der Reichsfachschaft Deutscher Hebammen H. 23. 1938.

Die Frage des Schwangerenschutzes ist heute soweit entwickelt, daß es sich nunmehr weniger um das Ob und Warum als um das Wie handelt. An die Lösung der Aufgabe geht man jetzt von verschiedenen Seiten heran. Die Deutsche Gesellschaft für Gynäkologie erstrebt in erster Linie die Sicherstellung der ärztlichen Versorgung der kranken oder erkrankten Schwangeren. Die Möglichkeit dazu wird durch eine Anerkennung der Schwangerschaftsbeschwerden als Krankheit im Sinne der Reichsversicherungsordnung gegeben. (Antrag von Prof. LÖNNE auf der 25. Tagung der Deutschen Gesellschaft für Gynäkologie 1937.) LÖNNE schlägt die Einführung von vorbeugender (ärztlicher) Schwangerenuntersuchung vor. WEHEFRITZ[1] tritt dafür ein, die vorbeugende Schwangerenuntersuchung auf alle schwangeren Frauen auszudehnen und neben dem Arzt auch die Hebammen heranzuziehen. Die Hebamme soll auch die Schwangere nicht nur untersuchen, sondern sie soll die Frau „kennenlernen" und sich „ein Bild von ihr machen", was für den ganzen Ablauf der Geburt als körperlich-seelischer Vorgang von besonderer Wichtigkeit ist. Von der Hebamme soll die Untersuchung mindestens dreimal im Laufe der Schwangerschaft vorgenommen werden, am Anfang, in der Mitte und am Ende der Schwangerschaft, und das Ergebnis karteimäßig vermerkt werden.

Inhalt der Schwangerenberatung ist die Vermittlung der Grundregeln der Schwangerschaftshygiene. Die Hebamme soll — um nur das Wichtigste herauszuheben — über die Durchführung der Körperpflege und der Ernährung, speziell der Schwangerenkost, über die Lebenshaltung, über Ausmaß und Form der Arbeitsleistung der Schwangeren eingehende Anweisungen geben. Die Schwangere wird untersucht, wobei die Lage des Kindes und die Beschaffenheit des Beckens und der Weichteile bestimmt werden und festgestellt wird, ob sich Abweichungen vom Normalen ergeben, die eine Komplikation der Geburt befürchten lassen; dazu gehört auch die Kontrolle der Nierenfunktion zur Früherkennung einer Eklampsiegefahr und schließlich auch die Prüfung der häuslichen Verhältnisse. Ergibt sich der Verdacht einer bestehenden Syphilis, so veranlaßt die Hebamme eine serologische Untersuchung. Bei Tuberkuloseverdacht wird die Schwangere dem Arzt oder der Lungenfürsorgestelle zugeführt. Auch die Ausschaltung ungeeigneter Arbeitsformen (Arbeit an vibrierender Maschine, wiederholtes Recken des Körpers) kann die Hebamme empfehlen, wenn auch der Arbeitsschutz nicht zu ihren Obliegenheiten gehört.

Schon in der Schwangerschaft muß die Frage entschieden werden, ob die Schwangere zur weiteren Betreuung dem Arzt zuzuweisen ist. SELLHEIM[2] hat bei seinen Vorschlägen für die Durchführung einer schonenden Geburtshilfe als Regel postuliert, die Geburtshilfe dreizuteilen, in die Hebammengeburtshilfe, die Arztgeburtshilfe und in die Anstaltsgeburtshilfe; jeder Teil hat die Grenzen seiner Kompetenz zu kennen und einzuhalten und bei Kompetenzverschiebungen dafür zu sorgen, daß die Geburt aus der einen nicht mehr zureichenden Instanz in die nächste leistungsfähigere prompt befördert wird.

Diese SELLHEIMsche *Regel* findet (bei einem Ausbau des Schwangerenschutzes im obigen Sinne) eine Vorverlegung in die Schwangerenzeit, was für das Ziel, Mutter und Kind gesund zu erhalten mehr und mehr als notwendig anerkannt worden ist. Nur ist damit auch die Möglichkeit gegeben, den Mutterschutz individuell zu gestalten und von Fall zu Fall auf das vorhandene Bedürfnis zuzuschneiden. Sozusagen von allein wird dann auch die noch heute recht umstrittene Frage: Haus- oder Anstaltsentbindung nach dem vorliegenden Bedürfnis entschieden. Freilich sind wir von der natürlichen und vernünftigen Forderung, die Anstaltsaufnahme zur Geburt grundsätzlich von der Feststellung einer Anstaltsbedürftigkeit, einer medizinischen oder sozialen, abhängig zu machen, ebenso wie dies bei der Aufnahme eines Kranken ins Krankenhaus oder eines Fürsorgebedürftigen in ein Heim geschieht, noch weit entfernt, nachdem die Anstaltsentbindung in der Nachkriegszeit aus teilweise falschen fürsorgerischen Grundsätzen heraus, außerordentlich in Aufnahme gekommen ist.

Ein Blick auf Abb. 115[3] zeigt, daß die Anstaltsgeburten im Westen des Reichs, der an und für sich schon hygienisch besser gestellt ist als der Osten, weit häufiger ist, als in Gegenden, die noch als hygienisch rückständig bekannt sind. Im Reichsdurchschnitt finden 25% der Geburten in Anstalten statt.

---

¹ WEHEFRITZ: l. c.
² SELLHEIM: Arch. Gyn. **144**, H. 1.
³ Aus Ärzteblatt für Berlin, Mark Brandenburg und Pommern H. 14, S. 290. 1939.

Der nationalsozialistische Staat setzt sich aus Gründen gesunder Familienpolitik mit Recht für die Hausentbindung ein. Daß die komplizierte Geburt in die Hand des Arztes, gegebenfalls in die Klinik gehört, wird auch nicht von den Gegnern der Anstaltsentbindung bestritten. Bestritten wird nur die Richtigkeit der voraussetzungslosen Behauptung, daß die Hygiene der Geburt die

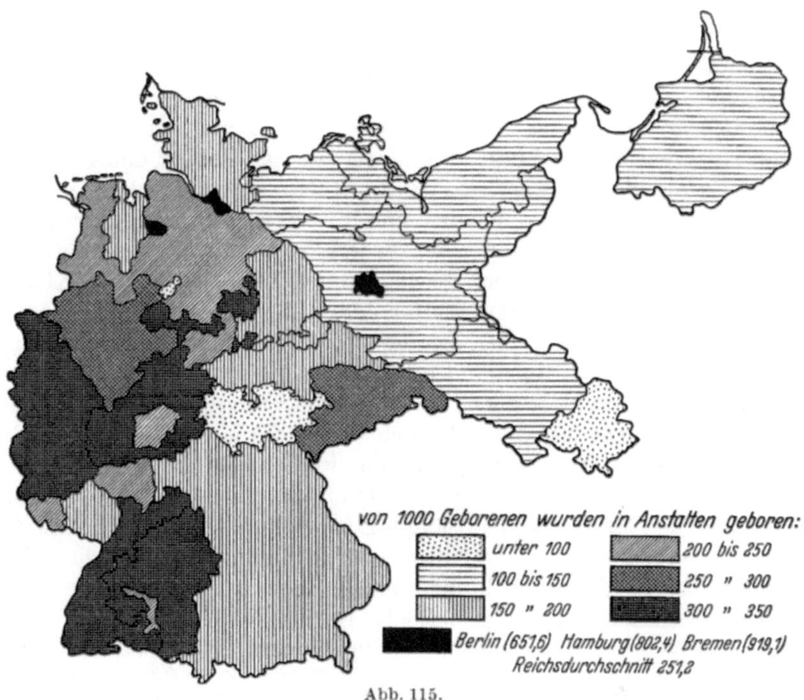

Abb. 115.

Anstaltsentbindung erfordert. Es besteht allerdings insofern noch eine Lücke im geburtshilflichen System, als das Land und die Kleinstadt mit geburtshilflichen Anstalten noch recht schlecht versorgt sind.

Soweit die Regelung dieser Dinge nicht im Rahmen der Wochenhilfe durch die Reichsversicherung erfolgt, hat die Hebamme die Schwangere auch zu beraten, welche Wege sie beschreiten muß um in den Genuß der Leistungen der *Schwangerenfürsorge* zu kommen. In den Städten sind gerade für die Durchführung dieser Maßnahmen die *Schwangerenfürsorgestellen* eingerichtet worden. Anscheinend leisten aber nur eine geringe Zahl derselben wirklich einwandfreie Arbeit. So erfolgt nur an wenigen dieser Stellen eine planmäßige Feststellung auf das Vorhandensein von Syphilis bei den Schwangeren.

Die Bekämpfung der Lues congenita hat größte Erfolgsaussichten, wenn das Bestehen einer Syphilis bei der Schwangeren bereits im ersten Drittel der Schwangerschaft festgestellt wird und wenn die Schwangere womöglich noch vor dem 4. Monat einer spezifischen Kur unterworfen wird. Richtlinien hat das Reichsgesundheitsamt herausgegeben.

In den meisten Fällen bestand bisher die Tätigkeit der Schwangerenfürsorgestellen in der Vermittlung der Anstaltsentbindung und das nicht nur an ledige Schwangere sondern auch an Verheiratete, ungeachtet, ob die häuslichen Verhältnisse eine Hausentbindung zulassen oder nicht. Auf dem Lande und in der Kleinstadt liegt die Schwangerenfürsorge in den Händen der *Gesundheitsfürsorgerin* oder der *Familienfürsorgerin*.

g) Unehelichenschutz.

Wichtig ist, daß bei unehelichen Geburten bereits in der Schwangerschaft die Vorbereitung für die Durchführung des gesetzlichen Unehelichenschutzes getroffen werden. Für die Erhaltung des unehelichen Neugeborenen ist das eine unbedingte Voraussetzung. Der Unehelichenschutz hat seine gesetzliche Regelung in dem *Reichsgesetz für Jugendwohlfahrt* von 1922 erfahren. Nach dem Gesetz erlangt das überall in Deutschland von den Gemeinden und Gemeindeverbänden eingerichtete *Jugendamt* mit der Geburt eines unehelichen Kindes die *Vormundschaft* über das Kind. Diese Vormundschaft umfaßt die Sorge für das Vermögen des Kindes und die gesetzliche Vertretung (insbesondere in Fragen der Feststellung der Vaterschaft); die Sorge für die Person des Kindes verbleibt der Mutter. Ferner stehen alle unehelichen Kinder, ob sie sich in fremder Pflege, bei der Mutter oder bei Verwandten befinden, unter Aufsicht des Jugendamtes. Sollen Kinder (auch eheliche Kinder) in Pflege bei fremden oder entfernteren Verwandten oder auch gegen Entgelt bei näheren Verwandten untergebracht werden, so bedarf die Fremdpflege einer vorherigen Erlaubnis des Jugendamtes, die, falls sich durch die laufende Beaufsichtigung Pflegemängel herausstellen, zurückgezogen werden kann. Die Pflegeeltern können vom Jugendamt angehalten werden, das Pflegekind an bestimmten Stellen vorzustellen (z. B. in der Säuglingsfürsorgestelle). Durch das Gesetz zur Vereinheitlichung des Gesundheitswesens ist auch der staatliche Amtsarzt an der Durchführung der Pflegekinderaufsicht beteiligt.

Von den gesetzlichen Schutzbestimmungen bei Hilfsbedürftigkeit von Mutter und Kind sind noch zu nennen die *Reichsverordnung über die Fürsorgepflicht* vom 13. 2. 24 mit den *Reichsgrundsätzen über Voraussetzung, Art und Maß der öffentlichen Fürsorge* vom 1. 8. 31, auf Grund deren Hilfsbedürftige, die sich den notwendigen Lebensunterhalt nicht selbst beschaffen können und ihn auch von anderer Seite, insbesondere von Angehörigen nicht erhalten vom *Bezirksfürsorgeverband* zu unterstützen sind. Diese *Unterstützungspflicht* umfaßt auch die vorher schon erwähnte Wochenfürsorge, gegebenenfalls die Hilfe (einschließlich Krankenhilfe) für uneheliche Kinder. Auf Grund der vorgenannten Reichsgesetze sind *Kostenträger* der Fürsorge im Falle der Hilfsbedürftigkeit die Gemeinden und Gemeindeverbände, im Krankheitsfalle bei Versicherten und ihren Angehörigen die Versicherungsträger, sonst ebenfalls die Gemeinden und Gemeindeverbände.

Der werdenden Mutter nimmt sich von der freien Wohlfahrtspflege vor allen Dingen die NS-Volkswohlfahrt in seinem Hilfswerk „Mutter und Kind" an. Nach Mitteilungen von O. WALTER [1] erfolgt die fürsorgerische Betreuung der werdenden Mutter in enger Zusammenarbeit mit den Gesundheitsämtern durch die Hilfsstellen „Mutter und Kind", die in langsamem Aufbau bei jeder Ortsgruppe der NSV errichtet werden. Die Zusammenarbeit der Dienststellen des Staates und der Partei ist dadurch gewährleistet, daß in den Durchführungsverordnungen zum Gesetz zur Vereinheitlichung des Gesundheitswesens den staatlichen Gesundheitsämtern die Zusammenarbeit mit den Gesundheitseinrichtungen der NSDAP. zur Pflicht gemacht worden ist.

Neben der Betreuung durch die NSV läuft die erzieherische Beeinflussung der werdenden Mutter, sei es durch die Hausbesuche der Volkspflegerin oder Helferin oder durch den Besuch der *Mütterschulkurse* des Reichsmütterdienstes im Deutschen Frauenwerk. Etwa 10% der auf diese Art betreuten Schwangeren sind ledige Mütter. Die durch die NSV betriebene *Existenzsicherung der ledigen Mutter* wirkt sich nicht nur günstig für die Erhaltung

---

[1] WALTER, O.: Die NSV im Dienste der Mutterschaftsfürsorge. Reichstagung der Deutschen Ärzte des öffentlichen Gesundheitsdienstes. Wildbad 1937.

des unehelichen Kindes aus, sondern auch als ein Mittel im Kampf gegen die Abtreibung. Für die soziale Erfassung der betreuungsbedürftigen Schwangeren spielen die Hilfsstellen „Mutter und Kind" der NSV eine große Rolle. Hier erfährt (nach BENZING[1]) sie als eheliche, betreuungsbedürftige, werdende Mutter oder als ledige Mutter alle wirtschaftlichen Hilfen, die ihrer Lage angemessen sind. Erwerbstätige Mütter, die entsprechend dem Gesetz 6 Wochen vor der Niederkunft bis 6 Wochen nach derselben der Beschäftigung fernbleiben, erhalten außer der Schwangerenbeihilfe den notwendigen Verdienstausgleich zugebilligt. Hinzu kommen Ernährungsbeihilfen und, wo es notwendig ist, die Wäscheausstattung für den Säugling und die Überlassung von Bettwäsche an die Mutter für die Hausentbindung. Bei Anträgen auf Bettwäsche, Säuglingswäsche und ähnlichem bei der Hilfsstelle genügt eine Bescheinigung der Hebamme über den mutmaßlichen Zeitpunkt der Niederkunft. Auf diese Weise werden die Schwangeren zunächst einmal zur Hebamme gebracht, die dann, falls sie es für notwendig hält, die Frau zum Arzt, bzw. zum Amtsarzt schickt.

h) Erhaltung des Frühgeborenen.

Die Lebensaussichten des lebensfrischen Frühgeborenen sind von der Qualität seiner ersten Versorgung abhängig. Jedes Frühgeborene bedarf der ärztlichen Aufsicht und der besonderen Pflege und Ernährung. In Lebensgefahr sind im allgemeinen Neugeborene unter 2000 g Geburtsgewicht, außerdem — unabhängig vom Geburtsgewicht — alle Frühgeborenen, wenn im Haushalt die technischen Pflegemittel bzw. die Möglichkeit zur Durchführung sachgemäßer Pflege fehlen. Die Überweisung in eine geeignete Anstalt gehört zu den aussichtsreichsten Maßnahmen zur Aufzucht lebensgefährdeter Frühgeborener.

Im Privathaus ist die Versorgung des Frühgeborenen in den ersten 10 Lebenstagen zunächst der Hebamme überlassen; sie soll jedoch sofort den Arzt zu Rate ziehen. Wenn dieser nicht rechtzeitig erreichbar ist, trifft sie die verantwortliche Entscheidung über Haus- oder Anstaltsversorgung. Mit der für Säuglingsfürsorge zuständigen Stelle nimmt sie schon in den ersten Tagen die Verbindung auf.

Die Hebamme ist die Pflegerin des frühgeborenen Kindes in dessen ersten Lebenstagen. Die offene Säuglingsfürsorge sorgt anschließend für die ununterbrochene Fortführung der von der Hebamme eingeleiteten Pflege.

Für die Anstaltsversorgung der Frühgeborenen sind in Entbindungs- und Säuglingsanstalten geeignete Räume vorzusehen. Vor Vollendung des dritten Lebensmonats dürfen Frühgeborene nicht in Pflegestellen gegeben werden.

Beim Gesundheitsamt sollte ein *Bettennachweis* bzw. ein *Vorrat von Pflegemitteln für die häusliche Versorgung von Frühgeborenen* eingerichtet werden. Bei lebensgefährdeten Frühgeborenen von versicherten oder hilfsbedürftigen Müttern müssen die Kosten der ärztlichen Behandlung und besonderer Heilmittel von der Krankenversicherung bzw. dem Bezirksfürsorgeverband getragen werden.

Die *Pflege des Frühgeborenen* muß nach den Grundsätzen des *Wärmeschutzes, des Ernährungsschutzes* und des *Infektionsschutzes* durchgeführt werden. Das gilt sowohl für die häusliche Versorgung eines Frühgeborenen, als auch für die Anstaltspflege. Geburtsgeschädigte Frühgeborene (Hirnblutung) müssen, ebenso wie die geburtsgeschädigten reifen Neugeborene der Anstaltsbehandlung zugeführt werden.

i) Die Nachsterblichkeit.

Wenn ich dafür eintrete, bei den Betrachtungen über die Säuglingssterblichkeit und ihre Ursachen zwischen *Frühsterblichkeit* (in der ersten Lebenswoche) und *Nachsterblichkeit* (jenseits der ersten Lebenswoche und bis Ende des ersten Lebensjahres) zu unterscheiden, so deshalb, weil die Todesursachen in beiden

---

[1] BENZING: Praktische Gegenwartsmaßnahmen in der Fürsorge für Mutter und Kind durch das staatliche Gesundheitsamt. Öff. Gesdh.dienst **3**, 283 (1938).

Sterbeperioden ganz verschieden sind. Das zu beachten, ist bei der weiteren Bekämpfung der Säuglingssterblichkeit von grundsätzlicher Bedeutung.

Im allgemeinen geht die Säuglingssterblichkeit ständig zurück. Der Rückgang ist zustande gekommen, weil die Ursachen des Sterbens vornehmlich in der Nachsterblichkeitsperiode in zunehmenderweise eingeschränkt werden. Seit Beginn des Jahrhunderts kann man in der rückläufigen Kurve der Säuglingssterblichkeit drei Senkungsperioden unterscheiden[1]. Die *erste Senkungsperiode* bis zum Beginn des Weltkrieges ist im wesentlichen auf die Beseitigung der *groben* Verstöße bei der Pflege und Ernährung der Säuglinge zurückzuführen.

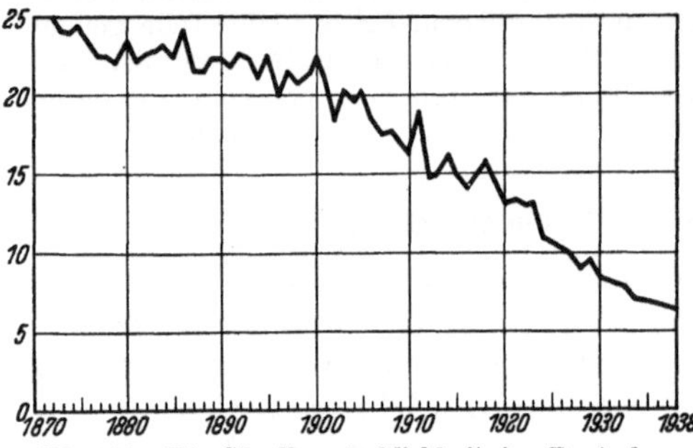

Abb. 116. **Die Säuglingssterblichkeit im Deutschen Reiche 1872—1938. Sterbefälle von unter 1 Jahr alten Kindern auf 100 Lebendgeborenen bezogen.**

Ausgelöst wurde sie durch die Verbesserungen der Lebensbedingungen der Bevölkerung, sowie auch durch die allgemeinen, *indirekt* wirkenden Maßnahmen der hygienischen Belehrung einschließlich der zunehmenden Stillpropaganda. Es sind schließlich die gleichen Faktoren, die zur Höherbewertung des Säuglings und in Wechselwirkung zur Geburtenbeschränkung führten. Der Beginn der Periode fällt zeitlich mit dem Beginn planmäßiger Säuglingsfürsorge in Deutschland im Jahre 1905 zusammen.

Die *zweite Senkungsperiode* ist nicht merklich von der ersten abgegrenzt, besteht vielmehr in einer Verstärkung der Senkungsfaktoren der ersten Periode durch zusätzliche *direkt* wirkende Maßnahmen des Säuglingsschutzes und der Säuglingsfürsorge. An Hand der Todesursachenstatistik läßt sich erweisen, daß es fast ausschließlich der Rückgang der Sterbefälle an Verdauungskrankheiten

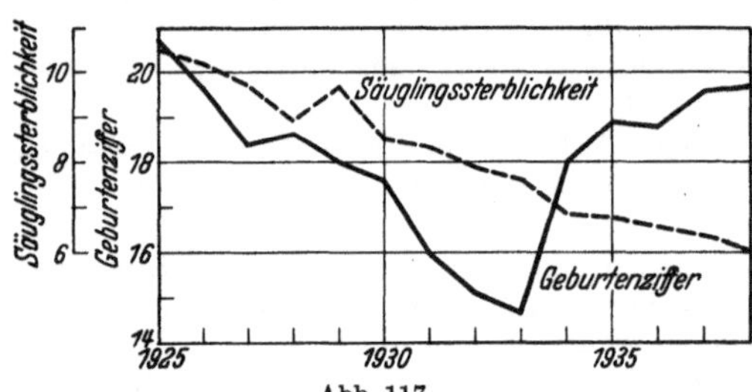

Abb. 117.

war, der die Senkung verursacht hat. Der Erfolg der zweiten Senkungsperiode erklärt sich also im wesentlichen aus der weiteren Förderung der natürlichen und insbesondere der Verbesserung der künstlichen Ernährung des Säuglings und dementsprechend aus der Vermeidung der Erkrankungen der Verdauungsorgane (der bisherigen Haupttodesursache im Säuglingsalter). Der Erfolg ist in erster Linie auf die großartigen Fortschritte der Kinderheilkunde zurückzuführen. Günstige klimatische Verhältnisse (keine Sommerhitze) erleichterten die Bemühungen von Klinik und Fürsorge.

Der Beginn der *dritten Senkungsperiode* fällt in die Gegenwart. Den Bekämpfungsmaßnahmen dieses Zeitabschnittes erwächst die schwierigste Aufgabe: neben der Fortsetzung der Maßnahmen der beiden ersten Perioden, die Bekämpfung der bisher nicht beeinflußten Krankheiten. Hier handelt es sich in erster Linie um die Bekämpfung der Frühsterblichkeit, weiter um die Verhütung der Lungenentzündung und der akuten und chronischen Infektionskrankheiten.

j) Säuglingssterblichkeit und Geburtenziffer.

Bis zum Jahre 1933 verliefen die (rückläufigen) Kurven der Säuglingssterblichkeit (bezogen auf 100 Lebendgeborene) und der Geburtenziffer (bezogen auf je 1000 Einwohner) so gut wie parallel. Man hat daher auch früher behauptet, daß das Sinken der Säuglingssterblichkeit (seit Beginn des Jahrhunderts) durch die Verminderung der Geburtenzahl erkauft wird. Diese keineswegs einheitlich

---

[1] Rott, F.: Die drei Senkungsperioden der Säuglingssterblichkeit im deutschen Reich. „Gesundheitsfürsorge für das Kindesalter" Bd. 2, H. 7/8. 1927.

anerkannte Theorie muß durch die Ereignisse in der Zeit nach dem Umbruch als widerlegt angesehen werden.

Wie aus Abb. 117 hervorgeht, hat die Kurve der Säuglingssterblichkeit gerade während des bedeutenden Anstiegs der Geburtenziffern von 1933 zu 1934 eine Verminderung erfahren, welche in der sonst gleichmäßigen rückläufigen Tendenz immerhin bemerkenswert war.

	Sterblichkeit auf 100 Lebendgeborene	Geburtenziffer (auf je 1000 Einwohner)		Sterblichkeit auf 100 Lebendgeborene	Geburtenziffer (auf je 1000 Einwohner)
1925	10,5	20,8	1932	7,9	15,1
1926	10,2	19,6	1933	7,6	14,7
1927	9,7	18,4	1934	6,9	18,0
1928	8,9	18,6	1935	6,8	18,9
1929	9,6	18,0	1936	6,6	18,8
1930	8,5	17,6	1937	6,4	19,6
1931	8,3	16,0	1938	6,0	19,7

In den deutschen Großstädten betrug die Säuglingssterblichkeit im Jahre

1936. . . . . 6,3%
1937. . . . . 6,1%
1938. . . . . 5,8%

so daß auch für das verflossene Jahr eine weitere Herabsetzung der allgemeinen Säuglingssterblichkeit notiert werden kann. Es wird wohl noch einer Zeitspanne von einem halben oder ganzen Jahrzehnt bedürfen, bis wir an dem Sterblichkeitsminimum von 3—4% angelangt sind, ein Zeichen dafür, wie schwierig jetzt die Dinge liegen. Der Wiederanstieg der Geburten kann einwandfrei als ein Erfolg der nationalsozialistischen Bevölkerungspolitik gebucht werden. Es sind nicht nur die *Ehestandsdarlehen* und die wirtschaftlichen Erleichterungen für die *kinderreichen Familien*, sondern ganz allgemein die zunehmende Besserung der Wirtschaftslage welche einerseits zur Steigerung der *Heiratshäufigkeit* andererseits zur *Hebung der Geburtenziffer* geführt haben. Die nachhaltigste Wirkung dürfte die *bevölkerungspolitische Aufklärung* gehabt haben, vor allen Dingen bei den Ehepaaren, die gedankenlos oder mit einem gewissen Widerstreben die „Geburtenkontrolle" mitgemacht haben. Die Volksaufklärung ist wahrscheinlich auch das einzige auf die Dauer wirksame Mittel.

k) Nächste Aufgaben des Säuglingsschutzes.

Von den Todesursachen der Nachsterblichkeitsperiode im Säuglingsalter hat die an *Verdauungskrankheiten* bisher den stärksten Rückgang (um $^2/_3$) erfahren. Man könnte mit diesem Ergebnis des Säuglingsschutzes zufrieden sein, zumal die Abwärtsbewegung noch keineswegs abgeschlossen ist, wenn nicht neuere Erkenntnisse zeigen würden, daß andere große Todesursachengruppen mit den Ernährungsschäden in unmittelbarem Zusammenhang stehen, insbesondere die eitrigen und grippalen Infektionen. Auch in die Rachitis spielt die Fehlernährung hinein. Die Fehlernährung führt nicht nur unmittelbar zu *Verdauungskrankheiten*, sondern bereitet mittelbar über die *Ernährungsstörung* den Boden für andere Krankheiten, namentlich die Infekte. Die Kinder sterben dann unmittelbar an dem Infekt, aber mittelbar an der Ernährungsstörung, sind also mit Fug und Recht auf das Schuldkonto der Fehlernährung zu buchen.

Von der weiteren Verbesserung der Säuglingsernährung ist auch ein weiterer Rückgang der Säuglingssterblichkeit zu erwarten. Die grippalen Infekte und die *Lungenentzündung* haben heute eine größere Bedeutung als die tödlich verlaufenden Verdauungskrankheiten. Die Grippe ist der Ausgangspunkt für Bronchitis

Bronchiolitis und Lungenentzündung. Der grippale Infekt rafft nicht nur die schwachen Säuglinge hinweg, sondern auch die, die aus ihrer angeborenen Krankheitsbereitschaft (exsudative und lymphatische Diathese) heraus eine besondere Neigung für Schleimhautentzündungen haben und den Infekten gegenüber mehr minder widerstandslos sind. Die überwiegende Bedeutung der grippalen Infekte zeigt sich statistisch in einem regelmäßig wiederkehrenden Wintergipfel der Säuglingssterblichkeit.

Wir müssen damit rechnen, daß die Bekämpfung der grippalen Infekte mit zu den schwierigsten Aufgaben der Bekämpfung der Säuglingssterblichkeit gehört, weil die üblichen Mittel der Säuglingsfürsorge über die Regelung der Ernährung und der pflegerischen Versorgung des Kindes nicht hinausreichen. Gewiß ist damit vieles getan, vielleicht sogar das Grundlegende — die Infekte werden ja in erster Linie durch sorgfältige Ernährung bekämpft — aber die zahllosen sog. „anfälligen" Kinder werden nicht oder nicht so erfaßt, als daß ihnen ein Grippeinfekt nichts anhaben könnte. Überhaupt liegt der Schwerpunkt bei dem *Verlauf der Krankheit*. Die günstigen Resultate bei einer Bronchitis oder Bronchopneumonie in einer geeigneten Anstalt und die ungünstigen in einem unzulänglichen häuslichen Milieu zeigen, daß für den Krankheitsverlauf auch noch soziale Faktoren mitsprechen.

Zusammenfassend kann gesagt werden, daß der Anteil des *Darmkatarrhs* als Todesursache

    1935: 8654 = 10 % Anteil an den Sterbefällen des 1. Lebensjahres
    1936: 82,67 = 9,8% „   „   „   „   „ 1.   „

sich von Jahr zu Jahr um ein Geringes verringert, während der Anteil der *Lungenentzündung* als Todesursache

    1935: 11473 = 13,2% Anteil an den Sterbefällen des 1. Lebensjahres
    1936: 11671 = 13,8% „   „   „   „   „ 1.   „

etwas gestiegen ist. Dagegen ist der Anteil der *Krämpfe* als Todesursache

    1935: 6045 = 7,0% Anteil an den Sterbefällen des 1. Lebensjahres
    1936: 4870 = 5,8% „   „   „   „   „ 1.   „

absolut und relativ ziemlich stark verringert worden. Das bedarf einer Erklärung. Sie ist aber nur aus den klinischen Erkenntnissen heraus zu geben: Zwischen den Krämpfen des Säuglings und der Rachitis bestehen ätiologische Beziehungen. Der latente Krampfzustand (Spasmophilie), kenntlich an der mechanischen und elektrischen Übererregbarkeit in den beiden ersten Lebensjahren, beruht auf einer angeborenen nervösen Überempfindlichkeit des Kindes. Ebenso wie bei der rachitischen Krankheitsbereitschaft führt der Mangel an Licht und Luft, vornehmlich bei fehlerhafter Ernährung zur Manifestation der Spasmophilie. Meist führt das zunächst zu Stimmritzenkrämpfen (Laryngospasmus) und, namentlich wenn das Leiden nicht beeinflußt wird und die Entstehungsursachen fortbestehen bleiben, zum eklamptischen Anfall. Zu Krämpfen kommt es meist aus Gelegenheitsursachen heraus (Ernährungsstörungen, Infektion). Die Tetanie beruht ebenso wie die Rachitis auf eine Störung des Kalk-Phosphorstoffwechsels. Beide treten saisonmäßig auf, d. h. sie erscheinen am Ende des Winters, Anfang des Frühjahrs. Sie werden in gleicher Weise mit Licht (natürliche Sonnenstrahlung oder künstliche Höhensonne), medikamentös mit Verabreichung von Lebertran oder Vigantolöl verhütet bzw. behandelt.

Schon lange bevor wir die Zusammenhänge zwischen Sonnenlicht und Rachitis bzw. Spasmophilie kannten und wissenschaftlich geklärt hatten, haben wir durch die Verbesserung der Hygiene des Säuglings die schweren Fälle von Rachitis und die Überzahl an Krämpfen zurückgedrängt. An dem Gewinn in der ersten und zweiten Senkungsperiode der Säuglingssterblichkeit (s. S. 482) sind zur Hälfte die Krämpfe beteiligt gewesen. Seit der wissenschaftlichen Erkenntnis der Wirkung der Sonnenstrahlen, besonders der Ultraviolettstrahlen ist die Freiluft-Lichthaltung des Säuglings stark in Aufnahme gekommen. In den letzten Jahren hat auch die prophylaktische und therapeutische Verwendung von Lebertran und Vigantol eine Ausbreitung erfahren. Zweifellos ist auf diese ständige Verbesserung der Hygiene (und der Ernährung) des Säuglings und der spezifischen Vorbeugungs- und Heilungsmaßnahmen der Rückgang der Krämpfe als Todesursache im Säuglingsalter zurückzuführen.

Wir können uns aber mit diesem Fortschritt noch nicht zufrieden geben, weil wir wissen, daß Rachitis und Spasmophilie zu nahezu 100% zu den vermeidbaren Krankheiten zu rechnen sind und somit die 4870 Jahressterbefälle an Krämpfen als einen vermeidbaren Verlust ansehen müssen. Die Rachitisbekämpfung ist insofern noch von besonderer Bedeutung, als auf das Konto dieser Mangelkrankheit, die als solche nicht zum Tode führt, eine große Zahl der Sterbefälle an Lungenentzündung entfällt. Die Rachitis bereitet den Boden für den tödlichen Verlauf der Erkrankung der Atmungsorgane, von Masern und Keuchhusten. Die Widerstandsfähigkeit der rachitischen Kinder ist bei allen Infekten und Infektionskrankheiten in hohem Grade herabgesetzt.

Es gehört daher zu den besonderen Aufgaben des Säuglings- und Kinderschutzes, planmäßig die *Rachitis zu verhüten*. Der Gewinn ist als ein vierfacher einzuschätzen: Die Beseitigung einer der Hauptursachen der körperlichen Leistungsschwächen, letzten Endes der Verkrüppelung, die Verhütung der Stimmritzenkrämpfe und allgemeinen Krämpfe, der Sterbefälle an Lungenentzündung und der erhöhten Verluste bei Infekten überhaupt. Vielfach wird es sich bei einer planmäßigen Rachitisprophylaxse nur um eine Förderung der schon selbst in Gang gekommenen Abwehrbewegung handeln. Da aber nach vorliegenden Nachrichten noch immer 40—50% der Säuglinge Zeichen von florider Rachitis (wenn auch geringen Grades) aufweisen, ist die planmäßige Durchführung einer Rachitisprophylaxe, die jetzt vom Reichsministerium des Innern angeordnet worden ist, zu begrüßen. Die Frage der Bekämpfung der Rachitis und der Krämpfe ist eine organisatorische. Die Rachitisprophylaxe wird auch die Möglichkeit geben, die Ernährung der Schwangeren und der Mütter, besonders der stillenden Mütter und der Säuglinge erneut einer Kontrolle zu unterstellen, um so auch von dieser Seite her zur Konstitutionsverbesserung von Mutter und Kind beizutragen.

1) Schutz des Kleinkindesalters.

Die Rachitis trifft zwar in erster Linie das Säuglingsalter, greift aber unmittelbar auf das Kleinkindesalter (1.—5. Lebensjahr) über. Die im Säuglingsalter erworbenen Krankheiten wirken sich im Kleinkindesalter aus. Das gilt für die Fragen der Ernährung ebenso, wie für die Pflege. Auch für das Kleinkindesalter ist ein *Ernährungsschutz* und ein *Pflegeschutz* von besonderer Bedeutung, wird aber leider im großen Ganzen ziemlich vernachlässigt, weil sich die *Kleinkinderfürsorgestellen* als Exponent

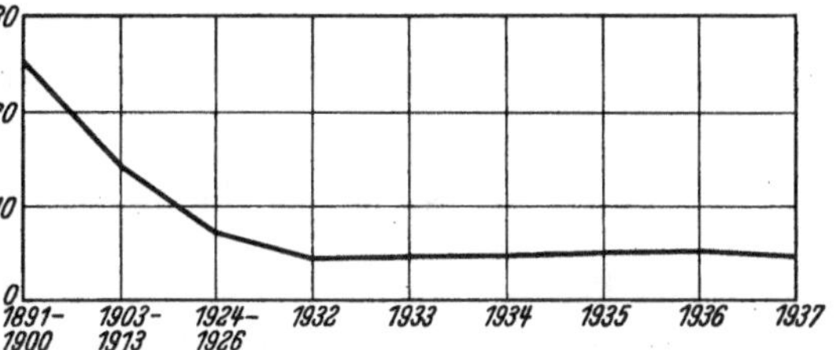

Abb. 118. Die Sterblichkeit der Kinder von 1—5 Jahren. Gestorbene auf 1000 Lebende dieser Altersklasse.

des Kleinkinderschutzes nicht oder noch nicht auf die Bedürfnisse des Kleinkindesalters so eingestellt haben, als daß die Mütter kleiner Kinder sich von dem Besuch der Kleinkinderfürsorgestellen ebensoviel für die Gesunderhaltung des Kleinkindes versprechen würden, wie von dem Besuch der Säuglingsfürsorgestellen. In den zahlreichen Kindergärten in Stadt und Land ist zwar Gelegenheit, viele Kleinkinder auch gesundheitlich zu betreuen, aber das genügt nicht und daher ist es bedauerlich, daß die Inanspruchnahme der Kleinkinderfürsorgestellen noch zu wünschen übrig läßt.

Dazu kommt, daß der besonders notwendige *Infektionsschutz* des Kleinkindes überhaupt nicht Gegenstand der Tätigkeit der Fürsorgestelle ist und sein kann, obwohl gerade die Infektionskrankheiten vor allen Dingen für die Gesundheitslage des Kleinkindes bestimmend sind (Abb. 118).

Die Sterblichkeit des Kleinkindes ist ebenso wie die der Säuglinge seit dem Jahrhundertbeginn ständig zurückgegangen. Seit 1932 ist ein Stillstand in der Kurve eingetreten. Das ist im wesentlichen in dem Stillstand der hauptsächlichsten Todesursachen dieser Altersklassen begründet. Von den Infektionskrankheiten *Masern, Keuchhusten, Diphtherie* und *Scharlach* haben für den Säugling Masern und Keuchhusten wegen ihrer Gefährlichkeit in dieser Altersklasse eine größere Bedeutung. Sonst aber spielen die Infektionskrankheiten sich insbesondere im Kleinkindesalter ab.

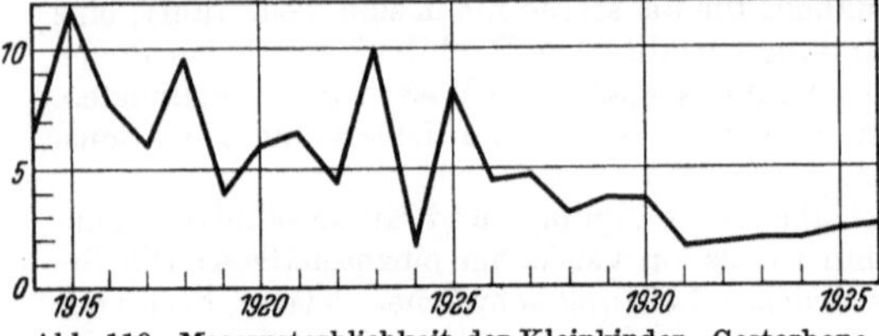

Abb. 119. Masernsterblichkeit der Kleinkinder. Gestorbene auf 10000 Lebende der Altersklasse.

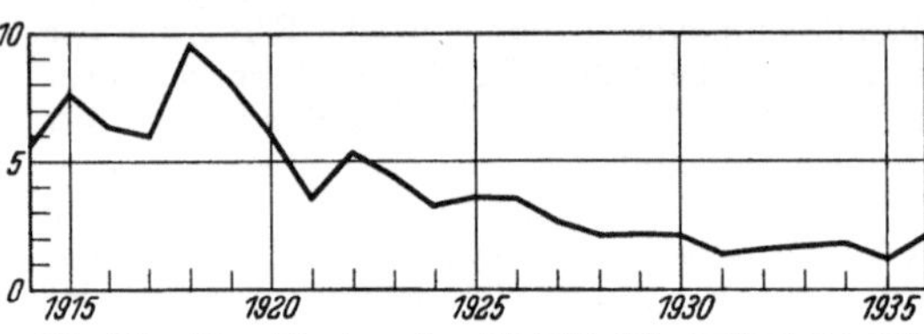

Abb. 120. Keuchhusten der Kleinkindet. Gestorbene auf 10000 Lebende der Altersklasse.

Bei tödlichem Verlauf enden die *Masern* im Säuglingsalter und Kleinkindesalter mit Lungenentzündung. Die Sterbefälle an Masern werden somit nicht voll erfaßt.

Gegen die Masern haben wir als Prophylaktikum das DEGKWITZsche Masernrekonvaleszentenserum. Es hat sich ausgezeichnet bewährt. Leider wird es noch viel zu wenig verwendet, obwohl wenige Kubikzentimeter Blutserum genügen, um einen gefährdeten Säugling oder ein rachitisches Kleinkind vor den Masern zu bewahren. Hier liegt also die Aufgabe des Säuglings-Kleinkindschutzes in der Propagierung der Verwendung des DEGKWITZschen Schutzmittels, natürlich auch in Maßnahmen zur Bereitstellung des Serums.

Die Gewinnung und Verabreichung von frischem Blut ist mit Schwierigkeiten verknüpft, aber es steht dem nichts entgegen, daß der Masernschutzstoff der Sächsischen Serumwerke oder das ebenso wirksame Homoseran der Anhaltischen Serumwerke ebenso in den Apotheken greifbar sind, wie das Diphtherieheilserum.

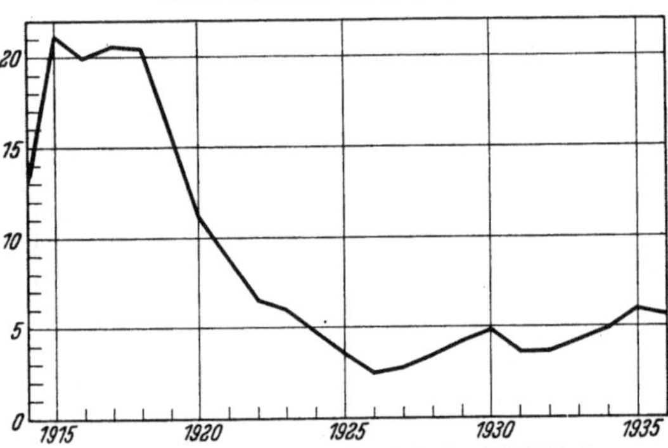

Abb. 121. Diphtheriesterblichkeit der Kleinkinder. Gestorbene auf 10000 Lebende der Altersklasse.

Ein *Schutzstoff gegen Keuchhusten* muß erst noch erarbeitet werden. Die zur Zeit gebräuchlichen Keuchhustenimpfstoffe haben häufig nicht das erfüllt, was man erwartet hat. Trotzdem muß man sich derselben bedienen, wenn er sich um junge Kinder, womöglich solche mit florider Rachitis handelt und wenn es gilt, z. B. einen in ein Kinderheim eingeschleppten Keuchhustenfall abzufangen bzw. an der Ausbreitung zu verhindern.

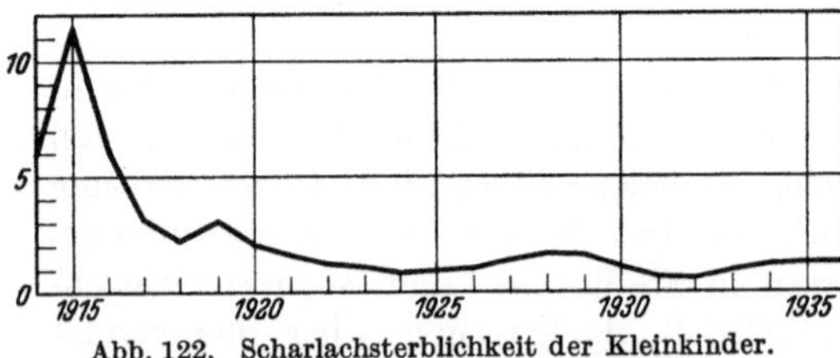

Abb. 122. Scharlachsterblichkeit der Kleinkinder. Gestorbene auf 10000 der Altersklasse.

Immer muß berücksichtigt werden, daß die Sterblichkeit an Masern und Keuchhusten in erster Linie von dem Lebensalter des Erkrankten abhängig ist. Säuglinge, vornehmlich rachitische und schlecht gepflegte, sind ungleich höher lebensgefährdet als ältere Kinder.

„Wenn es gelänge, die Masern und Keuchhusteninfektion nur bis zur Einschulung aufzuschieben, dann würden diese beiden Krankheiten dem Volksbestande keinen irgendwie nennenswerten Eintrag mehr tun" (v. PFAUNDLER).

Bei Keuchhusten gilt es überhaupt die Regeln *der Verhütung* der *Ansteckung* zu propagieren, eine Maßnahme des Säuglingsschutzes, die keineswegs überflüssig erscheint, wenn man bedenkt, wie viel Fälle von Übertragungen auf Spielplätzen, auch in Kindergärten usw. stattfinden.

Was die *Diphtherie* anbetrifft, so liegt die Bedeutung der Infektionskrankheit weit mehr im Kleinkindes- und Schulalter als im Säuglingsalter. Siehe die nebenstehende Tabelle.

Die Bevorzugung des Schulalters ist deutlich.

Aus der Darstellung der Diphtheriemorbidität geht hervor, daß das Auftreten von Diphtherie wechseln ist, d. h. epidemiologischen Gesetzen folgt, während Masern, Keuchhusten und Scharlach Jahre hindurch gleichmäßige Ziffern aufweisen.

Es starben an Diphtherie

	im Alter von		
	0—1 Jahr	1—5 Jahren	5—15 Jahren
1934	160	1660	2846
1935	284	2245	4677
1936	335	2247	4360

Auf je 10 000 Einwohner in Deutschland erkrankten an Diphtherie:

1925. . . . 5,9%	1930 . . . 11,0%	1935 . . . 20,0% (4,4% Letalität)
1926. . . . 4,8%	1931 . . . 8,9%	1936 . . . 22,0% (3,8% „)
1927. . . . 5,4%	1932 . . . 11,1%	1937 . . . 21,8% (3,7% „)
1928. . . . 7,4%	1933 . . . 11,7%	1938 . . . 22,0% (3,5% „)
1929. . . . 7,9%	1934 . . . 17,9%	

Nach einer Zeit der Ruhe bis 1930 ist es seitdem zu einem Ansteigen der Diphtherieerkrankungen gekommen. Es ist noch nicht zu ersehen, ob der Gipfel bereits erreicht ist. Jedoch ist zu bemerken, daß die Zunahme der Diphtheriemorbidität nicht von einer Zunahme der Mortalität und Letalität gefolgt ist. Die Sterblichkeit bei der jetzt herrschenden Epidemie-Welle ist ungleich geringer als bei der letzten Welle 1915—1918.

Daß wir in dem BERINGschen Heilserum ein bewährtes Heilmittel haben, ist bekannt. Wenn

Es starben an Scharlach

	im Alter von		
	0—1 Jahr	1—5 Jahren	5—15 Jahren
1934	27	235	354
1935	52	442	539
1936	43	491	531

trotz Vorhandenseins dieses Heilmittels immer noch 5000 Kinder jährlich an Diphtherie sterben, so ist das ein Zeugnis dafür, daß das Serum in vielen Fällen nicht oder zu spät gespritzt wird. Es ist Aufgabe des Seuchenschutzes, auf die frühzeitige Anwendung des Heilserums hinzuwirken. Die Frage der Anwendung der *aktiven Schutzimpfung* gegen Diphtherie ist noch nicht

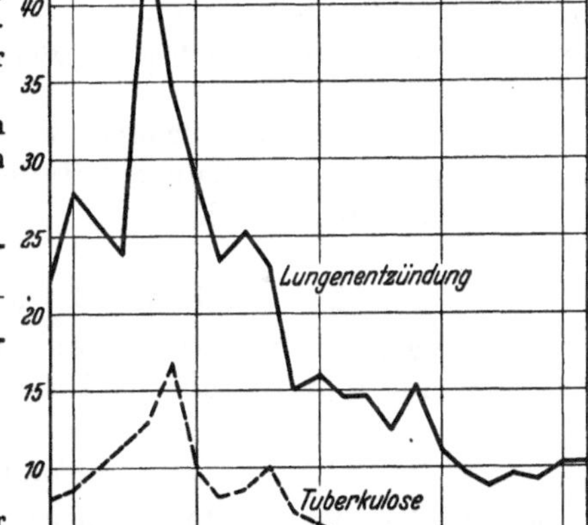

Abb. 123. Sterblichkeit der Kleinkinder an Lungenentzündung und Tuberkulose. Gestorbene auf 10000 Lebende der Altersklasse.

abschließend beantwortet worden. Das Interesse wächst, wenn in einzelnen Städten oder Gegenden Diphtherie-Epidemien auftreten. Es flaut ab, wenn die Diphtheriemorbidität gering ist. Häufiger wird von der Gesundheitsbehörde in Epidemiezeiten neben der passiven (mit Heilserum) auf die aktive Impfung zurückgegriffen, um so einen ganzen Bezirk mit Erfolg zu sanieren.

Die Sterbeziffern an *Scharlach* haben sich in mehr als 10 Jahren kaum verändert; in den letzten Jahren ist allerdings ein leichtes Ansteigen zu beobachten.

Versuche mit einem Scharlachimpfstoff haben bisher keine besonderen Resultate gezeitigt. Mit Rücksicht auf den von vornherein unabsehbaren Verlauf einer Scharlacherkrankung beim Kinde ist es eine Regel des Kinderschutzes, Scharlachkinder in jedem Fall zur Behandlung ins Krankenhaus zu geben.

Die Bedeutung der *Kinderlähmung*, auf die hier nicht näher eingegangen werden kann, zumal sie sich keineswegs auf das Kleinkindesalter beschränkt, ist weit mehr in den Folgezuständen als in der Sterblichkeit begründet. Zahlenmäßig ist auch die Krankheitshäufigkeit weit geringer, als die der anderen genannten Kinderkrankheiten.

Größer als die Sterblichkeit an einer der vorgenannten Infektionskrankheiten ist die an *Lungenentzündung*, die sich seit 1930 um 1 auf 1000 Kinder dieser Altersklasse bewegt. Für ihre Bekämpfung gilt das gleiche, was für die Lungenentzündung im Säuglingsalter gesagt worden ist.

Die *Tuberkulosesterblichkeit* steht seit etwa 10 Jahren bei 0,5 auf 1000 der gleichen Altersklasse. Der Tuberkulosebekämpfung ist in diesem Lehrbuch ein besonderer Abschnitt gewidmet.

2. Hygiene des Schulkindes.

Von FRED DUBITSCHER.

Da der Staat verlangt, daß Eltern ihre Kinder der Schule anvertrauen, muß erwartet werden, daß die Kinder in der Schule von keinen besonderen gesundheitlichen Störungen bedroht werden. Es ist daher zu fordern, daß die Schulhäuser hygienisch einwandfrei gebaut sind, daß die Schulräume und die Gebrauchsgegenstände der Schulzimmer ohne Beeinträchtigung der Gesundheit benutzbar sind, daß der Betrieb der Schule der körperlichen und geistigen Entwicklung der Schüler nicht schadet und daß vorhandenen Mängeln und Gebrechen die nötige Beachtung geschenkt und ihnen in zweckdienlicher Weise entgegengetreten wird.

Die Maßnahmen zum Schutze der Schulkinder betreffen teils die baulichen Einrichtungen des Schulhauses, teils die Schulbänke und Gebrauchsgegenstände, teils den Betrieb der Schule.

a) Die baulichen Einrichtungen des Schulhauses.

Die baulichen Anforderungen an das Schulhaus, die Schulzimmer, Beleuchtung, Heizung und Lüftung sind auf S. 190 ff. behandelt.

b) Gebrauchsgegenstände.

Schulbänke. Grunderfordernis ist, daß die Bank dem Kinde passen muß wie ihm das Kleid und die Stiefel passen. Lesen und Schreiben muß bei gerader Haltung des Oberkörpers möglich sein. Die *Höhe des Sitzes* soll so bemessen sein, daß bei gerader Haltung des Oberkörpers der Fuß mit ganzer Sohle auf dem Boden oder dem Fußbrett ruht. Daher muß die Sitzhöhe der Länge des Unterschenkels vom Hacken bis zur Kniebeuge entsprechen. Diese beträgt etwa $^2/_7$ der Körperlänge, aber mit einer kleinen Zunahme fortschreitend.

Das *Sitzbrett* sei in seiner Breite etwas geringer als die Länge des Oberschenkels nebst der Gesäßrundung ($^1/_5$ der Körperlänge). Das Sitzbrett wird entweder geschweift oder erhält besser eine schwache Neigung nach hinten, so daß es dort 1 cm tiefer steht als vorn. Man unterscheidet Klappsitze, Schiebesitze und Pendelsitze. Bänke mit beweglichen Sitzen sind solchen mit festen Sitzen vorzuziehen.

Der *Lehnenabstand* (vom inneren Tischrand) soll etwa $^1/_5$ der Körpergröße des Schülers betragen. Er ist so zu bemessen, daß dem Kinde beim Schreiben die Stütze durch die Lehne nicht verlorengeht. Da dann aber der Abstand für den Ruhesitz leicht zu eng wird, ist auf Tische mit veränderlicher Distanz zu achten. Gewährt die Lehne in einer kleinen

Vorbuchtung in der Kreuzgegend eine Stütze, so spricht man von einer Kreuzlehne, stützt sie in der Höhe der Schulterblätter, von einer Rückenlehne. Die allein zu empfehlende Kreuz-Rückenlehne vereint die Vorzüge beider.

Die *Differenz*, d. h. der vertikale Abstand des inneren Tischrandes von der Bank, muß gleich sein der bei frei herabhängendem Arm gemessenen Entfernung von der Bank bis zum Ellbogen plus einem Maß, das dessen Höherlage beim Vorschieben zum Schreiben entspricht (etwa 2 cm). Dadurch kommt der zum Schreiben im Ellbogen gebeugte und etwas nach vorn geschobene Vorderarm ohne Hebung oder Senkung der Schulter auf die Tischplatte zu liegen. Im ganzen rechnet man für die Differenz bei Knaben etwa 16%, bei Mädchen 17% der Körperlänge.

Die *Distanz*, d. h. die horizontale Entfernung des vorderen Bankrandes vom inneren Tischrand kann positiv (nur noch bei alten Schulbänken), null oder negativ sein. Berührt die Lotrechte vom Innenrand des Tisches die Sitzbank nicht, so ist Plusdistanz vorhanden, berührt sie die vordere Kante der Sitzbank, so besteht Nulldistanz, fällt sie auf die Sitzbank, so besteht Minusdistanz. Die Sitzbank soll eine Null- oder leichte Minusdistanz haben. Beim Aufstehen sind Bänke mit Minusdistanz allerdings hinderlich. Um keine beweglichen Teile in den Bänken mit Null- oder Minusdistanz zu haben, werden vielfach Zweisitzbänke konstruiert, aus denen die Kinder beim Aufstehen heraustreten. Bei mehrsitzigen Bänken lassen sich bewegliche Teile allerdings nicht umgehen. Dabei sind Bänke mit beweglicher Tischplatte und beweglichem Sitz zu unterscheiden. Man macht ferner Unterabteilungen, je nachdem die Bänke oder Sitze in ihrer Totalität oder für die einzelnen Plätze beweglich gemacht sind. Ferner gibt es Systeme, bei denen Tisch und Bank gegeneinander verstellbar sind. Die Beweglichkeit der Tischplatte wird ermöglicht durch Aufklappen ihres Vorderteils oder durch Verschieben in einer Nute bzw. Hervorziehen der ganzen Platte.

Die *Tischplatte* soll 35—45 cm breit, die Farbe der Tischplatte möglichst dunkel gehalten sein. Sie soll einen horizontalen Teil enthalten, der die Tintenfässer aufnimmt und etwa 10 cm breit gerechnet wird. Der vordere Teil soll etwa 1 : 5 bis 1 : 4 geneigt sein. Die Länge betrage für den einzelnen Platz etwas weniger als das Doppelte der Länge von Unterarm und Hand.

Untergestell. Fußbretter sollen der leichteren Bodenreinigung wegen fehlen. Wenn sie gewährt werden, müssen sie aufklappbar oder so hoch sein, daß unter ihnen gefegt werden kann. Bei sog. Schwellen-Schulbänken sind Sitz und Pult auf je einer rechts und links angeordneten Schwelle montiert. Sie werden auf dem Fußboden nicht befestigt und müssen bei der Bodenreinigung zur Seite gerückt werden. Umlegbare Bänke haben eine gelenkige Anordnung am Fußboden, so daß die ganze Bank seitlich umgelegt werden kann. Durch die sog. freiliegende Wechselschiene, die ohne Befestigung auf den Fußboden gelegt wird, ist eine Auswechslung verschiedener Subsellien möglich. Die Reinigung des Fußbodens kann bei umgelegten Bänken sehr vollständig erfolgen. Bei schwellenlosen, auf Füßen stehenden Mittelholmbänken sind Tisch und Bank in Sitzhöhe durch einen hölzernen Holm oder eine eiserne Versteifung zu einem festen Ganzen verbunden; sie ermöglichen ebenfalls leichte Reinigung und sind auswechselbar.

Da Differenz, Sitzhöhe und Lehnenabstand der Bänke nach der Größe der Kinder bemessen werden müssen, in derselben Klasse aber gewöhnlich Kinder von sehr verschiedener Körpergröße sitzen, so ist vom hygienischen Standpunkt aus unbedingt zu fordern, daß die Kinder einigermaßen nach der Körpergröße gesetzt werden und daß sie den Platz auf der für sie passenden Bank ein für allemal behalten. *Das Setzen nach dem Ausfall der Leistungsnoten oder gar der unaufhörliche Platzwechsel im Wettbewerb je nach den Einzelleistungen ist mit den Forderungen der Hygiene nicht in Einklang zu bringen.* In jeder Klasse sollen mindestens drei Bankgrößen vorhanden sein.

Unterrichtsmittel. Die *Wandtafeln* sollen intensiv mattschwarz, die *Kreide* soll möglichst weiß sein. Bei einem Schulzimmer von 9 m Länge sollen die an die Tafel geschriebenen Buchstaben eine Grundstrichhöhe von mindestens 66 mm und eine Grundstrichdicke von 12 mm haben. *Schiefertafel* und *Griffel* werden besser nicht verwendet. Tintenbuchstaben gleicher Größe verhalten sich in bezug auf ihre Wahrnehmbarkeit zu den auf Schiefertafeln geschriebenen Buchstaben wie 4 : 3, mit Bleistift geschriebene Buchstaben zu den letzteren wie 8 : 7. Das *Schreibpapier* sei weiß oder hellgelb. Je stärker die Helligkeitsdifferenzen zwischen Tinte und Papier hervortreten, um so leichter läßt sich die Schrift erkennen.

Beim Schreiben soll sich das Heft vor der Mitte des Körpers befinden. Bei der gewöhnlichen Kurrent- oder Schrägschrift liegt es dabei schräg, indem sein unterer Rand mit der unteren Tischkante einen nach rechts offenen Winkel von etwa 30⁰ bildet. Bei der Steilschrift liegt das Heft in gerader Mittellage und sein unterer Rand läuft parallel mit der Tischkante. Die Haltung der Kinder ist bei der Steilschrift besser. Der Abstand der Augen von der Schrift betrage nicht unter 30 cm. Die Unterarme sollen auf etwa zwei Drittel ihrer Länge symmetrisch auf dem Tisch ruhen, so daß sie vor der Körpermitte einen ungefähren rechten Winkel bilden. Der Arm wird beim Schreiben in unter sich parallelen Lagen nach rechts geschoben. Die Hand ruhe in halber Pronationsstellung auf dem Endgliede des kleinen Fingers. Das Ende des Federhalters sei nach außen hin gerichtet. Gesäß und Oberschenkel sollen voll auf dem Sitz ruhen, die Beine nicht übereinandergeschlagen sein. Die Füße sollen mit der ganzen Fläche auf dem Boden ruhen.

Schulbücher sollen ein rein weißes oder höchstens schwach gelbliches, von Holzstreifen möglichst freies Papier haben. Für den Buchdruck gelten für Erwachsene folgende Grenzwerte:

Buchstabenbreite mindestens . . . . 1,0 mm
Grundstrichhöhe (kleines n) mindestens . . . . 1,5 mm
Grundstrichdicke mindestens . . . . 0,25 mm
Approche (Abstand zwischen zwei Buchstaben) größer als
   der Zwischenraum zwischen den Grundstrichen, min-
   destens . . . . 0,5 mm
Zahl der Buchstaben in 10 cm-Zeile höchstens 60
Durchschuß (Höhenabstand zweier Zeilen) mindestens . . 2,5 mm.

Für Schulbücher sind insbesondere von GRAUPNER folgende Forderungen aufgestellt:

	Grundstrichhöhe mm	Durchschuß mm
Stufe 1, Fibel	3—9	5—18
„ 2	2,1—2,4	3,5—4,5
„ 3 und 4	1,8	3,0
„ 5 (Oberstufe)	1,75	2,5

Der Lesende lehne den Rücken an und stelle oder halte das Buch schräg, damit die ganze Größe der Buchstaben für den Gesichtswinkel ausgenutzt werden kann.

c) Betrieb der Schule.

Die beim Bau getroffenen hygienischen Maßnahmen müssen während des Betriebes der Schule voll in Wirksamkeit gehalten werden. Einer der Lehrer sollte unter Anleitung des Schularztes die besondere Aufsicht darüber haben. Sämtliche Lehrer müssen über die Notwendigkeit und die Einrichtung von Beleuchtung, Heizung, Lüftung und Reinigung unterrichtet sein und bei Gelegenheit immer wieder darauf hingewiesen werden. Ferner muß genügend *Unter-*

personal vorhanden sein, um Beleuchtung, Heizung, Lüftung und Reinigung zu besorgen. Die *Schulzimmer* sind täglich mit feuchten Sägespänen auszufegen und wöchentlich unter Verschieben der Bänke feucht auszuwischen. Oder es sind staubbindende Öle zu verwenden, die von Zeit zu Zeit erneuert werden müssen und deren Reste in den großen Ferien zu beseitigen sind. Bänke, Heizkörper und Unterteile der Wände sind oft feucht abzuwischen. Etwa vorhandene mit Wasser oder feuchten Sägespänen versehene Speigefäße sind täglich zu entleeren, zu reinigen und frisch herzurichten. Für eine ausreichende Reinigung von *Fluren* und *Treppen* ist Sorge zu tragen. *Zu beachten ist, daß der Staub einer der gefährlichsten Feinde der Schüler ist.* — Die beste Wirkung hat die Vakuumabsaugung gezeigt. Auch ist dafür zu sorgen, daß die Kinder mit möglichst gut gereinigtem Schuhzeug die Schulzimmer betreten. Abtreter und Matten müssen in größerer Zahl vorhanden sein. Je leichter die Bänke entfernt oder gekantet werden können, um so besser ist der Fußboden der Reinigung zugänglich. Über Lüftung in den Pausen siehe oben.

Auch der Betrieb des *Unterrichts* bietet viele Angriffspunkte für die Hygiene. Z. B. die Zahl von Schulstunden, das richtige Maß der häuslichen Aufgaben usw. Betont sei insbesondere die Notwendigkeit von Zwischenpausen nach jeder Schulstunde, die schon deshalb zu fordern sind, damit eine gründliche Durchlüftung der Schulzimmer erfolgen kann.

Anfänglich sollen Kinder nur 2—3 Stunden systematischen Unterricht haben. Eine Überbürdung ist nicht nur vorhanden, wenn die Kinder so viel Arbeit zu leisten haben, daß die zwischenliegenden Pausen unzureichend sind, um die geistige oder körperliche Frische wiederherzustellen, sondern auch, wenn sie so stark beschäftigt sind, daß sie außer für Arbeit und die notwendige Ruhe keine Zeit für Spiel und Liebhabereien übrigbehalten. Jüngere Volksschulkinder sollen einschließlich der Hausarbeit nicht mehr als 6 Stunden, ältere nicht mehr als 8 Stunden täglich arbeiten. Junge Leute bis zum 18. Jahre haben täglich 9 Stunden, Knaben bis zum 10. Jahr 10 Stunden und 7jährige Kinder 11 Stunden Schlaf nötig.

Haus und Familie tragen oft zur Überbürdung bei, indem Kinder zu einer nicht ihrem Können, sondern dem falschen Ehrgeiz der Eltern entsprechenden Höhe der Schulbildung gebracht werden sollen oder indem Sonderunterricht (z. B. Klavierspiel) verlangt wird. Letzteres darf nur geschehen, wenn der Schüler in dieser Richtung so gut veranlagt ist, daß ihm das Lernen keine Arbeit, sondern eine Erholung ist. Auch in dieser Hinsicht wird der Rat des Schularztes von Wert sein.

Von hohem hygienischen und erzieherischen Wert sind die *Schulbäder* in Gestalt der Brausebäder und die Schwimmbäder. Unlängst hat der Reichsminister für Wissenschaft, Erziehung und Volksbildung Richtlinien über die Leibeserziehung an Jungenschulen[1] herausgegeben. Entsprechende Richtlinien für Mädchenschulen sind zu erwarten. Überhaupt wird mit Recht dem *Turnen* jetzt eine viel größere Bedeutung beigemessen als vor dem Kriege. Zu beachten ist aber, daß die körperlichen Übungen nicht etwa eine Erholung des Zentralnervensystems bewirken, sondern eher eine stärkere Ermüdung und daß daher die Einschaltung von Turnstunden zwischen die Unterrichtsstunden einer geistigen Erholung durchaus nicht gleichzusetzen ist. Keinesfalls

---

[1] Erschienen in der Weidmannschen Verlagsbuchhandlung, Berlin SW 68, Zimmerstr. 94.

darf die Ausübung von Leibesübungen und Sport zu Übertreibungen führen, die gesundheitsschädigend sind. Im übrigen muß aber Wert gelegt werden auf eine gleichmäßige körperliche Ausbildung. Befreiung vom Turnen und Sport ist nur durch den Schularzt zu gewähren. Dieser hat die Leibesübungen mit zu überwachen, tunlichst soll er sich sogar daran beteiligen. Lehrer müssen eine eingehende Ausbildung in allen körperlichen Übungen erhalten. Für *Spiele* und kleinere *Wanderungen* soll wöchentlich ein Nachmittag verwandt werden. Größere Wanderungen werden zweckmäßig auf den Beginn der Ferien gelegt. Bei einem Alter von etwa 12—14 Jahren soll ein Tagesmarsch zunächst 10 bis 16 km, bei einem Alter von 16—20 Jahren 20—30 km nicht überschreiten. Jedoch soll in diesen Fragen der Schularzt gehört werden, der die Verhältnisse des Schülers, die Jahreszeit und die Gegend zu berücksichtigen hat. Für körperlich schlecht entwickelte Kinder sind *orthopädische Übungen* einzurichten. Bewährt hat sich die tägliche orthopädische Fußgymnastik bei Kindern mit Senkfüßen. In den Schulpausen ist den Kindern Freiheit zu lassen, die sie am Laufen, Springen und am lauten Rufen nicht behindert.

Nach dem *Gesetz über die Schulpflicht* im Deutschen Reich vom 6. 7. 38 sind Kinder 8 Jahre volksschulpflichtig. Jedoch können Kinder, die geistig oder körperlich nicht genügend entwickelt sind, um mit Erfolg am Unterricht teilzunehmen, vom Schulbesuch zurückgestellt werden. Kinder, die wegen geistiger Schwäche oder wegen körperlicher Mängel dem allgemeinen Bildungsgang der Volksschule nicht oder nicht mit genügendem Erfolg zu folgen vermögen, müssen pflichtgemäß geeignete *Sonderschulen* besuchen oder geeigneten *Sonderunterricht* erhalten. Die Entscheidung trifft die Schulaufsichtsbehörde. Für *taubstumme* Kinder beginnt die Schulpflicht ein Jahr später. Für *blinde* und *taubstumme* Kinder kann die 8jährige Volksschulpflicht um ein Jahr verlängert werden, wenn anzunehmen ist, daß die Kinder dadurch dem Ziel der Sonderschule nähergebracht werden. *Bildungsunfähige* Kinder und Jugendliche sind von der Schulpflicht befreit. Durch unterschiedliche Schularten ist erreicht, daß eine unterschiedliche Förderung der Kinder nach Charakter, Körperzustand und geistiger Kraft erfolgen kann. Die Auslese für die *höheren Schulen* bestimmt sich nach der Anordnung des Reichs- und Preuß. Ministers für Wissenschaft, Erziehung und Volksbildung vom März 1935. Durch Gliederung des Lernstoffes je nach der Veranlagung (sprachliche und mathematische Abteilungen) erhofft man sich eine der Veranlagung des Kindes entsprechende Förderung und gleichzeitig geringere Belastung. Für unregelmäßig fortschreitende Schüler besteht mancherorts die Einrichtung von *Förderklassen* und für krankhaft schwache Kinder die Einrichtung von *Hilfsklassen*. Für besonders befähigte Volksschüler sind *Vorbereitungs-* und *fremdsprachliche Klassen* vorgesehen, in deren obersten Stufen nach dem Lehrplan der preußischen Mittelschulen unterrichtet wird.

Kinder, die bildungsfähig sind, dem allgemeinen Bildungsgang der Volksschule aber wegen ihrer Hemmungen in der körperlich-seelischen Gesamtentwicklung und ihrer Störungen im Erkenntnis-, Gefühls- und Willensleben unterrichtlich und erziehlich nicht zu folgen vermögen, sind in *Hilfsschulen* zu überweisen, die Volksschulen besonderer Art darstellen. Die Hilfsschulbezirke sind in größeren Gemeinden so abzugrenzen, daß weite Schulwege vermieden werden. Hilfsschulen mit mehreren Klassenzügen sind daher in der Regel nicht zu errichten. Die Zahl der Kinder soll in den Klassen der Unterstufe nicht mehr als 20, in den Klassen der Mittel- und Oberstufe nicht mehr als 25 betragen. Sog. *Sammelklassen* für bildungsunfähige Kinder sind unzulässig. Die Umschulung hilfsschulbedürftiger Kinder aus der Volksschule erfolgt auf Antrag des Schulleiters, wenn die Kinder bei Anlegung eines strengen Maßstabes nach 2jährigem Schulbesuch das Ziel des 1. Schuljahres nicht erreicht haben oder nach 3jährigem Schulbesuch nicht das Ziel des 2. oder nach 4jährigem Schulbesuch nicht das Ziel des 3. Schuljahres. Kinder, die auch in der Hilfsschule nach 2 Jahren nicht wesentlich fortgeschritten sind, müssen als bildungsunfähig entfernt und öffentlicher Fürsorge oder privater Betreuung überlassen werden. Rücküberweisung von Hilfsschulkindern in die Volksschule ist möglich, immerhin wird es sich dabei um Ausnahmen handeln.

Für schwächliche Kinder sind *Freiluft-* und *Waldschulen* eingerichtet worden. Die Kinder bleiben in der Waldschule von früh bis abends und erhalten dort alle Mahlzeiten. Während und außerhalb des Unterrichts halten sie sich möglichst andauernd im Freien auf. Die Anregung durch die bewegte Luft scheint neben der guten Ernährung und der reichlichen Körperbewegung auf die Kinder ganz besonders günstig zu wirken. Auf etwa 20 Kinder kommt eine Lehrkraft. Der Unterricht dauert jeweils $^1/_2$ Stunde, dann folgt eine Pause von 10 Minuten usw. Der Freiluftgedanke erfährt durch die heutige Entwicklung der Jugendorganisationen wie JV., HJ. und BDM. einen neuen großen Aufschwung. Angestrebt wird für alle Kinder Freilufterziehung.

Von SIETZ sind *Landerziehungsheime* gegründet, die die Kinder aus den Gefahren des Großstadtlebens herausnehmen sollen. In ländlicher Umgebung untergebracht ist ihr Unterricht ziemlich frei, während der körperlichen Entwicklung durch reiche Betätigung mit ländlichen Arbeiten, durch Spiel, Turnen und Sport Vorschub geleistet wird. Ferner wird durch Zusammenleben in Gruppen, sog. Familien und den engen Verkehr mit den für diese Art der Erziehung besonders geeigneten Lehrern das Seelenleben der Kinder gut beeinflußt.

Ein nicht geringer Anteil Schulpflichtiger wird von den Eltern andernorts in Anstalten, *Internaten* untergebracht, in denen die Kinder wohnen, erzogen und ausgebildet werden. An ihre Räume und Einrichtungen sind dieselben Anforderungen zu stellen wie an gute Schulen und Familienunterkünfte. Nicht zu dichte Belegung, kein zu intimer Verkehr der Kinder untereinander, sorgfältige ärztliche Kontrolle der Anstalten sind unbedingte Erfordernisse.

Weitere besondere Schularten bestehen für gehörlose, für schwerhörige, für sehschwache und taubstumme Kinder, ferner sog. Sprachheilschulen und -klassen.

d) Gesundheitsstörungen bei Schulkindern.

Gesundheitsstörungen, die durch den *Schulbesuch* wesentlich unterstützt werden, sofern nicht alle Anforderungen an die Schulhaus- und Schulhygiene restlos erfüllt werden, sind:

1. Die *Verkrümmung der Wirbelsäule* (habituelle Skoliose). Meist handelt es sich um eine angeborene oder erworbene Schwäche, die außerhalb der Schule namentlich bei Mädchen durch Handarbeiten wesentlich unterstützt wird. Ein gewisser Einfluß der Schule ist aber unverkennbar. Fast stets handelt es sich um eine Verbiegung der Brustwirbelsäule mit der Konvexität nach rechts. Denn diese entspricht gerade der bei schlechten Schulbänken zustande kommenden Körperhaltung.

2. Die *Myopie*. Durch zahlreiche Untersuchungen ist bestätigt worden, daß die Augen der Schüler mit der Dauer des Schulbesuches schlechter werden, und zwar hauptsächlich infolge einer Zunahme der Myopie. In den höheren Schulen ist sie am häufigsten, in den Dorfschulen viel seltener und geringfügiger. Zu hochgradiger Myopie kann sich später geradezu eine Abnahme des Sehvermögens gesellen. Der Entstehung der Schulkindermyopie leistet vielfach zu einem Teil erbliche Anlage Vorschub. Zur Ausbildung kommt sie aber hauptsächlich durch mangelhafte Beleuchtung und schlechte Körperhaltung beim Lesen und Schreiben, wenn das Auge fortwährend angestrengt für die Nähe akkomodieren muß. Zweifellos können aber auch schlechte Beleuchtung und unzweckmäßiges Sitzen im Hause, bei Handarbeiten usw. die Ausbildung der Myopie unterstützen.

3. *Kopfschmerz* und *Nasenbluten*. Sie kommen bei Kindern häufiger vor als bei Erwachsenen. Begünstigend wirken schlechte heiße Schulluft, angestrengte geistige Arbeit und venöse Stauung im Gehirn, bedingt durch enge Bekleidung des Halses oder Vornüberneigen des Kopfes beim Lesen und Schreiben in unzweckmäßigen Schulbänken.

4. *Verdauungsstörungen* und *nervöse Überreizung.* Sie kommen zur Beobachtung, wenn die Kinder zu übermäßig langem Sitzen und zu geistigen Anstrengungen gezwungen sind, die ihre Anlagen übersteigen. Oft läßt der Appetit nach, die Ernährung wird unzureichend, es treten Störungen auf, in deren Gefolge sich im kindlichen Alter oft schnell anämische Erscheinungen und krankhafte Reizbarkeit einstellen.

Stottern ist ein durch Krämpfe der Artikulationsorgane periodisch erschwertes Sprechen. Die Sprachkrämpfe gehen von fast unmerklichen Zuckungen der Lippen und Gesichtsmuskeln bis zu heftigen Spasmen der Artikulationsorgane. Bei Erregung ist die Neigung zum Stottern wesentlich erhöht. Ähnlich liegen die Verhältnisse beim *Stammeln*, d. h. beim Unvermögen, einzelne oder mehrere Laute auszusprechen.

Ob psychische Störungen schwerer Art und die „Schülerselbstmorde" der Schule zur Last gelegt werden dürfen, ist zweifelhaft.

5. *Erkältungskrankheiten,* die namentlich durch schlechte Heizungseinrichtungen, stark strahlende Heizkörper, überhitzte oder ungenügend erwärmte Schulzimmer, durch unzweckmäßige Lüftungseinrichtungen, Fensterlüftung während des Unterrichts bei ungeeigneter Witterung, oft auch durch Sitzen in durchnäßten Kleidern und mit nassem Schuhzeug entstehen.

Zu den Krankheiten, die nicht eigentlich Schulkrankheiten sind, aber häufig bei Schülern vorkommen, gehören *Ohrenleiden*, namentlich Mittelohrkatarrhe, und *Zahnkrankheiten.*

Übertragbare Krankheiten rücken unter den für das Schulalter im ganzen sehr niedrigen Sterbeziffern verhältnismäßig stark in den Vordergrund. Insbesondere sind die akuten Exantheme und Diphtherie in der Zeit des ersten Schulbesuchs eine häufige Krankheits- und Todesursache. Das ist leicht verständlich, wenn man bedenkt, daß die Kinder oft noch mehrere Tage die Schule besuchen, nachdem sie bereits an einem ansteckenden Leiden erkrankt sind; daß sie ferner häufig noch mit Krankheitserregern auf den Schleimhäuten und mit gar nicht oder ungenügend desinfizierten Kleidern in die Schule zurückkommen, nachdem sie eine solche Krankheit überstanden haben. Die Ansteckung erfolgt bei den Kindern um so eher, als unter ihnen fortwährend naher Verkehr, Anhusten und Berührungen stattfinden und sogar gemeinsamer Genuß von Lebensmitteln und Naschwerk oder gemeinsame Trinkbecher sehr beliebt sind. Auch können sich bei den lebhaften Bewegungen der Kinder eingeschleppte Keime von den Kleidern ablösen und sich in der Luft des Schulzimmers verbreiten, die stets große Mengen Kleiderstaub zu enthalten pflegt.

Über die gesetzlichen Bestimmungen betreffend Verhütung der Ausbreitung ansteckender Krankheiten in der Schule vergleiche den Abschnitt Seuchengesetzgebung, S. 688 ff.

Bei stärkerer Ausbreitung ansteckender Krankheiten unter den Kindern einer Klasse ist durch Verfügung der Schulaufsichtsbehörde und nach Anhörung des Amtsarztes die Klasse bzw. die ganze Schule für einige Zeit zu schließen und demnächst zu desinfizieren.

Gegen eine Verschärfung der Maßregeln spricht die dadurch hervorgerufene bedeutende Störung des Schulbetriebes, ferner die Erwägung, daß die Schule immer nur einen Bruchteil der Infektionen, sogar einen vielleicht relativ unbedeutenden vermittelt. Fehlt es doch nicht an Beobachtungen, die darauf hinweisen, daß gerade der Schluß einer Klasse zuweilen befördernd auf die

Verbreitung einer ansteckenden Krankheit wirkt, weil die Kinder alsdann mehr Zeit und Gelegenheit haben, sich bei den Besuchen in den Wohnungen zu infizieren. Auch erfolgt bei den meisten der genannten Krankheiten die Ansteckung am leichtesten im ersten kaum merkbaren Beginn bzw. noch längere Zeit nach Ablauf der Krankheit.

Die Desinfektion wird nach den allgemein gültigen Regeln vorgenommen.

Von Bedeutung ist die Mitarbeit der Schule im *Kampf gegen die Tuberkulose*. Obwohl dafür auch hauptsächlich die Familie, die Wohnung und die mangelhafte Ernährung verantwortlich sind, so kann doch die Schule durch vorbildliche Sauberkeit, durch Belehrung und durch die Fürsorge für tuberkulöse Kinder anregend und helfend wirken.

Häufig sind in Schulen *parasitäre Hautkrankheiten*, insbesondere die durch Fadenpilze (Favus, Herpes tonsurans, Trichophytie, Mikrosporie) hervorgerufenen, sodann Impetigo contagiosa und durch tierische Parasiten erzeugte Leiden, z. B. Scabies und Pediculosis.

Soviel als möglich muß die Schule der Verbreitung von Krankheitserregern unter den Schulkindern entgegenwirken. Finden auch viele Kinder infolge eines gewissen Mangels an Vorsicht und Beaufsichtigung außerhalb der Schule Gelegenheit zur Infektion, so sind strenge Maßregeln doch schon um deswillen aufrechtzuerhalten, weil diejenigen Eltern, die außerhalb der Schule ihre Kinder gewissenhaft behüten, einen Anspruch darauf haben, daß ihre Kinder in der Schule nicht von einer leicht vermeidbaren Infektionsgefahr bedroht werden.

e) Soziale Maßnahmen.

In größeren Städten sucht die soziale Fürsorge noch weitere Aufgaben mit der Schule zu verbinden. Vor allem wird die Ernährung unterernährter Schüler dadurch unterstützt, daß vielfach *Schulspeisungen* stattfinden in Form eines warmen Frühstücks ($^1/_4$ Liter Milch und eine Semmel oder eine dicke Suppe) oder als 2. Frühstück, als Mittagsspeisung und Vesper für die bedürftigen Kinder. Für Ärmere wird die Speisung unentgeltlich gewährt. Die meisten Eltern müssen eine geringe Zubuße zahlen, während die Hauptsumme aus der Stadtkasse zufließt. Für das erste und zweite Frühstück sind nach RUBNER 317 Calorien oder 13 g Eiweiß, 12 g Fett, 37 g Kohlehydrate zu rechnen; für Mittag und Vesper 816 Calorien oder 36 g Eiweiß, 28 g Fett, 104 g Kohlehydrate.

Von größerer Bedeutung für körperlich zurückgebliebene Kinder ist das *Verschickungswesen*, das die Schulkinder für 3—4 Wochen unter Aufsicht eines Lehrers an die See, ins Gebirge, in ein Solbad oder in den Wald führt. Bei kränklichen Kindern kann Aufnahme in ein Sanatorium erfolgen. Bei an sich gesunden, aber schwächlichen Kindern kommt unter Umständen eine Familienunterbringung in Betracht. Soweit die Eltern zur Zahlung der Unkosten nicht imstande sind, tragen die Gemeinden oder die NSV. die Kosten für die Verschickung.

Für die in der Stadt zurückbleibenden Kinder bieten Tagaufenthalte im Freien, Luftbäder, Ausflüge mit den Lehrern und Ferienspiele auf Schulhöfen usw. einen gewissen Ersatz.

Um die schulpflichtigen Kinder von Eltern, die außerhalb des Hauses beschäftigt sind, nicht verwahrlosen zu lassen, sind *Kinderhorte* und *Kinderheime* gegründet, in denen sich die in Frage kommenden Kinder in den schulfreien

Stunden, besonders nach Schulschluß, sammeln. Sie erhalten dort ein Vesperbrot, werden dann unter Aufsicht ins Freie oder auf die Spielplätze geführt, zur Anfertigung ihrer Schularbeiten in das Haus zurückgebracht, um abends nach Rückkehr der Eltern heimzugehen. Die Kosten sind gering, sie bestehen in der Raummiete, der Vergütung für den Lehrer und für das Essen. Kostenträger sind entweder ganz oder teilweise die Eltern, im übrigen die Gemeinde.

Als besonders günstig hat sich die Einrichtung von *Schullandheimen, Freiluft- und Waldschulen* erwiesen.

f) Der Schularzt.

Zur Durchführung der gesamten hygienischen Fürsorge für die schulpflichtigen Kinder war die Anstellung von Schulärzten unerläßlich. Ursprünglich sollte ihnen nur die Überwachung der hygienischen Einrichtungen der Schulgebäude und der prophylaktischen Maßnahmen bei Infektionskrankheiten zufallen. Später ist aber den Schulärzten vor allem eine Kontrolle des Gesundheitszustandes der Schüler und die Durchführung der Fürsorgemaßnahmen übertragen worden, die für eine frühzeitige Bekämpfung von Gesundheitsschäden und Gebrechen von größter Bedeutung sind.

Durch das Gesetz zur Vereinheitlichung des Gesundheitswesens fällt die Schulgesundheitsfürsorge in den Aufgabenbereich der Gesundheitsämter. In den Händen des Amtsarztes oder der ihm unterstellten haupt- oder nebenamtlichen Schulärzte liegen die *Aufgaben der Schulgesundheitsfürsorge*, die sich etwa folgendermaßen umschreiben lassen:

1. Untersuchung der neu eingeschulten Kinder auf Größe, Gewicht, Ernährungszustand, Reinlichkeit (Ungeziefer), Fehler der Sinnesorgane, des Nervensystems usw.

Auch die geistige Reife ist zu prüfen; nicht schulreife Kindei sind möglichst besonderen Schulkindergärten zu überweisen. Ferner ist festzustellen, ob die Kinder besonderer Berücksichtigung beim Unterricht (Ausschluß von Turnen, Gesang usw.; Anweisung besonderer Plätze wegen Gesichts- oder Gehörfehlern u. a. m.) bedürfen. Über jedes Kind ist ein „Gesundheitsschein" („Personalbogen") auszufüllen, der es während seiner ganzen Schulzeit begleitet.

2. Möglichst jährliche Nachuntersuchung der älteren Kinder.

Im Bedarfsfalle wird den Eltern mitgeteilt, daß ihr Kind krank ist und die Heranziehung eines Arztes sich empfiehlt. Kinder mit beginnender Skoliose sind dem orthopädischen Turnunterricht zuzuführen.

3. 1—2mal in jedem Jahr Besuch der Klassen, Revision des ganzen Schulgebäudes, des Spielplatzes, der Aborte, der Heizung, Lüftung, Beleuchtung usw. Öftere Untersuchung und Überwachung der nicht normalen Kinder (Überwachungsschüler und Schulinvaliden).

4. Auswahl und Begutachtung der Kinder für Arbeiten in der schulfreien Zeit, für den Besuch der Hilfsschulen, für Waldschulen, Ferienkolonien, Schülerwanderungen, Schulspeisung usw.

5. Hygienische Überwachung des Schulhauses und der technischen Betriebseinrichtungen.

6. Überwachung der Leibesübungen und des Sportes.

7. Mitwirkung bei der Berufswahl der vor der Entlassung stehenden Kinder.

Eine wichtige Aufgabe der Schulärzte ist, den Lehrern *Vorträge über schulhygienische Fragen* zu halten. Auch sollen die Eltern der Kinder zu solchen

Vorträgen eingeladen werden. Ergänzt wird die Arbeit des Schularztes durch die Ärzte der Jugendorganisationen.

Leider entbehrt in Deutschland noch ein großer Teil der Schulkinder der schulärztlichen Aufsicht. Insbesondere fehlen an vielen höheren Schulen Schulärzte. Auch ist die Art der Untersuchung und Beurteilung nicht einheitlich und vielfach nicht ganz einwandfrei, da bis jetzt eine besondere schulärztliche Vorbildung noch nicht vorgeschrieben ist.

Zweckmäßig werden die Schulärzte unterstützt durch *Schulschwestern,* die unter anderem die Aufgabe haben, sich mit den Eltern von Schulkindern, die ärztlicher Behandlung bedürfen, in Verbindung zu halten und eine solche in die Wege zu leiten.

Von Wichtigkeit sind *Schulzahnkliniken,* in denen den Kindern der Gemeindeschulen kostenlos oder gegen sehr geringen Entgelt zahnärztliche Behandlung gewährt wird. Gerade in der Schulzeit liegt am häufigsten der Beginn schwerer Schädigungen des Gebisses und gerade in dieser Zeit kann für die Erhaltung gesunder Zähne am besten gesorgt werden.

Schrifttum.

HARTNACKE, W.: Erziehungswesen und Erblehre. Fortschritte der Erbpathologie, Rassenhygiene und ihre Grenzgebiete 2. Jg., H. 2, August 1938. — KORFF-PETERSEN: Schulhygienische Untersuchungsmethoden. ABDERHALDENS Handbuch der biologischen Arbeitsmethoden, Abt. IV, Teil 11. 1923. — KRAMPF, A.: Die Hilfsschule im neuen Staat. Leipzig 1936. — SELTER: Handbuch der deutschen Schulhygiene, 1914. — TRIEBOLD, TORNOW u. VILLINGER: Freilufterziehung in Fürsorge-Erziehungsheimen. Leipzig: Armanenverlag 1938. — ZELLER, W.: Handbuch der jugendärztlichen Arbeitsmethoden. Leipzig 1938. — ZELLER, W.: Entwicklungsdiagnose im Jugendalter. Leipzig 1938. — Prüfung des Ernährungszustandes und der Konstitution. Größe und Gewicht der Schulkinder und andere Grundlagen für die Ernährungsfürsorge. Neubearbeitung der „Praktischen Winke für den musternden Arzt". Herausgegeben vom Deutschen Zentralausschuß für die Auslandshilfe e. V. (Berlin, Dorotheenstr. 2) durch dessen ärztlichen Beirat. Berlin 1924. (Mit sehr reichhaltiger Literatur.)

Zeitschriften.

Der öffentliche Gesundheitsdienst. — Die deutsche Sonderschule. Leipzig: Armanenverlag. — Leibesübungen und körperliche Erziehung. Berlin SW 68: Weidmannsche Verlagsbuchhandlung. — Zahnärztliche Mitteilungen mit „Deutsche Jugendzahnpflege". — Zeitschrift für Schulgesundheitspflege. Leipzig: Armanenverlag. — Zeitschrift für Zahnheilkunde.

3. Schulentlassene Jugend.

Von HANS DORNEDDEN.

Die *Schulentlassung* bedeutet einen tiefen Einschnitt im Menschenleben; in der Regel werden dann höhere Arbeitsleistungen verlangt und geringere Freizeiten gewährt; der Mensch wird in der Gestaltung seines Lebens und seiner Entwicklung freier und leicht verleitet, diese Freiheit falsch zu nutzen, weil er seine Kräfte überschätzt. Die Schulentlassung fällt zumeist in die Anfangszeit der Reifung des Kindes zum Erwachsenen, die Jugend fühlt sich in diesem Alter aber häufig schon voll erwachsen. Es erwacht in ihr das Ichbewußtsein, das Streben nach einem Persönlichkeitsideal und damit ihr Geltungsbedürfnis; die Kräfte und vor allem Fähigkeiten reichen noch nicht aus, Großes zu leisten. Im Drang nach Anerkennung und einer neuen Einstellung zu seinen Angehörigen, Freunden und zu seinem Volke, in dessen Geisteshaltung der Jugendliche hineinwachsen muß, stößt er seine Umgebung bald ab und empfindet dann wieder ein unüberwindliches Anlehnungsbedürfnis, wobei es für sein Schicksal ausschlaggebend ist, nun eine verständige Führung zu finden, im Elternhaus auszuhalten und nicht ins feindliche Leben hinauszustürmen, dem er noch nicht gewachsen ist. Das vielfältige Anstoßen des noch nicht abgeschliffenen

Menschen bei seiner Umwelt und die zumeist als kränkend empfundenen Zurechtweisungen belasten den unfertigen Jugendlichen stark, falls er nicht durch Fehlerziehung die Äußerungen älterer Menschen von vornherein als abwegig abtut.

Besonderer Wert kommt einer *ärztlichen Überwachung der Jugendlichen* zu. Dabei ist vor allem auf das Fortschreiten der körperlichen Entwicklung, also auf regelrechte Zunahmen des Körpergewichtes und der Körperlänge, auf gerade Körperhaltung und gute Brustkorbentfaltung zu achten. KAUP bringt 1930 über 10jährige Messungen an der Münchener Jugend vorstehende Angaben (s. Tabelle).

Alters-jahre	Körperlänge (cm)		Körpergewicht (kg)		Brustumfang (cm)	
	männlich	weiblich	männlich	weiblich	männlich	weiblich
14	153,5	152,1	41,9	42,1	73,5	73,6
15	158,5	155,6	46,9	45,9	76,1	77,1
16	164,7	158,5	53,3	52,0	79,9	80,0
17	168,5	159,6	56,5	55,0	83,4	82,2
18	169,1	160,0	59,1	56,6	85,4	84,0
19[1]	169,6	160,5	61,0	58,0	87,4	85,7

[1] Bei Mädchen 19—24.

Hieraus ergeben sich für die jährlichen Zunahmen an Länge und Gewicht folgende Werte (s. Tabelle).

Während KAUP in annähernder Übereinstimmung mit früheren Autoren als *Vollreifewerte* rund 170 cm, 65 kg und für den Brustumfang 90 cm beim männlichen und 160 cm, 58 kg und 86 cm beim weiblichen Geschlecht angibt, hat KUNZE 1932 an rund 5800 18—22jährigen Teilnehmern der Lehrgänge des Reichskuratoriums für Jugendertüchtigung 173 cm durchschnittliche Körperlänge, mit dem Alter von 64,6—67,3 kg steigende Körpergewichte und von 92,3—94,4 cm steigende Brustumfänge festgestellt. Diese

Alters-spanne	Zunahme an Körperlänge (cm)		Zunahme an Körpergewicht (kg)	
	männlich	weiblich	männlich	weiblich
14—15	5,0	3,5	5,0	3,8
15—16	6,2	2,9	6,4	6,1
16—17	3,8	1,1	3,2	3,0
17—18	0,6	0,4	2,6	1,6
18—19	0,5	0,5	1,9	1,4

Werte dürften den Normalwerten nahe kommen, mit fortschreitendem Lebensalter steigt allerdings das Körpergewicht noch um einige Kilogramm an. Schwankungen bis +5% und —5% der Norm sind nicht als ausgefallen zu betrachten. In bestimmten Berufen und sozialen Schichten sind beim Gewicht besonders im späteren Alter auch größere Abweichungen von der Norm durchaus üblich.

Bei der Überwachung der Entwicklung der Jugendlichen kommt es darauf an, das richtige *Mittelmaß* zwischen *körperlicher Ausarbeitung* und *Ruhe* zu finden, das auf die Art und den Umfang der Berufsarbeit abgestimmt werden muß. Besonders wichtig ist diese Forderung bei den als Schwerarbeiter tätigen Jugendlichen wegen Überlastung, die eine gesunde Fortentwicklung in Frage stellt. Die der Schulgesundheitspflege obliegende ärztliche *Berufsberatung* der zur Entlassung kommenden Schulkinder bemüht sich wohl, die Kinder vor ungeeigneten Berufen zu bewahren. Auch begrenzt das Jugendschutzgesetz — Gesetz über Kinderarbeit und über die Arbeitszeit der Jugendlichen vom 30. 4. 38, RGBl. I, S. 437 — die Arbeitszeit auf 48 Wochenstunden unter Einrechnung des Berufsschulunterrichtes und macht die bei 16—18jährigen gelegentlich möglichen Arbeitszeitverlängerungen sowie Abweichungen von den Bestimmungen über Nacht- und Feiertagsruhe genehmigungspflichtig, doch reichen diese Schutz-

maßnahmen gelegentlich nicht aus, weil persönliche Wünsche oder Anforderungen
darauf nicht gehörige Rücksicht nehmen. Auch der in einzelnen Städten eingeführte berufsschulärztliche Dienst vermag nur einen geringen Teil von Überanstrengungsschäden ärztlich zu erfassen und abzustellen. Gefährdet sind
ebenfalls die im Büro oder hinter dem Ladentisch beschäftigten Jugendlichen,
weil diesen vielfach die zur Körperertüchtigung und als Entwicklungsreize erforderlichen Leibesübungen fehlen.

Außer der Überwachung der körperlichen Entwicklungsfortschritte obliegt
der Jugendführung noch, nach Krankheiten und Körperfehlern zu fahnden.
Häufige *Krankheitsursachen* bilden bei den Jugendlichen neben den Erkältungen
und Unfällen konstitutionelle Leiden wie Blutarmut und Neurosen. Als schwerwiegende Todesursachen treten die Tuberkulose und der Selbstmord hinzu. Die
kindlichen Infektionskrankheiten haben dagegen ihre Bedeutung bei den Jugendlichen eingebüßt, wenn auch Folgekrankheiten, wie Mittelohrentzündungen,
Herzklappenfehler und chronische Nierenentzündungen, noch ihre Opfer fordern.
Auch Hautinfektionen mit nachfolgenden Blutvergiftungen sind zu fürchten,
ebenso bei den männlichen Jugendlichen Eingeweidebrüche und in bestimmten
Berufen Wirbelsäulenverbiegungen, Plattfüße und Krampfadern infolge stärkerer
Arbeitsbelastungen bestimmter Teile des Körpers. Die später überwiegenden
Organleiden haben bei den Jugendlichen noch keine stärkere Bedeutung;
immerhin lassen die häufigeren Neurosen bereits später fortwirkende Organ-
schwächen erkennen.

**Sterbefälle an häufig auftretenden Todesursachen der 15—24jährigen
im Deutschen Reiche 1935.**

Todesursachen	Männlich		Weiblich	
	15—19-jährige	20—24-jährige	15—19-jährige	20—24-jährige
Tuberkulose der Atmungsorgane	594	2160	941	2804
Tuberkulose, sonstige	198	295	181	275
Unfälle	1003	2168	191	287
Selbstmord	573	1255	219	513
Lungenentzündung und Grippe	486	766	296	572
Blinddarmentzündung	185	268	126	153
Herzklappenentzündung und -fehler	125	211	139	244
Bösartige Neubildungen	81	152	62	148
Krankheiten der Mundhöhle und des Schlundes	71	167	94	100
Nierenentzündung	65	143	70	159
Sepsis	63	110	55	110
Epilepsie	62	124	47	93
Krankheiten der Schwangerschaft, Entbindung und des Wochenbettes	—	—	157	1031
Sonstige Krankheiten	1167	1839	894	1554
Zusammen	4673	9658	3472	8043
Auf 1000 Gleichaltrige	2,3	3,2	1,7	2,7

Bei der im Beruf größeren Beanspruchung von Teilen des Körpers sind
vorsorgliche Ausgleichsübungen und gegebenenfalls Arbeitsumstellungen zur
Schonung gefährdeter Jugendlicher von hohem Wert. Die seitens der Arbeitsfront geförderten Betriebsverbesserungen sind daher vom Standpunkt der

vorbeugenden Bekämpfung der die Leistungsfähigkeit gefährdenden Arbeitsverhältnisse gerade für die Jugendlichen sehr zu begrüßen.

Die Vermittlung zwischen berechtigter individueller Behandlung und Massenerziehung ist durch genauere *ärztliche Begutachtung* der einzelnen möglich. Dabei zeigt sich jedoch, daß die einmalige auf Krankheitszeichen und Körperfehler gerichtete Untersuchung nicht ausreicht, um Gefahren, die sich durch die heute viel härtere körperliche Erziehung ergeben, ausreichend vorzubeugen. Zur Ergänzung der Untersuchung dient unter anderem die Prüfung auf körperliche Leistungsfähigkeit. Im Kleinen gehören hierzu die ärztlichen Funktionsprüfungen, vor allem die Pulsmessung in Ruhe und nach 10 Kniebeugen oder dem Ersteigen eines Treppenlaufes. Wie diese Übungen müssen sich alle Prüfungen auf Leistungen beschränken, die die Funktionstüchtigkeit des Gesamtorganismus, vor allem des Kreislaufes und der Atmung kennzeichnen, die ferner ohne Übung beherrscht werden und leicht exakt zu bewerten sind. Zumeist beschränkt sich die Prüfung der Organleistung auf Pulszählungen in den nächsten 4—6mal 15 Sekunden oder bis zur Erzielung der Ruhepulszahl und eine entsprechende Zählung der Atemzüge. Auch Spirometer- und Ergographenmessungen werden vorgenommen, die Röntgenuntersuchung und die Elektrokardiographie werden unter anderem herangezogen; besonders wichtig erscheint aber außerdem nach stärkeren Probeleistungen eine klinische Beobachtung, die zur Ermittlung deutlicher Überanstrengungen auch den Appetit und den Schlaf berücksichtigen sollte, vor allem auch zur Abgrenzung gegen die bei leicht reizbaren Organen häufig bedrohlich erscheinenden, aber bald abklingenden Ermüdungserscheinungen.

Bei der Zusammenfassung der Jugendlichen in der Hitlerjugend zur *Körperertüchtigung, Willens- und Charakterentwicklung* entspricht die mannigfaltige Ausbildung in Schnelligkeits-, Kraft- und Dauerübungen in verschiedenen Arten des Sportes, im Geländespiel und auf Wanderungen zugleich gesundheitlichen und erziehlichen Grundsätzen, zu wünschen bleibt aber eine stärkere Berücksichtigung der Arbeits- und Umweltverhältnisse, um Übermüdungen durch Sport unmittelbar nach anstrengender Berufsarbeit zu verhüten, aber andererseits auch Angehörige von Abendberufen wie im Gastwirtsgewerbe zu den arbeitsärmeren Tagesstunden mit heranzuziehen. Schließlich wäre von der Jugendorganisation auch eine Hilfe für die Abstellung ungünstiger Unterkunfts-, Arbeits und Ernährungsverhältnisse bei einzelnen Jugendlichen anzustreben und ferner eine stärkere individualisierende geistige Führung der innerlich nicht gefestigten Jugendlichen.

Der hohe Anteil der *Selbstmorde* ist zum Teil durch die in diesem Alter in Erscheinung tretenden, mit Verstimmungen einhergehenden, unheilbaren Geisteskrankheiten oder vorübergehenden geistigen Störungen bedingt; aus dem Zahlenunterschied der beiden Geschlechter ergibt sich aber die Bedeutung nicht krankhafter Verstimmungen für die Selbstmordhäufigkeit; er zeigt das Bedürfnis nach verständiger Führung in dem Lebensabschnitt, in dem durch Unfertigkeit bedingte Mißerfolge, unüberwindliche Hemmungen und das Gefühl, nicht verstanden, geschätzt oder geliebt zu werden, zu gefährlichen Verstimmungen führen. Die Jugend sollte in Ehrfurcht vor den Arbeitsleistungen älterer Generationen und auf das Ziel hin erzogen werden, für das die Jugend dem Alter überlegen ist, nämlich die Leistung im sportlichen Wettkampf. Hier entfaltet sich die jugendliche Lebensfreude, sie führt bald zu Höchstleistungen, die zugleich den Körper ertüchtigen und den Willen dazu kräftigen, Erfolge durch Anspannung und Ausdauer zu erreichen. Jugendliche, die nicht befähigt sind, sportliche Siege zu erringen, sind aber bewußt zu Menschen zu erziehen, die lernen, ihre Pflicht auch im Kleinen freudig zu tun. Das frühzeitige Hinlenken auf ein Leben der Arbeit, auf die Einstellung dort, wo das Schicksal den Einzelmenschen hinstellt, bereitwillig sein Bestes zu leisten und nur auf Grund von Leistungen, eigener Fortbildung und Reifung höhere Stellen zu erarbeiten, sowie der Hinweis, daß Lebensfreude und ein lebenswerter Inhalt auch in kleinsten Verhältnissen gefunden werden, können den Übergang von der Sturm- und Drangperiode zur stetigen, fleißigen Aufbauarbeit erleichtern und damit dem Verzweifeln und dem Selbstmord Jugendlicher vorbeugen.

Zur Sicherstellung einer gesundheitlichen Lebensführung der Jugendlichen hat der hiermit betraute Arzt also

1. die körperliche Entwicklung durch fortlaufende Messungen und Wägungen festzustellen und nach den einschlägigen Normalzahlen zu bewerten;

2. nach Krankheiten und Körperfehlern zu fahnden;

3. die Leistungsfähigkeit durch Prüfungen zu ermitteln;

4. Kranke einer geeigneten Behandlung zuzuführen;

5. im Rahmen der allgemeinen Jugenderziehung für Vermeidung von Überanstrengungen Schwächlicher und Ermüdeter, für geeignete Heranziehung besonders Förderungsbedürftiger, für geeignete Führung geistig Gefährdeter sowie für Besserung schlechter Unterbringungs-, Arbeits- und Ernährungsverhältnisse zu sorgen.

Eine ähnliche Aufgabe kommt auch dem Sanitätsdienst im *Reichsarbeitsdienst* und in der *Wehrmacht* zu, der durch die Übernahme der Krankenbehandlung zwar erweitert, in manchen Punkten jedoch einfacher ist. Die Arbeitsdienst- und Wehrpflichtigen sind körperlich kräftiger und weniger empfindsam. Höheren körperlichen Anforderungen steht die Sicherstellung ausreichender Ruhepausen und einer fortlaufenden Überwachung gegenüber, die Überanstrengungen rasch erkennen und bekämpfen läßt. Immerhin treten manche Krankheiten im Arbeits- und Wehrdienst stark gehäuft auf, vornehmlich Hitze- und Kälte-, Überanstrengungs- und Hautschäden. Gegen Hitzschlag bei starken Anstrengungen schützen vorbeugend ausgiebige Nachtruhe, ausreichendes Frühstück, Mitnahme von Kaffee und Eßwaren, Meidung von Alkohol, Tabak und unmäßigen Wassermengen, früher Arbeitsbeginn, rechtzeitige Pausen und Abkühlungen sowie Sonnenschutz und besondere Beobachtung der hitzeempfindlichen Untrainierten. Gegen örtlich begrenzte Kälteschäden schützt vor allem nicht beengende, wasserdichte Kleidung. Zu den häufigen Überanstrengungsschäden gehören bestimmte Knochenbrüche, schmerzhafte Knochen- und Knochenhautverdickungen, die bei fortdauernd periodischem Druck oder Muskelansatzzug beispielsweise bei Märschen an den mittleren Mittelfußknochen, beim Exerzieren am Schienbein oder Oberschenkel, beim Hocken am Wadenbein, beim Handgranatenwurf am Oberarm, beim Schippen an den Hals- und oberen Brustwirbeldornfortsätzen auftreten, ferner gehören Sehnenzerrungen und -einrisse, Sehnenscheidenentzündungen, Schleimbeutelverdickungen und Muskelrisse, Gelenkknorpelentartungen mit -absprengungen, Ergüssen und sekundären Knochenauswüchsen zu den häufigen Schäden übermäßiger, akuter oder chronischer Sehnen- und Gelenkbeanspruchungen. Bei Häufung solcher Leiden in bestimmten Gruppen müssen daher überanstrengende Eigentümlichkeiten des Dienstes frühzeitig erkannt und gemildert werden, was besonders bei den chronischen Leiden, die sich durch Schmerzen frühzeitig ankündigen, durch Schonung der Gefährdeten durchaus möglich ist. Besondere Aufmerksamkeit verdient auch die Reinhaltung der Haut, vor allem an reibenden Kleidungsstücken

ausgesetzten und schwitzenden Stellen, wie am Hals, Gesäß, den Oberschenkel-
innenseiten und an den Füßen. Regelmäßige Waschungen, Puderanwendung,
guter Sitz zweckmäßiger, häufig zu waschender Unterkleidung schützen die Haut
weitgehend vor Entzündungen, und frühzeitige sachkundige Behandlung kleiner
Eiterherde schützt vor schlimmeren Folgen.

Der übrige ärztliche Lager- und Kasernendienst ergibt sich aus den andernorts
beschriebenen hygienischen Grundsätzen, vornehmlich über Massenunterkünfte
und Massenverpflegung.

Schrifttum.

KAUP-FÜRST: Körperverfassung und Leistungskraft Jugendlicher. München: R. Oldenbourg 1930. — WALDMANN-HOFFMANN: Lehrbuch der Militärhygiene. Berlin: Julius
Springer 1936.

4. Erwachsenen- und Greisenalter.

Von HANS DORNEDDEN.

Die gesundheitliche Lebensführung der erwerbstätigen *Erwachsenen* hat die in den
übrigen Abschnitten dargelegten hygienischen Anforderungen zu berücksichtigen. Darüber
hinaus hat der Erwachsene seinen Körper als das Werkzeug seines Lebens durch Haushalten
mit seinen Kräften, Meidung von Gesundheitsgefahren, wie Giften, Krankheitserregern
und Überanstrengungen, und durch eine geeignete Selbstbeobachtung zur frühzeitigen
Erkennung sich einschleichender Leiden gesund zu erhalten und seine Organe durch entsprechende Lebensführung vor Krankheiten und vorzeitiger Abnutzung zu schützen. Einer
besonderen öffentlichen Fürsorge bedürfen die erwerbstätigen Erwachsenen im allgemeinen
aber nicht.

Erst das *Greisenalter* beschäftigt den Staat erneut, insofern die große Masse der alten
Arbeitsunfähigen ihren Lebensunterhalt aus Ruhegehältern, Altersrenten oder öffentlichen
Unterstützungen bestreiten. Der wirtschaftliche Aufbau der zivilisierten Staaten hat den
selbständig berufstätigen Anteil der Bevölkerung in wenigen Jahrzehnten durch Industrialisierung und durchschnittliche Vergrößerung der Handelsunternehmen stark zusammen-
schrumpfen lassen. Im Deutschen Reiche gehörten von je 100 Einwohnern (Erwerbspersonen und Angehörige ohne Hauptberuf):

zur Gruppe der	1882	1933
Selbständigen	37,0	17,6
mithelfenden Familienangehörigen	4,3	8,4
Angestellten und Beamten	6,8	15,6
Arbeiter	43,5	43,0
Hausangestellten	3,7	1,9
berufslosen Selbständigen (im wesentlichen Rentenempfänger, Pensionäre, Rentner)	4,7	13,5
Zusammen	100,0	100,0

Bei dem steigenden Übergewicht, das die nicht besitzenden Schichten im Volke bilden,
ist ihre Altersversorgung eine das Volksganze berührende Hautpaufgabe geworden, da es
ja dem einzelnen kaum mehr möglich ist, für sein Alter vorzusorgen, und auch die Nachkommen ihren Eltern und Voreltern den notwendigen Unterhalt nicht mehr zu gewähren
pflegen. Nichts treibt zu dem im Greisenalter stark vermehrten Selbstmord schneller als
der Zwang, den Kampf ums Dasein mit immer schwächer werdenden Kräften Tag für Tag
erneut aufnehmen zu müssen, während das Gefühl, versorgt zu sein, des Greises Lebenskraft erhält. Wenn die Vergreisung gemeinhin als Belastung des Volkskörpers betrachtet
und gefürchtet wird, so haben wir zu überlegen, mit welchem Rechte und aus welcher
Pflicht heraus wir Fürsorge des Alters treiben. Der Arzt hat nicht zu fragen, ob der Kranke

seiner Hilfe noch Wert ist, denn er hat zu helfen, ohne den Nutzwert des Kranken abzuwägen. Der Hygieniker aber, dem die Förderung des Volksganzen obliegt, hat den Einsatz seiner stets beschränkten Mittel genau zu überlegen. Der Nutzwert der Menschen, die ihr Schaffen zum Wohle des Volkes bereits eingestellt haben, ist, da sie die Arbeit anderer für die Erhaltung ihres Lebens ohne Gegenleistung beanspruchen, negativ. Aber nicht die Gegenwart, auch die Vergangenheit und Zukunft gestalten das Leben eines Volkes. Es ist ein unverbrüchliches Recht des Menschen, am Lebensabend Schutz und Fürsorge seines Volkes zu genießen, dem er in langer Schaffensperiode gedient hat, ein Recht, dessen Nichtberücksichtigung nicht nur ehrwürdigen Volksgenossen Gram und Sorge brächte, sondern auch im allgemeinen einen Rückschritt unserer Kultur bedeutete, deren Grundpfeiler das Vertrauen in die Volksgemeinschaft und die Zurückstellung der persönlichen Vorsorge hinter die Hingabe an die Berufsarbeit zur Förderung des Gemeinguts sind. Eine Umkehr zur Eigenwirtschaft brächte eine Aufhebung der für die Zivilisation erforderlichen Arbeits- und Aufgabenteilung unter Verzicht auf große Kulturerrungenschaften. Die Volksgemeinschaft, die innere Erschütterungen der Produktionswirtschaft und Umstürze des Aufbaues des Volkslebens sowie Rückschläge in der gesundheitlichen Kultur durch Krankheitsentwicklung in Elendsquartieren unversorgter Altersgebrechlicher verhüten will, hat demnach für die Greise im ganzen zu sorgen. Ein Vertrauensbruch durch Pflichtvergessenheit lähmt den Aufbauwillen der jeweils Erwerbstätigen und damit die Schaffenskraft der Gesamtnation mehr, als die Aufwendungen für diese Kreise das Volk belasten.

Als Fürsorgerinnen der Altersgebrechlichen sind neben die als Armenpflege seit altersher bekannte öffentliche Wohlfahrtspflege die *Rentenversicherungen* getreten. Sie sind öffentlich-rechtliche, auf dem Gedanken der sozialen Selbsthilfe der Arbeitnehmer unter Kostenbeteiligung der Arbeitgeber und des Reiches beruhende, gemeinnützige Zwangsversicherungen und bezwecken die Versorgung der Arbeiter und Angestellten für den Fall des Alters und der Invalidität sowie die Sicherstellung ihrer Hinterbliebenen für den Fall des Todes. Die wichtigsten Einzelheiten über die Rentenversicherungen sind in der folgenden Übersicht zusammengestellt:

	I. Invalidenversicherung	II. Angestelltenversicherung
Versicherungsträger	28 Landesversicherungs-, 3 Sonderanstalten (Reichsbahn, Seekasse, Reichsknappschaft).	Reichsversicherungsanstalt für Angestellte.
Zahl der Versicherten 1937	19 200 000.	4 300 000.
Versicherungspflicht für	anderweitig für den Fall der Invalidität usw. nicht ausreichend sichergestellte, unter 65jährige Lohnempfänger.	Angestellte mit Monatsgehalt unter 600 RM., soweit ihre rentenversicherungspflichtige Tätigkeit vor Vollendung des 60. Lebensjahres beginnt.
Versicherungsrecht für	1. unter 40jährige deutsche Staatsangehörige. 2. mindestens 26 Wochen lang Versicherungspflichtige.	
Beitragserhebung durch	Einkleben bei der Post erhältlicher Wertmarken in die von der Polizei ausgestellten und ihr zum Umtausch vorzulegenden Quittungskarten (zu I. Wochen-, zu II. Monatsmarken).	
Beiträge werden	in der Regel je zur Hälfte vom Arbeitgeber und Arbeitnehmer aufgebracht.	
Beitragshöhe	etwa 7—5% des Lohnes mit steigendem Lohn abnehmend.	etwa 6—4$^1/_2$% des Gehaltes mit steigendem Gehalt abnehmend.

	I. Invalidenversicheruug		II. Angestelltenversicherung	
	Beitragswochen		Beitragsmonate	
	Versicherungs-		Versicherungs-	
Wartezeit	Pflichtige	Berechtigte	Pflichtige	Berechtigte
für Altersrente (Ruhegeld)	780	780	180	180
für Invaliden- und Hinterbliebenen- renten	260	520	60	120
Die Anwartschaft erlischt	für die Zeit, bis zu der seit Versicherungsbeginn weniger als die Hälfte der Kalenderwochen bzw. -monate mit Beiträgen belegt ist.			
Die Anwartschaft	wird ohne Beiträge u. a. bei Wehr- und Reichsarbeitsdienstpflich- tigen, vorübergehend Arbeitsunfähigen und öffentlich unter- stützten Arbeitslosen erhalten.			
Rentenzahlung erfolgt	bei Unfähigkeit, wenigstens $^1/_3$ des im Lebens- und Arbeits- kreis des Versicherten üb- lichen Lohnes zu verdienen, und nach Vollendung des 65. Lebensjahres.		bei Minderung der für gleich- wertige Versicherte normalen Arbeitsfähigkeit um mehr als 50% und nach Vollendung des 65. Lebensjahres.	
Hinterbliebenen- renten werden ge- zahlt an	die invalide oder 65jährige oder 3 waisenrentenberechtigte Kinder erziehende Witwe.		die Witwe.	
	gegebenenfalls an den Witwer, ferner an unter 15jährige, bei Berufsausbildung usw. unter 18jährige Kinder des Versicherten.			
Renten (Ruhegelds- Bestandteile: monatlich a) Grundbetrag	6,— RM.		30,— RM.	
b) Steigerungsbetrag	rund 2% der entrichteten Bei- träge insgesamt, mindestens 6 RM.		rund 1% der entrichteten Bei- träge insgesamt.	
c) Zuschüsse für 1. und 2. Kind	je 7,50 RM.		je 7,50 RM.	
spätere Kinder	je 10,— RM.		je 10,— RM.	
Witwenrente	Grundbetrag $+$ $^5/_{10}$ vom Steige- rungsbetrag.		$^5/_{10}$ vom Grund- und Steigerungs- betrag.	
Waisenrente	$^5/_{10}$ vom Grund- und $^4/_{10}$ vom Steigerungsbetrag.		$^4/_{10}$ vom Grund- und Steige- rungsbetrag.	

Rentenzahlung erfolgt durch die Reichspost, sie ruht besonders bei anderweitigen Renten-
bezügen.
Rückerstattung der Beiträge erfolgt zur Hälfte auf Antrag an weibliche heiratende Ver-
sicherte, u. a. wenn spätestens 2 Jahre nach der Eheschließung die Wartezeit für die
Erlangung der Invalidenrente erfüllt ist.
Heilverfahren können zur Abwendung einer drohenden oder Beseitigung einer bestehenden
Invalidität (Berufsunfähigkeit) gewährt werden. Anspruch darauf besteht nicht.
Gesundheitsfürsorge: Aufwendungen für allgemeine Maßnahmen zur Verhütung vorzeitiger
Invalidität, zur Hebung der gesundheitlichen Verhältnisse und zum wirtschaftlichen
Nutzen der versicherten Bevölkerung (Beteiligung an Einrichtungen der vorbeugenden
Gesundheitsfürsorge, an Kinderverschickungen, Beratungsstellen für Geschlechtskranke
sowie nach § 26 RVO. Finanzierung von Wohnungs- usw. Bauten).

	I. Invalidenversicherung		II. Angestelltenversicherung	
1937				
Beitragseinnahmen	1160,5	Millionen RM.	457,0	Millionen RM.
Gesamteinnahmen	1715,7	,, ,,	671,4	,, ,,
Gesamtausgaben	1273,0	,, ,,	347,8	,, ,,
Gesamtvermögen Ende 1937	2440,6	,, ,,	3413,1	,, ,,

Für die im *Bergbau* beschäftigten Arbeiter und bergmännisch tätigen Angestellten mit Monatsgehältern unter 600 RM. besteht bei der *Reichsknappschaft* als besondere Invalidenversicherung eine Pensionsversicherung, zu der die Arbeitgeber $^2/_3$, die Arbeitnehmer $^1/_3$ der Beiträge, das Reich 105 Millionen RM. und die Rentenversicherungen 68 Millionen RM. jährlich beisteuern. Außer anderen zusätzlichen Leistungen besteht schon für 50jährige Versicherte nach wenigstens 25jähriger Mitgliedschaft und wenigstens 15jähriger bergmännischer Tätigkeit bei Berufsaufgabe Anspruch auf das Altersruhegeld.

Der nationalsozialistische Staat hat die Versorgung für das Greisenalter weitergehend besonders durch das Gesetz über die Altersversorgung für das Handwerk vom 21. 12. 1938 sichergestellt, indem die selbständigen Handwerker, die nicht anderweitig ausreichend versichert sind, in die Angestelltenversicherung einbezogen werden, auch wenn ihr Einkommen die allgemeine Versicherungsgrenze von 7200 RM. überschreitet.

Neben den Rentenversicherungen besteht die *öffentliche Wohlfahrtspflege* der Fürsorgeverbände gemäß der Reichsverordnung über die Fürsorgepflicht vom 13. 2. 1924. Hiernach ist Hilfsbedürftigen — also Personen, die den notwendigen Lebensbedarf für sich und ihre unterhaltungsberechtigten Angehörigen nicht oder nicht ausreichend aus eigenen Kräften und Mitteln beschaffen können und ihn auch nicht von anderer Seite, insbesondere von Angehörigen erhalten — Unterkunft, Nahrung, Kleidung, Pflege, Krankenhilfe und Hilfe zur Wiederherstellung der Arbeitsfähigkeit, Hilfe für Schwangere und Wöchnerinnen, bei Minderjährigen Erziehung und Erwerbsbefähigung und bei Gebrechlichen Erwerbsbefähigung zu gewähren und notfalls der Bestattungsaufwand zu bestreiten. Für die Durchführung dieser Wohlfahrtspflege ist es bedeutungsvoll, daß sie den kleinen leistungsunfähigen Gemeinden abgenommen ist und den leistungsfähigeren Bezirksfürsorgeverbänden (Kreisen), soweit Anstaltsbehandlung in Frage kommt, sogar den Landesfürsorgeverbänden (Provinzen usw.) übertragen worden ist.

Schrifttum.

Reichsversicherungs-Ordnung, 32. Aufl. Stuttgart: W. Kohlhammer 1939.

IX. Sozialbiologische Hygiene.

1. Vorsorge und Fürsorge für Tuberkulöse.

Von BERNHARD MÖLLERS.

a) Die Verbreitung der Tuberkulose.

Unter allen Seuchen, die den Menschen befallen können, nimmt die Tuberkulose in den Kulturstaaten unstreitig sowohl hinsichtlich der Zahl der erkrankten Personen als auch bezüglich der Todesopfer die erste Stelle ein. Kein Land, keine Volksschicht, kein Lebensalter, kein Beruf wird von ihr verschont. Die höchste Zahl der Todesfälle entfällt abgesehen von dem Säuglingsalter auf das wehrfähige, erwerbstätige und gebärfähige Lebensalter.

Im Deutschen Reiche stellt die Tuberkulose seit jeher eine der wichtigsten Todesursachen dar (Abbildung 124).

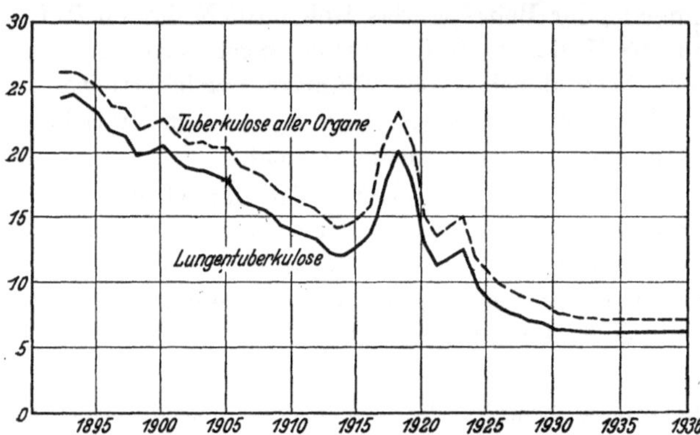

Abb. 124. Entwicklung der Tuberkulosesterblichkeit im Deutschen Reiche 1892—1936. Sterblichkeit auf je 10000 Lebende.

In den letzten Jahrzehnten vor dem Weltkriege war die Tuberkulose in einem ständigen gleichmäßigen Rückgang begriffen von 26,1 Todesfällen jährlich auf je 10000 Einwohner im Jahre 1893 bis auf 14,2 im letzten Vorkriegsjahre 1913. Mit dem Wachsen der Ernährungsschwierigkeiten nahmen während der Kriegsjahre die Todesfälle an Tuberkulose zu und erreichten im letzten Kriegsjahre 1918 ihren Höhepunkt mit 147740 Tuberkulosetodesfällen, das ist 23 Personen auf je 10000 der mittleren Bevölkerung. Die Zunahme der jährlichen Tuberkulosetodesfälle betrug von 1913—1918 im ganzen Reichsgebiet 60,8%, in den deutschen Städten sogar 91,1%. Während im Jahre 1919 die hohen Tuberkulosezahlen noch andauerten, trat von 1920 an ein starker Rückgang ein, so daß die Sterblichkeitskurve im Jahre 1921 bereits mit 13,7 unter die niedrigste Zahl der Vorkriegsjahre sank. Nach einem vorübergehenden, durch die Verschlechterung der wirtschaftlichen Lage bedingten Anstieg der Tuberkulosetodeszahlen im Jahre 1923 trat von 1924 an ein gleichmäßiges Absinken der Sterblichkeit im Deutschen Reiche ein. An allen Formen der Tuberkulose starben auf je 10000 Lebende berechnet:

1925 . . . 10,7	1929 . . . 8,7	1933 . . . 7,3
1926 . . . 9,8	1930 . . . 7,9	1934 . . . 7,2
1927 . . . 9,3	1931 . . . 7,9	1935 . . . 7,3
1928 . . . 8,8	1932 . . . 7,5	1936 . . . 7,1

Entsprechend der stärkeren Besetzung der über 30 Jahre alten Personengruppen ist auch bei der Tuberkulose eine geringe Zunahme der Sterblichkeit dieser Altersklassen eingetreten, der jedoch ein zahlenmäßig stärkerer Rückgang bei den Sterbefällen unter 30 Jahren gegenübersteht. In welcher Weise sich die Tuberkulosetodesfälle auf die beiden Geschlechter und die verschiedenen Altersklassen verteilen, zeigt Abb. 125.

Man schätzt die Zahl der ansteckungsfähigen Tuberkulösen im Jahre 1938 in Deutschland (ohne Österreich und Sudetenland) auf rund 200000. Im erwerbstätigen Alter von

15—60 Jahren starben im Jahre 1935 insgesamt 231049 Personen, darunter 36064 an Tuberkulose. Jeder 6. Todesfall in dieser Altersgruppe war somit durch Tuberkulose bedingt.

Der Rückgang der Tuberkulosesterblichkeit in den einzelnen Altersklassen im Jahre 1936, verglichen mit dem Durchschnitt der Jahre 1881—1885, ist aus nachstehender Abbildung zu ersehen (Abb. 126).

b) Die Organisation der Tuberkulosebekämpfung.

Die heutige, zum Teil noch im Aufbau begriffene, deutsche Organisation der Bekämpfung der Tuberkulose ist aus Abbildung 127 (S. 508) zu ersehen.

Zur einheitlichen Gestaltung der Tuberkulosebekämpfung wurde im November 1938 ein

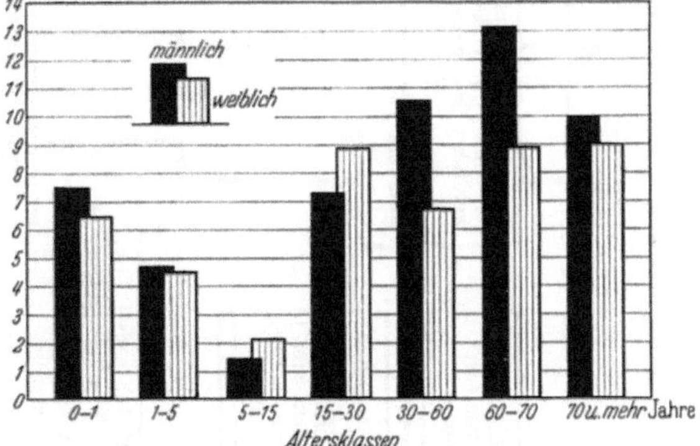

Abb. 125. Die Sterblichkeit an Lungentuberkulose im Deutschen Reiche im Jahre 1932 in den einzelnen Altersklassen (auf je 10000 Lebende des gleichen Alters).

Reichstuberkuloserat gebildet, in dem der Reichsminister des Innern, der Stellvertreter des Führers, der Reichsarbeitsminister und der Reichsminister für Volksaufklärung und Propaganda durch je einen Beauftragten vertreten sind; er hat die Aufgabe, die zentrale Planung der Tuberkulosebekämpfung im Deutschen Reiche zu schaffen, Arbeitsgemeinschaften in den Ländern und Provinzen zu bilden und darüber zu wachen, daß die notwendigen Maßnahmen durchgeführt werden.

Federführend für die rein ärztlichen Belange und die gesetzlichen Maßnahmen der Tuberkulosebekämpfung ist das *Reichsministerium des Innern* (Abteilung Volksgesundheit),

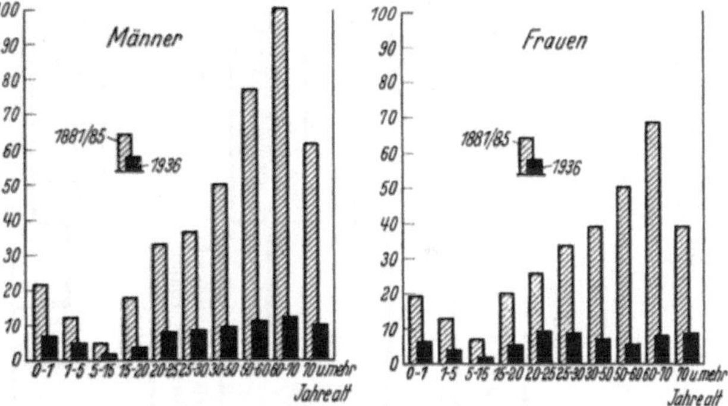

Abb. 126. Die Tuberkulosesterblichkeit im Jahre 1936 in den einzelnen Altersklassen, verglichen mit dem Durchschnitt der Jahre 1881—1885. (Aus Wirtschaft und Statistik 1938, S. 752.)

das fachlich beraten wird durch das Reichsgesundheitsamt (vgl. S. 59) und den Reichsausschuß für Volksgesundheitsdienst (S. 61). Das Reichsinnenministerium steht in enger Zusammenarbeit mit dem *Reichsarbeitsministerium*, das die Aufsicht über die Träger der Sozialversicherung (S. 63) führt, welche die Heilbehandlung für die gesamte versicherte Bevölkerung finanzieren. Die Kosten der Behandlung für die nicht versicherte unbemittelte Bevölkerung trägt großenteils das *Tuberkulosehilfswerk* beim Hauptamt für Volksgesundheit der NSDAP. (S. 509).

Richtunggebend für die Tuberkulosebekämpfung in Deutschland ist der dem Reichsausschuß für Volksgesundheitsdienst eingegliederte „*Reichs-Tuberkulose-Ausschuß*" (RTA.), das frühere „Deutsche Zentralkomitee zur Bekämpfung der Tuberkulose. Der RTA. hat die Aufgabe, die für die Bekämpfung der Tuberkulose als Volkskrankheit geeigneten Maßnahmen anzuregen und zu fördern.

Die Mitglieder des RTA. (im Jahre 1938: 1510) sind bezirksweise (insgesamt 21 Bezirke) zusammengeschlossen.

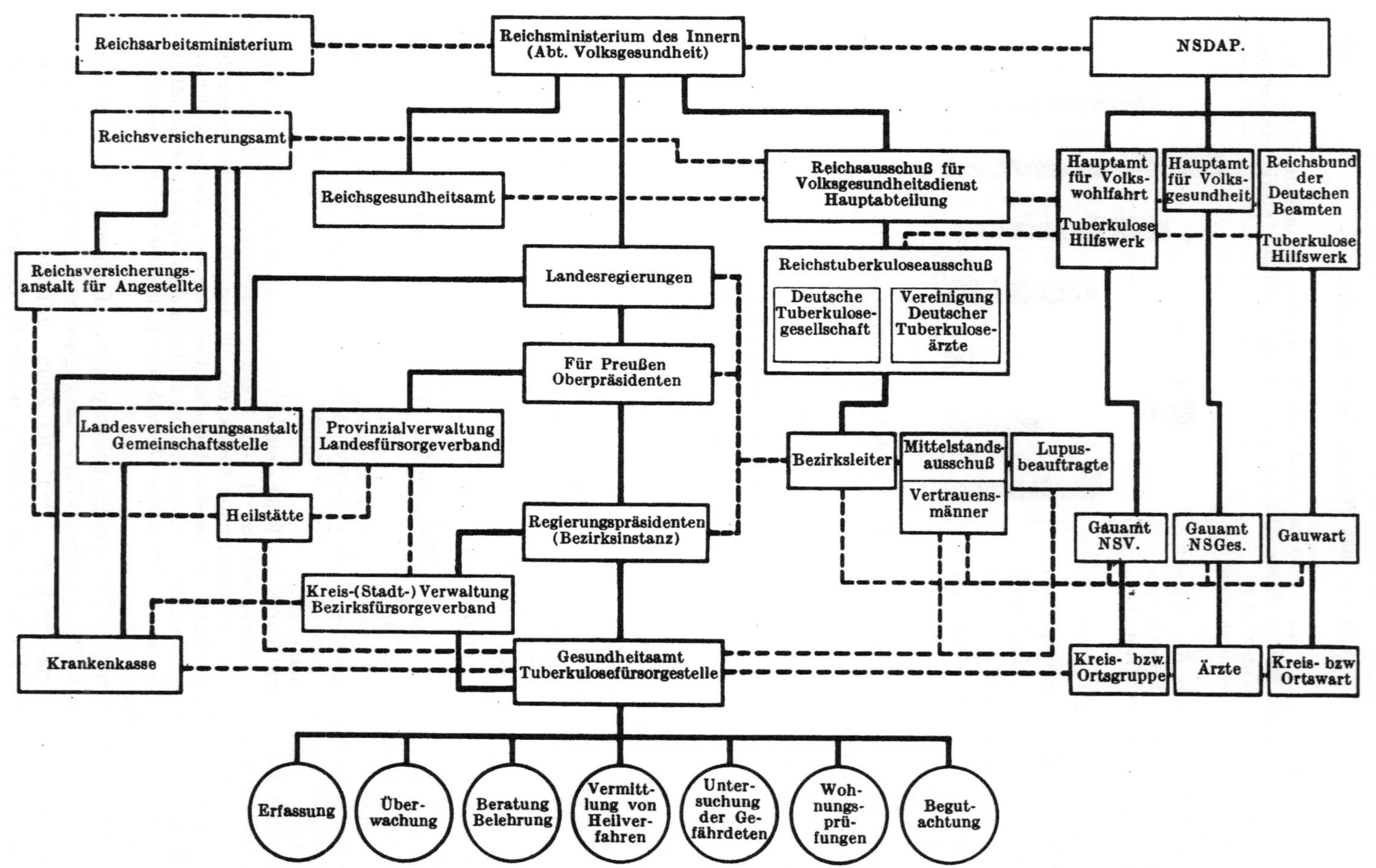

Abb. 127. Die Organisation der Bekämpfung der Tuberkulose in Deutschland. (Nach NOEGGERATH: Klin. Wschr. 1938, 940.)

Zur frühzeitigen Erfassung der Lupuserkrankten und erforderlichenfalls zur Behandlung in einer Spezial-Lupusheilstätte sind (23) „*Lupusbeauftragte*" des RTA. ernannt.

Für die Tuberkulosefürsorge im Mittelstand besteht seit 1912 ein *Mittelstandsausschuß* unter dem Vorsitz des Präsidenten der Reichsversicherungsanstalt für Angestellte, dem das Reichsstudentenwerk Berlin, der Reichsbund der deutschen Beamten Berlin, der N.S. Deutsche Reichskriegerbund (Kyffhäuserbund) Berlin, der Reichstreubund ehem. Berufssoldaten Berlin und der Nationalsozialistische Lehrerbund Berlin angeschlossen sind. Der Mittelstandsausschuß arbeitet in engem Zusammenhang mit dem *Tuberkulosehilfswerk der NS.-Volkswohlfahrt*, indem möglichst eine Personalunion der Vertrauensmänner des Mittelstandsausschusses mit den Tuberkulosereferenten des Tuberkulosehilfswerks hergestellt wurde.

Die Zahl der bei den Gesundheitsämtern (ohne Ostmark und Sudetenland) vorhandenen *Fürsorgestellen* betrug im Frühjahr 1939 1496, wozu noch 456 planmäßige Tuberkulosefürsorgestellen im Rahmen anderer Fürsorgezweige hinzukamen.

Zur gleichen Zeit waren in Deutschland vorhanden:

	Anzahl der	
	Heilstätten	Betten
Lungenheilstätten und Tuberkulosekrankenhäuser für Erwachsene (einschl. der Versorgungskrankenhäuser)	139	21 196
Davon haben 13 Anstalten außerdem Sonderbetten für Kranke mit Knochen- und Gelenktuberkulose		481
Kinderheilstätten für Lungentuberkulose	46	4 453
Davon haben 8 Anstalten außerdem Sonderbetten für Kranke mit Knochen- und Gelenktuberkulose		299
Heilstätten für Knochen- und Gelenktuberkulose	20	1 779
Heilstätte für Augentuberkulose	1	125
Lupusheilstätten	4	388
	210	28 751

Die *staatlichen Aufwendungen* in der Tuberkulosebekämpfung von seiten des *Reichsministers des Innern* sind in den Gesamtausgaben für die staatlichen Gesundheitsämter enthalten (im Jahre 1938/1939 rund 4 Millionen Reichsmark). Außerdem überwies der Reichsinnenminister dem Reichstuberkulose-Ausschuß im Jahre 1938/39 131 500 RM.

Das *Reichsarbeitsministerium* stellte 1937/38 für kriegsbeschädigte Versorgungsberechtige in 439 reichseigenen und 633 vertraglich verpflichteten Anstalten 1072 kostenfreie Heilstättenkuren und 45 Heilstättenbehandlungen im Deutschen Kriegerkurhaus in Davos (Schweiz) neben 900 000 RM. baren Beihilfen für Heilfürsorgen zur Verfügung.

Die *Reichsversicherung für Angestellte* verwendete an Beihilfen für Tuberkulosebekämpfung im Jahre 1938/39 915 000 RM. neben den Ausgaben für Tuberkuloseheilverfahren von 11,2 Millionen RM. Der Gesamtkostenaufwand für 35 071 tuberkulöse Sozialversicherte betrug in der *Invalidenversicherung* 23 Millionen RM.

Von der *Deutschen Reichspost* wurden im Rechnungsjahr 1938 für die Tuberkulosebekämpfung 850 000 RM., von der *Deutschen Reichsbahn* 5 870 105 RM. aufgewandt.

Für die *Lupusbekämpfung* wurde 1938 vom Reichsversicherungsamt ein Betrag von 750 000 RM. zur Verfügung gestellt. Die Zahl der bei Lupussprechtagen erfaßten Kranken betrug 29 856.

In den *Tuberkulosefürsorgestellen* waren im Jahre 1938/39 1 549 094 Personen in Betreuung; die Zugänge betrugen 601 943 = 88,7 auf 10 000 Einwohner, die Abgänge 427 736 = 63,0 auf 10 000. Von den Fürsorgerinnen wurden 78 372 Wohnungen besucht.

c) Die Bekämpfung der Tuberkulose durch die Gesetzgebung.

Die guten Erfahrungen, welche man in Deutschland bei den gemeingefährlichen Krankheiten mit den Erfolgen der gesetzlichen Bekämpfungsmaßnahmen gemacht hat, haben schon frühzeitig den Gedanken nahegelegt, auch die Tuberkulose, als die verbreiteste aller einheimischen Krankheiten, durch gesetzlich festgelegte Schutz- und Abwehrmittel zu bekämpfen.

Eine wissenschaftliche Grundlage erhielt die Tuberkulosebekämpfung erst gegen Ende des vergangenen Jahrhunderts, nachdem ROBERT KOCH im Jahre 1882 den Erreger der Krankheit in dem Tuberkelbacillus entdeckt und durch die Züchtung der Reinkultur und exakte Tierversuche das Wesen und die Infektionswege der Tuberkulose klargestellt hatte. Auf Grund dieser neuen Erkenntnisse haben im Laufe des letzten Vierteljahrhunderts die meisten Kulturstaaten *gesetzliche Bekämpfungsmaßnahmen* gegen die Ausbreitung der Tuberkulose eingeführt, welche im wesentlichen auf der Einführung der Anzeigepflicht für gewisse Tuberkuloseformen und obligatorischer Schutzmaßnahmen beruhen.

Während die Maßnahmen, welche man gegen die gemeingefährlichen Krankheiten, wie Cholera, Pocken, Pest u. a. zu ergreifen pflegt, in allen Kulturstaaten eine weitgehende Übereinstimmung zeigen, besteht auf dem Gebiete der Tuberkulosegesetzgebung zur Zeit noch eine große Mannigfaltigkeit in der Auffassung über die Zweckmäßigkeit der verschiedenen staatlichen Bekämpfungsmaßnahmen.

Die große Verschiedenheit der in den einzelnen Kulturstaaten getroffenen Maßnahmen rührt daher, daß bei der Tuberkulose in einigen praktisch wichtigen Punkten grundsätzlich andere Verhältnisse vorliegen als bei den anderen ansteckenden Krankheiten, mit denen sich die Seuchengesetzgebung befaßt.

Die zielbewußte Bekämpfung der Tuberkulose stößt zunächst dadurch auf besondere Schwierigkeiten, daß diese Krankheit in allen Kulturstaaten außerordentlich verbreitet ist. Eine Absperrung der Grenzen und Überwachung der Einreisenden, welche sich bei den großen Weltseuchen wie Cholera und Pest so gut bewährt hat, kommt bei Tuberkulose nicht in Betracht, da es kaum ein Dorf und keine Stadt im ganzen Lande gibt, wo sich nicht bereits ansteckungsfähige Kranke vorfinden. Eine gesetzliche Schutzimpfung des ganzen Volkes, wie sie sich bei den Pocken so glänzend bewährt hat, ist bei Tuberkulose undurchführbar, solange wir noch kein sicher wirkendes Tuberkulose-Immunisierungsmittel besitzen (vgl. S. 754).

Die Tuberkulose kann schon aus dem Grunde nicht nach den gleichen Grundsätzen wie andere Seuchen bekämpft werden, weil sie in der Mehrzahl der Fälle nicht wie die meisten Infektionskrankheiten eine *akute* Krankheit ist, sondern sich *chronisch* Jahre und Jahrzehnte lang hinziehen kann und bei einem großen Teil der im Mannesalter Erkrankten auf eine *in der Kindheit erworbene Infektion* zurückzuführen ist. Ob es trotz erfolgter Kindheitsinfektion später zum Ausbruch einer schweren Tuberkulose kommt, hängt hauptsächlich von den vorhandenen Abwehrkräften des Organismus ab, wodurch sich der große Einfluß des allgemeinen Ernährungs- und Kräftezustandes erklärt.

Für viele Menschen gewährt eine leichte latente Kindheitsinfektion offenbar einen recht weitgehenden Schutz gegen eine neue Ansteckung.

Eine weitere Merkwürdigkeit, die wir bei der Bekämpfung der Tuberkulose beachten müssen, liegt in dem Umstand, daß *Kinder* für eine Ansteckung mit Tuberkulose viel empfänglicher sind als Erwachsene, und zwar je jünger, um so empfänglicher, so daß wir zum Schutze der Kinder viel weitergehende gesetzliche Schutzmaßnahmen fordern müssen als für die Erwachsenen.

Weiterhin muß man bei der Bekämpfung der Tuberkulose der Tatsache Rechnung tragen, daß die Infektion mit Tuberkulose in der Regel viel schwerere Folgen hat, wenn sie durch große, als wenn sie durch kleine Mengen von lebenden Tuberkelbacillen erfolgt. Aus diesem Grunde bilden reichlich Bacillen aushustende Schwindsüchtige eine besonders große Gefahr für ihre Umgebung; deshalb muß das Hauptbestreben auf die möglichste Verminderung dieser wichtigsten Ansteckungsquelle gerichtet sein.

Die große Verschiedenheit des Auftretens und Verlaufes sowie der Immunitätsverhältnisse der Tuberkulose im Vergleich zu den anderen Volksseuchen führt zu der Schlußfolgerung, daß eine Regelung der Tuberkulosebekämpfung einfach nach den Grundsätzen der Seuchenbekämpfung nicht zweckmäßig und undurchführbar ist.

Die gesetzliche Bekämpfung der Tuberkulose war in Deutschland bis vor kurzem nicht reichseinheitlich, sondern in den einzelnen deutschen Ländern verschieden geregelt; diese haben in den letzten Jahrzehnten ihre bis dahin teilweise noch unvollkommenen Tuberkulosegesetze zeitgemäß abgeändert und möglichst vereinheitlicht. Insbesondere bezweckte die neuere Gesetzgebung eine gleichmäßige Erweiterung der gesetzlichen *Anzeigepflicht* und eine Hebung der Stellung der *Fürsorgestellen*, wie sie reichseinheitlich durch die 3. Durchführungsverordnung des Vereinheitlichungsgesetzes vom 3. 7. 1934 erfolgt ist.

Das wichtigste Landesgesetz, das den anderen deutschen Ländern vielfach als Vorbild gedient hatte, war das *Preußische Gesetz zur Bekämpfung der Tuberkulose* vom 4. 8. 1923 mit dem Nachtragsgesetz vom 24. 3. 1934, das inzwischen durch die *Reichsverordnung zur Bekämpfung übertragbarer Krankheiten* vom 1. 12. 1938 wesentlich überholt ist. Auf Grund dieser Verordnung ist jetzt jede Erkrankung, jeder Verdacht einer Erkrankung und jeder Sterbefall an ansteckender Lungen- und Kehlkopftuberkulose, an Hauttuberkulose und an Tuberkulose anderer Organe anzeigepflichtig, und zwar an das für den Aufenthaltsort zuständige Gesundheitsamt. Zur Anzeige ist jeder Arzt, der die Krankheit, den Krankheitsverdacht oder die Ausscheidung von Krankheitserregern festgestellt hat, innerhalb von 24 Stunden verpflichtet. Wechselt ein solcher Kranker die Wohnung oder den Aufenthaltsort, so ist dieser Wechsel, ebenso wie eine eventuelle Krankenhausaufnahme und -entlassung, unverzüglich nach erlangter Kenntnis dem für die alte Wohnung zuständigen Gesundheitsamt schriftlich oder mündlich anzuzeigen. Das Gesundheitsamt hat nach Empfang der Anzeige unverzüglich die Ortpolizeibehörde zu benachrichtigen. Das Gesundheitsamt und die diesem unterstellte Tuberkulose-Fürsorgestelle verständigen sich gegenseitig über die ihnen bekannt werdenden Tuberkulosefälle. Die zuständige bakteriologische Untersuchungsstelle hat über jede Untersuchung des Auswurfs auf Tuberkelbacillen dem einsendenden Arzt und über jeden positiven Befund dem zuständigen Gesundheitsamt Mitteilung zu machen.

Der wichtigste Fortschritt im preußischen Tuberkulosegesetz war die staatliche Verankerung der *Tuberkulose-Fürsorgestellen*, denen die Verpflichtung auferlegt wurde (§ 5), die für notwendig erachteten Fürsorgemaßnahmen möglichst im Benehmen mit dem behandelnden Arzt zu treffen.

Die Bestimmungen des preußischen Tuberkulosegesetzes sind größtenteils in die 3. Durchführungsverordnung (§ 61) des Vereinheitlichungsgesetzes übernommen und teilweise ergänzt, so daß die gesetzliche Bekämpfung der Tuberkulose nunmehr einheitlich für das Reich in nachstehender Weise geregelt ist:

Das *Gesundheitsamt* hat die Bekämpfung der Tuberkulose im Rahmen der für die Seuchenbekämpfung geltenden Vorschriften sowie die ärztliche Fürsorge für Tuberkuloseerkrankte und -gefährdete durchzuführen. Es muß hierzu die zur Feststellung der Krankheit und des Umfanges der Ansteckungsgefahr erforderlichen Ermittelungen vornehmen und die zur Verhütung einer Weiterverbreitung der Krankheit notwendigen Maßnahmen (einschließlich der Entkeimung) treffen. Zu den fürsorgerisch-ärztlichen Aufgaben des Gesundheitsamtes gehören insbesondere die Erfassung der *Tuberkulosekranken*, ihre laufende ärztliche Überwachung, Beratung und Belehrung sowie die Vermittelung zweckmäßiger Heilbehandlung. Außerdem sind die *Tuberkulosegefährdeten* planmäßig zu untersuchen und ärztlich zu beraten und ihre Wohn-, Schlaf- und Berufsverhältnisse zu prüfen.

Dem Gesundheitsamt liegt ferner ob die Begutachtung und Antragstellung auf Beihilfengewährung, die Erstattung von Zeugnissen und Gutachten auf Anfordern von Behörden oder beim Vorliegen eines öffentlichen Interesses, die allgemeine Aufklärung und Belehrung der Bevölkerung über alle Fragen der Tuberkuloseverhütung und -bekämpfung.

Zur Durchführung dieser Aufgaben dienen die **Tuberkulosefürsorgestellen**, die in einer der Größe und Bevölkerungsdichte des Bezirkes entsprechenden Zahl den Gesundheitsämtern unterstellt sind.

Die ärztlichen Leiter der Fürsorgestellen sollen nach Möglichkeit geeignete hauptamtliche Tuberkulosefachärzte sein oder sonst nebenamtlich beauftragte Ärzte, die besondere Erfahrungen auf dem Gebiete der Tuberkuloseerkrankung besitzen. Jede Tuberkulosefürsorgestelle soll mit den notwendigen medizinisch-technischen Einrichtungen, insbesondere einem leistungsfähigen Röntgenapparat ausgerüstet sein und über ausreichend geschulte Hilfskräfte verfügen.

Die Untersuchung und Beratung der Tuberkuloseerkrankten und -gefährdeten in den Fürsorgestellen erfolgt unentgeltlich. Um den planmäßigen und einheitlichen Einsatz aller der Tuberkulosebekämpfung dienenden Kräfte und Einrichtungen sicherzustellen, sind diese Stellen einschließlich der Träger der Sozialversicherung zu einer praktischen *Arbeitsgemeinschaft* zusammengefaßt.

Eine wichtige Aufgabe der Tuberkulosefürsorgestelle ist die *Erfassung* aller in dem zuständigen Wohnbezirk vorhandenen Tuberkulosekranken auf Grund der gesetzlichen Meldungen der zugezogenen Ärzte, der Krankenanstalten und der bakteriologischen Untersuchungsanstalten.

Weitere Tuberkulosefälle werden der Fürsorgestelle durch *Umgebungsuntersuchungen* von Familienangehörigen, Hausbewohnern oder Arbeitskameraden von Offentuberkulösen im Zusammenhang mit einer Erkrankung oder einem Verdachtsfall bekannt. Einen guten Überblick über den Durchseuchungsgrad der Bevölkerung mit Tuberkulose erhält die Fürsorgestelle durch die Aufstellung eines *Tuberkulinkatasters,* das ist die regelmäßige und systematische Durchtuberkulinisierung der gesamten Jugend mittels der einfach durchzuführenden Tuberkulinproben. Das tuberkulinpositiv befundene Kind stellt einen wichtigen Wegweiser auf der Suche nach Offentuberkulösen dar.

Aufgabe der fürsorgerischen Erfassungsarbeit ist ferner die Vornahme von *Röntgenreihenuntersuchungen* bei gesunden, durch Alter und Beruf besonders gefährdeten Menschengruppen (Krankenpflegepersonen, Angehörigen der Wehrmacht, Polizei, des Reichsarbeitsdienstes, SA., ⚡⚡, Studenten, Lehramtskandidaten, Berufsschüler, Ehestandskandidaten usw.). Auf diese Weise ist es nicht nur möglich, Tuberkulosekranke frühzeitig zu ermitteln und einer geeigneten Behandlung zuzuführen, sondern sie auch als mögliche Ansteckungsquelle ihrer gesunden Kameraden auszuschalten. Bei 16000 Röntgendurchleuchtungen von Studenten wurden 1931/32 nach KATTENTIDT bei 0,4% aktive offene Tuberkulose, bei 0,22% aktive geschlossene Tuberkulose, bei 0,51% halbaktive und bei 27,41% inaktive Tuberkulose festgestellt. Röntgenreihenuntersuchungen sind seit 1931 bei dem Reichsheer und der Reichsmarine, seit 1933 bei der Staatlichen Polizei eingeführt. Auch bei dem Reichsarbeitsdienst wird eine regelmäßige Röntgenkontrolle der Lagerinsassen oft durchgeführt. Neuerdings wird *Schirmbildphotographie* für die Röntgenuntersuchung der Bevölkerung ganzer Städte und Provinzen vom 6. Lebensjahre aufwärts verwendet.

Eine verantwortungsvolle Aufgabe bei der Verhütung der *Lehrertuberkulose* fällt den Gesundheitsämtern bzw. Tuberkulosefürsorgestellen auf Grund des Erlasses des Reichs-Erziehungsministers vom 31. 8. 1934 zu, nach dem die Schulbewerber sowohl bei der erstmaligen Einberufung in den Schuldienst wie bei der endgültigen Anstellung amtsärztliche, auf ein Röntgenbild gestützte Zeugnisse über das Freisein von Tuberkulose vorlegen müssen.

Neben der Röntgenuntersuchung bleibt die mikroskopische und kulturelle *Untersuchung des Auswurfs auf Tuberkelbacillen* das sicherste und einfachste Mittel zur Feststellung der gefährlichen Bacillenstreuer. Die *laufende ärztliche Überwachung* und fürsorgerische Betreuung muß sich *während einer Dauer* von möglichst noch 5 weiteren Jahren auf die engere und weitere Umgebung der Offentuberkulösen, die Kontrolle der tuberkuloseinfizierten Kinder sowie der arbeitsfähigen Erwachsenen, die an inaktiver Tuberkulose leiden, erstrecken, um festzustellen, ob die Sanierungsmaßnahmen erfolgreich waren. Das Endziel der Überwachung ist die Verhinderung einer Ausbreitung der Krankheitskeime auf die Umgebung und die frühzeitige Entdeckung frischer Erkrankungen zum Zwecke der Ausheilung.

Bei der *Einleitung von Heilmaßnahmen* hat das Gesundheitsamt als Träger der Tuberkulose Fürsorgestelle nur eine vermittelnde Rolle su spielen. Eine Behandlung der Tuberkulösen ist den Fürsorgestellen grundsätzlich untersagt; sie darf nur ausnahmsweise mit Genehmigung der Aufsichtsbehörde und im Einvernehmen mit den ärztlichen Standesorganisationen erfolgen, wenn eine anderweitige geeignete Behandlungsmöglichkeit, z. B. Nachfüllen von Pneumothoraxfällen, örtlich nicht vorhanden ist. Bei der sozialversicherten Bevölkerung stößt die Einleitung der erforderlichen Heilbehandlung in der Regel nicht auf Schwierigkeiten. Die Träger der Sozialversicherung haben auf Grund des § 1274 der Reichsversicherungsordnung für allgemeine Maßnahmen zur Verhütung des Eintrittes vorzeitiger Invalidität unter den Versicherten stets erhebliche Mittel aufgewendet. Die Kosten für Heilverfahren bei der unbemittelten nicht versicherten Bevölkerung tragen die Bezirksfürsorgeverbände, Berufsfürsorgeorganisationen und in vielen Fällen das *Tuberkulosehilfswerk der NSV.* und die Mittelstandsfürsorge des Reichs-Tuberkulose-Ausschusses, deren Hauptaufgabe in der Fürsorge für Nichtversicherte besteht. Neben der Vermittelung der Heilbehandlung durch Heilstättenkuren gehört auch die Sicherung der Kosten für erforderlich werdende operative Eingriffe (Pneumothorax, Thorakoplastik, Phrenicusexhairese) in Krankenhäusern, die Durchführung der Gasbrustnachfüllungen, die Vermittelung von Nachkuren, die Gewährung von Nahrungsmittelbeihilfen, die Vermittelung von Berufs- und Stellenwechsel, die Nachfürsorge für Heilstättenentlassene und Fürsorge für Schwerkranke insbesondere auch durch Asylierungskuren zum Arbeitsgebiet der Fürsorgestelle.

Ein besonders schwieriges Problem war die Frage der *Zwangsasylierung* von asozialen Tuberkulösen, die durch ihr Verhalten ihre Umgebung gefährden. Diese lang umstrittene Frage ist durch die Verordnung zur Bekämpfung übertragbarer Krankheiten von 1. 12. 1938 reichseinheitlich dahin geregelt worden, daß Personen, die an einer übertragbaren Erkrankung leiden, einer Absonderung unterworfen werden können. Ist die Absonderung in der Wohnung nicht einwandfrei durchzuführen oder werden die angeordneten Schutzmaßnahmen nicht befolgt oder besteht infolge des Verhaltens des Kranken die Gefahr der Verbreitung der Krankheit, so kann die Unterbringung in einem Krankenhaus oder einer anderen geeigneten Anstalt auf Vorschlag des Gesundheitsamtes durch die Ortspolizeibehörde *auch gegen den Willen des Betreffenden* angeordnet werden. Diejenigen Offentuberkulösen, die im Verkehr jede Vorsicht vermissen lassen und unbelehrbar sind, können somit ebenso wie die reichlich Bacillen ausscheidenden Kranken zwangsisoliert werden, was bei disziplinierten Offentuberkulösen mit wenig Auswurf in der Regel nicht erforderlich ist.

Eine für die Tuberkulosebekämpfung wichtige Bestimmung enthält auch das *Ehegesundheitsgesetz* vom 18. 10. 1935, indem es die Ehe mit einem an einer anstekkungsfähigen Tuberkulose Leidenden verbietet. Dadurch soll der gesunde Ehepartner vor einer Erkrankung bewahrt und verhütet werden, daß die Nachkommenschaft der schweren intrafamiliären Infektion zum Opfer fällt.

Den gleichen Zweck erfüllt auch das Gesetz zur Vereinheitlichung des *Rechtes* der Eheschließung und *der Ehescheidung* vom 6. 6. 1938, auf Grund dessen der Ehegatte Scheidung begehren kann, wenn der andere an einer schweren ansteckenden oder ekelerregenden Krankheit leidet und ihre Heilung oder die Beseitigung der Ansteckungsgefahr in absehbarer Zeit nicht erwartet werden kann. Es steht somit auch hier das höhere Interesse der Volksgemeinschaft vor den Interessen des einzelnen Kranken.

d) Die Ansteckungsquellen.

Die Erkenntnis des wahren Wesens der Tuberkulose verdanken wir dem großen deutschen Forscher Robert Koch, der 1882 als Regierungsrat im Kaiserlichen Gesundheitsamt zu Berlin im Auswurf der Schwindsüchtigen und im tuberkulösen Gewebe die *Tuberkelbacillen* mikroskopisch nachweisen, auf bestimmten Nährböden in Reinkulturen züchten und durch Übertragung auf Tiere als Erreger der Tuberkulose feststellen konnte. (Bezüglich der näheren Eigenschaften der Tuberkelbacillen wird auf den 4. Abschnitt, V 1, S. 744—754 verwiesen.)

Ohne Ansteckung mit dem Tuberkelbacillus gibt es keine Tuberkulose. Aber *nicht jede Ansteckung führt zur Erkrankung.* Ein gesunder kräftiger Körper vermag sich der in ihn eindringenden Bacillen zu erwehren und den Ausbruch einer klinisch feststellbaren Krankheit zu verhindern. Die Neigung, nach einer Ansteckung zu erkranken, ist am größten bei *kleinen Kindern.* Erheblich gefährdet sind aber auch Knaben und Mädchen in den Entwicklungsjahren. Deshalb müssen Kinder und Jugendliche sorgfältig vor der Ansteckung, das ist vor dem Zusammensein mit ansteckenden, sog. offenen Tuberkulösen geschützt werden.

Die Ansteckung kann erfolgen:

a) durch die beim Husten und Sprechen versprühten Tröpfchen, insbesondere die Bronchialtröpfchen;

b) durch den Auswurf der Kranken oder angetrockneten Staub;

c) durch Stuhl und Harn;

d) durch Schmutz- und Schmierinfektionen;

e) durch den Genuß der Milch von eutertuberkulösen Kühen.

Der Eiter tuberkulöser Drüsenabscesse, das Fleisch von tuberkulösen Tieren enthalten gleichfalls Tuberkelbacillen, spielen aber praktisch als Infektionsquelle nur eine untergeordnete Rolle.

Die Tuberkulose befällt am häufigsten die Lunge (Lungenschwindsucht), sie kann aber auch alle anderen Organe des menschlichen Körpers befallen: Haut (fressende Flechte oder Lupus), Drüsen, Knochen, Gelenke, Darm, Nieren, Harnblase, Kehlkopf, Gehirn und Hirnhäute.

Die Krankheit kommt oft erst viele Jahre nach der Ansteckung zum Ausbruch. Zahlreiche Menschen beherbergen in ihrem Körper Tuberkelbacillen, ohne sich selbst krank zu fühlen. Bei solchen Menschen tritt ebenso wie bei den Tuberkulosekranken eine Überempfindlichkeit des Körpers gegenüber den Giftstoffen der Tuberkelbacillen, dem Tuberkulin, auf, die sich durch eine *positive Tuberkulinprobe,* z. B. durch Reaktion der Haut auf Einführen von Tuberkulin (PIRQUET-Probe) oder Einreiben von Tuberkulinsalbe zu erkennen gibt (vgl. S. 752 f.).

Angesichts der starken Verbreitung der Tuberkulose in allen Kulturländern ist *jeder* Mensch in seinem Leben der Ansteckungsgefahr mit Tuberkelbacillen ausgesetzt. Dementsprechend nimmt die Zahl der tuberkulinpositiven Personen mit dem zunehmenden Lebensalter zu. Der Säugling kommt tuberkulosefrei, das ist tuberkulinnegativ, auf die Welt. Eine *schicksalsmäßige* Vererbung der Tuberkulose gibt es nicht. Der Mensch erkrankt erst, wenn er mit einer Ansteckungsquelle in Berührung gekommen ist.

Die wichtigste Ansteckungsquelle ist stets der *kranke Mensch,* in dessen Auswurf oder Ausscheidungen Tuberkelbacillen nachgewiesen sind oder bei dem der bisherige Verlauf und der klinische Befund die Annahme rechtfertigen, daß es sich um eine ansteckende Form der Tuberkulose handelt. Die Ansteckungsgefahr ist um so höher, je inniger die Berührung des Gesunden mit dem Kranken ist und je länger sie andauert.

1. Hustentröpfchen als Ansteckungsquelle. Die meist unsichtbaren kleinen Tröpfchen, die $40\,\mu$ und weniger messen, fliegen beim Husten nur ausnahmsweise über 1 m weit und sinken zum größten Teil innerhalb weniger Sekunden zu Boden. Die Hustentröpfchen sind im Gegensatz zu den Sprechtröpfchen meist stark mit Tuberkelbacillen beladen. Die Einatmung der mit den Hustentröpfchen eines Schwindsüchtigen beladenen Luft ist daher besonders gefährlich. Die Sprechtröpfchen pflegen schwerer zu sein als die Hustentröpfchen, sie sinken schneller zu Boden und fliegen nicht so weit, weil der Luftstrom beim Sprechen erheblich schwächer als beim Hustenstoß ist. Besonders gefährdet durch Hustentröpfchen ist der Mensch, der vom Kranken öfter und aus nächster Nähe angehustet wird (Tröpfcheninfektion).

Die Hustentröpfchen gelangen, wenn der Kranke beim Husten nicht Vorsicht übt, auch auf alle Gegenstände der Umgebung des Kranken, unbemerkt vor allem auf seine Kleidung, Decken, Bettzeug, Taschentuch und die seiner Mitmenschen. Von solchen an Kleidung, Wäsche und anderen Stoffen angetrockneten Tröpfchen kann sich ein feiner bacillenführender Staub ablösen, der von gesunden Menschen eingeatmet werden kann.

2. Der Auswurf als Ansteckungsquelle. Der Auswurf des Offentuberkulösen, der in 1 mg bis 100000 Tuberkelbacillen enthalten kann, bedeutet besonders dann eine hohe Infektionsgefahr, wenn er rücksichtslos verstreut wird.

Gefährlich sind schon ganz geringfügige, vom Kranken und seiner Umgebung gar nicht wahrgenommene Verschmutzungen. Kleine Auswurfreste trocknen schnell. Bei Bewegungen des Kranken, Hantierungen mit dem Taschentuch, der Kleidung, den Betten u. a. kann der angetrocknete Auswurf mit den darin enthaltenen Bacillen als feiner Staub in die Luft übergehen und eingeatmet werden (Staubinfektion).

3. Der Stuhl und Harn als Ansteckungsquelle. Da sehr viele Tuberkulöse ihren Auswurf verschlucken, besteht die Möglichkeit, daß sich in dem Stuhlgang Tuberkelbacillen befinden. Beschmutzung der Bettwäsche durch Bacillen kann daher leicht bei Schwerkranken vorkommen, die im Bett ihren Stuhlgang entleeren. Der Harn enthält nur bei Nieren- oder Blasentuberkulose Tuberkelbacillen.

4. Schmutz- und Schmierinfektion. Kleine Kinder können beim Herumkriechen auf dem Fußboden oder der Straße sich dadurch anstecken, daß sie mit feuchten oder getrockneten Auswurfresten in Berührung kommen und durch die unsauberen Hände den Ansteckungsstoff zum Mund, zur Nase oder an die Augen bringen. Durch Unsauberkeit aller Art, aber auch durch Fliegen können die Tuberkelbacillen auf Nahrungsmittel und so in den menschlichen Körper gelangen. Die Ansteckung kann auch in der Weise geschehen, daß Gesunde solche Gegenstände berühren, die vorher ein Tuberkulöser benutzt, mit Auswurf verunreinigt oder mit unsauberen Händen angefaßt hat, im besonderen bei Berühren des unsauberen Taschentuches oder der Spuckflasche des Kranken, ferner bei Benutzung des vom Kranken gebrauchten Eß- und Trinkgeschirres, des Handtuches, des Waschgeschirres, der Zahnbürste und anderer Dinge.

5. Ansteckung durch Rindertuberkelbacillen. Außer dem lungentuberkulösen Menschen kommt als Ansteckungsquelle auch das tuberkulöse Tier, insbesondere das Rind in Betracht, da festgestellt ist, daß die Erreger der Rindertuberkulose (Perlsuchtbacillen oder Tuberkelbacillen des bovinen Typus vgl. S. 751) auch zu einer tuberkulösen Erkrankung des Menschen führen können. Eine unmittelbare Tröpfcheninfektion von der erkrankten Kuh auf die mit der Wartung der Tiere beschäftigten Menschen wird nur selten erfolgen. Häufiger kommt der Genuß der *Milch von eutertuberkulösen Kühen* in Frage; er ist besonders gefährlich, wenn ungekochte Milch der erkrankten Tiere von Säuglingen und Kleinkindern genossen wird. Die durch den Rindertuberkelbacillus hervorgerufene Tuberkulose des Menschen tritt hauptsächlich als Knochen-, Gelenk-, Drüsen-, Bauch- und Hauttuberkulose auf.

e) Schutzmaßnahmen zur Verhütung der Ansteckung mit Tuberkulose.

Die wichtigste Aufgabe zur Verhütung der Ausbreitung der Tuberkulose ist die Aufklärung der Bevölkerung über die verschiedenen Möglichkeiten, sich selbst und die Mitmenschen vor der Ansteckung mit den Erregern der Krankheit zu schützen.

Unter der großen Zahl von Merkblättern, die diesem Zwecke dienen, möge hier besonders auf das in vielen Millionen von Exemplaren seit Jahrzehnten vertriebene *Tuberkulose-Merkblatt des Reichsgesundheitsamts* hingewiesen werden, das sich in seiner neuesten zusammen mit dem Reichs-Tuberkulose-Ausschuß 1938 herausgegebenen Auflage über die zur Verhütung der Tuberkulose zu beachtenden Maßregeln in nachstehenden Worten an den Leser wendet:

Schutz gegen Ansteckung.

Die beiden wichtigsten Forderungen betreffen das Verhalten des Kranken, nämlich *Vorsicht beim Husten und gefahrlose Beseitigung des Auswurfs.*

1. Vorsicht beim Husten. Der Kranke hat gewissenhaft darauf zu achten, nie jemanden aus nächster Nähe anzuhusten, er hat beim Husten stets den Rücken der linken Hand vor den Mund zu halten, da man sich bei Begrüßungen usw. meist der rechten Hand bedient.

2. Die Beseitigung des Auswurfs. Der Lungentuberkulöse muß stets eine Taschenspuckflasche bei sich haben und seinen Auswurf in diese oder in einen Spucknapf entleeren. Er darf, wenn er seine Mitmenschen nicht schwer gefährden will, nicht auf den Fußboden oder auf die Straße spucken. Die Benutzung eines Taschentuches zum Auffangen des Auswurfes ist möglichst zu vermeiden, da hierdurch allzu leicht Gesunde gefährdet werden können. Weniger gefährlich ist die Benutzung von Papiertaschentüchern, die baldigst in einen Abort geworfen oder verbrannt werden müssen. Auf der Straße hat der Tuberkulöse die Spuckflasche zu benutzen oder in den Rinnstein zu spucken. Jede Verunreinigung von Kleidung, Leib- und Bettwäsche, Decken usw. mit Auswurf ist unbedingt zu vermeiden.

Ferner sind *folgende Vorschriften* streng zu beachten:

1. Der Gesunde soll jedes unnötige Zusammensein mit hustenden Tuberkulösen meiden, er soll sich mindestens auf Armlänge von dem Kranken entfernt halten. *Säuglinge und Kleinkinder sollten von hustenden Lungentuberkulösen völlig ferngehalten werden.*

2. Der Kranke muß in seinem Bett allein schlafen. Er soll, wenn irgend möglich, sein *eigenes Schlafzimmer* haben. Dort wo sich dies nicht einrichten läßt, sollte er den Schlafraum wenigstens nicht mit kleinen Kindern oder jugendlichen Erwachsenen teilen. Das Bett des Kranken soll möglichst frei im Zimmer stehen, sich niemals in einem Alkoven oder Bettschrank befinden. Muß der Kranke sein Schlafzimmer mit anderen Erwachsenen teilen, so müssen die Betten der Gesunden von dem Krankenbett mindestens 2 m Abstand haben.

3. Der Kranke soll sein eigenes, von keinem anderen benutztes Taschentuch, eigenes Trink-, Eß- und Waschgeschirr haben.

4. Der Kranke soll es vermeiden, gesunde Personen zu küssen, vor allem muß er sich *jeder Zärtlichkeit* (Umarmen, auf den Schoß nehmen) *gegenüber kleinen Kindern* enthalten.

5. Der Kranke hat, sofern er körperlich dazu in der Lage ist, die Reinigung seiner Kleidung, möglichst im Freien oder doch bei offenem Fenster, selbst vorzunehmen. Er soll auch, solange es ihm möglich ist, sein Bett selbst machen. *Unter keinen Umständen dürfen die vom Kranken getragenen Sachen in einem Raum ausgebürstet werden, in dem sich andere Personen (kleine Kinder!) befinden.* Alle überflüssigen Hantierungen mit der Leib- und Bettwäsche des Kranken oder seinen Decken sind zu unterlassen.

6. Jede Staubentwicklung in der Wohnung und in der Arbeitsstätte ist auf das geringste Maß zu beschränken. Aus dem Raum, in dem sich der Kranke hauptsächlich aufhält, sind daher möglichst alle unnützen Staubfänger, wie Polstermöbel, Portieren usw. zu entfernen. *Alle Räume, in denen sich der Tuberkulöse aufhält, sind täglich feucht aufzuwischen.*

7. *Die Speigefäße* sind vorsichtig in den Abort zu entleeren, hiernach auszukochen und dann zu reinigen; jedes Verspritzen von Auswurf, z. B. durch Ausbürsten der Gefäße vor dem Kochen, muß sorgfältig vermieden werden. Nach der Reinigung des Speigefäßes gründlich die Hände waschen!

8. Der Kranke soll sich häufig am Tage die Hände waschen. Er soll seine Fingernägel und den Bart stets sauber halten. Seine Kleidung und Betten sind so oft wie möglich zu sonnen, da das Sonnenlicht die Tuberkelbacillen in kurzer Zeit vernichtet.

9. *Genaue Auskunft* über die Desinfektion von Auswurf, Wäsche, Kleidern usw. und alles, was sonst für den Tuberkulösen und seine Familie wichtig ist, *erteilen die Fürsorgestellen für Lungenkranke* (vgl. S. 511f.).

10. Tuberkulöse, welche die genannten Vorsichtsmaßregeln sorgfältig und gewissenhaft befolgen, gefährden die gesunden Menschen nicht. Man braucht also keine Angst vor ihnen zu haben und soll sich nicht von ihnen zurückziehen und ihnen ihr ohnehin schon schweres Leben dadurch noch schwerer machen.

Diejenigen Tuberkulösen aber, *welche* die Vorsichtsmaßregeln nicht befolgen, insbesondere *beim Husten, und mit ihrem Auswurf unvorsichtig umgehen, sind schuld, daß immer wieder gesunde Menschen tuberkulös werden.* Ansteckende Kranke, die in schuldhafter Weise ihre Mitmenschen gefährden, können zwangsweise in eine geschlossene Anstalt überführt und dort isoliert werden (vgl. S. 513).

11. Wegen der Gefahr der Ansteckung mit Rindertuberkelbacillen darf Milch in rohem Zustande nur genossen werden, wenn sie aus sicher tuberkulosefreien Rinderbeständen

stammt. Ist diese Voraussetzung nicht erfüllt, sollte grundsätzlich nur einwandfrei pasteurisierte Milch zum Trinken verwandt werden. Wo pasteurisierte Milch nicht zu beschaffen ist, muß die rohe Milch in den Haushaltungen vor dem Genuß kurz abgekocht werden. Durch Pasteurisieren und Abkochen werden in der Milch enthaltene Tuberkelbacillen und andere Krankheitserreger vernichtet.

Mütter, die ihren kleinen Kindern rohe Kuhmilch zu trinken geben, ohne zu wissen, ob die Milch von sicher tuberkulosefreien Kühen stammt, handeln fahrlässig, weil sie Gesundheit und Leben ihrer Kinder aufs Spiel setzen.

Weiterhin enthält das Tuberkulose-Merkblatt beachtenswerte Ausführungen über die Maßregeln zur Kräftigung des Körpers.

f) Maßnahmen zur rechtzeitigen Erkennung und Behandlung der Tuberkulose.

Da die Tuberkulose um so leichter heilbar ist, je frühzeitiger und gründlicher sie in Behandlung genommen wird, sollte die Frühbehandlung der Tuberkulose mit allen Mitteln gefördert werden. Die verspätete Einleitung von Heilverfahren hat eine wesentlich längere, weniger aussichtsreiche und letzten Endes kostspieligere Heilbehandlung zur Folge, wozu häufig auch noch sehr hohe Aufwendungen für die angesteckten Familienangehörigen kommen.

Als ein wirksames Mittel zur Erreichung einer schnellen Überführung der Tuberkulosekranken in das Heilverfahren hat sich das auf Anordnung des Präsidenten des Reichsversicherungsamts vom 21. 10. 1937 bei den Landesversicherungsanstalten eingeführte Schnelleinweisungsverfahren bestens bewährt. In den aufgestellten Richtlinien werden Eil- und Sofortmaßnahmen unterschieden.

*Eil*maßnahmen sind bei allen Erkrankungsfällen an Tuberkulose zu ergreifen, bei denen nach fachärztlichem Urteil Heilstättenbehandlung oder Maßnahmen zur Unschädlichmachung für die Umgebung des Kranken erforderlich sind.

*Sofort*maßnahmen kommen in dringenden Fällen in Frage, bei denen es sich handelt um
1. frische, infiltrative Formen der Tuberkulose mit und ohne Einschmelzung, auch bei negativem Bacillenbefund,
2. frische, isolierte Kavernenbildung,
3. frische, nicht zu ausgedehnte Streuungsformen,
4. aktive, heilstättenbehandlungsbedürftige ansteckende Tuberkulose unter schlechten Umweltsverhältnissen.

Den Anträgen ist zur Abkürzung des Verfahrens und zur Vermeidung von Fehleinweisungen in die Tuberkuloseheilstätten ein fachärztliches Gutachten einer Tuberkulose-Fürsorgestelle, einer Klinik, eines Gesundheitsamtes, eines Vertrauensarztes der Versicherungsträger, eines Krankenhauses oder des Tuberkulosehilfswerks der NSV. beizufügen und dieses unverzüglich an die Landesversicherungsanstalt zu übersenden. Für diese Schnelleinweisungen kommen die Landesversicherungsanstalten deshalb in erster Linie in Betracht, da sie in der Tuberkulosebekämpfung nicht nur führend sind und den größten Teil der der öffentlichen Fürsorge unterliegenden Bevölkerung — fast 80% — erfassen, sondern auch weil ihnen die nötigen Mittel, die großen Erfahrungen, gut eingerichtete Heilstätten und der erforderliche Verwaltungsapparat zur Verfügung stehen.

In besonders dringlichen Sofortfällen können auch Tuberkulose-Fürsorgestellen, Fachärzte und fachärztlich geleitete Krankenanstalten Einweisungen in die Heilstätten nach fernmündlicher Verständigung mit der Verteilungsstelle der Landesversicherungsanstalt vornehmen.

Die Landesversicherungsanstalt prüft sogleich, ob der Antragsteller zu dem Kreis der Versicherten gehört, soll aber von allen die Erledigung des Heilverfahrens verzögernden Erhebungen absehen. Als einzige versicherungsrechtliche Voraussetzung für das von dem Versicherungsträger zu übernehmende Heilverfahren genügt der Nachweis der ordnungsmäßigen Zugehörigkeit zu einem Versicherungszweig. Die Versicherungsträger können auch im Interesse der wirksamen Bekämpfung der Tuberkulose für die nicht versicherten Familienangehörigen der Versicherten die Kosten übernehmen. Aber auch für die von den Bezirksfürsorgeverbänden zu betreuenden, nicht versicherten, hilfsbedürftigen oder minderbemittelten Kranken muß die Schnelleinweisung (Sofortmaßnahme) in der Erkenntnis, daß ansteckungsfähige, nicht versicherte Tuberkulosekranke die versicherten Personen erheblich gefährden können, sichergestellt werden. In Ermangelung irgendwelcher Kostenträger ist das Tuberkulosehilfswerk der NSV. heranzuziehen. Oberster Grundsatz muß sein, daß kein deutscher Volksgenosse im Falle einer Tuberkuloseerkrankung ohne Betreuung und ohne schnelle Hilfe sein darf. Finanzielle Gründe müssen gegenüber diesem Gesichtspunkt zurücktreten.

In ähnlicher Schärfe wie vorstehend das Reichsversicherungsamt hat sich auch der Reichsminister des Innern in einem Runderlaß vom 7. 2. 1938 für die Schnelleinweisung Tuberkuloseerkrankter in Heilstätten ausgesprochen, in dem er auf das am 5. 1. 1938 zwischen dem Reichsverband deutscher Landesversicherungsanstalten und dem Deutschen Gemeindetag geschlossene Abkommen über Zusammenarbeit in der Tuberkulosebekämpfung hinweist (Reichsgesundheitsblatt 1937, S. 177).

Nach § 25 Abs. 5 der *Fürsorgepflichtverordnung* ist der Unterstützte nicht schlechthin verpflichtet, die Kosten der Behandlung wegen Tuberkuloseerkrankung der öffentlichen Fürsorge zu ersetzen. Er ist vielmehr berechtigt, den Ersatz zu verweigern, soweit und solange es unbillig ist, Ersatz zu verlangen. Der Reichsminister des Innern hat daher in dem genannten Runderlaß die Gemeinden und Gemeindeverbände ersucht, die Vorschrift der Rückerstattung so wohlwollend zu handhaben, daß *in der Regel* von einem Verlangen nach Ersatz der Kosten überhaupt abgesehen wird.

Die Heilung Tuberkulöser wird am sichersten in einer der Wiederherstellung von Lungenkranken besonders gewidmeten, von einem Arzt sachkundig geleiteten *Heilstätte* erreicht. Oft genügt aber eine bloße klimatische Kur nicht, sondern sie muß dann ergänzt werden durch eine chirurgische Behandlung der Lungen (Pneumothorax, Phrenicusexhairese, Plombenbehandlung, Thorakoplastik).

Da die Behandlung der Tuberkulose meist große Kosten verursacht (Heilstättenkuren), ist dringend zu empfehlen, dauernd Mitglied einer Krankenkasse zu sein; dadurch wird in den meisten Fällen eine kostenlose Behandlung gewährleistet. Aus diesem Grunde sollte man auch nach Ablauf der Versicherungspflicht, z. B. infolge Aufgabe der Arbeit wegen Verheiratung usw., die Versicherung freiwillig fortsetzen.

Eine ,,*Anweisung* zur Verhütung der Ansteckung mit Tuberkulose *für in Anstalten tätige Krankenpflegepersonen*" ist unter Mitwirkung von Tuberkulosesachverständigen im Reichsgesundheitsamt bearbeitet worden.

g) Die Fürsorge für Lupuskranke.

Bei dem *Lupus*, der am häufigsten vorkommenden Form der Hauttuberkulose, handelt es sich in der Mehrzahl der Fälle um einen sekundären tuberkulösen Herd, der erst dadurch entstanden ist, daß aus einem abseits der Haut gelegenen primären Herd Tuberkelbacillen über die Blut- und Lymphbahnen in die Haut gelangt sind. Neue Lupusherde können auch durch einen bestehenden, noch nicht zur Ruhe gekommenen tuberkulösen Hautherd unterhalten werden. Etwa 30% aller Hauttuberkulösen haben tuberkulöse Veränderungen an den Lungen oder andere Formen von Tuberkulose. Unter 500 Lupuskranken einer Lupusheilstätte konnte bei 20% eine Lungentuberkulose, darunter bei 4% eine aktive Erkrankung festgestellt werden; 30% der Lupuskranken litt an chirurgischer oder Drüsentuberkulose. Man soll daher im Lupuskranken einen tuberkulösen Menschen sehen und nach Kenntnis der häuslichen Verhältnisse, dem Umfang, Sitz, Art und Alter der tuberkulösen Hauterkrankung unter Berücksichtigung seines Gesamtleidens entscheiden, welche Behandlung mit größter Wahrscheinlichkeit am billigsten und raschesten zum Erfolg führen wird.

Die Bekämpfung des Lupus ist eine wichtige soziale Aufgabe, weil vernachlässigte Fälle zu so schweren Verunstaltungen führen, daß die davon Betroffenen im Erwerbsleben vielfach überhaupt nicht oder nur schwer Verwendung finden können. Da bei frühzeitiger Erfassung der an Lupus Erkrankten und bei sachgemäßer ärztlicher Behandlung diese schwere Erkrankung wesentlich eingeschränkt werden kann, hat das Reichsversicherungsamt seit dem Jahre 1935 über den Rahmen des für Zwecke der vorbeugenden Gesundheitsfürsorge zugelassenen Betrages von 50 Millionen RM. hinaus den Trägern der Invalidenversicherung die Aufwendung von 300000 RM. jährlich für Zwecke der Lupusbekämpfung gestattet, die vom Jahre 1938 ab auf $^3/_4$ Million RM. erhöht wurden.

Da die frühzeitige Behandlung in einer Spezial-Lupusheilstätte am sichersten und schnellsten zur Heilung führt, haben die Versicherungsträger sich bereit erklärt, einen Teil der den Fürsorgeträgern zur Last fallenden Kosten zu übernehmen. Diesen stehen zur Zeit 5 Spezial-Lupusheilstätten im Altreich zur Verfügung in Müncheberg/Mark, in Gießen, in Bad Cannstatt bei Stuttgart, in Handorf bei Münster und in Breslau.

Wertvolle „Richtlinien für die Heilstättenbehandlung von Lupuskranken" von Prof. SCHULTZE-Gießen sind im Reichsgesundheitsblatt 1937, S. 623 abgedruckt.

Schrifttum.

Amtsarzt. Jena: Gustav Fischer 1936. — MÖLLERS, B.: Gesundheitswesen und Wohlfahrtspflege im Deutschen Reiche, 2. Aufl. Berlin: Urban & Schwarzenberg 1930. — SCHÜTT-WOLLENWEBER: Der Arzt des öffentlichen Gesundheitsdienstes. Leipzig: Georg Thieme 1939. — SEIFFERT, E.: Tuberkulose. H. 21 der Schriftenreihe des Reichsausschusses für Volksgesundheitsdienst, Geschäftsberichte des Reichs-Tuberkulose-Ausschusses.

2. Vorsorge und Fürsorge für Geschlechtskranke.

Von HANS DORNEDDEN.

Ähnlich der Tuberkulose bilden auch die *Geschlechtskrankheiten* eine erhebliche Gefahrenquelle für die Volksgesundheit, die wegen der häufig langen Ansteckungsfähigkeit der nicht dauernd abzusondernden, arbeitsfähigen Kranken nur schwer zu verstopfen ist. Nach der *Reichszählung der Geschlechtskranken* 1934 trafen über 225000 jährliche Behandlungszugänge an Geschlechtskranken auf die Zivilbevölkerung des Altreiches ohne Saarland, und zwar an

Frischem Tripper	rd. 160000	Sekundärer	mit klin. Erscheinungen	rd. 16000
Chronischem Tripper	rd. 15000	Syphilis	latent	rd. 16700
Augentripper	rd. 700			
Weichem Schanker	rd. 3000	Angeborener Syphilis		rd. 4000[1].
Syphilitischem Primäraffekt	rd. 10000			

Auf 10000 männliche bzw. weibliche Lebende trafen hiernach jährlich 47 männliche und 23 weibliche Neubehandlungen. Dabei beträgt die männliche Behandlungshäufigkeit an frischem Tripper, weichem Schanker und syphilitischem Primäraffekt etwa das Dreifache der weiblichen, während die Behandlung im chronischen Tripper- und sekundären Syphilisstadium bei den Frauen häufiger ist.

Auf 100 15jährige Männer kommen hiernach im Verlauf des Lebens bis zum 50. Lebensjahr durchschnittlich rund 20 und bei den Frauen rund 9 Tippererkrankungen sowie bei beiden Geschlechtern je 3 syphilitische

Es trafen jährlich auf 10000 Lebende:

Neubehandelte Geschlechtskranke	in den Altersklassen von ... Jahren			
	0—19	20—29	30—39	40 und mehr
Männlich . . .	9,3	129,2	67,6	16,2
Weiblich . . .	13,7	64,5	25,8	5,9

Erkrankungen. In zahlreichen Groß- und Hafenstädten wird diese durchschnittliche Erkrankungshäufigkeit bis auf das Doppelte und Dreifache überschritten.

---

[1] Die Tertiärsyphilis und das Lymphogranuloma inguinale wurden in die Zählung nicht einbezogen.

Für die Bekämpfung der Geschlechtskrankheiten ist die Kenntnis ihrer *Beziehungen zum Volksleben* von großer Bedeutung. So sehr das Hinlenken des Volkes auf Gesunderhaltung durch Sport und Alkoholmeidung, auf Krankheitsverhütung und große Volksaufgaben mit Anspannung aller Arbeitskräfte unter anderem auch eine Steigerung des Geschlechtstriebes hintanhält, so bleibt dieser doch stark genug, um allen Vorsichtsmaßnahmen zum Trotz auch die für die Übertragung von Geschlechtskrankheiten gefährlichen Arten des Geschlechtsverkehrs verbreitet zu erhalten. Besonders gefährlich ist der Geschlechtsverkehr

1. bei häufigem Wechsel des Geschlechtspartners,
2. mit Geschlechtspartnern, die selbst häufig und wahllos wechselnden Geschlechtsverkehr treiben,
3. mit Geschlechtspartnern, bei denen die Ausheilung einer Geschlechtskrankheit nicht sichergestellt ist,
4. mit unbekanntem Geschlechtspartner ohne ausreichende Schutzmaßnahmen gegen Ansteckung oder nach Alkoholgenuß wegen der hierbei häufigen Abschwächung der Vorsicht.

Die Prüderie vor dem Weltkrieg bot zwar einen gewissen Schutz gegen eine ungezügelte Ausbreitung des ungeregelten Geschlechtsverkehrs, sie förderte aber zugleich ungeeignete Behandlungsversuche, trotzdem die ärztliche Behandlung der Geschlechtskrankheiten, besonders der Syphilis, bereits erfolgreich ausgebaut war.

Während es der damalige *Zeitgeist* nicht zuließ, über die Geschlechtskrankheiten und ihre Krankheitsfolgen allgemein offene Aufklärung zu treiben, hat unter anderem die stärkere Durchseuchung in der Nachkriegszeit dazu beigetragen, hiergegen den Bann zu brechen. Durch Merkblätter, Filme, Ausstellungen und Vorträge, durch Plakate, ja im Schulunterricht wurden das Wissen über die Geschlechtskrankheiten und die Empfehlungen zur Anwendung von Schutzmitteln verbreitet. Diese Aufklärung hat ihr Ziel nicht immer erreicht, sondern gelangte nicht selten an Menschen, die allgemein nur geringfügig gefährdet waren, und an die übrige Bevölkerung zumeist nicht im Augenblick besonderer Gefahr; auch vergaß sie häufig, außer der Darstellung der schweren Folgekrankheiten auch auf die zumeist scheinbare Harmlosigkeit der anfänglichen und teilweise auch späteren Krankheitszeichen hinzuweisen. Die Anwendung geeigneter Schutzmittel und die Inanspruchnahme ärztlichen Rates bei Krankheitsverdacht wurden durch Verbilligung der Schutzmittel und durch Beratungsstellen für Geschlechtskranke gefördert, während die Aufklärung dazu beitrug, den Krankheiten ihren früheren entehrenden Charakter zu nehmen.

Eine schwere Lücke in den Bekämpfungsmaßnahmen wurde endgültig durch das *Reichsgesetz zur Bekämpfung der Geschlechtskrankheiten* vom 18. 2. 1927 vor allem dadurch geschlossen, daß es die ärztliche Behandlung der ansteckungsgefährlichen Kranken weitgehend sicherte und ihnen den Geschlechtsverkehr verbot. Hierfür sind folgende Gesetzesbestimmungen maßgeblich:

§ 1. Geschlechtskrankheiten im Sinne dieses Gesetzes sind Syphilis, Tripper und Schanker, ohne Rücksicht darauf, an welchen Körperteilen die Krankheitserscheinungen auftreten.

§ 2. Wer an einer mit Ansteckungsgefahr verbundenen Geschlechtskrankheit leidet und dies weiß oder den Umständen nach annehmen muß, hat die Pflicht, sich von einem für das Deutsche Reich approbierten Arzte behandeln zu lassen. Eltern, Vormünder und sonstige Erziehungsberechtigte sind verpflichtet, für die ärztliche Behandlung ihrer geschlechtskranken Pflegebefohlenen zu sorgen.

Durch Ausführungsbestimmungen ist dafür Sorge zu tragen, daß die Behandlung der Minderbemittelten, die keinen Anspruch auf anderweitige ärztliche Behandlung haben, oder denen die Behandlung auf Grund einer Versicherung wirtschaftliche Nachteile bringen könnte, aus öffentlichen Mitteln sichergestellt wird.

§ 5. Wer den Beischlaf ausübt, obwohl er an einer mit Ansteckungsgefahr verbundenen Geschlechtskrankheit leidet, und dies weiß oder den Umständen nach annehmen muß, wird mit Gefängnis bis zu 3 Jahren bestraft, sofern nicht nach den Vorschriften des Strafgesetzbuches eine härtere Strafe verwirkt ist . . . . .

§ 7. Die Behandlung von Geschlechtskrankheiten und Krankheiten oder Leiden der Geschlechtsorgane ist nur den für das Deutsche Reich approbierten Ärzten gestattet. Verboten ist, solche Krankheiten anders als auf Grund eigener Wahrnehmung zu behandeln (Fernbehandlung) oder in Vorträgen, Schriften, Abbildungen oder Darstellungen Ratschläge für die Selbstbehandlung zu erteilen . . . . .

Der behandelnde Arzt hat den ansteckungsgefährlichen Geschlechtskranken nicht nur zu behandeln, sondern nach folgenden Bestimmungen auch aufzuklären.

§ 8. Wer eine geschlechtskranke Person ärztlich untersucht oder behandelt, soll sie über die Art der Krankheit und über die Ansteckungsgefahr sowie über die Strafbarkeit der in §§ 5, 6 bezeichneten Handlungen belehren und ihr hierbei ein amtlich genehmigtes Merkblatt aushändigen . . . . .

Im amtlichen *Belehrungsmerkblatt* wird der Geschlechtskranke auf die Möglichkeit, daß die Ansteckungsfähigkeit auch ohne offensichtliche Krankheitserscheinungen bestehen bleibt, und darauf hingewiesen, daß ohne Ausheilung schwerste Krankheitsfolgen zu befürchten sind. Er wird mit dem Inhalt von § 2, Abs. 1 und § 5, Abs. 1, dieses Gesetzes und seiner Haftbarkeit für Ansteckungen nach § 823 BGB. sowie folgender Bestimmung bekannt gemacht:

§ 9. Wer eine Person, die an einer mit Ansteckungsgefahr verbundenen Geschlechtskrankheit leidet, ärztlich behandelt, hat der im § 4 bezeichneten Gesundheitsbehörde Anzeige zu erstatten, wenn der Kranke sich der ärztlichen Behandlung oder Beobachtung entzieht oder wenn er andere infolge seines Berufes oder seiner persönlichen Verhältnisse besonders gefährdet . . . . .

Die *Gesundheitsbehörden* im Sinne dieses Gesetzes sind von der Polizei losgelöste Dienststellen der unteren Verwaltungsbezirke (Kreise) zur diskreten Überwachung lediglich der Geschlechtskranken und Krankheitsverdächtigen, die andere infolge ihres Berufes oder ihrer persönlichen Verhältnisse besonders gefährden.

§ 4. Die zuständige Gesundheitsbehörde kann Personen, die dringend verdächtig sind, geschlechtskrank zu sein und die Geschlechtskrankheit weiterzuverbreiten, anhalten, ein ärztliches Zeugnis, nur in begründeten Ausnahmefällen ein von einem durch die zuständige Gesundheitsbehörde benannten Arzte ausgestelltes Zeugnis über ihren Gesundheitszustand vorzulegen oder sich der Untersuchung durch einen solchen Arzt zu unterziehen. Auf Antrag des untersuchenden Arztes können solche Personen angehalten werden, wiederholt derartige Gesundheitszeugnisse beizubringen.

Personen, die geschlechtskrank und verdächtig sind, die Geschlechtskrankheit weiterzuverbreiten, können einem Heilverfahren unterworfen, auch in ein Krankenhaus verbracht werden, wenn dies zur Verhütung der Ausbreitung der Krankheit erforderlich erscheint . . .

Soweit andere Mittel zur Durchführung der in Abs. 1, 2 vorgesehenen Maßnahmen nicht ausreichen, ist die Anwendung unmittelbaren Zwanges zulässig. Ärztliche Eingriffe, die mit einer ernsten Gefahr für Leben und Gesundheit verbunden sind, dürfen nur mit Einwilligung des Kranken vorgenommen werden . . . . .

Hierunter fallen die Behandlung mit Salvarsan, Quecksilber und Wismut, die Entnahme von Rückenmarksflüssigkeit, die Cystoskopie, der Ureterenkatheterismus und die Dehnung der Harnröhre.

Nach Abklingen der Ansteckungsfähigkeit soll der behandelnde Arzt dem Kranken ein *Entlassungsmerkblatt* mit folgendem Wortlaut aushändigen:

Ihre Krankheit bedarf der Beobachtung auf Ansteckungsgefahr (zur Zeit [1]) nicht mehr. (Sie müssen sich aber nach ... Monaten zur Untersuchung und nötigenfalls zur Behandlung vorstellen [1].)

Sollten Sie wieder krankhafte oder auch nur verdächtige Erscheinungen an sich bemerken, so müssen Sie sofort einen Arzt aufsuchen.

Bei jeder späteren Erkrankung, gleichviel welcher Art, müssen Sie dem Arzt ungefragt mitteilen, daß Sie an einer Geschlechtskrankheit gelitten haben.

Bevor Sie eine Ehe eingehen, müssen Sie sich wenigstens noch einmal genau durch einen Arzt untersuchen lassen (mikroskopisch, Blutprobe usw.).

Die Krankheit, die Sie gehabt haben, schützt Sie nicht vor weiteren Ansteckungen.

. . . .
(Ort und Datum)

. . . .
(Unterschrift des Arztes)

Die Abgabe der Entlassungsmerkblätter ist nach amtlichen Richtlinien in der Regel gestattet

1. bei Tripperkeimfreiheit

a) des Mannes in Ausfluß, Harnfäden und Prostatasekret, besonders nach einer 8—14 Tage nach Behandlungsschluß vorgenommenen Provokation;

b) der Frau in den Absonderungen der Harnröhre, des Gebärmutterhalses, Mastdarmes und der BARTHOLINIschen Drüsen, und zwar nach den ersten zwei dem Behandlungsschluß folgenden Menstruationen,

c) des Kindes 3 Monate nach Behandlungsschluß;

2. bei abgeheiltem weichem Schanker 10 Wochen nach Ansteckung bei einem für Syphilis negativen Blutbefund;

3. bei Syphilis 4 Jahre nach der Ansteckung, wenn seit längerer Zeit keine Krankheitserscheinungen im Munde oder an den Geschlechtsteilen vorhanden sind, ferner

$1^{1}/_{2}$—2 Jahre nach genügend starker Salvarsanbehandlung im Primärstadium ohne jegliche Sekundärerscheinung.

Früh auftretende angeborene Syphilis gilt 4 Jahre lang als ansteckungsgefährlich.

Das Gesetz zur Bekämpfung der Geschlechtskrankheiten behandelt überdies unter anderem im § 6 das Eheschließungsverbot für ansteckungsgefährliche Geschlechtskranke, im § 10 die Schweigepflicht für Angehörige von Gesundheitsbehörden, in § 11 das Verbot aller Anpreisungen von Mitteln, Gegenständen und Verfahren zur Behandlung Geschlechtskranker, in §§ 14 und 15 den Schutz gesunder Ammen und Pflegerinnen vor geschlechtskranken Kindern und den umgekehrten Schutz gesunder Säuglinge vor geschlechtskranken Ammen sowie in §§ 16 und 17 die *Prostitution.* Hiernach sind unter anderem verboten die Bordellhaltung, das Sitte oder Anstand verletzende Anpreisen und das öffentliche Ausstellen von Schutzmitteln gegen Geschlechtskrankheiten, die Aufforderung zur Unzucht in auffälliger oder zur Belästigung geeigneter Weise, die gewerbsmäßige Unzucht in der Nähe von Kirchen, in Wohnungen, in denen Minderjährige zwischen 3 und 18 Jahren wohnen, oder in kleineren Gemeinden, ferner

---

[1] Ist bei endgültiger Entlassung zu streichen und Streichung ist vom Arzt unterschriftlich zu bestätigen.

in der Nähe von Schulen, in Häusern, in denen Minderjährige zwischen 3 und 18 Jahren wohnen, wenn der gewerbsmäßigen Unzucht in einer die Kinder sittlich gefährdenden Weise nachgegangen wird. Die Überwachung der Straßen- und Häuserordnung obliegt der Ordnungspolizei.

Als *Ansteckungsschutz* hat sich vor allem der Kondom in den außerehelichen Geschlechtsverkehr weit eingebürgert. Zwar bietet auch er nicht volle Sicherheit, ist aber doch den salben- und pastenartigen Schutzmitteln, zumal wenn sie vom weiblichen Geschlechtspartner angewendet werden, weit überlegen. Die Eignung der Schutzmittel ist auch insoweit zu überwachen, als viele Mittel angeblich zum Ansteckungsschutz vertrieben, tatsächlich aber zur Empfängnisverhütung benutzt werden. Nur empfängnisverhütende Mittel dürfen weder öffentlich ausgestellt noch dem Publikum überhaupt angekündigt werden.

Daß die Dirnen trotz ihrer laufenden ärztlichen Überwachung nicht selten ansteckungsfähig sind, darf nie vergessen werden. Überstandene Syphilis und Epithelumwandlungen am Sitz der Tripperentzündungen machen die Dirnen zwar unempfindlicher gegen Ansteckungen, aber keineswegs ansteckungsungefährlich.

In den letzten Jahren wird besondere Beachtung der *Infektionsquellenforschung* gewidmet. Hier muß die gesamte Ärzteschaft den Gesundheitsbehörden Anhaltspunkte geben und besonders die ihre Behandlung vorzeitig unterbrechenden Patienten als möglicherweise gefährliche Infektionsquellen gemäß § 9 des Gesetzes rechtzeitig anzeigen. Die Gesundheitsbehörde verfährt dann nach § 4 des Gesetzes (vgl. S. 521). Für die zum häufig wechselnden Geschlechtsverkehr hinneigenden, vornehmlich jugendlichen, weiblichen Personen sorgen in verschiedenen Großstädten in Zusammenarbeit mit den Gesundheitsbehörden, der Polizei und den Wohlfahrts- und Jugendämtern besondere Pflegeämter.

Die soziale Bedeutung der Geschlechtskrankheiten beruht nicht nur in ihrer großen Ausbreitung und Übertragbarkeit, in den vielseitigen Gesundheitsschäden im Verlauf der nicht rasch ausgeheilten Tripper- oder Syphiliserkrankungen und in den durch sie bedingten Arbeitsleistungsausfällen und Behandlungskosten, sondern auch in ihren Einflüssen auf die *Fortpflanzung* und die Nachkommenschaft. Nach § 6 des Geschlechtskrankengesetzes und § 1 des Ehegesundheitsgesetzes vom 18. 10. 35 sind Eheschließungen mit ansteckungsgefährlichen Geschlechtskranken verboten, vor allem weil der Tripper besonders leicht bei der Frau eine Unfruchtbarkeit bedingt, während die Syphilis die Lebensfähigkeit und Gesundheit der Nachkommen gefährdet. Die amtsärztlichen Untersuchungen von Ehestandsdarlehensbewerbern und die Ehetauglichkeitsuntersuchungen von Verlobten auf Veranlassung des Standesbeamten erhöhen den Schutz der Ehegemeinschaft vor der Einschleppung von Geschlechtskrankheiten, wie andererseits die Förderung der Frühehe besonders durch Gewährung von Ehestandsdarlehen zur Verminderung des außerehelichen Geschlechtsverkehrs beiträgt. Es besteht auch die Tendenz, die Überwachung früher geschlechtskranker Ehepartner, besonders der an sich ausreichend behandelten syphilitischen Frauen, durch die Gesundheitsämter zu verstärken und auf erforderliche Wiederholung antisyphilitischer Kuren besonders bei schwangeren Frauen hinzuwirken; damit, kann in geeigneten Fällen eine Eheschließung und die Fortpflanzung eher zugelassen werden, als es die Richtlinien für die Abgabe der Entlassungsmerkblätter, also für die Gestattung des Geschlechtsverkehrs, bestimmen.

Die erforderlichen amtlichen Formblätter zur Durchführung des Gesetzes zur Bekämpfung der Geschlechtskrankheiten sind bei der Reichsarbeitsgemeinschaft zur Bekämpfung der Geschlechtskrankheiten, Berlin NW 40, In den Zelten 9a, anzufordern. Außer den allgemeinen Belehrungs- und Entlassungsmerkblättern gibt es noch besondere für Seeschiffe; ferner von Zahnärzten auszuhändigende Merkblätter, Merkblätter und Ratschläge an Ärzte über die Bekämpfung der angeborenen Syphilis und das Pflegestellenwesen, Richtlinien für die Anwendung von Salvarsanpräparaten, sodann Vordrucke für Gesundheitszeugnisse, auch für Ammen und zu stillende Säuglinge, für Mahnungen säumiger Patienten und Anzeigen an die Gesundheitsbehörde.

Einen wesentlichen Dienst in der praktischen Bekämpfung der Geschlechtskrankheiten leisten die rund 300 von der Invalidenversicherung betriebenen und unterstützten *Beratungsstellen für Geschlechtskranke* sowie die entsprechenden Einrichtungen der Gesundheitsämter. Hier wird jeder unentgeltlich untersucht und beraten, ohne zur Namensnennung verpflichtet zu sein. Die Beratungsstellen versuchen zugleich, die ausreichende Behandlung Erkrankter sicher zu stellen und Infektionsquellen zu ermitteln.

Für die den geschlechtlichen Ansteckungen besonders ausgesetzten und in fremden Häfen vielfach hilflosen *Seeschiffer* sind durch das internationale *Brüsseler Abkommen* von 1924 in den Vertragsstaaten Behandlungsstellen zur unentgeltlichen Untersuchung und Behandlung eingerichtet worden. Zur Sicherstellung einer ordnungsmäßigen Syphilisbehandlung werden an die Kranken Behandlungsbücher ohne Namensnennung für die Eintragung der jeweiligen ärztlichen Behandlungsmaßnahmen ausgegeben. In besonderen Richtlinien ist ferner den Strafvollzugsbehörden eine eingehende Untersuchung der Insassen von Gefangenenanstalten und eine ausreichende Behandlung der Geschlechtskranken nahegelegt worden.

Schrifttum.

Ratschläge an Ärzte über die Mitwirkung bei der Bekämpfung der Geschlechtskrankheiten; bearbeitet im Reichsgesundheitsamt. Berlin W 9: R. v. Deckers-Verlag, G. Schenck.

3. Krebsverhütung und -bekämpfung.

Von Hellmut Haubold.

Durch die Maßnahmen der modernen Hygiene wurde in Deutschland die Säuglings- und Kindersterblichkeit erheblich herabgesetzt. Gleichzeitig bleiben auch die Erwachsenen durch die Zurückdrängung verheerender Seuchen und durch verbesserte Lebensbedingungen (Wohn- und Ernährungsbedingung) erheblich länger am Leben als etwa zur Zeit des Bismarckschen Reiches. Den Maßstab für diese Entwicklung zeigt die mittlere Lebenserwartung, die seit der Reichsgründung anstieg (s. nebenstehende Tabelle).

Mittlere Lebenserwartung.

Jahr	Männer Jahre	Frauen Jahre
1871—1880	35,58	38,45
1932—1934	59,86	62,81

Die Lebensverlängerung der 20jährigen betrug bereits 1930 rund 8 Jahre, die der 40jährigen 5, die der 60jährigen $2^1/_2$ Jahre.

Damit weiten sich natürlicherweise, da der einzelne Deutsche im Reichsdurchschnitt älter wird, während gleichzeitig verhältnismäßig, infolge des Kinder-

reichtums vor der Jahrhundertwende, mehr Volksgenossen im mittleren Lebensalter überhaupt vorhanden sind, die „krebsbedrohten Altersgruppen" jenseits
des 40. Lebensjahres.

Diese Entwicklung ist aus der nachstehenden Übersicht für die Altersgruppen
vom 30. Lebensjahr an deutlich zu ersehen. Es entfielen von je 1000 der Bevölkerung:

Während im Jahre 1910 unter einer Bevölkerung von knapp 58 Millionen etwa 15 Millionen Volksgenossen lebten, die das 40. Lebensjahr erreicht oder über-schritten hatten, war 1933 deren Anteil bei einer Reichsbevölkerung von rund 65 Millionen bereits auf 22 Millionen angewachsen. Einer

Auf die Altersgruppen	Früheres Reichsgebiet		Jetziges Reichsgebiet	
	1871	1910	1925	1933
30—40	133	139	142	161
40—50	107	105	124	126
50—60	84	76	96	107
60—70	52	51	61	71
70—80	21	23	26	32
80 und mehr	4	5	5	7

gesamten Bevölkerungsvermehrung von 13% stand also eine Ausbreitung der besonders
krebsgefährdeten Jahresklassen von 49% gegenüber!

Mit dem Älterwerden der Bevölkerung hat auch die Krebssterblichkeit und die Summe
der *Krebssterbefälle* in Deutschland erheblich zugenommen, wie aus nachstehender Tabelle
ersichtlich ist:

Selbst wenn man be-rücksichtigt, daß sich in den letzten Jahrzehnten die Krebsdiagnostik ver-bessert hat, während gleichzeitig das Arzt- und Kliniknetz verdichtet wurde (wodurch mehr Krebskranke und Todes-

Jahr	Sterbefälle an Krebs	Krebssterblichkeit auf	
		100 000 Einwohner	1000 Sterbefälle
1905	43 334	70	36,3
1910	50 419	80	48,2
1920	52 525	90	56,3
1925	63 564	100	85,3
1930	76 567	119	107,7
1935	97 077	145	122,5

fälle erfaßt werden konnten), hat die Krebstotenziffer sowie die Krebssterblichkeit im Verhältnis zur lebenden Bevölkerung und zu den Gestorbenen bedrohlich zugenommen.

Dabei sind die amtlichen Krebstotenziffern auch in Deutschland keineswegs
zuverlässige Mindestzahlen. Unter den Krebstoten befinden sich vielmehr
zahlreiche Männer und Frauen, deren Todesursache „getarnt", z. B. als Altersschwäche, angegeben wird. Auch die Todesursache „andere und unbestimmte
Krankheiten" ist als *Tarnungsgruppe* zu rechnen.

Erschwerend wirkt ferner die Tatsache, daß keineswegs im ganzen Reich
eine ärztliche Pflichtleichenschau besteht. Außerdem weisen selbst die vom Arzt
ausgestellten Leichenscheine bis zu 30% Fehldiagnosen auf. All das spricht
dafür, daß nicht, wie nach der amtlichen Statistik anzunehmen ist, jeder 7.—8.
Deutsche dem Krebs erlag. Die „wahrscheinliche" Zahl der Krebstodesfälle beträgt vielmehr 130—150000, so daß wohl jeder 5.—6. Deutsche diesem Leiden
erlegen ist. Vergleichsweise dazu starb nur jeder 13. an Tuberkulose (laut
Statistik)!

Obige Schätzungen werden zunächst durch eine von Dormanns im Auftrage des Reichsausschusses für Krebsbekämpfung durchgeführte Untersuchung bestätigt. Nach diesen
Resultaten waren in 42 deutschen Pathologischen Instituten in den Jahren 1925—1933
rund 125 000 Sektionen von Männern über 20 Jahren durchgeführt worden. Unter diesen

befanden sich knapp 22 000 Krebsverstorbene, so daß jeder 5. sezierte Mann dem Krebs erlegen war.

Auch die kritische Sichtung der an Hand von Leichenscheinen aufgestellten Todesursachenstatistiken beweist die wachsende Bedeutung des Krebsproblems für die Volksgemeinschaft. Dabei interessiert vor allem die Frage: Welche Beziehungen bestehen zwischen der Verschiebung im Altersaufbau der Bevölkerung und den steigenden Krebstotenziffern? Leider lassen sich hierfür aus der allgemeinen Todesursachenstatistik keine genügenden Angaben finden, da diese durch „*Tarnungsgruppen*" (Altersschwäche, Fehldiagnosen usw.) zu erheblich belastet ist. Auch die Sektionsstatistik versagt für die eindeutige Beantwortung, ebenso wie die Erhebungen der verschiedenen Kliniken, Gemeinden usw.; selbst die vom Reichsausschuß bisher durchgeführten Krebskrankenerhebungen können nur Teilresultate aufzeigen. Eine allgemeine Krebskrankenstatistik fehlt bisher ebenso wie die Meldepflicht für Krebskranke oder Tote.

Die in Mecklenburg, dem Saargebiet, der Provinz Sachsen, in Wien eingeleitete *Schicksalsstatistik*, die Krebskranke vom Eintritt in die erste Behandlung bis zur Heilung oder bis zum Tod verfolgen will, wird hier für Teilgebiete des Reiches sehr wertvolle Aufschlüsse liefern. Ihre ersten Resultate werden jedoch erst in einigen Jahren vorliegen.

Trotzdem kann bereits jetzt eine spezielle Form der Todesursachenstatistik die Zusammenhänge zwischen *Altersverschiebung und Krebszunahme* im Prinzip vollwertig klären. Voraussetzung ist freilich, daß genügend Vorsichtsmaßregeln gegen statistische Trugschlüsse angewendet werden. Wir haben uns dabei auf große Orte mit einer genau nach dem Altersaufbau bekannten Wohnbevölkerung mit ärztlicher Zwangsleichenschau zu beschränken. Außerdem soll ein dichtes Arztnetz und eine hohe Anzahl von Spezialärzten, Kliniken und Pathologischen Instituten an der Aufstellung der Todesursachen beteiligt sein.

Diese Vorbedingungen sind in Deutschland bisher nur in einer Reihe von Großstädten gegeben. Deshalb wurde im Reichsgesundheitsamt in Zusammenarbeit mit dem Reichsausschuß für Krebsbekämpfung eine ausführliche Erhebung über die Entwicklung der Krebssterblichkeit in 10 deutschen Großstädten durchgeführt. Es wurden Berlin, Hamburg, Köln, Leipzig, Essen, Breslau, Frankfurt a. M., Duisburg, Hannover und Nürnberg mit einer gegenwärtigen Gesamteinwohnerzahl von rund 9,4 Millionen erfaßt.

Um die notwendigen Vergleiche anzustellen, wurde die durchschnittliche Krebssterblichkeit eines Vorkriegs- und eines Nachkriegsjahrzehntes herausgegriffen. Dabei zeigte die Entwicklung der Krebssterbefälle in den einzelnen Altersgruppen einige erstaunliche Ergebnisse.

Die Zahl der *Krebssterbefälle stieg in 10 deutschen Großstädten* zwischen Vorkriegs- und Nachkriegsjahrzehnt in allen Altersgruppen erheblich, ja teilweise um mehr als das Doppelte an (Abb. 128).

Sobald man jedoch die Altersverschiebung berücksichtigte, ergab sich das nachstehende Bild (Abb. 129).

Die auf 10 000 Lebende berechnete Krebssterblichkeit zeigt bei den Männern in allen Altersgruppen bis zum 69. Lebensjahr ein Absinken. Wahrscheinlich ist dies die Folge der modernen therapeutischen Anstrengungen, die bei zahlreichen Krebsen wenigstens zu einer gewissen Lebensverlängerung führt. Bei den Frauen ist die gleiche Entwicklung zwischen dem 40. und 69. Lebensjahr zu beobachten. Die Steigerung bei den Greisen, d. h. bei den über 70jährigen, ist vorwiegend auf eine erhebliche Senkung der Altersschwächensterblichkeit zurückzuführen, die bei den Männern und Frauen um mehr als die Hälfte gegenüber der Vorkriegszeit absinkt. Da es jedoch praktisch die Todesursache „Altersschwäche" kaum gibt, werden also hier zahlreiche Krebstote getarnt. Die sehr geringe Steigerung der Krebssterblichkeit bei den jungen, d. h. 30—39jährigen Frauen ist wahrscheinlich auf innere Altersumschichtungen innerhalb dieser Altersgruppen zurückzuführen.

Ähnliche Beobachtungen liegen aus der Schweiz, aus Oslo und neuerdings aus Elsaß-Lothringen vor. Diese Übereinstimmung deutet darauf hin, daß der Anteil von Krebsopfern, auf 10 000 Männer und Frauen jeder Altersstufe berechnet, eigentlich konstant

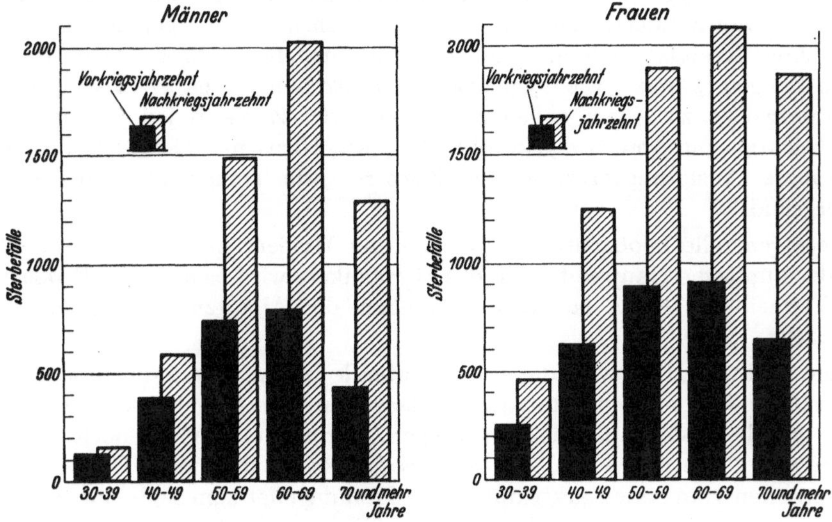

Abb. 128. Krebssterbefälle in 10 deutschen Großstädten (absolute Zahlen).

ist. Danach würden gegenwärtig, falls keine grundsätzlichen ärztlichen Behandlungs-Fortschritte erzielt werden, auf je 10 000 Männer und Frauen in den wichtigsten krebsgefährdeten Altersgruppen nicht mehr Volksgenossen an Krebs sterben als vor dem Weltkrieg

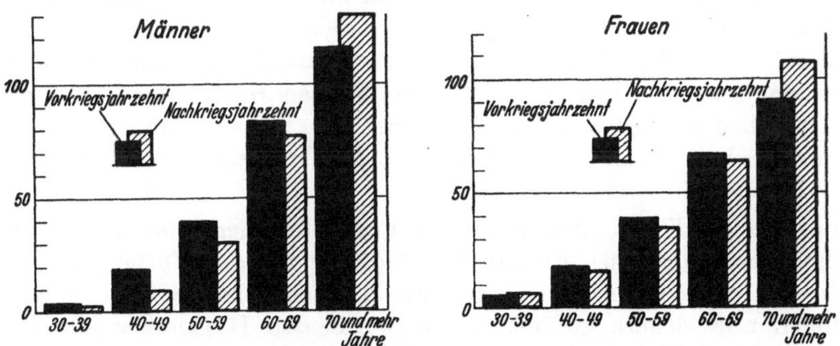

Abb. 129. Krebssterbefälle in 10 deutschen Großstädten, bezogen auf je 10 000 Lebende der gleichen Altersgrenze.

Die Zunahme der Krebstoten ist also in den Großstädten fast ausschließlich die Folge der *Verschiebung im Altersaufbau!*

Infolgedessen hat auch die subjektive Krebsgefährdung des einzelnen deutschen Großstädters bis zum 69. Jahr in den letzten 30 Jahren nicht zugenommen, während sich die biologische Krebsbedrohung der Gesamtbevölkerung dagegen außerordentlich erhöht hat. Möglicherweise hat sich jedoch gleichzeitig eine gewisse Umstellung in der Organverteilung vollzogen. — Das beweist die erhebliche Zunahme der männlichen Lungenkrebse.

Der Hygieniker steht also beim Krebs vor einer besonders schwierigen Sachlage: Die durch seine bisherigen Bemühungen gelungene Zurückdrängung der zu einem vorzeitigen Absterben führenden Schädigungen (Infektionskrankheiten, Mangelkrankheiten usw.) läßt — verbunden mit Körperertüchtigung, Wohnungs- und Ernährungshygiene — heute mehr Volksgenossen länger am Leben bleiben als im 19. Jahrhundert. Viele von diesen erleben damit aber erst den Ausbruch ihres Krebses, während sie früher in jüngeren Jahren einem anderen Leiden erlegen wären. Die hygienischen Bestrebungen haben also auf dem Infektionsgebiet zu einem vollen Erfolg geführt! Zugleich jedoch rücken sie unbeabsichtigt die Abnutzungskrankheiten, wie Herz- und Gefäßerkrankungen und innere Auslösungsprozesse des Körpers, wie Tumorbildungen, in den Vordergrund!

Diese generelle Beobachtung wird auch der Hygiene neue Aufgaben stellen. Eine der künftigen Hauptaufgaben des Hygienikers wird es sein, die Bedeutung und Vermeidung bzw. das Hinausschieben der Abnutzungskrankheiten zu ergründen.

Eine wichtige Hilfe wird dabei die Statistik bieten. Sie kann in Form der ausgewählten Todesursachenstatistik und der vereinzelten Krankenstatistik bereits einige grundlegende Aufschlüsse erbringen. Trotzdem bleiben noch wichtige Fragen offen, die durch die sog. *Schicksalsstatistik*, d. h. eine Erfassung der Krebskranken vom ersten Arztgang bis zur Heilung oder zum Tode, ihrer Lösung harren.

Im übrigen wurden auch vom Reichsgesundheitsamt in Zusammenarbeit mit dem Reichsausschuß für Krebsbekämpfung Untersuchungen über die wirtschaftliche und bevölkerungspolitische Bedeutung des Krebses begonnen, die zeigen, daß der Krebs keineswegs als eine reine Greisenkrankheit anzusehen ist. Erkrankten doch nahezu $^2/_3$ aller erfaßten Männer und $^4/_5$ aller Frauen vor dem Eintritt ins Greisenalter! Unter den erkrankten Männern befanden sich dabei mehr als $^3/_4$ mit gelernten Berufen — ja oft gerade die Spitzenarbeiter der Stirn und der Faust — daneben Bauern und Handwerksmeister. Von den Frauen waren mehr als $^3/_4$ im Haushalt tätig. Ein erheblicher Teil hat sogar noch unversorgte Kinder aufzuziehen!

Damit stellt der Krebs auch in bevölkerungspolitischer Hinsicht dem Hygieniker erhebliche Aufgaben. Er hat die Bedingungen der Vorbeugung, Früherfassung der Krebsgefährdeten ebenso wie die nachgehende Überwachung zu unternehmen und sichern zu helfen. Auch für den Hygieniker gilt deshalb die Mahnung: Krebsbekämpfung tut not!

Der praktische Krebskampf liegt in der Hand der *Reichsarbeitsgemeinschaft für Krebsbekämpfung*. Die wissenschaftliche Krebsforschung hat ihren zentralen Sitz im Reichsausschuß für Krebsbekämpfung. Beide Organisationen, die innerhalb des Reichsausschusses für Volksgesundheitsdienst arbeiten, betonen, daß heute der Krebs für das deutsche Volk eine wichtige Schicksalsfrage geworden ist, da er zahlreiche hochqualifizierte Arbeitskräfte vor Erreichen der Altersgrenze ausschaltet und vielen Familien mit der krebskranken Mutter den wichtigsten inneren Halt entzieht.

4. Vorsorge und Fürsorge für Gebrechliche.

Von HANS DORNEDDEN.

Als *Gebrechliche* gelten Blinde, Gehörlose, Körperlich-Gebrechliche und die im Abschnitt „Geisteskranke und Psychopathen" behandelten Geistig-Gebrechlichen. Nach der *Reichsgebrechlichenzählung* 1925/26 gelten als *blind* außer den völlig Blinden auch solche Personen, deren Sehrest so gering ist, daß sie auch mit Hilfe von passenden Augengläsern sich an fremden Orten nicht zurechtfinden oder in einer Entfernung von über 1 m die ausgespreizten Finger der Hand auf dunklem Hintergrund nicht zählen können. Personen, die nur auf einem Auge blind sind, gelten nicht als blind. Die *Gehörlosen* wurden bei dieser Zählung als taubstumm und ertaubt bezeichnet. Als *taubstumm* galten die von Geburt oder früher Kindheit an völlig Tauben und solche Personen, deren Gehörreste so gering sind, daß sie die Sprache auf natürlichem Wege nicht erlernen können oder konnten, und zwar auch dann noch, wenn sie die Lautsprache durch Taubstummenunterricht erlernt haben und sich dadurch verständigen können. Als *ertaubt* galten Personen, die nach Erlernung der Sprache das Gehör vollständig oder so weit verloren haben, daß sie gesprochene Worte durchs Ohr auch mit Hilfe von Hörrohren oder ähnlichen Apparaten nicht verstehen können. Als *körperlich-gebrechlich* galten Personen, deren normale Bewegungsfähigkeit dauernd stark eingeschränkt ist oder deren Körperform von der Norm stark abweicht infolge:

Fehlens oder starker Verstümmelung von Gliedmaßen oder Teilen davon, von Versteifungen, Verrenkungen oder erheblicher Schlaffheit von Gelenken, wesentlicher Verkürzungen der Gliedmaßen, hochgradiger Wirbelsäulen- oder Gliedmaßenverkrümmungen, schlaffer oder krampfiger Lähmungen des Rumpfes oder der Gliedmaßen, ähnlicher Lähmungszustände, die den ganzen Körper betreffen.

Durch die Zählung wurden auf je 10 000 männliche und weibliche Lebende im ganzen (bei den 10—14jährigen, bei denen sich der Einfluß des Weltkrieges noch nicht geltend machte) 6,3 und 4,4 (1,5 und 1,2) Blinde, 7,9 und 6,7 (6,7 und 6,2) Taubstumme und Ertaubte sowie 101,8 und 37,9 (30,7 und 28,5) Körperlich-Gebrechliche ermittelt. Für die jugendliche Blindheit bilden angeborene Schäden, der Augentripper und die Tuberkulose, für die jugendliche Taubheit vor allem angeborene Schäden, die Syphilis und die infektiösen Kinderkrankheiten einschließlich Genickstarre und Mittelohrentzündungen, für die jugendlichen körperlichen Gebrechen Geburtsfehler, Kinderlähmung, Tuberkulose, Verletzungen und Rachitis die Hauptursachen. Eine umfassendere Begriffsbestimmung für die „praktische Blindheit" ist durch den Reichsarbeitsminister unter dem 31.3.1938 in die Blindenfürsorge und -versorgung eingeführt worden, die auch Personen einbezieht, die sich beispielsweise auf der Straße ohne fremde Hilfe noch zurechtfinden, deren Sehrest aber wirtschaftlich ziemlich wertlos ist.

Für das Los der Gebrechlichen sind als gesetzliche Bestimmungen von ausschlaggebender Bedeutung vor allem die *Fürsorgepflichtverordnung* vom 13.2.1924 und die Reichsgrundsätze über Vorraussetzung, Art und Maß der öffentlichen Fürsorge in der Fassung vom 1.8.1931. Hiernach gewähren die Fürsorgeverbände den Hilfsbedürftigen den notwendigen Lebensunterhalt, also Unterkunft, Nahrung, Kleidung und Pflege, ferner Kranken- und Wochenhilfe, sowie bei Minderjährigen Hilfe zur Erziehung und Erwerbsbefähigung und bei Blinden, Gehörlosen und Krüppeln Hilfe zur Erwerbsbefähigung. Die *Beschulung* der blinden und gehörlosen Kinder (diese 1 Jahr nach Beginn der allgemeinen Schulpflicht) in Sonderschulen, teilweise mit Unterkunftsheimen, ist durch das Reichsschulpflichtgesetz vom 6.7.1938 geregelt. Der Blindenunterricht baut sich weitgehend auf der BRAILLEschen Punktschrift auf, bei der den einzelnen Buchstaben erhabene Punkte in bestimmter Anordnung entsprechen. Erwerbsmöglichkeiten werden für Blinde durch Ausbildung vor allem im Korbflechten, Bürstenbinden, in einfacher Fabrikarbeit, aber auch in Maschinenschreiben, Fernsprechdienst, in der Musik usw. gesucht. Taubstummen wird die Lautsprache und das Absehen der Sprache vom Munde gelehrt. Ihre Geistesbildung bleibt vielfach beschränkt, so daß auch für sie im allgemeinen nur einfachere handwerkliche Berufstätigkeit unter Ausschaltung gefährlicher Arbeitsstellen angestrebt wird. Neuerdings wird auch der Ausbau von Sehschwachen- und Schwerhörigen-Sonderschulen, die in einigen Städten wegen Behinderung des Allgemeinunterrichts durch diese anbrüchigen Schüler eingerichtet sind, angestrebt, in denen ein den Gebrechen angepaßter Unterricht in kleineren Klassen erteilt wird.

Für jugendliche *Krüppel* ist eine Sonderbetreuung in Preußen bereits durch Gesetz vom 6. 5. 1920 geregelt worden. Eine Verkrüppelung im Sinne dieses Gesetzes liegt vor, wenn eine Person (Krüppel) infolge eines angeborenen oder erworbenen Knochen-, Gelenk-, Muskel- oder Nervenleidens oder Fehlens eines wichtigen Gliedes oder von Teilen eines solchen in dem Gebrauch ihres Rumpfes oder ihrer Gliedmaßen nicht nur vorübergehend derart behindert ist, daß ihre Erwerbsfähigkeit auf dem allgemeinen Arbeitsmarkte voraussichtlich wesentlich beeinträchtigt wird. Nach diesem Gesetz sind Ärzte, Hebammen, Lehrer, Krankenpflege- und Fürsorgepersonen verpflichtet, bei unter 18jährigen berufsmäßig erkannte Verkrüppelungen oder Anzeichen drohender Verkrüppelung dem Jugendamt zu melden. Die Landesfürsorgeverbände haben für die Durchführung erforderlicher Anstaltspflege, die Bezirksfürsorgeverbände für die übrigen Maßnahmen Sorge zu tragen. Die Gesundheitsämter haben für eine ausreichende Durchführung der Krüppelberatung und -fürsorge sowie für Verhütung von Verkrüppelungen einzutreten. Im Auftrage der Landesfürsorgeverbände werden besonders in Preußen, im Lande verteilt, Sprechtage durch Landes-Krüppel-(fach)ärzte abgehalten, wobei für die Einzelfälle Heilpläne aufgestellt werden, nach denen die Heilmaßnahmen durchgeführt werden.

Die *Kriegsbeschädigten* und ihre Hinterbliebenen werden im wesentlichen durch die dem Reichsarbeitsministerium unterstehenden Versorgungs- und Hauptversorgungsämter, versorgungsärztlichen Untersuchungs-, orthopädischen Versorgungsstellen und Versorgungskuranstalten betreut. Die Beschädigten der neuen *Wehrmacht* werden von den Wehrmachtfürsorge- und -Versorgungsämtern und den Wehrmachtfürsorgeoffizieren betreut. Zur Arbeitsbeschaffung für *Schwerbeschädigte* (im wesentlichen Kriegsbeschädigte und Unfallrentenempfänger, die in ihrer Erwerbsfähigkeit um wenigstens 50% beschränkt sind) haben Arbeitgeber auf je 50 Arbeitsplätze einen Schwerbeschädigten zu beschäftigen und können diesen nur mit behördlicher Genehmigung entlassen. Einem Teil der Schwerbeschädigten wurde sogar selbständigere Tätigkeit behördlich vermittelt.

An Blinde, Schwerhörige und Gehörlose wird von der Polizei das internationale *Verkehrsschutzabzeichen* (gelbe Armbinde mit 3 schwarzen Punkten) auf Antrag abgegeben. Berufstätigen Blinden können bei Kriegsbeschädigung durch die Versorgungsämter, bei Unfallrentnern durch die Berufsgenossenschaften, sonst durch die öffentliche Wohlfahrtspflege oder Blindenwohlfahrtsorganisationen aus den deutschen Führhundschulen abgerichtete *Blindenführhunde* im allgemeinen kostenlos beschafft werden.

Schrifttum.

Strehl, C.: Schulische, berufliche und nachgehende Fürsorge für Blinde und Sehschwache. Leipzig: Georg Thieme 1939.

5. Vorsorge und Fürsorge für Alkoholiker und Suchtkranke.

Von Hans Dornedden.

Im Deutschen Altreich trafen auf den Kopf der über 14jährigen (bei Zigarren und Zigaretten: männlichen) Bevölkerung vom Gesamtverbrauch an

Zwar gibt sich in vorstehenden Ziffern nicht der Umfang des *Alkohol- und Tabaksmißbrauches* und seiner krankhaften Folgezustände zu erkennen, doch zeigt unter anderem die zeitliche Entwicklung eine zunehmende Bedeutung dieser vom aufmerksamen Beobachter täglich erkennbaren Gefahren für die Volksgesundheit an.

	Bier	Wein	Trinkbranntwein [1]	Zigarren	Zigaretten
	Liter			Stück	
1933	66,8	4,7	1,0	265	1386
1936	77,2	8,8	1,3	338	1569
1937	82,8	8,9	1,4	352	1661

[1] Auf 100%igen Weingeist umgerechnet.

Allen Suchten, also dem *Alkoholismus*, dem *Tabakmißbrauch*, dem *Morphinismus*, dem Mißbrauch anderer *Opiate* und anderer Genußgifte oder Schlafmittel ist gemeinsam, daß die Erkenntnis- und Willensfähigkeit des sich in den berauschenden oder beglückenden Zustand der Genußmittelwirkung begebenden Menschen herabgesetzt und das Gewissen als Schranke gegen die Hemmungslosigkeit mit ihren sittlichen und körperlichen Gefahren betäubt wird. Damit ist aber der Sucht Tür und Tor geöffnet, es kommt zum Leistungsrückgang, zu den damit vergrößerten Schwierigkeiten im Daseinskampf und endlich zu der dadurch wieder gesteigerten Neigung zur Selbstbetäubung. Der Ähnlichkeit der Allgemeinwirkung aller Genußgifte auf Geist und Charakter des Menschen entsprechend, bestehen auch die Maßnahmen der Suchtenbekämpfung grundsätzlich übereinstimmend in

1. Beeinflussung der Gesamtbevölkerung gegen die Suchtmittel,
2. gesetzlichen und körperschaftlichen Regelungen gegen den Mißbrauch,
3. Fürsorge für Süchtige und ihre Angehörigen.

Die *Volksbelehrung* hat neben den körperlichen und demoralisierenden Persönlichkeitsschäden der Suchtmittel bei längerem Mißbrauch klar die allgemeine gesundheitspflegerische Auffassung herauszustellen, die sich nicht von persönlichen Lebenseinstellungen zu bestimmten Genußmitteln leiten lassen darf, sondern Gefahren zu verhüten hat, wo sie sich immer für die Volksgesundheit zeigen, auch wenn diese Gefahren im Einzelfall weniger ernst erscheinen könnten. Dem Sinn der Vorbeugung entsprechend muß mehr getan werden, als lediglich gegenwärtig erkennbare Schädigungen zu verhüten, zumal die Empfindlichkeit gegen die Genußgifte oft zu spät erkannt wird, wenn der Körper bereits trotz fälschlich angenommener Gewöhnung seine Straffheit und Widerstandskraft gegen Krankheiten eingebüßt hat und chronische Leiden sich ohne Aussicht auf Heilung eingestellt haben. Vor allem müssen Jugendliche und Haltlose enthaltsam erzogen werden.

In dieser Richtung versucht das im Reichsgesundheitsamt bearbeitete „*Tabakmerkblatt für Jugendliche*" zu wirken. Besonders vielseitiges Propagandamaterial wird von der Reichsstelle gegen die Alkohol- und Tabakgefahren, Berlin-Dahlem, Habelschwerdter Allee 16 und vom Deutschen Bund zur Bekämpfung der Tabakgefahren, Berlin-Charlottenburg 2, Schillerstr. 9, geliefert.

Die *gesetzlichen* und *körperschaftlichen Regelungen* gegen den Mißbrauch sind für die einzelnen Genußgifte verschieden. Nur beim Alkohol und Tabak ist eine tief eingreifende Maßnahme gleichartig, die Versteuerung und Verzollung. Diese erbrachte im Steuerjahr 1936/37 für Bier rund 290 Millionen RM., für Branntwein (Monopol- und Zolleinnahmen, auch für gewerbliche Zwecke) rund 214 Millionen RM. und für Tabak 1004 Millionen RM., d. h. fast 43% des Gesamtkleinverkaufswertes der Tabakerzeugnisse. Zur Bekämpfung des *Alkoholmißbrauches* wird die Erlaubnis zum Ausschank alkoholischer Getränke und zum Kleinhandel mit Branntwein nach dem Gaststättengesetz vom 28. 8. 1930 nur bei öffentlichem Bedürfnis und nur an zuverlässige Bewerber bei Vorhandensein geeigneter Betriebsräume erteilt. In diesen dürfen unsittliche Handlungen, Vorträge, Gesänge oder Glücksspiele nicht zugelassen, Unerfahrene, Leichtsinnige oder Willenlose nicht ausgebeutet, Nachbarn nicht belästigt und Jugendliche sittlich oder gesundheitlich nicht geschädigt werden. Das Gesetz gibt ferner Richtlinien für die Festsetzung der Polizeistunde, verlangt für Gaststätten die Bereithaltung nichtgeistiger Getränke, verbietet die Abgabe geistiger Getränke oder Tabakwaren zum eigenen Genuß an unter 16 jährige in Abwesenheit ihrer Erziehungsberechtigten, die Abgabe von Branntwein an unter 18 jährige oder vor 7 (in Preußen 9) Uhr, die Abgabe geistiger Getränke an Betrunkene, das Feilhalten von Branntwein oder überwiegend branntweinhaltigen Genußmitteln durch Automaten oder auf Turn-, Spiel-, Sportplätzen oder -hallen sowie Preisaufschläge auf Speisen, wenn Getränke nicht mitbestellt werden. Die Erfüllung der Pflicht zur Bereithaltung nichtgeistiger Getränke wird durch den in letzter Zeit verstärkten Absatz neuer preiswürdiger alkoholfreier Getränke sehr erleichtert.

Zur Einschränkung des *Opiat-* und *Cocainmißbrauches* wird nach dem *Opiumgesetz* vom 10. 12. 1929 und seinen Nachträgen der Verkehr mit Opiaten usw. in Deutschland von der Einfuhr bis zum Einzelverbraucher überwacht. Der Großhandel erfolgt nur auf Bezugscheine, die von der beim Reichsgesundheitsamt errichteten Opiumstelle auf Antrag ausgestellt werden, während der Einzelbezug aus den Apotheken — ein anderer Bezug ist auch auf Schleichwegen durch die Überwachung so gut wie unmöglich geworden — nur auf jedesmalige ärztliche Verschreibung nach der Verordnung über das Verschreiben Betäubungsmittel enthaltender Arzneien und ihrer Abgabe in den Apotheken vom 19. 12. 1930 und ihren Nachträgen möglich ist. Zu diesen Stoffen gehören unter anderem Opium, Pantopon, Morphin, Heroin, Dicodid, Dilaudid, Eucodal, Acedicon, Narcophin, Kodein, Dionin, Peronin, indischer Hanf und Cocain. Cocain darf nur unter ärztlicher Begründung und Angabe eines anderweitig nicht erreichbaren Zweckes und nur als wäßrige Lösung, Augensalbe oder Augentabletten verschrieben werden. Tabletten bestimmter Opiate dürfen bis zu 30%, andere Arzneiformen bis zu 50% ein und nur ein Opiat enthalten. Bei Überschreitung von 0,2 g Morphin, 2,0 g Opium oder entsprechend wirksamer Mengen der anderen Opiate als tägliche Verschreibungsmenge für einen Kranken — für die eigene Praxis ist eine solche Überschreitung ausgeschlossen — muß die Verschreibung vom Arzt im Morphinbuch eingetragen und auf dem Rezept als „eingetragene Verschreibung" gekennzeichnet werden. Die Betäubungsmittelrezepte müssen die Gebrauchsanweisung, Name und Wohnung des Patienten oder verbrauchenden Arztes genau erkennen lassen; die Apotheken haben diese Rezepte zu sammeln und über die Opiatabgabe genau Buch zu führen. Ausdrücklich ist darauf hingewiesen, daß der Arzt zur Meldung der ihn in seiner Praxis als süchtig bekannt werdenden Personen an die Behörden befugt, nach Anordnung der Berliner Ärztekammer sogar verpflichtet ist, und zwar bei Süchtigen sofort und bei Nichtsüchtigen nach 3wöchiger regelmäßiger Verschreibung. Auch ist der Arzt zur Betäubungsmittelverschreibung erst berechtigt, nachdem der Kranke sich ordnungsmäßig ausgewiesen hat. Nach dem Rückgang des Gesamtverbrauches und den Erfahrungen der Überwachungsstellen, insbesondere der Opiumstelle, der Amtsärzte und Medizinaldezernenten der höheren Verwaltungsstellen ist der *Opiatmißbrauch* auf verhältnismäßig wenig Personen, davon verhältnismäßig viel Ärzte, beschränkt worden. Bei der großen Gefahr der Süchtigen, sich strafbar zu machen, werden zumeist frühzeitig Entziehungskuren in geschlossenen Anstalten durchgeführt. Nach erfolgter strafbarer Handlung kann die Anstaltseinweisung auch gerichtlich nach § 42c des Strafgesetzbuches erfolgen. Leider fehlt bei den Morphinisten usw. eine ausgebaute *Fürsorge*, die ihn besonders nach dem Anstaltsaufenthalt betreut und vom Suchtmittel fernhält.

Eine solche ausgesprochene Fürsorge für den Kranken und seine Angehörigen findet sich in örtlich verschiedener Ausdehnung in der *Trinkerhilfe*. Die Voraussetzung jeder erfolgreichen Arbeit ist in der Trinkerfürsorge die Erkennung des Möglichen, d. h. eine dem Charakter des Einzelfalles angepaßte Zielsetzung, die vor allem die Kenntnis der Ursachen und des Stadiums der Trunksucht sowie der Umweltverhältnisse des Trinkers voraussetzt. Zu unterscheiden sind dabei:

A. Normal veranlagte, körperlich und geistig erst wenig geschädigte, durch Umweltverhältnisse zur Sucht geführte Trinker.

B. Psychopathisch veranlagte oder durch Alkoholmißbrauch stark geschädigte Trinker.

C. Zu strafbarer Betätigung neigende Trinker.

D. Geisteskranke Trinker.

Bisherige Mißerfolge in der *Trinkerfürsorge* erklären sich teilweise aus der Einbeziehung von Trinkern der Gruppen C und D, die der fürsorgerischen Betreuung nicht zugänglich sind; sie gehören unter einen starken Schutz nach Aufhebung ihres Selbstbestimmungsrechtes auf lange Zeit, sofern sich ihr Zustand nicht als nur vorübergehende Schwankung in ihrer geistigen Entwicklung darstellt. Weitere Voraussetzungen des Erfolges sind die Erfassung der Trinker im Frühstadium und seine stetige Beeinflussung im Sinne der Enthaltsamkeit. Beides wird vornehmlich durch eine weitgehende Zusammenarbeit der Fürsorgestelle mit den zuständigen Gesundheitspflegerinnen und Gemeindeschwestern, der NSV. und Polizei, besonders aber mit den praktischen Ärzten erleichtert, deren erzieherischer Einfluß auf die Trinker bei der Behandlung ihres Magenkatarrhes, ihrer Neuritis, einer Lungenentzündung oder eines Unfalles eindringlich und bestimmt sein muß. Die für die Art und das Stadium des Einzelfalles jeweils geeigneten *Maßnahmen* ergeben sich aus der folgenden aufsteigenden *Skala:*

1. Ärztliche Warnung unter Aufklärung über die Folgen der Trunksucht, möglichst unter Erzielung einer vom Trinker freiwillig einzugehenden privaten Kontrolle und unter Androhung verschärfter Kontrollmaßnahmen bei Durchbrechung der völligen Enthaltsamkeit. Von vornherein muß der Trinker die Möglichkeit, daß seine Abstinenz erzwungen wird, fühlen und darin einen Selbstschutz gegen Versuchungen empfinden.

2. Häusliche Maßnahmen mit Einverständnis des Trinkers:

a) Abstinenz aller Haushaltsmitglieder;

b) weitgehende Beobachtung des Trunksüchtigen durch Haushaltsmitglieder;

c) gemeinsame Bemühungen von Familie und Fürsorge, den Süchtigen anregend zu beschäftigen (Kleingarten, Nebenämter usw.) und Unzuträglichkeiten im Familienleben abzustellen.

3. Berufliche Maßnahmen:

a) Entfernung aus ungünstiger Arbeitskameradschaft;

b) Beschäftigung im alkoholfreien Betrieb;

c) Lohnabgabekontrolle; es sind Vereinbarungen anzustreben, die die Lohnauszahlung an den Süchtigen in bar umgehen.

4. Eintritt in einen Enthaltsamkeitsverein mit den Angehörigen unter feierlichem Versprechen der Enthaltsamkeit.

5. Polizeiliches Verbot, Schankstellen zum Zwecke des Alkoholgenusses zu betreten, bei Neigung zu Polizeiwidrigkeiten.

6. Bei Rentenempfängern Sachleistungen durch die Gemeinde statt Bargeld.

7. Unterbringung in einer offenen Trinkerheilstätte, sobald andere Maßnahmen sich trotz Gesundheitswillens als erfolglos erweisen.

8. Antrag auf Entmündigung beim Amtsgericht und mit diesem Druckmittel weitere Erziehungsmaßnahmen gegebenenfalls vor endgültiger Beschlußfassung bzw. nach Verhängung vorläufiger Vormundschaft.

9. Unterbringung in einer Trinkerheilanstalt bis zu 2 Jahren:

a) durch die Polizei bei Gefährdung der öffentlichen Sicherheit oder Ordnung;

b) durch Gerichtsbeschluß nach § 42c des Strafgesetzbuches bei geeigneten straffälligen Trinkern.

10. Unterbringung in einem Arbeitshaus erstmalig bis zu 2 Jahren:

a) auf Antrag des Bezirksfürsorgeverbandes, bei Fürsorgebedürftigkeit infolge sittlichen Verschuldens und beharrlicher Arbeitsablehnung oder bei beharrlicher Vernachlässigung einer Unterhaltspflicht;

b) durch Gerichtsbeschluß nach § 42d des Strafgesetzbuches bei mit Haft bestraften, durch Trunk verkommenen, der öffentlichen Fürsorge bedürftigen Personen.

11. Unterbringung gemeingefährlicher Trinker in Heil- und Pflegeanstalten für Geisteskranke:

a) durch polizeiliche Einweisung;

b) durch Gerichtsbeschluß nach § 42b des Strafgesetzbuches nach strafbarer Handlung bei Zurechnungsunfähigkeit.

12. Unfruchtbarmachung bei schwerem Alkoholismus.

Schrifttum.

GOESCH: Jahrbuch für Alkoholgegner 1939. Berlin: Neuland-Verlagsgesellschaft. — POHLISCH: Rauschgifte und Konstitution. Berlin-Dahlem: Wacht-Verlag 1937. — THODE: Trunksuchtbekämpfung; Darlegungen und Ratschläge der Praxis, 2. Aufl. Berlin-Dahlem: Wacht-Verlag 1936.

6. Vorsorge und Fürsorge für Geisteskranke und Psychopathen.

Von HANS DORNEDDEN.

Die *Geisteskranken*, die in früheren Jahrhunderten teilweise in unmenschlicher Weise behandelt, verhöhnt und eingekerkert wurden, deren Los aber in den ersten 3 Jahrzehnten unseres Jahrhunderts durch Ausbau der Pflege und ärztlichen Behandlung in teilweise üppig ausgestatteten Heilanstalten wesentlich verbessert wurde, haben als Träger von Kennzeichen krankhafter Erbanlagen das Interesse des nationalsozialistischen Staates für sich besonders in Anspruch genommen. Während Geisteskranken früher im wesentlichen nur insofern Beachtung zuteil wurde, als sie im Sinne der Reichsgebrechlichenzählung 1925/26 wegen ihres Leidens besonderer Beaufsichtigung oder Pflege bedürfen, sind nunmehr alle Erbanlageträger, soweit sie Krankheitszeichen darbieten oder dargeboten haben, also unabhängig von einem gegenwärtigen Bedürfnis in besonderer Beaufsichtigung oder Pflege genommen. Wenn auch die nicht erblichen Geistesstörungen hierbei unberücksichtigt bleiben, so ist doch der vom Reichsgesetz zur Verhütung erbkranken Nachwuchses gezogene Kreis auch ohne die Fälle erblicher Blindheit, Taubheit, schwerer erblicher körperlicher Mißbildung und von schwerem Alkoholismus zahlenmäßig größer als die von der *Reichsgebrechlichenzählung* 1925/26 erfaßten *Geistig-Gebrechlichen*. Hier wurden insgesamt 230 112 oder auf je 10 000 Einwohner 38,6 männliche und 35,3 weibliche Geistig-Gebrechliche ermittelt; davon treffen 35,7% auf Geisteskrankheiten, 5,0% auf geistig abnorme Zustände, 17,3% auf gehäufte epileptische Anfälle, 32,2% auf angeborenen und 9,8% auf erworbenen Schwachsinn.

Für die Volksgemeinschaft bedeutsam ist bei den Geisteskranken usw. das *Anstaltspflegebedürfnis* und der Umfang der Anstaltspflege. Im Deutschen Reiche wurden 1936 statistisch ermittelt:

Anstalten für	Zahl der Anstalten		Planmäßige Krankenbetten		Verpflegte Kranke		Durchschnittliche Verpflegungsdauer[1] in Monaten
	über 500 Betten	kleinere	überhaupt	auf 1000 Einwohner	Bestand	Zugang	
Geisteskranke und Epileptiker	123	137	156 038	2,3	146 383	126 219	14,4
Schwachsinnige .	19	45	23 012	0,34	20 743	7 904	31,3

[1] Bereinigte Ziffer (Verpflegungstage durch Krankenzugang).

Hiernach beträgt das Zahlenverhältnis dieser Krankenbetten zu denen aller übrigen Heilanstalten etwa 2:5. Von diesen Krankenbetten treffen fast $^3/_4$ auf den Staat und die Gemeindeverbände als Träger der Anstalten, fast $^1/_4$ auf die freien gemeinnützigen Verbände und nur 3% auf private Unternehmer.

Je weniger die Anstalten Durchgangscharakter, wie die Universitätsnervenkliniken, haben, ziehen sie die Insassen, soweit es sich nicht um streng zu verwahrende kriminelle, gemeingefährliche oder unruhige Kranke handelt, weitgehend zu gefahrlosen Arbeiten in landwirtschaftlichen und anderen Anstaltsbetrieben und Werkstätten heran, wodurch allerdings die Verantwortung des Pflege- und Aufsichtspersonals teilweise vermehrt wird. Zwecks Entlastung der Anstalten werden als ungefährlich erwiesene Anstaltsinsassen in geeigneten Familien — vielfach solchen von Berufspflegern — vornehmlich in ländlichen Verhältnissen in *Familienpflege* gegeben. In der von den Anstalten betriebenen offenen Fürsorge werden diese Kranken laufend betreut und von Anstaltsärzten regelmäßig besucht zur Prüfung ihres geistigen und körperlichen Zustandes und ihrer Unterkunfts- und Arbeitsverhältnisse. Anderseits obliegt es auch den Gesundhe tsämtern, die Pflegestellen der in fremden Familien untergebrachten Geisteskra nken, Epileptischen und Idioten zu beaufsichtigen.

Da den Geisteskranken während der Pflege in geschlossenen Anstalten oder den von ihnen zur Geisteskrankenpflege herangezogenen Familien das persönliche Selbstbestimmungsrecht weitgehend eingeschränkt ist, bestehen genaue Bestimmungen über die *Einweisung* von Personen *in* diese *Anstalten*. *Geisteskranke* können gegen ihren Willen eingewiesen werden:

A. Auf gerichtliche Anordnung zur Beobachtung auf die Dauer von höchstens 6 Wochen

1. nach § 656 der Zivilprozeßordnung im Entmündigungsverfahren zur Feststellung des Geisteszustandes,

2. nach § 81 der Strafprozeßordnung zur Vorbereitung eines Gutachtens über den Geisteszustand eines Angeschuldigten,

3. nach Artikel 4 der Verordnung zur Ausführung des Gesetzes zur Verhütung erbkranken Nachwuchses vom 5. 12. 1933 zur Feststellung des Geisteszustandes bei Personen, deren Unfruchtbarmachung beantragt worden ist.

B. Auf gerichtliche Anordnung zur Verwahrung nach § 42b des Strafgesetzbuchs, sofern die öffentliche Sicherheit es erfordert, bei Personen, die im Zustand der Zurechnungsunfähigkeit oder verminderten Zurechnungsfähigkeit mit Strafe bedrohte Handlungen (außer Übertretungen) begangen haben.

C. Nach Artikel 6 der unter A 3 genannten Verordnung bei Aufschub der rechtskräftig angeordneten Unfruchtbarmachung.

D. Auf polizeiliche Anordnung nach — nicht einheitlichem — Landesrecht, wenn dies zum Schutze des Kranken selbst erforderlich ist, oder wenn die Beseitigung einer bereits durch den Kranken eingetretenen Störung der öffentlichen Sicherheit oder Ordnung oder die Abwehr einer von dem Kranken ausgehenden, unmittelbar bevorstehenden polizeilichen Gefahr auf andere Weise nicht möglich ist. In dringenden Fällen kann die Polizeibehörde den Geisteskranken unmittelbar ohne vorherige Anhörung eines Arztes und ohne eine schriftliche Anordnung der Anstalt zuführen. Für alle Fälle aber, in denen Kranke unfreiwillig in private geschlossene Anstalten aufgenommen werden, bedarf es eines entsprechenden

Zeugnisses des zuständigen Amtsarztes oder eines ärztlichen Leiters einer öffentlichen Heil- und Pflegeanstalt für Geisteskranke.

Ein Geisteskranker, der nicht auf Grund polizeilicher oder gerichtlicher Anordnung in eine öffentliche Heil- und Pflegeanstalt aufgenommen ist, muß daraus entlassen werden, wenn dies der gesetzliche Vertreter des Kranken oder, falls ein solcher nicht vorhanden ist, der Kranke selbst beantragt. Für freiwillig in geschlossene Anstalten eingetretene oder durch Gerichtsbeschluß nur befristet eingewiesene gemeingefährliche Geisteskranke ist seitens der Anstaltsleitung vorsorglich bei der zuständigen Ortspolizeibehörde auf eine Anordnung über den weiteren Verbleib des Kranken in der Anstalt frühzeitig hinzuwirken. Polizeilich angeordnete Verwahrungen dürfen erst nach polizeilicher Aufhebung der Anordnung unterbrochen werden. Eine zwangsweise Anstaltsverwahrung nicht gemeingefährlicher, aber der öffentlichen Wohlfahrtspflege bedürftiger Geisteskranker ist ungesetzlich.

Die *Heil- und Pflegeanstalten für Geisteskranke*, für deren Einrichtung und Betrieb landesrechtliche Bestimmungen vorhanden sind, werden von den Gesundheitsämtern überwacht und dabei mindestens jährlich einmal eingehend besichtigt, außerdem periodisch von Besuchskommissionen der höheren Verwaltungsbehörden unter Beiziehung erfahrener Irrenanstaltsärzte überprüft.

Für die Erziehung jugendlicher *Schwachsinniger* stehen, soweit sie noch bildungsfähig sind, in den größeren Gemeinden Hilfsschulen zur Verfügung, in denen sie von besonders vorgebildeten Lehrkräften in Klassen mit 20—25 Kindern unterrichtet werden. Nach einem Runderlaß vom 27. April 1938 sind in Preußen alle Gemeinden oder Verbände benachbarter Gemeinden mit durchschnittlich mindestens 25 hilfsschulfähigen Kindern zur Errichtung von Hilfsschulen verpflichtet. Über die Einweisung der Kinder in die Hilfsschulen entscheidet der Kreisschulrat auf Antrag des Schulleiters nach amts- oder schulärztlicher Begutachtung und in der Regel nach zweimaligem Sitzenbleiben in den unteren Volksschulklassen oder nach 1—2jähriger Zurückstellung von der Schulpflicht wegen mangelhafter geistiger Entwicklung. Bildungsunfähige Kinder werden öffentlicher Fürsorge oder privater Betreuung überwiesen. Einsprüche gegen Entscheidungen des Kreisschulrats werden endgültig durch den Regierungspräsidenten entschieden.

Für die *Erziehung jugendlicher Psychopathen* gibt es, soweit sie nicht in der eigenen Familie oder in besonders ausgewählten Pflegefamilien erzogen werden können, private heilpädagogische und öffentliche Fürsorgeerziehungs-Anstalten. Die *Fürsorgeerziehung* wird vom Vormundschaftsgericht nach Anhörung des Jugendamts angeordnet, sie dient der Verhütung oder Beseitigung von Verwahrlosung Jugendlicher.

7. Vorsorge und Fürsorge für Rheumatiker.

Von HANS DORNEDDEN.

Das *Rheuma* ist eine Sammelbezeichnung für die verschiedenartigsten Erkrankungen der Bewegungsorgane. Die Deutsche Gesellschaft für Rheumabekämpfung hat für statistische Zwecke folgende *Gliederung* der rheumatischen Krankheiten aufgestellt:

I. Akute Gelenkerkrankungen:
    A. Akuter Gelenkrheumatismus,
    B. Akute Rheumatoide als Folgen bekannter Infektionen.
II. Chronische Gelenkerkrankungen:
    A. Chronischer Gelenkrheumatismus,
    B. Arthritis deformans,
    C. Chronische Erkrankungen der Wirbelsäule,
    D. Seltenere Formen.
III. Andere Erkrankungen der Knochen, Gelenkkapseln, Sehnen, Sehnenscheiden, Schleimbeutel, Fascien und Bänder.
IV. Echte Harnsäuregicht.
V. Muskelrheumatismus und Muskelentzündungen.
VI. Neuralgien:
    A. Ischias,
    B. Andere Neuralgien.

Als *Ursachen* für diese Krankheiten werden unter anderem Infektionen durch fokale Entzündungen beispielsweise in den Rachenmandeln oder cariösen Zähnen, innersekretorische Störungen, Erkältungen und allergische Vorgänge sowie konstitutionelle Faktoren angeschuldigt. Möglicherweise bedingen besonders wiederholte Erkältungen, Durchnässungen, anderseits Abnutzungen von Gelenken, Sehnen und Muskeln durch übermäßige Beanspruchung, ferner mangelhafte Durchblutung infolge dauernder Untätigkeit bestimmter Muskeln oder anderweitige Stauungen eine örtliche Widerstandseinbuße, unter der sich durch Entzündungserreger oder Toxine ausgelöste neurovegetative Störungen zu Organschäden mit starker Erhöhung der Reizempfindlichkeit des Mesenchyms, zumal bei geeigneter Konstitution, auswirken können. Dabei brauchen in den Einzelfällen nicht alle genannten Faktoren gleichermaßen ausschlaggebend beteiligt zu sein. Bei der einmal erniedrigten Reizschwelle des erkrankten Gewebes kann das Leiden bereits bei minimalen äußeren Reizen fortschreiten, so daß als Behandlungsziel eine Umstimmung des Gesamtorganismus angestrebt werden muß.

Trotz der Unsicherheit der Erkenntnis über das im einzelnen noch verschiedene Krankheitsgeschehen erscheint es bei der großen *Zahl* rheumatischer Erkrankungen erforderlich, das Rheuma mehr und mehr systematischer Bekämpfung zuzuführen. Von je 100 Krankheitsfällen insgesamt trafen auf

bei		Gelenk-	Muskel-	Tuberkulose (vergleichsweise)
		Rheuma		
den arbeitsunfähigen Kranken der AOK	männlich	1,4	8,6	3,5[1]
Berlin 1927	weiblich	1,3	5,9	3,0[1]
der Betriebskrankenkasse der Siemenswerke	männlich	0,8	5,8	1,1
Berlin 1937	weiblich	0,7	4,0	0,7
den klinischen Behandlungsverfahren der Invalidenversicherung 1937		13,8		29,2
der Rentenzuteilung der Invalidenversicherung 1937	männlich	5,2	0,4	10,2
	weiblich	5,5	0,2	7,2

[1] Ohne Verdacht auf Lungenspitzenkatarrh.

Die Rentenzuteilung erfolgt bei der Tuberkulose durchschnittlich im 42. Lebensjahr der Männer und im 37. Lebensjahr der Frauen, beim Rheuma dagegen im 58. bzw. 55. Lebensjahr. Wenn das Rheuma also als Invalidisierungsursache hinter der Tuberkulose und vor allem hinter den Kreislaufstörungen und der Altersschwäche zurücksteht, so ist es doch eine der häufigsten Krankheitsursachen, und zwar bereits vom 4. Lebensjahrzehnt an. Anderseits sind rheumatische Leiden häufige Grundkrankheiten für spätere Organschäden, die nicht mehr unter Rheuma gezählt werden. Die Rheumabekämpfung obliegt teilweise der Arbeits- und Wohnungshygiene, insofern wiederholte Erkältungen und

Durchnässungen, aber auch übermäßige körperliche Überanstrengungen zu verhüten sind. Der ärztlichen Kunst und Wissenschaft obliegt es dagegen, den Einzelfall ursächlich zu klären und erfolgreich zu behandeln, unsere Erkenntnis über das Krankheitsgeschehen zu bereichern und auf eine vorbeugende Lebensführung Gefährdeter hinzuwirken. Vermittelnd tritt die *Deutsche Gesellschaft für Rheumabekämpfung* unter Anregung des allgemeinen Interesses für das Rheumaproblem auf Tagungen und in Schriften dafür ein,

1. die wissenschaftliche Forschung in Arbeitsgemeinschaft der verschiedenen am Rheumaproblem beteiligten medizinischen Sonderfächer zu fördern,

2. Rheumavorbeugung zu treiben, und zwar durch Volksbelehrung, Hebung der Arbeits- und Wohnungshygiene, Betreibung der vorbeugenden Entfernung fokaler Entzündungsherde sowie durch Förderung der Maßnahmen zur allgemeinen körperlichen Ertüchtigung und Abhärtung,

3. eine frühzeitige Erfassung der durch fortschreitende Leiden gefährdeten Kranken, eine rasche Klärung der Krankheitsursachen und sachkundige planmäßige Behandlung unter Berücksichtigung aller geeigneten Behandlungsarten bis zu ausreichender Erwerbsfähigkeit sowie die Schaffung hierfür geeigneter Anstalten mit gut vorgebildetem ärztlichen und Hilfspersonal und geeigneten Einrichtungen zur Durchführung von Arbeitstherapie und Arbeiterumschulung von den Trägern der Behandlungskosten sicherstellen zu lassen,

4. eine Nachfürsorge für die Behandelten zur Erhaltung der Erwerbsfähigkeit durch Vermittlung geeigneter Arbeitsplätze und etwa erforderlicher Nachkuren einzuführen.

Die Rheumaforschung wurde international in einem 1926 in Pistyan gegründeten „*Internationalen Rheumakomitee*" zusammengefaßt. Deutsche Rheumaforschungsstellen befinden sich unter anderem in Aachen und Bad Elster.

X. Krankenversorgung.

1. Krankenversicherung.

Von HANS DORNEDDEN.

Die Versicherung gegen Krankheit ist vornehmlich durch die deutsche *Sozialversicherungsgesetzgebung* ausgebaut worden. Im Rahmen dieser Gesetzgebung besteht für die wirtschaftlich schwächeren, erwerbstätigen Volksgenossen ein System von Zwangsversicherungen, in dem die Krankenkassen den Versicherten und ihren Angehörigen Krankenhilfe, Wochenhilfe und Sterbegeld sowie den Versicherten noch Krankengeld und Hausgeld gewähren. Die Träger der Unfallversicherung leisten bei Unfällen und entschädigungspflichtigen Berufskrankheiten Entsprechendes und dazu Berufsfürsorge sowie Beschädigten- und Hinterbliebenenrenten, die Träger der Rentenversicherung gewähren Invaliden-, Alters- und Hinterbliebenenrenten. Die Reichsanstalt für Arbeitsvermittlung und Arbeitslosenversicherung zahlt Arbeitslosenunterstützung und hält bei Arbeitslosigkeit die Anwartschaften bei den anderen Versicherungsträgern aufrecht. Die gesetzlichen Unterlagen für die Kranken-, Unfall- und Invalidenversicherung finden sich vor allem in der Reichsversicherungsordnung.

Als Träger der *reichsgesetzlichen Krankenversicherung* kommen außer den gemäß der Reichsversicherungsordnung errichteten Krankenkassen die Ersatzkassen, die Körperschaften des öffentlichen Rechts sind, in Betracht. Der Aufbau der reichsgesetzlichen Krankenversicherung des Altreichs ist folgender:

Träger (1937): 918 Orts-, 365 Land-, 2975 Betriebs-, 298 Innungs-, 1 See-, 35 Knappschaftskrankenkassen und 29 Ersatzkassen.

Versicherte (1937): 14,721 Millionen Männer und 7,627 Millionen Frauen.

Kassenerrichtung. Orts- und bzw. oder Landkrankenkassen werden gewöhnlich für jeden Stadt- bzw. Landkreis durch den Oberbürgermeister oder den Landrat errichtet. Betriebskrankenkassen dürfen nur mit Genehmigung der Oberversicherungsämter für Betriebe mit dauernd mindestens 150, in der Landwirtschaft und Binnenschiffahrt mindestens 50 Versicherungspflichtigen errichtet werden, wenn der Bestand und die Leistungsfähigkeit vorhandener Orts- und Landkrankenkassen nicht gefährdet werden, wenn der eigene satzungsmäßige Leistungsumfang dem der Ortskrankenkasse mindestens entspricht und die Leistungsfähigkeit der Kasse dauernd gesichert ist. Innungskrankenkassen dürfen unter den gleichen Voraussetzungen bei mindestens 150 Versicherungspflichtigen der zugehörigen Betriebe errichtet werden. Die Ersatzkassen gliedern sich in solche für Angestellte und solche für Arbeiter; sie ähneln in ihrem Aufbau den übrigen reichsgesetzlichen Krankenkassen und sind nur für die von der reichsgesetzlichen Krankenversicherung erfaßten Bevölkerungsschichten zugelassen.

Kassenzugehörigkeit. Zur etwa bestehenden örtlich zuständigen Landkrankenkasse gehören die in der Landwirtschaft und im Wandergewerbe Beschäftigten sowie die Hausgehilfen; alle übrigen nicht zu den Spezialkassen zugehörigen Personen gehören zu der etwa bestehenden örtlich zuständigen Ortskrankenkasse.

Kassensatzungen werden vom Gemeindeverband, für Betriebskrankenkassen vom Arbeitgeber, für Innungskrankenkassen von der Innungsversammlung nach Anhören der Beteiligten erlassen und vom Oberversicherungsamt genehmigt, sofern sie den gesetzlichen Bestimmungen genügen. Sie müssen den Bezirk, Namen und Sitz der Kassen und den Kreis der Mitglieder, Art und Umfang der Leistungen, Höhe der Beiträge bezeichnen, Bestimmungen enthalten über die Aufstellung des Voranschlages, Aufstellung und Abnahme der Jahresrechnung, Höhe der Vergütung an Ehrenbeamten, Art der Bekanntmachungen und Änderungen der Satzungen sowie die Meldestellen angeben.

Krankenordnung. Sie regelt die Meldung und Überwachung der Kranken sowie ihr Verhalten bei der Geltendmachung des Anspruchs auf Krankenhilfe, ihre Rechte und Pflichten sowie Ordnungsstrafen bis zum 3fachen Betrag des täglichen Krankengeldes.

Kassenleiter werden für Ortskrankenkassen vom Leiter der Landesversicherungsanstalt, für Landkrankenkassen vom Reichsminister für Ernährung und Landwirtschaft ernannt.

Kassenbeiräte bestehen aus Versicherten, Betriebsführer, einem Arzt, einem Vertreter der Gebietskörperschaft.

Reichsverbände bestehen für die Orts-, Land-, Betriebs- und Innungskrankenkassen gesondert unter Aufsicht des Reichsarbeitsministers; sie bilden zusammen eine Arbeitsgemeinschaft, sollen unter anderem die Mitgliedskassen beraten, mit den Heilberufen Sammelverträge abschließen, die pünktliche Honorarablieferung überwachen, Vertretungen der Kassen in Arbeitsgemeinschaften usw. regeln und die Fortbildung der Kassenangestellten fördern.

Versicherungspflichtig sind Lehrlinge, gegen Entgelt beschäftigte Arbeiter, Gesellen, Hausgehilfen, Seeleute, unselbständige Angehörige der Binnenschifffahrt, ferner einen monatlichen Arbeitsverdienst von unter 300 RM. erhaltende Betriebsbeamte und -angestellte, Handlungs- und Apothekergehilfen, Bühnenmitglieder, Artisten, Musiker, Lehrer, Erzieher, hauptberufliche Angestellte in Berufen der Erziehung, des Unterrichts, der Fürsorge, der Kranken- und Wohlfahrtspflege, selbständige, ohne Angestellte arbeitende Lehrer und Erzieher sowie Hausgewerbetreibende.

Versicherungsfrei sind in der Regel Beamte, auch im Vorbereitungsdienst, vom Ehemann beschäftigte Ehefrauen, vorübergehend Diensttätige, Erwerbstätige, die Anspruch auf anderweitige Krankenhilfe und Fürsorge besitzen, zu wissenschaftlicher Berufsausbildung erwerbstätige Personen, Ordensschwestern u. dgl.

Versicherungsberechtigt sind ein Gesamteinkommen von monatlich unter 300 RM. erhaltende, vorstehend als versicherungsfrei bezeichnete Personen, Gewerbetreibende und andere Betriebsunternehmer, Familienangehörige, aus der Versicherungspflicht Ausgeschiedene, die in den letzten 12 Monaten mindestens 26 Wochen pflichtversichert waren, sich regelmäßig im Inland aufhalten und ihre Weiterversicherung anmelden, ferner Witwen Versicherter.

Kassenmitgliedschaft wird durch das Arbeitsverhältnis, nicht erst durch die Anmeldung bei der Kasse oder die Beitragszahlung begründet und endigt mit Abschluß des Arbeitsverhältnisses.

Beiträge werden nach dem auf den Kalendertag entfallenden Arbeitsentgelt bis zu 10 RM. (= Grundlohn) oder nach Lohnstufen bzw. Mitgliederklassen erhoben, sie dürfen 6 % des Grundlohns nur überschreiten, wenn sonst die Regelleistungen nicht gedeckt würden. Überschreitung dieser Grenze bedarf der Zustimmung des Oberversicherungsamtes, bei $7^{1}/_{2}$ % die des Reichsversicherungsamts. Versicherten, die im Krankheitsfall Anspruch auf Arbeitsentgelt haben, kann satzungsmäßig Beitragskürzung eingeräumt werden. Für Arbeitslose werden als Grundlohn $^{2}/_{7}$ der wöchentlichen Unterstützung eingesetzt.

Beitragspflichtig ist für Pflichtmitglieder der Arbeitgeber, bei Ersatzkassen und Versicherungsberechtigten der Versicherte. Pflichtige zahlen in der Regel $^{2}/_{3}$, bei Seeleuten $^{3}/_{5}$ des Beitrages, die Arbeitgeber den Rest. Die Beitragspflicht ruht in Krankheitsfällen mit Arbeitsunfähigkeit und in Wochenhilfsfällen, während Wehrmachtsübungen und Lehrgängen für Leibeserziehung.

Krankheit im versicherungsrechtlichen Sinne (Versicherungsfall) liegt bei regelwidrigem Körper- oder Geisteszustand mit Arbeitsunfähigkeit oder Notwendigkeit einer Krankenpflege vor, unter anderem auch bei Zahnfäule, fortgeschrittener Trunksucht, heilbarer und im Allgemeininteresse unerwünschter weiblicher Unfruchtbarkeit, ferner bei Schönheitsfehlern und Mißbildungen mit Behandlungsnotwendigkeit oder Beeinträchtigung der Arbeitsfähigkeit. Der Versicherungsfall schließt ab, wenn weder Behandlungsbedürftigkeit noch Arbeitsunfähigkeit weiterhin vorliegen.

Krankenhilfe. Ärztliche Behandlung, Versorgung mit Arznei und kleineren Heilmitteln vom Krankheitsbeginn, Krankengeld (=$^{1}/_{2}$ Grundlohn) vom 4. Tage bestehender Arbeitsunfähigkeit an. Krankengeld ruht, soweit Arbeitsentgelt trotz Arbeitsunfähigkeit gezahlt oder Krankengeld von anderer Versicherung gewährt wird und dabei der Grundlohn überschritten würde. Es kann satzungsmäßig unter anderem bei vorsätzlich oder durch verschuldete Schlägerei beigebrachter Krankheit entzogen werden. Kleinere Heilmittel sind solche, deren Preis den hierfür satzungsmäßig eingeführten Höchstsatz nicht überschreitet. Zahnersatz wird gewährt, sofern er zur Krankheitslinderung oder Sicherung des Heilerfolges, zur Krankheitsverhütung oder als Hilfsmittel gegen Verunstaltung zweckmäßig ist.

Entbindungen im versicherungsrechtlichen Sinne sind Lebend- und Tot-, nicht Fehlgeburten.

Sterbegeld beträgt den 20fachen Grundlohn; es wird bei Verschollenheit nicht gewährt.

Arzneikostenanteil des Versicherten von 0,25 RM. für jede auf besonderem Blatt eingetragene ärztliche Verordnung von Arznei-, Heil- und Stärkungsmitteln; befreit sind bereits 10 Tage lang Arbeitsunfähige, ferner Arbeitslose, Invalidenrentner, Schwerbeschädigte, bedürftige Tuberkulöse und Geschlechtskranke.

Krankenhauspflege kann an die Stelle von Krankenpflege und Krankengeld — bei im Familienhaushalt lebenden Kranken nur mit ihrer Zustimmung — treten, sie soll möglichst gewährt werden, wenn die erforderliche Behandlung in der Familie nicht möglich oder die Krankheit ansteckend ist oder der Zustand oder das Verhalten des Kranken fortgesetzte Beobachtung erfordern.

Hilfe und Wartung durch Krankenschwestern oder Pfleger kann — gegebenenfalls gegen Einbehaltung von $^1/_4$ Krankengeld — gewährt werden.

Hausgeld, gleich $^1/_2$ Krankengeld, ist neben Krankenhauspflege Versicherten für Angehörige zu zahlen, die von ihm bis dahin unterhalten wurden.

Krankenschein, der für Krankenhilfe erforderlich ist, kostet je Versicherungsfall 0,25 RM.; in Notfällen ist er nachträglich zu beschaffen; von der Gebühr befreit sind Arbeitslose, Invalidenrentner, Schwerbeschädigte, bedürftige Tuberkulöse und Geschlechtskranke.

Wochenhilfe für weibliche Versicherte, die in den letzten 2 Jahren vor der Niederkunft mindestens 10 und im letzten Jahr mindestens 6 Monate versichert sind: Hebammenhilfe, Arznei, kleinere Heilmittel, erforderliche ärztliche Behandlung, 10 RM. Entbindungsbeitrag, Wochengeld in Höhe des Krankengeldes, mindestens 0,50 RM. täglich, 4 Wochen, bei ärztlicher Bescheinigung, daß die Entbindung voraussichtlich spätestens nach 6 Wochen stattfindet, auch 6 Wochen lang vor und 6 Wochen nach der Entbindung, soweit Schwangere keine Beschäftigung gegen Entgelt verrichten, schließlich bis zu 12 Wochen Stillgeld = $^1/_2$ Krankengeld, mindestens 0,25 RM.

Aussteuerung, d. h. spätester Krankenhilfeabschluß: 26 Wochen des laufenden Krankengeldbezuges oder bereits nach 13 Wochen, wenn in den vorhergehenden 12 Monaten wegen der gleichen Krankheit bereits 26 Wochen lang Krankengeld bezogen wurde.

Versicherungsschutz wird über das Versicherungsverhältnis hinaus während 3wöchiger Erwerbslosigkeit gewährt, Wochenhilfe bei Arbeitseinstellung innerhalb 6 Wochen vor der Entbindung, Familienwochenhilfe bei Niederkunft innerhalb 9 Monate nach dem Tode des versicherten Ernährers, Sterbegeld bei innerhalb 1 Jahres tödlich verlaufener Aussteuerungskrankheit.

Familienhilfe für Versicherte mit mindestens 3monatiger Versicherungsdauer: Ärztliche Behandlung für nicht versicherte, kranke, unterstützungsberechtigte, im Inland lebende Angehörige für 13 Wochen, $^1/_2$ der Arzneikosten.

Familienwochenhilfe für nicht versicherte Ehefrauen und im Haushalt lebende Töchter: Hebammenhilfe, Arznei, kleinere Heilmittel, erforderliche ärztliche Behandlung, 10 RM. Entbindungsbeitrag, für 10 Wochen täglich 0,50 RM. Wochengeld, bis zu 12 Wochen täglich 0,25 RM. Stillgeld.

Mehrleistungen können satzungsmäßig — nur bei Erhebung von Beiträgen bis zu 5% des Grundlohns — sich erstrecken auf bis einjährige Krankenhilfe, Genesenenfürsorge für ein weiteres Jahr, Hilfsmittel gegen Verunstaltung und Verkrüppelung zur Hebung der Arbeitsfähigkeit, Maßnahmen zur Krankheitsverhütung, Familienzuschläge zum Krankengeld bis 10% des Grundlohns für Ehegatten und 5% des Grundlohns für sonstige Angehörige, im ganzen bis $^3/_4$ des Grundlohns, Krankengeld von 60% des Grundlohns nach 6wöchiger Arbeitsunfähigkeit oder bei zeitweilig Arbeitsentgelt erhaltenden Arbeitsunfähigen, Krankenkost, auf $^2/_3$ des Krankengeldes erhöhtes Hausgeld oder Zuschläge für mehrere Angehörige, Taschengeld neben Krankenhauspflege bis $^1/_2$ des Krankengeldes für Versicherte, die kein Hausgeld erhalten, auf 26 Wochen verlängerte Familienkrankenpflege, auf 70% erhöhten Arzneikostenbeitrag und Krankenhauspflegezuschuß für Angehörige, Entbindungskostenbeitrag bis 25 RM., Wochengeld bis $^3/_4$ des Grundlohns oder bis 13 Wochen, Stillgeld bis 26 Wochen, Familienkrankenpflege bis 26 Wochen, Familienwochengeld bis $^1/_2$ Krankengeld,

Familiensterbegeld bei Ehegatten bis $^2/_3$, bei Angehörigen bis $^1/_2$ des Versicherten-Sterbegeldes.

Auf 1000 Mitglieder der Pflicht- und Ersatzkassen trafen 1937:

  40 Arbeitsunfähigkeitsfälle,
  143 sonstige Krankheitsfälle von Mitgliedern,
  99 Krankheitsfälle von Familienangehörigen,
  904 Krankengeldtage, d. h. 22,8 je Krankheitsfall,
  4,3 Wochenhilfs- und Familienwochenhilfsfälle,
  0,85 Sterbegeldfälle.

Je Mitglied betrugen:

  die Gesamtausgaben 72,6 RM.,
  die Gesamteinnahmen 74,3 RM.,
  das Reinvermögen 39,0 RM.

Von den Gesamtausgaben trafen:

  23,8% auf Arzthilfe,
  6,7% auf Zahnbehandlung,
  8,9% auf Heilmittel für Mitglieder,
  12,4% auf Krankenhauspflege für Mitglieder,
  20,7% auf Kranken-, Haus- und Taschengeld,
  7,0% auf sonstige Krankenhilfe für Familienangehörige,
  7,4% auf Wochenhilfe,
  1,0% auf Sterbegeld,
  9,2% auf Verwaltungskosten,
  2,9% auf Sonstiges.

In der *privaten Krankenversicherung* wurden 1937 720 Unternehmen mit 9,4 Millionen Versicherten ermittelt, davon gehörten 81% der Versicherten zu 49 großen und 2,3% der Versicherten zu 560 Zwergunternehmen. 254 Unternehmen mit 8,5 Millionen Mitgliedern gewährten Vollversicherung, 463 mit 798000 Mitgliedern Zuschüsse, vornehmlich als Kranken- und Sterbegeld, 3 Sonderversicherungen mit 43000 Versicherten im wesentlichen nur Krankenhauskosten-Erstattung. Vom Beitragsaufkommen wurden etwa $^3/_4$ für die Leistungen verwandt.

Sämtliche *Kassenärzte* und im Reichsarztregister für die Zulassung vorgemerkten Ärzte sind zwangsläufig in der mit Befehlsgewalt ausgestatteten Kassenärztlichen Vereinigung Deutschlands zusammengeschlossen. Diese schließt Leistungsverträge mit den Trägern der Krankenversicherung usw. ab, zieht das ärztliche Gesamthonorar ein und verteilt es schlüsselmäßig unter die Ärzte, wobei unter anderen Beträge für Kinderzulagen und Unterstützungen für Praxisausfälle durch Krankheit, Urlaub, Schulungslehrgänge usw. sowie beim Nichterreichen einer Mindesteinnahme abgezweigt werden.

Schrifttum.

HADRICH: A—Z der ärztlichen Organisationskunde; II. Beih. zum Reichs-Medizinal-Kalender für Deutschland 1937, Teil 1. Leipzig: Georg Thieme. — Reichsversicherungs-Ordnung, 32. Aufl. Stuttgart: W. Kohlhammer 1939.

2. Unfallversicherung.

Von HANS DORNEDDEN.

Die *reichsgesetzliche Unfallversicherung* hat durch Gesetz von 1884 die Haftpflicht der Betriebsunternehmer für Unfallschäden in eine Zwangsversicherung auf berufsgenossenschaftlicher Grundlage übernommen. Der Aufbau der Versicherung im Altreich ist folgender:

Träger (1937). 63 gewerbliche Berufsgenossenschaften (BG.) mit 179 (Bezirks-) Sektionen, darunter 1 See-BG., 30 landwirtschaftliche (Bezirks-)BG. mit 476 Sektionen und 14 Zweiganstalten, 26 Gemeindeunfallversicherungsverbände und 138 Ausführungsbehörden (für Reich, Länder, NSDAP. und die Betriebe des Reiches).

Versicherte (1937). 6,3 Millionen Betriebe mit 31,6 Millionen Versicherten (einschl. Doppeltversicherten).

Versicherungspflichtig. Gewerbebetriebe mannigfaltiger Art, auch solche ohne Ausrüstung mit Maschinen oder Kraftstrom, beispielsweise Krankenanstalten, Großküchenbetriebe, Fuhr- und Lagerbetriebe, Schauspielunternehmen, Fachschulen, Betriebe der Wehrmacht usw., ferner land-, garten- und forstwirtschaftliche sowie Schiffahrtsbetriebe. Betriebe ohne besondere Unfallgefahr können für versicherungsfrei erklärt werden.

Betriebsanmeldung beim Versicherungsamt (Aufsichtsbehörde im unteren Verwaltungsbezirk).

Versicherte. Jede Person, die eine dem Betrieb förderliche Tätigkeit auch ohne förmliches Arbeitsverhältnis ausübt. Der Betriebsführer, dessen Ehefrau und selbständige Lotsen sind, falls nicht satzungsgemäß versicherungspflichtig, versicherungsberechtigt. Beamte, Ordenspersonen und anderweitig versorgte Personen sind versicherungsfrei.

Leiter einer BG. ist ein Führer eines Mitgliedsbetriebes; er wird vom Reichsversicherungsamt berufen, durch einen Beirat unterstützt und erläßt die Satzung.

Beiträge zahlen die Betriebe, nach Lohnsummen und Gefahrenklassen abgestuft, insgesamt in Höhe des Bedarfs des jeweils vergangenen Jahres einschließlich bestimmter Rücklagen.

Versicherungsfälle. Unfälle und berufliche Erkrankungen bei allen dem Betriebe dienenden Tätigkeiten, auch Maßnahmen zur Instandsetzung, gegen Diebstahl, ferner nicht berufsspezifische Unfälle des täglichen Lebens am Arbeitsplatz, bei feierlichen Betriebsveranstaltungen und auf dem Wege nach und von der Arbeitsstätte. Betriebsfremdes Verhalten, krankhafte Anlagen, die während der Betriebstätigkeit zutage treten, eigenwirtschaftliche Betätigungen auf dem Wege nach oder von der Arbeitsstätte und schuldhaftes Verhalten auf diesen Wegen wie Außerachtlassen der im Verkehr erforderlichen Sorgfalt lassen Versicherungsansprüche erlöschen.

Ausgaben für Unfallverhütung und Betriebsüberwachung, Schadenheilung, Berufsfürsorge, Rentenzahlungen (durch die Post) und Verwaltungskosten.

Unfallverhütung. Herausgabe von Unfallverhütungsvorschriften, Betriebsüberwachung durch technische Aufsichtsbeamte im Benehmen mit den Gewerbeaufsichtsbeamten und Nachprüfung der Unfallhergänge.

Schadensheilung. Ärztliche Behandlung, Arznei und andere Heilmittel, Körperersatzstücke, orthopädische Hilfsmittel, Hauspflege oder Pflegegeld (20—75 RM. monatlich), Anstaltspflege ohne zeitliche Begrenzung oder Einschränkung durch Regelleistungsgrundsätze. Teils überlassen die BG. die Krankenbehandlung den Krankenkassen, teils veranlassen sie die Entscheidung über die Behandlungsart durch ihren „Durchgangsarzt", teils verpflichten sie die Krankenkassen zu selbständiger Einweisung bestimmter Verletzter in bestimmte Heilanstalten.

Berufsfürsorge. Umschulung im Bedarfsfall (bis zu 12 Monaten) mit Gewährung einer Haushaltsbeihilfe, Berufsberatung, Arbeitsvermittlung durch das Arbeitsamt oder die Hauptfürsorgestelle für Schwerbeschädigte.

Rentengewährung entsprechend der Minderung der Erwerbsfähigkeit, bei Krankenversicherten nach Abschluß des Krankengeldbezuges. Nicht gegen Krankheit Versicherte erhalten auf Antrag während völliger Erwerbsunfähigkeit von der BG. Krankengeld oder Vollrente. Vorläufige Rente wird in den ersten 2 Jahren, hernach wird Dauerrente gewährt.

Jahresvollrente $= \frac{2}{3}$ des Jahresarbeitsverdienstes, der mindestens dem Ortslohn für 21jährige Arbeiter entspricht und höchstens 4800 RM. (sofern nicht satzungsmäßige Ausnahme) beträgt. Teilrenten werden in Zehnteln der Vollrente berechnet.

Beispiele für Grade der Minderung der Erwerbsfähigkeit: Blindheit 100%, Taubheit bis 40%, Armverlust oder völlige Gebrauchsunfähigkeit rechts 75%, links 60%, Verlust aller Finger rechts 50%, links 40%, Beinverlust 75%, Unterschenkelverlust 50%, Peronaeuslähmung 20%, Leistenbruch 10%.

Bei Vollendung des 21. Lebensjahres wird für bis dahin minderjährige Rentner die Rente nach dem Jahresarbeitsverdienst eines gleichartigen 21jährigen Arbeiters neu festgesetzt. Schwerbeschädigte (über 50%) erhalten Zulagen von 10% der Rente für jedes Kind, höchstens insgesamt 100% des Jahresarbeitsverdienstes.

Sterbegeld $= \frac{1}{15}$ des Jahresarbeitsverdienstes.

Witwenrente $= \frac{1}{5}$ des Jahresarbeitsverdienstes; $\frac{2}{5}$ für mindestens 50% erwerbsbeschränkte Witwen.

Waisenrente $= \frac{1}{5}$ des Jahresarbeitsverdienstes bis zum 15. (bei Ausbildung 18.) Lebensjahr.

Hinterbliebenenrenten insgesamt höchstens $\frac{4}{5}$ des Jahresarbeitsverdienstes.

Die Zahlung ruht für Renten unter 20% der Vollrente. Die Rente wird von den BG. festgesetzt, Berufung ist beim Oberversicherungsamt möglich.

Anzeigepflicht und Unfallermittlung. Der Betriebsführer hat Unfälle innerhalb von 3 Tagen an die Ortspolizeibehörde und den Versicherungsträger oder die von diesem bestimmte Stelle zu melden, wenn ein Beschäftigter getötet oder für mehr als 3 Tage ganz oder teilweise arbeitsunfähig ist. Auf besondere Anordnung erhält die Gewerbeaufsichtsbehörde Meldung durch die Ortspolizeibehörde. Die Krankenkasse hat der BG. zur Aufrechterhaltung ihrer eigenen Ansprüche gegen diese mit Arbeitsunfähigkeit einhergehende Krankheitsfälle bei Verdacht auf einen Betriebsunfall zu melden. Bei Wiedererkrankung ist der Fall auch ohne Arbeitsunfähigkeit der BG. zu melden.

Die BG. prüft jeden Unfall zur Festsetzung des Heilverfahrens, Prüfung der Beachtung der Unfallverhütungsvorschriften und Abstellung von Gefahrenquellen nach. Die Kosten für die Heilbehandlung werden bei den gegen Krankheit Versicherten für die ersten 45 Tage nach dem Unfall von der Krankenkasse im Rahmen der Satzung, im übrigen von der BG. getragen.

Außer den Unfällen bilden auch Erkrankungen an bestimmten *Berufskrankheiten* entschädigungspflichtige Versicherungsfälle und zwar:

I. In allen der Unfallversicherung unterliegenden Betrieben und Einrichtungen:

Erkrankungen durch (an) Blei, Phosphor, Quecksilber, Arsen, Mangan oder deren Verbindungen, Benzol oder seine Homologen, deren Nitro- und Amidoverbindungen und deren Abkömmlinge, Halogenkohlenwasserstoffe der Fettreihe, Schwefelkohlenstoff, Schwefelwasserstoff, Kohlenoxyd, Röntgenstrahlen und radioaktive Stoffe, Hautkrebs oder zur Krebsbildung neigenden Hautveränderungen durch Ruß, Paraphin, Teer, Anthrazen, Pech und ähnliche Stoffe, Krebs oder andere Neubildungen sowie Schleimhautveränderungen der Harnwege durch aromatische Amine.

Schwere oder wiederholt rückfällige berufliche Hauterkrankungen, die zum Wechsel des Berufs oder zur Aufgabe jeder Erwerbsarbeit zwingen, Erkrankungen der Muskeln, Knochen und Gelenke durch Arbeit mit Preßluftwerkzeugen, schwere Staublungenerkrankung (Silicose), Staublungenerkrankung (Silicose) in Verbindung mit Lungentuberkulose, wenn die Gesamterkrankung schwer ist und die Staublungenveränderungen einen aktiv fortschreitenden

Verlauf der Tuberkulose wesentlich verursacht haben, schwere Asbeststaublungenerkrankung (Asbestose).

II. Erkrankungen an Lungenkrebs bei der Chromaterzeugung / Erkrankungen der tieferen Luftwege und der Lunge durch Thomasschlackenmehl in Thomasschlackenmühlen, Düngemittelmischereien, bei der Lagerung und Beförderung von Thomasschlackenmehl / Schneeberger Lungenkrankheit im Erzbergbau, im Gebiete von Schneeberg und Joachimsthal / durch Lärm verursachte Taubheit oder an Taubheit grenzende Schwerhörigkeit bei der Metallbearbeitung und -verarbeitung / grauer Star bei der Herstellung, Be- und Verarbeitung von Glas, in Eisenhütten und Metallschmelzereien / Wurmkrankheit der Bergleute im Bergbau / Tropenkrankheiten, Fleckfieber und Skorbut bei der Seeschiffahrt und Luftfahrt, bei Beschäftigung im Auslande / Infektionskrankheiten in Krankenhäusern, Heil- und Pflegeanstalten, Entbindungsheimen und sonstigen Anstalten, die Personen zur Kur und Pflege aufnehmen, ferner Einrichtungen und Tätigkeiten in der öffentlichen und freien Wohlfahrtspflege und im Gesundheitsdienst sowie in Laboratorien für naturwissenschaftliche und medizinische Untersuchungen und Versuche.

Besonders gefährdete Berufstätige soll der Versicherungsträger zur Unterlassung der die Berufskrankheit fördernden Beschäftigung anhalten und ihm zum Ausgleich wirtschaftlicher Nachteile eine Übergangsrente bis zur Hälfte der Vollrente oder ein Übergangsgeld bis zur Hälfte der Jahresvollrente gewähren, auch neben einer Erwerbsunfähigkeitsrente.

Berufskrankheiten sind bei begründetem Verdacht auf berufliche Einflüsse vom Arzt gegen Gebührengewährung dem Versicherungsträger und von diesem dem Gewerbearzt und dem Gewerbeaufsichtsbeamten zu melden. Versäumnisse des anzeigepflichtigen Arztes können berufsgerichtlich geahndet werden. Der Gewerbearzt hat den Kranken zu begutachten oder begutachten zu lassen und ein schriftliches Gutachten dem Versicherungsträger zuzuleiten; dieser führt Ermittlungen nur im Benehmen mit dem Gewerbearzt durch.

Leitsätze der ärztlichen Gutachtertätigkeit. Neben der Krankenbehandlung bildet die Krankenbegutachtung in der Sozialversicherung und besonders in der Unfallversicherung eine wesentliche ärztliche Aufgabe. Der ärztliche Sachverständige hat frei von jeder Parteilichkeit unter gewissenhafter Beachtung aller bewährten Grundsätze der Begutachtung zu einer einwandfreien Klärung des Sachverhalts und damit zu einer gerechten Würdigung der Ansprüche des Untersuchten beizutragen; wenn er zu einer wissenschaftlichen Klärung nicht gelangt, hat er es offen darzutun. Trotz Durchbrechung des ärztlichen Berufsgeheimnisses bei der Begutachtung möge jeder Arzt bemüht sein, mit dem zu Begutachtenden ein Vertrauensverhältnis zu erlangen, und sich bewußt bleiben, daß die Entscheidungen über das Wohl und Wehe des Begutachteten häufig lediglich auf das ärztliche Gutachten begründet werden, das demzufolge auch dem Begutachteten zur Einsichtnahme in der Regel zugänglich sein muß. In gesundheitlicher Hinsicht bedenkliche Teile des Gutachtens können auf begründeten ärztlichen Antrag hin von der aktenführenden Stelle geheim gehalten werden. Hält sich der Arzt aber für derart befangen, daß er Wesentliches nicht frei ausführen kann, so muß er die Begutachtung begründet ablehnen, auch wenn er an sich Gerichten, der Polizei, den Trägern der Sozialversicherung und verschiedenen Behörden der Gebietskörperschaften gegenüber zur Gutachtenerstattung verpflichtet ist. Krankenblätter können in entsprechenden Fällen an Behörden und Körperschaften öffentlichen Rechts in der Regel ohne Bedenken herausgegeben werden. Der Gutachter macht sich strafbar, wenn er bewußt ein unrichtiges Gutachten abgibt (§ 278 Strafges.-Buch). Härtere Bestrafung wird verwirkt, wenn der Gutachter hierdurch mitwirkt, dem Täuschenden oder einem Dritten einen rechtswidrigen Vermögensvorteil zu verschaffen. Hinzu kommt gegebenenfalls eine Schadenersatzpflicht (§ 883, 826 BGB.). Der Gutachter ist auch haftbar und berufsgerichtlich zu belangen, wenn er z. B. als Vertrauensarzt aus Fahrlässigkeit zu fehlerhafter Begutachtung kommt. Er muß auch die Identität der zu begutachtenden Personen prüfen und gegen das Unterschieben falscher Untersuchungsproben auf der Hut sein.

Für schmerzende oder nicht ungefährliche Untersuchungsverfahren soll der Gutachter sich vorher des Einverständnisses des zu Untersuchenden unter Hinweis auf die Bedeutung und Notwendigkeit der Eingriffe, gegebenenfalls durch schriftliche Erklärung, vergewissern; Lumbalpunktionen und Encephalographien soll er nicht ohne klinische Aufnahme vornehmen und Weigerungen nicht durch Zwang zu überwinden versuchen. Auch soll sich der Gutachter rechtzeitig mit der Vorgeschichte an Hand übersandter Akten vertraut machen und sich frühzeitig über das Erfordernis klinischer Beobachtung, die nach Möglichkeit abzukürzen ist, klar werden.

Jedes vollständige ärztliche Gutachten soll regelmäßig, voneinander erkennbar getrennt, enthalten:

1. Ort und Zeit, Anlaß, Auftraggeber und Zweck sowie die Angabe der Grundlagen (eigene Untersuchung, vorgelegte Berichte usw.) der Gutachtenerstattung.

2. Angaben des zu Begutachtenden (oder seiner Angehörigen) über seine Krankheitsgeschichte und seinen gegenwärtigen Zustand.

3. Amtliche und sonstige Feststellungen über Krankheitsursache und Verlauf.

4. Den objektiven klinischen Untersuchungsbefund (Beschaffenheit und Funktion der Organe in nachprüfbarer und anschaulicher Darstellung, beispielsweise mit genauen Maßangaben über Gestalt und Beweglichkeit der Gliedmaßen, ferner Angaben über die Gesamtpersönlichkeit des Untersuchten).

5. Die klinische Diagnose und das geforderte Sachsverständigenurteil, d. h. die ärztlich gutachtliche Würdigung von Befund, Angaben und Feststellungen aus Ziffern 2—4.

6. Vollständige Namenunterschrift, gegebenenfalls mit Amtsbezeichnung des Gutachters; bei amtlichen Gutachten geht hier die vorgeschriebene amtliche Schlußversicherung voraus.

Dem Gutachten muß mindestens ein solcher Grad von Wahrscheinlichkeit zugrunde liegen, daß sich vernünftigerweise die Überzeugung des Entscheidenden darauf gründen kann. Am Schluß wird der Sachverständige sein Urteil nochmals kurz zusammenfassen; sind ihm bestimmte Fragen vorgelegt, so sollen sie hier nochmals kurz und klar beantwortet werden.

Gutachtergebühren sind von Privatärzten in der Regel nach den ärztlichen Gebührenordnungen der einzelnen Länder (in Preußen „Preugo") zu berechnen.

3. Rettungswesen.

Von BERNHARD MÖLLERS.

Das Rettungswesen im Deutschen Reich ist zusammengefaßt in der *Reichsarbeitsgemeinschaft für Rettungswesen*, die dem Reichsausschuß für Volksgesundheitsdienst im Reichsministerium des Innern angeschlossen ist. Die Reichsarbeitsgemeinschaft entfaltet in erster Linie eine beratende Tätigkeit zur Unterstützung der Behörden, insbesondere auch durch Mitwirkung bei der Vorbereitung behördlicher Maßnahmen (Gesetze, Verordnungen usw.); sie verfolgt alle praktischen Ergebnisse und Erfahrungen auf dem Gebiete des in- und ausländischen Rettungswesens und versucht sie zum allgemeinen Nutzen auszuwerten. Der Reichsarbeitsgemeinschaft gehören die am Rettungswesen beteiligten Ministerien, Stellen der Partei, der Gemeinden und Berufsorganisationen, das Deutsche Rote Kreuz, die Arbeitsfront, die Oberste SA.-Führung und die Reichsbahn an.

Ihr eingegliedert ist der *Deutsche Zentralverband für das Rettungswesen* (gegründet 1910), dem die einheitliche Vertretung des deutschen Rettungs- und Samariterwesens auf wissenschaftlichen Tagungen im In- und Auslande obliegt und dem alle Körperschaften und Verbände angehören, deren eigentliche Aufgabe in der Förderung und *praktischen* Durchführung des Rettungswesens liegt wie unter anderem das Deutsche Rote Kreuz, die Deutsche Lebensrettungsgesellschaft, die Deutsche Gesellschaft zur Rettung Schiffbrüchiger usw.

Eine *gesetzliche* Verpflichtung zur Hilfeleistung besteht in Deutschland auf Grund des § 330c des Strafgesetzbuches (Änderungsgesetz vom 28. 6. 1935):

„Wer bei Unglücksfällen oder gemeiner Gefahr oder Not nicht Hilfe leistet, obwohl dies nach gesundem Volksempfinden seine Pflicht ist, insbesondere wer der polizeilichen Aufforderung zur Hilfeleistung nicht nachkommt, obwohl er der Aufforderung ohne erhebliche eigene Gefahr und ohne Verletzung anderer wichtiger Pflichten genügen kann, wird mit Gefängnis bis zu 2 Jahren oder mit Geldstrafe bestraft."

Der *Staat* ist bestrebt, für alle vorkommenden Unglücksfälle einschließlich katastrophaler Ereignisse, bei sportlichen Veranstaltungen oder Massenversammlungen zahlenmäßig ausreichende und sachlich vorgebildete Hilfskräfte bereitzustellen oder andere Stellen mit entsprechendem Auftrag zu versehen. Die Dienstordnung der zur einheitlichen Durchführung des öffentlichen Gesundheitsdienstes berufenen *Gesundheitsämter* (3. Durchführungs-Verordnung zum Gesetz über die Vereinheitlichung des Gesundheitswesens) besagt deshalb, daß diese im Benehmen mit den örtlichen Organisationen der nationalsozialistischen Bewegung, des Roten Kreuzes, der Landkrankenpflege u. a. an der Durchführung des öffentlichen Sanitätsdienstes, der Ersten Hilfe und der Krankenbeförderung mitzuwirken haben.

Die Führung im gesamten praktischen Rettungsdienst hat gemäß Runderlaß des Reichsministers des Innern vom 10. 2. 1938 das *Deutsche Rote Kreuz* (DRK.).

Abschnitt V der Dienstvorschrift für das Deutsche Rote Kreuz vom 1. 1. 1938 behandelt den Dienst der männlichen und weiblichen Bereitschaften des Roten Kreuzes und gibt nähere Anweisungen über Einrichtung und Betrieb der Unfallmeldestellen und Unfallhilfsstellen, über deren Kenntlichmachung sowie über eine zuverlässig wirkende Alarmierung bei größeren Unfällen und Katastrophen. Die getroffenen Anordnungen sichern dem Deutschen Roten Kreuz die notwendige Stoßkraft bei der Durchführung seiner gesetzlich und satzungsgemäß festgelegten Friedensarbeit, insonderheit der Hilfeleistung bei öffentlichen Notständen und bei Unglücksfällen zu Wasser und zu Lande. Unter Beseitigung der bisherigen Verschiedenheiten in der Handhabung des Rettungswesens wird das Rote Kreuz damit noch mehr als bisher zum Mittelpunkt des gesundheitlichen Rettungs- und Hilfsdienstes in allen seinen Teilgebieten.

Für die Durchführung des Rettungsdienstes stehen dem Deutschen Roten Kreuz an geschulten Einsatzkräften zur Verfügung:

1. 2012 männliche Bereitschaften mit 196000 Angehörigen, 1875 weibliche Bereitschaften mit 190896 Angehörigen;

2. 65 Schwesternschaften mit 14966 Schwestern.

Die Einsatzkräfte des DRK. sind in männliche und weibliche Bereitschaften mit einem Bestand von je rund 130 Mitgliedern eingeteilt; diese gliedern sich in 2—4 Züge und jeder Zug in 2—4 Gruppen. In einer Gruppe sind 8—16 Helfer bzw. Helferinnen zusammengefaßt. Jede Bereitschaft muß über die für die Ausbildung, Führung und Alarmbereitschaft sowie für die Unterbringung der Gerätschaften erforderlichen Räume verfügen, die vielfach in Gemeindehäusern, Schulen u. dgl. eingerichtet sind.

Den Bereitschaften standen (am 31. 3. 1938) für den Rettungsdienst nachstehende Einrichtungen zur Verfügung:

9 251 Unfallhilfsstellen,	26 837 Krankentragen,
19 644 Unfallmeldestellen,	1 511 Verbandkästen für Kraftfahrzeuge,
1 025 sonstige Einrichtungen,	2 454 Verbandschränke,
740 Krankenkraftwagen,	1 189 Sanitätskästen,
140 Krankenwagen mit Pferdebespannung,	11 947 Gasmasken mit Zubehör,
58 Rettungsboote,	779 Sauerstoffgeräte.
2 715 fahrbare Krankentragen,	

Das Deutsche Rote Kreuz trat im Jahre 1937/38 in Tätigkeit bei Sportunfällen 189 153mal, bei Versammlungen, Aufzügen usw. 306 735mal, bei Überschwemmungen 10 171mal, bei sonstigen Katastrophen 1216mal, bei Giftgasschäden 735mal, bei Feuersbrünsten 2830mal, bei Eisenbahnunfällen 1697mal, bei Fabrik- und Grubenunfällen 894 310mal, bei Seuchen 5437mal, bei Einzelunfällen 755 761mal, im Wasserrettungsdienst 17 721mal, im Gebirgsrettungsdienst 5362mal, bei sonstigen Unfällen 412 733mal. Es wurde somit 2 603 861mal Erste Hilfe geleistet.

Die Einsatzkräfte werden in einem ärztlich geleiteten theoretischen und praktischen Lehrgang von 20 Doppelstunden in die Grundlagen der ersten Hilfeleistung eingeführt und üben ihren Dienst in der Regel ehrenamtlich neben der Berufsarbeit aus. Die Fortbildung erfolgt im praktischen Einsatz für den Rettungsdienst bei den ständigen Übungen im inneren Dienst der Bereitschaften. Die Schulung der DRK.-Führer erfolgt in den jeder Landesstelle angegliederten Führerschulen sowie in der Reichsführerschule. Die DRK.-Helferinnen können bei vorhandener Eignung nach 3monatiger praktisch-klinischer Ausbildung im Krankenhaus oder Lazarett sowie nach zusätzlicher theoretischer Ausbildung (20 Doppelstunden) den Dienstgrad einer Schwesternhelferin erwerben. Nach der neuen Bestallungsordnung für Ärzte vom 17. 7. 1939 sind die weiblichen Medizinstudierenden in einem noch festzusetzenden Umfange sowie die nicht wehrfähigen männlichen Medizinstudierenden verpflichtet, während ihres Studiums dem DRK. anzugehören und bei DRK.-Bereitschaften Dienst zu tun.

Das Deutsche Rote Kreuz als Mittelpunkt des Deutschen Rettungswesens arbeitet engstens zusammen mit den übrigen Vereinigungen, die sich besonders dem Rettungsdienst widmen, dem Reichsluftschutzbund, der Deutschen Lebensrettungsgesellschaft, der Deutschen Gesellschaft zur Rettung Schiffbrüchiger, den Rettungsorganisationen in Bergwerken und industriellen Betrieben und dem Deutschen Alpenverein.

Für die Durchführung eines geordneten Rettungsdienstes, zumal bei Unfällen von katastrophalem Ausmaß, ist ferner unentbehrlich die Mitwirkung der *Polizei*, der *Feuerlöschpolizei*, der *Reichspost* und der *Technischen Nothilfe*.

Die Polizei. In den Polizei- und Feuerwachen ist für sofortige kostenlose erste Hilfeleistung gesorgt. Bei Massenunglücksfällen veranlaßt die Polizei die rechtzeitige Herbeiführung ausreichender und sachverständiger Hilfe durch Alarmierung der freiwilligen Rettungsgesellschaften. Ferner gehört zu den Aufgaben des Rettungsdienstes der Polizei die erste Hilfeleistung und Bergung von Verletzten und Toten, Absperrung der Unglücksstätte, Benachrichtigung der jeweils gegebenen zuständigen Behörden, technischer Dienststellen und Feuerwehr. Fahrzeuge jeder Art müssen auf Verlangen der Polizeibeamten den Abtransport Verunglückter und Erkrankter übernehmen. Die Rettungsmannschaften der Polizei werden nicht selten in Fällen Erste Hilfe leisten, wo es sich um verbrecherische Handlungen oder Selbstmorde handelt, und haben dabei nach Leistung der ersten Hilfsmaßnahmen auf die Verhütung der Verwischung von Spuren eines Verbrechens zu achten.

Die Feuerlöschpolizei. Die Mehrzahl der Feuerwehrmänner wird durch Samariterkurse zur ersten Hilfeleistung bei Unglücksfällen und zum Krankentransport ausgebildet, so daß in einer Reihe größerer Gemeinden der Feuerwehr allein oder in Gemeinschaft mit Rotkreuzgliederungen der gesamte Rettungsdienst obliegt.

Die Feuerwehrmänner müssen imstande sein, den aus brennenden Häusern geretteten verletzten Personen und Rauchvergifteten „Erste Hilfe" zuteil werden zu lassen und den Abtransport der Verletzten von der Brandstätte in die Krankenhäuser und Kliniken zu übernehmen. Infolge der Einrichtung des Feuermeldedienstes und des vorzüglich ausgebildeten Alarmsystems kann die Feuerwehr in kürzester Zeit am Unglücksplatz eintreffen und helfend eingreifen. Vielen Feuerwachen sind deshalb *Rettungswachen* angeangegliedert und mit allen nötigen Einrichtungen (Schienen, ärztlichen Bestecken, Verband- und Gegengiftkästen zur Behandlung von Verletzten und Vergifteten, Sauerstoffkoffern und Pulmotorapparaten zur Belebung Scheintoter und Gasvergifteter) sowie mit Krankenbeförderungswagen ausgestattet.

Die Feuerwehren sind in einzelnen Teilen des Reiches auch als *Wasserwehren* tätig, um bei Hochwasser und Überschwemmungen rettend einzugreifen.

Die Reichspost. Die Reichspost leistet beim Rettungsdienst wertvolle Hilfe, indem sie durch das dichte Netz ihrer Verkehrsanstalten den Bereitschaftsdienst des Deutschen Roten Kreuzes ausgiebig unterstützt und die Unfallmeldestellen im Fernsprechbuch besonders kennzeichnet.

Zur Sicherung des Deutschen Flug- und Überseeschiffs-Verkehrs trägt die Reichspost durch Nachrichtensendung über Wetterbeobachtung, durch Sturmwarnungs- und Eisnachrichten bei, besonders durch die eigenen Sprechsender des Hochseerundfunks (Gefahrenmeldedienst, Seenotmeldedienst, SOS-Hilferufe).

Bei größeren Unfällen werden alle verfügbaren Lastkraft- und Personenkraftwagen der Reichspost mit den zugehörigen Rettungseinrichtungen eingesetzt. Bei Eisenbahnunglücksfällen entsenden die örtlichen Postdienststellen einen Fernsprechtrupp zur Herstellung einer direkten Telephonverbindung von der Unglücksstelle nach der nächstgelegenen Eisenbahndirektion. Bei Unglücksfällen im Kraftpostverkehr leisten die im Samariterdienst ausgebildeten Kraftwagenführer Erste Hilfe unter Verwendung der im Verbandkasten mitgeführten Gegenstände.

Die Technische Nothilfe. Die Technische Nothilfe (TN.) ist eine Arbeitsgemeinschaft von Männern, die sich freiwillig verpflichtet haben, aus Liebe zu Heimat und Volk ihre Arbeitskraft in Notfällen zur Verfügung zu stellen; sie gliedert sich in den Technischen Dienst zur Beseitigung von Notständen in lebenswichtigen Betrieben und in den Gas- und Luftschutzdienst zur Durchführung bestimmter Aufgaben innerhalb des zivilen Luftschutzes und steht zur Hilfeleistung bei Katastrophen infolge höherer Gewalt jederzeit zur Verfügung. Der Einsatz der TN. ist nur in solchen Betrieben zulässig, deren Fortführung mit Rücksicht auf lebenswichtige öffentliche Interessen unerläßlich ist, und ist auf die Abwehr eines öffentlichen Notstandes beschränkt.

Zur Hilfeleistung bei katastrophalen Ereignissen können ferner bestimmungsgemäß die Abteilungen des *Reichsarbeitsdienstes* und die *Gliederungen der NSDAP.* herangezogen werden.

Das *Rettungswesen in den großen Städten* wird teils von der Stadtverwaltung ganz übernommen, teils von der Stadt und der Feuerlöschpolizei oder dem

Deutschen Roten Kreuz unter verantwortlicher Aufsicht durch die zuständigen städtischen Stellen ausgeübt.

Das vorbildliche Rettungs- und Krankenbeförderungswesen der *Stadt Berlin* besitzt 56 Rettungsstellen in stadteigener Verwaltung, die mit einem Raum für den diensttuenden Arzt, einem Operations- und Verbandraum, einem Bettenraum für 3 Betten, einem Raum für den Heilgehilfen, einem Raum für bewußtlos eingelieferte Kranke, einem Warteraum und außerdem mit Klosett und Telephon ausgestattet sind. Zur Behandlung der Eingelieferten sind alle zur ersten Hilfeleistung erforderlichen Instrumente, ein Sauerstoffapparat, eine Handtasche für geburtshilfsliche Zwecke, ein Gegengiftkasten und eine Handtasche für Erste Hilfe vorhanden. Dem Rettungsamt ist der zentrale Bettennachweis der Krankenhäuser angegliedert.

In *kleineren Städten und auf dem Lande* haben vielfach die mit der erforderlichen Ausrüstung versehenen Bereitschaften des Roten Kreuzes einen vorzüglichen Rettungsdienst organisiert.

Das Rettungswesen im *Straßenverkehr* hat eine von Jahr zu Jahr steigende Zahl von Verkehrsunfällen (1935/36 263 000 Unfälle mit 8500 Toten und 171 000 Verletzten) zu betreuen. Zur Verringerung der Unfallmöglichkeit ist am 28. 5. 1934 eine neue *Reichsstraßenverkehrsordnung* erlassen. Die Radfahrer müssen mit einem weißen Schutzstreifen am hinteren Schutzblech und mit einem Rückstrahler, die Kraftwagen mit Schlußlichtern, marschierende Kolonnen mit Laternen oder Rückstrahlern bei eintretender Dunkelheit oder Nebel erkennbar gemacht sein. Strenge Strafen werden gegen betrunkene Kraftfahrer verhängt (Runderlaß Reichsmin. d. Inn. vom 19. 7. 1938) (Blutprobe nach WIDMARK zur genauen Feststellung des genossenen Alkohols). Als geradezu mustergültig muß der seit kurzem auf den deutschen Landstraßen eingerichtete, zum Teil noch im Aufbau begriffene NSKK.-Verkehrshilfsdienst bezeichnet werden, in dem des NS.-Kraftfahrkorps die technische, das DRK. die sanitäre Hilfe durchführt. Ein äußerst sinnreich aufgebautes, in der Hand des NSKK. liegendes Meldewesen ermöglicht es, daß die im Einzelfall benötigten Hilfstrupps in kürzester Zeit an der Unfallstelle eintreffen.

Der Rettungsdienst bei der *Deutschen Reichsbahn* ist durch genaue Dienstvorschriften geregelt.

Bahnärzte bilden die Reichsbahnbediensteten im Samariterdienst (10 Stunden Ausbildungs- und alle 2 Jahre 6 Stunden Wiederholungskurse) und als Nothelfer aus (2 Stunden Unterricht mit jährlicher Wiederholung). Der Rettungsdienst der Reichsbahn umfaßt den Dienst in den Werkstättenbetrieben und die erste Hilfeleistung bei Unfällen auf Bahnhöfen, im Zuge und auf der Strecke. Auf größeren Bahnhöfen sind Sanitätswachen, auf kleineren Rettungszimmer mit Rettungskästen eingerichtet. In den D-Zügen finden sich staubdichte Verbandschränke mit 2 Schienen, Verbandwatte, Aderpressen, Binden und Schnellverbänden.

Bei größeren Eisenbahnunglücksfällen muß die Sicherung der Unfallstelle, die Benachrichtigung und das Herbeiholen der Hilfskräfte bei der Betriebsstelle innerhalb von 10 Minuten von der Unfallstelle aus durch den Zugführer von dem nächsten Streckentelephon veranlaßt werden. Der Hilfszug mit Ärzten und Rettungsmannschaften sowie technisch geschulten Hilfskräften, mit dem Arztwagen und Gerätewagen stellt auch für Schwerverletzte sachgemäße Hilfe sicher.

Der *Wasserrettungsdienst*, durch den in Deutschland im Jahre rund 5000 Personen aus Ertrinkungsgefahr gerettet werden, wird neben dem Roten Kreuz hauptsächlich durch die *Deutsche Lebensrettungsgesellschaft* mit seinen „Rettungsschwimmern" durchgeführt. Die *Rettungsgesellschaft der Wassersportvereine von Berlin und Umgegend*, der zur Zeit 130 Vereine mit rund 6000 Mitgliedern und

500 Einzelmitgliedern angeschlossen sind, verfügt über eine Flotte von Rettungsbooten, 4 festen Stützpunkten und eine schwimmende Station. Die 1865 gegründete *Deutsche Gesellschaft zur Rettung Schiffbrüchiger*, welche die ganze deutsche Meeresküste mit einem Kranz von Rettungsstationen (Motorbooten, Ruderrettungsbooten, Rettungsflößen, Raketenapparaten) ausgestattet hat, konnte bisher fast 6000 Menschenleben dem sicheren Tode entreißen.

Die Rettungseinrichtungen, die Fracht-, Handels- und Passagierschiffe zur Versorgung von Mannschaften und Fahrgästen mit sich führen, sind in den Unfallverhütungsvorschriften der *See-Berufsgenossenschaft* festgelegt. In den Rettungsbooten muß „Bootsraum für Alle" vorhanden sein, ferner erhält jede an Bord befindliche Person eine Schwimmweste.

Besondere Vorkehrungen erfordert die Einrichtung des Rettungswesens in den *Bergwerken*. Zur Ersten Hilfe bei Unfällen im Bergbau sind „Grubenwehren" bestimmt, die in 2—3 wöchigen Lehrgängen besonders in der ersten Wundbehandlung und Blutstillung, der künstlichen Atmung mit der Hand einschließlich etwaiger Einspritzung von Lobelin, der Abbeförderung Verletzter und im Gebrauch der Atemschutzgeräte ausgebildet werden. Die Zusammenfassung aller im Bergbetriebe vorhandenen Rettungseinrichtungen sind: die *Grubenrettungsstellen*, für die größeren Bergbaubezirke die *Hauptrettungsstellen*, als beratende Körperschaft der *Ausschuß für das Grubenrettungswesen* und als letzte Aufsichtsinstanz das *Grubensicherheitsamt* im Reichswirtschaftsministerium. In den industriellen Betrieben müssen die *Berufsgenossenschaften* dafür sorgen, daß Unfälle verhütet werden und bei Unfällen den Verletzten eine wirksame Erste Hilfe zuteil wird („Unfallverhütungsvorschriften").

Den *Gebirgsrettungsdienst* versieht in den deutschen Mittelgebirgen ausschließlich das DRK. Nach einem neuerlichen Abkommen zwischen dem DRK. und dem Reichssportamt ist für das deutsche Alpengebiet die Regelung getroffen worden, daß der Rettungsdienst in enger Zusammenarbeit von der Alpenvereins-Bergwacht und dem DRK. ausgeübt wird, wobei das DRK. für die sanitären Aufgaben verantwortlich ist.

Den *Rettungsdienst im Sport* regelt der Reichssportführer zusammen mit dem Deutschen Reichsbund für Leibesübungen und der Reichsakademie für Leibesübungen.

Der Luftschutzsanitätsdienst. Der zivile Luftschutz hat die Aufgabe, die Bevölkerung in einem Kriege vor der Gefahr der Luftangriffe zu schützen.

Das gefürchtetste Angriffsmittel sind die *Fliegerbomben*, von denen 3 Gruppen unterschieden werden:

1. Die Brisanz- oder *Sprengbomben* (Gewicht bis zu 1000 kg).

2. Die *Brandbomben*, mit weißem Phosphor oder Thermit gefüllt (0,2—5 kg).

3. Die *Gasbomben*, enthalten flüchtigen (Grünkreuz- oder Blaukreuz-) oder „seßhaften" (Gelbkreuz-) Kampfstoff.

Zum Selbstschutz der Zivilbevölkerung wurde 1933 der *Reichsluftschutzbund* gegründet, der zur Zeit über 12 Millionen Mitglieder zählt. Das *Luftschutzgesetz* vom 26. 6. 1935 führte eine allgemeine Dienst- und Sachleistungspflicht für den Luftschutz ein und schuf die gesetzlichen Grundlagen für den Luftschutzdienst.

Die Aufgaben des zivilen Luftschutzes werden vom Reich und den Gemeinden durchgeführt und erstrecken sich auf den Flugmelde- und Luftschutzwarndienst, den Sicherheits- und Hilfsdienst (Fliegeralarm, Brandschutz-, Instandsetzungs- und Entgiftungsdienst, Luftschutzsanitäts- und Luftschutzveterinärdienst, Obdachlosenfürsorge) sowie die Organisation des Werkluftschutzes der industriellen Betriebe. Die Ausbildung der in leitender Stellung beim Sicherheits- und Hilfsdienst tätigen Personen erfolgt in der *Reichsanstalt für Luftschutz.* Der Luftschutzsanitätsdienst, mit dessen Führung der „*Leitende Luftschutzarzt*" beauftragt ist, hat die Aufgabe, alle durch den Luftangriff in ihrer Gesundheit geschädigten Personen möglichst schnell sachgemäßer Hilfe zuzuführen und muß zu diesem Zwecke alle in Betracht kommenden Einrichtungen (Krankentransport, Rotkreuzgliederungen, Rettungsstellen, Krankenhäuser, Ärzteschaft, Apotheken usw.) zu reibungsloser Zusammenarbeit zusammenfassen. Die Rettungsstellen sollen splitter-, gas- und trümmersicher sein und durch eine *Gasschleuse* gegen das Eindringen von Kampfstoffen gesichert werden.

Besonders gefährdete *Krankenhäuser* in den Städten sind nach Möglichkeit zu räumen und nur die nicht transportfähigen Schwerkranken in Erdgeschossen oder geeigneten Kellerräumen unterzubringen. Für die geräumten Krankenhäuser sind behelfsmäßige Hilfskrankenhäuser außerhalb der Städte einzurichten. Luftschutz-Sanitätstrupps und -Sanitätsabteilungen leisten Erste Hilfe, -Krankentransportabteilungen besorgen den Abtransport von der Rettungsstelle nach den Krankenhäusern.

Schrifttum.

Hesse u. Bruckmeyer: Handbücherei für den öffentlichen Gesundheitsdienst, Bd. 7. 1937. — Krüger: Amtl. Unterrichtsbuch über Erste Hilfe. Deutsches Rotes Kreuz 1938.

4. Krankenhauswesen.

Von Fritz Rott.

Das deutsche Krankenhauswesen ist hervorgegangen einerseits aus den von der Kirche zur Pflege von Kranken und Siechen geschaffenen Einrichtungen, andererseits aus von den Städten und vom Staate geschaffenen Anstalten zur Verhütung von Epidemien (Leprosenhäusern, Pesthäusern), weiterhin zur Pflege von siechen Armen (Siechenhäusern) und zur Versorgung erkrankter und verwundeter Soldaten. Bis weit in die neue Zeit waren die Krankenhäuser (Spitäler, Hospitäler) Zufluchtsstätten der Armen und Ärmsten. Erst die Fortschritte der Medizin, insbesondere die Fortschritte der Chirurgie und die Einführung neuzeitlicher Wundbehandlung, wodurch die Erfolge der operativen Eingriffe ungleich verbessert wurden, wandelten die Armen- und Siechenhäuser zu *Anstalten zur Versorgung erkrankter Bürger* (Bürgerhospitäler). Aus den *Sterbe*anstalten wurden *Heil*anstalten. Das Ziel der Wiedergenesung trat in den Vordergrund, so daß wir heute außer den Siechenanstalten (zur Versorgung unheilbarer Siecher) weit mehr Krankenanstalten oder Heilanstalten haben. Für die Betrachtung des Krankenhauswesens treten die Siechenanstalten ganz in den Hintergrund. Im Laufe dieser Entwicklung wurden die Aufgaben der Krankenhäuser zur Behandlung und Wiederherstellung Erkrankter erweitert, und zwar hinsichtlich des *Unterrichts* für Medizinstudenten, für Ärzte und Pflegepersonen.

Wir haben heute eine große Zahl von allgemeinen Krankenhäusern jeder Größe, oft mit Fachabteilungen für Kranke bestimmten Alters oder für bestimmte Krankheiten, daneben zahlreiche Spezialanstalten, z. B. für Augenkranke, für Krüppel, ferner viele Heilstätten und Sanatorien mit krankenhausähnlichem Charakter.

Es gab im Reiche 1937 [1]:

Allgemeine Krankenhäuser einschließlich solcher mit einer oder mehreren verschiedenen Fachabteilungen im ganzen	3138
Anstalten (Heilstätten, Tuberkulosekrankenhäuser) für Tuberkulöse einschließlich Lupuskranke, vorwiegend Erwachsene	188
Desgleichen vorwiegend für Kinder	35
Anstalten für kranke Säuglinge und Kinder	154
Krüppelheilanstalten mit ständiger ärztlicher Behandlung	48
Augenheilanstalten	98
Heilanstalten für Haut- und Geschlechtskranke	35
Krankenpflegeanstalten mit ständiger ärztlicher Behandlung zur dauernden Unterbringung chronisch Kranker (Siecher) und hochgradig Altersgebrechlicher	123
Heil- und Pflegeanstalten für Geisteskranke, Epileptiker usw. einschließlich solcher, die auch Nervenkranke usw. behandeln	258
Anstalten für Schwachsinnige	58
Heilanstalten für neurologisch Kranke	56
Heilanstalten für Alkoholkranke und andere Rauschgiftsüchtige	17
Entbindungsanstalten	209
Sonstige Fachanstalten	230
Krankenabteilungen in Gefangenenanstalten	98

Der **Bedarf an Krankenanstalten** ist örtlich und zeitlich verschieden; allgemein gültige Richtzahlen lassen sich dafür nicht aufstellen. „Je nach der geographischen Lage, den klimatischen und hygienischen Verhältnissen, den Verkehrsbeziehungen, der Beschäftigungsart und den Gewohnheiten der Einwohner, der Bevölkerungsdichte usw. schwankt der Bedarf zwischen etwa 3 (in ganz ländlichen und gesunden Verhältnissen) und 10 (in großstädtischen und industriellen Gebieten) Betten je 1000 Einwohner des Aufnahmebezirks einschließlich einer gewissen Bettenreserve für Epidemien [2]." Eine besondere Stellung nehmen die Militärlazarette ein, die mit dem Neuaufbau der deutschen Wehrmacht in planmäßiger Weise ausgebaut sind und zur Zeit, den besonderen Anforderungen der Wehrmacht entsprechend, wohl das modernste Krankenhaussystem darstellen. In Kriegszeiten werden darüber hinaus die bestehenden zivilen Krankenhäuser für die Zwecke des Heeres in Anspruch genommen.

Das von dem Gutachterausschuß für das öffentliche Krankenhauswesen aufgestellte **Schema für die Krankenhausversorgung** größerer Bezirke unterscheidet zwischen Ortskrankenhäusern, Bezirkskrankenhäusern und Gaukrankenhäusern.

Die *Ortskrankenhäuser* haben nur die einfachsten medizinischen und therapeutischen Einrichtungen mit dementsprechend beschränkter ärztlicher Versorgung. Sie dienen vorwiegend für leichter Kranke, für Erste Hilfe und als Zubringer- und Entlastungsstationen für

die *Bezirkskrankenhäuser*, welche zwei Hauptkrankenabteilungen (Chirurgie und Innere Medizin) mit entsprechender facharztlicher Versorgung haben. Sie stehen zur Verfügung für alle Kranken mit Ausnahme derjenigen, die wegen besonderer diagnostischer und therapeutischer Schwierigkeiten

das *Gaukrankenhaus* aufsuchen müssen, das alle Sonderabteilungen mit den zugehörigen Fachärzten und den neuesten Untersuchungs- und Behandlungseinrichtungen hat und nicht nur der Behandlung, sondern auch der Forschung dient.

---

[1] Deutsches Ärzteblatt 1939, S. 599.

[2] Richtlinien für den Bau und Betrieb von Krankenanstalten. Stuttgart u. Leipzig: Kohlhammer 1937.

Diesem Schema sollten sich im Sinne der Planwirtschaft alle in einem Bezirk bestehenden Krankenhäuser anpassen in der Weise, daß die bestehenden Spezialanstalten die Funktion einer Sonderstation des Gaukrankenhauses übernehmen oder eine in einem Krankenhaus besonders gut ausgebaute Spezialabteilung auch von anderen Krankenhäusern in Anspruch genommen wird. Das gilt auch für die wesentlich der Forschung sowie der Aus- und Fortbildung des ärztlichen Nachwuchses dienenden Universitätskliniken, die ihrem Charakter nach als Gaukrankenhäuser eingereiht werden können. Daß das Schema nicht ohne weiteres für alle Verhältnisse paßt, daß z. B. in Großstädten, wie etwa Berlin und Hamburg, Ortskrankenhäuser unnötig sind, braucht nicht weiter betont zu werden.

Die gesetzlichen Grundlagen für die Inanspruchnahme der Krankenhäuser finden sich in folgenden Bestimmungen:

1. In der Reichsversicherungsordnung.

2. In der Reichsfürsorgepflichtverordnung.

3. Im Reichsseuchengesetz und der Verordnung zur Bekämpfung übertragbarer Krankheiten.

4. Im Reichsgesetz zur Bekämpfung der Geschlechtskrankheiten.

Die *Reichsversicherungsordnung* sichert einerseits den Krankenversicherten das Recht auf Krankenhausbehandlung, gewährt andererseits den Invaliden- und Angestelltenversicherten die Durchführung von Heilverfahren in Anstalten und sorgt auch auf Grund der Unfallversicherung für die notwendige Anstaltsbehandlung.

In § 184 der Reichsversicherungsordnung wird bestimmt: An Stelle der Krankenpflege und des Krankengeldes kann die Kasse Kur und Verpflegung in einem Krankenhause (Krankenhauspflege) gewähren. Hat der Kranke einen eigenen Haushalt oder ist er Mitglied des Haushaltes seiner Familie, so bedarf es seiner Zustimmung.

Der Zustimmung bedarf es nicht, wenn 1. die Art der Krankheit eine Behandlung oder Pflege verlangt, die in der Familie des Kranken nicht möglich ist; 2. die Krankheit ansteckend ist; 3. der Erkrankte wiederholt der Krankenordnung oder der Anordnung des behandelnden Arztes zuwider gehandelt hat; 4. sein Zustand oder Verhalten fortgesetzte Beobachtung erfordern. In den Fällen 1, 2 und 4 soll die Krankenkasse möglichst Krankenhauspflege gewähren.

Ähnliche Bestimmungen gelten auch für die auf Grund der Unfallversicherung der Krankenhauspflege bedürftigen Kranken.

§ 371 der Reichsversicherungsordnung bestimmt, daß die Durchführung der Krankenhauspflege auf bestimmte Krankenhäuser beschränkt werden kann, doch dürfen Krankenhäuser, die Gewähr für zweckmäßige und wirtschaftliche Krankenhausbehandlung zu angemessenen Bedingungen bieten, nicht ausgeschlossen werden.

Das Recht auf Krankenhauspflege (an Stelle des Krankengeldes) hat zu jahrelangen Auseinandersetzungen zwischen den Krankenhäusern (insbesondere den freien gemeinnützigen) und den Krankenkassen geführt. Die Kämpfe um ausreichende, d. h. den Selbstkosten entsprechende *Pflegesätze* sind bis heute noch nicht als abgeschlossen zu bezeichnen. Auch die *Verweildauer* der Kranken im Krankenhause ist ständig Gegenstand der Auseinandersetzungen gewesen.

Es bedarf keines weiteren Hinweises, daß vom gesundheitlichen Standpunkt aus nicht nur für den Kranken, sondern auch für die Allgemeinheit

a) die erleichterte Inanspruchnahme des Krankenhauses,

b) die Verpflegung des Kranken bis zur Sicherung der endgültigen Wiederherstellung unter Berücksichtigung der individuellen Verhältnisse als unerläßlich zu bezeichnen sind.

Die *Reichsfürsorgepflichtverordnung* von 1924 und die *Reichsgrundsätze über Voraussetzung, Art und Maß der öffentlichen Fürsorge* sehen vor, daß Hilfsbedürftigen, denen der Fürsorgeverband den notwendigen Lebensunterhalt zu gewähren gesetzlich verpflichtet ist, als Hilfe im Krankheitsfalle auch Krankenhausbehandlung zu gewähren ist. Dies soll geschehen, wenn der Zustand des Kranken besondere Maßnahmen zur Heilung, Pflege oder Bewahrung erfordert. Für die Unterbringung der Geisteskranken und Krüppel tritt im Falle der Hilfsbedürftigkeit in der Regel der Landesfürsorgeverband ein.

Welche Bedeutung diese Krankenhausunterbringung auf Grund der Reichsversicherungsordnung und der Reichsfürsorgepflichtverordnung hat, geht daraus hervor, daß 1936 von insgesamt 168,6 Millionen Verpflegungstagen in den deutschen Krankenanstalten, Heilstätten usw. allein 44 Millionen auf die Mitglieder reichsgesetzlicher Krankenkassen oder ihre Familienangehörigen entfielen. Dazu kommen noch die Leistungen auf Grund der Unfall-, der Invaliden- und Angestelltenversicherung und die der Ersatzkassen. Die Fürsorgeverbände haben im gleichen Jahre 37,5 Millionen Pflegetage für die Hilfsbedürftigen in Krankenhäusern, Heil- und Pflegeanstalten usw. geleistet.

So wird ein sehr erheblicher Teil der Kosten für den Krankenhausaufenthalt von den Kranken nicht unmittelbar bestritten. Vielmehr treten die Sozialversicherung und die Fürsorgeverbände ein, erstere als Gegenleistung für die Beitragsleistung der Versicherten, letztere (in einem größeren Prozentsatz) als Vorschußleistung.

Das *Reichsgesetz* betr. die *Bekämpfung gemeingefährlicher Krankheiten* vom 30. 6. 1900 (Reichsseuchengesetz) und die *Verordnung zur Bekämpfung übertragbarer Krankheiten* vom 1. 12. 1938 (auf Grund des Gesetzes betreffend die Papageienkrankheit und anderer übertragbarer Krankheiten vom 3. 7. 1934) bestimmen, daß für Personen, die an bestimmten ansteckenden Krankheiten leiden, auch gegen den Willen des Kranken Anstaltsunterbringung angeordnet werden kann, insbesondere dann, wenn die Absonderung sich in der Wohnung nicht durchführen läßt, die angeordneten Schutzmaßnahmen nicht befolgt werden oder das Verhalten des Kranken die Gefahr der Weiterverbreitung der Krankheit mit sich bringt.

Auf Grund des *Reichsgesetzes zur Bekämpfung der Geschlechtskrankheiten* von 1927 können Personen, die geschlechtskrank sind und verdächtig sind, die Krankheit weiter zu verbreiten, in ein Krankenhaus verbracht und dort einem Heilverfahren unterworfen werden, wenn dies zur Verhütung der Ausbreitung der Krankheit erforderlich ist.

Außer den genannten gesetzlichen Bestimmungen ist die Inanspruchnahme eines Krankenhauses freiwillig. Eine zwangsweise Überführung in ein Krankenhaus ist überhaupt nur möglich, wenn ein Gesetz es gestattet oder anordnet.

Hinzuweisen ist hier noch auf die Bestimmungen betreffend Anstaltsaufnahme bzw. Durchführung der angeordneten Maßnahmen in Anstalten auf Grund des *Gesetzes zur Verhütung erbkranken Nachwuchses* und auf Grund des *Gesetzes gegen gefährliche Gewohnheitsverbrecher* und über *Maßregeln der Sicherung und Besserung*, die beide an anderer Stelle besprochen werden.

Das Reichsseuchengesetz legt in § 23 den Gemeinden und Gemeindeverbänden die Pflicht auf, diejenigen Einrichtungen zu schaffen, die zur Bekämpfung der übertragbaren Krankheiten notwendig sind, z. B. Beobachtungs- und Untersuchungsräume, Beförderungsmittel, Unterkunftsräume, letzten Endes auch Krankenhäuser bzw. besondere Krankenhausabteilungen.

Spezialseuchenkrankenhäuser wie in England gibt es in Deutschland nicht; immer handelt es sich nur um Infektionsabteilungen in den allgemeinen Krankenhäusern. Auch die Tuberkulosekrankenhäuser machen an Zahl nur etwa 5% der allgemeinen Krankenhäuser aus.

Träger des Krankenhauswesens. Entsprechend der geschichtlichen Entwicklung des Krankenhauswesens stehen die Krankenhäuser in der Verwaltung verschiedener *Träger*; wir haben einerseits die Krankenanstalten der *öffentlichen Wohlfahrtspflege* (Staat, Provinz, Gemeinde, Kreis, Sozialversicherung), andererseits die Krankenanstalten der *freien Wohlfahrtspflege*, der NS-Volkswohlfahrt bzw. die ihr angeschlossenen freien gemeinnützigen Anstalten, ferner die Anstalten des Deutschen Roten Kreuzes und der konfessionellen Verbände (also des Zentralausschusses für die Innere Mission der deutschen evangelischen Kirche und des katholischen Caritasverbandes). An letzter Stelle hat sich das öffentliche Gemeindekrankenhaus entwickelt, ist aber dann schnell zur Blüte gelangt. Die staatlichen Krankenhäuser, zu denen auch die Universitätskliniken gehören, dienen vorwiegend dem Unterricht, versorgen (gemäß Sonderabkommen mit den „unterhaltspflichtigen" Gemeinden) aber ebenfalls ortzuständige Kranke. Außer den öffentlichen und den freien gemeinnützigen Krankenanstalten besteht eine Anzahl von *Privatkrankenanstalten* (größtenteils unterhalten von Ärzten und Schwestern), die im *Reichsverband deutscher Privatkrankenanstalten* organisatorisch zusammengefaßt sind. Diese Privatanstalten bedürfen nach § 30 der Gewerbeordnung einer besonderen Konzession.

Wie sich die Anstalten auf die einzelnen Träger verteilen, zeigt folgende Aufstellung:

Bettenzahl 1937 [1]
In den öffentlichen Krankenanstalten 390 189
In den freien gemeinnützigen Anstalten 201 213
In den privaten Anstalten 37 282

(Kinderkrankenhäuser, Siechenhäuser, Heilanstalten für Geisteskranke, Epileptische, Schwachsinnige sind hier nicht eingerechnet).

Bau, Einrichtung und Betrieb eines Krankenhauses müssen den Aufgaben der Anstalt entsprechen. Der Kranke muß in der Anstalt, vom individuellen Standpunkt aus betrachtet, nicht nur alle technischen Mittel zur Behandlung und Heilung und auch zur geistig-seelischen Befriedigung finden (damit trotz Berücksichtigung der größtmöglichen Wirtschaftlichkeit ein größtmöglicher Heilerfolg erzielt wird), sondern die Anstalt muß auch bei der Bekämpfung von ansteckenden Krankheiten oder bei besonderen Notständen mitwirken und im Kriegsfalle einsatzfähig sein. Erforderlich ist auch die Eingliederung des Krankenhauses als „geschlossene Fürsorge" in das System der gesamten gesundheitlichen Fürsorge als Ergänzung zu den Beratungsstellen und der ambulanten Krankenbehandlung (offene Fürsorge).

Für den *Bau* und die *Einrichtung* sind in Preußen die *Vorschriften über Anlage, Bau und Einrichtung von Privat-, Kranken-, Heil- und Pflegeanstalten sowie von Entbindungsanstalten und Säuglingsheimen* von 1920 mit späteren Ergänzungen maßgebend. Diesen Vorschriften entsprechen Bestimmungen in den anderen deutschen Landesteilen. Ferner ist auf die vom Gutachterausschuß für das öffentliche Krankenhauswesen aufgestellten *Richtlinien für Bau und Betrieb von Krankenanstalten* (s. Fußnote S. 554) zu verweisen, in denen zahlreiche Einzelfragen angeschnitten werden. Hier können nur einige besonders wichtige Punkte hervorgehoben werden.

Die *Größe* des Krankenhauses muß einerseits dem örtlich gegebenen Bedarf, andererseits der Wirtschaftlichkeit entsprechen. Für allgemeine Krankenhäuser

---

[1] A. a. O

wird als obere Grenze der Wirtschaftlichkeit heute eine Bettenzahl von 600 bis 1000 angesehen, eine Größe, die aber nur für Gaukrankenhäuser oder für Spezial-anstalten zur Versorgung eines größeren Bezirks in Frage kommt.

Bei der Entscheidung über die *örtliche Lage* des Krankenhauses muß der Zweck der Anstalt berücksichtigt werden; so werden z. B. das Tuberkulose-krankenhaus und die Heil- und Pflegeanstalt für psychisch Kranke aus der Stadt herausgelegt werden. Dagegen können und sollen das allgemeine Krankenhaus oder Fachanstalten, in denen durchschnittlich nur kurzfristige Krankenhaus-aufnahme notwendig ist, in der Stadt verbleiben. Die Lage des Krankenhauses an der Peripherie der Stadt bietet die Möglichkeit ausgedehnter Gartenanlagen und späterer Erweiterungen; den Anforderungen an Luft, Licht und Sonne kann mit Leichtigkeit Rechnung getragen werden. Die Lage im Stadtinneren hat den Vorteil des billigeren Anschlusses an das vorhandene Straßen- und Leitungsnetz, vor allem aber den Vorteil der leichteren Erreichbarkeit und größerer Volksverbundenheit, Vorteile, die nicht zu unterschätzen sind. Soll zudem das Krankenhaus zur ambulanten Behandlung oder für die Einrichtung von gesundheitlichen Beratungsstellen herangezogen werden, so ist gute Ver-kehrslage unbedingt erforderlich. Bei der Wahl des Bauplatzes, wie später beim Bau selbst, sind die Belange des *Luftschutzes* zu berücksichtigen. Es ist auch zu verhindern, daß in der Nähe des Krankenhauses eine seinen Zweck störende bauliche Entwicklung Platz greift (Schutzzone, Reichsgesetz über die Auf-schließung von Wohnsiedlungen vom 22. 9. 1933, RGBl. I, S. 659).

Die *Krankenabteilungen*, die sich nach Geschlecht, nach Art und Schwere der Er-krankungen und gegebenenfalls nach ärztlichen Fachgebieten gliedern, bauen sich aus *Pflegeeinheiten* auf. Diese Pflegeeinheit besteht aus so viel Krankenbetten mit Zubehör, wie von einer leitenden Stationsschwester betreut werden können. Man unterscheidet kleine Pflegeeinheiten von 20—30 Betten für Schwerkranke, große Pflegeeinheiten, 50 Betten, für leichter Kranke. Jede Pflegeeinheit besteht aus den Krankenräumen, den Beiräumen (Tagesraum, Freiluftraum, Absonderungszimmer) und den Nebenräumen (Dienstzimmer der Schwestern, Teeküche, Baderaum, Krankenabort mit Vorraum, Personalabort, Schmutz-raum für schmutzige Wäsche mit Spül- und Desinfektionsvorrichtungen und Geräteraum). Infektionsabteilungen stellen andere und größere Anforderungen an die Einrichtung der Pflegeeinheit.

Von besonderer Bedeutung ist die *Operationssaaleinrichtung* mit den Zubehör- und Nebenräumen, Sterilisationsraum, Gipsraum, Vorbereitungsraum, Verdunkelungsraum, gegebenenfalls auch mehrere kleinere Operationsräume statt eines großen Saales mit einer Fülle von technischen Einrichtungen. Es muß getrennte Operationsgelegenheit für septische und aseptische Fälle vorhanden sein. Je nach der Größe des Krankenhauses sind die An-forderungen an die Operationsanlage verschieden.

In der *Röntgenanlage* ist auf genügende Betriebssicherheit und vor allem auf aus-reichenden Strahlenschutz zu achten. Art und Maß der Schutzeinrichtungen müssen den *Vorschriften für den Strahlenschutz in medinischen Röntgeneinrichtungen*, aufgestellt von der Deutschen Röntgengesellschaft, und den Anforderungen der Berufsgenossenschaft für Ge-sundheitsdienst und Wohlfahrtspflege entsprechen. Einrichtungen zur *Röntgentherapie* kommen nur für große Krankenhäuser mit einem Röntgenfacharzt in Frage.

Bei der Anlage für die *physikalische Therapie* (Strahlen- und Lichtbehandlung, Elektro-therapie, Wärme-, Wasser-, Bäderbehandlung, Massage und Heilgymnastik einschließlich Unterwassermassage und -gymnastik) ist auch auf die ambulante Behandlung Rücksicht zu nehmen.

In Krankenanstalten mit längerer Aufenthaltsdauer z. B. in den Heil- und Pflege-anstalten für Geisteskranke usw., aber auch in Anstalten für Tuberkulöse, dürfen Einrich-tungen der *Arbeits- und Übungstherapie* nicht fehlen.

Ferner gehören Laboratorium, für Krankenhäuser von 300 Betten ab eine Kranken-hausapotheke, für kleinere Krankenhäuser ein Ausgabe- und Lagerraum für Medikamente

Verbandstoffe usw., eine kleine würdige Leichenhalle und ein Sektionsraum zu den notwendigen Räumlichkeiten.

Auch die im Krankenhaus *beschäftigten Personen* stellen bestimmte Anforderungen an die Räume des Krankenhauses. Es ist schon gesagt worden, daß für diensttuende Schwestern und Ärzte auf den Krankenstationen geeignete Aufenthaltsräume vorhanden sein müssen. Die Wohn- und Schlafräume müssen nach Lage und Art den Erfordernissen der Entspannung und Ruhe Rechnung tragen. Für größere Anstalten ist ein eigenes Schwesternwohnhaus erwünscht. Schulungs- und Gemeinschaftsräume für Lehrgänge, Vorträge, Anstaltsfeiern usw. dürfen in keinem Krankenhaus fehlen. Soweit irgend möglich, sollte für die im Krankenhaus beschäftigten Personen Gelegenheit zum Aufenthalt im Freien und zu Sport und Gymnastik gegeben sein.

Die *Küche* soll die Kranken- und Behandlungsräume weder durch Lärm noch Geruch belästigen, muß also ausreichend lüftbar sein (für den Winter Entnebelungsanlage). Auf praktische Speisetransporteinrichtungen und Vermeidung allzu langer Wege ist Bedacht zu nehmen. Bei der zunehmenden Bedeutung einer individuellen Krankenkost ist in größeren Krankenhäusern eine besondere *Diätküche* notwendig, in kleineren Anstalten soll wenigstens innerhalb der allgemeinen Küche die Möglichkeit zur Diätbereitung gegeben sein. In Kinderkrankenhäusern soll zwar die *Milchküche* räumlich getrennt, aber in der Nähe der Hauptküche liegen. Zur Vorrathaltung sind größere Kühlschränke, in großen Anstalten Kühlräume nahe bei der Hauptküche notwendig.

Für die *Wäscherei* sind ein Annahme- und Sortierraum, ein Waschmaschinen- und Schleuderraum, Trockenanlagen, Mangel- und Bügelraum sowie ein Näh- und Flickraum, Wäschelager und -ausgabe vorzusehen. Die infektiöse Wäsche muß stets in einer besonderen Anlage des Krankenhauses oder in einer Desinfektionsanstalt vorbehandelt werden, ehe sie mit der allgemeinen Wäsche zusammenkommt.

In großen Anstalten werden eigene *Werkstätten,* unter Umständen auch eigene *Landwirtschaft und Gärtnerei* zur Versorgung des Krankenhauses (auszunutzen für die Arbeitstherapie) die notwendigen Wirtschaftsanlagen ergänzen.

Träger des gesamten Krankenhausbetriebes sind die in der Anstalt arbeitenden Personen, die *Gefolgschaft*: Ärzte, Schwestern, Krankenpfleger, technische Assistentinnen, Hebammen, Diätassistentinnen, Heilgymnasten und Masseure, Bade-, Wirtschafts- und Hauspersonal. Ein guter Krankenhausbetrieb muß einwandfreies Hand-in-Hand-Arbeiten aller dieser Personen gewährleisten (um dem Kranken sein Recht werden zu lassen), muß aber auch die Interessen der Gefolgschaft wahren, sie vor zu starker Inanspruchnahme schützen und um die Erhaltung der Gesundheit und Berufsfreudigkeit bemüht sein. Arbeit im Krankenhaus ist Arbeit am Menschen, noch dazu am hilfsbedürftigen Menschen, die weniger als jede andere Arbeit zum Schema werden darf und immer den Einsatz der vollen Persönlichkeit verlangt. Der Gesunderhaltung der im Krankenhause beschäftigten Personen kommt bei der erhöhten Berufsgefährdung große Bedeutung zu. Auf die *Unfallverhütungsvorschriften der Berufsgenossenschaft für Gesundheitsdienst und Wohlfahrtspflege,* die nicht nur der Verhütung von Unfällen, sondern auch der Vermeidung von beruflichen Erkrankungen dienen, ist zu verweisen. Zu erwähnen sind auch die Bestimmungen, die die Beschäftigung von noch nicht 25 Jahre alten Personen bei der Pflege Tuberkulöser verbieten. Umgekehrt ist aber auch der Verhütung der Krankheitsverschleppung innerhalb der Anstalt durch das Personal, nicht nur durch das Pflegepersonal, sondern z. B. auch durch die Belegschaft der Küche (Bacillenträger), und damit der Verhinderung einer Gefährdung der Kranken Aufmerksamkeit zuzuwenden.

Dienstanweisungen und Hausordnungen regeln den Arbeitseinsatz, die Aufrechterhaltung von Ruhe und Ordnung im Krankenhaus; bei ihrer Aufstellung sind die Erfordernisse des Betriebes ebenso zu berücksichtigen, wie die der Gesunderhaltung und Erhaltung der Berufsfreudigkeit der Belegschaft.

In der Regel arbeiten die Krankenhäuser, wenigstens die größeren und mittleren öffentlichen Anstalten, mit fest angestellten *Ärzten*. Als oberste Grenze einer von einem hauptamtlichen Arzt geleiteten Fachabteilung sind etwa 200 Betten anzusehen. An Assistenzärzten einschließlich Volontärärzte und Medizinalpraktikanten sind je 1 auf 50 Betten notwendig.

Der *leitende Krankenhausarzt* ist für die medizinischen und hygienischen Belange, insbesondere für den allgemeinen Krankenhausdienst und die gesundheitlichen Maßnahmen zuständig; er ist der Vorgesetzte der gesamten Krankenhausgefolgschaft in allen den Krankendienst betreffenden Angelegenheiten. Es gehört zu seinen Berufsobliegenheiten, für die Innehaltung der verschiedenen das Krankenhauswesen betreffenden oder berührenden gesetzlichen Bestimmungen zu sorgen, so hinsichtlich der Bekämpfung übertragbarer Krankheiten, hinsichtlich der Innehaltung aller gesetzlich angeordneten Meldungen (z. B. auch bei Geisteskranken, bei Geburten und Todesfällen), hinsichtlich der Vornahme von Tierversuchen, der Arzneiverordnung und -verwendung usw. Endlich muß er die ordnungsgemäße Aufzeichnung der Krankengeschichten, die Führung der vorgeschriebenen Listen, der angeforderten statistischen Nachweisungen, Gutachten usw. überwachen. Es ist ein gerüttelt Maß von Arbeit und von Kenntnissen, die von dem leitenden Krankenhausarzt außer der eigentlich ärztlichtherapeutischen Arbeit gefordert werden, wobei er natürlich von den Ärzten der Fachabteilungen sowie von dem Verwaltungsvorstand zu unterstützen ist.

Die **berufliche Ausübung der Krankenpflege** ist auf Grund des *Gesetzes zur Ordnung der Krankenpflege* vom 28. 9. 1938 und der dazu ergangenen Ausführungsbestimmungen heute an eine vom Staate erteilte Erlaubnis gebunden. Diese Erlaubnis wird erteilt nach einer $1\frac{1}{2}$jährigen Ausbildung in staatlich anerkannten Krankenpflegeschulen (für die Privatpflege erst nach weiterer 1jähriger Tätigkeit im Krankenhause). Die öffentlichen Krankenanstalten sind verpflichtet, Krankenpflegeschulen einzurichten.

Die Krankenhäuser arbeiten zum Teil mit vertraglich angestellten *Schwestern*. Große Anstalten bilden eine eigene Schwesternschaft, oder es werden auch in Großstädten die Schwestern aller Krankenhäuser zu einer Schwesternschaft zusammengefaßt. Zum Teil haben die Krankenhäuser auch mit fest organisierten Schwesternschaften, den Mutterhäusern z. B. des Deutschen Roten Kreuzes, der NSV., der katholischen oder evangelischen Schwesternschaften, Verträge zur Besetzung mit Schwestern abgeschlossen. In diesen Fällen entfällt der Einzelarbeitsvertrag mit einer Schwester.

Für das ganze Reich geltende *Tarifordnungen* bestehen zur Zeit nur für die Anstalten und Einrichtungen der Gesundheitspflege, soweit sie dem Zentralverband für die innere Mission bzw. dem Caritasverband angeschlossen sind. Reichseinheitliche Tarifordnungen für die Schwestern in den öffentlichen Krankenanstalten und für die in den Privatanstalten tätigen Schwestern sind in Vorbereitung.

In den bestehenden Tarifordnungen ist auch die Frage der *Freizeit* und des *Urlaubs* geregelt. Für die Arbeitszeitregelung ist jedoch noch die *Arbeitszeitverordnung in Krankenpflegeanstalten* (1924) zu erwähnen, die für das Pflegepersonal eine wöchentliche Arbeitszeit von 60 Stunden einschließlich der Sonn- und Feiertage, in der Regel nicht mehr als 10 Stunden täglich, vorsieht. Daß für die Schwestern, die den Nachtdienst versehen, besondere Regeln aufgestellt werden, versteht sich von selbst.

Die Ausbildung der *Säuglings- und Kinderschwestern*, die in den Kinderkrankenanstalten und -heilstätten und auf den Kinderstationen der Krankenhäuser tätig sind, ist in ähnlicher Weise geregelt wie die der Krankenschwestern (Verordnung vom 15. 11. 1939), auch die Säuglings- und Kinderschwester braucht eine Erlaubnis zur Berufsausübung. Arbeits- und Besoldungsbedingungen sind die gleichen wie die der Krankenschwestern.

Für den geburtshilflichen Dienst sind die notwendige Zahl von *Hebammen* eingestellt. Ihre Tätigkeit regelt sich aus dem Reichshebammengesetz vom 21. 12. 1938.

Die Zahl der *männlichen Krankenpfleger* ist in der Regel weit geringer als die der Schwestern, abgesehen von bestimmten Anstalten (z. B. von den Stationen für geisteskranke Männer). Für die Berufsausübung gilt ebenso wie für Schwestern die Krankenpflegeverordnung und die Arbeitszeitverordnung. Auch für männliche Krankenpfleger ist keine besondere Tarifordnung vorhanden; es wird *das allgemeine Tarifordnungsrecht für die Angestellten im öffentlichen Gesundheitswesen* angewendet.

Für die *Irrenpflegepersonen* bestehen bisher nur in einzelnen Ländern besondere Ausbildungsbestimmungen; im allgemeinen erfolgt die Ausbildung entsprechend der Krankenpflegeausbildung. Doch wird auch für diese Berufsgruppe eine einheitliche Sonderausbildung angestrebt.

Bei den technischen Hilfskräften in Laboratorium und Röntgenbetrieb unterscheidet man neuerdings zwischen der „medizinisch-technischen Gehilfin" (für Röntgenuntersuchung und einfachen Laboratoriumsbetrieb) mit einjähriger Ausbildung und der selbständiger arbeitenden „medizinisch-technischen Assistentin" (für Röntgenuntersuchung, Röntgen- und Radium- usw. -behandlung und schwierigere Laboratoriumsarbeiten) mit 2 jähriger Ausbildung, die vor allem in größeren Krankenanstalten, Forschungsinstituten usw. Verwendung finden wird. Bisher wurde die Mehrzahl der Technischen Assistentinnen entweder nur für den Röntgenbetrieb oder nur für die Laboratoriumsarbeiten ausgebildet und hatte dementsprechend völlig getrennte Arbeitsgebiete im Krankenhaus. Für ihre Anstellung gilt in öffentlichen Krankenanstalten das allgemeine Tarifordnungsrecht. (Für den Arbeitsschutz siehe S. 447 ff.)

Als weiteres ärztliches Hilfspersonal sind noch die *Heilgymnasten und Masseure, das Badepersonal, Laboranten, Diätassistentinnen, Kindergärtnerinnen* in Kinderkrankenanstalten und -heilstätten, *Orthopädiemechaniker* in Krüppelanstalten zu nennen. Außer für die Diätassistentinnen sind noch keine reichseinheitlichen Ausbildungsbestimmungen für diese Berufsgruppen herausgegeben worden. Die Verwendung dieser Kräfte erfolgt je nach der Art der Anstalt in mehr oder weniger großem Umfange.

Für das *Wirtschaftspersonal*, das dem Verwaltungsleiter untersteht, sind besondere Ausbildungsbestimmungen nicht getroffen. Im Wirtschaftsbetrieb werden Hilfskräfte aus dem Frauenhilfsdienst oder Pflichtjahrmädel zur Unterstützung der fest angestellten Belegschaft in erheblichem Umfange eingesetzt, auch zur Entlastung der Schwestern und des Wirtschaftspersonals.

Der *Wirtschaftsbetrieb* eines Krankenhauses stellt große Anforderungen. Sorgfältige Planung, größte Sparsamkeit, vor allem auch sorgfältiges Umgehen mit allen Materialien, Abfallverwertung usw. müssen ständig überwacht werden. Neuzeitliche und schonende Behandlung des Inventars, z. B. der Krankenhauswäsche, ist nicht nur um des Krankenhauses selbst willen, sondern um der gesamten Volkswirtschaft willen von größter Bedeutung.

Die **Finanzgebarung** des Krankenhauses, sowohl des freien gemeinnützigen Krankenhauses als auch der von den Städten, Kreisen usw. unterhaltenen Anstalt, sollte grundsätzlich so gestaltet sein, daß die Anstalt ohne wesentliche Zuschüsse auskommen kann und sich selbst trägt. Zur exakten Kontrolle der Finanzen ist neben der üblichen Buchführung über die Einnahmen und Ausgaben eine genaue Berechnung der *Selbstkosten* notwendig. Für diese Berechnung liegt ein vom Gutachterausschuß für das öffentliche Krankenhauswesen und dem Reichsverband der freien gemeinnützigen Kranken- und Pflegeanstalten bearbeiteter zweckmäßiger Vordruck vor.

Die wesentlichen *Einnahmen der Krankenhäuser* setzen sich aus den Pflegegeldern der Patienten zusammen, die vom Kranken selbst (Selbstzahler), von einem Versicherungsträger (Krankenkasse, Landesversicherungsanstalt) oder für Hilfsbedürftige vom Bezirks- oder Landesfürsorgeverband getragen werden. Hat das Krankenhaus verschiedene Klassen, so werden die erste und zweite Klasse an den Kosten für die dritte Klasse mit tragen. Die Erhebung einheitlicher Pflegesätze für die III. Klasse in einem Bezirk wird angestrebt; die Krankenkassen zahlen in der Regel einen örtlich einheitlichen Satz.

Die von Kostenträgern ausgeworfenen Pflegesätze entsprechen wohl noch nirgends den Selbstkosten, so daß die Betriebe der Krankenanstalten, insbesondere der freien gemeinnützigen, noch nicht als gesichert angesehen werden können. Diese Lücke im Gesundheitswesen ist erst noch zu schließen.

Die Notwendigkeit der Eingliederung des Krankenhauses in ein System der gesamten Volksgesundheitspflege und -fürsorge eines bestimmten Bezirks ist schon kurz erwähnt worden. Diesem Zweck dient auch der bei jedem größeren Krankenhaus erwünschte **Fürsorgedienst.** Er nimmt sich im Einvernehmen mit dem behandelnden Arzt der sozialen und Familienverhältnisse des Kranken an und enthebt ihn so mancher durch sein Ausscheiden aus der Arbeit oder sein Fernsein von der Familie verursachten Sorge. Ferner bemüht er sich um die Aufbringung der Behandlungskosten unter Inanspruchnahme aller dafür in Frage kommenden Stellen, auch um die Beschaffung größerer Heilmittel, um Erholungsaufenthalt und endlich (in nachgehender Fürsorge) um die weitere gesundheitliche Betreuung des entlassenen Kranken und der ambulanten Patienten (s. Richtlinien für den Fürsorgedienst im Krankenhaus, aufgestellt von der Deutschen Vereinigung für den Fürsorgedienst im Krankenhaus). In kleineren Anstalten ist die Einstellung einer besonderen *Krankenhausfürsorgerin* nicht notwendig. Diese Arbeit kann im Rahmen der Familienfürsorge von den im Bezirk tätigen Volkspflegerinnen oder auch durch die Kräfte der NS-Volkswohlfahrt etwa in Verbindung mit der leitenden Schwester der Anstalt versehen werden.

Erwähnt sei noch, daß der Fürsorgedienst sich auch der *Krankenhausbüchereien* annimmt, denn die Beschäftigung und Zerstreuung der Kranken und so die Ablenkung von ihrem Leiden ist für die ganze Stimmung im Krankenhaus wesentlich.

Die Aufsicht über das Krankenhaus obliegt dem staatlichen Gesundheitsamt auf Grund des *Gesetzes über die Vereinheitlichung des Gesundheitswesens.*

Sie erstreckt sich auf die öffentlichen und privaten Krankenanstalten und hat dafür zu sorgen, daß in den Krankenanstalten allen gesetzlichen Vorschriften genügt wird, daß der Bau den hygienischen Anforderungen entspricht und daß der gesamte Betrieb in gesundheitlich einwandfreier Weise geführt wird. Auch die Überwachung der Ausbildung und der beruflichen Verhältnisse des Pflegepersonals gehört zu den Aufgaben des Amtsarztes.

XI. Hygiene des Leichenwesens.

Von Bernhard Möllers.

1. Leichenschau.

Die Leichenschau verfolgt einen vierfachen Zweck:

1. Die Beseitigung der Möglichkeit der Bestattung von Scheintoten.

2. Die Aufdeckung von Fällen, in denen der Tod nicht auf natürliche Weise eingetreten ist.

3. Die Aufdeckung der Todesursache, insbesondere zur Feststellung von übertragbaren Krankheiten.

4. Die Schaffung der Grundlagen für eine amtliche Todesursachenstatistik.

Bis zum Inkrafttreten des Reichsgesetzes über die Beurkundung des Personenstandes vom 6. 2. 1875 erfolgte die Eintragung der Sterbefälle in die *Kirchenbücher.* Seitdem ist die Verpflichtung zur Führung der Sterbebücher den *Standesämtern* übertragen. Die heute geltende Regelung ist in dem Personenstandsgesetz vom 3. 11. 1937 festgelegt. (RGBl. I, S. 1146).

Eine reichseinheitliche obligatorische *Leichenschau* besteht bisher in Deutschland nur in den Fällen, in denen eine Feuerbestattung in Frage kommt. Ferner bestehen insofern einheitliche Vorschriften für das Reich, als in Übereinstimmung mit § 10 des Reichsseuchengesetzes vom 30. 6. 1900 die Verordnung zur Bekämpfung übertragbarer Krankheiten vom 1. 12. 1938 vorschreibt (§ 8): „Die höhere Verwaltungsbehörde kann für Gemeinden oder Gemeindeteile, die von einer übertragbaren Krankheit befallen sind, anordnen, daß *jede* Leiche vor der Bestattung einer ärztlichen Besichtigung *(Leichenschau)* zu unterwerfen ist".

Die Regelung der Leichenschau erfolgt zur Zeit in den deutschen Ländern auf landesrechtlichem Wege; sie kann entweder nur durch Ärzte oder nur durch Laien oder durch beide nebeneinander ausgeführt werden.

Im ganzen bestand im Deutschen Reiche im Jahre 1937 Leichenschau durch Ärzte für 71,2%, Leichenschau durch Laien für 15,98% und noch überhaupt keine Leichenschau für 12,82% der Bevölkerung.

Die ärztliche Leichenschau ist in der Regel einmal, die nicht ärztliche zweimal vorzunehmen.

Die Dienstordnung für die Gesundheitsämter (3. Durchführungsverordnung zum Gesetz über die Vereinheitlichung des Gesundheitswesens vom 30. 3. 1935) bestimmt im § 72 über die *Leichenschau:*

„Das Gesundheitsamt hat darauf hinzuwirken, daß die Leichenschau nach Möglichkeit überall eingerichtet und möglichst von Ärzten durchgeführt wird, insbesondere hat das Gesundheitsamt auf die sorgfältige Ausstellung der Totenscheine durch die Ärzte zu achten."

Die leichenschauenden Ärzte haben bei guter Organisation des Meldewesens in der Regel 2 Scheine auszufüllen. Der *Totenschein,* der nur zum Teil vom Arzt ausgefüllt wird, dient der Polizei zur Abmeldung des Verstorbenen und zur Feststellung, ob eine strafbare Handlung mit dem Tode im Zusammenhang steht, ferner dem Standesamt zur Beurkundung des Todes.

Der zweite Schein *(Leichenschauschein)* enthält alle in ärztlicher, gerichtsärztlicher, erbbiologischer und statistischer Hinsicht wichtigen Fragen.

In der Praxis würde sich das Verfahren bei vorausgegangener ärztlicher Behandlung dann wie folgt gestalten: Der behandelnde Arzt begibt sich auf die Anzeige vom Tode seines Patienten zu dem Verstorbenen und füllt dort auf Grund der vorgenommenen Leichenschau beide Scheine aus. Der Totenschein wird vom Anmeldepflichtigen zum Polizeirevier gebracht, wo die Personalien überprüft werden und gegebenenfalls die Beerdigungserlaubnis erteilt wird. Dann begibt sich der Meldepflichtige zum Standesamt, wo er die Todesurkunde und die endgültige Beerdigungserlaubnis erhält, die dem Friedhofsverwalter zwecks Bestattung der Leiche vorzulegen ist. Der Leichenschauschein wird vom Arzt dem für den dauernden Wohnsitz oder, falls ein solcher nicht zu ermitteln ist, dem für den Geburtsort des Verstorbenen zuständigen Gesundheitsamt übersandt. Das gleiche Verfahren findet auch bei Kranken-, Heil- und Pflegeanstalten Anwendung. Im Falle einer Leichenöffnung (im Krankenhaus oder behördlich) ist der Leichenschauschein vom obduzierenden Arzt zu ergänzen.

Soweit die Ausstellung eines *Leichenpasses* zum Zweck des Leichentransportes nach einem anderen als dem für den Sterbeort zuständigen Begräbnisplatz von der Beibringung einer amtsärztlichen Bescheinigung über die Todesursache und die Unbedenklichkeit der Beförderung abhängig ist, hat der Amtsarzt nach Anhörung des Arztes, der den Verstorbenen in der tödlich gewordenen Krankheit behandelt hat, diese Bescheinigung auszustellen. Genügen die unterbreiteten Unterlagen für die Bestätigung der Unbedenklichkeit einer

Beförderung nicht, so darf die Ausstellung der Bescheinigung erst nach vorheriger Besichtigung der Leiche erfolgen [§ 73, (2) der Dienstordnung für die Gesundheitsämter].

Für die *Beförderung der Leichen* von Personen, die an einer gemeingefährlichen Krankheit (§ 1 des Reichsseuchengesetzes vom 30. 6. 1900) gestorben sind, ist die Ausstellung der amtsärztlichen Bescheinigung für die Frist *eines* Jahres nach dem Tode zu versagen. Bei Fleckfieber ist die Beförderung erlaubt, wenn die Leiche zuverlässig entlaust ist. Bei Diphtherie, Ruhr, Scharlach, Typhus, Paratyphus, Milzbrand oder Rotz hat das Gesundheitsamt nach Lage des Falles zu entscheiden, ob mit Rücksicht auf die Gefahr einer Verschleppung der Krankheit die Bescheinigung abzulehnen ist.

Handelt es sich um die Leiche einer Person, die an einer anderen übertragbaren Krankheit gestorben ist, so darf aus diesem Umstande ein Bedenken gegen die Beförderung nicht hergeleitet werden.

Bei der Ausgrabung von Leichen, der Anlegung neuer und der Erweiterung bestehender Begräbnisplätze und Krematorien, der Errichtung und einwandfreien Beschaffung von Leichenhallen und dem Erlaß von Begräbnis- und Friedhofsordnungen hat das Gesundheitsamt gutachtlich mitzuwirken (§ 74—76 der Dienstordnung für die Gesundheitsämter).

Leichenschauer. Wo ein Bedürfnis dazu vorhanden und die ärztliche Leichenschau noch nicht allgemein durchgeführt ist, liegt dem Gesundheitsamt die Ausbildung, Prüfung und Dienstaufsicht der Leichenschauer (Leichenschauerinnen) ob (§ 22 der Dienstordnung).

Personen, welche die Tätigkeit der Reinigung, Ankleidung und Einsargung der Leichen beruflich vornehmen, *Leichenfrauen,* dürfen nicht gleichzeitig im Nahrungsmittel- oder Friseurgewerbe oder als Hebamme tätig sein.

Bei dem *Rasieren von Leichen* durch Friseure dürfen keine Geräte Verwendung finden, die auch dem Gebrauche für Lebende dienen (Polizeiverordnung vom 18. 4. 1933, § 5).

In *Sachsen* dürfen die Friedhofsverwaltungen keine Beerdigung von Leichen zulassen, wenn ihnen nicht zuvor durch die Leichenfrau ein *Leichenbestattungsschein* ausgehändigt wurde. Der Leichenbestattungsschein ist in der Regel von der Leichenfrau, bei ärztlicher Leichenschau aber von dem zugezogenen Arzt auszustellen. Die Leichenfrauen führen hier die Dienstbezeichnung „Heimbürginnen" (Dienstanweisung vom 7. 4. 1911). Die Heimbürgin muß bei Zweifel über den tatsächlich eingetretenen Tod einen Arzt zuziehen, bei Verdacht auf gewaltsamen Tod die Ortspolizeibehörde benachrichtigen.

Leichenöffnung. Eine nicht behördlich angeordnete Leichenöffnung ohne Zustimmung der Angehörigen ist im allgemeinen unstatthaft. Ein Arzt, der unbefugt eine Leichenöffnung vornimmt, kann nach § 823 I BGB. schadensersatzpflichtig gemacht und nach § 168 StGB. bestraft werden.

Manche Krankenanstalten haben in die allgemeinen Aufnahmebestimmungen die Ermächtigung zur Vornahme einer Leichenöffnung nach eingetretenem Tode bei den aufgenommenen Kranken übernommen.

Die *richterliche* Leichenöffnung erfolgt im Beisein des Richters durch 2 Ärzte, unter denen sich ein Gerichtsarzt befinden muß[1]. Der behandelnde Arzt des Verstorbenen darf der Obduktion beiwohnen, aber nicht selbst die Leichenöffnung vornehmen.

---

[1] Nach der Verordnung über Maßnahmen auf dem Gebiete der Gerichtsverfassung und der Rechtspflege vom 1. 9. 1939 ist die Anwesenheit *eines* Arztes bei der Leichenöffnung ausreichend (§ 27). Der Reichsminister des Innern bestimmt die Wiederaußerkraftsetzung der Verordnung (RGBl. I, S. 1658).

Eine *polizeiliche* Leichenöffnung kann angeordnet werden, wenn der Amtsarzt bei Cholera-, Gelbfieber-, Pocken-, Pest-, Rotz-, Typhus- oder Paratyphusverdacht die Öffnung der Leiche für erforderlich hält, auch wenn die Angehörigen die Erlaubnis zur Leichenöffnung verweigern und wenn die bakteriologische Untersuchung zur Feststellung der Krankheit nicht ausreichend oder nach Lage des Falles nicht ausführbar ist (§ 36 der Dienstordnung).

Von seiten der *pathologischen Anatomen* ist vorgeschlagen worden, durch die gesetzliche Einführung von sog. „*Verwaltungssektionen*" der Polizeibehörde die Möglichkeit zu geben, auch bei allen Sterbefällen an unklarer Todesursache sowie aus wissenschaftlichen Gründen, selbst gegen den Einspruch der Angehörigen, Leichenöffnungen anzuordnen.

Besondere Vorschriften sind getroffen, um den *anatomischen Unterrichtsanstalten* der deutschen Hochschulen das notwendige Sektionsmaterial zu sichern. In der Regel werden die Leichen der hingerichteten Verbrecher, der Insassen der Zuchthäuser, sofern ihnen die bürgerlichen Ehrenrechte aberkannt waren, von Selbstmördern sowie von Bettlern und Landstreichern in Besserungs-, Arbeits- und Landarmenhäusern, unbekannte Leichen sowie solche, bei denen sich niemand um die Bestattung einer Leiche kümmert, den anatomischen Instituten der Universitäten überlassen. Die Ablieferung hat zu unterbleiben, wenn Verwandte des Verstorbenen innerhalb von 24 Stunden nach dem Tode widersprechen und die Beerdigungskosten übernehmen (Preuß. Min.-Erlaß vom 9. 6. 1889, 10. 12. 1889, 14. 1. 1926, 4. 5. 1927).

Beurkundung der Sterbefälle. Jeder Sterbefall ist spätestens am nächstfolgenden Werktage dem Standesbeamten des Bezirks, in welchem der Tod erfolgt ist, anzuzeigen (§ 32 Personenstandsgesetz vom 3. 11. 1937 RGBl. I, S. 1146).

Zur Anzeige ist der Familienvorstand oder derjenige verpflichtet, in dessen Wohnung sich der Sterbefall ereignet hat, ferner jede Person, die bei dem Tode zugegen war oder von dem Sterbefall aus eigener Wissenschaft unterrichtet ist (§ 33). Eine Beerdigung darf vor Eintragung des Sterbefalls in das Sterbebuch nicht stattfinden, soweit nicht eine ortspolizeiliche Genehmigung vorliegt.

Ein Kind ist dann dem Standesbeamten als *totgeboren* anzumelden, wenn es wenigstens 35 cm lang ist, die natürliche Lungenatmung bei ihm aber noch nicht eingesetzt hat (1. Verordnung zur Ausführung des PStG. vom 19. 5. 1938, § 64).

Die *deutsche Todesursachenstatistik* ist im Jahre 1932 neu geregelt worden, nachdem sich das im Jahre 1892 eingeführte und 1904 umgearbeitete *Verzeichnis der Todesursachen* als veraltet erwiesen hatte. Das neue große Verzeichnis sieht 200 Hauptnummern vor nebst einer Reihe von Untergruppen. So sind jetzt die bösartigen Geschwülste je nach dem Sitz der Primärgeschwülste in 9 Haupt- und 7 Untergruppen eingeteilt. Das Verzeichnis ist weitgehend in den Dienst der Todesursachenforschung gestellt, sucht durch Aufgliederung nach 19 Altersgruppen die Zusammenhänge zwischen Krankheiten und Lebensalter endgültig zu klären und stellt große Anforderungen an die Genauigkeit der ärztlichen Todesursachen. Neben dem großen gibt es noch ein mittleres Verzeichnis mit 85 Nummern für die Todesursachengliederung der einzelnen Verwaltungsbezirke und ein kurzes mit 43 Nummern, das zum Teil in der Statistik der Bevölkerungsvorgänge in den Großstädten und Gemeinden mit über 15 000 Einwohnern Verwendung findet. — Vgl. „Krankheits- und Todesursachenstatistik" (S. 46 ff.).

2. Erdbestattung.

a) Die normale Verwesung der Leiche.

In der beerdigten Leiche tritt zunächst Fäulnis durch Fäulnisbakterien (hauptsächlich Anaeroben) auf, die namentlich vom Darm her einwandern. Außerdem beteiligen sich *tierische* Organismen, Larven verschiedener Fliegen, und zwar namentlich eine 2—3 mm lange Fliegenlarve, deren leere, gelb-braune Puppenhüllen sich oft zu Milliarden in den Särgen finden. Die Fliegen-larven, die stark zur vollständigen Zerstörung und Oxydation der organischen Stoffe beitragen, bedürfen aber einer gewissen Feuchtigkeit, reichlichen Luft-zutritts und einer relativ hohen Temperatur; andernfalls beteiligen sie sich nicht an der Zersetzung der Leiche.

Die stinkende Fäulnis dauert selten länger als 3 Monate; sie wird durch den Sarg nicht verzögert, der im Gegenteil die dichte Umlagerung der Leiche mit feuchten Bodenschichten hindert und statt dessen einen gewissen, der weiteren Zersetzung förderlichen Luftraum gewährleistet.

Im *Wasser* und ebenso in einem nassen, Grundwasser führenden Boden tritt raschere Fäulnis ein, bei welcher fast ausschließlich Anaerobier in Tätig-keit treten. Eine zweiwöchige Wasserleiche ist in der Zersetzung etwa so weit vorgeschritten, als eine achtwöchig begrabene Leiche. Später kommt es unter solchen Verhältnissen zu einem Stillstand der Zersetzung und oft zur Leichen-wachsbildung.

In einem mäßig trockenen grobporigen *Boden* findet unter starker Beteiligung der tieri-schen Organismen eine schnelle und vollständige Verwesung der Leiche statt. In Kies-und Sandboden sind Kinderleichen etwa nach 4 Jahren, die Leichen Erwachsener nach 7 Jahren, im Lehmboden nach 5 bzw. 9 Jahren bis auf Knochen und amorphe Humussub-stanzen zerstört.

Wenn durch irgendwelche Umstände die Beteiligung der tierischen Organismen ausge-schlossen ist, z. B. im Wüstensand, bei einbalsamierten Leichen, in tiefen Klostergrüften, teils infolge großer Trockenheit, teils infolge starker Durchlüftung oder zu extremer Tempe-ratur des Bodens, so kann eine *Mumifikation* eintreten. Die Leichen sind dann, oft unter vorzüglicher Erhaltung der Formen, in eine trockene, schwammige, strukturlose Masse verwandelt, die leicht zu Staub zerfällt.

Eine *Leichenwachs-* (Adipocire-) *Bildung* gleichfalls nur eintritt, wenn die normalerweise wirksamen Organismen, insbesondere die tierischen, infolge von Luftmangel in ihrer Tätig-keit gehemmt sind; sie findet sich bei Wasserleichen, in nassem Tonboden, in Zement-gruben, in luftdicht schließenden Särgen, ferner in alten, stark benutzten und offenbar undurchlässig gewordenen Begräbnisplätzen. Die Leichenteile werden hier ganz oder teil-weise in eine grauweiße, homogene, leicht zerbröckelnde Masse verwandelt, die auf der Schnittfläche Fettglanz zeigt, in der Hitze schmilzt, fast geruchslos und oft so fest ist, daß sie beim Anstoßen tönt. Die äußere Form ist oft erhalten, in Haut, Muskeln und Knochen lassen sich mikroskopisch noch Reste der Gewebe erkennen. Chemisch scheinen teils Cho-lesterin, teils Ammoniak- und Kalkseifen der höheren Fettsäuren, teils freie Fettsäuren vorzuliegen.

Bei der *Leichenzersetzung* handelt es sich um eine einfache Fäulnis und Ver-wesung organischer Substanz, die bei geregeltem Kirchhofsbetrieb so allmählich verläuft, daß — anders als in Grüften — keine Gesundheitsschädigungen oder Belästigungen daraus erwachsen. Da die riechenden Zersetzungsgase durch den Boden absorbiert werden, ist selbst beim Ausgraben der Leichen in der Regel kein Geruch wahrzunehmen.

Infektionen kommen von den begrabenen Leichen aus im allgemeinen nicht zustande, da die meisten Infektionserreger in der Leiche unter dem Einfluß der wuchernden Saprophyten binnen wenigen Tagen oder Wochen zugrunde gehen. Einige Krankheitskeime können sich länger am Leben halten; so können virulente Tuberkelbacillen noch nach Monaten in begrabenen Leichen nachge-wiesen werden, auch Typhusbacillen sind ziemlich widerstandsfähig. Für diese Erreger kommt aber ein Herauskommen aus der Tiefe des Grabes an die Erd-oberfläche praktisch nicht in Frage. Damit stimmt überein, daß eine gesteigerte

Häufigkeit von infektiösen Erkrankungen unter den in der Nähe von Friedhöfen wohnenden Menschen statistisch nicht feststellbar ist.

Da eine *Verunreinigung des Grundwassers* durch Verwesungsprodukte erfolgen kann, empfieht es sich, Brunnen für Trinkwasser mindestens 50 m von den Begräbnisplätzen entfernt anzulegen, wenn das Gefälle des Grundwassers nach dem Brunnen hin gerichtet ist.

b) Anlage der Begräbnisplätze (Friedhöfe).

Ebensowenig wie bezüglich der Leichenschau sind auch über die Leichenbestattung im Deutschen Reich bisher reichseinheitliche gesetzliche Bestimmungen vorhanden. Bis zum Erlaß eines geplanten Reichsgesetzes über Friedhöfe bleiben die bisherigen landesrechtlichen Bestimmungen in Kraft.

Auf Grund des § 76 der 3. Durchführungsverordnung des Vereinheitlichungsgesetzes unterstehen die Begräbnisplätze der Aufsicht des Amtsarztes, der auch bei der Schaffung von neuen Friedhofsanlagen gutachtlich gehört werden muß.

Das Gutachten hat sich in der Hauptsache über die Beschaffenheit des in Aussicht genommenen Geländes, über das Raumausmaß, die für benachbarte Wohngegenden etwa zu erwartenden Belästigungen, den Schutz benachbarter Wasserentnahmestellen vor Verunreinigung durch Leichenflüssigkeiten u. a. m. zu äußern.

Der Begräbnisplatz soll frei, sonnig und auf einem fahrbaren Wege zu erreichen sein. Feuchter Boden, in dem das Grundwasser bis in die Verwesungszone hinaufreicht, soll tunlichst vermieden werden. In manchen Gegenden läßt sich eine Trockenlegung des Friedhofs auch durch Einlegung von Drainrohren oder durch künstliche Erhöhung des Platzes erreichen.

Die Tiefe der Gräber, d. h. die Entfernung zwischen dem höchsten Punkte des eingestellten Sarges bis zum Niveau der Erdoberfläche soll bei günstiger Bodenbeschaffenheit etwa 0,9 m betragen, wenn über dem Grab der dem Sargraum entsprechende Erdhügel aufgeworfen wird. Ist es unmöglich, diese Entfernung einzuhalten wie etwa wegen hohen Grundwasserstandes oder felsigen Untergrundes, so ist der Grabhügel demgemäß höher und umfangreicher herzustellen.

Die Leichen dürfen nicht zu eng aneinander gelegt werden; zwischen je 2 Einzelgräbern ist eine Erdschicht zu belassen, um die von der Leiche ausgehenden Zersetzungstoffe aufzunehmen. Das normale Grab eines Erwachsenen soll eine Länge von 260 cm, eine Breite von 1 m und nach jeder Seite eine Zwischenwand von 0,3 m haben. *Massengräber* sind vom hygienischen Standpunkt aus abzulehnen und nur im Kriege als unabweisbare Notwendigkeit zu dulden. Die Frist, vor deren Ablauf eine schon belegte Grabstätte nicht von neuem zum Begraben einer anderen Leiche benutzt werden darf, der sog. *Begräbnisturnus*, soll mindestens gleich derjenigen Zeit sein, welche der Zerfall der Leiche bis auf einzelne geringfügige anorganische Knochenreste längstens dauert. Diese Zeit hängt von der jeweiligen Bodenbeschaffenheit ab und kann einwandfrei erst festgestellt werden, wenn tatsächliche Wahrnehmungen in Betreff des Ablaufes der Verwesung bei Wiedereröffnung von Gräbern auf diesem Begräbnisplatz gemacht worden sind. In der Regel kann eine Wiederbelegung des Friedhofes nach 30 Jahren erfolgen; bei schwerem Lehmboden kann die Verwesungsfrist bis 40 Jahre dauern.

Die Anlage von *Grüften*, die vom hygienischen Standpunkt aus im allgemeinen abzulehnen sind, ist nur zulässig, wenn die Gruft allseitig, also auch nach oben hin durch Mauerwerk dicht umschlossen und mit Einrichtung zur Erneuerung der Grubenluft versehen ist.

Richtlinien für die *Gestaltung des Friedhofs* und *Musterfriedhofsordnungen* vom 18. 1. 1937 sind im 1. Beiheft zum Reichsgesundheitsblatt 1937 abgedruckt.

An anderen Orten als auf Friedhöfen dürfen Bestattungen nur mit Erlaubnis der unteren Verwaltungsbehörde stattfinden.

Die Benutzung der Friedhöfe ist bisher weder reichs- noch landesrechtlich geregelt. Die Friedhöfe der politischen und kirchlichen Gemeinden sind öffentliche Anstalten; die Voraussetzungen und Art der Benutzung regeln die *Friedhofsordnungen*, die meist mit der Begräbnisordnung verbunden sind und gleichzeitig die im öffentlichen Gesundheitsinteresse notwendigen Bestimmungen enthalten.

Jede Anlegung neuer und die Erweiterung von bestehenden Friedhöfen bedarf der Genehmigung durch die Gemeindeaufsichtsbehörden, in Preußen durch die Regierungspräsidenten. Die Anlage von Erbbegräbnissen und Privatbegräbnisplätzen auf privaten Grundstücken bedarf der Genehmigung der Ortspolizeibehörde.

Dem Antrage auf Genehmigung sind unter anderem eine Beschreibung über die Beschaffenheit des Bodens, über die Tiefe des höchsten Standes des Wasserspiegels in den Brunnen und eine Übersicht über die Niveau- und Untergrundverhältnisse des Platzes und seiner Umgebung bis zu den nächsten Wasserentnahmestellen beizufügen.

Im Deutschen Reich sind die Gemeinden verpflichtet, geeignete Bestattungsplätze bereitzustellen, auf denen die Verstorbenen ohne Unterschied des Glaubensbekenntnisses oder der Todesart (Selbstmörder) bestattet werden. Die Religionsgesellschaften sind berechtigt, die ihnen gehörenden Bestattungsplätze weiter zu benutzen, sofern eine Übertragung des Eigentums der in ihrem Gebiete gelegenen Friedhöfe auf die Gemeinden nicht erfolgt ist.

Die höheren Verwaltungsbehörden können die *Schließung von Friedhöfen* anordnen, wenn sie im Interesse der Volksgesundheit oder aus anderen Gründen des gemeinen Wohles geboten ist. Vollbelegte Bestattungsplätze innerhalb der bewohnten Orte sollen in der Regel nicht neu belegt werden, sofern es sich nicht um Familiengrabstätten oder Erbbegräbnisse handelt.

Neue Bestattungsplätze sind außerhalb der bewohnten Teile eines Ortes anzulegen, wobei die gesundheitlichen Bedürfnisse der Bevölkerung, die derzeitige Größe, die etwaige künftige Erweiterung, die Verkehrsverhältnisse der Gemeinde und die Notwendigkeit des Heimatschutzes zu berücksichtigen ist.

Auf jedem Bestattungsplatz einer Gemeinde oder Religionsgesellschaft ist ein bau- und gesundheitspolizeilich geeigneter *Leichenraum* oder eine *Leichenhalle* bereitzuhalten, in denen die Verstorbenen bis zu ihrer Bestattung aufbewahrt werden. Nach Möglichkeit ist auch ein gesonderter *Obduktionsraum* vorzusehen.

c) Die Bestattung.

Die Leichen sind zu beerdigen (Erdbestattung) oder zu verbrennen (Feuerbestattung, s. S. 569).

In der Regel sind die Leichen nicht früher als 72 Stunden (3 Tage) nach Eintritt der Merkmale des Todes zu bestatten (Preußische Polizeiverordnung über das Leichenwesen vom 18. 4. 1933). Eine vorzeitige Bestattung kann bei ansteckenden Krankheiten angeordnet werden, außerdem mit Genehmigung des Gemeindevorstandes auch dann, wenn nach dem Zeugnis des für die Leichenschau zuständigen Arztes bestätigt wird, daß an der Leiche die Merkmale des eingetretenen Todes mit Sicherheit festgestellt sind oder die Verwesung so ungewöhnliche Fortschritte gemacht hat, daß jede Möglichkeit eines Scheintodes ausgeschlossen ist. Bei den durch das Gericht oder die Polizei sichergestellten Leichen darf die Bestattung erst stattfinden, nachdem die Behörde die angeordnete Verwahrung, Sicherstellung oder Beschlagnahme aufgehoben hat.

Das öffentliche Ausstellen von Leichen und das Öffnen des Sarges bei den Bestattungsfeierlichkeiten ist verboten und kann nur ausnahmsweise gestattet werden.

Jede menschliche Leiche muß vor Ablauf von 96 Stunden nach dem Tode entweder bestattet oder in eine öffentliche Leichenhalle überführt oder bei Erteilung eines Leichenpasses auf den Weg gebracht werden. Eine Verlängerung dieser Frist kann von der Ortspolizeibehörde ausnahmsweise bewilligt werden, wenn der Verstorbene nicht einer ansteckenden Krankheit erlegen ist und keine sonstigen ärztlichen Bedenken entgegenstehen.

Bei der Überführung einer Leiche zu dem Bestattungsplatz ist ein Sarg zu benutzen, der so abgedichtet ist, daß ein Durchsickern von Flüssigkeit ausgeschlossen ist.

Die Leichen von Personen, die an *übertragbaren Krankheiten* gestorben sind, sind ohne vorheriges Waschen und Umkleiden in Tücher einzuhüllen, die mit einer desinfizierenden Flüssigkeit getränkt sind; sie sind sobald als möglich in einem Sarge, dessen Boden durch eine reichliche Schicht aufsaugender Stoffe (Torf, Sägemehl, Holzkohlenstaub) oder auf andere Weise gegen das Durchdringen von Leichenflüssigkeit geschützt ist, einzusargen. Die Särge sind sofort zu schließen und beschleunigt in eine Leichenhalle oder sonst einen abgesonderten Raum zu bringen, der nicht gleichzeitig als Wohn-, Schlaf-, Arbeits- oder Wirtschaftsraum dienen darf. Das Ausstellen der Leiche im Sterbehause ist verboten.

Die Wiederausgrabung von Leichen zum Zwecke der Umbettung oder einer Beförderung ist nur mit Genehmigung der Ortspolizeibehörde zulässig.

Betreffend Beförderung von Leichen vgl. S. 572ff.

3. Die Feuerbestattung.

Nach dem *Reichsgesetz über die Feuerbestattung* vom 15. 5. 1934 (RGesundh.Bl. S. 490) ist die Feuerbestattung grundsätzlich der Erdbestattung gleichgestellt und nur den durch die Sicherheit der Rechtspflege gebotenen Einschränkungen unterworfen.

Die Bestattungsart richtet sich nach dem Willen des Verstorbenen; falls eine Willensbekundung des Verstorbenen nicht vorliegt, haben die Angehörigen, in erster Linie der Ehegatte, dann die Kinder und deren Ehegatten, diese zu bestimmen. Bei Meinungsverschiedenheit unter den Angehörigen gleichen Grades hat die Polizeibehörde ihre Entscheidung unter Berücksichtigung der Umstände des Falles zu treffen (§ 2).

Die Feuerbestattung bedarf der schriftlichen Genehmigung der Polizeibehörde des Einäscherungsortes, die spätestens 24 Stunden vor dem Zeitpunkt der Einäscherung zu beantragen ist. Hierzu müssen beigebracht werden:

1. Die amtliche Sterbeurkunde.

2. Eine nach einer Leichenschau ausgestellte, mit Angabe der Todesursache versehene *amtsärztliche* Bescheinigung, daß sich der Verdacht eines nicht natürlichen Todes nicht ergeben hat. Bei nicht einwandfrei feststellbarer Todesursache trotz Befragung des behandelnden Arztes ist eine Leichenöffnung vorzunehmen. War der beamtete Arzt gleichzeitig der behandelnde Arzt, so ist die amtsärztliche Bescheinigung durch einen anderen beamteten Arzt auszustellen.

3. Eine Bescheinigung der *Polizeibehörde* des Sterbeortes, daß ihr keine Umstände bekannt sind, die auf Herbeiführung des Todes durch strafbare Handlung schließen lassen.

Die Bescheinigung des Amtsarztes (Nr. 2) und der Ortspolizeibehörde (Nr. 3) wird in den Fällen des § 159 StPO. durch eine nach § 159, Abs. 2 StPO. erteilte Genehmigung der Staatsanwaltschaft bzw. des Amtsrichters ersetzt; sie muß die Erklärung enthalten, daß die Feuerbestattung für unbedenklich erachtet wird (§ 3).

Der Nachweis, daß die Feuerbestattung dem Willen des Verstorbenen entspricht, kann durch eine getroffene Verfügung von Todes wegen oder durch eine von dem Verstorbenen vor einer Amtsperson abgegebene mündliche Erklärung oder durch eine eigenhändig geschriebene und unterschriebene Erklärung des Verstorbenen erbracht werden (§ 4). Nach der Durchführungsverordnung vom 10. 8. 1938 bleibt diese Erklärung, auch wenn sie nicht eigenhändig geschrieben ist, wirksam.

Bei noch nicht 16 Jahre alten oder geschäftsunfähigen Personen bestimmt derjenige die Bestattungsart, dem die Sorge für den Verstorbenen oblag (§ 5).

Fallen die Bestattungskosten der öffentlichen Fürsorge zur Last, so ist diese nicht verpflichtet, etwaige gegenüber der Erdbestattung höhere Kosten der Feuerbestattung zu tragen (§ 6).

Die Einäscherung von Leichen darf nur in behördlich genehmigten Feuerbestattungsanlagen erfolgen, für die durch Runderlaß des Reichs- und Preuß. Ministers des Innern vom 5. 11. 1935 eine „Betriebsordnung" erlassen ist.

Die *Durchführungsverordnung* des Feuerbestattungsgesetzes vom 26. 6. 1934 bestimmt, daß die Feuerbestattungsanlage und deren Betrieb der Aufsicht der Polizeibehörde des Ortes unterliegt, in dem die Anlage sich befindet (§ 7). Eine Einäscherung darf erst nach schriftlicher Genehmigung dieser Polizeibehörde erfolgen und ist dann in der Regel innerhalb von 3mal 24 Stunden vorzunehmen.

Das Einäscherungsverzeichnis mit den Genehmigungsurkunden ist 30 Jahre nach der letzten im Verzeichnis erfolgten Eintragung aufzubewahren.

Die Leichen sind in den Särgen oder Einsatzsärgen einzuäschern, in denen sie zur Feuerbestattungsanlage gelangen. Als Füllmasse für etwaige Sargkissen sind Säge- oder Hobelspäne, Holzwolle oder Torfmull zu benutzen. Zur Befestigung der Auskleidung sind Metallstifte, zum Schließen der Kleidung Nadeln, Haken und Ösen unzulässig, dagegen einfache umsponnene Knöpfe gestattet. Die Särge aus dünnem Holz oder Zinkblech müssen frei von Metallbeschlägen sein. Pech darf zur Abdichtung der Fugen nicht verwendet werden. In jeder Einäscherungskammer darf jeweilig nur eine Leiche eingeäschert werden. An dem Sarge ist ein durch die Ofenhitze nicht zerstörbares Schild mit der Nummer der Eintragung in das Einäscherungsverzeichnis und dem Namen der Feuerbestattungsanlage anzubringen. Die Aschenreste sind mit Nummernschild in einem widerstandsfähigen, luft- und wasserdichten Behältnis zu sammeln, das durch eine amtlich bestellte Person zu verschließen ist.

Die *Betriebsordnung für Feuerbestattungsanlagen* vom 5. 11. 1935 bestimmt, daß der Einäscherungsofen vor der Einführung des Sarges bis zur Durchglühung der Kammerwände aufzuheizen ist. Während des Einäscherungsvorganges soll dem Schornstein möglichst kein Rauch entströmen. Bei der Einbringung des Sarges in den Ofen ist 2 Vertrauenspersonen der Familie die Anwesenheit zu gestatten, die Beobachtung der Einäscherung selbst darf aber nur durch die Angestellten der Anstalt erfolgen.

Die Aschenreste jeder Leiche dürfen auch nicht vorübergehend in den Besitz der Angehörigen gelangen; die Aushändigung an die Angehörigen ist auch zwecks Beisetzung an einem anderen Orte nicht zulässig.

Bei Leichen, die aus dem Auslande zur Einäscherung eingeliefert werden, entscheidet die Polizeibehörde des Einäscherungsortes, ob der Leichenpaß zum Nachweis der Todesursache ausreicht. Etwa bestehende Zweifel sind durch eine amtsärztliche Leichenschau zu klären.

Der Versand von Aschenresten darf erst erfolgen, wenn dem Betriebsleiter der Feuerbestattungsanlage eine Bescheinigung der Friedhofsverwaltung über die Genehmigung zu ihrer Beisetzung vorliegt.

Für die Feuerbestattungsanlage muß eine Leichenhalle vorhanden sein, in der die Leichen vor der Einäscherung untergebracht werden können, desgleichen ein Obduktionsraum.

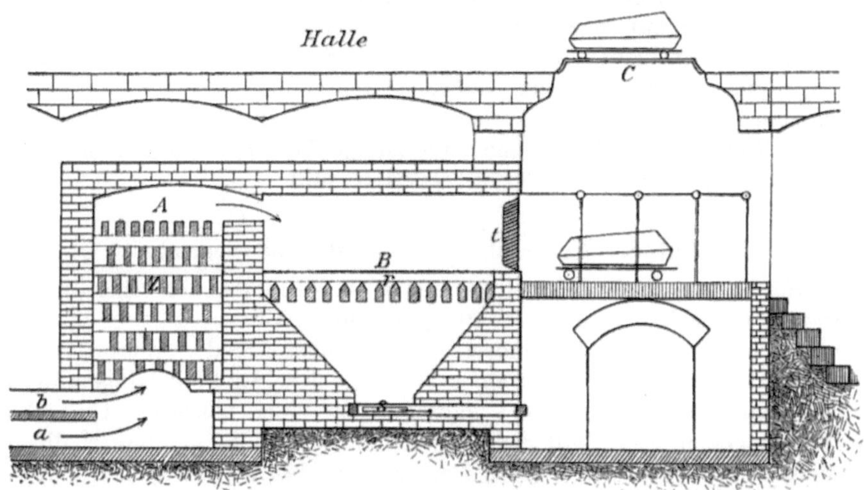

Abb. 130. Schematische Darstellung eines Leichenverbrennungsofens. *a* Kanal für das Generatorgas. *b* Kanal für Luft. *A* Vorwärmkammer. *Z* Ziegelmaterial. *B* Verbrennungskammer. *t* Tür. *r* Tonrost. *s* Gefäß für die Asche. *C* Versenkung.

Die Ruhefrist für die Aschenreste beträgt in der Regel 20 Jahre, soll aber mindestens auf den als Ruhefrist bei Erdbestattungen am gleichen Orte vorgesehenen Zeitraum bemessen werden.

Die alleinig staatlich anerkannte Organisation der Feuerbestattungsbewegung ist der „Großdeutsche Verband der Feuerbestattungsvereine E. V. (Berlin NW, Kronenstr. 95).

Die deutsche Feuerbestattungsbewegung umfaßt nach dem Anschluß Österreichs und des Sudetenlandes 130 Krematorien mit über $1\frac{1}{2}$ Millionen Mitgliedern.

Der Vorgang der Einäscherung.

Die Leicheneinäscherung in den deutschen Feuerbestattungsanlagen erfolgt in eigens hierfür erbauten Leichenverbrennungsöfen. In den Verbrennungsraum wird die auf 700 bis 1000° vorgewärmte Luft eingeführt, die rasch austrocknend wirkt und die entstehenden Verbrennungsgase zu den Endprodukten oxydiert. Bei der Siemensschen Regeneratorfeuerung (Abb. 130) werden zunächst in der Vorwärmungsperiode die Heizgase entwickelt, bei Stein- und Braunkohle Kohlenwasserstoffe, H und CO; bei Koks CO und durch Leiten von Wasserdampf über den glühenden Koks noch H und CO; diese werden mit zugeführter heißer Luft gemengt, die in den Wandungen des Ofens in Kanälen oder eisernen Röhren zum Verbrennungsraum aufsteigt, während die Heizgase von oben nach unten in den Schornstein ziehen, beide zusammen, Heizgase und heiße Luft erhitzen die steinernen Wände des Ofens. Zu Anfang der eigentlichen Leichenverbrennung werden noch Heizgase in geringer Menge zugelassen, die in der heißen Luft rasch verbrennen; später wird die Heizgasentwicklung ganz eingestellt. Die Vorwärmung dauert in den neueren Öfen etwa 4, die Leichenverbrennung etwa 2 Stunden. Kohlenverbrauch einschließlich Vorwärmung 200—400 kg.

Außer Koksöfen werden in neuen Krematorien auch Gas- oder elektrische Öfen verwendet.

4. Beförderung von Leichen.

a) Auf dem Landwege.

Zum Transport von menschlichen Leichen nach anderen als den zum Sterbeort gehörenden Begräbnisplätzen ist ein *Leichenpaß* erforderlich, der von der Ortspolizeibehörde ausgestellt wird, in deren Bezirk sich die Leiche befindet. Die Leichen dürfen nur in einem widerstandsfähigen geschlossenen Sarge auf besonderen Leichenwagen befördert werden. Personenkraftwagen oder Lieferwagen, die zur Beförderung von Lebensmitteln oder Vieh benutzt werden, sollen im allgemeinen nicht zum Leichentransport verwendet werden. Die Leiche ist bei der Beförderung durch eine zuverlässige Person zu begleiten (Preuß. Polizeiverordnung vom 18. 4. 1933 — Ges.S. S. 149).

b) Auf der Eisenbahn, dem Luft- und Seeweg.

Die Beförderung von Leichen auf den deutschen Eisenbahnen regelt die neue *Eisenbahnverkehrsordnung* vom 8. 9. 1938, Abschnitt VI.

Der Leichentransport muß mindestens 12 Stunden vor der Abfahrtszeit angemeldet sein. Die Leiche muß in einem hinlänglich widerstandsfähigen Metallsarge luftdicht eingeschlossen und letzterer von einer hölzernen Umhüllung dergestalt umgeben sein, daß jede Verschiebung des Sarges innerhalb der Umhüllung vermieden wird. Jedem Leichentransport ist ein Begleiter beizugeben, der den gleichen Zug zu benutzen und für die Ausladung des Sarges am Bestimmungsort Sorge zu tragen hat.

Für jeden Leichentransport, abgesehen von Beförderungen innerhalb eines Umkreises von 10 km oder aus dem heimischen Kreiskrankenhaus, ist ein von der Ortspolizeibehörde ausgestellter *Leichenpaß* notwendig. Dem Gesuch um Ausstellung eines Leichenpasses ist beizufügen:

1. Die amtliche Sterbeurkunde des Standesamts.

2. Der polizeiliche Beerdigungsschein oder der von der Staatsanwaltschaft oder dem Amtsgericht erteilte Beerdigungsschein.

3. Das Zeugnis eines in Deutschland approbierten Arztes, das neben den Personalien des Toten eine Angabe über die Krankheit, an der er gestorben ist (Grundkrankheit und unmittelbare Todesursache), sowie eine Erklärung darüber enthalten muß, ob der Beförderung der Leiche gesundheitliche Bedenken nicht entgegenstehen, ob insbesondere eine ansteckende Krankheit vorgelegen hat oder nicht, ob der Tod durch Gewalteinwirkung (Unfall oder Verbrechen) eingetreten ist oder ob sich ein Verdacht auf eine strafbare Handlung ergeben hat.

4. Ein Ausweis über die vorschriftsmäßige Einsargung der Leiche.

Falls der Tod auf Cholera, Aussatz, Fleckfieber, Gelbfieber, Pest oder Pocken zurückzuführen ist oder der Verdacht vorliegt, daß eine dieser Krankheiten den Tod herbeigeführt hat, muß das Zeugnis von dem örtlich zuständigen *Amtsarzt* ausgestellt sein (§ 10 der Preuß. Polizeiverordnung über das Leichenwesen vom 18. 4. 1933 (Ges.S. S. 149); im übrigen vgl. § 22 der Verordnung zur Bekämpfung übertragbarer Krankheiten vom 1. 12. 1938.

Für die *Beförderung von Leichen nach dem Auslande* ist das Internationale Abkommen über Leichenbeförderung vom 10. 2. 1937 maßgebend, dem bisher Ägypten, Frankreich, Italien, Belgien, Chile, Dänemark, die Schweiz, die Türkei, die Niederlande, Mexiko und die Tschechoslowakei beigetreten sind.

Außer den in den internationalen Abkommen für Transporte allgemein vorgesehenen Urkunden verlangen das Bestimmungsland und die Durchführländer keine anderen Schriftstücke als den *Leichenpaß*, der von der verantwortlichen Behörde erst nach Vorlage eines beglaubigten Auszugs aus dem Sterberegister und einer amtlichen Bescheinigung über die Unbedenklichkeit der Beförderung von gesundheitlichen und amtsärztlichen Standpunkt aus sowie die ordnungsmäßige Einsargung der Leiche ausgestellt werden darf.

Die Leiche muß sich in einem Metallsarg befinden, dessen Boden mit einer 5 cm dicken Schicht aus einem säureverzehrenden Stoff (Torf, Sägemehl, Holzkohlenstaub usw.) unter Zusatz eines antiseptischen Mittels belegt sein muß. Ist der Tod auf eine ansteckende Krankheit zurückzuführen, so muß die Leiche in ein mit einer antiseptischen Flüssigkeit durchtränktes Leichentuch eingewickelt werden. Der Metallsarg wird hernach luftdicht verschlossen (verlötet) und in einem mindestens 3 cm dicken Holzsarg derart befestigt, daß er sich darin nicht bewegen kann; seine Fugen müssen wasserdicht verschlossen sein.

Die Beförderung der Leichen von Personen, die an Pest, Cholera, Pocken oder Fleckfieber gestorben sind, ist frühestens ein Jahr nach dem Todesfall erlaubt.

Bei der Beförderung mit der *Eisenbahn* wird der Sarg in einem geschlossenen Wagen befördert; es kann jedoch ein offener Wagen benutzt werden, falls der Sarg in einem geschlossenen Leichenwagen aufgegeben wird und in diesem Wagen bleibt. Die Beförderung der Leichen hat im internationalen Reichsfrachtverkehr als Eilgut zu erfolgen.

Bei der Beförderung mit *Kraftwagen* ist der Sarg möglichst in einem besonderen Leichenwagen oder in einem geschlossenen gewöhnlichen Gepäckwagen zu befördern.

Auf dem *Luftwege* ist der Sarg entweder in einem Luftfahrzeug, das besonders und ausschließlich dieser Beförderung dient, oder in einem besonderen und ausschließlich diesem Zweck vorbehaltenen Abteil eines gewöhnlichen Luftfahrzeugs zu befördern.

Auf dem *Seeweg* ist der Holzsarg, der den Metallsarg enthält, in einer gewöhnlichen Holzkiste so unterzubringen, daß er sich nicht verschieben kann. Diese Kiste ist mit ihrem Inhalt so unterzubringen, daß jede Berührung mit Lebens- oder Genußmitteln und jede Belästigung der Fahrgäste und der Besatzung ausgeschlossen ist.

Falls die Leiche nicht vollständig einbalsamiert wird, ist sie durch Einspritzen einer konservierenden Flüssigkeit in eine oder mehrere leicht zugängliche Arterien vor Verwesung möglichst zu schützen, z. B. von 5 Litern einer weingeistigen Lösung von 10% Formaldehyd oder 5% Rohkresol oder 2% Sublimat oder 10% Chlorzink. Der Boden des Metallsarges ist mit einer reichlichen Schicht von aufsaugenden Stoffen zu bedecken.

Schrifttum.

Möller, B.: Gesundheitswesen und Wohlfahrtspflege im Deutschen Reiche, 2. Aufl. Berlin 1930. — Handbücherei für Staatsmedizin, Bd. 10. Berlin: Carl Heymanns Verlag 1928. — Der Amtsarzt. Jena: Gustav Fischer 1936.

Die übertragbaren Krankheiten.

I. Das Problem der Infektion.

Von HANS REITER.

In der Geschichte erregte das Auftreten großer *Massensterben* von jeher das Interesse sowohl der Völker selbst als auch ihrer Führer, weil die Auswirkungen dieser oft unübersehbaren Schädigungen des Volkskörpers meist auf lange Zeiten, nicht selten endgültig und entscheidend für die weitere Entwicklung von Kultur und Macht dieser Völker von grundsätzlicher Bedeutung waren.

Das Unvermögen, für diese Erscheinungen verständliche Erklärungen zu finden, trieb die Menschen oft in verschiedene weltanschauliche Auffassungen, die je nach der den jeweiligen Zeitläufen zukommenden Gedankenwelt versuchten, das Massensterben zu erklären. Wenn dabei in gewissen Zeitabschnitten der religiöse Einschlag vorherrschte, in anderen wieder die Astrologie eine ausschlaggebende Rolle spielte, so liegt die Erklärung hierfür in dem Unvermögen dieser Zeiten, die sich völlig naturgemäß abspielenden Vorgänge ätiologisch zu verstehen. Noch im vergangenen Jahrhundert wurden daher diese Erscheinungen mehr nach Äußerlichkeiten zu beurteilen versucht als dadurch, mittels einer logischen Planung in diese Vorgänge systematisch einzudringen. Erst die Auffassungen eines KOCH und PASTEUR waren es, die die Menschen wohl zum erstenmal zwangen, sich dem biologischen Denken zuzuwenden und sie dahin zu führen, diese naturwissenschaftlichen Orientierungsversuche in die Medizin einzuführen.

Auf diesem Weg erkannte man allmählich, daß gewisse Krankheiten als Ursache kleine *Lebewesen* hatten und daß diese Lebewesen durch ihre Lebenstätigkeit im menschlichen Organismus ganz *bestimmte* und immer die *gleichen* Krankheitserscheinungen auslösten. Damit war die Nichtigkeit aller früheren Auffassungen über die Berechtigung religiöser oder astrologischer Gedankengänge, aber auch solcher, die im sog. „Miasma" einen Grund für das Auftreten von Krankheiten erblickten, erwiesen. Besonders bedeutsam war die Erkenntnis, daß das Krankheitsgeschehen sich auf der Basis eines *biologischen* Prozesses, den wir „*Infektion*" nennen, abspielte und daß bestimmte Krankheiten immer nur von einem ganz bestimmten Krankheitserreger ausgelöst wurden. Damit erhielt der Zusammenhang zwischen Ursache und Wirkung im Krankheitsgeschehen zum erstenmal eine absolut sichere Basis und gab dem biologischen Denken ein Fundament, das in seiner Exaktheit vielleicht nur von mathematischen Gedankengängen übertroffen werden kann.

Die *Infektionserreger* selbst fand man sowohl unter den kleinsten tierischen als auch unter den kleinsten pflanzlichen Lebewesen; man nahm bald an, daß es auch Infektionserreger von noch kleinerem Ausmaß geben mußte, konnte diese Meinung sogar später unter Beweis stellen und sprach sogar die Vermutung aus, daß vielleicht noch kleinere fermentartige Stoffe zum Erregen von Krankheitsbildern Veranlassung geben könnten.

Daß hierbei die Gefahr bestand, die als Krankheitserreger erkannten Lebewesen insofern zu überschätzen, als man ihnen allein die Verantwortung für Infektion und Infektionsverlauf zusprechen würde, ist verständlich. Gerade durch diejenigen Forscher, die sich als erste mit diesen Fragen befaßt hatten, wurde aber darauf verwiesen, daß zwar die *Art* der Infektion allein durch den Erreger festgelegt wird, *nicht* aber deren *Verlauf* und *Ausgang!* Man beobachtete, daß Erreger der gleichen Gruppe sich dem befallenen Körper gegenüber in dem einen Fall sehr resistent, im anderen sehr wenig widerstandsfähig zeigten. Hiermit erklärte man das schwere oder leichte Krankheitsbild. In dem Begriff der „*Virulenz*" suchte man ein Verständnis für diese Erscheinung, ohne jedoch in der Lage zu sein, sich über den Begriff dieses Ausdruckes ein klares Bild zu machen. Noch heute stehen wir hier vor unbeantworteten Fragen, denn über das Wesen der Virulenz sehen wir noch heute nicht klar. Wir kommen später nochmals auf diese Frage zurück.

Der Forschung gelang es allmählich, bei den meisten Infektionskrankheiten die charakteristischen *Wege* des Erregers festzustellen und auch darüber Erkenntnisse zu sammeln, in welcher Weise diese Infektionswege den Verlauf des Krankheitsprozesses beeinflussen.

Wir unterschieden zwischen sog. *Expektorationsinfektionen* — das sind solche, die von Mensch zu Mensch weitergeführt werden durch Sprechen, Niesen, Husten usw. — und sog. *Defäkationsinfektionen* — worunter die zu verstehen sind, die den Krankheitserreger im Kot oder Urin beherbergen, also durch diese Exkremente die Weiterverbreitung der Krankheit herbeiführen. Eine kleinere Gruppe gehört unter die *Schmierinfektionen*, zu denen besonders die Geschlechtskrankheiten gerechnet werden können. An letzter Stelle wären *Überträgerinfektionen* zu nennen, bei denen die Infektion durch den Erreger nicht von Mensch zu Mensch direkt erfolgt, sondern unter Passieren eines anderen Lebewesens, in dem die Infektionserreger meist einen Reifungsprozeß durchlaufen.

Den genannten einzelnen Infektionsgruppen haftet auch insofern etwas Charakteristisches an, als die Zugehörigkeit zu einer Gruppe auch einen maßgebenden Einfluß darauf ausübt, ob die weitere Verbreitung sich auf die Auslösung von *Einzel*erkrankungen beschränkt oder dazu neigt, *Massen*erkrankungen zu veranlassen. Über die Infektionswege auf das genaueste orientiert zu sein, ist eine Notwendigkeit deshalb, weil dieses Wissen für die Methoden der *Verhütung* der betreffenden Infektionskrankheit grundlegend ist, denn nur dann, wenn man die Wege der Infektionserreger kennt, lassen sich Maßnahmen treffen, die diese Infektion von Mensch zu Mensch unterbrechen und damit das Ergriffenwerden von anderen Menschen durch diese Infektionserreger unterbinden.

Nachdem wir zu der Erkenntnis gelangt sind, daß der *Verlauf* jeder Infektion einen biologisch hochkomplizierten Vorgang darstellt, müssen wir auch versuchen, uns über die Einzelheiten dieses biologischen Vorgangs solche Vorstellungen zu machen, die sich in das wissenschaftliche Gebäude unserer heutigen

biologisch-medizinischen Kenntnisse einfügen. In dieser Hinsicht können wir
von einer gewissen „*Infektionskinetik*" sprechen. Diese ist im einzelnen Krankheitsfall abhängig von der *endogenen* Konstitution des *Mikroorganismus*. Seine
Art, sein Stoffwechsel, seine Virulenz, seine Vermehrungsintensität sind Teile
dieser Konstitution. Ihm stehen *exogene* Umweltsfaktoren gegenüber, die mit
dem Mikroorganismus selbst und seiner ihm eigenen Konstitution in Wechselbeziehung treten. Als der wirkungsvollste Umweltsfaktor sind die Ernährungsbedingungen des Mikroorganismus zu nennen, in dem vielleicht auch der Grund
für die Bildung einer sog. *Bacillenträgerschaft* liegt — vielleicht auch die Ursache
für manche Nacherkrankungen der eigentlichen Infektion!

Als ein zweiter Kräftekomplex ist die *endogene* Konstitution des *Makroorganismus*, d. h. des menschlichen Körpers, zu verstehen. Es sind hierher zu
rechnen die Rasse, die Art, das Geschlecht, der Stoffwechsel, die gesamte erbbiologische Vitalität usw.

Wie für die Funktion des Mikroorganismus exogene Faktoren maßgebend
sind, gilt dies auch für alle Funktionen des Makroorganismus. Zwischen diesen
beiden liegt ein ungeheuer weites Feld von Reaktionsmöglichkeiten, die sich
jedoch sämtlich naturnotwendig ergeben auf Grund der in den endogenen Eigenschaften beider Kräftezentren — Mikroorganismus und Makroorganismus —
eingeschlossenen Reaktionsmöglichkeiten. Sind diese mehr oder weniger stabil,
so ist dagegen die Breite der Möglichkeit einer Änderung *exogener* Faktoren als
unbegrenzt zu betrachten.

Der Krankheitsverlauf selbst, gerechnet von dem Eindringen des Infektions-
erregers bis zur Genesung oder Tod des Befallenen, entspricht der naturgebunde-
nen Notwendigkeit eines biologischen Geschehens. Gehören zu den exogenen
Einwirkungen des Menschen z. B. die Ernährung, seine Wohnweise, seine
sozialwirtschaftliche Lage, das Klima und andere Einwirkungsmöglichkeiten
durch physische und psychische Umweltreize, so wirken auch diese Faktoren
indirekt auf die Lebensmöglichkeiten des Mikroorganismus.

Im Modellversuch am Tier gelingt es, eine ganze Anzahl weiterer Auswirkungen von Reizmöglichkeiten über den Makroorganismus auf den Mikroorganismus nachzuweisen, die sich in einer mehr oder weniger breiten Modifikation des Infektionsverlaufs demonstrieren lassen. So können wir beispielsweise
durch sog. Blockade des endothelialen Systems oder durch Milzexstirpation den
Verlauf eines Infektionsvorganges nach beinahe mathematisch genauen Berechnungen weitgehend modifizieren!

Aber nicht nur durch derartige Eingriffe gelingt eine solche Modifikation
des Infektionsverlaufs, sondern auch durch eine Komplikation des Infektions-
bildes selbst z. B. durch Einschaltung *verschiedenartiger* Infektionserreger und
Erzeugung vielartiger *Mischinfektionen*.

Es hängt demnach die Infektionskinetik nicht nur von der Anlage und Umwelt des Mikroorganismus weitgehend ab, sondern ebenfalls von ·Anlage und
Umwelt des Makroorganismus, wobei zu beachten ist, daß unter Umständen
der gleiche Umweltsfaktor auf Mikro- und Makroorganismus von völlig verschiedener, ja sogar von entgegengesetzter Wirkung sein kann. Hier sind Unterlagen gegeben zu einer therapeutischen Beeinflussung des Infektionsverlaufs, in
der, therapeutisch gesehen, uns hauptsächlich die Reaktion des Makroorganismus
interessiert.

Für das Wesen der Infektion dürfte die *Intensität des Infektionsverlaufs* von ausschlaggebender Bedeutung sein. Diese verschiedenartige Intensität des Infektionsverlaufs rechtfertigt, von einer *Skala der Infektionskinetik* zu sprechen. Steht auf der einen Seite die sog. „*stumme*" Infektion — worunter lediglich das Eindringen des Mikroorganismus in den Makroorganismus verstanden sein soll, *ohne* daß dabei die Auslösung irgendeiner erkennbaren Reaktion des Makroorganismus erfolgt, so steht auf der anderen Seite dieser Skala das andere Extrem der Infektionsauswirkung: Der Tod des Makroorganismus.

Wie festgestellt werden konnte, gibt es zwei Arten der stummen Infektion, die sich klinisch in ihrem äußeren Befund gleichen. Bei der einen Gruppe wandern die Infektionserreger gewissermaßen als abgeschlossene Fremdkörper durch den Makroorganismus, ohne in diesem die geringste biologische Reaktion auszulösen, in dem anderen Fall tritt ebenfalls kein äußerliches Krankheitsbild irgendwelcher Art in Erscheinung, wohl aber die Abwehrfunktion des befallenen Makroorganismus, die sich durch das Auftreten von bestimmten neuartigen Zell- und Serumeigenschaften eindeutig nachweisen läßt.

Auf der Skala der Infektionskinetik — der stummen Infektion benachbart, folgt die *atypische Infektionsform*, d. h. Infektionen mit einem Krankheitsbild, das dem allgemein bekannten typischen klinischen Verhalten nicht entspricht. Die breiteste Fläche der Skala nehmen die typischen Infektionen ein, die *leicht* oder *schwer* verlaufen können oder sogar mit dem Tode enden und als solche damit am anderen Ende der Skala der Infektionskinetik zu vermerken sind.

Die stumme Infektion darf nicht verwechselt werden mit der sog. *latenten Infektion*, einem chronischen Infektions*zustand*, der nach einer atypischen oder einer typischen, ja sogar nach einer stummen Infektion entstehen kann.

Das Wesen der stummen Infektion, das von mir im Jahre 1925 wohl zum ersten Male eingehend beschrieben und studiert worden ist, gibt uns über den Infektionsprozeß als solchen weitgehende Aufschlüsse, weil es geeignet ist, den biologischen, sich bei jeder Infektion abspielenden Prozeß bis in seine äußersten Feinheiten aufgelöst zu verstehen und wir nur durch den Begriff der stummen Infektion imstande sind, die Verschiedenartigkeiten auch des Verlaufs der typischen und atypischen einzelnen Infektionsformen zu begreifen.

Die stumme Infektion gibt aber auch darüber hinaus weitestgehende Aufklärung über gewisse, auch epidemiologisch hochbedeutsame Erscheinungen, die wir bisher kaum verstanden, denn wenn praktisch die stumme Infektion beispielsweise bei den natürlichen Pocken nur in etwa 2—4% eine Rolle spielen dürfte, so beträgt deren Beteiligung bei den Masern wohl etwa 20%, beim Typhus 30—40%, beim Scharlach und der Diphtherie bis zu 50% und bei der Poliomyelitis, der epidemischen Meningitis, der Encephalitis und der Bang-Infektion vermutlich weit über 50%. Bei der Tuberkulose dürften die Zahlen noch wesentlich höher sein und ganz besonders interessante Verhältnisse scheinen beim Gelbfieber vorzuherrschen, wo sich bereits international eingebürgert hat, von sog. stummen Gebieten des Gelbfiebers in Afrika und Süd-Amerika zu sprechen.

Es .ist selbstverständlich, daß zwischen der eigentlichen stummen Infektion und der latenten Infektion Zusammenhänge bestehen, deren Übergänge fließend sein können.

Noch große Fragengebiete des Infektionsproblems warten auf ihre endgültige Klärung. Unter anderem sind, wie bereits oben kurz erwähnt, die Anschauungen über die sog. „Virulenz", absolut genommen und in Beziehung gebracht zu dem von ihnen befallenen Makroorganismus, als noch recht ungeklärt zu bezeichnen. Es fehlen exakte Belege, welche vitalen Vorgänge des Mikroorganismus überhaupt uns als „Virulenz" imponieren, vielleicht bietet der Hinweis auf die grundsätzliche Notwendigkeit der Modifikation der Tierexperimente bessere Gelegenheiten, in die biologischen Vorgänge dieser Erscheinungen tiefer einzudringen. Insbesondere dürften auch die Feststellungen darüber wünschenswert sein, ob eine Modifikation der Virulenz bei den verschiedensten Infektionsformen (stumm, latent, manifest usw.) nach bestimmten Gesetzen erfolgt. Fragen, die insofern ein großes praktisches Interesse haben dürften, als die Behandlung von Dauerausscheidern und Keimträgern hierdurch wohl eine neue Bearbeitung erfahren müßten.

Im Infektionsverlauf sind aus leicht ersichtlichen Gründen biologische Vorgänge des Infektionsprozesses, die sich während der *Inkubation* abspielen, noch weniger geprüft worden, wie auch der Übergang dieser Phase in den Beginn manifester Krankheitserscheinung noch weiterer Prüfung bedarf.

Wir wissen noch wenig wirklich Exaktes über die sich am Beginn der Infektion abspielenden biologischen Vorgänge, desgleichen auch während der Mitte oder am Ende eines Infektionsverlaufs, der in dem einen Fall in Heilung übergeht, im anderen mit dem Tode des Makroorganismus abschließt oder aber auch den Makroorganismus zum Träger des angreifenden Mikroorganismus macht und so eine Art Symbiose zwischen beiden etabliert.

Wir kommen in unserer Erkenntnis auf diesem interessanten biologischen Gebiet auch nicht dadurch vorwärts, daß wir uns eines Tierexperiments bedienen, das alles andere bedeutet als die Nachahmung eines natürlichen Infektionsvorganges beim Menschen. Wesentlich weiter wären wir vermutlich, wenn wir uns viel mehr als bisher zum Studium dieser Vorgänge des Tierexperiments bedienen würden, aber unter Benutzung geeigneter *Tier*krankheiten!

Auch heute ist das Problem der *natürlichen Immunität* noch nicht gelöst, zeigt doch die Möglichkeit der Durchbrechung natürlicher Immunitätsformen mittels Veränderungen von Umweltsfaktoren, daß auch dort wohl eine Art biologischer Gleichgewichtszustand angenommen werden muß.

In der *künstlichen Immunität* wurde unsere Auffassung von Theorie zu Theorie geführt und von Abstraktion zu Abstraktion! Wollen wir ehrlich und bescheiden sein, so müssen wir gestehen, daß wir über die tatsächlich sich abspielenden physikalisch-chemischen-biologischen Vorgänge kaum etwas Exaktes wissen. Praktisch dürfte jedoch feststehen, daß wir nur dort die Ausbildung einer *künstlichen* Immunität erwarten können, wo der natürliche Infektionsverlauf das Entstehen einer *natürlichen* Immunität gestattet. Spezifische und nichtspezifische direkte Reaktionsmöglichkeiten sowohl seitens des Mikroorganismus, wie auch seitens des Makroorganismus und der hierdurch entstehenden neuartigen Wechselbeziehungen zwischen beiden Kräftekomplexen dürfte ausschlaggebend sein für den endgültigen Effekt. Daher können wir auch bei Verwendung von abgetöteten Infektionskeimen oder Extrakten oder sog. Partialantigenen nur ein beschränktes Maß der Wirkungsweise erwarten. Mit dieser Bescheidung erhalten alle unsere Versuche, bei den verschiedensten Infektionsarten eine künstliche

Immunität zu erzeugen, eine enge Umgrenzung — aber auch dort, wo mit lebenden abgeschwächten Mikroorganismen gearbeitet werden kann, liegen meist weitere einschränkende Notwendigkeiten vor, die an die Möglichkeit einer Verbreitung der Infektion außerhalb des Kreises der zu Immunisierenden geknüpft sind, wobei in erster Linie an das Entstehen sog. stummer Infektionen mit deren Möglichkeit einer Entwicklung in typische und atypische Manifestationsformen gerechnet werden muß. Gerade die letzteren Bedenken zwingen uns, bei der Anwendung der an und für sich vielleicht geeignet erscheinenden Form einer „stummen" Infektion für Immunisierungszwecke bei Mensch und Tier außerordentlich vorsichtig zu sein. Praktisch gesehen dürfen wir besonders beim Menschen uns in der Regel leider meist nur solcher Immunisierungsmethoden bedienen, die in ihrem Endeffekt nur einen kleinen Teil des Schutzes gewähren können, den das Überstehen der *natürlichen* Infektion bietet. Hier ist noch zu beachten, daß über die Dauer dieses Schutzes nur bei wenigen Infektionsarten mit einer praktisch befriedigenden Größe gerechnet werden kann.

Bei dieser Kritik stehen wir heute ohne Zweifel vor einer wesentlich vorsichtigeren und nüchterneren Beurteilung des Gebietes praktischer Immunisierungsbestrebungen — ja, wir können heute schon sagen, daß wohl in absehbarer Zeit mit einer weiteren Einschränkung dieser Praxis gerechnet werden kann und daß an ihre Stelle eine mit der weiteren Entwicklung der Chemie parallel laufende wachsende Heranziehung der *Chemotherapie* treten wird, die uns heute bei vielen Infektionsarten bereits Hervorragendes leistet. Solange jedoch uns die Forschung auf diesem Gebiete noch nicht nachweisbar Besseres bieten kann als der gegenwärtige Stand der praktisch angewandten Immunisierung, *müssen* wir bei den gegenwärtigen Methoden beharren.

Vom Standpunkt biologischer Betrachtung der Einzelinfektionen müssen wir auch das *epidemiologische Problem der Infektionskrankheiten* beurteilen. Wie wir berechtigt sind, beim Einzelindividuum von einer individuellen Infektionskinetik zu sprechen, die von dem spezifischen Mikroorganismus und der Reaktionsfähigkeit des Makroorganismus abhängig ist — beide nach oben und unten modifizierbar — so sind wir auch berechtigt, von einer *Infektionskinetik der Masse* zu sprechen. Hier spielen zweifellos stumme und latente Infektionen eine viel größere Rolle als allgemein angenommen zu werden pflegt, und es erklären sich das Auftreten und Verschwinden zahlreicher Erkrankungen teils durch das infolge bestimmter Umwelteinflüsse ausgelöste Manifestwerden stummer und latenter Infektionen, wie auch das Entstehen neuer Infektionsherde durch infektiöse Auswirkung bisher stummer und latenter Infektionen infolge der durch diese verbreiteten Infektionserreger.

Über die Art der verschiedenen wirksamen Umweltsfaktoren stützen sich unsere Auffassungen im wesentlichen auf Vermutungen, doch dürften wohl auslösend verantwortlich gemacht werden sowohl persönliche Verhältnisse des Einzelindividuums wie auch Veränderungen der uns umgebenden allgemeinen Umweltsfaktoren. Wir können hierunter rechnen die infolge sozialwirtschaftlicher Bedingungen verursachten Lebenseinflüsse des Einzelindividuums, gelegen in einer zweckmäßigen oder unzweckmäßigen Lebensführung, Ernährung, Arbeit usw., aber auch die in den Einflüssen des allgemeinen Klimas usw. gegebenen verschiedenartig ausgelösten Reaktionsfähigkeiten des Einzelindividuums.

Wird hierdurch über die wechselnde Beeinflussung der Einzelindividuen die Gesamtheit für diese oder jene Erkrankung in eine größere oder geringere spezifische oder allgemeine *Infektionsbereitschaft* gesetzt, so zeigt sich diese Veränderung in dem Ansteigen oder der Abnahme des „normalen" Spiegels der verschiedenen Infektionskrankheiten. Alle die hierdurch ausgelösten Schwankungen der Infektionsbereitschaft sind rein biologisch zu erklären und beruhen letzten Endes auf physikalisch-chemischen Reaktionen!

So sehen wir das Problem der Infektion gewissermaßen als den Prototyp kompliziertesten biologischen Geschehens, das sowohl beim Einzelindividuum wie in der Volksmasse gerade den biologischen Gedanken als solchen gefördert hat — ja man kann sogar sagen, daß der Beginn bakteriologischer Forschungsarbeit identisch ist mit dem Beginn eines wirklich biologischen Denkens in der Medizin! Zeigt diese Arbeit einerseits über eine ganz exakte Forschungsmethodik das Bestreben, in logischer Reihenfolge eine Frage nach der anderen anzuschneiden und der Beantwortung näherzubringen, so läßt sie gleichzeitig erkennen, wie ungeheuer kompliziert die biologischen Vorgänge zu beurteilen sind und trotz aller Erfolge und Erweiterungen unserer Erkenntnisse macht gerade diese Forschung uns Ärzte bescheiden. Sie schärft unsere Kritik besonders denen gegenüber, die glauben, mittels hochklingender Schlagworte die Rätsel des Lebens lösen zu können.

Damit gewinnt gerade die *Forschungsarbeit um das Infektionsproblem* einen Wert, der diesen Arbeitskreis weit überschreitet, denn nur durch immer erneute sachliche Kritik an unserem heutigen Wissen werden wir der Menschheit wirkliche Fortschritte schenken!

II. Allgemeine Morphologie und Biologie der pathogenen Mikroorganismen.

Von TRAUGOTT WOHLFEIL.

1. Geschichtliches zu der Lehre von den Krankheitserregern: Die allgemeine Bedeutung der Mikroorganismen in der Natur.

Die Ursachen für die Entstehung von Seuchen sind im Altertum bis zum Ende des vorigen Jahrhunderts in zwei grundsätzlich verschiedenen Richtungen gesucht worden. Die eine Gruppe von Ärzten, als deren erster HIPPOKRATES zu nennen ist, sah in einem „Miasma", d. h. einem unbekannten schädlichen Agens der Luft, entweder die direkte Ursache für die Seuchenentstehung oder doch die Veranlassung für das Entstehen einer „Constitutio epidemica", welche in der Folge zur Seuchenentstehung disponieren sollte. Demgegenüber wurden schon frühzeitig Beobachtungen mitgeteilt, wonach direkte Übertragungen bestimmter Krankheiten von Mensch zu Mensch vorgekommen waren (HERODOT

= Aussatz, ISOKRATES = Schwindsucht usw.). Es entstand für manche Krankheiten späterhin der Begriff der *Kontagiosität*. Man nahm an, daß diese Krankheiten durch ein „*Kontagium*", d. h. ein übertragbares Gift oder Ferment, oder durch ein „*Contagium animatum*", d. h. ein belebtes Wesen verursacht und übertragen wurden.

Trotz vieler Einzelbeobachtungen und mancher scharfsinnigen Spekulation konnte der alte Streit zwischen den „Miasmatheoretikern" und „Kontagionisten" erst durch ROBERT KOCH und LOUIS PASTEUR am Ende des vorigen Jahrhunderts einwandfrei und endgültig zugunsten der kontagionistischen Lehre entschieden werden. Als Erreger übertragbarer Krankheiten, d. h. als „Contagia animata" der älteren Medizin, sind seit der streng logischen Begriffsbildung durch JAKOB HENLE (1840) nur solche Lebewesen zu bezeichnen, die sich 1. in dem erkrankten Organismus regelmäßig nachweisen lassen, 2. aus ihm in Reinkulturen isoliert und 3. an ihren Leistungen als krankmachend erwiesen werden können.

Die heute bekannten Erreger der übertragbaren Krankheiten sind vorwiegend mikroskopisch kleinste, einzellige Lebewesen pflanzlicher oder tierischer Abstammung. Eine weitere Reihe übertragbarer Krankheiten wird durch größere tierische Parasiten, wie z. B. Milben (Krätzmilben), Würmer, Finnen usw. hervorgerufen. Aus äußerlichen Gründen hält man auch heute noch an der Unterscheidung der durch mikroskopische Kleinlebewesen verursachten Erkrankungen als *Infektionskrankheiten*, von den durch größere Lebewesen wie Würmer, Milben usw. verursachten Erkrankungen als *Invasionskrankheiten* fest. Jedoch bestehen bis auf die vorgenannten Größenunterschiede der Erreger in klinischer, pathologisch-anatomischer, epidemiologischer und serologischer Beziehung keine prinzipiellen Unterschiede.

Die Kleinlebewesen oder *Mikroorganismen*, die zu parasitären, krankmachenden Eigenschaften befähigt sind, bezeichnet man auch als *Mikroparasiten* oder „*pathogene Mikroorganismen*".

Krankheitserregende Kleinlebewesen pflanzlicher Herkunft sind überwiegend unter den *Bakterien* (Spaltpilze, Schizomyceten) und Strahlenpilzen (Streptotricheen) zu finden. Aber auch *Sproßpilze* (Blastomyceten, Saccharomyceten, Hefen) und *Faden-* bzw. *Schimmelpilze* sind gelegentlich einmal befähigt, Erkrankungen zu verursachen. Außer den pathogenen Mikroorganismen pflanzlicher Herkunft, d. h. insbesondere den pathogenen Bakterien wurden noch verschiedene Arten der *Protozoen* (Urtiere) als Krankheitserreger gefunden.

Man kennt darüber hinaus eine weitere Gruppe von Erregern, die wegen ihrer besonderen Kleinheit mit den üblichen mikroskopischen Methoden nicht festgestellt werden können und deswegen ursprünglich als *Aphanozoen* (KRUSE) bezeichnet worden sind. Da es heute bei einigen von ihnen durch Dunkelfeldmikroskopie, Photographie im ultravioletten Licht u. a. m. möglich geworden ist, ihre corpusculäre, den Bakterien ähnelnde Struktur festzulegen, werden sie besser insgesamt wegen ihrer Filtrierbarkeit durch bakteriendichte Filter als „*filtrierbare Virusarten*" bezeichnet.

Die krankheitserregenden Wirkungen der Bakterien, Pilz- und Virusarten beschränken sich nicht nur auf die Krankmachung von Mensch und Tier. Auch Pflanzen erleiden bakterielle Pilz- und Viruskrankheiten (z. B. Tomatenwelke, Ringfäule der Kartoffel, Wildfeuer des Tabaks, Mehltau der Beerenfrüchte, Mosaikkrankheiten der Tomaten, Äpfel, des Tabaks usw. [C. STAPP, KÖHLER]). Jedoch nur ein verschwindend kleiner Teil der in der Natur vorkommenden, überaus zahlreichen Mikroorganismen besitzt die Fähigkeiten, beim Mensch, Tier oder der Pflanze Krankheiten zu erzeugen. Die Mehrzahl von ihnen erfüllt andere, wichtige Aufgaben im Haushalt der Natur. Durch zahlreiche Mikroorganismenarten werden im Boden wie im Wasser komplizierte organische Stoffe wie Tierleichen, Blätter, Dung, Exkremente von Tier und Mensch durch fermentative Prozesse aufgelöst und bis zu einfacheren organischen, anorganischen bzw. sogar bis zu ihren elementaren Bestandteilen abgebaut (Mineralisation). Bei diesen Tätigkeiten lösen sich oftmals die einzelnen Bakterienarten infolge der verschiedenen Beschaffenheit ihrer Fermentsysteme in der zeitlichen Folge ihrer destruierenden Funktionen ab. Was die eine Mikrobengruppe anverdaut hat, zersetzt die nächste Mikrobengruppe tiefer, eventuell bis zu einfachen elementaren Verbindungen anorganischer Natur. Der Abbau von organischem Material mit vorwiegend aerober Zersetzung von Eiweiß wird *Fäulnis*, die Zersetzung vorwiegend kohlehydrathaltiger Stoffe unter Abwesenheit von Luftsauerstoff mit *Gärung* bezeichnet. Mit allen Abbauprozessen gehen stets synthetisierende Vorgänge durch die Mikroben parallel, die sich zum mindesten in einer Vermehrung und einem Wachstum der Mikroorganismen äußern, aber auch neue organische Stoffe entstehen lassen. Bestimmte Bakterien (einige Arten der Boden- und Wasserbakterien) vermögen aus den einfachsten anorganischen Bestandteilen, ja sogar aus den Elementen (z. B. Azobakter aus Luftstickstoff) (A. Rippel) körpereigene hochmolekulare organische Substanzen aufzubauen. Im Kreislauf des Stickstoffes und des Kohlenstoffes, des Schwefels und des Phosphors in der Natur sind an irgendeiner, meist maßgebenden Stelle Mikroorganismen eingeschaltet. Die Erhaltung des Lebens der höheren Pflanzen und Tiere ist auf die Dauer ohne die Mitwirkung der Mikroorganismen nicht möglich, da diese nicht nur an dem Aufschluß und der Verdauung der Lebensmittel mithelfen, sondern auch den Organismen Wirkstoffe und Vitamine liefern.

Über diese allgemeine Bedeutung hinaus sind Mikroorganismen seit den Uranfängen menschlicher Kultur nützliche Helfer des Menschen bei der Bereitung der Nahrungs- und Genußmittel gewesen. Die Herstellung des Brotes, der geschmacklich verschiedenen Milchprodukte (Joghurt, Kefir, Kumis, Käsearten), des Sauerkohls, des Bieres, des Weines usw. geschieht unter der Mitwirkung mikrobieller Fermentwirkungen. Aber auch das Verderben der Lebensmittel (Säuerung, Fäulnis) ist auf sie zurückzuführen. In der Technik (Essigsäuregärung, Fermentation des Tabaks, Lederbereitung, Abwasserreinigung u. a. m.) sowie Landwirtschaft (Kompostreifung, Bodengare, Futterhaltbarmachung durch Einsäuerung, Naturdüngung usw.) spielen Mikroorganismen eine ungemein nützliche, aber gelegentlich auch unerwünschte Rolle.

Die Erforschung der technischen und landwirtschaftlichen Anwendung der Mikroorganismen ist Aufgabe der *technischen Bakteriologie oder Mykologie*.

Die Erforschung der allgemeinen Lebensbedingungen und -äußerungen der Mikroben wird die Aufgabe der *allgemeinen Mikrobiologie*, deren Grundzüge, soweit sie für die Lehre von den pathogenen Mikroorganismen notwendig sind, in dem folgenden Abschnitt abgehandelt werden. Die *spezielle Mikrobiologie* der pathogenen Mikroorganismen wird bei der Besprechung der einzelnen Infektionskrankheiten eingeschaltet. Unter Bezugnahme auf die jeweilige praktische Blickrichtung spricht man auch von der *medizinischen* und *veterinärmedizinischen Bakteriologie*.

Kurzer geschichtlicher Überblick über die Lehre von den Mikroorganismen und ihre Bedeutung als Krankheitserreger.

1675   A. VAN LEEUWENHOEK: Erste sichere Entdeckung kleinster Lebewesen mittels selbstgeschliffener Linsen (etwa 270fache Vergrößerung) im Regenwasser, Aufgüssen, gärenden Flüssigkeiten, Speichel, normalen und krankhaften Ausscheidungen des Menschen.

1769   L. SPALLANZANI: Widerlegung der Theorie von der Urzeugung durch die Entdeckung der, Kleinlebewesen abtötenden, Wirkung höherer Temperaturen.

1786   O. F. MÜLLER: Einteilung der bisher bekannten Mikroorganismen (Klasse der Infusorien!) in Stäbchenformen, Gattung Monas, d. h. rundliche und ovale Formen, und in die Gattung Vibrio.

1838   CH. G. EHRENBERG: Entdeckung neuer Mikroorganismen mittels verbesserter Mikroskope; Versuch einer Systembildung.

1839   J. L. SCHÖNLEIN: Entdeckung des Favuspilzes.

1839/46   Entdeckung des Soorpilzes (BERG), des Erregers des Herpes tonsurans (Trichophyton tonsurans GRUBY) und des Erregers der Pityriasis (Mikrosporon furfur EICHSTEDT).

1840   J. HENLE: Als Beweis für die pathogene Wirkung der „Contagia animata" fordert HENLE den konstanten Nachweis der Erreger beim Kranken, ihre Reinzüchtung und den Nachweis der pathogenen Wirkung durch experimentelle Erzeugung der Krankheit mit den Reinkulturen.

1845/63   A. GERLACH, A. POLLENDER, C. J. DAVAINE, F. BRAUEL: Erste Beobachtungen über die bakterielle Ätiologie des Milzbrandes.

1847   J. SEMMELWEISS: Verhütung der Übertragbarkeit des Kindbettfiebers durch Händedesinfektion.

1857/65   L. PASTEUR: Erforschung der Gärungsvorgänge durch Mikroorganismen, ihrer Arbeitsleistungen, ihrer Züchtbarkeit in flüssigen Medien; endgültige Widerlegung der Lehre von der Urzeugung, Entdeckung der Anaerobiose, Erkennung und Bekämpfung der übertragbaren Fleckenkrankheit der Seidenraupen.

1871/73   F. v. RECKLINGHAUSEN, H. WALDEYER, E. KLEBS, F. BIRCH-HIRSCHFELD: Nachweis von Erregern bei Wundinfektionen.

1873   O. OBERMEYER: Entdeckung von Spirochäten im Blut von Rückfallfieberkranken.

1876   R. KOCH: Ätiologie des Milzbrandes endgültig aufgeklärt. Entwicklungsgang der Milzbrandsporen. Verfahren zur Untersuchung, zum Konservieren und Photographieren von Mikroorganismen.

1878   R. KOCH: Endgültige Klärung der Ätiologie der Wundinfektionskrankheiten.

1879   A. NEISSER und E. BUMM: Entdeckung des Erregers der Gonorrhöe.

1880/81   R. KOCH: Schöpfung und Ausbau der heutigen bakteriologischen Methodik; Reinkulturen mittels fester und erstarrungsfähiger Nährböden; Benutzung verbesserter Mikroskope mit ABBÉschem Beleuchtungsapparat und Ölimmersionslinsen; Wissenschaft und Praxis der Desinfektion.

1880   K. EBERTH und G. GAFFKY: Entdeckung des Bacterium typhi.

1882   R. KOCH: Endgültige Aufklärung der Ätiologie der Tuberkulose durch Entdeckung des Tuberkelbacillus.

1883/84   R. KOCH: Entdeckung des Choleravibrio.

1883   F. FEHLEISEN: Entdeckung des Wundroseerregers (Erysipelstreptokokken).

1883   L. PASTEUR: Abschwächung des Tollwutvirus, Wutschutzimpfung.

1884   F. LÖFFLER: Entdeckung des Diphtherieerregers.

1884   A. NICOLAIER: Entdeckung des Tetanuserregers (Wundstarrkrampf).

1885/90   R. KOCH: Anwendung der Erkenntnisse der Bakteriologie auf die öffentliche Gesundheitspflege; Beginn der modernen Seuchenhygiene durch bakteriologische Erforschung und Überwachung von Boden, Wasser und Luft.

1888   E. ROUX und Mitarbeiter: Entdeckung des Diphtherietoxins.

1889   SH. KITASATO: Reinzüchtung des Tetanusbacillus.

1890   R. KOCH: Darstellung des Tuberkulins.

1890   E. v. BEHRING: Erforschung der Diphtherieimmunität; Herstellung antitoxischer Diphtherie- und Tetanusheilseren.

1890/93 R. KOCH: Organisation der Cholerabekämpfung.

1894   D. BRUCE: Entdeckung der Ätiologie der Nagana der Rinder (Trypanosoma Brucei).

1898   R. ROSS: Entdeckung des Entwicklungsvorganges der Vogelmalariaerreger in der Mücke.

1898   B. GRASSI: Entdeckung der Anophelesmücke als Zwischenwirt der menschlichen Malaria.

1898/1900 W. KRUSE, K. SHIGA: Entdeckung der Ruhrerreger.

1901   R. KOCH: Trennung von Menschen- und Rindertuberkulose.

1901   J. DUTTON: Entdeckung des Erregers der Schlafkrankheit (Trypanosoma gambiense).

1902   T. ISHIGAMI: Erste Züchtung des Pockenvirus.

1903/05 R. KOCH: Untersuchungen über das Küstenfieber und die Pferdesterbe in Südafrika; Ätiologie des afrikanischen Rückfallfiebers, Zecken als Zwischenwirte.

1905   F. SCHAUDINN: Entdeckung des Syphiliserregers (Spirochaeta pallida).

1915/16 INAGA, IDO, HOKI und KANEKO; HÜBENER und REITER, UHLENHUTH und FROMME: Entdeckung des Erregers der WEILschen Krankheit.

1915/17 TWORT, C. R. D'HERELLE: Entdeckung der Bakteriophagie.

1924   F. PARKER und NYE: Erstmalig gelungene Dauerzüchtung von Virus in Gewebskulturen.

2. Pathogene Spaltpilze, Schizomyceten und Strahlenpilze (Streptotricheen).

A. Allgemeine Gestaltlehre (Morphologie).

Pathogene Bakterien sowie die ihnen nahestehenden Strahlenpilze sind stets chlorophyllfreie, meist unverzweigte[1] Zellen von Kugel-, Stäbchen-, Faden- oder Schraubenform. Ihre mittlere Länge ist artbedingt verschieden und schwankt von $0{,}5 \cdot 10^{-3}$ mm beim Influenzabacillus bis zu $2 \cdot 10^{-3}$ mm beim Milzbrandbacillus, ja sogar bis zu 6 bis $9 \cdot 10^{-3}$ mm beim Bacillus des malignen Ödems. Die Breite bzw. Dicke liegt zwischen $0{,}15 \cdot 10^{-3}$ und $2 \cdot 10^{-3}$ mm. Die Größenverhältnisse der Bakterien im Verhältnis zu einem roten Blutkörperchen und zu den Virusteilchen sind aus der Abb. 131 ersichtlich.

Die Bezeichnung $1\,\mu$ für 0,001 mm ist zwecks Vereinheitlichung aller Maße auf das cm-, g-, sek.-Maßsystem besser durch die obengenannte, in der physikalischen Chemie und Physik übliche Längenbezeichnung $1 \cdot 10^{-3}$ mm zu ersetzen. Auch bei der gleichen Bakterienart und bei gleichen Umgebungsbedingungen variiert die Mikrobenlänge von vereinzelten kleinen Keimen über einen Hauptanteil mittelgroßer Individuen bis zu vereinzelten überdurchschnittlich großen Mikroben. Die kurvenmäßige Darstellung dieser Größenverhältnisse ergibt in der Regel eine Binominalkurve, sofern es sich um Reinkulturen handelt.

Bakterien können mit gewöhnlichen Mikroskopen nur mittels stärkerer Vergrößerung (400—1000facher) sichtbar gemacht werden, wobei sich ihre Sichtbarkeit in der diagnostischen Praxis durch Anfärben[2] merklich verbessern

---

[1] Bei einigen Arten, die streng genommen zu den Streptotricheen rechnen, aber nach medizinisch-bakteriologischem Sprachgebrauch mit den Bakterien zusammen abgehandelt werden (Bifidusbakterien des Stuhles, Tuberkelbacillen, Korynebakterien = Diphtheriebacillen und diphtherieähnliche Bacillen, Actinomyces) lassen sich echte Verzweigungen beobachten.

[2] Einzelheiten über Farbstoffe und Färbetechnik sind aus dem Abschnitt Methodik zu ersehen.

läßt. Zur Färbung verwendet man vorwiegend die basischen Anilinfarbstoffe, welche mit den Bakterien eine lockere Verbindung nach Art der Doppelsalze geben.

Das Cytoplasma bestimmter Bakterienarten (z. B. Staphylokokken, Milzbrandbacillen u. a. m.) besitzt die, wahrscheinlich auf Dichteunterschiede des Lipoproteidgehaltes zurückzuführende Eigenschaft, nach Behandlung mit Gentianaviolettlösungen und anschließender Beize mit LUGOLscher Lösung (Jod-Jodkalium) eine blauviolette Färbung zu ergeben, die in Alkohol unlöslich ist (nach dem Entdecker CHRISTIAN GRAM, Kopenhagen, als GRAMsche Färbung bezeichnet). Andere Bakterien (z. B. Typhusbacillen, Choleravibrionen u. a. m.) geben die GRAMsche Farbe nach Alkoholbehandlung wieder ab. Wie im besonderen Teil noch näher ausgeführt wird, haben diese Unterschiede der Färbbarkeit große Bedeutung für die praktische Diagnostik der Bakterien gewonnen. Ähnliche färberische Unterschiede wie mittels der GRAM-Färbung lassen sich auch durch andere Farbstoffkombinationen (SCHLIRF) z. B. durch Färbung mit Methylviolett-Methylenblau + LUGOLsche Lösung und Nachfärbung mit Methylgrünpyroninlösungen erreichen.

Für die morphologische Untersuchung ist in der bakteriologischen Praxis ein Mikroskop erforderlich, das einen ABBÉschen Kondensor im Beleuchtungsapparat, als Objektiv eine Ölimmersionslinse und ein 5—7faches Okular besitzt. Das ganze Linsensystem muß so beschaffen sein, daß die verschiedenen Strahlenaberrationen (sphärische und chromatische Aberration) ausgeschaltet sind. Für das Studium der feineren Strukturen und vor allem bei längerdauerndem Mikroskopieren hat sich die Benutzung *binokularer Mikroskope* sehr bewährt.

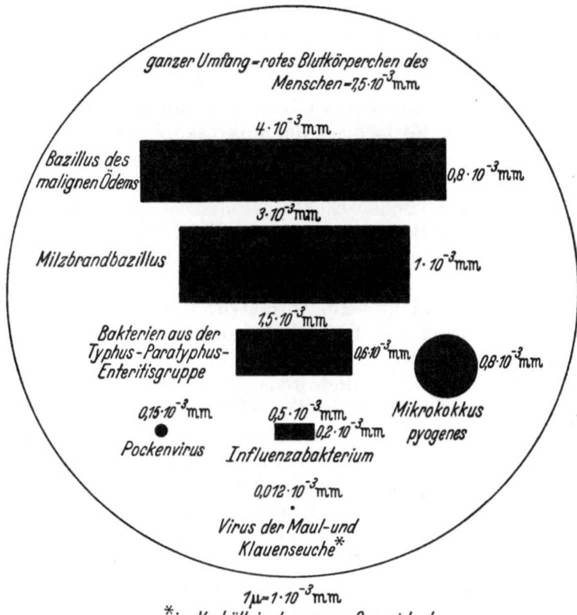

Abb. 131. Größe der Bakterien im Verhältnis zu den Erythrocyten und dem Virus.

Ein gutes ungefärbtes Strukturbild der Bakterien wird durch die Dunkelfeldbeleuchtung erzielt, bei welcher die Mikroorganismen durch seitlich eintretende Strahlen zum Selbstleuchten auf schwarzem Untergrunde gebracht werden. Für die *Dunkelfeldmikroskopie* benötigt man außer dem vorgenannten Ölimmersionsmikroskop einen entsprechenden Dunkelfeldkondensor (Paraboloidkondensor, Spiegelkondensor, Cardoidkondensor). Wenn es (wie z. B. bei der Bakterienzählung im Dunkelfeld) weniger auf Einzelheiten der Struktur als auf eine gute Unterscheidung der Mikroorganismen voneinander ankommt, hat sich auch die *Dunkelfeldmikroskopie mit Trockensystemen* gut bewährt (P.W.-Trockenkondensor, Präparierdunkelfeldkondensor für Trockensysteme).

Die gefärbten und ungefärbten Bakterienpräparate lassen sich, wie es erstmalig von ROBERT KOCH methodisch einwandfrei vorgenommen worden ist, photographisch darstellen (*Mikrophotographie*).

Das Auflösungsvermögen der Mikroskope bzw. die Abbildbarkeit der Objekte ist bei sichtbarem weißem Licht auf Objekte von 0,2 bis 0,3 · 10⁻³ mm Größe beschränkt. Durch

Ultraviolettlicht läßt sich das Auflösungsvermögen der Mikroskope, wobei das Linsensystem aus Quarzglas bestehen muß, weiter steigern (A. Z. KÖHLER), so daß noch Objekte von einer Größenordnung von 0,1 bis 0,05 · 10^{-3} mm zwar nicht direkt mit dem Auge wahrgenommen, aber doch mit der photographischen Platte festgehalten werden können *(Ultraviolett-Mikrophotographie)*. Letztere Methode hat vor allem der Virusforschung manche Anregung gegeben (F. M. BURNET und C. H. ANDREWES).

Durch die neuerdings auf die Bakterien- und Virusforschung angewandte *Fluorescenzmikroskopie* lassen sich mit dem gewöhnlichen Mikroskop nicht erkennbare kleinste Mikroben und vor allem auch Virusteilchen dem Auge sichtbar machen. Die Wahrnehmbarkeit von solchen Viruskörperchen oder Bakterien wird hier dadurch ermöglicht, daß die Mikroben, durch Vorbehandlung mit fluorescierenden Stoffen, den sog. Fluorochromen (Primulin, Berberinsulfat, Thioflavin, Auramin, u. a. m.) in filtriertem unsichtbarem Ultraviolettlicht zum Selbstleuchten *(Photoluminescenz)* gebracht werden. Das optische System der Mikroskope muß aus Quarz bestehen, wobei zum Schutz der Augen ein Okular-Sperrfilter vorgesehen ist. Außer der Sichtbarmachung von Virusteilchen und Mikroorganismen ermöglicht diese Methode auch das Studium bestimmter Bakterienstrukturen (HAGEMANN).

Der neueste Fortschritt der mikroskopischen Technik ist durch die Konstruktion der *elektromagnetischen Elektronenmikroskope* (sog. Übermikroskope) gegeben worden (z. B. Siemenssche Übermikroskopes von RUSKA, KNOLL und BORRIES). Das komplizierte Prinzip des elektromagnetischen Elektronenmikroskopes läßt sich in Analogie zum optischen Mikroskop folgendermaßen verständlich machen. Als Linse wirken elektromagnetische Kraftlinien. Die Lichtquelle wird durch sehr schnelle Elektronenstrahlen (Kathodenstrahlen) dargestellt, die beim Durchgang durch eine Objektiv- und Projektionsspule gleiche Ablenkungen erfahren wie das Licht beim Durchtritt durch Sammellinsen. Das vergrößerte Objekt läßt sich entsprechend der Technik bei der Röntgendurchleuchtung durch Fluorescenzschirme direkt sichtbar machen und mikrophotographisch festhalten. Das erreichbare Auflösungsvermögen ist zur Zeit mindestens 20mal größer als jenes der besten optischen Mikroskope. Die Untersuchung von 10000—40000fach vergrößerten Bakterien hat neue Strukturfeinheiten aufgedeckt, deren Deutung zur Zeit allerdings noch Schwierigkeiten bereitet. Die im Flusse befindlichen Verbesserungen der Technik lassen noch weit stärkere Vergrößerungen erwarten. Für praktische Zwecke der bakteriologischen Diagnostik ist die Methode noch viel zu kompliziert, da unter anderem die Einstellung längere Zeit in Anspruch nimmt, im Vakuum gearbeitet werden muß und demnach ein Eintrocknen der Bakterien vor sich geht.

Die mikroskopische Untersuchung der Bakterien läßt bei Anwendung schärfster Vergrößerungen und Vornahme besonderer technischer Kunstgriffe Strukturen der Bakterienzelle erkennen. Nach der heute noch nicht widerlegten Theorie ZETTNOWs besteht das *Cytoplasma* des Bakterienleibes im Innern der Zelle aus einem *Entoplasma* und einer äußeren dichteren Randschicht, dem *Ektoplasma,* das bei vielen Bakterien als eine Membran aufzufassen ist. Es handelt sich bei dem Ektoplasma der Bakterienzelle jedenfalls um ein gegen mechanische Einwirkungen wesentlich widerstandsfähigeres Gebilde als z. B. bei dem Protoplasma der Amöben, wie Beschädigungsversuche mit einzelnen Bakterien im Mikromanipulator ergeben haben. Manche Bakterien wie z. B. die Milzbrandbacillen oder Pneumokokken bilden *schleimartige* bzw. *gallertige Hüllen* um jede Zelle aus, die chemisch aus Polysacchariden bestehen. Sie sind bei bestimmten Bakterien ein konstantes Artmerkmal und vorwiegend im Blut oder in Gewebsausstrichen zu beobachten. Die Bakterien bieten hier den Eindruck, als ob sie in *Kapseln* liegen. Auf künstlichen Nährböden geht die Fähigkeit zur Schleimabsonderung häufig verloren. Schleimbildende Erreger pflegen wie die verschleimenden Lanzettkokken des Typus III der Lungenentzündungserreger in der Regel besonders bösartig zu sein, wahrscheinlich weil die Schleimhüllen den natürlichen Abwehrkräften des Organismus wie auch chemotherapeutischen Beeinflussungen einen besonderen Widerstand entgegensetzen.

Einige Arten der pathogenen Bakterien besitzen vom Ektoplasma ausgehende *Geißeln* (d. h. peitschenschnurähnliche Organellen) zur aktiven Fortbewegung. Je nach der Anzahl und dem Sitz der Geißeln unterscheidet man (Abb. 132) *monotriche* (mit einer Geißel an einem Bakterienende), *amphitriche* (mit je einer Geißel an einem Bakterienende), *lophotriche* (mit Geißelbüscheln an einem oder an jedem Ende) und *peritriche* Bakterien (Geißelbesetzung auf das ganze Bacterium verteilt). Wasserreichtum der Nährböden, bestimmte Kohlehydrate wie Galaktose, Bebrütung bei niedriger Temperatur pflegen die Geißelausbildung zu fördern, trockene Nährböden und manche Chemikalien wie

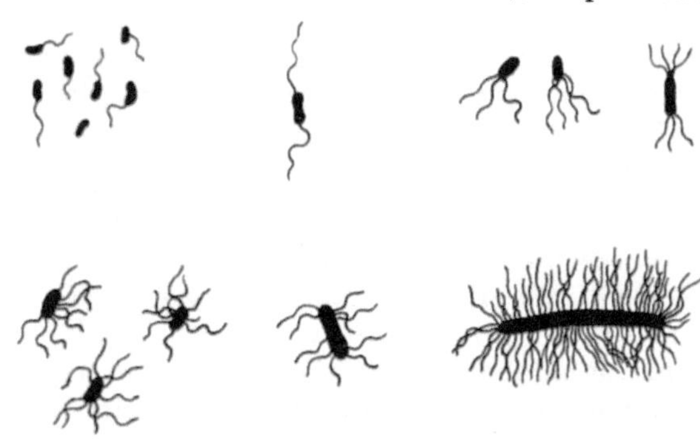

Abb. 132. Geißeltragende Bakterien. (Zum Teil nach GOTSCHLICH und SCHÜRMANN.)

Phenol, Alkohol sie zu schädigen. Manche geißeltragenden Bakterien können geißellose Varianten ausbilden. Nur durch besonders starke (6000—10000fache elektronenmikroskopische) Vergrößerungen können sie direkt sichtbar gemacht werden (Abb. 133), andernfalls erst nach Vornahme komplizierter Geißelfärbungen.

Das Cytoplasma der Bakterienzelle erscheint im ungefärbten Zustand bei Benutzung des üblichen Immersionsmikroskopes mit gewöhnlichem Licht homogen. Mittels verschiedener Färbemethoden haben sich jedoch schon früher im Entoplasma verschiedene *Strukturen* feststellen lassen. Nach älteren Theorien (LEHMANN-NEUMANN, GOTSCHLICH) sollte das Entoplasma

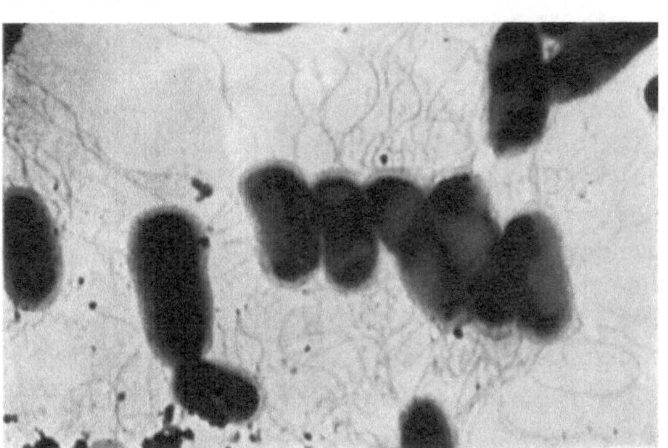

Abb. 133. Paratyphus-B-Stamm: V 2. 30 Stunden alte Kultur. el. opt. etwa 6500 : 1. (Nach PIECKARSKI u. RUSKA: Klin. Wschr. *1939*).

aus einem mehr oder weniger diffus verteilten Chromatingerüst bestehen, während das Vorhandensein umschriebener Zellkerne noch bis in die Gegenwart von der Mehrzahl der Bakteriologen bestritten worden ist. Neuere Untersuchungen mit einer spezifischen Kernfärbungsmethode (FEULGENsche Reaktion = Färbung der am Eiweiß gebundenen Thymonucleinsäure durch fuchsinschweflige Säure nach vorheriger Salzsäurehydrolyse der Zellen) haben bei einer Reihe von Bakterien (Erd-, Heu-, Wurzelbacillen, Sarcinen, entfetteten Tuberkelbacillen, Spirillen, Colibakterien, Paratyphusbakterien) sichere Beweise für das Vorkommen der kernspezifischen Thymonucleinsäure ergeben (STILLE, PIETSCHMANN und RIPPEL, VOIT, PIEKARSKI u. a.), wodurch das Vorhandensein von *Kernäquivalenten* bei Bakterien nicht mehr in Frage gestellt werden kann. PIEKARSKI konnte zudem nach schonender Hydrolyse diese Nuklealreaktion stets an bestimmten Stellen des Entoplasmas finden und weiterhin durch Ultraviolettmikrophotographie und elektronenmikroskopische Untersuchungen das Vorhandensein solcher *Nukleide* bestätigen. Ob es sich hier um echte Zellkerne als Träger der Vererbung in Analogie zu pflanzlichen und tierischen Zellkernen handelt, kann zur Zeit noch nicht sicher entschieden werden, ist nach dem derzeitigen Stand des Wissens aber als sehr wahrscheinlich zu bezeichnen.

Bei manchen Bakterien (Diphtheriebakterien, Pestbakterien, Pasteurellabakterien, Spirillen) lassen sich an den Polen oder in der Mitte des Bacillenleibes durch besondere Kontrastfärbungen umschriebene Protoplasmaverdichtungen feststellen, die als *Polkörperchen* oder nach ihren ersten Entdeckern BABES-ERNSTsche *Körperchen* genannt werden. Sie bestehen hauptsächlich aus Nucleinsäure, da auf phosphorsäure- oder nucleinsäurefreien Nährböden ihre Ausbildung nicht beobachtet wird. Mit Kernäquivalenten haben sie demnoch nichts zu tun, da sie andernfalls immer nachweisbar sein müßten.

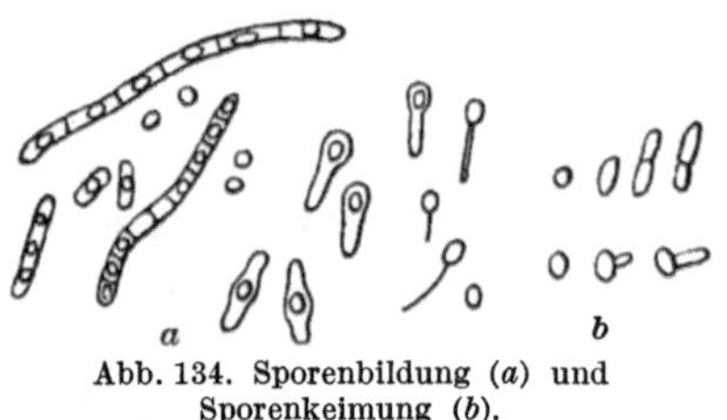

Abb. 134. Sporenbildung (*a*) und Sporenkeimung (*b*).

Einige grampositive Bakterienarten bilden unter bestimmten Bedingungen aus den gegenüber schädlichen Umwelteinflüssen hinfälligeren, *vegetativen Formen* sehr widerstandsfähige Dauerformen, die sog. *Sporen*, aus. Diese Sporen entstehen stets im Entoplasma und werden deswegen im Gegensatz zu den bei Pilzen beobachteten Dauerformen durch Abschnürung oder Zerfall der Pilzfäden bei Spaltpilzen als *Endosporen* bezeichnet. Sie haben (Abb. 134) sehr verschiedene Formen, die jedoch in der gleichen Art stets konstant sind. Sporen sind, mikroskopisch betrachtet, stark lichtbrechende Gebilde mit einer hochkonzentrierten, d. h. wasserarmen Innensubstanz, wodurch eine sehr hohe Widerstandsfähigkeit gegen alle physikalischen und chemischen Einflüsse zustande kommt. Aus den Sporen entwickeln sich unter günstigen Umweltbedingungen wieder die vegetativen Formen.

Unter günstigen Umweltbedingungen erfolgt eine *Vermehrung der Bakterien*. Sie geschieht durch eine *Querteilung* der Zelle, d. h. des Stäbchens oder der Kugel, wobei nach einer gewissen Zeit des Längenwachstums eine Einschnürung in der Mitte vor sich geht, die schließlich zu einer Trennung in zwei neue Individuen führt. Geschlechtliche Vorgänge sind bei Bakterien bisher noch nicht beobachtet worden. PIEKARSKI fand in Analogie zur amitotischen Teilung der pflanzlichen oder tierischen Zellen vor dem eigentlichen Zerfall des Bacillenleibes in zwei neue Stäbchen eine *Teilung der Nukleide* (Kernäquivalente) vorausgehend.

Bei manchen Arten verläuft zwischen der Beendigung der ersten Teilung und dem Anfang der Teilung der neu entstandenen Individuen nur eine Zeit von 20—30 Minuten. Je nach Bakterienart und Wachstumsbedingungen dauert diese Frist auch länger. Rechnet man eine Stunde als Durchschnittswert, so könnten aus jedem Spaltpilzindividuum innerhalb 24 Stunden 16 Millionen neuer Zellen entstehen; bei 20 Minuten Teilungsdauer würde einen Bacterium in 24 Stunden 4700 Trillionen liefern, deren Masse ungefähr 5 Millionen Kilogramm wiegen würde. In Wirklichkeit hemmen zahlreiche Außenweltfaktoren (Nährbödeneinflüsse, Stoffwechselprodukte, Temperatur) eine derart schrankenlose Vermehrung.

Die Vermehrung der Bakterien führt infolge der Vergrößerung ihrer Gesamtmaße oft schon nach einigen Stunden zum Entstehen sichtbarer *Kolonien*. Solche Bakterienkolonien bieten entsprechend den verschiedenen Bakterienarten jeweils ein anderes Aussehen. Die hauptsächlichsten Kolonieformen sind flach, erhaben, halbkugelförmig, kegelförmig. Dabei können sie entweder durchsichtig, undurchsichtig oder auch in einer bestimmten Eigenfarbe erscheinen, die für jede Art nach Betrachtung in der Aufsicht oder in der Durchsicht charakteristisch ist. Manche Bakterienarten pflegen verschiedene Kolonieformen auszubilden, deren eine glatte Oberfläche und glatte Begrenzung der Außenflächen besitzt und demnach als *Glattform* (= S-Form = smouth) bezeichnet wird (ARKWRIGHT, SCHOLTENS), während die andere eine mehr oder weniger gekörnte oder gestrichelte Oberfläche mit unregelmäßig begrenzten oder gezacktem Kolonienrand besitzt und als *Rauhform* (= R-Form = rough) bezeichnet wird.

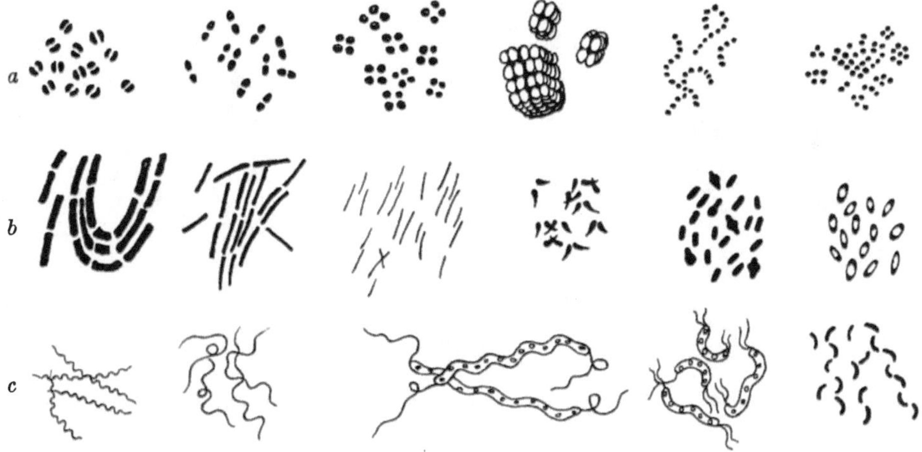

Abb. 135. Verschiedene Formtypen der Spaltpilze: *a* Kokken, *b* Bacillen, *c* Spirillen.
(Zum Teil nach GOTSCHLICH und SCHÜRMANN.)

Für die Diagnostik der Bakterien sind alle vorgenannten Unterschiede von großer Bedeutung. Bakterienarten, die in der Regel nur in der Glattform auftreten, pflegen, wenn sie R-Formvarianten bilden, diagnostische Schwierigkeiten zu bereiten, da sie auch sonst in ihrem Verhalten verändert sein können (verändertes antigenes Vermögen, Spontanagglutination; fehlende Tiervirulenz). Bei manchen Bakterienarten entsteht infolge ihrer sehr lebhaften Beweglichkeit keine umschriebene Kolonieform, sondern eine flache Ausbreitung in Form eines Schleiers oder eines Hauches über den ganzen Nährboden (z. B. Bact. proteus). Man sprach in diesem Falle von *H-Formen* (Hauchformen) der betreffenden Bakterien. Wenn die gleichen Formen in umschriebenen Kolonien wuchsen, demnach ihre Beweglichkeit mehr oder weniger eingebüßt hatten, bezeichnete man dieses ursprünglich als *O-Formen* (ohne Hauchformen). Heutzutage versteht man in der Bakteriologie jedoch allgemein unter H-Formen bewegliche Bakterien und unter O-Formen unbewegliche Bakterien mit außerdem verschiedenem antigenem Verhalten, ohne auf Unterschiede der Kolonieformen Rücksicht zu nehmen.

Folgende verschiedene *Formtypen* lassen sich bei den Spaltpilzen beobachten (Abb. 135):

a) Kugelige oder eiförmige Zellen, die bei der Teilung stets wieder Kugeln ergeben. Diese Wuchsform bezeichnen wir als *Micrococcus* oder *Coccus*. Die Kugeln bleiben nach der Teilung entweder zu zweien aneinander haften = *Diplococcus;* oder sie erscheinen infolge Kreuzung der Wachstumsrichtung zu vieren tafelförmig nebeneinander gelagert = *Tetragenus;* oder bilden Würfel von je acht Individuen = *Sarcina;* oder die Kugeln halten stets die gleiche Wachstumsrichtung ein und haften in Ketten aneinander = *Streptococcus;* oder endlich sie bilden regellose Haufen = *Staphylococcus.*

b) Stäbchen, bei welchen der Längsdurchmesser den Querdurchmesser erheblich übertrifft = *Bacillus.* Nach der Teilung bleiben sie oft aneinander haften und bilden dann Scheinfäden (Leptothrix), die zum Unterschied von den Schimmelpilzen keine echten Verzweigungen, sondern höchstens Pseudoverzweigungen durch Aneinanderlagerung zweier Fäden zeigen. Daneben kommen

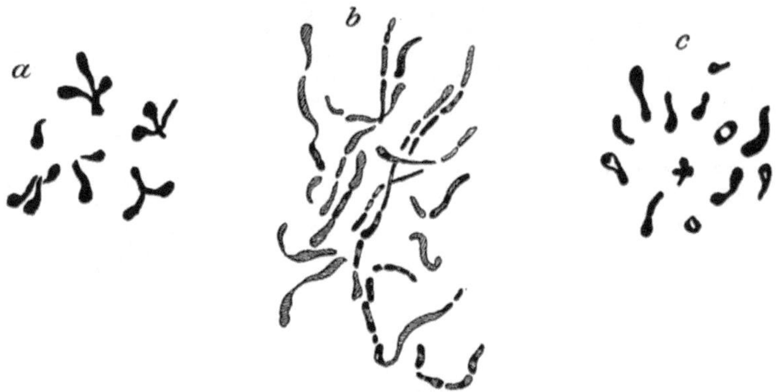

Abb. 136. Involutionsformen.   *a* Diphtheriebacillen, *b* Milzbrandbacillen, *c* Pestbacillen.   Vergr. 1 · 1000.
(Aus GUNDEL-SCHÜRMANN.)

aber bei manchen Streptotricheen (z. B. Bifidusbakterien des Säuglingsstuhles, Diphtheriebacillen, Tuberkelbacillen u. a. m.) und Spirillen *echte Verzweigungen* vor, die namentlich dann auftreten, wenn die Vermehrung durch Teilung erschwert ist. — Zuweilen zeigen die Bacillen eine Anschwellung in der Mitte oder an der Spitze, so daß die Spindelform oder Kaulquappenform annehmen; diese Wuchsform bezeichnet man als *Clostridium.*

c) Schraubenförmig gewundene, formstarre Fäden oder Bruchstücke solcher Schrauben = *Spirillum (Vibrio);* Fäden mit schlangenartig veränderlichen, oft peitschenschnurähnlichen Windungen = *Spirochäte.*

d) Längliche, kugelige, oft unregelmäßig begrenzte und sich lückenhaft färbende Zellformen verschiedener Art ohne bestimmten Typus, die durch Schrumpfung oder Schwellung aus normalen Zellen hervorgehen und sich häufig zu keinerlei Art der Vermehrung fähig erweisen = *Involutions-* und *Degenerationsformen* (Abb. 136).

Die gleiche Spaltpilzspezies kann vielfach in verschiedener *Wuchsform* auftreten. Allerdings kennen wir Spaltpilzarten, welche nur in Kokkenform vorkommen oder höchstens noch Involutionsformen bilden. Andere Arten jedoch kommen für gewöhnlich als Bacillen vor, können aber außerdem in Form von langen Fäden auftreten oder in Form von kugeligen Sporen oder als verschieden gestaltete Involutionsformen. Alle diese Wuchsformen gehören dann zum *Entwicklungskreis* der einen betreffenden Art.

Innerhalb der gleichen Wuchsform finden sich vielfach kleine, jedoch deutliche Unterschiede, sog. *Speziescharaktere*, welche bei allen Individuen derselben Spezies nahezu konstant hervortreten. So zeigt die eine Art stets große, die andere kleine, diese runde, jene ovale oder abgeplattete oder lanzettförmige Kokken; ebenso gibt es schlanke und dicke, eiförmig kurze und lange Bacillen, solche mit abgerundeten und solche mit abgestutzten Enden usw. Wir erhalten auf diese Weise eine Reihe von Artcharakteren, welche in diagnostischer Beziehung äußerst wertvoll sind.

Ferner kommen auch bei derselben Spezies gewisse individuelle Schwankungen der Form vor, namentlich infolge von Alters- und Ernährungsdifferenzen. Bacillen derselben Species sind im Jugendzustand kürzer, bei schlechten Nährverhältnissen oft dünner, Vibrionen sind stärker oder schwächer gekrümmt usw. Meistens sind diese Schwankungen gering, so daß trotz derselben die morphologischen Artcharaktere bestehen bleiben. Zuweilen aber kommt es bei einer Spezies geradezu zu einem *Pleomorphismus*, der eine diagnostische Erkennung aus dem morphologischen Verhalten unmöglich macht.

B. Allgemeine Lebenslehre (Physiologie).

a) Lebensbedingungen.

Vermehrungsvorgänge der Bakterien sowie noch manche anderen Lebensäußerungen gehen nur vor sich, wenn günstige Lebensbedingungen vorliegen. Von den physikalischen Einflüssen der Außenwelt wirkt das *Tageslicht*, insbesondere der kurzwellige Teil des Spektrums auf pathogene Bakterien entwicklungshemmend oder abtötend. Manche Bakterien des Wassers (Purpurbakterien, blaugrüne Bakterien) benötigen andererseits gerade Tageslicht für die Photosynthese anorganischer Stoffe zu körpereigenen organischen Stoffen (A. RIPPEL). *Kathodenstrahlen* haben auf Bakterien keine nachweisbare Wirkung, während *Kurzwellen* (W. SCHWARTZ, AZZI) je nach Dauer und Art der Einwirkung abtöten oder auch wachstumsfördernd sein können. Die Schwankungen des atmosphärischen *Luftdruckes* sind für Bakterien bedeutungslos. Vegetative Formen halten Druckerhöhungen bis zu 4000 Atmosphären aus, Sporen noch viel stärkere. Schwankungen des *osmotischen Druckes* werden nur bei plötzlichem Wechsel der Nähr- oder Aufschwemmungsflüssigkeit schlecht vertragen. In hypotonischen Lösungen beobachtete FISCHER, allerdings nur bei bestimmten Bakterienarten, eine *Plasmolyse*, unter besonderen Umständen merkwürdigerweise in hypertonischen Lösungen ein Herausquellen des Protoplasmas aus der Bakterienzelle = *Plasmoptyse*. Flüssigkeiten sind gegenüber dem Plasma der Bakterienzelle annähernd bei einer Molarität von $^1/_{30}$—$^1/_{32}$ Phosphatpufferlösung, entsprechend dem osmotischen Druck einer 0,85%igen = 0,146 molaren Kochsalzlösung bzw. 0,292 molaren Harnstofflösung (WOHFEIL) isotonisch. Im Gegensatz zu den Schimmelpilzen wachsen Bakterien nur in einer Atmosphäre mit hoher *Wasserdampfspannung* bzw. auf feuchten Oberflächen. Empfindliche Keime, wie Gonokokken, Meningokokken, Tularämiebakterien benötigen eine nahezu mit Feuchtigkeit gesättigte Luft, um sich überhaupt entwickeln zu können. Von gleich hoher Bedeutung für alle bakteriellen Lebenstätigkeiten ist die *Temperatur*. Die oberen und unteren Temperaturgrenzen sowie die günstigsten Temperaturen in bezug auf Wachstumsvorgänge, sonstige Lebenstätigkeiten oder auch Erhaltung der Lebensfähigkeit sind bei den einzelnen Bakterienarten verschieden. Bei pathogenen Bakterien liegt das Optimum in der Regel bei 37^0 (zwischen 35^0 und 39^0). Bis auf wenige Arten (thermophile Bakterien in heißen Quellen oder in Humusnährböden mit einer oberen Temperaturgrenze von 70^0) pflegen höhere Temperaturen über 40^0 stärker zu schädigen als niedrige Temperaturen. Manche pathogenen Arten (z. B. Typhus- und Paratyphusbacillen) bleiben bei Temperaturen unter 0^0 (Speiseeis) durchaus infektionstüchtig. Für die Lebensmittelkonservierung ist bedeutungsvoll, daß zahlreiche Bakterienarten (sog. psychrophile oder psychrotolerante) auch noch bei $+ 5^0$ wachsen und Lebensmittelzersetzungen bewirken können.

Von besonderer Bedeutung für alle Lebensvorgänge ist die *Reaktion des Nährbodens* oder der Aufschwemmungsflüssigkeit, in welcher sich die Mikroorganismen befinden. Hierbei kommt es zunächst auf die *Wasserstoffionenkonzentration* (das ist die Menge der abdissoziierten Wasserstoffionen in Gramm/ 1,0 Liter) an, die nach SÖRENSEN zweckmäßiger als negativer Logarithmus der (sehr kleinen Werte) der Wasserstoffionenkonzentration, d. h. als sog. *Wasserstoffexponent* [1] $= p_H$ ausgedrückt wird. Bakterien bleiben lebensfähig und vermehren sich in Nährböden bei schwach saurer ($p_H = 6{,}5$), neutraler oder *am besten bei schwach alkalischer Reaktion* ($p_H = 7{,}4$). Schimmel- und Sproßpilze verlangen demgegenüber ausgsprochen saure Nährböden, desgleichen auch manche Streptotricheen. Doch besteht auch bei den pathogenen Bakterien ein recht großer Spielraum der noch erträglichen Wasserstoffionenkonzentration, welcher sich weiterhin von Nährboden zu Nährboden verschieden erweist (DERNBY, ATTZ und HETTCHE). Bemerkenswert ist, daß viele Mikroben (Milchsäurebakterien, Hefen) an ihrer eigenen Säuerung des Nährbodens infolge Zersetzung der Kohlehydrate zugrunde gehen. Für die Praxis der Bakterienzüchtung ergibt sich daraus die Notwendigkeit, die Wasserstoffionenkonzentration bei wachsenden Kulturen oder auch bei sonstigen Lebensvorgängen unverändert zu halten, was durch Zugabe von *Puffersubstanzen* (Salze schwacher Säuren, wie Phosphorsäure, Essigsäure u. a.) möglich ist.

Der *Luftsauerstoff* wirkt auf das Bakterienwachstum entweder fördernd *(obligate Aeroben)*, oder hemmend bzw. sogar abtötend *(obligate Anaeroben)* ein; doch können Wachstums- und Lebensvorgänge sowohl bei Sauerstoffanwesenheit wie auch -abwesenheit vor sich gehen *(fakultative Anaeroben)*. Die meisten pathogenen Bakterien gehören der letzten Gruppe an. Die Deutung dieser Verschiedenheiten im Sauerstoffbedürfnis wird bei Besprechung der bakteriellen Fermente vorgenommen werden. Nach neueren Untersuchungen muß weniger der Sauerstoff als vielmehr die Summe der oxydierenden und reduzierenden Substanzen im Nährboden für das Bakterienwachstum und den Ablauf ihrer Stoffwechselprozesse verantwortlich gemacht werden (W. FREI, A. JANKE).

---

[1] Je größer der Wasserstoffexponent ist, um so kleiner ist die Wasserstoffionenkonzentration, d. h. mit Vergrößerung der p_H-Zahl wird die Reaktion alkalischer. $p_H = 7{,}0$ bedeutet Neutralpunkt.

Hierbei ist entsprechend der modernen physikalisch-chemischen Definition der Oxydations- und Reduktionsprozesse unter Oxydation nicht nur die Einführung von Sauerstoff in ein Molekül, sondern auch der Entzug von Wasserstoff sowie die Wertigkeitserhöhung einer Verbindung (z. B. $Fe^{..}$ zu $Fe^{...}$) zu verstehen, unter Reduktion nicht nur der Sauerstoffentzug, sondern auch die Wasserstoffzufuhr und die Wertigkeitsverminderung einer Verbindung (z. B. $Cu^{..}$ zu $Cu^{.}$). Physikalisch-chemisch betrachtet bedeutet *Oxydation Verlust von Elektronen, Reduktion Elektronengewinn.* Daher läßt sich in einem Gemisch von oxydierenden und reduzierenden Substanzen der jeweilige Gleichgewichtszustand zwischen beiden elektrometrisch, d. h. durch einen Spannungsunterschied messen. Dieser Spannungsunterschied wird als *Redoxpotential* bezeichnet (W. KOLLATH). In der Praxis wird das Redoxpotential am einfachsten durch den sog. Eh-Wert in Millivolt (als Spannungsdifferenz gegenüber einer Normalwasserstoffelektrode) gemessen, wobei der Eh-Wert als ein Intensitätsfaktor anzusehen ist, der die im jeweiligen Augenblick in der Lösung vorhandene Reduktions- und Oxydationsfähigkeit angibt. Ein höherer positiver Eh-Wert z. B. einer Nährbouillon entspricht einer größeren Oxydations- als Reduktionsfähigkeit, ein höherer negativer Eh-Wert einer größeren Reduktions- als Oxydationsfähigkeit.

Die in einer Nährbouillon wachsenden Mikroben, gleich ob es sich um Aeroben oder Anaeroben handelt, verändern das Redoxpotential allmählich nach der negativen Seite. Doch muß das Redoxpotential eines flüssigen Nährbodens für obligate Anaeroben, wenn diese Keime anwachsen sollen, ein höheres negatives Ausgangspotential (z. B. Leberbouillon mit Leberstückchen: Eh-Wert = — 0,045 bis — 0,64) besitzen, als für obligate Aeroben, welche auch gut in einer einfachen Nährbouillon (Eh-Wert = + 0,178 bis — 0,143) gedeihen. Für das Bakterienwachstum und die sonstigen Lebensvorgänge ist nicht allein der Ausgangs-Eh-Wert maßgebend, sondern auch die Erhaltung eines erforderlichen Eh-Optimums bzw. einer günstigen Eh-Spanne. Als obere Grenze wurde z. B. für obligate Anaeroben Eh = — 0,068, als negativer Grenzwert Eh = — 0,436 angegeben. Die optimale Eh-Spanne wird durch die Kapazität der vorhandenen oxydierenden und reduzierenden Stoffe, d. h. die sog. *Beschwerung* gewährleistet, was bei der Nährbodenherstellung gleichfalls berücksichtigt werden sollte. Schließlich hat sich ergeben, daß das Wachstum der Bakterien nicht allein von der Größe des Redoxpotentials abhängt, sondern auch durch die Geschwindigkeit bedingt wird, mit der die Oxydations- und Reduktionsprozesse vor sich gehen. Doch hängt letzteres nicht nur von der Nährbodenzusammensetzung, sondern auch von der spezifischen Fermentbeschaffenheit der Bakterien ab.

Bakteriennährböden[1] müssen jene Stoffe enthalten, welche die *Hauptbestandteile der Bakterienzelle* darstellen: C, O, H, N, P und eventuell S. Eine Reihe von Bakterien des Bodens und des Wassers, aber auch einige pathogene Keime u. a. Paratyphusbakterien können aus einfachen anorganischen Stoffen ihre hochmolekularen Leibessubstanzen dauernd oder vorübergehend aufbauen *(autotrophe Bakterien)*. Die Mehrzahl der pathogenen Mikroorganismen ist jedoch zwecks Auslösung von Wachstumsvorgängen darauf angewiesen, organisches Material aus der Tier- oder Pflanzenwelt als Nährstoffe zu benutzen *(heterotrophe Bakterien)*. Über die chemische Zusammensetzung der Mikroorganismen gibt die nachfolgende Tabelle (abgeändert nach ANDERSON) Auskunft. Grundlegende Unterschiede in der chemischen Zusammensetzung sind zwischen Bakterien und Hefen einerseits und Schimmelpilzen andererseits festzustellen, wobei letztere weniger Eiweiß und mehr Fette und Lipoide enthalten. Auch zwischen den einzelnen Bakterienarten bestehen

---

[1] Weitere Einzelheiten über die praktische Herstellung von Bakteriennährböden ist aus dem Abschnitt „Methodik" zu ersehen.

	Bakterien %	Hefen %	Schimmelpilze %
Wasser	73,3—98,3	69,2—83,0	84,3—88,7
Aschengehalt (K, Na, Mg, Schwermetallspuren, Spurenelemente)	2,0—30,0	3,8— 7,0	6,0—12,2
Phosphor (als P_2O_5 in Asche)	10,0—74,0	45,0—59,4	—
Kohlenstoff	45,0—55,0	45,0—55,0	45,0—55,0
Eiweiße	12,5—87,5	32,0—75,0	14,0—52,0
Kohlehydrate	12,0—28,0	27,0—63,0	7,8—40,0
Fette und Lipoide	1,6—41,0	2,0—15,0	4,0—41,5

artbedingte Unterschiede der quantitativen chemischen Zusammensetzung. Jedoch sind die großen Differenzen der älteren Analysenbefunde verschiedener Forscher zum Teil auch auf methodische Fehlerquellen zurückzuführen. Von den beiden Theorien, daß die Bakterien (CRAMER u. a.) ihre chemische Zusammensetzung entsprechend der Nährbodenzusammensetzung verändern können, oder daß ihre chemische Zusammensetzung (zum mindesten innerhalb der gleichen Art ihr Stickstoffgehalt) konstant ist (HOPKINS, PETERSON und FRED; F. SCHÜTZ), muß die letztere nach dem heutigen Stande der Forschung als wahrscheinlicher bezeichnet werden. Das Eiweiß verschiedener Bakterienarten ist auch in bezug auf die Aminosäuren verschieden zusammengesetzt; so z. B. überwiegt beim Tuberkelbacillus das Phenylalanin, beim Diphtheriebacillus das Tyrosin. Auch Tryptophan[1] wird in verschiedenem Anteil gefunden. Meningokokken haben unter anderem einen besonders hohen Phosphorgehalt. Die *chemischen Unterschiede des Eiweißes* bedingen die *Artspezifität* der Bakterien.

Von Kohlehydraten sind hauptsächlich *Polysaccharide* gefunden worden. Diese verleihen vielen Bakterienarten ihre *Typenspezifität*, da man z. B. beim Pneumococcus Typ I ein rechtsdrehendes Polysaccharid (+ 300°), beim Pneumococcus Typ III ein linksdrehendes Polysaccharid (— 33°) gefunden hat.

Es wurden in Bakterien und Pilzen verschiedene wachsartige Stoffe (REMY), z. B. bei Tuberkelbacillen Sterine, hauptsächlich Ergosterin (Hefen) und Phosphatide nachgewiesen. Bei manchen Bakterienarten (z. B. Tuberkelbacillen) sind *Typenunterschiede* auf quantitative Unterschiede des *Fettsäuren-* und *Lipoidgehaltes* (ANDERSON) zurückzuführen.

Außer den eigentlichen Nährstoffen benötigen eine Reihe von Mikroorganismen, vielleicht sogar alle, für die Vermehrung *Wuchsstoffe* bzw. vitaminartig wirkende Substanzen. Hefe- oder Pflanzenextrakte pflegen in der Regel diese Stoffe zu enthalten (Bios, Auxin). Influenza- und Keuchustenbacillen benötigen für ihr Wachstum unbedingt Hämoglobin (X-Faktor) und einen weiteren V-Faktor, der wahrscheinlich Co-enzymartigen Charakter hat. Bestimmte Aminosäuren wie β-Alanin oder Co-enzymartige Verbindungen wie Nicotinsäureamid fördern gleichsfall das Wachstum verschiedener Bakterienarten. Interessant und physiologisch bedeutungsvoll ist umgekehrt die Tatsache einer Produktion von Vitaminen, z. B. durch B. acidophilus (BLAUROCK) im Säuglingsstuhl oder von Wuchsstoffen durch bestimmte pflanzenpathogene Bakterien (C. STAPP), welche deswegen bei den befallenen Pflanzen Tumoren erzeugen.

---

[1] Nach unveröffentlichten eigenen Versuchen.

b) Lebensäußerungen.

Die große Vermehrungsgeschwindigkeit als besonders auffällige Lebensäußerung der Bakterien wurde bereits im Abschnitt Morphologie besprochen. Interessant ist, daß verschiedene Bakterienarten in Mischkulturen sich entweder in ihrer Vermehrungsgeschwindigkeit gegenseitig fördern *(Synergeten, Symbionten)* oder hemmen *(Antagonisten)*. Zum Teil beruht letzteres wahrscheinlich auf dem Freiwerden von schädigenden Stoffwechselprodukten.

Infolge ihres Geißelapparates besitzen manche Bakterienarten *Eigenbewegung*. Die Beweglichkeit ist artbedingt verschieden groß und steht nicht immer in direkter Beziehung zur Anzahl der Geißeln. Sie ist ein wichtiges, praktisch-diagnostisches Unterscheidungsmerkmal.

Die Geschwindigkeit der Fortbewegung beträgt z. B. bei Typhusbacillen (LEHMANN und FRIED) im günstigsten Falle $30 \cdot 10^{-3}$ mm/Sek., im ungünstigsten Falle $6 \cdot 10^{-3}$ mm/Sek.; d. h. der Typhusbacillus kann in der Sekunde das 4—20fache seiner Körperlänge infolge der Geißelbewegung zurücklegen.

Von der aktiven Beweglichkeit ist die bei allen Bakterien zu beobachtende BROWNsche *Molekularbewegung* abzutrennen, welche als Stöße der Flüssigkeitsmoleküle auf die Bakterien (als disperse Phase eines groben Suspensionskolloids) aufzufassen ist. Da das *spezifische Gewicht* der Bakterien (1,13—1,25) meist nahe an dem der Aufschwemmungs- oder Nährlösungen gelegen ist, gelingt es nur, insbesondere bei lebenden Bakterien, diese bei hohen Tourenzahlen auszuschleudern. Bewegliche Bakterien werden durch manche Chemikalien und Gase, z. B. obligate Aeroben durch O_2 angelockt *(positive Chemotaxis)* bzw. durch andere Stoffe abgestoßen *(negative Chemotaxis)*. Andererseits sondern z. B. die pathogenen Milzbrandbacillen negativ chemotaktische Substanzen ab (PETTERSSON), welche die Phagocyten des infizierten tierischen Gewebes an ihrer Freßtätigkeit hindern.

Viele Bakterienarten bilden *Farbstoffe*, die sich chemisch entweder von den Carotinoiden (rot, orange, bis gelb), von den Anthocyanen (rot bis blau) oder von den Melaninen (schwarz bis braun) ableiten. Die Pigmente sind fest an die Zelleiber verankert und nur an der spezifischen Färbung der Kolonien erkenntlich (gelbe Staphylokokken) oder sie können in den Nährböden hineindiffundieren, wie z. B. der chloroformlösliche grüne Farbstoff des Bact. pyocyaneum.

Die *Aufnahme der Nahrungsstoffe* erfolgt bei den Bakterien, da sie keine besonderen Freßorganellen wie manche Protozoenarten besitzen, durch den ganzen Zelleib. Die erste Phase der Nahrungsaufnahme besteht in einer Adsorption der gelösten Stoffe an der Bakterienoberfläche. Die adsorptiven Fähigkeiten sind außerordentlich groß, da die Bakterien im Verhältnis zu ihrer Masse eine sehr große Oberfläche besitzen. Die Oberfläche einer Milliarde (gebräuchlichste Einheitszahl der Bakteriologie) Kokken würde, falls alle Individuen einzeln lägen, bei einem Durchmesser des einzelnen Coccus von $0,8 \cdot 10^{-3}$ mm etwa 2,02 m² betragen. Selbst wenn bei Staphylokokken nur mit dem 1000.—10000. Teil der freien Oberfläche zu rechnen wäre, käme noch immer eine außerordentlich große Oberfläche bei der bestenfalls feucht 1 mg wiegenden Bakterienmasse heraus. Nach einer Adsorption an die Oberfläche können die gelösten Stoffe in das Cytoplasma hineindiffundieren, wobei die lebenden Mikroorganismen entsprechend ihren spezifischen Fermentsystemen zweifelsohne ein elektives Aufnahmevermögen besitzen.

38*

Vermöge ihrer mannigfaltigen Fermentsysteme greifen die Bakterien entweder die auf ihren Oberflächen adsorbierten, noch nicht diffusionsfähigen Stoffe an und zerlegen sie in aufnahmefähige kleine Bruchstücke oder sezernieren die Fermente in weit größerem Umfange in die Umwelt, in welcher dann die Molekülverkleinerungen vor sich gehen. Auch bakterienfreie Preßsäfte vermögen (BUCHNER) erhebliche enzymatische Leistungen zu vollbringen.

Die bakteriellen Stoffwechselprozesse kann man in drei Gruppen aufteilen:

1. Der *Ruhestoffwechsel*, der sich nicht vermehrenden, aber lebensfähigen Bakterien (sehr gering, zu beobachten in anorganischen Salzlösungen ohne Nährwert).

2. Der *Betriebsstoffwechsel* bei Verrichtung bestimmter physiologischer Leistungen (Wärme, Bewegung, Lichtproduktion usw.). Er ist bei Bakterien, soweit überhaupt meßbar, gleichfalls klein; unter anderem verbrauchen stark bewegliche Bakterien mehr Sauerstoff in der Zeiteinheit als schwach bewegliche und unbewegliche (WOHLFEIL); die Wärmebildung ist zwar noch meßbar (RUBNER) aber nur sehr gering.

3. *Der Aufbau- und Abbaustoffwechsel.* Aufbau bedeutet chemisch Synthese von niedrig molekularen Stoffen zu organismeneigenen hochmolekularen Substanzen. Solche mikrobielle Synthesen verlaufen meist in Form reduktiver Prozesse und bedeuten energetisch betrachtet Elektronengewinn und Potentialerzeugung. Die Bakterienstoffwechselprozesse verlaufen dabei nach den Prinzipien einer chemodynamischen, nicht thermodynamischen Maschine. Aufbaustoffwechselprozesse müssen jeder Bakterienvermehrung vorausgehen, die zunächst in ihrer ersten Phase zu einer Vergrößerung der einzelnen Zelle führt (Assimilation).

Damit Aufbauprozesse vor sich gehen können, muß das Nahrungsmittel meist erst entsprechend vorbereitet werden, was durch den bakteriellen Abbaustoffwechsel zustande kommt. Die bakteriellen Zersetzungsprozesse, bei welchen das Nährmaterial einen fortschreitenden Energieverlust erleidet (Dissimilation), führen meist sehr weit über die assimilatorischen Bedürfnisse der Mikroben hinaus. Es werden häufig Unmengen von Stoffen zersetzt, deren freiwerdende Energie nur in einem sehr kleinen Anteil von den sich vermehrenden Mikroben beansprucht wird.

Alle diese Zersetzungsprozesse organischer Stoffe durch Bakterien geschehen durch die Wirkung der *bakteriellen Enzyme*. Nach KARSTRÖM kann man, im Hinblick auf die Enzymbildung durch die Bakterien, zwei Gruppen von bakteriellen Enzymen voneinander abgrenzen, die *konstitutiven Enzyme*, d. h. solche, welche regelmäßig von der Bakterienzelle gebildet werden, und die *adaptiven Enzyme*, d. h. solche, deren Bildung in hohem Grade davon abhängt, an welche Nährlösung die Bakterienzellen beim Wachsen angepaßt worden sind.

Unter anderem fand KARSTRÖM, daß bestimmte Bacillen aus der Milch nach Züchtung in einem arabinosehaltigem Nährboden Arabinose und Xylose, jedoch nicht Glucose zu spalten imstande waren, während die gleichen Mikroorganismen in glucosehaltigen Nährböden gezüchtet auch Fermente für die Glucosespaltung erwarben.

Je nachdem Enzyme auch im Preßsaft (etwa durch aktive Enzymsezernierung in die Umgebung der Bakterien) gefunden wurden oder nicht, unterschied man früher zwischen *Ekto- und Endoenzymen*. Zweckmäßiger trennt man jedoch heute die Enzyme in *Lyoenzyme* und *Desmoenzyme* (E. BAMANN und W. SALZER). Lyoenzyme sind leicht löslich und werden damit in der Regel auch von den

Bakterien aktiv sezerniert. Desmoenzyme sind mit den mikrobiellen Zellbestandteilen fester verankert und können durch die einfachen Extraktionsverfahren aus ihrer Adsorption oder chemischen Bindung mit dem Bakteriencytoplasma nicht ohne besondere Kunstgriffe herausgelöst werden. Die Theorie, daß manche Bakterienenzyme (z. B. die eiweißspaltenden) erst nach dem Absterben und der Autolyse von Mikroorganismen frei werden (DERNBY, GORBACH) hat sich nach neueren Untersuchungen nicht in vollem Umfange bestätigt; vielmehr ist auch eine echte *Enzymsekretion* (A. JANKE, A. VIRTANEN) anzunehmen.

Die bakteriellen Enzyme sind organische Katalysatoren kolloidaler Natur (BERSIN), die allein durch ihre Gegenwart spezifische chemische Reaktionen und Reaktionsfolgen auslösen. Die gleichen Enzyme haben sowohl die Fähigkeit Abbauprozesse als auch *Synthesen* einzuleiten und durchzuführen. Die genauen Bedingungen der synthetischen Funktionen sind gegenüber den viel klarer erkenntlichen destruierenden Funktionen noch nicht bekannt; doch dürften sie wenigstens teilweise in bestimmten Wasserstoffionenkonzentrationen und Redoxpotentialen zu suchen sein. An den Synthesen sind sicherlich die zellgebundenen Desmoenzyme maßgebend, wenn auch nicht ausschließlich beteiligt.

Die chemische Natur eines Enzymmoleküls hat man sich nach der heute allgemein anerkannten dualistischen Theorie so vorzustellen, daß ein *hochmolekularer eiweißartiger Träger* (*Apoenzym*, EULER und Mitarbeiter; *Pheron*, KRAUT) mit einer *niedrig molekularen Wirkgruppe* bzw. prosthetische Gruppe (*Co-Enzym*, *Agon*) ein voll aktives *Holoenzym* ergibt. Der Träger scheint dabei vorwiegend *Substratspezifität* zu besitzen, während für die *Wirkungsspezifität* die Art des Co-Enzyms ausschlaggebend wird. Desmo- und Lyoenzyme besitzen häufig nur Unterschiede der Molekulargröße ihrer Träger, aber gleiche Wirkungsgruppen.

Bei den konstitutiven Enzymen der pathogenen Bakterien kann man verschiedene *Aktivitätsgrade* der Enzymtätigkeit beobachten. Stärkste Enzymaktivität besitzen die Erreger meist unmittelbar nach ihrer Züchtung aus dem erkrankten Organismus. Nach längeren Passagen auf künstlichen Nährböden können sie vorübergehend oder sogar dauernd die eine oder die andere enzymatische Fähigkeit verlieren *(enzymverlustige oder enzymlose Bakterien)* oder ihre Spaltungsaktivität hat an Stärke abgenommen *(enzymschwache Bakterien)*. Durch Züchtung auf geeigneten Nährböden oder durch Tierpassagen lassen sich die Enzyme meist wieder zu einem *vollaktiven* Zustand bringen, vermutlich dann, wenn den Bakterien mit den Nährböden geeignete Stoffe zugeführt werden, die von ihnen als Co-Enzyme verwendet oder umgebaut werden können.

Ein Teil der im vorigen Kapitel für das Wachstum empfindlicher Bakterien (z. B. Influenza- und Keuchhustenbakterien) erforderlichen Wuchsstoffe, vitaminartigen Stoffe, Nicotinsäureamid (Staphylokokken), Cystein und Ascorbinsäure u. a. m. werden möglicherweise als Co-Enzyme wirksam oder dazu umgebaut.

Auf die Bedeutung der Wasserstoffionenkonzentration und des Redoxpotentials für alle bakteriellen Enzymtätigkeiten wurde schon hingewiesen. Die Enzymleistungen lebender Bakterien sind am ausgeprägtesten, wenn bestimmte Proportionen zwischen dem Substrat und der durch die Menge der lebenden Bakterien gegebenen Enzymkonzentration vorherrschen (Zonenphänomen). Das wird bei Auffassung der 1. Phase des Stoffabbaues durch lebende Bakterien als Adsorptionsvorgang verständlich. In bezug auf die Praxis der Bakterienzüchtung bestätigt dies die altbekannte Tatsache, daß die Nährböden alle Nährstoffe wie Zucker, Pepton usw. in einer bestimmten optimalen Menge, jedenfalls nicht zu konzentriert enthalten dürfen. Bei isolierten Enzymen scheint diese Abhängigkeit nicht in dem Maße zu bestehen.

Die Enzyme werden durch *Aktivatoren* (Förderungsstoffe) beschleunigt und durch *Inhibitoren* (Hemmungsstoffe) in der Wirksamkeit beeinträchtigt. Bei lebenden, sich vermehrenden Bakterien lassen sich Aktivatoren und Wuchsstoffe kaum auseinander halten. Alle Aktivierungsvorgänge bei bakteriellen Enzymen sind kompliziert und bei der Enzymtätigkeit lebender Bakterien gegenüber den Vorgängen an isolierten gereinigten Enzympräparaten (MASCHMANN) verschieden. Manche Aktivierungen scheinen nur (MASCHMANN und HELMERT, GRASSMANN und SCHNEIDER) in einer *Enthemmung* des reversibel inaktiv gewordenen Enzyms zu bestehen.

Die bakterielle Eiweißspaltung wird bei gleichzeitiger Anwesenheit von Zucker bei einer Reihe von Bakterien gehemmt oder zurückgehalten (GORINI). Es treten z. B. die eiweißspaltenden Desmoenzyme der Coli- und Typhusbacillen, trotz Anwesenheit reichlicher Eiweißmengen, nach Zusatz von Glucose nicht in Wirksamkeit (WOHLFEIL) und andererseits die Tätigkeit kohlehydratspaltender Lyoenzyme völlig in den Vordergrund. Die mikrobielle *Glykolyse* (anaerobe Kohlehydratspaltung) wird durch die mikrobielle Atmung gehemmt (PASTEURsche Reaktion), was sich bei Hefezellen sogar schon durch Veränderung der Wasserstoffionenkonzentration der Zuckerlösung nach der alkalischen Seite erreichen läßt.

Zur Methodik derartiger Enzymstudien soll nur kurz erwähnt werden, daß solche mit lebenden Bakterien (konzentrierte Aufschwemmungen gewaschener Mikroben) und mit aus Bakterien gewonnenen gereinigten Enzympräparaten vorgenommen werden müssen. Für die bakteriologische Diagnostik und das Problem der Bedeutung der Erregerenzyme für Krankheitsentstehung, Krankheitsverlauf und Heilung sind Untersuchungen an lebenden Bakterien erforderlich, zur eigentlichen chemischen Charakteristik der Bakterienenzyme andererseits auch Versuche mit isolierten Enzymen notwendig.

In der Folge werden entsprechend den neueren Einteilungsprinzipien der Fermentforschung die wichtigsten Fermente der pathogenen Mikroorganismen und ihre praktisch bedeutungsvollsten Leistungen aufgezählt werden.

II. **Hydrolasen** sind Enzyme, die hydrolytische Reaktionen beschleunigen, aber auch gleichzeitig synthetisierende Funktionen im lebenden Organismus entfalten.

A. **Proteasen** sind eiweiß- und peptidspaltende Enzyme.

1. Peptidasen sind Enzyme, welche die hydrolytische Spaltung der Polypeptide zu Aminosäuren aber auch den Aufbau bakterieller Eiweißstoffe, wenigstens in ihren Vorstufen, synthetisch katalysieren. Sie werden bei allen Bakterien in reichlicher Menge gefunden und sind sowohl als Desmoyenzyme wie vor allem auch als Lyoenzyme nachweisbar. Als *Aminopolypeptidasen* grenzt man jene Peptidasen ab, welche Polypeptide vom Tripeptid aufwärts angreifen. Die Spaltung erfolgt am Aminoende der Peptidkette. *Carboxypeptidasen* greifen die an der Aminogruppe der Peptidketten sitzenden freien Carbonylgruppe an. Bei Bakterien haben sie anscheinend keine Bedeutung. Demgegenüber werden jedoch (MASCHMANN) bei Aeroben und Anaeroben reichlich *Dipeptidasen* gefunden. In Bouillonkulturen enthalten Bakterien (z. B. Bact. prodigiosum, B. pyocyaneum und B. fluorescens) mehr Dipeptidasen als Aminopolpeptidasen, während sich das Mengenverhältnis beider Enzyme als Ausdruck einer Adaption beim Wachstum in synthetischen, peptonfreien Nährböden zugunsten der Aminopolypeptidasen verschiebt. Durch Cystein, Blausäure und Kupfer werden die isolierten Enzyme der vorgenannten Art (MASCHMANN) gehemmt, durch die typischen Proteinasen- und Carbohydrasenhemmungsstoffe Jodessigsäure und Hydracin nicht beeinflußt. Hieraus erklärt sich, daß Spuren von Kupfer in Nährböden, wie sie häufig

durch die käuflichen Peptone hineingelangen, eine starke wachstumshemmende Wirkung entfalten. Da alle Bakterien Peptidasen enthalten, sind Polypeptide (bzw. Peptone) für die Bakterien die wichtigsten Nahrungsstoffe zum Aufbau ihrer artspezifischen Eiweißkörper. Je stärker die dem Nährboden zugesetzten Peptone hydrolysiert sind, um so schneller gehen die durch bakterielle Peptidasen bewirkten Hydrolysen vor sich. Flüssige Peptone oder solche, die schon durch Trypsin vorverdaut sind, regen das Bakterienwachstum besonders stark an. Aus Polypeptiden entstehen in Analogie zum tierischen und pflanzlichen Eiweißabbau Aminosäuren, welche entweder weiter zerlegt oder wahrscheinlich auch direkt als Aminosäuren infolge der synthetischen Funktionen der Peptidasen beim Bakterienwachstum assimiliert werden. Als diagnostisch wichtigstes Endprodukt entsteht bei Bact. coli-, Vibrio cholerae-, Pasteurella avis-, Bact. proteus-Kulturen u. a. m., z. B. aus dem Tryptophan der hydrolysierten Polypeptide durch Decarboxylierung Indol und Skatol (Nachweis durch Paradimethylamidobenzaldehyd in salzsaurer Lösung = Rotfärbung im positivem Falle). Nach längerdauernder Bebrütung zersetzen bestimmte Bakterien (Bact. proteus, subtilis, faecalis alcaligenes u. a.), andere nur bei Abwesenheit von Zuckern, die Aminosäuren des Eiweißhydrolysats zu *Ammoniak* und *Ammoniumbasen* verschiedener Art, insbesondere Methylamin, Betain und Trimethylamin (z. B. Bact. fluorescens durch Decarboxylierung des Glykokolls). Weit verbreitet ist auch die Bildung von *Schwefelwasserstoff* oder *Mercaptanen* aus schwefelhaltigen Aminosäuren oder aus Schwefelpulver (s. bei KRUSE, FUHRMANN). Der Nachweis des Schwefelwasserstoffes erfolgt durch Einhängen von Bleiacetatpapier in den Gasraum über den Kulturen oder Zugabe von Bleiacetat zum Nähragar. Unter anderem schwärzen Typhus- und Paratyphusbacillen derartigen Bleiacetatagar.

2. Proteinasen = Enzyme, die hochmolekulares Eiweiß (Serumeiweiß, Gelatine, Casein, Edestin usw.) zu Peptiden oder Aminosäuren katalysieren.

Sie kommen als Desmoenzyme bei allen Bakterien vor (JANKE, WOHLFEIL), was mit Mikromethoden experimentell festgestellt werden kann (anaerob unter Beigabe von Förderungsstoffen mit negativem Redoxpotential und geeignetem Substrat) und aus dem Vorkommen von eiweißsynthetisierenden Fermenten bei allen Mikroorganismen erschlossen werden muß. Das Vorkommen von Lyoenzymen mit eiweißverflüssigenden Eigenschaften (Gelatine, Clupein, Casein) ist demgegenüber schon seit längerem bekannt, und beschränkt sich auf eine kleinere Anzahl von Mikroorganismenarten. Man kennt unter anderem bei Milzbrandbacillen, Choleravibrionen, Proteusbakterien, Pyocyaneusbakterien, Staphylokokken u. a. m. solche Enzyme, die bei neutraler oder leicht alkalischer Reaktion Gelatine zersetzen *(Gelatineverflüssiger, Kollolyten)*. Das Gelatineverflüssigungsvermögen ist zu einem wichtigen diagnostischem Unterscheidungsmerkmal in der bakteriologischen Praxis geworden. Eine weitere Gruppe von Bakterien der Milch (GORINI), die wie z. B. verschiedene Kokkenarten Säurebildner sind *(Acidoproteolyten)*, spalten Eiweiß insbesondere das Milchcasein auch bei saurer oder neutraler Reaktion GRASSMANN, GORINI).

Nach dem Wirkungsoptimum (bei einem bestimmten p_H unterscheidet man allgemein bei den eiweißspaltenden Enzymen der Tiere und Pflanzen

1. *Pepsinasen*, die Eiweiß nur bei stark saurer Reaktion ($p_H = 2$—4), d. h. kationisches Eiweiß zerlegen.

2. *Tryptasen* und *Ereptasen* mit einem Wirkungsoptimum bei $p_H = 8$—9 (anionisches Eiweiß).

3. Zellgebundene Desmoenzyme der tierischen Gewebe *(Kathepsinasen)* und der pflanzlichen Zellen *(Papainasen)* mit einem Wirkungsoptimum im isoelektrischen Punkt der Eiweißkörper ($p_H = 4$—7).

Das Vorkommen von Pepsinasen und Tryptasen bei Bakterien ist bisher nicht bewiesen. Die naheliegende Annahme, daß die Bakterienproteinasen Papainasen sind GRASSMANN, GORBACH, WOHLFEIL) konnte neuerdings von MASCHMANN bisher nur bei anaeroben Bacillen der Gasbrandgruppe und Botulinusbacillen bestätigt werden. Es handelt sich hier um Desmoenzyme. Alle übrigen, bisher geprüften, in Lösung gegangenen Proteinasen aerober und anaerober Bacillen weisen große Verschiedenheiten gegenüber allen bisher bekannten Proteinasen auf auf, so daß MASCHMANN sie als eine *neue Gruppe zwischen die Tryptasen und Papainasen* einzureihen sich berechtigt glaubt.

3. Labenzym = enzymatische Gerinnung der Milch bei schwach saurer oder neutraler Reaktion (GORINI). Vorkommen bei den Milchbakterien erwiesen, jedoch wahrscheinlich manchmal mit den vorgenannten anderen Proteasen verwechselt, die gleichfalls Casein ausfällen können.

4. **Plasmakoagulase** (MUCH, GROSS, v. DARÀNYI, REIMER) = Enzyme lebender Bakterien (Staphylokokken, Bact. prodigiosum, Colibakterien, Pneumokokken, Streptococcus viridans), welche Blutplasma zur Gerinnung bringen. Da hauptsächlich pathogene Staphylokokken Koagulase besitzen, ist der Nachweis dieses Enzyms (v. DARÀNYI) eine praktische brauchbare Methode zur Unterscheidung von saprophytischen und pathogenen Staphylokokken.

5. **Fibrinolytische Enzyme** (MEIER, REIMER). Lebende Bakterien (Typhus- und Paratyphusbakterien, Diphtheriebakterien, Staphylokokken, Streptokokken, Pneumokokken u. a.) lösen Fibringerinnsel des Hühner- und Menschenplasmas auf. Ob es sich hier um eine spezifische Proteinase handelt oder die Wirkung der oben genannten anderen bakteriellen Proteasen, ist noch nicht entschieden. Die Tatsache der bakteriellen Fibrinolyse im infizierten Organismus dürfte jedenfalls pathologisch-physiologisch interessant sein. (Nachblutungen aus fibrinverklebten Wunden durch die Wirkung der vorgenannten Bakterien usw.).

6. **Nukleasen** = Enzyme, welche Nucleinsäure spalten (H. BREDERECK). Bei Bodenbakterien und Pilzen nachgewiesen. Wahrscheinlich bei allen Bakterien vorhanden, da sie für die Einleitung von Teilungsprozessen der bakteriellen Nukleide von Bedeutung sein dürften.

B. Amidasen = Enzyme, welche die Hydrolyse von Kohlenstoff-Stickstoffverbindungen bestimmter Zusammensetzung katalysieren.

1. **Urease** = Enzym der Harnstoffspaltung, bewirkt eine Zersetzung des Harnstoffs über Ammoniumcarbaminat zu Ammoniumcarbonat. Es findet sich bei einigen Bakterienarten als Lyo- und Desmoenzym vor. Manche Bakterien wie Mikrococcus ureae, Bact. proteus, Brucella abortus BANG besitzen es stets, andere nur als adaptives Enzym wie z. B. Staphylokokken, Bact. lactis aerogenes, Bac. pneumoniae FRIEDLÄNDER u. a. (WOHLFEIL und WEILAND). Diagnostisch wichtig ist die Tatsache, daß Pseudodiphtheriebakterien im Gegensatz zum echten Diphtheriebakterium ureasepositiv sind (PÜSCHEL). Ferner lassen sich Influenzabakterien von Keuchhustenbakterien, Pseudotuberkulosebakterien von den morphologisch ähnlichen Pest- und Tularämiebakterien durch die Ureasereaktion (WOHLFEIL und WOLLENBERG) abtrennen.

Alle übrigen Amidasen haben bei pathogenen Bakterien nur eine untergeordnete Bedeutung.

2. **Arginase** = Enzym der hydrolytischen Spaltung des Arginins zu Ornithin und Harnstoff (unter anderem bei Bact. pyocyaneum und Bact. fluorescens).

3. **Asparaginase** = Spaltung von Asparagin unter Ammoniakbildung (bei Schimmelpilzen, Hefen und wahrscheinlich auch einigen pathogenen Bakterien unter anderem Tuberkelbacillen).

C. Carbohydrasen = Enzyme, die in der lebenden Zelle den Aufbau der Glykoside, der Di- und Polysaccharide bewirken und andererseits (auch im bakterienfreien Preßsaft) den hydrolytischen Zerfall der Kohlehydrate durch Lockerung der ätherartigen Bindungen katalysieren (BERSIN).

1. **Oligasen** = Enzyme, deren Angriffsvermögen sich auf die Monosaccharide (einschließlich aller Glykoside) und die zuckerähnlichen Polysaccharide erstreckt (P. KARRER).

Nach WEIDENHAGEN: *α Glucosidasen* (Maltase); Substrat: Maltose aber auch Saccharose, Turanose, Melicitose. — *β Glucosidasen* (Emulsin, Salicinase); Substrat: Cellubiose, Gentiobiose, Amygdalin, Aesculin, Arbutin, Phloricin, Saligrin, Vicin. — *α Galaktosidasen* (Melibiasen); Substrat: Raffinose, Melibiose. — *β Galaktosidasen* (Lactase); Substrat: (Lactose, Vicianose. — *β-h-Fructosidasen* (Saccharase, Invertase); Substrat: Saccharose.

2. **Polyasen** = Enzyme für die Spaltung zuckerunähnlicher Polysaccharide (Glykogen, Stärke, Cellulose, Pektin).

Amylasen (Diastase) darunter Dextrinogenamylase, Glykogenase, Saccharogenamylasen; Substrat: Stärke, Glykogen und Dextrine (z. B. vergären Diphtheriebakterien des Typus gravis Stärke, die meisten Bakterien der Typhus-, Paratyphus-Enteritisgruppe Dextrine usw.).

Inulinase = hydrolysiert Inulin.

Cellulasen, Pektinasen = cellulose- und pektinspaltende und aufbauende Enzyme. Cellulasen finden sich bei den Cellulosebakterien des Darmes und bei zahlreichen in der Außenwelt lebenden Arten (FUHRMANN, LAFAR; JANKE). — Pektinasen sind bei pathogenen Bakterien noch nicht bekannt.

Die Kohlehydratspaltungen gehören zu den hervorragendsten und praktisch bedeutungsvollsten Enzymleistungen der Mikroorganismen, da sie weitgehend für die Unterscheidung der verschiedenen Arten herangezogen werden können. Unter anderem geschieht die Abgrenzung der apathogenen Colibakteriengruppe von den Typhus-, Paratyphus-, Enteritis- und Ruhrbakterien mittels der Lactosevergärung. Auch die einzelnen Typen der vorgenannten Erreger unterscheiden sich zum Teil grundlegend schon durch ihre verschiedenen Zuckerspaltungsfähigkeit[1]. Die chemische Natur der bakteriellen Carbohydrasen ist jedoch noch weitgehend unbekannt. Gärungsprozesse siehe S. 603.

D. **Esterasen** = Enzyme für Spaltung und Synthese von Carbonsäureestern.

1. Lipasen = Enzyme, welche die hydrolytische Spaltung oder die Synthese von Glycerinfettsäureestern oder Estern organischer Säuren mit einwertigen Alkoholen katalysieren. Ihr Vorkommen ist bei zahlreichen Bakterienarten (z. B. Bact. coli, typhi, dysenteriae, Tuberkelbakterien, Streptokokken) nachgewiesen, paktisch-diagnostisch für die Abgrenzung der Bakterien jedoch weniger bedeutungsvoll. Wegen des bei allen Bakterien festzustellenden Fett- und Lipoidgehaltes muß das Vorhandensein von Lipasen bei Bakterien, Hefen und Schimmelpilzen notwendig vorausgesetzt werden.

2. Tannasen = enzymatische Hydrolyse von Estern aromatischer Säuren mit Kohlehydraten bzw. mit Phenol (bei Schimmelpilzen nachgewiesen).

3. Phosphatasen = hydrolytische Spaltung von Estern der Phosphorsäure mit Alkoholen oder Zuckern. Sie spielen bei den verschiedenen, unten noch zu besprechenden bakteriellen Gärungsprozessen eine Rolle, wobei sie die bei Beginn der Gärung auftretende Phosphorsäurezuckerverbindung aufspalten.

II. *Redoxasen* (Oxydasen und Dehydrasen = Katalysatoren der Atmung und Gärung).

Nach der WIELANDschen Theorie sind Atmungs- und Gärungsvorgänge prinzipiell übereinstimmend durch Wasserstoffverschiebungen charakterisiert. Wasserstoffzufuhr bedeutet meist Energievermehrung, Wasserstoffwegnahme Energieverminderung. An den Redoxvorgängen bei der Atmung und Gärung beteiligen sich einmal Substanzen, die Wasserstoff abgeben = sog. *H-Donatoren*, weiterhin Substanzen, die den Wasserstoff aufnehmen *H-Acceptoren* und schließlich Fermente *(Dehydrasen)*, welche den Wasserstoff des H-Donators aktivieren, d. h. abspaltbar und für den H-Acceptor annehmbar machen. Wenn der Luftsauerstoff als H-Acceptor in Funktion tritt, sind bei allen aeroben und fakultativ anaeroben Bakterien (wie Milzbrandbacillen, Staphylokokken, Prodigiosusbakterien aber auch Bakterien der Typhus-Paratyphusgruppe u. a. m.) die Oxydoreduktionen besonders energiereich (ERISMANN).

Der oxydative Abbau der Milchsäure zu Brenztraubensäure verläuft unter Freiwerden von *51,9 Cal.*

$$CH_3 \cdot CHOH \cdot COOH + O = CH_3 \cdot CO \cdot COOH + H_2O + 51,9 \text{ Cal.}$$

Wenn die Aeroben unter Sauerstoffabwesenheit Milchsäure zerlegen, so geht dies z. B. mittels der Nitratreduktion, wobei die Milchsäure als H-Donator und der Sauerstoff des Kaliumnitrats als H-Acceptor dient

$$CH_3 \cdot CHOH \cdot COOH + KNO_3 = CH_3 \cdot CO \cdot COOH + H_2O + KNO_2 + 30,7 \text{ Cal.}$$

Jedoch können alle echten oder fakultativen Anaeroben wie das Colibakterium auch bei völliger Abwesenheit von Sauerstoff wachsen, wenn nur passende andere Donatoren und Acceptoren vorhanden sind, so z. B. Milchsäure als H-Donator und Fumarsäure als H-Acceptor.

Es handelt sich demnach bei den beteiligten Fermenten, den Redoxasen, um reversible Redoxsysteme, welche von einem H-Acceptor spontan oxydiert oder einem H-Donator spontan reduziert werden. In den lebenden Zellen, auch bei den Bakterien, sind stets Serien von verschiedenen Redoxasen hintereinandergeschaltet, die als Wasserstoff bzw. Elektronenüberträger die energetischen Prozesse der lebenden Substanz regulieren.

Redoxasen mit *hohen positiven Redoxsystemen* sind die *Atmungsfermente*, von denen bei Bakterien die folgenden nachgewiesen worden sind (FREI, SHIBATA).

1. Indophenoloxydase (WARBURGsches Atmungsferment) = eisenhaltiges Enzym mit dem Charakter eines höchst positiven Redoxkatalysators, welcher in seiner Ferrostufe direkt mit molekularem O_2 reagiert. Seine wichtigste Funktion besteht darin, die gleichfalls

---

[1] Einzelheiten im speziellen Teil und Abschnitt Methodik.

eisenhaltigen Atmungsfermente des Cytochromsystems zu oxydieren. Indophenoloxydase wurde besonders reichlich bei Bact. pyocyaneum, Tuberkelbakterien Typus humanus (junge Kulturen), Pasteurella avis, Bang-, Milzbrand-, Heu- und Kartoffelbacillen gefunden, bei den obligaten Anaerobiern dagegen nicht festgestellt.

2. Cytochrome (KEILIN), chemisch durch 4 Banden im Spektrum a, b, c, d unterscheidbar, wobei das Cytochrom c das völlig oxydierte Enzym darstellt. Alle 4 Cytochrome sind bei den oben genannten Bakterien, ferner bei Soorpilzen und Staphylokokken zu finden, während die Bakterien der Typhus-, Paratyphus-, Enteritis-Ruhrgruppe, sowie Coli-, Proteus- und Prodigiosusbakterien nur noch die Cytochrome a, b und d enthalten.

3. Peroxydasen = spezifische Enzyme für Peroxyde, Persulfate und andere positive Redoxsysteme (H-Acceptoren), aber auch für Phenole und Ascorbinsäure als negative Redoxsysteme (H-Donatoren). Die Aufgaben der Peroxydasen im normalen Zellgeschehen liegt in der Beseitigung der eventuellen auftretenden giftigen Peroxyde. Peroxydasen sind bei allen vorgenannten Bakterien mit Ausnahme einiger Streptokokkenarten und den obligaten Anaerobiern zu finden. Über die diagnostische Bedeutung der Oxydasen s. den speziellen Teil.

Bezüglich des Vorkommens bei Bakterien gilt gleiches auch von der 4. Katalase = Enzym für die Zerlegung von H_2O_2 in O und H_2O. Katalase schützt alle Bakterien, die bei den Oxydoreduktionen mittels des Flavinenzyms durch Sauerstoffhydrierung H_2O_2 bilden, vor einer Vergiftung durch das Hydroperoxyd.

Die obligaten Aeroben besitzen meist alle vier Atmungsenzyme, zum mindesten aber die Indophenoloxydase und Cytochrom. Die fakultativen Anaeroben z. B. die Bakterien der Typhus-, Paratyphus-Enteritisgruppe haben nicht alle Atmungsfermente, d. h. stehen in ihrem Enzymbestand in der Mitte zwischen den obligaten Aeroben und Anaeroben. Letztere, d. h. die Bacillen der Gasödemgruppe, Tetanusbacillen, Botulinusbacillen, sowie die meisten Streptokokkenstämme besitzen keines der vorgenannten Atmungsfermente, müssen demnach ihren Energiebedarf durch Redoxasen von negativerem Redoxpotential, als es die Atmungsfermente sind, decken.

5. Flavinenzym (gelbes Ferment nach WARBURG und CHRISTIAN) = Redoxase von beträchtlich negativem Redoxpotential. Es ist bei Hefen, aber auch bei fakultativen Anaeroben und Aeroben in die Vorgänge der Gärung, insbesondere der Glykolyse eingeschaltet. Als Co-Enzym des Flavinenzyms wurde das Lactoflavin bzw. Vitamin B 2 festgestellt.

6. Glyoxalase = Enzym, welches bei Gegenwart des Substratsaktivator Glutathion Ketonaldehyde (z. B. Methylglyoxal $CH_3 \cdot CO \cdot CHO$) in α-Oxycarbonsäuren katalysiert. In Hefen und Bakterien nachgewiesen.

7. Pyridinhaltige Redoxasen = Co-Enzyme der bei der Gärung beteiligten Carbohydrasen. Sie sind leicht lösliche, außerordentlich reaktionsfähige Redoxsysteme mit besonderer Fähigkeit zur Bindung und Abgabe von Wasserstoff.

a) *Co-Zymase* (nach HARDEN und YOUNG, MYRBÄCK) bzw. *Co-Dehydrase I*, Diphosphorpyridinnukleotid. Das Enzym katalysiert (nach EULER) mit dem spezifischen Apoenzym den enzymatischen Zerfall von Alkohol, Milchsäure, Ameisensäure, Apfelsäure, Glycerophosphat, Triosephosphat, Glucose. Co-Zymase kommt fast bei allen Bakterien als wichtige Redoxase vor und beschleunigt unter anderem in kleinsten Mengen bereits die bakterielle Vermehrung.

b) *Codehydrase II* (nach WARBURG, CHRISTIAN, WIESE) Triphosphorpyridinnukleotid zerlegt bei Anwesenheit der spezifischen Carbohydrasen Hexosemonophosphat, Phosphoglukoronsäure, Glutaminsäure u. a. m.

In beiden Fällen wirkt das Flavinenzym bei diesen energieliefernden Spaltungen mit.

8. Succinodehydrase = Enzym der Wasserstoffübertragung bei der Zerlegung von Bernsteinsäure. Es ist meist mit den Atmungsfermenten Indophenoloxydase und Cytochrom zusammen wirksam und läßt sich bei zahlreichen Bakterienarten und Pilzen nachweisen.

9. Hydrogenlyase = Enzyme der Spaltung von Ameisensäure in Kohlensäure und Wasserstoff. Bei zahlreichen Bakterien (Colibakterien, Bact. lactis aerogenes, Paratyphusbakterien usw.), Schimmelpilzen und Hefen nachgewiesen.

10. Luciferase = spezifische Redoxase, welche aus dem Substrat Luciferin (KLEIN, SONNENSCHEIN, HARVEY) bei Leuchtbakterien, Leuchtpilzen und anderen leuchtenden Organismen durch eine enzymatische Reaktion echte Chemoluminescens bewirkt. Mit den

Enzymen der Sauerstoffatmung steht die Luciferase nicht im Zusammenhang, da z. B. (nach eigenen nicht veröffentlichten Versuchen) leuchtende und nichtleuchtende Vibrionen des Wassers eine gleich große Sauerstoffatmung haben.

Alle *bakteriellen Gärungsprozesse*[1] (A. J. KLUYVER) kommen durch Zusammenwirken der verschiedenen Carbohydrasen mit den verschiedenen Redoxasen zustande. Im Beginn der Gärung werden wahrscheinlich auch noch Esterasen, d. h. besondere Phosphatasen, mitbeteiligt, die den Zucker vor seiner Zerlegung phosphorylieren und dephosphorylieren.

1. Äthylalkoholische Gärung = Zerlegung der Zucker durch Hefen verschiedener Art, Sarcina ventriculi, Thermobacterium mobile. Durch eine einleitende Phosphorylierung entsteht ein aktives Hexosemonophosphat, das durch Oxydoreduktion in Triosephosphat überführt wird. Triosephosphat erfährt durch Hydrolyse und abschließende Oxydoreduktionen Umlagerungen in Brenztraubensäure und Acetaldehyd, schließlich in Alkohol und Kohlensäure.

2. Milchsäuregärungen führen einerseits bei Milchsäurestreptokokken und Bac. bulgaricus aus den betreffenden Zuckern ($C_6H_{12}O_6 = 2 \cdot CH_3 \cdot CHOH \cdot COOH$) fast ausschließlich zu Milchsäure, andererseits bei bestimmten anderen Milchsäurebakterien außerdem noch zu Essigsäure, Äthylalkohol und CO_2.

Coli- und Paratyphusbakterien zerlegen auf den diagnostisch wichtigen Endo- und Drigalskiplatten oder in flüssigen Zuckernährböden die Monosaccharide und zuckerähnlichen Polysaccharide zu Milchsäure, Essigsäure, Äthylalkohol, Bernsteinsäure und Ameisensäure, wobei die letztere in Kohlensäure und Wasserstoff zerfällt. Bei Typhusbakterien sind die Vorgänge ähnlich, nur tritt unter den Endprodukten die Ameisensäure auf, während CO_2 und H_2 fehlen. Bact. lactis aerogenes unterscheidet sich von den vorgenannten Bakterien dadurch, daß gegen 30% des vergorenen Zuckers in 2,3-Butylenglykol zerlegt wird. Das als Zwischenprodukt entstehende Acetylmethylcarbinol gibt die für Aerogenesbakterien charakteristische VOGES-PROSKAUERsche Reaktion (Rotfärbung bei Zusatz von Schwefelsäure zur Bouillonkultur).

3. Propionsäuregärung durch die spezifischen Propionsäurebakterien.

4. Buttersäuregärung durch alle Anaeroben. Es entstehen als Endprodukte neben Buttersäure Essigsäure, CO_2 und H_2.

5. Butylalkohol- und Methangärung durch anaerobe Bacillen der Cellulosegärung.

c) Bildung von Bakteriengiften und giftigen Stoffwechselprodukten.

Die meisten Krankheitserreger bilden während des Wachstums im infizierten Tierkörper (z. B. die Diphtherie- und Ruhrbakterien, Tetanus- und Gasbrandbacillen), andere während des Wachstums in Nahrungsmitteln (z. B. der Bac. botulinus) und nahezu alle auch beim Wachstum in künstlichen Nährböden hochwirksamen Gifte *(Toxine)* aus.

Toxine unterscheiden sich von anderen Giften wie z. B. Strychnin, Curare u. a. m. dadurch, daß infolge ihrer Einwirkung im lebenden Organismus Gegengifte entstehen können. Demnach sind die Toxine *Antigene.* Man faßt darunter alle hochmolekularen Stoffe zusammen, die im lebenden Organismus die Bildung spezifischer Reaktionsprodukte anregen. Letztere werden im Falle des Toxins als *Gegengifte* oder *Antitoxine*, allgemein als *Antikörper* bezeichnet.

Werden Toxine von den Bakterien im Nährboden oder im Tierkörper in leicht löslicher Form abgegeben, spricht man von *Ektotoxinen.* Sie sind sehr

---

[1] Auch die auf S. 606—611 beschriebenen Pilze rufen die verschiedenartigsten, im Prinzip jedoch den bakteriellen ähnelnde Gärungsprozesse hervor.

wahrscheinlich Sekretions- bzw. leicht lösliche Stoffwechselprodukte, weswegen auch die Bezeichnung *Lyotoxine* zutreffend wäre.

Toxinbildung erfolgt in Bakterienkulturen auch bei Verwendung eiweißfreier synthetischer Nährlösungen, die nur einfache organische Verbindungen als C- und N- Quelle enthalten, oder besser aus einem Aminosäuregemisch mit Wuchsstoffen zusammengesetzt sind.

Die *Ektotoxine* besitzen eine ungeheure Giftigkeit. Die kleinste tödliche Dosis pro 1 g Körpergewicht beträgt beim höchstgereinigten Tetanustoxin für die Maus als Versuchstier nur $4 \cdot 10^{-7}$ g, für das Kaninchen $1{,}5 \cdot 10^{-7}$ g. Botulinustoxin wirkt bei der Maus pro 1 g Körpergewicht in Dosen von $2 \cdot 10^{-7}$, Diphtherietoxin bei Meerschweinchen in Dosen von $4 \cdot 10^{-7}$ g. In chemischer Beziehung erweisen sich die Toxine als hitze-, säure-, alkali- sowie lichtempfindliche Stoffe. Für das hochgereinigte Diphtherietoxin ist kürzlich eine sehr labile Eiweißstruktur festgestellt worden (WAGNER-JAUREGG). Sein Molekulargewicht wurde auf 72 000 angegeben. Das Toxin enthält unter anderen Tryptophan, Histidin, Lysin und Tyrosin und kann durch alle Einwirkungen geschädigt werden, die auch Eiweiß in seiner Struktur ändern.

Außer den bakteriellen Toxinen kennt man *pflanzliche Toxine (Ricin, Abrin)* und *Schlangengifte* mit dem Charakter von Antigenen.

Das Gift der Klapperschlange *(Crotoxin)* ist nach SLOTTA ein Eiweißkörper vom Mol.-Gew. 33 000 mit wahrscheinlich 18 Cystin- und 3 Methioninresten. Die hämolytische Wirkung von Schlangengiften konnte auf eine echte Fermentwirkung, nämlich auf die der Lecithinase, zurückgeführt werden. Auch Proteinasen sind in Schlangengiften gefunden worden. Das Problem, ob es sich bei allen Toxinwirkungen um Enzymleistungen handelt, kann heute noch nicht entschieden werden.

Viele Bakterienarten, unter anderen alle Ruhrbakterientypen, Typhus- und Paratyphusbakterien, Proteusbakterien u. a. m. enthalten ein von den Toxinen chemisch verschiedenes, zellgebundenes sog. *Endotoxin.* Letzteres ist schwerer löslich und geht meist erst nach Absterben der Bakterien in die Umgebung über *(Desmotoxine).* Abgesehen von der Löslichkeit und der chemischen Zusammensetzung pflegen die Ekto- und Endotoxine sich auch in ihren krankheitsmachenden Wirkungen zu unterscheiden. Es dürfte z. B. nach neueren Forschungen (PRIGGE) sehr wahrscheinlich sein, daß bei den toxischen Ruhrbakterien vom Typ KRUSE-SHIGA das Ektotoxin die Ursache der Allgemeinvergiftung ist, während das Endotoxin die Darmerscheinungen bewirkt. Bei den zur Zeit in Deutschland fast ausschließlich vorhandenen weniger bösartigen Ruhrbakterientypen fehlt das Ektotoxin und es läßt sich nur ein besonders wirksames Endotoxin nachweisen.

Endotoxine sind meist chemischen und physikalischen Einflüssen gegenüber viel beständiger als Ektotoxine. BOIVIN konnte das wirksame Typhus-Endotoxin, sowie überhaupt das Endotoxin aller gramnegativen Bakterien als einen Kohlehydrat-Lipoidkomplex chemisch bestimmen. Die durch Autolyse oder sonstige Zerstörungen der Zelleibstruktur freiwerdenden Bakterienproteine pathogener Bakterien enthalten fast alle Stoffe endotoxinartigen Charakters.

Durch zahlreiche pathogene Mikroben, aber auch durch apathogene Fäulniserreger können im Tierkörper, in künstlichen Nährböden und in Lebensmitteln infolge der Wirksamkeit eiweißspaltender Enzyme *aus Eiweißstoffen* verschiedene im Tierversuch *giftige Abbauprodukte* frei werden. Es handelt sich zumeist um *Amine* verschiedener Art (*Putrescin* = Tetramethylendiamin; *Cadaverin* = Pentamethylendiamin; *Sepsin* = Athylendiamin; *Cholin, Indol, Skatol, Histamin* u. a. m.). Sie werden wegen ihrer verschiedenartigen pharmakologischen Wirkungen auch als *biogene Amine* bezeichnet. Ihre Mitwirkung bei der Krankheitsentstehung und beim Krankheitsverlauf ist sehr wahrscheinlich, wenn auch im einzelnen noch wenig bekannt.

Die vorgenannten Gifte bzw. biogenen Amine lassen typischen Antigencharakter vermissen; gleichfalls z. B. auch das von einem Bacterium aus Cocosnußprodukten gebildeten *Toxoflavin*, welches ein sehr starkes Gift ist und nach VAN DEEN die Konstitution eines Methylxanthins besitzt.

d) Natürliche Absterbebedingungen der Mikroorganismen.

Die Vermehrung der Bakterien in und auf künstlichen Nährböden ist unter den üblichen Bedingungen des Laboratoriums zeitlich begrenzt.

Nach der WEISSMANNschen Theorie sollen die Einzeller eine „potentielle Unsterblichkeit" besitzen, da z. B. die Teilstücke eines sich teilenden Bacteriums als gleich alt vorausgesetzt werden und theoretisch eine unbegrenzte Teilungsfähigkeit besitzen können. Demgegenüber hat KOBLMÜLLER neuerdings die Hypothese aufgestellt, die Bakterien eines Clons seien verschieden alt. Bei Heubacillen konnte er nachweisen, daß die äußeren Enden einer Kette von Bacillen, erkennbar an bestimmten Formveränderungen, als älter anzusprechen waren, früher ihre Teilung einstellten und früher zugrunde gingen als die „Innenstäbchen". Man wird demnach bei Bakterien auch einen natürlichen Alterstod für möglich halten müssen.

Beim Wachstum der Bakterien z. B. in Bouillon wird in der Regel ein Höchstmaß lebensfähiger Keime bereits nach 24—48 Stunden erreicht. Diese Begrenzung der Vermehrung auf eine bestimmte Mikrobenkonzentration in einem bestimmten Volumen, welche BAIL als σ-Konzentration bezeichnet hat, kann man sich als eine Folge des Aufgebrauchtseins bestimmter Nahrungsbestandteile (z. B. nach eigenen Untersuchungen beim Unterschreiten einer bestimmten notwendigen O_2-Spannung wachsender oder auch ruhender Kulturen aerober Bakterien)[1], in der Hauptsache jedoch als die Wirkung schädigender Stoffwechselprodukte, Veränderungen des p_H, des Redoxpotentials usw. erklären.

Man findet jedoch schon zu Beginn der Bakterienvermehrung abgestorbene Mikroben. Der Anteil der vermehrungsfähigen Keime einer Kultur entspricht niemals der Gesamtzahl aller mikroskopisch (z. B. nach dem Dunkelfeldverfahren festgestellten Keime und beträgt nach 24 Stunden in der Regel nicht mehr als 2—10%, nur in Ausnahmefällen bis zu 30% (T. WOHLFEIL) aller Bakterien.

Dieser Anteil nimmt um so mehr ab, je länger eine Kultur bebrütet wird. Er ist in Bouillonkulturen wesentlich geringer als in Kulturen auf festen Nährböden, wo unter anderem schädigende Stoffwechselprodukte nicht so leicht an die einzelnen Bakterien hingelangen können wie in flüssigen Nährböden. Der Anteil der lebenden Bakterien in einer Bakterienaufschwemmung ist weiterhin abhängig von der chemischen Zusammensetzung der Aufschwemmungsflüssigkeit, von ihrem p_H und osmotischen Druck. So wird die Lebensfähigkeit einer Kulturabschwemmung in Phosphatpufferlösungen von neutraler oder leicht alkalischer Reaktion und in zusammengesetzten Salzlösungen, z. B. Ringer- und Tyrode-Lösungen, wesentlich größer gefunden als in nicht gepufferten einfachen Salzlösungen, was als eine Schädigungswirkung durch Auslaugung der Bakterien zu erklären ist.

In flüssigen und festen Nährböden, sowie besonders in Kulturabschwemmungen sterben meist alle vegetativen Bakterienformen nach einiger Zeit, d. h. nach Wochen bis Monaten der Aufbewahrung ab, falls keine Zufuhr frischer Nährstoffe erfolgt, der Nährboden in seiner optimalen Reaktion nicht konstant gehalten wird und schädigende Stoffwechselprodukte nicht entfernt worden sind. Nur in Serum oder in Kulturen mit tierischen Gewebstücken wird die Lebensfähigkeit vegetativer Bakterienformen meist wesentlich länger

---

[1] Wenn die Kulturen geschüttelt werden, so daß damit eine gute Diffusion des O_2 in dem Nährboden gewährleistet wird, atmen nach WARBURG die Mikroorganismen jedoch auch noch bei minimalem O_2-Druck nahezu maximal.

erhalten. Bakteriensporen vermögen alle obengenannten Schädigungen dauernd zu überstehen, ohne in ihrer Keimfähigkeit beim Abimpfen auf neue Nährböden beeinträchtigt zu werden. Jedoch gelingt es auch, vegetative Bakterienformen lange Zeit zu konservieren. Schnell an Oberflächen (z. B. Seidenfäden) angetrocknete Bakterien sind bei kühler, trockener, vor Licht geschützter Aufbewahrung nach den bisherigen experimentellen Erfahrungen jahrzehntelang lebens- und infektionstüchtig. Die Unterschiede in der Hinfälligkeit der vegetativen Formen verschiedener Mikrobenarten werden sehr beträchtlich gefunden. Alle diese Ergebnisse sind, wie später gezeigt werden soll, auch von größtem praktischem Interesse in bezug auf die Seuchenverhütung und die Bakterienvernichtung durch die Maßnahmen der Desinfektion und Sterilisation, da sie einen Anhaltspunkt dafür geben, wie lange und unter welchen Bedingungen sich die Krankheitserreger in der Außenwelt lebens- und infektionstüchtig erhalten können.

Die abgestorbenen Bakterien unterliegen je nach Umwelteinflüssen früher oder später einer *Selbstauflösung* oder *Autolyse* (HAEN). Die Autolysierfähigkeit der verschiedenen Mikrobenarten zeigt beträchtliche Unterschiede. Besonders leicht autolysieren alle jene Arten, die reichlich Proteinasen vom Typ der Lyoenzyme (z. B. Choleravibrionen, Milzbrandbacillen, Bact. proteus, Bact. pyocyaneum u. a. m.) besitzen. Jedoch autolysieren nach längerer Zeit und unter den für die Autolyse besonders günstigen Umweltbedingungen auch jene Mikrobenarten, bei denen nur Proteinasen vom Typ der Desmoenzyme nachzuweisen oder zu vermuten sind (z. B. Colibakterien, Typhusbakterien, Kokken u. a. m.). Die Autolyse geht nach neueren Forschungen (WOHLFEIL und EVANGELINOS) am stärksten bei alkalischer Reaktion, ferner am leichtesten in solchen Lösungen und Nährmedien vor sich, die Phosphate, Tartrate, Citrate und Acetate enthalten. Einige bakterientötende Chemikalien, z. B. Phenol, hemmen die Autolyse, andere wie Formalin und Jodsalze fördern sie. Eine Hemmung der Autolyse läßt sich ferner in Chlorat und Rhodanidlösungen beobachten. Eine Beschleunigung der Autolyse erzielt man nach Erfahrungen aus der Impfstoffpraxis bei bestimmten Bakterienarten durch Einbringen in gallensaure Salze, Glycerin, Sodalösungen u. a. m.

In der Regel pflegt die Stärke der Autolyse pathogener Bakterien in einem Temperaturintervall von 4° bis etwa 40° erheblich anzusteigen, um bei höheren Temperaturen über 40° wieder nachzulassen. Jedoch gibt es auch Bakterienarten, die wie Bact. proteus bereits bei sehr niedrigen Temperaturen hochgradig autolysieren können. Die starke Autolysierfähigkeit des vorgenannten Mikroben, der ein gefürchteter Lebensmittelverderber ist, spielt in bezug auf die Lebensmittelkonservierung eine erhebliche Rolle und läßt daran denken, daß die erst einmal mit Proteusbakterien infizierten Lebensmittel auch bei kühlerer Aufbewahrung verderben können.

Auf die spezifischen und unspezifischen Maßnahmen, über welche der infizierte Organismus des Menschen und der Tiere zwecks Abtötung und Auflösung der Krankheitserreger verfügt, wird später im Abschnitt Immunität eingegangen werden.

3. Allgemeine Gestalt- und Lebenslehre der pathogenen Pilze und Protozoen.
A. Pilze[1] (Fungi).

Pilze bestehen aus fadenförmigen, oft sehr langgestreckten Zellen *(Hyphen)* mit echten Chromosomenkernen. Die gesamte Pilzmasse der *Hyphen* wird *Mycel* genannt. Die Zellen sind chlorophyllfrei.

---

[1] Bezüglich aller Einzelheiten muß den auf speziellen Abschnitt über Pilzerkrankungen und auf Lehrbücher der Hautkrankheiten verwiesen werden.

Als Frucht- und Dauerformen bilden die meisten Pilze mit Ausnahme der sog. „*Fungi imperfecti*“, zu welcher Gruppe viele pathogene Arten gehören, Sporen aus. Diese entstehen entweder durch einfachen Zerfall der Pilzfäden in Stücke *(Oidien)* oder es vergrößert sich die Einzelzelle zu einem schlauchartigen *Sporangium* oder *Ascus*, in dessen Inneren durch Teilung des Protoplasma die *Ascosporen* entstehen. Es können sich auf besonderen über das Mycel hinausragenden Fruchtträgern Sporen abschnüren, die als *Conidien* bzw. *Conidiosporen* bezeichnet werden. Die Conidiosporen sind durch Luftbewegung leicht von den Fruchtträgern abtrennbar und können auf weite Entfernung verschleppt werden.

Die Einteilung der Pilze erfolgt danach, ob die Hyphen Querwände ausbilden *(Eumyceten* oder *echte Pilze)* oder nicht *(Phycomyceten* oder *Algenpilze)*. Die weitere Systematik geschieht nach den Verschiedenheiten der obengenannten Sporenbildung.

Auf der untersten Stufe stehen die Algenpilze, die dem Leben im Wasser angepaßt sind. Die höheren Stufen umfassen die landbewohnenden Pilze, die zum Teil auf äußerst wasserarmen Substraten gedeihen können. Letztere bilden als Fruchtformen *Ascen* (Wurfporenschläuche) oder *Basidien* (Fallsporenträger).

Man findet Pilze, abgesehen von einer Reihe pathogener Formen, auf allen möglichen toten Stoffen. Sie sind im ganzen in bezug auf ihren Nährbedarf wenig wählerisch. Im Gegensatz zu den Spaltpilzen können sie auch bei saurer bis neutraler Reaktion des Nährbodens gut gedeihen. Will man daher bei künstlichen Kulturen von Schimmelpilzen die rasch wachsenden Spaltpilze fernhalten, so setzt man dem Nährsubstrat 2—5% Weinsäure zu. Gekochte Kartoffeln, Brotbrei, Gelatine- oder Agargemische in solcher Weise angesäuert oder natürliche saure Nährsubstrate sind sehr geeignet.

Für die pathogenen Pilze ist der von SABOURAUD oder der von O. GRÜTZ angegebene *Pilzagar* gut brauchbar. Letzterer enthält 0,5% Pepton Knoll, 6% Nervinamalz, 0,5% Glycerin, 0,5% NaCl, 1,8% Agar in 100 Teilen Wasser. Die pathogenen Pilze entwickeln sich in einigen Wochen bei 20—32° zu gut unterschiedlichen Pilzmycelen, die sich durch ihre Gestalt und Farbe diagnostozieren lassen. Die *mikroskopische Betrachtung* der Schimmelpilze geschieht wegen ihrer schlechten Benetzbarkeit durch Wasser besser in einer Flüssigkeit, die aus 25 Teilen Alkohol, 25 Teilen konz. Ammoniaks, 15 Teilen Glycerins und 35 Teilen Wasser besteht.

Die Erkrankungen durch Pilze werden *Mykosen* genannt. Je nach dem Sitz der Erkrankung spricht man von *Dermatomykosen, Oto-Broncho-Keratomykosen* usw. Bei Tier und Mensch sind Mykosen gegenüber den Erkrankungen durch Bakterien verhältnismäßig selten. Bei den übertragbaren Pflanzenkrankheiten ist es gerade umgekehrt.

a) Phycomyceten, Algenpilze, Schimmelpilze.

Die Hyphen besitzen meist keine oder nur in alten Kulturen Zellabgrenzungen.

Die in diesem Zusammenhang am meisten interessierenden Vertreter dieser Gruppe sind die *Mucoraceen* (Abb. 137). Sie zerfallen in zahlreiche Arten. Sporenbildung in Sporangien, die anfangs farblos sind und auch farblos bleiben können, oder später eine braune oder schwarze Farbe annehmen. Fruchtträgerlänge bis zu 10 cm und mehr. Die Sporangienhülle platzt leicht schon bei Berührung mit Wasser und läßt die Sporen

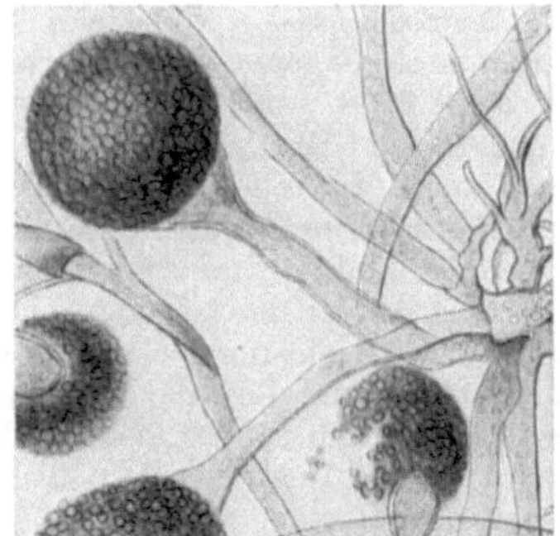

Abb. 137. Mucor mucedo. Vergr. 1 : 500.
(Nach GOTSCHLICH und SCHÜRMANN.)

hervorquellen. Die häufigsten Saprophyten sind der bei niedriger Temperatur wachsende *große Kopfschimmel (M. mucedo)* und der *traubige Kopfschimmel (M. racemosus).* Letzterer führt bei Vögeln zu Pneumokoniosen. Pathogen sind für Versuchstiere nach parenteraler Einverleibung im besonderen *M. corymbifer* und *M. rhicopodiformis*, der auch wie der Erstgenannte im Gehörgang des Menschen gefunden wird und zu Otomykosen Veranlassung geben kann.

Zu den Phycomyceten gehören weiterhin zahlreiche Insektenparasiten, z. B. *der Fliegenschimmel (Empusa muscae)* und zahlreiche *Pflanzenschädlinge.*

b) Eumyceten oder echte Pilze.

Alle Vertreter haben durch Querwände abgetrennte Zellen. Die Hyphen besitzen chitinhaltige Membranen. Nach der Bildung der Hauptfruchtformen teilt man sie in *Ascomyceten* oder *Schlauchpilze* und *Basidiomyceten* oder *Stielsporenpilze* ein. Letztere kommen als Infektionserreger für den Menschen nicht in Betracht, haben jedoch als Getreide- und Holzschädlinge eine große wirtschaftliche Bedeutung.

Von den Ascomyceten oder Schlauchpilzen sind zunächst die

1. Blastomyceten, Sproßpilze oder Hefen

zu nennen.

Ovale oder kugelige Zellen von 2—15/1000 mm Durchmesser; zeigen eine zuweilen starke, doppelt konturierte Membran, körniges Protoplasma. Durch verschiedene Färbeverfahren, z. B. Eisenbeize und Hämatoxylin (FEULGENsche Nuklealreaktion), lassen sich Kerne sichtbar machen. Die Vermehrung erfolgt für gewöhnlich durch Hervorsprossen einer Tochterzelle, welche sich schließlich durch eine Querwand von der Mutterzelle scheidet und dann entweder noch längere Zeit an dieser haftet *(Bildung von Verbänden, Kahmhäute)* oder sich loslöst. — Viele Sproßpilze, jedoch keinesfalls alle, vermögen in Zuckerlösungen alkoholische Gärung (s. S. 603) zu erzeugen.

Es sind zu unterscheiden:

a) Torulaarten. Sproßpilze, welche sowohl in Flüssigkeiten, wie auch auf festem Substrat lediglich Sprossungen bilden.

Sie vermögen keine oder nur ganz schwache Alkoholgärung hervorzurufen. — Die Kulturen auf festem Substrat (Gelatine) zeigen oft lebhafte Farbe, rosa, schwarz usw. Manche Arten, z. B. die rosafarbenen, sind namentlich in der Luft außerordentlich verbreitet.

b) Saccharomyceten, echte Hefepilze. Vermehren sich in Zuckerlösung nur durch Sprossung und erzeugen dabei Gärung, d. h. sie zerlegen Zucker, namentlich Traubenzucker in Kohlensäure und Alkohol.

Obergärige Rassen von Hefepilzen bewirken sehr lebhafte, mit Emporreißen der Sproßverbände einhergehende Gärung, am besten bei 16—19⁰. Andere Rassen *(untergärige Rassen)* rufen bei 3—8⁰ sog. Untergärung hervor. Diese Rassencharaktere erhalten sich konstant. BUCHNER und HAHN haben gefunden, daß man die Zerlegung der gärfähigen Kohlehydrate auch durch die unter starkem Druck ausgepreßte Leibessubstanz der Hefezellen und die darin enthaltene Zymase bewirkt werden kann, so daß also der Gärprozeß nicht an das Leben der Zelle gebunden ist.

Nach Ablauf der Gärung sieht man bei allen echten Hefepilzen innerhalb 6—21 Tagen auf der Oberfläche der Flüssigkeiten Deckenbildung eintreten. Die Sprossungen werden dann undeutlicher und die Zellen länger, so daß sie an Hyphen erinnern. Die Temperaturgrenzen, bei welchen sich die Decken bilden, die Schnelligkeit der Bildung und das mikroskopische Aussehen der Decken liefern diagnostisch brauchbare Merkmale zur Unterscheidung der Arten und Rassen.

Auf festem Nährsubstrat (Gelatine- oder auf Gipsplatten) entstehen ferner in den Hefepilzen resistentere Sporen, 1—10, gewöhnlich 1—4 an Zahl, und zwar durch freie Zellbildung innerhalb der vergrößerten Mutterzelle (Ascosporen). In bezug auf die Temperaturgrenzen, innerhalb welcher die Sporenbildung vor sich geht, zeigen die einzelnen Arten und Rassen erhebliche, wiederum für die Differentialdiagnose verwertbare Unterschiede (vgl. Abb. 138).

Von den Lebensbedingungen der Hefepilze sei erwähnt, daß sie außer Zucker auch stickstoffhaltige Nährstoffe, lösliches Eiweiß, Pepton, Aminosäuren u. dgl. benötigen. Es genügen jedoch als N-Quelle unter Umständen auch Amoniumsalze. Ferner ist für das Wachstum der Hefen im allgemeinen Sauerstoff erforderlich. Nur in gärenden Zuckerlösungen kann sich die Hefe auch bei Luftabschluß längere Zeit vermehren.

Früher wurden viele Arten und Varietäten von Hefen nach der Form und Größe der Zelle unterschieden. Jedoch schwanken diese Verhältnisse bei der einzelnen Art so sehr,

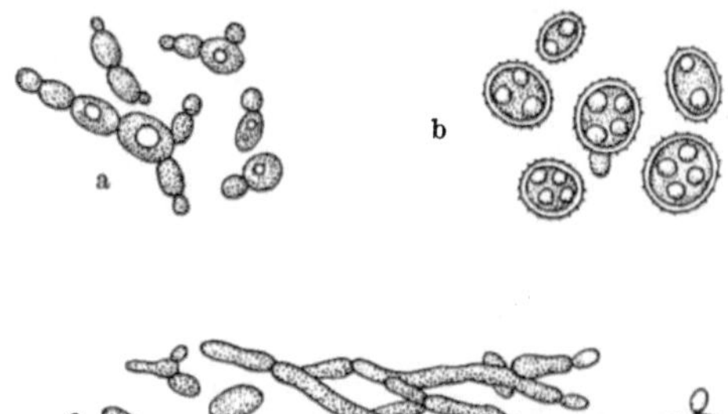

daß keine durchgreifenden konstanten Unterschiede bestehen bleiben. Diagnostisch verwertbar sind hauptsächlich nur die Erscheinungen der Sporenbildung und Deckenbildung. Praktisch unterscheidet man namentlich *Weinhefe (Saccharomyces ellipsoideus)* und *Bierhefe (Saccharomyces cervisiae)*, *Bäckerhefe* und *Milchhefe* und sog. *wilde Hefen.*

Erstere bewirkt die spontane Gärung des Mostes usw. oder anderer zuckerreicher Flüssigkeiten. Im Gegensatz dazu wird die Bierhefe künstlich gezüchtet, indem immer von der in lebhafter Gärung befindlichen Bierwürze etwas für den nächsten Brau zurückbehalten wird. In ähnlicher Weise wird die in Form des Sauerteiges bei der Brotbereitung benutzte Backhefe weiter

Abb. 138. Hefepilze. a Sprossung, b Sporenbildung, c Deckenbildung.

kultiviert. Vielfach wird Preßhefe verwendet, d. h. eine Bierhefe, welche auf sog. Hefengut, einer aus Wasser, Roggenschrot und Darrmalz zusammengesetzten Flüssigkeit, bei 24° gezüchtet und dann durch mäßige Wärmeentziehung haltbar gemacht ist.

c) Mycoderma cerevisiae et vini, der Kahmpilz (Saccharomyces mycoderma); neben der Sprossung endogene Zellentstehung (daher als Endoblastoderma abgegrenzt). Bildet auf gegorenen Flüssigkeiten die sog. Kahmhaut, welche erheblich schneller entsteht als die von echten Hefen gebildeten Decken. Keine Gärung, nur Verbrennung des Alkohols.

Sproßpilze als Parasiten. Die meisten parasitären Vertreter gehören zu den Fungi imperfecti, da bei ihnen keine Sporen gefunden werden.

1. Soorpilz (Monilia albicans) erzeugt weiße Plaques an der Innenseite der Wangen, Zungenspitze und am weichen Gaumen; sekundär in Nase, Mittelohr usw. Häufig bei Säuglingen („Schwämmchen"), Greisen, Geschwächten. Bei künstlich genährten Säuglingen nicht selten tödlicher Verlauf. Nicht übertragbar auf die gesunde menschliche Schleimhaut; auf tierische Schleimhaut (Kropf von Tauben) erst nach Schwächung

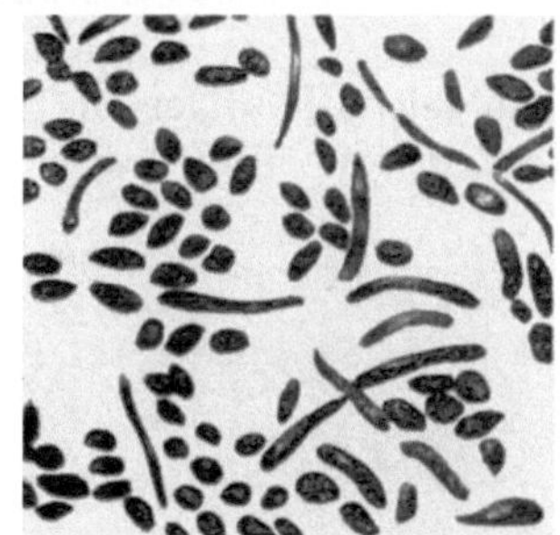

Abb. 139. Soor (Reinkultur). (Aus GUNDEL-SCHÜRMANN.)

(Hungern und Durst) der Tiere.

Als Erreger kommen 2 Varietäten eines Pilzes in Betracht, dessen *Zugehörigkeit* zu den *Schimmel-* bzw. zu den *Sproßpilzen* noch zweifelhaft ist.

Die erste, häufigere bildet Mycelfäden und Sprossungen (s. Abb. 139); in den Sproßzellen endogene Sporen bei dieser Varietät relativ groß. In einfachen Nährböden und bei Sauerstoffzutritt vorwiegend Hefewachstum, auf zucker-, dextrinhaltigen Nährsubstraten und bei Sauerstoffmangel mehr Fadenbildung. — Die zweite Varietät bildet kleinere Sporen und wächst etwas abweichend. Bei Kaninchen läßt sich durch intravenöse Injektion eine tödliche Soormykose erzeugen. Durch entsprechende Vorbehandlung können die Tiere aktiv immunisiert werden; im Blut spezifisches Agglutinin.

2. Sporotrichon Schenkii, erzeugt die chronische DE BEURMAN-GOUGEROTsche Krankheit, bei der in der Haut und im Pharynx, Larynx usw. kleine harte Knoten entstehen, die nach 1—2 Monaten aufbrechen und Fisteln bilden.

Im Darm des Menschen wird regelmäßig ein tierpathogener hefeartiger Pilz (Blastocystis) gefunden, dessen Menschenpathogenität noch nicht sichergestellt ist. Bezüglich weiterer Erreger aus der Gruppe der Sproßpilze siehe die speziellen Abschnitte.

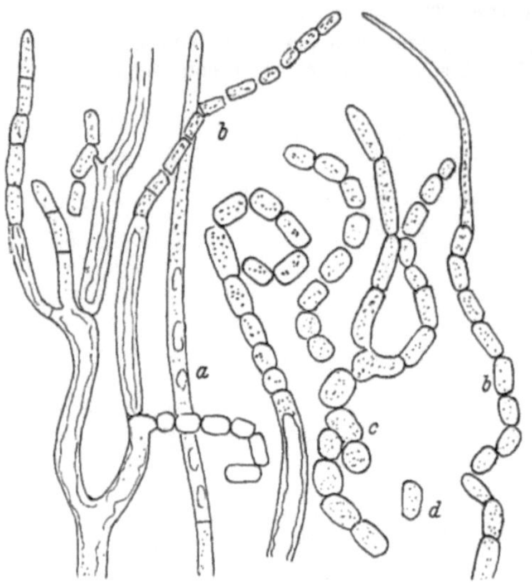

Abb. 140. Oidium lactis. Wachstum in der Tröpfchenkultur. *a* Zellfäden, die oftmals Querteilungen (*b*) bilden. Die einzelnen Glieder können sich abrunden (*c*) und sich als Sporen (*d*), Oidien, abtrennen. Je nach der Breite der Fäden schwanken die Breitenabmessungen der Sporen. Vergr. 500mal. (Aus HENNEBERG: Handbuch der Gärungsbakteriologie.)

2. Die ascosporen Schimmelpilze.

Von den zahlreichen Familien dieser Schimmelpilze sind es nur wenige Arten, die beim Warmblüter zu parasitieren vermögen. Ausgeschlossen von dieser Fähigkeit sind naturgemäß alle die zahlreichen Pilze, welche bei 37° bereits verkümmern und absterben. Es gibt aber auch einige, zum Teil weitverbreitete Arten, welche bei höheren Temperaturen noch gut gedeihen. Unter anderem findet man solche häufiger in tropischen Ländern. Manche unter ihnen, nicht aber alle, da die Temperatur allein offenbar nicht ausschlaggebend ist, können auch im lebenden Warmblüter wuchern.

Zu der Gruppe der Schimmelpilze wird der ein Zwischenglied zwischen Hefen und Schimmelpilzen darstellende *Milchschimmel (Oidium lactis)* gerechnet. Mycel und Sporen weiß; kurze aufrechte Fruchthyphen mit engständiger Kette und walzenförmigen Odiensporen. Bildet auf saurer Milch einen weißen sammetartigen Belag; wächst zwischen Temperaturen von 10 und 30°. Bei 37° nur Kümmerformen, nicht parasitär (Abb. 140).

Weitere Oidienformen parasitieren als *Mehltaupilze* auf Reben, Getreide und verschiedenen Obstarten.

Sehr verbreitet ist ferner der *Pinselschimmel = Penicillium.* Über 600 Arten sind beschrieben und finden sich überall als Zersetzungserreger in der Natur. An der Spitze der Fruchthyphen tritt ein Quirl von Ästen pinselförmig hervor, welche auf Stielen *(Sterigmen)* Ketten von kugeligen Sporen tragen (Abb. 141). *P. glau-*

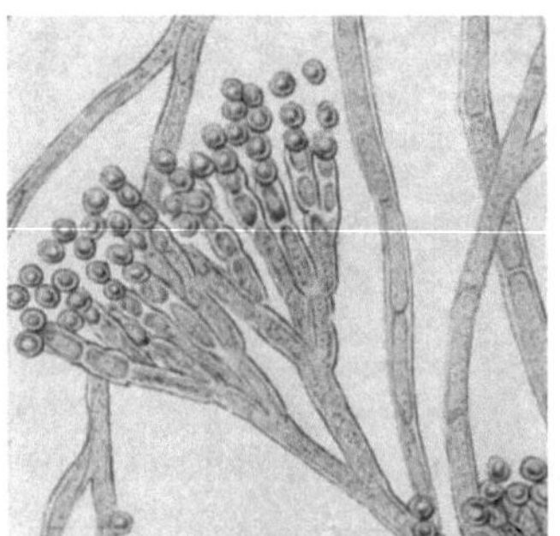

Abb. 141. Penicillium glaucum. Vergr. 1 : 300. (Nach GUNDEL-SCHÜRMANN.)

cum, der häufigste Schimmelpilz (Sammelnahme für verschiedene grünsporige Arten). Nicht parasitierend. Wuchert selbst im destillierten Wasser, in vielen Arzneien usw. Flockiges, weißes Mycel, nach der Sporenbildung grün. Wächst am besten bei 15—20°, verkümmert bei 38°. Massenhaft in ranziger Butter, in Roquefortkäse usw. *P. brevicaule* wächst gut auf Brotbrei. Sporen farblos. Bringt man in die Kultur eine Spur bestimmter arsenhaltiger Flüssigkeiten, so entsteht nach Knoblauch riechendes flüchtiges Diäthylarsin. Es können auf diese Weise kleinste Mengen Arsen biologisch nachgewiesen werden. *P. minimum,* gelegentlich im äußeren Gehörgang des Menschen.

Häufige Saprophyten auf Lebensmitteln und bakteriologischen Nährböden sind der *Kolbenschimmel* oder *Aspergillus.* Er bildet Fruchtträger, welche an der Spitze kugelförmig anschwellen (Abb. 142). An dieser Anschwellung entwickeln sich kurze *Sterigmen* und auf ihnen Ketten von runden Sporen; Mycel anfangs weiß, nach Eintritt der Sporenbildung je nach Speziesbildung, gelb, grün, schwarz usw.

Als *Lebensmittelverderber* finden sich die verschiedenen grünsporigen *(Asp. glaucus),* ferner die schwarzsporigen *(Asp. niger)* Arten. *Asp. orycae,* der *grüngelbe Reisschimmel* dient in Ostasien zur Bereitung des Sake-Reisweins, ferner zur Bereitung von bestimmten Soja-Soßen.

Krankheitserreger sind der *rauchgraue Kolbenschimmel (Asp. fumigatus),* der nach i.v. Einverleibung kaninchenpathogen ist. Er kann vor allem bei Vögeln, aber auch beim Menschen *Pneumokoniosen* hervorrufen, die unter anderem diagnostisch mit einer Tuberkulose verwechselt werden können. Beim Menschen kommen ferner, wenn auch selten, Ansiedlungen im äußeren Gehörgang und auf der Hornhaut vor.

(Bezüglich weiterer Einzelheiten siehe speziellen Teil.)

B. Protozoen[1] (Urtiere).

Unter Protozoen versteht man die niedersten tierischen Lebewesen, deren Abgrenzung von den einfachen Pflanzen zuweilen auf Schwierigkeiten stößt (z. B. bei den Flagellaten = Euglena viridis).

Die Protozoen sind einzellig. Es findet sich aber eine gewisse Differenzierung ihres zähflüssigen Plasmas vor, durch welche die Organe der höheren Tiere (Metazoen) einigermaßen ersetzt

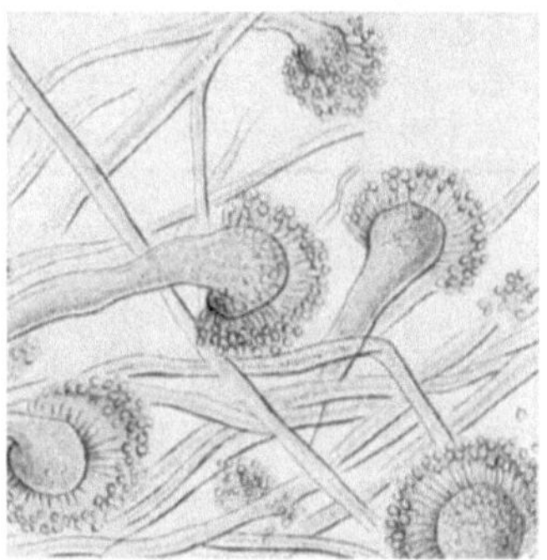

Abb. 142.   Aspergillus niger.   Vergr. 1 : 500.   (Nach GUNDEL-SCHÜRMANN.)

werden. Die differenzierten Körperteile werden daher als Organellen bezeichnet. Man unterscheidet:

1. Stütz- und Schutzorganellen. Das Zellplasma besteht aus flüssigerem *Rheoplasma* und zäherem *Stenoplasma.* Letzteres bildet eine wabenartige Gerüstsubstanz, deren Hohlräume mit Rheoplasma gefüllt sind. Dichteres zur Erhaltung bleibender Eigenformen geeigneteres Plasma führt z. B. zum *Periplast* bei den Flagellaten, zur *Cuticula* bei den Gregarinen, ferner zu den in der Längsachse verlaufenden *Achsenfibrillen.* — Andere mehr zum Schutz als zur Stütze dienenden Verdichtungen führen zur *Cysten-* oder *Schalenbildung (alloplasmatische Bildungen).*

2. Bewegungsorganellen. Die Fortbewegung erfolgt entweder durch *Pseudopodien,* die infolge von Änderungen der Oberflächenspannung bald hier, bald da hervortreten, oder durch *Geißeln,* die entweder direkte feine Plasmafortsätze sind, oft mit elastischen Achsenfibrillen als Stütze, oder die zunächst als Randfaden auf einer *undulierenden Membran,* einer dünnen, an beiden Seiten des Zelleibes heraustretenden Plasmalamelle, sich hinziehen (Trypanosoma). Die *Hauptgeißeln* befinden sich am Vorderende. Die hinteren sind die sog.

---

[1] Bei der Neubearbeitung dieses Abschnittes hat mich der Zoologe, Herr Dr. phil. L. EMMEL, Tropenabteilung des Instituts Robert Koch, bestens unterstützt, wofür ich ihm auch an dieser Stelle meinen Dank ausspreche.

Schleppgeißeln, die im wesentlichen als Steuerruder dienen. — Bei vielen Protozoen kommt Bewegung durch Wimpern zustande, haarförmige Plasmafortsätze, die zu Wimperplättchen verschmelzen können.

    3. Stoffwechselorganellen. a) Eine Art Mundöffnung *(Cystostom)*, die der Nahrungsaufnahme bei solchen Protozoen dient, die ihre Nahrung nicht nur auf dem osmotischen Wege, sondern auch geformt aufnehmen; b) die *Nahrungsvakuole*, eine bläschenförmige Wasseransammlung, in welche Säure und Fermente sezerniert und die der Verdauung dient; c) eine *pulsierende Vakuole* (bei Süßwasserprotozoen), die in regelmäßigen Pausen sich füllt und entleert, also Atmungs- und Exkretionsorganell darstellt. Die Exkrete können auch durch einen Zellafter *(Cytopygge)* ausgeschieden werden (Abb. 143).

    4. Der Kernapparat. Der Kern der Protozoen ist entweder in der Einzahl oder in der Mehrzahl vorhanden. Er nimmt in den Protozoen mit weniger beweglichem Protoplasma meist eine bestimmte Lagerung im Zellkörper ein. Bei den formveränderlichen Protozoen mit strömendem Protoplasma fließt er mit der Strömung im Zelleib getrieben umher und kann an den verschiedensten Stellen des Plasmainnern gebunden werden. Der Kern ist bei den meisten Protozoen schon im Leben mikroskopisch erkennbar, wobei auch oft eine deutliche

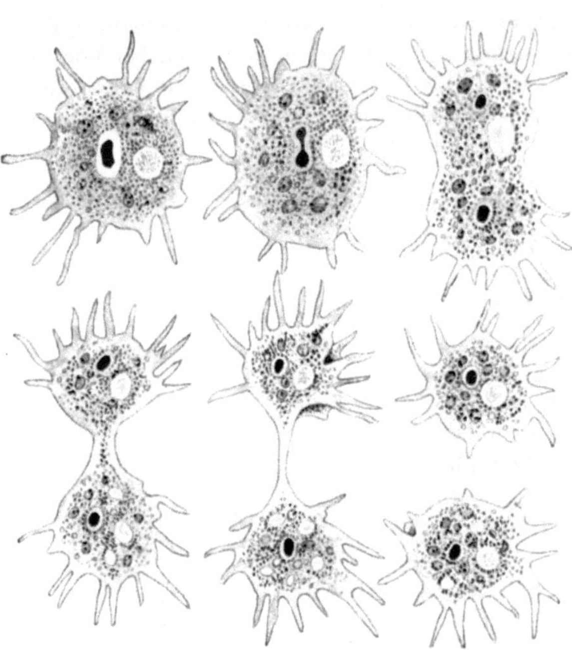

Abb. 143. 6 Stadien der Teilung von Amoeba polypodia. (Nach F. E. Schulze aus Lang.)

Kerngrenzschicht bzw. Kernmembran gesehen werden kann. Die Grundmasse des Kerns scheint homogen. Die gelegentliche Beobachtung eines Netzwerkes läßt an eine Wabenstruktur denken. Als stärkere, leicht brechende Gebilde heben sich außer dem Zellkern ein oder mehrere *Kernkörperchen (Binnenkörper)* bei den Protozoenarten hervor, die entweder homogen oder auch vakuolisiert erscheinen. Man erkennt bei stärkerer Vergrößerung im Kern kleine blasse Körperchen, die wegen ihrer besonderen Färbbarkeit als Chromatin zu bezeichnen sind. Die vorgenannte Netzstruktur pflegt heute als ein Kunstprodukt betrachtet zu werden. Man hat das Vorhandensein einer Netzstruktur deswegen vorauszusetzen geglaubt, weil die Chromatinkörper sowohl im lebenden Zustand der Zelle als auch im fixierten Präparat die gleiche Anordnung gezeigt haben. Oft findet man auch normalerweise kleine, die Chromatinfärbung annehmende Elemente im Plasma, die *Chromidien* (Abb. 144).

    Bei manchen Protozoen begegnet man 2 Kernen, von denen der eine z. B. beim Stoffwechsel, der andere bei der geschlechtlichen Vermehrung beteiligt ist. Bei den hier besonders interessierenden Flagellaten dient ein größerer Kern als *Hauptkern* den wichtigsten Aufgaben, insbesondere der Fortpflanzung. Neben ihm besteht noch ein besonderer kleinerer, lokomotorischer Körper, der *Blepharo-*

blast, in dessen Nachbarschaft die Geißeln ihren Ursprung nehmen. In manchen
Fällen enspringent sie einfachen oder doppelten
Basalkörpern, die mittels
Fibrillen *(Rhizoblasten)* mit
dem Kern in Verbindung
stehen (Abb. 145).

Bei Protozoen steht die ganze
Zelle im Dienste der Fortpflanzung. Die Fortpflanzung vollzieht sich:

1. Durch Schizogonie; und
zwar entweder durch einfache
Quer- bzw. Längsteilung (s.
Abb. 143) (bei inäqualen Tei-
len = *Knospung*), oder durch
rasch nacheinander fortgesetzte
Teilung, so daß zahlreiche kleine
Elemente entstehen = *Zerfalls-*

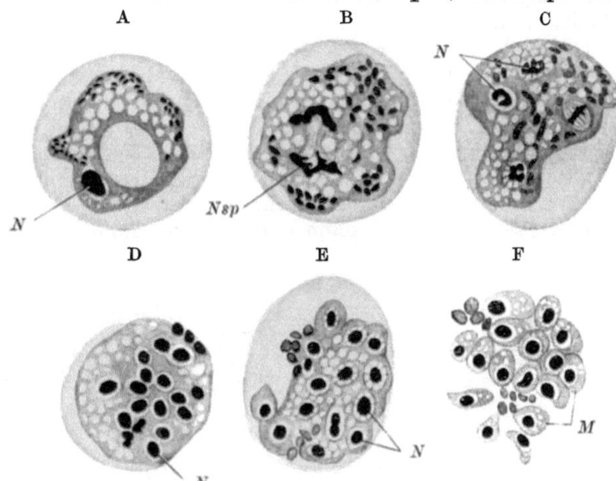

Abb. 144. Multiple Teilung bei Plasmodum vivax. A Einkerniges Tier in einem roten Blutkörperchen. B bis D Vermehrung der Kerne. E und F Teilung des Plasmaleibes. *N* Kern. *Nsp* Kernteilungsfigur. *M* Sprößling (Merozoit). (Nach Schaudinn.)

teilung (s. Abb. 145). Schizontenbildung unter Umständen während eines Cystenstadiums. Jedes der neu entstandenen Individuen erhält dabei einen Teil des Chromatins.

2. Durch Befruchtung und Sporogonie. Das Wesentliche der Befruchtung besteht in einer Verschmelzung zweier Kerne und folgender Reduktion der chromatischen Substanz

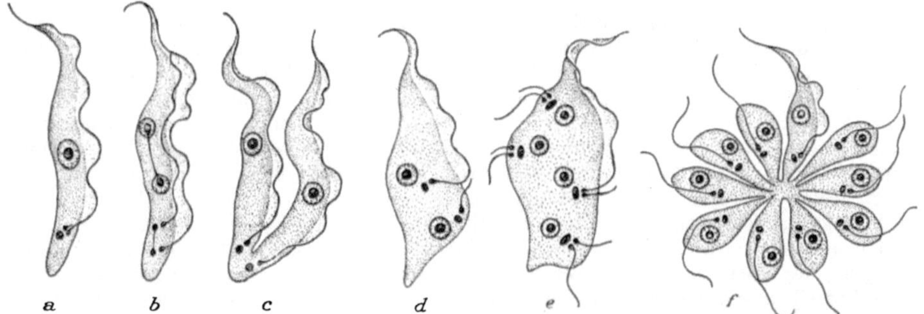

Abb. 145. Fortpflanzung von Trypanosomen. (Nach Kühn u. v. Schuckmann, etwas schematisiert.)

der verschmolzenen Kerne. Sie kann auf die Fortpflanzung ohne Einfluß sein, indem diese sich *agametisch* vollzieht. Meist aber besorgen da, wo besondere Geschlechtsformen gebildet werden und Befruchtungsvorgänge stattfinden, diese auch die Fortpflanzung.

Letzteres kann geschehen:

a) Durch *Kopulation*; dabei bilden sich zunächst geschlechtlich differenzierte *Gameten* (im Gegensatz zu den *Agameten* = Zellen, die nicht für Kopulation bestimmt sind). Solange die kopulierenden Zellen noch keine reduzierten zeigen, bezeichnet man sie als *Gametocyten*. Gleichartige Gameten heißen *Isogameten*, ihre Vereinigung *Isogamie*, das Produkt *Zygoten*. Sind die Gameten in Form, Größe usw. verschieden, so entsteht *Anisogamie*. Die weiblichen nennt man *Makro-*, die männlichen *Mikrogameten*. Unter gewissen Bedingungen verschmelzen beide unter Bildung einer „*Kopulationsspindel*" zu einem neuen Individuum, das sich encystiert und innerhalb der widerstandsfähigeren Hülle zunächst einige größere kugelige

Gebilde *(Sporoblasten)* und in diesen schließlich kleine *Sporozoiten,* meist von sichelförmiger Gestalt, entstehen läßt (s. Abb. 146).

b) Durch *Konjugation,* bei der nur vorübergehende Anlagerung zweier Zellen und Überwanderung eines männlichen Kerns stattfindet, der darauf mit dem weiblichen Kern verschmilzt (Paramaecium).

c) Durch *Autogamie,* bei der die Bildung von zwei Gametenkernen und deren Verschmelzung in ein- und demselben Individuum erfolgt.

d) Durch *Pädogamie,* bei der eine Wiedervereinigung zweier Tochterzellen einer Mutterzelle zu einem Individuum erfolgt.

Die *Schizogonie* ist die gewöhnliche Art der Vermehrung, solange die Lebensbedingungen die gleichen bleiben. Tritt aber irgendeine Änderung ein, oder ist bei parasitären Protozoen der Wirt durchseucht, so daß es für den Parasiten an geeigneten Wirtszellen fehlt und ein Wirtswechsel nötig wird, dann tritt für die nunmehr bevorstehende starke Änderung der

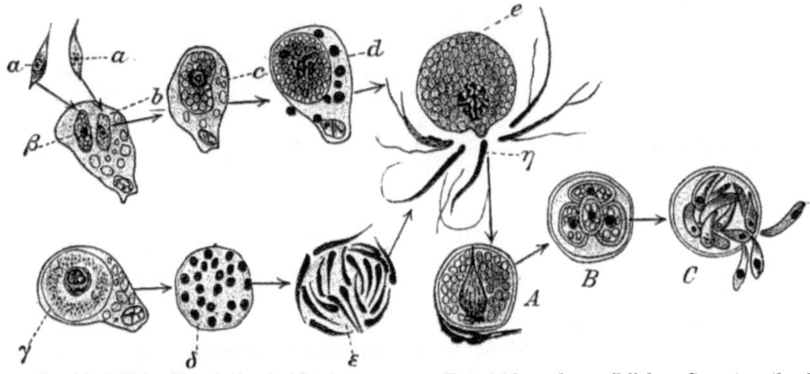

Abb. 146. Geschlechtliche Kopulation bei Protozoen. *a—e* Entwicklung des weiblichen Gameten (*b—d* innerhalb der Wirtszelle); *α—η* Entwicklung des männlichen Gameten (*β, γ* innerhalb der Wirtszelle). *A* vollendete Kopulation, *B* Encystierung und Sporoblastenbildung, *C* Sporozoiten.

Lebensbedingungen ein Schutz im Sinne eines Generationswechsels ein, der mit geschlechtlicher Befruchtung und Bildung widerstandsfähiger Individuen einhergeht; bei Parasiten z. B. dann, wenn sie aus dem Körper des Warmblüters in Boden oder Wasser übergehen müssen, um einen neuen Wirt zu infizieren, oder wenn sie in diesen durch Zwischenwirte aus dem Reich der Kaltblüter (Mücken, Fliegen, Zecken) gelangen können (Plasmodium malariae).

Die Protozoen leben teils saprophytisch, sind dann an feuchte Substrate gebunden und sehr unabhängig von der Temperatur. Sie können sich sowohl von gelösten Stoffen nähren, wie von festen Teilchen, die sie erst intracellulär auszunützen versuchen (Phagocytose). Eine *Züchtung* saprophytischer Protozoen gelingt in Heu-, Stroh-, Salatinfusen u. dgl. — Teils leben sie als Parasiten bei höheren Tieren, sei es, daß sie nur als *Kommensalen* ohne Schädigung des Wirts von dessen Abfallstoffen leben oder als *Symbionten* sogar dem Wirt gewisse Vorteile gewähren, oder daß sie als *echte Parasiten* dem Wirt durch ihre Wucherung bringen. Die parasitische Existenz spielt sich bei vielen Protozoen (Flagellaten) nur in den Flüssigkeiten des Wirts, im Blutplasma, in der Lymphe, in den Sekreten usw. ab. Andere Arten schmarotzen dagegen ausschließlich in Zellen, viele in den Erythrocyten, andere in fixen Zellen, z. B. Epithelzellen des Darmes, der Gallengänge usw. Einige Arten bewohnen sogar die Kerne bestimmter Wirtszellen. Es ist gelungen, eine Reihe Methoden zur Züchtung von parasitischen Protozoen auszuarbeiten, die es heute sogar möglich machen, die Diagnose in manchen Fällen kulturell sicherer zu stellen als durch die mikroskopische Untersuchung. Einzelheiten sind aus dem speziellen Teil zu ersehen.

Schrifttum.

Allgemeine Bedeutung der Mikroorganismen. Geschichtliches.

Köhler, E.: Zbl. Bakter. Ref. **133**. — Stapp, C.: Zbl. Bakter. I Orig. **144**. — Rippel, A.: Handbuch der Bodenkunde, Erg.-Bd. 1939. — Zbl. Bakter. I Orig. **144**. — Zeiss, H. u. K. Rodenwaldt: Einführung in die Hygiene und Seuchenlehre, 1938.

Allgemeine Gestaltlehre.

ARKWRIGHT, J.: J. of Path. 24. — BORRIES, V., E. RUSKA u. H. RUSKA: Wiss. Veröffentl. Siemens-W. 17. — BURNET, F. M. u. C. H. ANDREWES: Zbl. Bakter. I Orig. 130. — GOTSCHLICH, E.: Handbuch der pathogenen Mikroorganismen, Bd. 1, 1929. — HAGEMANN, P. K. H.: Zbl. Bakter. I Orig. 140. — KÖHLER, A. Z.: ABDERHALDENS Handbuch der biologischen Arbeitsmethoden, Bd. 2. — LEHMANN, K. B. u. R. NEUMANN: Bakteriologische Diagnostik 1927. — PIEKARSKI, G.: Arch. Mikrobiol. 8; Zbl. Bakter. I Orig. 142, 144. — PIEKARSKI, G. u. H. RUSKA: Klin. Wschr. 1939. — SCHOLTENS, R. TH.: Zbl. Bakter. I Orig. 139.

Allgemeine Lebenslehre.

ANDERSON, C. G.: An Introduction to bacteriological Chemistry, 1938. — BAIL, O.: Handbuch der pathogenen Mikroorganismen, Bd. 2/1. — BAMANN, E. u. W. SALZER: Erg. Enzymforsch. 7. — BERSIN, TH.: Lehrbuch der Enzymologie, 1938. — BOIVIN, A.: Paris méd. 1939, No 6. — BOIVIN, A. et MESROBEANU: 1. Congr. d. Microb. de langue franç. Paris 1938. — BREDERECK, H.; Erg. Enzymforsch. 7. — DARANYI, V.: Zbl. Bakter. I Orig. 99, 134. — DERNBY: Biochem. Z. 136. — EULER, H.: Chemie der Enzyme, 1927. — FREI, W.: Erg. Path. 31. — Biochem. Z. 274. — Zbl. Bakter. I Orig. 134. — FUHRMANN, P.: Vorlesungen über Bakterienenzyme, 1907. — GRASSMANN, W. u. Mitarbeiter: Erg. Enzymforsch. 1, 2, 5. — GORINI, C.: Zbl. Bakter. I Orig. 144. — GORBACH, G.: Enzymologia 1; Arch. Mikrobiol. 1. — HAEN, H.: Erg. Enzymforsch. 5. — HARVEY, N.: Erg. Enzymforsch. 4. JANKE, A. u. Mitarbeiter: Zbl. Bakter. Ref. 129; Arbeitsmethoden der Mikrobiologie, 1928; Zbl. Bakter. I Orig. 144. — KARSTRÖM, H.: Erg. Enzymforsch. 7. — KARRER, P.: Lehrbuch der organischen Chemie, 1937. — KEILIN, D.: Erg. Enzymforsch. 2. — KLEIN, G.: Handbuch der normalen und pathologischen Physiologie, Bd. 8. — KLUYVER, A. J.: Erg. Enzymforsch. 4. — KOBLMÜLLER, L. O.: Zbl. Bakter. I Orig. 140. — KOLLATH, W.: Grundlegende Ziele der Hygiene, 1937; Erg. Physiol. 41. — KRUSE, W.: Allgemeine Mikrobiologie, 1910. — MASCHMANN, E. u. Mitarbeiter: Biochem. Z. 294, 295, 297, 300; Naturwiss. 1938 u. 1939; Zbl. Bakter. I Orig. 140, 144 u. a. m. — MYRRBÄCK, C.: Erg. Enzymforsch. 2; Tabul. biol. 14. — PRIGGE, R.: Zbl. Bakter. I Orig. 144. — SHIBATA, K.: Erg. Enzymforsch. 4. — SONNENSCHEIN, K.: Zbl. Bakter. I Orig. 123. — VIRTANEN, A. u. Mitarbeiter: Enzymologia 2. — WAGNER-JAUREGG, TH.: Z. angew. Chem. 1939; Zbl. Bakter. I Orig. 144. — WARBURG, O. u. Mitarbeiter: Erg. Enzymforsch. 7; Biochem. Z. WEIDENHAGEN, R.: Erg. Enzymforsch. 1, 2. — WEISMANN: Über die Ewigkeit des Lebens, 1883. — WOHLFEIL, T. u. Mitarbeiter: Zbl. Bakter. I Orig. 115, 117, 125, 127, 135, 138, 140, 144; Z. Hyg. 119.

Pilze und Protozoen.

BRAUN-LÜHE: Die tierischen Parasiten des Menschen, 1909. — CLAUS, GROBEN, KÜHN: Lehrbuch der Zoologie, 1932. — DOFLEIN, E. F. u. E. REICHENOW: Lehrbuch der Protozoenkunde, 1927. — GUNDEL, M. u. M. SCHÜRMANN: Lehrbuch der Mikrobiologie und Immunbiologie, 1939. — HENNEBERG: Handbuch der Gärungskunde, 1927. — MÜLLER, R.: Medizin. Mikrobiologie, 1939.

III. Allgemeines
über Verbreitungsweise und Bekämpfung
der übertragbaren Krankheiten.

1. Infektionsquellen, Empfänglichkeit,
Übertragungswege, Immunitätserscheinungen.

Von TRAUGOTT WOHLFEIL.

Zum Zustandekommen einer ansteckenden Krankheit gehört ein organisierter Krankheitserreger und ein empfänglicher menschlicher Organismus, in welchen der Erreger eindringen und in dem er sich vermehren kann. Je nach der Art der übertragbaren Krankheit überwiegt hierbei entweder die Bedeutung der Erreger (z. B. bei der Pest, dem Milzbrand, der epidemischen Grippe), oder es ist die menschenpathogene Wirkung der Erreger sehr gering und Voraussetzung für eine Erkrankung die besonders hohe *Empfänglichkeit* des infizierten Menschen (z. B. der BANGschen Krankheit, der Lepra u. a.). In den meisten Fällen sind beide Einflüsse annähernd gleich anzuschlagen. Erst die Verschiebung des relativen biologischen Gleichgewichts zwischen dem pathogenen Vermögen der Erreger und der Empfänglichkeit der betreffenden Menschen, d. h. eine Zunahme der Erregerpathogenität oder eine Zunahme der Empfänglichkeit vermag die Infektionskrankheit auszulösen.

Über die Bedeutung der Erreger für das Zustandekommen der Infektion gibt ihre Physiologie einige Anhaltspunkte. Die Bedeutung der Empfänglichkeit kann aus den bisher bekannten Tatsachen der Immunitätsforschung weitgehend, wenn auch noch lange nicht völlig verständlich gemacht werden.

A. Die Bedeutung der Erreger für das Zustandekommen
der Infektion.

Die Befähigung der in den menschlichen Körper eingedrungenen Krankheitserreger, dort zu haften und sich zu vermehren, wird als *Infektiosität* oder *Invasionsvermögen*, der ganze Vorgang als *Parasitismus* bezeichnet. Mit dem Haften und Sichvermehren im Organismus braucht noch nicht immer eine klinisch feststellbare Erkrankung verbunden zu sein. Jedoch können auch eine Reihe apathogener Keime als *Epiphyten* vorübergehend oder ständig auf den Schleimhäuten und in den Hohlräumen des Organismus ohne krankheitserregende Bedeutung haften. Die Fähigkeit der eingedrungenen Erreger, eine Erkrankung ihres Wirtes zu erzeugen, hat man als ihre *Virulenz* bezeichnet (SEITZ). Infektiosität und Virulenz sind — wenigstens theoretisch — scharf zu trennen, weil man weiß, daß die meisten Erreger übertragbarer Krankheiten entweder vorübergehend (z. B. die Diphtheriebakterien) oder langdauernd (z. B. die Typhusbakterien) im menschlichen Organismus als *Kommensalen* (Mitesser) leben können, ohne daß eine sichtbare Erkrankung vorgelegen hat. Von einer *Symbiose*, d. h. einem Zusammenleben mit beiderseitigem Nutzen kann man z. B. bei lebensnotwendigen Darmbakterien unter anderem dem Bacillus bifidus des

Säuglingsdarmes, der Vitaminspender ist, jedoch nicht bei den eigentlichen pathogenen Keimen sprechen.

Für die Tatsache, daß sich Krankheitserreger bei ihrem Eindringen in den menschlichen Organismus dort vermehren und Schutzstoffe des Wirts überwinden, um dann krankmachend zu wirken, haben KRUSE und BAIL das Vorhandensein bestimmter *Angriffsstoffe* oder *Aggressine* angenommen.

Die Wirksamkeit dieser *Aggressine* kann man sich nach den Ergebnissen der Enzymchemie aus einem besonders hohen Aktivitätszustand ihrer für die Vermehrung notwendigen Enzyme bzw. Enzymsysteme verständlich machen. Sind die Enzyme der Erreger infolge der chemischen Zusammensetzung der Gewebssäfte oder Sekrete des befallenen Menschen ganz oder teilweise gehemmt, so können sich die Erreger nicht am Ort der Infektion vermehren und vor allem in der Folge auch keine Erkrankung hervorrufen, bzw. die Bakterienvermehrung geht infolge der Enzymhemmung so langsam vor sich, daß der infizierte Organismus Zeit hat, Abwehrstoffe zu bilden, die entweder zur Ausscheidung der eingedrungenen Erreger oder zu einem zeitweiligen Parasitenträgertum führen (T. WOHLFEIL).

Die Überwindung der Schutzkräfte des Organismus durch die Krankheitserreger geschieht weiterhin durch die Absonderung ihrer Toxine. Abgesehen von den später zu besprechenden Allgemeinwirkungen durch Toxine, entstehen vielfach lokale Gewebsschädigungen, ja sogar Nekrosen, auf deren Boden die eingedrungenen Erreger sich dann besonders gut vermehren können (GINS). Fehlen einem Mikroorganismus diese Mittel, um sich in einem bestimmten Wirt zu behaupten, so ist er für diesen *avirulent*.

Derselbe Mikrobe kann aber andere empfängliche Organismen schädigen, ja unter Umständen sogar jenen vorher unempfänglichen Wirt, z. B. dann, wenn er in totem Substrat (Darminhalt, Lochien des puerperalen Uterus usw.) sich vermehrt und hierbei resorbierbare Ektotoxine liefert.

Andererseits kommt es häufig vor, daß infektiöse Mikroben einen lebenden Organismus nicht gefährden; entweder weil das befallene Individuum keine giftempfänglichen Zellen (Organe) hat, oder weil der Erreger zwar als Epiphyt auf der Haut oder auf Schleimhäuten wuchert, aber durch Epidermis, Epithel und Sekrete am Eindringen in die inneren Organe gehindert wird.

Für viele Erreger ist *eine* bestimmte Invasionsstelle erforderlich, damit sie Erkrankungen hervorrufen können (z. B. der Darm für die Choleravibrionen); für andere gibt es zahlreiche Invasionsstätten (Tuberkelbacillus).

Die *Wirkungen* der eingedrungenen Krankheitserreger, die sich meist erst nach einer gewissen, durch die eigene Vermehrung und durch die Überwindung der Schutzkräfte des Wirts ausgefüllten *Inkubationszeit* bemerklich machen, sind teils *örtliche*, teils *allgemeine*.

Örtliche Erscheinungen sind gewöhnlich schon an der Invasionsstelle zu beobachten („Primäraffekte"). In manchen Fällen hinterläßt aber der Parasit hier keine Spur, sondern macht erst an einer ferneren Stelle oder gar erst an seiner Austrittsstelle Symptome oder überhaupt keine sichtbaren Veränderungen („symptomlose" oder „stumme" Infektion). In den ersteren Fällen kommt es entweder zu entzündlichen Erscheinungen und zu serösen oder fibrinösen Exsudaten; oder es erscheinen infolge der chemotaktischen Anlockung durch Bakterienproteine Massen von Leukocyten und es entsteht *Eiterung*; oder es gesellen sich als Wirkungen besonderer Toxine *Nekrosen* hinzu; oder es entstehen spezifische proliferative Entzündungen, infektiöse *Granulationsgeschwülste*. Oft gehen verschiedene dieser Wirkungen nebeneinander her.

Auch wenn es schon zu einer Abgrenzung des eigentlichen Krankheitsherdes durch Granulationen usw. gekommen ist, sind fast stets mehr oder weniger Allgemeinwirkungen zu beobachten. Eine streng lokale Erkrankung im Sinne der VIRCHOWschen Cellularpathologie dürfte es kaum geben. Vielmehr ist auch bei der kleinsten Lokalinfektion im Sinne der *Ganzheitstheorie der biologischen Erscheinungen* stets der ganze Organismus mitbeteiligt. In manchen Fällen macht die Ausbreitung der Parasiten unaufhaltsame Fortschritte, sei es, daß sie sich in das Nachbargewebe ausbreiten, also z. B. immer neue Gebiete der infizierten Schleimhaut ergreifen, oder daß sie auf dem Wege der Lymphbahnen weiter vordringen, oder daß sie in die Blutbahn einbrechen und nun mit dem Blut zu disponierten Organen des Körpers gelangen. Dient nach einem solchen Einbruch den Parasiten das Blut nicht nur als Weg, sondern vermehren sie sich auch in den Capillargebieten eines oder mehrerer Organe, so treten die Erscheinungen der *Sepsis* oder *Septicämie* (mit volkstümlichem Ausdruck als „*Blutvergiftung*" bezeichnet) zutage. Haben solche Sepsis veranlassende Parasiten die Neigung, sich zu dichten Haufen zusammenzulagern, so entstehen Gefäßverstopfungen und in deren Umgebung eitrige Abscesse; losgerissene Teile werden leicht in andere Gefäßbezirke verschleppt und bewirken Metastasen in anderen Organen *(Pyämie)*.

Allgemeinwirkungen der Parasiten gehen entweder schon von den lokalen Herden aus und sind dann auf Resorption löslicher (löslich gewordener) Toxine und Enzyme zurückzuführen; oder sie schließen sich in besonders hohem Grade an die stärkere Ausbreitung der Invasion an. Sie beruhen teils auf der Bildung spezifischer Ektotoxine (Diphtherie, Tetanus u. a.) mit Wirkung auf das Zentralnervensystem, auf das Zirkulationszentrum usw.; teils auf *Fieber*erregung, auf Beeinflussung der *Leukocytose* (meist Hyperleukocytose), auf Erzeugung von *Hämolysinen*, von Stoffen, welche *hämorrhagische Diathese* oder *entzündliche* oder *nekrotische Prozesse* an verschiedenen Stellen des Körpers hervorrufen u. a. m. Auch schwere chronisch verlaufende Ernährungsstörungen, amyloide Degeneration, nervöse Störungen treten im Gefolge mancher Infektionen auf.

Sehr häufig kommt es zu *Mischinfektionen,* bei denen zwei oder mehr verschiedene Krankheitserreger nacheinander oder gleichzeitig eindringen. Nur selten wird dadurch die Hauptinfektion gehemmt, meist unterstützt und schneller einem ungünstigen Ausgang entgegengeführt. Gefährlich sind in dieser Beziehung auch die obenerwähnten *Epiphyten* der Schleimhäute. Ihnen wird durch die Ansiedelung eines neuen Krankheitserregers der Einbruch in den Körper ermöglicht und oft fällt gerade ihnen schließlich der entscheidende Anteil an den Krankheitserscheinungen und an der Vernichtung des Wirtsorganismus zu. Die Epiphyten erschweren häufig die Feststellung der ursächlichen Bedeutung einer bei Erkrankten gefundenen Mikrobenart. Einzelheiten über die Unterscheidungsmöglichkeiten von Parasiten und Epiphyten sind aus den Abschnitten über die spezielle Pathologie der einzelnen Infektionskrankheiten zu erfahren.

B. Die Bedeutung der Empfänglichkeit für das Zustandekommen einer Infektion. Die Immunitätserscheinungen.

Eine Infektionskrankheit entwickelt sich niemals ausschließlich allein infolge der Einwirkungen der Krankheitserreger. Mehr oder weniger bedarf es dazu stets unter natürlichen Ansteckungsbedingungen einer besonderen Empfänglichkeit oder Disposition bei dem betreffenden Menschen.

Von der Theorie des extremsten Kontagionismus, die insbesondere im Beginn der sog. bakteriologischen Aera den Erregern eine überragende Bedeutung zugewiesen hat, und alle Beobachtungen aus den Bakterien selber, d. h. ihren Virulenzschwankungen u. dgl. hervorzuleiten glaubte, bis zu den extremsten Dispositionstheorien, insbesondere von seiten der Klinik, welche die Bakterien höchstens als auslösenden Reiz gelten ließen, sind alle möglichen Theorien entwickelt worden. Heute ist dieser Streit entschieden. Beide Faktoren sind in ihrer Bedeutung allgemein anerkannt. Für die Verhütung und Behandlung der Infektionskrankheiten darf weder der eine noch der andere Gesichtspunkt unberücksichtigt bleiben.

Seit langem hat man beobachtet, daß unter einer Anzahl von gesunden Individuen, welche in gleicher Weise mit Infektionserregern in Berührung kommen, nur einige erkranken, während andere selbst bei wiederholter Infektionsgefahr bzw. bei absichtlicher Infektion gesund bleiben; letztere bezeichnet man als *unempfänglich, immun, refraktär* oder *resistent* gegenüber der betreffenden Infektionskrankheit.

Man muß in allen Fällen von Unempfänglichkeit gegenüber einer bestimmten Infektionskrankheit zwischen der *angeborenen Immunität* und der *erworbenen Immunität* unterscheiden. Vielfach findet sich eine angeborene Immunität gegenüber verschiedenen Infektionserregern. Man spricht in diesem Falle auch häufig von einer *natürlichen Resistenz.* Die erworbene Immunität wird demgegenüber in der Regel streng spezifisch gefunden. Sie kann auf natürlichem Wege z. B. durch Überstehen der betreffenden Infektionskrankheit erworben oder absichtlich, künstlich durch eine Schutzimpfung hervorgerufen worden sein. Allgemein versteht man demnach unter *Immunität die Tatsache des teilweisen oder völligen Geschütztseins vor Erkrankung.*

a) Wesen und Ursachen der Empfänglichkeit oder Disposition und Immunität.

1. Äußere Ursachen.

Mechanische oder chemische unspezifische Schutzvorrichtungen des Körpers können die *angeborene* Empfänglichkeit von ganzen Tierspezies oder von einzelnen Individuen einer Spezies bestimmen, indem sie je nach ihrer besseren oder schlechteren Entwicklung das Eindringen der Parasiten und deren Hingelangen zur spezifischen Invasionsstätte erschweren oder erleichtern. So ist der Magensaft je nach dem Grade seiner sauren Reaktion imstande, bei der einen Tiergattung bzw. bei einigen Individuen die auf eine Wucherung im Dünndarm angewiesenen Infektionserreger stärker zu schädigen, als bei anderen Gattungen bzw. Individuen, bei denen infolge des geringen Säuregrades diese Schutzpforte leicht passiert wird (Cholera). Alle Subaciditäten bzw. Achylien bedeuten demnach eine Empfänglichkeitserhöhung gegenüber zahlreichen Infektionskrankheiten. Ferner bieten die engen und verschlungenen Eingangswege, das Flimmerepithel und die empfindliche, Hustenstöße auslösende Schleimhaut des Respirationstractus, die Darmperistaltik, der Lidschlag und die Tränensekretion bedeutsame, aber sowohl nach der Tierspezies wie individuell verschieden entwickelte Hindernisse für das Eindringen von Parasiten. An verschiedenen Invasionsstätten äußert das normale schleimige Sekret bactericide oder wenigstens wachstumshemmende Wirkungen (Vagina, Dünndarm, Mund) oder die Epithelbekleidung setzt dem weiteren Vordringen der Parasiten und der Resorption ihrer giftigen Produkte kräftigen Widerstand entgegen. Auch in dieser Beziehung scheinen erhebliche Unterschiede vorzuliegen, so daß z. B. eine scheinbar unbedeutende Auflockerung des Epithels durch Katarrhe u. dgl. oder Änderungen in der Beschaffenheit der Sekrete, abhängig von Blutfülle, Ernährungszustand und nervösen Einflüssen für die Entwicklung der parasitären Krankheit ausschlaggebend werden können. Auch durch phagocytäre Wirkung (s. später) scheinen Epithelzellen sich am Schutze des Körpers gegen eindringende Parasiten zu beteiligen. Hat ein Durchtritt von Keimen durch die Lymphspalten einer Schleimhaut stattgefunden, dann sind es vor allem die *Lymphdrüsen*, in welche die Eindringlinge abgefangen und unter Umständen abgetötet werden.

Die vollständige Entfernung z. B. der Mandeln wird deswegen heute von der Mehrzahl der Ärzte abgelehnt, da in ihrem Gefolge häufiger beim Auftreten neuer Erkältungsaffektionen ein Wandern der Erkrankung von der Rachenschleimhaut in die Bronchien auftritt.

Nicht selten wird eine Immunität oder Disposition dadurch *erworben*, daß äußere Invasionspforten sich schließen oder öffnen. Für septische Erkrankungen entsteht die Disposition durch Wunden der äußeren Haut und der Schleimhäute, durch Sekretstagnation usw., während sorgfältiger Schutz der Wunden oder Ausheilung die Disposition beseitigt. Magen-Darmkatarrhe disponieren zu Cholera, vielleicht auch zu Typhus, chronische Bronchialkatarrhe zu Phthise, Pharynxkatarrhe zu infektiöser Angina; Verhütung derartiger Erkrankungen oder ihre Beseitigung auf medikamentösem Wege stellt eine Herabsetzung der Empfänglichkeit dar.

Auch zur *Bekämpfung* der übertragbaren Krankheiten sind diese Verhältnisse insofern auszunutzen, als Menschen, die durch Mängel der äußeren Schutzvorrichtungen für eine Krankheit (z. B. infolge Lymphatismus, exsudative Diathese) disponiert sind, nach Möglichkeit aus dem Infektionsbereich eines Erkrankten fernzuhalten sind (Kinder bei Diphtherie, Masern, Scharlach).

2. Innere Ursachen.

Abgesehen von den äußeren Schutzvorrichtungen müssen zweifellos Vorkehrungen im Innern des Körpers die Empfänglichkeit in hohem Grade beeinflussen. Auch nach künstlicher Einimpfung, welche die äußeren Schutzpforten durchbricht, machen sich die Unterschiede zwischen empfänglichen und immunen Tieren geltend. Wir begegnen hier zunächst der schon eingangs erwähnten, einer Spezies oder der Rasse *angeborenen* Immunität. Infolge innerer Schutzvorrichtungen ist z. B. außer dem Menschen kein Tier für eine echte Infektion durch Scharlach, Masern, Cholera, Gonorrhöe empfänglich, während umgekehrt Rinderpest, Schweineseuche, Tsetsekrankheit u. a. m. nur auf Tiere, nicht aber auf Menschen übertragbar sind. Andere Infektionskrankheiten, wie Milzbrand, Rotz, Tetanus, Diphtherie kommen beim Menschen und bei zahlreichen Tierspezies vor bzw. können experimentell auf diese übertragen werden, haben aber auch ihre immunologischen Ausnahmen; z. B. sind Ratten gegen Milzbrand, Rinder und Ratten gegen Rotz, Hühner gegen Tetanus, Rinder und Mäuse gegen Diphtherie völlig oder relativ immun. Geringfügige Rasseunterschiede sind oft ausschlaggebend für die Disposition bzw. Immunität gegenüber einer Infektionskrankheit; so sind die Hausmäuse für Micrococcus tetragenus empfänglich, die Feldmäuse unempfänglich.

Ferner beobachten wir ein *Gesundbleiben einzelner* oder *zahlreicher Individuen* bei Epidemien. Selten beim ersten Einbrechen von Masern und Pocken in eine nicht immunisierte Bevölkerung; häufiger bei Scharlach; in ausgesprochener Weise bei Recurrens, Abdominaltyphus, Cholera, Tuberkulose, Meningitis usw. Selbst unter den ungünstigsten Bedingungen fand KISSKALT bei Typhusepidemien nicht mehr als durchschnittlich 30% der Infizierten an Typhus erkrankt, was nur durch die verschiedene Widerstandsfähigkeit der betreffenden Menschen selber erklärt werden konnte. Man muß bei der Beurteilung solcher Fälle berücksichtigen, daß das Ausbleiben der Erkrankung auf dem Fehlen des Infektionsstoffes *(Fehlen der Exposition)* oder auf dem Überstehen einer symptomlos verlaufenen Infektion *(Änderung der Disposition)* beruhen kann. Solche Fälle sind bei manchen Krankheiten sehr häufig *(Durchseuchungsimmunität)*. Erst wenn diese Möglichkeit auszuschließen und an der Übertragung infektionstüchtiger Erreger gar nicht zu zweifeln ist, darf auf angeborene, natürliche Immunität als Ursache des Nichterkrankens geschlossen werden.

Häufig ist die persönliche Immunität nur eine begrenzte und hält einer Invasion großer Mengen von Erregern gegenüber nicht stand. Ferner ist sie oft zeitlich beschränkt und kann durch allerlei Gelegenheitsursachen (interkurrente Erkrankungen wie Erkältung, Staubinhalation, Unterernährung in bezug auf Quantität, d. h. Calorienzufuhr, oder Qualität, d. h. Vitamine, u. dgl.) durchbrochen werden. Daß der ärztliche Sprachgebrauch die Immunität praktisch als einen labilen Zustand auffaßt, geht aus dem besonders von der Klinik geprägten Ausdruck der „*Immunitätslage*" hervor, worunter man die derzeitige Größe der Abwehrreaktionen gegenüber einer Infektionskrankheit versteht. Leider läßt sich bisher diese Immunitätslage nur bei wenigen Krankheiten (z. B. bei der Diphtherie oder dem Scharlach) mit praktisch genügender Sicherheit messen.

Eine besondere Bedeutung für die Verhütung und Heilung von Infektionskrankheiten besitzt jedoch die auf natürlichem Wege oder künstlich *erworbene Immunität*.

Diese Immunität ist vorzugsweise auf die Neubildung von spezifischen *Antikörpern* zurückzuführen. Angeregt wird sie durch das Überstehen einer unabsichtlichen Infektion oder durch absichtliche Einverleibung der Parasiten bzw. deren Produkte.

Alle Stoffe, welche in den Körper (meist parenteral, d. h. nicht durch den Darmtractus, sondern subcutan, intraperitoneal oder intravenös) eingebracht eine Bildung von Antikörpern auslösen, bezeichnet man als *Antigene*. Im engeren Sinne gehören zu den Antigenen *verschiedenste Eiweißarten, Lipoide* und *Polysaccharide*. Die antigen wirksamen Eiweißstoffe gelangen ungeformt oder in Zell- bzw. Bakteriensubstanz geformt in den Organismus. Damit ein geformter Zelleiweißkörper antigen wirken kann, muß er jedoch vorher in eine lösliche reaktionsfähige Form gebracht werden. Das geschieht wahrscheinlich durch proteolytische Fermente, die der Organismus unmittelbar nach Einführung des Antigens in erstaunlich hoher Spezifität ausbildet. Diese Fermente sind von ihrem Entdecker ABDERHALDEN *Abwehrfermente* genannt worden.

Es ergeben sich große Verschiedenheiten durch die besondere Art der Eiweißstoffe und durch die Art der Abbaustoffe. Im allgemeinen haben von den Abbauprodukten nur die höher-molekularen, nicht dialysierbaren Verbindungen

Antigencharakter, während die niedrig-molekularen, dialysierbaren zur Antikörperbildung nicht befähigt sind. Außer der Molekülgröße kommt auch der chemischen Zusammensetzung der Eiweiße eine Bedeutung zu, da antigene Wirkungen nur bei ausreichenden Mengen bestimmter aromatischer Radikale (Tryptophan, Tyrosin, Phenylalanin) entfaltet werden (G. WELLS; H. SCHMIDT). Die Gelatine, welche nur geringe Mengen von Phenylalanin und Tyrosin besitzt, hat z. B. keinen Antigencharakter. Alle vorgenannten Antigene, die unmittelbar zur Erzeugung von Antikörpern im infizierten oder künstlich vorbehandelten menschlichen oder tierischen Organismus befähigt sind, werden als *Vollantigene* bezeichnet.

Die eiweißhaltigen Vollantigene (Bakterien, Protozoen, Pilze, Zellen höherer Tiere, z. B. Spermazellen, Blutkörperchen, artfremdes Serum, Milcheiweiß, Pflanzeneiweiß, hochmolekulare Tier-, Pflanzen- und Bakteriengifte) erzeugen die als Antikörper bezeichneten Reaktionsprodukte mit einer erstaunlich feinen *Artspezifität*. Durch Einführung bestimmter chemischer Gruppen (z. B. Nitrierung, Jodierung) läßt sich jedoch die Artspezifität künstlich in eine *Chemospezifität* umwandeln (OBERMEYER und PICK). Es reagieren z. B. durch Vorbehandlung mit jodiertem Pferdeserumeiweiß erzeugte Antikörper nicht nur mit dem artspezifischen jodierten Pferdeeiweiß, sondern auch mit Jodproteinen anderer Tiere, ja sogar mit jodiertem Pflanzeneiweiß. Andererseits kann durch andere chemische Einwirkungen z. B. durch Diazotierung von Eiweißen außer einer Chemospezifität gleichzeitig auch ein artspezifischer Antikörper erzeugt werden. Insgesamt bezeichnet man solche Antigene als *komplexe Antigene* (R. PRIGGE).

Bei Immunisierung mit Gemischen aus Lipoiden und Eiweißen läßt sich beobachten, daß der entstandene Antikörper sowohl mit den dabei verwandten Lipoiden als auch mit dem Eiweiß spezifische serologische Reaktionen ergibt. Wenn man aber mit den einzelnen Komponenten getrennt immunisiert, erhält man nur einen Antikörper gegen Eiweiß, nicht aber einen solchen gegen das für die Vorbehandlung benutzte Lipoid. Solche Antigene, die allein keinen Antikörper zu erzeugen imstande sind, jedoch noch im Reagensglasversuch mit dem homologen Antikörper zu reagieren vermögen, bezeichnet man als *Haptene*. Als solche Haptene sind verschiedene Lipoide und Polysaccharide erkannt worden (z. B. Hirnlipoide, Linsenlipoide, Cholesterin, ferner die bei Pneumokokken, Streptokokken, Bakterien der Typhus-Paratyphus-Gruppe, Milzbrandbacillen und anderen Keimen gefundenen Polysaccharide).

Einige Bakterienpolysaccharide (z. B. das Polysaccharid der Pneumokokken Typ I) vermögen jedoch auch ohne Vermittlung der molekülvergrößerten Eiweißstoffe *(Schleppersubstanzen)* antigen zu wirken, wahrscheinlich weil ihre Antigenmicelle schon von vornherein groß genug dazu ist. Im übrigen gelingt es auch bei bereits wirksamen Antigenen (z. B. den Toxinen) durch Vergrößerung der Antigenmicelle durch Zugabe von Tonerde, Aluminiumhydroxyd- oder Kalialaunpräcipitate die antigene Wirksamkeit noch erheblich zu steigern. Insgesamt scheinen zwischen Vollantigenen und Haptenen alle Zwischenstufen vorzukommen.

Hier interessieren vorzugsweise die von Mikroparasiten gelieferten Antigene. Zu diesen gehören zunächst die stark giftigen *Ektotoxine* oder *Lyotoxine*, die dem tierischen Körper gefährlich werden können, ihn aber auch zur Bildung von *Antitoxinen* anzuregen vermögen (s. S. 603).

Viele Infektionserreger entbehren giftiger Antigene und verdanken dann die krankmachenden Wirkungen ihrer Fähigkeit, im Tierkörper zu wachsen, d. h. die Abwehrfunktionen des tierischen Körpers zu überwinden und *Angriffsstoffe* oder *Aggressine* zu bilden. Eingangs wurden die Aggressine als Aktivatoren der Erregerfermente gedeutet.

Der Organismus verfügt nun über verschiedene Mechanismen, um das Wachstum der eingedrungenen Erreger zu hemmen bzw. sie unschädlich zu machen und abzutöten. In unspezifischer Weise wird die Bakterienvermehrung im Gewebe durch alle jene Stoffe des Gewebes, der Gewebsflüssigkeit, des Blutes und der Lymphe gehemmt, welche zu einer *Blockierung der Enzyme der Erreger* imstande sind. Dazu dürften wahrscheinlich Schwermetalle[1] wie Eisen und Kupfer (HEILMEYER, WOHLFEIL), aber auch weitere, chemisch noch unbekannte Hemmungsstoffe gehören. Auch die von DOLD im Speichel gefundenen, als *Inhibine* bezeichneten Hemmungsstoffe des Bakterienwachstums wären an dieser Stelle zu erwähnen. *(Unspezifische antiinfektiöse Stoffe.)*

Spezifische antiinfektiöse Stoffe werden jedoch gleichfalls im Abwehrkampf des Organismus von großer Bedeutung. Sie sind entweder schon vorhanden oder bilden sich im Verlaufe der Erkrankung.

Bekannt sind solche zweierlei Art: die *Bakteriolysine, Immun-Opsonine* und *Bakteriotropine*. Die ersteren töten bzw. lösen die Erreger auf, die letzteren befördern oder ermöglichen die Tätigkeit der Freßzellen, die *Phagocytose*. — Andere Antigene der Parasiten führen zur Bildung von *Agglutininen*, welche ein Zusammenkleben der Parasiten bewirken; von *Präcipitinen*, welche lösliche Produkte der Mikroben niederschlagen; von *komplementbindenden* Stoffen (Reaginen, s. später); und schließlich von *Anaphylaxinen*, die giftige Substanzen eigentümlicher Art freimachen. Von den letztgenannten vier Arten Antikörpern ist es noch nicht sicher, welche Bedeutung sie für die Entstehung der Immunität haben. Sie lassen sich aber für die *Diagnose* einer stattgehabten Infektion vorzüglich verwerten.

Vor Ausbildung der vorgenannten Immunantikörper entstehen als erste Reaktionsprodukte, zum mindesten bei parenteraler Einverleibung, die auf die Bakterienproteine spezifisch eingestellten ABDERHALDENschen *Abwehrfermente*. Bis zu welchem Grade sie mit den erst später auftretenden Immun-Bakteriolysinen in Zusammenhang stehen und ob sie auch die Bedeutung eines Schutzkörpers haben, ist noch fraglich. Wahrscheinlich dürfte, wie schon oben erwähnt, ihre Wirksamkeit eine der Vorbedingungen für die antigenen Wirkungen der bis dahin ungelösten Bakterienzellen sein. Jedoch tritt eine Auflösung des Eiweißes abgestorbener Bakterien allein schon durch die Bakterienautolyse ein.

Als Wirkung der Antigene beobachten wir *keineswegs immer* die Herstellung einer Immunität des Wirts. Oft mißlingt diese, weil der Wirtskörper den schädigenden Wirkungen der Parasiten schon unterliegt, ehe hinreichend Antikörper gebildet sind. In manchen Fällen beobachtet man aber nach Einverleibung der Antigene statt einer Immunität ein Stadium der *Überempfindlichkeit (Anaphylaxie* = Schutzlosigkeit), in welchem ein wiederholter Angriff des Parasiten oder seiner Produkte zu schneller und lebhafter auftretenden Krankheitserscheinungen, ja sogar zum Tode führt. Ferner verschwinden die gebildeten Antikörper meist bald wieder aus dem Blut oder den Gewebssäften; es bleibt aber vielfach eine „*Sensibilisierung*“ des Körpers oder bestimmter Zellgebiete zurück, d. h. die Fähigkeit, auf kleinste Reize der gleichen Art mit beschleunigter Bildung von Antikörpern zu reagieren. Im allgemeinen kann man daher nur sagen, daß das Einverleiben von Antigenen ein *verändertes* Verhalten des Organismus gegenüber diesen Antigenen bedingt. Diese veränderte Reaktionsbereitschaft bezeichnet man als *Allergie* (v. PIRQUET).

Die Bildung der vorgenannten Antikörper geschieht durch den infizierten Organismus, wobei vor allen Dingen das gesamte Retothel (Milz, Leber usw.) eine bedeutsame Rolle zu spielen scheint. Andererseits ist auch die wenig wahrscheinliche Hypothese vertreten worden, die Antikörper seien nichts anderes als im Tier- oder Menschenkörper umgewandelte Antigene. Bei den später zu besprechenden Immunitätsreaktionen kann man zwei Grundtypen unterscheiden. Die Antitoxine vermögen vorwiegend durch *chemische Einwirkungen*

---

[1] Schwermetalle haben außerdem katalytische Funktionen der Entgiftung und nach erhöhter Zufuhr Reizwirkungen auf den gesamten Metall- und Hämoglobinstoffwechsel.

tierische, pflanzliche und bakterielle Toxine *zu neutralisieren,* wobei die Toxin-Antitoxinreaktion in der ersten Phase ein *reversibler Adsorptionsprozeß* ist. Bei allen übrigen Antigen-Antikörperreaktionen wird der *kolloidale Zustand der Proteine,* mit denen die Reaktionen vor sich gehen, dahin *verändert,* daß aus ihnen entweder kleinere Aggregate gebildet werden (alle Lysine) oder größere Aggregate als ursprünglich vorhandene entstehen (Präcipitine und Agglutinine). Schließlich ist noch um die Einheitlichkeit oder Verschiedenheit aller vorgenannten Antikörper gestritten worden. Nach Ansicht der Unitarier würde es sich wenigstens bei der zweiten Gruppe von Antigen-Antikörperreaktionen um ein und denselben Antikörper handeln, der nur in verschiedenen Erscheinungsformen auftritt. Für die Agglutinine und Präcipitine kann diese Wesensgleichheit heute als gesichert angesehen werden (LAUBENHEIMER).

Andererseits sind auch die Parasiten keineswegs gegenüber den neugebildeten Schutzkörpern des Wirts unveränderlich. Sie können sich durch den Aufenthalt im Wirtskörper so verändern, daß sie nicht mehr agglutinabel, auflösbar oder phagocytabel sind. Derart veränderte, „feste" bzw. „serum- oder arzneigefestigte" Parasiten werden befähigt, längere Zeit nach der Infektion den Kampf gegen den Wirt mit weit mehr Aussicht auf Erfolg aufzunehmen, als ihnen dies vorher möglich war.

Wichtig für die Erklärung der natürlichen und der erworbenen Immunität ist die Tatsache, daß schon im nicht immunisierten, d. h. niemals mit Infektionserregern in Berührung gekommenen Tierkörper oft, wenn auch in geringerer Menge, Analoga der Immunkörper im Blutserum nachgewiesen worden sind. Diese Normalantikörper nehmen (z. B. gegenüber der Diphtherieinfektion) mit ansteigendem Lebensalter wenigstens zwischen 1 und 18 Jahren zu, woraufhin von verschiedenen Forschern die *Theorie von der natürlichen serologischen Reifung* aufgestellt worden ist. Im Einzelfall läßt sich jedoch nicht sicher entscheiden, ob ein Kind z. B. mit einem hohen Gegengifttiter gegen Diphtherietoxin seine Abwehrstoffe ohne früher nachweisbare Erkrankung nur infolge einer serologischen Reifung oder infolge einer *latenten Immunisierung, stummen* bzw. *symptomlosen Infektion* oder *stillen Feiung* (KOLLE und PRIGGE, REITER, PFAUNDLER) gebildet hat.

Ist überhaupt eine nachweisbare Immunität ohne vorherige künstliche Immunisierung oder frühere Erkrankung vorhanden, so bezeichnet man diese Immunität als *Grundimmunität.* Wahrscheinlich spielen bei der Ausbildung dieser Grundimmunität sowohl die natürliche serologische Reifung der Antikörper als auch latente Immunisierungen bzw. stille Infektionen eine Rolle. Man wird nicht fehlgehen, wenn man die normalen Bakteriolysine, Opsonine und Antitoxine mit der natürlichen Immunität in Verbindung bringt und andererseits die erworbene Immunität hauptsächlich als einen Zustand auffaßt, der durch eine *Steigerung der Produktion* normaler Antikörper gekennzeichnet ist.

Die hier skizzierten Schutzvorrichtungen des Wirts werden noch im folgenden einzeln genauer besprochen, jedoch nur, soweit es im Rahmen eines kurzgefaßten Lehrbuches der gesamten Hygiene möglich ist. Bezüglich aller Einzelheiten muß auf die speziellen Hand- und Lehrbücher der Immunitätslehre verwiesen werden.

b) Die cellulären Abwehreinrichtungen des Organismus und ihre Beeinflußbarkeit.
1. Die Phagocytose.

METSCHNIKOFF und seine Schüler sahen die wesentlichsten Schutzeinrichtungen in der *Phagocytose.* Lebende, auf chemotaktische Reize reagierende Zellen nähern sich im immunen Körper den Krankheitserregern, nehmen sie in ihr

Inneres auf und töten sie dort ab, während Mikroben, für die der Körper empfänglich ist, die Zellen abstoßen und von ihnen unberührt bleiben. Die Fähigkeit, eingedrungene Keime aufzunehmen und intracellulär zu verdauen, kommt zahlreichen, vom mittleren Keimblatt abstammenden Zellen zu. Man unterscheidet *mobile* und *fixe* Phagocyten (Freßzellen). Zu den ersteren gehören zunächst die *Mikrophagen*. Als Mikrophagen bezeichnete METSCHNIKOFF die kleinen gelapptkernigen, neutrophilen und eosinophilen Zellen, die als Leukocyten im Blut, als Wanderzellen im Bindegewebe vorkommen, aber auch in der Milzpulpa in größerer Menge vorhanden sind. Unter *Makrophagen* faßte METSCHNIKOFF die Lymphocyten und die fixen Bindegewebszellen mit großem chromatinreichem Kern, die einkernigen Pulpazellen der Milz und die Endothelzellen der serösen Häute zusammen.

Zu den fixen Makrophagen gehören fernerhin Zellen des Knochenmarks, einige Bindegewebs- und Nervenzellen sowie Lungenepithelien. Die beweglichen Mikrophagen spielen die Hauptrolle; sie werden von den Mikroben angelockt, so daß sie sich an der gefährdeten Stelle massenhaft ansammeln und unter Umständen diese gegen das gesunde Gewebe durch einen so dichten Wall abgrenzen, daß schon darin ein bemerkenswerter Schutz gegeben ist. Außerdem aber kann in den Phagocyten der befallenen Organe eine Vernichtung der Mikroben durch ein wahrscheinlich proteolytisches Ferment, die *Mikrocytase* stattfinden.

Zuweilen kommt es nicht zu einer Aufnahme der Bakterien ins Innere der Zellen, sondern diese umklammern die Bakterien nur für einige Zeit. Letztere aber sterben trotzdem ab, nachdem sie wieder freigeworden sind (Cytasewirkung?). Bei Milzbrandbacillen (ähnlich bei Streptokokken, Hühnercholera, Pest u. a.) ist beobachtet, daß unter solchen Umständen aus dem überlebenden Teil der Bacillen eine neue Generation hervorgeht, die durch *Kapseln* geschützt ist und von den Phagocyten nicht mehr angegriffen wird (BORDET, GRUBER, NEUFELD). — Nach GRUBER vermögen auch die Blutplättchen durch ein sezerniertes Ferment Milzbrandbacillen zu töten.

Eine spezifische Erhöhung der cellulären Abwehr ist bisher noch nicht sicher festgestellt worden.

METSCHNIKOFF hat seine Auffassung durch zahlreiche Beobachtungen gestützt, vom allgemeinbiologischen Standpunkt aus verteidigt und den neuen Entdeckungen über die Eigenschaften des Serums möglichst anzupassen gesucht. *Die Beteiligung der Phagocyten an dem Vorgang der Immunität darf seither als unbestritten gelten*; teils durch die geschilderte Wallbildung, teils durch ihr Freßvermögen und ihre mikrobicide Fähigkeit greifen sie mächtig in den Kampf zwischen Wirt und Parasit ein.

Freilich ist die Lehre METSCHNIKOFFs nach mehreren Richtungen einzuschränken: *Erstens* beruht der Schutz des Körpers *nicht ausschließlich* auf der Phagocytose. Es ist nachgewiesen, daß manche Parasiten im lebenden, vollvirulenten Zustand von den Phagocyten nicht aufgenommen werden, daß dagegen gelöste Stoffe des Serums (s. u. Bakteriolysine) sie töten und schwächen, und daß höchstens die geschädigten absterbenden Leiber die Phagocyten anlocken und von ihnen vollends beseitigt werden können. Auch darin liegt dann aber immerhin eine Schutzleistung; denn die beim Absterben der Bakterien freiwerdenden Toxine sind nicht belanglos und bedürfen ebenfalls der Fortschaffung. — *Zweitens* wissen wir durch WRIGHT, NEUFELD u. a., daß gegenüber manchen Erregern die Phagocyten gewöhnlich nur durch bestimmte Serumstoffe (Opsonine und Bakteriotropine) zu ihrer schützenden Rolle befähigt werden (s. unten). — *Drittens* ist die Annahme METSCHNIKOFFs, die Phagocyten seien die Quelle der im normalen und immunisierten Körper vorkommenden Schutzstoffe des Serums, keineswegs bewiesen, sondern eher unwahrscheinlich. Allerdings liefern Leukocyten bei geeigneter Behandlung bactericides Sekret; aber dessen wirksame Stoffe unterscheiden sich durch ihre Resistenz gegen Hitze usw. deutlich von den Bakteriolysinen und sind daher besser mit dem besonderen Namen *Leukine* zu belegen (SCHNEIDER).

2. Opsonine, Bakteriotropine, antinegataktische Serumstoffe.

Bereits oben ist darauf hingewiesen, daß die Phagocyten zu ihrer schützenden Rolle gegenüber lebenden Bakterien nur befähigt werden durch bestimmte Serumstoffe, welche die Aufgabe haben, die „Aggressine" der Bakterien zu neutralisieren und sie dadurch der Phagocytose zugänglich zu machen.

Nach PETTERSSON sondern virulente Bakterien (z. B. Milzbrandbacillen, Bac. histolyticus, Staphylokokken) negativ-chemotaktische (negataktische) Stoffe ab, welche die Leukocyten davor zurückhalten, zum Orte der Infektion und Bakterienvermehrung hinzueilen. Die günstige phagocytosefördernde Wirkung von Normalseren und spezifischen Immunseren erklärt PETTERSON dadurch, daß diese Seren die negataktischen Substanzen der Bakterien neutralisieren und ihnen das Hinzueilen zum Ort der Infektion ermöglichen (antinegataktische Serumstoffe). Solche Wirkungen sind insgesamt früher als antiaggressive bezeichnet worden. Möglicherweise ist mit diesen negataktischen Stoffen im Zusammenwirken mit der Enzymaktivität der Bakterien, welche als Vorbedingung für ihre Vermehrung anzusehen ist, eine Erklärung der komplexen Wirkung der Aggressine gegeben (S. 617 und 622).

WRIGHT und NEUFELD haben diese Stoffe besonders bearbeitet und WRIGHT hat ihnen den Namen „*Opsonine*" (ὀψώνω, ich bereite zur Mahlzeit vor) gegeben. Nach NEUFELD werden manche Bakterien sehr leicht, auch ohne besonderen Serumzusatz, von Leukocyten aufgenommen; andere, wie die Staphylokokken, werden ohne Serum nicht gefressen, reichlich nach Zusatz von Normalserum, noch reichlicher aber bei Gegenwart von Immunserum, d. h. Serum von Tieren, die mit den gleichen Bakterien vorbehandelt waren. Hochvirulente Streptokokken werden sogar nur bei Gegenwart von solchem Immunserum phagocytiert. Die Wirksamkeit des Normalserums ist an die Gegenwart von Komplement (s. später) gebunden, und wird schon durch mäßiges Erhitzen — 10 Minuten 60⁰ — aufgehoben, die des Immunserums nicht. Die wirksamen Serumstoffe des Normalserums werden durch verschiedenste Bakterien (und auch durch Kohle usw.) aus dem Serum adsorbiert, die des Immunserums dagegen nur durch die spezifischen Bakterien. Wir haben daher Grund, anzunehmen, daß die wirksamen Substanzen im Immunserum nicht mit den Opsoninen identisch sind. NEUFELD hat sie daher mit der besonderen Bezeichnung „*Bakteriotropine*" belegt. — Möglicherweise sind sowohl die opsonischen wie die bakteriotropen Antikörper mit anderen (Alexinen, Bakteriolysinen) identisch oder stehen ihnen sehr nahe.

WRIGHT hat eine besondere Methodik zum Nachweis und zur quantitativen Abschätzung des Opsoningehalts des Serums bei Kranken angegeben. Das Resultat bezeichnet man als *opsonischen Index.*

c) Die humoralen Schutzstoffe.

Den Bildungsmechanismus der im folgenden zu besprechenden Schutzstoffe und sonstigen Immunstoffe des Blutes und der Gewebsflüssigkeiten kann man sich besonders anschaulich nach der EHRLICHschen *Seitenkettentheorie* verständlich machen. Eine kausale Erklärung ihrer Wirkungen gibt diese Theorie jedoch nicht.

Die Immunitätsforschung ist auch heute noch nicht in der Lage, die humoralen Schutz-
und Immunstoffe chemisch und physikalisch-chemisch eindeutig zu bestimmen. Bereits
im großen Umfange konnten interessante Einzelergebnisse festgestellt werden. Jedoch ist
heute eine zusammenfassende Theorie der Immunitätserscheinungen vom biochemischen
Standpunkt aus noch nicht möglich, obgleich schon Versuche in dieser Richtung, zusammenfassende „chemische Anschauungen über Immunität" (G. WELLS) zu bilden, vorliegen.

Nach der Seitenkettentheorie kann man sich die Moleküle der mit den
Antigenen reagierenden lebenden Körperzellen, entsprechend den in der Chemie
der cyclischen Verbindungen gebräuchlichen Bezeichnungen und Vorstellungen,
so vorstellen, als ob sie aus einem relativ beständigen *Leistungskern* als Träger
der eigentlichen Lebensvorgänge und mehr peripher gelegenen, sehr reaktions-
fähigen Atomgruppen, den sog. *Seitenketten* oder *Receptoren* bestehen. Die in
den Organismus eingedrungenen, artfremden, hochmolekularen Stoffe wie
Bakterien und ihre Gifte können nur dann antigen wirken, wenn sie mit den
Receptoren der Zellen zu reagieren imstande sind. Eine Unempfindlichkeit
gegenüber antigen wirksamen Giften kann auch bestehen, wenn der Organismus
keinerlei chemische Reaktionen mit dem Gift eingeht, d. h. dieses sich völlig
indifferent gegenüber dem Körper verhält. Wenn jedoch passende, d. h. spezifische Zellreceptoren vorhanden sind, so werden die Bakteriengifte, Eiweiße
verschiedener Art usw. spezifisch an das Protoplasma gebunden. Man kann
sich die *hohe Spezifität dieser Reaktionen* nach E. FISCHER ähnlich wie bei den
Fermentreaktionen so vorstellen, daß der Receptor an seinem einen Ende wie
ein Schloß geformt ist, in welches das Antigen wie ein bestimmter Schlüssel
hineinpaßt. Das Toxinmolekül bzw. jedes Antigen muß nun außer der *Haft-*
gruppe oder haptophoren Gruppe, mit welcher es die Bindungen an die Receptoren
der Zellen vornimmt, noch eine weitere *Wirkungsgruppe* besitzen. Diese äußert
sich z. B. in der besonderen Giftigkeit des Antigens oder in sonstigen Wirkungen
auf den infizierten Organismus. Handelt es sich z. B. um ein antigen wirksames
Toxin, so ist die Vorbedingung für seine Giftigkeit zunächst die, daß es eine
für die Receptoren der betreffenden Tierart spezifische haptophore Gruppe
besitzt, mit welcher es sich an die Gewebszellen verankert. Im Anschluß daran
setzt die Giftwirkung mittels der eigentlichen *Giftgruppe*, der sog. *toxophoren*
Gruppe ein. Wenn eine Tierart (wie z. B. der Igel gegenüber den Schlangengiften) keine spezifischen Receptoren für bestimmte Gifte besitzt, kann das
Gift auch nicht wirken.

Die mit einem Toxin vergifteten *zellständigen Receptoren* werden in der Folge
aus dem Zellstoffwechsel ausgeschaltet und deswegen von der Zelle abgestoßen.
Entsprechend den WEIGERTschen *Regenerationsgesetzen* bildet der Organismus
nicht nur sofort einen Ersatz für die abgestoßenen vergifteten Receptoren,
sondern produziert sogar darüber hinaus noch wesentlich mehr Receptoren, als
zur Absättigung der ganzen Toxinmenge nötig gewesen wären. Die einmal angeregte Regenerationstätigkeit der Zellen schafft schließlich so viel spezifische
Receptoren, daß diese nicht nur den Leistungskern dicht umgeben, sondern
auch in die Umgebungsflüssigkeit des Gewebes abgestoßen werden. Sie zirkulieren dort frei umher und lassen sich wegen ihrer spezifischen Bindungs-
fähigkeit mit der haptophoren Gruppe des Antigens qualitativ und quantitativ
feststellen. Gelangt das gleiche Toxin zu einem späteren Zeitpunkt wieder in
den betreffenden Organismus, so werden die Toxinmoleküle nunmehr direkt
an die *freien*, in der Gewebsflüssigkeit vorhandenen *Receptoren* verankert. Das

aber bedeutet die Entgiftung des Toxins, bevor es den Leistungskern der lebenden Zelle zu schädigen imstande ist. Die im Gefolge einer solchen, einmal angeregten Überproduktion entstandenen und vom Leistungskern des Zell-

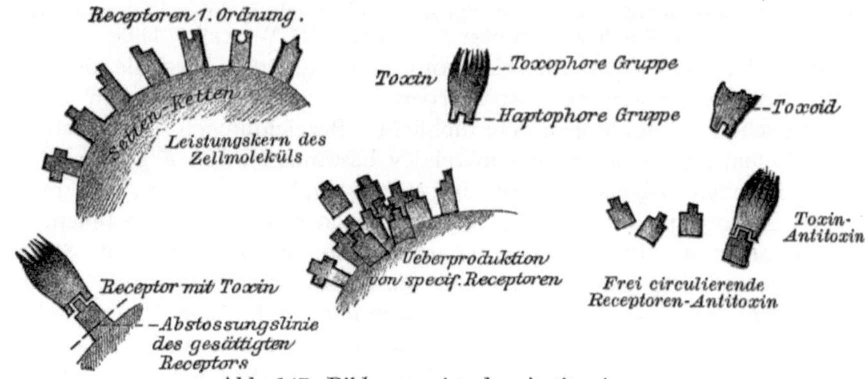

Abb. 147. Bildungsweise der Antitoxine.

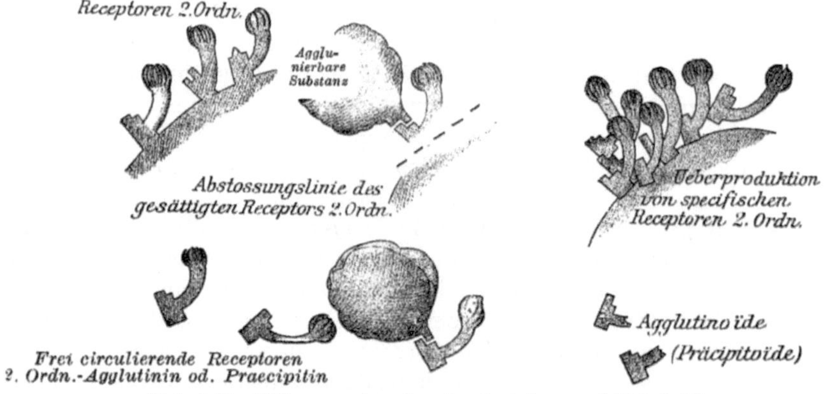

Abb. 148. Bildungsweise der Agglutinine und Präcipitine.

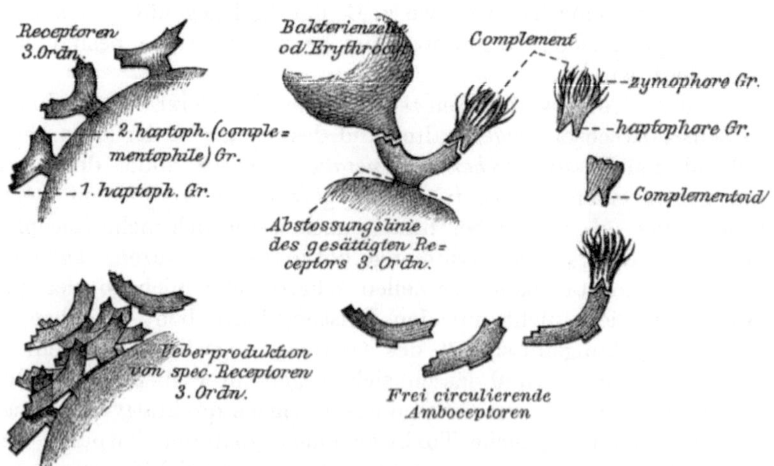

Abb. 149. Bildungsweise der Lysine.

moleküls in die Gewebsflüssigkeit und das Blut abgestoßenen Receptoren wirken daher als *Antitoxin*.

Die folgenden Abb. 147 bis 149 vermitteln eine schematische Vorstellung von der Bildung solcher Receptoren.

Antitoxine sind als *Receptoren 1. Ordnung* bezeichnet worden, da für ihre Wirksamkeit nur eine Verankerung an die haptophoren Gruppen der Toxinmoleküle erforderlich ist. Diesen Receptoren erster Ordnung fällt außerdem noch die Bindung von Fermenten und artfremden Zellsekreten zu. Bei den *Receptoren 2. Ordnung* muß man außer der Haftgruppe für ihre Wirksamkeit noch eine weitere am Receptor befindliche Wirkgruppe = ergophore Gruppe annehmen (z. B. bei den zur Zusammenballung von Bakterien in Flüssigkeiten führenden Agglutininen und den zur Niederschlagsbildung in Eiweiß, Kohlehydrat und Lipoidlösungen führenden Präcipitinen).

Eine dritte Gruppe von Antikörpern *(Receptoren 3. Ordnung)* bedarf zu ihrer Wirksamkeit unbedingt einer Ergänzung durch das sog. *Komplement.* Dieses Komplement ist bereits in jedem normalen Serum vorhanden und zeichnet sich durch eine große Thermolabilität und Empfindlichkeit gegenüber verschiedenen physikalischen und chemischen Einflüssen aus. Da diese Antikörper 3. Ordnung, zu denen die Lysine gehören, zwei haptophore Gruppen besitzen, nämlich eine zur Bindung des Antigens (z. B. der Bakterienzelle) und eine zweite zur Bindung des für die Wirksamkeit des Antikörpers unbedingt notwendigen Komplements, hat man die freien Receptoren der Antikörper 3. Ordnung als *Amboceptoren* (s. Abb. 149) bezeichnet. Der Wirkungsmechanismus der als Schutzstoffe im immunisierten oder infizierten Tier entstandenen Antitoxine und Bakteriolysine ist demnach grundsätzlich verschieden. Bei Antitoxinen kommt es während des Entgiftungsvorganges zu einer direkten chemischen Bindung mit den Toxinen, die allerdings teilweise reversibel ist. Die Auflösung von Bakterienzellen wird erst durch Vermittlung des Komplements in die Wege geleitet. Das Vorhandensein der freien Amboceptoren genügt allein noch nicht. Man spricht von einem *aktiven Serum*, wenn es das vollwirksame Komplement enthält, von einem *inaktivierten Serum*, wenn durch Erhitzen desselben, z. B. während einer Stunde bei 56⁰, das thermolabile Komplement zerstört worden ist.

Wird z. B. ein frisch hergestelltes bakterienauflösendes Immunserum eine Stunde bei 56⁰ inaktiviert, so verliert es sofort seine lytischen Eigenschaften. Geringe Mengen eines zugesetzten aktiven Normalserums vermögen die bakteriolytische Wirkung des inaktivierten Serums wieder voll herzustellen. Man kann den Amboceptor der Lysine bis zu einem gewissen Grade mit den Trägersubstanzen der Fermente, dem sog. Apoenzym, das Komplement mit der Enzymwirkgruppe oder dem Co-Enzym vergleichen. Strenge Parallelen sind nicht möglich. Jedoch ist die erstmalig von dem Entdecker der Bakteriolysine R. Pfeiffer aufgestellte Fermenttheorie der Bakteriolyse sehr einleuchtend. Bordet vertritt die Ansicht, daß zur Auflösung nicht eine wirkliche Vereinigung des Amboceptors mit der auzulösenden Zelle und dem Komplement erforderlich sei. Er bezeichnet den Amboceptor als „substance sensibilisatrice", die eine solche Oberflächenänderung an den Zellen bewirke, daß stärkere Adsorption des Komplements erfolgt, ähnlich wie in der Färberei die Beize einen stärkeren Niederschlag der Farbe auf der Gewebsfaser veranlaßt.

Die freien Antikörper sind häufig bereits kurze Zeit nach einer ausgeheilten Erkrankung oder nach einer künstlichen Immunisierung im Blut oder sonstigen Körperflüssigkeiten nicht mehr nachweisbar. Wird späterhin nochmals eine Immunisierung vorgenommen oder macht der Organismus eine gleiche

Infektion noch einmal durch, so schnellt der Antikörpertiter sofort wieder zu einer erheblichen Höhe an. Es müssen demnach durch die Immunisierung Veränderungen an den Geweben eingetreten sein, wodurch deren Zellen derart verändert sind, daß sie auf einen Wiederholungsreiz spezifischer Natur mit einer sofortigen starken Produktion von Antikörpern reagieren. Bemerkenswert ist, daß auch Einverleibungen anderer Antigene, ja sogar von Eiweißspaltprodukten nicht antigener Natur, Metallsalzen usw. (*unspezifische Reiztherapie*, WEICHARDT) oder eine andere Infektionskrankheit den Antikörpergehalt in die Höhe schnellen lassen. Alle diese Fähigkeiten sind individuell sehr verschieden ausgeprägt. Schließlich ist noch zu vermerken, daß auch die Immunisierbarkeit verschiedener Menschen oder Tiere durch gleiche Antigenmengen zu ganz verschiedenen Antikörpermengen führen kann.

Für die im folgenden beschriebenen Antitoxine und Bakteriolysine ist mit Sicherheit erwiesen, daß sie im Abwehrkampf des Organismus gegen die Erreger und deren schädigende Produkte eine große Rolle spielen. Sie sind als eigentliche Schutzstoffe von den übrigen, im Verlauf einer Erkrankung oder Immunisierung entstehenden Antikörper abzutrennen. Aus Zweckmäßigkeitsgründen werden jedoch bei den Lysinen außer den Bakteriolysinen auch die Cytolysine und Hämolysine behandelt werden.

Die Antitoxine. Auf Toxine bestimmter hochmolekularer Zusammensetzung (s. S. 603) vermag der Körper des Menschen und der Tiere während einer Erkrankung oder im Laufe einer Immunisierung nach dem Bildungsschema I mehr oder weniger reichliche Mengen von *Gegengiften* oder *Antitoxinen* zu bilden. Sie sind streng spezifisch gegen die bestimmten Gifte gerichtet und vermögen sie in passenden Proportionen unschädlich zu machen.

Antitoxine lassen sich auch durch Vorbehandlung mit Endotoxinen herstellen. Man spricht in letzterem Falle besser von *Antiendotoxinen.*

Antitoxine spielen vor allem bei Überwindung der Diphtherie und Tetanuserkrankung, ferner beim Botulismus und den anaeroben Wundinfektionskrankheiten durch Gasödembacillen eine große Rolle. Die Antiendotoxine stellen z. B. wahrscheinlich die wichtigsten Heilfaktoren bei den weniger giftigen Erkrankungsformen der Ruhr dar. Die Wirkung der antiendotoxischen Seren ist allerdings vermutlich auch noch auf antiinfektiöse Schutzstoffe zurückzuführen.

Diphtherieantitoxine sind schon häufig bei gesunden Personen nachzuweisen und dann entweder als Ausdruck der schon oben erwähnten natürlichen serologischen Reifung oder einer symptomlosen Infektion zu deuten. Ihre Feststellung beim Menschen geschieht durch einen Schutzversuch mit dem Serum des betreffenden Menschen beim toxinvergifteten Meerschweinchen (v. BEHRING) oder durch Auswertung an der Haut weißer Kaninchen, die hierfür nach MADSEN ein besonders empfindliches Reaktionsorgan darstellt. Nach SCHICK läßt sich auch durch Hautimpfungen mit allerkleinsten Toxinmengen beim Menschen eine Prüfung seiner Diphtherieimmunität vornehmen. Aus dem positiven Ausfall der SCHICKschen *Reaktion* läßt sich meist schließen, daß der Mensch nicht genug Antitoxin besitzt, um gegen Diphtherie gefeit zu sein. Die im Blutserum unbedingt erforderliche Antitoxinmenge, welche einen Menschen dauernd vor der Diphtherieerkrankung zu schützen imstande sein soll, wird nach v. BEHRING auf 0,03—0,05 Antitoxineinheiten *(Behringschwelle)* angegeben. Über die Bestimmung der Toxin- und Antitoxineinheiten siehe den besonderen Teil.

Eine ähnliche Reaktion wie die SCHICKsche ist die von DICK für die Diagnose der Scharlachempfindlichkeit angegebene, bei welcher Kulturgiftstoffe von Streptokokkenkulturen, die von Scharlachkranken isoliert worden sind, eingespritzt werden.

Über die *Natur der Antitoxine* ist noch wenig bekannt. Sie sind widerstandsfähiger als die Toxine, vertragen Erwärmen auf 60⁰ (nicht auf 70⁰), auch Licht und Fäulnis relativ besser. Nach sorgfältiger Trocknung im Vakuum sind sie bei niederer Temperatur sehr lange ohne Abschwächung haltbar und vertragen in diesem Zustande bis 140⁰.

Die Antitoxine sind im Heilserum an die Globulinfraktion gebunden. Sie verhalten sich wie amphotere Elektrolyte, d. h. sie wandern je nach dem Säuregrad bzw. p_H der Lösung entweder zur Anode oder Kathode. Vieles spricht bisher dafür, daß die Antitoxine Eiweiße bestimmter kolloidaler und chemischer Natur sind, wobei die spezifischen Unterschiede der verschiedenen Antitoxine naturgemäß nur auf verschiedene bisher noch nicht erfaßbare chemische Gruppen im Antitoxinmolekül zurückgeführt werden können. Das Diphtherietoxin ist in seiner Hauptmenge in der Pseudoglobulinfraktion und nur in einem geringen Anteil in der Euglobulinfraktion, überhaupt nicht dagegen im Serumalbumin enthalten. Eine Reinigung und Wirkungsverstärkung der antitoxischen Seren läßt sich daher schon dadurch erreichen, daß man das unwirksame Serumalbumin entfernt. Durch Fermente, chemischer und physikalischer Einwirkungen verschiedener Art werden Antitoxine schnell zerstört. In flüssigem Serum verschwindet das Antitoxin nach längerem Lagern ganz allmählich, so daß für alle antitoxische Seren stets nur eine bestimmte Laufzeit angesetzt werden darf. Das Antitoxin geht auf Jungtiere, deren Mütter Antitoxin im Blut besitzen, durch die Milch über.

Bei manchen empfänglichen Tieren ist nur ein bestimmtes Organ mit geeigneten Toxinreceptoren ausgestattet. So wird das Tetanustoxin nur an Zellen des Zentralnervensystems verankert. Verimpft man die Organe eines tetanusvergifteten Tieres auf andere Tiere, läßt sich eine Giftwirkung mit dem Gehirn nicht erzielen, weil hier das Gift fest verankert ist, wohl aber mit den verschiedensten anderen Organen, in welchen das Gift ungebunden blieb.

Das Vorgehen bei der *künstlichen* Immunisierung gegen toxinbildende Bakterien ist klar vorgezeichnet. Es erscheint ausgeschlossen, beim Menschen direkt das betreffende Toxin zu injizieren, da angesichts der sehr verschiedenen individuellen Empfänglichkeit die noch unschädliche Dosis zu schwer zu bemessen wäre. Während der Erkrankung ist der Mensch zur aktiven Antitoxinbildung meist nicht befähigt. Man kann ihm aber auf dem Umwege über das Tier helfen. Daher injiziert man das Toxin empfänglichen Tieren in allmählich gesteigerten Dosen, auf die hin der Körper mit verstärkter Antitoxinbildung reagiert. *(Aktive Immunisierung.)*

Über neuere Verfahren der verhütenden *aktiven Schutzimpfung* mit *entgifteten Toxinen* beim Menschen wird noch später zu berichten sein (s. S. 649).

Das reichlich Antitoxin enthaltende tierische Serum läßt sich mit gutem Erfolg Menschen injizieren, die von dem betreffenden Toxin bedroht oder befallen sind. Diese Art der Immunisierung ist für den Körper der schonendste Eingriff. Der Körper wird dabei gar nicht aktiv, er verhält sich völlig *passiv;* das in ihn eingebrachte fertige Antitoxin des tierischen Serums fängt das Toxin im erkrankten menschlichen Organismus ab und macht es unschädlich = *passive Immunisierung.* In den Fällen, wo *Heilung* der durch das Toxin hervorgerufenen Erkrankung angestrebt wird, muß die Einverleibung des Antitoxins *möglichst früh* erfolgen. Ist erst das Toxin fest an den giftempfänglichen Zellen verankert, so wird die nachträgliche Lösung dieser Verbindung durch Antitoxin sehr schwierig.

Diese Heilserumtherapie oder Prophylaxe hat unter Umständen den Nachteil, daß man manche Menschen gegen die Eiweißstoffe des tierischen Serums überempfindlich oder allergisch macht. Dieser Nachteil ist ganz auszuschliessen, wenn man bei späteren Einspritzungen (etwa 1 Jahr darauf) das Heilserum einer anderen Tierart anwendet.

Von großer Bedeutung ist die Auswahl der für die aktive Giftimmunisierung bestimmten Versuchstiere. Die Affinität zwischen den Receptoren verschiedener Tierspezies und dem Gift ist offenbar sehr ungleich. Man wird, um ein Antitoxin mit möglichst gesteigerter Affinität zum Toxin zu bekommen, das' vielleicht sogar imstande ist, bereits bestehende Verankerungen an menschlichen Zellen teilweise zu lösen, Tiere wählen müssen, die für das Toxin ganz besonders empfänglich sind. Dafür eignen sich Pferde, Rinder, Hammel und auch Kaninchen.

Bakteriolysine, Hämolysine, Cytolysine. Bakterienzellen, ebenso wie zahlreiche tierische fixe und bewegliche Zellen (z. B. auch rote Blutkörperchen), werden durch Blutserum normaler oder mit den betreffenden Zellen vorbehandelter Menschen und Tiere aufgelöst. Unter dem Mikroskop kann man beobachten, daß die Bakterien zunächst verblassen und dann, unter allmählicher Änderung ihrer Form wie „erwärmtes Wachs", zu stark glänzenden Kugeln (Granula) werden; schließlich quellen auch diese und lösen sich auf (RICH. PFEIFFER 1894). — Beteiligt sind „Receptoren *dritter* Ordnung", sog. Amboceptoren, denen die Fähigkeit zukommt, organisiertes Eiweiß und andererseits geeignete Fermente an bestimmte Zellen zu fesseln und zu zerstören. Die Receptoren müssen zu diesem Zweck mit *zwei* haptophoren Gruppen ausgestattet sein (Abb. 149); die einen passen in haptophore Gruppen von Molekülen der Bakterienzelle (oder der Erythrocyten usw.); die anderen passen zur haptophoren Gruppe des Komplementes. Letzteres wirkt zusammen mit den spezifischen Amboceptoren vorzugsweise lytisch, auflösend, ähnlich peptonisierenden Enzymen.

In jedem normalen Blut sind verschiedene solche Komplemente enthalten, die *wenig widerstandsfähig* sind; bei längerem Stehen, mäßiger Hitze usw. zerfallen sie, so daß höchstens ihre haptophore Gruppe übrigbleibt („*Komplementoid*").

Es lassen sich folgende Beobachtungen über die *Wirkung des Blutserums auf Bakterienzellen* feststellen:

1. Das dem *normalen*, nicht vorbehandelten Tier entnommene Blutserum zeigt im Reagensglas energische *bactericide Wirkung* (BUCHNER, FLÜGGE und NUTTALL). Das bactericide Vermögen des gleichen Serums erstreckt sich nicht gleichmäßig auf alle Bakterien. Die eine Art wird ausgiebig, andere werden wenig, wieder andere gar nicht abgetötet. Auch das Serum verschiedener Tierspezies verhält sich ungleich. — Läßt man wirksames Serum längere Zeit stehen oder erwärmt man es kurze Zeit auf 55⁰, so verliert es meist die bactericide Fähigkeit und wird zum guten Nährsubstrat für dieselben Bakterien, die vor dem Erhitzen zugrunde gingen. BUCHNER bezeichnete die Stoffe des Serums, die in dieser Weise wirksam sind, als *Alexine*. Oft geht die bactericide Wirkung des Normalserums gegenüber einer Bakterienart mit der Unempfänglichkeit der betreffenden Tierspezies parallel. Nicht selten fehlt indes dieser Parallelismus. Solche Abweichungen sind insofern unerheblich, als offenbar nicht der augenblickliche Gehalt des Blutes an bactericiden Stoffen, der im Reagensglas zur Beobachtung kommt, für die Immunität von Bedeutung ist, sondern die Schnelligkeit, mit der sie im Bedarfsfall gebildet und mobil gemacht werden können. Aber auch diese Erklärung läßt sich nicht auf alle Krankheitserreger anwenden, da sicher nicht *jede* angeborene Immunität auf bactericide Serumstoffe zurückzuführen ist (s. Opsonine und Phagocytose).

2. Ist durch Überstehen einer parasitären Krankheit oder durch absichtliche Einbringung bestimmter Krankheitserreger (mehrfache subcutane, intraperi-

toneale oder intravenöse Injektion der lebenden oder abgetöteten Bakterien, zum Teil auch durch ihre orale Einverleibung) Immunität *erworben*, so erhält das Serum *spezifische* hochgradig auflösende Wirkung gegenüber der betreffenden Bakterienart. Eine *Infektion* mit solchen Bakterien, auf die man vorher eine entsprechende Menge Immunserum hat einwirken lassen, bleibt *wirkungslos*. — Diese Beeinflussung der Bakterien zeigt sich im *Reagensglas* aber nur, wenn das Serum *ganz frisch* ist; sehr bald erlischt sie; auch durch Erwärmen auf 55⁰ wird das Serum inaktiv *(inaktiviertes Immunserum)*. Die Wirkung *tritt* jedoch *wieder hervor*, wenn die Mischung von Serum und Bakterien in die Bauchhöhle normaler Meerschweinchen eingebracht wird (PFEIFFERscher Versuch). Ferner kann sie auch im Reagensglas wieder auftreten, wenn man dem inaktiven Serum etwas *frisches* Peritonealexsudat, Blut oder Blutserum eines normalen Meerschweinchens zusetzt (KNORR).

Diese Tatsache wird ohne weiteres verständlich, wenn wir annehmen, daß durch die Immunisierung eine *einseitige Vermehrung solcher Amboceptoren* stattgefunden hat, welche *spezifische* Affinität zu den betreffenden Bakteriellenzellen besitzen. Die ziemlich resistenten thermostabilen, gut haltbaren Amboceptoren oder „*spezifischen Immunkörper*" haben auch hier die Funktion, das nicht spezifische Komplement an die Bakterienzellen heranzubringen. Die Komplemente sind aber — wie schon hervorgehoben — sehr wenig widerstandsfähig; in älterem oder erwärmtem Serum fehlt es daher an wirksamem Komplement un·d *nur* die spezifischen Amboceptoren *sind erhalten*. In der Bauchhöhle des Meerschweinchens, im frisch entnommenen Peritonealexsudat und im normalen Blut sind stets Komplemente vorhanden; sobald daher diese zugefügt werden, vermag die spezifische Bakterienauflösung wieder vor sich zu gehen, das Immunserum ist *reaktiviert*.

Auftreten spezifischer Bakteriolysine beobachtet man z. B. bei erworbener Immunität gegen Cholera, Typhus, Pest, Dysenterie, Bact. coli, Bact. pyocyaneum. Man nimmt wohl mit Recht an, daß in diesen Fällen der Gehalt des Blutes an Bakteriolysinen bzw. die gesteigerte Produktionsfähigkeit für solche Stoffe einen wesentlichen Anteil an der Immunität hat. Die Vorgänge, die man im immunisierten Körper bei der Infektion beobachtet, entsprechen teilweise denen im Reagensglas. Nicht ohne Bedenken ist allerdings, daß jede Einverleibung bakteriolytischen Serums mit der Auflösung zahlreicher Bakterien zugleich deren *Endotoxine* frei macht; das *betreffende Serum* muß daher womöglich gleichzeitig *antiendotoxisch* wirken.

Hämolysine. Nicht nur Bakterienzellen, sondern auch artfremde tierische Zellen aller Art können bei parenteraler Einverleibung als Antigene wirkem und die Bildung von lytischen Antikörpern anregen. Dahin gehören vor allen die *Erythrocyten*, auf welche bekanntlich verschiedenste Substanzen derart wirken, daß das Stroma zerstört wird und Austritt und Lösung des Hämoglobins erfolgt, sodaß eine vorher trübe Aufschwemmung von Erythrocyten *klar* und *durchsichtig rot*, lackfarben, wird. Eine derartige Hämolyse verursachen auch Substanzen wie destilliertes Wasser, Alkohol, Säuren und Alkalien, Gallensäuren, Pflanzengifte (wie Saponin, Ricin, Abrin), Schlangen- und Skorpionengift, die Produkte vieler Bakterien, z. B. der pyogenen Staphylokokken und Streptokokken. Jedoch sind die chemischen und physikalisch-chemischen Vorgänge verschieden.

Hier interessieren die als *Hämolysine* bezeichneten Substanzen, die — genau wie spezifische Bakteriolysine nach Vorbehandlung mit bestimmten Bakterien — als *spezifische Antikörper* im Blute von Tieren auftreten, wenn diesen artfremde Erythrocyten eingebracht worden sind (BORDET 1898).

Angeboren finden sich nur kleine Mengen solcher Hämolysine. In viel größeren Quantitäten erhält man sie nach Injektion allmählich steigender Dosen fremder Erythrocyten. Zur Gewinnung nimmt man z. B. Schafblut (gewöhnlich als „Hammelblut" bezeichnet) in sterilen Flaschen mit Glasperlen auf, defibriniert durch Schütteln, füllt das Blut in Zentrifugenröhrchen bis zur Marke, zentrifugiert, gießt oder pipettiert die Flüssigkeit ab, füllt mit Kochsalzlösung bis zur Marke, zentrifugiert und so fort, bis die Erythrocyten serumfrei „gewaschen" sind. Dann injiziert man Kaninchen 2 ccm der Aufschwemmung und mit Abständen von je 5 Tagen 1,5 und 1,0 ccm in die Ohrvene oder an drei aufeinanderfolgenden Tagen 5, 10 und 15 ccm intraperitoneal (Schnellmethode). Starke Verdünnungen des so erhaltenen Serums lösen dann Hammelblutkörperchen (nicht aber andere Erythrocyten) bei 30—37⁰ (nicht unter 15⁰) innerhalb 1 Stunde vollkommen auf, eine ungemein deutliche, im Gegensatz zu der Wirkung der Bakteriolysine *mit bloßem Auge* wahrnehmbare Reaktion. Die Reaktion ist spezifisch, jedoch mit gewissen Einschränkungen; bei nahestehenden Tieren kann sich die Hämolyse auf eine *Gruppe* von Arten erstrecken. Solche Antigene, die Antikörper erzeugen, welche nicht nur spezifisch auf das zur Immunisierung verwandte Antigen, sondern auch auf andere Antigene wirken, bezeichnet man nach FORSSMANN als „*heterogenetische Antigene*". FORSSMANN fand z. B. bei Vorbehandlung von Kaninchen mit Meerschweinchennierenbrei, daß nicht nur Antikörper gegen Meerschweinchenniere, sondern auch Hämolysine gegen Schafbluterythrocyten entstanden. Man kann sich heute das FORSSMANNsche Antigen als ein Lipoid mit Haptencharakter (s. S. 622) erklären, dessen Lipoide ähnliche Struktur besitzen wie die Lipoide der Schafbluterythrocyten.

Quantitativ aufeinander eingestellte Immunsera, Erythrocytenaufschwemmungen und Komplement bezeichnet man als ein „*hämolytisches System*". Ein solches hämolytisches System läßt sich in ausgezeichneter Weise zu *diagnostischen* Zwecken verwerten.

Bezüglich weiterer Einzelheiten ist auf den Abschnitt über komplementablenkende Antikörper und auf den Abschnitt Methodik zu verweisen.

Weitere Cytolysine. Außer den Erythrocyten rufen auch andere tierische Zellen bei parenteraler Einverleibung die Bildung solcher Antikörper hervor, welche die spezifische Auflösung der Zellen durch geeignete Fermente vermitteln. Durch Injektion von Leukocyten erhält man im Serum ein *Leukolysin*; durch Injektion von artfremden Spermatozoen ein *Heterospermatolysin*, das die fremden Spermatozoen sofort zum Stillstand bringt, nicht aber die der gleichen Spezies; durch Spermatozoen derselben Art dagegen ein spezifisches Isospermatolysin. Auch durch Einverleibung von Parenchymzellen können z. B. Nephrolysine, Neurolysine usw. gebildet werden. Durch die Cytolyse werden übrigens in vielen Fällen Gifte aus den körperfremden Zellen in Freiheit gesetzt.

d) Sonstige Immunantikörper im Blut und anderen Säften.

Die im folgenden zu besprechenden Immunantikörper entstehen gleichfalls nach natürlicher Infektion oder künstlicher Immunisierung, wobei ihr Auftreten je nach der Art der Infektionskrankheit verschieden schnell und die dabei entstehenden Antikörper qualitativ und quantitativ verschieden gefunden werden. Inwieweit sie im Zusammenhang mit den vorher genannten Schutzstoffen gebildet werden und mit ihnen chemisch teilweise übereinstimmen, ist noch nicht völlig sichergestellt. Eine größere Bedeutung im Abwehrkampf des Organismus kann ihnen jedenfalls nach dem derzeitigen Stand der Forschung nicht zugesprochen werden. Jedoch hat sich ihr regelmäßiges Auftreten im Verlauf der Infektionskrankheit als ein diagnostisch wichtiges Anzeichen der betreffenden Krankheit erwiesen. Viele Infektionskrankheiten, deren differentialdiagnostische Abtrennung untereinander klinisch außerordentlich schwer zu fallen pflegt, lassen sich z. B. durch spezifische Agglutinationsreaktionen einfach und sicher voneinander unterscheiden.

1. Agglutinine.

Setzt man Blutserum von spontan oder experimentell infizierten Menschen oder Tieren Aufschwemmungen zu, die mit den betreffenden (homologen) Krankheitserregern hergestellt sind, so sieht man häufig nach wenigen Minuten, meist allerdings erst nach 1—24 Stunden, und am besten bei etwas erhöhter Temperatur (37—55⁰), eine Zusammenballung und Häufchenbildung der Bakterien eintreten, eine Erscheinung, die als *Agglutination* bezeichnet wird (GRUBER und DURHAM, R. PFEIFFER und KOLLE, 1896). Die Häufchen setzen sich im Reagensglas unter Klärung der Flüssigkeit allmählich zu Boden, leichtes Schütteln wirbelt sie aber auf und macht sie als suspendierte grob sichtbare Flocken wieder sichtbar, während nicht agglutinierte Bakterienaufschwemmungen dauernd gleichmäßige Trübung zeigen. Bewegliche Bacillen zeigen unter dem Mikroskop Einstellung der Beweglichkeit. Bei unbeweglichen Bakterien wird die Agglutination gleichfalls sehr deutlich. Außer den Stäbchenformen lassen sich unter bestimmten Vorsichtsmaßnahmen auch Kokken agglutinieren. Eine Veränderung in Gestalt und Färbbarkeit wird bei den agglutinierten Bakterien nicht beobachtet. Ihre Lebens- und Wachstumsfähigkeit wird meist nicht beeinträchtigt. Das Phänomen tritt auch bei Verwendung abgetöteter Bakterien auf.

Agglutinine sind ziemlich widerstandsfähige Substanzen. Sie vertragen noch Erwärmung auf 60—65⁰, aber nicht mehr auf 65—70⁰. Gegen Säure, Licht, Aufbewahren in dünnen Lösungen sind sie empfindlich. Bei Abwesenheit von Kochsalz, das durch andere Salze ersetzt werden kann, bleibt jede Agglutination aus; die notwendigen Zusatzmengen sind aber sehr gering. Bei 0⁰ erfolgt wohl Bindung, aber keine Zusammenballung.

Bei Kapselbakterien beobachtet man mitunter keine Agglutination, bzw. erst nach Beseitigung der Kapseln. Keine Agglutination geben ferner des öfteren solche Bakterien, die frisch aus den Organen isoliert sind (Typhus), ferner solche, die unter ungünstigen Verhältnissen und namentlich unter Zusatz von etwas agglutinierendem Serum zur Kulturflüssigkeit gezüchtet sind.

Auf die Erklärungsmöglichkeiten beim Fehlen einer Agglutination wird noch weiter unten einzugehen sein.

Von großer Bedeutung ist der *spezifische* Charakter der Agglutination. Zwar vermag bei stärkerer Konzentration manches Normalserum agglutinierend auf verschiedene Bakterienarten zu wirken. Aber sobald man mit Verdünnungen arbeitet und die Grenze der stärksten Verdünnung beachtet, welche noch Agglutination bewirkt, tritt die Spezifität der Reaktion deutlich hervor, so daß diese als wertvolles diagnostisches Hilfsmittel benutzt werden kann (GRUBER, WIDAL).

Im *normalen* Serum finden wir nur kleine Mengen „*Normalagglutinine*". Injiziert man aber Tieren Kulturen einer bestimmten Bakterienart (durch intravenöse Injektion steigender Dosen lebender oder durch Erhitzen bis 72⁰ oder durch Chloroform abgetöteter Bakterien; bzw. durch Injektion der Extrakte aus den zerstörten Bakterienleibern in etwa 4—10tägigen Intervallen); oder erkrankt ein Mensch durch Invasion einer bestimmten Bakterienart, dann bilden sich reichlich spezifische *„Immunagglutinine"*. Beim Menschen zeigt sich bis etwa zum 6. Tage meist kein Agglutinin; dann erfolgt steiler Anstieg der Kurve; am 10. Tage ist das Maximum erreicht, von dem der Gehalt allmählich wieder abnimmt. Der Gehalt kann so bedeutend werden, daß das Serum einen Agglutinationstiter von 1:100000 zeigt, d. h. daß eine Verdünnung des Serums 1:100000 mit physiologischer Kochsalzlösung noch eine Aufschwemmung von 1 Öse = etwa 1—2 mg 24stündiger Agarkultur zur Agglutination bringt. Bei zu rascher Folge der Injektionen oder zu großen Impfdosen kann dauernde Abnahme des Agglutiningehalts und Kachexie oder plötzlicher Tod der Versuchstiere eintreten. — Hochgradige erworbene Agglutination beobachten wir namentlich gegenüber Cholera-, Typhus-, Dysenteriebakterien u. a. m.

Vieles spricht dafür, daß die Immunität gegen parasitäre Krankheiten von dem Agglutiningehalt des Blutes nicht abhängt. Im lebenden Organismus wird Agglutination (wenigstens bei den Bakterien) nicht bzw. selten beobachtet, sicher nur im Blutserum außerhalb des Körpers. Tiere mit angeborener Empfänglichkeit zeigen manchmal ausgesprochene Agglutination gegenüber den betreffenden Erregern (Pferdeblut und Tetanusbacillen). Namentlich aber bei erworbener oder künstlich hervorgerufener Immunität geht diese der Agglutininwirkung des Blutes *keineswegs parallel*; sogar bei stetig steigendem Agglutiningehalt können Typhusrezidive vorkommen, und andererseits können im ganzen Verlauf eines bakteriologisch sichergestellten Typhus die Agglutinine fehlen. Die Bildung von Agglutininen ist daher im wesentlichen nur als eine den eigentlichen Immunisierungsvorgang oft *begleitende* Erscheinung aufzufassen.

Die agglutininerzeugenden Antigene der Bakterien bezeichnet man als *Agglutinogene*. Diese Agglutinogene lassen sich bei vielen Bakterienarten in Teilantigene aufspalten. In Erweiterung früherer Arbeiten wurde neuerdings festgestellt, daß man bei beweglichen Bakterien zwischen einem H-(Geißel- oder ektoplasmatischen) *Antigen* (s. S. 589) und einem O-(Bacillenleib-)*Antigen* unterscheiden muß. Beide Antigene führen zu verschiedenen Formen der Agglutination und können unter bestimmten Versuchsbedingungen voneinander getrennt werden. Unbewegliche Bakterien enthalten nur das O-Antigen. Dem O-Antigen ist im übrigen nach BOECKER wahrscheinlich die wichtigste Rolle für die Erzeugung der früher genannten Schutzstoffe zuzuschreiben.

Die H-Agglutination ist nach BOECKER makroskopisch bzw. nach schwacher Lupenvergrößerung, wie folgt, zu charakterisieren. Die Beweglichkeit der Bakterien wird durch Beladung mit dem H-Agglutinin verlangsamt und schließlich eingestellt. In der mehr oder weniger getrübt bleibenden Flüssigkeit, welche die aufgeschwemmten Bakterien enthält, treten graue wolkige Verbände auf. Diese lassen sich durch leichtes Schütteln wieder vollständig zerstören *(flockige oder H-Agglutination)*. Bei längerem Stehen der Röhrchen sinken die wolkigen Agglutinate zu Boden, ohne sich jedoch der Glaswand anzuschmiegen oder sich zu Membranen zu verdichten. Die H-Agglutination tritt meist sehr schnell, schon im Verlauf einer halben Stunde, und auch bei niedrigen Temperaturen auf. Demgegenüber ist die Bacillenleib- oder O-Agglutination mikroskopisch und makroskopisch betrachtet völlig anders. Sie bringt die Bacillenleiber zur unmittelbaren Verklebung miteinander, wobei mikroskopisch z. B. besenreiserförmige Vereinigungen entstehen. Bei der reinen O-Agglutination beweglicher Bakterien bleiben die Geißeln der Bakterien beweglich. Makroskopisch lassen sich in der völlig geklärten Flüssigkeit feinste weißliche Körnchen beobachten, die auch auf kräftiges Schütteln nicht zerteilt werden können. Nach längerdauernder Einwirkung sinken die Körnchen auf den Boden des Reagensglases, wo sie sekundär zu einer Membran verkleben, welche sich von den Rändern her zu wurstförmigen Gebilden aufrollt und bei leichtem Schütteln in Fetzen bis Bröckchen zerfällt *(körnige oder granulative Agglutination)*.

Bei den H-Agglutininen läßt sich nach ANDREWES noch eine *unspezifische* von einer *spezifischen* „*Phase*" trennen. Es handelt sich dabei um zweierlei verschiedene H-Agglutinogene, von denen entweder die eine Art voll ausgeprägt und die andere unterdrückt sein kann oder auch beide zu gleichen Teilen in der Kultur bei den einzelnen Individuen vorliegen. Nähere Einzelheiten über die praktische Bedeutung der vorgenannten H- und O-Antigene sowie die der „Phasen" müssen den Abschnitten über die spezielle Bakteriologie der Paratyphus-Enteritis-Erkrankungen entnommen werden.

Bei Typhusbakterien ist nach FELIX noch ein weiteres, durch Agglutination feststellbares Antigen zu beobachten, welches wegen seiner Fähigkeit, Mäuse zu töten, als *Vi-Antigen* (Virulenz-Antigen) bezeichnet worden ist. Bei dem normalen Bestand der Agglutinogene des Typhusbacillus, d. h. dem Vorhandensein seines H- und O-Antigens läßt sich das Vi-Antigen nicht ohne weiteres nachweisen. Es ist durch das O-Antigen überdeckt und kann erst nach Unwirksammachung des O-Antigens festgestellt werden. Jene obenerwähnten Fälle von Ausbleiben einer Agglutination bei Typhusbacillen, die aus dem erkrankten Menschen gezüchtet worden sind, lassen sich zum Teil durch die Anwesenheit des vorgenannten Vi-Antigens erklären. Ob das Vi-Antigen auch beim Menschen tatsächlich die Bedeutung des eigentlichen krankmachenden Antigens besitzt, wie es bei der Maus nicht mehr bestritten werden kann, ist zur Zeit noch fraglich.

Nach der Seitenkettentheorie kann man sich die Bildung der Agglutinine und ihrer Bindung mit den spezifischen Agglutinogenen als Receptoren 2. Ordnung verständlich machen. Ein solches Agglutinin ist demnach als ein Receptor mit einer spezifischen Haftgruppe und mit einer die Agglutination herbeiführende Wirkgruppe, der sog. agglutinophoren Gruppe ausgestattet. Eine schematische Vorstellung davon ergibt die Abb. 148. Eine kausale Erklärung ist damit naturgemäß nicht gegeben.

Vom chemischen Standpunkt aus läßt sich der Vorgang der Agglutination in 2 Teilvorgänge zerlegen. Während der 1. Phase beladen sich die agglutinogenhaltigen Zellen (Bakterien, Blutkörperchen usw.) an ihrer Oberfläche mit dem spezifischen Agglutinin. Diese Agglutininbeladung folgt quantitativ den Gesetzen der Adsorption. Auch Normalserum wird im übrigen von den Bakterien an ihrer Oberfläche adsorbiert, so daß diese Adsorption die erste einleitende unspezifische Reaktion darstellt. Beim Vorhandensein spezifischer Agglutinine schließt sich jedoch nun eine chemische Reaktion zwischen dem Antigen und dem Agglutinin an, über die chemisch jedoch nichts ausgesagt werden kann, die man nur an ihren Wirkungen erkennt. In einer 2. Phase nach Beladung der Bakterienoberfläche mit dem spezifischen Agglutinin erfolgt die Zusammenballung der Bakterien. Dieser Agglutinationsvorgang beruht physikalisch betrachtet auf einer Entladung der gleichsinnig elektrisch geladenen Bakterien in der Aufschwemmungsflüssigkeit. Die Bakterien sind in den Salzlösungen, insbesondere in der am häufigsten praktisch benutzten 0,85%igen Kochsalzlösung elektronegativ aufgeladen, d. h. haben den Charakter von Anionen. Jedoch läßt sich unter Umständen auch eine Umladung der Bakterien zu positivem Potential erreichen (PÜSCHEL). Die 2. Phase, d. h. die sichtbare Agglutination, ist demnach nur der nachträgliche Ausdruck der ersten spezifischen Reaktion zwischen Agglutinin und Antigen. Sie läßt sich nämlich auch durch alle möglichen anderen Einflüsse erreichen. Unter anderem agglutinieren alle Bakterienaufschwemmungen allein schon bei Veränderung der Wasserstoffionenkonzentration nach der sauren Seite *(Säureagglutination)*. Für viele Bakterienarten scheint sogar ein bestimmtes p_H-Optimum dieser Säureagglutination zu bestehen (SARTORIUS). Andererseits kann es zu sog. *Spontanagglutinationen* in Bakterienaufschwemmungen kommen, die aus Kulturen hergestellt wurden, welche nicht in der *Glattform*, sondern in der *Rauhform* vorlagen. Die Spontanagglutination ist am besten in Normalserum, hypertonischen, z. B. 2%igen Kochsalzlösungen, bei manchen Bakterien auch in verdünnten Trypoflavinlösungen zu beobachten. Werden in diesen vorgenannten Lösungen Bakterien nicht stabil, sondern spontan agglutinierend gefunden, so kann man mit ziemlicher Sicherheit daraus schließen, daß die betreffenden Bakterien in der Rauhform (s. S. 589) vorgelegen haben.

Außer den vorgenannten Normalagglutininen gegen Bakterien lassen sich im Blut des Menschen (und z. B. auch der anthropoiden Affen) *Normal-Isoantikörper* im Serum und agglutinable Stoffe in den roten Blutkörperchen nachweisen.

Diese normalen *Hämagglutinine* agglutinieren also rote Blutkörperchen bestimmter Menschen der eigenen Art. Beide, die Blutkörperchensubstanzen und die Serumagglutinine sind angeboren und streng nach den MENDELschen Gesetzen vererbbar. Die praktische Bedeutung dieser Normal-Isoantikörper erweist sich z. B. bei der Bluttransfusion und der serodiagnostischen Vaterschaftsbestimmung von größter Bedeutung. Überträgt man bei der Bluttransfusion einem erkrankten Menschen (Empfänger) das Blut eines anderen gesunden (Spender), dessen rote Blutkörperchen durch das Serum des Empfängers agglutiniert werden, so können sich gefährliche shockartige Symptome einstellen. Erst die Ergebnisse der *Blutgruppenforschung*, welche eine Unterscheidung der Menschen in die unten gleich näher zu bezeichnenden Blutgruppen vorgenommen hat, ermöglichen es heute, solche unliebsame Zwischenfälle mit Sicherheit zu vermeiden.

Es haben sich in den Blutkörperchen verschiedener Menschen zunächst agglutinable Stoffe feststellen lassen, die mit dem Buchstaben A und B bezeichnet wurden. Gegenüber diesen Erythrocytenstoffen besitzen andere Menschen passende spezifische Agglutinine, welche mit Anti-A bzw. Anti-B bezeichnet worden sind. Nach dem Vorkommen dieser Hämagglutinine und Erythrocytensubstanzen lassen sich beim Menschen 4 Blutgruppen unterscheiden. Die *Gruppe 0* enthält nur Serumagglutinine Anti-A und Anti-B. *Gruppe A* hat das Agglutinin Anti-B und den Erythrocytenkörper A. *Gruppe B* besitzt nur Anti-A-Serumagglutinine und den Blutkörperchenbestandteil B. Die *Gruppe AB* zeichnet sich schließlich durch völliges Fehlen der Agglutinine Anti-A und Anti-B aus und besitzt nur die Blutkörperchensubstanzen A und B (s. folgende Tabelle).

In menschlichen Blutkörperchen bedingt.

der Receptor A.	Fehlt	Vorhanden	Fehlt	Vorhanden
der Receptor B	Fehlt	Fehlt	Vorhanden	Vorhanden
die Blutgruppe	*0*	A	B	AB

Agglutinierbarkeit dieser Blutkörperchen durch

Serum	mit den Antikörpern					
0	Anti-A	Anti-B	—	+	+	+
A	·/·	Anti-B	—	—	+	+
B	Anti-A	·/·	—	+	—	+
AB	·/·	·/·	—	—	—	—

— bedeutet in der Tabelle: Es tritt keine Agglutination ein, das Blut bleibt homogen verteilt. + bedeutet das Eintreten einer Zusammenballung der Erythrocyten.
W. FISCHER: Z. öff. Gesdh.dienst 5, H. 7 (1939).

Da die Blutgruppen vererbbar sind, kann ein Kind nur die Blutgruppe besitzen, die es von seinen Eltern mitbekommen hat. Aus diesen Gründen hat die Blutgruppenbestimmung in der Praxis der Vaterschaftsprozesse größte Bedeutung gewonnen. Mit ihrer Hilfe gelingt es, entweder auszuschalten oder positiv auszusagen, ob ein bestimmter Vater als Erzeuger des Kindes in Frage kommt oder nicht. Aus der obigen Tabelle ist ersichtlich, in welcher Weise entsprechend den MENDELschen Vererbungsregeln die Blutgruppen von den Eltern auf die Kinder übertragen werden können.

Bei Benutzung dieses Schemas ergaben sich jedoch in der Praxis noch gelegentliche Unstimmigkeiten, die erst aufgedeckt werden konnten, als das Vorkommen von zwei weiteren Blutgruppenfaktoren M und N bekannt geworden war.

Wenn man mit menschlichen Erythrocyten Kaninchen immunisiert, erhält man außer den bekannten Antikörpern Anti-A und Anti-B noch zwei weitere Agglutinine M und N, die sich jedoch erst nach Absättigung des betreffenden Immunserums mit A- oder B-Blutkörperchen bemerkbar machen. Die durch Immunisierung mit Erythrocyten feststellbaren Agglutinine M und N finden sich im menschlichen Serum normalerweise nicht vor, sondern können nur durch künstliche Immunisierung mittels menschlicher Erythrocyten erzeugt werden.

Bei Eltern- kombinationen der Blutgruppen	Können Kinder	
	sein	nicht sein
0 × 0	0	A B AB
0 × A	0 A	B AB
0 × B	0 B	A AB
B × B	0 B	A AB
A × A	0 A	B AB
A × B	0 A B AB	·/·
0 × AB	A B	0 AB
A × AB	A B AB	0
B × AB	A B AB	0
AB × AB	A B AB	0

(Nach W. FISCHER.)

Die Einbeziehung der Blutgruppenfaktoren M und N in das klassische Blutgruppensystem der 4 Blutgruppen 0, A, B und AB ermöglicht nunmehr eine weitaus sichere Diagnose der vererbbaren Blutindividualität. Aus nebenstehenden Tabellen ist ersichtlich, welche Kombinationen der Blutgruppenbestandteile M und N von den Eltern auf die Kinder übertragen werden können.

Da die Blutgruppe ein streng vererbbares menschliches Merkmal darstellt, hat man seit langem sich bemüht ihr Vorkommen mit den Rassemerkmalen in Verbindung zu bringen. Es ist sicher, daß innerhalb der verschiedenen Völker und damit auch Rassen die prozentualen Anteile der verschiedenen Blutgruppen

Bei Eltern- kombinationen der Blutkörperchen- merkmale	Können Kinder	
	sein	nicht sein
M × M	M	MN N
M × MN	M MN	N
M × N	MN N	M N
MN × MN	M MN N	·/·
MN × N	MN N	M
N × N	N	M MN

(Nach W. FISCHER.)

verschieden ausfallen. Von Nord- bis Südeuropa nimmt unter anderem die prozentuale Häufigkeit der Blutgruppe A ab, während demgegenüber die Häufigkeit der Blutgruppe B zunimmt. Aus einer einzelnen Blutgruppenbestimmung läßt sich jedoch keinesfalls auf die Zugehörigkeit des betreffenden Menschen zu einer bestimmten Rasse schließen, da die Blutgruppen bei allen Rassen, nur in anderer prozentualer Verteilung, vorkommen. Bezüglich aller Einzelfragen muß auf den Abschnitt über Rasse und Rassenhygiene verwiesen werden.

Die Bestimmung der Blutgruppe, insbesondere der Blutgruppenmerkmale M und N, ist nur mittels eines komplizierten serologischen Absättigungsverfahrens möglich und darf wegen der eventuellen schwerwiegenden Folgen eine gerichtliche Vaterschaftsbestimmung nur Fachleuten überlassen werden. Dementsprechend erteilt das Reichsministerium des Innern die Genehmigung zur Durchführung derartiger Blutgruppenbestimmungen nur einer beschränkten Anzahl von Laboratoriumsleitern, die über eine ausreichende Vorbildung und Erfahrung in dieser Methode verfügen.

2. Präcipitine.

Stellt man ein bakterienfreies *Kulturfiltrat* von einer bestimmten Bakterienart her, so daß dieses nur *gelöste* Stoffwechselprodukte und Leibessubstanzen der Bakterien enthält, und fügt eine kleine Menge davon einem Immunserum zu, welches nach Behandlung eines Tieres mit denselben Bakterien gewonnen ist, so entsteht eine Fällung in Form einer Trübung oder eines Niederschlags (KRAUS 1897).

Eine solche Fällung kommt auch zustande zwischen Eiweißlösungen und dem Serum eines Tieres, das mit demselben Eiweiß vorbehandelt ist, vorausgesetzt, daß dieses Eiweiß demjenigen des normalen Serums körperfremd, *heterolog*, ist (BORDET, TSCHISTOWITSCH 1899). Jedes heterologe Eiweiß wirkt als Antigen *(Präcipitogen)* und erzeugt mit passender Haftgruppe versehene Receptoren *(Präcipitine)*, die mit der präcipitablen Substanz sich zum *Präcipitat* verbinden. Man kann in diesem Verhalten wiederum eine Art Schutzwirkung des Körpers sehen, der fremde Stoffe nicht unverändert zirkulieren läßt. Die Reaktion ist streng *artspezifisch*[1], sobald starke Verdünnungen angewendet und die quantitativ festgestellten Verdünnungsgrenzen eingehalten werden, da schon im Serum nicht vorbehandelter Tiere sog. Normalpräcipitine vorkommen. Sie ist zum Nachweis präcipitabler Eiweißstoffe weit empfindlicher als irgendwelche chemische Reaktion. Gegenüber den *verschiedenen* Eiweißstoffen der *gleichen* Art ist sie *nicht* spezifisch; nur durch Vorbehandlung mit Extrakt aus der Krystallinse des Auges, gleichgültig von welchem Wirbeltier, läßt sich spezifisches Linsenpräcipitin gewinnen. Injiziert man z. B. einem Kaninchen Kuhmilch, so treten im Serum Stoffe auf, welche das Casein der Kuhmilch ausfällen, nicht aber das von Ziegen- und Frauenmilch und umgekehrt. Injiziert man Kaninchen wiederholt *Menschenblut* oder anderes Mencheneiweiß (je 3—5 ccm in Abständen von 5—6 Tagen), so erzielt man etwa 8 Tage nach der 3.—4. Injektion ein Serum, das noch durch größte Verdünnungen von Menschenblut oder anderen vom Menschen stammenden Eiweißkörpern getrübt wird, während Eiweißkörper von anderen Tieren keine Trübung bewirken bzw. erst bei viel höheren Konzentrationen *(feiner Nachweis von Menschen*eiweiß und *Menschen*blut nach UHLENHUTH). Muskelextrakt von Pferdefleisch, Kaninchen wiederholt injiziert, gibt ein Serum, das zum Nachweis von Pferdefleisch geeignet ist und in der *Nahrungsmittelkontrolle* eine große Rolle spielt. Zum Nachweis von Pferdefleisch in *gekochten* Würsten muß man Serum von Tieren, die mit *erhitztem* Eiweiß vorbehandelt sind, benutzen; solches Serum reagiert nicht nur mit gekochtem, sondern auch mit nativem Pferdeserum. Natürlich läßt sich das Präcipitinverfahren noch bei zahllosen anderen Nahrungsmitteln, bei gesalzenen, geräucherten, getrockneten und gefrorenen Fleischsorten, bei Eier- und Milchpräparaten, Honig und auch pflanzlichen Eiweißpräparaten zur Kontrolle ihrer Herkunft und Reinheit benutzen. — Das präcipitinhaltige Serum ist nicht zu verdünnen, wohl aber das Antigen: $^1/_{10}$—$^1/_2$ ccm des ersteren werden mit Präcipitogenverdünnungen bis 1:10000 versetzt. Das Präcipitat hat die Neigung, verschiedenste kolloidale Körper an sich zu reißen und adsorbiert zu halten. Der feine Niederschlag repräsentiert offenbar eine sehr große, zu solchen Adsorptionsleistungen geeignete Oberfläche. Unter anderem werden auch eiweißverdauende Fermente (Komplemente) begierig adsorbiert. Außerdem vollzieht sich unter dem Einfluß der adsorbierten Fermente ein Eiweißabbau, der mit der Bildung giftiger Produkte einhergehen kann (s. unter Anaphylaxie).

---

[1] Über Chemospezifität wurde bereits oben berichtet.

Bei einander sehr nahestehenden Tierspezies versagt die Methode; das Eiweiß der anthropoiden Affen z. B. hat für den Menschen keinen hinreichend ausgesprochen heterologen Charakter, so daß es auch mit einem mit Menschenblut hergestellten „Antimenschen-Kaninchenserum" reagiert. Ferner bilden sich nicht selten bei der Immunisierung außer dem dem Antigen entsprechenden „isogenetischen" Präcipitin auch „heterogenetische" Präcipitine, die auf weit entfernte Tierarten auch in sehr starken Serumverdünnungen „übergreifen" können (UHLENHUTH). Durch Auswahl möglichst fernstehender Tierarten zur Herstellung des Serums, Hochwertigkeit des letzteren und sorgfältige Vorprüfung mit bestimmtem Material, genaue *quantitative* Grenzbestimmungen u. a. m. läßt sich die Methode verfeinern und eine größere Sicherheit der Ergebnisse erzielen.

Durch mäßiges Erhitzen wird das Serum inaktiviert, d. h. die Funktionsgruppe des Präcipitins wird zerstört und es entstehen *Präcipitoide*, die zwar das entsprechende Eiweiß noch absättigen, aber nicht fällen. Nach der Behandlung mit Präcipitoiden wird die Eiweißlösung auch durch Präcipitine nicht mehr gefällt.

Der physikalisch-chemische und chemische Mechanismus der Präcipitinreaktion ähnelt dem der Agglutination, d. h. es tritt im Endeffekt in beiden Fällen eine solche Verminderung des Dispersitätsgrades der Kolloide (hier Emulsionskolloide, wie Eiweiße, Bakterienfiltrate u. dgl.) ein, daß sichtbare grobe Flocken und Präcipitate entstehen.

Bei der Präcipitation und Agglutination wie auch anderen Antigen-Antikörperreaktionen können sich bei überreichlichem Zusatz des Antigens zu dem die Antikörper enthaltenen Serum Hemmungen der Reaktion bemerkbar machen. Wenn man z. B. gleichbleibende Mengen von präcipitierendem Serum mit ansteigenden Mengen von dem spezifischen Eiweiß versetzt, ist der Ausfall der Präcipitation in den Röhrchen mit den großen Mengen des spezifischen Eiweißes nur gering. Das Präcipitat nimmt mit zunehmender Verdünnung des zugesetzten Eiweißes bis zu einem Optimum zu, um dann allmählich bis zum völligen Ausbleiben jeder Präcipitation geringer zu werden *(Zonenphänomen)*. Derartige Zonenphänomene lassen sich auch bei Flockungen von anderen Kolloiden (z. B. kolloidalen Farbstoffen) miteinander vorfinden und sind demnach keineswegs für antigene Antikörperreaktionen allein charakteristisch, sondern eine bekannte kolloidchemische Erscheinung.

3. Komplementbindende Antikörper (Reagine).

Nicht immer besitzt ein Immunserum, das deutliche Komplementbindung veranlaßt, bactericide und schützende Kraft. Man hat daher eine besondere Gruppe von komplementbindenden Antikörpern zu unterscheiden, denen man den Namen „*Reagine*" (KRUSE) beilegen kann, weil sie *Reaktionen* liefern, die uns zu *diagnostischen Zwecken* von großer Bedeutung sind.

Es hat sich gezeigt, daß eine große Reihe verschiedener Antigen-Antikörperreaktionen gleichfalls mit einer Bindung des sog. Komplements vor sich gehen. Eine Komplementbindung erfolgt z. B. auch bei Präcipitinreaktionen. Es braucht aber keineswegs immer zu einer makroskopisch oder mikroskopisch sichtbaren Flockung zu kommen; vielmehr scheint schon eine spezifische Dispersitätsverminderung der beteiligten Kolloide im Gefolge solcher Reaktionen zu genügen, um Komplement zu binden bzw. zu adsorbieren.

Diese Reaktionen benutzen das oben beschriebene *hämolytische System*, d. h. die drei Ingredienzien: Erythrocyten, hämolytischer Amboceptor und Komplement als Indicator dafür, ob eine nicht ohne weiteres erkennbare Komplementbindung eingetreten ist oder nicht. Will man nun prüfen, ob in einer Flüssigkeit komplementbindende Stoffe vorhanden sind, so kann man den einen Bestandteil des hämolytischen Systems, das Komplement, der zu prüfenden Flüssigkeit probeweise zusetzen, es gleichsam den dort evtl. vorhandenen beliebigen Antikörpern und Antigenen anbieten. Sind *aufeinander passende* Amboceptoren und Antigene vertreten, so werden diese sich vereinigen, und die

Vereinigung ist stark *komplementgierig*; sie wird daher das Komplement binden und verbrauchen. Wenn man nachher die beiden anderen Ingredienzien des hämolytischen Systems zufügt, so wird die komplette Hämolyse ausbleiben, weil eben das Komplement schon ganz oder teilweise verbraucht war. Tritt dagegen volle Hämolyse ein, so ist dies ein Zeichen dafür, daß das Komplement nicht gebunden wurde, daß also Antikörper-Antigenvereinigungen in der zu prüfenden Flüssigkeit nicht vorhanden gewesen sind.

BORDET und GENGOU haben diese Versuchsanordnung zuerst (1901) angewendet, um bestimmte bakterielle Immunstoffe im Blute aufzusuchen. Sie fügten die zu jenen Immunstoffen passenden Antigene in Form einer Aufschwemmung oder eines Extraktes der zugehörigen Bakterien dem Blute zu und prüften, ob dann das Komplement des hämolytischen Systems fixiert wurde. War dies der Fall und blieb infolgedessen die Hämolyse aus, so waren die gesuchten Amboceptoren vorhanden. — Man kann zwecks Bestimmung verdächtiger Kulturen, z. B. Typhus, der Aufschwemmung oder dem Extrakt sicheres Immunserum (Typhusamboceptoren) zusetzen; wird das Komplement gebunden, so ist damit bewiesen, daß die fragliche Kultur Typhusbacillen enthielt. — Nicht nur mit Bakterien, sondern auch mit Eiweißen als Antigenen ⅼäßt sich die gleiche Reaktion ausführen.

Komplementbindungsreaktionen haben sich in der Praxis vor allem zur Diagnose der folgenden Erkrankungen bewährt:

Syphilis. Zum Nachweis des Antikörpers wird das inaktivierte Blutserum des Patienten benutzt. Als Antigen dienen entweder wäßrige oder alkoholische Extrakte syphilitischer Organe (z. B. aus der Leber verstorbener Feten) oder neuerdings nach Gelingen der Spirochätenkulturen Spirochätenextrakte von Spirochaeta pallida (GÄTHHENS). Jedoch geht die Reaktion auch bei Verwendung alkoholischer Organextrakte normaler Tiere. Es muß sich daher bei dieser nach ihren Entdeckern WASSERMANN, NEISSER, BRUCK benannten WASSERMANNschen *Reaktion* (abgekürzt Wa.R. oder besser Wa.N.B.R.) um eine Reaktion des Luetikerserums mit bestimmten Lipoiden der vorgenannten Extrakte, wobei Komplement gebunden wird, handeln, die jedoch nicht nur in der Syphilis-Spirochäte sondern auch in anderen Organen usw. vorkommen. Durch Zusatz verschiedener Lipoide zu den Extrakten gelingt es, die vorgenannte Reaktion auch ohne den komplizierten Mechanismus des hämolytischen Systems sichtbar zu machen. Diese sog. Flockungs-, Trübungs-, Klärungsusw. Reaktionen haben heute einen hohen Grad der Vervollkommnung erreicht und können die Wa.N.B.R. unter bestimmten praktischen Umständen fast ersetzen bzw. ergänzen. Weitere Einzelheiten sind im Abschnitt Methodik zu ersehen.

Gonorrhöe. Als Antigen dient eine Gonokokkenreinkultur.

Tuberkulose. Antigene entweder Tb. Bakterienabschwemmungen oder Antigene tuberkulinartigen Charakters.

Rotz. Antigen Rotzbakterien.

Echinokokken. Extrakt Hyatidenflüssigkeit.

Ozaena und Rhinosklerom. Extrakte von schleimbildenden Bakterien der Nasenhöhle.

4. Überempfindlichkeit (Anaphylaxie, Allergie) erzeugende Antikörper.

Laboratoriumsversuche und klinische Erfahrungen haben ergeben, daß nach Einverleibung eines Antigens der Organismus nicht immer im Sinne einer *geringeren* Empfänglichkeit für das betreffende Antigen umgestimmt, immunisiert wird, sondern daß er sich im Gegenteil unter Umständen gegen das gleiche Antigen viel *empfindlicher* als vorher erweist. Diesen Zustand einer durch vorangegangene „Sensibilisierung" abnorm gesteigerten Empfänglichkeit bezeichnet man als *Überempfindlichkeit* oder *Anaphylaxie*. Sie läßt sich dadurch nachweisen, daß eine zweite Injektion des gleichen Antigens schwerste Vergiftungs-erscheinungen oft mit tödlichem Ausgang auslöst.

Anaphylaktische Phänomene der vorher beschriebenen Art sind erstmalig von v. Behring beobachtet und späterhin von Smith, Otto und Richet, der den Ausdruck Anaphylaxie prägte, beschrieben und gedeutet worden (Doerr).

Pirquet hat den Begriff der allgemeinen Überempfindlichkeit mit dem Namen „*Allergie*" versehen, worunter alle jene Erscheinungen zu verstehen sind, welche durch eine gegen die Norm verstärkte, spezifisch veränderte Reaktionsfähigkeit des Organismus auf bestimmte Reize bedingt sind. Die *klassische Anaphylaxie* ist demnach heute (Otto) nur als ein Spezialfall der Allergie aufzufassen.

Alle Stoffe, die eine veränderte Reaktionsfähigkeit erzeugen, welche bei Wiederholung der Zufuhr in spezifischer Weise die sog. allergischen Reaktionen wie Heuschnupfen, Asthma, Hauterscheinungen verschiedener Art u. a. m. aus-lösen, bezeichnet man als *Allergene*. Als *Anaphylaktogene* sind alle jene Stoffe zu bezeichnen, die im Tierkörper eine Bereitschaft für den wohl charakterisierten anaphylaktischen Shock erzeugen.

Unter die anaphylaktischen Reaktionen ist wahrscheinlich auch das von G. Schwarz-mann in New York beschriebene Phänomen zu rechnen. Er fand nach cutaner Einver-leibung des Filtrates einer Bakterienkultur in die Kaninchenhaut, daß sich nach intravenöser Einverleibung des gleichen Filtrates 24 Stunden später an der ersten Einstichstelle eine schwere Hautnekrose spezifisch entwickelte.

Die echte Anaphylaxie tritt nach *wiederholter parenteraler* Zufuhr von nicht bakteriellem *körperfremdem* ungeformten Eiweiß auf. Hierzu ist nicht nur das Eiweiß anderer Tierspezies zu rechnen, sondern auch arteigenes Eiweiß, das Abweichungen oder gewisse Veränderungen erfahren hat (verbranntes Organ-eiweiß; jodiertes Eiweiß; Placentareiweiß; Linsensubstanz usw.). Alle tierischen und pflanzlichen Zellen, Extrakte aus Zellen und Organen; Fermentlösungen, ungereinigte Fette, denen Spuren von Eiweißkörpern oder Nucleoproteiden anhaften, können anaphylaktogen wirken, am sichersten und oft in sehr kleinen Dosen bei parenteraler Einverleibung, in der Regel nicht bei Verfütterung, weil der Körper bei enteraler Eiweißzufuhr durch das Darmepithel und die Darm-säfte geschützt ist, wohl aber bei rectaler Zuführung des Antigens.

Nicht jede Tierspezies ist für Anaphylaxie empfänglich. Von den üblichen Versuchs-tieren stehen *Meerschweinchen* weitaus an erster Stelle; Kaninchen sind 400mal weniger empfänglich, noch weniger Mäuse, Hammel, Ziegen, Pferde, Hühner, Tauben, am wenigsten Hunde.

Auch bei den empfänglichsten Tieren erfolgt die Umstimmung nicht sofort nach der ersten Injektion, sondern vollzieht sich innerhalb einer wesentlich von der Dosis der Erstinjektionen abhängigen Inkubationszeit, die beim Meerschweinchen mindestens 6—8 Tage beträgt. Die Überempfindlichkeit erreicht bei ihm ihren Höhepunkt in der 2.—3. Woche und kann dann leicht durch eine Reininjektion nachgewiesen werden. Hiernach gestaltet sich ein ana-phylaktischer Grundversuch folgendermaßen: Man injiziert Meerschweinchen 0,01 ccm Pferdeserum subcutan oder $^{1}/_{1000}$ Milligramm intravenös und nach 2—3 Wochen vom gleichen Serum eine erheblich größere, aber beim normalen Tier durchaus unschädliche Menge (sub-cutan einige Gramm, intravenös einige Milligramm) als „Probe". Schon nach wenigen Minuten wird das Tier unruhig, es juckt sich an der Nase, dann erfolgt Würgen, zuweilen Erbrechen; schließlich fällt es auf die Seite und geht unter stärkster *Dyspnoe* und fühlbarer *Abkühlung* der Haut zugrunde. Man bezeichnet dieses Krankheitsbild als „anaphylaktischen Anfall" oder „Shock". Die Sektion zeigt als auffälligsten Befund schwerste *Lungenblähung* infolge einer krampfartigen Kontraktur der Bronchialmuskeln, die das Lumen der kleineren Bronchien ganz verschwinden läßt. Dieser Krampf scheint *zentral* ausgelöst zu werden; durch gewisse Narkotica (Äther, Chloräthyl) kann er verhindert werden. — Außer dem Absinken der Körpertemperatur beobachtet man noch eine verminderte Gerinnungsfähigkeit des Blutes, Leukopenie, und *Schwund des Komplements.*

Wird der anaphylaktische Anfall überstanden, so ist das Tier für 1—3 Monate *antianaphylaktisch,* d. h. es reagiert nicht mehr auf die Zufuhr des betreffenden artfremden Eiweißes.

Die Dauer des einmal erzeugten anaphylaktischen Zustandes kann sich über Monate und Jahre erstrecken, ähnlich wie bei der aktiven Immunität. Auch darin besteht eine weitere Analogie, daß sich der anaphylaktische Zustand *passiv durch Serum* übertragen läßt (dadurch nachweisbar, daß man 3 Wochen nach der ersten Antigendosis 1—3 ccm Serum des sensibilisierten Tieres auf ein zweites überträgt, letzterem nach 24 Stunden die 2. Antigendosis injiziert und damit einen Anfall auslöst). Man wird daher im Serum der aktiv überempfindlich gemachten Tiere die Existenz einer Art von Immunkörper, des Anaphylaxins (anaphylaktischen Reaktionskörpers), voraussetzen dürfen.

Auch beim *Menschen* treten Erscheinungen auf, welche den bei Tieren geschilderten ähneln. Die ersten bezüglichen Beobachtungen wurden bereits 1894, kurz nach Einführung des BEHRINGschen Diphtherie-Pferdeheilserums gemacht, indem manche damit geimpfte Personen mit Hautausschlägen, Fieber, gelegentlich auch schmerzhaften Gelenkschwellungen und Diarrhöen reagierten, Erscheinungen, die man zunächst als Nebenwirkungen der spezifischen Antitoxine auffaßte, alsbald aber (JOHANNESSEN 1895) auf Grund von Versuchen mit normalem Pferdeserum als Wirkung des artfremden Serums erkannte. In der Folgezeit sind bei der immer wachsenden Zunahme der Serumtherapie und -prophylaxe ausgedehnteste Erfahrungen über diese Erscheinungen gesammelt worden. Man hat bei diesen, in der ärztlichen Praxis in der Regel jedoch nur selten auftretenden Fällen zweierlei Erscheinungen zu unterscheiden: nämlich die Serumkrankheit und den eigentlichen Symptomenkomplex der Anaphylaxie.

Nach einer *einmaligen* Injektion können frühestens am 5., spätestens am 12. Tage Urticaria, Drüsenschwellungen, Ödeme im Gesicht, am Scrotum und an den abhängigen Körperpartien, Gelenkschmerzen und -schwellungen und meist leichtes (manchmal kein) Fieber auftreten. Nach wenigen Tagen sind alle Beschwerden wieder restlos verschwunden. Sie ereignen sich in stärkerer Häufung nur bei Anwendung sehr großer Serumdosen: So erkrankten z. B. von Patienten, die mit 100 ccm (Scharlach-) Serum gespritzt waren, 85%, von solchen aber, die nur 10 ccm erhalten hatten, nur 6%.

Nach einer *zweiten* Injektion des *gleichen* Eiweißstoffs treten die Erscheinungen stürmischer, zuweilen wenige Stunden nach der Injektion, erheblich verstärkt und vermehrt durch Schwindel, Herzschwäche usw. auf. Ein Zwischenraum von 3—8 Wochen zwischen der ersten und zweiten Injektion ergibt die heftigsten Erscheinungen; aber auch schon nach 12 Tagen und noch nach 1—2 Jahren und mehr machen sie sich deutlich bemerkbar. Todesfälle und erhebliche längere Erkrankungen sind beim Menschen bisher allerdings äußerst selten beobachtet. Aber selbstverständlich muß man verlangen, daß bei schwerer Scarlatina oder Diphtherie und bei zarten Kindern diese Komplikation vermieden wird. Dies kann geschehen 1. dadurch, daß zur Reinjektion ein Serum von einer anderen Tierspezies benutzt wird. So empfiehlt es sich z. B. für prophylaktische Erstimpfungen gegen Diphtherie das (jetzt überall erhältliche) von Rindern gewonnene Serum zu verwenden, bei etwa erforderlich werdenden therapeutischen Reinjektionen aber das (höherwertige) Pferdeserum. 2. Durch interkurrente, schon nach kürzerer Frist (8 Tage) mehrfach wiederholte kleine Seruminjektionen, mit deren Hilfe eine Art Gewöhnung eintritt; oder durch Injektion einer sehr geringen Serummenge (z. B. 0,5—1,0 ccm Diphtherieserum) kurze Zeit (2—4 Stunden) vor der eigentlichen großen Serumdosis; oder durch *langsame* Injektion bei vorher angelegter Stauungsbinde, die nach einer Stunde langsam gelockert wird, so daß ein ganz allmählicher Übergang des Serums in das Blut gewährleistet ist. 3. Durch Beseitigung der Globuline des Serums, die ursächlich beteiligt sind. 4. Durch drei- bis viermonatliches Lagern der Sera, wobei sich die Anaphylaktogene an Menge vermindern. — Auch Erwärmung auf 55—58⁰ soll diese Substanzen abschwächen.

Als Allergene und Anaphylaktogene glaubte man nach den früheren Beobachtungen nur die artfremden Eiweißstoffe ansehen zu dürfen. Heute weiß man, daß auch sog. Haptene zu einer Überempfindlichkeit führen können, wenn nur ihr Molekül durch begleitende Schleppersubstanzen (hauptsächlich Eiweiße, aber auch höhere Fettsäuren) ausreichend groß ist. Minimalste Mengen von Eiweiß können noch anaphylaktogen wirken. Alle Allergene und Anaphylaktogene müssen aromatische Gruppen enthalten, soweit sie Eiweiße sind. Bei den alimentären Überempfindlichkeiten des Menschen liegt bei der weitaus größeren Zahl der Kranken eine Überempfindlichkeit gegen tierisches oder pflanzliches Eiweiß der Nahrungsmittel vor, beim Heufieber und Asthma meist eine solche gegen pflanzliche Eiweiße insbesondere gegen das Polleneiweiß, aber auch Eiweiße des Staubes, der Pferdeschuppen, Tierhaare usw. vor.

Die ursprüngliche, im Gefolge der Receptorentheorie vorgenommene Erklärung nahm das Entstehen von Giftstoffen aus den eiweißartigen Anaphylaktogenen infolge einer Proteolyse der Eiweißkörper durch den anaphylaktischen Antikörper an. Diese Theorie ist heute unhaltbar, da es (TOMCSIK, AVERY u. a. m.) auch gelingt, akuten Shock durch Kohlehydrate auszulösen. Neuerdings ist als intermediäres anaphylaxieauslösendes Gift das Histamin angenommen worden (DALE). Da Histamin nach ZIPF in kleinsten Mengen ein normaler Wirkstoff ist, müßte demnach bei der Anaphylaxie eine abnorme Vermehrung vorliegen. Es gelingt tatsächlich im Tierversuch durch Gewöhnung der Versuchstiere an Histamin den anaphylaktischen Shock zu unterdrücken. Als völlig ausreichend kann die Histamintheorie jedoch heute noch nicht gelten, da erhebliche Unterschiede zwischen dem klinischen Bild der Histaminvergiftung und dem anaphylaktischen Shock bestehen. Es muß angenommen werden, daß neben dem Histamin noch andere bisher unbekannte Faktoren beim Zustandekommen der vorher genannten allergischen Erscheinungen, insbesondere der Anaphylaxie eine Rolle spielen.

e) Schutzimpfungen.

Die Beobachtungen der vorgenannten experimentellen und klinischen Forschung haben ergeben, daß die spezifischen (und auch unspezifischen) Abwehrmaßnahmen des Organismus nicht nur durch eine natürliche Infektion mit nachfolgender Erkrankung sondern auch bereits durch eine symptomlose Infektion, ja sogar durch eine parenterale Zufuhr der avirulenten oder abgetöteten Erreger und deren Produkte angeregt oder verstärkt werden können. Auf dieser Erkenntnis sind die spezifischen verhütenden Schutzimpfungen begründet. Derartige Schutzimpfungen, welche eine Nachahmung der natürlichen Infektion ohne deren gefährliche Begleiterscheinungen bezwecken, sind demnach keineswegs ein fremder Eingriff in das biologische Geschehen des Organismus sondern nur eine Verstärkung des natürlichen Abwehrmechanismus.

1. Unspezifische Erhöhung der natürlichen Widerstandsfähigkeit (bzw. Immunität).

Eine Verstärkung der natürlichen Widerstandsfähigkeit gegen Infektionskrankheiten läßt sich bereits auf mancherlei unspezifischen Wegen erreichen. Stoffwechselsteigernde Reize, wie die Injektion von artfremdem Eiweiß oder Eiweißspaltprodukten, Metallsalzen in optimalen Konzentrationen, Ultraviolettlicht- und andere Bestrahlungen, Bäder verschiedener Art u. a. m. vermögen, die Resistenz gegen eine Reihe von Infektionskrankheiten zu erhöhen bzw. die Heilung mancher chronischen Infektion zu beschleunigen. (Einzelheiten können in diesem Rahmen nicht gebracht werden. Es muß auf die Lehrbücher der Infektionskrankheiten verwiesen werden.) WEICHARDT hat diese Wirkung auf eine Protoplasmaaktivierung bzw. allgemeine Leistungssteigerung der Zellen zurückgeführt.

Häufig werden mit den vorgenannten Maßnahmen auch die spezifischen Abwehrmaßnahmen gesteigert.

Experimentell hat man bei Versuchstieren Resistenzvermehrung namentlich durch solche Mittel erzielt, welche stärkere *Leukocytose* hervorrufen. Injektion von Hefenuclein, Pilocarpin, Zimtsäure; oder Injektion von lebenden oder abgetöteten saprophytischen Bakterien (Bact. prodigiosum coli, pyocyaneum usw.); oder auch künstliche Herstellung von *örtlicher Hyperämie*, sei es durch äußere Applikation von Alkohol, sei es durch Umschnüren (BIERsche Stauung), bewirken erschwerte oder verlangsamte Infektion, anscheinend vorzugsweise infolge der erhöhten Tätigkeit der Leukocyten und Opsonine. — Auch kann bei Meerschweinchen eine kurzdauernder Schutz gegen Cholera z. B. durch intraperitoneale Injektion von normalem Blutserum, Harn, Bouillon usw. ausgelöst werden. Hier greift teils die Leukocytose ein, teils das erhöhte Zuströmen von Komplementen zwecks Verdauung der injizierten Substanzen.

In anderen Versuchen hat man eine höhere Alkalescenz des Blutes als förderlich für die Resistenz erkannt; es steht noch nicht fest, welcher der obengenannten Faktoren hierdurch beeinflußt wird. — Schließlich muß in manchen Fällen die Versorgung eines einzelnen *Organs* mit Blut, Leukocyten usw. ausschlaggebend sein für die Disposition des Körpers, an einer parasitären Krankheit mit bestimmter Wucherungsstätte der Erreger zu erkranken.

Aus den Beobachtungen, daß längerdauernde Unterernährung in quantitativer (Calorien) und qualitativer (Vitamine, eventuell Salze) Hinsicht die Widerstandsfähigkeit gegen Infektionskrankheiten verschiedener Art („Hungertyphus") sowie auch die Immunisierbarkeit und Immunitätslage z. B. bei der aktiven Diphtherieimmunisierung und Diphtherieimmunität herabzusetzen imstande ist, kann man mit Recht auf einen erheblichen *Einfluß der Ernährung auf die Resistenz* schließen. Zur Erhaltung der vollen natürlichen Resistenz gehört demnach auch eine ausreichende Ernährung in bezug auf die Nahrungsmenge. Der erforderliche Calorienbedarf in dieser Hinsicht ist allerdings je nach Konstitution und Rasse sehr verschieden.

Über die Notwendigkeiten einer ausreichenden Vitaminzufuhr für die natürliche Abwehrtätigkeit des Organismus ist heute soviel bekannt, daß Vitamin A und C aber wahrscheinlich auch B und D (PFANNENSTIEL, JUSATZ) wenigstens auf die Dauer unbedingt erforderlich sind. Unter anderem führt man die hohe natürliche Widerstandsfähigkeit der Eskimos gegen manche Infektionskrankheiten auf den Vitaminreichtum ihrer Nahrung (Tran) d. h. insbesondere der Vitamine A und D zurück. Worum es sich im einzelnen bei der obengenannten Vitaminwirkung handelt, ob z. B. Normalantikörper (Opsonine, Bakteriolysine) bei vitaminreicher Nahrung verstärkt gebildet werden, oder ob durch die Vitaminzufuhr eine für die Infektionsabwehr günstige Beeinflussung der Redoxpotentiale in den Geweben des Organismus eintritt (KOLLATH) oder nach MITTASCH eine „eukatalytischer Zustand" im Körper entsteht, muß dahingestellt bleiben.

2. Spezifische Schutzimpfungen.

Den Ausgangspunkt für die spezifischen Schutzimpfungen bildete die Erfahrung, daß gegen manche parasitäre Krankheiten durch *einmaliges Überstehen* eine langdauernde Unempfänglichkeit erworben wird. Nicht alle Infektionskrankheiten gewähren diesen Schutz; Pyämie und Sepsis, Gonorrhöe, Malaria, Pneumonie, Diphtherie, Influenza hinterlassen meist nur eine kurzdauernde Immunität und zeigen häufig schon kurze Zeit nach dem Überstehen der ersten Erkrankung Rezidive. Einige hinterlassen sogar in ausgesprochener Weise eine gesteigerte Empfänglichkeit des Körpers. Andere Krankheiten bewirken wohl für einige Zeit Immunität, aber nicht ausnahmslos und nicht gleichartig bei den verschiedenen Tierspezies; so z. B. der Milzbrand, der nachweislich bei Menschen und Pferden rezidiviert, während Hammel und Rinder durch einmaliges Überstehen der Krankheit für längere Zeit geschützt werden. Cholera bewirkt in der Regel für einige Monate bis Jahre einen Schutz gegen wiederholte Erkrankung. Eine ausgesprochene, lange Zeit andauernde Immunität tritt beim Menschen nach einmaligem Überstehen von Pocken, Scharlach, Masern, Fleckfieber und Abdominaltyphus ein.

Aktive Immunisierung durch Einverleibung der Krankheitserreger oder deren spezifische Stoffe.

Der Geimpfte stellt nach der Einbringung der Antigene selbst *aktiv* die Antikörper her. Der Impfschutz tritt frühestens nach 5—10, meist erst nach 21—28 Tagen ein, dauert aber Monate bis Jahre.

Die älteste Methode der Schutzimpfung bestand *in der absichtlichen* Ansteckung Gesunder an Personen, welche an einer ansteckenden Krankheit *leicht erkrankt* waren.

Man hatte die Erfahrung gemacht, daß *schwere* und *leichte* Erkrankungen in bezug auf die dadurch gewährte Immunität meistens gleichwertig sind. Außerordentlich leicht verlaufende Fälle von Scharlach, Masern, Abdominaltyphus, Cholera hinterlassen anscheinend einen ebenso vollen Schutz gegen die gleiche Krankheit, wie Erkrankungen der schwersten Art. Infolgedessen versuchte man z. B. in Epidemien von Masern und Scharlach, welche vorzugsweise aus leichten Fällen bestanden, in welchen also mutmaßlich ein wenig virulenter Ansteckungsstoff wirksam war, gesunde Kinder mit den kranken absichtlich in Berührung zu bringen, damit sie durch Überstehen der leichten Erkrankung einen Schutz gegen etwaige schwere Formen derselben Krankheit erlangten.

Schutzimpfung durch absichtliche cutane und subcutane Einimpfung der vollvirulenten lebenden Krankheitserreger.

Diese Schutzimpfung wurde in großem Maßstabe im 18. Jahrhundert in der Form der *Variolation* gegen die *Pocken* ausgeführt (s. unten).

Die gleiche Wirkung ist bei solchen Krankheitserregern zu beobachten, welche *subcutan* überhaupt *nicht wuchern* und von dort aus keine Allgemeininfektion des Körpers zuwege bringen, wie z. B. Choleravibrionen. Da aber auch nach der Einimpfung vorsichtig *abgetöteter* Kulturen jener Erreger die gleiche Wirkung beobachtet wird, verwendet man sicherheitshalber in der Praxis abgetötetes oder abgeschwächtes Material oder läßt wenigstens eine solche Impfung der Verwendung von lebender Kultur vorausgehen (s. unten).

Schutzimpfung mit künstlich abgeschwächten lebenden Krankheitserregern. Die oft bedenklichen Folgen der Einimpfung vollvirulenter Erreger, und andererseits die Beobachtung, daß auch eine Ansteckung durch schwach wirkende Erreger vollen Schutz gegen nochmalige Erkrankung verleihen kann, mußte zu dem Bestreben führen, *natürlich* vorkommende, den Erregern ähnliche Bakterien, die als *abgeschwächte* Erreger angesehen werden konnten, zu verwenden bzw. *künstlich* für die Zwecke der Schutzimpfung abgeschwächte Erreger herzustellen.

Letzteres wurde erzielt: Von PASTEUR und später anderen Forschern durch begrenzte Einwirkung schädigender Mittel auf die virulenten Krankheitserreger; z. B. 15 Minuten dauernde Einwirkung von 52°, oder vierstündige Erwärmung auf 47°, oder sechsstündige Erwärmung auf 43° usw; oder durch Trocknen; oder durch verschiedenste chemische Mittel, Lösungen von Kaliumbichromat, Carbolsäure, Alkohol, Glycerin usw. (u. a. bei Hühnercholera, Milzbrand der Schafe, Schweinerotlauf).

Durch *Züchtung* der Krankheitserreger *unter ungünstigen Lebensbedingungen*; namentlich fortgesetzte künstliche Kultur auf totem Substrat (z. B. bei Rotz). Der Grad der Abschwächung ist schwer festzustellen.

Durch den Durchgang der für eine Spezies virulenten Krankheitserreger durch *wenig empfängliche* Tiere, wobei zuweilen eine relativ sichere und rasche Abstufung der Virulenz künstlich zu erreichen ist, während in anderen Fällen die Anpassung nur sehr allmählich zustande zu kommen scheint. Hierher gehört die Schutzimpfung bei *Lyssa* mit einem an Kaninchen angepaßten Virus, und bei *Pocken* durch den Pustelinhalt von *Kuhpocken*.

Schutzimpfung durch abgetötete Krankheitserreger. Die Art der Abtötung ist nicht gleichgültig; sie muß möglichst schonend sein, um die Antigene nicht zu zerstören. Die Abtötung der Erreger bzw. die Entgiftung ihrer Antigene ist durch verschiedene chemische Mittel wie z. B. Phenol, Formalin, Trikresol, Yatren, Schwermetallionen z. B. aktive Silberionen u. a. m., durch physikalische Mittel, wie Erhitzung während 1—3 Stunden auf 50—60° C, Ultraviolettlichtbestrahlung u. a. m. sowie durch Kombination chemischer und physikalischer Methoden versucht worden.

Für die bakteriellen Impfstoffe hat sich die *Methode der Hitzeabtötung* vor allem bei Typhus-, Paratyphus-, Choleraimpfstoffen und solchen aus Ruhrstämmen der ektotoxinfreien Ruhrtypen nach deutschen Erfahrungen gut bewährt. Es handelt sich hierbei ausschließlich um verhütende Schutzimpfungen.

Wichtig ist, daß man zwecks Abtötung die Erhitzung nur solange und bei einer möglichst niedrigen Temperatur betreiben darf, bei welcher die betreffenden Keime gerade vermehrungsunfähig werden. Typhus-Paratyphus- und Ruhrimpfstoffe werden nach 75minutiger Erhitzung bei 56° Choleraabschwemmungen schon nach 60 Minuten langem Erhitzen bei 54° abgetötet.

Auch in therapeutischer Hinsicht wird zwecks Abkürzung der Erkrankungszeit die Einverleibung abgetöteter Bakterien bei manchen Erkrankungen mit gutem Erfolg angewandt, so z. B. bei der Staphylokokkenfurunkulose, bei der Gonorrhöe, bei der Tularämie, bei Keuchhusten u. a. Man bezeichnet die bakteriellen Impfstoffe allgemein als *Vaccinen*. Werden für die Bereitung der Impfstoffe, die aus dem Patientenkörper gezüchteten Erreger genommen, so bezeichnet man sie als *Autovaccinen*.

Alle prophylaktischen, bakteriellen Schutzimpfungen wirken stets am besten, wenn es gelingt, die epidemieeigenen Erregerstämme in die Vaccinen mit hinein zu nehmen, wobei selbstverständlich auch andere Stämme der gleichen Erregerart bei passender Auswahl gut wirksam sind. Man stellt Vaccinen für die vorgenannten prophylaktischen Zwecke am besten aus verschiedenen Stämmen der gleichen Art her *(polyvalente Vaccinen)*.

Bei manchen Impfstoffen läßt sich mit gutem Erfolg eine Mischung verschiedener Bakterienarten (z. B. Typhus- und Paratyphusbakterien) mit gleichzeitiger Einverleibung als sog. *Mischvaccine* verwenden. Die Mischung zahlreicher, qualitativ verschiedener Impfstoffe, wie sie unter anderem in Frankreich (RAMON) empfohlen wird, ist in ihrer Wirksamkeit schwer zu übersehen,

wozu noch kommt, daß bei ausreichend hoher Dosierung der einzelnen Impfstoffe die Gefahr der überstarken Impfreaktionen wächst. Mischungen verschiedener Antigene können nach Einverleibung in den Tierkörper einen *Synergismus der antigenen Wirksamkeit* entfalten, aber andererseits kann auch eine
Konkurrenz der Antigene eintreten, wobei die Wirksamkeit einiger Antigene
völlig unterdrückt wird (SCHLOSSBERGER und HETSCH).

Da nicht jeder Erregerstamm für Impfstoffzwecke gleich gut geeignet ist,
muß eine aus der Erfahrung gewonnene richtige Auswahl der Stämme nach
ihrem antigenen Vermögen und auch nach ihren Fähigkeiten, möglichst wenig
Impfreaktionen zu erzeugen, vorausgehen.

Die Abtötung bakterieller, für Verhütungszwecke geeigneten Impfstoffe
durch Chemikalien hat sich weniger gut bewährt. Jedoch ist ein Zusatz von
Chemikalien, z. B. 0,5% Phenol, im Anschluß an die Hitzeabtötung für die
Sterilerhaltung und Konservierung, d. h. unter anderem auch Hinderung ihrer
Autolyse, unbedingt erforderlich.

Massenschutzimpfungen mit subcutaner Einverleibung hitzeabgetöteter
Erreger gegen Cholera (PFEIFFER, KOLLE) und gegen Typhus (KOLLE) haben
vor allem während des Weltkrieges in allen Heeren ihre Feuerprobe bestanden
und sich als ein praktisch gut wirksames Mittel zur Verhütung dieser Seuchen
an der Front erwiesen.

Die subcutane Einspritzung, die einmal oder besser wiederholt mit Zwischenraum von
etwa 5—10 Tagen vorgenommen wird, kann örtliche Entzündungserscheinungen, Fieber,
Abgeschlagenheit usw. nach sich ziehen; um so weniger, je schonender die Abtötung war;
angewendet z. B. gegen Typhus, Cholera, Pest (s. unten). Neuerdings ist die *orale* Verabreichung von Typhus- und Cholera- und Ruhrvaccins nach vorausgehender Einnahme von
Galle als wirksam empfohlen worden. Jedoch sind die Erfahrungen noch nicht eindeutig
genug, um die *orale Schutzimpfung* an Stelle der subcutanen allgemein einzuführen.

Außer den Impfstoffen, die vorwiegend eine antiinfektiöse Immunität hervorrufen, haben sich auch neuerdings Impfstoffe zur Erzeugung einer prophylaktischen antitoxischen Immunität allgemeine Anerkennung verschafft. Sie sind
bisher bei der Diphtherie, dem Tetanus und der Ruhr versucht worden.

Das Hauptproblem für die Herstellung derartiger Impfstoffe mit dem Vermögen zur Erzeugung einer wirksamen antitoxischen Immunität war die Entgiftung ihrer Toxine unter gleichzeitiger Erhaltung des antigenen Vermögens
der ungiftigen Toxine (sog. *Toxoide*).

Bei der Diphtherie hat erstmalig E. v. BEHRING das Diphtherietoxin für
Impfzwecke beim Menschen dadurch ungiftig und doch antigen wirksam gemacht, daß er Toxin-Antitoxingemische (sog. *T.A.-Impfstoffe*) einspritzte. Der
Wirkungsmechanismus war so vorzustellen, daß das neutralisierte Toxin im
Körper in kleinsten ungefährlichen Mengen abdissoziiert wurde, wodurch eine
aktive Diphtherieimmunisierung zustande kam. H. SCHMIDT hat zwecks Vermeidung einer unnötigen Eiweißsensibilisierung die ausgeflockten und gewaschenen Toxin-Antitoxin-Flocken *(T.A.F.-Impfstoffe)* verwandt.

Eine wichtige Verbesserung der antitoxischen Impfstoffe bedeuteten die
Entdeckungen der Entgiftung des Tetanustoxins und des Diphtherietoxins
(GLENNY, RAMON) durch Zusatz von Formalin, wobei trotz völliger Entgiftung
das antigene Vermögen unverändert erhalten blieb. Beim Ruhrtoxin erwies
sich die Formalinentgiftung als weniger brauchbar (PRIGGE). Der in Frankreich,
Amerika und England seit langem verwandte formalinisierte Diphtherieimpfstoff

(Diphtherie-Formoltoxoid, Anatoxin, F.T.-Impfstoffe) hat sich in der Praxis gut bewährt, d. h. es ließ sich nach mehrmaliger Einspritzung die Diphtherieempfänglichkeit der Geimpften deutlich herabsetzen. Auch in Deutschland ist er in den Jahren 1934/35 mit gutem Erfolg (GUNDEL) bei Massenimpfungen angewandt worden.

Eine weitere erhebliche Wirkungsverstärkung haben die von GLENNY und S. SCHMIDT entdeckten *Präcipitat-Toxoidimpfstoffe*[1] erbracht. Das mit Formalin entgiftete Diphtherie- oder Tetanusgift wird aus der Lösung durch Zusatz von Kalialaun oder Aluminiumhydroxyd ausgeflockt. Die wirksame Substanz ist an dem Niederschlag adsorbiert. Schon eine einmalige Einspritzung solcher Präcipitatimpfstoffe führt wegen der Impfstoffdepotbildung und vielleicht auch infolge einer katalytischen Wirkung des injizierten Metalls und infolge der Antigenmicellenvergrößerung nach 3—6 Wochen zu einer erheblichen Immunität, welche z. B. bei den Diphtherieimpfstoffen die Wirksamkeit der dreimaligen Impfungen mit den älteren T.A.-, T.A.F.- und F.T.-Impfstoffen erreicht bzw. sogar übertrifft. Nach ausländischen und neuerdings auch deutschen Erfahrungen bei Massenschutzimpfungen (WOHLFEIL) an diphtheriegefährdeten Kindern ist die Wirksamkeit der aktiven Diphtherieschutzimpfung heute unbestreitbar. Die Wirksamkeit der aktiven Tetanusschutzimpfung scheint demgegenüber nicht sehr anhaltend zu sein, so daß sie heute noch nicht in der Lage ist, die weiter unten zu besprechende passive Schutzimpfung mit Tetanusserum voll zu ersetzen.

Passive Immunisierung durch Verwendung von Serum hochimmunisierter Tiere.

Durch fortgesetzte aktive Immunisierung von Tieren in geeigneten Abständen und unter Steigerung der Antigendosen lassen sich unter Umständen solche Konzentrationen von spezifischen Antikörpern im Serum der Versuchstiere herstellen, daß eine kleine Menge des Serums, in einer Injektion subcutan einem Menschen einverleibt, hinreicht, um eine etwaige Invasion der betreffenden Krankheitserreger unschädlich zu machen. Die Übertragung solchen Immunserums mit *fertigen* Antikörpern ruft meist (s. oben) *keinerlei Reaktion* im geimpften Körper hervor. Dieser verhält sich *passiv* und bildet selbst *keine* neuen Schutzkörper; aber es entsteht relativ *rasch*, jedenfalls innerhalb 24 Stunden, eine Immunität, die allerdings innerhalb weniger Wochen bis Monate wieder verschwindet und in diesem wichtigen Punkte erheblich hinter der aktiven Immunisierung zurücksteht. — Derartige Sera lassen sich auch oft *therapeutisch* benutzen. — Es sind zu unterscheiden:

a) *Antitoxische* und *antiendotoxische* Sera. Wirken ausschließlich durch Antitoxine, welche durch aktive Immunisierung geeigneter Tiere mit *leichtlöslichen* Ektotoxinen oder Endotoxinen entstanden sind, *Diphtherieantitoxin, Tetanusantitoxin, Botulismusantitoxin, Pyocyaneusantitoxin*; ferner *Ruhrantitoxin* und Antiendotoxin; Antitoxin gegen ein von den Gasödembacillen geliefertes Toxin, das *Pollantin* (DUNBAR), ein Antitoxin gegen das in den Pollen namentlich der Gramineen enthaltene, bei spezifisch disponierten Personen „Heufieber" hervorrufende Toxin u. a. m.

---

[1] In Deutschland sind zur Zeit die Impfstoffe „Al.F.T." (Aluminiumhydroxyd-FormolToxoid), ferner Ditoxoid-Asid (Kalialaun-Formoltoxoid) und der „Diphtherieimpfstoff Dresden" in Gebrauch.

Auch gegen *Schlangengift* sind von CALMETTE antitoxische Sera hergestellt, die prophylaktisch kurz nach dem Biß gute Resultate zu geben scheinen. Da mit verschiedenen Giften (Neurotoxin namentlich bei den Kolubriden, z. B. bei der Kobraschlange, Hämorrhagin bei den Viperiden) gerechnet werden muß, sind multivalente Sera zweckmäßig. — Der antitoxische Effekt der Sera wird anscheinend nicht nur dadurch gesteigert, daß man die toxischen Antigene möglichst aufzuschließen versucht, sondern auch dadurch, daß man diese den Versuchstieren durch *intravenöse* Injektion einverleibt.

b) *Antiinfektiöse* Sera. Enthalten hauptsächlich Bakteriolysine, Bakteriotropine, auch Antiendotoxin, Antiektotoxin und Agglutinin. Werden durch Vorbehandlung mit Antigenen erhalten, die entweder aus löslichen Kulturprodukten gewonnen sind oder aus den frischen Leibern der Erreger. Zum Schluß der Vorbehandlung kann meist die Injektion *lebender* virulenter Erreger nicht entbehrt werden. — Die Schwierigkeiten der Gewinnung *hoch*wertiger Sera sind groß. — In Gebrauch ist *Ruhr-, Pest-, Streptokokken-, Coli-, Tularämie-Milzbrand*serum, ferner Serum gegen *Rinderpest, Schweineseuche, Schweinerotlauf* usw. Eine Schutzwirkung tritt häufig nur unvollkommen zutage, bzw. es bedarf großer Serummengen. Therapeutisch sind, außer bei Ruhr, Milzbrand, Tularämie, befriedigende Resultate kaum zu verzeichnen. Wo kräftigere Schutzwirkung, namentlich aber meßbare *heilende* Wirkung hervortritt, da handelt es sich anscheinend um ein *gemischtes Serum* mit gleichzeitigem Gehalt an Antitoxinen, Antiendotoxinen und antiinfektiösen Stoffen.

Kombinierte aktive und passive Immunisierung.

Es liegt nahe, die Vorteile beider Immunisierungsmethoden zu vereinigen und ihre Nachteile erheblich dadurch zu verringern, daß man *nach*einander in gewissem Intervall oder *gleichzeitig (Simultan*methode) durch (evtl. abgeschwächte) Krankheitserreger *aktiv und*, durch Serum immuner oder spezifisch immunisierter Tiere, *passiv* immunisiert: Das *Serum* bewirkt, daß der Schutz *sofort* eintritt und daß die infolge der aktiven Immunisierung auftretenden Reaktions- (Krankheits-)Erscheinungen geringer werden; die Einverleibung der *Krankheitserreger* oder der Toxoide gewährt dagegen eine erheblich längere *Dauer* des Impfschutzes.

Die aktiv-passive Schutzimpfung ist neuerdings bei Diphtherie mit gutem Erfolg angewandt worden.

Jedoch läßt sich nach Tierversuchen zeigen, daß eventuell nach Abklingen der Serumschutzwirkung eine Phase eintreten kann, in welcher der Körper vorübergehend schutzlos ist, weil die aktive Immunisierung noch nicht zur Antikörperbildung geführt hat.

Aktiv-passive Schutzimpfungen sind ferner noch mit gutem Erfolg bei einer Reihe von Tierkrankheiten erprobt worden.

Trotz der guten Ergebnisse mancher neuerer Immunisierungsverfahren dürfen wir nicht hoffen, alle oder auch nur die meisten Infektionskrankheiten *ausschließlich* durch Schutzimpfungen zu bekämpfen. *Allgemeine* prophylaktische Schutzimpfungen sind z. B. *nicht* angebracht bei Krankheiten wie Erysipel, Gonorrhöe, Pneumonie, die nach dem Überstehen der Erkrankung leicht rezidivieren, oder bei denen nach völligem Erlöschen der Krankheit keine sichere Immunität zurückbleibt *(Syphilis, Tuberkulose)*; ebensowenig bei Krankheiten, wo nur passive Immunisierung anwendbar ist und der Impfschutz zu kurze Zeit dauert. Bei anderen parasitären Krankheiten, wie bei

Cholera, Abdominaltyphus, Fleckfieber, sind die zur Verhütung der Übertragung geeigneten Maßregeln verhältnismäßig einfach und unter vorgeschrittenen Kulturverhältnissen leicht durchführbar. Daher sind *ausgedehnte* Schutzimpfungen hier meist nicht in Betracht zu ziehen, wohl aber bei Personen oder Gruppen von Personen, welche der Ansteckung besonders ausgesetzt sind (Pflegepersonal; Truppenteile im Kriege, Expeditionen in unzivilisierte Länder).

Auch bei Ausbruch von Pest sind Schutzimpfungen von gefährdeten Personen wie Angehörigen des Kranken, Ärzte, Krankenwärter, Desinfektoren durchzuführen, wenn die derzeitigen Pestimpfstoffe auch noch nicht die hohe Wirksamkeit besitzen, wie man es von den Typhus-Paratyphus und anderen Impfstoffen aussagen kann.

In Zeiten ansteigender Diphtherieseuchenwellen hat es sich gezeigt, daß eine wirksame Bekämpfung nur durch aktive prophylaktische Massenschutzimpfungen möglich wird. Während bei vereinzelten Diphtheriefällen oder kleinen endemischen Herden die seuchenpolizeilichen Maßnahmen voll ausreichen, um einer Weiterverbreitung zu verhindern, ist in Seuchenzeiten die aktive Diphtherieschutzimpfung die Methode der Wahl geworden.

Für eine *allgemeine, regelmäßige* Impfung der *ganzen* Bevölkerung eignen sich dagegen bis jetzt nur die *Pocken*. Gegenüber dieser Krankheit versagen unsere sonstigen prophylaktischen Maßregeln so sehr, und die Impfung ist im allgemeinen so gefahrlos und von so sicherer und langanhaltender Wirkung, daß sie hier unbedingt den rationellsten Schutz darstellt.

f) Grundlagen und Bedeutung der Chemotherapie.

In ähnlicher Weise, wie es möglich ist, die Krankheitserreger oder den Krankheitsverlauf durch aktive und passive Immunisierungen zu beeinflussen, gelingt auch eine solche Beeinflussung durch Zufuhr bestimmter therapeutisch wirksamer chemischer Stoffe *(Chemotherapie)*. Der ursprünglich ihr zugrunde liegende Gedanke (LISTER, R. KOCH) war der, durch eine „*innere Desinfektion*" die Erreger im infizierten Organismus elektiv abzutöten. Man bemühte sich dabei „innere Desinfizientien" zu finden, die möglichst nur die Erreger schädigten, d. h. *parasitotrop* waren, dagegen den Wirtskörper unbeeinflußt ließen, d. h. nicht *organotrop* waren.

Heute weiß man (SCHLOSSBERGER, DOMAGK), daß die Chemotherapeutica unmöglich auf dem Wege einer inneren Desinfektion wirken können, da tatsächlich desinfizierende Dosen auch den befallenen Organismus in der Regel stärkstens schädigen und zudem nach den therapeutischen Erfahrungen auch gar nicht notwendig sind. Viele modernen, sehr wirksamen Chemotherapeutica wie Rivanol, Prontosil u. a. m. wirken im Reagensglase nur wenig bactericid oder entfalten überhaupt nur im Tierkörper eine starke Wirkung auf die Erreger, was vielfach dadurch zu erklären ist, daß die betreffenden Chemotherapeutica aus einer unwirksamen Vorstufe durch die Zelltätigkeit des infizierten Organismus oder auch der Mikroben selber zu einem wirksamen Stoff chemisch verändert werden. Daß überhaupt eine Chemotherapie gegen Bakterien und Protozoenerkrankungen möglich wird, beruht zunächst auf einer verschiedenen chemischen Affinität des Wirts- und Mikrobeneiweißes gegenüber dem Chemotherapeuticum. Man hat sich nach neueren experimentellen Forschungsergebnissen den *Wirkungsmechanismus bei der Chemotherapie* allgemein so vorzustellen, daß in einer *ersten Phase* nach Einverleibung des Mittels eine elektive Aufnahme bzw. Adsorption des Stoffes durch die Protozoen- oder Bakterienzelle stattfindet, wobei neben chemischen Affinitäten auch physikalische Prozesse eine Rolle spielen. Sodann folgt in einer *zweiten Phase* die eigentliche Schädigungswirkung der verankerten Substanz auf das Mikrobenprotoplasma, welche in Störungen der Fermenttätigkeit der Erreger und in Hemmungen ihrer Vermehrung besteht. Zu einer Abtötung der Erreger kommt es in dieser Phase in der Regel noch nicht. Die Bakterien oder Protozoen werden jedoch so stark in ihren Lebensfunktionen, ihrem Stoffwechsel und ihrer Vermehrungsfähigkeit beeinträchtigt, daß sie einer *dritten Phase* den in Aktion tretenden Abwehrmaßnahmen des Organismus anheimfallen. Diese bestehen in Phagocytose, Abkapselung, Auflösung u. dgl. der durch die Chemotherapie gewissermaßen sensibilisierten Erreger. Das Primäre des chemotherapeutischen Heilungsvorganges besteht also in einer direkten Einwirkung des chemischen Stoffes auf den Parasiten, der für die natürlichen Abwehrmaßnahmen des Organismus vorbereitet wird.

Chemotherapeutica haben zunächst vor allem bei Protozoenerkrankungen großartige Erfolge gezeigt, so bei der Malaria die Behandlung mittels Chinin, Plasmochin und Atebrin, bei den Trypanosomenerkrankungen durch Germanin, bei den Erkrankungen durch Spirochäten durch Salvarsan u. a. m. Von Chemotherapeutica gegen bakterielle Infektionen sind vor allem die Prontosilpräparate gegen Erkrankungen durch Streptokokken und Pneumokokken, das Eukupin bei Pneumokokkenerkrankungen, die Goldpräparate bei der Chemotherapie der Tuberkulose, das Chaulmoograöl bei der Behandlung der Lepra zu nennen. Weitere Einzelheiten sind aus den Lehrbüchern über Infektionskrankheiten zu ersehen.

C. Die Bedeutung örtlicher und zeitlicher Einwirkungen für das Zustandekommen von Infektionskrankheiten.

Abhängigkeiten der Krankheitsentstehung von örtlichen und zeitlichen Faktoren (Boden, Klima, Jahreszeiten, Witterung) wurden bereits im Altertum angenommen. Seit Beginn der bakteriologischen Aera in der Erforschung der Infektionskrankheiten hat man nun bald die Frage aufgeworfen, ob die Erreger selber eine solche Beeinflussung durch örtliche und zeitliche Faktoren erfahren können, oder ob sich solche Einflüsse mehr auf die Disposition und Immunität der Menschen auswirken.

Bekannt ist seit langem, daß die spezifischen akuten Darminfektionskrankheiten (Typhus, Paratyphus, Ruhr, infektiöse Enteritis) in unseren Klimaten einen ausgesprochenen Sommer- bzw. Frühherbstgipfel besitzen. Demgegenüber zeigen infektiöse Erkrankungen des Respirationstractus unter anderem die Lungenentzündung, die Influenza, die Diphtherie, aber auch der Scharlach und die Masern einen Herbst- und Wintergipfel der Erkrankungshäufigkeit.

Wir begegnen gewissen auffälligen *Gesetzmäßigkeiten* in der örtlichen und jahreszeitlichen Verbreitung mancher Infektionskrankheiten. Die eine Stadt bzw. das eine Land zeigt sich regelmäßig stärker ergriffen als das andere; gewisse Zeitabschnitte gehen mit einer besonderen Häufung von Krankheiten zusammen, andere mit einer Verminderung. Diese gesetzmäßigen Unterschiede haben zur Annahme einer *örtlichen* und *jahreszeitlichen Disposition* geführt, die ihren Grund in besonderen, von der natürlichen Beschaffenheit der Örtlichkeit ausgehenden, jahreszeitlich wechselnden Einflüssen auf die Krankheitserreger oder auf die Empfänglichkeit der Menschen haben soll, so daß außer dem Kranken und den von ihm ausgehenden Infektionsquellen auch eben jene Beschaffenheit der Örtlichkeit für die Ausbreitung der Krankheit ausschlaggebend wird.

Örtliche Unterschiede dieser Art beobachtet man zwischen den verschiedenen *Klimaten*. So ist das Gelbfieber an die tropische Zone gebunden, während umgekehrt Fleckfieber bei tropischer Wärme sich nicht verbreitet. In beiden Fällen werden indes nicht eigentlich die Krankheitserreger, sondern die zur

Übertragung erforderlichen Stechmücken bzw. Kleiderläuse durch die klimatischen Verhältnisse beeinflußt. — Oft findet man aber auch innerhalb desselben Klimas starke Unterschiede der Häufigkeit und dann angeblich vorzugsweise als Folge einer verschiedenen *Boden*beschaffenheit. *Jahreszeitliche* Schwankungen sollen teils mit besonderen Witterungsverhältnissen, teils wiederum mit wechselnden Bodenverhältnissen zusammengehen.

Die natürlichen Lebenssubstrate, insbesondere der Boden, sind jedoch nur ausnahmsweise geeignet, das Gedeihen und die Verbreitung der Infektionserreger zu beeinflussen. Jedenfalls werden wir *diese* Momente *erst dann* zu einer Erklärung örtlicher und zeitlicher Unterschiede heranziehen dürfen, wenn einige *andere*, bei dieser wechselnden Verteilung der Infektionskrankheiten *sicher mitwirkende* Faktoren zur Erklärung nicht ausreichen.

Man hat zahlreiche Korrelationen zwischen dem Ansteigen einer Seuchenkurve, z. B. des Typhus oder der Cholera (PETTENKOFER, WOLTER), und zeitlichen Faktoren sowie örtlichen Veränderungen, z. B. des Grundwasserspiegels im Boden, aufgestellt, um aus dem Parallelgehen zwischen dem Fallen des Grundwasserspiegels und z. B. dem Anstieg der Typhusmorbidität auf ursächliche Zusammenhänge zwischen Boden und Typhus zu schließen. Als Erklärung nahm PETTENKOFER an, daß beim Sinken des Grundwasserspiegels schädliche Gase der Bodenluft in die Luft der Häuser und damit in die Atemluft der Menschen gelangten, wodurch eine Disposition zum Typhus entstehen sollte. Andererseits wurden bestimmte Reifungszyklen pathogener Bakterien im Boden unter dem Einfluß örtlicher und zeitlicher Faktoren angenommen.

Die moderne Forschung über die Ursachen solcher Korrelationen konnte zeigen, daß eine Beziehung zwischen Boden und Krankheitsentstehung, etwa in Form eines lokal verseuchten Bodens mit Reifungszyklen der Erreger in der Erde nicht existierte. Die früher als Beweis für die Bodentheorie herangezogenen Typhushäuser lassen sich, wie später noch ausführlich dargelegt werden soll, mit Sicherheit daraus erklären, daß in diesen Häusern gesunde Typhusbacillenausscheider ihre Umgebung infizieren. Eine Beeinflussung des Ansteckungsvermögens der Erreger, d. h. ihrer Infektiosität oder Virulenz durch örtliche Faktoren ist abzulehnen. Außerdem sind die obengenannten Korrelationen keineswegs die Regel. Man trifft (BÜRGERS) Typhus in jeder Höhenlage und bei jedem Grundwasserstand an.

Allerdings bieten die verschiedenen Jahreszeiten unter Umständen eine günstige Umwelt für die Erreger, die sich dann in den Infektionsquellen besonders gut vermehren können. Sommerliche Wärme mit hoher Luftfeuchtigkeit wirkt als Bruttemperatur für Typhus- und Paratyphusbakterien, die in oder auf Lebensmittel gelangt sind. Die Erreger können sich in einem solchen Falle besonders schnell zu infektionstüchtigen Konzentrationen vermehren. Das Vorkommen unspezifischer Katarrhe im Nasen-Rachenraum begünstigt im Winter z. B. die Ansiedlung der Diphtheriebakterien in den Atmungswegen, weil diese in den aufgelockerten und entzündeten Schleimhautepithelien einen guten Haft- und Nährboden finden können. Mit den angedeuteten Möglichkeiten, die noch durch zahlreiche Einzelbeispiele erweitert werden könnten, ist jedoch prinzipiell die Bedeutung des Bodens, Klimas und der Jahreszeiten für die Ansteckungsfähigkeit der Erreger erschöpft.

Die Bedeutung örtlicher und zeitlicher Faktoren, d. h. insbesondere des Klimas und des Wetters, für die Änderung der menschlichen Disposition muß demgegenüber stärker hervorgehoben werden. Viele Menschen reagieren an den Grenzen zweier klimatisch verschiedener Luftmassen, z. B. einer polaren und tropischen, die als *Fronten* bezeichnet werden (WEICKMANN), mit erheblichen Veränderungen im vegetativen Nervensystem und mit Störungen des Kreislaufes. Es ist nur verständlich, daß dadurch auch Dispositionserhöhungen für Infektionskrankheiten entstehen können. Wie schon vorher bemerkt, geht (DE RUDDER) die Frontenwirkung über das vegetative Nervensystem. Ob und inwieweit der einzelne Mensch darauf reagiert, hängt von seiner sonstigen Körperbeschaffenheit ab. Die Empfindlichkeit und Anfälligkeit verschiedener Menschen ist hierbei verschieden. Der Mensch unterliegt je nach dem jeweiligen Zustand seines Nerven- und Gefäßsystems einmal der Einwirkung des *Frontenwechsels*, das andere Mal nicht. Unter anderem gehört hierher auch die sog. Erkältung, die als eine Empfänglichkeitserhöhung für Infektionen anzuschlagen ist.

Abgesehen von diesen kurzdauernden klimatischen Faktoren sind jahreszeitliche Einflüsse auf die Erkrankungshäufigkeiten z. B. das Ansteigen der Diphtherieerkrankungen im Herbst und Winter, der Anstieg der Tuberkulosesterblichkeit im Frühjahr u. a. m. unverkennbar und hauptsächlich auch auf durch jahreszeitliche Faktoren bedingte Dispositionsänderungen zurückzuführen. Diese hängen wahrscheinlich (DE RUDDER) mit dem normalen Jahreszyklus der innersekretorischen Vorgänge zusammen. Es gibt unter anderem bei Menschen einen Jahreszyklus der Schilddrüsentätigkeit. Der Winter ist die Zeit der Stoffwechseldrosselung und der Stoffwechselruhe. Die erhöhte Winteranfälligkeit gegenüber Diphtherie und Scharlach ist möglicherweise auf diese Stoffwechseldepressionen zurückzuführen, welche unter anderen auch mit dem winterlichen Ultraviolettlichtmangel in Zusammenhang stehen. Mit der Rückkehr einer verstärkten Ultraviolettstrahlung im Frühjahr werden die Stoffwechselprozesse plötzlich und stoßweise geändert. Auch diese unregelmäßigen Änderungen, die sich bekanntlich vor allem in Erregbarkeitsschwankungen des Nervensystems äußern, führen zu Dispositionserhöhungen gegenüber Infektionen. Es ist der bekannte Frühjahrsgipfel der katarrhalischen Erkrankungen, der Tuberkulosemanifestationen, der Malariarückfälle usw.

Jedoch würde es den Rahmen dieser Darstellung weit überschreiten, alle diese interessanten Tatsachen klinischer Art hier auszuführen. Für ein weiteres Studium muß auf die entsprechenden Handbücher und Forschungsberichte verwiesen werden.

D. Allgemeines über die Bedeutung der Infektionsquellen und Infektionswege.

Alle parasitären Krankheiten sind vom Erkrankten auf empfängliche Gesunde *fortgesetzt experimentell übertragbar*. Die Übertragung kann in manchen Fällen auf Schwierigkeiten stoßen; manchmal ist sie nur in einem begrenzten Stadium der Krankheit und unter Anwendung einer bestimmten Übertragungsweise (Blutüberimpfung, Zwischenwirt) ausführbar. Immerhin ist die Möglichkeit der Überimpfung vorhanden, solange die Parasiten im befallenen Körper leben und sich *vermehren* und hierdurch die Infektion bewirken.

Mit der künstlichen Übertragbarkeit ist aber noch nichts ausgesagt über die *natürliche Verbreitungsweise* der parasitären Krankheiten. In bezug hierauf kann man zwei Gruppen unterscheiden:

1. Parasitäre Krankheiten, welche sich *nur vom Kranken aus* auf den Gesunden verbreiten, so daß der Kranke immer *das Zentrum für die Ausbreitung* bildet. Die Erreger dieser Krankheiten verlassen den Körper des Kranken in infektionstüchtigem Zustand und gehen unverändert, entweder direkt oder durch Vermittlung von Wäsche, Kleidern usw. oder nach einem Aufenthalt auf der Haut oder Schleimhaut unempfänglicher Menschen auf empfängliche Individuen über (Diphtherie, Typhus, Pocken usw.).

2. Krankheiten, bei welchen der Kranke für die Verbreitung *keine* wesentliche Rolle spielt, wo die Infektion vielmehr von irgendeinem Teil der Umgebung aus erfolgt, in welchem die Erreger ohne *merkliche* Mitwirkung eines Kranken verbreitet sind. Daß der Kranke hier nicht das offenbare Zentrum für die Übertragung bildet, kann daran liegen, daß die Infektionserreger den Kranken nicht in infektionstüchtigem Zustand verlassen, sondern vielleicht erst in Zwischenwirten eine Reifung erfahren müssen (Malaria, Trypanosen usw.); oder daran, daß die Erreger in der Umgebung bzw. als dauernde oder zeitweise

Epiphyten von Haut oder Schleimhäuten sehr verbreitet sind oder sich dort ausgiebig zu vermehren pflegen, so daß die im Kranken vorhandenen und von ihm ausgeschiedenen Erreger demgegenüber gar nicht in Betracht kommen (Eiterkokken, malignes Ödem, manche darmbewohnenden Bakterien, Tetanus).

Durch eine solche Teilung in zwei große Gruppen ist indes die Verbreitungsweise der *einzelnen* parasitären Krankheit nicht genügend gekennzeichnet, um daraus die im Einzelfalle erforderlichen Bekämpfungsmaßregeln abzuleiten.

Bei den übertragbaren Krankheiten der ersten Gruppe macht sich vor allem ein sehr *verschiedener Grad von Ansteckungsfähigkeit* bemerkbar.

Am gefährlichsten sind offenbar diejenigen Infektionskrankheiten, bei welchen große Massen widerstandsfähiger Erreger auf ganz verschiedenen Wegen, durch Hustentröpfchen, Auswurf und andere Exkrete und durch allerlei ausgeschieden werden. Je nach der Menge der aufgenommenen Erreger erkrankt der Mensch oder macht nur eine latente bzw. stumme Infektion durch.

Auch die Erreger der zweiten Krankheitsgruppe gefährden den Menschen in sehr verschiedenem Grade. Die weitverbreiteten Eiterkokken, die in jeder kleinsten Wunde eine Ansiedlungsstätte finden, bewirken zahllose Infektionen. Die Gasödem- und Tetanusbacillen sind ebenso allgemein verbreitet, führen aber unendlich viel seltener zur Infektion, weil es dazu disponierender Wunden von ganz bestimmter Beschaffenheit, d. h. anaeroben Bedingungen, bedarf. Die Malariainfektionen sind wiederum auf solche Örtlichkeiten und solche Jahreszeit beschränkt, in denen bestimmte Stechmücken schwärmen, die Trypanosen auf Gegenden mit bestimmten Stechfliegen usw.

Um bei der großen Menge ausgesprochener Verschiedenheiten die Gesetzmäßigkeiten in der natürlichen Verbreitung der Infektionskrankheiten schärfer zu erkennen und danach den Bekämpfungsplan zu organisieren, wird es nötig sein, die einzelnen, im vorstehenden nur flüchtig hervorgehobenen einflußreichen Momente in bestimmter Reihenfolge genauer zu besprechen, nämlich:

Die *Infektionsquellen*, d. h. diejenigen Teile (Haut und Schleimhautoberflächen) und Ausscheidungen des Menschen sowie diejenigen Dinge seiner näheren Umgebung, welche mit infektionstüchtigen Parasiten behaftet sind. Es wird festzustellen sein, welche Infektionsquellen bei den einzelnen Krankheiten vorzugsweise in Betracht kommen, wie lange sie Gefahr bieten, unter welchen natürlichen Verhältnissen sie ihre Gefährlichkeit einbüßen. Gegen die Infektionsquellen und die in ihnen enthaltenen Parasiten werden wir bei der Bekämpfung der Infektionskrankheiten in erster Linie vorgehen müssen. Wir können dabei entweder ihre Fernhaltung vom Gesunden oder ihre mechanische Beseitigung oder die Abtötung der an ihnen haftenden Parasiten ins Auge fassen.

Die *Infektionswege*, d. h. die vielfachen Wege, die den Transport der Parasiten von den Infektionsquellen zu der geeigneten Invasionsstelle beim Gesunden vermitteln und je nach den vorhandenen Schutzvorrichtungen und je nach der Disposition des Organs, zu welchem sie die Krankheitserreger führen, große Verschiedenheiten aufweisen. Auch diese Wege werden sich künstlich einengen lassen und somit in der Bekämpfung der Infektionskrankheiten eine Rolle spielen.

E. Die Infektionsquellen, ihre Beschaffenheit und Bedeutung für die Weiterverbreitung der Infektionen.

Die in den nächsten Abschnitten zu besprechenden Bekämpfungsmaßnahmen der Infektionskrankheiten haben sich zunächst auf die Erkennung der Infektionsquellen zu erstrecken. Sind diese gefunden, so setzen die sanitätspolizeilichen Maßnahmen mit dem Zweck ihrer Verschließung und die Desinfektionsmaßnahmen zum Zwecke ihrer Beseitigung ein. (E. GOTSCHLICH; K. KISSKALT).

Im folgenden soll nun ausgeführt werden, was als Infektionsquellen bei der praktischen Seuchenbekämpfung alles in Erwägung gezogen werden muß. Jedoch wird hier nur eine allgemeine Darstellung gegeben. Die Einzelheiten sind den besonderen Abschnitten über die Infektionskrankheiten zu entnehmen.

Als Infektionsquellen kommen in Betracht:

1. Die frischen, verdünnten *Absonderungen* des *lebenden Kranken* als weitaus wichtigste und häufigste. Die in den Absonderungen ausgeschiedenen Infektionserreger gehen, wenn sie erst auf diese oder jene Teile der Umgebung verschleppt sind, häufig nach kürzerer oder längerer Zeit zugrunde oder werden geschwächt, sei es durch Austrocknen, Nahrungsmangel, Belichtung, Wettbewerb mit Saprophyten oder andere in unserer natürlichen Umgebung wirksame, schädigende Mittel. Ferner vermögen Luft oder Wasser eine solche *Verdünnung* der Erreger zu bewirken, daß die Infektionsmöglichkeiten immer geringer und schließlich praktisch bedeutungslos werden. Die eigentliche überwiegende Gefahr bilden daher z. B. bei Masern Sputa, Nasensekret, Hautschuppen; bei Lungentuberkulose die beim Husten verstreuten Tröpfchen von Bronchialschleim und die Sputa; bei Abdominaltyphus, Cholera, Ruhr Darmentleerungen und Urin; bei Diphtherie Sputa, Mundsekret und Hustentröpfchen; bei den Wundinfektionskrankheiten der Eiter. Bei Syphilis, Gonorrhöe und Hundswut sind die *frischen* Absonderungen mit seltenen Ausnahmen sogar die *einzige* Infektionsquelle.

Die *Lebensdauer* der Infektionserreger in den Ausscheidungen der Kranken wechselt bedeutend je nach der spezifischen Resistenz des Parasiten und je nach den äußeren Bedingungen. Sehr kurz pflegt sie zu sein, wenn die Infektionserreger in flüssige Substrate gelangen, in welchen *Saprophyten* stark wuchern; doch kommen Ausnahmen vor (Typhusbakterien, Tuberkelbacillen). Ferner gehen manche Erreger durch *Austrocknen* rasch zugrunde; *Belichtung* durch Sonnenlicht beschleunigt das Absterben, Einhüllung in schleimiges Sekret hindert es erheblich. Die längste Lebensdauer zeigen die Infektionserreger, wenn sie auf *feuchtem* Substrat in *kalter, feuchter Luft* und im *Dunkel* gehalten werden, so daß es weder zu lebhafter Wucherung von Saprophyten noch zu einem völligen Austrocknen kommen kann.

Bestimmte Zahlen für die Haltbarkeit der Parasiten in unserer Umgebung lassen sich bei dem maßgebenden Einfluß der jeweiligen äußeren Verhältnisse nicht geben. Bezüglich der akuten Exantheme liegen Erfahrungen vor, daß die Erreger von Masern etwa 6 Wochen, von Scharlach 5 Monate, von Pocken 2 Jahre im trockenen Zustande lebensfähig bleiben. Eitererregende Staphylokokken können unter Umständen 1 Jahr und länger lebensfähig bleiben, Milzbrand- und Tetanussporen viele Jahre; Streptokokken in schleimiger Hülle mehrere Monate. — Weitere Angaben siehe im speziellen Teil (GUNDEL u. SCHÜRMANN).

Von größter Bedeutung ist es, daß auch scheinbar *Gesunde, Rekonvaleszenten* oder *unmerklich* Erkrankte virulente Krankheitserreger beherbergen und ausscheiden können, offenbar Menschen, bei welchen die Disposition für die betreffende Erkrankung sehr gering bzw. erloschen ist (*Parasitenträger*; Bacillenträger) bei Cholera, Diphtherie, Typhus, Meningitis u. a. m.). Die Gefahr der Übertragung ist in diesen Fällen um so größer, als die Parasitenträger oft selbst ganz ahnungslos ohne jede Vorsicht mit zahlreichen Menschen verkehren und Schutzmaßregeln selbst gegenüber erkannten Trägern (manchmal von monate- oder jahrelanger Gefährlichkeit = „*Dauerausscheider*"), sehr schwer durchführbar sind.

Finden die Erreger einer parasitären Krankheit ihre natürliche Verbreitung auch bei einer *anderen Tierspezies*, so sind die Ausscheidungen der erkrankten Tiere eine wichtige Infektionsquelle für den Menschen, falls er in größerem Umfang mit diesen in Berührung kommt (Milch tuberkulöser oder bangkranker Kühe, Exkrete pestkranker Ratten bzw. Rattenflöhe, Speichel malariakranker Stechmücken, Kot fleckfieberinfizierter Läuse u. a. m.).

2. Die mit den Absonderungen der Kranken oder der Parasitenträger verunreinigten *Hände, Wäschestücke*; das *Verbandszeug*; die *Betten, Kleider* usw. Diese stellen bei den akuten Exanthemen, Diphtherie, Tuberkulose, Erysipel, Pyämie, Abdominaltyphus, Cholera u. a. m. Infektionsquellen von erheblicher Gefahr dar. Fest zusammengelegte Bündel von Wäsche trocknen im Inneren schwer vollständig aus, so daß selbst sehr empfindliche Parasiten leben bleiben.

3. *Eß-* und *Trink*geschirre; häufig infiziert bei Diphtherie, zuweilen bei Cholera, Typhus, Tuberkulose, den akuten Exanthemen.

4. Sonstige Utensilien, die der Kranke gebraucht, Spielzeug, Bücher usw.; Bettstellen, Möbel, Fußboden und andere dem Bett nahe *Teile der Wohnung* können bei verschiedenen Infektionskrankheiten zur Ansteckungsquelle werden.

5. Die *Wohnungsluft* kann in Staubform die Erreger der Exantheme und der Tuberkulose, ferner Staphylokokken, Tetanus-, Milzbrandsporen usw. enthalten. Durch beim Husten verspritzte Tröpfchen können die Erreger der Exantheme, der Tuberkulose, Pneumokokken, Meningokokken, Influenzabakterien, Pestbacillen, Diphtheriebakterien usw. in die Luft der näheren Umgebung des Kranken übergehen.

Die *Luft im Freien* bewirkt (abgesehen von engen Höfen, Straßenwinkeln, ferner von zufällig aufgewirbeltem Hauskehricht usw.) eine zu große Verdünnung des erregerhaltigen Staubes und ist zu starkem Wechsel unterworfen, um als häufigere Infektionsquelle in Betracht zu kommen.

6. Die *Abwässer*, der *Tonnen-, Gruben-* bzw. *Kanalinhalt*. Bei ihnen ist die Infektionsgefahr im allgemeinen gering, kann aber erheblich werden, wenn z. B. ein *Wasserlauf*, der Abfallstoffe aufgenommen hat, von zahlreichen Menschen zum Trinken, Baden usw. benutzt wird. *Gedüngte Ackererde*, stark verunreinigter städtischer Wohnboden usw. enthalten oft die Erreger des Wundstarrkrampfes und anderer Wundinfektionskrankheiten.

7. Der *Genesene* bzw. der *Verstorbene*. Die Infektionsgefahr seitens der Rekonvaleszenten ist höchst beachtenswert, weil sich auf der Haut und den Schleimhäuten nach der Genesung noch lange Infektionskeime vorfinden. Die von der

Leiche ausgehende Gefahr dagegen wird gewöhnlich zu hoch angeschlagen und ist tatsächlich sehr *gering*. Die Ausstreuung von Infektionskeimen erfolgt wesentlich durch die vom *lebenden* Kranken gelieferten Excrete und durch seine Bewegungen und Hantierungen.

F. Die Infektionswege (Übertragungswege), ihre Einengung und Verschließung.

Sind die Infektionsquellen erkannt worden, so ist die Bekämpfung der betreffenden Krankheit in der Regel leicht. Vielfach bleiben jedoch die Infektionsquellen unbekannt. Es läßt sich dann nur mit mehr oder weniger großer Wahrscheinlichkeit bzw. auch mit Sicherheit ermitteln, auf welchen Übertragungswegen sich die Seuche ausgebreitet hat. Die Kenntnis der möglichen Übertragungswege ist daher gleichfalls für eine erfolgreiche Seuchenbekämpfung unerläßlich. Die im Anschluß an die Erkennung der Übertragungswege vorgenommene Einengung und Verschließung derselben beendet häufig schlagartig die Weiterverbreitung der Krankheit.

Das Vorhandensein einer Infektionsquelle bedingt an und für sich nicht bereits eine Ausbreitung der betreffenden Krankheit. Es muß vielmehr Gelegenheit gegeben sein, daß die Erreger von der Infektionsquelle aus zu denjenigen Stellen des Körpers empfänglicher Individuen gelangen, von denen aus ein Eindringen in den Körper erfolgen kann. Diese Stellen sind meist gewisse Schleimhäute, zuweilen die Haut. Es muß daher ein Transport der Erreger von den Infektionsquellen auf die Schleimhaut des Mundes, des Rachens usw. des Gesunden stattfinden. Ein solcher Transport erfolgt teils durch Vermittlung der Hände und durch Berührungen, teils durch Genuß infizierter Nahrung und infizierten Wassers oder durch Einatmung infizierter Luft oder durch Insekten. Die einzelnen Übertragungswege bedürfen noch einer kurzen Erläuterung:

1. **Berührungen.** Gesunde Personen berühren, meist mittels der Hände, Infektionsquellen (den Kranken, Excrete, Wäsche, Eßgeschirr u. dgl.) einerseits, ihre eigene Haut (kleinste Wunden) oder oberflächlichen Schleimhäute andererseits. Es ist dies ein verbreiteter Transportweg, der leicht unterschätzt wird, weil viele Berührungen durch die Hände sich unbewußt und unmerklich vollziehen.

Nachweislich bleiben bei der Berührung von Infektionsquellen leicht Krankheitserreger an den Händen haften und werden auch durch die üblichen Reinigungsverfahren nicht vollständig wieder entfernt; andererseits bringen viele Menschen oft unbewußt die Finger mit dem Munde, der Nase, den Augen in Berührung, oder fügen sich durch Kratzen (oder beim Rasieren) kleine Hautwunden zu. Ein solcher Transport kommt daher für diejenigen Infektionserreger, die von einer dieser Berührungsstellen aus in den Körper einzudringen vermögen, d. h. für die akuten Exantheme, Wundinfektionskrankheiten, Milzbrand, gelegentlich auch für Diphtherie, Cholera, Typhus, Ruhr, Tuberkulose usw. zweifellos in Frage.

Naturgemäß ist die Gefahr solcher Übertragung am größten für Familienmitglieder und für diejenigen Menschen, die *berufsmäßig* mit Infektionsquellen zu tun haben. Gefährdet sind unter den Angehörigen des Kranken insbesondere jüngere Kinder, die alles anfassen oder auf dem Fußboden kriechen, die Finger fortgesetzt in den Mund stecken und hier so lange verweilen lassen, daß eine Ablösung der anhaftenden Erreger zustande kommt (was bei Erwachsenen nur ausnahmsweise der Fall ist); berufsmäßig die Pfleger, viel weniger der Arzt; demnächst Wäscherinnen, Desinfektoren, ferner Trödler, Lumpensortierer (Infektionen mit Rotz und Milzbrand, auch bei Gerbern, Roßhaararbeitern). In geringerem Grade sind Menschen gefährdet, welche mit *verdünnten* Infektionsquellen zu tun haben, wie z. B. die Kanalreiniger. — Außerdem können aber beliebige andere Menschen durch *zufällige* Berührung mit Infektionsquellen infiziert werden. Die im gleichen Hause mit dem Erkrankten Wohnenden sind Übertragungen durch Treppengeländer, Türgriffe u. dgl. ausgesetzt. Im Menschengedränge der Straße, in Läden, in öffentlichen Verkehrsmitteln kann jeder gelegentlich mit Krankenpflegern, Angehörigen von Kranken, Wäsche- und Kleiderbündeln, an denen Infektionserreger haften, in Berührung kommen.

2. **Genuß von Wasser und Nahrungsmitteln,** welche Infektionserreger aufgenommen hatten. Diese Transportwege sind von Bedeutung bei denjenigen Infektionserregern, welche vom Darmtractus aus die Infektion veranlassen (Typhus, Paratyphus, Ruhr, Cholera, Cholera infantum, Perlsucht, Milzbrand beim Rindvieh). Unter den *Nahrungsmitteln* sind solche am gefährlichsten, welche einen günstigen Nährboden für pathogene Bakterien abgeben oder infiziertem Wasser oder gedüngtem Gartenland entstammen und roh oder ungenügend gekocht genossen werden (Milch, Hackfleisch, Austern, Salat; Radieschen, Erdbeeren usw.). — *Wasser* kann infizierend wirken, nicht nur wenn es als Getränk genossen wird, auch wenn es nur zur Reinigung von Eß- und Trinkgeschirren, Milchkannen, zum Baden oder dgl. benutzt wird.

3. **Einatmung.** In der Luft schwebende, innerhalb von Hustentröpfchen eingeschlossene oder an Stäubchen haftende Krankheitserreger werden durch die Einatmung entweder auf die Schleimhaut der Nase, des Mundes und Rachens gebracht und können durch Verschlucken in den Darm gelangen. Bei reichlichem Gehalt der Luft an Krankheitserregern kann ein Bruchteil bis in die feineren Bronchien geführt werden und von da aus schnell vorschreitende Infektionen veranlassen. Oft finden beide Arten von Ansiedlungen nebeneinander statt.

4. **Insekten.** Nicht stechende Insekten, namentlich *Fliegen*, können eine Ausdehnung der Infektionsquellen herbeiführen, indem sie Teilchen von konzentrierten Infektionsquellen auf Speisen, Kleider, Haut usw. übertragen, von wo ein erleichterter Transport in den Körper stattfindet. — *Stechende* und blutsaugende *Insekten* und Spinnentiere spielen bei der Übertragung mehrerer Infektionskrankheiten eine *ausschlaggebende* Rolle. Sie stellen oft *Zwischenwirte* dar und ermöglichen den Erregern eine Entwicklung, wodurch diese erst befähigt werden, sich in gesunden Menschen anzusiedeln.

Dahin gehören a) *Stechmücken:* verschiedene Anophelesarten übertragen die menschliche Malaria; Stegomya calopus das Gelbfieber, Culex fatigans das Denguefieber, Phlebotomusarten das Dreitagefieber. b) *Stechfliegen:* Glossina palpalis vermittelt die Schlafkrankheit; Glossina morsitans die Trypanosen verschiedener Nutztiere. c) *Kleiderläuse* übertragen die Erreger des Fleckfiebers, des Rückfallfiebers, des Fünftagefiebers (Febris wolhynica). d) Eine brasilianische *Wanzenart* ist der Zwischenwirt bei einer dort vorkommenden Trypanose des

Menschen. e) *Flöhe* spielen eine Rolle bei der Verbreitung der Pest; ferner bei Kala-Azar (s. im speziellen Teil). f) *Zecken* (zu den achtbeinigen Spinnentieren gehörend) kommen als Zwischenwirte bei dem afrikanischen Rückfallfieber und bei den Piroplasmosen der Haustiere (Texasfieber) und bei der Tularämie in Betracht.

Die Bedeutung des einzelnen Infektionsweges für die Verbreitung einer bestimmten Krankheit hängt wesentlich davon ab, ob der Weg zu derjenigen Infektionsstätte führt, an welcher den Erregern die Ansiedlung leicht wird. Für Tuberkelbacillen wird die Einatmung, für Cholera Wasser, für Erysipel Berührungen den weitaus wichtigsten Transportweg darstellen, während umgekehrt die Einatmung für Erysipel, Wasser für Tuberkulose, Einatmung für Cholera nicht in Betracht kommt. — Bei manchen Krankheiten wird die Ansteckungsfähigkeit dadurch erhöht, daß sie von *verschiedenen* Invasionsstätten aus eindringen. So können die akuten Exantheme durch Einatmung und durch Kontakte übertragen werden, während bei der Cholera die Infektionserreger unbedingt in den Dünndarm gelangen müssen.

Untersucht man die Bedeutung der einzelnen Übertragungswege nach der *Häufigkeit*, mit der sie Infektionskrankheiten veranlassen, so dürfte die im unmittelbaren Verkehr mit dem Kranken oder Rekonvaleszenten drohende *Einatmung von Hustentröpfchen* bei uns wohl ein sehr häufiger Infektionsmodus sein. Bei Influenza, Keuchhusten, Lungenpest und anderen akuten Erkrankungen der Atmungsorgane ist dies eine besonders wichtige *Art* der Übertragung. Bei den akuten Exanthemen, Tuberkulose, Diphtherie u. a. ist sie stark beteiligt. Wohl kommen Berührungen, Einatmung von keimhaltigem Staub, insbesondere Wäschestaub, z. B. von infizierten Taschentüchern, Genuß keimhaltiger Nahrung bei einigen Seuchen (z. B. Tuberkulose) *neben* der Tröpfcheneinatmung, bei einigen anderen sogar vorzugsweise oder ausschließlich in Betracht; aber der Umfang der in dieser Weise sich vollziehenden Infektionen ist wohl geringer.

Freilich sind letztere Übertragungen besonders unheimlich, insofern sie sich oft fern vom Kranken und ohne irgendwelchen bewußten Verkehr mit diesem vollziehen. Es kam zweifellos in früherer Zeit, als Typhus, Cholera, und die toxische Ruhr unter den Seuchen mehr in den Vordergrund traten, den Berührungen und der infektiösen Nahrung eine weit größere Bedeutung als heute zu. In warmen und weniger kultivierten Ländern spielen noch jetzt teils diese, teils die durch Insekten übertragenen Krankheiten eine größere Rolle als die auf Einatmung infektiöser Tröpfchen und Stäubchen beruhenden. In Mitteleuropa herrschen, wie ein Blick auf die Statistik der Krankheits- und Todesursachen zeigt, Lungenentzündung, Tuberkulose, Grippe, Diphtherie usw. mehr vor als Typhus oder Ruhr. Einatmung von Hustentröpfchen und infizierte Lebensmittel sind heute die am meisten zu fürchtenden Übertragungsarten.

Einengung und Verschließung der Infektionswege.

1. Berührungen. Die oben als gefährlich bezeichneten Berührungen von Mund, Nase usw. mit möglicherweise infizierten Händen sind tunlichst einzuschränken. Sitte und Erziehung kann in dieser Richtung viel zum Schutze der Gesunden beitragen. — Einen noch wichtigeren Schutz gegen Kontaktinfektionen von unbekannten Infektionsquellen aus bietet beständige *Reinlichkeit* in bezug auf Körper, Wäsche, Kleidung und Wohnung. Häufige Reinigung der *Hände*, als der bedeutsamsten Vermittler von infektiösen Berührungen, ist besonders wichtig. Regelmäßiger Wäschewechsel ist der beste Schutz gegen Ungeziefer und die durch dieses übertragenen Erkrankungen. So wenig bei bewußter Infektion *Reinigung* als Schutzmittel empfohlen werden kann, so dringend ist eine gewohnheitsmäßige Reinlichkeit zur Abwehr von unbewußten Kontaktinfektionen anzuraten. Leider spielen diese freilich nur bei verhältnismäßig wenig infektiösen Erkrankungen eine Rolle und gegen die verbreiteteren Übertragungsarten und besonders gegen die Tröpfcheninfektion gewährt die persönliche Reinlichkeit keinen Schutz.

Für den Schutz der berufsmäßig gefährdeten Pfleger und der Angehörigen ist es von großer Bedeutung, daß die Absonderung des Kranken richtig durchgeführt, das Pflegerpersonal gut geschult und die Desinfektion zweckentsprechend gehandhabt wird. Außer den oben gegebenen Desinfektionsvorschriften sind namentlich folgende Maßnahmen zu beachten:

a) Die Absonderung des Kranken. Falls der Arzt nach Prüfung der Wohnungsverhältnisse eine ausreichende Absonderung des Kranken für nicht durchführbar hält, ist die Überführung in ein Krankenhaus dringend zu empfehlen, sowohl im Interesse des Kranken wie im Interesse der Familienmitglieder und der Nachbarn, auf welche andernfalls die Krankheit übergreifen würde.

Für die Absonderung in der Wohnung ist ein Zimmer erforderlich, welches von den übrigen bewohnten Räumen möglichst durch einen unbenutzten Raum (Vorraum) getrennt ist. Es ist vorteilhaft, wenn sich ein Wasserleitungshahn und ein Ausguß im Zimmer befinden.

Bevor der Kranke in das Zimmer übergeführt wird, sind aus letzterem die Gebrauchsgegenstände zu räumen, welche für die Krankenpflege nicht erforderlich sind, vor allem gefüllte Wäsche- und Kleiderschränke, Vorräte von Nahrungsmitteln, überflüssige Teppiche und Polstermöbel, ferner Vorhänge, soweit sie nicht zur Verdunkelung des Zimmers erwünscht sind. Wenn der Kranke in das Absonderungszimmer übergeführt ist, dürfen aus diesem Gegenstände nur nach vorheriger Desinfektion in andere Räume gebracht werden.

Der Kranke darf mit anderen als den zu seiner Pflege bestimmten Personen nicht in Berührung kommen. Er darf das Zimmer nicht verlassen, auch den gemeinsamen Abort nicht benutzen.

Zur dauernden Ausstattung des Krankenzimmers gehören: 1. ein elektrischer, Gas-, Spiritus- oder Petroleumkocher zur Bereitung von heißem Wasser, Auskochen von Eß- und Trinkgeschirr usw.; dazu die nötigen Töpfe, Tassen, Löffel, einige Tücher; 2. ein Schrubber mit Scheuertuch, Eimer zur Reinigung des Zimmers; 3. eine besondere Waschvorrichtung zur Händedesinfektion für den Pflegenden; 4. Lampe, Leuchter, falls nicht Anschluß an zentrale Lichtquelle vorhanden ist; 5. die zur eigentlichen Krankenpflege erforderlichen Utensilien, wie Unterschieber, Speigefäße (am besten verbrennbare aus Cartonpapier), Mulläppchen oder Papiertaschentücher zur Aufnahme von Ausscheidungen aus Mund oder Nase; Desinfektionsmittel; einige waschbare Überkleider usw.

Die aufgeführten Gegenstände sollen *dauernd im Krankenzimmer verbleiben*; Eimer und Töpfe mit Schmutzwasser sind, nachdem der Inhalt desinfiziert ist, vor die Tür zu setzen und durch Angehörige zu entleeren. Speisereste, Eß-

und Trinkgeräte, die nicht im Krankenzimmer durch Kochen desinfiziert werden können, sind in einen größeren Topf zu schütten, der von Angehörigen alsbald mit heißem Wasser oder Sodalösung gefüllt und auf dem Herd gekocht werden muß. Ersatz von Verband-, Leucht- und Brennmaterial, von Geschirr usw., ebenso die Speisen und Getränke für den Kranken werden vor der Tür des Krankenzimmers abgesetzt, und nachdem der Überbringer angeklopft und sich wieder entfernt hat, vom Pflegenden ins Krankenzimmer genommen. Sind Abgänge des Kranken in den Abort zu entleeren, so muß dies entweder der Pfleger besorgen, nachdem er sie vorher vorschriftsmäßig desinfiziert hat, oder eine andere über die erforderliche Desinfektion des Geschirrs und des Aborts unterrichtete Persönlichkeit.

b) Verhalten des Pflegepersonals. Vor dem Betreten des Krankenzimmers sollen die Pflegenden möglichst ihr gewöhnliches Oberkleid ablegen. Nach dem Eintritt müssen sie jedenfalls ein waschbares Überkleid (Mantel, große Schürze) anlegen. Jedesmal vor dem Verlassen des Zimmers haben sie ihre Hände (nötigenfalls auch das Gesicht) vorschriftsmäßig zu desinfizieren, dann das Überkleid abzulegen und in der Nähe der Tür aufzuhängen. Beim Wechseln der Überkleider müssen die gebrauchten in desinfizierende Lösung eingelegt werden.

Die Pfleger sollen unnötige Berührungen des Kranken vermeiden. Sie müssen darauf achten, daß sie mit ihren Fingern nicht unwillkürlich Mund oder Nase berühren. An hustende Kranke sollen sie von rückwärts oder seitlich herantreten und ihr Gesicht dem Kranken nicht ohne besondere Veranlassung auf weniger als Armeslänge nähern.

Selbst bei Beachtung aller dieser Vorschriftsmaßregeln sollen sie aber nach dem Verlassen des Krankenzimmers den Verkehr mit anderen Menschen tunlichst einschränken.

Die Reinigung des Krankenzimmers darf nur durch feuchtes Abwischen des Fußbodens und der Möbel geschehen. Jede Entwicklung von Staub ist zu vermeiden. Die zur Reinigung benutzten Utensilien müssen, ehe sie aus dem Krankenzimmer herauskommen, desinfiziert werden. Zeitweise Lüftung des Zimmers (durch Öffnung oberer Fensterscheiben, offene Ofentüren) ist zur Beseitigung von Gerüchen und für das Befinden des Kranken erforderlich. Zuglüftung darf nur angewendet werden, wenn die Lage des Krankenzimmers derart ist, daß seine Luft nicht in andere bewohnte Räume getrieben werden kann.

Der Arzt, der Geistliche und andere Personen, welche dringende Pflichten zum Kranken führen, müssen ähnliche Vorsichtsmaßregeln gegen die Weiterverbreitung der Krankheit anwenden wie das Pflegepersonal. Unbedingt müssen sie vor dem Verlassen des Krankenzimmers ihre Hände desinfizieren.

Der Arzt kann sich, seine Angehörigen und seine übrigen Kranken dadurch schützen, daß er beim Besuch Ansteckender *seine Bewegungen überwacht* und unbewußte Berührungen seiner Kleider mit Infektionsquellen vermeidet. Die Vorderarme sind teilweise zu entblößen, oder es werden Gummiärmel übergezogen. Noch besser ist es, wenn er wie der Pfleger jedesmal beim Betreten des Krankenzimmers ein Überkleid anlegt, das hier bis zum Ablauf der Krankheit verbleibt. Vor dem Verlassen des Krankenzimmers sind Hände und Arme, ebenso gebrauchte Instrumente zu desinfizieren.

Zweckmäßig trägt der Arzt für alle Fälle ein kleines Fläschchen (zu 30 ccm) mit einer desinfizierenden Lösung bei sich. Indem er sich etwas von der Lösung in die hohle Hand gießt, Hände, Vorderarme und Ärmel damit tüchtig abreibt und ohne Benützung eines Handtuches eintrocknen läßt, kann er ohne alle weiteren Utensilien eine praktisch meist ausreichende Desinfektion vornehmen.

Hält der Arzt infolge von unruhigen Bewegungen des Kranken, Hustenstößen, staubiger Luft usw. sein Gesicht nebst Kopf- und Barthaar sowie seine ganze Kleidung für infiziert, so muß er erstere mit einer Desinfektionslösung abwaschen und letztere mit einer mit Desinfektionslösung befeuchteten Bürste gründlich abbürsten oder in der Desinfektionsanstalt desinfizieren lassen.

Fälschlicherweise glauben manche Ärzte, eine ausreichende Desinfektion zu erzielen, wenn sie „durch die Luft gehen" oder die Kleider zum Lüften hinhängen. Nur langdauernde Besonnung hat eine gewisse Wirkung. Daß die Krankheitserreger auf diese Weise meist *nicht* beseitigt werden, wird später dargelegt werden.

c) Desinfektion der Krankentransportmittel. Krankenwagen und Krankentragen sind durch waschbare Tücher vor der Verunreinigung mit Absonderungen des Kranken nach Möglichkeit zu schützen. Ist eine Beschmutzung erfolgt, so sind die beschmutzten Stellen mit desinfizierenden Lösungen abzuwaschen. Decken, Kissen und Polster, soweit sie nicht mit Leder überzogen sind, sind mit Wasserdampf zu desinfizieren. Nach jedem Transport eines Kranken sind die dabei benutzten Tücher und Kissenbezüge durch Auskochen oder Dampf sowie Decken und Kissen, die nicht durch Tücher oder Bezüge vor einer Verunreinigung geschützt waren, in Dampf zu desinfizieren. Ferner ist der Fußboden des Wagens mit Lappen, die mit einer desinfizierenden Lösung getränkt sind, aufzuwischen. Droschken und andere Personenfahrzeuge sind in gleicher Weise zu behandeln.

2. Wasser ist namentlich zu Epidemiezeiten aus einwandfreien Leitungen oder Brunnen zu entnehmen, Flußwasser nur zu benutzen, wenn gut angelegte und überwachte Filterwerke vorhanden sind. Lebensmittel müssen in Zeiten, in welchen Infektionen mit Typhus, Cholera, Ruhr zu fürchten sind, stets gekocht genossen werden. Milch, Fleisch, Nahrungsmittel aus Gemüsekellern sind mit besonderer Vorsicht zu behandeln, Brot ist zu rösten oder wenigstens im Bratofen kurz zu erhitzen. Die Küchengerätschaften sind von Zeit zu Zeit einer Desinfektion mit kochender Sodalösung zu unterwerfen.

3. Einatmung. Um die Luft des Krankenzimmers frei von Erregern zu halten, ist bei der Reinigung der Zimmer, Kleider usw. und namentlich beim Bettenmachen Staubbildung möglichst zu vermeiden. Bei akuten Exanthemen verhütet die Einreibung der Haut des Kranken mit Lanolin die Ablösung trockener Schüppchen. — Von größter Bedeutung ist der Schutz vor den beim Husten verspritzten *Tröpfchen*. Für den hustenden *Kranken* ist anzuordnen, daß er während der Hustenstöße sich auf Armlänge von den in seiner Umgebung befindlichen Menschen fernhält, den Kopf von deren Gesicht abwendet und die Hand mit einem Papiertaschentuch vor den Mund hält. Die *Gesunden* sollen ihrerseits auf Armlänge vom Hustenden zurück- und seitlich aus dem Bereich der Hustenstöße heraustreten. Bei hochgradiger Gefahr, z. B. bei Lungenpest, kann während einer unvermeidlichen Annäherung an den Kranken das Tragen einer KOBRAKschen Schutzmaske in Betracht kommen.

Der das Anstandsgefühl verletzenden und dabei so verhängnisvollen, leider weit verbreiteten Unsitte, andere Menschen rücksichtslos anzuhusten, sollte durch Belehrung, Merkblätter, Plakate usw. viel mehr als bisher entgegengetreten werden. Dies ist wichtiger, als das Verbot des hauptsächlich unästhetischen auf den Boden Spuckens.

4. Insekten. Der Ausbreitung der Infektionsquellen durch *Fliegen* ist dadurch zu begegnen, daß alle Fäkalien, namentlich bei Ruhr- oder Typhusverdacht, und sonstige Infektionsquellen schnellstens desinfiziert und so bedeckt gehalten werden, daß den Fliegen der Zutritt unmöglich ist. Außerdem ist die Fliegenplage nach Möglichkeit mit den üblichen Mitteln (Gazefenster, Leimruten u. dgl., schnelle Beseitigung des Mülls und anderer Abfallstoffe) zu bekämpfen.

Gegen die *stechenden Insekten* müssen je nach deren Art und je nach der in Betracht kommenden Krankheit sehr verschiedene Maßnahmen ergriffen werden; diejenigen gegen *Stechmücken* sind im besonderen Teil bei „Malaria" und „Gelbfieber", die gegen *Kleiderläuse* bei „Fleckfieber" (S. 822) besprochen.

Schrifttum.

Immunität — Schutzimpfung — Chemotherapie.

ABDERHALDEN, E.: Erg. Enzymforsch. 6 (Fermentforsch. 11, 12, 13 u. a. m.). — BOECKER, E.: Zbl. Bakter. I Orig. 137, 140; Veröff. Geb. Volksges. 49. — BORDET: Traite de l'immunite dans les maladies infectieuses 1920. — DALE, H.: Arch. exp. Path. 167; Verh. dtsch. Ges. Kreislaufforsch. 1937. — DOLD, H.: Zbl. Bakter. I Orig. 140. — DOERR, R.: Handbuch der pathogenen Mikroorganismen, 3. Aufl. Bd. 1. — DOMAGK, G.: Zbl. Bakter. I Orig. 144. — FISCHER, W.: Z. öff. Ges.dienst 5. — FORSSMANN, J.: Handbuch der pathogenen Mikroorganismen, 3. Aufl. Bd. 3. — GÄTHKENS, W.: Zbl. Bakter. I Orig. 118; Med. Welt 1932. — GILDEMEISTER, E.: Veröff. Geb. Med.-Verw. 27. — Zus. m. HAAGEN u. WALDMANN, Handbuch der Viruskrankh. 1939. — GINS, H. A.: Beitr. Path. u. Epid. 1935. — GLENNY, A. T. u. Mitarbeiter: J. of Path. 27, 28, 32, 34. — GUNDEL, M.: Veröff. Geb. Volksges. 47. — Die ansteckenden Krankheiten, 1935. — GUNDEL, M. u. SCHÜRMANN: Lehrbuch der Mikrobiologie und Immunbiologie, 1939.— HEILMEYER, L. u. K. PLÖTNER: Das Serumeisen und die Eisenmangelkrankheiten, 1937. — HETSCH, H. u. H. SCHLOSSBERGER: Experimentelle Bakteriologie und Infektionskrankheiten, 1938. — JUSATZ, H.: Erg. Hyg. 19. — KISSKALT, K.: Münch. med. Wschr. 1927. — KNORR, M.: Handbuch der pathogenen Mikroorganismen, Bd. 2. — KOLLE, K. u. R. PRIGGE: Handbuch der pathogenen Mikroorganismen, 3. Aufl. Bd. 1, Arb. Staatsinst. 28. — KRAUS, R.: Handbuch der pathogenen Mikroorganismen, Bd. 2. — LAUBENHEIMER, K.: Beziehung des Eiweißes zu den Fraktionen im Serum, in Chemie und Physiologie des Eiweißes, 1938. — MITTASCH, A.: Über Katalyse und Katalysatoren in der Biologie und Medizin, 1936. — NEUFELD, F.: Handbuch der pathogenen Mikroorganismen, 3. Aufl. Bd. 2. — OTTO, R.: Eiweiß, Anaphylaxie und Allergie. In Chemie und Physiologie des Eiweißes, 1938. — OTTO, R. u. H. HETSCH: Die Prüfung und Wertbemessung der Sera und Impfstoffe, 1935. — PETTERSSON, A.: Zbl. Bakter. I Orig. 144. — PFANNENSTIEL, W.: Med. Welt 1937. — PFEIFFER, R.: Lehrbuch der Mikrobiologie, 1919. — PRIGGE, R.: Arb. Staatsinst. Frankfurt 32. — Zbl. Hyg. 1938. — Eiweiß als Antigen. In Chemie und Physiologie des Eiweißes, 1938. — RAMON, G.: Ann. Inst. Past. 1924. — Immunität usw. 1928. — REITER, H.: Dtsch. med. Wschr. 1925. — Immunität usw. 1929/30. — SCHLOSSBERGER, H.: Handbuch der pathogenen Mikroorganismen, Bd. 3. — Zbl. Bakter. I Orig. 144. — SCHMIDT, H.: Wiss. Forschungsber. 30, (1936). — Neue dtsch. Klin. 1934. — SCHMIDT, S.: Kolloid-Z. 51. — Immunforsch. 71. — SEITZ, A.: Handbuch der pathogenen Mikroorganismen, 3. Aufl. Bd. 1. — UHLENHUTH, P. u. W. SEIFFERT: Handbuch der pathogenen Mikroorganismen, Bd. 3. — WEICHARDT, W.: Die Grundlagen der unspezifischen Therapie, 1936. — WELLS, G.: Die chemischen Anschauungen über Immunität, 1932. — WOHLFEIL, T.: Zbl. Bakter. I Orig. 135, 139, 140, 141. — Z. Hyg. 119; Klin. Wschr. 1937. — WRIGHT: Studien über Immunisierung, 1909. — ZIPF, K.: Erg. Hyg. 20.

Bedeutung örtlicher und zeitlicher Faktoren.

BÜRGERS, J.: Zbl. Bakter. I Orig. 140. — RUDDER, DE: Die akuten Zivilisationsseuchen, 1934. — WEICKMANN, L.: Klima und Wetter im Lebensraum des Menschen.

Verh.ber. 95. Verh. dtsch. Naturforscher u. Ärzte 1938. — WOLTER, F.: PETTENKOFERS Gedenkschrift, Bd. 8. — DE RUDDER: Jahreszeit und Wetter in der Biologie des Menschen. Verh.ber. 95. Verh. dtsch. Naturforscher u. Ärzte 1938.

Infektionsquellen und Infektionswege.
GOTSCHLICH, E.: Epidemiologie im Handbuch der Hygiene, Bd. 3. — Dtsch. med. Wschr. 1919. — Handbuch der pathogenen Mikroorganismen, Bd. 3. — KISSKALT, K.: Allgemeine Epidemiologie im Handbuch der pathogenen Mikroorganismen, Bd. 3. — WOHLFEIL, T.: Veröff. Geb. Volksges. 50; Med. Klin. 1938.

2. Desinfektion, Sterilisation und Ungezieferbekämpfung.

Von EKKEHARD HAILER (†).

A. Die Begriffe.

Desinfizieren (entseuchen) heißt, einem Stoff seine infektiösen Eigenschaften entziehen, ihn zur Krankheitsübertragung unfähig machen. *Sterilisieren* heißt, einen Stoff völlig entkeimen, d. h. alle lebensfähigen Keime darin abtöten. *Konservieren* heißt, die Haltbarkeit eines zersetzlichen Stoffes dadurch erhöhen, daß man die darin enthaltenen, ihn zersetzenden Keime am Wachstum behindert oder abtötet[1]. Die *Ungezieferbekämpfung* hat zum Ziel, Menschen, Räume oder Gegenstände von tierischen Lebewesen, ihren Eiern und ihrer Brut zu befreien.

Daneben haben sich einige weitere Bezeichnungen eingebürgert: *Tyndalisieren* ist eine besondere Art der Sterilisation, nämlich auf fraktioniertem Weg. *Pasteurisieren* heißt, in einer Flüssigkeit die Krankheitserreger oder die sie zersetzenden Keime abtöten, sie ungefährlich für den Genuß (Milch) und haltbar für längere Aufbewahrung (Milch, alkoholische Getränke) machen. Diese Verfahren haben also je nach den Umständen Desinfektion oder Konservierung zum Ziel. *Antiseptisch* heißt fäulniswidrig; das Wort wurde von LISTER in die Chirurgie eingeführt, weil für ihn die Wundinfektionen septischer Natur waren; von KOCH wurde es dann im Sinne „entwicklungshemmend" beibehalten.

Desinfektion und Bekämpfung von Ungeziefer sind demnach Mittel — aber keineswegs die einzigen — der *Seuchenbekämpfung*, die Sterilisation findet Anwendung bei dem Herrichten des *Operationsbedarfs* in der *Chirurgie*, von Flüssigkeiten für Injektionen in der Therapie und Prophylaxe und zur *Haltbarmachung* von Lebensmitteln (Konserven).

Desinfektion, Sterilisation, Konservierung und die Ungezieferbekämpfung können durch mechanische, physikalische oder chemische Mittel erreicht werden.

Zu den *mechanischen Mitteln* gehören: die Entfernung der infizierten Stellen, die Beseitigung der Infektionserreger von Gegenständen durch Abreiben, Abwaschen, Absaugen (Staubsauger), Filtrieren, Ausschleudern, Überführung in ein hyper- oder hypotonisches Milieu oder unter hohem oder vermindertem Druck, ferner auch Austrocknen.

---

[1] Das Deutsche Arzneibuch, 6. Aufl., gibt folgende Begriffsbestimmungen: Sterilisieren heißt: einen Gegenstand vollkommen keimfrei machen, Desinfizieren heißt: einen Gegenstand in den Zustand versetzen, daß er nicht mehr infizieren kann.

B. Die physikalischen Desinfektionsmittel.

a) Adsorption.

Die Adsorption bewirkt, wie andere mechanische Mittel (Entstaubung, Zentrifugieren, Abreiben, Abwaschen), nur eine Entfernung, nicht eine Abtötung der Keime; Adsorptionsmittel, die namentlich im Laboratorium zu der — übrigens nicht quantitativen — Entfernung der Keime aus Flüssigkeiten verwendet werden, sind namentlich Kieselgur, Bolus, Holz- und Tierkohle. Statt der Aufschwemmung solcher Adsorptionsmittel in der Flüssigkeit kann man auch eine zusammenhängende Schicht daraus bilden: das *Filter*, dessen Wirkung auf Keime in Flüssigkeiten, die durch sie geleitet werden, zum Teil gleichfalls auf Adsorption beruht. Als solche Filtermassen finden im Laboratorium und bei Kleinanlagen für die Trinkwasserreinigung (Haus-, militärische und Expeditionsversorgung) namentlich Cellulose, Celluloseester (Kollodium, Acetylcellulose), Kieselgur, Sand, Asbest, gebrannte Porzellanerde Verwendung. Je nach der Feinporigkeit der Filter werden nicht allein suspendierte Stoffe, wie Keime, Schlamm, sondern auch kolloidal gelöste (z. B. Eiweiß) zurückgehalten, so daß die Ergiebigkeit des Filters unter Umständen bald nachläßt. Ferner bieten derartige Filter meist die Gefahr, daß die Keime allmählich die Poren durchwachsen, sodaß die Keimdichtigkeit aufhört. Sie sind daher nur mit Vorsicht für die Entkeimung von Flüssigkeiten zu verwenden. Bei den Sandfiltern, die in großem Maßstab zur Trinkwasserreinigung verwendet werden, kommt die Hauptwirkung nicht so sehr der ziemlich groben Filtermasse oder der sich auf ihrer Oberfläche bildenden feinen Haut zu; vielmehr scheinen an der Keimbeseitigung namentlich Algen und Protozoen (vor allem Flagellaten und Ciliaten) beteiligt zu sein, die sich einige Millimeter unter der Filteroberfläche in einer schlammigen Schicht ansiedeln (KISSKALT).

b) Temperatureinflüsse.

Bakterien sind sehr widerstandsfähig gegen Kälte, sie ertragen monatelang Winterkälte und meist auch wiederholtes Einfrieren und Wiederauftauen. Die tiefen Temperaturen der flüssigen Luft und von Äther-Kohlensäure-Gemischen dienen sogar zur Konservierung von einzelnen resistenten Bakterienarten für Desinfektionsversuche.

Erwärmung auf 50—60° bringt gelöste Eiweißstoffe zum Gerinnen und inaktiviert Fermente, dagegen ertragen wasserfreie Eiweißstoffe und getrocknete Fermente Erwärmung auf Temperaturen von 100° auch während geraumer Zeit ohne Schädigung. Dementsprechend sind trockene Keime gegen Erwärmung ziemlich widerstandsfähig. So ist zur Abtötung von Bacterium coli und Staphylokokken bei 120° im Trockenschrank eine 30 Minuten, von Diphtherie- und Typhusbacillen eine 20 Minuten dauernde Behandlung nötig (H. LANGE); bei Sporen sind höhere Temperaturen und längere Behandlung erforderlich. Das Keimtötungsvermögen warmer Luft steigt mit ihrem Feuchtigkeitsgehalt; Bacillen und Kokken, die durch Luft von 90° bei einem Feuchtigkeitsgehalt von 20% in 2—3 Stunden abgetötet werden, erliegen dieser Temperatur bei 40% Feuchtigkeit schon in 2 Minuten (BALLNER). Ferner befördert Bewegung der Luft die bactericide Wirkung.

Die **trockene Wärme** breitet sich aus durch Strahlung, Leitung und in Gasen auch durch Fortführung (Konvektion). Von der Oberfläche fester Stoffe (Gegenstände aus Metall, Glas, Porzellan) erfolgt die Durchwärmung durch Leitung verhältnismäßig rasch, dagegen pflanzt sich die Wärme in porösen und pulverigen Stoffen (Geweben, Holz, Talkum) infolge des geringen Wärmeleitungsvermögens der die Poren ausfüllenden Luft nur langsam fort. Die Anwendbarkeit trockener

Wärme zur Keimabtötung ist daher beschränkt. Laboratoriumsgeräte, Instrumente usw. können in besonders gebauten, mit Gas oder elektrisch geheizten Apparaten durch Erhitzung auf 180—200⁰ — schneidende Instrumente allerdings unter Verminderung der Schärfe — sterilisiert werden. Für die Desinfektion von Geweben, Möbeln usw. ist ruhende heiße Luft nicht geeignet. Dagegen hat man von der Durchleitung erwärmter Luft von Temperaturen, die etwas über 100⁰ liegen, zur Desinfektion und zur Vernichtung von Ungeziefer an Kleidungsstücken, Lederwaren, Decken usw. mit gutem Erfolg Gebrauch gemacht (Vondran-Apparat). Für die Desinfektion von Büchern ist feuchte Heißluft empfohlen worden. Eine einfache Anwendung der Heißluft zur Desinfektion, zur Beseitigung von Ungeziefern und ihrer Brut an Kleidungsstücken usw. ist das *Bügeln*. Durch gleichzeitiges Dämpfen, wie dies in den Bügelmaschinen geschieht, kann die Wirkung gesteigert werden.

Erwärmung in flüssigem Medium. Die Überschreitung des Temperaturmaximums für das Wachstum bedingt noch nicht die Abtötung der vegetativen Bakterienformen in einem Nährmedium; wohl aber bewirkt bei Abwesenheit von Nährstoffen der bei höherer Temperatur beschleunigte Ablauf der Lebensprozesse ein allmähliches Absterben der Zellen. Die Schnelligkeit der Abtötung der Keime bei einer gewissen Temperatur hängt aber nicht allein von der Anwesenheit von Nährstoffen, sondern überhaupt von der Zusammensetzung des Mediums (Art und Menge der Salze, Wasserstoffionen-Konzentration) und außerdem von der Dichte der Keimaufschwemmung ab; es lassen sich daher keine allgemeingültigen Abtötungszeiten bei bestimmten Temperaturen für die verschiedenen Keimarten feststellen. Die meisten pathogenen Keime sind gegen Erwärmung auf 70⁰ ziemlich empfindlich, widerstandsfähiger verhalten sich Staphylokokken, Paratyphus B-Bacillen, Tuberkelbacillen und Mastitis-Streptokokken. Kochhitze tötet vegetative Keime in längstens einer Minute, wenn sie nicht durch Einbettung in Fett, Eiweißgerinnsel usw. geschützt sind.

Bakteriensporen dagegen sind zum Teil sehr widerstandsfähig gegen Erhitzung in Flüssigkeiten, weniger die der pathogenen sporenbildenden Bakterien (Milzbrand, Rauschbrand), als die von saprophytischen und namentlich thermophilen Bakterienarten, die Kochhitze stundenlang ertragen.

Während man daher durch Aufkochen eine Abtötung pathogener Keime erreichen kann, gelingt eine sichere *Sterilisation* einer Flüssigkeit oder eines Gegenstandes in Wasser auch bei minutenlangem Kochen nicht, auch dann nicht, wenn man zur Verstärkung der Wirkung Soda der Kochflüssigkeit zusetzt.

Von der Erwärmung wird zur Desinfektion von Gebrauchsgegenständen und zur Konservierung zerbrechlicher Stoffe vielfach Gebrauch gemacht. Da die Wirkung der Kochhitze durch Einbettung in Eiweiß, Fett, durch Luftblasen, überhaupt durch die organischen Stoffe in Lösung oder in fester Form (Gewebe) verzögert wird, darf die Einwirkungszeit der Erhitzung nicht zu kurz angesetzt werden. Handelt es sich aber in Haushalt und Technik nur um die Verlängerung der Haltbarkeit von Nahrungs- und Genußmitteln, so genügt die Einwirkung niederer Wärmegrade während ausreichend langer Zeit; nach PASTEUR, der zur Haltbarmachung des Weines eine Erhitzung auf 55⁰ vorschlug, heißt dieses Verfahren „Pasteurisieren"; man versteht darunter die länger dauernde Einwirkung von Temperaturen zwischen 55 und 90⁰, je nach der Art der Flüssigkeit. Eine *Sterilisation* von Lebensmitteln, wie sie für die längere Aufbewahrung von

Fleisch, Gemüsen usw. nötig ist, erreicht man durch die Erhitzung auf die Kochtemperatur des Wassers nicht, wenn nicht ein höherer Säuregehalt der Lebens- oder Genußmittel die Abtötung der resistenten Sporen bei dieser Temperatur erleichtert; in manchen Fällen, so bei Früchtekonserven, unterbindet allerdings die Zusammensetzung der Konserve, namentlich der Gehalt an organischen Säuren eine Entwicklung der noch vorhandenen Sporen. Da insbesonderes die Sporen des toxinbildenden Bac. botulinus gegen Kochhitze ziemlich resistent sind, müssen im Haushalt unzureichend erhitzte Fleisch- und Gemüsekonserven mit Mißtrauen behandelt werden.

Eine schonende Sterilisierung für hitzeempfindliche Stoffe besteht in der *fraktionierten* oder diskontinuierlichen Erhitzung von Flüssigkeiten auf Temperaturen unterhalb des Siedepunkts während längerer Zeit an mehreren aufeinanderfolgenden Tagen, wobei den vorhandenen Sporen in der Zwischenzeit durch Aufbewahrung der Flüssigkeit bei einer für die Sporenkeimung günstigen Temperatur Gelegenheit zum Auskeimen gegeben wird. Vollkommene Sicherheit kommt diesem auch „Tyndalisieren" genannten Verfahren nicht zu.

Der Wasserdampf. Die von ROBERT KOCH mit LÖFFLER und GAFFKY festgestellte, hervorragend keimtötende Wirkung des strömenden Wasserdampfs beruht auf seinem guten Leitvermögen und seiner hohen Wärmekapazität: durch Übergang von 1 g *Wasserdampf* in *Wasser* von 100^0 werden 536 Calorien frei, während 1 g Luft von 100^0 bei Abkühlung um 1^0 nur 0,237 Calorien abgibt. Wasserdampf kann daher an Objekte eine viel größere Wärmemenge abgeben als Luft gleicher Temperatur und eine durch Kondensation verschwundene Menge Wasserdampf wird bei richtigem Arbeiten des Kochers alsbald durch die gleiche Menge neuen Wasserdampfs ersetzt, während in der Luft durch Leitung und Strömung (Konvektion) nur ein langsamer Temperaturausgleich erfolgt (RUBNER). Kompakte Körper aus Metall, Porzellan usw., mit Flüssigkeiten gefüllte Flaschen oder Dosen verdichten an ihrer Oberfläche so lange Wasserdampf, bis sie und ihr Inhalt durch Aufnahme der Kondensationswärme die Temperatur des Wasserdampfs erreicht haben; innerhalb der Flaschen und Dosen pflanzt sich die Wärme dann durch Leitung weiter ins Innere fort. Aber auch in poröse, die Wärme schlecht leitende Stoffe, wie Wolle, Seide, Baumwolle und die daraus hergestellten Gewebe vermag der Wasserdampf einzudringen; und zwar infolge des Unterschiedes der spezifischen Gewichte von Dampf und Luft (1 Liter Luft von 20^0 wiegt 1,206 g, 1 Liter Dampf von 100^0 0,606 g), ferner infolge der hygroskopischen Natur dieser Stoffe (100 g trockener Baumwolle nehmen bis 16 g, 100 g Wolle bis 28 g hygroskopisches Wasser auf, ohne dabei dem Auge oder dem Griffe feucht zu erscheinen). Erleichtert der Unterschied der spezifischen Gewichte von Wasserdampf und Luft das Eindringen des Wasserdampfs unter Verdrängung der Luft, so bewirkt die hohe Wärmekapazität des Wasserdampfs in Verbindung mit der hygroskopischen Natur der Gewebe eine rasche und tiefdringende Erwärmung. Zur Abscheidung sichtbaren Wassers, also zur Durchfeuchtung der Objekte kommt es nur dann, wenn das hygroskopische Bindungsvermögen der Stoffe erschöpft ist; in diesem Falle wird die Erwärmung durch thermische Kondensation wie an Metallflächen unter Bildung tropfbaren Wassers bewirkt.

Das Keimtötungsvermögen des Wasserdampfes. Vegetative Formen von Bakterien, Hefen, Schimmelpilzen werden, feucht oder trocken, durch Dampf von 100^0 im Bruchteil einer Minute abgetötet. Sporen von Bakterien, nicht aber die von Hefen und Schimmelpilzen, sind widerstandsfähiger. Milzbrandsporen aus

Kulturen werden meist in 3—5 Minuten im Dampf von 100° abgetötet, die Sporen der Wundstarrkrampf- und Gasödemerreger erst nach längerer Zeit; Sporen nicht pathogener Bakterienarten ertragen den Dampf zum Teil stundenlang, ganz besonders in nativem Zustand, d. h. innerhalb ihres natürlichen Substrats, z. B. Erde, während bei Züchtung auf Nährböden die Resistenz zurückgeht. Die Abtötungszeit hängt von der Temperatur des Dampfes, also von seinem Druck ab. Sie beträgt für Milzbrandsporen bei 90° (= 533,8 mm) z. B. 14 bis 15 Minuten, bei 95° (= 640 mm) 4—5 Minuten, bei 100° (entsprechend dem normalen Atmosphärendruck von 760 mm) 1—2 Minuten, bei 105° (= 908 mm) $^1/_2$ Minute (RUBNER, BALLNER). In Höhe von 1500 m (Davos) siedet das Wasser bei 95°, was eine Verlängerung der Abtötungszeit auf das 2—2$^1/_2$fache bedeutet. Hochresistente Sporen in Gartenerde, die Wasserdampf von 100° länger als 17 Stunden überstanden, wurden abgetötet durch Dampf von 105° in 420, von 110° in 120, von 115° in 15 und von 120° in 6 Minuten (KONRICH); befanden sich diese Sporen aber in einer dichten Fett- oder Eiweißumhüllung, wie in Fleischkonserven, so war bei 120° eine Behandlungszeit von 20 Minuten zur Abtötung erforderlich. Zur sicheren *Sterilisation* von Verbandstoffen und anderem Operationszubehör reicht demnach der strömende Wasserdampf von 100° nicht aus; für diesen Zweck ist die Behandlung im Autoklaven bei 1 Atm. Überdruck mit Dampf von 120° erforderlich.

Luftgehalt setzt das Keimtötungsvermögen des ungespannten und gespannten Dampfs herab; bei 10% Luft macht sich diese Verminderung noch kaum geltend, ein Luftgehalt von 20% erhöht die Abtötungszeit bei 100° aber schon auf das 3fache, von 37% auf das 10fache (RUBNER, MUNTSCH). Auch die keimtötende Wirkung des überhitzten Wasserdampfs ist um so mehr herabgesetzt, je weiter sich seine Temperatur von der des gesättigten Dampfs entfernt (TEUSCHER, HEICKEN).

Vorrichtungen zur Desinfektion und Sterilisation mit Wasserdampf. Das Wesentliche an diesem Apparat ist die Zufuhr des Dampfes von *oben* zur Verdrängung der spezifisch schwereren Luft, Ableitung am *tiefsten* Punkt der Kammer, gute Isolierung oder vom Wasserdampf durchströmter Doppelmantel zur Verminderung der Dampfkondensation an den Wänden der Kammer, ausreichende Dampfzufuhr.

Das einfachste Gerät für die Dampfbehandlung von Nährlösungen usw. im Laboratorium, der KOCHsche Dampftopf, ist allerdings nicht ganz diesen Grundsätzen entsprechend gebaut; auf das Kochgefäß ist unmittelbar der zur Aufnahme der mit Wasserdampf zu behandelnden Objekte bestimmte zylindrische Aufsatz aufgebaut, der oben mit einem „Helm" abgeschlossen ist, in dem sich die Abströmöffnung für den Dampf befindet; der Dampf strömt also in diesem Apparat von unten nach oben durch das „Desinfektionsgut" hindurch.

Die Sterilisation des Operationszubehörs usw. erfolgt in stehenden, gelegentlich auch liegenden Autoklaven, meist doppelmanteligen Zylindern, in denen der gespannte Wasserdampf den Doppelmantel durchströmt und von oben in den Sterilisationsraum eintritt.

Die in Desinfektionsanstalten und im Krankenhaus verwandten Apparate sind im Abschnitt „Die Desinfektionsanstalt" (s. S. 676) beschrieben.

Holz mit Farbanstrichen, geleimtes Holz, Gummi, Leder und ähnliche Stoffe werden durch Wasserdampf von 100° schon beschädigt. Es wurden daher besondere Apparate gebaut, in denen unter vermindertem Druck (aber fälschlich „*Vakuumapparate*" genannt) und bei Temperaturen von 60—80° Formaldehydwasserdämpfe zur Einwirkung kommen.

c) Strahlen.

Von der keimtötenden Wirkung der *Strahlen*, insbesondere des ultravioletten Lichts, wird zur Wassersterilisation und zu therapeutischen Zwecken ein beschränkter Gebrauch gemacht. Sonnenlicht, infolge seines Gehalts an ultravioletten Strahlen ein wichtiges Entseuchungsmittel, steht in unseren Breiten zu wenig zur Verfügung, als daß es in der Seuchenbekämpfung planmäßig eingesetzt werden könnte.

C. Die chemischen Desinfektionsmittel.

Keimtötende Stoffe gibt es in großer Zahl und in allen Klassen chemischer Verbindungen, unter den Säuren, Basen, Salzen, Kohlenwasserstoffen, Alkoholen, Phenolen usw. Für die praktische Desinfektion und für die Konservierung und Antisepsis kommt aber nur eine kleine Zahl der bactericiden Stoffe in Betracht. Die Schwierigkeit, haltbare Lösungen damit herzustellen, die Giftigkeit, Reizwirkung, Zersetzlichkeit, nachteilige Wirkung gegenüber Geweben und Farben, die Beeinträchtigung der Wirkung durch die die Keime umhüllenden Ausscheidungen und die Unterlage, schließlich zu hoher Preis machen den größten Teil der keimtötenden Stoffe für die Verwendung in der Seuchenbekämpfung ungeeignet.

Es genügt für die Prüfung eines Mittels nicht, seine abtötende Wirkung gegen Reinkulturen im Reagensglasversuch festzustellen, das Mittel muß vielmehr für die verschiedenen Verwendungszwecke unter Bedingungen, die denen der praktischen Anwendung entsprechen, geprüft werden: für die Desinfektion der Hände, der Ausscheidungen (Stuhlgang, Eiter, Auswurf) und die damit infizierten verschiedenen Unterlagen (Wäschestoff, Holz, Tapete usw.), zweckmäßig unter Verwendung der natürlichen Ausscheidungen, bevor es zur Anwendung in der Seuchenbekämpfung zugelassen wird. Die Beurteilung eines Desinfektionsmittels rein nach den sog. Carbolsäurekoeffizienten (d. h. seiner Wirkung bezogen auf die der Carbolsäure) ist unzulässig.

Keimtötende oder antiseptische Wirkung entfalten auch Stoffe, die in niederen Konzentrationen indifferent (z. B. Salze) oder gar Nährstoffe für Bakterien sind (organische Säuren, Glycerin, Zucker); derartige Stoffe werden namentlich in der Lebensmittelkonservierung angewandt.

Als Desinfektionsmittel kommen in Betracht:

Metalle, besonders Silber in metallischem oder auf elektrischem Wege fein verteiltem Zustande, für Trink- und Badewasser.

Halogene. Chlor für die Wasser- und Abwasserbehandlung, Jod für die Desinfektion der Haut, Schleimhaut und von Wunden.

Oxydationsmittel. Ozon, früher für die Trinkwasseraufbereitung, gelegentlich auch für die Konservierung von Fleisch usw. in Kühlräumen verwendet; Wasserstoffperoxyd für Wunden und Schleimhäute; die Salze der unterchlorigen Säure (Natriumhypochlorit, Chlorkalk) für die grobe Desinfektion und Abwasserbehandlung; Chloramin für Haut-, gelegentlich auch Raumdesinfektion.

Säuren. Schweflige Säure und Cyanwasserstoffsäure (Blausäure) für die Ungezieferbekämpfung.

Basen. Ätzkalk als Kalkmilch und Kalkwasser für die grobe, namentlich Fäkaldesinfektion.

Salze. Quecksilberchlorid (Sublimat) für die Behandlung infizierter Gegenstände und Hände hat den Nachteil starker Giftigkeit, es ist flüchtig und wird durch Metalle und organische Stoffe zu metallischem Quecksilber reduziert; es wird in Form der Sublimatpastille, d. h. einer Mischung mit dem seine Lösung erleichternden Kochsalz, verwendet; Silbersalze, besonders Silbernitrat (Höllenstein) zu therapeutischen Zwecken; Seifen (fettsaure Alkalien) haben gelegentlich schon in der Kälte, besonders aber in der Wärme schwach keimtötende Wirkung, können aber bei gewöhnlicher Temperatur nur als mechanische Reinigungsmittel betrachtet werden; dagegen dienen sie zur Lösung in Wasser schwer löslicher Keimtötungsmittel wie der Phenole; die Lösungen quaternärer Ammoniumsalze (Zephirol u. a.) haben geringe Tiefenwirkung.

Alkohole. Die keimtötende Wirkung der Alkohole der aliphatischen Reihe nimmt zu mit steigendem Molekulargewicht. Die Alkohole werden namentlich zur Hände- und Hautdesinfektion verwendet. Gegenüber trockenen Keimen liegt das Optimum der Wirkung von Äthylalkohol bei etwa 60% und bei dem n-Prophylalkohol bei 40—60%; gegenüber feuchten Keimen — und auch die Keime der Haut befinden sich in feuchtem Zustand — können von beiden Alkoholen auch höhere Konzentrationen verwendet werden. Sporentötende Kraft haben die Alkohole allein nicht, jedoch bei Gegenwart von etwas Säure.

Phenole. Die Phenole gehören zu den am meisten verwendeten Desinfektionsmitteln. Die Carbolsäure ist zu 8% in Wasser löslich, die 3 isomeren Kresole zu rund 2%, mit steigendem Molekulargewicht und durch Einführung von Halogenen in den Phenylrest nimmt die Wasserlöslichkeit ab, so daß sie mit Seifen in Lösung gebracht werden müssen. Die Carbolsäure hat in 3—5%igen Lösungen ein gutes Keimtötungsvermögen, das auch durch Gegenwart organischer Stoffe nicht aufgehoben wird; die Kresole werden in Form der Kresolseifenlösung (Arzneibuchpräparat mit 50% Kresol) in Form 5%iger Verdünnungen dieser Zubereitung verwendet („verdünntes Kresolwasser"). Durch Einführung von Chlor in die Phenole ist eine Reihe stark bactericider, schwächer als Kresole riechender Verbindungen hergestellt worden, z. B. Chlor-meta-kresol, Chlorxylenole, Chlorthymol, Chlorcarvacrol und viele andere, von denen namentlich die beiden erstgenannten zur Herstellung von Handelspräparaten Verwendung finden, die wegen ihres verhältnismäßig schwachen Geruches viel verwendet werden (Baktol, Sagrotan usw.); durch die Seife wird die Wirkung dieser höheren Phenole auf Keime, die sich an Flächen wie Holz, Gewebe befinden, zum Teil aber stark herabgesetzt. Der Carbolsäurekoeffizient ist ganz besonders bei diesen Zubereitungen kein Maßstab für die praktische Brauchbarkeit. Im Auslande werden vielfach auch teeröl- und phenolhaltige Mittel, die mit Wasser trübe Emulsionen geben, wie Creolin, Cyllin, in den Handel gebracht, die infolge falscher Prüfungsverfahren hohe Carbolsäurekoeffizienten haben. Auf Sporen wirken Phenole praktisch nicht.

Aldehyde. Der Formaldehyd ist in Lösung ein starkes, auch gegenüber Sporen wirksames, wenn auch nicht sehr rasch wirkendes Keimtötungsmittel, dessen Wirkung durch die Gegenwart organischer Stoffe nicht stark beeinträchtigt wird. Zur Desinfektion ganzer Wohnräume und ihres Inhalts wird eine von der Raumgröße und der Masse des Desinfektionsguts abhängige Menge Formaldehyd und Wasser verdampft. Wirksam ist die auf der Oberfläche der Gegenstände niedergeschlagene Formaldehydlösung, sichere Tiefenwirkung haben die Formaldehyd-Wasserdämpfe, auch wenn sie unter vermindertem Drucke angewandt werden, nicht.

Durch Temperaturerhöhung wird die Wirkung der Desinfektionsmittel gesteigert, niedere Temperatur setzt sie herab. Man macht von der gesteigerten Wirkung der Mittel bei höherer Temperatur namentlich bei der Desinfektion der Wäsche Gebrauch. Auftragen erwärmter Lösung auf Flächen bewirkt keine wesentliche Erhöhung der Wirkung, da sich Lösungen in dünner Schicht auf Flächen rasch abkühlen.

D. Die praktische Desinfektion.

Die Maßnahmen zur Verhütung der Infektionen lassen sich einteilen in solche, 1. die sich anschließen an menschliche oder tierische Krankheitsfälle, die also die Verhinderung der Verbreitung der dabei ausgeschiedenen Krankheitserreger zum Ziel haben (Desinfektion im engeren Sinn), 2. die die Aufnahme sonstwie in der Natur vorkommender infektiöser Keime mit Nahrungsmitteln, in Wunden oder durch die Atmung unterbinden sollen, 3. die sich gegen tierische Träger oder Überträger von Infektionserregern richten (Ungeziefervernichtung). Maßnahmen, die sich gegen die infektiösen Keime im erkrankten Organismus selbst richten, sind Aufgabe der Chemotherapie (innere Desinfektion).

Die eigentliche Desinfektion befaßt sich mit den Ausscheidungen selbst, soweit sie keimhaltig sind (Faeces, Urin, Sputum, Eiter, Schleim, Abschuppungen usw.), mit den durch diese Ausscheidungen beschmutzten Gegenständen und Flächen (Wäsche, Geschirr, Bestecke, Fußboden, Möbel, Verbandstoffe usw.), nicht zum wenigsten mit den Händen des Kranken, der Pfleger und der mit dem Kranken in Berührung kommenden Personen (Besucher). Zu den Kranken sind in diesem Sinne auch die Dauerausscheider und Bacillenträger zu rechnen, bei denen vorbeugende Maßnahmen natürlich schwer durchführbar sind. Dem Zeitpunkt ihrer Durchführung nach unterscheidet man die *laufende Desinfektion* am Krankenbett und die *Schlußdesinfektion.* Das Hauptgewicht liegt auf der Erfassung der Krankheitserreger alsbald nach ihrer Ausscheidung, bevor sie durch die infizierten Gegenstände in Verkehr kommen, also auf der laufenden Desinfektion; die Schlußdesinfektion hat die Aufgabe, den vom Kranken benutzten Raum mit seiner Einrichtung, die Kleider, Wäsche usw. für Gesunde wieder unbedenklich benutzbar zu machen.

Die Desinfektion von *Stuhlgang, Erbrochenem, Urin* ist so lange nötig, als die infektiösen Keime ausgeschieden werden, hängt also von dem Ergebnis der bakteriologischen Prüfung ab. Sie wird erschwert durch die Einbettung der Keime in organisches, für gelöste Stoffe schwer durchdringbares, die Desinfektionsmittel zum Teil auch chemisch bindendes Material. Kein Desinfektionsmittel darf für diesen Zweck — dies gilt aber auch für die anderen Aufgaben der Desinfektion — angewandt werden, das nicht in Versuchen an Stuhl brauchbar befunden worden ist. Verwendet werden alkalische Mittel, z. B. Ätzkalk, Natronlauge, Kresollauge (nicht Chlorkalk) oder Hitze in besonderen für Krankenhäuser gebauten Apparaten; mit den genannten Mitteln ist der Stuhlgang vermittels eines Stäbchens, das in der Mischung verbleibt, gut zu verrühren und zu verteilen. Urin wird, gleichfalls unter Umrühren, mit einer stärkeren Lösung des Desinfiziens versetzt. Nach der vorgesehenen Einwirkungszeit sind die Gefäße zu entleeren und darauf innen und außen mit einem geeigneten Desinfiziens zu scheuern. Für die Desinfektion des Gruben-, Tonnen- und Kübelinhalts wird Kalkmilch angewandt. Bei ambulanten Kranken ist auch der Abort regelmäßig zu desinfizieren.

Auswurf-, Nasen- und Rachenschleim. Die Desinfektion dieser Ausscheidungen des Nasen-Rachenraumes ist außer bei Tuberkulose auch bei Lepra, Pest, Pocken, Diphtherie, Scharlach, übertragbarer Genickstarre, Milzbrand und Rotz erforderlich. Sie erfolgt in der für tuberkulösen Auswurf erprobten Weise durch Einwirkung von Hitze (Verbrennen, Kochen, Wasserdampf) oder durch chemische Mittel, die Mucin, Eiter und Schleim zum Quellen bringen und dadurch die Krankheitserreger freilegen, nämlich durch alkalische Kresollösungen (TB-Bacillol, Alkalysol) oder Chloramin; ihre 5%igen Lösungen werden dem Auswurf im Verhältnis 2:1 zugefügt, worauf das Gemisch 4 Stunden bei Zimmertemperatur stehen bleibt; nach Entleerung ist das Spuckgefäß zur Desinfektion der Außenseite und der von dem zugefügten Desinfiziens nicht erreichten Teile für weitere 4 Stunden in dieselbe Lösung so einzulegen, daß es vollständig davon bedeckt ist.

Die *Händedesinfektion* bei den Pflegern und Besuchern des Kranken ist eine der wesentlichsten Maßnahmen gegen die Verschleppung des Krankheitserregers, da Bett, Wäsche, Fußboden und andere Gegenstände und Flächen des Krankenzimmers, mit denen diese in Berührung kommen, als infiziert betrachtet werden müssen. Bevor diese Personen das Krankenzimmer verlassen, haben sie daher ihre Hände zu desinfizieren; zu diesem Zweck ist im Krankenzimmer selbst ein Becken mit einer für die Händedesinfektion geeigneten Lösung aufzustellen; als solche kommen von geruchlosen Mitteln namentlich 0,1%ige Sublimatlösung und 80%iger Alkohol (auch Brennspiritus), ferner mit Wasser im Verhältnis 1:1 verdünnter n-Prophylalkohol in Betracht; die gleichfalls geeignete 5%ige Verdünnung der Kresolseife DAB. (verdünntes Kresolwasser) ist wegen ihres anhaftenden Geruches nicht beliebt. Die bloße Reinigung der Hände mit Seife und Bürste wirkt auch gegenüber aufgebrachten Keimen nur mangelhaft; wenn auch in der Praxis durch sie mehr Infektionen verhindert wurden als durch die Anwendung von Desinfektionsmitteln, so wird man doch im Krankenzimmer nicht auf die Verwendung keimtötender Stoffe verzichten dürfen; bei den ihrem Beruf nachgehenden Typhusbacillenträgern allerdings begegnet die Verwendung von Desinfizientien Schwierigkeiten. Man muß sich hier meist damit zufrieden geben, daß diese Personen nach jeder Stuhl- und Urinentleerung die Hände gründlich, möglichst auch mit eigenem Waschgerät (Waschbecken, Handtuch, Bürste) reinigen, in der Erwägung, daß durch die beim Waschen eintretende Keimverminderung auch die Infektionsgefahr herabgesetzt wird; denn auch bei kräftigem Händedruck werden von zahlreichen an der Hand vorhandenen Keimen nur wenig übertragen.

Handelt es sich bei dieser *hygienischen* Händedesinfektion darum, durch Berührung mit infektiösem Material aufgebrachte Krankheitserreger unschädlich zu machen, so richtet sich die Händedesinfektion des *Chirurgen, Gynäkologen,* der *Hebamme* gegen die natürlich an jeder Haut vorkommenden Keime, die Staphylokokken der „Tageshand", die nicht nur in den Talg- und Schweißdrüsen, sondern auch in engen, blind endenden Spalten der Haut

sitzen und sich darin, trotz der gegenüber anderen Keimen sich geltend machenden Selbstreinigung der Hand, vermehren können. Eine wirkliche Entkeimung der Hand ist durch
kein Mittel, weder ein chemisches noch ein mechanisches, zu erreichen, insbesondere sind
die Sporen der Wundstarrkrampf- und Gasbranderreger viel zu resistent, um selbst durch
Jodtinktur in der in Betracht kommenden Einwirkungszeit abgetötet zu werden; Alkohol
wirkt weder sporentötend noch „fixierend", sondern enthält nicht selten pathogene Sporen,
die vor seiner Verwendung zur Aufbewahrung von Spritzen, Catgut usw. durch Filtration
entfernt werden müssen. Daher enthebt die übliche Händedesinfektion nicht des Abschlusses
der Hand durch den Gummihandschuh, in dem sich während seiner Benutzung eine besonders keimreiche Flüssigkeit, der „Handschuhsaft", ansammelt.

Die Desinfektion der *Leib- und Bettwäsche* erfolgt am sichersten durch Hitze; unmittelbar nach der Entfernung vom Körper oder Bett wird sie im Krankenzimmer zur Lockerung
des Schmutzes, der Ausscheidungen, des Eiters usw. in Seifenlösung eingelegt und in dieser
nach 12 Stunden eine halbe Stunde lang ausgekocht. An chemischen Mitteln eignen sich
am besten Phenol- und Formaldehydlösungen bei 12stündiger Behandlung, der ein Auswaschen mit reinem Wasser oder, wenn der Schmutz nicht ausreichend gelockert ist, die
übliche Wäschebehandlung folgt. Zu verwenden sind nur die amtlich für diesen Zweck ausdrücklich zugelassenen Mittel; manche, insbesondere seifenhaltige Mittel, haben bei Wäsche
gar keine oder nur geringe Wirkung, denn gute Wirkung gegenüber der Reinkultur ver-
bürgt noch nicht die Brauchbarkeit für die praktische Desinfektion. Dampfbehandlung
ohne vorherige Erweichung des Schmutzes schädigt die Wäsche (Einbrennen der Flecken
und Brüchigwerden der Faser).

Die Desinfektion der *Kleidung* durch Wasserdampf oder durch Einlegen in Lösungen
von Desinfektionsmitteln ist häufig unzweckmäßig; vorzuziehen ist die Behandlung mit
Formaldehyd-Wasserdämpfen bei der Formaldehyd-Schlußdesinfektion (s. unten) oder in
besonders für diesen Zweck gebauten Kammern und die Verwendung bewegter heißer Luft
(z. B. in Vondran-Apparaten). Bloßes Befeuchten mit desinfizierenden Lösungen und
Bürsten ist in den meisten Fällen, namentlich bei Tuberkulose, unzureichend.

Die Desinfektion der *Federbetten und Matratzen* mit strömendem Dampf ist bei den
Hausfrauen wegen des schlechten Geruches, den die Objekte dabei oft annehmen, unbeliebt
und sollte nur, wo es unumgänglich nötig ist, angewandt werden. Die oberflächliche Befeuchtung ist, zumal sich die Umhüllungsstoffe schlecht benetzen, unzureichend; dagegen
bewirkt die Formaldehyd-Wasserdampfbehandlung wie bei den Kleidern (s. dort) eine gute
oberflächliche Desinfektion; in die Matratze usw. eingedrungene Krankheitserreger werden
dabei allerdings nicht erreicht, doch ist die von ihnen ausgehende Infektionsgefahr gering.
Auch für die *Wolldecken,* die namentlich bei Tuberkulose einen sich leicht ablösenden infektiösen Staub entwickeln, ist die Behandlung mit Wasserdampf oder Lösungen von Desinfizientien nachteilig und Formaldehyd-Wasserdampf in der angegebenen Weise oder
bewegte Heißluft vorzuziehen.

Die Desinfektion des *Fußbodens, der Wände und Möbelflächen* im Krankenzimmer erfolgt
mit Lösungen keimtötender Mittel oder bei der Schlußdesinfektion durch Entwicklung von
Formaldehyd-Wasserdämpfen. Daß die Wirkung von Lösungen an vertikalen Flächen
sehr unsicher ist und mechanisch durch Abreiben unterstützt werden muß, daß namentlich das Besprühen mit Lösungen nicht zur Abtötung der infektiösen, in Ausscheidungen
eingebetteten Keime ausreicht, braucht nicht erläutert zu werden. Man deckt die einer
Beschmutzung vor allem ausgesetzten Flächen der Wand (in der Nähe des Bettes) daher
mit Wachstuch oder ähnlichen glatten Stoffen ab und verwendet, wenn mit längerer Haltbarkeit der Erreger gerechnet werden muß und Beschmutzung der Wände usw. nicht vermieden wurden, die Formaldehyd-Wasserdampfbehandlung, wobei allerdings sichtbare
grobe Verschmutzungen zunächst durch Scheuern mit keimtötenden Lösungen zu entfernen
sind. Der Staubsauger darf zur Entfernung des sich leicht ablösenden infektiösen Staubes
nur dann verwendet werden, wenn er mit bakteriendichtem Staubbeutel oder einer sicher
wirkenden Verbrennungseinrichtung **für** den wieder abgeblasenen, das Filter passierenden
Staub versehen ist.

Leder, Pelz, geleimte Gegenstände dürfen nicht mit strömendem Wasserdampf behandelt
werden, sondern sind wie Kleidungsstücke den Formaldehyd-Wasserdämpfen oder der be-
wegten Heißluft auszusetzen, und nur, wenn sich dies nicht möglich machen läßt, mit
desinfizierenden Lösungen zu behandeln.

Die *laufende Desinfektion am Krankenbett* soll die infektiösen Keime alsbald nach ihrer Ausscheidung erfassen und unschädlich machen, um ihre Verschleppung in andere Räume zu verhindern. Gelänge dies in zureichender Weise, so würde es genügen, den Raum, wenn er nach Genesung, Tod oder Verbringung des Kranken in ein Krankenhaus oder eine Heilstätte wieder von anderen Personen benutzt werden soll, einer Reinigung und Lüftung zu unterziehen, um den Geruch der Desinfektionsmittel zu beseitigen. Die laufende Desinfektion wird aber in vielen Fällen ein Bruchstück sein, ganz besonders, wenn eine starke und weitgehende Keimverstreuung, wie bei Tuberkulose, bestand. Deswegen erfolgt die Schlußdesinfektion, und zwar um so gründlicher, je unsauberer die Verhältnisse im Krankenzimmer waren und je mehr Möbel oder überflüssige Ausrüstungsstücke sich darin befanden. Sie muß sofort stattfinden, wenn seine ausschließliche Benutzung durch den Kranken aufgegeben wird, nicht erst einige Tage oder Wochen nach dem Tod oder der Verbringung in das Krankenhaus, oder nachdem der Kranke nach monatelangem Aufenthalt in der Heilstätte verstorben ist. Andererseits muß sie sich wenigstens bei den einheimischen Krankheiten auf die Gegenstände und Teile des Raumes beschränken, von denen eine Infektionsgefahr ausgeht und darf nicht in eine Bacillenjagd ausarten.

In vielen Fällen genügt eine gründliche mechanische Reinigung unter Verwendung von reichlich Desinfektionsmittellösung, der aber bei verschlossenen Fenstern zunächst Gelegenheit zur Einwirkung gegeben werden muß; denn so rasch, wie gegen die Bakterien in Reinkultur wirken die Desinfektionsmittel auf die Krankheitserreger innerhalb der Ausscheidungen und an Flächen nicht; auch bedingt die starke Herabsetzung der Wirkung der Desinfektionsmittel durch niedere Temperatur, daß der Raum vor der Vornahme der Desinfektion geheizt wird, wenn die Temperatur darin unter 15—18 ⁰ liegt. Es hängt von der Art der Erkrankung und den Umständen des Falles ab, ob die äußerliche Desinfektion der Matratze, des Federbetts, der Kleidung usw. genügt, oder ob diese Gegenstände und die zuletzt benutzte Wäsche in die Desinfektionsanstalt zur Behandlung mit Wasserdampf, Formaldehyd-Wasserdämpfen oder bewegter Heißluft geschafft werden müssen. Art und Umfang der bei den verschiedenen Krankheiten durchzuführenden Maßnahmen werden in den amtlichen Desinfektionsanweisungen bestimmt.

Eine ausreichende Desinfektion der horizontalen und vertikalen Oberflächen wird erreicht durch die *Verdampfung von Formaldehydlösung* mit ausreichenden Mengen von Wasser nach den Vorschriften von FLÜGGE, in dem für diesen Zweck bestimmten Apparat oder auch durch die apparatlosen Verfahren (Autan- und Kaliumpermanganat-Verfahren). Türen, Fenster und andere Öffnungen sind zuvor abzudichten, das Bett ist von der Wand abzurücken, die Matratze an einer ihrer Lage nach nicht der Infektion ausgesetzten Stelle frei aufrecht zu stellen, Bett-, Kleidungsstücke usw. aufzuhängen; im übrigen sind Schränke, Bilder und andere an der Wand stehende oder aufgehängte Objekte, hinter die infektiöses Material nicht gelangen kann, an Ort und Stelle zu belassen. Der Apparat — für dessen Beschickung die Tabellen der Desinfektionsanweisung die nach Raumgröße berechneten Mengen an Formaldehydlösung, Wasser und Brennspiritus angeben — ist möglichst in der Mitte des Raumes aufzustellen; ist der Raum an dieser Stelle stark mit feuergefährlichen Gegenständen belegt und behängt, so kann die Zuleitung des Formaldehyd-Wasserdampfs auch aus dem außerhalb des Raums aufzustellenden Apparate durch das Schlüsselloch erfolgen. Bei den gemeingefährlichen Krankheiten, namentlich Pocken und Pest, wird die Formaldehydbehandlung zweckmäßig schon vor Beginn der Schlußdesinfektion vorgenommen, nachdem durch den Desinfektor unter entsprechendem Schutz (desinfizierbarer Anzug, Gesichtsmaske) die notwendigen Vorbereitungen getroffen sind, um die infizierten Stellen der Einwirkung der Dämpfe zugängig zu machen. Erst nachdem durch die Behandlung die Oberflächen entseucht sind, sind die Bett- und Kleidungsstücke usw. zur Dampfdesinfektion in die Desinfektionsanstalt zu bringen und der Raum mit Lösungen gründlich zu behandeln. Bei den übertragbaren Krankheiten ist diese vorherige Desinfektion mit Formaldehyd-Wasserdämpfen nur in Ausnahmefällen — bei grober Unreinlichkeit des Kranken oder der Pflegeperson — erforderlich. Sonst entfernen die Desinfektoren zunächst durch Scheuern mit desinfizierenden Lösungen grobe Verunreinigungen und bereiten alles so vor, daß die behandelten Gegenstände und Flächen nach der Formaldehydbehandlung als desinfiziert angesehen werden können. Ist der Raum mit Möbeln, Bettstücken und anderen zu desinfizierenden Objekten stark beschickt, so sind die zu verdampfenden Formaldehydlösungen zu erhöhen, denn maßgebend für die Wirkung ist nicht der Rauminhalt, sondern der Umfang der die Dämpfe kondensierenden Oberfläche. Auch im Winter darf der Raum nicht *gleichzeitig* mit der Formaldehydbehandlung beheizt werden, da dann die Kondensation der Dämpfe an den Flächen herabgesetzt wird. Zur Entfernung des durch Lüftung meist nur schwer zu beseitigenden Formaldehydgeruchs wird nach der vorgeschriebenen Einwirkungszeit Ammoniak in einer der angewandten Formaldehydmenge entsprechenden Menge in den Raum eingeleitet; das Ammoniak verbindet sich mit dem Formaldehyd zu dem geruchlosen Hexamethylentetramin.

Der Desinfektion durch strömenden Wasserdampf in der Desinfektionsanstalt sind bei den gemeingefährlichen Krankheiten alle dafür geeigneten Objekte (Betten, Matratzen, Kleidungs-, Wäschestücke usw.), bei den übertragbaren diejenigen zu unterziehen, deren oberflächliche Desinfektion durch Lösungen oder die Formaldehyd-Raumdesinfektion nicht ausreichend erscheint. Die Stücke werden in staubdichten Beuteln in die Desinfektionsanstalt verbracht, einer halbstündigen Behandlung mit Wasserdampf von 100—104° ausgesetzt und in anderen Transportbeuteln und auf anderen Wagen zurückbefördert.

E. Die Desinfektionsanstalt.

Mittelpunkt der in der Seuchenbekämpfung zu treffenden Desinfektionsmaßnahmen ist die Desinfektionsanstalt. Größe und Ausstattung richten sich nach Umfang und Leistungsfähigkeit der unterhaltenden Gemeinden. Sie enthält die Geschäftsräume für die Desinfektoren, die Dampfdesinfektionsanlage, die Ausgabestelle für Desinfektionsmittel und transportable Desinfektionseinrichtungen (Formaldehyd-Apparat), etwaige weitere für die Desinfektion und Ungeziefervernichtung bestimmte Anlagen (Formaldehyd- und Heißluftkammern).

Der *Dampfdesinfektionsapparat* muß, wenn irgend möglich, zweitürig und so in die Trennungswand zweier Räume eingebaut sein, daß die Beschickung von der einen (unreinen), die Entladung nach Ausführung der Dampfbehandlung nach der anderen (reinen) Seite erfolgt. Der Zugang von der unreinen zur reinen Seite führt durch einen Raum mit einer Bade-, mindestens aber Brauseanlage. Sofern die Anlage einem Krankenhaus oder einem anderen Betriebe mit Dampfkesselanlage angeschlossen ist, wird der Desinfektionsdampf aus der Kesselanlage bezogen, wobei auf Isolierung der Zuleitung zu achten ist, damit der Dampf nicht wasserhaltig (feucht) in die Desinfektionskammer eingeleitet wird, andernfalls ist ein besonderer Dampfkessel aufzustellen, dessen Heizfläche in einem angemessenen Verhältnis zur Größe der Desinfektionskammer stehen muß, damit ihre rasche Beschickung mit Dampf gesichert ist. Anlagen, bei denen der Dampf in einem Kessel erzeugt wird, der unterhalb der Desinfektionskammer angebracht ist, sind nur für kleine oder fahrbare Desinfektionsapparate zu empfehlen. Die Größe der Dampfdesinfektionskammer muß dem Anfall an Desinfektionsgut entsprechen. Rechteckige Apparate haben ein relativ größeres Fassungsvermögen als runde, da sich bei diesen der obere Teil der Wölbung nicht mehr zur Unterbringung größerer Objekte (Matratzen) ausnützen läßt. Die Dampfkammer muß zur Herabsetzung des Dampfverbrauchs und der Bildung von Kondenswasser gut isoliert sein. Während frühere Konstruktionen Rippenheizkörper enthielten, wird sie jetzt meist doppelwandig gebaut. Vor und nach der Dampfbehandlung soll durch die Heizkörper bzw. den Doppelmantel Dampf zur „Vorwärmung" bzw. „Nachtrocknung" geleitet werden. Bei der geringen Wärmekapazität der Luft ist auf eine Anwärmung der Objekte in der Kammer während dieser Vorwärmung nicht zu rechnen, sie dient aber dazu, die Kondensation an den metallenen Flächen (den Apparatwänden und dem Einsatzgestell) herabzusetzen und nach der Dampfbehandlung beim Einströmen der Luft in die dampfgefüllte Kammer zu verringern. Diese Heizeinrichtungen verteuern aber den Preis einer Anlage. Die starke Kondensation und damit Durchfeuchtung der Objekte mit Rostfleckenbildung an den Berührungsstellen mit den Metallflächen, über die vielfach geklagt wird, rührt neben schlechter Isolierung aber vor allem von starkem Wassergehalt (s. oben) des zuströmenden Dampfes her, denn die Erwärmung von Geweben, Matratzen usw. erfordert nicht eine solche Dampfmenge, daß eine Befeuchtung eintritt, dazu ist die sog. hygroskopische Kondensation ausreichend. Zur Verhütung der Fleckenbildung sind die Metallflächen im Apparat mit einem von Zeit zu Zeit zu erneuernden geeigneten Lackanstrich zu versehen. Der Dampfeintritt in die Kammer erfolgt von oben, die Dampfabführung an der tiefsten Stelle. Das Manometer muß leicht ablesbar, ein geprüftes Thermometer in der Dampfableitung angebracht sein, eine kurz und eindringlich abgefaßte Betriebsvorschrift neben dem Apparat (vor Einwirkung von Feuchtigkeit geschützt) an der Wand hängen. Die Anlage ist nach der Aufstellung und — da unsachgemäß ausgefüllte Ausbesserungen die Wirksamkeit des Apparates beeinträchtigen — von Zeit zu Zeit auf einwandfreies Arbeiten zu prüfen. Dabei ist darauf zu achten: daß 1. nach Füllung des Apparates reichlich Dampf abströmt, 2. die Angaben von Thermo- und Manometer übereinstimmen (bei 104° 0,15 Atm. Überdruck), 3. keine starke Durchfeuchtung der Objekte infolge schlechter Isolierung oder Verwendung wasserhaltigen Dampfes erfolgt, 4. die in das Desinfektionsgut eingelegten Maximalthermometer die erforderlichen Temperaturen anzeigen. Zur bakteriologischen Prüfung der Anlage sind apathogene, an Seidenfäden angetrocknete und in Filtrierpapier eingehüllte Sporen von 5—10 Minuten Resistenz gegen strömenden Dampf, die von den Medizinaluntersuchungsämtern bezogen werden und nach der Prüfung wieder an sie zurückzusenden sind, zu benutzen. Die wesentlichen Fehler bei der Bedienung der Dampfdesinfektionsanlage sind: Ungenügende Unterhaltung des Feuers im Dampfkessel, dadurch unzureichende Dampfzufuhr, ferner zu frühes Drosseln des Ventils im Dampfabströmrohr, sodaß die Luft nicht vollständig entfernt wird; dieses Ventil muß auch dann noch schwach geöffnet bleiben, wenn Thermometer und Manometer gesättigten Dampf im Apparat anzeigen, da die Luft aus dem Desinfektionsgut nur langsam entweicht.

Für die Behandlung von gegen gesättigten Wasserdampf empfindlichen Gegenständen wie Lederwaren, Pelze, aber auch von Kleidungsstücken, Wolldecken usw. sind Apparate gebaut worden, in denen Formaldehyd-Wasserdämpfe unter vermindertem Druck (aber fälschlich Vakuumapparate genannt) bei 60—80° zur Einwirkung gebracht wurden.

F. Die Desinfektoren.

Die Desinfektoren erhalten ihre Ausbildung in 7—28tägigen Kursen, die zeitweise an Universitätsinstituten oder Medizinaluntersuchungsämtern abgehalten werden; am Ende des Unterrichts findet eine Prüfung statt, deren Bestehen Voraussetzung für die Bestellung als Desinfektor ist. Von Zeit zu Zeit werden die Desinfektoren zu kürzeren Wiederholungskursen einberufen. In den größeren Städten sind die Desinfektoren hauptamtlich von den Gemeinden usw. angestellt, an kleineren Orten werden die Desinfektionen von Personen vorgenommen, die die Prüfung gleichfalls bestanden haben, die aber von Fall zu Fall bezahlt werden. Die Bestellung nur hauptamtlicher Desinfektoren (Gesundheitsaufseher) ist anzustreben.

G. Die amtlichen Desinfektionsvorschriften.

Zu den übertragbaren Krankheiten (s. Abschnitt „Vorbeugung der übertragbaren Krankheiten") sind besondere Desinfektionsanweisungen erlassen, in denen neben kurzen Ausführungen über das Wesen und die Übertragung der betreffenden Krankheit und allgemeinen Anweisungen über das Verhalten im Verkehr mit den Kranken Vorschriften über die Durchführung der laufenden und der Schlußdesinfektion und die diesen Behandlungen zu unterziehenden Ausscheidungen und Einrichtungsgegenstände enthalten sind.

Die *laufende* Desinfektion wird von den Pflegepersonen nach Anleitung des Arztes unter Überwachung durch den Desinfektor bzw. die Fürsorgeschwester, zu deren Ausbildung auch Unterricht in der Desinfektion gehört, durchgeführt; bei der *Schluß*desinfektion hängt es von der Art der Erkrankung und den Umständen ab, ob eine „vereinfachte" Behandlung des Raums und der Einrichtung nur mit Lösungen oder eine „verschärfte" Desinfektion (Verbringung von Bett-, Kleider-, Wäschestücken in die Desinfektionsanstalt und Formaldehydverdampfung) vorzunehmen ist; die Entscheidung hierüber trifft der Amtsarzt, gegebenfalls im Benehmen mit dem behandelnden Arzt. Dem Desinfektor ist das Betreten des Krankenzimmers nur im Einverständnis mit dem behandelnden Arzt gestattet.

Als Desinfektionsmittel sind vorgesehen: 3%ige Carbolsäurelösung, sog. verdünntes Kresolwasser, d. h. Verdünnungen der Kresolseife DAB. mit 2,5% Kresol, 0,1%ige Sublimatlösung, Kalkmilch, Chlorkalkmilch, Formaldehyd zur Verwendung in 1%iger Lösung oder zur Verdampfung; von physikalischen Mitteln: Auskochen, Wasserdampf, Verbrennen (nur bei wertlosen Gegenständen). Die genannten chemischen Mittel können aus der Apotheke in einem durch das Deutsche Arzneibuch vorgeschriebenen Reinheitsgrad bezogen werden. Andere Desinfektionsmittel sollten nur dann verwendet werden, wenn ihr Gebrauch ausdrücklich durch Anweisung an die Amtsärzte zugelassen ist. Die Kosten der Desinfektion können von dem Betroffenen erhoben werden, werden aber meistens, als eine zum Schutz der Allgemeinheit entstehende Last, aus öffentlichen Mitteln bestritten.

H. Die Ungezieferbekämpfung.

Die Ungezieferbekämpfung hat die Vernichtung oder zum mindesten Beseitigung oder Fernhaltung tierischer Schädlinge zum Ziel, die beim Menschen oder bei Nutztieren Krankheiten erregen (z. B. Milbenkrätze und Asthma) oder Krankheiten übertragen, lästig oder ekelerregend wirken oder Lebensmittel oder Gebrauchsgegenstände beschädigen. Krankheiten werden übertragen unter anderem durch Flöhe (Pest), Kleider- und Filzläuse (Fleckfieber), Stechmücken (Malaria, Schlafkrankheit usw.) Ratten und Mäuse (durch ihre Fäkalien und erstere auch als Wirte für Flöhe), Stubenfliegen (für Typhus und Ruhr), Stechfliegen, Zecken usw. Wegen ihrer lästigen und ekelerregenden Eigenschaften werden außer Flöhen, Fliegen, Stechmücken und den verschiedenen Arten von Läusen (Kopf-, Filz-, Kleiderläuse) die Wanzen, Schaben, Milben, Pharao-Ameisen bekämpft; wegen Schädigung von Lebensmitteln und Gebrauchsgegenständen außer Mäusen und Ratten die Korn-, Reis- usw. Käfer, Kleider-, Pelz- und Mehlmotten, Schmeißfliegen, Holzwürmer usw. Von den Lebensmittel- und Materialschädlingen werden hohe wirtschaftliche Werte vernichtet. Die Bekämpfung erfolgt biologisch (d. h. durch Nutzung natürlicher Feinde — Katzen, Hunde, Frettchen), mechanisch oder physikalisch (durch Fallen, Heißluft, Wasserdampf, Austrocknen) und durch chemische Mittel, und zwar durch Fraß- oder Darmgifte (Natriumsilicofluorid, Borax, Baryumcarbonat, Phosphor, Arsenik, Strychnin, Thalliumsulfat, Meerzwiebelpräparate), durch flüssige oder pulverförmige Berührungsgifte (Spritz-, Verneblungs-, Pyrethrum-, Derrispräparate) oder durch Atemgifte (im letzteren Falle namentlich schweflige und Blausäure, Äthylenoxyd, Schwefelkohlenstoff, Phosphorwasserstoff, Chlorpikrin usw.). Für die Auswahl des Bekämpfungsverfahrens ist Kenntnis der Lebens- und Vermehrungsbedingungen der betreffenden Schädlinge Voraussetzung. Die Verwendung hochgiftiger Stoffe unterliegt der Regelung durch besondere Gesetze und Verordnungen (besondere und zeitlich begrenzte Ermächtigungen). Die Ungezieferverichtung wird, soweit sie mit der Bekämpfung der Infektionskrankheiten zusammenhängt (Fleckfieber, Pest), von Desinfektoren, im übrigen von den Kammerjägern (Schädlingsbekämpfern) durchgeführt, für die gleichfalls Regelung der Ausbildung und Zulassung von Amts wegen angestrebt wird.

Für die Bekämpfung des Fleckfiebers sind auf Grund des Reichsseuchengesetzes (vom 30. 6. 1900) Vorschriften über die Vernichtung der Kleiderläuse (Entlausung des Körpers, der Kleidung, Wäsche und Gebrauchsgegenstände, des Bettes und unter Umständen des Raums) erlassen worden. Die Bekämpfung der Ratten auf Seeschiffen ist durch internationale Vereinbarungen geregelt. Planmäßige Vertilgungsaktionen gegen Stechmücken und Ratten („Rattenkampftage") werden von vielen Gemeinden auf Grund von Polizeiverordnungen durchgeführt.

3. Vorbeugung der übertragbaren Krankheiten (Seuchengesetzgebung).

Von Bernhard Möllers.

Zur Verhütung der Ausbreitung von übertragbaren Krankheiten sind im Laufe der letzten Jahrzehnte sowohl vom Reich wie von den deutschen Ländern eine Reihe von Gesetzen erlassen, die nachstehend in der heute gültigen Fassung besprochen werden sollen.

A. Dienstordnung für die Gesundheitsämter.

Die grundlegenden Vorschriften über die Aufgaben der Gesundheitsämter bei der Verhütung und Bekämpfung der übertragbaren Krankheiten sind im Abschnitt X der *Dienstordnung für die Gesundheitsämter* (3. Durchführungsverordnung zum Gesetz über die Vereinheitlichung des Gesundheitswesens vom 30. 3. 1935) zusammengefaßt, die inzwischen durch die Ministerialverordnung vom 1. 12. 1938 (vgl. S. 684ff.) neu gefaßt und erweitert sind.

Das Gesundheitsamt hat das Auftreten und den Verlauf der übertragbaren Krankheiten zu verfolgen und schon bei drohender Annäherung die gegen ihr Eindringen geeigneten Maßnahmen in Anregung zu bringen. Der Amtsarzt hat die Beachtung der *Anzeigepflicht* zu sichern und, sobald er von dem Ausbruch einer übertragbaren Krankheit Kenntnis erhält, unverzüglich die erforderlichen . Ermittelungen vorzunehmen.

B. Reichsimpfgesetz.
Vom 8. 4. 1874.

Den Anlaß zu diesem Gesetze gab die schwere Pockenepidemie, die in den Jahren 1871 und 1872 ganz Europa heimsuchte und allein in Deutschland mehr als 162 000 Menschen dahinraffte. Das Gesetz schreibt eine allgemeine Schutzimpfung gegen Pocken vor, der jedes Kind vor Ablauf des auf sein Geburtsjahr folgenden Kalenderjahres unterzogen werden soll, sofern es nicht die natürliche Blatternkrankheit überstanden hat. Zum zweiten Male muß jeder Schüler innerhalb des Jahres geimpft werden, in dem er das 12. Lebensjahr zurücklegt, sofern er nicht in den letzten 5 Jahren die natürlichen Blattern überstanden hat oder mit Erfolg schutzgeimpft wurde oder ein ärztliches Zeugnis über Befreiungsgründe der Polizeibehörde vorgelegt hat.

Der Vollzug des Impfgesetzes ist mit den stärksten Sicherheitsmaßnahmen umgeben, um das Auftreten von Nachkrankheiten bei den geimpften Kindern zu verhüten. Die Impfung darf dann nicht vorgenommen werden, wenn die allgemeine Widerstandskraft des Impflings an sich gering ist, wie bei schwerer Rachitis, starken Drüsenschwellungen, Ernährungsstörungen oder wenn der Impfling sich in erhöhter Erkrankungsgefahr, z. B. durch infektiöse Kranke in seiner Umgebung, befindet. Ferner sind Kinder, die an Hautausschlägen, Wundrose, Mittelohreiterung, Augenlid- und Bindehautentzündungen oder Furunkulose leiden, oder in deren Wohngemeinschaft sich solche Kinder befinden, von der Impfung zurückzustellen. Eine dritte Zurückstellungsgruppe bilden Kinder, bei denen aus eigenen Krankheiten des Zentralnervensystems oder solchen der Geschwister eine erhöhte Krankheitsbereitschaft zu vermuten ist. Wird eine mehr als zweijährige Zurückstellung von dem impfenden Arzt beantragt, so ist die Entscheidung des öffentlichen Impfarztes einzuholen. Zurückstellungen können von dem impfenden Arzt auf die Dauer eines Jahres auch dann ausgesprochen werden, wenn eine physische oder psychische Veranlagung in der Familie des Impfpflichtigen vorliegt, die einen von der Regel wesentlich abweichenden Verlauf der Impfung oder eine sonstige Schädigung des Impfpflichtigen oder seiner Eltern befürchten läßt (Rundschr. des Reichsministers des Innern vom 4. 4. 1934). Wird eine wiederholte Zurückstellung beantragt, so ist die Entscheidung des öffentlichen Impfarztes einzuholen.

Bei der Impfung sind nur 2 seichte Schnitte von 3 mm Länge in mindestens 2 cm Entfernung voneinander anzulegen. Die Vornahme der Impfungen an anderen Körperstellen als den Oberarm, z. B. am Oberschenkel, ist zulässig, doch hat der Impfarzt in solchen Fällen die Pflegepersonen auf sorgfältige Reinhaltung der Impfstelle hinzuweisen. Der Impfarzt ist verpflichtet, falls Eltern ihm gegenüber den Wunsch äußern, ihre Kinder außerhalb der öffentlichen Impftermine impfen zu lassen, diesem Wunsche, soweit angängig, nachzukommen.

Bei Verdacht von *Impfschädigungen* hat der Amtsarzt alle zur Aufklärung des Sachverhalts zweckdienlich erscheinenden Maßnahmen in die Wege zu leiten und seiner vorgesetzten Dienststelle sofort anzuzeigen.

Jeder Impfling muß frühestens am 6., spätestens am 8. Tage nach der Impfung dem Impfarzt zur Nachschau vorgestellt werden. Die Erstimpfung gilt als erfolgreich, wenn mindestens eine Pustel zur regelmäßigen Entwicklung gekommen ist. Bei der Wiederimpfung genügt für den Erfolg schon die Bildung von Knötchen oder Bläschen an den Impfstellen. Über das Ergebnis der Impfung wird ein *Impfschein* ausgestellt, der bei der Einschulung der Kinder vorgelegt werden muß. Bei Nichtangehen der Impfpocken ist die Impfung spätestens im nächsten Jahre und bei erneutem Mißerfolg im dritten Jahre zu wiederholen.

Die Impfungen sind nur mit *Tierlymphe* vorzunehmen, die von den staatlichen Impfanstalten geliefert wird (vgl. S. 797 ff.). Pockenschutzimpfungen dürfen nur von Ärzten vorgenommen werden.

Öffentliche Impfungen finden in der Zeit von Anfang Mai bis Ende September jeden Jahres an bestimmten Orten und Tagen unentgeltlich statt. Die Erstimpflinge werden von der Ortspolizeibehörde, die Wiederimpflinge von den Schulvorstehern in Listen nachgewiesen. Über die Ergebnisse der Impfung wird alljährlich im Reichsgesundheitsblatt berichtet. Die Überwachung der Impfungen erfolgt durch die Amtsärzte.

Aus der Rechtsprechung bei Impfentziehung ist zu bemerken, daß die Erklärung des gesetzlichen Vertreters eines impfpflichtigen Kindes, daß er grundsätzlicher Impfgegner sei, für die Polizei keine Einschränkung ihrer Befugnisse bedeutet. Eltern, deren Kinder ohne gesetzlichen Grund und trotz erfolgter amtlicher Aufforderung der Impfung oder der ihr folgenden Gestellung sich entzogen haben, werden mit Geldstrafe bis zu 150 RM. oder mit Haft bis zu 3 Tagen bestraft.

Die einmal entstandene Impfpflicht bleibt unabhängig vom Lebensalter und dem Austritt aus der Schule bestehen. Zeitlich begrenzt ist nur die Pflicht der Eltern, ihre Kinder impfen zu lassen; sie endet mit der Großjährigkeit des Kindes.

Bei einer Gesundheitsschädigung, die ohne Verschulden eines Beteiligten durch eine Pockenschutzimpfung verursacht ist, können Schadenersatzansprüche an den Staat nicht erhoben werden.

C. Das Reichsgesetz betr. die Bekämpfung gemeingefährlicher Krankheiten (Reichsseuchengesetz).
Vom 30. 6. 1900.

Der Ausbruch der Cholera im Deutschen Reich im Jahre 1892 gab der Reichsregierung den Anlaß, nach den Vorschlägen von ROBERT KOCH einheitliche gesetzliche Maßnahmen gegen die gemeingefährlichen Krankheiten zu erlassen. Der erste Entwurf des Gesetzes sah auch Unterleibstyphus, Diphtherie, Rückfallfieber, Ruhr und Scharlach als „gemeingefährlich" an; wegen der parlamentarischen Schwierigkeiten mußte sich die Regierung auf die in Deutschland nicht einheimischen Seuchen beschränken.

Das Gesetz regelt die Bekämpfung von 6 Seuchen, nämlich:

1. Aussatz, 2. Cholera, 3. Fleckfieber, 4. Gelbfieber, 5. Pest, 6. Pocken.

Anzeigepflichtig ist jede Erkrankung, jeder Todesfall, der Verdacht einer solchen Krankheit und der Wechsel des Aufenthaltsortes des Erkrankten an die zuständige Ortspolizeibehörde. Für Milzbrand besteht seit 1909 bei Erkrankungen und Todesfällen sowie bei Milzbrandverdacht ebenfalls Anzeigepflicht.

Zur Anzeige sind verpflichtet: 1. der zugezogene Arzt, 2. der Haushaltungsvorstand (auf Schiffen und Flößen der Schiffer oder Floßführer), 3. jede sonst mit der Behandlung oder Pflege des Erkrankten berufsmäßig beschäftigte Person, 4. der Wohnungsinhaber oder Hauswirt, 5. der Leichenschauer.

Die Vorschriften über die *Ermittelung der Krankheit* und die *Schutzmaßregeln* entsprechen den neuen Vorschriften der Min.-Verordnung zur Bekämpfung übertragbarer Krankheiten vom 1. 12. 1938 (vgl. S. 684 ff.).

Entschädigungen. Es besteht für Personen, die der Invalidenversicherung unterliegen, Anspruch auf Entschädigung wegen entgangenen Arbeitsverdienstes, wenn sie auf Grund des Gesetzes zwangsweise abgesondert oder einer Beobachtung unterworfen werden. Ferner kann auf Antrag Entschädigung wegen Beschädigung von Gegenständen bei der Desinfektion gewährt werden. Die Kosten der Entschädigungen sind aus öffentlichen Mitteln zu bestreiten.

Allgemeine Vorschriften regeln die Überwachung der Wasserversorgung und der Abfallbeseitigung durch den beamteten Arzt.

Die Gemeinden sind verpflichtet, für Beseitigung von gesundheitsgefährlichen Mißständen Sorge zu tragen.

Bei Verstößen gegen Vorschriften des Reichsseuchengesetzes wird Gefängnis bis zu
3 Jahren bzw. Geldstrafe bis zu 150 RM. oder Haft angedroht.

Über die Schutzmaßregeln, die für die einzelnen *gemeingefährlichen Krankheiten* in Betracht kommen, sind Ausführungsbestimmungen erlassen, die zum Teil in die Dienstordnung für die Gesundheitsämter aufgenommen sind (vgl. S. 679).

1. Lepra oder *Aussatz.* Die Anweisung des Bundesrats vom 28. 1. 1904 (abgeändert
12. 6. 1913) regelt Anzeigepflicht, Ermittlung, Maßregeln gegen Weiterverbreitung des
Aussatzes. Gemeinverständliche Belehrung, Desinfektionsanweisung vom 21. 3. 1907.

2. Cholera. Die Übertragung erfolgt hauptsächlich auf dem Wasserwege. Den Ausführungsbestimmungen des Bundesrats vom 28. 1. 1904 sind Grundsätze für die gesundheitliche Überwachung des Binnenschiffahrts- und Flößereiverkehrs, ein Merkblatt des Reichsgesundheitsamts „Wie schützt sich der Schiffer vor der Cholera?" und eine Desinfektionsanweisung beigegeben. Die Überwachung des Auswandererverkehrs muß bei drohender
Choleragefahr sofort angeordnet werden. Ferner sind besondere Maßnahmen vorgesehen
im Eisenbahnverkehr (Anweisungen an das Zugpersonal über die Behandlung der Eisen-
bahn-Personen- und -Schlafwagen beim Auftreten der Cholera und Verhaltungsmaßregeln
bei choleraverdächtigen Erkrankungen auf der Eisenbahnfahrt, Einrichtung von Arzt-
stationen und Krankenübergabestationen). An den großen Flußläufen werden Cholera-
stromüberwachungsstellen eingerichtet. Die bei der Cholera zu treffenden Anordnungen
sind zusammengestellt in der Anweisung des Bundesrats vom 28. 1. 1904. Ferner sind auf
Grund der internationalen Sanitätsübereinkunft von Paris (21. 6. 1926, von Deutschland
ratifiziert am 18. 3. 1930) internationale Vereinbarungen betreffs Anzeigepflicht usw. getroffen (vgl. S. 693 ff.).

3. Fleckfieber. Zur Verhütung der Übertragung durch Läuse werden im Bedarfsfalle
an den Grenzen Quarantänelager mit Entlausungsanstalten eingerichtet. Auf Grund
der Erfahrungen des Weltkrieges ist eine neue Fleckfieberanweisung des Reichsrats vom
5. 2. 1920 herausgegeben, der unter anderem Ratschläge an Ärzte und eine Anweisung zur
Entlausung bei Fleckfieber beigegeben sind (Neue Fassung vom 13. 9. 1939 RGesundhBl.
S. 815).

4. Gelbfieber. Die Gefahr der Übertragung von Gelbfieber nach Deutschland liegt
praktisch nicht vor, da die als Überträger der Krankheit erkannte Mücke (Aedes Aegypti
bzw. Stegomyia fasciata) in Deutschland nicht vorkommt und da zur Entwicklung von
infektionstüchtigem Gelbfiebervirus in der Mücke 12 heiße Tage und Nächte erforderlich
sind. Die Mücke selbst geht bei weniger als 6 ° C zugrunde, würde also in Deutschland im
Winter aussterben.

5. Pest. Die Gefahr der Übertragung von Pest nach Deutschland liegt nur auf dem
Wasserwege vor durch Schiffe, in denen an Pest erkrankte Ratten vorhanden sind. Bei
Pestgefahr werden die verdächtigen Schiffe zum Zwecke der Rattenvertilgung ausgeräuchert.
Die zur Unterdrückung der Pest anzuwendenden Maßnahmen sind in der Bundesratsanwei-
sung vom 3. 7. 1902 zusammengefaßt. Pesterkrankungen sind seit Jahren in Deutschland
nicht vorgekommen.

6. Pocken. Die Maßnahmen gegen Pocken sind in der Anweisung des Bundesrats vom
28. 1. 1904 zusammengestellt. Die Pockendiagnose wird in verdächtigen Fällen durch Untersuchung des Pustelinhalts nach dem Verfahren von PAUL vorgenommen (Preuß. Erlaß vom
20. 12. 1916).

Zur Ausführung des Reichsseuchengesetzes sind Vorschriften über das *Arbeiten und den
Verkehr mit den Erregern menschlicher oder tierischer Krankheiten* und über deren Versendung
(21. 11. 1917) sowie Desinfektionsanweisungen (11. 4. 1907) erlassen worden. Diese Vorschriften sind im Laufe der Jahre erweitert worden und beziehen sich zur Zeit auf Cholera,
Pest, Rotz, Maul- und Klauenseuche, Schweinepest, Rinderpest, WEILsche Krankheit
und Tularämie.

Der Abwehr der gemeingefährlichen Krankheiten dienen ferner die *Vorschriften über die
gesundheitliche Behandlung der Seeschiffe* in den deutschen Häfen vom 24. 12. 1931. Diese

haben auf Grund der Ausführungsbestimmungen des Reichsseuchengesetzes am 24. 2. 1920 hinsichtlich der Bekämpfung des Fleckfiebers eine Neubearbeitung erfahren.

Zur Bekämpfung ansteckender Krankheiten im Bereiche der deutschen Reichspost und Reichsbahn, die innerhalb ihres Dienstbereichs für den Vollzug des Reichsseuchengesetzes selbst verantwortlich sind, sind eigene Dienstanweisungen dieser Behörden erlassen. Nach einheitlichen Gesichtspunkten sind ferner die Bestimmungen über die Beförderung von Leichen auf Eisenbahnen (vgl. S. 572) (8. 9. 1938) und auf dem Seewege (31. 5. 1938) geregelt (vgl. S. 573). Für die dem Internationalen Abkommen beigetretenen Staaten gelten die Bestimmungen vom 31. 5. 1938 (RGesundhBl. S. 345).

Weiterhin bestehen einheitliche Reichsvorschriften über die Anwendung von hochgiftigen Stoffen wie Blausäure zur Schädlingsbekämpfung (vom 25. 3. 1931). Die Verwendung von bakterienhaltigen Mitteln zur Schädlingsbekämpfung (Ratin, Mäusetyphusbacillen) ist verboten.

D. Reichsgesetz zur Bekämpfung der Papageienkrankheit (Psittacosis) und anderer übertragbarer Krankheiten.

Vom 3. 7. 1934 nebst Ausführungsverordnungen.

Wer Papageien oder Sittiche gewerbsmäßig züchtet oder mit solchen Tieren Handel treiben will, bedarf dazu der Genehmigung der unteren Verwaltungsbehörde. Die Züchter und Händler haben über Erwerb und Abgabe von Papageien Bücher zu führen, die der Polizeibehörde, dem beamteten Arzt und dem beamteten Tierarzt auf Verlangen vorzulegen sind.

Bei mehrfachem Auftreten von Erkrankungs- und Todesfällen von Papageien oder Sittichen in einem Bestande hat der Tierhalter oder der zugezogene Tierarzt unverzüglich der Polizeibehörde Anzeige zu erstatten, die den beamteten Arzt und Tierarzt zu benachrichtigen hat. Erkrankte Tiere sind abzusondern, verendete Tiere dürfen vor der amtlichen Besichtigung nicht beseitigt werden.

Der zuständige beamtete Tierarzt kann Bestände und Zuchten von Papageien und Sittichen besichtigen und untersuchen, wozu ihm die erforderlichen Tiere auf Anfordern zu überlassen sind.

Bei festgestellter Papageienkrankheit kann die Polizeibehörde die Vernichtung, unschädliche Beseitigung ansteckungsverdächtiger Tiere sowie die nötigen Desinfektionen anordnen.

Jede Erkrankung, jeder Verdachtsfall sowie der Tod eines Menschen an Papageienkrankheit ist der Polizeibehörde unverzüglich anzuzeigen (§ 7).

Der Reichsminister des Innern kann die Bestimmungen des Reichsseuchengesetzes vom 30. 6. 1900 sowie die Vorschriften des Reichsgesetzes vom 3. 7. 1934 ganz oder teilweise, auch mit Einschränkungen oder Abänderungen, auf andere übertragbare Krankheiten ausdehnen (§ 12).

Zu dem Gesetz, das am 1. 10. 1934 in Kraft trat, bestimmt die Ausführungsverordnung vom 14. 8. 1934, daß der gesamte Vogelbestand des Betriebes zu töten oder unschädlich zu beseitigen ist, sobald die Papageienkrankheit bakteriologisch festgestellt ist.

Vom kranken Menschen ist Lungenauswurf und in den ersten 4 Krankheitstagen durch Venenpunktion entnommenes Blut an das Institut Robert Koch zur Untersuchung einzusenden.

Sowohl die Züchter wie die Händler mit Papageien und Sittichen bedürfen der Genehmigung der unteren Verwaltungsbehörde; sie haben die Vögel ihrer Bestände mit bezifferten Fußringen zu versehen, die nur eine einmalige Verwendung zulassen. Im Nachweisbuch über Erwerb, Besitz und Abgabe von Papageien ist jedes einzelne Tier gesondert einzutragen. Nach Erlöschen der Papageienkrankheit sind noch zweimal in Abständen von höchstens 9 Monaten einzelne Tiere durch die Polizeibehörde an das Institut Robert Koch einzusenden.

E. Die Bekämpfung der sonstigen übertragbaren Krankheiten.

Außer der 3. Durchführungsverordnung zum Gesetz über die Vereinheitlichung des Gesundheitswesens (S. 679), dem Reichsimpfgesetz (S. 680), dem Reichsseuchengesetz (S. 681), dem Reichsgesetz zur Bekämpfung der Papageienkrankheit (S. 683), dem Reichsgesetz zur Bekämpfung der Geschlechtskrankheiten (S. 520ff.) und der auf S. 509ff. gesondert behandelten Tuberkulosegesetzgebung bestanden in den deutschen Ländern noch Sondergesetze zur Bekämpfung übertragbarer menschlicher Krankheiten, die abgesehen von dem verschiedenen Umfang der Anzeigepflicht in ihrem wesentlichen Inhalt übereinstimmen. Eine Vereinheitlichung aller Seuchengesetze der Länder ist durch die am 1. 1. 1939 in Kraft getretene *Verordnung zur Bekämpfung übertragbarer Krankheiten* vom 1. 12. 1938 erfolgt, welche den nachstehenden Ausführungen zugrunde gelegt ist.

Ansteckende Krankheiten im Sinne dieser Verordnung sind außer den 6 gemeingefährlichen Krankheiten des Reichsseuchengesetzes (Aussatz, Cholera, Fleckfieber, Gelbfieber, Pest, Pocken) und der Papageienkrankheit 1. die BANGsche Krankheit, 2. Diphtherie, 3. übertragbare Gehirnentzündung, 4. übertragbare Genickstarre, 5. Keuchhusten, 6. Kindbettfieber, 7. übertragbare Kinderlähmung, 8. Körnerkrankheit, 9. bakterielle Lebensmittelvergiftung, 10. Malaria, 11. Milzbrand, 12. Paratyphus, 13. Rotz, 14. Rückfallfieber, 15. übertragbare Ruhr, 16. Scharlach, 17. Tollwut, 18. Trichinose, 19. Tuberkulose, 20. Tularämie, 21. Typhus, 22. WEILsche Krankheit.

Innerhalb 24 Stunden nach erlangter Kenntnis sind anzuzeigen:

A. jede Erkrankung, jeder Verdacht einer Erkrankung und jeder Sterbefall an Kindbettfieber, übertragbarer Kinderlähmung, bakterieller Lebensmittelvergiftung, Milzbrand, Paratyphus, Rotz, übertragbarer Ruhr, Tollwut (auch Bißverletzungen durch tollwütige oder tollwutverdächtige Tiere), Tularämie, Typhus, ansteckender Lungen- und Kehlkopftuberkulose, Hauttuberkulose und Tuberkulose anderer Organe;

B. jede Erkrankung und jeder Sterbefall an BANGscher Krankheit, Diphtherie, übertragbarer Gehirnentzündung, übertragbarer Genickstarre, Keuchhusten, Körnerkrankheit, Malaria, Rückfallfieber, Scharlach, Trichinose und WEILscher Krankheit;

C. jede Person, die, ohne selbst krank zu sein, die Erreger der bakteriellen Lebensmittelvergiftung, des Paratyphus, der übertragbaren Ruhr oder des Typhus ausscheidet.

Die Anzeige ist dem zuständigen Gesundheitsamt zu erstatten, desgleichen bei einem Wechsel der Wohnung und des Aufenthaltsortes, sowie bei Krankenhausaufnahme und Entlassung mit Angabe, ob der Entlassene geheilt ist und ob er die Erreger einer übertragbaren Krankheit noch ausscheidet. Das Gesundheitsamt hat nach Empfang der Anzeige unverzüglich die Ortspolizeibehörde zu benachrichtigen.

Zur Anzeige verpflichtet sind in gleicher Weise wie beim Reichsseuchengesetz 1. jeder Arzt, der die Krankheit, den Krankheitsverdacht oder die Ausscheidung von Krankheitserregern festgestellt hat, 2. der Haushaltsvorstand, 3. jede mit der Pflege oder Behandlung des Erkrankten berufsmäßig beschäftigte Person, 4. derjenige, in dessen Wohnung oder Behausung der Verdachts-, Erkrankungs- oder Todesfall sich ereignet hat, 5. der Leichenschauer. Die Verpflichtung zur Anzeige tritt bei den unter 2—5 genannten Personen nur ein, wenn ein früher genannter Verpflichteter nicht vorhanden ist. Auf Schiffen oder Flößen gilt als anzeigepflichtiger Haushaltsvorstand der Schiffer oder Floßführer oder deren Stellvertreter.

Ermittelung der Krankheit. Das Gesundheitsamt hat alsbald in dem notwendigen Umfang *Ermittelungen* über Ursache, Art, Ansteckungsquelle und Ausbreitung der Krankheit sowie über die Gefahr weiterer Ausbreitung vorzunehmen. Der Ortspolizeibehörde ist von dem Ergebnis unverzüglich Kenntnis zu geben.

Den Beauftragten des Gesundheitsamts ist der Zutritt zu dem Kranken oder zur Leiche und die Vornahme der für die Ermittelungen über die Krankheit, den Krankheitsverdacht oder die Bacillenausscheidung erforderlichen Untersuchungen zu gestatten. Auch kann die Ortspolizeibehörde die Öffnung der Leiche anordnen, wenn dies nach dem Gutachten des Gesundheitsamts zur Feststellung der Krankheit erforderlich ist. Der behandelnde Arzt ist berechtigt, den Untersuchungen, insbesondere auch der Leichenöffnung, beizuwohnen.

Die zur Anzeige verpflichteten Personen sowie die Kranken, Krankheits- und Ansteckungsverdächtigen und die Bacillenausscheider, ferner die der Ausscheidung von Bacillen Verdächtigen haben dem Gesundheitsamt auf Befragen über alle wichtigen Umstände Auskunft zu erteilen. Personen, auf die sich die Ermittelungen erstrecken oder die aus der Absonderung oder Beobachtung entlassen werden sollen, sind verpflichtet, sich den erforderlichen ärztlichen Untersuchungen und der Entnahme von Untersuchungsmaterial zu unterziehen.

Wenn der Ausbruch einer übertragbaren Krankheit festgestellt ist oder der Verdacht des Ausbruchs sich bestätigt, hat die Ortspolizeibehörde auf Vorschlag des Gesundheitsamts unverzüglich die erforderlichen *Schutzmaßregeln* zutreffen; bei Gefahr im Verzuge kann aber das Gesundheitsamt schon vor dem Eingreifen der Ortspolizeibehörde die zur Verhütung der Verbreitung der Krankheit erforderlichen Maßnahmen selbst anordnen, muß aber seine Anordnungen sofort der Ortspolizeibehörde schriftlich mitteilen. Für die Dauer der Ansteckungsgefahr können die zur Verhütung der Verbreitung der Krankheit jeweils erforderlichen Maßnahmen angeordnet werden, die im allgemeinen den Vorschriften des Reichsseuchengesetzes von 1900 und des Preußischen Landesseuchengesetzes von 1905 entsprechen.

Einen wesentlichen Fortschritt in der Seuchenbekämpfung bedeutet die neue Ermächtigung in der Verordnung vom 1. 12. 1938, daß die Ortspolizeibehörde auf Vorschlag des Gesundheitsamts einen Kranken oder Krankheitsverdächtigen *auch gegen seinen Willen* in einem Krankenhause oder einer anderen geeigneten Anstalt unterbringen darf, wenn seine Absonderung in der Wohnung nicht einwandfrei durchzuführen ist oder nach der Feststellung des Gesundheitsamts die angeordneten Schutzmaßregeln nicht befolgt werden oder solange infolge des Verhaltens des Kranken oder Krankheitsverdächtigen die Gefahr der Ausbreitung der Krankheit besteht. Diese Möglichkeit der *Zwangsasylierung* z. B. von asozialen Offentuberkulösen oder von Massenbacillenausscheidern war früher in manchen deutschen Ländern auf Grund der Landesseuchengesetzgebung nicht gegeben. Neu ist auch die Ermächtigung an die höheren Verwaltungsbehörden für von einer übertragbaren Krankheit befallene Gemeinden eine ärztliche Leichenschau vor der Bestattung einzuführen.

Die meisten sonstigen Schutzmaßnahmen, wie die Beobachtung von Kranken und Krankheitsverdächtigen, die Fernhaltung vom Schulbesuch und Unterricht, das Untersagen der Ausübung bestimmter Berufe und der Tätigkeit in bestimmten Betrieben, bestimmte gesundheitliche Verhaltungsmaßregeln oder Verkehrs- und Berufsbeschränkungen für die Bacillenausscheider, die Kenntlichmachung von Wohnungen und Häusern, in denen sich Personen mit ansteckenden Krankheiten befinden, Verkehrs- und Berufsbeschränkungen sowie sonstige Schutzmaßnahmen, insbesondere auch Schutzimpfungen für Pflegepersonen und die mit der Leichenbesorgung beschäftigten Personen, Beschränkungen für Handel und Gewerbe, Schließung von Schulen und Verbot von Menschenansammlungen, Einschränkung der Schiffahrt und Flößerei, Beschränkungen in der Wasserbenutzung und im Badebetrieb, Vorsichtsmaßregeln bei der Einsargung, Beförderung und Bestattung infektiöser Leichen sowie Desinfektionsmaßnahmen waren bereits in den alten Seuchengesetzen des Reiches und der Länder vorgesehen. In der Regel wird bei den einzelnen Krankheiten in nachstehender Weise verfahren.

Ermittelungen sind anzustellen

a) beim *Ausbruch oder Verdacht des Ausbruchs* von Aussatz, Cholera, Fleckfieber, Gelbfieber, Kindbettfieber, auch fieberhafter Fehlgeburt, Pest, Pocken, Typhus, Paratyphus und Papageienkrankheit;

b) beim *Ausbruch* von epidemischer Gehirnentzündung, Genickstarre, Kinderlähmung Rückfallfieber, Ruhr, Milzbrand, Rotz, Tollwut, bakterieller Lebensmittelvergiftung, Trichinose sowie in jedem Falle einer Bißverletzung durch ein tolles oder der Tollwut verdächtiges Tier;

c) bei weiteren Erkrankungs-, Todes- oder Verdachtsfällen der zu a und. allen weiteren Erkrankungs- oder Todesfällen der zu b genannten Krankheiten sowie bei Diphtherie, Scharlach und Körnerkrankheit, soweit die Aufsichtsbehörde es anordnet oder der Amtsarzt es erforderlich hält.

Wenn in einer Ortschaft eine der unter a—c nicht genannten Krankheiten, z. B. Grippe, Keuchhusten, Malaria, Masern oder Röteln oder eine nicht aufgeklärte Krankheit in außergewöhnlichem Umfang oder besonders bösartig auftritt, so hat der beamtete Arzt unverzüglich örtliche Ermittelungen vorzunehmen und Vorschläge für Schutzmaßnahmen zu machen. Soweit es zur Sicherung der Diagnose notwendig erscheint, ist eine *bakteriologische* und *serologische Untersuchung* zu veranlassen. In Fällen von BANGscher Krankheit, bakterieller Lebensmittelvergiftung, Milzbrand, Papageienkrankheit, Rotz, Tollwut und Trichinose hat der beamtete Arzt die Ermittelungen im Benehmen mit dem Veterinärbeamten vorzunehmen.

Hält der Amtsarzt bei Cholera-, Gelbfieber-, Pocken-, Pest-, Rotz-, Typhus- oder Paratyphusverdacht zur Feststellung der Krankheit die *Öffnung der Leiche* für erforderlich, so ist die polizeiliche Anordnung der Leichenöffnung zu beantragen.

Die Bekämpfung der übertragbaren Krankheiten erfolgt mittels nachstehender *Schutzmaßregeln*, die der Polizeibehörde vom Gesundheitsamt vorzuschlagen sind:

I. *Beobachtung* für

1. *kranke* Personen bei bakterieller Lebensmittelvergiftung;

2. *kranke* und *krankheitsverdächtige* Personen bei Körnerkrankheit, Rotz, Rückfallfieber, Typhus und Paratyphus; als krankheitsverdächtig gelten auch Typhus-(Paratyphus-) bacillenträger und -dauerausscheider;

3. *kranke, krankheitsverdächtige* und *ansteckungsverdächtige* Personen bei Aussatz, Cholera, Fleckfieber, Gelbfieber, Papageienkrankheit, Pest, Pocken sowie bei Gehirnentzündung, Genickstarre und Kinderlähmung, ferner bei Syphilis, Tripper und Schanker, sofern die Befallenen gewerbsmäßig Unzucht treiben;

4. *ansteckungsverdächtige* Personen bei Tollwut, d. h. Personen, die von einem tollen oder tollwutverdächtigen Tiere verletzt worden sind.

II. *Beschränkungen für Zureisende.*

Zureisende Personen, die sich innerhalb einer der Inkubationszeit entsprechend zu bestimmenden Frist vor ihrer Ankunft in Ortschaften aufgehalten haben, in denen Aussatz, Cholera, Fleckfieber, Gelbfieber, Körnerkrankheit, Pest, Pocken, Rückfallfieber, Typhus oder Paratyphus ausgebrochen ist, können veranlaßt werden, sich nach ihrer Ankunft der Ortspolizeibehörde schriftlich oder mündlich zu melden.

III. *Absonderung.*

Absonderung kommt in Frage für:

1. *kranke* Personen

a) ohne Einschränkung bei bakterieller Lebensmittelvergiftung, Genickstarre, Ruhr und Tollwut; Erwachsene auch bei Diphtherie und Scharlach;

b) bei an Diphtherie, Gehirnentzündung, Kinderlähmung und Scharlach erkrankten Kindern;

c) kranke Personen, die gewerbsmäßig Unzucht treiben, bei Syphilis, Tripper und Schanker.

2. *kranke* und *krankheitsverdächtige* Personen bei Gehirnentzündung, Genickstarre, Kinderlähmung, Rotz, Rückfallfieber, Typhus und Paratyphus;

3. kranke, krankheitsverdächtige und ansteckungsverdächtige Personen bei Aussatz, Cholera, Gelbfieber, Fleckfieber, Pest, Pocken und Papageienkrankheit.

IV. *Kenntlichmachung von Wohnungen und Häusern*, in denen an Cholera, Fleckfieber, Gelbfieber, Pest, Pocken, Rückfallfieber, Typhus oder Paratyphus erkrankte Personen sich befinden.

V. *Verkehrsbeschränkungen für das berufsmäßige Pflegepersonal.*

Sie können beantragt werden beim Auftreten von Aussatz, Cholera, Diphtherie, Fleckfieber, Gehirnentzündung, Genickstarre, Kindbettfieber, Gelbfieber, Kinderlähmung, bakterieller Lebensmittelvergiftung, Papageienkrankheit, Pest, Pocken, Rückfallfieber, Scharlach, Typhus und Paratyphus.

VI. *Beschränkungen für Handel und Gewerbe.*

Eine gesundheitspolizeiliche Überwachung und die erforderlichen Maßregeln (Verbot des Gewerbebetriebs) können beantragt werden für Ortschaften, die von Cholera, Fleckfieber, Gelbfieber, Pest oder Pocken befallen oder bedroht sind, sowie für solche, die von Diphtherie, Gehirnentzündung, Genickstarre, Kinderlähmung, Ruhr, Scharlach, Typhus oder Paratyphus befallen sind.

VII. *Beschränkungen von Messen und Märkten.*

Für Ortschaften, die von Cholera, Fleckfieber, Gelbfieber, Pest oder Pocken befallen oder bedroht sind, sowie für solche, die von Diphtherie, Gehirnentzündung, Genickstarre, Kinderlähmung, Ruhr, Scharlach, Typhus oder Paratyphus befallen sind, kann ein Verbot der Abhaltung von Märkten, Messen und ähnlichen Veranstaltungen beantragt werden, bei Rückfallfieber, Ruhr, Typhus oder Paratyphus jedoch nur, sobald die Krankheit einen epidemischen Charakter angenommen hat.

VIII. *Fernhaltung von der Schule und vom Unterricht.*

Jugendliche Personen aus Behausungen, in denen eine Erkrankung an Aussatz, bakterieller Lebensmittelvergiftung, Cholera, Diphtherie, Fleckfieber, Gehirnentzündung, Genickstarre, Gelbfieber, Kinderlähmung, Papageienkrankheit, Pest, Pocken, Ruhr, Scharlach, Typhus oder Paratyphus vorgekommen ist, sind, solange eine Weiterverbreitung der Krankheit aus diesen Behausungen durch sie zu befürchten ist, vom Schul- und Unterrichtsbesuch fernzuhalten (vgl. S. 494).

IX. *Beschränkungen in Wasserbenutzung und im Badebetrieb.*

In Ortschaften, die von Cholera, Fleckfieber, Gelbfieber, Pest, Pocken, Ruhr, Typhus oder Paratyphus befallen oder bedroht sind, kann die Benutzung von Brunnen, Teichen, Seen, Wasserläufen, Wasserleitungen sowie der dem öffentlichen Gebrauche dienenden Bade-, Schwimm-, Wasch- und Bedürfnisanstalten verboten oder beschränkt werden.

X. *Räumung von Wohnungen und Gebäuden.*

Gänzliche oder teilweise Räumung kann beantragt werden, wenn in ihnen Erkrankungen an Cholera, Fleckfieber, Gelbfieber, Pest, Pocken, Ruhr, Typhus oder Paratyphus vorgekommen sind, insoweit der Amtsarzt diese Maßregel ausnahmsweise für unerläßlich erklärt.

XI. *Entkeimung.*

Für Gegenstände und Räume, von denen anzunehmen ist, daß sie mit dem Krankheitsstoff behaftet sind, kann eine Entkeimung beantragt werden. Ist die Entkeimung nicht ausführbar oder zu kostspielig, so kann bei wertlosen Gegenständen ihre Vernichtung beantragt werden. Bei *Fleckfieber* muß die Entlausung der kranken, kraukheitsverdächtigen und ansteckungsverdächtigen Personen beantragt werden, sobald der Verdacht der Verlausung besteht.

XII. *Maßnahmen bei der Aufbahrung, Einsargung und Bestattung von Leichen.*

Falls Personen an Aussatz, bakterieller Lebensmittelvergiftung, Cholera, Diphtherie, Fleckfieber, Gehirnentzündung, Genickstarre, Gelbfieber, Kinderlähmung, Papageienkrankheit, Pest, Pocken, Ruhr, Scharlach, Typhus, Paratyphus, Milzbrand oder Rotz gestorben sind, so können besondere Vorsichtsmaßregeln für die Aufbahrung, Einsargung und Bestattung von Leichen beantragt werden (vgl. S. 564).

Neu ist die Bestimmung, daß auch die Vertilgung von *tierischen Schädlingen*, die zur Weiterverbreitung übertragbarer Krankheiten, z. B. Malaria (Mücken) und Rückfallfieber (Läuse und Wanzen), beitragen, angeordnet werden kann.

Während bisher eine ärztliche *Zwangs*behandlung nur bei Trachomkranken zulässig war, können jetzt alle Personen, die an einer übertragbaren Krankheit leiden, von der Ortspolizeibehörde angehalten werden, sich *ärztlich* behandeln zu lassen. Die Kosten für diese ärztliche Behandlung sowie für die Zwangsasylierung der Asozialen und der Bacillenträger sind von dem Betroffenen oder dem ihm gegenüber Unterhaltungspflichtigen zu tragen. Falls der Kostenbedarf durch den Abgesonderten nicht oder nicht ausreichend beschafft werden kann, hat die öffentliche Fürsorge die Kosten des Anstaltsaufenthalts zu tragen.

Bezüglich der Aufbringung der sonstigen Kosten sind die Bestimmungen der früheren Gesetze unverändert geblieben.

Bei amtlich angeordneter Desinfektion oder Vernichtung von Gegenständen fällt der Anspruch auf Entschädigung fort, wenn der Antragsteller den Verlust ohne Beeinträchtigung seines notwendigen Lebensunterhalts tragen kann, desgleichen bei Kosten für besondere Vorsichtsmaßnahmen beim Leichentransport.

Die *Gemeinden* sind nach näherer Anordnung der Gemeindeaufsichtsbehörde *verpflichtet*, diejenigen Einrichtungen, welche zur Bekämpfung und Verhütung der übertragbaren Krankheiten notwendig sind, zu treffen und für deren ordnungsmäßige Unterhaltung zu sorgen.

Strafvorschriften. Verstöße gegen die angeordneten Schutzmaßnahmen werden nach § 327 des Strafgesetzbuches verfolgt. Schuldhafte Verstöße gegen die Anzeigepflicht und gegen die Verpflichtung, sich den erforderlichen ärztlichen Untersuchungen zu unterziehen, werden mit Geldstrafe bis zu 150 RM. oder Haft bestraft.

F. Die Verhütung der Verbreitung übertragbarer Krankheiten durch die Schulen und in den Schulen

ist nach der Dienstordnung für die Gesundheitsämter (3. Durchführungsverordnung zum Vereinheitlichungsgesetz, § 57) Aufgabe des Gesundheitsamts. Der Amtsarzt hat vor Abgabe seines Gutachtens in der Regel eine örtliche Besichtigung vorzunehmen. Ist eine Schule wegen gehäuften Auftretens von übertragbaren Krankheiten geschlossen worden, so hat sich der Amtsarzt im allgemeinen erst dann für die Wiedereröffnung auszusprechen, wenn die Schule oder Schulklasse und die dazugehörigen Nebenräume gründlich gereinigt und entkeimt worden sind.

Jugendliche Personen aus Behausungen, in denen ansteckende Krankheiten vorgekommen sind, können zeitweilig vom Schul- und Unterrichtsbesuch ferngehalten werden (§ 16 des Reichsseuchengesetzes und § 37 Ziffer VIII der 3. Durchführungsverordnung zum Vereinheitlichungsgesetz). Hinsichtlich der sonstigen für die Schulen anzuordnenden Schutzmaßnahmen bewendet es sich bis zum Erlaß von reichsgesetzlichen Bestimmungen bei den bisher gültigen landesrechtlichen Anordnungen.

In vorbildlicher Weise ist diese Frage in der *Preußischen Anweisung zur Verhütung der Verbreitung übertragbarer Krankheiten durch die Schulen vom 22. 9. 1927* geregelt.

Die Anweisung enthält zunächst Vorschriften bezüglich der Hygiene der Schulräume. Die Klassenzimmer sind täglich nach vorangegangenem Besprengen auszukehren, wöchentlich zweimal feucht aufzuwischen oder mit staubbindendem Öl zu behandeln; die Schulbänke sind zweimal wöchentlich feucht abzuwischen. Auf jedem Schulgrundstück soll sich eine Waschgelegenheit für Schulkinder befinden. Dreimal im Jahre hat eine gründliche Reinigung der gesamten Schulräume zu erfolgen (§ 2). Zum Auskehren der Schulräume dürfen Schulkinder nicht verwandt werden.

Folgende Krankheiten machen wegen ihrer Übertragbarkeit besondere Anordnungen für Schulen erforderlich:

a) Aussatz, Cholera, Diphtherie, Fleckfieber, epidemische Gehirnentzündung, Gelbfieber, Genickstarre, Keuchhusten, epidemische Kinderlähmung, Masern, Pest, Pocken, Rotz, Rückfallfieber, Ruhr, Scharlach, Typhus, Paratyphus;

b) Favus, Geschlechtskrankheiten, Grippe, Impetigo contagiosa, Körnerkrankheit, Krätze, ansteckende Lungen- und Kehlkopftuberkulose, Mikrosporie, Milzbrand, Mumps, Röteln, Tollwut, Verlausung, Windpocken (§ 3).

Lehrer und Schüler oder Schuldiener und anderes Hilfspersonal, die an einer der genannten Krankheiten leiden, dürfen die Schulräume nicht betreten (bei Körnerkrankheit nur, solange eitrige Absonderung besteht). *Gesunde* Lehrer und Schüler aus Behausungen, in denen Erkrankungen an einer der im § 3a genannten Krankheiten vorgekommen sind, dürfen die Schulräume nicht betreten, solange Weiterverbreitung der Krankheiten zu befürchten ist.

Die Ortspolizeibehörden melden die übertragbaren Krankheiten an den Vorsteher der Anstalt, desgleichen Verdachtsfälle von Aussatz, Cholera, Fleckfieber, epidemische Gehirnentzündung, Gelbfieber, Genickstarre, Kinderlähmung, Pest, Pocken, Rotz, Rückfallfieber, Typhus und Paratyphus sowie die Bacillenträger bei Cholera, Diphtherie, Genickstarre, Ruhr, Typhus und Paratyphus.

Zur Schule dürfen Erkranktgewesene wieder zugelassen werden, in der Regel bei Pocken und Scharlach nach 6 Wochen, bei Masern, solange noch Husten besteht, sonst nach 2 Wochen, bei Grippe und Röteln nach 2 Wochen, bei Diphtherie, epidemischer Gehirnentzündung und Genickstarre nach 4 Wochen, bei Typhus nach 6 Wochen und bei epidemischer Kinderlähmung nach 8 Wochen.

Wiederzulassung zur Schule darf erst erfolgen bei:

Diphtherie und Genickstarre, wenn eine mindestens dreimalige, in zweitägigen Zwischenräumen vorgenommene bakteriologische Untersuchung des Rachenabstrichs ein negatives Ergebnis hatte;

Typhus, Paratyphus, Ruhr und Cholera, wenn eine mindestens dreimalige, in achttägigen Zwischenräumen vorgenommene Untersuchung des Stuhlganges, bei Typhus und Paratyphus auch des Urins, ein negatives Ergebnis hatte;

Lungen- und Kehlkopftuberkulose, wenn nach dem Zeugnis des Schularztes, des Fürsorgearztes oder des beamteten Arztes keine Ansteckungsfähigkeit mehr besteht.

Diphtheriebacillen-Dauerausscheider können 8 Wochen nach klinischer Genesung zur Schule wieder zugelassen werden. Die Eltern der Kinder, die Lehrer und Schulleiter sollen auf solche Kinder besonders aufmerksam gemacht werden und bei etwaigen Diphtherieerkrankungen sofort Anzeige erstatten.

Dauerausscheider nach Genickstarre, Typhus, Paratyphus, Ruhr, Cholera dürfen erst nach Begutachtung durch den zuständigen Amtsarzt zum Schulbesuch zugelassen werden. Die Schließung der Schule erfolgt durch die Schulaufsichtsbehörde nach Anhörung des Amtsarztes. Eine Wiedereröffnung der Schule ist nur auf Grund des Gutachtens des Amtsarztes zulässig.

Bei Ausbruch von ansteckenden Krankheiten in Pensionaten, Konvikten, Internaten sind die Erkrankten sorgfältig abzusondern und erforderlichenfalls unverzüglich in ein geeignetes Krankenhaus zu überführen. Derartige Anstalten dürfen nur im äußersten Notfall geschlossen werden, weil sonst die Gefahr einer Ausbreitung der Krankheit besteht.

G. Internationale Sanitätsabkommen.

a) Das *internationale Sanitätsabkommen* vom 21. 6. 1926, dem Deutschland durch das „Gesetz über das internationale Sanitätsabkommen" vom 18. 3. 1930 zugestimmt hat, bestimmt, daß dem Internationalen Gesundheitsamt in Paris (Office international d'hygiène publique) jeder festgestellte Fall von Pest, Cholera und Gelbfieber von den Regierungen der Vertragsländer zu melden ist, ebenso jedes epidemische Auftreten von Pocken und Fleckfieber nebst näheren Mitteilungen über die Bekämpfungsmaßnahmen. Das Internationale Gesundheitsamt seinerseits benachrichtigt die diplomatischen Vertreter der Vertragsländer, zu denen auch Deutschland gehört. Die Vertragsländer haben sich ferner verpflichtet, mit ihren Nachbarländern Abkommen über gegenseitige und unmittelbare Benachrichtigungen einzuführen (vgl. S. 866).

b) Das internationale Abkommen über gegenseitigen *Schutz bei Denguefieber* vom 25. 7. 1936 verpflichtet die Vertragsstaaten, sich gegenseitig beim Ausbruch einer Denguefieberepidemie zu benachrichtigen. Wenn in einer Hafenstadt eine Denguefieberepidemie ausbricht, sind die dort liegenden Schiffe gleichfalls zu benachrichtigen.

c) Das internationale *Sanitätsabkommen für die Luftfahrt* vom 12. 4. 1933, dem Deutschland am 17. 4. 1935 beitrat, sieht vor, daß die Flughafenbehörden sich beim Auftreten von Cholera, Fleckfieber, Gelbfieber, Pest und Pocken gegenseitig benachrichtigen. Jeder zugelassene Flughafen muß mit einem Gesundheitsdienst ausgestattet sein; der „Sanitätsflughafen" soll einen organisierten

Gesundheitsdienst mit einem Arzt und mehreren Sanitätsbeamten sowie Einrichtungen zur Absonderung, Pflege und Beförderung von ansteckungsverdächtigen Personen und das für Desinfektion, Ungezieferbefreiung und Entrattung erforderliche Material besitzen.

Besonders strenge Vorschriften sind zur Verhütung einer Ausbreitung des *Gelbfiebers* durch den Luftverkehr getroffen. Jeder in ein ergelbfieberverseuchten Gegend gelegene Sanitätsflughafen muß in einem angemessenen Abstand von dem nächsten größeren bewohnten Ort liegen, mit einem vollkommenen moskitosicheren Wasserversorgungssystem versehen und im Rahmen des irgend Möglichen gegen Moskitos gesichert sein. Es müssen ferner in dem „gelbfiebersicheren Flughafen" moskitosichere Wohnungen für die Besatzung der Luftfahrzeuge und das Personal des Flughafens sowie moskitosichere Gebäude vorhanden sein, in denen die Reisenden bei Gelbfieberverdacht unterkommen oder Krankenhausbehandlung erhalten können. Bei der Ankunft in einem gelbfiebersicheren Flughafen muß jedes Flugfahrzeug und seine Ladung auf das Vorhandensein von Moskitos untersucht werden, die gegebenenfalls sofort vernichtet werden. Falls bei der Besatzung ein Fall von Gelbfieberverdacht festgestellt ist, kann diese Person bis zu 6 Tagen seit Beginn der Ansteckungsgefahr einer Beobachtung unterworfen werden. Die an Bord eines Luftfahrzeuges eintreffenden Personen können, wenn sie der Gefahr einer Ansteckung mit Pest, Cholera, Gelbfieber, Fleckfieber oder Pocken ausgesetzt waren und sich innerhalb der Inkubationsfrist (bei Cholera 5 Tage, bei Pest und Gelbfieber 6 Tage, bei Fleckfieber 12 und bei Pocken 14 Tage) befinden, bis zum Ablauf dieser Frist der Überwachung unterworfen werden.

IV. Die wichtigsten bakteriologischen Untersuchungsverfahren.

Von WERNER CHRISTIANSEN.

Bei bakteriologischen Untersuchungen sind zwei Aufgaben zu lösen: 1. Bestimmung der Artzugehörigkeit eines Mikroorganismus und 2. Urteil über die Bedeutung des Mikroorganismus für den Menschen oder das Tier oder in der Umwelt.

Die Erkennung und Unterscheidung der zahlreichen bei Menschen und Tieren, in Nahrungsmitteln, im Wasser, an Gebrauchsgegenständen oder sonst in der Umwelt vorkommenden Mikroorganismen erfordern in der Regel eine mehr oder weniger eingehende Untersuchung ihrer Eigenschaften. Sie erstreckt sich auf die Morphologie und das färberische Verhalten des Zellkörpers, die Morphologie der Wachstumsverbände, die Bestimmung der Stoffwechselprodukte sowie die Züchtbarkeit unter verschiedenen Bedingungen. Ferner ist bei manchen Arten das Verhalten im Tierversuch und gegenüber spezifischen Immunseren zu prüfen.

Der Gang der Untersuchung kann bei den einzelnen Arten verschieden sein: Während sich die systematische Stellung bei den einen nach dem mikroskopischen Bilde und dem färberischen Verhalten bestimmen läßt, sind bei anderen außerdem Stoffwechseluntersuchungen notwendig. Bei wieder anderen Arten müssen ferner serologische Prüfungen angestellt oder Versuchstiere geimpft werden. Bei manchen Arten lassen mikroskopische, kulturelle und serologische Verfahren den Untersucher völlig im Stich und lediglich der Tierversuch kann die Diagnose ermöglichen. Der zur Bestimmung eines Keimes einzuschlagende Untersuchungsgang sowie die Beurteilung der morphologischen und physiologischen Befunde erfordern einige Erfahrung und setzen die Kenntnis der wichtigsten Vertreter aus den einzelnen Gruppen und Familien der Mikroorganismen voraus.

Die Bewertung eines Mikroorganismus für Mensch, Tier und Außenwelt ergibt sich in den meisten Fällen aus der Artzugehörigkeit oder zumindest auf Grund bestimmter Eigenschaften. Richtung weisend für die Beurteilung können ferner die Stoffe sein, in denen der Keim nachgewiesen wurde, sowie die näheren Umstände, die zur bakteriologischen Untersuchung Anlaß gaben. Insbesondere ist häufig die Frage zu entscheiden, ob es sich um pathogene oder apathogene, nützliche, schädliche oder harmlose Arten handelt. Bei bakteriologisch untersuchten Nahrungsmitteln ist über die Begriffe „verdorben" und „gesundheitsschädlich" im Sinne des Lebensmittelgesetzes ein Urteil zu fällen.

1. Mikroskopische Untersuchungsverfahren.

Die mikroskopische Untersuchung von Proben gibt Aufschluß über das zahlenmäßige Auftreten der darin vorhandenen Mikroorganismen, über die Form der Einzelkeime und ihrer Wachstumsverbände, sowie über deren färberisches Verhalten.

Neuerdings erlebt die Methode der *Luminescenzmikroskopie* einen neuen Aufschwung. nachdem es gelang, Protozoen, Bakterien, Viruskörperchen u. a. auf diese Weise darzustellen. Bei diesem Verfahren wird nicht mit sichtbarem Licht, sondern mit Ultraviolett mikroskopiert. Im Präparat erzeugt diese unsichtbare Strahlung sichtbare Luminescenz *(Fluorescenz)*; das Präparat wird dadurch zum Selbstleuchter, und das in ihm erzeugte Licht dient zu seiner Abbildung.

a) Die Untersuchungsproben (Eiter, Blut, Harn, Stuhl, Abstriche, Nahrungsmittel, künstliche Kulturen u. a.) können je nach ihrer Dichte unverdünnt oder mit physiologischer Kochsalzlösung verdünnt untersucht werden. Feste oder zähflüssige Proben (Organstückchen, Sputum) zerkleinert man vorher mit ausgeglühten Platinnadeln, sterilen Pinzetten, Deckgläschen oder Objektträgern und verreibt dann ein Teilchen in physiologischer Kochsalzlösung.

b) Untersuchung unter dem Deckgläschen (Klatsch- oder Quetschpräparate). Eine Öse voll einer Probe wird auf einem Objektträger mit einem Deckgläschen bedeckt. Bei mikroskopischer Betrachtung des Präparates lassen sich der Keimgehalt der Probe sowie verschiedene morphologische Eigenschaften der Einzelkeime (Form, Wachstumsverbände, Beweglichkeit, Unbeweglichkeit, Sporen, tote Zellen) feststellen. Zur besseren Sichtbarmachung mancher Keime verwendet man mit Vorteil das Dunkelfeld oder in anderen Fällen die Vitalfärbung, indem man Spuren einer konzentrierten Krystallviolettlösung zusetzt. Zum Nachweis von Glykogen bei Hefen und von Granulose bei einigen Anaerobiern (Pektin- und Cellulosebakterien, z. B. in Stuhlproben) wird den Präparaten etwas LUGOLsche Lösung zugesetzt. Abgestorbene Zellen sind oft am veränderten Zellinhalt kenntlich; sie färben sich auf Zusatz von verdünntem wässerigen Methylenblau kräftig blau, während die lebenden Zellen ungefärbt bleiben.

c) Hängender Tropfen, Federstrichkultur. Um die oft störenden Strömungen in Klatschpräparaten zu umgehen und eine längere Beobachtung von Mikroorganismen zu ermöglichen, legt man den „hängenden Tropfen" oder die Federstrichkultur an. Eine Öse flüssiger Kultur bringt man in die Mitte eines abflambierten Deckgläschens, legt dieses mit der Tropfenseite nach unten auf die mit Vaseline umrandete Höhlung eines hohlgeschliffenen Objektträgers und drückt seine Ränder leicht gegen die Vaseline fest. In mancher Hinsicht zweckmäßiger ist die Federstrichkultur nach LINDNER. Auf eine an einem Glasstab befestigte Zeichenfeder, die nach Eintauchen in Alkohol abgebrannt wird, bringt man etwas flüssige Kultur und trägt auf ein abflambiertes Deckgläschen einige parallele, etwa 2—3 mm lange strichförmige Tröpfchen auf. Dann übergießt man über einer Schale mit Desinfektionsflüssigkeit die Feder mit der entsprechenden, aber sterilen Nährflüssigkeit und schwemmt damit einen Teil der an der Feder haftenden Keime ab. Mit dieser erster Verdünnung trägt man unter die 1. Strichreihe auf dem Deckgläschen eine 2. Reihe auf. Nach Herstellung einer weiteren Verdünnung und Federstrichreihe drückt man das Deckgläschen wie beim einfachen hängenden Tropfen über die vaselineumrandete Höhlung eines hohlgeschliffenen Objektträgers fest. Da die Federstriche im allgemeinen keine so große Tiefe aufweisen wie meistens die hängenden Tropfen, lassen sie sich selbst mit Ölimmersion in der ganzen Tiefe durchmustern. Tröpfchenkulturen geben Aufschluß über Form, Inhaltskörper, Wachstumsverbände, Beweglichkeit oder Unbeweglichkeit der Mikroorganismen; besonders in den Verdünnungsreihen kann man das Wachstum der Keime gut verfolgen, bei Mischkulturen das Verhalten verschiedener Keimarten zueinander beobachten, ihr Sauerstoffbedürfnis abschätzen, in Tröpfchenkulturen mit verdünnter Milch das Fettspaltungsvermögen von Keimen erkennen und manches mehr.

d) Adhäsionskultur. Um das kolonieartige Wachstum mancher Arten (z. B. Actinomyces) unter dem Mikroskop zu beobachten, legt man Adhäsionskulturen an. Man gießt über die eine Fläche eines abflambierten Deckgläschens flüssigen Gelatine- oder Agarnährboden. In die Mitte der dünnen am Deckgläschen haftenden Nährbodenschicht impft man punkt- oder strichförmig die zu untersuchenden Keime und legt das Deckgläschen auf die vaselineumrandete Höhlung eines hohlgeschliffenen Objektträgers.

e) Tuschepräparate. Die natürlichen Formen der Mikroorganismen werden besonders gut erkennbar mittels des BURRISchen Tuscheverfahrens. Man verreibt in einem Tropfen Pelikantusche Nr. 541 (Grübler) oder Perltusche (Günther Wagner), mit der gleichen Menge Wasser verdünnt, ein wenig der zu untersuchenden Kultur und streicht den Tropfen mit Hilfe eines Objektträgers aus. Der Ausstrich, der schnell an der Luft trocknet, wird mit Ölimmersion mikroskopiert. Tuschepräparate lassen sich mit einem beliebigen Farbstoff nachfärben.

f) Färbung von Ausstrichpräparaten. Man färbt Bakterien, um sie besser sichtbar zu machen und um gewisse chemisch-physikalische Eigenschaften, z. B. Alkohol- oder Säurefestigkeit zu bestimmen.

Mit einer Öse werden die Proben auf einem Objektträger ausgestrichen. Dickflüssiges Material (Eiter u. a.) wird vorher in Kochsalz verrieben, dünnflüssiges (Liquor, Urin) erst zentrifugiert und der Bodensatz mit einem Tropfen Kochsalzlösung ausgestrichen. Flüssige Kulturen werden unmittelbar auf einem Objektträger aufgetragen, während von festen Kulturen eine Spur mit einer Öse oder Nadel in Kochsalzlösung verrieben und ausgestrichen wird. Die Ausstriche werden an der Luft getrocknet und darauf mehrmals kurz durch die Flamme gezogen (fixieren). Blutausstriche werden 5 Minuten in Methylalkohol fixiert.

Als Färbungsmittel dienen in der Hauptsache wässerige oder wässerig-alkoholische Lösungen basischer Anilinfarben. Nach der Färbung spült man die Präparate mit Wasser ab und stellt sie zum Abtropfen und Trocknen schräg auf. Untersuchung mit Ölimmersion. Bei aufzubewahrenden Präparaten spült man das Öl mit Xylol ab.

Die gebräuchlichsten Reagenzien für Bakterienfärbungen sind folgende:

Einfache Farblösungen. 1—2 g Methylenblau, Fuchsin oder Gentianaviolett in 100 ccm destilliertem Wasser gelöst. Vor dem Gebrauch filtrieren.

Stammlösungen sind gesättigte alkoholische Lösungen: In je 100 ccm 96%igen Alkohol werden 15 g Fuchsin, 15 g Methylenblau oder 7 g Gentianaviolett gelöst und unter wiederholtem Umschütteln 2 Tage stehen gelassen.

LÖFFLERS *Methylenblau.* Gesättigte alkoholische Methylenblaulösung 30 ccm, 1%ige Kalilauge 1 ccm, Aqua destillata 100 ccm.

Carbolfuchsin nach ZIEHL: Gesättigte alkoholische Fuchsinlösung 10 ccm, Acid. carb. liquef. 5 ccm, Aqua destillata 100 ccm. Diese Lösung wird in der Regel mit Aqua dest. 10fach verdünnt verwendet.

Carbolgentianaviolett. Gesättigte alkoholische Gentianaviolettlösung 10 ccm, Acid. carb. liquef. 1 ccm, Aqua destillata 100 ccm.

Lugol*sche Lösung.* 1 g Jod und 2 g Jodkalium in 20 ccm Aqua destillata lösen, dann mit Aqua destillata auf 300 ccm auffüllen.

Besondere Färbeverfahren. *Gramfärbung.* In der Hitze fixierte Präparate 2 Minuten mit Carbolgentianaviolett färben. Abgießen und kurz mit Lugolscher Lösung abspülen. Einige weitere Tropfen Lugolscher Lösung 2 Minuten auf das Präparat einwirken lassen. Abgießen und mit absolutem Alkohol unter Auftropfen solange abspülen, bis kein violett gefärbter Alkohol mehr abfließt. Bei dicken Ausstrichen (z. B. Eiter) empfiehlt es sich, zur Entfärbung statt absolutem Alkohol Acetonalkohol (āā) zu verwenden. Nachfärben mit Carbolfuchsin in der Verdünnung 1 : 10 in Aqua dest., abspülen mit Wasser.

Mit einfachen Anilinfarben gefärbte Präparate können nach Gram umgefärbt werden, indem man das Cedernöl mit Xylol entfernt und das Präparat mit Alkohol abspült.

Gramnegative Keime sind rot — positive blauschwarz gefärbt.

Diphtheriebacillenfärbung. 1. Lösung A: Alkohol absolut. 20 ccm, Eisessig 50 ccm, Aqua destillata 100 ccm, Methylenblau 1 g; Lösung B: Krystallviolett 1 g, Alkohol absolut. 10 ccm, Aqua destillata 300 ccm. Vor Gebrauch werden 2 Teile der Lösung A mit 1 Teil der Lösung B gemischt. 2. Chrysoidin 2 g in 300 ccm kochendem Aqua destillata gelöst. 3. Milchsäure 1 g, Lugolsche Lösung 100 ccm (Ginssche Lösung).

Hitzefixierte Präparate werden mit den gemischten Lösungen A und B kurz gefärbt (10—20 Sekunden). Abspülen mit Wasser und ganz kurz mit Chrysoidin nachfärben. Abspülen mit Wasser. Nach Gins wird eine schärfere Differenzierung der Diphtheriebacillen erreicht, wenn man die Präparate vor der Chrysoidinfärbung mit Ginsscher Lösung kurz übergießt und mit Wasser abspült.

Tuberkelbacillenfärbung nach Ziehl-Neelsen. Die hitzefixierten Präparate werden auf einer Färbebank vollständig mit Carbolfuchsin übergossen und bis zum Aufkochen erhitzt. Sie bleiben dann 2 Minuten unter der Farblösung liegen und werden dann mit Wasser abgespült. Entfärbung mit 3% Salzsäurealkohol (3% Salzsäure in 70% Alkohol). Abspülen mit Wasser. Kurz nachfärben mit Löfflers Methylenblau. Abspülen mit Wasser.

Tuberkelbacillenfärbung nach Konrich. Die Präparate werden in heißem, nicht kochendem Carbolfuchsin gefärbt und kräftig mit Wasser abgespült. Entfärben in Gefäßen mit 10% wässeriger Lösung von Natriumsulfit. Abspülen mit Wasser. Etwa $^1/_2$ Minute nachfärben mit Malachitgrünlösung (50 ccm gesättigte wässerige Malachitgrünlösung + 100 ccm Wasser). Abspülen mit Wasser. Die Sulfitlösung ist nach einigen Tagen zu erneuern.

Bei beiden Färbeverfahren erscheinen die Tuberkelbacillen rot, die übrige Flora blau bzw. schwach grünlich.

Tuberkelanreicherungsverfahren. Einige Kubikzentimeter Sputum werden mit der 2 bis 3fachen Menge 15% Antiformins übergossen und 1 Stunde lang im Wasserbad bei 56° homogenisiert. Nach Zentrifugieren wird der Bodensatz zusammen mit etwas Serum auf einem Objektträger ausgestrichen und wie oben gefärbt.

Sporenfärbung. Fixierte Ausstriche mit 1 : 4 verdünntem Carbolfuchsin unter starkem Erhitzen färben. Entfärben mit 60% Alkohol, dem auf 100 ccm ein Tropfen Salzsäure zugesetzt ist. Abspülen mit Wasser, nachfärben mit wässerigem Methylenblau.

Kapselfärbungen nach Johne. Lufttrockene Ausstriche mit wenig Alkohol übergießen und Alkohol durch mehrmaliges Entzünden und Ausblasen verbrennen. Kurzes Übergießen mit 3% Essigsäure. Abspülen mit Wasser, kurz färben mit konzentriertem Carbolfuchsin und wiederabspülen mit Wasser.

Giemsa-*Färbung* für Spirochäten. Präparate fixieren mit Methylalkohol und 24 Stunden in Giemsa-Lösung (1 Tropfen Original Giemsa auf 2 ccm Aqua destillata) legen. Abspülen mit Wasser. Durch Zusatz von ein wenig Pottasche zur Giemsa-Lösung wird die Färbung kräftiger, auch kann man dadurch die Färbungszeit auf 6—8 Stunden verkürzen.

Spirochätennachweis im Gewebe nach Levaditi. Fixieren der Gewebsstücke in 10% Formalin mindestens 24 Stunden lang. Übertragen in 95% Alkohol für weitere 24 Stunden, dann bis zum Untersinken in Aqua destillata. Übertragen in eine dunkle Stöpselflasche mit einem Gemisch von 90 Teilen 1,5% Silbernitratlösung und 10 Teilen Pyridin. Stehen lassen für etwa 2 Stunden bei Zimmertemperatur, dann etwa 3 Stunden bei 40—50°. Nach Ausgießen der Silbernitrat-Pyridinlösung diese in derselben Flasche durch folgendes Gemisch ersetzen: 90 Teile 4%-Pyrogallollösung + 10 Teile Aceton + 17,6 Teile Pyrid. puriss. Bei Zimmertemperatur 24 Stunden stehen lassen. Die Lösung darf nicht trübe werden. Gewebsstückchen mit Alkohol gründlich auswaschen. Übertragen in Alkohol + Xylol, Xylol,

Xylol + Paraffin, geschmolzenes Paraffin. Einbetten in Paraffin. Herstellung von Mikrotom-schnittpräparaten. Die silberimprägnierten Spirochäten erscheinen schwarz.

Geißelfärbung. Sie dient in der Diagnostik zur Feststellung der Zahl der Geißeln und der Art der Begeißelung (monotrich, lophotrich oder peritrich) eines Bacteriums.

Färbung nach Zettnow. Beize: Auflösen von 10 g Tannin in 150 ccm Wasser durch Kochen. Zu dieser warmen Lösung läßt man etwa 28 ccm einer Lösung von 2 g Tartarus stibiatus in 40 ccm Wasser langsam zufließen. Nach Erhitzen löst sich der entstehende Niederschlag wieder auf, während in der Kälte die Beize milchigtrübe bis gelatinös ausfällt. Die Beize wird heiß und klar verwendet. Farbstofflösung: Aus 5 g Silbernitrat in 30 ccm Aqua destillata wird durch Ausfällen mit 6 g Natriumsulfat Silbersulfat gewonnen. Den Bodensatz nimmt man nach mehrmaligem Waschen in $^1/_2$ Liter Wasser auf und läßt ihn nach Umschütteln wieder absetzen. Zu einer kleinen, mit Wasser āā verdünnten Menge der überstehenden Flüssigkeit tropft man etwas verdünnte Äthylaminlösung solange zu, bis der entstehende bräunliche Niederschlag sich eben noch löst. Herstellung des Präparates: Auf ein gut gereinigtes und ausgeglühtes Deckgläschen streicht man eine Öse dünner, wässe-riger Bakterienaufschwemmung aus, fixiert in der Flamme und legt es mit Schichtseite nach unten in eine Blockschale. Übergießen mit heißer, klarer Beize, abspülen mit Wasser und trockenwerden lassen. Deckgläschen mit Äthylaminsilberlösung bedecken und über der Sparflamme erhitzen, bis Dämpfe aufsteigen und Schwärzung durch Silberoxyd auftritt. Flüssigkeit abgießen und kurz durch 1%ige Ammoniaklösung ersetzen. Abspülen mit Wasser und trocknen.

Blutausstrichfärbung nach Giemsa. Lufttrockene Präparate einige Minuten in Methyl-alkohol fixieren. Etwa $^1/_2$ Stunde färben in einer Lösung von 1 Tropfen „Giemsa" auf 1 ccm Aqua destillata. Abspülen mit Wasser. — Färbung nach Pappenheim: Präparate ohne besondere Fixierung 3 Minuten mit May-Grünwald-Lösung übergießen. Dann etwa 20 ccm Aqua destillata hinzufügen. Nach 1 Minute abgießen und durch verdünnte Giemsa-Lösung (1 Tropfen auf 1 ccm Aqua destillata) ersetzen. Nach 15 Minuten mit Wasser abspülen und trocknen.

Färbung des „dicken Tropfens". In der dicken Blutschicht werden die unfixierten roten Blutkörperchen durch das destillierte Wasser der Giemsalösungsverdünnung ausgelaugt.

2. Kulturverfahren.

Die meisten Mikroorganismen lassen sich in und auf künstlichen Nährböden fortzüchten, d. h. zur Vermehrung bringen. Darüber hinaus dienen die verschiedenen Kulturverfahren folgenden Aufgaben: 1. Feststellung des quantitativen und qualitativen Gehalts einer Probe an Keimen, 2. Züchtung von Reinkulturen, 3. Feststellung der Morphologie der Wachstums-verbände (Kolonien), 4. Abhängigkeit der Züchtung von verschiedenen Bedingungen, 5. Nachweis von Stoffwechselprodukten und 6. der Aufbewahrung von Reinkulturen.

Für die Züchtung verwendet man feste und flüssige Nährböden. Als Grundlage der *festen Nährböden* dienen Agar-Agar (Extrakt japanischer Meeresalgen) und Gelatine. $1^1/_2$ bis 4%-Agargallerte hat die Eigenschaft, erst bei nahezu 100° C zu schmelzen, bei etwa 40° C wieder zu erstarren und von peptonisierenden Mikroorganismen nicht verflüssigt zu werden. Die Nährstoffe werden zumeist in Form von Muskelfleischabkochungen (Brühe, Bouillon) dem Agar oder der Gelatine zugesetzt. Ferner werden ihnen oft Reaktionsindikatoren und zur Abwehr unerwünschter Bakterien wachstumshemmende Substanzen zugegeben. Gelatinenährböden mit einem Gehalt von 12—18% Gelatine werden heute nur noch in geringem Umfang benutzt, da sie schon bei Temperaturen über 24° C flüssig werden. Als Ersatz für Agar läßt sich für manche Zwecke, z. B. bakteriologische Wasseruntersuchungen, Kieselsäure in Form von Wasserglas verwenden, das in der Brühe nach Zusatz von Phosphor-säure zu einer Gallerte erstarrt. Auch Stärke kann in vielen Fällen als Agarersatz dienen.

Feste Nährböden werden nach Verflüssigung zu je etwa 15—20 ccm in sterile Doppel-schalen (Petrischalen) gegossen oder zu je 10—12 ccm in Reagensröhrchen zu „Schräg-agar" abgefüllt, indem die mit flüssigem Agar beschickten Röhrchen bis zur Erstarrung des Agars gegen einen Glasstab gelegt werden.

Bei den *flüssigen Nährböden* handelt es sich um Abkochungen von Fleisch (Brühe), Organen, Lösungen von Pepton, um Milch, Würze, Galle, Ascites u. a. Zum Teil enthalten auch sie weitere Zusätze wie Reaktionsindikatoren, Hemmungsstoffe, Kreide zur Bindung gebildeter Säure usw. Für Studien über den Verwendungsstoffwechsel von Bakterien benutzt man gelegentlich *synthetische Nährböden*, die sich aus Wasser und chemisch reinen Stoffen zusammensetzen.

Für das Wachstum der Mikroorganismen müssen die Nährböden wasserreich sein; unentbehrlich ist die Anwesenheit einer Kohlen- und Stickstoffquelle, sowie von Mineralsalzen. Diese Stoffe müssen gelöst oder in einer von den Mikroorganismen lösbaren Form vorhanden sein.

Von der Wiedergabe der Zusammensetzung und Herstellung einzelner Nährböden muß hier abgesehen werden. Es wird hierfür auf entsprechende Rezeptbücher verwiesen.

Statt dessen sei hier eine kurze Übersicht über die für das Wachstum notwendigen und verwertbaren Stoffe gegeben: Schwefel, Phosphor, Magnesium, Kalium und Eisen sind für einen Kulturnährboden unersetzlich. Calcium scheint dagegen in manchen Fällen nicht erforderlich zu sein, Kalium kann durch Natrium nicht ersetzt werden. Die Mineralbestandteile müssen immer in Form neutraler oder nur schwach sauer oder alkalisch reagierender Verbindungen geboten werden. Die Menge ist an eine gewisse obere und untere Grenze gebunden, die zwar für die einzelnen Mikroorganismen verschieden sein kann, im allgemeinen aber $0{,}1$—$0{,}2\%$ beträgt.

Als *Kohlenstoffquelle* kann eine große Anzahl teils anorganischer, hauptsächlich aber organischer Verbindungen verwandt werden, doch zeigen sich in der Verschiedenheit des Bedarfs und der Verwertbarkeit die größten Unterschiede. Die organischen Verbindungen müssen im Nährboden mehr oder weniger wasserlöslich sein. Eine Ausnahme bilden lediglich die Fette und Kohlenwasserstoffe. Vorzügliche C-Quellen sind die meisten Kohlenhydrate: Traubenzucker, Milchzucker, Rohrzucker, Malzzucker, Rhamnose u. a. Auch Polysaccharide (Inulin, Glykogen, Stärke) können von manchen Arten verwertet werden. Von den Alkoholen kommen in erster Linie die mehrwertigen in Betracht: Mannit, Dulzit, Sorbit. Fette werden in Glycerin und Fettsäuren gespalten, wobei dann das Glycerin als Nährstoff dient. Die höheren Fettsäuren sind hauptsächlich für Pilze geeignet, dagegen sind ein- und mehrbasische Oxysäuren (Milch-, Wein-, Äpfel- und Bernsteinsäure) zum Teil sehr gute C-Quellen. Die aromatischen Säuren sind in ihrer Verwertbarkeit sehr ungleich. Auch die Kohlenwasserstoffe können verwertet werden. Die Assimilation von Kohlensäure durch Bakterien ist seit langem erwiesen.

Kohlenstoffverbindungen allein reichen zur Ernährung eines Mikroorganismus nicht aus, sondern es muß außerdem eine *Stickstoffquelle* hinzutreten. Auch bei diesen zeigt sich eine große Mannigfaltigkeit in den Ansprüchen und der Verwertbarkeit. Die organischen Verbindungen spielen wiederum eine überragende Rolle und stellen oft gleichzeitig N- und C-Quellen dar. In erster Linie sind hier die Peptone und Albumosen zu nennen. Von den Amidoverbindungen sind häufig Leucin, Asparagin und Alanin gute Nährstoffe. Im allgemeinen gilt, daß der Nährwert der einzelnen Stickstoffverbindungen mit steigendem C-Gehalt zunimmt. Andererseits können die N-Verbindungen nur dann voll ausgenutzt werden, wenn eine geeignete C-Quelle gleichzeitig zur Verfügung steht, d. h. dieselbe N-Verbindung kann ungleichen Nährwert besitzen, wenn verschiedene C-Quellen dargeboten werden. Ziemlich gering ist die Verwertbarkeit von Harnstoff- und Harnsäureverbindungen, es sei denn, daß gleichzeitig eine gute C-Quelle vorhanden ist. Ammonverbindungen, sowohl organische wie anorganische, stellen im allgemeinen vorzügliche N-Quellen dar, wenn auch vielfach im einzelnen Unterschiede bestehen. Auch bei Nitraten ist kein einheitliches Verhalten zu beobachten.

Für die Zusammensetzung der Nährböden ist die Reaktion von besonderer Wichtigkeit: Im allgemeinen verwendet man neutrale oder schwach-alkalische, nur für wenige Gruppen von Organismen (Hefen, Schimmelpilze, starke Säurebildner) saure Nährböden.

In den bakteriologischen Laboratorien züchtet man einen großen Teil der Mikroorganismen auf bequem herzustellenden und verhältnismäßig einfach zusammengesetzten Nährböden, wie z. B. Bouillon und Bouillonagar. Üppigeres Wachstum tritt in der Regel ein, wenn der Bouillon Eiweiß in Form von Rinder- oder Pferdeserum oder Ascitesflüssigkeit zugesetzt wird. Auch bluthaltige Nährböden fördern im allgemeinen das Wachstum. Bei anspruchsvollen Arten, wie z. B. Tuberkelbacillen, gelingt die Züchtung nur mit Hilfe besonderer Zusätze, wie Glycerin, Eigelb u. a. Für die Kultur vieler schwieriger zu züchtender Mikroorganismen (Gonokokken, Influenzabacillen, Keuchhustenbacillen u. a.) wird eine große Reihe Spezialnährböden empfohlen.

In der praktischen bakteriologischen Diagnostik verwendet man mit Vorteil sehr häufig sog. „Elektivnährböden“, mit deren Hilfe man bestimmte Keime mit größerer Sicherheit nachzuweisen versucht. Sie haben alle den Zweck, gewisse Keime im Wachstum zu fördern und die mit ihnen vergesellschaftete, in der künstlichen Kultur durch drohende Überwucherung nur störende Begleitflora zu unterdrücken. Man bemüht sich ständig, dies Ziel dadurch zu erreichen, daß bestimmt gerichtete wachstumsfördernde Substanzen einerseits und wachstumshemmende andererseits den Nährböden zugegeben werden (z. B. Cystin, Krystallviolett, Malachitgrün, Metachromgelb u. a.).

Den „elektiv“ wirkenden Züchtungsmethoden sind auch die „*Anreicherungsverfahren*“ zuzurechnen. Es handelt sich hierbei um flüssige Nährböden, in die man mit verschiedenen Keimen gleichzeitig behaftete Proben impft und in denen bestimmte Arten, die ursprünglich nur in geringer Zahl oft vorhanden sind, durch gefördertes Wachstum „angereichert“ werden, z. B. Typhus- und Paratyphusbacillen in Galle oder Tetrathionatbouillon, Fäulnisbakterien in alkalischem Peptonwasser usw.

Über die Wahl der zahlreichen in der Praxis üblichen Nährböden entscheidet naturgemäß eine gewisse Erfahrung. Zunächst ist grundsätzlich nach einer orientierenden mikroskopischen Untersuchung einer Probe möglichst die Gesamtflora kulturell zu erfassen. Das geschieht am besten auf Traubenzuckerbouillonagar, Ascites- oder Blutagar. Bei der bakteriologischen Untersuchung mancher Proben, z. B. Nahrungsmitteln, ist es zweckmäßig, den Gehalt verschiedener *physiologischer Gruppen der Keime* quantitativ zu bestimmen. Die wichtigsten Gruppen sind die Säure- und Fäulnisbildner, die in einem gewissen antagonistischen Verhältnis zueinander stehen, indem Säurebildner (Streptokokken, Staphylokokken, Mikrokokken, Milchsäurelangstäbchen, Essigbakterien, Coli u. a.) in der Regel eine Fäulnis durch Bact. proteus, aerobe Sporenbildner u. a. nicht auftreten lassen. Weitere physiologische Gruppen umfassen die Säurezehrer der Schimmelpilze und Kahmhefen, die Alkoholbildner (Gärhefen), die Cellulosezersetzer (Cellulosebakterien) u. a. Eine besondere Gruppe stellen die pathogenen Arten dar. Dementsprechend züchtet man die meisten Vertreter der Säure- und Fäulnisbildner zweckmäßig auf Traubenzucker-Chinablauagar, auf dem die Säurebildner an der Bläuung und die Fäulnisbakterien an der Aufhellung des Nährbodens kenntlich sind. Schimmelpilze und Hefen wachsen gut auf Würzeagar oder sonst einem angesäuerten zuckerhaltigen Nährboden. Für die pathogenen Mikroorganismen sind vor allem die zahlreich angegebenen Elektiv- und Spezialnährböden zu verwenden, z. B. Lackmus-Milchzuckeragar nach DRIGALSKI-CONRADI oder Endoagar (Milchzucker-Fuchsin-Natriumsulfitagar) für Typhus-, Paratyphus- und Ruhrbacillen, Löffler-Serum oder Tellurindikatoragar nach CLAUBERG für Diphtheriebacillen, Kochblutagar oder die Blutröstplatte nach WETHMAR für Influenzabacillen, Kartoffelglycerinextrakt-Blutagar für Keuchhustenbacillen, Pferdeblutwasseragar für Gonokokken, verschiedene Eiernährböden für Tuberkelbacillen usw.

Über die Züchtung von Anaerobiern ist später die Rede.

Keimzählungen nimmt man z. B. in Trinkwasser- und Milchproben vor. Man pipettiert 0,1 ccm, 0,5 ccm und 1,0 ccm der Proben (Milch ist wegen des oft hohen Keimgehaltes 10-, 100- und 1000fach mit physiologischer Kochsalzlösung zu verdünnen) in je eine sterile Petrischale und gießt unter vorsichtiger Bewegung der Schale Bouillongelatine dazu. Nach dem Erstarren des Nährbodens bebrütet man die Platten 3 Tage im Brutschrank bei 22^0 C. Die Feststellung der Keimzahlen erfolgt mittels einer in Quadrate von je 1 qcm Fläche geteilte Glasplatte (Wolffhügels Zählapparat). Man zählt auf der Kultur mit der Lupe in mindestens 10 verschieden gelagerten Quadraten die Kolonien, nimmt dann das Mittel und multipliziert diesen Wert mit der Größe der Schalenfläche ($r^2\pi$ qcm) und gegebenenfalls mit dem entsprechenden Verdünnungsfaktor.

Für die Bestimmung der Artzugehörigkeit eines Keimes ist seine Züchtung in Reinkultur unerläßlich. Das Wesen der *Reinkulturzüchtung* liegt in der räumlichen Trennung der in einer Probe vorliegenden Einzelkeime mit Hilfe fester Nährböden und in der durch Vermehrung der Einzelkeime bedingten Entwicklung von isoliert stehenden Kolonien. Das fragliche Material wird mit einer Öse in ein Röhrchen mit flüssigem und auf etwa 45^0 C abgekühlten Agar geimpft und das Röhrchen zwischen den Händen kräftig gerollt, damit das eingeimpfte Material gut verteilt wird. Dann überträgt man hieraus etwa 3—5 Ösen in ein 2. Röhrchen mit Agar und gießt den Inhalt des 1. in eine sterile Petrischale. Aus dem 2. Röhrchen impft man etwa 10 Ösen voll in ein 3. Röhrchen und gießt den Inhalt dieser beiden Röhrchen, die Verdünnungen des 1. Röhrcheninhalts darstellen, ebenfalls in je eine weitere sterile Petrischale. Nach 1—2tägigem Aufenthalt der Platten im Brutschrank haben sich in und auf dem Agar mehr oder weniger zahlreiche Kolonien als Tiefen- und Oberflächenkolonien entwickelt. Häufiger als dies Plattengußverfahren wird das Ausstreichen von Material auf Nährböden geübt. Die Technik dabei wird verschieden gehandhabt. Zum Beispiel trägt man eine Öse Material in einigen parallelen Strichen auf der Oberfläche des Nährbodens auf und führt senkrecht dazu etwa die gleiche Anzahl Striche aus. Nach Bebrütung der Kultur wird auf den ersten Strichen meist ein dichtes Wachstum erfolgt sein, während auf den letzten Strichen, bei denen im allgemeinen nur noch eine Spur des Materials von der Öse abgesetzt wurde, Einzelkolonien zu beobachten sein werden. Eine andere Art des Ausstreichens besteht darin, daß man mit der Öse nahe der Kante der Platte mehrere etwa 3—5 cm lange Striche zieht und nun in immer wieder sich wiederholenden stumpfen Winkeln 3—4 weitere engparallele Striche auf dem Nährboden ausführt, die die Enden der vorhergehenden Striche schneiden, so daß sich am Schluß eine spiralähnliche Figur ergibt. Auch bei dieser Art des Ausstreichens soll eine mit zunehmender Strichzahl steigende „Verdünnung" des Materials erreicht werden, so daß sich Wachstum und Form isoliert lagernder Einzelkolonien ergeben. Schließlich wird das Verstreichen von Material auf Platten oft durch Ausspateln vorgenommen, indem man die mit der Öse auf der Platte abgesetzte Probe mit Hilfe eines sterilen rechtwinkelig gebogenen Glasstabes gleichmäßig über die Oberfläche verreibt.

Von den auf diese Weise erzielten Einzelkolonien gewinnt man durch Ausimpfung auf eine 2. Platte die eigentliche Reinkultur. Im allgemeinen darf man eine Reinzucht dann als gelungen bezeichnen, wenn Ausstrichpräparate von den Kolonien ständig eine einheitliche Form der Keime, gleiches färberisches Verhalten zeigen und bei Fortzüchtung der Keime stets gleich aussehende Kolonien sich ergeben. Oftmals gelingt die Reinzüchtung nicht nach einmaligem Abimpfen einer Kolonie der Ausgangskultur, sondern erst nach mehrmaligen „Passagen".

Bestimmte Zwecke erfordern das Anlegen einer *Einzellkultur*. Hierbei werden unter mikroskopischer Kontrolle mit Hilfe des Mikromanipulators einzelne Bakterienzellen in eine feinste Capillare eingefangen und auf Nährböden ausgesät.

Wichtige Merkmale zur *Bestimmung der Artzugehörigkeit* eines Mikroorganismus stellen das Aussehen der Kolonie auf den Nährböden und die Art des Wachstums in flüssigen Medien dar. Auf ein und demselben Nährboden ist die Wuchsform in der Regel sehr konstant und für die Art bezeichnend, während sie gegenüber anderen Nährböden wechseln kann. Manche Arten wachsen nicht in ausgesprochener Kolonieform, sondern in hauchartig dünnen oder kräftigen Rasen, die sich schnell über die Oberfläche des Nährbodens ausbreiten. Die Charakterisierung einer Kolonie hat folgende Eigenschaften zu umfassen: Größe, Form, Umriß des Randes, Durchsichtigkeit, Gefüge, Glanz, Zeichnung der Oberfläche und Konsistenz. In flüssigen Kulturen sind verschiedene Wachstumstypen zu unterscheiden: Gleichmäßige Trübung des Nährbodens, körniger oder flockiger Bodensatz mit mehr oder weniger klar darüber stehender Flüssigkeit, Kahmhautbildung.

Manche Arten, wie Typhus-, Cholera-, Essigbakterien u. a. neigen in der künstlichen Kultur nicht selten zur Bildung von Scheinfäden oder zeigen Involutionsformen, die durch Zwerg- und Riesenformen sowie oft bizarre Mißgestalten, Vakuolenbildung und veränderte Färbbarkeit gekennzeichnet sind.

Gelegentlich zeigen manche Bakterien veränderte Wachstumsformen, indem sog. Flatterformen, Kolonien mit gezackten oder ausgefressenen Rändern oder mit lochartigen, oft nur punktförmigen Vertiefungen der Oberfläche auftreten. Man bezeichnet solche Kolonien als „Rauhformen". Auch dickschleimiges Wachstum kann unter solchen Veränderungen beobachtet werden. Die Ursache dieser Wachstumsformen ist zum Teil im Gehalt der Kulturen an bakteriophagem Lysin zu suchen, das in lebenden Kulturen passagenweise fortzüchtbar ist und zu mehr oder weniger vollständiger Auflösung der Bakterien führt (D'HÉRELLEsches Phänomen). Das bakteriophage Lysin ist durch feinporige, bakterienzurückhaltende Filter (z. B. CHAMBERLAND- oder BERKEFELD-Kerzen) filtrierbar und vermehrt sich im allgemeinen nur in Gegenwart artzugehöriger Keime. Der Einfluß des bakteriophagen Lysins beschränkt sich nicht nur auf die Änderung der Kolonieformen, sondern greift meist auch in die biochemischen und serologischen Leistungen der Keime ein und verursacht oft erhebliche diagnostische Schwierigkeiten.

Das Wachstum der Mikroorganismen ist weitgehend abhängig von mannigfachen *äußeren Bedingungen*. Die verschieden großen Ansprüche der Keime an den Nährboden wurden schon erwähnt. Im allgemeinen gedeihen anspruchslose Arten auf Nährböden mit Zusätzen an nativen Körperflüssigkeiten wie Blut und Ascites üppiger als auf gewöhnlichem Agar, umgekehrt wachsen anspruchsvolle Keime in der Regel nur auf Medien mit besonderen Zusätzen.

Besondere Beachtung verdienen bei der Züchtung die Sauerstoffverhältnisse. Während manche Keime nur bei ungehindertem Zutritt der Atmosphäre gedeihen *(obligate Aerobier)*, tritt bei anderen Wachstum nur bei Ausschluß des Sauerstoffs ein *(obligate Anaerobier)*. Viele Keime können sich unter beiden Bedingungen vermehren; bei überwiegendem Sauerstoffbedürfnis werden sie als *fakultative Anaerobier*, bei Sauerstoffscheu als *fakultative Aerobier* bezeichnet.

Anaerobe Verhältnisse schafft man sich nach einem älteren Verfahren mit Hilfe eines Pyrogallol-Kalilaugegemisches. Auf den Boden eines etwas schräg gestellten zylindrischen Glasbehälters mit aufgeschliffenem Glasdeckel füllt man 10% Kalilauge. Oberhalb dieser Flüssigkeit, ohne sie zu berühren, schüttet man etwas Pyrogallol. Die Mengenverhältnisse richten sich nach der Größe des Glasgefäßes (bei einem etwa 30 cm hohen und 12—15 cm weiten Gefäß kommt man mit 25 ccm KOH und 1—2 Eßlöffel Pyrogallol aus). Dann stellt man die anaerob zu bebrütenden Platten auf ein geeignetes Drahtgestell ins Glasgefäß und rückt dieses gerade, so daß Pyrogallol und Kalilauge sich mischen. Der eingefettete Glasdeckel wird vorher durch drehende Bewegungen fest auf das Gefäß gesetzt. Dieses Verfahren läßt sich auch mit entsprechend geringerem Kalilauge-Pyrogallolgemisch in einer einzelnen Petrischale anwenden. Zweckmäßig legt man in den Deckel der Schale, bevor Kalilauge und Pyrogallol hineingegeben werden, einen Objektträger und verschließt vor dem Zusammenschütten der Chemikalien die Platten mit Plastilin.

Bequemer ist die anaerobe Züchtung in Glasgefäßen, die mit Hilfe einer Wasserstrahl- oder Ölluftpumpe evakuiert werden. Zur Kontrolle des Druckes stellt man ein kleines Manometer auf den Boden des Glasgefäßes neben die übereinander geschichteten Platten.

Ein Verfahren, bei dem der Sauerstoff der Atmosphäre nicht plötzlich beseitigt, sondern innerhalb von Stunden allmählich verschwindet, wird bei der *Anaerobenzüchtung nach* FORTNER angewandt. Auf die eine Hälfte einer getrockneten flachen Blutagarplatte wird mit einem Spatel Bacterium prodigiosum in dicker Schicht ausgestrichen, während auf die andere Hälfte das zu untersuchende Material geimpft wird. Die Schale wird darauf nicht mit dem Deckel versehen, sondern auf einer quadratischen Glasplatte luftdicht mit Plastilin verschlossen. Das sauerstoffzehrende Bacterium prodigiosum ermöglicht in vielen Fällen das Wachstum von Anaerobiern.

Auf einem ähnlichen Grundsatz beruht das Verfahren mit Hilfe der KÜSTER-*Schale*, einer aus einem Stück gegossenen flachen Glasschale, die in der oberen Wandung eine 4—5 cm weite Öffnung besitzt. In die mit nicht zu wenig Bouillon beschickte Schale impft man Bacterium coli und befestigt die unter verringertem Sauerstoffdruck zu bebrütende Kulturplatte mit Plastilin.

Zur mikroskopischen Beobachtung des Wachstums von Anaerobiern eignet sich gut das *Agardeckglasverfahren* nach W. HENNEBERG bei der Untersuchung z. B. von Stuhlausstrichen. Auf frisch beimpfte Agarnährböden, deren Bouillon etwa 1 : 5 verdünnt wird, legt man 1 oder mehrere sterile Deckgläschen und beseitigt durch leichtes Drücken mit einem Stab etwa unter dem Gläschen eingeschlossene Luftblasen. Nach 1 bis mehreren Tagen entwickeln sich infolge des von Bacterium coli veratmeten Sauerstoffs eine Reihe von obligaten und fakultativen Anaerobiern, z. B. Bacillus putrificus, Cellulosebakterien, Bacterium bifidum, Milchsäurestäbchen u. a.

Flüssige anaerobe Kulturen werden hauptsächlich mit Leberbouillon angestellt. Nach Beimpfung versiegelt man den Nährboden durch Übergießen mit verflüssigter Vaseline. Dadurch können etwa gebildete Gasmengen leichter nachgewiesen werden. Die Entnahme von Proben aus einer Leberbouillonkultur geschieht mit Hilfe einer zunächst geschlossenen Glascapillare, mit der man an der Glaswandung entlang durch den Vaselinepfropf stößt, um sie durch Druck gegen den Boden des Röhrchens abzubrechen und dadurch zu öffnen. An Stelle der Leberbouillon ist in vielen Fällen Lebermilch zu empfehlen, in der Gerinnung oder Peptonisierung der Milch erkannt werden kann.

Für die Praxis ist oft der Einfluß bestimmter Stoffe auf Mikroorganismen von Interesse. Es handelt sich dabei in erster Linie um Konservierungsmittel, Antiseptica und Desinfektionsmittel, deren Wirkung durch Wachstumskontrollen geprüft wird.

Das Wachstumsoptimum der meisten pathogenen Arten liegt bei 36—38⁰ C, das vieler Saprophyten bei Zimmertemperatur. Bakterien, die über 40⁰ ihr bestes Wachstum zeigen, z. B. gewisse Milchsäurebakterien, bezeichnet man als thermophil. Zu diagnostischen oder praktischen Zwecken setzt man nicht selten Keime höheren Temperaturen aus (z. B. $^1/_2$ Stunde bei 56⁰ oder bei der Pasteurisierung von Milch, um hernach ihre Lebenderhaltung bzw. Abtötung durch Verimpfung auf Nährböden und Bebrütung bei optimaler Temperatur nachzuweisen).

Die Diagnostik vieler Mikroorganismen erfordert oftmals den Nachweis bestimmter *Stoffwechselprodukte*. Eine Reihe von Arten ist durch die Bildung charakteristischer Farbstoffe ausgezeichnet (Staphylococcus aureus, Bacterium prodigiosum, fluorescens, pyocyaneum usw.). Andere verraten sich durch die Verbreitung eines bestimmten Geruchs (z. B. Ruhr- und Pasteurellabakterien nach Spermin, Fäulnisbakterien durch üblen Gestank).

Die Überführung (,,*Vergärung*") von Kohlehydraten durch Mikroorganismen in Säuren (meist überwiegend Milchsäure, daneben Spuren von Essigsäure, Aldehyd u. a.) weist man sowohl in flüssigen als auch auf festen Medien nach, denen 1—2% eines Kohlehydrates zugesetzt werden. Meist enthalten die Nährböden einen Indikator, z. B. Lackmustinktur, die bei eingetretener Säuerung von blau in rot umschlägt. *Gasbildung* wird nachgewiesen durch Kultur in U-förmigen Gärröhrchen, in Reagensröhrchen mit umgekehrt eingeführten Mikroröhrchen oder durch die Agarschüttelkultur.

Gelatineverflüssigung ist für manche Arten charakteristisch. Man prüft sie durch die sog. Stichkultur in Bouillongelatine, wobei die verschiedenen Keime mannigfach geformte Verflüssigungszonen um den Stichkanal bilden können. *Peptonisierung* kann z. B. in Milch oder auf geronnenem Hühnereiweiß erfolgen. Labgerinnung zeigt sich ebenfalls in Milch. *Indolbildung* weist man durch Kultur in Trypsinbouillon nach, die sich nach Zusatz von einigen Tropfen Indolreagens (p-Dimethylamidobenzaldehyd 5 g, Methylalkohol 50 ccm, Acidum hydrochloric. 40 ccm) kirschrot färbt. Stichkulturen in Bleiacetatagar dienen dem Nachweis von *Schwefelwasserstoff*.

Das Reduktionsvermögen wird mit Hilfe verschiedener Farbstoffe untersucht: Neutralrot in Agarschüttelkulturen, Lackmus in Milch, Methylenblau, Janusgrün u. a. in Milch oder Bouillon. *Oxydasen* sind diagnostisch wichtige Fermente der Gonokokken und Meningokokken. Durch Übergießen mit Paraphenylendiaminlösung färben sich Kolonien dieser Keime braun bis schwarz.

Die Fähigkeit mancher Keime, Blutkörperchen zu lösen *(Hämolyse)*, prüft man gewöhnlich auf Blutagarplatten. Die vollständige Aufhellung des Blutagars in der Umgebung der Kolonie als gemeinhin bezeichnete Hämolyse (besser Hämopepsie) unterscheidet sich von der ,,Vergrünung" (Hämoglobinopepsie), bei der das Stroma der roten Blutkörperchen erhalten bleibt.

Erwähnt werden muß hier auch der Nachweis spezifischer Toxine in Kulturen, z. B. Diphtherietoxin, Tetanustoxin u. a. (vgl. S. 705).

Die Aufbewahrung von Kulturen geschieht am zweckmäßigsten im Agarstich. Um ein Eintrocknen der Kulturen zu verhindern, versiegelt man den ins Röhrchen etwas hineingeschobenen Wattestopfen mit Paraffin. Derartige Kulturen halten sich bei Zimmertemperatur im allgemeinen 4—6 Monate.

3. Tierversuche.

Die bakteriologische Diagnostik und Forschung sowie die bei der Bekämpfung vieler Infektionskrankheiten gewonnenen Erkenntnisse können auf Tierversuche, bei denen in erster Linie Mäuse, Ratten, Meerschweinchen und Kaninchen, seltener Affen, Frettchen, Pferde oder andere Tiere verwendet werden, nicht verzichten. Derjenige Kreis von Personen, dem in Deutschland die Genehmigung zu Tierversuchen erteilt wird, hat sich der hohen ethischen Verpflichtungen den Tieren gegenüber stets bewußt zu sein. Das zu Versuchszwecken benutzte Tier genießt im Rahmen des Versuches jeden nur denkbaren Schutz. Er wird gewährleistet durch das „Deutsche Reichs-Tierschutzgesetz" vom 24. 11. 33, in dem der Abschnitt 3 (§§ 5—8) die Bestimmungen über „Versuche an lebenden Tieren" enthält.

Der Zweck der Tierversuche ist im einzelnen recht mannigfach. In Fällen, in denen der kulturelle Nachweis oder die Reinzüchtung eines Erregers auf Schwierigkeiten stößt, kann die Isolierung durch Verimpfung von Material auf ein Tier zum Erfolg führen. Untersuchungen über die Giftigkeit, Virulenz und Pathogenität eines Keimes lassen sich nur am Tier ausführen. Diagnostik und Therapie verwenden in hohem Maße Seren, die größtenteils von Tieren stammen. Die Wirksamkeit von Immunseren wird ebenfalls zunächst in Tierversuchen geprüft.

Keime einem Tier einzuverleiben, kann auf verschiedene Art und Weise erfolgen, und diese hängt von der Art der Keime und von bestimmten Fragestellungen ab.

Cutane Infektion. Man trägt das keimhaltige Material auf die Haut auf, ohne die Haut vorher durch Rasieren oder Enthaarungsmittel zu reizen. Häufiger scarifiziert man die enthaarte Haut und reibt das keimhaltige Material ein.

Intracutane Infektion. Mit dünner Kanüle sticht man unter die Haut und führt von hier aus die Kanüle wieder in die Haut, ohne nach außen durchzustechen. Die Injektion verursacht eine deutlich sichtbare Quaddel.

Subcutane Infektion. Das Material wird unter die Haut gespritzt. Vorsicht ist an der Bauchhaut geboten, damit nicht das Peritoneum durchbohrt wird. Proben, die sich nicht spritzen lassen, werden durch einen V-förmigen Schnitt unter die Haut geschoben. Die Hautlappen werden dann nach Behandlung mit einem Antisepticum mit Kollodium oder aseptischer Naht verschlossen.

Intramuskuläre Infektion. Man spritzt tief in die Muskeln, am häufigsten in die des Oberschenkels.

Intravenöse Infektion. Je nach der Tierart wählt man verschiedene Venen, z. B. Ohrvene (Schwein, Kaninchen, Meerschweinchen), Schwanzvene (Maus), Jugularis (Meerschweinchen, Pferd). Mit warmem Wasser oder durch Einreiben mit Xylol erweitert man nötigenfalls vor der Injektion die Venen. Die zu spritzenden Proben sind leicht anzuwärmen, müssen frei von Luftbläschen sein und sind auf schwach alkalische Reaktion einzustellen. Zur Blutstillung drückt man einen alkoholgetränkten Wattebausch gegen die Injektionsstelle.

Intraperitoneale Infektion. Durch Anheben der Bauchdecke sticht man durch die Haut, Muskeln und Peritoneum, ohne Leber oder Darm zu verletzen.

Infektion per os. Abgesehen von der Beimischung der Versuchsprobe zum Futter kann man diese mit Hilfe einer Sonde in den Rachen so einführen, daß der Schluckakt erfolgt. Um den Einfluß der Magensäure zu umgehen, füttert man kurze Zeit vorher in Wasser verteilte Schlemmkreide oder umgibt das Impfmaterial mit einer Kapsel, die erst im Darm aufgelöst wird.

Infektion durch Inhalation. In der Nähe des Kopfes verspraytes Material wird vom Tier eingeatmet.

Infektion des Auges. Nach Cocainisieren des Auges und nachträglichem Aufsaugen der überschüssigen Cocainlösung mit Filtrierpapier träufelt man das Material ins Auge oder scarifiziert vorher die Hornhaut des Bulbus.

Subdurale Infektion. Man anaesthesiert die Stirn zwischen den Augen und durchschneidet nahe der Mittellinie in frontaler Richtung die Haut in 1—$1^1/_2$ cm Länge, legt den Knochen unter dem Periost frei und bohrt eine runde Öffnung in den Knochen. Mit einer gekrümmten Kanüle spritzt man eine kleine Menge Impfmaterial unter die Dura. Verschluß der Haut durch aseptische Nähte.

Nachweis von verimpften Keimen im Versuchstier. a) *Blutkulturen.* Entnahme von Blutproben aus einer geeigneten Vene, seltener durch Herzpunktion. Sekundäre Verunreinigungen bei der Entnahme sind zu vermeiden. Die Menge des entnommenen Blutes soll möglichst nicht zu gering sein, sondern etwa 10 ccm betragen, die zu etwa je 2 ccm mit Agarnährböden verarbeitet werden. Der nicht seltene wachstumshemmende Einfluß des

Blutes auf viele Keime wird durch Zusätze wie Pepton, Galle, Natriumcitrat u. a. vermindert bzw. behoben.

b) Antikörper im Blut. Die aus dem Tierkörper isolierten Keime prüft man in ihrem Verhalten gegenüber den im Blut etwa gebildeten Antikörpern (s. S. 12). Das Ergebnis ist unter anderem abhängig von der Art der Keime und von der Dauer der Infektion. Der Nachweis von Antikörpern läßt nur bedingt den Schluß auf Pathogenität eines Keimes zu.

c) Bakteriologische Untersuchungen am toten Tier. Nachdem das Haar mit einem Desinfektionsmittel gründlich durchfeuchtet worden ist, wird das getötete oder verendete Tier sobald wie möglich kunstgerecht mit sterilen Instrumenten seziert. Durch Objektträgerausstriche und Abimpfungen wird das Vorkommen des Erregers in den verschiedenen Körperteilen nachgewiesen. Dabei ist auf Veränderungen am Körper und an den Organen besonders zu achten, z. B. auf Eiterherde, Blutungen, Knötchenbildungen, Drüsenschwellungen, Ascites, Pleuraexsudat usw. Gegebenenfalls sind histologische Untersuchungen anzustellen. Eine Blutprobe prüft man auf Vorhandensein von Antikörpern. Zum Schluß versucht man die Ursache des Todes zu klären. Über die Sektionsbefunde ist ein Bericht anzufertigen.

Die in Tierversuchen häufig zu lösende Frage nach der *Pathogenität* eines Keimes ist oft schwierig, da sie von mannigfachen Faktoren abhängig ist und Befunde am Tier nicht ohne weiteres auf Verhältnisse beim Menschen übertragen werden dürfen. Die wichtigsten Faktoren sind: Die Art des Tieres, die des Nährbodens, das Alter der Kultur, die Vorbereitung und Menge des Impfmaterials sowie die Wahl der Impfstelle.

Die Gewinnung von Seren vom Kaninchen geschieht durch Entbluten aus der rasch freigelegten und durchschnittenen Carotis und Auffangen des Blutes in einem sterilen Glaszylinder, nachdem man das Tier durch Genickschlag getötet oder es vorher narkotisiert hat. Das bald gerinnende Blut stellt man bis zum nächsten Tag kühl und trennt darauf durch Abgießen das Serum vom Blutkuchen.

Nicht selten treten bei Tieren *Spontaninfektionen* auf, die gelegentlich den Charakter von Stallseuchen annehmen können. Erwähnt seien Infektionen mit Paratyphusbacillen bei Ratten und Mäusen, mit Pasteurellabacillen oder Pneumokokken bei Kaninchen und Meerschweinchen und Pseudotuberkulosebacillen bei Meerschweinchen. An Parasiten treten bei Kaninchen nicht selten Coccidien in der Leber und im Darm auf.

4. Serologische Untersuchungsmethoden.

Der Nachweis bestimmter Antikörper macht methodisch in der Regel keine Schwierigkeit und besitzt unter gewissen Voraussetzungen *diagnostische Bedeutung.* Unter Berücksichtigung des mengenmäßigen Gehaltes eines Serums an Antikörpern ist der Schluß berechtigt, daß ein Organismus unter der Einwirkung des entsprechenden Antigens gestanden hat. Es läßt sich durch den Befund an bakteriellen Antikörpern allerdings nicht entscheiden, ob das betreffende Individuum zur Zeit der serologischen Untersuchung noch mit dem entsprechenden Erreger infiziert ist oder ob die Infektion nicht mehr besteht; denn die Antikörper sind auch nach Überstehen einer Infektionskrankheit meist noch eine Zeitlang im Serum vorhanden. Auch bei *Schutzgeimpften* sind entsprechende Antikörper nachweisbar.

Zahlreiche Immunseren lassen sich längere Zeit aufbewahren, eine halbe Stunde auf 56° C erhitzen oder mit 0,5% Phenol versetzen, ohne daß dadurch bestimmte Antikörper zerstört werden. Es gibt jedoch Antikörper, die nach einer derartigen Behandlung des Serums, dem sog. *„Inaktivieren"*, einen Teil ihrer spezifischen Wirkung verlieren *(Amboceptoren)*. Sie können sich zwar noch mit ihren zugehörigen Antigenen verbinden, doch findet eine weitere Einwirkung auf das Antigen nur statt, wenn man zum inaktivierten Serum frisches Serum, das als *Komplement* bezeichnet wird, zugibt. Das Komplement ist an sich ein unspezifischer Bestandteil aller frischen menschlichen oder tierischen Sera und wird durch $^1/_2$stündiges Erhitzen auf 56° zerstört.

In der serologischen Praxis kann man die Wirkungen der Antigen-Antikörperreaktionen einteilen a) in unmittelbar wahrnehmbare und b) solche, die erst mittelbar durch Zuhilfenahme biologischer Indicatoren erkannt werden können.

a) Unmittelbar wahrnehmbare Antigen-Antikörperreaktionen. Von ihnen sind die wichtigsten die Agglutination und die Präcipitation.

1. Agglutination. Im Verlauf mancher Infektionskrankheiten treten im Serum Antikörper auf, die als *Agglutinine* bezeichnet werden und die die Fähigkeit haben, die zugehörigen Krankheitserreger im Reagensglas zu agglutinieren, d. h. die zunächst gleichmäßig getrübte Bakterienaufschwemmung zeigt auf entsprechenden Serumzusatz nach einiger Zeit unter mehr oder weniger starker Klärung der Flüssigkeit deutlich sichtbare Flocken oder Körnchen („Zusammenballung", Agglutination). Spezifische Agglutinine bilden sich im Serum auch, wenn Organismen parenteral mit abgetöteten Mikroorganismen vorbehandelt werden (Schutzimpfung, Herstellung agglutinierender Immunsera).

Herstellung agglutinierender Immunsera. Steigende Dosen lebender oder durch Erhitzen auf 58° C abgetöteter, mit Kochsalzlösung abgeschwemmter Kulturen werden in Abständen von 5—7 Tagen Kaninchen, seltener Pferden intravenös eingespritzt. Im allgemeinen kommt man mit 4—6 Injektionen aus. Etwa 10 Tage nach der letzten Injektion wird das Tier aus der Carotis entblutet. Zur Konservierung des durch Absetzen und Zentrifugieren gewonnenen Serums versetzt man es mit 0,5% Phenol.

Technik der Agglutination. Mit Hilfe der Agglutination versucht man 1. die Artzugehörigkeit einer unbekannten Kultur zu bestimmen und 2. die Art einer Infektionskrankheit zu diagnostizieren. Das geschieht mit folgenden Methoden:

1. Probeagglutination. Man setzt 3—4 Tropfen verschiedener, 1 : 100 verdünnter Immunseren auf einen Objektträger und verreibt in ihnen mit einer Öse in schräger Strichführung ein wenig der zu untersuchenden Kultur. Die Ablesung erfolgt mit Hilfe einer Lupe, indem man die Objektträger an der Kurzseite hält und die ausgestrichenen Tröpfchen gegen das Licht betrachtet. Durch mehrmaliges Umwenden der Objektträger fließen etwaige Agglutinate hin und her, während bei negativem Ausfall der Probe eine gleichmäßige Trübung des Tropfens bestehen bleibt. Als Kontrollen verwendet man je einen Tropfen physiologischer Kochsalzlösung und 1 : 50 verdünntes Normalserum (Serum eines gesunden Menschen oder Tieres, das bei einer vorherigen Prüfung mit keinem Erreger eine Agglutination ergibt).

2. Ausführliche Agglutination (sog. „Ausagglutination"). Sie ist ein titrimetrisches Verfahren zur Feststellung, bis zu welcher Verdünnung eine Kulturaufschwemmung noch eine deutliche Agglutination zeigt. Erforderlich hierfür ist ein auf Spezifität und Titer geprüftes Serum. Man gibt ein solches Serum (etwa mit dem Titer 1 : 50000) in fallenden Verdünnungen, z. B. 1 : 50, 1 : 100, 1 : 200, 1 : 400, 1 : 800, 1 : 1600, 1 : 3200, 1 : 6400, 1 : 12800, 1 : 25600 und 1 : 51200, in Mengen von je 0,5 ccm in Röhrchen. Hierzu pipettiert man je 0,5 ccm einer ziemlich dichten Aufschwemmung lebender Bakterien, die einer 24 Stunden alten Agarkultur entstammen. Auch durch Hitze, Formalin, Phenol u. a. abgetötete Bakterienaufschwemmungen können benutzt werden, doch sind lebende Kulturen im allgemeinen vorzuziehen. Durch den Zusatz der Aufschwemmungen werden die im obigen Beispiel genannten Serumverdünnungen um die Hälfte herabgesetzt, so daß sie nunmehr mit 1 : 100 beginnen und mit 1 : 102400 schließen. Kontrollen sind unbedingt notwendig, und zwar ein Röhrchen mit 0,5 ccm physiologischer Kochsalzlösung + 0,5 ccm Aufschwemmung und ein Röhrchen mit 0,5 ccm auf 1 : 50 verdünntes Normalserum + 0,5 ccm Aufschwemmung.

Die Röhrchen werden nach kräftigem Durchschütteln je nach der Art der benutzten Kulturen bei verschiedenen Temperaturen gehalten. Auch die Ablesung erfolgt nach verschiedenen Zeiten. In der Regel liest man nach 2stündigem Aufenthalt der Röhrchen bei 37⁰ erstmalig ab, hält dann die Röhrchen bei Zimmertemperatur und wiederholt die Ablesung am nächsten Morgen. Bei Agglutinationen mit Typhus- oder Paratyphusbacillen liest man zweckmäßig nach einer $^1/_2$ Stunde Aufenthalt bei Zimmertemperatur ab, dann nochmals nach 2stündigem Bebrüten bei 37⁰ und schließlich wieder bei Zimmertemperatur am folgenden Tag.

3. Gruber-Widalsche Reaktion. Man verfährt hierbei wie bei der „ausführlichen Agglutination", nur daß man an Stelle des Immunserums Patientenserum in einer meist mit 1 : 25 beginnenden Verdünnungsreihe verwendet. Außer den oben genannten Kontrollen setzt man noch eine sog. positive Kontrolle mit spezifischem Immunserum + Aufschwemmung an.

Bewertung der Agglutination. Die Ablesung erfolgt mit Hilfe einer 6fach vergrößernden Lupe. Die Kontrollen mit Kochsalzlösung und Normalserum müssen gleichmäßig trübe aussehen, während eine positive Agglutination an der verschieden starken Zusammenballung der Bakterien zu erkennen ist. Man unterscheidet eine flockige oder H- und eine körnige oder O-Agglutination. Bei der flockigen Agglutination beobachtet man lockere, durch Schütteln leicht zerfallende, graue Flocken, zwischen denen die Flüssigkeit noch leicht getrübt aussehen kann. Bei der körnigen Agglutination dagegen treten feine, weiße Körnchen in der sich allmählich völlig klärenden Flüssigkeit auf. Später können sich die Körnchen zu gröberen Gebilden vereinigen, die sich als Membranen oder fetzen- und wurstartige Formen am Boden des Röhrchens absetzen. Diese beiden Agglutinationsformen, die besonders bei den Bacillen der Typhus-Paratyphusgruppe eine praktische Rolle spielen, sind durch zwei verschiedene Antigene bedingt: Die flockige Agglutination durch ein bei beweglichen Formen im Geißelapparat verankertes H-Antigen und die körnige Agglutination durch ein an den Bacillenleib gebundenes O-Antigen. Während die flockige Agglutination frühzeitig, schon nach Ablauf einer halben Stunde, auftritt, macht sich die körnige Agglutination erst später (nach etwa 2 Stunden) bemerkbar und kann dann die flockige Agglutination mehr oder weniger überdecken.

Die Unterscheidung der beiden Agglutinationsformen ist von praktischer Bedeutung bei der Differentialdiagnose innerhalb der Typhus-Paratyphus-Enteritisgruppe. Hierfür ist die Kenntnis zweier Tatsachen von Wichtigkeit: 1. Die H-Antigene sind thermolabil und werden bei stärkerer Erhitzung vernichtet, während die O-Antigene thermostabil sind und 1—2stündigem Kochen widerstehen, 2. innerhalb der genannten Bacillengruppe weist eine Reihe von Typen gleiche Antigenanteile auf, so z. B. besitzen Typhus- und Gärtner-Bacillen das gleiche O-Antigen. Bei der Agglutination von Typhusbacillen mit einem homologen Typhusserum ergibt sich z. B. eine flockige Agglutination bis zur Verdünnung 1 : 50000, eine körnige aber nur bis etwa 1 : 1600, während bei der Agglutination von Typhusbacillen mit Gärtner-Serum lediglich eine körnige Agglutination bis zu dessen O-Titer, z. B. 1 : 1600, auftritt.

Zur genaueren serologischen Differenzierung eines Keimes reicht vielfach die Feststellung der Agglutinationstiter, des Agglutinationstypes und des zeitlichen Eintretens der Agglutination nicht aus. In solchen Fällen kann man den Castellanischen *Absättigungsversuch* heranziehen, bei dem bestimmte Agglutinine in einem Serum an entsprechende Antigene gebunden und aus dem Serum entfernt werden, während andere nicht abgesättigte Agglutinine im Serum erhalten bleiben. Auf diese Weise ist es möglich, Sera zu erhalten, die nur gegen einzelne Antigene agglutinatorisch wirksam sind. Die Technik des Absättigens ist folgende: 0,15 ccm unverdünntes Serum wird mit 7,35 ccm einer sehr dichten Bakterienaufschwemmung versetzt (50fache Serumverdünnung), das Gemisch wird 2 Stunden bei 37⁰ und dann bis zum nächsten Tag bei Zimmertemperatur gehalten. Durch scharfes Zentrifugieren erhält man das abgesättigte Serum, das auf seinen Agglutiningehalt im Vergleich zum unabgesättigten Serum geprüft wird.

Mit Hilfe der durch Absättigung gewonnenen Sera mit einem Faktor werden die heute bekannten zahlreichen Paratyphus-Enteritistypen unterschieden und deren Antigenaufbau (Receptorenanalyse) untersucht.

Unter *Paragglutination* versteht man die nicht seltene Erscheinung, daß verschiedene aus Stuhlproben isolierte nicht zur Typhus-Paratyphusgruppe gehörige Keime mit Seren besonders der Typhus-Paratyphusgruppe eine mehr oder weniger starke Agglutination ergeben. Die Paragglutination ist nicht zu verwechseln mit der unspezifischen Spontanagglutinabilität in Kochsalzlösung oder Normalserum. Meist handelt es sich hierbei um sog. „Rauhformen", die sich meist durch morphologisch veränderte Kolonien verraten und bei denen das O-Antigen pathologisch verändert ist.

2. Die Präcipitation ist eine spezifische, der Agglutination weitgehend analoge Reaktion, die durch spezifische Antikörper, die sog. Präcipitine, ausgelöst wird. Überschichtet man vorsichtig auf ein durch Vorbehandlung eines Tieres mit Bakterienaufschwemmung, menschlichen, tierischen oder pflanzlichen Eiweißarten gewonnenes Serum eine in physiologischer Kochsalzlösung kolloidal gelöste entsprechende Substanz, so beobachtet man an der Grenzfläche der beiden Flüssigkeiten eine Trübung, Flocken oder Häutchen. Es handelt sich auch hierbei um die Bindung des Antikörpers an das Antigen, die sich durch die sichtbare Überführung vom Sol- in den Gelzustand kundtut. Präcipitierende Sera, die einen möglichst hohen Titer besitzen sollen, lassen sich ebenfalls absättigen. Bei der Ausführung der Präcipitation verwendet man das Immunserum unverdünnt.

b) Mittels biologischer Indicatoren wahrnehmbare Antigen-Antikörperreaktionen. Die wichtigsten hierher gehörenden Antikörper sind die Bakteriolysine, die Antitoxine und die Hämolysine.

1. Die Bakteriolysine sind Antikörper, die an entsprechende Bakterien gebunden werden und diese unter Mitwirkung von Komplement auflösen. Praktisch-diagnostische Bedeutung gewinnen sie im PFEIFFERschen Versuch zur Feststellung eines abgelaufenen Cholerafalles. In 1 ccm mit Bouillon 20-, 100- und 500fach verdünntes Patientenserum verreibt man je 1 Öse frisch gewachsener, virulenter Choleravibrionen und spritzt diese Menge einem Meerschweinchen in die Bauchhöhle. Einem Kontrolltier injiziert man 1 ccm Bouillon, in die 1 Öse Kultur verrieben wurde. Nach 10, 20 und 60 Minuten entnimmt man dem Tier mit einer Glascapillare Tropfen der Bauchflüssigkeit zur Untersuchung im hängenden Tropfen. Handelt es sich um das Serum eines genesenen Cholerakranken, so beobachtet man im Tropfen der „Serumtiere" zu Körnchen zerfallene Vibrionen, während im „Kontrolltropfen" reichlich bewegliche, intakte Vibrionen sichtbar sind. Der PFEIFFERsche Versuch läßt sich auch an Stelle der jetzt üblichen Agglutination zur Bestimmung einer fraglichen Cholerakultur anwenden. Man benutzt dazu hochwertiges Choleraimmunserum vom Kaninchen und spritzt dieses in 5- und 10facher Titerdosis mit der fraglichen Kultur verrieben je einem Meerschweinchen ein. Das Kontrolltier erhält Normalserum, und zwar in 50facher Titerdosis. Die weitere Untersuchung erfolgt wie oben.

2. Antitoxine sind Antikörper, die spezifische Toxine wie Diphtherietoxin, Tetanustoxin und Botulinustoxin binden und unwirksam machen. Ihr qualitativer und quantitativer Nachweis ist im allgemeinen nur dadurch möglich, daß bei gleichzeitiger Injektion von Toxin und Antitoxin ein Tier vor Toxinschäden geschützt wird. Diagnostische Bedeutung gewinnt der Toxinnachweis z. B. bei Tetanus- oder Botulismusverdacht, wenn es nicht gelingt, die Erreger selbst zu züchten. In derartigen Fällen spritzt man Mäuse subcutan mit 0,5 ccm Patientenserum. Kontrolltiere erhalten a) 0,5 ccm Patientenserum + 0,5 ccm Tetanusantitoxin 1 : 10, b) 0,5 ccm Patientenserum + 0,5 ccm Diphtherieantitoxin 1 : 10. Im Falle eines beim Patienten bestehenden Tetanus erkranken bzw. sterben die Versuchsmäuse und das Kontrolltier b. Bei Botulismusverdacht spritzt man filtrierte Extrakte von verdächtigen Nahrungsmitteln subcutan oder verfüttert diese selbst. Da es verschiedene Toxintypen bei Botulinusbacillen gibt, verwendet man bei Schutzversuchen polyvalentes Antitoxin.

3. Hämolysine sind Antikörper, die an entsprechende rote Blutkörperchen gebunden werden und unter Mitwirkung von Komplement Hämolyse bedingen. Das Serum eines Tieres, das mit roten Blutkörperchen einer anderen Tierart immunisiert worden ist, löst eine ursprünglich undurchsichtige deckfarbene Aufschwemmung roter Blutkörperchen auf, so daß sie klar, durchsichtig und rot (lackfarben) aussieht.

Diese Hämolyse spielt nun in der serodiagnostischen Praxis eine wichtige Rolle:

Für das Zustandekommen mancher serologischer Reaktionen ist, wie schon betont, die Mitwirkung von Komplement notwendig. Beim Zusammentreffen von sog. komplementbindenden Antikörpern mit ihren Antigenen wird das Komplement in spezifischer Weise gebunden und unwirksam gemacht. Dieser Vorgang ist an sich nicht sichtbar, läßt sich aber dadurch augenfällig machen, daß man die ebenfalls auf Antikörper-Antigenwirkung beruhende Hämolyse hinzuzieht. Das geschieht dadurch, daß man dem Gemisch von komplementbindenden Antikörpern und Antigenen nach einiger Zeit das sog. *hämolytische System* zusetzt, das aus Blutkörperchen und komplementfreiem hämolysinhaltigen Serum (Amboceptor) eines mit den betreffenden Blutkörperchen vorbehandelten Tieres besteht. Somit liegen im Gesamtgemisch zwei verschiedene Systeme vor, die beide in ihrem Reaktionsablauf abhängig sind vom ursprünglich vorhandenen freien Komplement, das keinen spezifischen Charakter trägt. Auftreten oder Fehlen von Hämolyse entscheidet, ob in einem zu untersuchenden Serum komplementbindende Antikörper vorhanden sind oder nicht: Enthält das Serum Antikörper, die zusammen mit dem entsprechenden Antigen Komplement zu binden vermögen, so findet das später zugesetzte hämolytische System kein freies Komplement mehr vor: eine Hämolyse kann nicht auftreten (positive Reaktion). Sind dagegen in dem Serum keine komplementbindenden Antikörper vorhanden, so bleibt das Komplement zunächst frei und wird in der Folge vom hämolytischen System gebunden, so daß die Voraussetzung für das Auftreten von Hämolyse gegeben ist (negative Reaktion).

Eine ihrem Wesen nach als Komplementbindung zu bezeichnende Reaktion ist die WASSERMANNSche Reaktion (Wa.R.) zur Erkennung der Syphilis. Ihre Ausführung erfordert sichere Beherrschung der Methodik und genaue Kenntnis der möglichen Fehlerquellen. Die Schwierigkeiten liegen darin, daß die für die Reaktion benötigten Reagenzien quantitativ genau aufeinander eingestellt sein müssen, was nur durch recht umständliche und zeitraubende Vorversuche geschehen kann.

Die für die Ausführung der Wa.R. notwendigen Reagenzien sind folgende:

1. Patientenserum, Lumbalflüssigkeit, seltener Ascitesflüssigkeit, Kniegelenkspunktate u. a.

2. Physiologische (0,9%ige) Kochsalzlösung.

3. Komplement. Durch Herzpunktion oder Entblutung gewonnenes frisches Meerschweinchenserum. Man verwendet das Komplement in der Verdünnung 1 : 10.

4. Aufschwemmung dreimal gewaschener, frischer roter Hammelblutkörperchen. Die Gebrauchsdosis beträgt 1 : 20 (5%).

5. Amboceptor. Ein auf rote Hammelblutkörperchen hämolytisch wirkendes Serum. Gewinnt man es selbst durch Immunisierung von Kaninchen, so achte man auf den Mindesttiter von 1 : 1000.

6. Als Antigene verwendet man mindestens zwei staatlich geprüfte Extrakte, darunter möglichst einen Luesleberextrakt. Die Extraktverdünnungen sind auf den Flaschen angegeben.

Durch den *1. Vorversuch* wird der Titer des Amboceptors bestimmt, d. h. es wird festgestellt, bis zu welcher Verdünnung der Amboceptor bei Anwesenheit von Komplement rote Blutkörperchen vollständig zu lösen vermag. Damit im Hauptversuch mit einer ausreichenden Amboceptordosis gearbeitet wird, verwendet man den Amboceptor in einer Gebrauchsdosis, die mindestens das 4fache der Titerhöhe beträgt, die im Vorversuch ermittelt wurde.

Vom Amboceptor stellt man sich eine Verdünnung von 1 : 500 her, z. B. 0,2 ccm auf 100 ccm Kochsalzlösung. Alsdann werden für den Vorversuch 12 Röhrchen aufgestellt, und zwar für folgende Amboceptorverdünnungen: 1 : 500, 1 : 1000, 1 : 2000, 1 : 1500, 1 : 3000, 1 : 4000, 1 : 6000, 1 : 8000, 1 : 12000 und 1 : 16000. Das 11. Röhrchen ist für die Komple, ment-, das 12. für die Hammelblutkontrolle bestimmt. In das 1., 2. und 3. Röhrchen pipettiert man je 0,5 ccm der Ausgangsverdünnung des Amboceptors, ferner in das 2. und 4. bis 10. Röhrchen je 0,5 ccm Kochsalzlösung. In das 3. Röhrchen kommt 1,0 ccm NaCl-Lösung. Zur Herstellung der verschiedenen Verdünnungen überträgt man aus dem 2. Röhrchen 0,5 ccm in das 4. Röhrchen, je dieselbe Menge aus dem 4. ins 6., aus dem 6. ins 8. und aus dem 8. ins 10. Röhrchen. Aus dem 10. Röhrchen entfernt man einen $^1/_2$ ccm, ebenfalls (mit anderer Pipette) aus dem 3. Röhrchen und überträgt aus letzterem einen weiteren $^1/_2$ ccm ins 5. Röhrchen, je die gleiche Menge aus dem 5. ins 7. und aus dem 7. ins 9. Röhrchen. $^1/_2$ ccm aus dem letzten Röhrchen wird entfernt.

Sodann gibt man in Röhrchen 1—10 je 1 ccm NaCl-Lösung, ferner in Röhrchen 11 1,5 ccm und in 12 2 ccm NaCl-Lösung. Röhrchen 1—11 erhalten darauf je 0,5 ccm Komplement (10%) und sämtliche 12 Röhrchen je 0,5 ccm Hammelblutaufschwemmung. Vor dem jeweiligen Zusatz werden alle Reagenzien gut gemischt.

Das Gestell mit den 12 Röhrchen wird für eine halbe Stunde in ein Wasserbad von 37⁰ gesetzt. Diejenige letzte Verdünnung, in der nach dieser Zeit die Blutkörperchen vollständig gelöst sind, gilt als Titer. Die 4fache Titerstärke gibt die Gebrauchsdosis für den Hauptversuch an: Z. B. 3000 : 4 = 750. Die Anfangsverdünnung 1 : 500 wird durch entsprechenden NaCl-Zusatz auf die festgestellte Gebrauchsdosis umgestellt.

Der 2. Vorversuch bezweckt die Auswertung des Komplements. Man stellt sich 10 Röhrchen auf und bezeichnet sie in der umgekehrten Reihenfolge von 10—1. In das 1. Röhrchen pipettiert man 0,5 ccm 10% Komplement, in das 2. 0,45 ccm, in die folgenden stets eine um 0,05 ccm geringere Menge, so daß das 10. Röhrchen nur 0,05 ccm erhält. In alle 10 Röhrchen füllt man sodann 1 ccm NaCl ein und zusätzlich folgende weitere um je 0,05 ccm steigende Mengen NaCl: Röhrchen 2 0,05 ccm, 3 0,1 ccm und so weiter bis Röhrchen 10 mit 0,45 ccm. Nach Einfüllen von je 0,5 ccm des austitrierten Amboceptors und je 0,5 ccm Hammelblutaufschwemmung in alle 10 Röhrchen werden diese kräftig geschüttelt und 20 Minuten lang ins Wasserbad gestellt. Nach dieser Zeit liest man die vollkommen gelöste Dosis ab und wählt für den 3. Vorversuch mit positivem und negativem Patientenserum diejenigen Komplementmengen, die 3, 4 und 5 Stufen über der letzten vollkommen gelösten Dosis im 2. Vorversuch liegen.

Im 3. Vorversuch verwendet man je eine positive und negative Serumkontrolle von der letzten Wa.R. in der Verdünnung 1 : 5. Die Stärke der Extraktverdünnung stellt man sich entsprechend der Flaschenaufschrift her, indem man 0,85% NaCl-Lösung auf den Extrakt überschichtet und die Mensur einmal fest gegen die Hand gepreßt stürzt, um eine kolloide Verteilung zu erhalten. Von den Extraktverdünnungen stellt man sich zweckmäßig die für den Hauptversuch erforderliche Gesamtmenge her. Aus Sparsamkeitsgründen verwendet man von allen Reagenzien die halben Mengen, also z. B. statt 0,5 nur 0,25 ccm.

In das 2. Röhrchen pipettiert man 0,25 ccm Extrakt I und in das 3. Röhrchen 0,25 ccm Extrakt II. Darauf gibt man in alle Röhrchen 0,25 ccm Komplement (Komplementaustitration wie im 2. Vorversuch). Danach gut schütteln und zur Komplementbindung 10 Minuten ins Wasserbad stellen. Mit der im 1. Vorversuch errechneten Amboceptorverdünnung und der Hammelblutaufschwemmung wird eine zu gleichen Teilen hergestellte Mischung (hämolytisches System) bereitet, die gleichzeitig ins Wasserbad gesetzt wird. Nach 10 Minuten gibt man je 0,5 ccm des hämolytischen Systems in jedes Röhrchen. Der 3. Vorversuch bleibt nun weitere 10 Minuten im Wasserbad, nach deren Ablauf eine eindeutig positive und negative Reaktion eingetreten sein muß.

Hauptversuch. In die mit inaktiviertem Patientenserum beschickten 3 Röhrchen kommt wie beim 3. Vorversuch in das 2. Röhrchen 0,25 ccm Extrakt I und in das 3. Röhrchen 0,25 ccm Extrakt II. In alle 3 Röhrchen gibt man je 0,25 ccm Komplement in der im 3. Vorversuch am günstigsten befundenen Verdünnung und stellt alle Röhrchen zur Komplementbindung ins Wasserbad. Nach 7—10 Minuten füllt man das gleichzeitig angewärmte hämolytische System in einer Menge von 0,5 ccm in alle Röhrchen. Beim Hauptversuch läßt man mindestens zwei positive und zwei negative Kontrollen mitlaufen. Sobald die negativen Kontrollen vollständig gelöst sind, nimmt man die Röhrchen des Hauptversuchs aus dem Wasserbad heraus und liest das Ergebnis ab.

Lumbal- und andere Punktate werden für die Wa.R. nicht inaktiviert.

Beurteilung der Wa.R. Das Ergebnis der Reaktion bezeichnet man mit „positiv" (+ + + + oder + + +, Blutkörperchen ungelöst oder fast ungelöst, darüber stehende Flüssigkeit farblos oder rosa gefärbt), mit „zweifelhaft" (+ + oder +, Blutkörperchen zur Hälfte oder mehr gelöst) oder mit „negativ" (Blutkörperchen völlig gelöst, klare, lackfarbenrote Flüssigkeit). Bei Verwendung mehrerer Extrakte kann der Ausfall der Hämolyse in den einzelnen Röhrchen verschieden stark sein: Liegt bei der Mehrzahl der verwendeten Extrakte eine Hemmung der Hämolyse vor, wird das untersuchte Serum als „positiv" bezeichnet, wird sie nur in der Minderheit beobachtet, so gilt das Serum als „zweifelhaft". Bei zweifelhaftem Ergebnis empfiehlt es sich, die Einsendung einer neuen Blutprobe nach einigen Wochen zu veranlassen.

Während bei der Wa.R. und allgemein bei Komplementbindungsreaktionen bestimmte Fällungsvorgänge zugrunde liegen, ist es durch Verwendung geeigneter, durch besondere Flockbarkeit ausgezeichneter Antigene möglich, diese Vorgänge auch ohne Mitwirkung von Komplement als **Trübungs-, Flockungs-, Klärungs- und Ballungsreaktionen** augenfällig zum Ausdruck zu bringen. Es ist den bakteriologischen Untersuchungsanstalten zur Pflicht gemacht, bei der serologischen Untersuchung von Proben auf Syphilis neben der Wa.R. eine oder besser zwei derartige „Flockungsreaktionen" anzustellen. Die Wahl dieser Reaktionen bleibt den Untersuchern überlassen. Die gebräuchlichsten Verfahren sind nachstehend aufgeführt:

Angaben über die Herstellung der für die verschiedenen Flockungsreaktionen erforderlichen Extraktverdünnungen erübrigen sich hier, da sie in Gebrauchsanweisungen den Extrakten beigegeben sind.

Flockungsreaktion nach SACHS-GEORGI (SGR.). Zu je 0,5 ccm inaktiviertem Patientenserum 1 : 5 kommt 0,25 ccm verdünnter Extrakt. Kontrollen: a) positives und negatives Vergleichsserum, b) Serumkontrolle: 0,5 ccm Serum 1 : 5 + 0,25 ccm 6fach mit NaCl-Lösung verdünnter 96% Alkohol, c) Extraktkontrolle: 0,25 ccm Extraktverdünnung + 0,5 ccm NaCl-Lösung. — Bei positivem Ausfall der Reaktion tritt schon nach 2—4stündiger Bebrütung bei 37° Flockenbildung auf. Endgültige Ablesung erfolgt am nächsten Morgen.

Für Lumbalpunktate ist die SGR. wegen ungenügender Empfindlichkeit ungeeignet.

Citocholreaktion nach SACHS-WITEBSKY. Mischen von 0,1 ccm inaktivem Serum + 0,1 ccm Extraktverdünnung. In der Serumkontrolle wird der Extrakt durch NaCl-Lösung ersetzt. Die Gemische 10 Sekunden mit der Hand kräftig schütteln. Nach 2—4 Stunden Aufenthalt bei Zimmertemperatur nochmals kurz und kräftig schütteln. Die Ablesung erfolgt sofort nach Zugabe von 0,5 ccm NaCl-Lösung. Bei positiver Reaktion tritt Flockenbildung auf. — Bei Liquorproben sind besondere Extrakte erforderlich, auch ist die Methodik der Reaktion abweichend.

Reaktion nach KAHN. Das inaktive Serum wird vor Anstellung des Versuchs nochmals 10 Minuten im Wasserbad bei 56° C erwärmt. Zu 0,05, 0,025 und 0,0125 ccm Extraktverdünnung pipettiert man 0,15 ccm Serum. In den Extraktkontrollen wird das Serum durch NaCl-Lösung ersetzt. Als Serumkontrolle wird 0,1 ccm Serum mit 0,3 ccm NaCl-Lösung gemischt. Nach 10 Minuten langem Aufenthalt im Brutschrank werden die Röhrchen 3 Minuten lang im Schüttelapparat geschüttelt. Sodann werden zum 1. Röhrchen 1,0, zum 2. und 3. Röhrchen je 0,5 ccm NaCl-Lösung zugegeben. Nach Umschütteln sofortige Ablesung. Bei positiver Reaktion tritt in mindestens einem Röhrchen körnchenartige Flockenbildung auf.

MEINICKES *Klärungsreaktion* (MKR. II). Man setzt sie mit aktiven Seren in zwei Versuchsreihen an: Die 1. mit 0,2 ccm Serum und einer mit 3,5% NaCl-Lösung bereiteten Extraktverdünnung, die 2. mit 0,1 ccm Serum und einer Extraktverdünnung, bei der die 3,5% NaCl-Lösung 0,01% Soda enthält. Die Reaktionen werden erst am nächsten Tag nach Aufenthalt bei Zimmertemperatur abgelesen. Negative Sera bleiben gleichmäßig trübe, positive sind ausgeflockt und die überstehende Flüssigkeit ist mehr oder weniger klar-durchsichtig.

Die nicht seltenen Widersprüche in den Ergebnissen der Wa.R. und den Flockungsreaktionen überbrückt oft gut die *Pallidareaktion nach* GAEHTGENS: Durch die Verwendung einer Aufschwemmung von Syphilisspirochäten in carbolhaltiger NaCl-Lösung ist es wahrscheinlich, daß bei der Pallidareaktion im Gegensatz zur Wa.R. neben der möglichen Mitwirkung von Spirochätenlipoiden vor allem die Eiweißkörper der Spirochäten selbst als Hauptträger der Antigenfunktion in Betracht kommen.

Die Gesamtbeurteilung der nicht immer gleichsinnigen Ergebnisse bei der Untersuchung einer Serumprobe auf Syphilis mit Hilfe verschiedener Reaktionen erfordert serologische und klinische Erfahrungen. STÜHMER hat deshalb für die Beurteilung des klinischen Wertes der Blutreaktionen auf Syphilis einige kurze Leitsätze aufgestellt, die folgendermaßen lauten:

1. Die *positive* Blutreaktion ist *ein* sicheres Symptom einer bestehenden Syphilis.

2. Die *negative* Blutreaktion hat den Wert *eines* fehlendes Symptoms der Syphilis.

3. Die *negativ werdende* Reaktion hat den Wert *eines* schwindenden oder *eines* beseitigten Symptoms, je nach dem Behandlung stattfand oder nicht.

4. Die *positiv werdende* Reaktion hat den Wert *eines* neu auftretenden Symptoms, sie ist ein Rezidiv und mithin Behandlungsindikation.

Wie bei der serologischen Untersuchung auf Syphilis kann man methodisch entsprechende Komplementbindungsreaktionen zur Feststellung von *Tuberkulose* und *Gonorrhöe* u. a. Erkrankungen ausführen. Im allgemeinen jedoch gilt bei diesen Krankheiten in höherem Maße als bei der Syphilis die Regel, daß nur positive Ergebnisse klinisch verwertbar sind und daß negative das Vorliegen eines fraglichen Leidens nicht ausschließen. Bei zweifelhaften klinischen Befunden verstärkt ein positives serologisches Ergebnis den klinischen Verdacht.

„Blutgruppen“. Allgemeine Ausführungen über Blutgruppen s. Abschn. III, 2 c (S. 638).

Ausführung der Blutgruppenbestimmung. Je einen größeren Tropfen Testserum A (β) und Testerum B (α) setzt man nebeneinander auf eine weiße Porzellanplatte (weiße Fliese) und verrührt darin einen Tropfen einer etwa 5% Blutkörperchenaufschwemmung. Die Ablesung erfolgt nach einigen Minuten: Tritt durch Testserum A und B keine Agglutination auf, so gehört das Blut zur Gruppe 0. Agglutiniert allein das Serum B, so gehört das Blut zur Gruppe A, agglutiniert allein das Serum A so gehört das Blut zur Gruppe B, agglutinieren beide Seren, so gehört das Blut zur Gruppe AB.

Zur größeren Sicherheit der Bestimmung empfiehlt es sich, als 3. Testserum ein Serum 0 hinzuzuziehen.

Kontrollen werden mit gleicher Methodik derart ausgeführt, daß man Blutkörperchenaufschwemmungen bekannter Blutgruppen mit dem zu prüfenden Serum mischt.

Man kann die Blutgruppenbestimmung auch im Reagensglas vornehmen, indem man dazu 0,2 ccm Serum 1 : 2 und 0,2 ccm Blutkörperchenaufschwemmung 2% verwendet. Als Kontrolle dient NaCl-Lösung an Stelle von Serum. Ablesung erfolgt nach 1 Stunde Brutschrankaufenthalt bei 37⁰.

Außer den Blutgruppen gibt es noch die Faktoren M und N, die unabhängig von den ersteren als M, N oder MN vorhanden sind und dominant vererbt werden. Präformierte Agglutinine, die diesen Faktoren entsprechen, bestehen im Gegensatz zu denen der Blutgruppen nicht im menschlichen Serum. Zum Nachweis der Faktoren dienen Immunseren von Kaninchen, die mit M- bzw. N-Blutkörperchen vorbehandelt sind. In derartigen Seren treten stets sowohl M- als auch N-Agglutinine auf, so daß reine M- bzw. N-Seren erst durch geeignete Absättigungen erzielt werden können.

Die Methodik der Bestimmung ist dieselbe wie bei den Blutgruppen.

Den Erbgang bei den Blutfaktoren bestimmt man entsprechend wie bei den Blutgruppen. Beispiel:

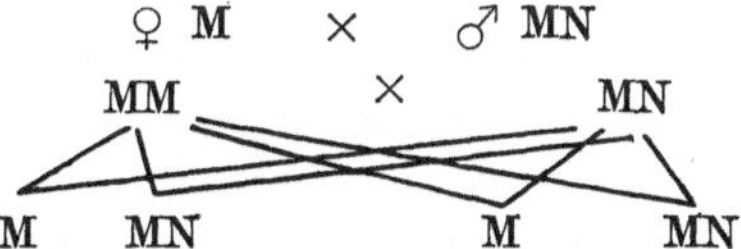

Es sind also aus der Verbindung M × MN nur Kinder mit den Blutfaktoren M oder MN möglich.

Schrifttum.

Kulturverfahren.

ATZ-HETTCHE: Nährböden und Farben in der Bakteriologie. Berlin: Julius Springer 1935. — KAHLFELD-WAHLICH: Bakteriologische Nährbodentechnik, 3. Aufl. Leipzig: Georg Thieme 1938.

Tierversuche.

DORNER, W.: Methoden zur Untersuchung von Bakterienreinkulturen. Hannover 1933. — GIESE-KAHLER: Das Deutsche Tierschutzrecht. Berlin 1939. — Das Deutsche Reichs-Tierschutzgesetz. Reichsgesetzblatt I, S. 987. 1933.

Serologische Untersuchungsmethoden.

BOECKER, E.: Die Typen der Typhus-Paratyphus-Enteritisgruppe. Veröff. Volksgesdh.dienst. **49**, H. 6 (1937). — GAEHTGENS u. SCHULTEN: Was muß der praktische Arzt von der Serologie wissen? München 1936. — STEPHAN: Handbuch der Blutgruppenkunde. München 1932. — Anleitung für die Serumdiagnose der Syphilis. Runderlaß des Reichs- und Preußischen Ministers des Innern vom 18. 10. 34 — IIIa III 1843/44.

V. Spezielle Epidemiologie.

1. Bakterielle Infektionskrankheiten.

Von Eduard Boecker, Werner Christiansen und Bernhard Möllers[1].

A. Systematische Übersicht über die Familien und Gattungen des Bakterienreiches.

Die zu dem *Bakterienreich* gehörenden Organismen lassen sich auf Grund ihrer unterschiedlichen morphologischen Merkmale folgenden *4 Familien* mit insgesamt *8 Gattungen* zuordnen:

I. Coccaceae. Bakterien von der Grundform der Kugel.

    1. Gattung Micrococcus. Kokken bei typischer Entfaltung regellos in traubenförmigen Häufchen angeordnet *(Staphylokokken)*.

    2. Gattung Streptococcus. Kokken bei typischer Entfaltung in perlschnurförmigen Wachstumsverbänden aneinandergereiht, bei manchen Arten aber vorwiegend zu Paaren vereinigt auftretend *(Diplokokken)*.

    3. Gattung Sarcina. Kokken bei typischer Entfaltung zu je 8 Individuen in würfelförmigen bis warenballenförmigen Wachstumsverbänden oder Aggregaten von solchen angeordnet.

II. Bacteriaceae. Bakterien von der Grundform des geraden oder in einer Ebene schwach gekrümmten Stäbchens, teils zu Bildung von Scheinfäden oder echten Fäden neigend.

    4. Gattung Bacterium. Stäbchen ohne Endosporen.

    5. Gattung Bacillus. Stäbchen mit Endosporen.

III. Spirillaceae. Dreidimensional schraubig gekrümmte, starre Stäbchen, teils auch längere schraubige Fäden bildend.

    6. Gattung Vibrio. Meist dünne, schraubige, mit 1 (sehr selten 2) endständiger Geißel versehene Stäbchen von geringerer Länge, als einem Schraubengange entspricht; bisweilen schraubenförmig aneinandergereiht.

    7. Gattung Spirillum. Meist robuste, spiralig oder korkzieherartig gewundene lange Stäbchen mit einem meist polar inserierten Geißelbündel.

IV. Spirochaetaceae. Lange, meist ausgesprochen dünne, schraubig gewundene, biegsame, nicht begeißelte fädige Zellen, teils mit deutlichem elastischen Achsenfaden.

    8. Gattung Spirochaeta. Merkmale wie bei der Familie.

Lehmann und Neumann, die sich um die wissenschaftliche und praktisch-diagnostische Systematik der Bakterien besondere Verdienste erworben haben, führen noch die Familie der *Desmobacteriaceae* mit den Gattungen *Beggiatoa*, *Cladothrix* u. a. auf. Sie fassen die 5 Familien zu der Gruppe der *Schizomycetales* zusammen und stellen dieser die nach der Gattung *Actinomyces* (Strahlenpilz; vgl. S. 825) benannte Gruppe der *Actinomycetales* (dünnfädige chlorophyllfreie Organismen mit echter Verzweigung; in jungen Kulturen teils nur unverzweigte Stäbchen) gegenüber. Zu dieser Gruppe werden in der Gattung *Coryne-*

---

[1] Die Abschnitte B1—B6 stammen von Werner Christiansen, der Abschnitt B24 von Bernhard Möllers, sämtliche übrigen Abschnitte von Eduard Boecker.

bacterium die Diphtheriebacillen und in der Gattung *Mycobacterium* die Tuberkel- und Leprabacillen gerechnet.

Auf die Bestrebungen neuerer Systematiker, die Bacteriaceae in zahlreiche, teils nach mehr oder weniger verdienten Bakteriologen benannte Gattungen und Untergattungen aufzuteilen (z. B. Pasteurella, Pfeifferiella, Eberthella, Escherichia, Salmonella), kann hier nur kurz verwiesen werden. Beachtung verdienen die Arbeiten des Nomenklatur-Komitees der Internationalen Gesellschaft für Mikrobiologie. Auch in der Familie der Spirochaetaceae werden von manchen Autoren mehrere Gattungen unterschieden: *Spirochaeta, Leptospira, Treponema* u. a.

Während bei der Aufstellung der Familien und 8 Gattungen *morphologische Merkmale* ausreichen, müssen zur Aufteilung der Gattungen in *Arten* weitgehend *biologische Phänomene* herangezogen werden. Wichtige Unterscheidungsmerkmale sind vor allem das färberische Verhalten (z. B. Gramfestigkeit, Säurefestigkeit), fermentative Leistungen (z. B. Vergärung von bestimmten Zuckerarten, Indolbildung, Gelatineverflüssigung), serologische Reaktionen im Agglutinationsoder Komplementbindungsversuch, obligate Anaerobiose u. a.

Die *Arten* werden dem Vorgange in der botanischen und zoologischen Systematik entsprechend nach der *binomialen Nomenklatur* bezeichnet, wobei der Artname in der Form des absoluten Nominatives, als Adjektivum oder in der Genitivform zu dem Gattungsnamen tritt: z. B. Bacterium proteus, Micrococcus albus, Bacillus anthracis.

Im gewöhnlichen Sprachgebrauch wird zwischen den Gattungen Bacterium und Bacillus kein strenger Unterschied gemacht. So spricht man allgemein von Typhusbacillen, während es (entsprechend Bacterium typhi) richtig Typhusbakterien heißen sollte. Neben den Bezeichnungen der wissenschaftlichen Systematik sind vielfach auch *Trivialnamen* in Gebrauch. Die weiß bzw. goldgelb wachsenden Eiterkokken werden meist als Staphylococcus albus bzw. aureus anstatt als Micrococcus albus bzw. aureus bezeichnet; der wissenschaftliche Name Micrococcus gonorrhoae für den Gonococcus ist den Ärzten kaum geläufig. In dem vorliegenden Grundriß der Hygiene handelt es sich um die Darstellung vorwiegend praktischer Belange. Dabei kommt es, sofern nur die Eindeutigkeit und Verständlichkeit der Bezeichnungen gewährleistet ist, auf Einhaltung der Nomenklaturregeln nicht oder doch erst in zweiter Linie an. Oft genug verdienen eingebürgerte Bezeichnungen den Vorzug. Wenn z. B. im folgenden beim Typhus abdominalis der Erreger als Bacillus typhi auftritt, so war dafür letzten Endes die Erwägung maßgebend, daß der Begriff Bacillenträger zum Allgemeingut der Ärzte geworden ist und nicht etwa der wissenschaftlich richtigen Gattungsbezeichnung Bacterium zuliebe in Bakterienträger umgeändert werden kann, andererseits aber die dem Nichtbakteriologen befremdliche Unstimmigkeit zwischen Bacillenträger und Bacterium vermieden werden soll.

B. Spezieller Teil.

1. Staphylokokkeninfektionen.

Die Krankheitsbilder, die durch Staphylokokken hervorgerufen werden, sind ähnlich wie die durch Streptokokken außerordentlich vielgestaltig. Auch die Staphylokokkeninfektionen sind zum weitaus überwiegenden Teile Lokalinfektionen und stellen als solche nicht selten Ausgangsherde für fernab im Körper entstehende Metastasen dar; ferner können sie in höherem Maße als Streptokokkeninfektionen zu Septicämien führen.

Staphylokokken finden sich regelmäßig auf der Haut und sehr oft auch auf der Schleimhaut. Selbst geringfügige Verletzungen ermöglichen ihnen das Eindringen in die Tiefe. Anhaltendes Scheuern bestimmter Hautteile wie im Nacken durch den Kragen oder am Gesäß bei Ruderern und Reitern kann zu Staphylokokkeninfektionen führen. Oftmals wachsen die Erreger in die Schweiß-, Talg- und Haarbalgdrüsenkanäle und rufen hier wie im Unterhautzellgewebe nach Verletzungen Entzündungen hervor, an denen nicht nur der Erreger selbst, sondern vor allem ein spezifisches Staphylokokkentoxin maßgeblich beteiligt ist. Dieses Toxin ist durch seine nekrotisierende Wirkung ausgezeichnet. Als

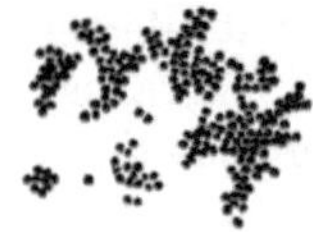

Abb. 150.
Staphylokokken.

charakteristische Staphylokokkenerkrankungen sind anzusehen: Furunkel, Karbunkel, Acne und Sycosis, Hydradenitis, Pemphigus neonatorum, Onychia und Paronychia.

Staphylokokken-Eiterherde zeigen häufiger als Streptokokkeninfekte die Neigung, in die Lymph- und Blutbahn einzubrechen. Nicht selten setzen sich dann die Erreger an irgendeinem Organ, dem locus minoris resistentiae, fest und rufen hier metastatische Eiterungen hervor. So entstehen z. B. die Osteomyelitis bei Kindern, der Nieren- und paranephritische Absceß bei Erwachsenen, ferner eitrige Metastasen in der Prostata, in den Muskeln, multiple Abscesse in den Lungen oder in Wirbelkörpern usw.

Alle Zeichen der Entzündung stehen bei den Lokalinfekten im Vordergrund. Fieberzustände und Allgemeinerscheinungen kennzeichnen den Eintritt von Komplikationen. Bei allen Staphylokokkeninfektionen spielt neben der Virulenz des Keimes die Reaktionslage des Körpers eine entscheidende Rolle beim Ablauf der Erkrankung. Bekannt ist z. B. die Neigung der Diabetiker zu Furunkulose.

Von Interesse ist die Tatsache, daß Staphylokokken lange Zeit latent im Körper verweilen können, bis aus oft unerklärlichen Gründen Späteiterungen in einem Organ auftreten.

Die Staphylokokken sind runde Kokken mit Wachstum in ungeordneten, traubenförmigen Verbänden und sind auf allen üblichen Nährböden in kräftigen, meist glänzenden und farbstoffführenden Kolonien leicht züchtbar. Sie lassen sich nach GRAM färben. Die in zahlreichen Arten und Rassen vorkommenden Staphylokokken, unter denen man in der praktischen Diagnostik nach ihrer Farbstoffbildung vor allem Staphylococcus aureus, citreus und albus zu unterscheiden pflegt, kennzeichnen sich durch Bildung verschiedener Mengen an Fermenten und Giftstoffen: Hämolysevermögen, Plasmagerinnungsvermögen und Auslösung von Hautreaktionen nach intracutaner Einspritzung von Staphylokokken beim Kaninchen werden zur Feststellung pathogener Eigenschaften herangezogen. Die Hämolyse weist man zweckmäßig auf Blutagar nach. Zum Nachweis der Plasmagerinnung bringt man in Röhrchen mit je 0,5 ccm Kaninchenblutplasma, das 1⁰/₀₀ Oxalat enthält, 0,2, 0,1, 0,05, 0,01 und 0,005 ccm einer Staphylokokkenaufschwemmung, die mit 5 ccm physiologischer Kochsalzlösung von einer 24stündigen Schrägagarkultur gewonnen wurde. Plasmakoagulasepositive Stämme zeigen nach wenigen Stunden mindestens in einem Röhrchen vollständige Gerinnung des Plasmas. Injektionen von Staphylokokken in die enthaarte Kaninchenrückenhaut können Nekrosen, Infiltrate, Rötungen verursachen oder reaktionslos verlaufen.

Für das Verständnis der Epidemiologie der Staphylokokkenerkrankungen stehen drei Tatsachen im Vordergrund: 1. das mehr oder weniger regelmäßige Vorkommen von Staphylokokken auf der Haut und Schleimhaut des Menschen,

2. eine besondere Veranlassung zu einem Infekt und 3. die Veranlagung des Körpers beim Zustandekommen der Erkrankung. Eine Kontagiosität besteht bei Staphylokokkenerkrankungen im allgemeinen nicht.

Therapeutisch stehen verschiedene Mittel zur Verfügung. Abgesehen von chirurgischen Maßnahmen bei manchen Staphylokokkeneiterungen hat sich für eine aktive Immunisierung die Vaccination, insbesondere die Autovaccination gut bewährt. Neuerdings wird die Behandlung mit entgifteten Toxinen (Anatoxin, Formoltoxoid, Staphylotoxoid) besonders vom Ausland empfohlen. Versuche am Menschen mit antitoxischen Seren sind noch nicht abgeschlossen, um ein Urteil zu fällen. Dasselbe gilt für die Behandlung mit Bakteriophagen.

2. Streptokokkeninfektionen.

Die Streptokokkeninfektionen des Menschen treten am häufigsten als akute oder chronische Lokalerkrankungen auf und zeigen sich je nach ihrem Sitz in sehr mannigfaltigen Krankheitsbildern mit nicht selten deutlichen Allgemeinsymptomen. Gelegentlich führen die Lokalinfekte zu septischen Zuständen.

Der Vielgestaltigkeit der Krankheitsbilder entspricht auch eine Verschiedenheit in der Pathogenese. Körpereigene oder -fremde Streptokokken können in nahezu allen Organen lokale Entzündungen hervorrufen, zu deren Zustandekommen bestimmte Voraussetzungen erfüllt sein müssen. Traumatische, chemische oder thermische (Erkältung!) oder sonstige nicht immer sicher feststellbare Schädigungen, ferner Alter, Herzschwäche, massive exogene Infektion u. a. ermöglichen das Hineingelangen von Streptokokken in Haut, Schleimhaut, Körperhöhlen und Organe. Bestimmte Organe und Gewebe wie z. B. Gallenblase, Harnwege, Endometrium, Ovarien können auf retrogradem Wege, obligat sterile Körperhöhlen, z. B. Pleuraraum oder Gelenkhöhlen, auf dem Blut- oder Lymphwege infiziert werden. In allen Fällen spielt neben der Virulenz des Keimes die Empfänglichkeit des Körpers eine wesentliche Rolle beim Zustandekommen einer Streptokokkeninfektion. Viele Lokalinfekte werden nicht durch Streptokokken allein, sondern gemeinsam mit anderen Bakterienarten bedingt (sog. Mischinfektionen).

Bei den lokalen Infektionen steht die örtliche Entzündung im Vordergrund des klinischen Bildes. Von der Eintrittspforte verbreiten sich die Streptokokken durch Vermehrung in die nächste Umgebung, wobei Geschwindigkeit und Intensität des Prozesses oft große Unterschiede aufweisen und besondere Verlaufsformen wie Abscedierung, Phlegmone oder Erysipel sich entwickeln können. Vorübergehender Einbruch von Streptokokken in die Blutbahn (Bakteriämie) ist eine recht häufige Erscheinung, klinisch aber ziemlich belanglos, da die Keime meist binnen kurzem wieder aus der Blutbahn entfernt werden.

Die hochfiebernden Formen der Angina und Tonsillenerkrankungen, für deren Entstehung die Empfänglichkeit des Organismus eine ausschlaggebende Rolle spielt, zeigen nicht selten Beziehungen zu Allgemeinerkrankungen, wenn auch hier pathogenetisch noch manche Frage ungeklärt ist.

Von akuten oder chronischen Streptokokkenherden, die oft klinisch kaum in Erscheinung treten, können Keime in entfernt gelegene Organe verschleppt werden und hier entzündliche Reaktionen setzen, z. B. von den Tonsillen, der Zahnpulpa u. a. „Herdinfektionen" aus in Nieren, Gelenken usw. Für den

Charakter einer Herdinfektion ist aber nicht so sehr der Keim als vielmehr die Reaktionslage des Körpers maßgebend.

Die Streptokokkensepsis setzt stets eine lokale Streptokokkeninfektion voraus. Sie entsteht dadurch, daß von einem Krankheitsherd aus fortgesetzt Streptokokken in die Blutbahn eindringen, und zwar unmittelbar oder über den Lymphweg, ohne daß es dem Körper wie bei der Bakteriämie gelingt, die Keime aus der Blutbahn wieder zu beseitigen. Am häufigsten geht die Sepsis aus von einer Thrombophlebitis, Lymphangitis, Endokarditis oder Entzündungen der großen serösen Körperhöhlen. Bei der Keime ins Blut streuenden Endokarditis handelt es sich um eine Ansiedlung von Streptokokken an den Herzklappen gelegentlich einer von einem Lokalinfekt bzw. Herdinfektion ausgehenden Bakteriämie, während bei den entzündeten großen serösen Körperhöhlen der Lymphweg die Verbindung mit der Blutbahn im Falle einer Sepsis vermittelt.

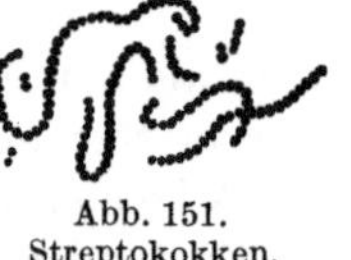
Abb. 151.
Streptokokken.

Eine Immunität läßt sich höchstens für kurze Zeit nachweisen. Es ist keine humorale Immunität, sondern eine an die Zellen des Reticuloendothels gebundene.

Als Streptokokken bezeichnet man eine Gruppe von Keimen, die in Diplokokken oder in kürzeren oder längeren Ketten wachsenden kugelförmigen, ovalen oder eiförmigen Kokken auftreten. Sie neigen morphologisch wie physiologisch zu recht erheblicher Variabilität. Färberisch sind die Streptokokken grampositiv. Als Prototyp der Säurebildner unter den Bakterien haben sie als Antagonisten der Fäulniserreger zu gelten. In der praktischen Systematik unterscheidet man nach dem Verhalten auf Blutagar verschiedene Untergruppen: Hämolysierende Streptokokken, vergrünende Streptokokken, zu denen der Endokarditiserreger Strept. viridans als gut abgegrenzte Art zu rechnen ist, ferner nicht hämolysierende Streptokokken, anaerobe Streptokokken, Enterokokken. Die Hämolyse der Streptokokken darf nicht als Maß der Virulenz genommen werden. Mit Hilfe der Agglutination, der Präcipitation des Fibrinlösungsvermögens und der Komplementbindung läßt sich eine größere Anzahl verschiedener Streptokokkentypen unterscheiden. Einige Streptokokken können Toxine bilden, ein hämolysierendes, ein organspezifisches und ein nach Art des Dicktoxin wirkendes.

Zur Züchtung sind eiweiß- bzw. peptonhaltige Nährböden geeignet, z. B. Blut-, Ascites-, Bouillonagar u. a. Sie wachsen hier in meist 1—3 mm messenden grauen Kolonien. Flüssige Nährböden werden entweder gleichmäßig getrübt, oder es zeigt sich homogener oder körniger Bodensatz mit überstehender blanker Flüssigkeit.

Die *Wundinfektionen* wie alle akuten Entzündungen sind durch die von GALEN aufgestellten Erscheinungen rubor, tumor, calor, dolor und functio laesa gekennzeichnet, Erscheinungen, die durch Hyperämie, Exsudation, Einwirkung der Bakteriengifte und sonstiger schädlicher Stoffe sowie Zellschädigungen bedingt sind. Wenn auch Streptokokken bei Wundinfektionen eine überragende Rolle spielen, so findet man doch häufig bei ihnen auch andere Keime oder eine sog. Mischflora.

Als *Panaritium* bezeichnet man jede in Eiterung übergehende Entzündung an den Fingern, die schmerzhaft schwellen und synchron dem Puls „klopfen". Von der infiltrierten Cutis kann die Eiterung übergreifen auf Sehnenscheiden, Periost und Knochen.

Die *Phlegmone* ist eine fortschreitende eitrige Zellgewebsentzündung, die unter Schmerzen und starker Schwellung der Haut mit starkem Fieber und Lymphadenitis und oft Lymphangitis einhergeht. Nach Entleerung des sich unter der Haut ansammelnden Eiters gehen die Allgemeinsymptome zurück, andernfalls schreitet die Phlegmone nach der Tiefe zu zwischen der Muskulatur bis auf Periost und Knochen fort und führt zur Vereiterung der Lymphdrüsen, zu Thrombophlebitis und schließlich oft zu Sepsis und Tod.

Die *Wundrose* oder Erysipel ist eine vorzugsweise im Gesicht auftretende akute Entzündung der Haut, bei der eine rasche Ausbreitung der Streptokokken in den Lymphspalten erfolgt. Sie setzt mit Schüttelfrost und hohem, kaum remittierendem Fieber ein und ist meist von schweren Allgemeinerscheinungen begleitet. Die Schwellung des erkrankten Hautteils ist gering, aber scharf begrenzt und oft in flammenartiger Bildung. Eitrige Metastasen sind in Organen möglich. Der Ausgang ist stets zweifelhaft.

Die bei diesen Erkrankungen gefundenen Streptokokken sind meist hämolysierend. Von ihnen läßt sich der Strept. erysipelatos systematisch nicht trennen.

Bei der *Angina* finden sich entweder entzündliche Rötung und Schwellung der Mandeln und des Gaumens (Angina catarrhalis), oder es treten auf den Mandeln gelbliche Pfröpfe auf (Angina lacunaris oder follicularis), die zu abstreifbaren Belägen zusammenfließen können. Schluckbeschwerden, Fieber, Abgeschlagenheit und Appetitlosigkeit. Mannigfache Komplikationen sind möglich: Peritonsillitis, Otitis media, Lymphangitis, Halsdrüsenabscesse, Nephritis usw.

Außer vergrünenden und nicht hämolysierenden Streptokokken, die im gesunden Rachen stets vorhanden sind, findet man bei Angina meist hämolysierende Streptokokken.

Die *Otitis media acuta* ist gekennzeichnet durch eine Entzündung der Paukenschleimhaut, die einhergeht mit Fieber, Benommenheit, Schmerzen im Ohr und in der Umgebung sowie Druckempfindlichkeit des Warzenfortsatzes. Durch Spontanabfluß oder Paracentese des Trommelfells tritt Erleichterung auf.

Die im Otitiseiter gefundenen Streptokokken sind in der Regel hämolysierend. Nicht selten wachsen sie schleimig (Strept. mucosus); diese sind wegen ihrer starken Hämolyse, ihrer Galleresistenz, der runden Kokkenform und der Inagglutinabilität im Pneumokokkenserum Typ III nicht mit den Pneumokokken Typ III zu verwechseln.

Die *Meningitis* (s. S. 720) wird nächst Meningokokken, Tuberkelbacillen und Pneumokokken am häufigsten durch Streptokokken verschiedener Art hervorgerufen.

Bei *Katarrhen der Bronchien* findet man in der Regel eine Mischflora, an der vergrünende, seltener hämolysierende Streptokokken den Hauptanteil haben. Von einer chronischen Bronchitis aus kann sich vor allem bei anderweitiger Schädigung des Lungengewebes eine *Streptokokkenpneumonie* entwickeln, die ihrerseits zu Streptokokkenempyemen und -sepsis führen kann.

Entzündungen der *Gallenwege, des Wurmfortsatzes, des Peritoneums und der Harnwege* werden sehr oft von Streptokokken, die der Darmflora angehören („Enterokokken"), hervorgerufen.

Die Enterokokken sind mit Strept. faecalis und anderen von den Gärungsbakteriologen unterschiedenen Typen identisch. Sie dürften eine wichtige antagonistische Rolle gegenüber den Eiweiß- und Cellulosezersetzern im Darm spielen. Die in Diploformen oder kurzen Ketten mit ovalen Kokken wachsenden Enterokokken unterscheiden sich von anderen Streptokokken durch ihre Hitzestabilität (60^0 $^1/_2$ Stunde), ihre Galleresistenz sowie ihre Fähigkeit, Äsculin in Traubenzucker und Äsculetin zu spalten. Der Nachweis dieser Spaltung geschieht in Äsculinbouillon, der man nach 24stündigem Wachstum der Enterokokken einige Tropfen 1% Eisencitrat zusetzt. Es erfolgt Schwarzfärbung der Bouillon.

Das klinische Bild der *Streptokokkensepsis* ist äußerst wechselvoll. Das Fieber steht im Vordergrund, ist meist remittierend, gelegentlich aber auch kontinuierlich hoch oder intermittierend. Daneben starkes allgemeines Krank-

heitsgefühl: Appetitlosigkeit, Kopfschmerz, Benommenheit. Ferner oft Milzschwellung, Hämorrhagien der Haut, Kreislaufstörungen, Gelenkbeschwerden,
Nierenaffektionen usw.

Der bakteriologische Nachweis von Streptokokken im Blut erfolgt am besten am Krankenbett. Frisch entnommenes Blut wird mit verflüssigtem, auf etwa 45° C abgekühltem Agar
gemischt und in PETRI-Schalen zum Erstarren gebracht.

Ein besonderes septisches Krankheitsbild stellt die *Endocarditis lenta* dar. Sie
nimmt einen schleichenden Verlauf, zeigt deutlichen Klappenfehler und ist begleitet von rasch einsetzender Anämie. Ferner beobachtet man wechselnde
Gelenkschmerzen, Milztumor, Herdnephritis u. a. Die Krankheit endet fast
stets tödlich durch Herzinsuffizienz, Gehirnkomplikationen, Lungen- oder
Nierenentzündung.

Der Erreger Strept. viridans SCHOTTMÜLLER ist schwer züchtbar. Er bildet kurze Ketten
von 4—6 Gliedern kleiner, runder Kokken. Auf Blutagar wächst er langsam in sehr zarten
festhaftenden grünen bis schwärzlichen Kolonien. Zur Züchtung beschickt man möglichst
am Krankenbett mehrere Kölbchen Serumbouillon mit 1—2 ccm Blut und bebrütet die
Kultur bis zu 14 Tagen. Wiederholt sind Ausimpfungen auf Blutagar vorzunehmen.

Eine an lokale Infektionen der Geburtswege sich nicht selten anschließende
Allgemeinerkrankung ist die *puerperale Sepsis,* die in annähernd $^3/_4$ der Fälle
durch Streptokokken hervorgerufen wird. 1—3 Tage nach der Geburt tritt
hohes Fieber eventuell mit Schüttelfrost auf, ferner Pulssteigerung bis etwa 140
und starkes Krankheitsgefühl. Der Uterus ist kontrahiert, oft druckempfindlich.
Von der Widerstandskraft des Körpers und der Virulenz der Keime hängt es ab,
ob die Infektion nur bis ins Endometrium hinaufsteigt oder ob sie auf dem
Lymphwege ins Parametrium und ins Peritoneum fortschreitet. Im letzteren
Fall können die Keime im Blut nachgewiesen werden. Die Prognose ist dann
schlecht.

Die Puerperalsepsis ist meldepflichtig. Strenge Anti- und Aseptik verhüten
am besten diese Sepsisform. Ärzte, Hebammen und Pflegepersonal, bei denen
eine Angina oder lokale eitrige Infektionen bestehen, dürfen keine Geburt
leiten bzw. Wöchnerinnen pflegen.

In der überwiegenden Zahl der Fälle von Pueperalsepsis werden hämolysierende Streptokokken gefunden, aber auch nur anaerob wachsende Streptokokken werden beobachtet.

Manche lokale Streptokokkeninfektionen erfordern chirurgische Behandlung. Bei schweren Erkrankungen mit Allgemeinstörungen kann polyvalentes
Streptokokkenserum versucht werden, wenn auch oftmals Erfolge nicht zu verzeichnen sind. Das allgemein anerkannte Prontosil (Para-amino-phenylsulfo-
amid) und verwandte Präparate haben zwar nicht als spezifische chemotherapeutische Mittel zu gelten, sondern wirken im wesentlichen durch Erhöhung der
Gewebsresistenz.

3. Scharlach.

Der Scharlach ist eine ansteckende, spezifische Tonsillenerkrankung mit
allgemeiner Toxinwirkung.

Nach überwiegender Ansicht besiedeln bestimmte hämolysierende Streptokokken bei Empfänglichen die Gaumenmandeln und rufen hier das Bild einer
Angina hervor. Ein von diesen Streptokokken gebildetes Ektoxin verbreitet
sich im Körper und führt zu allgemein toxischen Erscheinungen und damit zur
Schwächung der Widerstandskraft des Körpers, ferner zum Ausbruch eines

charakteristischen Exanthems, das sich durch antitoxisches Serum beseitigen läßt. Im allgemeinen entspricht dem Grad der Intoxikation der weitere Verlauf der Krankheit mit etwaigen Komplikationen. Das Überstehen des Scharlachs hinterläßt eine meist lebenslängliche Immunität, d. h. der Körper ist gegen eine erneute Scharlachintoxikation gefeit, jedoch nicht gegen entsprechende Rachenaffektionen.

Viele Tatsachen sprechen für die ätiologische Bedeutung hämolysierender Streptokokken beim Scharlach, doch ist der lückenlose Beweis für deren Erregernatur noch nicht erbracht. Das fast regelmäßige Vorkommen von hämolysierenden Streptokokken auf den Tonsillen bei Scharlachkranken, die in einigen wenigen Fällen gelungene absichtliche Erzeugung von Scharlach beim Menschen durch Übertragung von hämolysierenden Streptokokken auf die Mandeln sowie Ergebnisse von Tierversuchen, in denen es gelang, scharlachartige Krankheitsbilder hervorzurufen, begründeten zunächst die Annahme hämolysierender Streptokokken als Erreger des Scharlachs. Weitere Beobachtungen trugen zur Sicherung dieser Annahme bei: Filtrate von Streptokokken-Bouillonkulturen enthalten ein Gift, das unter die Haut gespritzt örtliche Entzündungen verursacht. Durch Injektion kleinerer Dosen dieses Giftes kann man die Empfänglichkeit eines Menschen dem Scharlach gegenüber prüfen: Auftreten eines Erythems zeigt Empfänglichkeit an, das Fehlen Unempfänglichkeit *(positiver und negativer* DICK-*Test)*.

Ferner ist es möglich, durch Injektion von antitoxinhaltigem Scharlachserum in einen erythematösen Hautbezirk das Erythem zu beseitigen (SCHULTZ-CHARTON*sches Auslöschphänomen).* Dieses Auslöschphänomen ist für einen Scharlachausschlag absolut spezifisch. Durch mehrmalige Injektion von toxinhaltigen Filtraten gelingt es, Scharlachempfängliche DICK-negativ zu machen und somit gegen Scharlach zu immunisieren.

Abgesehen vom Toxinbildungsvermögen lassen sich die „Scharlachstreptokokken" bisher nicht von anderen hämolysierenden Streptokokken unterscheiden. Das Toxin läßt sich durch Rekonvaleszentenserum und Antitoxinserum absättigen, doch ist die Spezifität des Scharlachtoxins noch nicht erwiesen.

Die Annahme, daß der Scharlach durch ein Virus bedingt ist, konnte bisher noch nicht völlig widerlegt werden.

Die Inkubationszeit des Scharlachs beträgt 2—7 Tage und verläuft symptomlos. Danach plötzlicher Beginn der *klinischen Erscheinungen* mit Erbrechen, hohem Fieber, Halsschmerzen und schwerem Krankheitsgefühl. Mandeln und Rachen flammend gerötet, am Gaumen Enanthem. Zunge dick belegt. Schwellung der Kieferdrüsen. Nach Abstoßen des Zungenbelages „Himbeerzunge". Auf der Haut am Hals und auf der Brust, dann am ganzen Körper, besonders am Schenkeldreieck „Scharlachröte". Im Gesicht bleibt die Mundgegend im Gegensatz zu Masern meist auffallend blaß. Auf über $40°$ C steigendes Fieber fällt am 5.—6. Tag staffelförmig ab. Puls stark beschleunigt. Häufig vorübergehende Albuminurie. Abschilferung der Haut während der Genesung tritt im Gegensatz zu Masern besonders stark an Handtellern und Fußsohlen auf. Weitere Symptome sind Eosinophilie, Petechien in der Ellenbeuge bei Umschnüren des Oberarms (RUMPEL-LEEDE*sches* Phänomen) und das Auslöschphänomen (s. oben!).

Ein sehr großer Teil der Scharlachfälle verläuft nur mit spezifischer Angina verschieden schweren Grades. Besonders Erwachsene mit oft nur geringfügigen Rachenerscheinungen oder gesunde Bacillenträger spielen für die Verbreitung des Scharlachs eine bedeutende Rolle. Die Übertragung erfolgt fast ausschließlich durch Tröpfcheninfektion, wobei als Eintrittspforte für den Erreger zwar vorwiegend der Nasenrachenraum, aber auch nicht selten wie beim Wundscharlach Verletzungen der Haut anzusehen sind. Die Hautschuppen sind für die Übertragung des Scharlachs nicht gefährlich. Der mittelbare Infektionsweg kommt zwar vor, ist aber selten; z. B. wurde 1937 in Pinneberg bei Hamburg eine größere Epidemie mit 5 Todesfällen nach Genuß von Milch beobachtet. Als Infektionsquelle wurde eine Bäuerin festgestellt, die während der Pflege ihres scharlachkranken Kindes Kühe gemolken hatte.

Während der Genesung können noch einige Wochen lang hämolysierende Streptokokken im Rachen nachgewiesen werden.

Die *Bekämpfung* des Scharlachs gestaltet sich deswegen schwierig, weil wegen der zahlreichen abortiv verlaufenden Krankheitsfälle und der vielen gesunden Bacillenträger die Infektionsquellen nicht restlos erfaßt werden können. Aus diesem Grunde sind die sanitätspolizeilichen Vorschriften wie Meldepflicht, Isolierung und Desinfektion meist unzureichend, um der Ausbreitung einer Epidemie sicher zu begegnen.

Prophylaktisch kann man Kinder durch rechtzeitige intramuskuläre Injektion von 5—10 ccm Scharlachserum oder 10—20 ccm Rekonvaleszentenserum vor der Erkrankung schützen, doch hält diese passive Immunität nur etwa höchstens 4 Wochen an. Ein längerer Schutz wird durch die aktive Immunisierung erzielt, bei der man 3—4mal in Abständen von einigen Tagen größere Toxindosen einspritzt.

4. Pneumokokkeninfektionen.

Ein Teil der recht vielgestaltig auftretenden Pneumokokkeninfektionen ist als Lokalinfektion anzusehen; für andere ist es — abgesehen von der Pneumokokkensepsis — noch fraglich, ob sie Allgemeinkrankheiten mit besonderer Organmanifestation darstellen. Das gilt insbesondere für die wichtigste Pneumokokkeninfektion, die lobäre Pneumonie.

Dementsprechend sind noch manche Fragen in der Pathogenese der Pneumokokkenerkrankungen offen. Eine durch Tröpfchenübertragung von außen her erfolgende Infektion liegt zweifellos bei der *lobären Pneumonie* vor, und zwar ist die Eintrittspforte in den oberen Luftwegen gelegen. Für das Zustandekommen der Erkrankung sind jedoch dispositionelle Faktoren wesentlich beteiligt. Während nun manche annehmen, daß sich die Pneumokokken in der Nähe des Hilus über das Bindegewebe und die Lymphbahnen in die Lungenalveolen verbreiten, sind andere der Ansicht, daß die Entzündung der Lunge durch Übergreifen von infizierten Bronchiallymphdrüsen her erfolgt. Manche klinische Tatsachen sprechen dafür, daß bei der lobären Pneumonie eine Allgemeininfektion vorliegt. Das Stadium der Generalisation ist zwar oft nur kurz und klinisch nicht immer deutlich, doch sind die Allgemeinerscheinungen wie Schüttelfrost, Fieber, Zungenbelag, gelegentliche Milzvergrößerung, Albuminurie u. a. unverkennbar. Frühzeitig erfolgt dann in der Regel die Organmanifestation in der Lunge.

Durch Pneumokokken hervorgerufene Entzündungen in anderen Organen, z. B. den Meningen, Peritoneum u. a. werden zwar vielfach auf primäre Infektionen zurückgeführt, doch ist ihre Pathogenese meist noch nicht soweit geklärt, daß sie nicht auch als Organmanifestationen nach Allgemeinerkrankung aufgefaßt werden könnten.

Eindeutige *Lokalinfektionen* sind mannigfaltig, z. B. Otitis media, Conjunctivitis, Keratitis, Ulcus serpens corneae, ferner Prostatitis, Salpingitis, Cystitis u. a. Nicht selten liegen hier auch Mischinfektionen mit anderen Keimen vor.

Die *Bronchopneumonie* ist eine von der Lobärpneumonie pathogenetisch verschiedene Krankheit. Ihr liegt keine von außen erfolgende Infektion zugrunde, sondern eine „Autoinfektion" durch Pneumokokken, die in der Mund- und Rachenflora häufig vorkommen und bei geeigneter Reaktionslage des Organismus Entzündungsherde in der Lunge hervorrufen können.

Wenn Pneumokokken aus Entzündungsherden in die Blutbahn einbrechen, kann es zur gefürchteten *Pneumokokkensepsis* führen, die weiterhin oft mit einer Vereiterung des Lumbalsackes endet.

Die den Streptokokken verwandten Pneumokokken sind Diplokokken oder kurzgliedrige, ziemlich starre Ketten mit lanzettförmigen Kokken, die sich grampositiv färben lassen. Bei geeigneter Färbung von pneumokokkenhaltigem Sputum oder Gewebsausstrichen läßt sich bei den Erregern eine Kapsel nachweisen. Auf Blutagar wachsen die Pneumokokken als kleine, graue, glänzende, vergrünende Kolonien, die meist eine deutliche Eindellung des Zentrums zeigen. Anreicherungen von Pneumokokken erzielt man durch intraperitoneale Verimpfung z. B. einer mit Kochsalzlösung verdünnten Sputumflocke an Mäuse. Die Tiere sterben an Sepsis, und es lassen sich in der Bauchhöhle massenhaft Pneumokokken mit Kapselbildung nachweisen. Von Streptokokken und Enterokokken lassen sich Pneumokokken kulturell durch gallehaltige Nährbrühe unterscheiden. Pneumokokken werden darin gelöst und getötet, Strepto- und Enterokokken dagegen nicht. Ferner sind Pneumokokken gegen Optochin außerordentlich empfindlich, Streptokokken dagegen nicht: Optochinkonzentrationen von 1:500000 bis 1:1000000 in Serumbouillon hemmen die Entwicklung von Pneumokokken, während Streptokokken meist durch Optochin 1:5000 bis 1:10000 nicht mehr gehemmt werden.

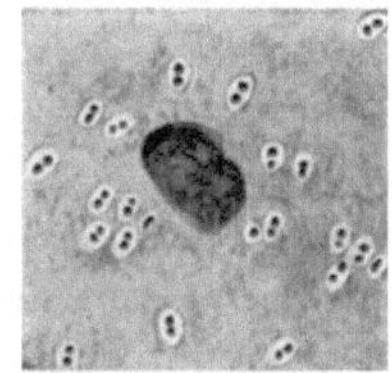

Abb. 152. Pneumokokken. Mäuseblut 600:1. (Nach GOTSCHLICH und SCHÜRMANN.)

Immunbiologisch unterscheidet man bei den Pneumokokken verschiedene Typen, die man mit „Typ I", „II", „III" und „X" bezeichnet. „Typ X" ist eine Sammelbezeichnung für eine große Anzahl weiterer Typen. Die Typen I—III enthalten ein gemeinsames artspezifisches Nukleoprotein und je ein typenspezifisches Polysaccharid, das vermutlich nur in der Kapsel der Bakterien gelagert ist.

Die Typentrennung der Pneumokokken hat die Erkenntnisse der Pathogenese und epidemiologischen Zusammenhänge der Pneumokokkeninfektionen sowie die Versuche einer spezifischen Therapie außerordentlich gefördert.

So wird die Lobärpneumonie ganz überwiegend durch Pneumokokken der Typen I und II bedingt, selten durch Typ III und X, während der Typ X als häufiger Vertreter in der normalen Mundflora unter den Pneumokokken als Erreger der Bronchopneumonie zu gelten hat. Die Typenverteilung ist geographisch verschieden.

Eine schnelle Typenbestimmung im Sputum, Liquor, Eiter, Exsudat usw. wird mit der *Quellungsreaktion* nach NEUFELD durchgeführt: z. B. wird je ein Flöckchen eines mit physiologischer Kochsalzlösung gewaschenen Sputums mit je einem Tropfen unverdünnten typenspezifischen Kaninchenimmunserums unter Zusatz von einem Tropfen 2% wässerigen Methylenblaus gemischt. Kontrolle ohne Serum mit physiologischer NaCl-Lösung. Nach $^1/_4$—$^1/_2$ Stunde sind die Kapseln der Pneumokokken im entsprechenden Serum auf das 2—3fache gequollen.

Die Inkubationszeit der Lobärpneumonie beträgt 1—3 Tage. Im Verlauf der Krankheit kann man drei Stadien unterscheiden: die Anschoppung, die rote

Hepatisation und die Lösung. Ohne Prodromalerscheinungen oft Schüttelfrost mit Fieber bis etwa 40°. Schweres Krankheitsgefühl, Seitenstechen, Hustenreiz. Rostfarbenes Sputum. Dyspnoe durch oberflächliche Atmung. Cyanose. Nasenflügelatmen. Zunehmende Dämpfung über dem ergriffenen Lungenflügel. Auskultatorisch Knisterrasseln, später Bronchialatmen mit feuchten, großblasigen Rasselgeräuschen. Kontinuierliches Fieber. Kritische Entfieberung am 5.—11. Tag. In schweren Fällen hohe Pulsfrequenz, Unruhe, Atemnot, Herzschwäche mit häufig tödlichem Ausgang. Nach der Krise meist schnelle Lösung des Exsudates. Bei der weniger häufigen lytischen Entfieberung verzögerte Lösung des Exsudates. — Herz meist nach rechts verbreitert. Verstärkter 2. Pulmonalton. Leukocytose. Milzvergrößerung.

Häufig wird eine Pneumonie kompliziert durch Pleuritis und Pleuraempyem.

Die Bronchopneumonien der Kinder treten meist im Gefolge von Masern, Keuchhusten und anderen Infektionskrankheiten auf, bei älteren Leuten mit verringerter Widerstandskraft und geschwächtem Kreislauf entstehen sie durch längere Rückenlage (hypostatische Pneumonie). Nur bei ausgedehnteren bronchopneumonischen Herden umschriebene Dämpfung. Bronchiale Atemgeräusche. Lokale Verdichtungen im Röntgenbild. Auswurf schleimigeitrig.

Die Kenntnis der verschiedenen Pneumokokkentypen und der Nachweis von Immunstoffen im Blutserum haben die Serumtherapie erheblich gefördert. Auf Grund der serologischen Diagnose der Pneumokokkentypen I oder II injiziert man Pneumonikern 40 ccm des homologen Serums intravenös und wiederholt die Einspritzung 2—4mal mit je 20 ccm in den nächsten beiden Tagen. Bei Krankheitsfällen mit Typ III hat die Serumtherapie nach amerikanischem Urteil keine günstigen Erfolge. Von chemotherapeutischen Mitteln hat sich bei manchen Pneumokokkeninfektionen das Optochin bewährt, wenn auch bei Pneumonien die Wirkung noch umstritten ist.

Die Bekämpfung der gelegentlich epidemisch auftretenden Lobärpneumonie ist entsprechend anderen Infektionskrankheiten durch Isolierung und Desinfektion der Ausscheidungen durchzuführen. Über Schutzimpfungen liegen noch nicht genügende Erfahrungen vor, um ein abschließendes Urteil zu fällen.

5. Meningokokkeninfektionen.

Die epidemische Genickstarre oder Meningitis cerebrospinalis epidemica ist wahrscheinlich als eine Allgemeinerkrankung mit besonderer Auswirkung auf die Meningen anzusehen.

Die Übertragung erfolgt meist durch Tröpfcheninfektion, und zwar fast nur zwischen Erwachsenen oder von Erwachsenen auf Kinder. Gruppeninfektionen kommen nicht selten in Lagern, Kasernen usw. vor. Die Erreger gelangen von Keimträgern aus in den Nasenrachenraum, um von hier oder den Bronchien aus bei Empfänglichen in die Blutbahn überzutreten. Meist erfolgt dann die Organmanifestation in den Meningen, seltener kommt es zu Metastasen in der Haut, den Gelenken oder dem Endokard.

Der als Micrococcus intracellularis oder Meningococcus bezeichnete Erreger ist ein semmelförmiger Diplococcus, der sich gramnegativ färben läßt. In der Regel nehmen die einzelnen Zellen infolge verschiedenen Eiweißgehaltes die Farbe verschieden stark an (Polychromie). In eitrigen Ausstrichpräparaten sind sie überwiegend innerhalb der Leukocyten gelagert. Für die Kultur eignen sich Blut- und Ascitesagar, wobei auf schwach alkalische

Reaktion des Nährbodens zu achten ist. Die Kolonien sind durchscheinend tropfenförmig, später mit etwas gelblichem Ton. Neben einer aeroben Kultur sind stets auch Züchtungsversuche mit herabgesetzter Sauerstoff- und gesteigerter Kohlensäurespannung anzustellen, wie sie am besten mit Hilfe der KÜSTER-Schale und der FORTNER-Platte erreicht werden. Denn zahlreiche Meningokokkenstämme wachsen nur unter diesen Bedingungen. Zur Diagnose „Meningococcus" genügt nicht der mikroskopische Nachweis von gramnegativen, semmelförmigen Diplokokken, sondern sie muß gesichert werden durch die Prüfung auf der „LINGELSHEIMschen Zuckerreihe" (Dextrose und Maltose werden gespalten, Lävulose nicht) sowie durch die positiv ausfallende Oxydasereaktion nach LOELE mit Hilfe einer Paraphenylendiaminlösung (Braunschwarzfärbung der Kolonien). Meningokokkenkolonien sind in der Konsistenz weich, zerfallen beim Berühren mit der Öse sofort, während Kolonien des verwandten Micrococcus catarrhalis fest sind und sich als Ganzes mit der Öse verschieben lassen. Schließlich ist zu empfehlen, verdächtige Kolonien in polyvalentem Meningokokkenserum zu agglutinieren.

Ähnlich wie bei den Pneumokokken lassen sich serologisch mehrere Meningokokkentypen unterscheiden, deren Häufigkeit geographisch verschieden ist.

Eine bestimmte Inkubationszeit kann nicht angegeben werden. Nach anfänglichen Rachenbeschwerden, Kopf- und Gliederschmerzen, Erbrechen und Gefühl der Abgeschlagenheit nimmt die Krankheit einen verschieden heftigen Verlauf. Hohes remittierendes oder intermittierendes Fieber mit Schüttelfrost. Das bezeichnende Symptom der Nackenstarre ist bedingt durch die tonische Kontraktur der tieferen Nackenmuskulatur und durch die Reizung der austretenden

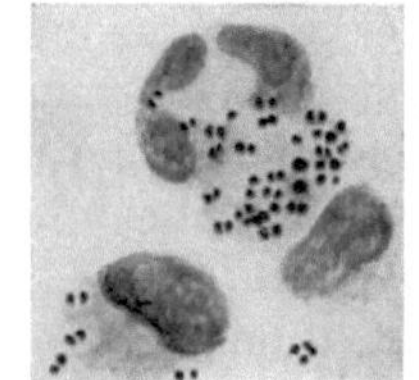

Abb. 153. Meningokokken. (Eitriges Lumbalpunktat.) Gram-Fuchsinfärbung. 600 : 1. (Nach GOTSCHLICH und SCHÜRMANN.)

motorischen Nervenwurzeln durch das entzündliche Exsudat. Wegen der großen Schmerzhaftigkeit werden Bewegungen vermieden. Das KERNIGsche Symptom ist fast regelmäßig vorhanden. Allgemeine Hauthyperästhesie.

Meist schließt sich an das meningitische Symptomenbild die Meningokokkensepsis an: Gelenkschwellungen, Hautexanthem, gelegentlich Endokarditis oder andere metastatische Entzündungsherde.

Zwischen stürmisch verlaufender Genickstarre, die innerhalb weniger Stunden zum Tode führt, und mittelschweren, leichten und abortiven Fällen kommen alle Übergänge vor. Die Prognose ist bei allgemeinen Krankheitserscheinungen stets ernst, die Letalität sehr hoch, rund 50%.

Epidemiologisch ist eine Häufung der Erkrankungen in den Frühjahrsmonaten festzustellen. Die Krankheit befällt fast ausschließlich Kinder und junge Leute. Größere Epidemien sind seit etwa 30 Jahren in Deutschland nicht mehr beobachtet worden, während Gruppenerkrankungen recht häufig sind und zur Zeit wieder erheblich zunehmen. Der hauptsächlich von gesunden Keimträgern durch Tröpfcheninfektion erfolgenden Übertragung wird in Lagergemeinschaften noch oft dadurch Vorschub geleistet, daß die Betten ohne Zwischenraum aneinandergestellt werden. Die älteren Angaben, wonach in der Umgebung von Genickstarrekranken bis zu 60% gesunde Meningokokkenträger vorkommen sollen, verdienen eine sorgfältige Nachprüfung. Dabei wäre auf eine genaue Differenzierung der verdächtigen Keime mit Hilfe aller bakteriologisch-diagnostischen Mittel um so größerer Wert zu legen, als man in den Abstrichen von der hinteren Rachenwand bei Umgebungsuntersuchungen in einem hohen Prozentsatz gramnegative semmelförmige Diplokokken findet, die keine Meningokokken sind, sondern der „Catarrhalis-Gruppe" (Micrococcus catarrhalis, pharyngeus, cinereus, crassus u. a.) zuzurechnen sind und gelegentlich auch eine Meningitis hervorrufen können.

Zur Entnahme von Sekretproben aus dem Nasenrachenraum verwendet man leicht gebogene Sonden mit Wattebausch, die man zwischen Zäpfchen und Gaumensegel bis zur hinteren Rachenwand führt. Die bakteriologische Verarbeitung der Abstriche hat unmittelbar, spätestens aber 2 Stunden nach der Entnahme zu geschehen. Später angelegte Kulturen versprechen wegen der Hinfälligkeit der Meningokokken keine Erfolge.

Die *Behandlung* der Genickstarre besteht in wiederholtem, langsamem Ablassen größerer Mengen Liquors durch Lumbalpunktion. Günstige Erfolge werden durch mehrmalige Injektion genügender Mengen polyvalenten Meningokokkenserums in den Lumbalsack erzielt. Vielfach empfohlene chemotherapeutische Mittel, wie Urotropin, Trypaflavin, Optochin, Silberpräparate u. a. sind nicht immer zuverlässig.

Als Maßnahmen zur Bekämpfung der anzeigepflichtigen Seuche haben sich bewährt die Absonderung der Kranken, peinlichste laufende und Schlußdesinfektion.

6. Gonorrhöe (Tripper).

Die Gonorrhöe oder der Tripper ist die häufigste Geschlechtskrankheit, die unter den statistisch erfaßten Infektionskrankheiten zahlenmäßig nur den Masern nachsteht. Man rechnet in Deutschland mit ungefähr $^1/_4$ Million Neuerkrankungen jährlich, d. h. etwa 45 auf 10000 Einwohner.

Die Ansteckung erfolgt fast ausschließlich durch Übertragung von gonokokkenhaltigem Eiter von einem Menschen auf den anderen. Eintrittspforten für den Erreger sind die Schleimhäute der Harnröhre, Scheide, Gebärmutter, des Afters, der Adnexe und der Bindehäute. Als wichtigste Übertragungsarten kommen in Frage der Geschlechtsverkehr, die Infektion der Augen und der Scheide des Neugeborenen während des Geburtsaktes und ferner das unvorsichtige Hineinspritzen oder Einreiben von Eiter in das Auge. Demgegenüber sind mittelbare Übertragungen durch Handtücher, Schwämme, Badewasser u. a. zwar möglich, treten aber als seltene Vorkommnisse stark zurück.

Für das Haften einer Tripperinfektion ist eine Schleimhautverletzung nicht erforderlich, vielmehr tritt nach einer Inkubationszeit von 2—5 Tagen auf der intakten Schleimhaut eine starke Vermehrung der Gonokokken ein, wobei diese bis ins submuköse Bindegewebe vordringen können. Mit Vorliebe besiedeln sie Schleimhautfalten und Drüsenausführungsgänge.

Die Gonorrhöe bleibt meist eine lokale Entzündung und nimmt akuten oder chronischen Verlauf. Die infizierte Schleimhaut schwillt durch seröse Exsudation, Erweiterung der Blutgefäße und Leukocytenansammlung an. Brennen und Schmerzen beim Wasserlassen. Eitriger Ausfluß. Beim Mann geht sehr oft der Entzündungsprozeß von dem vorderen auf den hinteren Teil der Harnröhre über. Unterscheidung zwischen Gonorrhoea anterior und Gonorrhoea posterior geschieht, abgesehen von den subjektiven Beschwerden, durch die „Zweigläserprobe". Bei der chronischen Form sind die Beschwerden im allgemeinen gering. Harnröhrenmündung etwas verklebt, morgens nur spärlich sezernierend. Bei der Gonorrhöe des Weibes sind die äußeren Genitalien gerötet und geschwollen. „Brennen". Eitriger Ausfluß aus Scheide und Harnröhre.

Nicht selten treten Komplikationen auf: Beim Manne z. B. Prostatitis, Spermatocystitis, Epididymitis, Orchitis usw., beim Weibe Endometritis, Salpingitis u. a.

Auf dem Lymph- und Blutwege können Gonokokken vom Primärherd verschleppt werden und in Gelenken, Sehnenscheiden, Schleimbeuteln usw. metastatische Prozesse hervorrufen. Auch Gonokokkensepsis kommt vor.

Die Gonorrhöe hinterläßt keine Immunität.

Der Erreger Micrococcus gonorrhoeae oder kurz Gonococcus ist ein gramnegativer, semmelförmiger Diplococcus, der mikroskopisch vom Meningococcus nicht zu unterscheiden ist. In Sekretausstrichen von akuten Krankheitsfällen findet man die Gonokokken meist intracellulär gelegen. Da vor allem in der Vagina häufig andere ähnlich aussehende Diplokokken vorkommen, ist neben der Gramfärbung das Kulturverfahren dringend anzuraten. Der Kulturversuch ist unumgänglich notwendig in klinisch zweifelhaften Fällen und zur Feststellung der Infektionsfähigkeit. Die Kultur erfolgt am sichersten auf Pferdeblutwasseragar nach CASPAR-BIELING, und zwar stets auf drei Platten: Aerob („A-Platte" nach NEUMANN), unter luftdichtem Plastilinverschluß („C-Platte") und in O_2-armer und CO_2-angereicherter Atmosphäre unter Plastilinverschluß („D-Platte"). Eine FORTNER-Platte („B-Platte") ist entbehrlich. Manche Gonokokkenstämme wachsen auf allen drei Platten, andere nur auf einer oder zwei. Auf der „LINGELSHEIMschen Zuckerreihe" wird nur Dextrose gesäuert. Die Kolonien messen 2—3 mm, sind durchscheinend, mit einem Stich ins Gelbliche, feingranuliert und von weicher Konsistenz. Die Oxydasereaktion ist positiv (s. S. 721).

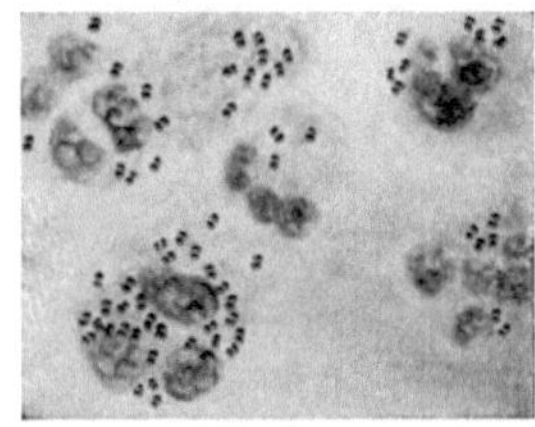

Abb. 154. Gonokokken. Eiter. 500 : 1. (Nach GOTSCHLICH und SCHÜRMANN.)

In Fällen, in denen der mikroskopische und kulturelle Nachweis von Gonokokken nicht gelingt, in denen aber die klinischen Symptome eine Gonorrhöe als Ätiologie vermuten lassen, ist die Gonokokken-Komplementbindungsreaktion oft mit Vorteil anzuwenden.

Die soziale und bevölkerungspolitische Bedeutung der Gonorrhöe liegt in der weiten Verbreitung der Seuche, den hohen Kosten, die zur Bekämpfung der Krankheit aufgewendet werden müssen, und im Geburtenausfall als Folge der durch Gonorrhöe bedingten Sterilität. Die früher häufige Erblindung nach Augengonorrhöe ist durch das den Hebammen zur Pflicht gemachte Einträufeln von 1% Höllensteinlösung in die Augen jedes Neugeborenen sehr stark zurückgegangen.

Über die Maßnahmen zur Verhütung und Ausrottung der Gonorrhöe s. S. 519.

Die Therapie der Gonorrhöe kennzeichnet sich durch eine Vielzahl von Behandlungsmöglichkeiten, auf die hier im einzelnen nicht eingegangen werden kann. Erwähnt seien nur die Fiebertherapie mit Pyrifer und Malaria, die Kurzwellenbestrahlung, die Vaccinebehandlung und die perorale Behandlung mit Uliron, einem Antigonorrhoicum aus der Prontosilreihe.

7. Die Typhus-Paratyphus-Enteritisgruppe.

In der Gruppe der *Typhus-Paratyphus-Enteritisbacillen* werden Bacillen der verschiedensten pathogenetischen Auswirkung und epidemiologischen Bedeutung zu einer systematischen Einheit zusammengefaßt. In der Hauptsache handelt es sich um 1. *obligate Erreger septicämischer Allgemeininfektionen* bei Menschen (Typhus, Paratyphus); 2. *Nahrungsmittelvergifter*, welche für den Menschen weniger auf dem Wege einer allgemeinen Infektion als dadurch gefährlich werden können, daß sie, in Nahrungsmittel geraten, dieselben durchwuchern und mit ihren giftigen Leibessubstanzen durchsetzen; die dabei aber teils auch bei Tieren als Erreger septicämischer Allgemeininfektionen auftreten; 3. Erreger bestimmter *tierischer Infektionskrankheiten* (z. B. Stutenabort, Schafabort).

Sämtliche Bacillen der Gruppe sind gramnegative, leicht züchtbare Stäbchen, welche, von einigen Ausnahmen abgesehen, begeißelt und deshalb in flüssigen Kulturen beweglich sind. Sie zerlegen Traubenzucker unter Säure- und meist auch Gasbildung, greifen dagegen Milchzucker und Rohrzucker nicht an und bilden, von einer Ausnahme abgesehen, kein Indol.

In der Gruppe der Typhus-Paratyphus-Enteritisbacillen werden in der praktischen Diagnostik folgende *Typen* unterschieden: 1. Bac. typhi, 2. Bac. paratyphi A, 3. Bac. paratyphi B, 4. Bac. paratyphi C, 5. Bac. enteritidis BRESLAU, 6. Bac. enteritidis Suipestifer, 7. Bac. enteritidis GÄRTNER, 8. Bac. sendai, 9. Bac. GLÄSSER-Voldagsen, 10. Bac. pullorum, 11. Bac. gallinarum, 12. Bac. abortus equi, 13. Bac. abortus ovis.

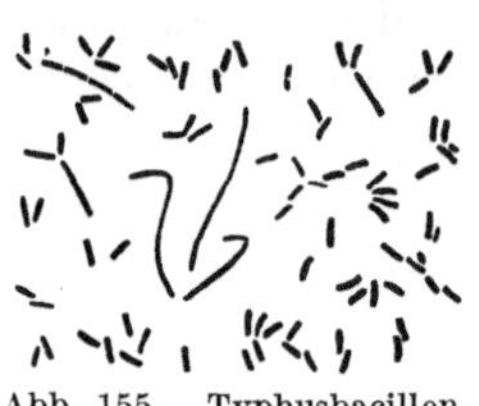

Abb. 155.   Typhusbacillen.
Gelatinekultur.   600 : 1.
(Nach LÖFFLER.)

Die unter 9—13 aufgeführten Erreger des *Ferkeltyphus* (benannt nach GLÄSSER und der Domäne Voldagsen), der *Kükenruhr*, des *Hühnertyphus*, des *Stuten-* bzw. des *Schafabortes* sind bisher ausschließlich oder nahezu ausschließlich bei tierischen Infektionen festgestellt worden. Bac. typhi, Bac. paratyphi A, Bac. paratyphi C sowie Bac. sendai (nach der japanischen Stadt Sendai benannt) sind bisher nur als Erreger menschlicher Infektionen bekannt, während Bac. paratyphi B, Bac. enteritidis BRESLAU, GÄRTNER und Suipestifer sowohl beim Menschen als auch bei Tieren auftreten.

Die diagnostischen Merkmale dieser Typen sind 1. ihr unterschiedliches Verhalten im Agglutinationsversuch mit den Immunsera, welche von den einzelnen Typen hergestellt worden sind; 2. ihr unterschiedliches Verhalten gegenüber bestimmten Zuckerarten (Säurebildung bzw. keine Säurebildung); 3. gewisse kulturelle Eigentümlichkeiten.

a) Typhus abdominalis.

Der Typhus wird vielfach auch heute noch als infektiöse Darmkrankheit bezeichnet. Tatsächlich handelt es sich aber um eine *übertragbare septicämische Allgemeininfektion* mit besonderer Auswirkung auf den Darm. Er tritt ausschließlich beim Menschen auf. Der Erreger ist Bacillus typhi (EBERTH und GAFFKY).

Das *pathogenetische Grundschema* ist folgendes: Die Infektion erfolgt in der Regel auf oralem Wege. Die aufgenommenen Bacillen gelangen vom Darm, bisweilen auch vielleicht vom Rachen aus über die Lymphbahnen in den Blutkreislauf und führen unter allmählicher Vermehrung im Blute, im Knochenmark, in der Milz zur *Allgemeininfektion*. Infolge zunehmender Ausscheidung der Bacillen auf den Gallenwegen mit Vermehrung in der Galle und wahrscheinlich auch im Darm sowie infolge ihrer metastatischen Lokalisierung in der Darmwand, insbesondere in den lymphatischen Apparaten derselben kommt es dann sekundär zu einer Darmschädigung und damit zu den charakteristischen Erscheinungen seitens des Darmes. Die *Inkubationszeit* beträgt in der Regel 7—21, meist etwa 14 Tage.

Das *pathogene Agens* sind die beim Zerfall der Bacillen frei werdenden Leibessubstanzen derselben. Aus dem pathogenetischen Entwicklungsablauf ergibt sich für die Praxis die Schlußfolgerung, daß der diagnostische Nachweis der Bacillen zu Beginn der Erkrankung durch die Blutkultur zu versuchen ist. Bei geeigneter Technik gelingt der Nachweis der Bacillen im Blut in der ersten Krankheitswoche sehr häufig, fast stets. Erst später verspricht die Untersuchung von Stuhl und Urin besseren Erfolg.

Zu den wesentlichen Charakterzügen des Typhus gehört die durch leichte Übertragbarkeit bedingte Neigung zu *epidemischem* Auftreten. Die *Übertragung* erfolgt auf dem Wege des unmittelbaren Kontaktes von Mensch zu Mensch oder durch Vermittelung infizierter Nahrungsmittel.

Eine *Kontaktinfektion* kann z. B. zustande kommen, wenn sich ein Familienangehöriger bei der Pflege eines Typhuskranken oder im Verkehr mit einem Dauerausscheider die Finger infiziert und sie dann zum Munde führt. *Nahrungsmittel* können durch Benutzung eines am Krankenbett infizierten Geschirres, durch Verwendung unabgekochten bacillenhaltigen Wassers beim Spülen von Geschirr, Herrichten von Speisen und ähnlichen Gelegenheiten infiziert werden. Nicht selten spielt zweifellos auch eine Verschleppung von Bacillen durch Fliegen von mangelhaft abgeschlossenen Aborten her eine verhängnisvolle Rolle. Von besonderer Tragweite ist es, wenn die z. B. von einem unbekannten Bacillenträger stammenden Bacillen in die Milch einer *Sammelmolkerei* oder in die Behälter einer zentralen *Wasserversorgungsanlage* gelangen, da es auf diese Weise zu einem Auftreten zahlreicher Infektionen in dem Kreise der Konsumenten kommen kann: *Milch-, Wasserepidemien*, bei dem oft nahezu gleichzeitigen Einsetzen der Erkrankungen auch als *Explosionsepidemien* bezeichnet. Zahlreiche Wasserepidemien haben sich einwandfrei auf Verwendung mangelhaft filtrierten Oberflächenwassers, auf unzulängliche Abdichtung der im Bereiche des Inundationsgebietes von Flüssen angelegten Sammelbrunnen und ähnliche technische Fehler zurückführen lassen. *Brunnenanlagen* auf Gehöften befinden sich nicht selten in unmittelbarer Nähe der Abortgrube, mit der sie dann bei mangelhafter Anlage durch unterirdische Rinnsale unmittelbar in Verbindung stehen können.

Die Gefahr, an Typhus zu erkranken, ist wahrscheinlich um so größer, je mehr Bacillen aufgenommen werden. Zweifellos kann aber schon die Aufnahme relativ geringer Bacillenmengen, vielleicht sogar eines einzigen Bacillus Erkrankung an schwerem Typhus zur Folge haben. Die Aufnahme der Erreger führt jedoch keineswegs immer zu Erkrankung oder auch nur zu einer Ansiedlung der Bacillen im Organismus. Aller Wahrscheinlichkeit nach werden sie in zahlreichen Fällen von der Salzsäure des Magens abgetötet, während umgekehrt ein zufällig geringer Salzsäuregehalt im Magen oder ein reichlicher Trunk bacillenhaltigen Wassers (Verdünnung der Salzsäure, schnelles Passieren des Magens) das Zustandekommen der Infektion begünstigen. Von wesentlichem Einfluß ist ferner die nach dem Lebensalter, nach der Konstitution und anderen Bedingungen wechselnde *Disposition*. Bezüglich des Lebensalters ergibt sich eine größere Empfänglichkeit der jugendlichen Erwachsenen gegenüber anderen Altersklassen. Möglicherweise spielt auch die jeweilige Vitalität der Erreger eine gewisse Rolle. Von Bedingungen dieser Art hängt es auch ab, ob es nach einmal erfolgter Infektion, wie wohl in der Regel, zu einer typischen Typhuserkrankung kommt oder nur zu leichtem Darmkatarrh, zu uncharakteristischen, oft verkannten Gesundheitsstörungen oder schließlich gar zu einem praktisch symptomlosen, stummen (REITER) Infektionsablauf.

Die *Infektionsquelle* ist in jedem Falle, unmittelbar oder letzten Endes, ein typhusinfizierter Mensch. Während der akuten Erkrankung werden mit den Stuhlentleerungen und mit dem Urin, bei dem sog. Pneumotyphus auch mit dem bronchopneumonischen Auswurf Typhusbacillen ausgeschieden, nicht selten wochenlang in gewaltigen Mengen. In zahlreichen Fällen hält die Ausscheidung auch nach der Entfieberung an. Sie erfolgt dann hauptsächlich mit dem Stuhl, seltener mit dem Urin. Bei der überwiegenden Mehrzahl hört die Ausscheidung nach einigen Wochen auf. Wo sie nach 3—6 Monaten noch nicht beendet ist, steht zu befürchten, daß sie auch weiterhin anhält. Personen, welche länger als 10 Wochen nach der Entfieberung noch Bacillen ausscheiden, werden als

Dauerausscheider bezeichnet. Bei Umgebungs- und prophylaktischen Untersuchungen werden nicht selten scheinbar völlig gesunde Personen angetroffen, welche dauernd Typhusbacillen ausscheiden: *Bacillenträger*.

Die *Bacillenträger* haben offenbar eine wegen des leichten Verlaufes nicht als solche erkannte oder eine stumme Typhusinfektion durchgemacht. Dauerausscheidung und Bacillenträgertum sind der Ausdruck für den Übergang einer klinisch manifesten, einer verkannten oder völlig stummen akuten Allgemeininfektion in eine mehr oder weniger latente chronische, oft lebenslang fortbestehende Allgemeininfektion. Auch bei dieser spielt die Vermehrung der in der Leber ausgeschiedenen Bacillen in der Galle eine Rolle. So ist es erklärlich, daß Dauerausscheidung mit dem Stuhl bei dem zu chronischen Gallenblasenentzündungen und Gallenstauung neigenden Frauen weit häufiger festgestellt wird als bei Männern und Kindern.

Das Vorkommen von Dauerausscheidern und Bacillenträgern ist von größter *epidemiologischer* Bedeutung. Sie stellen, wenn auch nicht die häufigsten, so doch die bedenklichsten, am schwersten zu beseitigenden Infektionsquellen dar, weil die betreffenden Personen oft als völlig gesund gelten und vielfach nur durch einen glücklichen Zufall entdeckt werden. Ihre Erfassung wird auch dadurch erschwert, daß die Ausscheidung periodisch, bis praktisch zu Null herab, schwanken kann. Besonders gefährlich ist es naturgemäß, wenn Ausscheider im Lebensmittelgewerbe, in einer Molkerei oder in einem Wasserwerk beschäftigt sind. Das wiederholte Auftreten von Typhuserkrankungen in bestimmten Häusern, sog. *Typhushäusern*, erklärt sich dahin, daß einer der Bewohner ein Dauerausscheider oder Bacillenträger ist, der immer wieder Mitbewohner des Hauses infiziert.

Typhusepidemien treten hauptsächlich im Spätsommer bis Herbst auf. Die Ursache dieser Erscheinung ist noch nicht befriedigend geklärt.

Möglicherweise macht sich in ihr eine jahreszeitliche Zunahme der Anfälligkeit bei den Menschen geltend, wobei z. B. an die durch reichlicheren Genuß von frischem Obst und Wasser bedingten Gastricismen zu denken wäre. Die Epidemiezeit fällt ferner mit dem Entwicklungsmaximum der als Überträger in Betracht kommenden Fliegen zusammen. Vielleicht ist auch mit einer jahreszeitlichen Zunahme der allgemeinen Vitalität der Erreger zu rechnen. Für die von mancher Seite ausgesprochene Vermutung, daß die Typhusbacillen unter der Einwirkung bestimmter periodischer Vorgänge im Boden oder sonstiger Milieueinwirkungen aus Darmsaprophyten oder anderen Saprophyten (etwa dem sog. Bact. typhi flavum von DRESEL) entstehen könnten, fehlt es an jeder zuverlässigen Unterlage wie auch an jeder Veranlassung.

Das Überstehen des Typhus hinterläßt meist einen jahrelangen Schutz gegen eine Wiederinfektion. Kommt es im Laufe der Zeit gelegentlich einer erneuten Epidemie doch noch zu einer zweiten Erkrankung, so verläuft sie fast stets in ausgesprochen leichter Form. In seit längerer Zeit verseuchten Bezirken auftretende Epidemien haben meist einen milderen Charakter als Epidemien in bisher typhusfrei gewesenen Nachbarbezirken. In Gebieten mit endemischem Typhusvorkommen macht sich mithin ein relativer *Durchseuchungsschutz* geltend. Nicht zuletzt kommt er auch durch leicht bis symptomlos verlaufende Infektionen zustande (*stille Feiung* nach REITER).

Die *Bekämpfung* des Typhus ist in Deutschland durch die Verordnung vom 1. 12. 1938 geregelt (vgl. S. 684 ff.). Sämtliche Erkrankungen und Todesfälle an Typhus sowie sämtliche Verdachtsfälle sind *anzeigepflichtig*. Zur Sicherung der Diagnose sind bakteriologische und serologische Untersuchungen heranzuziehen.

Untersuchung im Laboratorium. 1. Kultureller Nachweis der Erreger in Stuhl, Urin, Blut und gegebenenfalls im Auswurf. Hierbei sind wirksame Anreicherungsverfahren anzuwenden.

Besondere Sorgfalt ist auf die sog. *Schlußuntersuchungen* zu verwenden, bei denen festgestellt wird, ob ein Genesener etwa noch Bacillen ausscheidet. Es ist alles daran gelegen, daß eine noch fortbestehende Ausscheidung sicher erfaßt wird, damit die betreffende Person nicht etwa als unverdächtig entlassen wird und dann als unbekannter Ausscheider Unheil anrichtet. Die Schlußuntersuchung umfaßt 3 im Abstande von je einer Woche vorzunehmende Untersuchungen von Stuhl und Urin. 2. Nachweis der für die Typhusinfektion spezifischen Agglutinine im Serum verdächtig erkrankter oder genesener oder auch gesunder Personen (GRUBER-WIDAL).

Die *Ermittelung der Infektionsquelle* ist bei jedem Typhusfall bzw. bei jedem umschriebenen Ausbruch von Typhus unbedingt erforderlich, weil mit der Möglichkeit zu rechnen ist, daß von ihr auch noch andere Infektionen, unter Umständen Jahrzehnte hindurch, ausgehen.

Die Verhütung weiterer Übertragungen wird am sichersten durch Verlegung der Kranken in ein Krankenhaus gewährleistet.

Bei Verbleiben der Kranken im Hause ist strengste *Absonderung* erforderlich. Die Angehörigen sind über die Ansteckungsgefahr aufzuklären, ferner vom Schulbesuch, Betätigung im Nahrungsmittelhandel usw. fernzuhalten. Die vor der Aufhebung der Absonderung vorzunehmende *Schlußdesinfektion* wird von einem sachverständigen amtlichen Desinfektor ausgeführt.

Dauerausscheider und *Bacillenträger* unterliegen einer ständigen Beobachtung durch das staatliche Gesundheitsamt. Ihre Beschäftigung im Nahrungsmittelgewerbe, in Molkereien, Wasserwerken ist untersagt. Verfahren, welche die Ausscheidung zuverlässig beseitigen, sind bisher nicht bekannt. Wo mit einer Vermehrung der Bacillen in der Gallenblase zu rechnen ist, kommt die Cholecystektomie in Frage. Sie kann wenigstens zu einer erheblichen Abnahme der ausgeschiedenen Bacillen führen.

Brunnen und zentrale Wasserversorgungsanlagen sollen so angelegt werden, daß eine Verseuchung mit Typhusbacillen ausgeschlossen ist. Sämtliche in Wasserwerken, Molkereien usw. tätigen Personen sind vor ihrer Anstellung bakteriologisch und serologisch zu untersuchen sowie fortlaufend zu überwachen.

Die *Typhusschutzimpfung* verfolgt die Absicht, bei gesunden Personen, welche noch nicht infiziert sind, aber der Gefahr infiziert zu werden ausgesetzt sind, durch aktive Immunisierung einen Schutz gegen Typhus zu erzielen.

Der Impfstoff besteht aus einer mit 0,5% Phenol versetzten Aufschwemmung von abgetöteten Typhusbacillen. Die Abtötung erfolgt in Deutschland vermittels $^5/_4$stündiger Erhitzung auf 56°. Die Impfung wird in 3 subcutanen Einspritzungen in Abständen von je 5—6 Tagen ausgeführt. Sie verleiht keinen absoluten Schutz. Es besteht aber kein Zweifel darüber, daß sie, zumal bei der Gesamtbevölkerung eines bedrohten Gebietes oder bei Truppenteilen allgemein durchgeführt, sowohl die Morbidität als auch die Mortalität wesentlich herabsetzt.

Über die therapeutische Anwendung von *Heilsera*, welche vermittels Immunisierung von Tieren mit Typhusbacillen gewonnen werden, liegen zwar, besonders in der ausländischen Literatur, viele günstige Berichte vor. Ein durchgreifender, allgemein überzeugender Erfolg ist der Serumtherapie bisher aber nicht beschieden gewesen.

b) Paratyphus.

Der *Paratyphus* ist eine dem Typhus abdominalis nahe verwandte Infektionskrankheit. Vom pathogenetischen Gesichtspunkt aus betrachtet, handelt es sich wie bei jenem um eine übertragbare septicämische Allgemeininfektion mit besonderer Auswirkung auf den Darm. Der Paratyphus wird hauptsächlich durch die von infizierten Menschen mit dem Stuhl oder dem Urin ausgeschiedenen Paratyphusbacillen auf dem Wege des Kontaktes oder durch infizierte Nahrungsmittel von Mensch zu Mensch übertragen. Ein Teil der Erkrankten wird zu

Dauerausscheidern, bei denen, soweit es sich um Stuhlausscheider handelt, die Lokalisation und Vermehrung der Erreger in der Gallenblase die gleiche Rolle spielt wie beim Typhus. Bacillenträger werden hier wie dort angetroffen. Auch in epidemiologischer Hinsicht besteht ein weitgehender Parallelismus. Schließlich erfolgt die Bekämpfung nach den gleichen Grundsätzen wie beim Typhus, so daß auf das auf S. 726 Gesagte verwiesen werden kann. Der klinische Verlauf des Paratyphus ist im großen und ganzen milder und von kürzerer Dauer, die Mortalität geringer als beim Typhus.

Nach ihren unterschiedlichen Erregern und sonstigen Eigentümlichkeiten werden mehrere Arten von Paratyphus unterschieden.

Der *Paratyphus A* (Erreger Bacillus paratyphi A Brion und Kayser) tritt in Deutschland und Mitteleuropa im allgemeinen nur vereinzelt bzw. in seltenen Epidemien von meist beschränktem Umfange auf. In Südeuropa ist er schon eher anzutreffen. Seine eigentliche Heimat befindet sich offenbar in der warmen Zone, wo er stellenweise, z. B. in Ostindien, auf Java, endemisch vorkommt. Die in Deutschland auftretenden Fälle beruhen möglicherweise auf Einschleppung. Während des Weltkrieges ist Paratyphus A an verschiedenen Stellen der Westfront häufiger beobachtet worden.

Der *Paratyphus B* (Erreger Bacillus paratyphi B Schottmüller) kommt in Deutschland und Mitteleuropa häufig vor. Bei ihm macht sich insofern eine Abweichung von dem pathogenetischen Grundschema des Typhus geltend, als er nicht selten mehr akut, in Form eines gastroenteritischen Anfalles beginnt. Das ist wohl als Ausdruck dafür aufzufassen, daß die Übertragung häufiger durch infizierte Nahrungsmittel zustande kommt, in denen sich die Erreger stark vermehrt und zur Ansammlung von giftig wirkenden Bacillensubstanzen geführt haben. An den gastroenteritischen Anfall schließt sich dann unmittelbar oder nach einem kurzen Intervall das der Allgemeininfektion entsprechende paratyphöse Erkrankungsbild an. Ab und zu beschränkt sich die Erkrankung praktisch auf einen akuten Anfall mit rascher Entfieberung. Derartige Fälle bedürfen einer ebenso sorgfältigen Nachuntersuchung auf etwa noch fortbestehende Bacillenausscheidung wie die regelrechten Paratyphuserkrankungen.

Die *Infektionsquellen* sind ganz überwiegend Kranke, Genesende und Genesene sowie Dauerausscheider und Bacillenträger. Daneben kommen, wenn auch wohl nur in beschränktem Maße, infizierte Rinder in Betracht. Übergang in Dauerausscheidung kommt beim Paratyphus B häufiger vor als beim Typhus. Sie scheint aber eher zu spontanem Aufhören zu neigen; nach Rimpau verlieren die meisten Ausscheider ihre Bacillen nach 1—2 Jahren.

Der *Paratyphus C* (Erreger Bacillus paratyphi C) wurde während des Weltkrieges in Anatolien, Konstantinopel und Mazedonien sowie in den ersten Nachkriegsjahren in Rußland (hier meist in Mischinfektion mit Fleckfieber, Recurrens, Malaria u. a.) beobachtet. In Deutschland ist er bisher noch nicht festgestellt worden.

Paratyphusartige Erkrankungen können auch durch gewisse andere Typen der Typhus-Paratyphus-Enteritisgruppe hervorgerufen werden (z. B. durch Bacillus enteritidis Suipestifer). Diesen Infektionen fehlt aber ein wesentliches Charakteristikum des Paratyphus, nämlich die leichte Übertragbarkeit von Mensch zu Mensch und damit die Neigung zu epidemischer Ausbreitung.

c) Nahrungsmittelvergiftung durch Enteritisbacillen.

Das *pathogenetische Grundschema* ist folgendes: Enteritisbacillen, die vom Standpunkte der menschlichen Pathogenese aus betrachtet weniger infektiöse Erreger als Giftbildner mit bedingter Infektiösität, teils sogar fast nur giftbildende Saprophyten sind, gelangen in ein Nahrungsmittel. Wenn dasselbe einen geeigneten Nährboden darstellt und die Temperaturbedingungen günstig sind, vermehren sich die Bacillen und durchsetzen das Nahrungsmittel nicht selten binnen kurzer Zeit mit gewaltigen Mengen von giftigen Bacillenleibsubstanzen *(Endotoxinen)*. Der Genuß des Nahrungsmittels ruft dann das Vergiftungsbild der fierberhaften *akuten Gastroenteritis* oder *Enteritis* hervor. Die Erscheinungen seitens des Darmes und die allgemeine Vergiftung nehmen nicht selten einen stürmischen, bis choleraähnlichen Verlauf. Schneller Verfall und Tod erwecken bisweilen den Verdacht einer kriminellen Vergiftung. Gelegentlich treten auch an Botulismus erinnernde schwere Vergiftungserscheinungen seitens des Zentralnervensystems hinzu.

Für die Auslösung der Vergiftung als solcher spielt es grundsätzlich keine wesentliche Rolle, ob die Bacillen im Nahrungsmittel lebend oder, z. B. infolge Abkochens, tot aufgenommen werden. Das eigentliche pathogene Agens, das Endotoxin, ist ziemlich hitzebeständig. Wenn aber genügende Mengen von lebenden Bacillen aufgenommen werden, kommt es wohl stets zu einem Eindringen derselben in den Kreislauf und auch öfter zu vorübergehender Vermehrung im Blute, Milz, Knochenmark usw. Übergang des akuten Anfalles in ein ausgesprochen *paratyphöses* bzw. *septicämisches Endstadium* gelangt aber, im ganzen genommen, nur selten zur Beobachtung.

Während des akuten Anfalles werden die Enteritisbacillen mit den diarrhöischen Entleerungen und bei Einbruch in den Gesamtorganismus meist auch mit dem Urin ausgeschieden. Nach der Entfieberung hört die Ausscheidung gewöhnlich bald auf. Immerhin kommen aber auch Ausscheidungen von längerer Dauer, ja sogar ausgesprochene *Dauerausscheidungen* vor. Der Abschluß der Bacillenausscheidung muß deshalb zuverlässig festgestellt werden. Wenn auch ein Dauerausscheider von Enteritisbacillen im allgemeinen keine so bedenkliche Infektionsquelle darstellt wie etwa ein Typhusbacillenträger, so kann er doch auf dem Wege der Nahrungsmittelinfektion für seine nähere und weitere Umgebung sehr gefährlich werden. Besondere Vorsicht ist in dieser Hinsicht bei Personen angezeigt, welche in Lebensmittelbetrieben, Molkereien u. dgl. beschäftigt sind. Wo Enteritisbacillen bei angeblich stets gesund gewesenen Personen angetroffen werden, dürften sie im allgemeinen von einer Nahrungsmittelvergiftung herstammen. Die Vergiftung verläuft nämlich keineswegs immer in Form eines einprägsamen Anfalles. Ihre Schwere ist sehr wechselnd. Unter Umständen kommt es nur zu einem leichten Durchfall von kurzer Dauer, der bald vergessen wird.

Nahrungsmittelvergiftungen werden hauptsächlich durch *Bacillus enteritidis* Breslau und *Bacillus enteritidis* Gärtner verursacht, seltener durch *Bacillus enteritidis Suipestifer* und andere Typen. Die Vergifter, die für den Menschen nur bedingt infektiös sind, werden zum größten Teil bei *Tieren* als Erreger von mehr oder weniger leicht übertragbaren Seuchen sowie auch von scheinbar sporadischen Infektionen angetroffen.

Bacillus enteritidis Breslau ist der Erreger des *Mäusetyphus* sowie einer der Erreger der infektiösen *Enteritis* des *Rindes* und des *Kälbertyphus*. Er wird ferner häufig bei übertragbaren Infektionen verschiedener *Vogelarten* angetroffen (Ente, Gans, Taube u. a.). *Bacillus enteritidis* Gärtner kommt bei Infektionen von Ratten, Rindern, Kälbern, Enten u. a. vor, Bacillus enteritidis Suipestifer bei Schweinen (teils als Nebeninfektion bei der Viruspest). Die bei manchen Tierarten angetroffenen Breslau- und Gärtner-Bacillen weisen teils bestimmte Eigentümlichkeiten auf, welche als differentialdiagnostische Merkmale benutzt und für eine *Standort-* bzw. *Herkunftdiagnose* ausgewertet werden können. So weisen z. B. bei den Gärtner-Bacillen bestimmte Merkmale auf eine Herkunft von der Ratte (sog. Ratinbacillen), andere Merkmale auf eine wahrscheinliche Herkunft aus einem Entenei hin. Aus solchen Merkmalen ergeben sich nicht selten wertvolle Anhaltspunkte für die Ermittelung der Infektionsquellen bei Nahrungsmittelvergiftungen. Wie kurz bemerkt sei, unterscheidet die neuzeitliche *Typenlehre* weit mehr Typen der Typhus-Paratyphus-Enteritisgruppe als die auf S. 724 aufgeführten Typen. So stellen die in der diagnostischen Praxis unterschiedenen Typen Bacillus enteritidis BRESLAU und GÄRTNER in Wirklichkeit Sammelgruppen für zahlreiche in der wissenschaftlichen Typenlehre unterschiedene Typen dar.

Mit Enteritisbacillen infizierte *Tiere* oder *tierische Produkte* (Fleisch, Milch, Eier usw.) stellen die wichtigsten Quellen der Nahrungsmittelvergiftungen dar. Nicht selten kommt es aber auch vor, daß an sich einwandfreie Nahrungsmittel sekundär mit Enteritisbacillen infiziert werden. Das kann z. B. geschehen, wenn Fleisch mit einer Hackmaschine zerkleinert wird, die von einer früheren Bearbeitung von infiziertem Fleisch her noch mit Bacillen behaftet ist, oder wenn Hackfleisch und Wurstmasse in einer nachlässig geführten Metzgerei über Nacht von infizierten, Bacillen ausscheidenden Ratten oder Mäusen aufgesucht werden. Häufig führt die Beimengung von infizierter Milch oder von infizierten rohen Eiern, insbesondere Enteneiern, zu Süßspeisen, Speiseeis, Salaten u. dgl. zu Nahrungsmittelvergiftung. In zweiter Linie kommen Bacillen ausscheidende *Menschen* als Infektionsquelle in Betracht. Ferner ist auch an die Möglichkeit einer sekundären Infektion von Nahrungsmitteln durch keimbehaftete *Fliegen* zu denken.

Ihrer Entstehungsweise entsprechend, treten Nahrungsmittelvergiftungen häufig in Form von *Gruppenerkrankungen* auf, sei es im Rahmen einer Familie, bei den Gästen eines Hotels, in einem Lager, bei einem Truppenteil, sei es bei mehreren Verpflegungsgemeinschaften am gleichen Orte. Es kommt da nicht selten vor, daß die eine oder andere Person trotz Teilnahme an der verhängnisvollen Mahlzeit im Gegensatz zu den anderen nur leicht oder überhaupt nicht erkrankt. Neben Zufälligkeiten, wie z. B. der Menge des verzehrten Nahrungsmittels, spielen hierbei offenbar auch dispositionelle Momente eine Rolle.

Die *Bekämpfung* der Nahrungsmittelvergiftungen gehört zu einem wesentlichen Teil in das Aufgabengebiet der *Veterinärpolizei*. Die Gesetze und Verordnungen, die die Bekämpfung der Tierseuchen, den Betrieb der Schlachthöfe, die bakteriologische und sonstige Fleischbeschau regeln, wirken sich dahin aus, daß sie die Möglichkeiten für ein Zustandekommen von Nahrungsmittelvergiftungen von tierischen Infektionsquellen her wesentlich einschränken. Der Bekämpfung der Vergiftungen dienen ferner auch die Bestimmungen über. den Verkehr mit Milch und Milchprodukten, den Betrieb der Molkereien (Milchgesetz), über den Verkauf von rohen Enteneiern und andere vorsorgliche Anordnungen.

In Deutschland ist jeder Erkrankungs- und Todesfall von bakterieller Nahrungsmittelvergiftung sowie jeder Verdachtsfall *anzeigepflichtig.* Ferner muß auch stets versucht werden, die *primäre Infektionsquelle* ausfindig zu machen, um sie gegebenenfalls ausschalten zu können. Bei ihrer Erforschung, die zweckmäßig von den beamteten Ärzten und Tierärzten gemeinsam vorgenommen wird, werden erfahrungsgemäß nicht selten Mißstände aufgedeckt, deren Abstellung auf jeden Fall ein Erfolg ist, selbst wenn die Fahndung nach der Infektionsquelle in dem speziellen Falle nicht zum Ziele führen sollte.

Nach Art des Typhus erfolgende Übertragungen von Enteritisbacilleninfektionen von Mensch zu Mensch dürften wohl nur in besonderen Ausnahmefällen vorkommen (z. B. Infektion von Kleinkindern von den an Nahrungsmittelvergiftung erkrankten Eltern her). Gleichwohl ist es aber angezeigt, die Erkrankten und Genesenen bis zum Aufhören der Bacillenausscheidung *abzusondern,* da sonst die Gefahr besteht, daß von ihnen weitere Nahrungsmittelinfektionen ausgehen.

Wie kurz bemerkt sei, können mit akuter Gastroenteritis verlaufende *Nahrungsmittelvergiftungen* auch durch andere Bakterien verursacht werden: *Bacillus proteus, Bacillus coli, Kokken, Sarcinen u. a.* Auch in diesen Fällen kommt es bei den erkrankten Menschen nicht zu einer eigentlichen Infektion. Die Vergiftungen entstehen vielmehr dadurch, daß die Bakterien, welche teils ausgesprochene Saprophyten sind, zufällig in ein Nahrungsmittel gelangen, dasselbe bei geeigneten Bedingungen schnell durchwuchern und mit ihren giftigen Leibessubstanzen und oft auch wohl giftigen Stoffwechselprodukten durchsetzen.

8. Infektionen durch Bacillen der Coligruppe.

Bacillus coli cummunis ist ein polymorphes, begeißeltes, gramnegatives Stäbchen. Er steht den Bacillen der Typhus-Paratyphus-Enteritisgruppe nahe, greift aber im Gegensatz zu diesen nicht nur Traubenzucker, sondern auch Milchzucker unter Säure- und Gasbildung an. Er zerlegt ferner Saccharose und bildet Indol. Bacillus coli communis ist von Natur aus ein harmloser *Saprophyt* und bildet als solcher einen Bestandteil der normalen Flora des menschlichen und tierischen Darmes. Auf dem Boden lokaler Gewebe- und Organschädigungen oder einer allgemeinen Schwächung des Organismus gewinnt er gelegentlich die Eigenschaften eines *Nosoparasiten* oder gar eines *pathogenen Erregers*. Als solcher wird er nicht selten bei Cystitis, Pyelitis, Cholecystitis, Peritonitis und septicämischen Allgemeininfektionen angetroffen. Im entzündeten Gewebe liegt er oft in Coccobacillenform, unter Umständen auch als pestähnliches bipolares Stäbchen vor. Eine besondere Rolle spielen die Colibacillen als Indicatoren für eine fäkale Verunreinigung bei der *bakteriologischen Wasseruntersuchung*.

Bacillus lactis aerogenes, eine in schleimigen Kolonien wachsende Variante, ist ein regelmäßiger Saprophyt des Säuglingsdarmes, kommt aber auch bei Erwachsenen vor. Bei akuter Gastroenteritis wird er auf den vom Stuhl angelegten Kulturplatten nicht selten nahezu in Reinkultur angetroffen.

Als *Blaukeime* werden Colibacillen bezeichnet, die die Befähigung zur Zerlegung von Milchzucker mehr oder weniger verloren haben und deshalb auf den bei Stuhluntersuchungen viel benutzten DRIGALSKI-Platten (mit Zusatz von Milchzucker und Lackmustinktur) im Gegensatz zu den typischen Colibacillen nicht in roten, sondern in bläulichen Kolonien wachsen. Sie werden nicht selten bei Darmkatarrhen und chronischen Entzündungen (z. B. Cystitis) angetroffen. Ob der Übergang in die Blauform als Ausdruck einer erhöhten Pathogenität gelten kann, ist fraglich. Möglicherweise handelt es sich lediglich um eine sekundäre Reaktion auf ein pathologisch verändertes Milieu.

Bacillus pneumoniae ist ein geißelloses, Schleimkapseln bildendes, gramnegatives Stäbchen. Er ist der Erreger der prognostisch meist sehr ernsten Bacillenpneumonie, kann aber auch sonst als Erreger von entzündlichen Prozessen, Eiterungen sowie von Sepsis auftreten.

9. Bacilläre Ruhr (Dysenterie).

Die *bacilläre Ruhr* ist eine akute Infektionskrankheit des Menschen mit besonderer Auswirkung auf den Dickdarm. Die Ruhrbacillen bzw. ihre Gifte rufen eine heftige Entzündung der *Dickdarmschleimhaut* hervor, die mit mehr oder weniger ausgedehnten, oberflächlichen bis tiefen Nekrosen und Geschwürsbildungen verbunden sein kann. Symptomatisch geben sich diese lokalen Schädigungen in schleimig-blutigen Diarrhöen, Leibschmerzen und oft auch quälendem Tenesmus kund. Infolge der Resorption der bacillären Gifte kommt es zu einer allgemeinen Intoxikation des Organismus. Nach ihren unterschiedlichen Erregern werden 4 Arten der bacillären Ruhr unterschieden: 1. SHIGA-KRUSE-*Ruhr;* 2. FLEXNER-*Ruhr;* 3. KRUSE-SONNE-*Ruhr (E-Ruhr);* 4. SCHMITZ-*Ruhr.*

Die *Ruhrbacillen* sind gramnegative Stäbchen von wechselnder, oft etwas plumper Form. Sie sind geißellos und deshalb nicht eigenbeweglich, zeigen aber meist eine sehr lebhafte Molekularbewegung. In Traubenzuckerlösung wird Säure, dagegen niemals Gas gebildet. Sporen werden nicht gebildet. Die Widerstandsfähigkeit gegenüber widrigen äußeren Einwirkungen (Erhitzung, Sonnenlicht, Austrocknung, Desinfektionsmittel) ist gering. In den Entleerungen ruhrinfizierter Menschen lassen sich oft *Bakteriophagen* nachweisen, die die Ruhrbacillen zu vernichten vermögen. Ob und wieweit sie, entsprechend der Annahme ihres Entdeckers (D'HERELLE) bei der Abheilung der Ruhr eine entscheidende Rolle spielen, ist noch nicht geklärt.

Die für die 4 Arten der Ruhr jeweils spezifischen Erreger lassen sich vermittels spezifischer agglutinierender Immunsera sowie auf Grund ihres fermentativen Verhaltens gegenüber bestimmten Zuckerarten, Indolbildung u. a. voneinander unterscheiden.

Der Erreger der SHIGA-KRUSE-*Ruhr* ist *Bacillus dysenteriae* SHIGA-KRUSE. Der Erreger der FLEXNER-*Ruhr, Bacillus dysenteriae* FLEXNER tritt in einer großen Anzahl von *Typen* oder Rassen mit unterschiedlichem Verhalten gegenüber den mit ihnen hergestellten agglutinierenden Immunsera auf. Die Typen werden nach KRUSE mit A, B, C usw. bezeichnet. Die früher allgemein und teils auch jetzt noch übliche Unterteilung der FLEXNER-Bacillen in die Typen Y, FLEXNER und STRONG erfolgt nach dem Eintreten bzw. Ausbleiben von Säurebildung in Lösungen von Maltose und Saccharose. Da das diesbezügliche Verhalten nicht konstant ist, ist die Einteilung auf Grund der serologischen Unterschiede vorzuziehen. Der Erreger der KRUSE-SONNE-*Ruhr* ist *Bacillus dysenteriae* KRUSE-SONNE. Die ebenfalls gebräuchliche Bezeichnung *E-Ruhr* rührt daher, daß dieser Typus ursprünglich von KRUSE als Rasse E aufgestellt worden ist. Der Erreger der seltener vorkommenden SCHMITZ-*Ruhr* ist *Bacillus dysenteriae* SCHMITZ, der wahrscheinlich mit der Rasse I von KRUSE identisch ist.

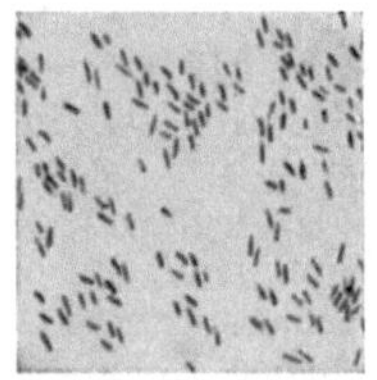

Abb. 156. Ruhrbacillen. Reinkultur. 500:1. (Nach GOTSCHLICH und SCHÜRMANN.)

KRUSE bezeichnete die heute zur FLEXNER-Gruppe gerechneten Ruhrbacillen als *Pseudoruhrbacillen,* um ihre Verschiedenheit von dem von SHIGA und KRUSE entdeckten Bacillus dysenteriae und den etwas anderen, meist leichteren Charakter der von ihnen verursachten Infektionen zu betonen. Da die Typen der FLEXNER-Gruppe echte Ruhrbacillen sind, fällt die leicht mißverstandene Bezeichnung Pseudoruhr zweckmäßig fort.

Untersuchung im Laboratorium. 1. Der Nachweis der Ruhrbacillen im Stuhl gelingt bei weitem nicht mit der Regelmäßigkeit wie bei den Typhusbacillen. Am ehesten sind sie noch zu erfassen, wenn man die Schleim- und Eiterflocken und nekrotischen Epithelfetzchen, die dem typischen Ruhrstuhl beigemengt sind, auf die Kulturplatten ausstreicht. Da die Ruhrbacillen offenbar sehr hinfällig sind, empfiehlt es sich auch, soweit angängig, die Kulturen unmittelbar nach der Entleerung des Stuhles, d. h. am Krankenbett anzulegen. Nicht selten sind aber alle Bemühungen, die Erreger kulturell nachzuweisen, vergeblich. Im Urin werden sie sehr selten, im Blut nur ausnahmsweise angetroffen. — 2. Der Nachweis der im Blute der Erkrankten und latent infizierten Personen auftretenden Agglutinine ist nur dann diagnostisch verwertbar, wenn es zu einer kräftigen Agglutination kommt. Vor Ablauf der ersten Krankheitswoche ist ein brauchbares Ergebnis kaum zu erwarten. Bei der Untersuchung auf FLEXNER-Ruhr ist der Gruber-Widal mit mehreren, serologisch möglichst differenten Typen anzusetzen.

Die *Infektion* erfolgt auf dem oralen Wege. *Die Infektionsquelle* ist unmittelbar oder letzten Endes ein infizierter Mensch bzw. seine bacillenhaltigen Dejekte. Die *Übertragung* erfolgt zumeist auf dem Wege der *Kontaktinfektion* von Mensch zu Mensch. Die Ruhr ist vielfach äußerst ansteckend, so daß schon ein kurzer Besuch eines Kranken mit Begrüßung durch Handschlag oder unachtsames Anfassen des von ihm benutzten Geschirres u. dgl. zur Übertragung genügt. Nicht selten kommt die Infektion ferner durch Vermittlung infizierter *Nahrungsmittel* (insbesondere Milch, Obst, Wasser) zustande. Verschleppung der Bacillen durch *Fliegen,* die sich in mangelhaft abgeschlossenen Aborten oder bei unzureichender Hygiene im Krankenzimmer infiziert haben, spielt eine um so größere Rolle, als Ruhrepidemien häufig mit dem Entwicklungsmaximum der Fliegen zeitlich zusammenfallen und der bluthaltige Stuhl die Fliegen in besonderem Grade anlockt.

Bei der klinischen Heilung geht die akute Infektion nicht selten in eine mehr oder weniger *latente chronische Infektion* mit fortbestehender, wenn auch meist sehr wechselnder *Bacillenausscheidung* über. Die entzündlichen Prozesse im Dickdarm heilen bisweilen erst nach Jahren oder, praktisch genommen, überhaupt nicht vollständig aus. Von Zeit zu Zeit kommt es zu einem Wiederaufflackern der Entzündung und im Gefolge davon zu vermehrter

Bacillenausscheidung. Chronisch infizierte Personen stellen eine der wichtigsten und jedenfalls die am schwersten zu bekämpfende Infektionsquelle dar, da ihr Zustand vielfach
unbekannt ist und oft genug nur durch einen glücklichen Zufall entdeckt wird.

Irrenanstalten sind infolge des ständigen Zusammenseins der Insassen und deren Hang
zu Unreinlichkeit und teils auch zu Kotverschmierungen ein besonders günstiges Milieu
für Ruhrinfektionen, insbesondere für solche der FLEXNER-Gruppe. Einmal eingeschleppt,
läßt sich die Ruhr kaum wieder völlig beseitigen, und trotz aller im Rahmen der gegebenen
Umstände möglichen Bemühungen kommt es immer wieder zu einem Aufflammen der endemischen Infektion, zumal wenn nach scheinbarem Erlöschen derselben neue Geisteskranke
aufgenommen werden müssen.

Ruhrepidemien treten vorwiegend während des Sommers und des Früh-
herbstes auf. Möglicherweise macht sich hierbei eine jahreszeitlich bedingte
Anfälligkeit der Menschen (gehäufte Gastricismen infolge von reichlicherem
Obstgenuß und Wassertrinken?), vielleicht aber auch eine vermehrte Vitalität
der Erreger, das gleichzeitige Entwicklungsmaximum der Fliegen oder auch
andere, unbekannte Momente geltend. Während die FLEXNER- und die KRUSE-
SONNE-Ruhr in Deutschland heimisch sind, tritt die SHIGA-KRUSE-Ruhr bei
uns im allgemeinen nur dann auf, wenn sie eingeschleppt wird. In Gebiete mit
endemischem Vorkommen der SHIGA-KRUSE-Ruhr einrückende Truppenteile
sind in besonderem Grade gefährdet.

Die *Inkubation* der Ruhr beträgt in der Regel 2—7 Tage. Hinsichtlich der Schwere der
Erkrankung und der Letalität steht die SHIGA-KRUSE-*Ruhr* bei weitem an erster Stelle.
Der Verlauf der bei uns sehr häufig vorkommenden, vielfach aber noch verkannten und auch
vom Bakteriologen nicht immer erkannten KRUSE-SONNE-*Ruhr* ist sehr wechselnd. Neben
typischen, leicht bis mittelschwer verlaufenden Ruhrerkrankungen kann sie in Form einer
an Nahrungsmittelvergiftung erinnernden und wie bei dieser bisweilen akut tödlich verlaufenden Gastroenteritis, andererseits aber auch als leichter Darmkatarrh mit einigen
wenigen diarrhöischen Entleerungen auftreten. Bei den Darmkatarrhen der Kleinkinder
handelt es sich nicht selten um KRUSE-SONNE-Ruhr. Übertragungen durch infizierte Nahrungsmittel, insbesondere Milch und Milchprodukte sowie frisches Obst kommen bei dieser
Form der Ruhr wahrscheinlich besonders häufig vor.

Bei der *Bekämpfung* einer Ruhrepidemie kommt es in erster Linie auf eine
wirksame Absonderung aller Kranken an. Wo es irgend angängig ist, sollten
sie in ein Krankenhaus verlegt werden. Wichtige Maßnahmen sind ferner:
sofortige Anzeige jeder Erkrankung, jedes Verdachts- und jedes Todesfalles
an Ruhr (in Deutschland gesetzlich angeordnet); laufende Desinfektion am
Krankenbett; Desinfektion der Aborte; Fernhaltung der Kinder aus Familien
mit Ruhrerkrankungen vom Schulbesuch; nötigenfalls Schließung der Schulen
und Gasthäuser sowie sonstige zweckmäßige Absperrmaßnahmen und Verkehrsbeschränkungen; Belehrung der Bevölkerung über die Verhütung der Ansteckung,
Vermeidung von unabgekochter Milch, Wasser, Obst; Bekämpfung der Fliegenplage u. a.

Im Falle der SHIGA-KRUSE-*Ruhr* wird besonders gefährdeten Personen (Familienangehörigen, Pflegepersonen) zweckmäßig eine Schutzdosis von monovalentem antitoxischem
SHIGA-KRUSE-Serum verabfolgt; der (relative) Schutz tritt sofort ein, hält aber nur etwa
1—2 Wochen vor.

Bei der Fahndung nach den als Infektionsquelle in Betracht kommenden *Daueraus-
scheidern*, die stets geboten ist, da von den betreffenden Personen auch späterhin noch
Infektionen ausgehen können, ist wegen der Unzuverlässigkeit der bakteriologischen
Untersuchung auch die GRUBER-WIDAL-Reaktion in größtem Umfange heranzuziehen.
Die Ausscheider sind dauernd zu beobachten, über die Notwendigkeit der Stuhl- und
Händedesinfektion und besonderer Reinlichkeit zu belehren sowie von der Betätigung in
Molkereien, Lebensmittelbetrieben usw. fernzuhalten.

Die *aktive Schutzimpfung* gegen Ruhr ist trotz vieler ermutigender Einzelbeobachtungen noch nicht über das Versuchsstadium hinausgelangt. Im Falle der FLEXNER-Ruhr kommt ein nach Art des Typhusimpfstoffes hergestellter Impfstoff aus abgetöteten Ruhrbacillen mehrerer serologisch differenter Typen in Betracht. Bei der Schutzimpfung gegen die SHIGA-KRUSE-Ruhr bereitet die große Giftigkeit der Bacillen bzw. ihrer Toxine gewisse Schwierigkeiten. Zu ihrer Behebung sind Gemische von Bacillen plus Toxin plus neutralisierendem Immunserum (Serovaccine, Dysbakta) oder eine Abschwächung der Toxine vermittels Formalin (sog. Anatoxine) empfohlen worden.

Therapeutisch ist bei der SHIGA-KRUSE-Ruhr die Anwendung von monovalentem antitoxischem Dysenterieserum angezeigt. Bei ätiologisch noch nicht geklärter, aber wahrscheinlich auf Infektion mit SHIGA-KRUSE- oder mit FLEXNER-Bacillen beruhender Ruhr ist ferner ein Versuch mit dem ebenfalls von den I.G. Farben hergestellten polyvalenten, antitoxischen plus antiinfektiösen Dysenterieserum in Betracht zu ziehen.

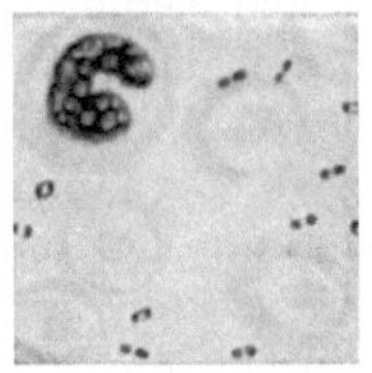

Abb. 157. Pestbacillus. Bubonen. Eiter. 500:1. (Nach GOTSCHLICH und SCHÜRMANN.)

10. Pest.

Die *Pest* ist eine übertragbare akute Septicämie bei *Ratten* und gewissen anderen Nagetieren. Sie kann von den Tieren auf den *Menschen* übergehen und, hauptsächlich in der bösartigen Form der Lungenpest, auch von Mensch zu Mensch übertragen werden.

Der *Erreger*, Bacillus pestis (KITASATO sowie YERSIN 1894) ist ein geißelloses gramnegatives Stäbchen, dessen Aussehen zwischen Coccobacillen- und länglicheren Formen schwankt. In seiner typischen Form, wie sie z. B. in Ausstrichpräparaten von frischem Leichenmaterial vorliegt, ist er ein kurzes plumpes, an den Enden abgerundetes, etwa 1,5—1,8mal 0,5—0,7 μ messendes Stäbchen, das bei geeigneter Färbung an beiden Enden eine deutliche Polfärbung aufweist. Unter geeigneten Bedingungen wird eine *kapselartige Hülle* ausgebildet. In Kulturen treten schon frühzeitig Involutionsformen auf: Scheinfäden, geblähte, keulenförmige Stäbchen und andere Gebilde, wie man sie auch in fauligen Leichen und Kadavern antreffen kann. Sporen werden nicht gebildet. Die Bacillen sind gegenüber widrigen äußeren Einwirkungen (Austrocknung, höheren Temperaturen, Desinfektionsmitteln) wenig widerstandsfähig.

Untersuchung im Laboratorium. Sie hat in Deutschland nach den amtlichen Vorschriften vom 3. 7. 1902 zu erfolgen. Für die Untersuchung geeignete Materialien sind: der aus einer geschwollenen Drüse durch Einschnitt oder vermittels Spritze entnommene Drüsensaft bzw. Eiter; Drüsengewebe; das bei der Entnahme von Drüsenmaterial ausfließende Blut; Auswurf, Lungenödemflüssigkeit; von der Leiche (Sektion nur soweit nötig) eine geschwollene Drüse (möglichst primärer Bubo), Stück Milz, Lungenteile, Blut, Punktat von der Milz der nicht eröffneten Leiche. Die Untersuchung erstreckt sich auf Ausstrichpräparate, welche gleich bei der Entnahme von Drüsensaft, Blut, Organflüssigkeit anzulegen sind, Versuch der Reinkultur, diagnostische Tierversuche, Identifizierung der Reinkultur aus dem Originalmaterial oder aus dem Tierversuch mit Heranziehung der Agglutinationsprobe und des Tierversuches. Nötigenfalls ist auch die Reaktion nach GRUBER-WIDAL heranzuziehen.

Die amtlich vorgeschriebenen Tierversuche werden zweckmäßig noch durch folgende, auf der hohen Empfänglichkeit der Ratte und des Meerschweinchens beruhenden Versuche ergänzt: *Schwanzwurzelstich* an der Ratte (KOLLE und OTTO), bei welchem eine mit dem fraglichen Material infizierte Hohlnadel wiederholt in die Schwanzwurzel eingestochen wird; *Percutanversuch* am Meerschweinchen, bei welchem das fragliche Material auf die rasierte oder (besser) geschorene Bauchhaut aufgerieben wird.

Den Ausgangspunkt für die im Laufe der Zeit nach geographischer Verbreitung und Ausdehnung wechselnden Pestvorkommen bilden die sog. *Pestherde*, in welchen die Pest bei Ratten oder anderen Nagetieren in Form von länger andauernden *enzootischen Verseuchungen* heimisch ist. Auf dem Boden der Enzootien entstehen von Zeit zu Zeit, nicht selten in Abhängigkeit von der Jahreszeit oder von den Vermehrungsperioden der Tiere *Epizootien*, während deren sich die Infektion zunächst unter den Kolonien der betreffenden Nagetiere ausbreitet, vielfach aber auch früher oder später auf den Menschen übergeht. Nach Abflauen der enzootischen Ausbrüche bleibt der Fortbestand der Herde durch *chronisch* oder *latent infizierte Tiere* erhalten.

Mit infizierten Ratten kann die Pest auf dem Wege des *Gütertransportes* oder des *Schiffsverkehrs* in weit entlegene Länder verschleppt werden. Je nach den hygienischen Verhältnissen, insbesondere der Anzahl und der Art der Ratten, kommt es an dem Ort der Einschleppung zu einer mehr oder weniger um sich greifenden Enzootie unter den Ratten mit oder ohne Übergang auf den Menschen und unter Umständen auch zur Entstehung eines neuen Dauerherdes.

Die wichtigsten Träger der Pestinfektion sind die *Hausratte* (Mus rattus) und ihre nächsten Verwandten. In manchen Erdgebieten spielen teils andere Nagetiere eine Rolle, so z. B. in Südostrußland (Astrachan) Feldmäuse und Ziesel, in Transbaikalien der Tarbagan (Arctomys bobac). Die Übertragung von Ratte zu Ratte erfolgt hauptsächlich durch den Biß von *Flöhen*, insbesondere Xenopsylla cheopis, in deren Magen sich die mit dem Blute aufgenommenen Bacillen stark vermehren und lange virulent bleiben.

Bei eingegangenen *Pestratten* findet sich starke Injektion der Gefäße der Subcutis, Vergrößerung der inguinalen und anderer Drüsen, der Milz, der Leber, welche manchmal ebenso wie auch die Lunge weißlichgelbe Herde aufweisen, sowie nicht selten auch Pleuraexsudat.

Außer bei Nagetieren sind spontane Pestvorkommen bei Affen, Schleichkatzen, Kamelen u. a. beobachtet worden. Von den Haustieren könnte allenfalls die Katze als Verbreiter der Pest in Betracht kommen.

Als wichtigste *enzootisch-endemische Pestvorkommen* sind zu nennen die Länder nördlich und südlich des Himalaja, Indochina, Südchina, Kuen Luen-Gebirge, Transbaikalien, Nordmongolei (Lungenpest in der Mandschurei), Südostrußland, Südwestarabien, Madagaskar, bestimmte Bezirke von Ostafrika, Senegal, Peru.

Die *menschliche Pest* tritt in zwei Formen auf. Die *Beulen-* oder *Bubonenpest* wird in erster Linie von infizierten Tieren, insbesondere Ratten, her übertragen. Bubonenpestepidemien treten daher meist zu gleicher Zeit mit Epizootien unter den Ratten oder kurz nach deren Beginn auf. Die Infektion kommt hauptsächlich in der Weise zustande, daß die Rattenflöhe die an der Pest eingegangenen Tiere verlassen und bei der Suche nach Nahrung auch den Menschen stechen. Charakteristisch für die Bubonenpest ist die entzündliche Schwellung der der Infektionsstelle entsprechenden Lymphdrüsen.

Die *Infektion* kommt vielfach zustande, ohne daß an der Infektionsstelle und an den zu den regionären Drüsen führenden Lymphgefäßen entzündliche Erscheinungen auftreten. Selten bildet sich ein pustelartiger oder gar zum Karbunkel auswachsender *Primäraffekt* aus. Die Bubonen sind bei Betastung sehr schmerzhaft. Neben den *Primärbubonen* (am häufigsten in der Leistenbeuge und am Oberschenkel) können infolge von Lokalisation der Erreger in weiteren Lymphdrüsen *sekundäre Bubonen* entstehen. Die *Inkubationszeit* beträgt gewöhnlich 2—5 Tage, die Fieberdauer bei Ausgang in Heilung 6—10 Tage, Die *Letalität* schwankt je nach dem Gesamtcharakter der Epidemie, Rasse, Alter und der Krankenpflege zwischen etwa 33% und fast 100%. Ausgesprochene Überschwemmung des Blutes mit den Erregern *(Pestsepsis)* oder Lokalisation in der Lunge *(Pestpneumonie)* führen fast stets zum Tode. Als *Hautpest* wird das Auftreten von Pusteln und Karbunkeln an der Infektionsstelle oder, infolge von metastatischer Ansiedlung der Bacillen, an umschriebenen Hautstellen bezeichnet. Die Lokalisationen in der Haut können geschwürig zerfallen und in ausgedehnte Nekrosen übergehen.

Im Gegensatz zu der Bubonenpest, bei welcher die Übertragung von Mensch zu Mensch zwar vorkommt, aber epidemiologisch gegenüber der Infektion von infizierten Tieren her an Bedeutung zurücktritt, ist die *Lungenpest* eine ausgesprochen kontagiöse, sich schnell von Mensch zu Mensch ausbreitende Seuche. Die Übertragung kommt hauptsächlich durch den bacillenhaltigen Auswurf auf dem Wege der *Tröpfcheninfektion* zustande. Der Ausgang ist fast stets tödlich.

Bei der unter der Bezeichnung *Schwarzer Tod* bekannten Pandemie des 14. Jahrhunderts hat es sich zweifellos um eine in Lungenpest übergehende Beulenpest gehandelt. Weshalb die Pest teils als Beulen-, teils als Lungenpest auftritt, ist noch nicht restlos befriedigend geklärt. Wahrscheinlich dürfte die Lungenpest sich auf dem Boden der Beulenpest einstellen, wenn die Erreger infolge wiederholten Auftretens von Pestpneumonie bei der letzteren eine besonders hohe Infektiosität erlangt haben und äußere Umstände, wie enges Zusammenwohnen, jahreszeitlich bedingte Katarrhe der Luftwege u. a., die Tröpfcheninfektion begünstigen. Bisweilen verläuft die Erkrankung bei der Lungenpest so schnell, daß sie in Form einer Septicämie zum Tode führt, bevor es zu einer deutlichen Lokalisation in der Lunge gekommen ist.

Die *Bekämpfung* der Pest muß sich in erster Linie gegen die wichtigsten Träger und Verbreiter der Pestinfektion, die Ratten, richten.

Maßnahmen zur *Ausrottung der Ratten* sind Auslegung von Giftködern, Fortfang mit Fallen, Vergasung und Vernichtung der Schlupfwinkel. Wenn die Durchführung dieser Maßnahmen in Gebieten mit enzootischen Pestvorkommen keinen alsbaldigen Erfolg verspricht, ist zum mindesten eine Entfernung der Ratten aus der unmittelbaren Umgebung der Menschen anzustreben: Beseitigung der Schlupfwinkel in den Häusern und den Hütten, Erschwerung der Nahrungssuche durch zweckmäßige Aufbewahrung der Lebensmittel und Beseitigung der Abfälle, allgemeine Assanierung der Ortschaften, Belehrung der Bevölkerung.

Die wichtigste Maßnahme gegen eine *Verschleppung* der Pest in seuchenfreie Gebiete ist die in nicht zu großen Zeitabständen ständig wiederholte *Entrattung der Seeschiffe* und eine energische Rattenbekämpfung in den Seehäfen. An ihr sind nicht nur jeweils die Länder interessiert, welche sich gegen eine Einschleppung der Pest schützen wollen, sondern auch die Gesamtheit aller Nationen. Ihre Durchführung ist daher durch *internationale Abmachungen* (internationales Sanitätsabkommen vom 21. 6. 26) geregelt. Einfahrende Seeschiffe sind einer ärztlichen Visitation und nötigenfalls einer durchgreifenden Quarantäne zu unterziehen.

Wo unmittelbare Pestgefahr besteht, ist ferner eine allgemeine, planmäßig durchgeführte *Schutzimpfung* der Bevölkerung angezeigt.

Die Schutzimpfung wurde von HAFFKINE (Ostindien) mit abgetöteten Bouillonkulturen vorgenommen. Die *deutsche Pestkommission* hat die Verwendung abgetöteter Agarkulturen empfohlen. Bei der Herstellung der Impfstoffe ist zu beachten, daß der Pestbacillus das immunisatorisch wichtige Kapselantigen nur dann entwickelt, wenn er in den sog. Glattformen vorliegt und bei 37° gezüchtet wird. Angeregt durch die Untersuchungen von KOLLE, OTTO und STRONG ist man in neuerer Zeit vielfach dazu übergegangen, für die Schutzimpfung lebende, aber in ihrer Virulenz stark abgeschwächte Pestbacillen zu verwenden (Java, Madagaskar u. a.). Die Schutzimpfung verleiht keinen absoluten Schutz, ist aber insofern wirksam, als die Morbidität und die Mortalität bei der Bubonenpest wesentlich herabgemindert werden. Ferner scheint bei den Erkrankten die Septicämie weniger ausgesprochen zu sein und auch ein Übergang in Pestpneumonie seltener vorzukommen, womit die Infektiosität der Pestfälle abnehmen würde. Gegen die weitere Ausbreitung einer bereits ausgebrochenen Lungenpestepidemie dürfte die Schutzimpfung kaum wirksam sein.

Wo es auf die Erzielung eines *sofortigen Schutzes* ankommt (Ärzte, Pflegepersonal, Familienangehörige) ist die prophylaktische Verabfolgung von *Pestserum* angezeigt. Der dadurch erzielte Schutz hält aber nur etwa eine Woche an. Ihrer Wirkungsweise nach handelt es sich bei den Pestsera um antiinfektiöse Immunsera. Obwohl der Erfolg im Einzelfall zweifelhaft ist, sollten auch bei jeder Pesterkrankung therapeutisch größere Dosen von Pestserum verabfolgt werden. Eine Wirksamkeit ist noch am ehesten zu erwarten, wenn die Einspritzung des Serums zu einer Zeit erfolgt, in der noch keine stärkere Ausbreitung der Bacillen von der Infektionsstelle her stattgefunden hat.

In Deutschland sind sowohl die allgemeine *Bekämpfung der Pest* als auch die zur Verhütung einer weiteren Ausbreitung bei ausgebrochener Pest erforderlichen Maßnahmen durch das Reichsseuchengesetz vom 30. 6. 1900 und die zugehörigen Ausführungsbestimmungen sichergetsellt. Eingehende Vorschriften bringt insbesondere die amtliche „Anweisung zur Bekämpfung der Pest" vom 3. 7. 02. Anzeigepflichtig ist nicht nur jeder Erkrankungs- und Todesfall, sondern auch jeder Fall von Pestverdacht. An Pest oder verdächtig erkrankte Personen müssen ohne Verzug isoliert werden, desgleichen in der Regel auch solche Personen, bei welchen mit einer Ansteckung zu rechnen ist (vgl. auch Reichsseuchengesetz S. 681).

11. Pseudotuberkulose.

Als *Pseudotuberkulose* werden verschiedene tierische Infektionen bezeichnet, bei welchen das pathologisch-anatomische Bild eine gewisse, oft allerdings nur oberflächliche Ähnlichkeit mit demjenigen der Tuberkulose aufweist. Der Erreger einer bei Hasen, Kaninchen, Meerschweinchen und anderen Nagetieren sowie bei Geflügel in Form von sporadischen Erkrankungen und Seuchen auftretenden, sich hauptsächlich an den Bauchorganen abspielenden Pseudotuberkulose ist *Bacillus pseudotuberculosis rodentium*. Er ist ein kleines gramnegatives (nicht säurefestes) Stäbchen, welches dem Pestbacillus in mancher Hinsicht ähnlich ist und im diagnostischen Tierversuch beim Meerschweinchen pestähnliche Sektionsbilder ergeben kann, aber im Gegensatz zum Pestbacillus begeißelt ist. Durch Bacillus pseudotuberculosis rodentium hervorgerufene Infektionen sind gelegentlich auch bei Pferden, Kühen, Schweinen, Affen, wiederholt bei Katzen und vereinzelt auch beim *Menschen* festgestellt worden. Die menschlichen Erkrankungen scheinen hauptsächlich als septicämische Infektionen mit Lokalisation in den Bauchorganen aufzutreten. Die Übertragung kommt vermutlich per os zustande und dürfte wohl stets mit einer tierischen Infektion in Zusammenhang stehen. Einige Beobachtungen deuten darauf hin, daß insbesondere infizierte Katzen eine Rolle spielen könnten.

12. Pasteurellosen.

Unter der Bezeichnung *Pasteurellosen* werden mehrere gewöhnlich unter dem Bilde einer *hämorrhagischen Septicämie* verlaufende Tierseuchen zusammengefaßt, welche durch ein wahrscheinlich in allen Fällen identisches, bei den verschiedenen Seuchen bzw. Tierarten aber in verschiedenen Rassen oder Standortvarianten vorliegendes Stäbchen hervorgerufen werden: Bacillus (Pasteurella) septicaemiae haemorrhagicae.

Die wichtigsten hierher gehörenden *Tierseuchen* (bzw. deren teils mit besonderen Namen belegten Erreger) sind: *Hühnercholera, Geflügelseuche* (Bacillus avisepticus), *Schweineseuche* (Bacillus suisepticus), *Rinderseuche* (Bacillus bovisepticus), sowie die *Wildseuche* und *Stallseuchen* bei Kaninchen und Meerschweinchen. Nach neueren Feststellungen ist es allerdings zweifelhaft, ob die bei manchen dieser Seuchen, insbesondere der Großtiere angetroffenen Pasteurellen immer die eigentlichen Erreger darstellen und sich nicht vielmehr oft auf dem Boden einer anderen, ätiologisch noch nicht geklärten Infektion als zusätzliche Nebeninfektion eingestellt haben.

Bacillus septicaemiae haemorrhagicae ist ein polymorphes, in der Regel kurzes und dickes, geißelloses, gramnegatives Stäbchen. In gefärbten Ausstrichpräparaten von tierischem Material weist es bipolare Färbung mit schwach gefärbter Mittelzone sowie eine Kapsel auf. Sporen werden nicht gebildet.

Bei *Menschen* kommen Pasteurella-Infektionen anscheinend nur sehr selten vor. Von Foerster ist ein dem Bacillus bovisepticus nahestehendes Stäbchen bei einem Falle von tödlich verlaufender chronischer Pneumonie als wahrscheinlicher Erreger festgestellt worden. Regamey berichtet über posttraumatische Spätmeningitiden durch Pasteurella.

13. Tularämie.

Die *Tularämie* ist eine hauptsächlich bei wildlebenden Nagetieren vorkommende und bei diesen tödlich verlaufende akute Septicämie. Sie kann auch auf den Menschen übertragen werden.

Der *Erreger*, Bacterium tularense ist ein kleines, geißelloses, gramnegatives Stäbchen, welches sich nur auf besonderen Nährböden (z. B. koaguliertem Eigelb) züchten läßt. Seine Widerstandsfähigkeit gegenüber widrigen äußeren Einwirkungen scheint im allgemeinen gering zu sein. Immerhin wird aber Eintrocknung bis zu etwa 3 Wochen vertragen. Sporen werden nicht gebildet.

Untersuchung im Laboratorium. 1. Nachweis der Erreger vermittels Kultur und Tierversuch (Meerschweinchen) in Material vom Primäraffekt, Drüsen, Organherden. — 2. Nachweis spezifischer Agglutinine im Serum verdächtig Erkrankter (Agglutinintiter je nach dem Zeitpunkt der Blutentnahme bis zu 1:320 und höher). Die gewöhnlich lange Verweildauer der Agglutinine im Blut Genesener ermöglicht oft noch nach Jahren eine nachträgliche Diagnose (HENNINGER).

Wegen der häufig vorgekommenen *Laboratoriumsinfektionen* sind bakteriologische Arbeiten mit Tularämiematerial nur mit besonderer Genehmigung des Reichsministers des Innern gestattet (Verordnung vom 13. 7. 1932).

Zuerst in der Grafschaft Tulare, California USA. als pestähnliche Infektionskrankheit bei Erdhörnchen und Zieseln beobachtet (McCOY und CHAPIN. 1912), ist die Tularämie in der Folge in den meisten Staaten der USA., in Japan, Sibirien, Rußland, Skandinavien, Türkei, Italien, Tschechoslowakei und in Deutschland festgestellt worden. In Deutschland gelangte neben vereinzelten menschlichen Erkrankungen 1936/37 im Lande Österreich eine Epidemie von rund 200 Fällen zur Beobachtung (1 Todesfall; im benachbarten Gebiet der Tschechoslowakei 400 Erkrankungen ohne Todesfall). Die Infektionen kamen hier meist durch Kontakt mit erkrankten Feldhasen zustande (DAVID).

Die Tularämie kommt bei zahlreichen *Nagetieren* (wilden Kaninchen, Hasen, Wasserratten, Mäusen, Lemmingen u. a.) sowie bei Wildgeflügel (Fasan, Rebhuhn u. a.) vor, vielleicht auch bei Schafen und Kamelen. Die tierischen Infektionen werden in erster Linie durch Zecken, Stechfliegen, ferner wahrscheinlich auch beim Verzehren kranker und verendeter Tiere sowie durch Bißverletzungen übertragen. Das pathologisch-anatomische Bild erinnert an dasjenige der Pest oder der Pseudotuberkulose: geschwollene, bisweilen verkäsende Drüsen, vergrößerte, mit weißlichen Herdchen durchsetzte Milz u. a.

Menschliche Erkrankungen sind bisher weitaus am häufigsten in den USA. vorgekommen (bis 1935 mindestens 6174 Fälle; WOHLFEIL und BECKER). Die *Infektionsquelle* dürfte wohl stets ein infiziertes Tier sein. Jedenfalls sind Übertragungen von Mensch zu Mensch noch nicht beobachtet worden. Gefährdet sind in erster Linie solche Personen, welche durch ihren Beruf mit infizierten Tieren in Berührung kommen können: Felljäger, Jäger, Wildprethändler, Präparatoren, Köchinnen. Bei der Epidemie in Österreich 1936/37 spielte es zweifellos eine Rolle, daß die erkrankten Hasen sich leicht fangen ließen. Die *Übertragung* kommt hauptsächlich durch Infektion an verletzten Hautstellen, an der Augenbindehaut (Reiben der Augen mit infizierten Fingern) sowie durch stechende Insekten, Zecken, Wanzen, Tierläuse zustande.

Je nach der Infektionsstelle und ungeklärten sonstigen Bedingungen tritt die menschliche Tularämie in verschiedenen Formen auf: 1. *ulceroglanduläre Form* mit Primärulcus an der Infektionsstelle und entzündlicher Schwellung der regionären Drüsen; 2. *oculoglanduläre Form* mit heftiger Conjunctivitis, Primärulcus an den Lidern und Beteiligung der Halsdrüsen (wahrscheinlich identisch mit der PARINAUDschen Conjunctivitis); 3. *typhöse Form* ohne Lokalerscheinungen. Die Inkubationszeit beträgt meist 3—5 Tage, die Dauer der Erkrankung gewöhnlich 3—4 Wochen. Bemerkenswert ist der gegenüber den Erfahrungen in den USA. weit mildere Verlauf der Tularämie in Europa (Letalität etwa 4% bzw. etwa 0,6%). Von FOSHAY u. a. ist über günstige Erfolge mit einer Heilserumtherapie (Serum von immunisierten Pferden oder Ziegen) berichtet worden.

Jede Erkrankung, jeder Verdacht einer Erkrankung und jeder Sterbefall an Tularämie ist anzeigepflichtig. Zur *Verhütung* von Einschleppungen ist in Deutschland die Einfuhr von Wild aus Ländern, welche verseucht oder besonders bedroht sind, verboten worden. Die erfahrungsgemäß in erster Linie gefährdeten

Berufsklassen werden zweckmäßig über die Ansteckungsgefahr beim Abhäuten, Zerlegen usw. der als Infektionsquellen in Betracht kommenden Tiere belehrt und vor dem Hantieren an kranken Tieren gewarnt.

14. Brucellosis (Maltafieber; Bang-Infektion; Schweinebrucellose).

Unter der Bezeichnung *Brucellosis* werden in Form von Seuchen und sporadischen Erkrankungen auftretende septicämische Allgemeininfektionen zusammengefaßt, die durch verschiedene Typen der Bakteriengattung *Brucella* hervorgerufen werden und auch auf den Menschen übertragen werden können. Die menschlichen Brucellosen, nach dem vorwiegenden Fierbertypus auch als *Febris undulans* bezeichnet, sind 1. das *Malta-* oder *Mittelmeerfieber* (Erreger *Bacterium melitense*, BRUCE 1887); 2. die BANG-*Infektion* (Erreger *Bacterium abortus*, BANG 1896); 3. die *procine Brucellose* (Erreger *Brucella suis*).

Die *Brucellen* sehen in ihrer typischen Form fast wie Kokken aus („Maltakokken"), sind aber in Wirklichkeit sehr kurze $(0,3—0,4\,\mu)$ und dicke, im Umriß fast oval erscheinende Stäbchen. Sie können auch in deutlicher Stäbchenform mit einer Länge von $1,5\,\mu$ und mehr auftreten. Sie sind geißellos, gramnegativ. Sporen werden nicht gebildet; gleichwohl besteht aber eine ziemlich erhebliche Widerstandsfähigkeit gegenüber widrigen Einwirkungen, insbesondere Austrocknung. Die *3 Typen* lassen sich auf Grund ihres unterschiedlichen Verhaltens auf Differentialnährböden unterscheiden. *Bact. abortus* nimmt insofern eine Sonderstellung ein, als seine Züchtung aus tierischem oder menschlichem Material bei Zutritt der atmosphärischen Luft nicht gelingt, dagegen durch eine an O_2 arme und an CO_2 angereicherte Atmosphäre begünstigt wird. Serologisch stimmen die 3 Typen weitgehend überein. Für die praktische Diagnostik reicht deshalb ein agglutinierendes Serum von einem Typus, z. B. ein Serum Abortus, aus.

Untersuchung im Laboratorium. 1. Nachweis der *spezifischen Agglutinine* im Serum verdächtig erkrankter und genesener Personen. Da das Krankheitsbild der BANG-Infektion vielen Ärzten noch nicht genügend vertraut ist und die Infektion oft überraschend festgestellt wird, empfiehlt es sich, bei allen wegen fieberhafter Erkrankungen eingesandten Blutproben die GRUBER-WIDAL-Reaktion auch mit Bacterium abortus anzusetzen. In der Regel treten die Agglutinine erst 2—3 Wochen nach Beginn der Erkrankung auf. — 2. Kultureller Nachweis der *Erreger* im Blute von Kranken bzw. in Organmaterial (Milz u. a.) von der Leiche.

Bei Arbeiten mit Bacterium melitense ist wegen der Gefahr der *Laboratoriumsinfektion* besondere Vorsicht geboten. Für die GRUBER-WIDAL-Reaktion verwendet man zweckmäßig formalinisierte Aufschwemmungen von Bacterium abortus.

Das *Maltafieber* ist außer am Mittelmeer auch in Afrika sowie in den wärmeren Gebieten der übrigen Erdteile heimisch. Im südlichen Europa kommt es bei *Ziegen* und Schafen, seltener bei Rindern, in Form von enzootischen Infektionen vor, die im allgemeinen mehr oder weniger latent verlaufen, sich aber bei Befall von noch nicht verseucht gewesenen Beständen durch gehäufte *Aborte* bemerklich machen. Die infizierten Tiere scheiden die Erreger mit der Milch und dem Urin aus. Übertragungen auf den *Menschen* kommen hauptsächlich durch den Genuß von roher Milch, daneben auch durch Kontaktinfektion zustande. Gelegentlich werden auch Übertragungen von Mensch zu Mensch beobachtet. Hierbei dürften die hohe Infektiosität und die Widerstandsfähigkeit der Erreger einerseits und ihre oft massenhafte Ausscheidung im Urin bei Kranken, Dauerausscheidern und Bacillenträgern andererseits eine wesentliche Rolle spielen. Der Verlauf der menschlichen Erkrankung erstreckt sich je nach der Anzahl der etwa 2—3 Wochen dauernden Fieberwellen auf Wochen bis Monate. Die Letalität beträgt etwa 2%.

Die BANG-*Infektion* kommt fast überall auf der Erde bei *Rindern*, seltener bei anderen Haustieren, in Form von akuten bis chronischen und teils mehr oder weniger latenten Infektionen vor. Sie ist die häufigste Ursache des *seuchenhaften Verkalbens* der Rinder (exsudative, nekrotisierende Entzündung der Uterusschleimhaut mit Übergang auf Chorion und Placenta). Der durch Verlust an

Kälbern, Milch und durch Sterilität verursachte Schaden wird in Deutschland auf mindestens 200 Millionen RM. jährlich geschätzt. Übertragungen auf den *Menschen* kommen in erster Linie auf dem Wege des Kontaktes zustande, dem naturgemäß Tierärzte, Schweizer, Melker und Landwirte am meisten ausgesetzt sind. Bei diesen Berufsklassen werden nicht selten spezifische Agglutinine angetroffen, ohne daß eine Erkrankung vorhergegangen wäre (*latente*, zur Zeit der Untersuchung womöglich bereits abgelaufene *Infektionen*). In zweiter Linie kommen Übertragungen durch den Genuß infizierter *Milch* und *Milchprodukte* vor.

Bacterium abortus ist für den Menschen weit weniger infektiös und pathogen als Bacterium melitense. Das geht schon aus der im Verhältnis zu der weiten Verbreitung der Infektion bei den Rindern geringen Anzahl der menschlichen Erkrankungen (in Deutschland jährlich einige Hundert) hervor. Die Vorkommen bei Menschen sind ausgesprochen sporadisch. Der Verlauf ist trotz nicht selten langer Dauer und hohem Fieber gewöhnlich leicht bis mittelschwer, das subjektive Befinden vielfach nur wenig beeinträchtigt. Die natürliche Empfänglichkeit ist beim männlichen Geschlecht anscheinend etwas größer als beim weiblichen. Schwangerschaftsstörungen werden nicht oder nicht häufiger als durch andere Infektionskrankheiten verursacht.

Durch *Brucella suis* hervorgerufene *Schweinebrucellose* ist besonders in Nordamerika beobachtet worden. Bei den in Deutschland bisher festgestellten Vorkommen von Brucellose bei Schweinen dürfte es sich um Übertragungen von Bacterium abortus von Rindern her, also nicht um die eigentliche Schweinebrucellose gehandelt haben. Brucella suis ist für den *Menschen* hochinfektiös. Nach den Beobachtungen in Nordamerika sind in erster Linie Tierzüchter und Schlächter gefährdet.

Die *Bekämpfung* der BANG-Infektion gehört zum größten Teil in das Aufgabengebiet der Tierseuchenpolizei. Nachdem sich herausgestellt hat, daß die bis vor einigen Jahren in weitem Umfange durchgeführte Schutzimpfung von Rindern zwar das Auftreten von Aborten einschränken kann, wegen der notwendigen Verwendung von Impfstoffen mit lebenden Bacillen aber bedenklich ist, erstreckt sich die Bekämpfung heute in erster Linie auf hygienische und züchterische Maßnahmen: Schutz noch unverseuchter Bestände gegen ein Eindringen der Infektion; Eindämmung der Verseuchung bei bereits infizierten Beständen vermittels Absonderung oder Ausmerzung kranker und infizierter Tiere, Abkalben in besonderen Ställen, Desinfektionsmaßnahmen; Aufzucht eines abgesondert gehaltenen unverseuchten Bestandes. Die Schweizer, Melker usw. sind über das Wesen der BANG-Infektion eingehend zu belehren. Zur Verhütung der Übertragung durch infizierte *Milch* darf die Milch von an BANG-Infektion erkrankten oder infizierten Tieren unerhitzt nicht in den Verkehr gebracht werden (1. Ausführungsverordnung vom 15. 5. 31 zum Milchgesetz vom 31. 7. 30). Derartige Milch darf auch nicht als Vorzugs- oder Markenmilch verkauft werden, eine Anordnung, die wesentlich dazu beiträgt, das Interesse der Landwirtschaft an einer wirksamen Bekämpfung der BANG-Infektion zu fördern. Jeder Erkrankungs- und Sterbefall von menschlicher BANG-Infektion ist anzeigepflichtig.

Therapeutisch kommt bei den menschlichen Brucellosen eine Vaccinebehandlung mit Impfstoffen aus dem betreffenden Erregertypus in Betracht. Sie scheint besonders günstig zu wirken, wenn sie starke lokale und allgemeine Reaktion hervorruft. Wo die Gewinnung einer Autovaccine nicht gelingt (bzw. bis zu ihrer stets einige Zeit in Anspruch nehmenden Fertigstellung) empfiehlt sich die Anwendung der Febris undulans-Vaccine der I.G. Farben.

15. Infektionen durch Bacillus influenzae.

Wie in dem Kapitel Influenza (S. 809) näher ausgeführt ist, kann *Bacillus influenzae* (PFEIFFER) heute nicht mehr als der primäre Erreger der Influenza gelten. Andererseits tritt er aber dem Bakteriologen, der seine kulturelle Darstellung beherrscht, im Nasenrachensekret und im Sputum der Influenzakranken überaus häufig, oft ganz regelmäßig entgegen. Er läßt sich ferner vielfach in den entzündlichen Exsudaten und Abscedierungen komplizierter Influenzafälle sowie in Organen und im Blute von an Influenza Verstorbenen nachweisen. Das deutet doch daraufhin, daß Bacillus influenzae bei der Influenza zum mindesten als *habitueller Nosoparasit* eine Rolle spielt und sich auf dem Boden der Influenzainfektion, sei es in *Symbiose* mit dem Influenzavirus oder in mehr oder weniger selbständiger Existenz in Form einer parallellaufenden septicämischen Infektion mit Lokalisation im Respirationstractus auswirkt.

Besondere Erwähnung verdient der Befund von Influenzabacillen im *Liquor cerebrospinalis*, in dem sie sowohl bei Influenzafällen mit meningitischer Komplikation als auch bei Meningitis kleiner Kinder ohne nachweisbaren Zusammenhang mit Influenza angetroffen werden können.

Bacillus aegyptianus (R. Koch und Week), der Erreger einer vorwiegend epidemisch auftretenden eitrigen Bindehautentzündung ist wahrscheinlich mit Bacillus influenzae identisch und dürfte nur eine besondere Standortvariante mit eigentümlicher Pathogenität darstellen.

Als *Bacillus meningitidis cerebrospinalis septicaemiae* sind hämoglobinophile Bacillen bezeichnet worden, die bei Fällen von kindlicher Meningitis (mit Arthritis und Septicämie kompliziert) isoliert worden waren. Diese Bacillen stehen den Influenzabacillen offenbar nahe, zeichnen sich aber durch eine hohe, den Influenzabacillen sonst nicht eigene Pathogenität für Kaninchen und Meerschweinchen aus.

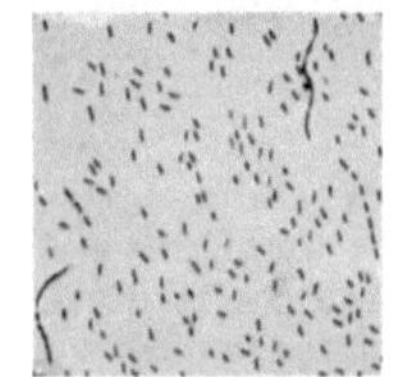

Abb. 158. Influenzabacillen. Reinkultur. 500 : 1. (Nach Gotschlich und Schürmann.)

16. Keuchhusten.

Der *Keuchhusten (Pertussis, Tussis convulsiva)* ist eine akute, zu epidemischer Ausbreitung neigende Infektionskrankheit mit besonderer Auswirkung auf den Respirationstractus. Nach einer Inkubation von 2—14 Tagen tritt ein *Katarrh* der Atmungswege auf, an den sich nach 1—2 Wochen das durch die bekannten Keuchhusten- und Erstickungsanfälle charakterisierte *Stadium convulsivum* anschließt, um nach einer Dauer von 1—3 Monaten unter allmählichem Nachlassen der Anfälle in das *Stadium decrementi* mit oft noch lange Zeit fortbestehendem Husten überzugehen. Der Keuchhusten befällt in erster Linie *Kinder*; das Maximum der *Morbidität* fällt in die ersten 3 Lebensjahre. Die *Letalität* schwankt bei den einzelnen Epidemien ziemlich stark; sie kann im ersten Lebensjahr recht beträchtlich sein. Von 3126 Personen, die in Deutschland im Jahre 1936 an Keuchhusten starben, waren 2227 Säuglinge. Der Gesamtzustand der Kinder und ihre weitere Entwicklung werden nicht selten nachhaltig ungünstig beeinflußt. Von besonderer Tragweite ist auch die Herabminderung der Resistenz gegenüber anderen Infektionskrankheiten, wie z. B. der Tuberkulose. Nach dem Überstehen von Keuchhusten bleibt in der Regel eine lebenslange *Immunität* zurück.

Der von Bordet und Gengou entdeckte Erreger, *Bacillus pertussis*, ist ein kurzes geißelloses, keine Sporen bildendes, gramnegatives Stäbchen. Er gehört zu den sog. hämophilen Bakterien, die, zum mindesten bei der Isolierung, nur auf bluthaltigen Nährböden gedeihen. Er läßt sich in dem Sputum bis etwa Ende der 4. Krankheitswoche nachweisen. Bei dem diagnostischen Nachweis bedient man sich mit Vorteil der sog. Hustenplatte.

Die *Übertragung* erfolgt wohl stets auf dem Wege der *Tröpfcheninfektion*. Die zu Anfang sehr hohe Kontagiosität beginnt gegen Ende der 4. Krankheitswoche zu erlöschen. Jeder Erkrankungs- und jeder Todesfall an Keuchhusten ist in Deutschland anmeldepflichtig (Verordnung zur Bekämpfung übertragbarer Krankheiten vom 1. 12. 1938). Zur *Verhütung* weiterer Ansteckungen sind die Erkrankten für die Dauer der Kontagiosität abzusondern und insbesondere erkrankte Kinder und ihre Geschwister vom Schul- und Kindergartenbesuch auszuschließen. Die Wirksamkeit der Absonderung wird aber teils dadurch beeinträchtigt, daß einmal die Kontagiosität während des uncharakteristischen katarrhalischen Stadiums am größten ist und andererseits die Keuchhusten-infektion auch nicht selten überhaupt nur in Form eines leichten Katarrhes verläuft, der wegen des Fehlens der Anfälle vielfach verkannt wird.

Um so mehr Beachtung verdienen die von verschiedenen Seiten unternommenen Versuche, die beim Ausbruch einer Keuchhustenepidemie bedrohten Kinder auf dem Wege der *aktiven Immunisierung* vermittels Impfstoffen aus abgetöteten Keuchhustenbacillen gegen eine Erkrankung zu schützen. Impfstoffe der gleichen Art werden ferner bei bereits erkrankten, im katarrhalischen Stadium befindlichen Kindern therapeutisch angewandt. Ein endgültiges Urteil über die Wirksamkeit der Impfungen ist zur Zeit noch nicht möglich. Sie scheinen aber zum mindesten insofern wirksam zu sein, daß die Krankheit milder und kürzer verläuft und auch die Sterblichkeit geringer ist. Im Serum der Geimpften treten *spezifische Anti-körper* auf, wie sie sich vermittels der Komplementbindungsreaktion auch bei Erkrankten und Rekonvaleszenten nachweisen lassen. Betreffs der bei der symptomatischen und sonstigen Therapie des Keuchhustens zu beobachtenden Gesichtspunkte sei auf die amt-lichen „Ratschläge an Ärzte zur Bekämpfung des Keuchhustens" verwiesen.

17. Diplobacillenconjunctivitis.

Der Erreger einer besonderen Form der eitrigen Conjunctivitis ist *Diplobacillus* MORAX-AXENFELD. Er ist ein kurzes gramnegatives Stäbchen, das meist zu zweien, der Länge nach hintereinander vereinigt, auftritt. Im Sekretausstrich finden sich die Stäbchen in der Regel in großer Anzahl, teils frei, teils in Zellen eingelagert.

18. Rhinosklerom.

Das *Rhinosklerom* ist eine in Rußland und im Orient vorkommende infektiöse Erkran-kung der Nasenschleimhaut, die mit entzündlicher Schwellung der äußeren und inneren Nase und teils mit Entstehung von tumorartigen Gebilden in den Nasengängen verbunden ist. Der Erreger, *Bacillus rhinoscleromatis* (v. FRISCH) ist ein schleimbildendes gramnegatives Stäbchen.

19. Pyocyaneusinfektionen.

Bacillus pyocyaneus ist ein sehr bewegliches, mit einer endständigen Geißel versehenes, gramnegatives Stäbchen, welches sich gewöhnlich durch gelblichgrüne bis blaue Färbung des von ihm bewachsenen Substrates ankündigt. Die Färbung beruht auf der Bildung von zwei Farbstoffen, dem arteigentümlichen chloroformlöslichen *Pyocyanin* und einem wasser-löslichen, grünlich fluorescierenden Farbstoff, der auch bei anderen Bakterien, z. B. Bacillus fluorescens, vorkommt.

Bacillus pyocyaneus ist als *Saprophyt* in der Außenwelt weit verbreitet. Er stellt sich nicht selten als *Mischinfektion* bei chronischen Eiterungen ein, insbesondere dann, wenn sie durch Geschwüre oder Fisteln mit der Haut in Verbindung stehen (blauer Eiter). Bei Säuglingen und schlecht ernährten Kindern wird er ferner als *Erreger* von hämorrhagischer Sepsis, von Meningitis, Haut-gangrän (Ecthyma gangraenosum) und anderen Infektionen mit meist schlechter Prognose angetroffen, ausnahmsweise auch bei Erwachsenen.

Auf die antagonistische Wirkung der Pyocyaneuskulturen gründet sich die therapeutische Verwendung der *Pyocyanase*, eines Extraktes aus alten autolysierten Kulturen. Sie wurde früher viel zur örtlichen Behandlung von Anginen, Diphtherie u. a. benutzt, gelangt aber wegen ihrer unsicheren und schwachen Wirksamkeit heute kaum mehr zur Anwendung.

20. Ulcus molle.

Der *weiche Schanker, Ulcus molle*, ist eine übertragbare *Geschlechtskrankheit*, die durch den *Streptobacillus ulceris molli* (DUCREY 1889) verursacht wird. Die Übertragung erfolgt unter natürlichen Verhältnissen durch den Geschlechtsakt, bei dem die in dem infektiösen Geschwürssekret des einen Partners vorhandenen Erreger auf epitheldefekte Haut- oder Schleimhautstellen gelangen. An der Infektionsstelle, meist den äußeren Genitalien, tritt nach 12—24 Stunden eine entzündliche Rötung auf, in deren Bereich sich binnen 1—2 Tagen kleine Pusteln bilden. Die Pusteln zerfallen und gehen in ein kleines oder bei Hinzukommen von weiteren Pusteln größeres *Geschwür*, das nach seiner weichen Konsistenz benannte *Ulcus molle* über. Besondere Geschwürsformen sind das *Ulcus gangraenosum* und das *Ulcus serpiginosum*, bei dem sich die Infektion und der geschwürige Zerfall die Lymphbahnen entlang ausbreiten. Teils gelangen die Erreger auf den Lymphbahnen in die regionären Lymphdrüsen, die dann schmerzhaft anschwellen *(Bubonen)*, meist vereitern und in nach außen durchbrechende Abscesse übergehen. Im übrigen bleibt die Infektion lokalisiert.

Die *Streptobacillen* sind kleine, zarte, geißellose, gramnegative Stäbchen, die sowohl im infizierten Gewebe als auch in der Kultur eine ausgesprochene Neigung zu Bildung von Ketten zeigen (Stäbchen der Länge nach hintereinander gereiht). Sporen werden nicht gebildet. Die Bacillen sind außerhalb des Körpers nur kurze Zeit lebensfähig. Übertragungen durch infizierte Wäsche u. dgl. dürften deshalb wohl kaum bzw. nur ausnahmsweise vorkommen. Für die praktische Diagnose genügt der Nachweis der typisch angeordneten Stäbchenketten im gefärbten Ausstrichpräparat vom Geschwürsmaterial, das zweckmäßig mit dem Skalpell vom Geschwürsrand abgekratzt wird. Da aber ähnliche Stäbchen, deren Identität mit den Streptobacillen fraglich und zumal im Einzelfall kaum zu beweisen ist, gelegentlich auch bei Gesunden angetroffen werden können, ist der Befund von Streptobacillen ohne klinischen Befund, insbesondere bei Vorliegen nur vereinzelter Ketten, mit Vorsicht zu bewerten.

Das Ulcus molle wird bei Männern weit häufiger angetroffen als bei Frauen. Anscheinend ist der weibliche Organismus weniger empfänglich. Das eitrig-seröse Geschwürssekret ist in den ersten Wochen sehr infektiös; während der Abheilung nimmt die Infektiosität ab. Das Überstehen der Infektion hinterläßt keinerlei Immunität, so daß jederzeit eine *Reinfektion* möglich ist. Die *Prognose* ist, im ganzen genommen, durchaus günstig. Ein Ulcus serpiginosum kann allerdings der Therapie große Schwierigkeiten bereiten. Neben der lokalen Behandlung ist zur immunbiologischen Anregung der Heilungstendenz die Anwendung einer aus Streptobacillen hergestellten *Vaccine* (Demelkosvaccine) empfohlen worden.

An soziologischer Bedeutung steht das Ulcus molle hinter der Syphilis und der Gonorrhöe zurück. Gleichwohl bedarf sie aber einer ständigen sorgsamen Überwachung durch die Medizinalbehörden. Für ihre Bekämpfung sind die Bestimmungen des Gesetzes zur Bekämpfung der Geschlechtskrankheiten vom 1. 10. 1927 maßgebend (vgl. S. 520).

21. Rotz (Malleus).

Der *Rotz* ist eine meist chronisch verlaufende Infektionskrankheit bei Pferden und anderen Equiden, seltener bei Fleischfressern. Er geht gelegentlich auf den *Menschen* über und kann dann auch von Mensch zu Mensch übertragen werden. Kennzeichnend sind die metastatischen Lokalisationen der Erreger in der Haut und in der Nasenschleimhaut, welche zu *Knötchenbildung* mit nachfolgendem *geschwürigen Zerfall* führen.

Der *Erreger*, Bacillus mallei (LÖFFLER und SCHÜTZ 1884) ist ein geißelloses gramnegatives Stäbchen. Das Aussehen wechselt: in jungen Kulturen Coccobacillenformen, in älteren Kulturen und in Ausstrichpräparaten vom Knötcheninhalt 2—5 μ lange oder etwas längere, gerade oder leicht gekrümmte Stäbchen. Im gefärbten Präparat weisen die Stäbchen vielfach in der Mitte eine helle Lücke auf, und die Enden erscheinen oft dicker. Sporen werden nicht gebildet.

Ein aus flüssigen Kulturen vermittels Einengung und Filtration gewonnener Extrakt (MALLEIN) eignet sich für eine diagnostische *Überempfindlichkeitsreaktion*. In den Lidsack der Pferde eingebracht, ruft er bei rotzkranken Tieren eine entzündliche Reaktion hervor.

Untersuchung im Laboratorium. Der Nachweis der Erreger vermittels Kultur und Tierversuch mißlingt oft. Einzusenden ist Material von Hautknoten, Geschwürseiter, Nasensekret. Aussichtsreicher ist die serologische Untersuchung: Agglutinationsversuch nach GRUBER-WIDAL und vor allem *Komplementbindungsreaktion*.

Die *Infektion* kommt bei den Pferden durch Kontaktübertragung oder durch Aufnahme von infiziertem Futter, Wasser zustande. Die wichtigsten *Infektionsquellen* sind die Sekrete der Schleimhaut- und Hautgeschwüre sowie der Eiter der nach außen durchbrechenden Abscesse in der Subcutis und in der Muskulatur. Der Verlauf ist gewöhnlich ausgesprochen *chronisch*. Er kann sich über Jahre erstrecken und schließlich sogar in Heilung ausgehen. Seltener sind akute Verlaufsformen, welche binnen höchstens 4 Wochen zum Tode führen. Dank der energischen Bekämpfung kommt der Rotz in Deutschland heute nur noch vereinzelt vor. Während des Krieges ist er im Befehlsgebiet Oberost als typische Kriegsseuche aufgetreten.

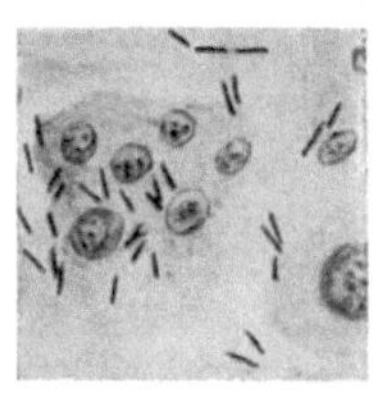

Abb. 159. Rotzbacillen. Eiter. 500 : 1. (Nach GOTSCHLICH und SCHÜRMANN.)

Auch beim *Menschen* tritt der Rotz in einer *akuten*, praktisch stets tödlichen und in einer nicht so ganz bösartigen *chronischen* Form auf. Charakteristische Symptome sind unregelmäßiges Fieber, Geschwüre auf der Nasenschleimhaut und anderen Schleimhäuten, pockenartiges Exanthem, abszedierende Knoten in der Subcutis. Die *Übertragung* kommt meist durch Infektion an verletzten Stellen der Haut oder der Schleimhaut zustande. Gefährdet sind insbesondere Pferdepfleger, Pferdehändler, Tierärzte, Roßschlächter, Abdecker. Seltener kommen Erkrankungen infolge Genuß von Fleisch erkrankter Tiere vor.

Die wichtigsten Maßnahmen zur *Bekämpfung* des Rotzes sind: Tötung und unschädliche Beseitigung der kranken, unter Umständen auch aller ansteckungsverdächtigen Tiere, Absonderung und Beobachtung verdächtiger Tiere, Desinfektion verseuchter Ställe, Schlachtverbot, Absperrungsmaßnahmen, gesetzlich vorgeschriebene serologische Untersuchung bei der Einfuhr von Pferden u. a. Jeder Erkrankungs-, Todes- und Verdachtsfall von Rotz beim Menschen ist anzeigepflichtig.

Zahlreiche Versuche mit aktiver oder passiver Immunisierung haben bisher zu keinem brauchbaren Ergebnis geführt. Therapeutisch kommt beim chronischen Rotz des Menschen der Versuch einer Vaccinebehandlung (am besten Autovaccine) in Betracht.

22. Schweinerotlauf.

Der *Schweinerotlauf* ist eine meist akut verlaufende septicämische Infektionskrankheit mit charakteristischen Erscheinungen an der Haut: roten Flecken bis gleichmäßiger Rötung größerer Bezirke oder umschriebenen tiefroten Hautentzündungen mit viereckigen urticariaähnlichen Quaddeln (Backsteinblattern).

Der *Erreger*, Bacillus erysipelatis suis (LÖFFLER 1885), ist ein geißelloses grampositives Stäbchen. Er ist wahrscheinlich mit dem von R. KOCH entdeckten Erreger einer Mäusesepticämie (Bacillus murisepticus) identisch. Bei der *Übertragung* spielt die Infektion des Bodens durch die von kranken oder bacillentragenden Schweinen ausgeschiedenen Bacillen eine wesentliche Rolle. Damit hängt es wahrscheinlich zusammen, daß *gehäufte Erkrankungen* und *Epizootien* hauptsächlich in der warmen Jahreszeit und auf feuchtem Boden auftreten.

Die Übertragung erfolgt durch infiziertes Futter und Wasser sowie durch Infektion an epitheldefekten Hautstellen beim Wühlen im Boden. Die Letalität beträgt bei ausgesprochen septicämischem Verlauf bis zu 80%. Für die *Bekämpfung* des Schweinerotlaufes stehen wirksame Schutzimpfungsverfahren zur Verfügung. Heute bedient man sich allgemein eines sog. Simultanverfahrens, bei welchem sowohl Immunserum als auch lebende Rotlaufbacillen eingespritzt, die Tiere also passiv und aktiv immunisiert werden.

Auf dem Wege der Wundinfektion zustande kommende Übertragungen auf den *Menschen* kommen, insbesondere in verseuchten Gegenden, gar nicht so selten vor. Die Infektion erfolgt meist durch Verletzungen bei der Schlachtung oder Sektion rotlaufkranker Schweine, gelegentlich auch bei der Vornahme von Schutzimpfungen mit lebenden Rotlaufbacillen. Die bisweilen beobachteten Infektionen im Anschluß an Verletzungen beim Zurichten von Wild, Geflügel Fisch, Gemüse sind wahrscheinlich auf eine Infektion der betreffenden Materialien mit saprophytisch vegetierenden Rotlaufbacillen zurückzuführen.

Der *menschliche Rotlauf* verläuft in Form einer von der Infektionsquelle ausgehenden schmerzhaften und oft stark juckenden roten bis bläulichen Verfärbung der Haut, die gewöhnlich ohne stärkere Schwellung bleibt. Der Prozeß breitet sich nur langsam und in geringem Grade aus; teils ist er mit Lymphangitis verbunden. Die Infektion bleibt im ganzen lokalisiert, verläuft ohne Fieber und heilt in der Regel in 2—3 Wochen aus. Chronischer Verlauf oder Übergang in tödliche Allgemeininfektion kommen nur ausnahmsweise vor. Therapeutische Verabfolgung von *Rotlaufserum* bringt die lokale Infektion meist in kurzer Zeit zur Abheilung; gegenüber einer Allgemeininfektion kann das Serum versagen.

23. Diphtherie.

Die *Diphtherie* ist eine durch *Bacillus diphtheriae* (LÖFFLER 1884) verursachte Infektionskrankheit des Menschen mit Neigung zu epidemischer Ausbreitung. Vom Gesichtspunkt der Pathogenese aus betrachtet, handelt es sich um eine Vergiftung, die zustande kommt, wenn sich Diphtheriebacillen bei einem empfänglichen Menschen auf der Schleimhaut des Rachens oder auf anderen Schleimhäuten ansiedeln, sich vermehren und ihr spezifisches Toxin produzieren. Unter der Einwirkung des *Toxins* kommt es *lokal* zu Entzündung, oberflächlicher bis tiefer Nekrose mit serofibrinöser Exsudation (Pseudomembranen). Die Resorption des Toxins führt zu einer *allgemeinen Vergiftung* des Organismus, von der nicht selten bestimmte Teile des Zentralnervensystems besonders in Mitleidenschaft gezogen werden: diphtherische und postdiphtherische Lähmungen.

Die *häufigsten Lokalisationen* der Diphtherieinfektion sind die Tonsillen, der Rachen und die Nase (hier insbesondere bei Kleinkindern). Seltener kommt Diphtherie der Augenbindehäute, der äußeren Genitalien, des Mittelohres und von Wunden (Wunddiphtherie) vor. Besonders schwere Formen sind die *maligne* oder *schwere invasive* (v. BORMANN) Diphtherie mit phlegmoneartiger Schwellung der Kieferwinkel- und der oberen Halsdrüsen, teils auch mit hämorrhagischer Diathese sowie der *Croup* mit ausgesprochener, auf Kehlkopf und Trachea übergreifender Membranbildung. *Mischinfektion* mit hämolytischen Streptokokken, gleichzeitiger Befall mit Scharlach oder Masern führen nicht selten zu ernsten Komplikationen. Die *Inkubationszeit* beträgt meist 2—3 Tage.

Bacillus diphtheriae ist ein geißelloses, grampositives Stäbchen von sehr variablem Aussehen. Seine Form kann von kleinsten, fast kokkenartigen Gebilden über kurze plumpe Stäbchen bis zu schlanken, 10—12 μ und darüber langen Stäbchen wechseln. Charakteristische Merkmale sind: keulenförmige Anschwellungen an einem oder an beiden Enden (Polkörperchen) oder auch knotenförmige Auftreibungen in der Mitte der Stäbchen; V- und

Y-förmige, gespreizte Stellung zweier benachbarter, an der Spitze des Winkels oft zusammenhängender Stäbchen; regellose Lagerung im Ausstrichpräparat. Die keulen- oder knotenförmigen Anschwellungen werden durch die volutinhaltigen BABES-ERNSTschen Körperchen bedingt, die bei geeigneten Färbungen (z. B. NEISSER-GINS) metachromatisch reagieren. Sporen werden nicht gebildet.

Nach der Kolonieform auf bestimmten Nährböden lassen sich bei Bacillus diphtheriae 3 Formen oder *Typen* unterscheiden. Der *Typus gravis* wird vorzugsweise bei schweren Erkrankungen mit hoher Infektiosität sowie bei epidemischem Auftreten von Diphtherie angetroffen, der *Typus mitis* hauptsächlich bei leichteren und sporadischen Fällen, während der *Typus intermedius* eine Zwischenstellung einnimmt.

Das von den Diphtheriebacillen gebildete Gift ist ein thermolabiles *Toxin*. Nach subcutaner Einspritzung geeigneter Toxinquanten eingegangene Meerschweinchen weisen ein charakteristisches, für die Diagnose auswertbares Sektionsbild auf. Das Toxin ist ein Antigen. In dem Serum Diphtheriegenesener läßt sich ein spezifisches *Antitoxin* nachweisen, welches das Toxin bindet und neutralisiert. Vermittels systematischer Immunisierung von Pferden, Rindern oder Hammeln läßt sich ein an Antitoxin reiches Serum gewinnen, welches als *Heilserum* dient (Wertangabe in AE. = Antitoxineinheiten).

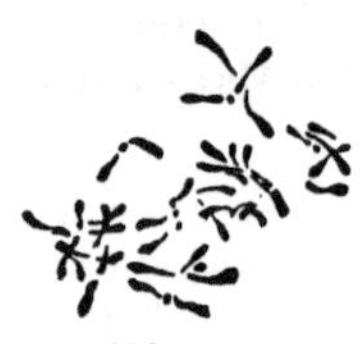

Abb. 160.
Diphtheriebacillen,
ältere Kultur.
600 : 1.

Diphtherieempfängliche Menschen reagieren auf eine intracutane Einspritzung kleinster Toxinmengen mit einer entzündlichen Lokalreaktion. Der negative oder positive Ausfall dieses sog. SCHICK-*Testes* gibt darüber Auskunft, ob das Serum der betreffenden Person ein bestimmtes Minimalquantum von Antitoxin enthält oder nicht. Der Test wird sowohl bei epidemiologischen Erhebungen über die Diphtherieempfänglichkeit der Gesamtbevölkerung wie bestimmter Altersklassen als auch bei der Beurteilung der antigenen Wirksamkeit von Schutzimpfungsverfahren (Negativwerden eines vorher positiven Testausfalles) mit Nutzen angewandt.

Untersuchung im Laboratorium. Mikroskopischer und kultureller Nachweis der Diphtheriebacillen in Abstrichen von der Schleimhaut des Rachens, der Tonsillen, der Nase usw. Die kulturelle Untersuchung wird heute vielfach vermittels der von CLAUBERG angegebenen Indicatorplatte vorgenommen, auf der sich die Diphtheriebacillen durch eine kennzeichnende Umfärbung des Substrates ankündigen. Wenn über die Natur der gezüchteten Bacillen Zweifel bestehen, ist der *diagnostische Tierversuch* heranzuziehen (Nachweis des spezifischen Toxins).

Die *Infektionsquelle* ist wahrscheinlich stets, zum mindesten in der Regel, ein mit Diphtheriebacillen infizierter Mensch. Die *Übertragung* erfolgt vorwiegend auf dem Wege des *Kontaktes: Tröpfcheninfektion* durch beim Husten, Sprechen, Niesen verstreute Bacillen; *Schmierinfektion* durch ausgehustete Membranteile, durch infizierte Finger u. a. Daneben kommen auch Übertragungen durch infizierte *Gegenstände* und *Nahrungsmittel* vor: vom Kranken benutztes Eßgeschirr, Spielsachen, Taschentücher, Speisen- und Getränkereste vom Krankenbett.

Die gefährlichsten Infektionsquellen sind die *Kranken* und *Rekonvaleszenten*. Sie verstreuen nicht nur meist zahlreiche, sondern vor allem auch solche Bacillen, welche am ehesten befähigt sind, die Toxinproduktion am Orte der neuen Ansiedlung voll fortzusetzen. Nach dem Überstehen der Diphtherie lassen sich auf den Schleimhäuten des Nasenrachenraumes nicht selten wochen- bis monate-, teils sogar jahrelang Diphtheriebacillen nachweisen. Gewöhnlich verfallen sie allerdings einer allmählichen Degeneration mit Verlust der Toxinbildung. Der Prozentsatz der Befunde von Bacillen, welche das spezifische Toxin zu produzieren vermögen, nimmt mit der Zeit ab, und es werden mehr und mehr Bacillenstämme angetroffen, welche die Befähigung zur Toxinbildung mehr oder weniger bis vollständig verloren haben.

Atoxisch gewordene Diphtheriebacillen können in grundsätzlich der gleichen Weise wie die voll pathogenen von Mensch zu Mensch übertragen werden. Die Dauer solcher Infektionen, die keine Erkrankung zur Folge haben, ist jeweils sehr verschieden. Sie können auch bei dem gleichen Individuum wiederholt erfolgen. Epidemiologisch sind sie aller Wahrscheinlichkeit nach von größter Bedeutung, indem die übertragenen Bacillen, soweit sie noch nicht völlig atoxische Saprophyten geworden sind, bei den betreffenden Menschen die Ausbildung geringer Antitoxinmengen hervorrufen und damit die Empfänglichkeit für eine Erkrankung an Diphtherie im Anschluß an eine spätere Infektion mit voll pathogenen Bacillen herabmindern. Wenn der Prozentsatz der positiven Ausfälle des SCHICK-Testes und die Empfänglichkeit für Diphtherie, welche beide bei kleinen Kindern am größten sind, mit zunehmendem Lebensalter abnehmen, so ist das wahrscheinlich auf derartige Infektionen mit mehr oder weniger apathogen gewordenen Diphtheriebacillen zurückzuführen. Dank dem auf solche Weise erworbenen Schutz hat eine Infektion mit voll pathogenen Bacillen keineswegs immer eine Erkrankung an Diphtherie zur Folge. Manche Individuen sind auch wahrscheinlich von Natur aus wenig empfänglich, indem sie vielleicht infolge einer ererbten Grundimmunität von vornherein besser gegen eine Erkrankung an Diphtherie geschützt sind als andere.

Infolge der vermehrten Gelegenheit zu Infektionen mit voll pathogenen bis mehr oder weniger apathogen gewordenen Diphtheriebacillen erwerben während einer Epidemie oder bei gehäuftem Auftreten von Diphtherie ständig neue Individuen, darunter auch die bisher noch nicht infiziert gewesenen Kinder, hinreichend schützende Antitoxinmengen. Daher nimmt die durchschnittliche Empfänglichkeit der in erster Linie gefährdeten jugendlichen Altersklassen mit zunehmender Dauer der Epidemien allmählich ab. Der epidemischen Ausbreitung wird mehr und mehr der Boden entzogen. Auf der anderen Seite nimmt die allgemeine Empfänglichkeit wieder zu, je länger eine überstandene Epidemie zurückliegt und je mehr die relative Anzahl der nachgeborenen Kinder ohne Durchseuchungsschutz im Laufe der Zeit zunimmt. Neben diesen immunologischen Verhältnissen sind wahrscheinlich noch eine große Anzahl von anderen Momenten bei der Zu- und Abnahme der Diphtherie *(Seuchenwellen)* von wesentlichem Einfluß. So dürfte eine neuerliche Zunahme der Diphtherie durch Absinken des allgemeinen Ernährungszustandes in der Bevölkerung, qualitative Unterernährung (Avitaminosen), gehäufte Erkältungen, zu dichte Belegung von Schulen u. a. begünstigt werden. Ob und wieweit auch ein durch Einflüsse unbekannter Art bedingtes Hervortreten von Bacillenstämmen mit besonders hoher bzw. geringerer Pathogenität (etwa des Typus gravis bzw. des Typus mitis) eine Rolle spielen könnte, ist noch nicht geklärt. Soweit bisher bekannt ist, ist das Toxin sämtlicher Diphtheriebacillen qualitativ stets das gleiche.

Zu völliger Atoxizität degenerierte Diphtheriebacillen dürften kaum wieder pathogen werden. Im Nasenrachenraum von Gesunden und Diphtheriegenesenen werden nicht selten die sog. *Pseudodiphtheriebacillen* (Typus HOFMANN u. a.) angetroffen. Ihr Habitus überschneidet sich teils mit demjenigen degenerierter Diphtheriebacillen. Sie werden vielfach als extreme Degenerationsstadien aufgefaßt. Möglicherweise handelt es sich aber um selbständige saprophytische Arten, die sich infolge einer ähnlichen Ökologie und Übertragungsweise häufig in Sukzession von Diphtheriebacillen einstellen.

Die *Bekämpfung* der Diphtherie ist in Deutschland durch die Seuchenverordnung vom 1. 12. 1938, den Preußischen Schulseuchenerlaß vom 28. 9. 1927 (bzw. die entsprechenden Verordnungen der übrigen Länder) und andere Bestimmungen geregelt. Die wichtigsten Maßnahmen sind: *Anzeigepflicht* für alle Diphtheriefälle, *Absonderung* von Kranken und Krankheitsverdächtigen, *Desinfektion* während und nach Ablauf der Erkrankung, bakteriologische Untersuchungen bei Kranken und Genesenen, Kontrolle der Dauerausscheider, Fernhaltung erkrankter Kinder und ihrer Geschwister vom Schulbesuch, Schließung der Schulen bei gehäuftem Auftreten von Diphtherie, bakteriologische Untersuchung vor der Verschickung in HJ.-Lager, Ferienheime u. a. Betreffs näherer Einzelheiten sei auf die vom Reichsgesundheitsamt bearbeiteten *Ratschläge an Ärzte* zur Bekämpfung der Diphtherie verwiesen.

Genesene *Kinder* dürfen frühestens 4 Wochen nach Beginn der Erkrankung zum *Schulbesuch* zugelassen werden, vorausgesetzt, daß eine 3malige bakteriologische Untersuchung (in Abständen von je 2 Tagen) negativ ausgefallen ist. Bei dauernd positiv bleibendem Bacillenbefund können die Kinder 8 Wochen nach der klinischen Heilung wieder zur Schule zugelassen werden.

Wo es sich darum handelt, Kindern aus der unmittelbaren Umgebung von Kranken (Geschwistern, Mitschülern) einen sofortigen Schutz zu verleihen, ist die Verabfolgung einer *Schutzdosis* von *Heilserum* (500—1000 AE.; Hammel- oder Rinderserum) angezeigt.

Die Diphtherie hat in den vergangenen Jahren in Deutschland eine erhebliche Zunahme erfahren (von 64138 Fällen 1932 auf 146773 Fälle 1937). Die vorher für hinreichend befundenen seuchenpolizeilichen Maßnahmen haben sich bei dem ständig zunehmenden Umfang der Verseuchung in den besonders schwer befallenen Bezirken vielfach als unzulänglich und auch als praktisch undurchführbar erwiesen. Die Reichsregierung hat deshalb seit dem Jahre 1934 in einer größeren Anzahl von verseuchten Bezirken versuchsweise eine allgemeine *Diphtherieschutzimpfung* der Klein- und Schulkinder (1—14 Jahre) durchführen lassen. Es handelt sich um eine aktive Immunisierung. Die *Impfstoffe* bestanden zunächst in Gemischen von Toxin plus Antitoxin. Seit 1936 kamen dann Impfstoffe aus abgeschwächtem und präcipitiertem Toxin zur Anwendung: das Kalialaun-Formoltoxoid (Ditoxoid-Asid) der Anhaltischen Serumwerke und das Aluminiumhydroxyd-Formoltoxoid (Al.F.T.) der I.G. Farben. Die Impfung erfolgt hierbei in einer einzigen Einspritzung. Das bisherige Ergebnis ist durchaus ermutigend. Die Impfungen haben in einer Reihe von Bezirken zu einer erheblichen Abnahme der Erkrankungsziffern unter den Geimpften im Vergleich zu den Nichtgeimpften geführt[1].

Therapeutisch ist bei jedem Falle von Diphtherie und begründetem Diphtherieverdacht die unverzügliche Verabfolgung von *Diphtherieheilserum* angezeigt. Hinauszögerung der Serumtherapie bis zum Vorliegen einer bakteriologisch bestätigten Diagnose wäre ein Kunstfehler. Je nach der Schwere des Falles und dem Alter (bzw. Gewicht) werden 2000 bis 20000 AE. intramuskulär, bei besonders bedrohlichem Zustande ein Teil des Serums auch intravenös eingespritzt. Höhere Dosen sind im allgemeinen nicht erforderlich. Dagegen ist die Injektion zu wiederholen, wenn binnen 12—36 Stunden keine Besserung eingetreten ist. Wo bereits früher einmal ein Heilserum vom Pferde zur Anwendung gekommen ist, wählt man zur Vermeidung von Überempfindlichkeitsstörungen Heilserum vom Rinde oder Hammel.

24. Tuberkulose.

Von den die Tuberkulose betreffenden Fragen sind in dem 3. Abschnitt IX 1 Vorsorge und Fürsorge für Tuberkulöse (S. 506f.) bereits behandelt: die Verbreitung der Tuberkulose, die Organisation der Tuberkulosebekämpfung, die Bekämpfung durch die Gesetzgebung, die Tuberkulosefürsorgestellen, die Ansteckungsquellen, die Schutzmaßnahmen zur Verhütung der Ansteckung, die Maßnahmen zur rechtzeitigen Erkennung und Behandlung der Tuberkulose und die Fürsorge für Lupuskranke.

Die nachstehenden Ausführungen sollen sich in erster Linie mit dem Erreger der Krankheit, dem *Tuberkelbacillus* (Bacillus tuberculosis, Kochsches Stäbchen) befassen, dessen Entdeckung eine der Großtaten der deutschen Wissenschaft war.

Mit selbstgeschaffenen Methoden konnte R. Koch, nachdem er im Jahre 1880 als Kreisphysikus in Wollstein nach Berlin an das Kaiserliche Gesundheitsamt berufen war, zunächst den Nachweis führen, daß in dem überimpften Material von Lungentuberkulose pathogene Mikroorganismen vorhanden waren; dann gelang es ihm, sie zu isolieren und endlich, durch ihre Impfung die Krankheit wieder zu erzeugen. Die Ergebnisse seiner Untersuchungen teilte R. Koch erstmalig in der denkwürdigen Sitzung der Berliner physiologischen Gesellschaft am 24. 3. 1882 mit. In überzeugender Weise war es ihm gelungen, die von ihm selbst aufgestellten Forderungen zu erfüllen. In den Krankheitsprodukten bei der Tuberkulose

---

[1] Nähere Angaben bei Wohlfeil: Veröff. Volksgesdh.dienst **52**.

des Menschen, des Rindes, Pferdes, Schweines, der Ziege, des Schafes, des Huhnes und des Affen, ebenso bei der spontanen wie bei der durch Impfung erzeugten Tuberkulose des Meerschweinchens und Kaninchens konnte er durch ein besonderes Färbeverfahren Bacillen nachweisen, die sich bei der Züchtung auf künstlichen Nährböden von allen bis dahin bekannten Bakterien verschieden verhielten. Übertragung der Reinkulturen auf Versuchstiere rief bei diesen eine Erkrankung an Tuberkulose hervor.

Die Morphologie der Tuberkelbacillen.

Die *Tuberkelbacillen* sind schlanke, meist leicht gekrümmte Stäbchen, deren Länge einem Viertel bis der Hälfte vom Durchmesser eines roten Blutkörperchens gleichkommt (ungefähr 1,5—3,5 μ), die Breite beträgt 0,3—0,5 μ. Bei Anwendung der gewöhnlich für den Nachweis von Bakterien benutzten Farblösungen gelingt es nur schwer oder überhaupt nicht, die Tuberkelbacillen zu färben. Erst als R. Koch wässerige Methylenblaulösung, mit Alkali versetzt, 24 Stunden lang auf Ausstriche von tuberkulösem Material einwirken ließ, konnte er sehr feine stäbchenartige Gebilde entdecken, die sich bei Nachbehandlung mit wässeriger Vesuvinlösung deutlich von ihrer Umgebung abhoben. Charakteristisch ist das Verhalten der Tuberkelbacillen gegenüber Anilinfarben, die ohne besondere Zusätze schwer in die von Fett und Wachs durchsetzten Tuberkelbacillen eindringen, während dies leichter geschieht, wenn den Farben Alkali oder Carbolsäure zugesetzt wird und die Einwirkung längere Zeit bzw. bei Siedehitze erfolgt. Die einmal in den Bacillenleib eingedrungenen Farbstoffe haften dann sehr fest und widerstehen lange Zeit der Entfärbung, z. B. durch Säuren oder Alkohol *(Säure- und Alkoholfestigkeit der Tuberkelbacillen)*. Färbt man zuerst unter Erwärmen mit

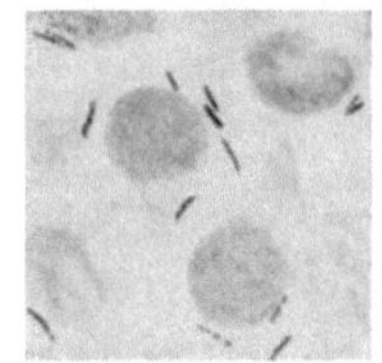

Abb. 161. Tuberkelbacillen. Sputum 500 : 1. (Nach Gotschlich und Schürmann.)

alkalischem Farbstoff und läßt dann Säure einwirken, so wird das Präparat mit allen anderen Bakterien, ausgenommen die Tuberkelbacillen, entfärbt; die übrigen Bakterien und die Zellkerne können dann mit einer Kontrastfarbe nachgefärbt werden. Die klassische Färbemethode für Tuberkelbacillen ist die nach Ziehl-Neelsen, die aus einer Vorfärbung mit erwärmter Carbolfuchsinlösung, anschließender Entfärbung mit salzsaurem Alkohol und Nachfärbung mit verdünnter Methylenblaulösung besteht (vgl. 4. Abschnitt, S. 694, Tuberkelbacillenfärbe- und Anreicherungsverfahren). Eine Farbreaktion, die die Tuberkelbacillen mit vielen anderen Bakterien gemeinsam haben, ist die Farbreaktion nach Gram, die von H. Much modifiziert wurde. Die Bedeutung der sog. Muchschen Granula kann noch nicht als restlos geklärt angesehen werden; manche Autoren sehen sie nicht als Entwicklungsstadien der Tuberkelbacillen, sondern als Zerfallsprodukte an, bei denen die Färbbarkeit bereits eine Einbuße erlitten hat.

Ob es neben der klassischen Form des Kochschen Tuberkelbacillus noch eine sog. filtrierabre Form, ein *„tuberkulöses Ultravirus"* gibt, erscheint wenig wahrscheinlich, obwohl namhafte Autoren des Pariser Institut Pasteur wie Calmette und Valtis die Auffassung der diesbezüglichen französischen Literatur im Jahre 1926 dahin zusammengefaßt haben, daß in den tuberkulösen Krankheitsprodukten (Eiter, Auswurf, Pyopneumothorax) ebenso wie in den Tuberkelbacillenkulturen virulente Elemente vorhanden seien, die durch Chamberland-Kerzen L 2 und L 3 hindurchgehen und mit den stärksten mikroskopischen Vergrößerungen unsichtbar sind. Der Annahme der französischen Autoren, daß die hohe Sterblichkeit der tuberkulösen Kinder in den ersten Lebensmonaten auf ein filtrierbares toxisches „Ultravirus" zurückzuführen sei, ist entgegenzuhalten, daß die große Mehrzahl der Kinder von Tuberkulösen, wenn sie von der Geburt an aus der tuberkulösen Umgebung entfernt werden, in der Regel nicht an Tuberkulose erkranken.

Die Tuberkelbacillen sind trotz des Fehlens von Sporen sehr resistent. *Austrocknen* vertragen sie in Form des Auswurfs 9 Monate und länger. Diffuses *Tageslicht* tötet die Bacillen nach 3 Tagen in dünnen Sputumschichten ab, ebenso *Sonnenlicht* in $^1/_2$—3 Stunden; für dickere Schichten dagegen ist stärkste Besonnung mindestens 20 Stunden lang notwendig. *Hitze* tötet in Wasser oder Wasserdampf die Tuberkelbacillen ab: bei 85° in 1 Minute, bei 78° in 2 Minuten, bei 73° in 3 Minuten, bei 70° in 5 Minuten, bei 65° in 15 Minuten.

Als *chemische* Desinfektionsmittel kommen bei Tuberkulose in Betracht 5%ige Lösungen von Alkalysol oder Tb.-Bacillol oder Chloramin (Chloramin-Heyden, Mianin, Sputamin), oder Kresolseifenlösung (DAB. 6 A) oder Baktol (fast geruchlos); ferner 3%ige Lösungen von Sagrotan (fast geruchlos) oder Carbolsäure bei 8stündiger Einwirkung. 5 $^0/_{00}$ Sublimat tötet die Tuberkelbacillen in 2 Stunden ab. Bei der *praktischen Desinfektion* werden die Speigefäße mit tuberkulösem Auswurf in den Abort entleert, hiernach ausgekocht oder in eine der desinfizierenden Lösungen auf 8 Stunden eingelegt. Die schmutzige Wäsche des Tuberkulösen ist ohne vorherige Durchzählung in einem Wäschesack aufzubewahren und auszukochen; statt dessen kann sie auch in einen Eimer mit desinfizierender Lösung eingelegt werden und dann wie üblich gewaschen werden. *Formaldehyddampf* (5 g auf 1 cbm Wohnraum) desinfiziert dünnere Sputumschichten nach 4stündiger Einwirkung.

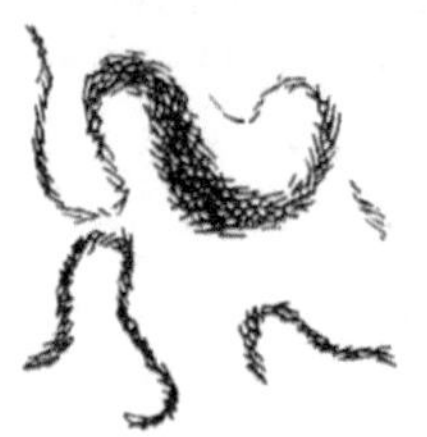

Abb. 162. Tuberkelbacillen. Reinkultur. 500 : 1. (Nach R. Koch.)

Züchtung der Tuberkelbacillen.

Die Kulturversuche der Tuberkelbacillen schlugen in der ersten bakteriologischen Zeit völlig fehl, da sich die damals gebräuchlichen Nährböden zu diesem Zwecke als ungeeignet erwiesen und da die Tuberkelbacillen im Gegensatz zu anderen Bakterien auf künstlichen Nährböden außerordentlich langsam wachsen.

Als Nährboden benutzte R. Koch das Rinderserum, das er in einer mit Wasserdampf gesättigten Atmosphäre bei etwa 70⁰ C zum Erstarren brachte. Um Schwierigkeiten infolge Verunreinigung mit anderen Bakterien zu vermeiden, wählte R. Koch zunächst den Umweg der Reinzüchtung der Tuberkelbacillen aus den steril entnommenen Organen eines mit Tuberkulosematerial subcutan infizierten Meerschweinchens. Rieb er das steril zerquetschte Milzgewebe mittels starker Platinnadel auf schräg erstarrtes, mit $2^1/_2$% Glycerin versetztes Rinderserum ein, so zeigten sich nach 8—10 Tagen die ersten Zeichen von Wachstum in Form von isolierten grauen Punkten; im Laufe der 2. und 3. Woche nach der Impfung breitet sich der Belag über die ursprünglich beimpfte Fläche hinaus weiter aus und kann dann auf die Oberfläche von Glycerinbouillonkölbchen vorsichtig übertragen werden, die er mit einem allmählich an Ausdehnung und Dicke zunehmenden Belag überzieht.

In den letzten Jahrzehnten sind eine große Zahl von Nährböden der verschiedenartigsten Zusammensetzung angegeben worden, auf denen die Tuberkelbacillen schneller und üppiger wachsen. Eine erhebliche Verbesserung für die Technik der Tuberkelbacillenzüchtung stellen die aus Hühnerei oder mit Eizusatz bereiteten Kulturmedien der verschiedenen Modifikationen dar, durch die es gelungen ist, bis zu gewisser Grenze den Tierversuch zu ersetzen, weil sich die *Eiernährböden* auch zur direkten Aussaat von mischinfiziertem Material eignen. Versuche, die Natur der im Tuberkulin enthaltenen wirksamen Bestandteile zu ermitteln, führten zu der interessanten Feststellung, daß die früher für besonders anspruchsvoll gehaltenen Tuberkelbacillen auf *eiweißfreien synthetischen Nährböden* von verhältnismäßig einfacher, chemisch genau bekannter Zusammensetzung zu gedeihen vermögen. Der kulturelle Nachweis der Tuberkelbacillen aus menschlichen Entzündungsprodukten wurde ferner wesentlich verbessert durch die Behandlung mit 10% Schwefelsäure, dann Zentrifugieren und Verimpfung des Sediments unmittelbar auf Eiröhrchen (Hohnsches Verfahren).

Die Typen der Tuberkelbacillen.

Während man in den ersten Jahren nach der Entdeckung des Tuberkelbacillus die Erreger der menschlichen und tierischen Tuberkulose für identisch hielt, konnten bereits 1889 italienische Forscher auf die Unterschiede zwischen Säugetier- und Hühnertuberkelbacillen aufmerksam machen, die von R. Koch

gleichfalls festgestellt wurden. Auf dem Tuberkulosekongreß in London 1901
konnte R. Koch auf Grund von zahlreichen Versuchen an Schafen, Schweinen
und Kälbern mit Reinkulturen einerseits der Erreger aus menschlicher Tuberkulose, andererseits aus Perlsucht der Rinder bekannt geben, daß die Tuberkelbacillen der Menschentuberkulose von denen der Rindertuberkulose verschieden
seien und daß schwere Erkrankungen des Menschen durch Perlsuchtbacillen
nur verhältnismäßig selten vorkämen.

Die verschiedenen Typen der Tuberkelbacillen lassen sich folgendermaßen
charakterisieren:

1. Typus humanus. Hauptsächlich verantwortlich für die große Verbreitung der Tuberkulose beim Menschen. Bei der spontanen Tuberkulose der Rinder, Schafe, Ziegen noch
niemals gefunden. Selten bei Schweinen; etwas häufiger bei Hunden, ferner bei Tieren in
zoologischen Gärten und bei Papageien.

Die Kultur auf Serum und Glycerinbouillon zeigt schlanke Bacillen, gleichmäßig gefärbt,
häufig von gekrümmter Gestalt. Auf Glycerinserum und Glycerinbouillon üppiges Wachstum, nach 3—4 Wochen dicke, faltige Haut (eugonisches Wachstum). Trockene, runzelige
humane Kulturen, aus denen sich keine homogene Aufschwemmungen herstellen lassen.

Bei Meerschweinchen genügen wenige Bacillen zur Infektion. Beim *Kaninchen* gelingt
es schwer, durch humane Tuberkelbacillen eine fortschreitende Tuberkulose zu erzeugen,
selbst wenn man schwere Infektionsbedingungen wählt; nach subcutaner Einspritzung von
10 mg Kulturmasse von Glycerinbouillonkultur treten nach 3 Monaten nur lokale Reaktionen
auf. *Rinder* erweisen sich selbst bei intravenöser und intraperitonealer Injektion sehr
widerstandsfähig; subcutane Einspritzung von 50 mg humaner Tuberkelbacillen ruft nur
lokale Reaktionen hervor.

2. Typus bovinus. Hohe Empfänglichkeit für Rinder, aber auch für andere Säugetiere
wie Meerschweinchen, Kaninchen, Ratten, Schafe, Ziegen, Schweine, Katzen u. a. Serum-
kultur zeigt viel plumpe, kurze Formen; in Glycerinbouillon Stäbchen von ungleicher Länge
und Färbung, oft körnig. Bovine Bacillen wachsen auf Glycerinserum in erster Generation spärlich; auf Glycerinbouillon langsam mit zarten Häutchen mit einzelnen warzigen
Verdickungen (dysgonisches Wachstum). Glattes, rahmiges Wachstum der ersten bovinen
Kulturen mit leichter Verreibbarkeit.

Charakteristisch ist das Verhalten der bovinen Bacillen im *Kaninchenkörper;* nach 10 mg
Kultur von Glycerinbouillon subcutan erkranken Kaninchen an miliarer Tuberkulose
spätestens nach 3 Monaten, die Lungen mit zahlreichen käsigen Herden durchsetzt, in den
Nieren regelmäßig hirsekorn- bis hanfkorngroße Knötchen. *Rinder* sterben nach intravenöser Einspritzung von $^1/_{40}$ mg Reinkultur nach 3—4 Wochen an generalisierter Tuberkulose.

3. Typus gallinaceus. Die Gestalt der Hühnertuberkelbacillen stimmt mit der der Säuge-
tiertuberkelbacillen im wesentlichen überein. Kultur auf flüssigen Nährboden als feines
weißliches Pulver, das an der Oberfläche ein weißes Häutchen bildet. Vermehrung erfolgt
bei Temperaturen von 25—45⁰. Meerschweinchen sind wenig, Hühner und Kaninchen
stark empfänglich.

4. Saprophytische säurefeste Stäbchen kommen in der Natur vielfach vor, in Erde, Wasser,
als Belag an Wasserleitungshähnen, auf Gräsern (Thimotee-Bacillus), in den Ventilen von
Trompeten (Trompetenbacillen), und als sog. *Kaltblüterbacillen* bei gesunden Kaltblütern
(Fisch-, Frosch-, Schildkröten-, Blindschleichen-, Molchbacillen). Wachstum bei niedrigen
Temperaturen, anpassungsfähig an wechselnde Wachstumbedingungen. Künstliche Umwandlung von echten Tuberkelbacillen in Saprophyten und umgekehrt ist bisher nicht
einwandfrei gelungen.

Die Frage der *Umwandlungsfähigkeit der verschiedenen Tuberkelbacillentypen* ist Gegenstand umfangreicher Untersuchungen in allen Kulturstaaten gewesen, ohne daß eine völlige
Übereinstimmung darüber erzielt wäre. Selbst wenn es erwiesen wäre, daß man durch künstliche Einwirkungen diese oder jene Eigenschaft der Typen ändern oder die Unterschiede verwischen könne, so bleibt immer noch die Frage offen, ob unter natürlichen Verhältnissen
das gleiche eintritt.

Die praktisch wichtigste Frage, welche *Bedeutung den bovinen Tuberkelbacillen für die Verbreitung der menschlichen Tuberkulose* zukommt, läßt sich nach

dem heutigen Stand der Wissenschaft dahin beantworten, daß der Tuberkelbacillus des bovinen Typus imstande ist, sämtliche Formen der menschlichen
Tuberkulose gelegentlich hervorzurufen. Die erdrückende Mehrzahl des bovinen
Anteils entfällt dabei auf diejenigen Formen, die als Fütterungstuberkulosen
aufzufassen sind, d. h. bei denen der Verdauungskanal die Eintrittspforte des
bovinen Virus gewesen ist. Die meisten der bisher festgestellten Perlsuchtinfektionen haben Kinder unter 16 Jahren betroffen, so daß man die Infektion
mit bovinen Bacillen in erster Linie als eine Krankheit des Kindesalters bezeichnen muß. Bei der Lungentuberkulose, der weitaus häufigsten Form der menschlichen Tuberkulose, ist die bovine Infektion nur von untergeordneter Bedeutung.
Nach den letzten Übersichten[1] aus der Gesamtliteratur sind unter insgesamt
2409 Fällen von Lungentuberkulose 81 = 3,36% Fälle mit bovinen Tuberkelbacillen festgestellt worden; in dem mit Perlsucht besonders stark heimgesuchten Schottland konnte St. Griffith sogar einen bovinen Anteil von 9%
feststellen. Zusammenfassend behält die Grundlehre von Robert Koch ihre
Gültigkeit, daß bei der Bekämpfung der Tuberkulose das Hauptgewicht auf die
Verhütung der Übertragung von Mensch zu Mensch, besonders in der Familie,
zu legen ist. Die Ansteckung des Menschen durch den Perlsuchtbacillus tritt
an Häufigkeit gegenüber dem humanen Bacillus zurück; trotzdem sind die
Maßnahmen gegen die Ansteckung mit dem Rindertuberkelbacillus aufrecht
zu erhalten, da auch die Rindertuberkulose, auf den Menschen übertragen,
zumal im Kindesalter, eine zumeist unter dem Bilde der Fütterungsinfektion
verlaufende, bisweilen auch zum Tode führende Tuberkulose hervorzurufen
vermag.

Das Tuberkulin.

Kaum eine andere wissenschaftliche Tat hat in so hohem Maße das allgemeine
Interesse erregt, wie die mit großen Hoffnungen begrüßte Entdeckung eines
spezifischen Heilmittels gegen die Tuberkulose. Auf bisher unbekannten Wegen
war R. Koch zu der Darstellung eines spezifischen Stoffes aus den Reinkulturen
der Tuberkelbacillen gekommen, den er „Tuberkulin" nannte.

Als Koch *gesunde* Meerschweinchen mit einer Tuberkelbacillenreinkultur in eine Hautfalte impfte, trat zunächst eine Verklebung der Impfwunde ein, nach 10—14 Tagen erschien
ein hartes Knötchen, das bald aufbrach und bis zum Tode des Tieres eine ulcerierende Stelle
bildete. Ganz anders verhielt sich das *tuberkulöse* Tier. An der mit Reinkultur geimpften
Hautstelle trat schon nach 1—2 Tagen eine eigentümliche Verfärbung und Verhärtung der
Impfstelle im Umkreise von 0,5—1 qcm ein. Nach einigen Tagen zeigte sich, daß die eingetretene Verfärbung auf einer Nekrose der Haut beruhte, die sich schließlich abstieß; eine
anfangs ulcerierende Geschwürsfläche blieb zurück, die aber bald und dauernd heilte, ohne
daß die zunächst beteiligten Lymphdrüsen infiziert wurden. Aus diesem Verhalten zog
Koch den Schluß, daß das tuberkulös infizierte Meerschweinchen durch die erste überstandene Infektion einen solchen Grad von *Immunität* erhalten habe, daß die zweite Infektion
nicht mehr haftete. Um festzustellen, welche Stoffe diese Immunität hervorriefen, spritzte
Koch den Meerschweinchen zunächst abgetötete Kulturen von Tuberkelbacillen und später
auch Kulturflüssigkeit ein, auf der Tuberkelbacillen gezüchtet waren. Im Gegensatz zu dem
Verhalten der gesunden Meerschweinchen genügten bei tuberkulösen Tieren bereits sehr
kleine Mengen von toten Bacillen oder Kulturflüssigkeit, um das Tier innerhalb von 24 Stunden zu töten. Durch Anwendung stärkerer Verdünnungen gelang es Koch schließlich, die
Tiere am Leben zu erhalten und eine Besserung des tuberkulösen Prozesses zu erzielen. Das
Bestreben, die heilenden Stoffe aus den Tuberkelbacillenkulturen zu isolieren, führte zur
Herstellung der verschiedenen Tuberkulinpräparate.

---

[1] Z. Tbk. **80**, 306 (1938).

Das älteste Tuberkulinpräparat, „Tuberculinum Kochii" oder „*Alttuberkulin*" genannt, gewann KOCH in der Weise, daß er die Tuberkelbacillen 5—6 Wochen lang auf einem flüssigen Nährboden mit Glycerinbouillon wachsen ließ. Nach einstündigem Erhitzen der von den Bacillen getrennten Kulturflüssigkeit wurde diese auf $^1/_{10}$ des ursprünglichen Volumens eingeengt und sodann wurden mittels Carbolkochsalzlösung gebrauchsfertige Verdünnungen hergestellt.

ROBERT KOCH hat sich selbst 0,25 ccm des nicht eingeengten Tuberkulins eingespritzt und schilderte die Wirkung folgendermaßen: „3—4 Stunden nach der Injektion Ziehen in den Gliedern, Mattigkeit, Neigung zum Husten. Atembeschwerden, die sich schnell steigerten; in der 5. Stunde trat ein ungewöhnlicher heftiger Schüttelfrost ein, der fast eine Stunde dauerte; zugleich Übelkeit, Erbrechen, Ansteigen der Körpertemperatur auf 39°; nach etwa 12 Stunden ließen sämtliche Beschwerden nach, die Temperatur sank und erreichte bis zum nächsten Tage wieder die normale Höhe."

Diese heftige Reaktion ist sicherlich auf die hohe Tuberkulindosis zurückzuführen, da anzunehmen ist, daß KOCH selbst tuberkuloseinfiziert war.

Ein großer Teil der ungünstigen Erfolge der ersten Tuberkulinzeit erklärt sich wohl dadurch, daß man von dem Mittel zu viel verlangte und es auch bei ganz hoffnungslosen Fällen und mit viel zu hohen Anfangsdosen anwandte, trotz der Mahnung von R. KOCH, daß das Anfangsstadium der Tuberkulose das eigentliche Objekt der Tuberkulinbehandlung bilden müsse.

Die Erfahrungen der späteren Jahrzehnte haben dann den Beweis geliefert, daß man mit der *Tuberkulintherapie* bei richtiger Methodik gute Heilwirkungen erzielen kann. Es kommt dabei weniger auf die Verwendung eines bestimmten Tuberkulinpräparats an, als auf die richtige Auswahl der Kranken, auf individualisierendes Vorgehen, zweckmäßige Dosierung und die Art der Dosensteigerung in bestimmten Abständen. Stärkere Reaktionen sollen möglichst vermieden werden. Bei der Tuberkulinwirkung auf den tuberkulösen Organismus handelt es sich offenbar um eine spezifisch veränderte Reizbarkeit der Zellen im allergisch gewordenen, d. h. durch die tuberkulöse Infektion umgestimmten Körper. Die spezifische Therapie der Tuberkulose ist in den letzten Jahren zugunsten der Pneumothoraxbehandlung und chirurgischen Therapie in den Hintergrund getreten.

Wertvolle Dienste haben in den letzten 50 Jahren die Tuberkuline, insbesondere das Alttuberkulin, bei der *spezifischen Diagnose* der Tuberkulose geleistet.

Bei subcutaner Einspritzung (nach R. KOCH) wird Tuberkulin von gesunden Menschen in Dosen von 10 mg, aber auch von 50—100 mg ohne Reaktionserscheinungen vertragen. Bei tuberkuloseinfizierten Personen genügen bereits kleine Dosen von 0,1—1,0 mg, um eine ausgesprochene Reaktion mit Temperatursteigerung, Gliederschmerzen, allgemeiner Abgeschlagenheit und lokaler Reaktion an der Injektionsstelle hervorzurufen. Besonders beweiskräftig ist die sog. *Herdreaktion*, die in den tuberkulösen Herden zu einer akuten Entzündung des erkrankten Gewebes führt. Auch für die Erkennung der Tuberkulose der oberen Luftwege hat sich die nach Tuberkulineinspritzungen auftretende Herdreaktion als ein ausgezeichnetes diagnostisches Hilfsmittel erwiesen.

Grundsätzlich ist zur Tuberkulindiagnostik zu bemerken, daß eine Reaktion auf die Einverleibung von Tuberkulin *nicht* das Vorhandensein eines aktiven Tuberkuloseherdes im Körper beweist, sondern daß auch ausgeheilte Herde eine positive Reaktion ergeben können.

In der Praxis der spezifischen Diagnostik wird hauptsächlich die *cutane Tuberkulinprobe* (nach v. PIRQUET) durch Aufträufeln von Tuberkulin auf die geritzte Haut oder die percutane Tuberkulinprobe (MORO, DOGANOFF) durch Einreiben von *Tuberkulinsalbe* auf die vorher gereinigte Haut angewandt. Brauchbar ist auch die sog. *Stichreaktion* (HAMBURGER) und die Intracutanreaktion (MENDEL-MANTOUX). Die genannten Hautproben können zwar die Subcutaneinspritzung des Tuberkulins, zumal bei Erwachsenen, nicht ersetzen, leisten aber zweifellos bei der frühzeitigen Erkennung und Abgrenzung der Tuberkulose des Kindesalters wertvolle Dienste.

Seit den Zeiten von Robert Koch geht das Streben aller Tuberkuloseforscher dahin, ein wirksames Verfahren zur *aktiven Immunisierung* gegen Tuberkulose nicht nur beim Menschen, sondern auch auch bei Tieren, insbesondere Rindern, zu finden. Bei hochempfänglichen Organismen glauben die meisten Autoren, eine genügend starke spezifische Resistenz nur durch *lebende* Tuberkelbacillen erzielen zu können, da eine Immunität nur so lange bestehe, als der Körper, wenn auch in geringem Ausmaße, aktive Tuberkuloseherde beherberge. Experimentell kann man bei Meerschweinchen, Kaninchen, Schafen und Rindern mit Bacillen, die zu einer Haftung, aber nicht zu fortschreitender Erkrankung führen, einen gewissen Immunitätszustand nachweisen, der sich darin äußert, daß eine zweite Einspritzung mit virulenten Tuberkelbacillen nicht zu einer neuen Infektion mit Primäraffekt und Drüsenschwellung führt. Versuche, Rinder mit getrockneten lebenden Tuberkelbacillen des humanen Types (Bovovaccin von Behring) zu immunisieren, führen wohl zu einer erhöhten Widerstandsfähigkeit gegen die Perlsuchtinfektion, aber nicht zu einer vollkommenen Immunität gegenüber einer experimentellen oder natürlichen Infektion. Eine Schutzimpfung der Rinder scheiterte auch praktisch daran, daß Rinder, die nachgewiesenermaßen noch lange Zeit nach der Impfung lebende Tuberkelbacillen ausscheiden, dadurch eine ständige Infektionsquelle für Menschen werden können.

Beim Menschen wurden hauptsächlich Schutzimpfungsversuche mit abgetöteten oder abgeschwächten Kulturen von menschlichen oder tierischen Tuberkelbacillen oder von ihnen biologisch nahestehenden säurefesten Bacillen versucht, leider ohne den erwarteten Erfolg.

Der französische Forscher Calmette benutzte zur aktiven Schutzimpfung eine als *BCG* (Bacille Calmette-Guèrin) bezeichnete Kultur von lebenden bovinen Tuberkelbacillen, die viele Jahre lang in fortlaufenden Passagen auf Rindergalle-Kartoffeln mit 5% Glycerinzusatz fortgezüchtet wurde. Der ursprünglich hochvirulente Stamm soll dadurch seine Pathogenität für Meerschweinchen, Kaninchen und Kälber beinahe vollständig verloren, seine antigenen Eigenschaften und die Fähigkeit, Tuberkulin zu bilden, dagegen unvermindert behalten haben. Die perorale Einverleibung des Impfstoffes soll eine ungefährliche, aber zur Ausbildung der Immunität ausreichende Erstinfektion bewirken. Bei während der ersten Lebenstage immunisierten Kindern soll der Impfschutz im allgemeinen genügen, um das in den ersten Lebensjahren besonders tuberkuloseempfängliche Kind vor einer Infektion zu schützen. Trotz der Empfehlungen der französischen Autoren steht die deutsche Wissenschaft der BCG.-Impfung skeptisch gegenüber. Die *Lübecker Säuglingskatastrophe*, der im Jahre 1930 68 Kinder im Anschluß an eine BCG-Impfung zum Opfer fielen, darf allerdings dem Calmette-Verfahren nicht zur Last gelegt werden.

25. Lepra.

Die *Lepra* ist eine chronische Infektionskrankheit des Menschen. In pathogenetischer Hinsicht handelt es sich um eine durch *Bacillus leprae* (Hansen 1873) verursachte Gewebeinfektion mit Ausbildung infektiöser Granulationsgeschwülste. Je nach den klinischen Erscheinungen bzw. der vorwiegenden Lokalisation der Infektion tritt die Lepra in 3 Hauptformen auf: 1. *Lepra tuberosa* mit *Knotenbildungen* in der Haut. Die Knoten können infolge trophischer Störungen, Einschmelzungen oder auch im Anschluß an zufällige Verletzungen zerfallen und zu Nekrosen und Verstümmelungen führen. Häufig kommt es auch zu Lokalisation in der Schleimhaut der *Nase*. 2. *Lepra nervosa* (maculo-anaesthetica), bei der im Gebiete der befallenen Nerven Sensibilitäts- und trophische Störungen und infolge der letzteren nicht selten Nekrosen und Verstümmelungen (z. B. Verlust der Finger: L. mutilans) auftreten. 3. *Lepra mixta* mit Lokalisation sowohl in der Haut als auch in Nerven. Die *Leprabacillen* sind geißellose, den Tuberkelbacillen ähnliche und wie diese säure- und alkoholfeste Stäbchen. Sie finden sich in den leprösen Geweben meist innerhalb von Zellen, wo sie dicht nebeneinander gelagert ähren- oder zigarrenbündelförmige Verbände bilden. Ihre Züchtung auf künstlichen Nährböden ist noch nicht einwandfrei gelungen. Für den *diagnostischen Nachweis* im mikroskopischen Präparat kommen in erster Linie Abstriche von der Nasenschleimhaut und von Geschwürsflächen sowie excidiertes oder vermittels Punktionsspritze gewonnenes Material von Hautknoten in Betracht.

Die Lepra kann in *Deutschland* als erloschen gelten. Auch in anderen europäischen Ländern, in denen sie, wie z. B. in Norwegen, noch vorkommt, ist sie in ständiger Abnahme begriffen. Die Art der Übertragung ist noch nicht sicher ermittelt. Die Übertragungsgefahr ist an sich zweifellos gering und wird noch wesentlich herabgemindert, wenn nur die wesentlichen Grundanforderungen an Reinlichkeit und Körperpflege erfüllt sind. Die Lepra läßt sich daher in zivilisierten Ländern und wo sie nur in geringem Grade vorkommt, durch Absonderung der Kranken und Ansteckungsverdächtigen (Reichsseuchengesetz vom 30. 6. 1900) leicht bekämpfen. Wo sie, wie in China, Indien, Zentralafrika häufig vorkommt und mangelhafte Hygiene und enges Zusammenwohnen die Übertragung begünstigen, stellen sich ihrer Bekämpfung große Schwierigkeiten entgegen. *Therapeutisch* leisten das Chaulmograöl und aus ihm hergestellte Präparate (z. B. das Antileprol der I.G. Farben) gute Dienste: Stillstand und teilweise Rückbildung der lokalen Prozesse.

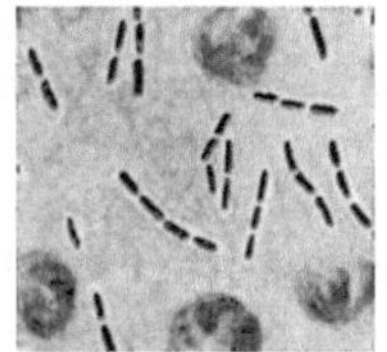

Abb. 163. Milzbrand-bacillen mit Kapseln. Organausstrich. 500:1. (Nach GOTSCHLICH und SCHÜRMANN.)

26. Milzbrand (Anthrax).

Der *Milzbrand* ist eine meist akut verlaufende Septicämie bei Säugetieren, einschließlich des Menschen.

Der *Erreger*, Bacillus anthracis (POLLENDER, R. KOCH), ist ein 2—8 μ langes geißelloses, grampositives Stäbchen, welches in Kulturen sehr oft, nicht selten aber auch im infizierten Organismus Scheinfäden bildet. In Organausstrichen, z. B. von der Lunge der experimentell infizierten Maus, weisen die Stäbchen in der Regel eine deutliche *Kapsel* auf. Im lebenden Tierkörper und in uneröffneten Kadavern werden nur vegetative Formen angetroffen. Nach Eröffnung eines Kadavers, Abziehen der Haut kann es an den Stellen, zu welchen die Luft Zutritt hat, bei geeigneter Temperatur (16—42⁰) zur *Sporenbildung* kommen. Gelegenheit zu Sporenbildung ist ferner gegeben, wenn die Bacillen mit den Dejekten erkrankter Tiere auf Weidepflanzen, den Erdboden, den Stallboden gelangen. Auch in Kulturen werden bei geeigneten Bedingungen meist massenhaft Sporen gebildet. Die Sporen sind gegenüber höheren Temperaturen und Austrocknung sehr widerstandsfähig. Künstlich kann man nichtsporenbildende (asporogene) Bacillenrassen züchten.

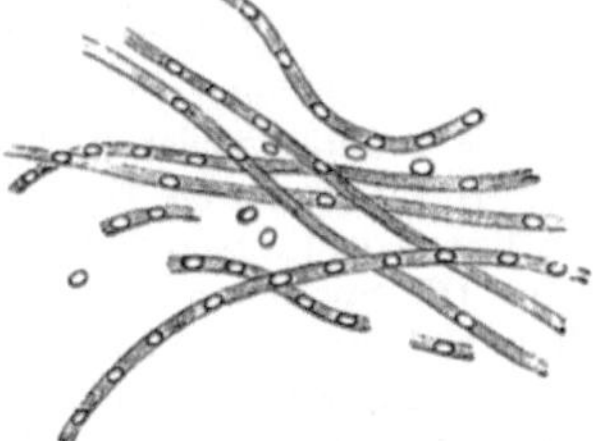

Abb. 164. Milzbrandfäden mit Sporen. 34stündige Kultur. 800 : 1. (Nach R. KOCH.)

Untersuchung im Laboratorium. 1. Nachweis der Bacillen vermittels Kultur und Tierversuch. Einzusenden sind vom Lebenden Karbunkelsekret, von der Leiche Karbunkelmaterial, Blut, Organstücke. — 2. Serologischer Nachweis von Bacillensubstanzen in wässerigen Auszügen aus Organmaterial, tierischen Häuten u. a. vermittels Präcipitation durch ein Milzbrandserum (*Thermopräcipitation* nach ASCOLI und modifizierte Verfahren). Die Reaktion ermöglicht in vielen Fällen die Diagnose, wo die bakteriologische Untersuchung versagt (faule Leichen und Kadaver; getrocknete und eingesalzene Felle).

Der Milzbrand kommt weltweit verbreitet vor. Er tritt bei zahlreichen *Nutztieren* in Form von *sporadischen Erkrankungen* oder mehr oder weniger ausgedehnten *Epizootien* (insbesondere bei Rindern und Schafen) auf. In Deutschland wurden 1927—1932 insgesamt 12480 Fälle von Milzbrand bei Haustieren festgestellt. Gelegentlich wird er auch bei Wild und Raubtieren beobachtet. Er verläuft meist unter dem Bilde einer allgemeinen Sepsis tödlich.

Die *Infektion* kommt am häufigsten durch Aufnahme der Sporen durch das Futter zustande. Eine verhängnisvolle Rolle spielt insbesondere die *Verseuchung von Weiden* durch den Kot und den Harn erkrankter Tiere. In Deutschland sind zeitweise zahlreiche Erkrankungen durch sporenhaltige ausländische *Futtermittel* (Fleisch- und Knochenmehl u. a.)

hervorgerufen worden. Ferner kann die Infektion von *Hautwunden* her erfolgen und durch *Stechfliegen* übertragen werden.

Bei *Menschen* kommt die Infektion bei weitem am häufigsten von der Haut her zustande. An *Hautmilzbrand* (Pustula maligna) erkranken namentlich Abdecker, Gerber, Tierärzte, Viehpfleger, Fleischer sowie Pinsel- und Bürstenmacher, welche Haare und Borsten von milzbrandgefallenen Tieren verarbeiten. Die Infektion erfolgt gewöhnlich an Stellen mit kleinen Hautverletzungen. Gelegentlich kommt auch Übertragung durch Insektenstiche vor. Weit seltener ist *Lungenmilzbrand* infolge von Einatmung von sporenhaltigem Staub; er wird vor allem bei Lumpensortierern (Hadernkrankheit) und Roßhaararbeitern beobachtet. Sehr selten kommt bei uns *Darmmilzbrand* infolge Genuß von rohem infizierten Fleisch vor. In Deutschland sind 1927—1932 insgesamt 994 Fälle von menschlichem Milzbrand festgestellt worden (Letalität etwa 10%)!

Die *Bekämpfung* des Milzbrandes ist in Deutschland durch gesetzliche Bestimmungen (Reichstierseuchengesetz und ergänzende Verordnungen) geregelt und weitgehend gesichert. Wichtige Maßnahmen sind: Anzeigepflicht; Absonderung und Beobachtung kranker und verdächtiger Tiere; Desinfektion des Standplatzes, nötigenfalls des ganzen Stalles; unschädliche, die Ausstreuung von Sporen verhütende Beseitigung der Kadaver (heute meist auf thermischem Wege vermittels besonderer Apparate); Belehrung der Tierbesitzer usw. über die Ansteckungsgefahr. Nach der Seuchenverordnung vom 1. 12. 1938 ist jede Erkrankung, jeder Verdacht einer Erkrankung sowie jeder Sterbefall an Milzbrand bei Menschen anzeigepflichtig.

Von größter Bedeutung ist ferner die *Überwachung der Einfuhr* der als häufige Infektionsquellen erkannten ausländischen Futtermittel. Für Fleisch- und Knochenmehl ist seit 1929 die Sterilisation durch Erhitzung vorgeschrieben. Einer sorgfältigen Kontrolle bedürfen auch die aus dem Auslande eingeführten Felle und Häute. Besonders bedenklich sind Trockenhäute. Die Sporen, welche den von milzbrandgefallenen Tieren stammenden Häuten anhaften, bedeuten nicht nur eine Gefahr für die Arbeiter der einschlägigen Betriebe, sondern können auch, wenn sie mit den Abwässern der Gerbereien usw. in Wasserläufe und von da durch Berieselung oder bei Überschwemmungen auf Weiden gelangen, bei Weidetieren Erkrankungen hervorrufen. Die hierdurch bedingten Gefahren lassen sich wesentlich einschränken, wenn die importierten Häute vor der Verarbeitung auf Milzbrand untersucht und gegebenenfalls ausgeschaltet werden. FRANCKE und STANDFUSS haben eine für Massenuntersuchungen geeignete Modifikation des *Präcipitationsverfahrens* von ASCOLI ausgearbeitet. Seit 1. 12. 1934 ist die amtliche Untersuchung der in Preußen aus dem Auslande eingeführten Häute vorgeschrieben. In einer Bundesratbekanntmachung vom 28. 1. 1899 und 22. 10. 1902 sind Vorschriften über Lagerung und Desinfektion der aus dem Auslande stammenden Tierhaare und Borsten sowie für den persönlichen Schutz der Arbeiter in den Betrieben erlassen worden. Der *Arbeiterschutz* wird auch in den Unfallverhütungsvorschriften der einschlägigen Berufsgenossenschaften eingehend berücksichtigt.

Schutzimpfung. Durch eine wirksame Immunisierung der Nutztiere gegen Milzbrand werden nicht nur materielle Verluste vermieden, sondern vor allem auch mit der Verminderung der Anzahl der erkrankten Tiere auch die Übertragungs- und Einschleppungsgefahr wesentlich herabgemindert. Die großzügige Anwendung wirksamer Schutzimpfungen ist daher nicht nur für die milzbrandverseuchten Agrarländer selbst, sondern auch für die Länder, welche aus ihnen tierische Rohmaterialien beziehen, von größtem Belang.

Bei dem von PASTEUR angegebenen Verfahren werden die Tiere mit lebenden, aber abgeschwächten Milzbrandbacillen geimpft. Sie machen eine in der Regel leichte Infektion durch und erwerben dabei eine aktive Immunität gegen Milzbrand. Vereinzelte Tiere gehen an der

Impfungsinfektion zugrunde. Ein weiterer Nachteil des Verfahrens besteht darin, daß zwei Einspritzungen verabfolgt werden müssen (Vaccin I und II) und der Impfschutz nur bis zu etwa 1 Jahr vorhält. Bei den sog. *Simultanverfahren* werden den Tieren gleichzeitig Milzbrandbacillen und Milzbrandserum eingespritzt. Die Impfung ist nahezu ungefährlich und hinterläßt eine starke und lange anhaltende Immunität. Eine Schutzbehandlung mit Milzbrandserum allein (passive Immunisierung) ist ferner angebracht, wenn es sich darum handelt, bei Auftreten von Milzbrand gefährdeten Tieren einen sofortigen Schutz zu verleihen *(Notimpfung)*. Das Serum wird auch *therapeutisch* bei erkrankten Tieren mit Erfolg angebracht.

Für die *Therpaie* des *menschlichen Milzbrandes* ist vor allem die möglichst frühzeitige intravenöse oder intramuskuläre Einspritzung hinreichend großer Dosen von *Milzbrandserum* (Merck; I.G.Farben) angezeigt. Nötigenfalls ist das Serum wiederholt anzuwenden. Seine Wirkungsweise ist noch nicht geklärt. An der Wirksamkeit ist aber nicht zu zweifeln (wesentliche Herabsetzung der Letalität). Ferner kommt auch die *Salvarsantherapie* nach BECKER in Betracht, bei welcher 0,45—0,60 g Neosalvarsan bis 3mal in 2tägigen Abständen intravenös verabfolgt werden. Die Wirkung des Salvarsans beruht wahrscheinlich darauf, daß es die weitere Entwicklung der Bacillen hemmt.

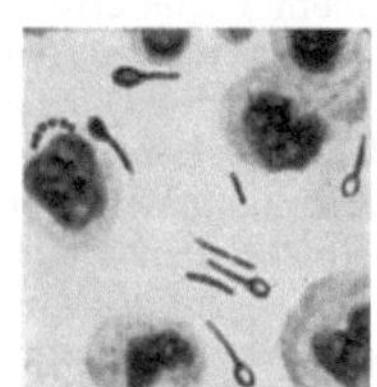

Abb. 165. Tetanusbacillen. Eiter. 500 : 1. (Nach GOTSCHLICH und SCHÜRMANN.)

27. Wundstarrkrampf (Tetanus).

Der *Tetanus* beruht auf einer *Vergiftung* wahrscheinlich der peripheren motorischen Ganglienzellen des Zentralnervensystems, die sich in einer pathologisch gesteigerten Übererregbarkeit derselben äußert. Die Vergiftung kommt dadurch zustande, daß Tetanusbacillen (bzw. zunächst deren Sporen) in eine Wunde gelangen, sich bei geeigneten Milieubedingungen vermehren und *Tetanustoxin* bilden. Das pathogene Agens ist das Toxin; die Bacillen verhalten sich, praktisch genommen, wie Saprophyten. Außer beim *Menschen* kommt Tetanus auch bei *Säugetieren* vor, von den Haustieren insbesondere bei Pferden, seltener bei Rindern und Schafen.

Bacillus tetani (NICOLAIER 1884, KITASATO 1887) ist ein begeißeltes schlankes, grampositives Stäbchen, das sich nur in einem streng *anaeroben* Milieu zu vermehren vermag. Er bildet endständige runde *Sporen* (Trommelschlägelform), die gegen Austrocknung, Erhitzung und Desinfektionsmittel meist sehr widerstandsfähig sind. Das Toxin der Tetanusbacillen ist ein echtes, hitzeempfindliches Toxin, das bei künstlicher Immunisierung von Tieren die Bildung eines homologen, das Toxin neutralisierenden Antitoxins hervorruft. An Antitoxin reiche Immunsera dienen als *Schutz-* und *Heilsera*.

Die *pathogenetische Wirkung* des Toxins kommt in der Weise zustande, daß es von der infizierten Wunde aus hauptsächlich in den Achsenzylindern der motorischen Nervenfasern zentralwärts wandert und zunächst die unmittelbar entsprechenden, dann aber infolge Diffusion auch die benachbarten peripheren motorischen Ganglienzellen des Rückenmarkes bzw. des Gehirnes vergiftet. Ein anderer Teil des Toxins gelangt über den Blutkreislauf an andere motorische Nerven und in ihnen ebenfalls in das Zentralnervensystem, in dem es dann in der Regel zunächst die besonders empfindlichen Kerne (z. B. den motorischen Trigeminuskern: Kardinalsymptom des *Trismus*) angreift, in der Folge aber bei fortgesetzter Giftproduktion nach und nach fast sämtliche Muskelzentren in Mitleidenschaft zieht: Starre und Steifigkeit der Körpermuskulatur, Opisthotonus, stark erhöhte Reflexerregbarkeit, klonische Krampfanfälle, Schling- und Zwerchfellkrämpfe u. a.). Daneben besteht gewöhnliche profuse Schweißsekretion.

Bacillus tetani ist von Natur aus ein *Erdbacillus*. Er kommt ferner im Darminhalt der Haustiere, insbesondere der Pferde und Rinder vor, seltener beim

Menschen. Tetanus kann auftreten, wenn sporenhaltige Erde, Staub, Mistteilchen oder ein beschmutzter Fremdkörper (z. B. Holzsplitter, von einem Geschoß mitgerissene Partikel der Kleidung u. dgl.) in eine Wunde gelangen. Die Verschmutzung einer Wunde bedeutet aber, wie die alltägliche Erfahrung lehrt, noch keineswegs, daß Tetanus auftritt. Die Auskeimung der Sporen mit nachfolgender Vermehrung der Bacillen und Giftbildung wird begünstigt, wenn in der Wunde nekrotische Gewebspartien vorhanden sind, reichliche Sekretion ohne entsprechenden Abfluß oder Eiterung eintritt, infizierte Fremdkörper zurückgeblieben sind und das an die Wunde grenzende Gewebe schlecht durchblutet ist. Umgekehrt sind Entfernung von Schmutz und Fremdkörpern, Beseitigung nekrotischen Gewebes vermittels Ausschneidung der Wunde und Sorge für Sekretabfluß und gute Durchblutung, d. h. eine *zweckmäßige Wundversorgung*, das beste Mittel, die Gefahr des Tetanus zu beseitigen.

Außer von Verletzungen her kann Tetanus auch von borkenbedeckten Brandwunden, einem Ulcus cruris u. dgl. ausgehen. Der sog. *idiopathische* Tetanus, ein seltenes Ereignis, kommt infolge Ansiedlung von Tetanusbacillen in Schleimhautulcera des Respirationstractus, des Darmes oder in zerfallenen Geschwülsten usw. zustande. Bei dem *chronischen* Tetanus können monate- bis jahrelang Kontrakturen bestimmter Muskelgruppen (z. B. Trismus), Bewegungsstörungen, Schluckstörungen bestehen, wobei die Erkrankten einer allmählichen Erschöpfung verfallen.

Die *Inkubation* des Tetanus beträgt in der Regel etwa 6—14 Tage. Erkrankungen mit kürzerer Inkubation (bis zu 1 Tag herab) werden als Frühtetanus, solche mit längerer Inkubation (3—4 Wochen) als Spättetanus bezeichnet. Bisweilen kommt es auch nach weit längerer Zeit, unter Umständen viele Jahre nach einer Verletzung (z. B. nach einem verheilten Steckschuß) noch zu Tetanus. Er verläuft dann oft in atypischer Form: Kontrakturzuständen, Urinverhaltung u. a. Teils treten solche nachträglichen Erkrankungen im Anschluß an ein Trauma der betreffenden Körperstelle oder an den Versuch einer operativen Entfernung des Fremdkörpers auf.

Die *Letalität* des Tetanus ohne Serumbehandlung beträgt im Mittel etwa 80—90%. Der Tod erfolgt durch Erstickung infolge Zwerchfell- oder Kehlkopfkrampf oder infolge Herzschwäche. Im allgemeinen ist die Prognose um so weniger ungünstig, je länger die Inkubationszeit war. Gelegentlich kommt es nach der Abheilung des Tetanus zu einem Rezidiv.

Zur *Verhütung* des Tetanus kommt es in erster Linie auf eine zweckmäßige, nach den oben besprochenen Gesichtspunkten erfolgende *Wundversorgung* an. In vielen Fällen ist ferner die intramuskuläre Einspritzung einer Schutzdosis von *Tetanusserum* angezeigt.

Nach Verabfolgung von Tetanusserum machen sich gar nicht so selten schädliche Nebenwirkungen des Serums geltend: Shock, Serumkrankheit, Neuritis, Myelitis, Nephrose u. a. Andererseits steht es fest, daß Verschmutzung einer Wunde noch keine Erkrankung an Tetanus bedeutet. Die Indikation der Serumprophylaxe sollte deshalb strenger gehandhabt werden, als es bisher vielfach der Fall gewesen ist. Sie ist immer angezeigt, wo es sich um tiefere oder umfangreiche, zerklüftete Wunden handelt, bei welchen mit einer Verschmutzung oder mit Vorliegen von verschmutzten Fremdkörpern zu rechnen ist und eine befriedigende Wundversorgung infolge der Art der Verletzung überhaupt nicht möglich ist oder erst relativ spät erfolgt. Diese Indikationsbedingungen sind bei *Kriegsverletzungen* häufig gegeben. Im Felde kommt auch noch der Umstand hinzu, daß der oft erhebliche Wundshock und die Auskühlung der Verwundeten bei längerem Liegen auf der Erde allgemeine und lokale Zirkulationsstörungen zur Folge haben, die die Tetanusgefahr erhöhen und deshalb besondere Schutzmaßnahmen erforderlich machen.

In neuerer Zeit ist in verschiedenen Armeen versuchsweise eine allgemeine *präventive Schutzimpfung* gegen Tetanus eingeführt worden. Der Impfstoff besteht aus Tetanustoxin, welches durch chemische Agentien (z. B. Formalin) abgeschwächt ist, aber noch voll antigen wirkt (Toxoid). Es handelt sich also um eine aktive Immunisierung, die die Bildung von neutralisierenden Antitoxin bezweckt. Ob sich das Verfahren in der Praxis bewähren wird, muß abgewartet werden.

Zur *Therapie* des ausgebrochenen Tetanus ist die möglichst frühzeitige und wiederholte Verabfolgung großer Antitoxinmengen angezeigt. Wesentlich für den Erfolg ist, daß das Serum intravenös und auch intralumbal eingespritzt wird. Die Wirksamkeit wird durch reichliche Gaben der auch schon symptomatisch angezeigten *Narkotica* unterstützt. Wo es chirurgisch angeht, sollte die Wunde bzw. Narbe excidiert werden. Unter Umständen kommt auch eine breite Spaltung der Wundstelle in Betracht.

28. Gasödeminfektionen.

Das *Gasödem* ist eine Gewebeinfektion, welche zustande kommt, wenn *Gasödembacillen* (bzw. zunächst ihre Sporen) gelegentlich einer Verletzung in Muskel- und Bindegewebe gelangen, sich vermehren und ihre spezifischen Toxine bilden. Unter der Einwirkung der Gifte kommt es zu *ödematöser Durchtränkung* und nachfolgender *Nekrotisierung* des infizierten Gewebes. Zugleich mit diesen Prozessen kann sich infolge sekundärer Zersetzung des Ödems und des nekrotisierten Gewebes mehr oder weniger starke *Gasbildung* einstellen. Je nachdem das Ödem oder die Gasbildung in den Vordergrund treten, entstehen die klinischen Bilder des *malignen Ödems*, des *Gasödems* oder des *Gasbrandes*. Die Infektion kann lokalisiert bleiben. Andererseits vermag sie sich aber auch binnen kurzer Zeit auf einen ganzen

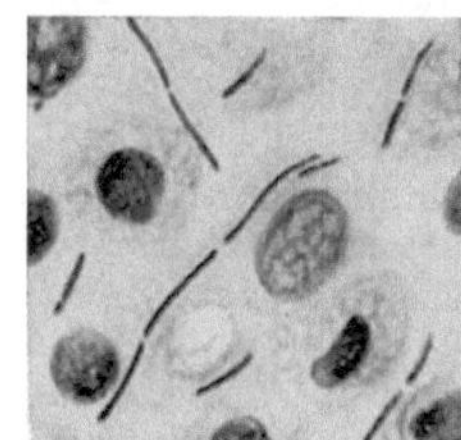

Abb. 166. Bacillen des malignen Ödems, Eiter. 500:1. (Nach GOTSCHLICH und SCHÜRMANN.)

Körperteil auszubreiten. Neben der lokalen Gewebeschädigung führen die Toxine zu einer *allgemeinen Vergiftung* des Organismus. Ein Teil der Gasödembacillen bildet neben dem Toxin auch ein *Hämotoxin*, unter dessen Einwirkung es nicht selten zum Auftreten von Hämoglobin-, Methämoglobin- und Hämatinämie kommt. Wohl bei jedem Falle von Gasödem gelangen ferner die Erreger selbst in den Blutkreislauf. Wenn diese Invasion in größerem Ausmaße oder in wiederholten Schüben erfolgt oder sich die Bacillen im Blute zu vermehren beginnen *(Gasbacillensepsis)*, setzt gewöhnlich eine rapide Blutzersetzung mit allgemeinem Verfall ein.

Als Erreger der Gasödeminfektionen sind mehrere *anaerobe* Bacillenarten ermittelt worden.

Die am häufigsten angetroffenen Erreger sind: 1. *Bacillus aerogenes capsulatus (Bacillus perfringens, Bacillus Welchii)*, ein geißelloses, robustes, grampositives Stäbchen, welches runde, fast endständige Sporen bildet. Er kommt in der Natur weit verbreitet vor, findet sich stets im Erdboden und ist ein regelmäßig anzutreffender Bestandteil der normalen Darmflora des Menschen und der Säugetiere. Er gehört ferner zu den sog. Kadaverbacillen und ist als solcher an der mit Gasbildung verbundenen Verwesung von Leichen wesentlich beteiligt. — 2. *Bacillus oedematiens*, von NOVY als Erreger des malignen Ödems beschrieben. Er ist ein peritrich begeißeltes, plumpes, grampositives Stäbchen, welches große, mittel- bis endständige Sporen bildet. ZEISSLER und PASSFELD stellten ihn in 64% von 193 Erdproben von den Frontabschnitten des Weltkrieges fest. — 3. Der *Pararauschbrandbacillus (Vibrion septique* PASTEUR und JOUBERT), ein peritrich begeißeltes grampositives Stäbchen, welches gleichfalls Sporen bildet und in Erdproben wie auch im Darminhalt von Mensch und Säugetier festgestellt worden ist.

Infolge der weiten Verbreitung der Gasödembacillen bzw. ihrer Sporen in der Außenwelt werden bei den Gasödeminfektionen, welche sich auf dem Boden einer durch Erdverschmutzung oder eingedrungene Fremdkörper infizierten Verletzung entwickeln, nicht selten mehr als eine Erregerart angetroffen. Vielfach findet man sie auch mit anaeroben und aeroben saprophytischen Bakterien sowie mit Streptokokken und anderen Eiterkokken vergesellschaftet vor. Die *Begleitfloren* dürften sich meist dahin auswirken, daß sie die Gewebe schädigen, durch Sauerstoffzehrung die Anaerobiose verstärken und damit der Entwicklung der Gasödembacillen Vorschub leisten. Wenn das Bild, das die Gasödeminfektionen in ihrer Gesamtheit bieten, so überaus wechselvoll ist, so ist das zweifellos nicht zuletzt auch auf den von Fall zu Fall wechselnden *Synergismus der Gesamtflora* in dem Infektionsherd sowie darauf zurückzuführen, daß aus der Gesamtflora je nach zufälligen Umständen schließlich bald dieser, bald jener Gasödemerreger in den Vordergrund tritt. Bei ausgesprochenem Gasbrand führt die bakteriologische Untersuchung in der überwiegenden Mehrzahl der Fälle zur Feststellung des Bacillus Welchii.

Untersuchung im Laboratorium. Kultureller Nachweis der Erreger in dem bei der Wundversorgung excidierten Gewebematerial bzw. in Material von der Leiche. Bei der oft schwierigen Differenzierung der verschiedenen Erregerarten leistet die von ZEISSLER angegebene Traubenzucker-Blutagarplatte gute Dienste. Für rein praktische Zwecke genügt bisweilen eine Bestätigung der klinischen Diagnose durch den *diagnostischen Tierversuch,* bei dem einem Meerschweinchen ein Stückchen des fraglichen Gewebes nach Anlegung eines kleinen Hautschnittes unter die Haut geschoben oder eine Verreibung von dem Gewebe subcutan eingespritzt wird: Ausbildung einer großen schwappenden Gasödemblase unter der gelblichgrün verfärbten, nekrotisierenden Haut oder von sulzig-serösem, teils auch rötlich gefärbtem Ödem mit oder ohne Gasentwicklung; meist Tod binnen 24 Stunden.

Das eigentliche *pathogene Agens* der Gasödembacillen ist das von ihnen produzierte *Toxin.* Teils wird daneben noch ein *Hämotoxin* gebildet. Die Toxine sind jeweils für den betreffenden Erreger spezifisch. Sie sind Antigene und rufen bei systematischer Immunisierung geeigneter Tiere die Ausbildung spezifischer Antitoxine hervor, die die betreffenden Toxine neutralisieren. An Antitoxin reiche Sera dienen als *Schutz-* und *Heilsera.*

Ein Auftreten von Gasödeminfektion ist in erster Linie bei solchen Verletzungen zu befürchten, bei welchen Erdpartikel oder verschmutzte Fremdkörper in mehr oder weniger zertrümmertes Muskel- und Bindegewebe gelangt sind. Diese Bedingungen sind vor allem häufig bei *Kriegsverletzungen,* insbesondere *Granatsplitterverletzungen* gegeben. Bei Kriegsverletzungen wird das Auftreten von Gasödeminfektion vielfach noch durch eine Reihe von anderen nachteiligen Umständen begünstigt: allgemeine Schwächung des Organismus durch Blutverlust; lokale und allgemeine Zirkulationsstörungen infolge Auskühlung der Verwundeten bei längerem Liegen auf dem Erdboden, insbesondere bei feuchter und kühler Witterung; relativ späte Einlieferung in ein Lazarett, in welchem eine der Art und dem Umfang der Verletzung entsprechende Wundversorgung möglich ist. Die *Inkubationszeit* der Gasödeme schwankt zwischen Stunden und mehreren Tagen; in der Regel beträgt sie 1—2 Tage. Die Angaben über die *Letalität* im Weltkriege wechseln zwischen 20 und 60%. Den Gesamtverlust durch Gasödeminfektionen schätzt ZEISSLER beim deutschen Heere auf 100000—150000 Mann.

Gasödeminfektionen können auch von *inneren Verletzungen* ausgehen, so z. B. von Verletzungen des Uterus bei artefiziellem (kriminellem) Abort, von Bauchoperationen im Bereiche von chronisch entzündeten, vom Darminhalt her infizierten Geweben oder im Anschluß an Darmverletzungen. Beim *Uterusgasbrand* (Physometra uteri) handelt es sich in der Regel um eine Infektion mit Bacillus Welchii, oft vergesellschaftet mit Bacillus coli und Streptokokken (LÖHR).

Bei der *Verhütung* des Gasödems kommt es in erster Linie auf eine frühzeitige zweckmäßige *Wundversorgung* mit breiter Eröffnung, Entfernung der Verschmutzung bzw. der Fremdkörper, Excision zertrümmerten Gewebes an.

Wo mit der Möglichkeit einer Gasödeminfektion zu rechnen ist, ist ferner die Verabfolgung einer Schutzdosis von dem *Anaerobenserum* der I.G. Farben angezeigt. Das Serum enthält Antitoxine gegen die Toxine der drei weiter oben angeführten Erreger sowie des Bacillus tetani. Bei bereits aufgetretenem Gasödem ist sofortiges *chirurgisches Vorgehen* geboten: breite Eröffnung und Reinigung des Infektionsherdes, entlastende Incisionen, Excision nekrotischer Gewebeteile, nötigenfalls Amputation, im Falle der Physometra uteri Totalexstirpation usw. Außerdem wird eine hinreichende Dosis von dem *Gasödemserum* der I.G. Farben (Antitoxine gegen die Toxine von 4 Gasödemerregern) verabfolgt, wobei zweckmäßig ein Teil des Serums in die unmittelbare Umgebung des Infektionsherdes, der Rest intravenös eingespritzt wird. Nötigenfalls ist die Serumeinspritzung wiederholt vorzunehmen.

29. Botulismus.

Der *Botulismus* ist eine mit charakteristischen nervösen Störungen verbundene *Nahrungsmittelvergiftung*. Die wichtigsten Symptome sind Akkomodationsstörungen, Doppeltsehen, Ptosis, Mydriasis, Trockenheit im Halse, Aphonie, Dysphagie, in schweren Fällen allgemeine Bulbärparalyse, gelegentlich auch Lähmung der Extremitäten. Durchfall, Erbrechen, Fieber fehlen in der Regel. Die Vergiftung kommt zustande, wenn Botulinusbacillen (bzw. ihre Sporen) in ein Nahrungsmittel gelangt sind, sich in ihm vermehrt und dabei ihr spezifisches *Toxin* gebildet haben. Außer beim *Menschen* kommt Botulismus auch bei *Säugetieren* und *Vögeln* vor.

Bacillus botulinus (VAN ERMENGEM) ist ein begeißeltes grampositives Stäbchen, Es vermehrt sich nur in einem streng anaeroben Milieu und bildet ovale endständige *Sporen* (Tennisschlägerform). Das Botulinusgift ist ein echtes, hitzeempfindliches *Toxin* von der Art des Diphtherie- und des Tetanustoxins. Im vergifteten, genesenden Organismus ruft es die Bildung eines spezifischen Antitoxins hervor, welches das Toxin neutralisiert. Vermittels künstlicher Immunisierung von Tieren mit dem Toxin gewinnt man ein an *Antitoxin* reiches Serum, welches als *Heilserum* gegen den Botulismus dient. Nach ihren nicht völlig identischen Toxinen lassen sie die Botulinusbacillen verschiedenen *Typen* zuordnen: Typen A, B, C usw. Die Heilsera müssen polyvalent sein, d. h. die Toxine sämtlicher Typen neutralisieren.

Bacillus botulinus vermag nur bei *völligem Abschluß von Sauerstoff* zu gedeihen und Gift zu bilden. Diese Bedingung ist in *Konserven* von Fleisch, Fischen, Gemüse, Obst gegeben, die in luftdicht verschlossenen Büchsen oder Gläsern eingemacht oder bei nicht hermetisch geschlossenen Behältern mit einer dicken Fettschicht bedeckt sind. Ferner sind die inneren Teile von dicken Würsten, die Gewebsspalten in Schinken und Speck sowie die unteren Schichten dicht aufeinander gepackter Fleischstücke in Pökelfässern meist hinreichend sauerstofffrei. Dieses sind denn auch im wesentlichen die Nahrungsmittel, nach deren Genuß Botulismus auftreten kann. Bei 68 in Deutschland beobachteten Vergiftungen, die BITTER zusammengestellt hat, handelte es sich in 43 Fällen um Wurst, Schinken, Speck, Fleischkonserven.

Die Anwesenheit der Botulinusbacillen in *Büchsenkonserven* erklärt sich dahin, daß Bacillus botulinus ein *ubiquitärer Saprophyt* ist und Sporen bildet, die, wenn sie mit dem eingemachten Material oder sonst zufällig in die Konserven gelangt sind, bei ungenügender

Erhitzung und Konservierung derselben nicht abgetötet werden und dann später auskeimen. Bei *Fleischkonserven* dürften die Bacillen bzw. Sporen häufig aus dem Darminhalt der betreffenden Schlachttiere stammen. Bei Tieren, welche wegen Erkrankung notgeschlechtet worden sind, mögen sie teils bereits intra vitam vom Darm aus in den Blutkreislauf und damit in die später zu Schinken usw. verarbeiteten Teile gelangt sein. Diese Möglichkeit wäre vor allem dann gegeben, wenn es sich um Material von Tieren handelt, welche nach Aufnahme von stark mit Gift, Bacillen und Sporen durchsetztem Futter an Botulismus erkrankt gewesen sind. In festen Konserven beschränkt sich die Vergiftung nicht selten auf bestimmte umschriebene Teile derselben, so daß andere Stellen frei von Gift sind.

Bei der *Bekämpfung* des Botulismus ist vor allem auf eine eindringliche Aufklärung der Bevölkerung über die Entstehungsweise der Nahrungsmittelvergiftungen Gewicht zu legen. Gelegenheit zu solchen Belehrungen bietet sich in Haushaltungs- und Fortbildungsschulen, Fachschulen für Köche usw.

Beim *Einmachen* kommt es hauptsächlich auf folgende Punkte an: Verwendung von frischem, einwandfreiem Ausgangsmaterial, Verwerfung von Fleisch von nicht völlig gesunden Tieren, Aussortieren überreifer, angefaulter Früchte und verschmutzter Gemüseteile, Vermeidung nachträglicher Beschmutzung, Anwendung erprobter Einmacheverfahren mit Bevorzugung der auf intensiver Hitzesterilisierung aufgebauten, genügender Säuregrad bei Marinaden, intensive Räucherung von Schinken usw. Für die *fabrikmäßige Herstellung* von Konserven werden zweckmäßig bestimmte, in wissenschaftlichen Instituten nachgeprüfte Verfahren vorgeschrieben.

Im *Haushalt* sollten alle Konserven, die durch Büchsenauftreibung, Geruch oder Aussehen den Verdacht auf bakterielle Zersetzung erwecken, verworfen werden. Soweit es angeht, sind alle Konserven vor ihrer Verwendung abzukochen (Zerstörung des hitzempfindlichen Toxins).

Die *Therapie* des Botulismus besteht im wesentlichen in der möglichst frühzeitigen Einspritzung hinreichender Dosen von *Heilserum*. Sie muß schon bei begründetem Verdacht erfolgen. Abwarten einer bakteriologisch gesicherten Diagnose wäre ein Kunstfehler.

Die *Untersuchung im Laboratorium* erstreckt sich in erster Linie auf den Nachweis des Giftes und der Bacillen in Resten des betreffenden Nahrungsmittels. In zweiter Linie kommt der Nachweis des Toxins im Blute der Erkrankten und für die nachträgliche Diagnose bei Genesenen der Nachweis des Antitoxins im Blute in Betracht. Diese letzteren Untersuchungen haben naturgemäß nur Sinn, solange noch kein bzw. wenn überhaupt kein Heilserum verabfolgt worden ist.

30. Cholera asiatica.

Die *Cholera* ist eine unter dem klinischen Bilde einer schweren Vergiftungsenteritis verlaufende akute Infektionskrankheit des Menschen mit ausgesprochener Neigung zu epidemischer bis pandemischer Ausbreitung.

Der *Erreger*, Vibrio cholerae (R. KOCH 1883) ist ein etwa 1,5 μ langes, schwach gekrümmtes, mit einer endständigen Geißel versehenes zartes, gramnegatives Stäbchen. Die Krümmung ist eine räumliche; sie entspricht einem kurzen Abschnitt einer aufsteigenden Spirale. In gefärbten Ausstrichpräparaten von den schleimigen Flöckchen, welche den reiswasserähnlichen Entleerungen der Cholerakranken beigemengt sind, erscheinen die oft in fischzugartigen Ansammlungen angeordneten Vibrionen kommaförmig gekrümmt: Kommabacillen. In älteren Kulturen treten mannigfache Involutionsformen auf: robuste gerade Stäbchen, Scheinfäden u. a. Kapseln, Sporen werden nicht gebildet. Die Widerstandsfähigkeit gegenüber widrigen äußeren Einwirkungen (höhere Temperaturen, Sonnenlicht, Eintrocknung, Desinfektionsmittel) ist gering. In natürlichen Gewässern vermag sich Vibrio cholerae unter Umständen längere Zeit, bis zu Monaten lebend zu erhalten.

Wegen der hohen Infektiosität und der ausgesprochenen Neigung der Cholera zu rapidem Umsichgreifen ist alles daran gelegen, daß verdächtige Erkrankungen ohne Verzug einwandfrei diagnostiziert werden. Eine zuverlässige Diagnose läßt sich nur auf Grund der *bakteriologischen Untersuchung* erzielen. Die Untersuchung wird in Deutschland nach der amtlichen

„Anleitung für die bakteriologische Feststellung der Cholerafälle" ausgeführt (Anlage 7 der „Anweisung des Bundesrates zur Bekämpfung der Cholera" vom 28. 1. 1904, mit Ergänzungen von 1909, 1911 und 1916). Die Anweisung enthält auch Vorschriften für Entnahme und Versendung des Untersuchungsmaterials. Vom Lebenden werden Stuhl und Erbrochenes, von der Leiche der Inhalt einer nach doppelseitiger Unterbindung zu entnehmenden Darmschlinge (unterer Dünndarm, unmittelbar vor der Ileocoecalklappe) untersucht. Der Nachweis der Erreger erfolgt vermittels Kultur, wobei ein von R. Koch angegebenes Anreicherungsverfahren sowie die Züchtung auf stark alkalischen Blutagarplatten (Dieudonné) die Aussicht auf Erfassung der Erreger wesentlich erhöht. Die sichere Erkennung der Choleravibrionen wird durch den positiven Ausfall des Agglutinationsversuches mit einem spezifischen Immunserum gewährleistet.

Wenn festzustellen ist, ob es sich bei einer abgelaufenen, womöglich bereits einige Zeit zurückliegenden Erkrankung um Cholera gehandelt haben könnte, wird das Serum der betreffenden Person mit Hilfe einer Cholerakultur im Agglutinationsversuch nach Gruber-Widal auf etwaiges Vorliegen von spezifischen Agglutininen untersucht. Bei negativem oder zweifelhaftem Ausfall muß man versuchen, vermittels des Pfeifferschen Versuches bakteriolytische Antikörper nachzuweisen. Hierfür werden aber vollvirulente Cholerakulturen benötigt, die in seuchenfreien Zeiten nicht immer zur Verfügung stehen.

Erkrankungen, die dem klinischen Bilde der Cholera mehr oder weniger entsprechen, können auch durch andere Bakterien, z. B. durch Nahrungsmittelvergifter der Paratyphus-Enteritisgruppe sowie durch andere Vibrionenarten hervorgerufen werden. Diesen Infektionen bzw. Vergiftungen mangelt aber der wesentliche Charakterzug der Cholera, die ausgesprochene Neigung zu schneller epidemischer Ausbreitung. In der Regel handelt es sich um Einzelfälle, allenfalls um Gruppenerkrankungen. Besondere Erwähnung verdient *Vibrio El Tor*,

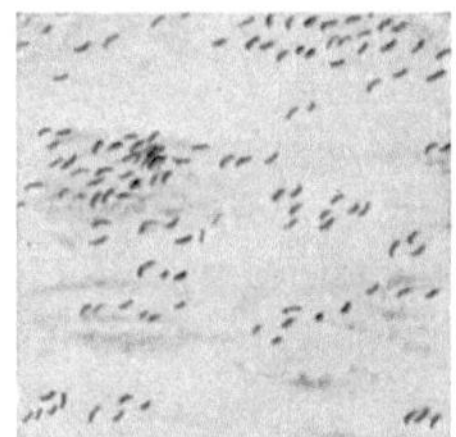

Abb. 167. Choleravibrionen. Schleimflocke. 500:1. (Nach Gotschlich und Schürmann.)

der mit Vibrio cholerae serologisch eng verwandt ist, aber im Gegensatz zu diesem in Kulturen ein Hämolysin bildet. Er wurde erstmalig von F. Gotschlich in dem damaligen Choleramilieu des westarabischen Hafens El Tor bei nicht an Cholera erkrankten Personen isoliert. Seine pathogenetische Bedeutung ist noch nicht restlos geklärt. Neuerdings ist er von de Moor auf Celebes bei einer Epidemie von choleraähnlicher akuter Enteritis festgestellt worden. Vorläufig müssen Personen, bei welchen Vibrio El Tor angetroffen wird, als choleraverdächtig gelten.

Die *Übertragung* der Cholera erfolgt auf oralem Wege. Soweit die aufgenommenen Vibrionen den Magen lebend passieren und in den Dünndarm gelangen, treffen sie in diesem gewöhnlich günstige Existenzbedingungen an. Sie beginnen sich dann schnell zu vermehren und rufen durch die bei ihrem Zerfall frei werdenden giftigen Leibessubstanzen (Endotoxine) eine enteritische Darmstörung hervor. Trotz enormer Vermehrung der Vibrionen kann die Darmstörung leichter Art sein oder auch überhaupt ausbleiben. Zu den typischen schweren Darmerscheinungen kommt es erst dann, wenn eine Epithelnekrose hinzutritt, d. h. das Darmepithel unter der Einwirkung der Giftstoffe abstirbt, in Fetzen abgestoßen wird und die Vibrionen in der Schleimhaut selbst zu wuchern beginnen. Es treten nunmehr profuse Diarrhöen auf, bei denen die Entleerungen schon bald die Kotfärbung verlieren und mehr und mehr wässerig bzw. infolge der Beimengung von Schleimflöckchen und Epithelfetzchen reiswasserähnlich werden. Der Darminhalt stellt sozusagen eine flüssige Reinkultur von Cholerafibrionen dar. Die Resorption des massenhaft gebildeten Endotoxins führt zu einer allgemeinen Vergiftung des Organismus. Daneben macht sich der oft gewaltige Wasserverlust infolge der profusen Entleerungen geltend. Bei tödlichem Ausgang tritt unter Herzschwäche, Cyanose, Krämpfen, Absinken der Körpertemperatur, Benommenheit rascher Verfall ein. Wenn der Choleraanfall dagegen überstanden wird, erfolgt meist schnelle Heilung. Seltener schließt sich ein typhusartiges Endstadium an (Choleratyphoid).

Diätfehler begünstigen sowohl das Passieren lebender Vibrionen durch den Magen (Herabsetzung der Acidität) als auch ihre Vermehrung im Dünndarm. Hinsichtlich der Schwere der Erkrankung ist zweifellos die nach der individuellen Disposition, zufälliger Interferenz von Verdauungsstörungen und anderen Umständen wechselnde Resistenz des Darmepithels von ausschlaggebendem Einfluß. Möglicherweise spielt auch eine nach der Phase der epidemischen Ausbreitung unterschiedliche, anfänglich höhere, später abnehmende allgemeine Vitalität oder Virulenz der Vibrionen eine gewisse Rolle.

Bei den Genesenen hört die *Ausscheidung* der Vibrionen meist schon bald, gewöhnlich binnen längstens 14 Tagen auf. Seltener dauert sie 1—2 Monate an. Ausgesprochene Dauerausscheidung, wie beim Typhus, kommt nicht vor. Von größter epidemiologischer Tragweite ist der Umstand, daß bei jeder Choleraepidemie gesunde Vibrionenträger anzutreffen sind, d. h. Personen, welche eine Cholerainfektion durchmachen, ohne zu erkranken, und deshalb unverdächtig sind, aber nicht selten ebenso stark und lange Vibrionen ausscheiden wie manifest erkrankte Personen.

In Mitteleuropa tritt die Cholera nur dann auf, wenn sie von außerhalb eingeschleppt wird. Ihre eigentliche Heimat ist im südlichen Asien, insbesondere im Gebiete des Gangesdelta zu suchen, wo sie *endemisch* vorkommt und sich an vielen Stellen, wie z. B. in Kalkutta, alljährlich zu mehr oder weniger umfangreichen *Epidemien* auswächst. Von den endemischen Vorkommen aus hat sie sich wiederholt, nicht selten in gewaltigen Seuchenzügen, sowohl auf dem Land- als auch auf dem Seewege weithin ausgebreitet. Eine ständige Gefahr zunächst für Arabien, Ägypten und Kleinasien, in zweiter Linie aber auch für Südeuropa (Mittelmeerhäfen) bringen die alljährlich sich wiederholenden Pilgerfahrten der Mohammedaner nach Mekka mit sich. Neben der stets möglichen Einschleppung in die Seehäfen besteht für Mitteleuropa eine erhöhte Choleragefahr, wenn sich die Seuche, von Kleinasien her auf dem Landwege vordringend, in Südosteuropa festgesetzt hat und sich von dort, durch Landverkehr und Flußschiffahrt begünstigt, nach Nordwesten ausbreitet. Bei der Ausbreitung der Cholera spielen insbesondere die scheinbar gesunden oder nur leicht erkrankten *Vibrionenausscheider* eine verhängnisvolle Rolle.

Die *Infektionsquelle* ist unmittelbar oder letzten Endes stets ein cholerakranker oder cholerainfizierter Mensch. Mit menschlichen Dejekten oder beim Waschen infizierter Wäsche, Geschirr und ähnlichen Gelegenheiten in natürliche Gewässer gelangte Choleravibrionen vermögen sich in ihnen unter Umständen längere Zeit lebend zu erhalten, sich wahrscheinlich sogar vorübergehend zu vermehren. Der Genuß des unabgekochten Wassers vermag dann zu Erkrankungen an Cholera zu führen. Das Wasser stellt hierbei nur ein sekundäres Vehikel der Infektion dar, das zufällig in die Infektionskette von Mensch zu Mensch eingeschaltet ist.

Eine primäre saprophytische Existenz der Choleravibrionen im Wasser ist dagegen unwahrscheinlich. Ebenso ist auch nicht anzunehmen, daß die ersten Choleravorkommen am Orte einer neu auftretenden Epidemie etwa dadurch zustande kommen, daß sich saprophytische Wasservibrionen aus unbekannter Ursache, etwa unter dem Einfluß eines epidemiereifen Milieus in infektiöse Choleravibrionen umwandelten. Das vorzugsweise Auftreten von Epidemien gegen Ende des Sommers bis Anfang Herbst könnte damit zusammenhängen, daß die Vibrionen um diese Jahreszeit in der Außenwelt, insbesondere im Wasser vielleicht günstigere Existenzbedingungen als sonst vorfinden. Auf der anderen Seite dürften aber die auch durch reichlicheren Obst- und Wassergenuß bedingte jahreszeitliche Häufung von Gastricismen die allgemeine Anfälligkeit für Darminfektionen erhöhen. Daneben mögen auch noch andere, unbekannte Momente, wie z. B. jahreszeitlich bedingte Virulenzschwankungen, von Einfluß sein.

Die Übertragung erfolgt durch *Kontaktinfektion* oder durch *infizierte Nahrungsmittel* und *Wasser*. Eine Kontaktinfektion kann z. B. in der Weise zustande kommen, daß die Vibrionen von Geschirr oder Wäsche, die mit den Entleerungen der Kranken beschmutzt sind, an die Hände von Familienangehörigen oder Pflegepersonen und von da bei mangelhafter Desinfektion in den Mund der betreffenden Person gelangen. Bei der Infektion von Nahrungsmitteln spielt neben der Benutzung von infiziertem Geschirr und Wasser auch die Übertragung durch Fliegen eine Rolle. Epidemien, bei welchen die Infektionen vorwiegend in Einzelgängen von Mensch zu Mensch erfolgen und die deshalb trotz der durch die Kürze der Inkubationszeit bedingten schnellen Ausbreitung der Cholera eine gewisse Zeit für ein weiteres Umsichgreifen benötigen, werden als *Kontaktepidemien* bezeichnet. *Explosionsepidemien* mit gleichzeitigem Auftreten zahlreicher Erkrankungen müssen dagegen den Verdacht erwecken, daß die Erreger in eine zentrale Wasserversorgungsanlage oder dergleichen gelangt sind (z. B. die Epidemie in Hamburg 1892). Explosionsepidemien können sich auch im Rahmen einer zunächst als Kontaktepidemie verlaufenden Cholera einstellen. Andererseits schließen sich an eine Explosionsepidemie gewöhnlich zahlreiche Kontaktinfektionen an.

Für eine erfolgreiche *Abwehr* und *Bekämpfung* der Cholera ist der allgemeine Stand der Hygiene und der sanitären Einrichtungen im Lande von ausschlaggebender Bedeutung. So wird die Gefahr der Ausbreitung, insbesondere auch des Auftretens von Explosionsepidemien, durch das Vorhandensein einwandfrei funktionierender und sorgfältig überwachter Wasserversorgungsanlagen wesentlich herabgemindert. Die Gefahr des schnellen Umsichgreifens nimmt um so mehr ab, je mehr die Bevölkerung zu Reinlichkeit erzogen und für hygienische Belehrungen zugänglich ist, ferner je mehr Krankenhäuser für die sofortige Isolierung verdächtig Erkrankter und Ansteckungsverdächtiger und je mehr gut ausgebildete Ärzte, Pfleger und Desinfektoren zur Verfügung stehen. Von größter Bedeutung ist ferner die Bereithaltung der für eine schnelle Herbeiführung der bakteriologischen Diagnose erforderlichen Einrichtungen und Hilfsmittel. Abwehrmaßnahmen gegen die *Einschleppung* der Cholera sind 1. ständige Überwachung der aus Übersee einlaufenden Handelsschiffe (ärztliche Visitation, nötigenfalls bakteriologische Untersuchungen, Quarantäne, Fernhaltung der aus verseuchten Häfen kommenden Schiffe u. a.); 2. Überwachung des Schiffsverkehres und des Flößereibetriebes auf den Flüssen an den Landesgrenzen. Sie ist für Deutschland insbesondere bei einem Vordringen der Cholera nach Osteuropa von größter Wichtigkeit; 3. Überwachung des gesamten Reiseverkehres an den Grenzen (Einreiseverbot aus verseuchten Gebieten, Quarantäne, ärztliche Beobachtung zugelassener Einreisender u. a.). Die Abwehr wird wesentlich erleichtert, wenn die *internationalen Abkommen* über die gegenseitige Benachrichtigung der Länder von einem Auftreten der Cholera gewissenhaft eingehalten werden. Wenn die Cholera erst einmal eingeschleppt worden ist, ist alles daran gelegen, daß der *Ausbruch rücksichtslos lokalisiert* wird. Die Durchführung der erforderlichen Maßnahmen ist in Deutschland durch die einschlägigen Bestimmungen des Reichsseuchengesetzes vom 30. 6. 1900 und der zusätzlichen Ausführungsbestimmungen, insbesondere der bereits angeführten Bekämpfungsanweisung vom 28. 1. 1904 sichergestellt. Gemeinverständliche Belehrungen der Bevölkerung über das Wesen der Cholera und die Art ihrer Übertragung, über Desinfektion und andere Schutzmaßnahmen, Vermeidung von Diätfehlern, Unterlassung des Genusses von unabgekochtem Wasser, Milch und Obst vermögen die Bekämpfungsmaßnahmen wirksam unterstützen.

Nach den im Weltkriege und sonst gemachten Erfahrungen ist an der Wirksamkeit der *aktiven Schutzimpfung* gegen Cholera (KOLLE) nicht mehr zu zweifeln. Sie schützt zwar nicht in jedem Einzelfall, setzt aber bei allgemeiner Durchführung die Morbidität bei der Bevölkerung sowie die Mortalität wesentlich herab. Im Serum der Geimpften treten die gleichen bakteriolytischen Antikörper auf wie bei den von einer Choleraerkrankung Genesenen. Der Impfstoff besteht aus abgetöteten Kulturaufschwemmungen. Die Impfung wird gewöhnlich in 2 Sitzungen im Abstande von 5—6 Tagen vorgenommen. Wie bei jeder aktiven Immunisierung ist die Schutzwirkung erst nach einiger Zeit, etwa nach 10 Tagen, voll ausgebildet. Ihre Dauer ist auf etwa 9 Monate zu veranschlagen.

Schrifttum.

GUNDEL, M.: Die ansteckenden Krankheiten. (Behandelt in erster Linie Epidemiologie, Bekämpfung und Therapie der Infektionskrankheiten.) Leipzig 1935. — KOLLE-HETSCH: Experimentelle Bakteriologie und Infektionskrankheiten, 8. Aufl. (unter Mitwirkung von SCHLOSSBERGER). Berlin und Wien 1938. — KOLLE, KRAUS u. UHLENHUTH: Handbuch der pathogenen Mikroorganismen, 3. Aufl. Jena, Berlin und Wien 1928—1930. (Umfassendes Handbuch von 9 Bänden.) — LEHMANN, K. B. u. R. O. NEUMANN: Bakteriologie, Bd. II. (Behandelt hauptsächlich Diagnostik und Systematik der Bakterien.) München 1927.

Ferner zahlreiche in der bakteriologischen Fachliteratur niedergelegte Einzelschriften.

2. Spirochätosen.
Von GERHARD ROSE.

Die systematische Stellung der Spirochäten ist lange umstritten worden Noch in der letzten Auflage dieses Lehrbuches wurden sie unter Protozoen behandelt. Heute stellt man sie den Bakterien näher. Sie bilden jedenfalls eine besondere Gruppe für sich, innerhalb deren nach Form und biologischen Eigenschaften noch erhebliche Unterschiede bestehen. Die Spirochäten sind schraubenförmige, zarte, biegsame Mikroorganismen. Sie bewegen sich aktiv. Sie haben keinen organisierten Kern, keine Geißeln. Gelegentlich werden Körnchenstadien beobachtet, das Vorkommen von ultravisiblen Stadien ist umstritten. Die Vermehrung erfolgt durch Querteilung. Die Spirochäten umfassen eine große Menge von Arten, freilebende, saprophytäre und Krankheitserreger. Von den parasitären Spirochäten des Menschen sind zwei besondere Familien unter den Namen Leptospiren und Treponemen ausgesondert.

Rückfallfieberspirochäten.

Die Verwendung des Gattungsnamens Spirochäten für diese Gruppe entspricht nicht der naturwissenschaftlichen Einteilung, hat sich aber fest eingebürgert. Sie sind 10—40 μ lang und haben etwa 8—10 verhältnismäßig flache Windungen. Sie sind im Dunkelfeld und im Tuschepräparat gut darstellbar, lassen sich auch leicht mit den üblichen Bakterienfärbungen und Giemsalösung darstellen. Die Rückfallfieberspirochäten lassen sich züchten und auf verschiedene Versuchstiere übertragen. Die verschiedenen Arten der Rückfallfieberspirochäten lassen sich nicht morphologisch unterscheiden. Man muß zur Unterscheidung vielmehr die Gesamtheit ihrer biologischen Eigenschaften, vor allem ihr Verhalten gegenüber den verschiedenen Überträgern heranziehen. Die Infektion wird durch Arthropoden, in erster Linie Läuse und Zecken, übertragen. Die von den verschiedenen Arten hervorgerufenen Krankheitsbilder ähneln einander darin, daß nach einer hochfieberhaften Phase, während der die Spirochäten im Blut nachweisbar sind, ein plötzlicher Fieberabfall erfolgt, währenddessen die Spirochäten verschwinden. Nach einiger Zeit tritt klinisch und parasitologisch ein Rückfall auf. Dieser Vorgang kann sich mehrfach wiederholen. Auch nach klinischer Heilung können die Spirochäten noch lange im Zentralnervensystem fortbestehen.

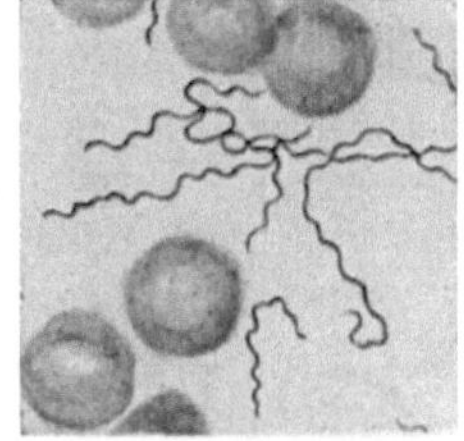

Abb. 168. Spirochaeta recurrentis Obermeier. Krankenblut.Vergr.700:1. (Nach GOTSCHLICH und SCHÜRMANN.)

Experimentelle Infektionen mit Rückfallfieberspirochäten werden auch zur Behandlung der Paralyse verwandt. Mit ihnen werden ähnlich gute Ergebnisse wie bei der Malariatherapie erzielt. Da zur Infektion gewöhnlich spirochätenhaltiges Mäuse- oder Rattenblut genommen wird, besteht immer die Gefahr einer gleichzeitigen Übertragung von Leptospiren oder Rattenbißspirillen. Die Zeckenbißinfektion ist aus diesem Grunde vorzuziehen, jedoch technisch umständlicher.

Spirochaeta recurrentis (OBERMEIER). Die Spirochäte ist der Erreger des kosmopolitischen, durch Läuse übertragenen Rückfallfiebers.

In Deutschland kommt die Infektion in Friedenszeiten nur noch als vereinzelte Einschleppung vor. In Kriegszeiten muß man bei zunehmender Verlausung mit dem Auftreten kleiner Epidemien im Anschluß an Einschleppungen rechnen. Das Rückfallfieber ist wie das Fleckfieber eine Kriegsseuche. Trotz der großen Ähnlichkeit seiner Epidemiologie mit der des Fleckfiebers geht die Verbreitung nicht immer parallel, obwohl man meist beide Infektionen im gleichen Raum nebeneinander antrifft. Innerhalb dieser Art ist mehrfach der Versuch gemacht worden, auf Grund serologischer Unterschiede und der verschiedenen Leichtigkeit, mit der sich die Stämme auf Versuchstiere übertragen lassen, besondere örtliche Arten aufzustellen, so die Sp. berbera für Nordafrika, die Sp. carteri für Indien, die Sp. aegyptica für Ägypten. Diese Aufteilung ist nicht berechtigt, da bei den Recurrensspirochäten serologische Unterschiede nicht nur zwischen den einzelnen Arten, sondern sogar bei den Abkömmlingen des gleichen Stammes zu finden sind. Die Spirochäte wird durch die Kleiderlaus und gelegentlich auch durch die Kopflaus übertragen. Die Spirochäten, die mit dem Blut von der Laus aufgenommen werden, verschwinden in 24 Stunden aus dem Darm der Laus. Sie treten nach einigen Tagen in großer Menge in ihrer Leibeshöhle auf. Eine starke Vermehrung in der Laus ist sicher (KLEINE u. a.). Umstritten ist die Frage, ob morphologische Veränderungen der Spirochäten dabei als Zeichen verschiedener Entwicklungsstadien zu bewerten sind. Dem steht entgegen, daß Zerreibungen der Läuse dauernd infektiös sind, ohne Einschaltung eines nichtinfektiösen Intervalls. Die Infektion kann mit den Eiern auf die Nachkommenschaft übergehen (KOCH, DUTTON, TODD, MÖLLERS).

Die Infektion erfolgt auch durch den Stich der Laus, meist durch Verreibung zerquetschter Läuse. Die Spirochäten können die unversehrte Haut durchdringen.

Wanzen können gelegentlich ausnahmsweise Rückfallfieber übertragen.

Diagnose: Mikroskopischer Nachweis der Erreger im Blutausstrich oder dicken Tropfen. Anreicherung durch Auflösung der Erythrocyten mit Essigsäure und Zentrifugieren ist möglich. Die Spirochäten sind am zahlreichsten während des Fiebers. Im Intervall mißlingt der Nachweis oft.

Inkubationszeit beträgt 4—8 Tage, sie kann aber auch langdauernd sein. Die Fieberperioden dauern 5—6 Tage. Mitunter tritt nur ein Rückfall auf, im allgemeinen 3 oder 4, selten mehr. Die Prognose ist bei rechtzeitiger Behandlung gut, ohne Behandlung beträgt die Mortalität 5%. Bei Epidemien in einer allgemein geschädigten Bevölkerung (Hungersnot, Flüchtlinge) kann sie erheblich größer werden. Die Behandlung mit Salvarsan gibt gute Erfolge. Die Bekämpfung richtet sich ausschließlich gegen den Überträger, die Laus, und deckt sich daher vollständig mit den entsprechenden Maßnahmen bei Fleckfieber.

Spirochaeta duttoni (R. Koch, Kleine, Dutton, Todd) ist der Erreger des durch Zecken übertragenen **Rückfallfiebers des tropischen Afrikas.** Auch bei dieser Art ist der Versuch zur Abtrennung serologischer Unterarten gemacht worden. Überträger sind Zecken: Ornithodorus moubata, O. savignyi, O. erraticus. Die Infektion ist nicht durch Läuse übertragbar. Die Zecken wohnen in den Wänden und im Boden der Eingeborenenhütten. Die Infektion kann mit den Eiern auf die nächste Generation und von dieser auf weitere Generationen übergehen. Die Frage einer Entwicklung der Spirochäten in der Zecke ist umstritten. Man muß mit der Möglichkeit rechnen, daß als Infektionsquelle für die Zecken nicht nur der kranke Mensch, sondern auch wilde Nager in Frage kommen, die natürlich infiziert gefunden werden. Die Lebensdauer der Zecken kann mehrere Jahre betragen. Die Fieberanfälle sind durchschnittlich etwas kürzer als beim Läuserückfallfieber. Die Infektion durchschnittlich milder, jedoch fehlen auch hier Epidemien mit erheblicher Mortalität nicht. Sonst stimmen Diagnose und Therapie mit der des Läuserückfallfiebers überein. Vorbeugung gegen die Infektion: Vermeidung des Übernachtens in mit Zecken besetzten Häusern, sonst Schutz des Bettes durch Mückennetze. Eine Bekämpfung der Erkrankung bei den Eingeborenen ist im allgemeinen bei dem heutigen Stand der afrikanischen Wohnungshygiene nicht durchführbar.

Spirochaeta hispanica (Sadi de Buen). Erreger des *Zeckenrückfallfiebers* in *Spanien, Portugal, Nordafrika* und vielleicht auch in anderen Mittelmeerländern. Überträger Ornithodorus erraticus. Die Erkrankung verläuft im allgemeinen gutartig, sie reagiert aber nicht auf Arsenbehandlung, sondern heilt spontan. Sie wird vorwiegend im Sommer beobachtet.

Spirochaeta persica (Dschunkowsky). Erreger eines *Zeckenrückfallfiebers* in *Persien* und anderen Ländern *Vorderasiens*. Der Überträger ist Ornithodorus tholozani. Diese Zecke lebt vorwiegend auf wilden Tieren. Es wird vermutet, daß bei ihnen das Virusreservoir zu suchen ist. Der erste Fieberanfall ist nur kurzfristig. Die Rückfälle ziehen sich aber mehrere Monate hin. Tödlicher Ausgang ist nicht selten.

Spirochaeta turicatae (Brumpt). Erreger eines *amerikanischen Rückfallfiebers,* das in Texas und Kalifornien sporadisch vorkommt. Überträger Ornithodorus turicata und O. hermsi. Der Mensch wird nur zufällig infiziert. Der eigentliche Wirt für die Zecke und die Spirochäte sind Hörnchen und andere wilde Tiere. Die Infektion geht bei der Zecke in hohem Prozentsatz an und wird ebenso in hohem Prozentsatz auf die Nachkommenschaft übertragen.

Spirochaeta venezuelensis (BRUMPT). Erreger eines *Zeckenrückfallfiebers in Mittel- und Südamerika.* Überträger Ornithodorus talaje und Ornithodorus venezuelensis, zwei Zecken, die sich menschlichen Behausungen angepaßt haben. Es wird daher angenommen, daß diese Spirochäte hauptsächlich ein Menschenparasit ist, daneben spielen Tiere eine untergeordnete Rolle als Reservoir.

Spirochaeta forans (REITER). Sehr seltene Infektion, bisher nur aus Osteuropa bekannt. Aus dem Blut eines an Gelenkerscheinungen, Milzschwellung, Entzündung der Augenbindehaut, Urethritis, Cystitis und wochenlangem leichtem Fieber leidenden Mannes in Reinkultur gezüchtet. Morphologische Ähnlichkeit mit T. pallidum, im Bau aber kräftiger, anderes färberisches Verhalten. Größe und Zahl der Windungen verschieden. Pathogen für Maus, nicht für Meerschweinchen. Bei genauerer Beachtung vielleicht häufiger.

Spirochätosen der Haut und der Schleimhäute. Auf den Schleimhäuten des Menschen werden eine Reihe von Spirochäten regelmäßig gefunden, wie die Spirochaeta buccalis im Mund und die Spirochaeta dentium im Zahnbelag. Auch im Darminhalt finden sich Spirochäten. Sie gelten als nicht pathogen. Morphologisch schwer von ihnen zu unterscheiden sind Spirochäten, die in großer Zahl bei geschwürigen Prozessen immer in Symbiose mit zahlreichen Bakterien gefunden werden. Trotz des Fehlens morphologischer Unterscheidungsmerkmale werden sie als besondere Arten, und zwar als Krankheitserreger betrachtet.

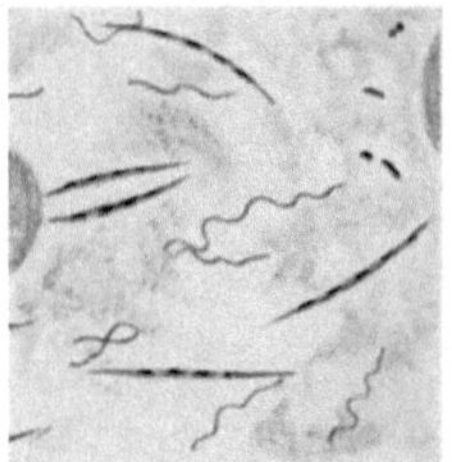

Abb. 169. Spirochäten und fusiforme Bacillen bei Angina Plaut-Vincenti. Vergr. 1000 : 1. (Nach GOTSCHLICH und SCHÜRMANN.)

Spirochaeta vincenti (VINCENT). Wird in Verbindung mit fusiformen Bacillen bei einer **diphtherieähnlichen geschwürigen Angina (Angina Plaut-Vincenti)** gefunden. Feine, flach gewundene Spirochäte, 3—5 Windungen. Gramnegativ. Die Erkrankung ist gutartig. Diagnose durch den mikroskopischen Nachweis der Erreger im Geschwürabstrich. Die Diagnose wird nur dann gestellt, wenn die Erreger in großer Zahl zu finden sind. Bei spärlichem Befund ist immer anzunehmen, daß es sich um eine der nichtpathogenen Schleimhautspirochäten handelt. Bakteriologische Differentialdiagnose gegen Diphtherie darf nie versäumt werden. Die Erkrankung ist leicht durch Spülung mit desinfizierenden Lösungen oder durch Jodoformpaste zu beeinflussen. Die Annahme der ätiologischen Bedeutung der Spirochäten wird dadurch unterstützt, daß die Erkrankung auch auf Salvarsaninjektionen reagiert.

Auch bei anderen geschwürigen Prozessen: Stomatitis ulcerosa, Noma, Ulcus tropicum lassen sich Spirochäten in Gemeinschaft mit fusiformen Bacillen oft nachweisen.

Spirochaeta bronchialis (CASTELLANI). 15—25 μ lange Spirochäten, die in großer Zahl im Auswurf bei blutig-eitrigen fieberhaften Bronchitiden gefunden werden. Die Infektion ist in warmen Ländern häufiger, findet sich aber auch in gemäßigten Breiten. Diagnose durch mikroskopischen Nachweis der Erreger. Prognose günstig. Behandlung Salvarsan.

Leptospiren.

Die Leptospiren sind eine Gruppe von Krankheitserregern, die sich morphologisch nicht voneinander unterscheiden lassen, aber epidemiologisch, klinisch, serologisch und nach ihrer geographischen Verbreitung in verschiedene gut unterscheidbare Arten zerfallen. Sie sind 8—24 μ, manchmal bis 40 μ lang. Sie haben nicht die gleichmäßig spiralige Form der anderen Spirochäten, sondern ein etwas dickeres Mittelstück mit zwei hakenförmigen Enden (Kleiderbügelform).

Leptospira icterohaemorrhagiae (INADO, IDO, HOKI und KANEKO; HÜBENER und REITER; UHLENHUTH und FROMME). Der für Deutschland wichtigste Vertreter dieser Gruppe ist Erreger einer akuten Infektionskrankheit, die nach dem häufigsten Symptom Icterus infectiosus, besser aber zur Abgrenzung gegen andere infektiöse Gelbsuchtarten **Leptospirenikterus** genannt wird. Inkubation zwischen 4 und 19 Tagen, plötzlicher Beginn mit Fieber, Kopf-, Muskelschmerzen, Milzschwellung. Zwischen 3. und 6. Tag Gelbsucht, Nierenreizung. Die Gelbsucht kann fehlen, solche Fälle sind prognostisch günstiger. Fieberdauer 8—12 Tage, Rückfälle nach 2—3 Wochen häufig, bis 4 Rückfälle möglich. Meningitis kann als Komplikation auftreten, aber auch das ganze Krankheitsbild beherrschen. Mit zunehmendem Alter schlechtere Prognose, Mortalität um 10%. Die Infektion kommt überall in Europa vor und ist aus vielen außereuropäischen Ländern beschrieben.

Der Mensch scheidet die Erreger mit dem Urin aus. Kontaktinfektionen sind gleichwohl unbekannt. Für die Ansteckung des Menschen ist wesentlicher, daß Hunde und Ratten Spirochätenträger sein können. Insbesondere die letzteren werden oft Dauerausscheider für Lebenszeit. Wilde Ratten sind bis zu 60% mit L. ih. infiziert. Ältere Ratten stärker.

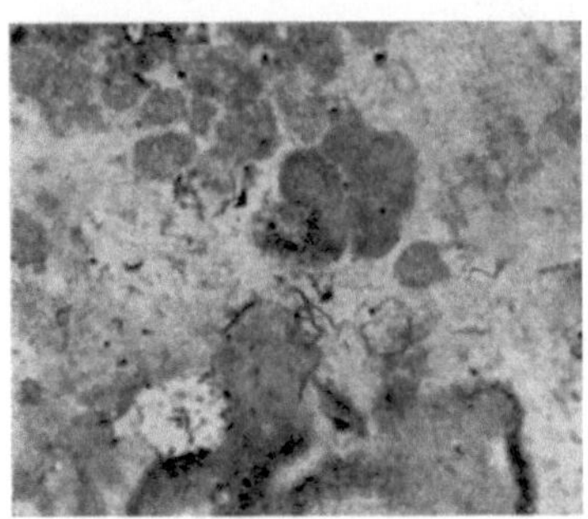

Abb. 170. Nach GIEMSA gefärbter Leberausstrich des Meerschweinchens bei WEILscher Krankheit. Vergr. 1 : 750. (Nach HÜBENER und REITER.)

Die Leptospiren finden sich bei den Ratten in der Niere. Sie werden mit dem Harn ausgeschieden. Der Mensch infiziert sich durch verunreinigte Nahrung oder Trinkwasser, durch Sturz in verunreinigte Kanäle, durch Arbeiten an rattenverseuchten Orten (Berufsinfektion von Abwasserarbeitern, Fleischern). Andere Infektionsgelegenheiten sind Baden und Schwimmen. Sie erklären die Häufung der Infektion im Hochsommer. Laboratoriumsinfektionen beim Arbeiten mit Leptospiren oder auch mit Ratten, deren Infektion unbekannt war. Die Leptospiren können gesunde Schleimhäute durchdringen. Sie können in reinem und verunreinigtem, nicht sauren Wasser längere Zeit leben.

Die Erreger sind in verdünntem Kaninchenserum züchtbar, sie sind für das Meerschweinchen pathogen. Nachweis durch Kultur oder Tierversuch aus dem Blut bis zum 5. Tage, nach der 1. oder 2. Woche aus dem Urin. Der unmittelbare mikroskopische Nachweis im Blut ist möglich, gelingt aber nicht regelmäßig. Untersuchung im Dunkelfeld oder durch Spirochätenfärbung, im Gewebe durch Versilberung. Die Leptospiren können auch im Liquor gefunden werden, und zwar nicht nur bei Meningitis. Während der Infektion werden spezifische Immunstoffe gebildet: Agglutinine, Lysine und komplementbildende Antikörper. Sie werden vom 7. Krankheitstag ab zur Diagnose herangezogen. Die verschiedenen Stämme von L. ih. sind serologisch nicht vollkommen einheitlich; zwischen ihren einzelnen Gruppen bestehen keine scharfen Grenzen; daher müssen zur serologischen Diagnose mehrere Stämme herangezogen werden.

Eine wirksame Chemotherapie wie bei anderen Spirochäteninfektionen ist bei Leptospirosen nicht bekannt. Antikörperhaltiges Serum hat im Versuch deutlichen Schutz- und Heilwert. Die Serumwirkung beim Menschen ist nicht sicher erwiesen, aber wahrscheinlich, wenn die Anwendung in den ersten 4 Tagen und in ausreichenden Dosen (30—60 ccm) erfolgt. Sie ist also auf solche Fälle beschränkt, bei denen aus anamnestischen oder epidemiologischen Gründen eine Frühdiagnose möglich ist.

Die Bekämpfung richtet sich in erster Linie gegen die Ratten, daneben Maßnahmen gegen gefährliche Schwimmbäder, Schutzimpfungen bei nachweislich durch ihre Beschäftigung gefährdeten Arbeitern. Wo Hunde die Infektionsquelle sind, Entfernung der mit Leptospiren infizierten Hunde aus der menschlichen Umgebung.

Es ist der Versuch gemacht worden, von der L. ih. eine besondere Art, die Leptospira canicola abzugrenzen. Die Eigentümlichkeiten dieser Art sollten sein, daß sie vorwiegend bei Hunden und nur selten bei Ratten gefunden wird; daß sie viel seltener den Menschen befällt, bei ihm häufiger meningeale Erscheinungen, seltener Gelbsucht und Nierenschäden hervorruft und serologisch einige Besonderheiten hat. Die Unterschiede sind nicht ausreichend, um eine besondere Art aufzustellen, da auch die L. ih. serologisch ohnehin nicht einheitlich ist. Man kann bestenfalls von einer Varietät sprechen.

Die *Stuttgarter Hundeseuche* ist eine Leptospireninfektion der *Hunde*, die von Leptospira icterohaemorrhagiae, und zwar nicht nur von der Varietät canicola hervorgerufen wird. Die Übertragung bei den Hunden erfolgt direkt beim gegenseitigen Beschnüffeln. Auch die Hunde scheiden die Leptospiren mit dem Urin aus. Jedoch ist bei ihnen wie beim Menschen die Ausscheidung zeitlich begrenzt. Hunde werden nicht dauernde Leptospirenträger wie die Ratten.

Leptospira grippotyphosa (TARASSOF, KATHE). Erreger des **Feldfiebers,** auch Ernte-, Schlamm- oder Wasserfieber genannt. Die drei letzteren Bezeichnungen sind unzweckmäßig, weil sie nur örtliche Eigentümlichkeiten hervorheben und nicht allgemein zutreffend sind. Akute fieberhafte Erkrankung mit Rückenmuskel- und Wadenschmerzen, mit Magen-Darmerscheinungen. Mitunter Fieberdelirien. Kopfschmerzen, konjunktivale Injektion, leichte Nierenerscheinungen, Lymphdrüsenschwellungen, *keine* Gelbsucht. Die Krankheit wird meist mit Influenza verwechselt, sie verläuft nicht tödlich. Inkubation 2—10 Tage. Fieberdauer durchschnittlich 9 bis zu 17 Tagen. Auch nach Ablauf der Erkrankung längere Zeit Mattigkeit und Arbeitsunfähigkeit. Die Krankheit hat trotz ihrer Gutartigkeit dadurch volkswirtschaftliche Bedeutung, daß sie gerade in der Erntezeit Landarbeiter in erheblichem Umfang von der Arbeit fernhält. Sie tritt im Hochsommer epidemisch gehäuft auf, kommt in anderen Jahreszeiten vereinzelt vor. Sie ist in Deutschland in Schlesien, Niederbayern, der Oberpfalz, dem Elbgebiet nachgewiesen, wahrscheinlich aber auch andernorts zu finden. Sie ist auch in verschiedenen Teilen Rußlands bekannt. Im schlesischen Odergebiet treten Epidemien im Zusammenhang mit Überschwemmungen auf. Dieser Zusammenhang fehlt im bayerischen Donaugebiet. Der Erreger läßt sich bis zum 4. Krankheitstag aus dem Blut züchten. Morphologisch von Leptospira icterohaemorrhagiae nicht zu unterscheiden, serologisch aber selbständig, nicht einmal Mitagglutination im Kreuzversuch. Die Leptospira grippotyphosa ist für Meerschweinchen nur schwach pathogen, verursacht Fieber, aber keinen Tod.

Die Diagnose wird durch den Nachweis der Erreger im Blut oder vom 6. Krankheitstag ab durch die Agglutination oder Komplementbindung gesichert. Die Leptospira grippotyphosa ist bisher bei Tieren noch nicht nachgewiesen worden. Über die Art der Übertragung ist nichts sicheres bekannt. Zusammenhänge, die in einem Seuchengebiet mit Wasser, Ernte, Schlamm, Überschwemmungen oder Ratten zu bestehen scheinen, fehlen in dem anderen vollständig. Eine Übertragung von Mensch zu Mensch ist nicht nachgewiesen. Verhütung und Bekämpfung sind angesichts dieser Unklarheiten nicht allgemein möglich. Mischinfektionen von Leptospira grippotyphosa und Leptospira icterohaemorrhagiae kommen vor und verursachen klinische und epidemiologische Irrtümer.

Leptospira hebdomadis (Y. IDO, H. ITO und WANI). Erreger des japanischen 7-Tagefiebers. Tritt im Herbst in ländlichen Bezirken Japans auf, keine Gelbsucht, keine Todesfälle. Serologisch selbständig, nicht pathogen für Meerschweinchen. Der Träger der Leptospiren sind Feldmäuse (Microtus montebelloi).

Leptospira autumnalis (KOSHINA, SHIOZOWA und KITAMAYA). Erreger einer akuten Infektionskrankheit in ländlichen Bezirken Japans, mit Gelbsucht, Hämorrhagien, geringer Mortalität. Die Leptospire ist pathogen für Meerschweinchen. Sie unterscheidet sich von der Leptospira icterohaemorrhagiae nicht nur serologisch eindeutig, sondern auch epidemiologisch. Ihr Träger ist nicht die Ratte, sondern wieder eine Mausart (Apodemus speciosus).

Die Auffindung von Mäusearten als Träger ostasiatischer Leptospiren hat auch zu entsprechenden Untersuchungen in Europa Veranlassung gegeben. Es wurden zwar auch in Europa Leptospiren bei Mäusen vereinzelt nachgewiesen, jedoch kein Zusammenhang mit menschlichen Erkrankungen ermittelt. Bei ostasiatischen Leptospireninfektionen in Bergwerken haben sich Schutzimpfungen zur Seuchenbekämpfung bewährt. Sie wurden mit abgetöteten Kulturen durchgeführt. Bei Feldinfektionen in Ostasien hat die Verwendung von Calciumcyanamid als Düngemittel gleichzeitig eine Bodendesinfektion gegen Leptospiren bewirkt.

In Niederländisch-Indien, in Malakka, in Australien und auf den Andamanen sind eine Reihe von Leptospireninfektionen des Menschen beobachtet worden, die klinisch, epidemiologisch, serologisch und hinsichtlich der Überträger Besonderheiten haben. An ihrer endgültigen Eingruppierung bzw. Abgrenzung von den bekannten Leptospirenarten wird noch gearbeitet. Zum Teil ist die Zahl der bekanntgewordenen Fälle nur klein. In diese Gruppe gehören die Typen Salinem, Rachmat, Swart v. Tienen, Javanica, Andaman A und B, Ballico, Zanoni (australis A und B), Pomona.

Leptospira biflexa (WOLBACH und BINGER). Saprophytische Wasserleptospire, die morphologisch nicht von den Krankheitserregern unterscheidbar ist. Sie ist aber auch durch ihre Antigenstruktur eindeutig von ihnen abzugrenzen. Sie findet sich in Wasser aller Arten. Ihre Umwandlung in menschenpathogene Leptospiren ist unerwiesen.

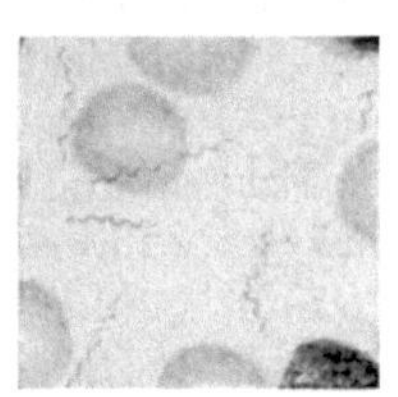

Abb. 171. Treponema pallidum. Reizserum. Vergr. 1000 : 1. (Nach GOTSCHLICH und SCHÜRMANN.)

Zu den Spirochäteninfektionen wird irrtümlicherweise oft die **Rattenbißkrankheit (Soduku)** gerechnet. Der Erreger ist ein Spirillum. Die Krankheit gehört damit zu den bakteriellen Infektionen. Sie hängt nicht mit den Leptospireninfektionen oder anderen Spirochäten zusammen, in deren Epidemiologie die Ratten eine Rolle spielen.

Treponemen.

Treponema pallidum. Erreger der **Syphilis.** Entdeckt durch SCHAUDINN im Reichsgesundheitsamt Berlin. Zarte, schwer färbbare Spirochäte. 6—14 μ lang, mit zahlreichen engen, sehr regelmäßigen Windungen mit weniger als 1 μ Abstand. Lebhaft beweglich, oft Abknickungen. Die Spirochäte findet sich in den Gewebsveränderungen aller Stadien der Syphilis, ist aber in den tertiären Veränderungen schwerer nachweisbar. Sie ist wenig widerstandsfähig. Dauerformen sind nicht bekannt. Die *Infektion* erfolgt in Europa vorwiegend durch den Geschlechtsverkehr. In einigen Gebieten Asiens ist aber die extragenitale Infektion vorherrschend. Daneben ist die intrauterine Infektion wichtig. Die Infektion ist mit Ausnahme kleiner insularer Gemeinschaften auf der ganzen Erde verbreitet.

Diagnose durch den Nachweis der Erreger im Gewebssaft von Primäraffekten, Lymphdrüsen und sekundären Haut- und Schleimhautveränderungen. Mikroskopischer Nachweis in erster Linie im Dunkelfeld; auch im Tuschepräparat und gefärbten Ausstrichen möglich (s. Untersuchungsmethoden). Nachweis im Gewebsschnitt durch Versilberung. Praktisch wichtiger als der Erregernachweis sind in den späteren Stadien die serologischen Reaktionen: Komplementbindungsreaktion mit spezifischen und nichtspezifischen Antigenen, Flockungs-, Trübungs- und Ballungsreaktionen.

Die Züchtung des Erregers auf Nährböden ist nicht gelungen. Scheinbar positive Züchtungsergebnisse wurden durch einen morphologisch ähnlichen Mikroorganismus vorgetäuscht. Der Erreger läßt sich auf Affen, Kaninchen und eine Reihe von anderen Versuchstieren übertragen. Bei Verimpfung ins Auge entwickelt sich eine Keratitis syphilitica, bei Verimpfung auf die Scrotalhaut ein richtiger Schanker. Die Allgemeininfektion des Versuchstiers kann aber auch ohne die Entwicklung solcher Primäraffekte zustandekommen.

Die Infektion des Versuchstieres heilt aus, wenn das Tier bei einer Temperatur von 42⁰ gehalten wird oder wenn es in Winterschlaf verfällt.

An der Eintrittspforte der Infektion kommt es ungefähr 3 Wochen nach der Ansteckung zur Bildung eines Primäraffektes. Es folgen sekundäre Haut- und Schleimhauterscheinungen, an die sich in jahrelangem Verlauf tertiäre Erkrankungen anschließen, an denen alle Organe mehr oder weniger häufig beteiligt sind. Die wichtigsten Späterkrankungen sind die des Zentralnervensystems und des Gefäßsystems. Die Syphilis nimmt nur ausnahmsweise einen raschen akuten Verlauf. Im allgemeinen zieht sie sich, wenn nicht ausreichend behandelt, über Jahre und Jahrzehnte hin. Die Prognose ist insofern ungünstig, als eine ungeheilte Syphilis immer lebensverkürzend wirkt. Die Infektion kann intrauterin von der Mutter auf die Frucht übergehen und zum Absterben der Frucht oder zur kongenitalen Erkrankung führen.

Behandlung mit Quecksilberpräparaten, Arsenobenzolen (Salvarsanen), Wismutpräparaten. Im tertiären Stadium Jodkali und Fiebertherapie durch leitbare Infektionen mit Malariaplasmodien und Recurrensspirochäten.

Die *Prophylaxe* der Infektion besteht in erster Linie in der Vermeidung außerehelichen Geschlechtsverkehrs, sonst in der Verwendung von Cońdomen und Schutzsalben. Die Bekämpfung im Deutschen Reich ist durch das Gesetz zur Bekämpfung der Geschlechtskrankheiten geregelt (s. S. 520). Die Bekämpfung wäre vom rein medizinischen Standpunkt in Ländern, wo die Infektion vorwiegend durch den Geschlechtsverkehr übertragen wird, außerordentlich einfach, wenn sie nicht durch die Rücksichten auf moralische und religiöse Vorstellungen gebunden und durch gesellschaftliche und wirtschaftliche Mißstände gehemmt wäre.

Treponema pertenue (CASTELLANI). Erreger der **Framboesie.** Spirochäten, die morphologisch den Erregern der Syphilis außerordentlich ähneln. Die Windungen sind etwas unregelmäßiger. Die Unterscheidung selbst für den Geübten schwierig. Der Erreger findet sich vor allem in den Hautveränderungen. Die Framboesie ist in ihrer Verbreitung auf die Tropen beschränkt, dort aber allgemein zu finden. Die *Infektion* wird durch Kontakt, vielleicht auch durch Insekten übertragen. Kongenitale Infektion ist nicht bekannt, dagegen wechselseitige Infektion von Säugling und Mutter häufig. *Diagnose* durch den Nachweis der Erreger im Dunkelfeld oder im gefärbten Präparat. Technik wie bei der Syphilis. In der Praxis wird die Diagnose überwiegend klinisch gestellt. Berichte über gelungene Züchtung sind nicht durch experimentelle Infektionen bewiesen. Affen, Kaninchen und andere Versuchstiere sind infizierbar. Durch kreuzweise Infektionsversuche ist bewiesen, daß Syphilis und Framboesie nicht gegeneinander immunisieren. Das ist der wichtigste Beweis der Verschiedenheit der Erreger. Die *Inkubationszeit* beträgt 2—6 Wochen. Man unterscheidet eine Primärpapel an der Infektionsstelle, der nach mehreren Wochen allgemeine Hauterscheinungen folgen. Tertiäre Erscheinungen sind auf das Unterhautzellgewebe, die Knochen und Muskeln beschränkt. Das Zentralnervensystem wird nicht befallen. Quecksilber beeinflußt die Framboesie nicht, während Salvarsane hervorragende Erfolge geben. Prophylaxe der Infektion besteht für den Europäer in Vermeidung nahen Umgangs mit Eingeborenen. Bekämpfung in der eingeborenen Bevölkerung durch Durchführung von Massenbehandlungen.

Schrifttum.

Im Handbuch der pathogenen Mikroorganismen von KOLLE, KRAUS, UHLENHUTH die Abschnitte von BAERMANN: Framboesie. — LAUBENHEIMER: Serumdiagnose der Syphilis. — MÜHLENS: Rückfallfieber. — PRIGGE: Die experimentellen Grundlagen der Lehre von der Syphilis. — UHLENHUTH u. FROMME: WEILsche Krankheit.

HÜBENER u. REITER: Die Ätiologie der WEILschen Krankheit. Z. Hyg. 1916. — RIMPAU, SCHLOSSBERGER, KATHE: Über Leptospiren in Deutschland. Zbl. Bakter. I Orig. 141 (1938). — SCHLOSSBERGER: Neue Feststellungen über WEILsche Krankheit und Stuttgarter Hundeseuche. Reichs-Ges.dhbl. 1937. — STÜHMER: Allgemeine Syphilis, in ARZT-ZIELER: Die Haut- und Geschlechtskrankheiten, Bd. 4. 1938.

3. Protozoenerkrankungen.

Von GERHARD ROSE.

Die Protozoen sind einzellige Lebewesen, die als besonderer Stamm den Metazoen, den vielzelligen Tieren gegenüberstehen. Ein Protozoon besitzt mindestens einen Zellkern. Die Zelle ist hoch differenziert. Sie nimmt als Einzelwesen sämtliche Funktionen wahr, die bei höheren Tieren von besonderen Zellen getragen werden. Einzelne Zellteile können besonders geformt und Träger spezifischer Funktionen sein.

Der Stamm der Protozoen wird nach den Grundsätzen der systematischen Zoologie nach morphologischen Gesichtspunkten in Unterstämme, diese weiter in Klassen, Unterklassen, Ordnungen, Unterordnungen, Familien, Unterfamilien, Gattungen und Arten eingeteilt. Es werden unterschieden, der erste Unterstamm Plasmodroma mit Pseudopodien oder Geißeln, mit einem oder mehreren Kernen. Geschlechtliche und ungeschlechtliche Vermehrung kommt vor. Dieser Unterstamm umfaßt drei Klassen: Mastigophora, mit Geißelbewegung; Rhizopoda, mit Pseudopodienbewegung; Sporozoa, mit Sporenvermehrung in ihrem Entwicklungskreis. Der zweite Unterstamm Ciliophora, mit zahlreichen Cilien, Haupt- und Nebenkernen; Befruchtung durch anisogame Kopulation oder Konjugation, aber ohne besondere Fortpflanzungsformen. Die Vermehrung erfolgt nur durch Teilung oder Knospung. Der Unterstamm umfaßt die beiden Klassen Ciliata und Suctoria. Die wichtigsten parasitischen Protozoen des Menschen haben in der systematischen zoologischen Ordnung folgende Stellung:

STAMM: PROTOZOA.

I. UNTERSTAMM: PLASMODROMA. *1. Klasse: Mastigophora:* 8. Ordnung: Protomonadinae. 1. FAMILIE: EUMONADINAE. *2. Unterfamilie: Monadinae.* Art: Enteromonas hominis. *4. Unterfamilie: Cercomonadinae.* Art: Tricercomonas intestinalis. 4. FAMILIE: TRYPANOSOMIDAE. 3. Gattung: Leishmania. Arten: L. donovani. L. tropica. L. brasiliensis. 6. Gattung: Trypanosoma. Art: T. gambiense. 7. Gattung: Schizotrypanum. Art: S. cruzi. 9. Ordnung: Polymastigina. 2. FAMILIE: EMBADOMONADINAE. Arten: Embadomonas intestinalis und Chilomastix mesnili. 3. FAMILIE: TETRAMITIDAE. Gattung: Trichomonas. Arten: T. vaginalis, T. elongata. T. hominis. T. fecalis. T. ardin delteili. 4. Familie: Distomatidae. Art: Lamblia intestinalis.

2. Klasse: Rhizopoda. 1. Ordnung: Amoebina. 2. FAMILIE: AMOEBIDAE. Arten: Jodamoeba bütschlii. Endolimax nana. Dientamoeba fragilis. Entamoeba coli. Entamoeba histolytica. Entamoeba gingivalis.

3. Klasse: Sporozoa. 2. Ordnung: Coccidia. 2. UNTERORDNUNG: EIMERIDEA. 5. FAMILIE: EIMERIDAE. Arten: Isospora hominis. I. belli. 3. Ordnung: Haemosporidia. 2. FAMILIE: PLASMODIDAE. Arten: Laverania malariae (Plasmodium immaculatum), Plasmodium vivax, P. ovale, P. malariae. **II. UNTERSTAMM: CILIOPHORA.** *1. Klasse: Ciliata.* **2. Unterklasse:** **Euciliata.** 2. Ordnung: Spirotricha. 1. UNTERORDNUNG: HETEROTRICHA. FAMILIE: BALANTIIDAE. Arten: Balantidium coli. B. minutum.

Mastigophora.

In dieser Klasse sind die Protozoen vereinigt, die eine oder mehrere Geißeln besitzen (Flagellaten). Die parasitischen Flagellaten des Menschen finden sich in den Ordnungen Protomonadina und Polymastigina. Die Ordnung Protomonadina enthält kleinere Flagellaten mit 1—2 Geißeln, die sich meist von gelösten Stoffen ernähren, bei einzelnen Arten aber auch geformte Nahrung aufnehmen können, ohne einen Zellenmund zu besitzen.

Enteromonas hominis. 5—6 μ großer, kugeliger Flagellat aus der Unterfamilie Monadinae mit 3 Geißeln. Bakterien fressender Darmparasit des Menschen in Südamerika und Südasien. Selten. Cysten nicht bekannt.

Tricercomonas intestinalis. Birnförmiger, 4—10 μ langer Flagellat (aus der Unterfamilie Cercomonadinae) mit 4 Geißeln. Seltener Darmparasit des Menschen. Bildet 2- bis 4kernige Cysten.

Trypanosomiden.

Zu den *Trypanosomiden* gehören verschiedene wichtige menschliche Seuchenerreger. Trypanosomiden sind parasitische Protomonadinen länglicher Gestalt, an beiden Enden zugespitzt, mit einer Geißel am Vorderende, die außerhalb des Zellkerns aus einem Blepharoplasten entspringt. Der Blepharoplast ist das Hauptmerkmal der Familie. Die Geißel selbst fehlt bei einzelnen Formen vollkommen. Bei anderen ist sie mit einer wogenden Membran verbunden. Keine Mundöffnung, nur ungeformte Nahrung in flüssigem Zustand wird aufgenommen. Vermehrung durch Längsteilung. Geschlechtsformen sind nicht erwiesen. Die bei den Menschen parasitierenden Vertreter der Familie finden sich im Blut, im Gewebe und als Zellparasiten. Übertragung durch Insektenzwischenwirte, mit Ausbildung besonderer Entwicklungsformen im Zwischenwirt ist für alle Trypanosomiden des Menschen nachgewiesen oder sehr wahrscheinlich gemacht. Vier Formtypen der Parasiten sind bekannt. 1. Geißellose Form = Leishmaniaform. 2. Formen mit freier Geißel ohne Membran = Leptomonasform. 3. Geißel mit kurzer bis zum Kern reichender Membran = Crithidiaform. 4. Geißel mit langer bis nahe zum Hinterende reichender Membran = Trypanosomaform.

Leishmaniosen.

Die Erreger der in dieser Erkrankungsgruppe zusammengefaßten, klinisch sehr verschiedenartigen Krankheiten sind morphologisch praktisch nicht voneinander unterscheidbar. Sie treten in zwei Formen auf, im Gewebe in der unbeweglichen Leishmaniaform, in der Kultur und im Zwischenwirt in der begeißelten Leptomonasform, Vermehrung in beiden Stadien durch Teilung.

Die Leishmaniaformen sind Zellparasiten (2—4 μ groß), die Leptomonasformen 12 bis 20 μ lang. Die Parasiten lassen sich durch GIEMSA-Färbung darstellen. Das Protoplasma färbt sich blaurötlich. In ihm ist auch bei der Leishmaniaform neben dem Zellkern noch der Blepharoplast erkennbar. Beide färben sich rot. Die Übertragung der Krankheit von Mensch zu Mensch ist noch nicht einwandfrei klargestellt. Allgemein werden blutsaugende Insekten als Überträger vermutet. Im besonderen Verdacht stehen die Phlebotomen (winzige Stechmücken). Stützen dieser Annahme sind, daß die Verbreitung der Leishmaniainfektionen sich mit dem Verbreitungsgebiet bestimmter Phlebotomenarten deckt, weiter daß sich Phlebotomen mit Leishmanien infizieren lassen und daß die Leishmanien sich in ihnen vermehren. Experimentelle Stichinfektion ist bisher nie gelungen. Daher fehlt der endgültige Beweis. Möglichkeit der Infektion durch Einreiben von Parasiten aus zerquetschten Phlebotomen in die Haut. Schließlich sind Hautleishmaniosen vorwiegend an Körperstellen lokalisiert, die Insektenstichen ausgesetzt sind. Neben der Übertragung durch Insekten wird aber auch noch die Hypothese der Kontaktinfektion vertreten. Auch bei Hunden werden Leishmanien gefunden, die sich morphologisch nicht von den menschlichen unterscheiden lassen. Die epidemiologischen Zusammenhänge zwischen Leishmaniaerkrankungen des Menschen und der Haushunde bedürfen noch der Klärung.

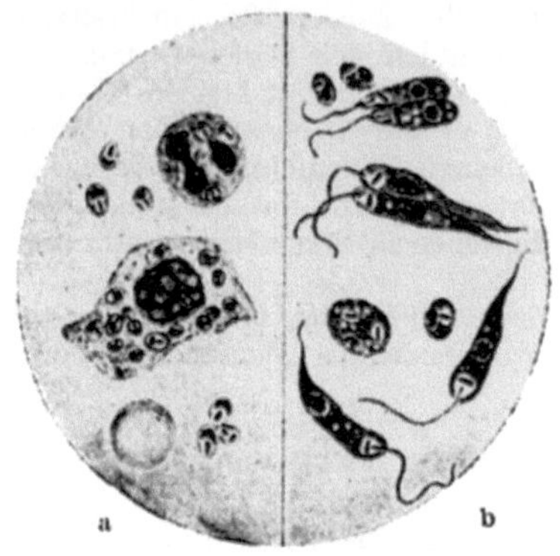

Abb. 172. Leishmania donovani. Vergr. 1000 : 1. a Milzausstrich. b Kulturformen in verschiedenen Entwicklungsstufen.

Leishmania donovani (LEISHMAN, DONOVAN). Erreger des **Kala Azar.** Verbreitung Indien, China, Vorderasien, Mittelmeerländer. In den Mittelmeerländern wird besonders das Vorkommen bei Kindern betont, eine Abtrennung des Kinder-Kala Azar ist aber nicht berechtigt. Erkrankung der ärmeren Bevölkerungsschichten. Im allgemeinen endemischer Verlauf mit starken periodischen Schwankungen, vereinzelt epidemische Ausbrüche.

Die Diagnose gründet sich auf den Nachweis der Erreger, kann aber auch klinisch mit hinreichender Sicherheit gestellt werden. Erreger mikroskopisch im Sternalpunktat oder Leberpunktat. Milzpunktion der damit verbundenen Gefahr wegen nur ausnahmsweise. Außer der mikroskopischen Untersuchung des Punktats immer Kulturen mit dem gleichen Material anlegen. Auch Kultur aus dem Blut gelingt. Tonsillenabstriche sind mikroskopisch gelegentlich positiv. Serologisch: Formolgelprobe und Antimonprobe. Blutbild: Anämie, Leukopenie und Monocytose. Klinisch steht die Splenomegalie und der charakteristische Fieberverlauf mit seinen Doppelzacken im Vordergrund, später die dunkle Verfärbung der Haut, die der Krankheit den Namen gegeben hat. Die Inkubationszeit kann sehr lang sein. Erkrankungen mehrere Monate nach Verlassen des Seuchengebiets sind möglich. Die Prognose ohne spezifische Behandlung ist schlecht. Der tödliche Ausgang die Regel. Die Behandlung mit Antimon gibt sehr gute Erfolge, besonders mit den fünfwertigen Präparaten Neostibosan und Solustibosan. Bei Behandlung mit Brechweinstein häufig gefährliche Komplikationen durch bakterielle Infektionen, Sepsis (Pneumonie, Noma) und Agranulocytosen.

Die Bekämpfung beschränkt sich auf die Organisation von Massenbehandlungen in Endemiegebieten. Eine brauchbare Prophylaxe oder Bekämpfung auf dem Wege über den Zwischenwirt sind bei den vielen Unklarheiten in der Epidemiologie noch nicht möglich.

Leishmania tropica (WRIGHT). Erreger der **Hautleishmaniose (Orientbeule).** Weitverbreitet in vielen Teilen Asiens, in den Mittelmeerländern, vereinzelt in Mittelafrika. Hautgeschwüre mit schlechter Heilungstendenz. Endemische Verbreitung, die sich nicht mit der Verbreitung des Kala Azars deckt. Jahreszeitliche Häufung, selten Epidemien. Die Erreger werden im Geschwürsrand mikroskopisch nachgewiesen. Die Inkubationszeit kann mehr als ein Jahr betragen. Abheilung, auch ohne Therapie nach monatelangem Verlauf unter Hinterlassung strahliger Narben. Antimon hat auf den Heilungsverlauf keinen großen Einfluß.

Prophylaxe und Bekämpfung: Die theoretischen Möglichkeiten ergeben sich aus dem, was über Übertragung und Epidemiologie bekannt ist. Bisher ist noch nirgendwo ein Versuch zur praktischen Durchführung gemacht worden. Angesichts der spontanen Heilungstendenz und der schlechten therapeutischen Beeinflußbarkeit nicht einmal besondere Behandlungskampagnen.

Leishmania brasiliensis (Vianna). Erreger der amerikanischen **Haut- und Schleimhautleishmaniose.** Weitverbreitet in Süd- und Mittelamerika. Der Erreger läßt sich kulturell von den anderen Leishmaniosen abtrennen. Man versucht ihn mikroskopisch in den Geschwürsrändern nachzuweisen. Bei alten Fällen oft vergeblich. Hauptsitz der Infektion Gesicht, kommt aber auch an anderen Körperteilen vor. Bei chronischem Verlauf oft tiefgreifende Gewebszerstörungen. Der Verlauf ist bösartiger und chronischer als bei der Hautleishmaniose der alten Welt. Die Erkrankung reagiert besser auf Antimon und Arsenpräparate.

Eine planmäßige Bekämpfung ist bisher nicht versucht worden. Besserung der allgemeinhygienischen Verhältnisse und des Lebensstandards drängt die Infektion zurück.

Beide Hautleishmaniosen hinterlassen eine Immunität. Es werden daher gelegentlich willkürliche Infektionen an verdeckten Körperstellen vorgenommen, an denen die zurückbleibenden Narben nicht entstellend und lästig sind. Als Schutzimpfung kann man dies Verfahren kaum bezeichnen, da der Ablauf der Erkrankung sich von der natürlichen Infektion kaum unterscheidet.

Trypanosomen.

Fischförmige beidseits zugespitzte Parasiten mit einer Geißel, die sich von dem hinter dem Kern gelegenen Blepharoplasten als Randfaden einer wogenden Membran nach vorn zieht. In einer großen Zahl von Arten in allen Wirbeltierklassen verbreitet, zum größten Teil harmlos; nur eine Minderzahl ist pathogen. Unter ihnen befinden sich die Erreger wichtigster tierischer Seuchen und auch zweier bedeutender menschlicher Erkrankungen.

Trypanosoma gambiense (T. rhodesiense) (Forde, Dutton, Bruce, Castellani). Erreger der afrikanischen **Schlafkrankheit.** Trypanosomen von 16—31 μ Länge, vorne spitzer als hinten. Die Breite wechselt, schlanke und stumpfe Formen. Die Frage, ob es sich bei rhodesiense um eine besondere Art handelt, ist umstritten. Das morphologische Merkmal tritt erst nach Infektion kleiner Versuchstiere in Erscheinung, indem bei rhodesiense bei einem gewissen Teil der Parasiten der Kern an das Hinterende neben oder hinter den Blepharoplasten tritt. Zuverlässig ist das Merkmal nicht, da auch bei Gambiense solche „Kernhinterendformen" beobachtet werden. Die sonstigen Unterscheidungsmerkmale sind nicht morphologisch, sondern Virulenzunterschiede beim Mensch und Versuchstier, sowie Serumfestigkeit von T. gambiense gegenüber Menschenserum bei Serumempfindlichkeit des T. rhodesiense. Die Bedeutung leishmaniaähnlicher Formen als Entwicklungsstadien oder Degenerationsformen ist umstritten. Die Parasiten finden sich im Blut, im Lymphgefäßsystem, im Gewebe (Herzmuskel), dem zentralen Nervensystem und der Cerebrospinalflüssigkeit.

Die Parasiten werden durch Glossinen (Tsetsefliegen) übertragen. Eine rein mechanische Übertragung, wie sie bei Tiertrypanosomen eine praktische Bedeutung haben kann, spielt bei der Schlafkrankheit keine Rolle. Es findet vielmehr, wie zuerst F. K. Kleine nachgewiesen hat, in der Fliege eine Entwicklung und Vermehrung statt. Im Darm wandeln sich die Trypanosomen in Crithidiaformen um. Diese vermehren sich sehr stark und erst nach längerer Zeit wieder entstehen erneut Trypanosomaformen. Die Parasiten wandern dabei in den Rüssel und die Speicheldrüsen. Die Fliege wird erst infektiös, wenn es beim Abschluß der Entwicklung zur Bildung der Trypanosomaformen kommt. Diese Entwicklung kann nur in Glossinen stattfinden. Dies sind Stechfliegen, die praktisch nur in Afrika vorkommen. Bisher sind 24 verschiedene Arten dieser Fliegengattung bekannt geworden. Alle lassen sich mit Schlafkrankheittrypanosomen infizieren, praktisch spielen aber nur vier Arten eine nennenswerte Rolle bei der Verbreitung der Schlafkrankheit, nämlich G. palpalis und G. tachinoides als Überträger von T. gambiense, und G. morsitans und G. swynnertoni von T. rhodesiense. Männchen und Weibchen saugen Blut. Die Weibchen legen keine Eier, sondern bringen lebende verpuppungsreife Larven oder fertige Puppen zur Welt.

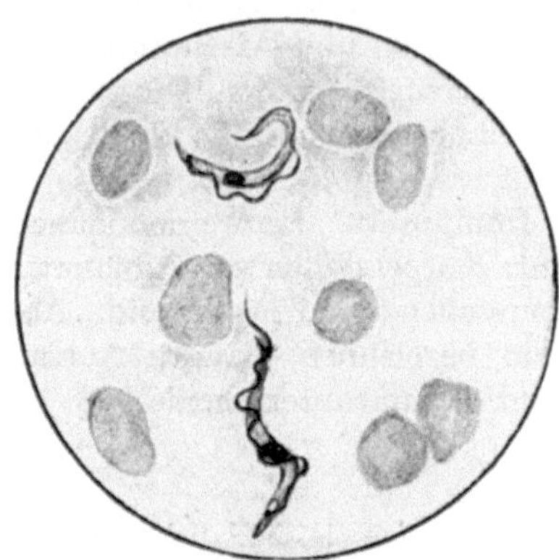

Abb. 173.   Trypanosoma gambiense.   Vergr.
1000 : 1.   Blutaustrich.

Die Verbreitung der Schlafkrankheit ist auf Zentralafrika beschränkt nnd an das Vorkommen der Zwischenwirte gebunden. Es sind keineswegs alle Gebiete, in denen die Fliege vorkommt, mit Schlafkrankheit infiziert. Es besteht ein erheblicher Unterschied zwischen den epidemiologischen Verhältnissen in Ost- und Westafrika, der die wesentliche Grundlage der Trennung in zwei Parasitenarten bildet. Im Osten akute epidemische Ausbrüche mit raschem Verlauf, im Westen ausgedehnte endemische Herde. Die Verbreitung der Schlafkrankheit wird durch den ständig zunehmenden Verkehr und die Wanderlust des Negers sehr gefördert, nachdem bereits die Bevölkerungsbewegung während des Krieges 1914/18 die Krankheit in viele bis dahin freie Gebiete verschleppt hatte. Die Befriedung Afrikas hat nicht nur einen intensiveren Verkehr der Eingeborenen hervorgerufen, sondern auch eine Auflockerung der Siedlungs- und Wirtschaftsformen ermöglicht, die den Menschen in einen intensiveren Kontakt mit der Fliege bringt. Der Eingeborene setzt einen größeren Teil der Körperoberfläche den Fliegenstichen aus, ist dadurch, wie durch seine ganze Lebensweise, mehr gefährdet. Fischfangzüge, Holzfällerarbeiten an Flußufern können zusätzliche Infektionsgefahren schaffen. Unter den Europäern ist der im Außendienst Tätige, unter diesen wieder der leicht Bekleidete am ehesten gefährdet.

Die Diagnose erfolgt durch mikroskopischen Nachweis der Trypanosomen im Blut, 1. lebend unter dem Deckglas, 2. gefärbt (Giemsalösung) im dicken Tropfen, 3. angereichert durch Zentrifugieren und Waschen. Außerdem mikroskopischer Nachweis der Trypanosomen im Punktat der Lymphdrüsen und im Lumbalpunktat. Im letzteren sind auch ohne Trypanosomennachweis Zell- und Eiweißgehalt diagnostisch und prognostisch von größter Bedeutung. Kultur und Tierversuch können zum Nachweis der Erreger herangezogen werden,

sind aber weniger leistungsfähig und ergänzen die anderen Verfahren nur ausnahmsweise. Klinisch kann die Erkrankung mit einer primären Reaktion an
der infektiösen Stichstelle beginnen (hier mikroskopischer Trypanosomennachweis als Frühdiagnose), im allgemeinen aber Anfang mit wiederholten
unregelmäßigen Fieberanfällen und Drüsenschwellungen. Trypanosomen können
im Blut auch schon vor den klinischen Erscheinungen nachweisbar sein. Hauterscheinungen (Erytheme), Ödeme, besonders der Augenlider. Spätere Erscheinungen sind die klinischen Manifestationen des Eindringens der Trypanosomen in das Zentralnervensystem, die sowohl neurologischer wie psychiatrischer
Natur sein können und außerordentlich vielseitig sind. Der entscheidende
Wendepunkt der Krankheit sowohl hinsichtlich Prognose wie Therapie ist das
Eindringen der Trypanosomen in das Zentralnervensystem, mit Sicherheit nur
durch die Lumbalpunktion und Ermittlung des Eiweiß- und Zellgehalts zu
erkennen. Ohne Behandlung kommt es im allgemeinen zur Infektion des
Zentralnervensystems. An sie schließt sich nach verschieden langem Verlauf das
tödliche Ende. Spontanheilung der Blut- und Lymphinfektion, dagegen nicht
der Zentralnervensysteminfektion sind sicher beobachtet aber fraglos die große
Ausnahme. Der klinische Verlauf des Einzelfalles im Osten und Westen Afrikas
sehr verschieden. Im Osten rascher, kurzfristiger Verlauf mit den Zeichen einer
akuten Infektion, die den Kranken von Anbeginn an die Hütte fesselt, Tod oft
vor Ausbildung jeglicher nervösen Erscheinungen, mitunter in Form einer
Trypanosomensepsis. Im Westen chronisch verlaufende Formen. Mehrjährige
Dauer, Häufigkeit der ambulanten Fälle, die bereits Liquorveränderungen
aufweisen, ohne subjektive Krankheitserscheinungen zu zeigen.

Behandlung mit Germanin vor Befall des Zentralnervensystems bringt
rasche und zuverlässige Heilung. Nach Befall des Zentralnervensystems müssen
Arsenpräparate herangezogen werden (Tryparsamid); dieses in Kombination
mit Germanin. Kombination von Germanin mit Fuadin potenziert die Wirkung
des ersten. Nebenwirkung des Germanin Albuminurie, des Tryparsamids und
anderer Arsenpräparate (Atoxyl), Opticusschädigung, Erblindungsgefahr. Wiederholte Kontrollen auf Parasiten und Liquorbefund nach Abschluß der Behandlung unerläßlich.

Eine echte Prophylaxe ist durch Verabfolgung von Germanin möglich. Sie
wird praktisch angewendet bei der Beschäftigung von Arbeitern in besonders
gefährdeten Gebieten. Die Verabfolgung von Germanin schützt für längere
Zeit gegen eine Trypanosomeninfektion. Weiter kann Germanin zur Bekämpfung
der Parasitenträger verwandt werden. Auch unheilbare Fälle können dadurch
als Infektionsquelle ausgeschieden werden. Die Bekämpfung der Schlafkrankheit gründet sich auf vollständige Erfassung der Kranken und der Parasitenträger und Durchführung von Massenbehandlungen. In jüngster Zeit verspricht
die systematische Durchbehandlung ganzer Bevölkerungsgruppen in bestimmten
Abständen mit Germanin gute Erfolge. Die Bekämpfung vom Zwischenwirt
her, den Glossinen, bietet in begrenzten Palpalisgebieten gute Aussichten, weil
G. palpalis an Fluß- und Seeufer gebunden ist und durch deren Abholzung
vertrieben werden kann. Bei den anderen Arten ist die Bekämpfung sehr viel
schwieriger. Die verschiedenartigsten biologischen Methoden, die den Lebensgewohnheiten der einzelnen Arten angepaßt sind, kommen zur Anwendung.
Ein radikales, aber sicher erfolgreiches Bekämpfungsverfahren ist die Umsiedlung

der Bevölkerung in glossinenfreie Gebiete oder die vollständige Umgestaltung ihrer Siedlungs- und Wirtschaftsform derart, daß auch inmitten eines Glossinengebietes der Kontakt zwischen Fliege und Mensch auf ein Mindestmaß herabgesetzt wird. Diese Methoden haben den Vorzug, daß mit ihnen eine Hebung des gesamten hygienischen und wirtschaftlichen Niveaus der Bevölkerung und eine bessere ärztliche Versorgung verbunden werden kann.

Tiertrypanosomen (Trypanosoma brucei). Erreger der Nagana einer wichtigen afrikanischen Viehseuche. Morphologisch nicht von den Menschentrypanosomen unterscheidbar, teilt die wesentlichen biologischen Eigentümlichkeiten mit T. rhodesiense, mit der es deshalb von einem Teil der englischen Schule identifiziert wird. Durch seine erwiesene Nichtpathogenität für den Menschen (Selbstversuch TAUTE) als eigene Art abgegrenzt. Von großer wirtschaftlicher Bedeutung, wird auch von Glossinen übertragen.

Weitere Haustiertrypanosomen, T. evansi (Erreger der Surra), T. equiperdum (Erreger der Beschälseuche), T. equinum (Erreger des Mal de Caderas), T. congolense (afrikanisches Viehtrypanosom), T. simiae (Trypanosom des Schweins) und T. vivax (bei Vieh und Wild) sind zwar auch alle den menschlichen Trypanosomen ähnlich, aber morphologisch, epidemiologisch und durch ihre Verbreitung so von ihnen unterschieden, daß eine Diskussion über ihre Beziehungen zur menschlichen Schlafkrankheit, wie sie bei T. brucei stattgefunden hat, ausgeschlossen ist.

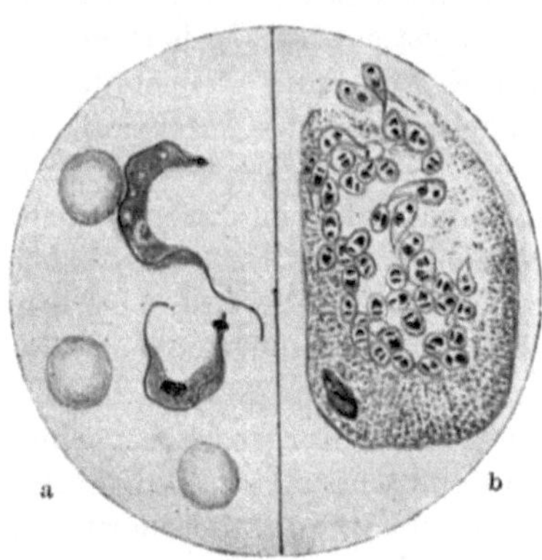

Abb. 174. Schizotrypanum cruzi. Vergr. 1000 : 1. a) Blut. b) Schnitt durch eine quergestreifte Muskelfaser. (Nach VIANNA.)

Schizotrypanum.

Schizotrypanum cruzi (CHAGAS). 15 bis 20 μ großes Trypanosom des Menschen, gehört also zu den kleineren Trypanosomen. Der Blepharoplast ist auffallend groß. Neben der Trypanosomenform im Blut finden sich im Gewebe der Muskulatur und vieler Organe Leishmaniaformen. Nur diese vermehren sich durch Zweiteilung. Es kommt dabei zu Koloniebildungen. Die Leishmaniaform scheint der Hauptträger der krankhaften Veränderungen bei dieser Infektion zu sein. Die Übertragung erfolgt durch eine Wanze, Triatoma megistos. Die beim Blutsaugen aufgenommenen Trypanosomenformen wandeln sich zunächst zur Leishmaniaform um, später erfolgt die Bildung von Crithidien und schließlich nach 3—4 Wochen wieder die von Trypanosomenformen im Enddarm. Die Ausscheidung erfolgt mit dem Kot, der infektiös ist. Infektion durch Einreiben in die Haut beim Kratzen oder in die Bindehaut. Der Parasit findet sich nicht nur beim Menschen, sondern bei vielen Säugetieren, insbesondere Gürteltier und Opposum, die als Krankheitsreservoir eine wesentliche Rolle spielen. Beim Menschen nur in Süd- und Mittelamerika. Dabei sind die klinisch schweren Formen der Erkrankung auf einem ziemlich eng begrenzten Herd in Brasilien beschränkt, während in anderen Gebieten die Erkrankung leichter bis symptomlos verlaufen kann.

Die Diagnose erfolgt in frischen Fällen durch Nachweis der Parasiten im gefärbten dicken Tropfen. Empfindlicher ist die Wanzendiagnose. Da auch schwächste Infektionen bei den Triatomen haften und durch starke Vermehrung in ihnen leicht erkennbar werden, läßt man infektionsfreie, im Laboratorium gezüchtete Wanzen an dem Kranken saugen und untersucht sie später auf Trypanosomen.

Die akute Form der Erkrankung findet sich bei Kindern. Unregelmäßiges Fieber, Drüsenschwellungen, Ödeme, Encephalomyelitis, später vielartige, chronische Erscheinungen des Zentralnervensystems und Herzerscheinungen. Der Zusammenhang von Kropfbildungen mit der Infektion ist umstritten. Die Prognose ist im Hauptherd immer ernst; außerhalb bei den leichten Formen durchaus günstig; allerdings ist bei ihnen noch nicht geklärt, ob nicht späte Herztodesfälle auf die Infektion zurückzuführen sind. Eine spezifische Therapie ist unbekannt. Die Bekämpfung der Infektion ist nur durch Bekämpfung der Wanzen möglich, diese kann aber nicht als spezielle Seuchenbekämpfungsmaßnahme durchgeführt werden, sondern ist in ihren Möglichkeiten von der allgemeinen wirtschaftlichen Entwicklung des Landes und Verbesserung der Hausbautypen abhängig.

Polymastigina.

Die Angehörigen dieser Ordnung haben eine größere Zahl von Geißeln, die am Vorderende entspringen, von denen eine als Schleppgeißel dient. Viele Arten haben spaltförmige Mundöffnungen. Die meisten Arten dieser Ordnung sind Parasiten. Cystenbildung ist bei ihnen verbreitet.

Embadomonas intestinalis. Seltener Darmflagellat des Menschen aus der Familie der Embadomonadidae mit großem Cytostom. Eine nach vorn gerichtete Geißel. eine Schleppgeißel. Bildet Cysten. Pathogene Bedeutung fraglich.

Chilomastix mesnili. Gehört der gleichen Familie an. Häufiger Flagellat des Menschen. Sitz im Dickdarm. 12—20 μ lang. Cystenbildung nur selten beobachtet. Pathogene Bedeutung umstritten. Drei kräftige, nach vorn gerichtete Geißeln. Eine Schleppgeißel, die innerhalb des großen Cytostoms verläuft.

Trichomonas vaginalis. 15—25 μ langer, häufiger Flagellat mit vier freien Geißeln am Vorderende und einer wogenden Membran. Zeichnet sich vor anderen Flagellaten des Menschen durch den Achsenstab aus. Findet sich vorwiegend in der Scheide, gelegentlich in der Harnröhre der Frauen; auch Harnröhreninfektion beim Mann ist beobachtet. Übertragung auf den Mann durch Kohabitation. Die Frage, ob Trichomonas vaginalis selber Entzündungen hervorrufen kann oder sich nur auf der Grundlage von Entzündungen besonders günstig entwickelt, ist umstritten. Mit Sicherheit ist abzulehnen, daß T. vaginalis als Aborterreger beim Menschen eine Rolle spielt, wie manchmal irrtümlich in Analogie zu Trichomonas foetus, der beim Rind Abort verursachen kann, angenommen wird.

Trichomonas elongata. Flagellat der Mundhöhle, der bei Erkrankungen dieser Gegend häufiger auftritt; wird nicht als Krankheitserreger betrachtet.

Trichomonas hominis. Darmtrichomonade mit 4 Geißeln. Größe 5—15 μ. Von ihr werden nach der Zahl der Geißeln die dreigeißelige (T. fecalis) und die fünfgeißelige Art (T. ardin delteili) abgegrenzt. Die Darmtrichomonaden bewohnen den Dickdarm. Sie werden im allgemeinen nur in dünnflüssigen Stühlen beobachtet. Cysten sind nicht bekannt. Die pathogene Bedeutung ist umstritten.

Lamblia intestinalis. 10—20 μ langer, bilateralsymmetrischer Darmflagellat mit einem Saugnapf an der Bauchseite. Sitz vor allem im Duodenum und den Gallenwegen. Bildet vierkernige ovale Cysten, die 8—14 μ lang sind. Die Flagellaten selber sind bei Durchfällen im Stuhl zu finden, sonst finden sich nur die Cysten. Bei Duodenalsondierungen erhält man vielfach positive Befunde auch dann, wenn keine Cysten im Stuhl nachweisbar sind. Der Parasit wird derartig häufig im Stuhl gefunden, daß ihm eine allgemeine pathogene Bedeutung nicht zugeschrieben werden kann. Auf der anderen Seite wird in einzelnen Fällen aber ein eindeutiger Zusammenhang mit erheblichen Beschwerden in der rechten Oberbauchgegend klinisch wahrscheinlich gemacht. Pathologisch anatomische Beweise fehlen allerdings noch. Die Übertragung erfolgt durch die

Cysten. Die Parasiten sind leicht durch eine Atebrinkur nach dem bei Malaria üblichen Schema zu vertreiben.

Rhizopoda.

Die Wurzelfüßler sind Protozoen, deren Zellplasma von keiner Membran zusammengehalten wird. Das Plasma streckt Fortsätze (Pseudopodien) aus, welche die Bewegung vermitteln und durch Umfließen geformte Nahrung in das Körperinnere aufnehmen. Die wichtigsten menschlichen Parasiten gehören der I. Ordnung Amoebina an. Als Amöben werden Protozoen bezeichnet, die bei der Bewegung ständig die Form des Körpers ändern. Sie besitzen einen oder mehrere Kerne; ein Ekto- und Entoplasma ist optisch mitunter unterscheidbar. Die Vermehrung der Amöben erfolgt durch Zweiteilung. Die meisten Amöben bilden außer der vegetativen Form Dauerformen (Cysten). In diesen Cysten ist durch Bildung mehrerer Kerne oft eine vielfache Teilung vorbereitet, die beim Schlüpfen der Cysten erfolgt. Die Cysten sind bei den menschlichen Amöbenarten in feuchter Umgebung lange haltbar. Sie sind insbesondere bei der pathogenen Ruhramöbe aber gegen Austrocknung und Hitze hoch empfindlich.

Beim Menschen finden sich verschiedene Amöbenarten, die meisten im Darm; aber auch im Mund und auf anderen Schleimhäuten werden sie beobachtet. Die Mehrzahl gilt als harmlos; sie werden im Zusammenhang mit den Krankheitserregern nur besprochen, weil das zur Abgrenzung gegen die pathogenen Amöben notwendig ist.

Entamoeba histolytica. R. KOCH und SCHAUDINN erkannten die Pathogenität. Diese Amöbe ist neben den Malariaplasmodien und dem Hakenwurm der wichtigste tropische Krankheitserreger. In den Entleerungen findet sie sich in drei Formen, zwei vegetativen (Trophozoiten) und der Dauerform (Cyste). Die Minutaform ist 10—20 μ groß, die Gewebsform 20—30 μ, während die Cyste 8—15 μ mißt. Charakteristisch für die Ruhramöbe sind bei den vegetativen Formen: Die scharfe Trennung zwischen Ekto- und Entoplasma; der Bewegungstyp: Hervorstrecken von Pseudopodien des Ektoplasmas (bruchsackartig); die Aufnahme von roten Blutkörperchen in den Zelleib durch die Gewebsformen. Die Cyste hat eine deutliche Wandung, reif ist sie vierkernig, daneben finden sich ein- und zweikernige jüngere Formen. Die vegetativen Formen gehen in der Außenwelt sehr rasch zugrunde, während die Cysten widerstandsfähig und Träger der Weiterverbreitung sind. Cysten werden nur von den Minuta-, nicht von den Gewebsformen gebildet. Die Minutaformen leben im Darminhalt und auf der Schleimhaut. Die Gewebsformen sind die Träger der pathogenen Wirkung der Ruhramöbe. Sie verursachen Entzündungen und Geschwüre im Dickdarm, dringen mit dem Blut- und Lymphstrom auch weiter vor und können Leberentzündungen und Leberabscesse hervorrufen.

Bei der Ruhramöbe müssen wir schärfer als bei jedem anderen Krankheitserreger zwischen Infektion und Erkrankung unterscheiden. Auch in gemäßigten Breiten ist die Zahl der Menschen groß, die mit Amöben infiziert, also Amöbenträger und Cystenausscheider sind (Darmlumeninfektion). Nur bei einem Teil der Infizierten kommt es zur Erkrankung, zum Befall des Gewebes durch die Amöben. In warmen Ländern schätzt man das Verhältnis von Cystenausscheidern zu Ruhrkranken je nach der Gegend auf Werte um 1 : 200; in gemäßigten Breiten ist solche Schätzung unmöglich, da sie Zahlen wie 1 : 10000 oder eine ähnliche Formulierung für „praktisch bedeutungslos" ergeben würde. Die Faktoren, die aus einer Amöbeninfektion eine Erkrankung an **Amöbenruhr** machen, sind nicht sicher bekannt. Begünstigend und auslösend können bakterielle Infektionen wirken. Ebenso wichtig, wenn auch in seinem Mechanismus nicht erfaßt, ist der klimatische und im Bereich des warmen Klimas der jahreszeitliche und Witterungseinfluß. Zwischen Infektion und Erkrankung können beliebig lange Zeiträume liegen. Von einer Inkubationszeit im üblichen Sinne kann man bei der Ruhramöbenerkrankung nicht sprechen. Bei der Mehrzahl der Infizierten kommt es nicht zu einer Erkrankung. Die Infektion erfolgt durch Aufnahme von Cysten vor allem mit Wasser oder anderen Nahrungsmitteln. Kontaktinfektionen spielen eine untergeordnete Rolle. Epidemische Ausbrüche

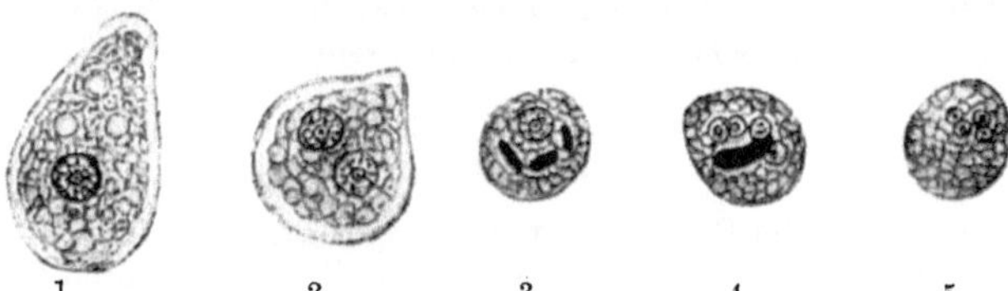

Abb. 175. Entamoeba histolytica. Vergr. 500 : 1. 1 vegetative Form, 2 nach der Kernteilung, 3 junge Cyste mit einem Kern und 3 Chromidialkörpern, 4 ältere Cyste mit 4 Kernen und einem Chromidialkörper, 5 vollentwickelte Cyste.

sind zwar beobachtet, bilden aber die große Ausnahme. Selbst in gemäßigten Breiten kann es durch Wasserleitungsinfektion ausnahmsweise zu einer Epidemie kommen.

Diagnose durch mikroskopischen und kulturellen Nachweis im Stuhl. Untersuchung ganz frischen Materials ist wesentlich. Diagnose am Krankenbett, in der Sprechstunde oder Einweisung des Patienten in das Laboratorium. Keine Versendung von Material. Neben dem frischen Präparat Untersuchung des feucht fixierten mit Hämatoxylin gefärbten Präparates, außerdem Kultur auf Spezialnährböden für Ruhramöben. Bei chronischen Fällen und festen Stühlen Provokation mit Karlsbader Salz. Die Diagnose ist bei Beachtung der Vorsichtsmaßregeln nicht schwierig. Sie erfordert freilich, wie jedes Verfahren, ein Mindestmaß an praktischer Erfahrung. Mischinfektionen mit Bacillenruhr sind häufig. Daher bei positivem Amöbenbefund bei akuten Erkrankungen, niemals Untersuchung auf Ruhrbacillen unterlassen. Dasselbe gilt auch umgekehrt in den Ländern, in denen Amöbenruhr vorkommt.

Das *klinische Bild* der Erkrankung ist vielgestaltig; neben akuten klassischen Ruhrformen, viele Fälle chronischer Colitis bis zur spastischen Obstipation. Der Allgemeinzustand mitunter wenig beeinträchtigt, meist aber schwer geschädigt (Abmagerung, fahle Gesichtsfarbe), besonders bei Übergreifen der Infektion auf die Leber (Amöbenleberabsceß).

Die Aussichten der Erkrankung haben sich seit Einführung der modernen Therapie grundlegend gebessert, die heute von Yatren, Emetin und Carbarsone beherrscht wird. Die Domäne des Emetins sind die Leberkomplikationen, die des Yatrens die Darmerkrankung und die Darminfektion.

Die *Prophylaxe* gegen die Infektion ist identisch mit der Prophylaxe gegen orale Darminfektionen überhaupt, wobei in warmen Ländern auf die Trinkwasserhygiene besonderer Nachdruck verlegt wird. Prophylaxe der Erkrankung: Vermeidung aller Schädigungen des Darms, vorbeugende Behandlung der Träger von Darmlumeninfektionen. Eine spezifische Bekämpfung ist nicht bekannt. Die Fernhaltung von Cystenausscheidern vom Nahrungsmittelgewerbe in gefährdeten Ländern nirgendwo wirksam durchgeführt.

Die wichtigsten nicht pathogenen Darmamöben sind:

Jodamoeba bütschlii. Amöben von 10—20 μ. Keine Ektoplasmadifferenzierung. Nur sehr langsame Bewegungen. Im Stuhl nur die Cysten von 8—15 μ mit stark lichtbrechender Vakuole, die sich bei Zusatz von LUGOLscher Lösung rotbraun färbt.

Endolimax nana. Kleine, nur 10 μ messende Amöbe mit träger Bewegung, wird im Stuhl beobachtet; Cysten seltener, oval, meist vierkernig, werden leicht mit den Cysten von Tricercomonas intestinalis verwechselt.

Dientamoeba fragilis. Kleine lebhaft bewegliche Amöbe (4—12 μ), bildet Pseudopodien, meistens zweikernig. Cysten nicht beobachtet.

Entamoeba coli LOESCH. Größe 20—30 μ. Keine scharfe Trennung von Ekto- und Entoplasma. Langsam fließende Bewegung. Kern an der lebenden Amöbe erkennbar. Cysten zwischen 17 und 20 μ. Die reife Cyste enthält 8 Kerne.

Nicht im Darm. Entamoeba gingivalis. 10—30 μ große Amöbe, die morphologisch der Ruhramöbe ähnlich ist. Praktisch kommt eine Verwechslung nicht in Betracht, da sich die Amöbe nur im Mund (Zahnbelag), dort allerdings sehr häufig findet. Cysten sind nicht bekannt.

Sporozoa.

In dieser Klasse werden die Protozoen zusammengefaßt, die sich einmal in ihrem Entwicklungskreis in einer von einer festen Schale eingehüllten Spore durch zahlreiche Unterteilungen vermehren. Alle Sporozoen sind Parasiten. Die wichtigen menschlichen Sporozoen gehören zur III. Ordnung, den Hämosporidien.

Coccidien.

In der II. Ordnung, den Coccidien, findet sich eine große Zahl wichtiger Haustierparasiten, jedoch nur ein einziger seltener Darmparasit des Menschen, nämlich *Isospora hominis (I. belli)*. Sitz der Sporogoniestadien unter dem Darmepithel. Oocysten wurden im Stuhlgang gefunden. Die Krankheitserscheinungen dürften von der Stärke der Infektion abhängen. Über sie besteht bei der Seltenheit der Infektion wenig Klarheit.

Hämosporidien.

Die Hämosporidien des Menschen sind Zellparasiten, die entweder in den Endothelzellen oder in den Blutkörperchen leben. Neben einer Vermehrung durch Teilung (Schizogonie) steht die geschlechtliche Vermehrung (Sporogonie). Die geschlechtlichen Formen werden auch als Zellparasiten im Menschen gebildet. Die Entwicklung zu kopulationsreifen Formen und die Befruchtung erfolgen erst in dem übertragenden Insekt.

Die Hämosporidien des Menschen gehören zur Familie der Plasmodiden. Sie sind die Erreger der unter dem klinischen Begriff Malaria zusammengefaßten Infektionskrankheiten. Aus stichhaltigen Gründen nimmt die Zoologie noch eine Unterteilung der menschlichen Plasmodiden in Laveranien und Plasmodien vor, wobei nur der Erreger der tropischen Malaria zur Gattung Laverania gehört. In der Medizin hat sich diese Nomenklatur nicht eingebürgert; sie bezeichnet vielmehr die Malariaerreger einheitlich als Plasmodien. Zu den Hämosporidien gehört eine Reihe anderer Parasiten von Säugetieren und Vögeln, die in ihrer ganzen Entwicklung den menschlichen Malariaparasiten sehr nahe stehen. An diesen verwandten Parasiten sind viele grundlegende Erkenntnisse gewonnen worden, die erst später für die menschlichen Plasmodien bestätigt wurden.

Plasmodien der menschlichen Malaria. Vier verschiedene Plasmodienarten werden beim Menschen allgemein anerkannt: Plasmodium immaculatum (falciparum) (WELCH), der Erreger der **Malaria tropica** oder **perniciosa**; Plasmodium vivax (GRASSI und FELETTI), der Erreger der **Malaria tertiana**; P. malariae (LAVERAN), der Erreger der **Malaria quartana**; P. ovale (STEPHENS,

Ziemann), Erreger einer seltenen Malaria vom Tertianatyp. Die vier Arten
lassen sich morphologisch in einzelnen Formen der Schizogonie sowohl wie der
Sporogonie voneinander unterscheiden. Zur Erkennung des Parasiten wird außer
seinen eigenen morphologischen Eigenschaften auch das Verhalten der parasitierten Zelle mit herangezogen. Die Bestimmung erfolgt meistens an trocken
fixierten, mit Giemsa-Lösung gefärbten Blutausstrichen. Dabei ist folgendes
charakteristisch. Bei *P. immaculatum* ist der befallene Erythrocyt nicht vergrößert, kleine zarte Ringe, häufig mehrere in einer Zelle, oft dem Erythrocyten

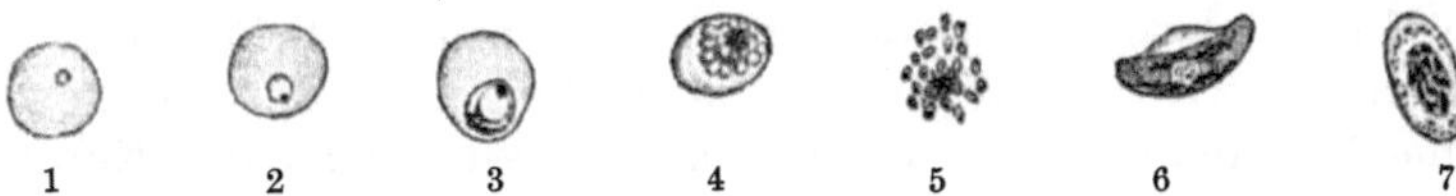

Abb. 176. Tropicaparasiten P. immaculatum. Vergr. 800 : 1. 1 junger Parasit, 2 älterer Parasit, 3 alter Parasit,
4 Schizogonie, 5 ausschwärmende Schizonten, 6 Makrogametocyt, 7 Mikrogametocyt.

nur anliegend. Größere Formen, insbesondere Teilungsformen werden im
strömenden Blut fast nie beobachtet. Die Gameten sind unverkennbar, halb-
mondförmig, 9—14 μ lang, weibliche Gameten tiefblau mit kleinem Kern,
männliche Gameten blaßblau mit größerem Kern. Die Teilungsformen, in den
inneren Organen zu finden, haben 16—20 Teilstücke (Merozoiten). Bei *P. vivax*
fällt bei Lebendbetrachtung die Beweglichkeit der Parasiten auf. Im Jugend-
stadium hat der Schizont Ringform, einen Durchmesser von 2—3 μ. Bei weiterem
Wachstum ist im Protoplasma schwarzbraunes Pigment erkennbar. Mit zunehmender Größe wird die Form unregelmäßig, amöboid. Die erwachsenen

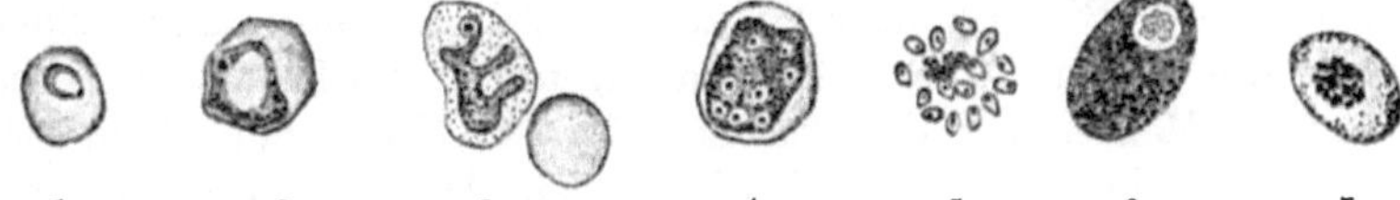

Abb. 177. Tertianaparasiten P. vivax. Vergr. 800 : 1. 1 junger Parasit, 2 älterer Parasit, 3 alter Parasit
(Blutkörperchen gebläht, Schüffnersche Tüpfelung), 4 Schizogonie, 5 ausschwärmende Schizonten,
6 Makrogamet, 7 Mikrogametocyt.

Parasiten sind größer als ein rotes Blutkörperchen. Der befallene Erythrocyt
ist vergrößert und zeigt bei Giemsa-Färbung eine rote Tüpfelung (Schüffnersche Tüpfelung). Zahl der Teilstücke einer Teilungsform meist 16 bis zu 24.
Mehrfachinfektionen eines Erythrocyten sind selten. Die erwachsenen Gameten
erscheinen als große runde Scheiben, größer als ein Erythrocyt, pigmentreicher
als erwachsene Schizonten, bei denen bei gleicher Größe auch schon immer die
Kernteilung begonnen hat. Die weibliche Gamet ist dunkler gefärbt und hat
einen kleineren Kern. Bei *P. malariae* sind die jungen Ringe gegen P. vivax
praktisch nicht unterscheidbar. Die Parasiten bleiben kleiner und kompakter,
sind pigmentreicher. Der erwachsenen Schizonten erstrecken sich teilweise wie
ein Band über den befallenen Erythrocyten. Dieser ist nicht vergrößert und
zeigt nur selten die Ziemannsche Fleckung. Die Teilungsformen haben meist 8,
bis zu 12 Merozoiten (Margueritenform). Die Gameten sind kleiner als die von
P. vivax. Bei *P. ovale* ist die auffälligste Eigenschaft die ovale Form des Schizonten, die auch von dem parasitierten Erythrocyten oft geteilt wird. Diese
zeigen eine intensive Schüffner-Tüpfelung und vielfach Zähnelung des Randes.
Durch die Schüffner-Tüpfelung sind sie mit Sicherheit von P. malariae zu
unterscheiden, dem sie durch die Gestalt ihrer Teilungsformen ähneln, welche

ebenfalls nur 8—12 Merozoiten enthalten. Die Morphologie der Endothel-
formen ist für die Malariaplasmodien des Menschen noch nicht bekannt. In der
Mücke lassen sich die Oocysten der verschiedenen Plasmodienarten durch die
Farbe und Verteilung des Pigments voneinander unterscheiden.

Der *Enwicklungskreislauf* der Malariaplasmodien, entdeckt von Ross und
von Grassi, vollzieht sich einheitlich in folgender Weise. Die Übertragung auf
den Menschen erfolgt durch den Stich des Anopheles, in dem sich der Sporo-
gonieteil des Kreislaufes vollzieht. Dieser Teil ist in allen Einzelheiten bekannt.
Saugt die Mücke plasmodienhaltiges Blut, so gehen die Schizonten zugrunde;
bei den Gametocyten setzt die Weiterentwicklung ein. Der Makrogametocyt
erfährt eine Kernreduktion und wird unter Ausstoßung eines Kernteils zum
weiblichen Gameten. Bei den Mikrogametocyten tritt eine Kernteilung und
Geißelbildung mit anschließendem Zerfall in mehrere männliche Gameten ein.
Die männlichen Gameten befruchten die weiblichen. Vereint bilden sie den

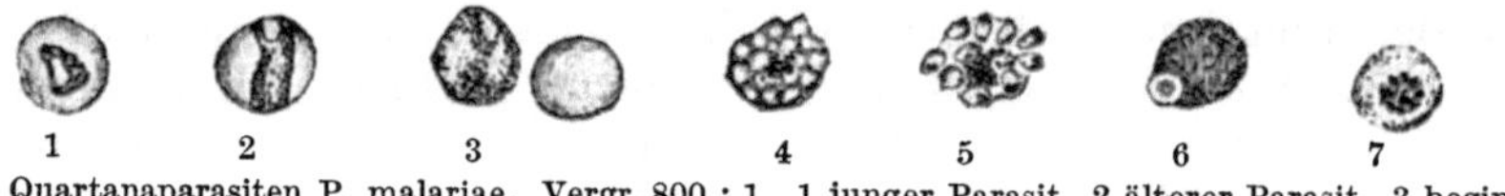

Abb. 178. Quartanaparasiten P. malariae. Vergr. 800 : 1. 1 junger Parasit, 2 älterer Parasit, 3 beginnende
Schizogonie, 4 vollendete Schizogonie, 5 ausschwärmende Schizonten, 6 Makrogamet, 7 Mikrogametocyt.

Zygoten, der sich in einigen Stunden zum würmchenförmigen Ookineten entwickelt und in die Magenwand der Mücke eindringt. Hier allmähliches Wachstum, die entstehende Cyste bildet durch innere Teilung mehrere Sporoblasten, in
denen die endgültige Bildung der Sporozoiten (Sichelkeime) erfolgt. Nach Ausreifung platzt die Oocyste. Die Sichelkeime treten in die Leibeshöhle über und
wandern in ihrer Mehrzahl in die Speicheldrüse der Mücke ein. Beim Stich der
Mücke gelangen sie in das Gewebe des Menschen. Der erste Teil ihrer weiteren
Entwicklung im Menschen ist nicht mit Sicherheit bekannt. Er wird durch
Analogieschluß aus den bei Vogelplasmodien genauer erforschten Verhältnissen
vermutet. Sicher erwiesen ist nur, daß der Sporozoit nicht, wie früher angenommen, unmittelbar in das rote Blutkörperchen eindringt und dort seine
schizogone Entwicklung beginnt. Bei Vogelplasmodiden ist erwiesen, daß am
Anfang der schizogonen Entwicklung ein Aufenthalt in den Gefäßendothelien verschiedener Organe steht. In den Endothelien findet eine lebhafte Vermehrung
durch Teilung statt. Erst einige Zeit, nachdem sich die Endothelformen nachweisen lassen, treten die ersten Schizonten in den roten Blutkörperchen auf. Die
Teilungsvorgänge in den Endothelien sind noch nicht in allen Einzelheiten bekannt, um so besser die Entwicklung der Schizonten in den roten Blutkörperchen.
Diese Entwicklung der pigmentierten Schizogonieformen in den roten Blutkörperchen ist auch für die menschlichen Malariaplasmodien genau erforscht; ihr
Verlauf steht in engstem Zusammenhang mit dem klinischen Ablauf der akuten
Erscheinungen einer Malariaerkrankung. Nach dem Befall eines Erythrocyten
durch einen Merozoiten sieht man zunächst einen kompakten kleinen Parasiten,
an dem sich nur das Protoplasma und der Chromatinkern unterscheiden lassen.
Mit zunehmendem Wachstum bildet sich eine Vakuole, die nicht färbbar ist
und daher den optischen Eindruck der Siegelringform des Parasiten vermittelt.
Der Chromatinkern ist in diesem Stadium randständig. Mit weiterem Wachstum
tritt Pigment im Protoplasma des Parasiten auf. Das Pigment stammt aus dem

Hämoglobin des roten Blutkörperchens. Mit dem Wachstum geht die Ringform verloren; die amöboide, scheibenähnliche oder bandartige Gestalt herrscht vor. Nur bei P. immaculatum bleibt die Ringform auch bei älteren Schizonten erhalten. Der Chromatinkern und nach seiner Zweiteilung auch das Protoplasma teilen sich. Nach 3—5 Teilungen ist die Ausreifung des Schizonten beendet. Er zerfällt in seine Teilstücke, die Merozoiten, welche einzeln eine frische Zelle befallen. Der Zerfall des Schizonten im Merozoiten, fällt mit dem Schüttelfrost und Fieberanstieg des Kranken zusammen. Die Entwicklung im Erythrocyten vollzieht sich bei Plasmodium vivax und P. ovale in 48 Stunden, bei P. malariae in 72 Stunden. Für P. immaculatum wird eine 36—48stündige Entwicklungszeit angenommen. Mit Ausnahme von P. immaculatum befindet sich die große Mehrzahl aller gleichzeitig im Blut vorhandenen Plasmodien im annähernd gleichen Entwicklungsstadium. Darauf ist der zyklische Ablauf der Malariaanfälle zurückzuführen. Vor dem Bekanntwerden der endothelialen

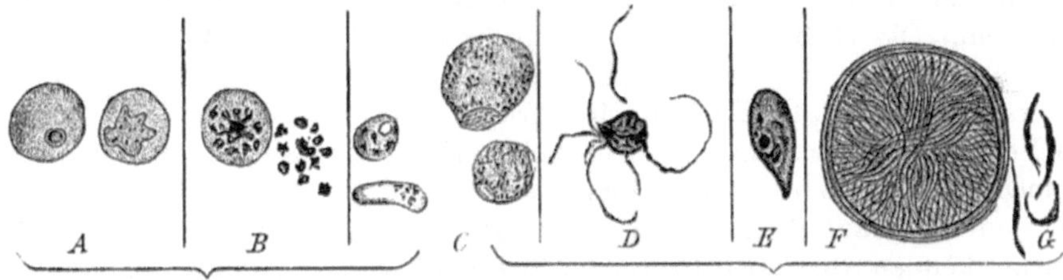

Abb. 179. Entwicklung der Malariaparasiten. Vergr. 1000 : 1. F 600 : 1. Teilweise schematisch. (F—G nach Grassi.) A menschliche Blutkörperchen mit Parasiten, B Schizogonie, C Mikrogametocyten (links) und Makrogameten (rechts), D Mikrogametenaussendung, E Würmchen aus dem Darm von Anopheles, F Cyste in der Magenwand von Anopheles mit Sichelkeimen, G freie Sichelkeime.

Schizogonie wurde angenommen, daß die Gametocyten aus dem schizogonen Kreislauf in den roten Blutkörperchen hervorgingen. Das ist heute zweifelhaft geworden. Wir wissen nicht, ob sie von den Endothelformen oder von den Blutkörperchenformen abstammen. Lebensdauer der Gameten, insbesondere der Makrogameten ist wesentlich größer als die der Blutschizonten. Sie kann mehrere Wochen betragen. Die Blutschizonten verschwinden entweder unter dem Einfluß von Medikamenten oder nach Ablauf einer Reihe von Fieberanfällen aus dem Blut. Man nahm früher an, daß sie sich „in die inneren Organe zurückzögen", um aus unbekannter Ursache sich plötzlich wieder zu vermehren und Ausgangspunkt von Rückfällen zu werden. Diese Hypothese ist auch heute nicht widerlegt, jedoch bei der beschränkten Lebensdauer von Erythrocyten und Blutschizonten nicht sehr wahrscheinlich. Die Annahme von Endothelformen bei den menschlichen Malariaplasmodien ermöglicht eine wahrscheinlichere Erklärung der Rezidive, als deren Ausgangspunkt man sie betrachten könnte.

Wichtig ist, daß die verschiedenen Entwicklungsformen der Plasmodiden sich auch in ihrer Empfindlichkeit gegen Drogen erheblich unterscheiden können. Dieser Unterschied ist für Blutschizonten und Gameten seit langem bekannt. Er ist auch für Sporozoiten und Endothelschizonten gegenüber den Blutschizonten und Gameten erwiesen.

Die Malariaparasiten sind die wichtigsten krankheitserregenden Protozoen. Ihre natürliche Verbreitung außerhalb des Menschen ist an das Vorkommen geeigneter Zwischenwirte und ausreichender Temperaturbedingungen für die

Entwicklung im Zwischenwirt gebunden. Hinsichtlich der Temperatur stellt P. vivax geringere Ansprüche. Demgemäß dringt die M. tertiana nach Norden und Süden (zwischen 63° nördlich und 40° südlicher Breite) um einige Breitengrade weiter vor als P. immaculatum. In Deutschland finden sich autochthone Malariaherde noch in Friesland und in Südsteiermark. Vereinzeltes Streuvorkommen wird auch noch in anderen Gegenden beobachtet, zum Teil als Resterscheinung einer früher viel ausgedehnteren Verbreitung der Infektion, zum Teil als gelegentliche Neueinschleppung. Neubildung von Malariaherden im Anschluß an Einschleppungen erfolgt in Deutschland nicht mehr. In den warmen Ländern ist die Malaria die wichtigste Seuche, zahlenmäßig ist sie wohl die häufigste Infektionskrankheit der Erde. In äquatorialen Gebieten herrscht P. immaculatum vor, ist aber nirgendwo ausschließlich vorhanden, sondern überall von P. vivax begleitet. P. malariae ist wesentlich seltener als die beiden ersten Arten. Es wird in Einzelvorkommen gefunden, tritt daneben aber auch herdweise auf und kann innerhalb eines solchen Herdes der vorherrschende Malariaparasit sein. Die Gründe für diese eigentümliche Form der Verbreitung sind bisher nicht bekannt. P. ovale ist seit seiner Entdeckung nur in Einzelvorkommen aus verschiedenen Malarialändern beschrieben worden. Die Malaria kann in ihren Verbreitungsgebieten erhebliche Schwankungen erfahren. In ihnen prägt sich meistens der Einfluß von klimatischen und meteorologischen Schwankungen auf die Häufigkeit des Zwischenwirts aus. In einer durchseuchten Bevölkerung können aber auch Störungen der Ernährungslage und Bevölkerungsfluktuationen (Kriegsseuche) einen ebenso großen Einfluß haben. In verseuchten Gebieten sind die Kinder das Hauptreservoir der Infektion. Bei Erwachsenen findet man dort weniger Gameten im Blut. Die Stärke der Verseuchung einer Gegend wird an verschiedenen Indices gemessen, dem Parasitenindex (Prozentsatz der Personen mit mikroskopisch nachweisbaren Malariaparasiten im Blut). Erkrankungsindex (Zahl der klinischen Malariaerkrankungen), Milzindex (Prozentsatz der Personen bzw. der Schulkinder mit vergrößerter Milz, gegebenenfalls unter Berücksichtigung der Milzgrößen). Daneben sind verschiedene Indices von seiten des Zwischenwirts von Bedeutung: Anophelenindex (Zahl der Anopheles, die durchschnittlich in einem Schlafraum gefangen werden), Oocystenndex und Sporoizoitenindex (Prozentsatz und absolute Zahl der Anophelen, bei deren Sektion O. bzw. Sp. gefunden werden), Larvenindex und Puppenindex (Zahl der Larven des 4. Stadiums bzw. der Puppen, die nach bestimmten Fangmethoden in den Mückenbrutplätzen gefangen werden).

Der in früheren Zeiten besonders betonte *Zusammenhang zwischen Malaria und Sümpfen* ist eindeutig dahin geklärt, daß er nur insofern besteht, als Sümpfe Anophelesbrutstätten sein können. Es gibt völlig malariafreie Sumpfgegenden, ebenso wie Malaria in Gebirgsgegenden und sogar in Wüsten vorkommen kann, wenn Brutmöglichkeiten für Anophelen, die nötigen Temperaturbedingungen und Parasitenträger vorhanden sind. Der Beschaffenheit des Bodens wird heute nur noch soweit ein Einfluß auf die Malariaepidemiologie zuerkannt, als er Gelegenheit zur Bildung von Wasseransammlungen, in denen sich Anophelenlarven entwickeln können, bietet. Ebenso wirkt die Witterung auf die Malaria auf dem Wege über die Anophelen. Dabei können paradoxerweise Regenzeiten mückenarm sein, weil die Brutplätze gestört und durch die Regenmassen ausgespült werden. Trockenzeiten können die Anophelen dadurch fördern, daß in austrocknenden Flußbetten durch Tümpelbildung Brutstätten entstehen. Im allgemeinen aber wirkt die Feuchtigkeit fördernd und die Trockenheit hemmend.

Die vier menschlichen Malariaplasmodien werden nur durch Mückenarten der Gattung *Anopheles* übertragen. Mehr als 200 Arten sind bekannt. Alle Anophelesarten lassen sich mit Malariaplasmodien infizieren. Die praktische Bedeutung als Malariaüberträger ist bei den einzelnen Arten jedoch sehr verschieden. Sie hängt von der Häufigkeit und den Lebensgewohnheiten der einzelnen Anophelesart ab. Für die menschliche Malaria bedeutungslos sind die Mücken der Gattung Culex, welche nur die Vogelmalaria übertragen. Die wesentlichen Gattungsunterschiede sind in der Abb. 180 dargestellt. Nur die

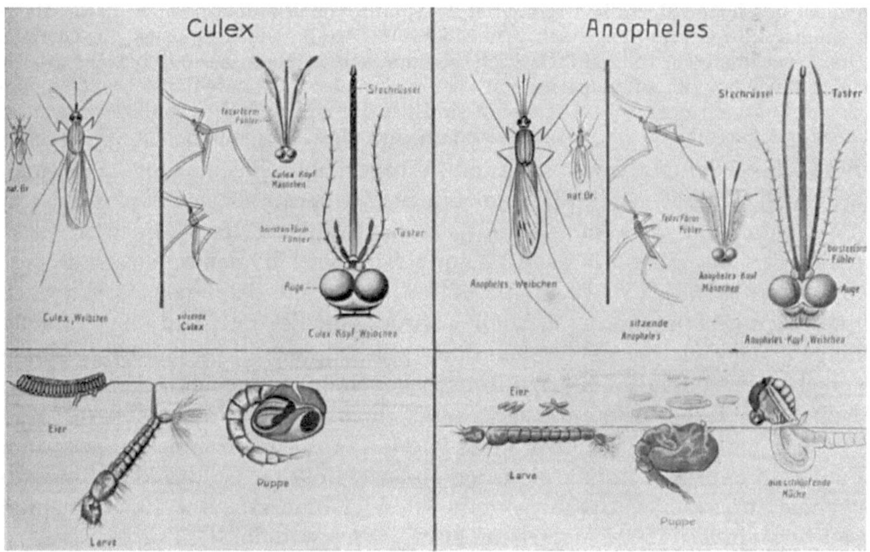

Abb. 180. Culex und Anopheles. (Nach FÜLLEBORN.)

Anophelenweibchen saugen Blut, nur sie sind daher Krankheitsüberträger. Die Blutmahlzeiten sind bei Anopheles für die Eientwicklung notwendig. Die Eier werden auf der Oberfläche von Wasseransammlungen abgelegt. Aus den Eiern schlüpfen Larven, die mehrere Häutungen durchmachen. Dann erfolgt die Verpuppung und das Ausschlüpfen des Insekts. Überträger der Malaria in Deutschland ist Anopheles maculipennis. Es sind sechs Varietäten dieser Art bekannt, die vor allem durch Form und Zeichnung der Eier unterschieden werden. In Nordwestdeutschland ist die Var. atroparvus, in der Steiermark die Var. messeae der wesentliche Malariaüberträger.

Die *Diagnose* der Malaria wird durch den mikroskopischen Nachweis der Erreger im Blut gestellt, im Ausstrich und bei spärlichem Befund im dicken Tropfen. Der Nachweis mißlingt oft, wenn vor der Untersuchung schon Malariaheilmittel eingenommen wurden. Zuverlässige, diagnostisch brauchbare Kulturverfahren für Malariaparasiten sind nicht bekannt, ebensowenig spezifische serologische Reaktionen. Die Melanoflokulation ist unspezifisch und diagnostisch nicht zuverlässig. In chronischen Fällen versagt der Parasitennachweis oft, selbst bei Anwendung von Provokationsmethoden wie kaltem Milzduschen und Adrenalininjektionen.

Die Malaria beginnt *klinisch* mit den Erscheinungen eines akuten Infekts. Sie ist aber ihrem Wesen nach eine chronisch rezidivierende Infektionskrankheit. Der einzelne Anfall beginnt mit Kältegefühl und Schüttelfrost, dem ein jäher Fieberanstieg folgt. Nach mehreren Stunden kehrt die Temperatur zur Norm zurück. Bei der Malaria vom Tertianatyp, Infektion mit P. vivax oder P. ovale, wiederholt sich der Anfall nach 48 Stunden, bei Quartana nach dreimal 24 Stunden. Der Fieberverlauf der Tropica ist unregelmäßiger. Die Infektion geht nach Ablauf einer größeren Anzahl von Anfällen schließlich in ein chronisches Stadium über, in dem es nur noch vereinzelt zum akuten Aufflackern kommt. Die Infektion schädigt durch die Zerstörung der roten Blutkörperchen und durch allgemein toxische Wirkungen. Milzvergrößerung und Leberschwellung sind regelmäßige Erscheinungen. Ein tödlicher Ausgang ist am häufigsten bei Tropicainfektionen. Aber auch P. vivax kann Träger von Epidemien mit hoher Mortalität sein. Bei Ausschluß von Reinfektionen heilt die Malaria nach einigen Jahren im allgemeinen von selber aus. Am hartnäckigsten ist die Quartana.

Die *Inkubationszeit* vom Mückenstich bis zum ersten Malariaanfall beträgt 14 Tage bis einige Wochen. Die Inkubation kann aber auch mehrere Monate dauern. Solche langfristigen Inkubationen von 6—8 Monaten sind bei der einheimischen Malaria in Deutschland sogar vorherrschend. In warmen Ländern sind die Langinkubationen die Ausnahme.

Behandlung der Malaria mit Chinin, Atebrin und Plasmochin. Chinin und Atebrin wirken nicht gegen die Gameten der Tropica. Plasmochin nicht gegen die Schizonten der Tropica. Nur gegen die Gameten der Tropica wirkt das Präparat Certuna. Die Gametenwirkung ist vom hygienischen Standpunkt aus besonders wichtig, weil erst durch Präparate mit derartiger Wirkung eine Behandlung der Gametenträger möglich wird. Alle vier Präparate haben Nebenwirkungen, die sich bei der Behandlung störend bemerkbar machen können. Eine lückenlos rückfallfreie parasitologische Heilung der Malariainfektion ist mit keinem der bisher bekannten Präparate möglich. Der Prozentsatz der Rückfälle ist am geringsten bei einer kombinierten Atebrin-Plasmochinbehandlung.

Eine gefürchtete Komplikation der Malariainfektion ist das *Schwarzwasserfieber*, eine intravasale Hämolyse mit Hämoglobinurie. Der Zusammenhang dieser Erkrankung mit der Malariainfektion ist unzweifelhaft. Der Mechanismus ihres Zustandekommens ist noch nicht geklärt.

Eine echte *medikamentöse Prophylaxe* gegen die Malaria in dem Sinne, daß das Zustandekommen der Infektion durch Einnehmen von Arzneimitteln verhütet wird, gibt es nicht, weil keine Arzneien bekannt sind, die gegen die Sporozoiten der Plasmodien wirksam sind. Wenn sich auch die Infektion nicht verhüten läßt, ist es aber doch durch regelmäßige Einnahme kleiner Dosen der drei Hauptmalariaheilmittel möglich, das Auftreten klinischer Krankheitserscheinungen zu verhindern. Es gibt also wohl eine Krankheitsprophylaxe, nicht aber eine Infektionsprophylaxe bei der Malaria. In Gegenden mit starker Malariagefährdung hat diese Arzneiprophylaxe große praktische Bedeutung. Eine Arzneiprophylaxe in weitgefaßtem Sinne wird zur Malariabekämpfung außerdem in der Form angewandt, daß in Tropicagebieten die Gametenträger regelmäßig mit kleinen Mengen von Plasmochin oder Certuna behandelt werden, die genügen, um die in ihrem Blut vorhandenen Gameten zu sterilisieren und damit nichtinfektiös für die Mücken zu machen.

Mit diesen beiden Prophylaxemethoden sind bereits zwei Methoden der Malariabekämpfung genannt. Große Hoffnung hat man früher auf eine systematische Durchbehandlung einer ganzen Malariabevölkerung gesetzt. Die Erfahrung mehrerer Jahrzehnte hat aber gelehrt, daß Sanierungen auf diesem Wege nicht zu erzielen sind, wenn auch der Gesamtgesundheitszustand der Bevölkerung günstig durch solche Massenbehandlungen beeinflußt werden kann. Vollständige Dauersanierungen sind bisher nur dort erzielt worden, wo es möglich war, die Brutplätze der örtlich wichtigen Malariaüberträger zu beseitigen. Auch wo die vollständige Beseitigung der Brutplätze nicht möglich ist, bringen Maßnahmen, die wenigstens die Ergiebigkeit der Brutplätze erheblich einschränken, oft eine entscheidende Wendung der ganzen Malariasituation.

Bei der *Malariabekämpfung vom Zwischenwirt her* unterscheidet man zwischen Maßnahmen gegen das erwachsene Insekt und gegen die Larven. Die Maßnahmen gegen die Mücke haben in erster Linie das Ziel, den Gesunden vor dem Stich infizierter Anophelen zu schützen. Das geschieht durch Drahtgazeschutz ganzer Häuser oder einzelner Wohnräume, insbesondere der Schlafräume und durch Mückennetze über den Betten; in nicht geschützten Räumen oder im Freien durch Mückenstiefel und andere Schutzkleidung, Anwendung von Riechmitteln, Luftzug (Fächer); Abtötung durch Vernebelung oder Verräucherung insektentötender Mittel. Man sucht die Zahl der Anophelen in der Umgebung des Menschen zu vermindern, indem man ihre Tagesruheplätze beseitigt und vor allem die Schlafräume so hell gestaltet, daß die Mücken sich nicht in ihnen halten. Die Haltung von Haustieren in Stallungen kann die Anophelen von den menschlichen Wohnungen ableiten. Das Abtöten der Insekten im Winter in der Hoffnung, damit den Nachwuchs des nächsten Jahres zu schädigen, ist meist unwirksam, da nur ein geringer Bruchteil der Anophelen erreicht wird und die meisten an unbekannten oder unzugänglichen Schlupfwinkeln solchen Maßnahmen entgehen. Eine erfolgreiche Mückenbekämpfung durch Maßnahmen gegen die Imagines ist nicht möglich; sie bleiben an der Oberfläche des Problems. Größere praktische Bedeutung hat die Anophelenbekämpfung mit Spritzmitteln — Pyrethrumextrakten — gewonnen, die unter dem besonderen Gesichtspunkt der Bekämpfung der infizierten Mücken durchgeführt wird. Sie ist als Desinfektionsmaßnahme zu werten. Sie wirkt nicht auf den Mückenbestand, sondern nur auf den Bestand an infizierten Mücken. Eine wirksame Verminderung oder völlige Beseitigung der Anophelen ist nur durch Maßnahmen gegen die Larven, also gegen die Brutplätze möglich. Die Maßnahmen sind je nach Art der Mücke und des Brutplatzes sehr verschieden: Entwässerung in offenen Gräben, durch geschlossene Röhren, durch zementgefaßte Kanäle; Entwässerung durch Anpflanzung: Eukalyptusgehölze. Umgestaltung von Grabenufern, Änderung der Strömungsverhältnisse, Durchspülung von Stauanlagen aus, Grabenräumung, Zuschütten, Verschluß von Brunnen und Zisternen. Abtötung der Larven durch Futtergifte (Schweinfurter Grün) und Atemgifte (Öl). Biologische Umstellung der Brutwässer durch Änderung des Salzgehaltes, Verunreinigung, periodische Trockenlegung, Verschattung und Entschattung. Schließlich Einführung von Larvenfressern, unter denen besonders Fische aus der Familie Gambusia beliebt sind. Mit dieser Aufzählung sind nur die wichtigsten Bekämpfungsmöglichkeiten angedeutet. Für alle Maßnahmen, sowohl gegen das Insekt, wie gegen die Larve gilt der Grundsatz, daß sie nur auf genauer Kenntnis der Biologie der örtlich wichtigen Überträgerarten vorgeschlagen und durchgeführt werden sollen (Speziessanierung). Niemals schematisches Vorgehen. Die Wahl der Methode ist meist von wirtschaftlichen Gesichtspunkten abhängig. Dauersanierungen durch Zuschütten oder unterirdische Entwässerung sind grundsätzlich solchen Maßnahmen vorzuziehen, die in regelmäßigen Abständen wiederholt werden müssen, wie Ölen und Schweinfurter Grün.

Die Malariainfektion, vor allem die Infektion mit P. vivax wird in großem Umfange künstlich zu therapeutischen Zwecken (Fiebertherapie) vorgenommen. Sie dient in erster Linie zur Behandlung der progressiven Paralyse und anderer Spätluesformen.

Außer den Plasmodien des Menschen gibt es eine große Zahl verwandter Parasiten bei anderen Säugetieren und bei Vögeln. Nur zwei von der großen Zahl verschiedener Arten haben sich experimentell auf den Menschen übertragen lassen, nämlich die Affenplasmodien P. inui und P. knowlesi. Natürliche Infektionen des Menschen sind niemals beobachtet worden. Ebenso gelingt es nicht, die Plasmodien des Menschen auf Versuchstiere zu übertragen.

Ciliophora.

Balantidium coli. Die Balantidien sind die einzigen erwähnungswerten Parasiten des Menschen aus dem Unterstamm der Ciliophoren. Ciliat von einer Länge von 30—150 μ, einer Breite von 20—110 μ. Besitzt ein Peristom; zahlreiche Wimperstreifen auf der Körperoberfläche. Cysten werden gebildet, die allerdings beim Menschen sehr selten beobachtet werden. B. coli ist ein Schweineparasit. Für das Schwein harmlos. Die Infektion des Menschen ist nicht selten. Sie kann in ungünstigen Fällen zu schweren ruhrartigen Erkrankungen führen. Die Parasiten sind im Gewebe zu finden.

Balantidium minutum. Exotischer seltener Ciliat des Menschen.

Schrifttum.

DOFLEIN-REICHENOW: Lehrbuch der Protozoenkunde. — MANTEUFEL: Trypanosomen des Menschen. v. JOLLOS: Darmflagellaten in KOLLE, KRAUS, UHLENHUTH: Handbuch der pathogenen Mikroorganismen. — MÜHLENS: Leishmaniose, Malaria, Amöbenruhr. RUGE: Trypanosomenerkrankungen, in RUGE, MÜHLENS, ZUR VERTH: Krankheiten und Hygiene der warmen Länder. — RUGE: Malaria, in KOLLE, KRAUS, UHLENHUTH: Handbuch der pathogenen Mikroorganismen. — ZIEMANN: Malaria. KUDICKE: Die Blutprotozoen und ihre nächsten Verwandten, in MENSES Handbuch der Tropenkrankheiten.

4. Viruskrankheiten.

Von EUGEN HAAGEN.

Allgemeines.

Die Vira stellen eine wichtige Gruppe von Krankheitserregern dar, die im System der Mikroorganismen eine besondere Stellung einnehmen. Erstens sind sie viel kleiner als die gewöhnlichen Erreger. Zum größten Teil sind sie sogar so klein, daß sie mit den heutigen mikroskopischen Hilfsmitteln noch nicht sichtbar gemacht werden konnten. Zweitens sind sie durch Filter verschiedener Art, die infolge der Enge ihrer Poren Bakterien zurückhalten, filtrierbar. Schließlich unterscheiden sie sich grundsätzlich von allen anderen Erregern dadurch, daß sie sich nicht auf den in der Bakteriologie gebräuchlichen leblosen Nährböden züchten lassen. Ihre Erhaltung und Vermehrung außerhalb des Organismus ist vielmehr nur in Gegenwart lebender Zellen möglich. Sowohl im Organismus als auch in vitro zeichnen sie sich durch ihren ausgesprochenen Zellparasitismus aus. Schon durch diesen ist der Ablauf der Viruskrankheiten ein wesentlich anderer als jener der übrigen Infektionskrankheiten. Frühere Bezeichnungen für Vira sind Aphanozoen, Chlamydozoen, Strongyloplasmen u.a., die aber zum größten Teil dem Wesen der Vira nicht gerecht werden und deswegen heute sämtlich nicht mehr gebraucht werden. Man spricht jetzt vielmehr nur von Vira schlechthin. Soweit sie schon sichtbar gemacht oder wenigstens in ihrer Größe bekannt sind, bezeichnet man sie allgemein als Elementarkörperchen

(E.-K.). Die Zahl der bisher bekannten Viruskrankheiten bei Menschen, Tieren und Pflanzen beträgt etwa 150.

Ihrer Darstellbarkeit, Größe und Wirkung auf die Zellen nach ergibt sich für die wichtigsten Vira folgende Einteilung:

1. Noch unsichtbar gebliebene Vira, die keine Zellveränderungen (Einschlüsse) in den infizierten Zellen bedingen.

2. Noch unsichtbar gebliebene Vira, die aber in den infizierten Zellen zu spezifischen Veränderungen führen.

3. Mikroskopisch darstellbare Vira ohne Zellveränderungen.

4. Mikroskopisch darstellbare Vira mit Zellveränderungen.

Auf die verschiedenen Formen der Zellveränderungen wird später eingegangen.

Die größten virusartigen Mikroorganismen sind die Rickettsien, die Erreger der verschiedenen Fleckfieberformen, die bisher bekannten kleinsten Vira jene der spinalen Kinderlähmung und der Maul- und Klauenseuche. Die Rickettsien nehmen allerdings eine gewisse Sonderstellung ein.

Die Größenbegrenzung der Vira nach oben fällt gleichzeitig mit ihrer biologischen Abtrennung von den übrigen Mikroorganismen zusammen.

Die Größe der Vira oder E.-K. wird durch Ermittlung ihrer Durchmesserwerte nach folgenden Verfahren bestimmt:

1. durch Zentrifugation,
2. durch Filtration und Ultrafiltration,
3. durch Mikrophotographie.

Die wichtigsten Methoden der Größenbestimmung sind Filtration und Ultrafiltration, die gleichzeitig zur Reindarstellung der Vira unentbehrlich geworden sind. Die Filtration erfolgt durch Hartfilter, Weichfilter oder Membranfilter. Zu ersteren gehören die BERKEFELD- und MANDLER-Kerzen, welche aus Kieselgur (Diathomeenerde), sowie die CHAMBERLAND-PASTEUR-Filter, die aus Kaolin und Quarzsand bestehen. Sie werden in verschiedenen Porenweiten hergestellt. Weichfilter sind Asbestfilter („Entkeimende" [E.K.] Filter). Zur Ultrafiltration benutzt man Kollodiummembranen, die je nach ihrer Zusammensetzung verschiedene, aber sehr genau errechenbare Porenweiten haben und daher zur Größenbestimmung der Elementarkörperchen besonders geeignet sind.

Für die Teilchengröße vieler Vira sind die absoluten Endwerte jedoch noch nicht gefunden worden, da die optimalen Filtrationsbedingungen noch unbekannt sind. Für jene Vira, die bereits färberisch darstellbar sind, ergeben sich schon genauere mikroskopische Anhalts- und Vergleichsmöglichkeiten für ihre Größe.

Die Tabelle enthält eine Zusammenstellung der Mittel- oder Annäherungswerte einer Reihe wichtiger Vira. Aus ihr ergibt sich, daß der Durchmesser der Rickettsien etwa nur ein Drittel jenes der Streptokokken beträgt. Also auch die größten Vira sind noch sehr viel kleiner als die gewöhnlichen Bakterien. Von erheblicher Größe sind auch noch die Psittakose-Elementarkörperchen. Als kleinste Einheit wird zum Vergleich das Eiweißmolekül angeführt, dem noch die Möglichkeit selbständigen Lebens zugesprochen wird; es mißt etwa 4 mμ.

Die bisher sichtbar gewordenen Vira haben alle noch einen Teilchendurchmesser von mehr als 100 mμ. Dies dürfte aber noch nicht die untere Grenze

Größe von Virusteilchen (Elementarkörperchen).

Virus	Wahrscheinlicher Durchmesser mμ	Bisher gefärbt und sichtbar
Staphylokokken (zum Vergleich)	1000	
Rickettsien	300	gefärbt und sichtbar
Psittakose	250—300	gefärbt und sichtbar
Molluscum contagiosum	250	—
Variola, Vaccine, Kanarienvogel	150—175	gefärbt und sichtbar
Herpes, Ektromelie	120	gefärbt und sichtbar
Tollwut, Pseudowut	100—150	Tollwut
Borna, Lymphogr. inguinale	100—150	—
Influenza	80—120	—
Kaninchenfibrom (Shope)	100	gefärbt und sichtbar
Stomatitis vesicularis, Hühnerpest, Hühnersarkom	75—100	—
Gelbfieber, Rifttalfieber, Louping ill, St.Louis-Encephalitis	etwa 25	—
Poliomyelitis, Maul- und Klauenseuche	etwa 10	—
Eiweißmolekül (zum Vergleich)	4	

der mikroskopischen Darstellbarkeit sein. Fluorescenzmikroskopie mit U.-V.-Licht und Ultramikroskopie mit Kathodenstrahlen weisen bereits Wege, die zu einer Sichtbarmachung noch viel kleinerer Vira führen können.

Zur *Färbung* der Elementarkörperchen gibt es folgende *Verfahren:*
1. Die Carbolfuchsinfärbung nach PASCHEN,
2. die GIEMSA-Färbung,
3. die CASTANEDA-Färbung (Methylenblau-Safranin),
4. die Viktoriablaufärbung,
5. die Versilberungsmethode nach MOROSOW.

Von größtem praktischem Wert ist die Viktoriablaufärbung nach HERZBERG geworden, mit welcher eine Darstellung fast aller bisher sichtbar gewordenen Vira möglich ist.

Von einer eigentlichen Virusmorphologie kann noch nicht gesprochen werden. Die bislang dargestellten Elementarkörperchen sind meist mehr oder weniger kugelrunde, höchstens kurzstäbchenförmige, homogene Körperchen mit kaum wahrnehmbarer Struktur. Ein Teil der E.-K. kann auch im Lebendzustand mittels der Ultramikroskopie im Dunkelfeld sichtbar gemacht werden.

Die Vira haben eine viel größere Affinität zu bestimmten Geweben, Organen oder Organgruppen als die meisten anderen Erreger. Zum Teil ist diese Affinität sogar auf Gewebe und Organe ein und desselben Keimblattes beschränkt. Neurotrope Vira sind solche, die eine besondere Affinität zu den nervösen Elementen haben, dermotrope solche mit einer besonderen Affinität zur Haut und ihren Anhängen, viscerotrope wiederum solche mit einer ausgesprochenen Affinität zu den inneren Organen. Viele Vira haben aber gleichzeitig auch eine Affinität zu mehreren dieser Organgruppen. Man bezeichnet sie als pan- oder polytrop; solche Vira sind z. B. das Gelbfieber-, Pocken- und Herpesvirus.

Besonders charakteristisch für viele Vira ist die Fähigkeit, in den von ihnen infizierten Zellen Veränderungen des Cytoplasmas oder der Kerne herbeizuführen, die bei einer Reihe von Viruskrankheiten größte diagnostische Bedeutung bekommen haben. Unter den hierbei entstehenden Gebilden, die vielfach als

Einschlußkörperchen bezeichnet werden, darf man jedoch keine bereits vorgebildet gewesenen Körperchen verstehen, welche aktiv oder passiv in die Zellen gelangt wären. Vielmehr stellen sie Reaktionsprodukte der Zellen dar, die erst unter der Einwirkung eines Virus auf letztere entstanden sind.

Man unterscheidet entsprechend der Lokalisation dieser Einschlüsse innerhalb oder außerhalb des Kernes oder in beiden gleichzeitig:

1. Viruskrankheiten mit cytoplasmatischen Veränderungen, z. B. Variola und Vaccine, Tollwut, Trachom, Molluscum contagiosum, Geflügel- und Schafpocken, Schweinepest, Staupe.

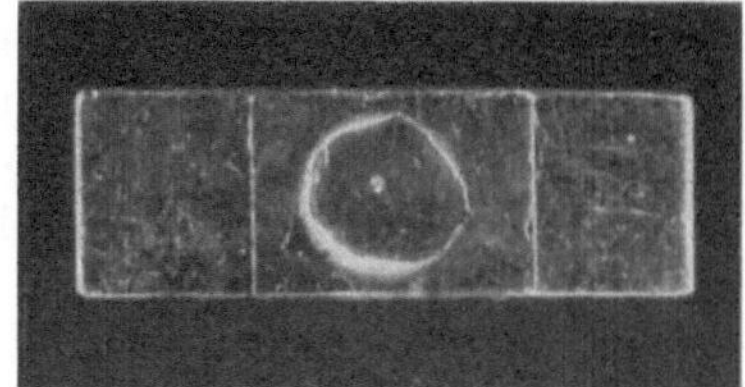

Abb. 181. Eintropfengewebekultur.

2. Viruskrankheiten mit Kernveränderungen, z. B. Herpes, Windpocken, Gelbfieber, BORNAsche Krankheit der Pferde.

3. Viruskrankheiten mit Cytoplasma- und Kernveränderungen, z. B. Alastrim, Paravaccine, Larynxpapillom.

Die Cytoplasma- und Kernveränderungen unterscheiden sich färberisch deutlich von der normalen Zellsubstanz.

Zelleinschlüsse und E.-K. sind ihrem Wesen nach ganz verschiedene Dinge. Während letztere die Erreger selbst darstellen, sind erstere Zellprodukte. Dies schließt natürlich nicht aus, daß Einschlüsse auch Elementarkörperchen enthalten oder die letzteren den Anstoß zur Bildung der Zellveränderungen bilden können.

Viele wichtige Vira sind bereits in vitro gezüchtet worden. Hierzu sind die verschiedenen Methoden der *Gewebezüchtung* oder Explantationstechnik von größter praktischer Bedeutung geworden. In Frage kommen in erster Linie:

1. Die echten Eintropfenkulturen, in denen es in innigstem Zusammenhang mit den sich vermehrenden Zellen auch zu einer Vermehrung des Virus kommt. Sterben die Zellen ab

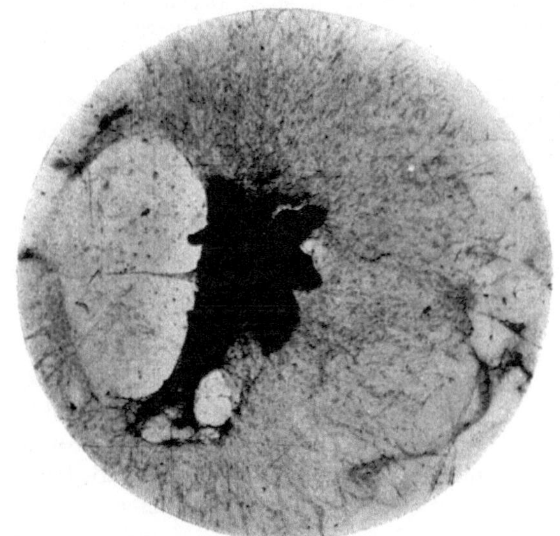

Abb. 182. Eintropfengewebekultur mit frischem und zugesetztem Gewebestück, nach der Bebrütung.

oder werden sie durch abgetötete Zellen ersetzt, so hört die Virusvermehrung auf und die Kulturen gehen ein (Abb. 181—184).

2. Größere Bedeutung hat die Kulturmethode nach MAITLAND und MAITLAND bekommen. Bei dieser wird ein Nährmedium verwandt, das aus einem flüssigen Anteil (Salzlösung mit oder ohne Zusatz von Serum) und fein zerkleinertem lebendem Gewebe besteht. Dieses Verfahren gestattet eine Viruszüchtung in großen Mengen.

3. Eine weitere Methode der Viruszüchtung ist jene auf der Einhaut des befruchteten Hühnereies nach WOODRUFF und GOODPASTURE. Auf die Verfahren im einzelnen kann hier nicht eingegangen werden. Es wird auf die verschiedenen Handbücher der Viruskrankheiten hingewiesen.

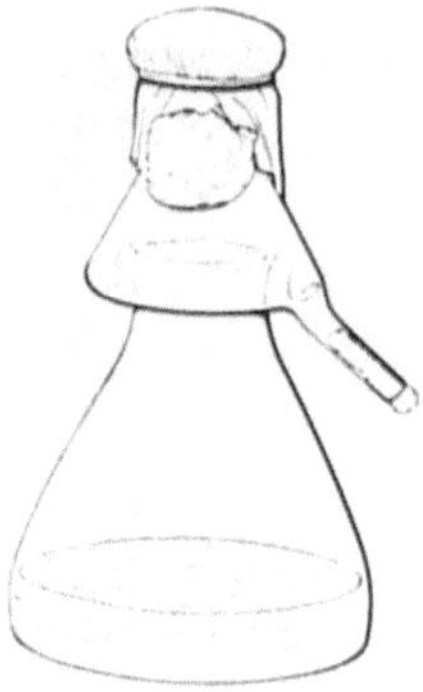

Die MAITLAND- und Eihautverfahren haben bereits praktische Bedeutung zur Herstellung bakteriologisch keimfreier Impfstoffe verschiedener Art, so z. B. gegen Pocken, Gelbfieber und Maul- und Klauenseuche bekommen.

Die hauptsächlichen *Übertragungsarten* der wichtigsten Viruskrankheiten sind:

1. Tröpfchen- und Staubinfektion mit Inhalation oder Verschlucken des Virus, z. B. Pocken, Poliomyelitis, Encephalitis, Masern, Psittakose, Influenza.

2. Die Übertragung durch Insekten als Zwischenwirte des Virus, z. B. Gelbfieber, Dengue, Pappatacifieber durch Mücken; die verschiedenen Fleckfieberformen durch Läuse, Flöhe, Zecken und Milben.

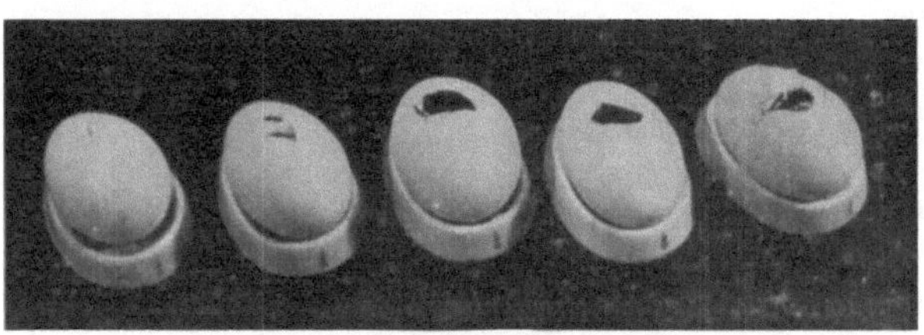
Abb. 183. Züchtungsflasche nach RIVERS zur MAITLAND-Kultur.

3. Die Übertragung durch Biß viruskranker Tiere, z. B. Tollwut.

4. Die Kontaktinfektion, z. B. Lymphogranuloma inguinale, Trachom.

Alle Viruskrankheiten nehmen einen mehr oder weniger virämischen *Verlauf*, d. h. der Erreger bleibt nicht in einem Organ oder Gewebe lokalisiert, sondern breitet sich über den ganzen Organismus auf dem Blutwege aus. Das virämische Stadium ist häufig nur kurz und freies Virus ist danach nicht mehr nachweisbar. Aber obwohl sich der Organismus dann bereits im Zustand einer deutlichen Abwehr befindet und im Serum auch schon spezifische Antikörper nachweisbar zu werden pflegen, kann die Krankheit selbst doch erst in ihr schweres, nämlich toxisches Stadium eintreten. Je nach dem Tropismus oder der Affinität des Virus kommt es nun aber zu mehr oder weniger umfangreichen Zerstörungen bestimmter Organe oder Gewebe, die je nach ihrer Lokalisation das Krankheitsbild beherrschen.

Abb. 184. Anlegen der Eihautkulturen.

Bei einem Teil der Viruskrankheiten kommt es nach ihrem Überstehen zu einer völligen Wiederherstellung, wie z. B. beim Gelbfieber; bei anderen bleiben jedoch schwere Dauerschäden bestehen, wie z. B. bei der Poliomyelitis.

Viele Viruskrankheiten führen nach ihrem Überstehen zu einer langen, häufig sogar lebenslänglichen *Immunität.*

Jedoch bedarf es durchaus nicht immer einer manifesten Erkrankung, um eine solche herbeizuführen. Schon die sog. stille Feiung, d. h. eine symptomlos verlaufende oder wegen ihrer Leichtigkeit übersehene Infektion vermag eine Immunität herbeizuführen.

Auf dieser Möglichkeit einer Virusinfektion ohne nachfolgende manifeste Erkrankung ist auch die *Schutzimpfung* gegen eine Reihe von Viruskrankheiten begründet. Man verwendet auf dem Tier oder in der Gewebekultur so weit abgeschwächtes oder abgewandeltes Virus, daß es keine erheblichen pathogenen

Eigenschaften mehr, aber trotzdem noch seine spezifischen antigenen Eigenschaften hat. Die klassische Impfung mit einem abgewandelten Virus ist die Pockenschutzimpfung mit Kälberlymphe; ihr an die Seite tritt seit einigen Jahren ein auf der Maus oder durch Züchtung in vitro gewonnener Impfstoff gegen das Gelbfieber.

Eine Immunisierung gegen Viruskrankheiten mit abgetötetem Impfstoff hat bisher zu keinem befriedigenden Erfolg geführt. Größere praktische Bedeutung haben lediglich die Schutzimpfungen gegen Fleckfieber mit abgetöteten Rickettsien bekommen. Auch eine passive Immunisierung mit homlogen oder heterologen Antiseren hat sich bei den meisten Viruskrankheiten nicht bewährt. Verwendung finden solche Sera, meist Rekonvaleszentensera, bei Masern, ferner auch bei der Kinderlähmung und Influenza als prophylaktische Maßnahme besonders in Epidemiezeiten.

Ob die Immunität bei Viruskrankheiten humoraler oder cellulärer Natur bzw. beides ist, ist noch umstritten.

Eine spezifische *Behandlung* der Viruskrankheiten im Sinne einer Chemo- oder Serotherapie gibt es noch nicht. Dies liegt in der engen Symbiose der Vira mit den Körperzellen begründet. Will man das Virus angreifen, so müßte man es in der Zelle treffen. Heilmittel, die dies vermögen, hat man aber noch nicht gefunden.

Pocken, Variola.

Bei den Pocken ist ein Exanthem charakteristisch, auf dessen Boden sich Knötchen, Bläschen und schließlich Pusteln bilden. Die Erreger sind die von Paschen im Jahre 1906 entdeckten Elementarkörperchen (Paschensche Körperchen). Diese lassen sich in den Pusteln (Abb. 185 und 186) je nach dem Stadium der Krankheit in mehr oder weniger großer Zahl nachweisen. Sie sind nach verschiedenen Verfahren färbbar:

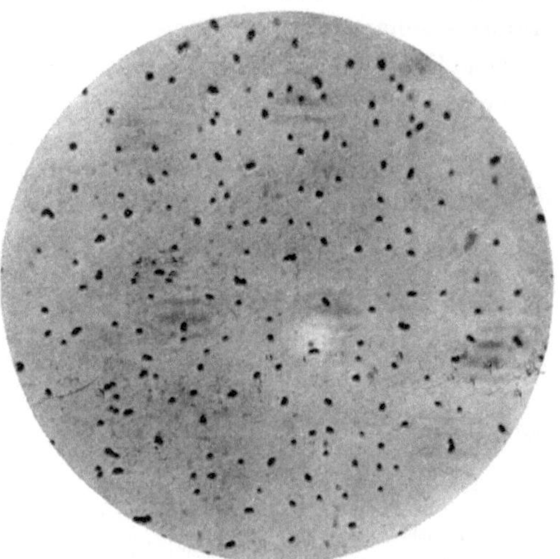

Abb. 185. Paschensche Körperchen im Reinausstrich.

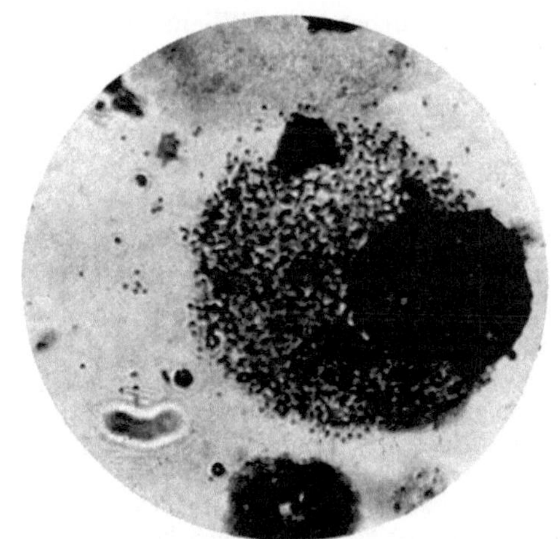

Abb. 186. Epithelzelle mit Paschenschen Körperchen und einem Guarnierischen Körperchen. (Nach Haagen und Kodoma.)

1. Carbolfuchsin nach Vorbehandlung mit Löffler-Beize,
2. Giemsa,
3. Morosow,
4. Viktoriablau.

Ihre Größe beträgt etwa 150—175 mμ. In getrocknetem Zustand, mit Glycerin versetzt und in der Kälte ist das Pockenvirus lange haltbar; es ist auch verhältnismäßig phenolresistent.

Das Pocken- bzw. Vaccinevirus ist nach allen im allgemeinen Teil dieses Kapitels genannten Verfahren der Viruskultivierung gezüchtet worden.

Der Erreger wird von Pockenkranken von den Schleimhäuten der oberen Luftwege ausgeschieden, gelangt beim Sprechen, Husten oder auch allein schon durch die Ausatmung in die Luft der Umgebung und wird in der Regel durch Tröpfcheninfektion, selten wahrscheinlich durch Staubinfektion weiter übertragen. Andere Infektionsweisen spielen praktisch kaum eine Rolle.

Die Inkubationszeit beträgt etwa 14 Tage. Ausgesprochene Pockenformen sind leicht zu diagnostizieren. Schwierigkeiten bereitet dagegen die klinische Erkennung der für Deutschland besonders wichtigen Pockenformen, der Variolois. Hier entscheidet das Tierexperiment die Diagnose. Für diese kommt in erster Linie der PAULsche Cornealversuch am Kaninchen in Frage. Auf die scarifizierte Hornhaut eingeriebenes Virusmaterial (Pustelinhalt oder Rachensekret) führt zu Epithelwucherungen, die nach etwa

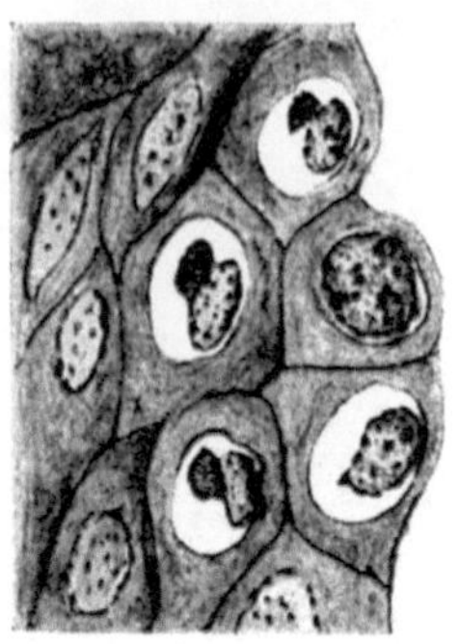
Abb. 187. Epithelzelle mit GUARNIERIschen Körperchen.

48 Stunden an den mit Sublimatalkohol fixierten Augen bereits makroskopisch sichtbare, weißliche Knötchen darstellen und schon dann einen diagnostischen Beweis für Variola bilden. Später kommt es infolge der überwiegenden Epithelzerstörungen zu scharf umrissenen, kraterförmigen Aussparungen, die an den Scarifikationsstellen auch zusammenfließen. Diese heben sich nunmehr dunkel gegen den weißen Hintergrund ab. In den nach GIEMSA, mit Methylenblau-Eosin, Methylenblau-Phloxin und anderen Kontrastfarben gefärbten Hornhautschnitten findet man in den Proliferationsgebieten des Epithels cytoplasmatische Einschlußkörperchen, die zuerst von GUARNIERI beschrieben worden sind. Auch diese haben diagnostische Bedeutung (Abb. 187).

Zur Schnelldiagnose genügt — sofern es sich um den Nachweis von Vaccinevirus handelt — häufig schon die Fluoresceinprobe an der Kaninchenhornhaut, die bereits nach 24 Stunden positiv ausfällt. In den Konjunktivalsack werden 1—2 Tropfen 1%iges Fluoresceinnatrium geträufelt und dieses nach $^1/_2$ Min. mit einem Wasserstrahl gründlich wieder abgewaschen. Die Epitheliosen erscheinen dann als scharf umschriebene, runde, erst einzeln liegende, dann auch konfluierende Fleckchen verschiedener Größe.

Andere als die hier genannten Methoden sowie der unmittelbare mikroskopische Virusnachweis in den Hautpusteln haben keine praktische Bedeutung zur Pockendiagnostik bekommen.

Für diagnostische Zwecke wurde von TIÈCHE eine Allergiereaktion entwickelt, die jedoch keine praktische Bedeutung bekommen hat, da sie nur am Menschen selbst brauchbare Resultate liefert. Sie beruht darauf, daß ein wiederholt geimpfter hochimmuner Mensch nicht nur nach cutaner Vaccineimpfung, sondern auch nach Impfung mit Variolavirus allergisch reagiert. Die cutane Allergie ist streng spezifisch.

Die Krankheit beginnt meistens mit Schüttelfrost, hohem Fieber, Kopf- und Rückenschmerzen, besonders der Kreuz- und Lendengegend, häufig auch mit Angina. Dieses Initialstadium dauert 3—4 Tage. Es folgt dann unter Fieberabfall das Eruptivstadium mit variolösem Exanthem anfänglich im Gesicht, an den Schleimhäuten der oberen Luftwege und Augen, am Kopf, dann am Rumpf und an den Extremitäten. Die zunächst entstehenden derben, roten Papeln gehen nach 3 Tagen in mit klarer Lymphe gefüllte Bläschen über, aus denen dann etwa zu Beginn der 2. Krankheitswoche unter erneutem Fieber die typischen eitrigen Pockenpusteln hervorgehen (Suppurationsstadium). Nach einer weiteren Woche setzt das Stadium der Exsiccation ein. Die Pusteln trocknen ein und heilen mit tiefen Narben ab. Prognostisch besonders ungünstig ist die petechiale Pockenform — Purpura variolosa —, bei welcher es bereits im Initialstadium zu Blutungen kommt. Weitere Abarten sind die Variola haemorrhagica oder pustulosa haemorrhagica, die konfluierenden Pocken (Variola confluens), die Variola sine exanthematica. Alastrim oder weiße Pocken nennt man eine stabile Variante, die durch abgeschwächtes Virus bedingt ist. Die Variolois ist eine milde Pockenform, die bei Personen mit einer herabgesetzten, aber noch nicht erloschenen Immunität auftritt.

Die Krankheitsdauer beträgt etwa 5—6 Wochen. Zu den schweren Komplikationen gehören Encephalitis, Myelitis, LANDRYsche Paralyse, Entzündungen des Mittelohres und der Augen, Pneumonien, Lymphdrüsenabscesse, Endo- und Perikarditis, Purpura variolosa.

Meistens hinterläßt eine Pockenerkrankung einen lebenslänglichen Schutz, vereinzelt kommen jedoch auch Zweiterkrankungen vor, die meist unter dem Bilde der Variolois verlaufen.

Die Immunität gegen Variola und Vaccine kann eine Zeitlang experimentell, z. B. im Neutralisationsversuch, nachgewiesen werden. Die Wiederimpfungsreaktion läßt den Grad einer noch vorhandenen Immunität aber am besten erkennen. Während man früher annahm, daß die Dauer des Impfschutzes nach der Impfung nur 10 Jahre beträgt, kann heute mit einem längeren Impfschutz gerechnet werden.

Schutzimpfung. Unter Schutzimpfung oder Vaccination versteht man die aktive Immunisierung des Menschen gegen Pocken mit einem durch Tierpassage abgewandelten Variolaerreger, dem Vaccinevirus. Der Vorläufer der Pockenschutzimpfung war die „Variolation", bei der durch „Inokulation" von Pockenmaterial künstlich eine Infektion erzeugt wurde. Da diese Art der Impfung aber sowohl für den Impfling selbst nicht ungefährlich war, als auch zu einer Verbreitung der Pocken beitrug, verließ man diese Methode sofort, nachdem ein anderer weniger gefährlicher Impfstoff zur Verfügung stand. Dieser wurde von JENNER (1798—1800) entdeckt. Er impfte ein Kind mit originären Kuhpocken (Vaccine) und mit dem Pustelinhalt dieses Kindes ein weiteres Kind und so fort. Er verwandte also den Bläscheninhalt schutzgeimpfter Menschen unmittelbar als Lymphe und schuf damit die *humanisierte Lymphe*. Mit dieser fortlaufend von Mensch zu Mensch weiter gezüchteten Vaccine erhielt man einen ausgezeichneten Impfschutz. Die „Variolation" wurde damit von der „Vaccination" abgelöst. Ein Nachteil der humanisierten Lymphe war jedoch, daß sie allmählich mehr und mehr abgeschwächt wurde. Sie hat sich aber trotzdem lange im Gebrauch erhalten. Erst verhältnismäßig spät ging man dazu über, das Vaccinevirus nur von Kalb zu Kalb weiterzuzüchten („Kälberlymphe").

Eingehende Untersuchungen lassen keine Zweifel mehr zu, daß die Vaccine ein Abkömmling der Variola ist, wenn auch die aus Variola vera gezüchtete Kuhpocke niemals mehr Variola verursacht (GINS).

Nachdem man erkannt hatte, daß die Pocken nur durch eine lückenlose Schutzimpfung der gesamten Bevölkerung erfolgreich bekämpft werden kann, führten die meisten Kulturländer den sog. Impfzwang ein. So wurde in Deutschland durch das Reichsimpfgesetz vom 8. 4. 1874 (vgl. S. 680) neben der Impfung überhaupt auch der Wiederimpfungszwang eingeführt.

Trotzdem seit Einführung des Impfzwanges ein außerordentlicher Rückgang der Pockenerkrankung eingetreten ist, muß doch an der allgemeinen Schutzimpfung festgehalten werden. Die Gründe hierfür sind folgende (GINS): 1. Die Einschleppung schwerer Variola läßt sich auch jetzt noch nicht mit Sicherheit verhindern. 2. Die Verbreitung der eingeschleppten Variola ist nicht in erster Linie abhängig von den vorhandenen hygienischen Einrichtungen, sondern von der Zahl der vorhandenen nicht geimpften Einwohner. 3. Sicherer Pockenschutz ohne allgemeine Impfung und Wiederimpfung ist auch jetzt noch nicht möglich. 4. Die Stärke und Nachhaltigkeit des Pockenschutzes ist im wesentlichen abhängig von der Güte und Gleichmäßigkeit der verwandten Impfstoffe. Zur Erzielung eines befriedigenden Impfschutzes ist die Verwendung wirksamer und einwandfreier, d. h. auch möglichst keimfreier Lymphen erforderlich. Nach den „Beschlüssen des Bundesrates zur Ausführung des Impfgesetzes" von 1917 werden in Deutschland nur noch animale Lymphen hergestellt und verwandt. Ihre Herstellung erfolgt ausschließlich in den staatlichen Lymphbereitungsanstalten.

Zur Impfstoffgewinnung werden nur gesunde junge Rinder oder Kälber verwandt, die entweder mit humanisierter Lymphe von Erstimpflingen oder sog. Retrovaccine erster Generation, d. h. mit den Pusteln von Kälbern, die mit Erstimpflingspustelinhalt geimpft worden waren, geimpft werden. Diese „Animpfung" kann auch mit Lapine, d. h. mit einem durch Cutanimpfung von Kaninchen mit Vaccine gewonnenen Material erfolgen. Um kräftige Lymphen zu erhalten, nimmt man heute vorteilhaft einen regelmäßigen Wirtswechsel des Vaccinevirus vor, und zwar Kalb-Kaninchen-Kalb. Auch Variolalapine, Variolavaccine und gezüchtetes Vaccinevirus sind zur Animpfung der Kälber geeignet. Nach 4—5 Tagen wird die Kälberlymphe abgenommen; hierzu werden die Hautpusteln möglichst unblutig mittels scharfer Löffel abgekratzt. Im Tiefkühler bei — 15° C kann der „Vaccinerohstoff" lange Zeit ohne Virulenzverlust auch ohne Zusatz von Desinfektionsmitteln aufbewahrt werden (GINS). Er wird dann zur Aufbereitung mit 2 Gewichtsteilen physiologischer Kochsalzlösung und 3 Gewichtsteilen 80%igem Glycerin zu einer möglichst feinen Emulsion verrieben; hierzu können besondere Mühlen verwandt werden. Das Glycerin wirkt bactericid und tötet die in der Pockenlymphe reichlich enthaltenen Begleitbakterien allmählich ab. Um eine schnellere Entkeimung zu erzielen, werden auch andere Desinfizientien empfohlen (Trypaflavin, Chinosol, Eucupin, Phenol, Formalin). Zur Herstellung der gebrauchsfertigen Lymphe wird die Stammvaccine je nach Virulenz verdünnt. Neuerdings werden auch Trockenlymphen verwandt, die durch Eintrocknen der Stammvaccine in einem Exsiccator gewonnen werden und nicht nur in der Kälte haltbar, sondern auch gegen hohe Temperaturen (Tropen) widerstandsfähig sind.

Die fertige Lymphe ist bakteriologisch zu kontrollieren. Hierfür sind besondere Richtlinien (1927) maßgebend.

Von Wichtigkeit für die Brauchbarkeit der Lymphe ist ihre Virulenz, die vor der Impfung von Menschen am Tiere zu prüfen ist. Ihre Prüfung erfolgt nach verschiedenen Verfahren (GROTH, GINS, CALMETTE und GUÉRIN u. a.). Sie beruhen alle auf dem Verdünnungsprinzip. Am gebräuchlichsten in Deutschland sind das GROTHsche und GINSsche Verfahren. Bei der GROTHschen Methode werden fallende Verdünnungen der Lymphe Kaninchen intracutan in die Rückenhaut eingespritzt. Bei der GINSschen Methode erfolgt die Verimpfung der Verdünnungen auf die Meerschweinchencornea. Als Mindestvirulenz gilt eine solche von mindestens 1 : 1000, aus praktischen Gründen — Virulenzverlust durch Lagern und Versand — ist jedoch eine solche von 1 : 5000 und mehr zu fordern. Bei einer höheren Ausgangsvirulenz der Vaccine müssen die Impfstoffe erst „abgestimmt" werden, was durch Lagerung oder Verdünnung erreicht werden kann. Außer Kälberlymphe kommen von tierischen Impfstoffen noch Organlymphen (Neurolapine, Hodenlymphe) in Frage, die den Vorteil der bakteriellen Sterilität haben. In Deutschland haben sie jedoch keine praktische Bedeutung bekommen. Ein neues Herstellungsverfahren einer bakterienfreien Lymphe ist das mit Hilfe der Gewebekultur. Die bereits am Menschen mit diesem Impfstoff erzielten Erfolge sind ermutigend, doch bedarf es erst noch einer praktischen Erprobung in großem Umfange, bevor seine Einführung empfohlen werden kann. Nach den Erfahrungen von LEHMANN ist der beste Erfolg mit Kulturlymphe zu erwarten, wenn das benutzte Virus nur wenige Passagen durchgemacht hat. Die erzielten Impfreaktionen entsprechen jenen mit der Kälberlymphe.

Die Ausführung der Schutzimpfung ist durch den Erlaß des Reichsministers des Innern vom 4. 4. 1934 festgelegt. Bei Erst- und Wiederimpflingen sind zwei Impfschnitte von je 3 mm Länge vorgeschrieben. Intracutane Impfungen sind in öffentlichen Impfterminen nicht zugelassen. Auch die subcutane Impfung wird in Deutschland nicht ausgeführt. Die Beurteilung der Impffähigkeit erfolgt nach den durch ministerielle Anordnung vom 4. 4. 1934 erweiterten Bestimmungen der Bundesratsvorschriften über die Ausführungen des Impfgesetzes von 1917. Die Angehörigen der Impflinge sind nach folgendem zu befragen: 1. Bestehen in der Wohngemeinschaft des Impflinges übertragbare Krankheiten? 2. Leidet der Impfpflichtige an Hautausschlägen? 3. Bestehen Hautausschläge oder eitrige oder roseartige Entzündungen bei irgendwelchen Personen der Wohngemeinschaft, insbesondere bei nicht geimpften Kindern? 4. Ist bei dem Impfpflichtigen oder einem seiner Familienmitglieder Neigung zu Krämpfen beobachtet worden?

Welche Krankheiten eine Impfung kontraindiziert erscheinen lassen und eine Zurückstellung von der Impfung und Wiederimpfung erforderlich machen, geht aus einer Liste hervor, die in einem Runderlaß des R.M.d.I. vom 28. 6. 1937 angegeben ist. Diese Liste enthält folgende Krankheiten: Ekzem jeder Art, andere Hautkrankheiten, Wundrose (Erysipel), Scharlach, Keuchhusten, Diphtherie, übertragbare Kinderlähmung, Gehirnentzündung, Genickstarre, Tuberkulose, Skrofulose, fieberhafte Krankheiten ohne nähere Angabe einschließlich Zahnfieber, andere übertragbare Krankheiten, starke Schwellungen der Lymphdrüsen, schwere Rachitis, exsudative Diathese, allgemeine Körperschwäche einschließlich chronischer, sie bedingender allgemeiner oder innerer Störungen, Krankheiten des Nervensystems einschließlich Krämpfe, Augen- und Augenlidentzündungen, Mittelohrentzündungen. Bronchitis, Lungen- und Brustfellentzündungen, akute Mandelentzündung, Darmkatarrh, Verletzungen, andere akute Krankheiten, sonstige Krankheitsursachen.

Die Pockenlymphe wird von den Staatlichen Impfanstalten unentgeltlich abgegeben.

Zur Ausführung der Impfung ist der Oberarm völlig zu entblößen. Die Impfung erfolgt an der Außenseite des Oberarmes oberhalb des Ansatzes des Deltamuskels. Die Impfung am Oberschenkel ist zwar zugelassen, es wird aber von ihr vielfach abgeraten (GINS). Die Impfstelle wird am besten mit Alkohol gereinigt; andere Desinfektionsmittel sind wegen ihrer schädigenden Wirkung auf die Lymphe zu vermeiden. Zur Anlage der Impfschnitte sind verschiedene Instrumente angegeben. GINS empfiehlt besonders das Doppelmesser von WEICHARDT für große Impftermine und das Platin-Iridiummesser von LINDENBORN für Einzelimpfungen. Die Impfung muß mit sterilisierten Instrumenten erfolgen, welche vor der Anlegung des Impfschnittes mit dem Impfstoff beschickt werden. Ein Verband der Impfstelle ist nicht erforderlich und wird sogar von den meisten Impfärzten abgelehnt. Zutritt freier Luft begünstigt den glatten Verlauf des Impfprozesses. Es genügt daher im allgemeinen, die Impfstelle mit dem Ärmel eines sauberen Hemdes zu bedecken.

Die Nachschau hat nach 6—8 Tagen stattzufinden. Die Erstimpfung ist als erfolgreich anzusehen, wenn mindestens eine Impfpustel zu regelrechter Entwicklung gekommen ist. Diese erreicht etwa am 10. Tage ihren Höhepunkt. Vom 8. Tage an bildet sich um die Pustel eine zunehmende Rötung aus, die ihrerseits am 10. oder 11. Tage ihren Höhepunkt erreicht. Diese „Area"-Entwicklung zeigt die Verwendung eines wirksamen Impfstoffes an und gehört zur normalen Impfreaktion. Bei Erstimpflingen findet man immer eine vorübergehende Temperaturerhöhung; auch Störungen des Allgemeinbefindens kommen vor (Abb. 188 u. 189).

Die Wiederimpfreaktion unterliegt einer anderen Beurteilung, da sie mitbestimmt ist durch die von der Erstimpfung noch zurückgebliebene Immunität.

Durch Runderlaß des R. u. Pr. M. d. I. vom 18. 6. 1937 sind besondere Richtlinien zur Kennzeichnung des Wiederimpferfolges in den Impflisten herausgegeben worden. Es sind hierbei zu unterscheiden: a) Früh- oder Knötchenreaktion; b) Bläschenreaktion; c) Pustelreaktion mit beschleunigtem Verlauf und d) Pustelreaktion vom typischen Verlauf der Erstimpfung.

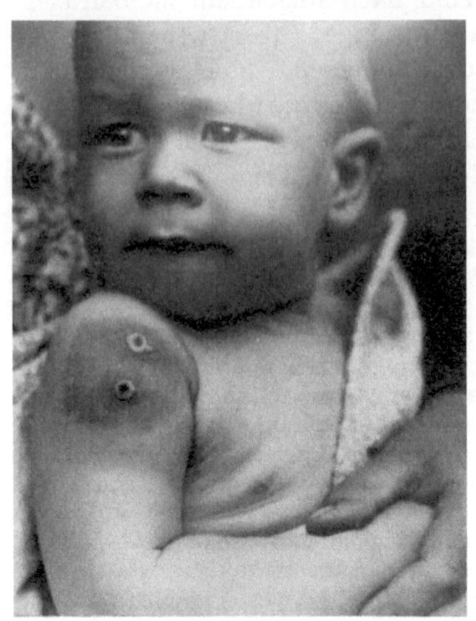

Abb. 188. Erstimpfungsreaktion am 9. Tage nach der Impfung. Vollausgedehnte Area. (Nach GINS.)

Von Wichtigkeit ist die Kenntnis der Komplikationen, die durch das Vaccinevirus verursacht werden. Zu den lokalen Komplikationen gehören Nekrosen an der Impfstelle. Vaccinaler Ätiologie können sein die Abscesse der Axillar- oder Inguinaldrüsen. Nicht lokalisierte Komplikationen und Allgemeinerkrankungen sind Vaccinia generalisata, Eczema vaccinatum, Encephalitis post vaccinalis. Die Ursache der letzteren ist noch nicht geklärt.

Alle Erkrankungen, welche im Anschluß an die Impfung auftreten, sind meldepflichtig, wenn der Verdacht eines Zusammenhanges mit letzterer besteht; ebenso Verdacht, Erkrankung und Tod an Pocken.

Windpocken (Varicellen).

Sie sind eine weitverbreitete, vielfach in Schüben auftretende und sehr kontagiöse Infektionskrankheit besonders des Kindesalters, die mit Bläschenausschlag einhergeht. Erwachsene erkranken nur selten. Der Ausschlag kann klinisch differentialdiagnostische Schwierigkeiten gegen Pocken und Variolois machen. Seitdem die Erreger dieser Krankheiten bekannt sind, ist aber auch mikroskopisch und färberisch eine Unterscheidung möglich. Ausschlaggebend kann auch der Ausfall der Tierversuche sein, wie sie zur Pockendiagnostik angestellt werden.

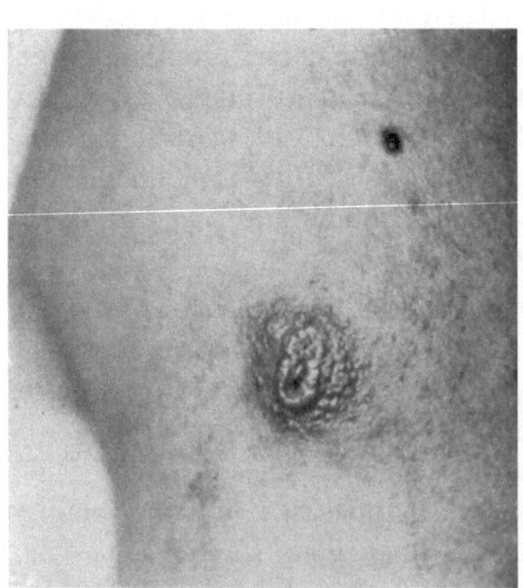

Abb. 189. Wiederimpfungsreaktion am 7. Tage. Pustelreaktion mit beschleunigtem Ablauf. (Nach GINS.)

Den Erreger findet man als Elementarkörperchen in dem Bläscheninhalt. Die Übertragung erfolgt durch Tröpfcheninfektion. Auch gesunde Virusträger können eine Varicelleninfektion vermitteln.

Die Inkubationszeit beträgt etwa 10 bis 14 Tage oder mehr. Der Ausschlag hält mehrere Tage bis eine Woche an. Im Gesicht findet man später häufig einige eingezogene Narben als Zeichen einer früheren Infektion. Die Varicellen hinterlassen im allgemeinen eine lebenslängliche Immunität. Wegen ihrer leichten Übertragbarkeit sind Erkrankte streng zu isolieren. Die Behandlung ist rein symptomatisch.

Vielfach wird eine Identität des Virus der Gürtelrose (Zoster) mit dem Windpockenvirus angenommen. Obwohl gewisse Beziehungen zwischen den beiden Krankheiten bestehen, ist die Frage der ätiologischen Identität noch nicht entschieden.

Herpes simplex.

Der Herpes simplex oder febrilis ist klinisch und ätiologisch streng von der Gürtelrose, früher auch vielfach Herpes zoster genannt, zu trennen. Er kommt nicht immer als selbständige Erkrankung, sondern häufig in Verbindung oder im Anschluß mit anderen Erkrankungen vor. Letztere erleichtern offenbar die Manifestation des bereits im Organismus latent vorhanden gewesenen Herpesvirus. Bekannt sind die Herpesausbrüche besonders bei Erkrankungen der Luftwege, bei der Menstruation, nach Zuführung artfremden Eiweißes und von Medikamenten. Die Immunitätsverhältnisse beim Herpes sind noch ungeklärt. Wenn überhaupt ein Schutz erzeugt wird, so ist dieser wahrscheinlich nur kurzdauernd und durch Infekte verschiedenster Art leicht durchbrechbar. Für Immunitätsvorgänge spricht der Nachweis neutralisierender Antikörper im Blute.

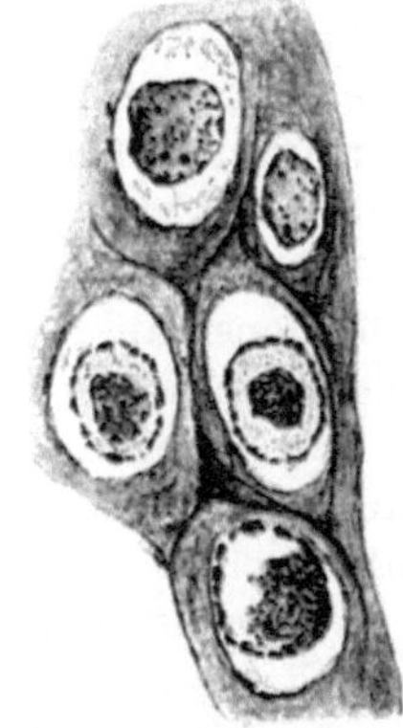

Abb. 190. Herpes simplex, Epithelzellen mit Kernveränderungen.

Das Herpesvirus kann auf verschiedene Versuchstiere übertragen werden. Diagnostische Bedeutung hat die Corneainfektion des Kaninchens bekommen. In den Epithelzellen der infizierten Hornhaut findet man mit sauren Farbstoffen sich rot färbende Kernveränderungen (Kerneinschlüsse), die aber nicht für Herpes allein spezifisch sind, sondern auch bei anderen Infektionen, z. B. Gelbfieber, vorkommen. Die Übertragung des Herpesvirus auf die Kaninchencornea führt zu einer Ceratoconjunctivitis herpetica. Von der Hornhaut kann das Virus in das Zentralnervensystem gelangen und zu einer Encephalitis herpetica führen. Dies ist aber auch bei anderen Infektionswegen der Fall.

Das Herpesvirus ist beim Menschen besonders in den Herpesbläschen, im Blut und im Speichel nachweisbar. Die Elementarkörperchen sind mit Viktoriablau färbbar und mit Hilfe der Gewebekultur züchtbar. Neben dem Kaninchen ist auch die Maus ein wichtiges Versuchstier zum Arbeiten mit Herpesvirus. Das Herpesvirus ist für den Menschen rein dermotrop, für Tiere aber pantrop, mit besonderer Betonung der dermotropen, keratotropen und neurotropen Komponenten.

Das Herpesvirus ist sehr resistent gegen Kälte und Austrocknung. Ebenso wie das Vaccinevirus kann es lange Zeit in Glycerin aufgehoben werden.

Gürtelrose (Zoster).

Sie ist eine Viruskrankheit der peripheren sensiblen Neuronen und geht mit Fieber, Ausschlag sowie Entzündungsprozessen der peripheren Nervenendigungen einher. Auch beim Zoster kommen Kerneinschlüsse vor, die jenen bei Herpesinfektionen sehr ähnlich sind.

Maul- und Klauenseuche.

Die Maul- und Klauenseuche ist eine in erster Linie bei Zweihufern, also bei Rindern, Schweinen, Ziegen, Schafen, aber auch mitunter bei Pferden, Hunden und Katzen auftretende akute fieberhafte und hochkontagiöse Infektionskrankheit, die durch die Entstehung eines blasigen Exanthems (Aphthen) an den unbehaarten Hautstellen und Schleimhäuten charakterisiert ist. Die Aphthenbildung erfolgt vor allem an den Füßen und am Maul. Die zurückbleibende Immunität hält oftmals nicht sehr lange vor und ist auch nicht gegen alle Virusstämme gerichtet.

Der Erreger der Maul- und Klauenseuche gehört zu den ganz kleinen Virusarten (s. Tabelle). Er ist nach den verschiedenen Verfahren der Gewebezüchtung kultivierbar. Das wichtigste Laboratoriumstier ist das Meerschweinchen, dessen Empfänglichkeit für das Virus von WALDMANN und POPE entdeckt worden ist.

Übertragungen der Maul- und Klauenseuche auf Menschen kommen verhältnismäßig nur selten vor. Der Mensch ist normalerweise offenbar nur wenig oder gar nicht für das Maul- und Klauenseuchevirus empfänglich. Damit es bei ihm zu einer Erkrankung kommt, muß das Virus wahrscheinlich besonders virulent sein. Die Abgrenzung der menschlichen Maul- und Klauenseuche gegen Stomatitiden und Exantheme anderer Ätiologie, insbesondere gegen die durch Herpesvirus bedingten Schleimhauterkrankungen der Mundhöhle, ist sehr schwer. Zur Sicherung der Diagnose ist der Tierversuch unerläßlich.

Masern.

Sie sind eine virämische Viruskrankheit mit ganz besonders charakteristischen und gleichförmig verlaufenden klinischen Erscheinungen. Die Übertragung erfolgt durch unmittelbaren Kontakt oder durch Tröpfcheninfektion. Nach etwa 10tägiger Inkubationszeit treten Fieber und die ersten katarrhalischen Erscheinungen mit Conjunctivitis auf. Zur Frühdiagnose gehören die KOPLIKschen Flecken auf der Wangenschleimhaut. Auf der Höhe der Erkrankung steht das Exanthem im Vordergrund. Komplikationen sind Bronchitis und Otitis media. Außerdem erhöhen die Masern die Disposition für andere Infektionskrankheiten, insbesondere für Tuberkulose. Sie erzeugen gewöhnlich eine lebenslängliche Immunität.

Der Erreger ist ein Virus, das im Frühstadium der Infektion im Blute nachweisbar ist. Eine experimentelle Überragung der Masern ist bisher nur auf Affen gelungen, nicht dagegen mit Sicherheit auf andere Laboratoriumstiere.

Wegen der außerordentlichen Kontagiosität sind prophylaktische Maßnahmen mit Erfolg nur schwer durchzuführen. Wenn zur Zeit der Einschleppung der Masern hinreichend empfängliche Kinder vorhanden sind, so kommt es zum Ausbruch größerer Epidemien. Bemerkenswert ist das periodische Auftreten. Zwischen den einzelnen Epidemiezeiten können mehrere Jahre liegen.

Zur Masernprophylaxe ist die Rekonvaleszentenserumbehandlung nach DEGKWITZ von großer praktischer Bedeutung geworden. Rekonvaleszentenblut, das am 7. bis 9. Tage nach der Entfieberung komplikationsfrei gebliebener Masernkranker entnommen wird, enthält genügend spezifische Antikörper, um in Mengen von 2,5—3,0 ccm intramuskulär injiziert, den Ausbruch der Masern zu verhindern, wenn die Infektion nicht länger als 4 Tage zurückliegt. 5—6 Tage nach der Infektion ist bereits die doppelte Serummenge erforderlich, um einen wirksamen Schutz zu erzielen. Nach 7 Tagen ist jedoch gewöhnlich kein Erfolg mehr zu erwarten. Erwachsenenserum Durchmaserter enthält ebenfalls noch genügend Schutzstoffe, um im Notfall als Ersatz für Rekonvaleszentenserum dienen zu können. Allerdings müssen vielfach größere Dosen injiziert werden. Die Serumprophylaxe hat zweierlei Bedeutung: erstens dient sie dazu, um eine Infektion überhaupt zu vermeiden, wenn eine Masernerkrankung eine besondere Gefährdung des Kindes bedeutet (Schwäche, Kleinkind), zweitens bewirkt sie eine wesentliche Abschwächung des Verlaufes, wenn der Ausbruch der Masern nicht mehr vermieden werden kann.

Die Masern sind in Deutschland nicht meldepflichtig.

Gelbfieber.

Das Gelbfieber gehört zu den schwersten seuchenhaften Erkrankungen, die die Menschheit kennt. Die deutsche Gesetzgebung rechnet es zu den gemeingefährlichen Krankheiten, woraus sich strenge seuchenpolizeiliche Abwehr-

maßnahmen ergeben (vgl. Reichsseuchengesetz, S. 681). Das Gelbfieber ist eine
in ihrer Verbreitung wahrscheinlich an das Vorkommen bestimmter Mücken
gebundene, teils virämische, teils toxische Infektionskrankheit, deren Verlauf
durch die degenerativen Prozesse vor allem in der Leber und den Nieren bestimmt ist. Die Leberschädigungen führen zum Auftreten der Gelbsucht, dem
charakteristischen Symptom der Krankheit. Der Erreger des Gelbfiebers gehört zu den kleinen Virusarten, er wird in erster Linie durch die Aedes
aegypti und verwandte Mücken vom Kranken auf den Gesunden übertragen.
Diese Mücken sind also in den Gelbfiebergegenden die gefährlichsten Feinde
des Menschen und müssen daher mit allen Mitteln ausgerottet werden. Da
diese das Gelbfieber übertragenden Mücken aber fast nur in tropischen Breiten-
graden vorkommen, ist auch das Gelbfieber im wesentlichen eine Krankheit
der Tropen geblieben. Neben der Aedes aegypti, der Stegomyia fasciata,
kommen als Virusüberträger noch folgende Mücken in Frage: Aedes fluviatilis
und scapularis, Luteocephalus, A. africanus, A. albopictus u. a. Ob noch
andere Insekten oder Tiere überhaupt als Überträger des Virus eine Rolle
spielen, ist noch nicht gänzlich geklärt. Die Zeit, die zwischen Aufnahme des
Virus und Infektiöswerden der Mücken vergeht, ist von der Höhe der Um-
weltstemperatur abhängig. Bei 37° C wird die Mücke schon nach 4 Tagen, bei
21° C aber erst nach 18 Tagen ansteckungsfähig. In den Mücken wird das
Gelbfieber nicht nur gespeichert, sondern sogar erheblich vermehrt.

Um die Gelbfiebermücken zu bekämpfen, muß man in die Häuser der Epidemiegebiete
gehen, da sie vorwiegend in geschlossenen Räumen in den dort aufgestellten Wasserbehältern
brüten. Durch Anlage zentraler Wasserversorgung, welche die häuslichen Reservoire überflüssig machte, konnte vielfach ein schlagartiges Verschwinden des Gelbfiebers erreicht
werden. Eine erhebliche Gefahr der Einschleppung in bisher gelbfieberfreie Gebiete ist
durch den zunehmenden schnellen Luftverkehr gegeben. Um dies zu vermeiden, sind besondere internationale seuchenpolizeiliche Abmachungen getroffen worden. Für Deutschland dürfte die Gefahr einer Gelbfiebereinschleppung nur sehr gering sein.

Von größter Bedeutung für die Klärung der Gelbfieberepidemiologie ist
die Mäuseschutzprobe. Sie beruht auf dem Neutralisationsvermögen des Serums
von Menschen, die früher einmal Gelbfieber durchgemacht haben. Die Mäuse
erhalten ein Gemisch von Virus und Serum intraperitoneal oder intracerebral
injiziert. Erkranken die Tiere, so kann das Fehlen neutralisierender Antikörper
in dem betreffenden Serum angenommen werden, bleiben sie jedoch gesund,
so gestattet dies den Schluß, daß das Virus in den Gemischen neutralisiert
worden ist, d. h. daß das Serum Antikörper enthält, die auf eine früher statt-
gefundene Gelbfieberinfektion hindeuten.

Während die Mäuseschutzprobe gewissermaßen noch eine postepidemische Gelbfieber-
diagnose gestattet, vermittelt die sog. Viscerotomie einen Eindruck über das augenblickliche Vorkommen von Erkrankungen in den betreffenden Gebieten. Das Viscerotom besteht
aus einem hohlsondenartigen Instrument mit 4 Messern. Die geschlossene Sonde wird
durch die Bauchwand in die Leber des Verstorbenen gestoßen und von dieser ein Stück entnommen. Die Viscerotomie erspart zeitraubende und kostspielige Sektionen und gestattet
auch in Massenuntersuchungen schnell eine histologische Diagnose zu stellen (Abb. 191).

Außer der epidemischen Gelbfieberform kennt man neuerdings noch eine
endemische Form, das sog. Dschungelfieber.

Die Inkubationszeit des Gelbfiebers beträgt 3—6 Tage. Die Diagnose ist klinisch bei
gleichzeitigem Auftreten von Gelbsucht, Hämorrhagien und Nierenstörungen ziemlich
leicht zu stellen, wenn auch die epidemiologischen Voraussetzungen gegeben sind. Im

Todesfall ist die Diagnose aus dem pathologischen Befund ebenfalls leicht möglich. Die Letalität schwankt erheblich in den einzelnen Epidemien, sie beträgt 20—85%. Bemerkenswert ist, daß trotz schwerster Organschädigungen eine Genesung gewöhnlich zu einer Restitutio ad integrum führt.

Das Überstehen eines Gelbfieberanfalles bedingt eine langdauernde, meistens wahrscheinlich sogar lebenslängliche Immunität. Zum Nachweis der Immunität sind außer der Mäuseschutzprobe auch Flockungs- und Komplementbindungsreaktionen brauchbare Methoden.

Neben der Mückenbekämpfung bekommt die Schutzimpfung als prophylaktische Maßnahme zunehmende Bedeutung. Während bis vor einigen Jahren ein in der Maus gewonnener Impfstoff allgemein benutzt wurde, geht man neuerdings mehr und mehr dazu über, ein Kulturvirus zur Impfung zu benutzen, nachdem es HAAGEN erstmalig gelungen war, das Gelbfiebervirus mit Hilfe der Gewebezüchtung dauernd in vitro zu kultivieren. Um die pathogene Wirkung des Virus und damit die Gefahr eines künstlich erzeugten Gelbfiebers herabzusetzen, wird vielfach gleichzeitig mit dem Virus ein wirksames Immunserum hinzugesetzt. Wichtig sind die Absonderung der Kranken

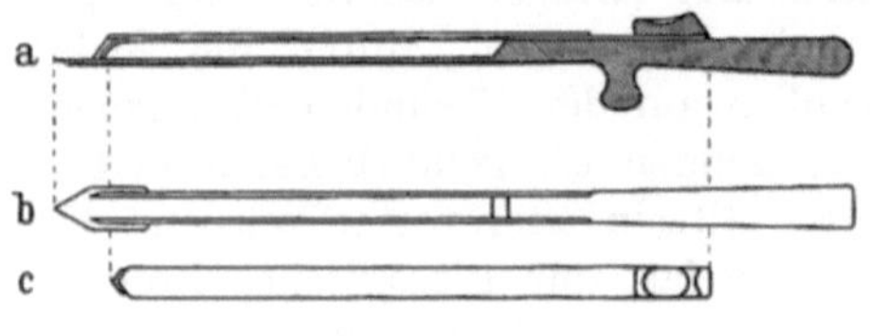
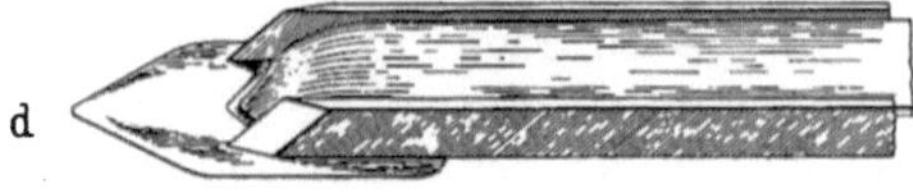
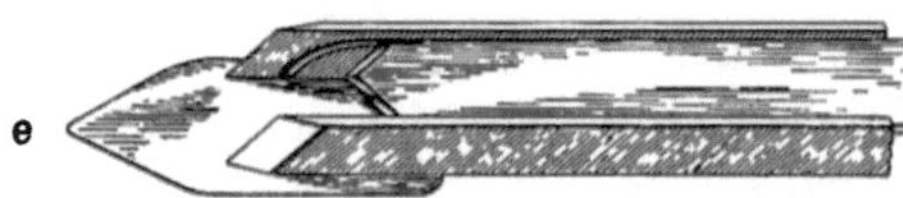

Abb. 191. Viscerotom von BIAO. a Querschnitt durch das geschlossene Viscerotom. b Aufsicht mit zurückgezogenem beweglichem Messer. c Bewegliches Messer in Aufsicht. d Stellung des Messers in geschlossenem Zustand für Einstich und Entfernung des Leberstückchens. e Viscerotom geöffnet, bewegliches Messer zurückgezogen, fertig zum Einschneiden der Leber. [Nach F. L. SOPER, E. R. RICKARD u. F. P. CRAWFORD: Amer. J. Hyg. 19, 549 (1934).]

und die strikte Fernhaltung der Mücken vom Krankenbett, um eine Weiterverbreitung zu verhindern.

Eine spezifische Chemo- oder Serotherapie des Gelbfiebers gibt es noch nicht. Verdacht, Erkrankung und Todesfall an Gelbfieber sind meldepflichtig.

Denguefieber.

Das Denguefieber ist eine tropische und subtropische, epidemisch auftretende Krankheit. Es ist nicht unmittelbar von Mensch zu Mensch übertragbar, sondern bedarf eines Zwischenwirtes. Die gewöhnlichen Überträger des Virus vom Kranken auf Gesunde sind Mücken (Aedesarten). Die Inkubationszeit beträgt etwa 4—6 Tage. Die Krankheitsdauer selbst ist kurz, die Letalität sehr niedrig. Symptome sind Fieber, Kopf- und Gliederschmerzen, Schüttelfrost. Charakteristisch ist ein von heftigem Jucken begleiteter Ausschlag. Spezifische diagnostische Reaktionen gibt es nicht.

Die Rekonvaleszenz dauert häufig lange.

Die Prophylaxe richtet sich hauptsächlich gegen die Aedesmücken, deren Vernichtung für eine erfolgreiche Denguebekämpfung ebenso wichtig ist wie für die des Gelbfiebers. Das Auftreten des Denguefiebers ist stark jahreszeitlich gebunden.

Pappataci- (Phlebotomus)-Fieber.

Auch das Pappatacifieber gehört zu den Erkrankungen der Tropen und Subtropen. Das Virus kreist nur bei Beginn der Krankheit, und zwar nur kurze Zeit, im Blut. Während dieser Zeit sind die Kranken besonders ansteckungsfähig. Die Übertragung von Mensch zu Mensch erfolgt durch eine Mücke, Phlebotomus pappatasii. Die Inkubationszeit beträgt 5—6 Tage. Die Krankheit beginnt plötzlich mit Fieber, Frösteln und subjektiven Symptomen, wie Kreuz- und Muskelschmerzen, Kopfschmerzen und Schlaflosigkeit. Die Krankheitsdauer ist kurz. Außer trockener heißer Haut, Erweiterung der Gefäße der Bindehaut mit Petechien und Rötung der Schleimhäute findet man keine weiteren Symptome. Die Krankheit klingt schnell ab, Rückfälle kommen vor. Die Sterblichkeit ist gleich 0. Die Immunität ist gewöhnlich lebenslänglich. Das Pappatacifieber ist eine Saisonkrankheit, die in der Regel nur in den heißen Sommermonaten auftritt.

Prophylaktische Maßnahmen haben sich auch bei dieser Krankheit in erster Linie auf die Ausrottung der Phlebotomusmücke zu richten. Wegen ihrer Bruteigenheiten ist dies jedoch außerordentlich schwer. Auch eine Isolierung der Kranken hat nicht viel Wert, wenn diese nicht während der meist nur eintägigen virämischen Phase erfolgt. Dies dürfte aber nur selten der Fall sein.

Psittakose (Papageienkrankheit, epidemische Pneumonie).

Bei der Psittakose handelt es sich um eine ursprünglich hauptsächlich bei Papageien epizootisch und enzootisch auftretende Krankheit. Nachdem sie bereits seit etwa 50 Jahren immer wieder gelegentlich schubweise in den verschiedensten Ländern auftrat, ist sie nunmehr unter anderem auch in Deutschland heimisch geworden. Seit Einführung

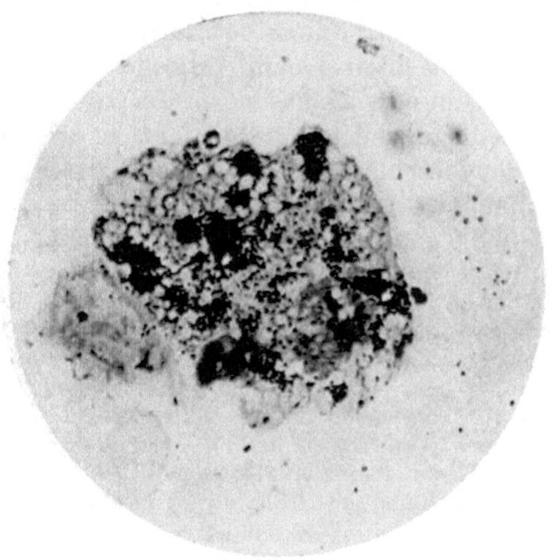

Abb. 192. Psittakose-Elementarkörperchen.

der Einfuhrsperre für papageienartige Vögel (1930) kommen als hauptsächliche Verbreiter Wellensittiche in Frage, und zwar die in großen Mengen gezüchteten einheimischen Sittiche. Auch Kanarienvögel können Verbreiter der Krankheit sein. Wie die Untersuchungen von HAAGEN und MAUER neuerdings gezeigt haben, spielen auch andere mit den Papageien in keiner Weise verwandte Vögel als Überträger der Psittakose eine Rolle. Hier handelt es sich um die Sturmvögel, die alljählich im Herbst auf den Färöern zu gehäuften Erkrankungen unter den Inselbewohnern Veranlassung geben. Daraus ergibt sich, daß die Bezeichnung Psittakose als zu eng umschrieben fallen zu lassen wäre und dafür besser der Name „epidemische Pneumonie" zur Unterscheidung von der bakteriellen Pneumonie eingeführt werden müßte.

Die epidemische Pneumonie wird praktisch nur von Vögeln auf Menschen übertragen; sie verläuft unter dem Bilde einer atypischen Pneumonie und hat virämischen Charakter.

Ihr Erreger gehört zu den größten Virusarten. Die Elementarkörperchen können mit Giemsa, Castaneda (Methylenblau-Safranin) und Viktoriablau gefärbt werden. Sie sind nach den verschiedenen Verfahren der Viruszüchtung mit lebenden Zellen und im Hühnerei kultivierbar (Abb. 192).

Die Übertragung der Infektion von den Vögeln erfolgt derart, daß diese das Virus mit dem Sekret der Atmungsorgane und mit den Faeces ausscheiden. Das Virus trocknet zunächst am Gefieder an, wird mit dem Gefiederstaub in die Luft gewirbelt und dann eingeatmet. Es handelt sich also um eine typische Staubinfektion. Werden die infektiösen Ausscheidungen noch im feuchten Zustand in die Luft geschleudert, so kann auch eine

Tröpfcheninfektion stattfinden. Besonders gefährlich sind die Jungvögel, die monatelang latent infiziert sein können, ohne zu erkranken.

Um die Diagnose der Psittakose bei den Vögeln zu stellen, müssen diese erst getötet werden; der Virusnachweis erfolgt am sichersten durch Verimpfung der Milz und Leber in die Bauchhöhle der Maus. Häufig gestattet schon die stark vergrößerte Milz bei den Sittichen einen gewissen Anhalt für das Vorliegen einer Infektion.

Die Psittakose der Vögel ist hauptsächlich eine Erkrankung der Abdominalorgane, die des Menschen, wie schon die Bezeichnung epidemische Pneumonie sagt, eine solche der Lunge.

Menschliche Erkrankungen kommen hauptsächlich in den Wintermonaten vor. Dies kann seinen Grund darin haben, daß zu dieser Zeit, besonders auch zu Weihnachten, mehr Sittiche erworben werden als im Sommer, ferner aber auch, daß die besondere Disposition für Erkältungen im Winter günstigere Vorbedingungen für eine Infektion schafft, und schließlich, daß die Menschen in den geschlossenen Wohnräumen in engeren Kontakt mit den Sittichen kommen als im Sommer.

Die Inkubationszeit der epidemischen Pneumonie beträgt 6—14 Tage. Wegen der zunächst unbestimmten Krankheitserscheinungen ist die Anamnese wichtig. Besitzt der Kranke für Psittakose empfängliche Vögel, so ist bei unbestimmter Erkrankung der Atmungsorgane stets an eine spezifische Infektion zu denken. Die Krankheit beginnt mit Fieber, Schwitzen, Frösteln, Glieder- und Kreuzschmerzen. Die Kopfschmerzen sind häufig in der Schläfen- und Stirngegend lokalisiert. Nach 2—4 Tagen treten die Lungeninfiltrationen hervor. Röntgenologisch bilden diese feinkörnige Verschattungsherde. Diese Verschattungen sind so charakteristisch, daß an ihnen allein nicht selten schon die Diagnose gestellt werden kann. Das Fieber bleibt etwa 14 Tage bestehen; inzwischen nimmt der Lungenprozeß bronchopneumonischen Charakter an. Der Auswurf bleibt meist spärlich.

Die Rekonvaleszenz dauert gewöhnlich ziemlich lange.

Die Prognose hängt vom Verhalten des Kreislaufes ab. Jüngere Menschen überstehen die epidemische Pneumonie meistens leichter als ältere.

Differentialdiagnostisch kommen in Frage Influenza, bakterielle Pneumonie, Typhus.

Die Diagnose wird durch den Laboratoriumsversuch gesichert. Zum Nachweis des Virus wird Sputum oder in den ersten Tagen auch Blut Erkrankter Mäusen intraperitoneal injiziert.

Von Verstorbenen verimpft man Lunge, Milz, Leber. Bei Vorhandensein von Virus erkranken die Mäuse nach 5—8 Tagen an einer Peritonitis mit fadenziehendem Exsudat. In den Zellen des Exsudates findet man die Elementarkörperchen in Kolonien oder diffus verstreut.

Die Mäuse werden zweckmäßigerweise mindestens 3 Wochen beobachtet.

Da die Erkrankung zu einer Immunität führt, kommen auch serologische Methoden zur Diagnostik in Frage. Hier steht an erster Stelle die Komplementbindungsreaktion, die als Antigen lebendes oder abgetötetes Virus benutzt.

Eine erfolgreiche Bekämpfung der epidemischen Pneumonie (Psittakose) ist nur möglich, wenn es gelingt, die Infektion unter den Vögeln auszurotten. Die Bekämpfungsmaßnahmen betreffen in erster Linie die Wellensittiche. Für die Vogelhandlungen und Züchtereien besteht Buchungs- und Beringungszwang, der wohl eine polizeiliche Kontrolle der Bestände ermöglicht, ohne dabei aber eine Überwachung des gesundheitlichen Zustandes der Vögel zu bedingen. Neuerdings erstreckt sich die Melde- und Beringungspflicht auch auf nicht gewerbliche Züchter. Die Veterinärräte können die Vogelhaltungen besichtigen, im Verdachtsfall Proben untersuchen lassen und bei Feststellung der Psittakose die verseuchten Bestände vernichten lassen.

Durch das Reichsgesetz zur Bekämpfung der Papageienkrankheit vom 3. Juli 1934 wurde die menschliche Erkrankung zu einer gemeingefährlichen Krankheit erklärt und damit Meldepflicht bei Erkrankung, Verdacht und Tod eingeführt.

Von den Erkrankten sterben durchschnittlich 20% oder mehr.

Die Therapie ist im wesentlichen symptomatisch. Eine Behandlung mit Rekonvaleszentenserum ist verschiedentlich empfohlen worden.

Epidemische Influenza.

Die Influenza oder Grippe ist eine akute Infektionskrankheit, bei der eine Reihe katarrhalischer Erscheinungen der Luftwege im Vordergrund steht. Sie tritt häufig epidemie- oder pandemieartig auf. Neuerdings versteht man unter Influenza ein viel enger umschriebenes Krankheitsbild als früher. Hauptsymptome sind plötzliches Fieber, allgemeine Abgeschlagenheit, Gliederschmerzen, anschließend pharyngitische, bronchitische und in schweren Fällen auch pneumonische Prozesse.

Die experimentelle Erforschung der Influenza hat als wichtigstes Ergebnis die Auffindung eines filtrierbaren Virus gehabt, das bei der Entstehung der Krankheit eine primäre Rolle spielt. Damit erfährt allerdings die Bedeutung des PFEIFFERschen Influenzabacillus eine erhebliche Verschiebung. Man wird wohl allen Auffassungen heute am meisten gerecht, wenn man zwischen Virus und Bacillus eine gewisse Symbiose annimmt, ohne aber über Art und Wirkung einer solchen Symbiose schon etwas Näheres zu wissen. Aus zahlreichen experimentellen Infektionen bei Mensch und Tier geht jedoch einwandfrei hervor, daß das Influenzavirus aber auch allein eine typische Erkrankung auslösen kann. Das Virus ist filtrierbar, so daß es auch frei von PFEIFFERschen Bacillen gewonnen werden kann. Es läßt sich ununterbrochen in Gegenwart lebender Zellen und auf der Chorioallantois züchten.

Nachdem die Übertragung des Virus auf Frettchen und Mäuse gelungen war, konnten auch eingehende immunbiologische Studien angestellt werden. Diese ergaben typische Immunitätsreaktionen zwischen Virus und Serum. Unter ihnen steht die Neutralisationsprobe an erster Stelle.

Eintrittsstelle des Influenzavirus sind die oberen Luftwege. Die Übertragungsweise ist die einer Tröpfcheninfektion.

Die Inkubationszeit der Influenza ist im allgemeinen kurz und beträgt 1—4 Tage.

Bei den schweren Erkrankungen bleibt die Influenza nicht auf die oberen Luftwege beschränkt. Es kommt vielmehr zu einer absteigenden Infektion mit Bronchitis, Bronchiolitis und schließlich Pneumonie, welche die meisten Grippetodesfälle bedingt. Von den Grippepneumonien verlaufen 20—50% tödlich.

Unter den bakteriellen Erregern, die mit der Ätiologie der Influenza in Zusammenhang gebracht werden, steht immer noch der B. influenzae, der 1891 von R. PFEIFFER entdeckt wurde und seitdem auch PFEIFFERscher Influenzabacillus genannt wird, an erster Stelle. Es handelt sich bei diesem um ein kleines gramnegatives Stäbchen. Seine Züchtung auf gewöhnlichen Nährböden macht Schwierigkeiten, auf bluthaltigem Agar wächst er jedoch gut. Bezüglich seiner ursächlichen Bedeutung als Influenzaerreger sind immer wieder Bedenken erhoben worden. Diese begründen sich in erster Linie darauf, daß der Nachweis des PFEIFFER-Bacillus niemals in 100% und mitunter überhaupt nur bei einem kleinen Teil von Influenzakranken gelingt. Dies war besonders in der Influenzaepidemie von 1918/19 der Fall. Schon damals wiesen auf der anderen Seite zahlreiche Isolierungsversuche eines Erregers auf ein filtrierbares Virus hin.

Auf hämoglobinhaltigem Agar bildet der Influenzabacillus feine, transparente, tröpfchenartige Kolonien. Intraperitoneale Einspritzung großer Bacillenmengen bei Meerschweinchen, Kaninchen und Mäusen führt zu keinem Krankheitsbild, das an die Influenza erinnert. Die Tiere sterben vielmehr unter Vergiftungserscheinungen, die offenbar durch Endotoxine bedingt sind. Intranasale Instillation der Bacillen kann jedoch zu einer influenzaartigen Erkrankung führen.

So oft einerseits der Influenzabacillus bei echten Influenzafällen fehlt, so oft findet man ihn andererseits auch bei anderen Erkrankungen ebenso wie bei Gesunden in epidemiefreier Zeit.

Das Virus ist dagegen bei Anwendung geeigneter Untersuchungstechnik in allen Fällen echter Influenza nachweisbar.

Wie verschiedene andere Viruskrankheiten, z. B. Herpes, führt auch ein Influenzaanfall nur zu einer kürzeren Immunität. Nachdem es gelungen war, Influenzavirusstämme auf Laboratoriumstiere zu übertragen, wurde es auch möglich, die Antikörperverhältnisse in menschlichen Seren und damit auch die Immunitätsverhältnisse beim Menschen zu erforschen. Bei den meisten von Influenza Genesenen lassen sich spezifische neutralisierende Antikörper gegen das menschliche Influenzavirus im Tierversuch feststellen. Dieser Antikörpernachweis gestattet einen Rückschluß auf die aktive Resistenz oder Immunität des Organismus. Neutralisierende Antikörper sind 6—8 Monate lang nach der Infektion nachweisbar, fehlen aber auf der Höhe der Erkrankung. Sera von Kranken, die eine Pneumokokkenpneumonie oder eine andere Infektion der Atmungswege durchgemacht haben, zeigen im allgemeinen keine spezifischen, das Influenzavirus neutralisierenden Antikörper.

Die Neutralisationsproben haben als weiteres wichtiges Ergebnis den Nachweis gezeitigt, daß zwischen den verschiedenen Influenzastämmen gewisse Unterschiede in ihrem antigenen Verhalten vorhanden sind. Die mit Influenzaimmunseren und Influenzavirus angestellten Komplementbindungsreaktionen stimmen weitgehend mit den Mäuseneutralisationsproben überein. Wo Unterschiede bestehen, werden diese dadurch erklärt, daß das Influenzavirus mindestens aus einem Komplex von 2 Antigenen besteht, von denen wohl beide virusneutralisierende Eigenschaften haben, aber nur das eine bei der Komplementbindung beteiligt zu sein braucht. Wenn also das passende Antigen für den komplementbindenden Antikörper fehlt, so verläuft diese Reaktion negativ, die Neutralisationsschutzprobe allein dagegen positiv.

Eine wirklich wirksame allgemeine Influenzaprophylaxe gibt es nicht. Mittel zur persönlichen Prophylaxe sind jedoch in großer Zahl vorhanden, einen spezifischen Schutz gewährt aber keins von ihnen. Vielfach wird eine Chininprophylaxe empfohlen, teils mit, teils ohne Vitamin C-Zusatz. Die angegebenen täglichen Dosen betragen 0,03—0,3 g. Die Chininprophylaxe verspricht jedoch auch nur Erfolg, wenn sie rechtzeitig einsetzt. Der spezifische prophylaktische Wert der vielfach verwandten polyvalenten Grippemischvaccinen, welche nur Bakteriengemische enthalten, erscheint zweifelhaft. Bessere Aussichten haben Schutzimpfungen mit Virus, das im Tier oder in der Gewebekultur abgeschwächt ist.

In Epidemiezeiten sollten die von P. SCHMIDT angegebenen prophylaktischen Maßnahmen befolgt werden: Vermeidung körperlicher Anstrengungen (Märsche, starke Sprechleistungen in heißer, staubiger Luft), Herumsitzen in heißen rauchigen Gaststätten, seelische Erregungen; Erfassung und Isolierung der ersten Grippefälle am besten mit Bettruhe; Hustenhygiene; Fernbleiben aller bereits leicht Erkrankten von öffentlichen Veranstaltungen und Verkehr; Abhärtung der Jugendlichen gegen Klimaschäden. Die Kleinkinder sind vor niesenden und hustenden Erwachsenen zu schützen.

Zur Influenzabehandlung stehen nur symptomatische Mittel zur Verfügung. Ebenso wie zur Prophylaxe benutzt man auch für die Therapie Chininpräparate, dann aber auch Pyrazolon- und Salicylsäurederivate. Die Rekonvaleszentenserumbehandlung ist bisher ohne sicheren Erfolg geblieben, gleiches gilt für die Verwendung tierischer Immunseren.

In enger ätiologischer Beziehung zur Influenza des Menschen steht die Influenza des Schweines.

Erkältungskrankheit.

Sie ist eine Viruskrankheit, die von der epidemischen Influenza sowie den bakteriellen Infektionen der Luftwege zu trennen ist, und eine im wesentlichen akut verlaufende Entzündung der Schleimhäute, besonders des Nasopharynx. Im Vordergrund steht eine gesteigerte Sekretion der Schleimhäute, die ihren Ausdruck in dem allbekannten Schnupfen findet. Von hier aus vermag es auch zu einer beschränkten Ausbreitung bis in die Luftröhre und Bronchien zu kommen. Sie kann mit leichtem Fieber und Störungen des Allgemeinbefindens einhergehen. Ebenso wie die Influenza führt auch die Erkältung eine offenbar nur kurzdauernde Immunität herbei. Die Erkältung schafft günstige Vorbedingungen für andere Infektionen, die sich häufig unmittelbar an die erstere anschließen. Übertragungsweise und Epidemiologie entsprechen jener bei Influenza. Immer noch wird der Begriff der Erkältung mit dem als Krankheitsursache zusammengebracht. Dies ist unrichtig. Denn es sind 2 Dinge streng zu unterscheiden: Der unspezifische, im wesentlichen physikalisch bedingte Abkühlungsvorgang, der eine Empfänglichkeit auch für andere Krankheiten schaffen kann, und die eigentliche Erkältungskrankheit, die aber schon der Ausdruck eines manifest gewordenen spezifischen Infektes ist. Abkühlung und Erkältungskrankheit treffen allerdings besonders häufig zusammen. Sie sind daher leicht zum Inbegriff eines einzigen Prozesses geworden, der seinen Ausdruck in erster Linie in entzündlichen Schleimhautprozessen der oberen Luftwege findet. Derartige Entzündungsvorgänge können wohl gleichzeitig auch erleichterte Ansiedlungsbedingungen für viele andere pathogene Keime schaffen. Es muß aber daran festgehalten werden, daß es ohne Erkältungsvirus keine echte Erkältungskrankheit gibt. Das Erkältungsvirus ist offenbar als Saprophyt der oberen Luftwege weitverbreitet und wird aus gewissen, noch nicht näher bestimmbaren Gründen virulent.

Die Immunitätsverhältnisse und die Prophylaxe entsprechen etwa jenen der Influenza.

Epidemische Kinderlähmung (Poliomyelitis).

Die Klinik der epidemischen oder spinalen Kinderlähmung ist schon im Jahre 1840 von HEINE gründlich beschrieben worden, der bereits den Sitz der krankhaften Veränderungen im Rückenmark suchte. Während sie ursprünglich nur sporadisch vorgekommen zu sein scheint, tritt sie seit den 80iger Jahren epidemisch auf. Besonders Skandinavien war zuerst betroffen, dann aber seit Beginn des 20. Jahrhunderts auch Deutschland, Amerika, England und andere Länder. Die Poliomyelitis gehört heute zu den gefährlichsten Volksseuchen, für die es wirksame Abwehrmaßnahmen noch nicht gibt.

Die Krankheit beginnt oft plötzlich nach kurzen Allgemeinerscheinungen oder unbestimmten Symptomen, häufig nach vorangegangenen Katarrhen der oberen Luftwege oder Gastroenteritis, mit Fieber und Benommenheit. Schon nach wenigen Tagen treten die ersten schlaffen Lähmungen eines oder mehrerer Gliedmaßen auf. Je nach der Lokalisation der Krankheitsherde im Zentralnervensystem unterscheidet man verschiedene Formen, und zwar die spinale oder paralytische, die spino-bulbäre, die cerebrale und die abortiv verlaufende Form.

Mit der Feststellung, daß die Poliomyelitis auf Affen übertragbar ist, begann erst die eigentliche Erforschung dieser Krankheit. Sie verläuft beim Affen im wesentlichen wie beim Menschen. Die Tierversuche haben wichtige Erkenntnisse über die natürliche Infektion beim Menschen und die Ausbreitung des Erregers im Organismus erbracht. Danach ist die gewöhnliche Übertragung die durch Tröpfcheninfektion. Das Virus gelangt durch die Nasenschleimhaut über den Nervus olfactorius in den Bulbus olfactorius. Hier kommt es zu einer Lokalisation der Infektion, die sich dann über den Hypothalamus zur Medulla oblongata und dem Rückenmark, Thalamus und Mittelhirn ausbreitet. Eine experimentelle Übertragung der Poliomyelitis auf andere Tiere als auf Affen ist noch nicht gelungen.

Der Erreger der Kinderlähmung gehört zu den ganz kleinen Vira mit einem Teilchendurchmesser von etwa 10 mμ. Er ist wie andere Vira auch gegen Wärme sehr empfindlich, gegen Kälte jedoch sehr resistent, so daß er sich in gefrorenem Zustand gut aufbewahren läßt. Er besitzt eine erhebliche Glycerinresistenz, die eine jahrelange Aufbewahrung in 40—50%igem Glycerinwasser im Eisschrank gestattet.

Über die Wirksamkeit chemischer Substanzen, insbesondere von Desinfektionsmitteln, auf den Erreger ist noch wenig bekannt.

Das Poliomyelitisvirus läßt sich nach dem CARREL-RIVERSschen Verfahren züchten (GILDEMEISTER), so daß seine Wesensgleichheit mit den übrigen Virusarten kulturell bestätigt worden ist. Es ist neurotrop, d. h. es besitzt eine Affinität zum Nervengewebe. Beim erkrankten Menschen kommt es hauptsächlich im Gehirn und Rückenmark vor, und zwar am meisten in den Basalganglien des Gehirns sowie im Lumbal- und Cervicalmark. Dagegen wird das Virus weder im Blut, in der Cerebrospinalflüssigkeit noch im peripheren Nervensystem gefunden. Es wird mit den Sekreten des Nasen-Rachenraums und im Stuhl ausgeschieden. Ersteres ist für die Epidemiologie und Bekämpfung der Poliomyelitis von besonderer Bedeutung, da sich hierauf die Übertragung durch Tröpfcheninfektion begründet. Auch bei gesunden Personen, vor allem in der Umgebung Erkrankter, findet man das Virus im Nasen-Rachenraum. Gesunde Virusträger können daher zur Verbreitung der Krankheit beitragen.

Die Poliomyelitisausbrüche sind weitgehend an bestimmte Jahreszeiten gebunden, und zwar sind es die späten Sommer- sowie die Herbstmonate, in denen die Epidemien vorkommen. Die Krankheit tritt aber nur dort seuchenhaft auf, wo sie genügend empfängliche Personen trifft. In Großstädten dürfte dies bei der stets fließenden Bevölkerungsbewegung immer der Fall sein. In kleinen Städten und auf dem Lande dagegen bleibt die Bevölkerung von Epidemien verschont, solange noch eine hinreichende Immunität von einer vorangegangenen Seuche vorhanden ist. Da auch gesunde Virusträger eine Immunität erwerben, ferner viele Infektionen so leicht und abortiv verlaufen (stumme Infektion), daß sie klinisch nicht diagnostiziert worden sind, findet man stets einen viel größeren Teil der Bevölkerung immun, als wirklich erkrankt gewesen zu sein scheint.

Obwohl die spinale Kinderlähmung in erster Linie, wie schon der Name sagt, eine Krankheit des Kindesalters ist, kommt sie auch bei Erwachsenen vor. Das männliche Geschlecht ist häufiger als das weibliche betroffen.

Die Prognose der Poliomyelitis ist unsicher. Sie richtet sich im wesentlichen nach der Lokalisation der Krankheitsprozesse, ist aber auch vom Lebensalter weitgehend abhängig. Die Letalität schwankt in den einzelnen Epidemien zwischen 5 und 40%. Im ersten Lebensjahr ist die Sterblichkeit hoch, im Spielalter am niedrigsten. Sie steigt dann wieder an, um im Alter zwischen 20 und 30 Jahren etwa 3mal so hoch wie im Spielalter zu sein.

Die hauptsächlichsten pathologisch-anatomischen Veränderungen findet man im Rückenmark, das hyperämisch ist. Die graue Substanz ist weich und quillt im Querschnitt leicht hervor. Die Ganglienzellen sind schwer geschädigt und können einer völligen Neuronophagie anheimfallen.

Diagnostisch wichtig sind die Veränderungen in der Rückenmarksflüssigkeit: Drucksteigerung in den ersten Tagen; normaler und ebenso trüber und eiweißreicher Liquor spricht gegen eine Poliomyelitis.

Das Überstehen einer Erkrankung führt im allgemeinen zu einer kräftigen und anhaltenden Immunität, Zweiterkrankungen kommen nur sehr selten vor. Bei Menschen, die gegen Poliomyelitis immun sind, weist das Serum virusneutralisierende Antikörper auf.

Aktive Immunisierungsversuche mit lebendem oder abgetötetem Virus sind bisher noch nicht über das Versuchsstadium hinausgekommen. Aktives Virus ist noch nicht so weit abgeschwächt worden, ohne dabei gleichzeitig seine antigenen Eigenschaften zu verlieren, daß es ohne Gefahr einer Erkrankung für Impfzwecke verwendbar wäre.

Über den tatsächlichen Wert einer Serumtherapie mit Rekonvaleszentenserum oder tierischem Immunserum sind die Ansichten noch geteilt. Die bisherigen Ergebnisse sind außerordentlich widersprechend. Die Tierversuche zeigen, daß auch hochwirksame Immunsera die Entwicklung der Krankheit nicht mehr aufzuhalten vermögen, wenn sie bereits das erste Fieberstadium überschritten hat. Demgegenüber stehen zahlreiche Angaben über gute Erfolge der Serumbehandlung beim Menschen.

Da andere therapeutische Methoden aber noch nicht zur Verfügung stehen, so kann vorläufig auf die Serumbehandlung nicht verzichtet werden.

Um stets genügende Mengen von Rekonvaleszentenserum zur Verfügung zu haben, sind seine Sammlung und Abgabe organisiert worden. Als Serumspender kommen Personen in Frage, bei denen die paralytische Erkrankungsform mindestens 2 Monate, aber höchstens 10 Jahre zurückliegt. Um den unterschiedlichen Gehalt der einzelnen Seren an viruliciden Schutzstoffen auszugleichen, werden mehrere Sera gemischt.

Erkrankung, Verdacht einer Erkrankung und Todesfall an Poliomyelitis sind meldepflichtig.

Gehirnentzündungen.

1. Epidemische Encephalitis. Die epidemische Gehirnentzündung (Encephalitis lethargica oder Economosche Krankheit), ist eine selbständige Krankheit, deren Erreger allerdings noch unbekannt ist, aber nach den bereits vorliegenden Erfahrungen ein Virus sein muß. Sie ist von anderen Encephalitisformen, deren Erreger schon bekannt sind, scharf zu trennen. Obwohl sie auch sporadisch vorkommt, ist ihr seuchenhaftes Auftreten doch eine besonders typische Erscheinung, die ihr auch die zusätzliche Bezeichnung „epidemica" eingebracht hat.

Vielfach ist angenommen worden, daß das Herpesvirus der Erreger der Encephalitis epidemica wäre. Beweise hierfür sind jedoch nicht vorhanden. Dagegen spricht aber, daß Herpesvirus nicht nur bei Encephalitiden, sondern ebenso oft oder ebenso selten auch bei Nichtencephalitikern, gefunden wird.

Die Übertragungsweise der Encephalitis ist noch unbekannt. An und für sich scheint sie nicht sehr ansteckend zu sein. Auch über die Bedeutung von Virusträgern als Verbreiter der Krankheit liegen noch keine endgültigen Ergebnisse vor.

Im Gegensatz zu den anderen Encephalitisarten (japonica, St. Louis), deren Erreger auf Tiere übertragbar sind, ist eine tierexperimentelle Diagnose der Encephalitis epidemica bisher nicht möglich.

Serologische Untersuchungsmethoden stehen ebenfalls nicht zur Verfügung.

Die Klinik der akuten Encephalitis epidemica ist nicht einheitlich. Economo unterscheidet die somnolent-ophthalmoplegische Form, die hyperkinetische und die amyostatischakinetische Form; daneben gibt es aber auch noch zahlreiche andere Verlaufsformen. Die somnolent-ophthalmoplegische Form hat zu der Bezeichnung „E. lethargica" geführt. In schweren Fällen hält die Schlafsucht monatelang an. Die hyperkinetische Form ist von der motorischen Unruhe beherrscht, die in schwere Chorea oder Choreoathetose übergehen kann. Bei ihr ist die Sterblichkeit besonders hoch. Bei der amyostatisch-kinetischen Form kommt es unter delirösen Zuständen zu schwerem Kräfteverfall. Bewegungsarmut und maskenartiger Gesichtsausdruck fallen bei ihr besonders auf. Infolge des Paralysis agitans-artigen Krankheitsbildes spricht man auch von Parkinsonismus bei der Encephalitis.

Die Encephalitis epidemica geht nur selten in Heilung aus. Sie hat eine große soziale Bedeutung, da der jahrelang anhaltende Parkinsonismus eine dauernde Anstaltsunterbringung erforderlich machen kann.

Bei klinisch voll entwickelten Erkrankungsfällen ist die Prognose ernst. Die Sterblichkeit beträgt etwa 48%, die Zahl der Heilungen 14%, die der dauernd siech bleibenden 20%, während der Rest Defekte zurückbehält.

Die pathologischen Veränderungen betreffen vor allem die Substantia nigra mit schweren Zerstörungen der Nervenzellen.

Die Immunitätsverhältnisse sind im wesentlichen noch ungeklärt. Eine spezifische Behandlung der Encephalitis epidemica gibt es ebenfalls nicht. Mit Rekonvaleszentenserumeinspritzungen werden vielfach gute Erfolge gesehen; viele Fälle bleiben aber auch gänzlich unbeeinflußt. Neuerdings gewinnt die sog. bulgarische Kur an Bedeutung, die auf der Wirksamkeit des Belladonnaextraktes beruht. Erkrankung und Sterbefall sind meldepflichtig.

2. Japanische Encephalitis. Eine andere Gehirnentzündung sui generis ist die Encephalitis japonica, die vorwiegend im Sommer auftritt und daher auch „Sommerencephalitis" genannt wird. Die Übertragung scheint durch Tröpfcheninfektion zu erfolgen. Ältere Leute werden häufiger als junge befallen. Die Sterblichkeit beträgt bis zu 60% in den einzelnen Epidemien. Die Krankheit verläuft akut, häufig unter meningitischen Begleiterscheinungen. Überstehen führt meistens zur völligen Heilung. Auch in Europa sind Erkrankungen vorgekommen, die mit der japanischen Form übereinstimmen, so daß mit der Möglichkeit einer Ausbreitung auch außerhalb Japans gerechnet werden muß. Zur Behandlung hat sich bisher Rekonvaleszentenserum am besten bewährt.

Das Virus ist eingehend erforscht. Es ist auf Affen übertragbar, die unter den gleichen Erscheinungen wie die Menschen erkranken. Auch Mäuse haben sich als hochempfänglich erwiesen. Der Virusnachweis in menschlichen Gehirnen gelingt im Mäuseversuch nur bis zum 10. Tage. Dann scheint es auch im Zentralnervensystem verschwunden zu sein. Der Erreger ist außerdem im Blut und in der Rückenmarksflüssigkeit nachweisbar. Die Infektion der Mäuse gelingt nicht nur durch intracerebrale Injektion, sondern auch durch Einträufeln virushaltigen Materials in die Nase, sowie durch intraperitoneale und subcutane Einspritzung. Das Virus läßt sich mit Hilfe der Gewebekultur dauernd züchten.

3. St. Louis-Encephalitis. In Amerika (St. Louis) ist vor einigen Jahren mehrmals eine dritte Encephalitisart epidemisch aufgetreten, die ebenfalls durch ein selbständiges Virus hervorgerufen wird. Es ist die als St. Louis-Encephalitis bekannt gewordene Krankheit. Klinisch nimmt sie eine Verlaufsform, die jener der japanischen Encephalitis ähnelt. Die Sterblichkeit beträgt 20%. Die Epidemien treten ebenfalls in den heißen Monaten auf. Auch das Virus dieser Krankheit ist auf Mäuse und Affen übertragbar. Mäuse sind ebenfalls intranasal und intracerebral infizierbar. Der Erreger gehört mit einer Teilchengröße von etwa 20—30 mμ zu den kleinen Virusarten. Er ist ebenfalls in Gegenwart lebender Zellen züchtbar.

Als Übertragungsweg wird jener durch die Schleimhäute der oberen Luftwege, also mittels Tröpfcheninfektion, angenommen.

Schließlich ist als vierte encephalitische Erkrankung mit eigenem Erreger die *australische Encephalitis* zu erwähnen.

Tollwut (Lyssa).

Sie ist eine primär nur bei Tieren, besonders bei Hunden vorkommende, unter dem Bilde einer Encephalomyelitis verlaufende Krankheit. Sie wird auf den Menschen gewöhnlich nur durch Biß übertragen. Das Virus gelangt in die Nervenbahnen und über diese in das Zentralnervensystem, in welchem es zu schwersten entzündlich-regressiven Veränderungen führt. Die Größe des

Erregers liegt mit 100—150 mμ und mehr schon im Bereich der Sichtbarkeit, ohne daß seine mikroskopische Darstellung aber schon gelungen wäre. Der Nachweis ist daher zur Zeit nur durch den Tierversuch möglich.

Das Virus kann fortlaufend von Tier zu Tier übertragen werden. Zu diesem Zwecke wird virushaltiges Gehirnmaterial am besten subdural oder intracerebral auf Kaninchen verimpft. Hierbei wird das frische sog. „Straßenvirus" in ein „Virus fixe" verwandelt. Auch auf subcutanem, intramuskulärem, intranasalem und anderem Wege ist eine Infektion — wenn auch nicht so sicher — möglich.

Auf der Choriallantois des befruchteten Hühnereies und in der Gewebekultur kann das Virus außerhalb des Tieres gezüchtet werden.

Das Virus ist ausgesprochen neurotrop, wie auch die klinischen Symptome zeigen. Die größten Virusmengen werden im Gehirn gefunden; im Speichel ist es ebenfalls nachweisbar. Mit dem Speichel tollwutkranker Tiere gelangt es auch in die Bißwunde.

Getrocknetes Virus bleibt monatelang wirksam. In der Kälte wird es gut konserviert. Dagegen verträgt es Wärme nicht. Gegenüber Phenol hat es eine erhebliche Resistenz, eine nur geringe jedoch gegen Formalin. Das gebräuchlichste Konservierungsmittel ist Glycerin, das daher auch zur Bereitung des Impfstoffes verwandt wird. Wichtig für seine Herstellung ist die von PASTEUR entdeckte Eigenschaft, daß Straßenvirus nach subduraler Kanincheninfektion in ein in seiner Wirksamkeit konstant bleibendes, in mancher Hinsicht aber abgeschwächtes und abgewandeltes Virus fixe überzugehen vermag. Diese Modifikation bleibt aber nur so lange bestehen, wie das Virus auf Kaninchen von Gehirn zu Gehirn fortgezüchtet wird. Nicht jedes Virus fixe ist aber zur Schutzimpfung geeignet. Stämme, die eine subcutane Haftfähigkeit behalten haben, sind unbrauchbar.

Experimentell sind fast alle Säugetiere für Wut empfänglich. Unter den natürlich infiziert gefundenen Tieren stehen die Hunde an erster Stelle. BOECKER fand unter 10 123 Fällen von Tollwut oder Tollwutverdacht bei Haustieren Hunde in 78,8% vertreten, Katzen in nur 3,6%, Rinder in 13,2%, Pferde, Schafe, Ziegen und Schweine zusammen in 4,4%.

Bei der postmortalen Tollwutdiagnose von Hunden und Katzen steht der mikroskopische Nachweis bestimmter Gehirnveränderungen an erster Stelle. Die Untersuchung erstreckt sich vor allem auf das Ammonshorn. Ausschlaggebend ist der Nachweis der NEGRI-*Körperchen* in den Gehirnzellen. Dünne Querschnitte des Ammonshorns werden zwischen 2 Objektträgern ausgestrichen und noch feucht in Methylalkohol fixiert. Zur Färbung eignet sich am besten das LENTZsche Verfahren mit Eosin und Methylenblau und anschließender Differenzierung mit schwach alkalischem, dann mit schwach angesäuertem Alkohol. Die Ganglienzellenkerne erscheinen blaßblau, ihre Kernkörperchen dunkelblau. Die Grundsubstanz der NEGRI-Körperchen (1903 von NEGRI entdeckt), die für Tollwut spezifisch sind, ist karmoisinrot, die Struktur tiefblau gefärbt. Bei negativem oder zweifelhaftem Befund der Ausstrichpräparate sind noch Schnittpräparate herzustellen und zu untersuchen. Die NEGRI-Körperchen sind runde, ovale oder anders geformte Einschlüsse verschiedener Größe, die vorwiegend in den Ganglienzellen vorkommen, und zwar ausschließlich im Cytoplasma, niemals dagegen im Kern. Die kleinsten granulaartigen Formen sind die BABES-J. KOCHschen Körperchen. Die Grundsubstanz enthält die stärker lichtbrechenden runden „Immunkörper" mit zentral-basophiler Körnelung, die stechapfel-, rosetten- oder maulbeerartig angeordnet sind. An anderen

Stellen als im Ammonshorn werden die NEGRIschen Körperchen nur selten gefunden. Ihrer Natur nach können sie mit den Einschlußkörperchen bei anderen Viruskrankheiten gleichgestellt werden (Abb. 193).

Bei negativer histologischer Untersuchung ist ein Tierversuch anzustellen. Gehirnmaterial des tollwutverdächtigen Tieres wird Kaninchen oder Ratten subdural oder intramuskulär eingespritzt. Der Ausfall des Versuches ist bestimmt durch die klinischen Erscheinungen und die histologische Gehirnuntersuchung, bei der der Nachweis von NEGRI-Körperchen gelingen muß, um die Tollwutdiagnose zu gestatten. Der Tierversuch kann als negativ verlaufen gelten, wenn die Tiere 2 Monate gesund geblieben sind.

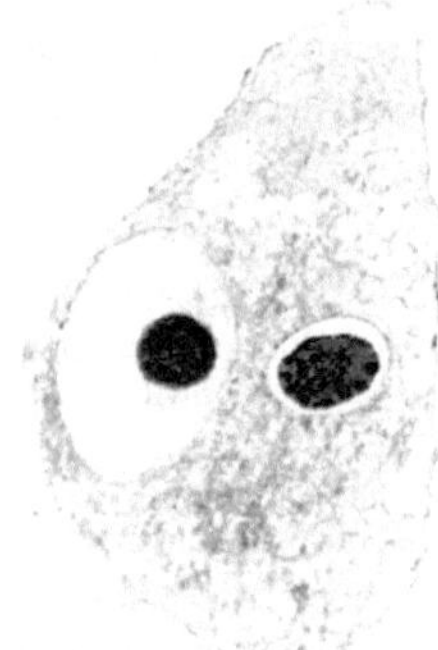

Abb. 193. Tollwut.
Ganglienzelle mit NEGRI-
Körperchen. Präparat von
E. BOECKER.

Beim Hunde beträgt die Inkubationszeit etwa 15—35 Tage, kann aber auch kürzer und länger sein. Das ausgeprägteste Symptom ist die „rasende Wut", d. h. das grundlose, wütende Anfallen und Beißen von Tieren und Menschen. Anschließend kommt es zu Lähmungen, gewöhnlich erst an den Hinterbeinen, dann am Unterkiefer und schließlich am ganzen Körper. Kennzeichnend ist auch der reichliche Speichelfluß. Hunde und andere Tiere gehen meistens an der Wut ein.

Die Krankheitsdauer bei den Hunden beträgt 1—6 Tage. Eine besondere Form ist die stille oder paralytische Wut.

Auch beim Menschen ist die Inkubationszeit großen Schwankungen unterworfen. Die Zahl der Erkrankungen 3 Monate nach dem Biß beträgt nach BOECKER noch 22%. Die meisten Erkrankungen kommen im 2. Monat nach der Infektion (39%) vor.

Klinisch stehen beim Menschen im Vordergrunde zunehmende Erstickungsangst mit Krämpfen der Schlund- und Atmungsmuskulatur, besonders beim Wassertrinken und bei Luftbewegungen (Hydrophobie und Aerophobie). Unter schweren Allgemeinerscheinungen tritt der Tod meistens mit Atmungslähmung ein. Heilungen ohne Behandlung sind nicht bekannt geworden.

Beim Menschen findet man im Gehirn ebenfalls die NEGRIschen Körperchen sowie die BABES-J. KOCHschen Granula. Weiter treten schwere Degenerationen der Ganglienzellen im Gehirn, Lenden- und Halsmark auf. Die übrigen pathologischen Veränderungen des Zentralnervensystems sind encephalitischer Art (Typus der fleckenförmigen Polioencephalomyelitis von SPATZ).

Wie bereits PASTEUR zeigen konnte, lassen sich Tiere experimentell gut gegen Tollwut immunisieren. Das Serum solcher Tiere wie auch schutzgeimpfter Menschen weist meistens virulicide bzw. neutralisierende Antikörper auf. Es ist jedoch noch nicht geglückt, eine diagnostisch brauchbare serologische Reaktion zu finden. Auch Komplementbindungs- und Präcipitationsproben haben sich bisher noch nicht bewährt.

Die Wutschutzbehandlung, die von PASTEUR entdeckt worden ist, bezweckt, tollwutverdächtige Personen noch während der Inkubationszeit möglichst schnell gegen eine etwaige Infektion zu immunisieren. Diese Behandlung muß vor Ausbruch der Krankheit erfolgen. Sonst ist sie wirkungslos.

Bei dem Impfstoff handelt es sich um ein Virus fixe, das aus Gehirn oder Rückenmark von Kaninchen gewonnen wird, die subdural infiziert worden sind. Nach dem Verfahren von PASTEUR wird das Virus fixe zunächst abgeschwächt, indem das Gehirn-Rückenmarkgewebe 1—5 Tage lang über Ätzkali bei 22° C getrocknet und täglich von den 1—5 Tage alten Proben je eine Verreibung hergestellt wird (BOECKER). Die Behandlung dauert etwa 3 Wochen. Zuerst wird der 5tägige Impfstoff, in den folgenden Tagen nacheinander der 4- und 3tägige, gegebenenfalls auch noch der 2- und 1tägige Impfstoff eingespritzt. Dieser Turnus von 3—5 Tagen wird mehrfach durchgeführt. Da das Virus mit zunehmendem

Trocknungsalter mehr und mehr abstirbt, werden in jedem Turnus zunehmende Virusmengen verwandt. Es gibt zahlreiche Behandlungsverfahren, die aber alle auf die PASTEURsche Methode zurückgehen. Von diesen sind besonders zu nennen die Verfahren von HÖGYES und SEMPLE. Letzteres wird in den deutschen Tollwutstationen Berlin, Breslau und Wien verwandt.

Die nur selten vorkommenden Impfschäden sind in erster Linie vorübergehende Läh-mungserscheinungen, die unter dem Bilde der LANDRYschen Paralyse verlaufen können, sowie tödliche Myeloencephalitiden.

Die Indikationen für die Wutschutzbehandlung sind in besonderen Richtlinien aus-führlich zusammengestellt (BOECKER). Die Sofortbehandlung besteht in gründlicher Des-infektion oder sonstiger Reinigung der Wunden, wodurch die Infektionsgefahr erheblich herabgesetzt wird. Eine spezifische Sero- oder Chemotherapie der Tollwut gibt es nicht. Für den Menschen gilt die Anzeigepflicht bei Erkrankung, Verdacht und Todesfall, ferner bei Bißverletzungen durch tollwütige oder tollwutverdächtige Tiere.

Die Bekämpfung der Tollwut erfolgt nach den Bestimmungen des Reichsseuchen-gesetzes vom 26. 6. 09, den Ausführungsbestimmungen vom 27. 12. 10 und der viehseuchen-polizeilichen Anwendung vom 10. 5. 12. Tollwütige oder verdächtige Hunde und Katzen sind zu töten, ebenso andere tollwutkranke Tiere. Verdächtig sind bereits Hunde und Katzen, die mit kranken Tieren in Berührung gekommen sind. In den von kranken oder verdächtigen Hunden betroffenen Bezirken sind die Hunde mindestens 3 Monate lang anzuketten oder einzusperren.

Mumps.

Zu den wichtigen Viruskrankheiten des Kindesalters gehört die Parotitis epidemica, auch Mumps oder Ziegenpeter genannt, eine hochinfektiöse Erkran-kung der Parotisdrüse. Das Virus ist filtrierbar und verhältnismäßig leicht auf Affen übertragbar. In getrocknetem Zustand ist es in der Kälte aufgehoben lange haltbar.

Es wird mit dem Speichel ausgeschieden und durch Tröpfcheninfektion übertragen.

Die Inkubationszeit ist verhältnismäßig lang, sie beträgt durchschnittlich 3 Wochen. Das Krankheitsbild ist von unbestimmten allgemeinen durch die Schwellung in der Gegend der Ohrspeicheldrüse begleiteten Symptomen charakterisiert. Bei komplikationslosem Verlauf ist die Krankheitsdauer kurz. Eine besondere Affinität besitzt das Virus zu den Hoden, welche es auf dem Blutwege während des virämischen Stadiums erreicht. Es führt dort zu Orchitis, die in etwa 50 % eine Hodenatrophie hinterläßt. Auch die Ovarien und die Pankreasdrüse gehören zu den Lokalisationsstellen. In manchen Epidemien fallen meningo-encephalitische Erscheinungen wegen ihres gehäuften Vorkommens auf. Auch hämor-rhagische Nephritiden kommen als Komplikationen vor.

Die Gesamtletalität beträgt 0,01 %. Eine Erkrankung führt zu langdauernder Immuni-tät. Rekonvaleszentenserum ist verschiedentlich zur passiven Immunisierung und Behand-lung versucht worden. Eindeutige Ergebnisse liegen jedoch noch nicht vor.

Trachom.

Das Trachom — ägyptische Augenkrankheit, Körnerkrankheit oder Con-junctivitis granulosa — ist eine chronische hochinfektiöse Erkrankung der Konjunktivalschleimhaut und der Hornhaut. Die Krankheit verläuft in mehreren Stadien. Im ersten Stadium sind allein die kleinen Follikel charakteristisch, die Conjunctiva ist gerötet. Im 2. Stadium ist die Rötung bereits generalisiert, die Follikel erstrecken sich über das tarsale und retrotarsale Gewebe und brechen bei der Untersuchung und Behandlung leicht auf; es besteht bereits eine bak-terielle Sekundärinfektion. Im 3. Stadium beginnt die Abheilung mit Narben-bildung, es kann aber auch zu Rückfällen in das 2. Stadium kommen. Pannus-bildung und Corneatrübung finden sich in allen Stadien.

Bei der Differentialdiagnose sind auszuschließen: Einschlußblennorhöe, Schwimmbad-conjunctivitis, Follikulose, Pemphigus, Leukämie, bakteriell bedingte Conjunctivitiden u. a. Die Einschlußblennorhöe kommt nur bei Neugeborenen in den ersten Lebenswochen vor; sie kommt offenbar durch kongenitale Infektion zustande. Ebenso wie beim Trachom findet man auch bei ihr Einschlußkörperchen in den konjunktivalen Epithelzellen, die zu diagnostischen Irrtümern führen können. Auch bei der Schwimmbadconjunctivitis findet man derartige Epitheleinschlüsse. Nach neueren Untersuchungen sind Einschlußblennorrhöe und Schwimmbadconjunctivitis zwei verschiedene Formen derselben Krankheit, die sich nur durch die Reaktionsverschiedenheit der Conjunctiven des Säuglings und Erwachsenen gegenüber demselben Erreger unterscheiden.

Das Trachom ist primär eine Epithelerkrankung (Epitheliose). Die Epithel-affinität findet ihren Ausdruck in den sog. HALBERSTÄDTER-V. PROWAZEKschen Einschlußkörperchen (Abb. 194).

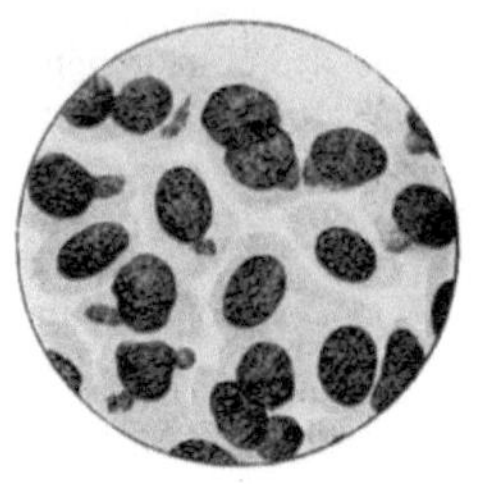

Abb. 194. v. PROWAZEK-HALBERSTÄDTERsche Kör-perchen. Conjunctiva-Ausstrich. Vergr. 1:500.

Diese können verschiedene Größe haben und sind in erster Linie als Reaktionsprodukte der Zelle gegenüber dem Virus zu deuten, wobei sie aber gleichzeitig die Trachom-Elementarkörperchen in verschiedener Menge zu enthalten vermögen. Da die Diagnose des Trachoms wesentlich vom Nachweis der Trachomeinschlußkörper-chen abhängig ist, ist die Kenntnis der Technik ihrer Darstellung wichtig. Das Auge wird anästhesiert, das Oberlid umgeklappt und mit einem Spatel von der Con-junctiva Epithel abgekratzt. Der Spatel wird über die ganze Conjunctiva palpebrae zwischen Tarsalrand und Umschlagsfalte geführt. Da die Einschlüsse nur im Epithel vorkommen, sind Blut, Eiter und sonstiges Sekret zu vermeiden. Von dem gewonnenen Material werden Ausstriche hergestellt, diese in Alkohol fixiert und gefärbt. Die GIEMSA-Färbung wird bevorzugt verwandt. Vorteil der WRIGHTschen Färbung ist ihre schnellere Ausführbarkeit, so daß auch sie vielfach gebraucht wird.

Das Trachom hat sich experimentell bisher nur auf Affen übertragen lassen, bei denen allerdings nicht alle für das menschliche Trachom charakteristischen Veränderungen gefunden werden. Im wesentlichen kommt es nur zu einer follikulären Hypertrophie, die aber auch wieder ohne Narbenbildung oder Corneaschäden zurückgehen kann. Eine dauernde Ver-impfung von Trachommaterial von Affe zu Affe ist noch nicht gelungen.

Das Virus des Trachoms ist durch verschiedene bakteriendichte Filter, wenn auch nur mit Schwierigkeit, filtrierbar. Es läßt sich nicht auf leblosen Nähr-böden züchten, aber auch seine Kultivierung mit Hilfe der Gewebekultur ist noch nicht einwandfrei gelungen. Vielfach werden die Trachomerreger als rickettsienartige Gebilde beschrieben.

Für die Erkrankung und den Verdachtsfall besteht Meldepflicht.

Lymphogranuloma inguinale.

Bei dieser Krankheit handelt es sich ursprünglich um eine Tropenkrankheit, die aber seit einer Reihe von Jahren auch in die Länder der gemäßigten Zone, so auch in Deutschland, Eingang gefunden hat. Hier kommt sie vor allem in den Großstädten und Hafenstädten vor. Andere Bezeichnungen für diese Krankheit sind: NICOLAS-FAVREsche Krankheit, klimatischer Bubo, Lympho-pathia venerea, Poradenitis inguinalis subacuta, venerisches Lymphogranulom,

4. oder auch 6. Geschlechtskrankheit. Sie verläuft im wesentlichen als chronisch-entzündlicher eitriger Prozeß der Leistendrüsen. Der Drüseneiter ist zunächst bakteriell steril.

Erreger dieser Krankheit ist ein filtrierbares Virus von 100—150 mμ Durchmesser mit mesodermotropen Eigenschaften, d. h. seine Affinität erstreckt sich auf Gewebsabkömmlinge des mittleren Keimblattes. Gegen Glycerin und Wärme ist es recht empfindlich; es wird durch halbstündiges Erhitzen auf 50 bis 60° C abgetötet; gegen Kälte und Austrocknung ist es dagegen erheblich resistent. Die Elementarkörperchen sind mit Giemsa und Viktoriablau färbbar, sie kommen einzeln oder in Haufen liegend in verschiedenen Zellarten, meist jedoch in Histiocyten vor. Das Virus läßt sich in Gegenwart lebender Zellen und auf der Chorioallantois des befruchteten Hühnereies züchten.

Die Verbreitung erfolgt durch unmittelbare Kontaktinfektion fast ausschließlich durch den Geschlechtsverkehr, und zwar hauptsächlich durch Prostituierte. Dementsprechend findet man meist die 20—40 jährigen infiziert. Die Inkubationszeit beträgt 10—30 Tage. Zwischen Männern und Frauen besteht insofern ein erheblicher Unterschied im Krankheitsverlauf, als bei den Männern die Früherscheinungen (Primäraffekt und Leistendrüsenentzündung) etwa 8mal häufiger als bei den Frauen vorkommen, während umgekehrt die Spätformen meistens nur bei letzteren beobachtet werden. Die Krankheit beginnt gewöhnlich mit einer Primärläsion an der Eintrittsstelle des Virus (Bläschen, Papel, Ulceration). Sie ist durch die Entstehung knolliger schmerzhafter Drüsenpakete in der Leistengegend charakterisiert. Die darüberliegende Haut ist anfangs gerötet, später blaurot infiltriert. Es kommt zur Erweichung und Abszeßbildung mit Durchbruch nach außen (Fistelbildung) und zu reichlicher Eiterentwicklung. Auch die tiefen Lymphknoten sind beteiligt und können als derbe Knoten auf der Beckenschaufel gefühlt werden. Die regionären Lymphbahnen sind geschwollen. Die Krankheit geht mit Allgemeinerscheinungen wie Fieber, Abmagerung, Hautausschlägen u. a. einher. Die Schwere ihres Verlaufes ist sehr verschieden. Nach Abheilung der Lymphdrüsenentzündung kommt es zu Geschwürsbildungen in der Genitorectalgegend, die abheilen oder auch in die gefürchtete Elephantiasis genitoanorectalis übergehen können. Letztere kommt bei Frauen etwa 8mal häufiger als bei Männern vor.

Die Diagnose wird durch die Freische Hautreaktion gesichert. Diese ist für Lymphogranuloma inguinale spezifisch. Als Antigen dient mit physiologischer Kochsalzlösung verdünnter und 3mal je 1 Stunde lang auf 60° C erhitzter Buboneneiter eines Lymphogranulomakranken oder auch eine entsprechend erhitzte Organaufschwemmung experimentell infizierter Versuchstiere. Die Freische Reaktion beruht auf einer Überempfindlichkeit der Haut erkrankter Menschen gegen das Lymphogranulomvirus. Sie ist schon sehr früh positiv.

Die Krankheit verläuft mitunter so leicht, daß sie nicht behandelt wird und zur Selbstheilung kommt. Die Behandlung sollte jedoch möglichst frühzeitig einsetzen, um die schweren Folgezustände der Elephantiasis zu verhindern. Vielfach kommt nur der chirurgische Eingriff, d. h. die Drüsenentfernung, in Frage. Zur Chemotherapie werden Tart. stib., Fuadin, Solganol B. u. a. verwandt. Die Vaccinebehandlung mit Frei-Antigen hat an sich gute Erfolge zu verzeichnen; sie ist jedoch infolge der Beschaffung des Impfstoffes an die Klinik gebunden und daher verhältnismäßig in nur wenigen Fällen durchführbar.

Das Lymphogranulom ist auf Affen, Meerschweinchen und Mäuse übertragbar.

Die Immunitätsverhältnisse sind noch ziemlich ungeklärt. Ob die einmalige Erkrankung einen dauernden Schutz verleiht, steht noch nicht fest. Zweifellos ist aber schon eine beträchtliche individuelle Verschiedenheit in der Empfänglichkeit für oder umgekehrt in der Resistenz gegen das Lymphogranulomvirus vorhanden. Das nach den bisherigen Erfahrungen mangelhafte Abwehrvermögen des Organismus mag aber in dem chronischen Verlauf der Krankheit begründet sein, denn es ist bekannt, daß im Gegensatz zu den akuten

Infektionskrankheiten bei den chronisch verlaufenden Erkrankungen die aktiven Abwehrvorgänge versagen. In seinem chronischen Verlauf nimmt das Lymphogranuloma inguinale wie auch das Trachom unter den Viruskrankheiten eine Sonderstellung ein. Bei der spontanen Abheilung kann die Mitwirkung spezifischer durch aktive Immunitätsvorgänge gebildeter Abwehrstoffe angenommen werden. Eine serologische Diagnose ist noch nicht möglich.

Komplementbindungs- und Virulizidieversuche haben bisher keine eindeutigen Ergebnisse gehabt.

In dem vorliegenden Abschnitt haben nur die wichtigsten Viruskrankheiten des Menschen Besprechung finden können. Außer diesen gibt es noch zahlreiche andere des Menschen, der Tiere und der Pflanzen. Zu diesen gehören: Röteln, vierte Krankheit, Schweißfrieseln, Warzen, Fünftagefieber, Bartonellenkrankheiten wie Verruga peruviana, Pocken der Säugetiere und Vögel, Stomatitis vesicularis und vesiculäres Exanthem des Schweines, Rinderpest, Schweinepest, Geflügelpest, Pferdesterbe, ansteckende Blutarmut der Einhufer, Ektromelie der Mäuse, Schweineinfluenza und Ferkelgrippe, infektiöse Bronchitits des Pferdes und Rindes, Rotlaufseuche und Brustseuche des Pferdes, infektiöse Laryngotracheitis der Hühner, BORNAsche Krankheit des Pferdes, Hundestaupe, Geflügellähme, Lungenseuche des Rindes, Agalaktie, ferner bei den Pflanzen z. B. die Tabak-Mosaikkrankheit. Dazu kommt noch eine Reihe von Krankheiten, deren Virusätiologie noch zweifelhafter Natur ist.

Schrifttum.

GILDEMEISTER, HAAGEN u. WALDMANN: Handbuch der Viruskrankheiten. 1939.

5. Rickettsiosen (Fleckfieber).

Von GERHARD ROSE.

Rickettsien sind eine Gruppe virusähnlicher Mikroorganismen. Solange der Begriff des Virus durch die Filtrierbarkeit und die Unmöglichkeit mikroskopischer Darstellung bestimmt war, hat man die Rickettsien streng von den Vira geschieden, weil die Rickettsien mikroskopisch sichtbar und nicht filtrierbar sind. Seit der Begriff des Virus durch weitere, mehr biologische Gesichtspunkte bestimmt wird, neigt man dazu, die Rickettsien dieser Gruppe zuzuordnen, weil sie in der Mehrzahl Zellparasiten sind und sich auf bakteriologischen Nährböden nicht züchten lassen. Unabhängig von der Frage der systematischen Stellung rechtfertigt sich die Aussonderung der Rickettsien als eigener Gruppe, weil sie eine Reihe gemeinsamer morphologischer, klinischer, serologischer und epidemiologischer Besonderheiten haben. Es ist falsch, Mikroorganismen, die nur eine dieser Besonderheiten zeigen, wie etwa Virusarten der gleichen Größenordnung, nur dieses einen gemeinsamen Merkmals wegen den Rickettsien zuzurechnen.

Die *Rickettsien* haben eine Größe von 300—500 mμ. Sie sind elliptisch bis stabförmig. Diploformen sind häufig. Die meisten Rickettsien des Menschen sind Zellparasiten. Mikroskopisch ähneln sie den Bakterien sehr. Färbbar mit Giemsalösung und Virusfarbstoffen. Die Züchtung gelingt nur mit verschiedenen Gewebekulturverfahren. Alle Rickettsien des Menschen lassen sich auf Versuchstiere, meistens auf das Meerschweinchen, übertragen, verursachen dort typische Reaktionen und lassen sich in langen Versuchsreihen fortimpfen. Die *Übertragung von Mensch zu Mensch* erfolgt nicht durch direkte Ansteckung, sondern durch blutsaugende Arthropoden: Läuse, Zecken, Milben, Flöhe. Die Rickettsien vermehren sich in den Überträgern. Bei allen Verschiedenheiten des klinischen Bildes ist den meisten von ihnen verursachten Infektionen gemeinsam, daß sie akut fieberhaft unter Ausbildung eines Exanthems verlaufen und serologische Veränderungen hervorrufen, die Reaktionen mit verschiedenen Stämmen von B. proteus erlauben. Auch die Rickettsien selber werden durch das Krankenserum agglutiniert. Bei der Schwierigkeit ihrer Beschaffung hat jedoch diese Reaktion keine praktisch-diagnostische Bedeutung. Nur für wenige Rickettsien ist der Mensch der natürliche Wirt. Die meisten auf den Menschen übertragbaren Rickettsien sind in erster Linie Parasiten von Haustieren oder wilden Tieren; sie werden nur zufällig auf den Menschen übertragen, bei dem die Infektion blind endigt. Die epidemiologische Stellung dieser Rickettsiosen entspricht der Tollwut, dem Milzbrand und den Leptospireninfektionen. Die Erreger menschlicher Rickettsiosen haben eine große Zahl von Verwandten, die reine Tierparasiten (auch Insektenparasiten) und für den Menschen apathogen sind; darunter auch Erreger wichtiger Haustierseuchen (Herzwasser der Schafe und Rinder in Süd- und Mittelafrika).

Die Unterschiede, die die einzelnen Rickettsiosen trennen, sind Verschiedenheiten des Überträgers und der tierischen Reservewirte, der geographischen Verbreitung, des klinischen Verlaufs, der serologischen Reaktionen, der Veränderungen, die sie im Tierversuch hervorrufen, und der Epidemiologie. Als Haupteinteilung ist die Einteilung nach Überträgern in vier große Gruppen üblich: 1. *Fleckfieber*, die durch Läuse von Mensch zu Mensch übertragen werden; 2. die *Rattenfleckfieber*; 3. die *Zeckenfleckfieber*, und 4. die *Milbenfleckfieber*. In demselben Land können nebeneinander mehrere Fleckfieberarten vorkommen, die ätiologisch und epidemiologisch deutlich voneinander getrennt sind.

Für die *klinische Erkennung* der Fleckfieber sind ihre serologischen Beziehungen zu Proteusstämmen wesentlich. Diese Proteusbacillen haben ursächlich mit den Fleckfiebern nichts zu tun. Die Grundlagen ihrer serologischen Beziehungen zu Rickettsieninfektionen sind nicht bekannt. Dementsprechend bestehen darüber verschiedene Theorien. Wichtig ist die Tatsache, daß das Serum von Fleckfieberkranken noch in hoher Verdünnung Aufschwemmungen von Proteusbacillen agglutiniert. Die Proteusbacillen wachsen auf festen Nährböden in zwei Formen, in der begeißelten, hauchförmige Ausläufer bildenden H-Form und der ohne Ausläufer wachsenden geißellosen O-Form. Nur die O-Formen werden für die Fleckfieberdiagnose verwandt.

Läusefleckfieber.

Rickettsia prowazeki (DA ROCHA-LIMA). Erreger des klassischen, epidemischen **Fleckfiebers.** Früher in Europa allgemein verbreitet, heute endemisch nur noch in Osteuropa, in Deutschland nur vereinzelt eingeschleppte Fälle und Restfälle im Protektorat und den Reichsgauen des Ostens, Restherde im Gouvernement Polen, sonst in ganz Asien, Afrika, Mittel- und Südamerika. Die Verbreitung in tropischen Ländern ist ausgesprochen herdweise und beschränkt sich auf hochgelegene Gebiete. Aber auch außerhalb der Tropen gibt es weite Gebiete, die praktisch vollständig fleckfieberfrei sind. Der Überträger ist die Kleiderlaus. Es gibt keinen tierischen Reservewirt. Der Mensch ist der einzige Wirt. Infektiös sind der Stich der Laus und vor allem ihre Dejekte, die beim Saugen entleert werden. Die Laus infiziert sich beim Blutsaugen; sie kann auch anal infiziert werden. Die Rickettsien dringen in die Darmepithelien ein. Die Infektion geht nicht durch die Eier auf die nächste Generation über. Das Fleckfieber ist eine Winterinfektion, Epidemiespitze am Winterende. Ursache die Vermehrung der nicht waschbaren Kleidung, die der Verlausung Vorschub leistet. Durch die Bindung an die Verlausung erklärt es sich, daß die Erkrankung in Volksschichten mit schlechter Hygiene stärker verbreitet ist und in Zeiten der Not und hygienischer Vernachlässigung besonders aufflackert. Kriegsseuche, Begleiter großer Katastrophen (Hungersnot, Flüchtlingslager, Gefangenenlager).

Inkubationszeit 8—14 Tage. Zwischen dem 3. und 7. Krankheitstag fleckiges Exanthem, anfangs hellrot, später bläulich. Mehrwöchiges Fieber. Sterblichkeit in frisch verseuchter Bevölkerung sehr hoch, steigt stark mit dem Alter. Bei Kindern leichtere Formen, ebenso bei Bevölkerung von Endemiegebieten. Als Zeichen der schweren Gehirnschädigung Delirien, Benommenheit. Proteusagglutination stark mit dem Stamm OX 19, schwächer mit OX 2. Übertragung auf das Meerschweinchen ist möglich und bewirkt einen mehrtägigen charakteristischen Fieberanstieg, tötet im allgemeinen aber nicht und ruft auch sonst keine charakteristischen Erscheinungen hervor. Die Rickettsien sind im Versuchstier mikroskopisch schwer nachweisbar.

Die *Bekämpfung* des Fleckfiebers besteht in einer systematischen Bekämpfung der Überträger, der Läuse (s. auch Anweisung zur Bekämpfung des Fleckfiebers (Flecktyphus). Amtliche Ausgabe in der Neufassung 1939).

Die Kleiderlaus (Pediculus humanus) bewohnt hauptsächlich die inneren Kleiderschichten des Wirts. Die Eier (Nissen) werden in die Kleidung, aber auch an Körperhaare abgelegt und fest an die Unterlage angeklebt. Bei der Suche nach Läusen und Eiern besonders Falten und Nähte beachten. Die Eier entwickeln sich bei Temperaturen von mindestens 15—20⁰ C. Nach 5—6 Tagen schlüpfen winzige glashelle Larven, die bereits Blut saugen. Nach 3 Häutungen Geschlechtsreife. Generationsdauer etwa 3 Wochen. Bei Zimmertemperatur können Läuse nicht länger als 10 Tage leben, wohl aber bei niedrigeren Temperaturen. Auch die Eier halten sich in der Kälte lange. Trockene Hitze von 60⁰ tötet in 45 Minuten, solche von 80⁰ in 15 Minuten Larven, Imagines und auch die Eier. Ebenso tötet strömender Wasserdampf. 5%ige Kresolseifenlösung tötet in 1 Stunde. Formaldehyddesinfektion ist fast wirkungslos. Blausäure und schwefelige Säure sind besonders wirksam. Wirksame Streumittel für den individuellen Schutz sind nicht bekannt. Entlausungen müssen mit großer Gewissenhaftigkeit und Energie durchgeführt werden. Sie müssen sich auf die Kleidung, den Körper und die Wohnung beschränken. Bei Entlausung der Kleidung muß immer die Einwirkung des Entwesungsmittels auf die Kleiderstoffe berücksichtigt werden. Für die modernen Industriefasern sind trockene Hitze oder Blausäure am zweckmäßigsten. Wenn die Zeit nicht drängt, ist Aufbewahrung bei Zimmertemperatur unter läusesicherem Verschluß das durch Aushungerung wirksame, schonendste Verfahren. Bei der Entlausung des Körpers mechanische Reinigung, gegebenenfalls unter Zuhilfenahme chemischer Mittel. Bei starker Verlausung Abscheren aller Haare. Für Entlausung von Wohnungen und Gebäuden Blausäure unter Berücksichtigung aller bei diesem Mittel gebotenen Vorsichtsmaßnahmen.

Die hohe Sterblichkeit des Fleckfiebers hat stets den Wunsch nach einer *Schutzimpfung* belebt. Diese ist schließlich, nach weniger wirksamen Versuchen auf anderem Wege, in der Injektion von Rickettsienaufschwemmungen gefunden worden. Diese bestehen aus dem Darminhalt künstlich infizierter Läuse. Die Impfstoffgewinnung ist umständlich und teuer. Die Verwendung der Impfstoffe daher auf besonders gefährdete Personen beschränkt: Entlausungstrupps, Krankentransport- und Krankenpflegepersonal. Neben diesen abgetöteten Aufschwemmungen werden auch Gewebekulturen (OTTO und WOHLRAB) und Impfungen mit abgeschwächten lebendem Virus, insbesondere mit weniger gefährlichen Rickettsienarten (Rattenfleckfieber) verwandt. Hinsichtlich der Ergebnisse und Gefahren dieser Verfahren ist die Entwicklung noch nicht abgeschlossen. Die

Behandlung des Fleckfiebers ist symptomatisch. Neuere Versuche mit der Herstellung von Heilseren lassen eine erfolgreiche Lösung in dieser Richtung erwarten.

Als Abart des epidemischen Fleckfiebers, und damit auch von der R. prowazeki hervorgerufen, gilt die Brillsche *Krankheit*; ein Fleckfieber, das in Großstädten der nordamerikanischen Ostküste unter der armen Bevölkerung vorkommt. Sie unterscheidet sich durch ihren milden Verlauf und die geringe Mortalität. Die Frage, ob Ratten an der Verbreitung dieser Fleckfieberform beteiligt sind, ist noch umstritten.

Rickettsia quintana (Werner und Benzler, Dawis und Weldon). Erreger des **Fünftagefiebers** oder Schützengrabenfiebers. Diese Infektion wird ihrer klinischen Besonderheiten wegen oft von den Fleckfiebern getrennt, sie gehört aber biologisch und epidemiologisch fraglos zu den Läuserickettsiosen. Morphologisch ist R. quintana von R. prowazeki nicht unterscheidbar. Überträger ist die Laus. R. quintana dringt nicht in die Epithelzellen des Verdauungstrakts der Laus ein, sondern lagert sich saumartig der Oberfläche an. Die Krankheit ist eine ausgesprochene Kriegsseuche. Sie wurde während des Krieges 1914—18 an allen Fronten beobachtet, trat auch wieder im spanischen Bürgerkrieg während des dritten Kriegsjahres auf. Bei Zivilbevölkerung in China und Japan vereinzelt. Da tierische Reservewirte bisher nicht bekannt geworden sind, ist die Entstehung der Quintanaepidemien noch ungeklärt. Die epidemiologischen Verhältnisse und die Schlußfolgerungen für die Bekämpfung entsprechen sonst denen beim epidemischen Läusefleckfieber. Der klinische Verlauf ist charakteristisch; ein etwa jeden vierten Tag rezidivierendes Fieber. Die Fieberspitzen sind durch drei fieberfreie Zwischentage getrennt. Die Fehlbezeichnung quintana ist den fest überlieferten, sprachlich falschen Malariabezeichnungen „tertiana" für ein zweitägliches und „quartana" für ein drittägliches Fieber nachgebildet. Die Rückfälle können sich lange hinziehen. Ebenso verläuft die Rekonvaleszenz nur langsam. Tödlicher Ausgang kommt nicht vor. Hauterscheinungen sind selten (etwa 5%). Proteusagglutination bewirkt das Krankenserum nicht. Die Infektion läßt sich durch Läuse und mit Krankenblut auf gesunde Menschen übertragen. Außerdem läßt sich die Infektion durch Hodenimpfung beim Kaninchen im Tier weiterführen.

Rattenfleckfieber.

Rickettsia murina. Eine Reihe von verschiedenen Varietäten, die noch nicht alle endgültig abgegrenzt sind, sind aus dieser Gruppe beschrieben worden (Var. manchuriae, megawi, fletcheri, breinli, mooseri, pijperi). Die Rattenfleckfieber sind in verschiedenen Formen und unter den verschiedensten Orts- und Landschaftsnamen über viele Teile der Erde verbreitet. Ihre Verbreitung ist sicher noch größer als bisher beschrieben, weil die Krankheit oft verkannt wird. Aus Deutschland ist der erste Fall als Schiffsfleckfieber erst 1939 beschrieben worden (Ruge). In diese Gruppe gehören auch das mexikanische Tabardillo, das malaiische Ladenfleckfieber (Shop typhus). Die Überträger der Infektion sind Rattenflöhe. Der natürliche Wirt dieser Rickettsien sind Ratten und Mäuse, bei denen sich das Virus durch systematische Untersuchung auch in Gegenden nachweisen läßt, aus denen menschliche Infektionen noch nicht bekanntgeworden sind. Das Virus hält sich auch latent im Gehirn der Ratten. Proteusreaktionen des Krankenserums mit den Stämmen OX 19, OX 2. Mit OXK kann sie vorhanden sein oder fehlen. Der klinische Verlauf ist im allgemeinen gutartig. Nur von der mexikanischen Form wird stellenweise eine erhebliche Mortalität berichtet; sie hat auch insofern eine Sonderstellung, als sie anscheinend auch durch Läuse übertragen werden kann. Für die murinen Rickettsien charakteristisch ist die Periorchitis, die sich bei der experimentellen Infektion des Meerschweinchens entwickelt. In der Tunica vaginalis lassen sich Rickettsien mikroskopisch reichlich nachweisen. Ratten und Mäuse sind gegen Infektion mit diesen Rickettsien sehr empfindlich. Es kommt auch häufiger zum Tod der infizierten Versuchstiere.

Die Bekämpfung der Infektion richtet sich gegen den Reservewirt, die Ratte. Die Maßnahmen decken sich dabei nicht vollkommen mit den entsprechenden Maßnahmen gegen die Ratten bei der Pestbekämpfung. Die Rickettsien werden nicht nur durch Ektoparasiten übertragen, sondern auch von den Ratten mit dem Urin ausgeschieden, so daß auch die Möglichkeit oraler Infektion mit verunreinigten Nahrungsmitteln besteht. Daher nicht nur Vermeidung von Nistmöglichkeiten für die Ratte in der Umgebung des Menschen, sondern auch Schutz gegen Verunreinigung der Nahrungsmittel. Schutzimpfungen gegen Rattenfleckfieber werden bei der Gutartigkeit der Erkrankung im allgemeinen nicht vorgenommen. Dagegen werden murine Rickettsien zur Schutzimpfung gegen die Läusefleckfieber verwandt. Die theoretische Begründung dieses Verfahrens liegt darin, daß im Tierversuch gekreuzte Immunität zwischen der R. prowazeki und murinen Rickettsien besteht.

Zeckenfleckfieber.

Diese Gruppe ist klinisch und epidemiologisch uneinheitlicher als die beiden ersten Gruppen, die dabei räumlich sehr viel weiter verbreitet sind, während die Zeckenfieber oft nur örtlich begrenzt vorkommen. Kreuzimmunität besteht nur innerhalb der Gruppe, aber nicht gegenüber den Rickettsien der drei anderen Gruppen.

Rickettsia rickettsi (RICKETTS, WOLBACH). Erreger des *Felsengebirgsfleckfiebers*, das nur im Nordwesten der Vereinigten Staaten von Nordamerika vorkommt und seinem Namen entsprechend auch dort nur in einem räumlich eng begrenzten Bezirk. Überträger sind Zecken der Familie Dermacentor (D. andersoni u. a.). Die natürlichen Wirte sind Erdhörnchen, Kaninchen und andere wilde Nager, auch Hunde. Die Gründe für die eigentümliche räumliche Begrenzung, bei der eine Seite eines Tals infiziert, die andere frei sein kann, sind unbekannt. Klinisch verläuft die Infektion als ein typisches, sehr bösartiges Fleckfieber mit hoher Mortalität. Proteusagglutination mit den Stämmen OX 19, OX 2, OXK. Meerschweinchen sind für die Infektion hoch empfänglich. Ein erheblicher Prozentsatz der Tiere stirbt an der Infektion. Typische Hodenschwellung. Eine Bekämpfung des natürlichen Wirts und des Zwischenwirts ist aussichtslos. Gegen die Zecken ist die Einführung einer in Zecken parasitierenden Schlupfwespenart versucht worden. Die Bekämpfung beschränkt sich auf die Schutzimpfung. Der Impfstoff wird aus infizierten Zecken bereitet. Neben dem klassischen Typ des Felsengebirgsfleckfiebers gibt es noch einen östlichen Typ, der als Hauptüberträger die Zecke Dermacentor variabilis hat. Natürliche Wirte sind Schafe, Hunde und Kaninchen. Im Tierversuch sind Scrotalreaktionen seltener. Die Mortalität bei dem östlichen Typ ist geringer und überschreitet nicht 20%.

Rickettsia brasiliensis (MONTEIRO). Ist der Erreger des *São Paulo-Fiebers*. Verbreitung Brasilien. Überträger die Zecke Amblyomma cayennense. Natürlicher Wirt: Ratten und andere wilde Tiere. Klinisch sehr bösartig, hohe Mortalität. Proteusagglutinationen vor allem mit OX 19, aber auch OX 2 und OXK.

Rickettsia conori (BRUMPT). Erreger der Fièvre boutonneuse, eines *Fleckfiebers der Mittelmeerländer*. Seine Identität mit verschiedenen Zeckenfleckfiebern Mittelafrikas ist wahrscheinlich. Der Überträger ist die Hundezecke Rhipicephalus sanguineus. Der natürliche Wirt sind Hunde und wahrscheinlich auch andere Haustiere. Die Erkrankung des Menschen verläuft klinisch mild mit charakteristischem Exanthem. Eigentümlich ist dieser Infektion auch ein Primäraffekt an der Stelle des infektiösen Bisses, der im Exanthemstadium noch

als verschorfte Stelle nachweisbar ist. Im Bereich des Primäraffekts Lymph-
drüsenschwellung. Proteusagglutination nur schwach oder gänzlich fehlend.

Rickettsie des südafrikanischen Zeckenbißfiebers. Überträger Amblyomma hebraeum
und andere Zecken. Inkubation 8 Tage. Akute fieberhafte Erkrankung mit quälenden
Kopfschmerzen von etwa einwöchiger Dauer, gutartig. Proteusagglutination mit OX 19,
OX 2, OXK vorhanden, tritt aber erst nach Abklingen des Fieberstadiums auf, sichert
also nur nachträglich die Diagnose. Die Rickettsie ist bei Hunden gefunden worden. Aber
der Hund ist nicht der natürliche Wirt, da die Infektion immer auf Ausflügen erworben
wird. Wahrscheinlich wilde Nager. Die Infektion steht im Rahmen der Zeckenrickettsiosen
deshalb abseits, weil sie keine gekreuzte Immunität mit den anderen Zeckenfleckfiebern
im Tierversuch gibt.

Rickettsien des indischen Zeckenfleckfiebers, das in verschiedenen Teilen Indiens vorkommt. Die Übertragung durch Zecken ist sicher. Es fehlen jedoch noch nähere Untersuchungen.

Milbenfleckfieber.

Die Rickettsiosen dieser Gruppe sind bisher nur in Süd- und Ostasien, sowie
Nordaustralien beobachtet worden, also auf einen ziemlich kleinen Teil der
Erde beschränkt. Auch bei ihnen sind ausnahmslos wilde Tiere, Ratten- und
Mäusearten, die natürlichen Wirte. Der Mensch wird nur zufällig infiziert. Sie
geben keine serologischen Reaktionen mit den klassischen Stämmen der Fleck-
fieberforschung OX 19 und OX 2, sondern nur mit dem in Malakka gefundenen
Proteusstamm OXK. Gekreuzte Immunität geben sie nur miteinander, nicht
mit anderen Rickettsiosen. Überträger sind Larven und Imagines verschiedener
Trombiculaarten (parasitäre Milben).

Rickettsia orientalis (NAGAYO u. a.). Die Erreger der Milbenfleckfieber werden einstweilen
alle noch unter diesem Namen zusammengefaßt. Obwohl Unterschiede bestehen, spricht man
in dieser Gruppe nicht von verschiedenen Rickettsienarten, sondern nur von Varietäten. Die
R. orientalis ist der Erreger des Tsutsugamushifiebers (KEDANI), des klassischen Vertreters
dieser Gruppe. Überträger Larven von Trombicula akamushi. Natürlicher Wirt die Feld-
maus Microtus montebelli, die auch in der Leptospirenepidemiologie eine Rolle spielt,
daneben Rattenarten und vielleicht auch Vögel. Die Mortalität ist erheblich. Klinisch
Primäraffekt und regionäre Lymphdrüsenreaktion. Das bevorzugte Versuchstier ist das
Kaninchen (Hodenimpfungen und Augenimpfungen). Die Infektion des Menschen erfolgt
nur bei Betreten der infizierten Gebiete oder durch Berührung mit Feldfrüchten aus ihnen.

Rickettsia orientalis, var. schüffneri. Erreger des Pseudotyphus in Sumatra und Malakka.
Überträger Trombicula delhiensis. Natürlicher Wirt wahrscheinlich Ratten. Klinik wie
bei R. orientalis. Hinterläßt im Tierversuch nicht einmal Immunität gegen den eigenen
Stamm.

Rickettsia orientalis. Indische Varietät. Erreger des ländlichen Fleckfiebers in Malakka
und Indien. Überträger Trombicula delhiensis, vielleicht auch Zecken. Natürlicher Wirt
Palmratten. Klinisch kein Primäraffekt.

Schrifttum.

Im Handbuch der Viruskrankheiten von GILDEMEISTER, HAAGEN u. WALDMANN:
OTTO und WOHLRAB, Fleckfiebergruppe. — WERNER: Fünftagefieber.

6. Krankheiten durch Pilze und Ungeziefer.

Von WERNER CHRISTIANSEN.

Die *Aktinomykose* ist eine durch Strahlenpilze verursachte Erkrankung mit
vorwiegend chronisch fortschreitender Entzündung, bei der Proliferationen von
Granulations- und Bindegewebe stärker hervortreten als die bei sonstigen Entzündungen auftretende Exsudation und Gewebsdegeneration. Die entzündlichen,

oft brettharten Neubildungen können bei Tieren häufiger als bei Menschen geschwulstartige Formen annehmen, wie z. B. die Kieferauftreibungen oder die „Holzzunge" beim Rind zeigen. Die entzündlichen Herde gehen meist allmählich in die gesunde Umgebung über, sind meist mit der Tiefe und der Haut verwachsen und bilden langsam fortschreitende Erweichungen, die schließlich nach außen mit dünnflüssigem, körnigem Eiter durchbrechen. Hartnäckige Fisteln mit oft weit in die Tiefe reichenden, stark verzweigten Gängen sind die Folge des Durchbruchs. Durch sekundäre Beteiligung von Eitererregern kann es zu Abscessen und Phlegmonen kommen.

Da der Pilz gelegentlich in thrombosierte Venen eines Entzündungsgebietes hineinwachsen kann, so ist damit die Verbreitung im Körper durch die Blutbahn möglich und das metastatische Auftreten des Pilzes in allen Geweben und Organen gegeben. Handelt es sich um größere Erkrankungsherde, so tritt oft bald eine zunehmende Verschlechterung des Allgemeinzustandes ein, die sich bis zur Kachexie steigern und den Tod zur Folge haben kann.

Die frühere Ansicht, daß die in der freien Natur vorkommenden Aktinomyceten, z. B. durch Kauen von Getreidegrannen ins Gewebe eingeschleppt würden, ist falsch. Vielmehr sind in der Mundhöhle des Gesunden fast regelmäßig Aktinomyceten, die nach Verletzungen, darunter auch durch Grannen, in die Schleimhäute eindringen können. In der überwiegenden Mehrzahl wird die Erkrankung durch anaerobe Strahlenpilze hervorgerufen, und zwar handelt es sich nach LENTZE um einen echten Aktinomyces und um einen den Corynebakterien nahestehenden Pilz.

Die *Gesichts- oder Wangenaktinomykose* geht aus von den Schleimhäuten der Wange, des Ober- und Unterkiefers oder von cariösen Zähnen. Infolge der starken Infiltrate in den Kaumuskeln tritt oft frühzeitig die Kieferklemme als wichtiges Symptom auf. Strangartige Fortsätze unter der Schleimhaut kennzeichnen gelegentlich den bisherigen Weg der Entzündung. Durch Beteiligung der Knochen können die Infiltrate in die Schädelhöhle eindringen. Die *Halsaktinomykose* nimmt ihren Ausgang vom Rachen, Oesophagus oder Larynx. Querverlaufende, bläulich-rote Hautwülste mit subcutanen Abscessen und Fisteln sowie brettharten Anschwellungen in der Tiefe kennzeichnen hier das Krankheitsbild.

Die *Lungenaktinomykose* entsteht primär durch Aspiration. Aus bronchopneumonischen Herden entwickeln sich ausgedehnte, im Innern leicht zerfallende und zu bindegewebiger Schrumpfung neigende Indurationen, die anfänglich mit tuberkulösen Lungenprozessen verwechselt werden können. Die Aktinomykose der Lunge zeigt oft starke Neigung zum Durchbruch in die Nachbarschaft.

Die *Darmaktinomykose* hat ihren Sitz vorwiegend im Coecum und den angrenzenden Dünn- und Dickdarmabschnitten und macht meist erst in fortgeschrittenerem Stadium Beschwerden. Aus kleinen submukösen Herden entwickeln sich große, harte, geschwulstartige Schwielen, die auf benachbarte Organe übergreifen können. Häufig brechen die Abscesse durch die Bauchdecke mit zahlreich zurückbleibenden Fisteln nach außen durch.

Die *Aktinomykose der Haut* tritt in der Regel sekundär bei anderen Erkrankungen auf, kommt aber auch primär nach Verletzungen mit steckengebliebenen Fremdkörpern vor. Aus entzündlichen Knötchen entwickeln sich dann langsam Infiltrate, Abscesse, Geschwüre und Fisteln.

Die oft schwierige klinische Diagnose wird durch den mikroskopischen und kulturellen Nachweis des Aktinomyces gesichert. Im Eiter finden sich kleine, gelbliche Körnchen, die aus einem Pilzgeflecht bestehen und wegen der krystallähnlichen Anordnung der peripheren Pilzfäden als Drusen bezeichnet werden. Züchtungsversuche des Pilzes sind auch anaerob nach dem von LENTZE angegebenen Verfahren durchzuführen, wobei gelegentlich der Nachweis des Pilzes in Fällen gelingt, in denen klinisch kein Verdacht auf Aktinomykose bestand.

Die Prognose ist verschieden. Selbstheilung durch Ausstoßung der Infiltrate mit den Drusen ist möglich. Sonst sind die zugänglichen Herde chirurgisch zu behandeln, ferner ist Röntgenbestrahlung, Iontophorese und Vaccinetherapie angezeigt. Unzugängliche Herde sind vor Sekundärinfektionen der Fisteln zu schützen und im übrigen der Ernährungszustand des Kranken zu heben.

Der *Madurafuß* ist eine der Aktinomykose ähnliche Erkrankung. Bei barfußgehenden Bewohnern von Hindostan, aber auch in Amerika und Afrika treten gelegentlich sehr langsam fortschreitende chronische Entzündungen ·mit rundlichen, blau-roten, weichen Knoten meist an einem der Füße auf. Die Knoten brechen nach außen durch, vernarben und vereitern oft von neuem. Weitgehende Zerstörungen in der Tiefe des Fußes können die Folge sein. Im Eiter finden sich verschieden gefärbte Körnchen, die durch verschiedene Madurapilzarten bedingt sind. Im Beginn der Erkrankung kann eine Behandlung durch Spaltung oder Auskratzung der Knötchen erfolgreich sein, später ist Amputation erforderlich.

Das *Erythrasma* hat seinen häufigsten Sitz in der Genitalgegend und bildet kleine bis große, runde, scharf begrenzte, braun verfärbte Flecke in der Hornschicht. Der Juckreiz ist meist gering, ebenfalls tritt meist nur eine mäßige feinkleiige Abschilferung auf.

Der in den oberflächlichen Hornschichten mikroskopisch leicht nachweisbare Erreger ist Microsporon minutissimum, ein Pilz mit außerordentlich zarten Mycelien und Gonidien. Die Behandlung erfolgt mit 2—3% Salicyl-Resorcinspiritus, ARNINGscher Tinktur oder verschiedenen Pasten (z. B. 5—10% Teerzinkpaste).

Die systematisch und biologisch noch wenig bekannten *Leptothrixarten* leben ähnlich wie die anaeroben Aktinomyceten als Saprophyten oft auf der Mundschleimhaut. Auch in der Vagina kommen sie vor. Bei der Caries der Zähne sind sie nach GINS ursächlich beteiligt. Bei Lungenaffektionen können sie als Erreger nur angenommen werden, wenn sie sich in großer Menge im Sputum finden.

Es handelt sich bei den Leptothrixarten um unverzweigte Fäden von verschiedener Länge und Dicke, die bei geeigneter Färbung Körnchen und Segmentierung aufweisen. Die Züchtung ist auf FORTNER-Platten möglich.

Die *Blastomykose* ist eine recht seltene Erkrankung, die durch Sproßpilze (Blastomyceten), insbesondere durch Hefearten (Saccharomyceten) hervorgerufen wird. Auf der Haut entstehen warzenförmige, der Tuberkulose ähnliche Knötchen, die entzündlich infiltriert sein können. Auch kraterförmige tiefe Geschwüre mit unregelmäßigen, unterminierten, wallartigen Rändern kommen vor. Die benachbarten Lymphdrüsen sind oft beteiligt und brechen mit Fisteln nach außen durch. Ebenso können im Innern metastatische Herde mit tiefgreifenden Zerstörungen auftreten. Multiples Auftreten der Herde wirkt tödlich. Abszedierende Herde sind zu spalten, Knoten und Geschwüre zu entfernen.

Die sog. GILCHRISTsche *Hautblastomykose* hat als Erreger Endomyces dermatitidis.

Soor (Schwämmchen) ist eine hauptsächlich bei Kindern auftretende lokale oberflächliche Entzündung von Schleimhäuten, bei der weißliche Beläge hervortreten. Diese können sich vom Munde aus in die Luftröhre, in die Lungen und in den Darm ausbreiten. Der in der Mundflora häufig als Saprophyt anzutreffende Soorpilz (Oidium albicans) tritt nur bei schlecht gepflegten Kleinkindern oder bei ungenügende Mundhygiene treibenden Erwachsenen in größeren Belägen auf. Auch andere dispositionelle Faktoren wie Diabetes u. a. können seine Ausbreitung auf Schleimhäuten bedingen, so daß der Soor nicht als selbständige Krankheit anzusehen ist, sondern lediglich eine sekundäre Erscheinung darstellt.

Der in verschiedenen Rassen vorkommende Soorpilz bildet hefeähnliche Zellen und Mycelien, 2 Wuchsformen, die jede für sich in Erscheinung treten können. Er läßt sich auf sauren Nährböden leicht züchten.

Eine Behandlung des Soors ist nicht erforderlich. Er verschwindet bei Besserung des Grundleidens von selbst. Das von Müttern oft geübte Mundauswischen ist zu verbieten, weil durch etwa gesetzte Verletzungen schwererer Schaden verursacht werden kann als durch den Soor selbst.

Von den *Schimmelpilzarten* können Aspergillus niger, A. fumigatus u. a. gelegentlich in der Lunge tuberkuloseähnliche Erscheinungen hervorrufen. Man findet dann im Sputum Pilzfäden und -sporen, doch ist ein Pilzbefund im Sputum zunächst stets vorsichtig zu bewerten, da Pilzsporen aus der Luft leicht sekundär ins Sputum gelangt sein können. Ferner sind Schimmelpilzinfektionen der Niere bekannt. Bei Kühen kann Verpilzung der Placenta zum Verkalben führen.

Der kulturelle Nachweis von Schimmelpilzen gelingt am besten auf Würzeagar.

Pityriasis versicolor (Kleienflechte) ist eine bei leicht schwitzenden Menschen in der Regel nur am Rumpf auftretende Pilzinfektion der oberflächlichen Hautschichten. Gelbbraune, rundliche bis unregelmäßige, nicht selten zusammenfließende Flecke schilfern nach Abschaben nur leicht und verursachen kaum Beschwerden.

Der Erreger ist Malassezia furfur, dessen Züchtung gelegentlich gelingt.

Bei der Behandlung genügen in der Regel desinfizierende Maßnahmen, wie Einreibungen mit antiseptischen spirituösen Lösungen oder Pinselungen mit Jodtinktur. Nach Rückgang der Flecken ist die Behandlung noch eine Zeitlang fortzusetzen.

Eine in den tropenamerikanischen Gegenden auftretende Hautfleckung, die sich bei verschiedenen Kranken in wechselnder Farbe äußert, wird als *Pinta* bezeichnet. Sie juckt geringfügig und findet sich fast nur auf den unbedeckten Körperstellen. Die Ursache der Erscheinung ist noch fraglich.

Als *Piedra* (Haarknötchen) wird eine tropische Krankheit bezeichnet, bei der steinharte Knötchen am Haar oder in der Haut entstehen, die beim Wachsen des Haares abgehoben werden. Beschwerden werden nicht empfunden. Als Erreger kommen Trichosporon Beigeli und T. giganteum in Frage.

Favus (Erbgrind) ist eine sehr chronische, meist schon im jugendlichen Alter beginnende und in der Regel auf der Kopfhaut sich entwickelnde Pilzerkrankung. Um die Haare herum bilden sich linsen- bis pfennigstückgroße, gold- bis schwefelgelbe Schildchen (Scutula) mit eingedellter Mitte und emporgewölbtem Rande. Sie liegen einer nässenden Fläche auf. Die Erkrankung führt zu Atrophie der Haarpapillen und narbiger dauernder Kahlheit. Erreger ist Achorion Schoenleini, das gelegentlich auch in getrübten und brüchigen Fingernägeln als gelbe Einlagerung zu finden ist. Die Behandlung besteht in der Beseitigung der Favusauflagerungen, Epilation und nachfolgender aseptischer Lokalbehandlung.

Mikrosporie. Auf der behaarten Kopfhaut finden sich meist nur einige wenige kreisrunde bis $^1/_2$ cm messende Flecke, die mit festhaftenden weißen Schuppen bedeckt sind. Die Haare sind leicht zerbrechlich und von einer grauen Hülle manschettenförmig umgeben. Die Manschette besteht aus massenhaften Sporen des Pilzes Mikrosporon Audouini oder verwandten Arten, während Pilzmycelien in Hautschuppen nachgewiesen werden können. Die Behandlung des sehr chronischen, meist bei Kindern auftretenden Leidens geschieht durch Röntgenbestrahlung und Schutzverbände mit aseptischen Mitteln.

Trichophytie (Herpes tonsurans, scherende Flechte) ist eine Erkrankung meist der behaarten Haut durch Trichophytonpilze (Tr. tonsurans). Bei der Trichophytia superficialis entstehen auf 1—3 cm messenden, runden, geröteten Hautstellen kleine Bläschen oder Knötchen. Die Haare brechen über der Oberfläche leicht ab, da die in den oberflächlichen Hornschichten wuchernden Pilze in das Innere der Haare eindringen. Wachsen sie auch in den Bulbus der Haare, so erfolgt in der Regel eine eitrige Entzündung in der Umgebung der Haarpapillen (Bartflechte, Sycosis parasitaria), die zu derben Infiltrationen führen kann (Trichophytia profunda). Die verschiedenen Arten angehörenden, zum Teil vom Menschen, zum Teil vom Tier stammenden Trichophytonpilze lassen sich im Mikroskop leicht nachweisen. Wegen der leichten Übertragbarkeit (Barbier!) der Infektion auf andere Körperstellen ist natürlich das Rasieren zu unterlassen. Nach Entfernung befallener Haare Röntgenbestrahlung und Desinfektion.

Eine erst neuerdings in Südslawien beobachtete, durch Trichophyton immergens hervorgerufene Hauterkrankung äußert sich in scheibenförmigen Auflagerungen mit Neigung zu Aussaaten und Eiterungen bei Menschen und Rindern.

Epidermophytien werden von den Trichophytien wegen ihres stets oberflächlichen Sitzes und des Freibleibens der Haare unterschieden. Das *Eczema marginatum* tritt hauptsächlich in der Genitocruralgegend, seltener in der Achselgegend oder zwischen Fingern oder Zehen auf und ist gekennzeichnet durch akut entstehende stark entzündliche Herde mit nässenden Rändern. Bei oft chronischem Verlauf gehen die Herde unter starkem Juckreiz nicht selten ineinander über.

Erreger des Ekzema marginatum ist ein dem Trichophyton tonsurans nahestehender Pilz Epidermophyton inguinale, der sich in tiefer liegenden Hautschuppen mikroskopisch leicht nachweisen läßt. In den Tropen treten rote Farbstoffe bildende Varietäten des Pilzes als Erreger der Hautinfektion auf.

In Fällen mit stark entzündlichen Reizungen behandelt man das Ekzem zunächst mit feuchten Verbänden (2% Resorcin oder 3% Borlösung), darauf mit verschiedenen Pasten, z. B. 1—2% Pyrogallus-Zinkpaste, Chrysarobinpaste ($^1/_4$—2% u. a.).

Die *Sporotrichose* zeigt im klinischen Bild ein wechselndes Verhalten. Derbe, schmerzlose Knoten, die regellos über den Körper verbreitet sein können, erweichen, abszedieren und können in sehr hartnäckige Geschwüre mit infiltrierten Rändern übergehen. Die Erkrankung geht aus von Wunden der Haut und Schleimhaut und verbreitet sich auf dem Lymph- und Blutwege, so daß Muskeln, Knochen, Sehnenscheiden, Augen usw. chronisch erkranken können. Der Erreger ist ein zarter sporenbildender Fadenpilz aus der Gruppe der Sporotricheen. Die häufigste Art ist Sporotrichum Beurmanni. Abgesehen von chirurgischen Maßnahmen haben sich Jodpräparate zur Behandlung am geeignetsten erwiesen.

Für den mikroskopischen Nachweis von Hautpilzen hellt man Haare oder Hautschuppen durch 5—10% Kalilauge auf. Zur Kultur empfehlen sich Spezialnährböden nach GRÜTZ, SABOURAUD u. a.

Krätze (Scabies). Das kaum $^1/_2$ mm lange Weibchen der Krätzemilbe (Acarus siro) dringt mit dem Kopf schräg durch die Epidermis in das Rete, wo ein kleines Bläschen erzeugt wird. Dieses bald eintrocknende Bläschen verfärbt sich durch den Kot der Milbe schwärzlich. Die Milbe dringt von hier aus weiter vor, wobei immer wieder neue Bläschen entstehen, die eintrocknen und sich verfärben. Am Ende des gut zu verfolgenden 1—2 cm langen Ganges findet man in einem weißen Bläschen die Milbe. Aus den in den Gängen abgelegten Eiern entwickeln sich neue Milben, die sofort weitere Gänge bohren. Auf diese Weise entsteht ein weitverzweigtes Netz von Gängen unter der Epidermis.

Für die Krätze sind Prädilektionsstellen am Körper charakteristisch: Inter-digitalfalten, Phalangealgelenke, Beugeseite der Handgelenke, Streckseite des Ellbogengelenks, untere Brustseite, Epigastrium, Penis, Scrotum, Lenden, Nates und Innenfläche der unteren Extremitäten. Das durch die Krätze be-sonders bei Bettwärme verursachte starke Jucken reizt immer wieder zum Kratzen, wodurch sekundär heftige Ekzeme auftreten können.

Für die Diagnose Krätze ist die Feststellung der Gänge, die Prädilektionsstellen und der mikroskopische Nachweis der Milben wichtig.

Die Übertragung erfolgt von Mensch zu Mensch, seltener von Tieren (Hund, Pferd, Kaninchen). Während des Krieges war besonders die als Pferderäude bezeichnete Tier-krätze beim Menschen öfter zu beobachten.

Zur Behandlung empfehlen sich Einreibungen mit Perusalbe, Naphthol-Schwefelsalbe oder bei ambulanten Patienten das nichtriechende Ristin.

In den Talgdrüsen der meisten Menschen lebt die $\frac{1}{3}$ mm lange *Haarbalgmilbe* (Demodex folliculorum). Bei schwacher mikroskopischer Vergrößerung findet man diese Milbe in dem mit Xylol bedeckten ausgequetschten Talg der sog. Mitesser (Komedonen).

Larven der Thrombiculamilben verursachen die *Ernte- oder Heukrätze* (Erythema autumnale), ein heftig juckendes Erythem, vor allem an den Beinen. Die Larven saugen kein Blut, sondern verflüssigen durch ihren Speichel die oberflächlichen Hautzellen. Beim Kratzen bleiben die Mundwerkzeuge der Milben in der Haut stecken. Die befallene Haut reibt man am besten mit Benzin ab. — Das *Buschjucken* in den tropischen Wäldern wird durch ver-wandte Milbenlarven verursacht. Auch Vogelmilben können Menschen lästig werden.

Gelegentlich treten durch Milben bedingte *berufliche Ekzeme* vorwiegend an den Händen auf: bekannt ist die „Krämerkrätze" durch Käse- und Mehl-milben, ferner das durch Getreidemilben verursachte Ekzem bei Arbeitern in Getreidespeichern. Eine im Stallstreu lebende Milbe kann Jucken bei Stall-personal erzeugen.

Milben können auch die Ursache von Asthma sein; deshalb müssen Schlaf-, Wohn- und Arbeitsräume auch stets auf das Vorhandensein von Milben unter-sucht werden.

Läuse. Drei Arten von Läusen treten als Parasiten des Menschen auf: die Kopflaus (Pediculus capitis), die Filzlaus (Phthirius pubis) und die Kleiderlaus (Pediculus humanus). Läuse, die unmittelbar auf dem menschlichen Körper wohnen, sind die Kopf- und die Filzläuse.

Die *Kopflaus* wird etwa 2 mm groß, ist aschgrau und besitzt 2 große schwarze Augen seitlich am Kopf. Sie hält sich besonders in den Kopfhaaren auf, die sie mit ihren krallenförmigen Fußgliedern ihrer kräftigen Beine umklammert. Die vom Weibchen gelegten 50—60 Eier („Nissen") werden an den Haaren festgeklebt. Nach 6—8 Tagen kriechen Larven aus, die sich nach dreimaliger Häutung zu geschlechtsreifen Läusen entwickeln.

Die Übertragung erfolgt von Mensch zu Mensch, ist aber auch mittelbar, z. B. durch Schlafkissen usw. möglich. Die Kopflaus tritt hauptsächlich in ungepflegtem Haar bei Kindern und älteren Leuten auf, vornehmlich bei Frauen. Durch Kratzen der Kopfhaut können sekundär Ekzeme entstehen.

Die Behandlung macht nur bei Frauen einige Schwierigkeiten: Behandlung mit Cuprex, Waschungen mit Petroleum, Kopfhaube, die mit Sabadillessig getränkt ist, gutes Durch-kämmen der Haare mit einem „Läusekamm", dessen Zinken aus elastischen Metallblättern besteht.

Die *Filzlaus* wird etwa $1^1/_2$ mm lang, ist breiter als die Kopflaus und weißgrau gefärbt. Auch ihre Beine tragen krallenförmige Klammern. Sie lebt an allen behaarten Körperstellen, vor allem in der Schamgegend, doch tritt sie besonders bei Kindern auch auf dem Kopf auf. Das Weibchen kittct etwa 20—25 Eier an den Haaren fest. Durch Rasieren der befallenen Körperstellen und Einreiben mit „grauer Salbe" oder Schwefeläther kann man die Parasiten in der Regel rasch beseitigen.

Die *Kleiderlaus* erreicht beim Männchen 3, beim Weibchen $4^1/_2$ mm Größe. Ihre Farbe ist grau bis gelblichweiß. Die verhältnismäßig recht beweglichen Tiere halten sich mit ihren kräftigen Fußkrallen in der Kleidung fest.

Das Weibchen legt 6—12 Eier an die rauhe Unterlage der Kleidung besonders an den Stellen, die keiner stärkeren Bewegung ausgesetzt sind, z. B. in die Nähte. Schon die ausgeschlüpften Larven suchen Menschen durch Stiche heim, die erheblichen Juckreiz verursachen können. Massenhafte Stiche, dio zum Kratzen oder Scheuern mit der Kleidung veranlassen, können zur Bildung eitriger Geschwüre führen. Die Kleiderlaus ist die Überträgerin des Flecktyphus.

Die Bekämpfung erfolgt am zweckmäßigsten in Entlausungsanstalten: Baden des Körpers, Kochen der Wäsche in 2% Kresolseifenlösung oder trockene Erhitzung auf über 70° 1 Stunde lang.

Der *Floh* (Pulex irritans) ist nur in ausgewachsenem Zustand ein Parasit des Menschen, während sein Larvenstadium außerhalb des Menschen in Dielenritzen usw. verbracht wird. Sein Stich in die Haut, bei dem er sich mit Blut vollsaugt, hinterläßt unangenehm juckende Quaddeln. Bekämpfung: Wäschewechsel und Sauberkeit der Wohnung.

Der Rattenfloh ist der Überträger der Pest.

Der *Sandfloh* (Sarcopsylla penetrans) ist ein in Häusern des tropischen Amerika und Afrika sowie in Indien lebender, etwa 1 mm großer Parasit. Die befruchteten Weibchen bohren sich meist unbemerkt in die Haut ein und schwellen beim Reifen der Eier bis zu Erbsengröße an. Die Hauptgefahr besteht in Sekundärinfektionen beim Versuch, den Floh aus der Haut oder unter den Fußnägeln zu entfernen.

Wanzen, [Cimex lectularius (Bettwanze) und C. rotundatus (tropische Hauswanze)] sind eher als wahrhafte Plagegeister als eigentliche Parasiten zu bezeichnen. In den mit der Stechborste erfolgenden Einstich in die Haut dringt beim Blutsaugen Speichelgift der Wanze in den Stichkanal ein, so daß oft tagelang juckende Quaddeln von etwa Bohnengröße entstehen. Nach dem Blutsaugen verlassen die Wanzen wieder den menschlichen Körper. Die Bekämpfung überläßt man am zweckmäßigsten dem Kammerjäger.

Zecken (Ixodidae) spielen bei der Übertragung von Krankheiten vor allem bei Haustieren eine Rolle. Sie bohren sich mit einem Saugrüssel tief in die Haut ein. Beim Versuch, sie zu entfernen, wird meist der Leib vom Kopf und Saugrüssel abgerissen, so daß der Kopf nicht selten stecken bleibt und sekundäre Entzündungen verursachen kann. Durch Bestreichen der befallenen Hautstellen mit Benzin oder Petroleum verstopfen sich die Atemlöcher der Zecken, so daß diese von selbst abfallen.

Schrifttum.

Ciferri, R., P. Redaelli u. C. Cavallero: L'Oidium albicans Robin. Mycopathologia 1, 115—161 (1938). — Lieske, R.: Morphologie und Biologie der Strahlenpilze. Berlin 1921. — Milochevitsch, S.: Trichophyton immergens et ses manifestations cliniques. Mycopathologia 1, 88—97 (1938). — Moore, Morris: Cultivation of Malassezia furfur, etiological agent of pityriasis (tinea) versicolor. Mycopathologia 1, 53—61 (1938). — Puntoni, V.: Studi sul genere Trichosporon. Mycopathologia 1, 169—181 (1938).

7. Wurmkrankheiten.

Von GERHARD ROSE.

Zahlreiche Wurmarten haben sich auf ein rein parasitäres Dasein eingestellt.
Auch der Mensch ist für eine Reihe parasitischer Würmer der Endwirt. Er
kann je nach der Wurmart diese Funktion mit anderen Säugetieren teilen.
Mitunter ist er nur Zwischenwirt für ein Larvenstadium des Wurms. Die Mehr-
zahl dieser Würmer schädigt den Wirt; sie sind also pathogene Parasiten; einige
Arten führen ein mehr saprophytäres Dasein in ihrem Wirt. Bei der pathogenen
Wirkung ist zwischen einer örtlichen Schädigung, die durch Sitz und Eigenart
des Parasiten bestimmt wird, und der Allgemeinschädigung zu unterscheiden.
Diese ist wesentlich von der Zahl der Würmer abhängig, die meist durch die
Masse der äußeren Infektion bestimmt wird, weil eine zahlenmäßige Vermehrung
im Wirt nicht stattfindet. Die Allgemeinschädigung ist in Einzelheiten schwerer
zu erfassen. In ihrer schwersten Form findet man sie als völlige Störung der
körperlichen und geistigen Entwicklung des Infizierten. Alle Organe können
von Würmern befallen werden, jedoch besteht strenge Spezifität der Lokalisation
der einzelnen Wurmarten. Als Parasiten des Menschen findet man Trematoden
(Saugwürmer), Cestoden (Bandwürmer) und Nematoden (Rundwürmer). Alle
parasitischen Würmer machen einen Entwicklungskreislauf durch, der sich zum
größten Teil außerhalb des Wirtes abspielt. Die Entwicklungskreisläufe der
Würmer sind sehr mannigfaltig. Die Bedeutung der Würmer als Krankheitserreger ist in Ländern gemäßigter Breiten mit gut entwickelter Hygiene geringer.
In tropischen Ländern gehören manche Wurminfektionen zu den schwersten
Volksseuchen.

Die *Erkennung der Wurminfektionen* gründet sich in den meisten Fällen
auf den Nachweis der Eier oder der Larven. Diese werden in den menschlichen
Dejekten gesucht, im Stuhl, gelegentlich auch im Harn und im Sputum. Bei
manchen Arten erfolgt der Nachweis im strömenden Blut. Weitere Sonderfälle (Haut, Auge usw.) sind bei Besprechung der verschiedenen Wurmarten
erwähnt. Komplementbindung, Cutanreaktion, Röntgenaufnahme spielen unter
Umständen eine Rolle. Ein wichtiger diagnostischer Hinweis allgemeiner Art
ist immer eine Eosinophilie. Beim Stuhl wird der direkte Ausstrich frisch
untersucht. Daneben müssen immer als Anreicherungsverfahren das Kochsalz-
schwimmverfahren (Nematodeneier) und die Telemannanreicherung (überlegen
bei Cestoden und Trematoden) angewandt werden. Bei der Untersuchung des
Blutes wird der Ausstrich, der dicke Tropfen, und als Anreicherungsverfahren
das Zentrifugieren nach Auflösung der Erythrocyten durch Essigsäure angewandt. Erwachsene Würmer werden durch Auswaschen und Aussieben des
Stuhls nachgewiesen (Abb. 195).

Trematoden (Saugwürmer).

Die Saugwürmer des Menschen sind Plattwürmer mit einem Mund- und
einem Bauchsaugnapf. Sie sind Zwitter, mit Ausnahme der Bilharzien. Neben
der geschlechtlichen Reproduktion im Wirt steht eine Vermehrung durch
Parthenogenesis während des Larvenstadiums im ersten Zwischenwirt, der
immer eine Schnecke ist. Die geschlechtliche Vermehrung geschieht durch

Ablage von Eiern, die bei einigen Arten bereits die voll entwickelte Larve (Miracidium) enthalten. Bei anderen entwickelt sie sich erst im Ei während des mehrwöchigen Aufenthalts in der Außenwelt unter geeigneten Bedingungen. Zur weiteren Entwicklung muß das Miracidium in einen Zwischenwirt gelangen. Es bohrt sich freischwimmend in die Haut einer Schnecke ein oder bei anderen Arten in ihren Darm, wenn das Ei gefressen wird. In der Schnecke wächst das Miracidium zu einem Keimschlauch (Sporocyste) aus. Parthenogenetisch entstehen Tochtersporocysten oder Redien (der Name für Sporocysten mit eigenem Verdauungssystem). In der zweiten Sporocystengeneration bilden sich geschwänzte Larven (Cercarien), die aus der Schnecke ausschwärmen. Die Cercarien der Bilharzien dringen in die Haut ihres Endwirts ein und vollenden in ihm die Entwicklung zum Wurm; sonst aber ist die Ausreifung in oder an einem zweiten

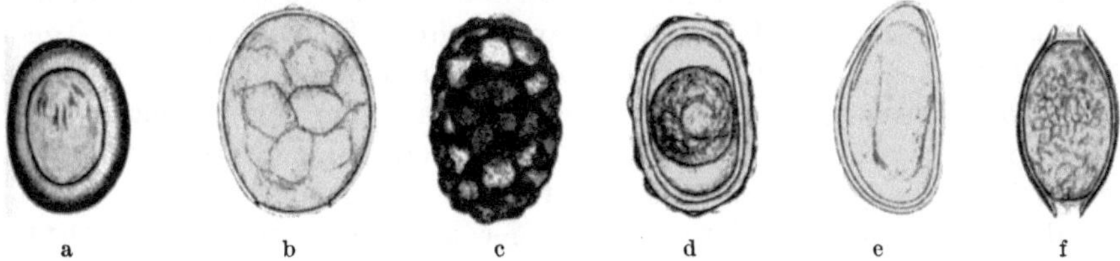

Abb. 195. Helmintheneier. a Ei von Taenia solium. Vergr. 500 : 1. b Ei von Diphyllobotrium latum Vergr. 500 : 1. c Ei von Ascaris lumbricoides. Vergr. 500 : 1. Aufsicht. d dasselbe, optische Mitte. e Ei von Enterobius vermicularis. Vergr. 500 : 1. f Ei von Trichuris trichiura. Vergr. 500 : 1.

Zwischenwirt zur Metacercarie notwendig. Als zweiter Zwischenwirt dienen z. B. Fische, Krebse; oft Eucystierung an Wasserpflanzen. Die Spezifität der Trematoden innerhalb ihres ganzen Kreislaufes ist bei der Wahl des Schneckenzwischenwirts am stärksten ausgeprägt. Durch diese Anpassung an bestimmte Schneckenarten ist die räumliche Verbreitung der Saugwürmer in erster Linie bestimmt.

Bilharzia (Schistosomen). Beim Menschen kommen 3 Arten vor: *B. haematobia, B. mansoni* (BILHARZ) und *B. japonica* (FUJINAMI, KATSURADA). Gonochoristische Trematoden von 10 bis 25 mm Länge; die Weibchen, länger und dünner als die Männchen, werden von diesen umfaßt. Der praktisch wichtige Unterschied der 3 Arten besteht in der Form der Eier. Das Ei von B. haematobia hat einen Endstachel, das von B. mansoni einen Seitenstachel, das von B. japonica ist kleiner, rundlich und ohne Stachel. Die Würmer sitzen in den Venen der Baucheingeweide; B. haematobia in den Venen der Harnorgane, vor allem der Blase, B. mansoni in denen des unteren Dickdarms, B. japonica im oberen Pfortadersystem.

Das Miracidium in den mit den Dejekten entleerten Eiern ist schlüpfreif und verläßt die Schale, sobald die Eier mit Wasser in Berührung kommen; es dringt beim Zusammentreffen mit dem Zwischenwirt in diesen ein. Zwischenwirte sind für B. haematobia Schnecken der Gattungen Bulinus und Physopsis. Für B. japonica alle Oncomelaniaarten, für B. mansoni afrikanische und südamerikanische Planorbisarten. Nach 6wöchiger bis 3monatiger Entwicklungszeit schlüpfen die ersten Gabelschwanzcercarien aus der Schnecke. Sie bohren sich in die Haut des Menschen oder eines anderen empfänglichen Wirts ein, durchwandern den Organismus und siedeln sich als ausgereifte Würmer in den Venen der Bauchorgane an. Die beschriebene Lokalisation in den Darmvenen ist streng spezifisch. Nur bei B. haematobia und mansoni findet durch die Kommunikationen des Plexus vesicopudendus ein Übergreifen statt.

Die erste Eiablage erfolgt nach 6 Wochen in den Endverzweigungen der besiedelten Venen. Die Eier eitern in das Lumen des befallenen Hohlorgans hinaus und werden mit seinem Inhalt entleert. Sie können auch im Gewebe abgekapselt werden. Mit dem Blutstrom werden sie gelegentlich aus dem Aufenthaltsbereich der Würmer in andere Organe verschleppt und setzen dort Schäden (Lunge, Zentralnervensystem).

Hauptverbreitungsgebiet von B. haematobia: herdweise in den meisten Teilen Afrikas, insbesondere in Ägypten, daneben unbedeutende Herde in anderen Mittelmeerländern und Vorderasien; von B. mansoni: viele Teile Afrikas und Südamerikas; von B. japonica: Alluvialgebiete in Süd- und Mittelchina, daneben kleinere Herde in Japan, auf Formosa, den Philippinen und Celebes.

Zur Volksseuche werden die 3 Bilharziosen nur in Gebieten mit ausgedehntem künstlichem Bewässerungssystem für landwirtschaftliche Zwecke. Unter solchen Verhältnissen besteht ein regelmäßiger Kontakt zwischen Mensch und Zwischenwirt. Diese Voraussetzung ist in der ersten Linie im Nildelta, sodann in der Jangtseebene gegeben. Befallen sind hauptsächlich Schiffer und der Teil der landwirtschaftlichen Bevölkerung, der beruflich mit dem Wasser in Berührung kommt. Die Bilharziosen sind also in erster Linie eine gewerbliche Infektion. Der Europäer erwirbt sie beim Sport und auf der Jagd, insbesondere beim Baden in infizierten Gewässern. Die Infektion der Schnecken wird durch die Verwendung menschlichen Kotes als Dünger beim Wasserreisbau in Ostasien, sowie durch die unmittelbare Verunreinigung offener Gewässer mit frischen Dejekten gefördert, wie sie in mohammedanischen Ländern bei Erledigung der rituellen Waschungen vermehrt eintritt.

Die Bilharziainfektion ist klinisch die schwerste Trematodeninfektion des Menschen. Bei starken Infektionen anfangs ein mehrwöchiges fieberhaftes Stadium mit Urticaria, bei der ostasiatischen Form am häufigsten. Der weitere Verlauf wird durch Sitz und Zahl der Parasiten bestimmt. Bei B. haematobia Harnblutungen, Blasenentzündung, Blasen- und Nierensteinbildung, Fistelbildungen am Darm; bei B. mansoni Dickdarmentzündung, Geschwürsbildung im Rectum; bei B. japonica entsprechende Veränderung in den oberen Darmabschnitten, sowie im chronischen Stadium Lebercirrhose. Die letztere auch, seltener, bei B. mansoni. Milzvergrößerung ist regelmäßig, in außergewöhnlichen Graden bei B. japonica zu finden. Der chronische Gewebsreiz der Eier kann Ursache gut- und bösartiger Neubildungen in Blase, Dick- und Dünndarm sein. Hinsichtlich der Allgemeinschädigung ist B. japonica am bösartigsten. Allgemeine Kachexie begleitet das Endstadium. Tödlicher Ausgang nach jahrelanger Krankheit ist häufig. Infektion im jugendlichen Alter führt zu schweren endokrinen und Entwicklungsstörungen (Bilharziazwerge).

Die *Diagnose* erfolgt durch Nachweis der Eier in Stuhl und Urin. Neben dem mikroskopischen Nachweis in Ausstrich und Telemannsediment ist bei spärlichem Eierbefund das Miracidiumschlüpfverfahren besonders zuverlässig.

Eine wirksame *Behandlung* ist mit dreiwertigen Antimonpräparaten (Brechweinstein, Fuadin) und Emetin möglich. Die Kuren sind langdauernd und angreifend. Das beeinträchtigt Massenbehandlungen, weil die Mehrzahl der Kranken die Behandlung vorzeitig abbricht.

Bei der *Bekämpfung* steht die Massenbehandlung trotz ihrer Mängel noch im Vordergrund. Vermeidung des infizierten Wassers ist wohl dem Weißen, aber nicht dem eingeborenen Bauern möglich. Schutz der Gewässer vor Verunreinigung durch menschliche Dejekte ist in Tropenländern schwer zu erreichen. Er wird dort unwirksam, wo, wie in Ostasien verschiedene Tierarten ebenfalls von dem Wurm befallen werden und als Krankheitsreservoire dienen. Schneckenbekämpfung steht in den Anfängen. Kupfersulfat ist ein wirksames und wirtschaftliches Schneckengift. Entkrautung von Gräben und Grabenufern, periodische Trockenlegungen können den Schneckenbestand vermindern.

Die **Badedermatitis,** die beim Baden im Freien in den Sommermonaten auch in *Deutschland* beobachtet wird, ist auf das Eindringen von Gabelschwanzcercarien in die menschliche Haut zurückzuführen. Sie rufen eine Hautentzündung hervor, gehen dann ohne weitere Entwicklung zugrunde, weil sie sich im falschen Wirt befinden. Es handelt sich um Cercarien einer *Bilharziella* von Wasservögeln, deren Zwischenwirte Lymnaeen sind. Diese Hautentzündung tritt in schwerer Form in Fischteichbetrieben beim Schilfmähen auf. Sie läßt sich dort durch entsprechende Schutzkleidung vermeiden. Die Erkrankung wird irrigerweise nach alter Annahme auf Wasseralgen zurückgeführt.

Opisthorchis. Zwei Vertreter dieser Gattung befallen den Menschen: *O. felineus* (der Katzenleberegel) und *O. sinensis* (der ostasiatische kleine Leberegel). Kleine Saugwürmer, die bis $2^1/_2$ cm Länge erreichen. Zwitter, O. felineus mit kompakten fünflappigen, O. sinensis mit stark verzweigten Hoden. Die Eier, sehr klein, werden leicht bei der Untersuchung mit schwachem Trockensystem übersehen. Sie haben einen Deckel und enthalten ein voll entwickeltes Miracidium. Der erwachsene Parasit lebt in den großen und kleinen Gallengängen, in der Gallenblase und im Hauptgang des Pankreas.

Das Miracidium verläßt erst das Ei, wenn dieses von einer Wasserschnecke gefressen worden ist. Eine weitere Entwicklung zu Sporocysten und Redien findet nur in verschiedenen Bithynienarten statt, bei O. felineus nur in Bithynia leachi (nach VOGEL). Nach 6 Wochen schlüpfen die ersten Cercarien, für die zwei schwarze Augenflecke und eine pfeifenkopfähnliche Haltung eigentümlich sind. Sie dringen in die Flossen von Fischen ein und entwickeln sich in bestimmten Arten der Karpfenfamilie zu Metacercarien. Für O. felineus in Deutschland ist besonders der Aland als zweiter Zwischenwirt neben dem Schlei von praktischer Bedeutung. Die Infektion des Wirtes erfolgt durch Genuß von Fischgerichten, die nicht gekocht sind. Die Larve schlüpft im Dünndarm aus und wandert dem chemotaktischen Reiz folgend in die Papilla duodeni ein und von dort aufwärts. Die Verbreitung des Parasiten ist an das Vorkommen der Bithynie gebunden.

Da Bithynia leachi in Deutschland selten ist, ist die Verbreitung von O. felineus begrenzt· Beim Menschen wird sie in Deutschland weiter dadurch eingeschränkt, daß der Genuß roher Fischgerichte wenig gebräuchlich ist. Praktisch findet sich der Parasit nur bei der Fischerbevölkerung Ostpreußens.

O. sinensis ist dagegen in Ostasien weit verbreitet, allerdings dort wieder dadurch begrenzt, daß nur bestimmte Fischarten zu Fischsalaten verwandt werden. Diese allerdings sind besonders stark infiziert, weil die Zuchtteiche mit menschlichen Fäkalien gedüngt werden.

Die Parasiten rufen in den befallenen Organen chronische entzündliche Veränderungen hervor. Es kann zur Lebercirrhose, zu Verwachsungen an der Leberpforte, sowie zu fühlbarer Funktionsschädigung des Pankreas kommen. Auch Gallengangskrebs kann durch den Parasiten hervorgerufen werden. Bei geringer Parasitenzahl kann die Erkrankung aber völlig symptomlos verlaufen. Die Diagnose erfolgt ausschließlich durch den Nachweis der Eier im Stuhl oder im Duodenalsaft.

Eine zuverlässige *Therapie* ist nicht bekannt. Antimonpräparate und Goldpräparate ergeben mitunter Heilungen, sind aber nicht frei von Versagern. Die Infektion läßt sich nur dadurch verhüten, daß der Genuß roher Fische unterbleibt. Alle anderen Bekämpfungsmaßnahmen sind aussichtslos, da der Parasit in viel größerem Maße als beim Menschen bei Tieren, insbesondere bei Katzen verbreitet ist. Bei O. felineus ist der Unterschied des Befalls so erheblich, daß der Mensch in Deutschland nur als Nebenwirt betrachtet werden kann.

Fasciola hepatica (großer Leberegel). 3—4 cm langer, breiter Saugwurm. Parasit von Rind und Schaf, in seltenen Ausnahmefällen beim Menschen. Sitz in der Leber. Ei wird unreif entleert. Mehrwöchige Entwicklung im Wasser. Zwischenwirt Galba truncatula. Die Cercarien encystieren sich an Pflanzen. Sie können leichte Austrocknung überstehen, wenn der Wasserspiegel sinkt. Die Larven schlüpfen im Dünndarm aus der Cyste, durchbohren die Darmwand, wandern längere Zeit in der Bauchhöhle umher und bohren sich schließlich in die Leber ein oder gelangen bisweilen auch mit dem Strom der Lymph- und Blutgefäße in die Leber.. Entleerung der Eier durch die Gallenwege. Fehlwanderungen sind nicht ungewöhnlich, so daß man den Parasiten auch in subcutanen Abscessen finden kann. Infektionen des Menschen zufällig durch Kauen an Grashalmen überschwemmter Wiesen oder durch Genuß roher Pflanzen (Brunnenkresse). Starker Befall der Leber verursacht schwere Erscheinungen. *Diagnose* nur durch Eiernachweis. Die Prognose bei starkem Befall ungünstig, da eine sichere Therapie nicht bekannt ist. Prophylaxe beim Menschen nicht möglich, da Infektion nur zufällig. Bekämpfung Angelegenheit des Tierarztes. Infektion des Menschen durch Genuß egelhaltiger Leber ist unmöglich.

Fasciolopsis buski (großer Darmegel). Etwas größer als der Leberegel, dem er ähnlich ist, Kopfende etwas stumpfer. Auch die Eier ähnlich. Sitz Dünndarm, bei Mensch und Schwein. Entwicklung von Ei bis zur Metacercarie wie bei Fasciola hepatica. Zwischenwirt Schnecken der Gattung Segmentina. Die Larven schlüpfen ebenfalls im Dünndarm aus, siedeln sich dort aber sofort an, wandern nicht. Die starke Verbreitung beim Menschen in einzelnen Gegenden Ostasiens ist darauf zurückzuführen, daß dort Wassergemüse und -früchte in flachen Teichen gezogen und mit Menschenkot gedüngt werden. Bei starker Infektion örtliche Darmerscheinungen und allgemein toxische Symptome. Bei Infektion von Jugendlichen Zurückbleiben in der Entwicklung. Diagnose durch Nachweis der Eier im Stuhl. Die Prognose bei Durchführung einer Behandlung günstig. Die Therapie ist leicht. Chenopodiumöl, Tetrachlorkohlenstoff, Betanaphthol u. a. sind wirksam. Massenbehandlungen sind zweckmäßig und erfolgreich. Eine Prophylaxe wäre durch Abbrühen der cystentragenden Pflanzen und durch hygienische Sanierung der Teichdüngung möglich. Einfacher ist es, auf administrativem Wege den Anbau der Überträgerpflanzen zu unterbinden, die völlig entbehrliche Nahrungsmittel sind.

Paragonimus ringeri (RINGER). Ein dicker, plumper, rundlicher Saugwurm, dessen Hauptsitz in der Lunge ist. Die unreifen Eier werden im Sputum und Kot entleert. Erster Zwischenwirt Schnecken der Gattung Melania, zweiter Süßwasserkrabben und -garnelen. Infektion durch Rohgenuß des zweiten Zwischenwirts. Die Larve schlüpft im Dünndarm, durchwandert die Darmwand, Bauchhöhle, Zwerchfell. Endgültige Ansiedlung in der Lunge. Fehlwanderungen sind häufig (Gehirn, Bauchorgane). P. ringeri und verwandte Arten sind als Parasiten von Raubkatzen in Amerika, Asien und Afrika bekannt. Der Mensch fungiert nur als Nebenwirt in Gegenden Ostasiens, in denen der Genuß in Gewürz eingelegter, aber nicht gekochter Süßwasserkrabben und roher Süßwassergarnelen gebräuchlich ist. Der Parasit verursacht Lungenerscheinungen, reichlich eitriger und blutiger Auswurf. Fehldiagnose Tuberkulose häufig. Diagnose durch Nachweis der Eier im Sputum, Kot. Klinisch Röntgenbild. Eine zuverlässige Behandlung ist nicht bekannt. Prophylaxe nur durch Vermeidung infektiöser Gerichte. Eine Bekämpfung ist ausgeschlossen, da wilde Tiere die Hauptträger des Parasiten sind, und der zweite Zwischenwirt, die Krabbe, eine Wanderungstendenz besitzt, die sie über Hunderte von Kilometern führt.

Heterophyiden. *Heterophyes heterophyes* und *Metagonimus yokogawai.* Beides kleine, millimeterlange Saugwürmer, deren Eier denen von Opisthorchis ähneln. Mensch nur Nebenwirt, Infektion erfolgt durch Genuß roher Fische. Infektion des Menschen nur in Ostasien beobachtet. Bei wilden Tieren und Haustieren in verschiedenen Teilen Asiens, Nordafrikas und Europas verbreitet. Die Infektion des Menschen wurde als banal betrachtet, bis auf den Philippinen Heterophyeseier in der Herzmuskulatur bei akuten Herztodesfällen gefunden wurden. Es handelte sich dabei allerdings um andere seltenere Arten.

Cestoden (Bandwürmer).

Die Mehrzahl der menschlichen Bandwurminfektionen ist kosmopolitisch. Bei den meisten Arten ist der Mensch Wirt des erwachsenen Wurms, in einigen Fällen ist er nur Träger eines Entwicklungsstadiums. Auch die Bandwürmer sind Plattwürmer. Sie bestehen aus dem Kopf (Scolex) und einer längeren Kette von Einzelgliedern (Strobila aus Proglottiden). Der Kopf trägt Saugnäpfe meist auch ein Hakenorgan (Rostellum). Am Kopfende werden neue Glieder gebildet, die unter ständigem Wachstum in der Kette nach hinten rücken, bis es zur Abstoßung kommt. Die Bandwürmer sind Zwitter, jedes Glied enthält männliche und weibliche Geschlechtsorgane.

Bei den Bandwürmern des Menschen findet ein Entwicklungskreislauf statt. Die Vermehrung ist geschlechtlich durch Eiablage. Nur bei einigen Arten, bei denen der Mensch Träger eines Larvenstadiums ist, erfolgt daneben im Zwischenstadium Vermehrung durch Knospung. Die Eier enthalten einen mit Haken versehenen Embryo, die Oncosphäre, die meist bei der Eiablage entwickelt ist, vereinzelt erst in der Außenwelt ausreift. Die Oncosphäre muß von einem Zwischenwirt mit der Nahrung aufgenommen werden. Sie durchwandert seinen Darm und siedelt sich in ihm an. Dabei besteht oft eine hochgradige Organspezifität. Die Ausreifung erfolgt meist im ersten Zwischenwirt, bei einigen Arten ist die Aufnahme durch einen zweiten Zwischenwirt zur Reifung notwendig. Zwischenwirte können Säugetiere, auch der Mensch selber, Fische, Amphibien und Arthropoden sein. Das reife Larvenstadium kann als Plerocercoid oder Sparganum den Kopf und eine Strobilaanlage enthalten. Als Cysticercus wird die Keimblase mit einzelnem eingestülptem Scolex bezeichnet, daneben stehen die Großblasen, die eine Vielzahl von Scolices oder sogar noch weitere Blasengenerationen und in ihnen die Scolices enthalten.

Diphyllobothrium latum. Der längste Bandwurm des Menschen, bis 9 m lang. Kopf ohne Hakenkranz. Einzelglied breiter als lang. Sitz im Dünndarm des Menschen. Auch andere Säugetiere können Wirt sein.

Die Eier werden aus der Proglottis im Darm entleert. Sie sind daher im Stuhl nachweisbar. Das Ei ist unreif. Im Wasser entwickelt sich in ihm eine bewimperte Larve, das Coracidium, das bereits die Oncosphäre enthält. Wird die Larve nach dem Schlüpfen aus dem Ei von Flohkrebsen gefressen, so dringt die Oncosphäre in ihre Leibeshöhle ein und wächst zum ersten Larvenstadium (Procercoid) heran. Werden die Flohkrebse von Raubfischen gefressen, so wandert die Larve in den Fisch ein und entwickelt sich dort zur Finne von 1—3 cm Länge (Plerocercoid). Wird der infizierte Fisch roh genossen, schlüpft die Larve im Dünndarm aus, heftet sich an der Schleimhaut an und wächst zum erwachsenen Wurm aus.

Der Parasit findet sich beim Menschen in den Ostseeländern, in Deutschland hauptsächlich in Ostpreußen, in der Schweiz, in Rumänien, aber auch in Japan, Nordamerika und Afrika. Er ist im allgemeinen selten und findet sich nur dort, vor allem bei der Fischerbevölkerung häufiger, wo Gerichte aus rohen Fischen oder Fischorganen (Leber, Rogen) landesüblich sind. Der Parasit kann schwere Allgemeinerscheinungen verursachen, Bandwurmanämie, örtliche Magen- und Darmbeschwerden. Die Erscheinungen treten nur bei einer Minderzahl der Bandwurmträger auf. Die Diagnose wird durch Nachweis der Eier im Stuhl oder durch Beobachtung des Abgangs von Bandwurmgliedern gestellt.

Die Abtreibung des Bandwurms wird hauptsächlich mit Extractum filicis maris vorgenommen, der die Grundlage vieler Patentbandwurmmittel bildet. In gereinigter Form Filmaron. Andere Mittel sind Granatrinde, Kürbiskerne, Arecanuß. Diese Mittel werden gegen alle menschlichen Bandwurminfektionen gleichmäßig angewandt. Prophylaxe: Vermeidung infektiöser Fischgerichte. Die fäkale Verunreinigung der Gewässer muß bereits aus allgemeinhygienischen Gründen unterbleiben. Ihre lückenlose Vermeidung würde auch die Verbreitung dieses Bandwurms verhindern (s. auch S. 208 f.).

Sparganum mansoni. Plerocercoid von D. mansoni, einem Hundebandwurm mit ähnlichem Entwicklungsgang wie D. latum. Beim Menschen wird in Ost- und Südasien nur in seltenen Fällen das Sparganum gefunden, das 8—36 cm lang werden kann. Infektion durch Verschlucken infizierter Flohkrebse mit Wasser. Der natürliche Zwischenwirt sind aber andere Tiere, darunter Frösche. Die Eingeborenenmedizin bietet einen zweiten Infektionsweg für den Menschen durch Auflegen aufgeschnittener Frösche auf Wunden oder erkrankte Schleimhäute. Ist ein solcher Frosch mit einem Sparganum infiziert, so kann die Larve überwandern und sich im menschlichen Gewebe ansiedeln.

Sparganum proliferum. Plerocercoid eines in seinen übrigen Entwicklungsstadien unbekannten Parasiten. Das Sp. proliferum wird höchstens 1 cm groß, vermehrt sich aber durch Knospung, ähnlich dem Echinococcus alveolaris und kann das befallene Organ so durchsetzen. Sehr selten in Japan und Nordamerika beobachtet.

Hymenolepis nana. Zwergbandwurm, bis 25 mm lang, 1 mm breit. In warmen Ländern häufiger. Werden die Eier mit der Nahrung aufgenommen, so schlüpft im Dünndarm die Oncosphäre, dringt in die Schleimhaut ein, wandelt sich dort zur Finne um, die nach wenigen Tagen in das Darmlumen durchbricht und dort zum geschlechtsreifen Wurm heranwächst. Das gleiche Individuum ist also Wirt und Zwischenwirt für diesen Bandwurm. Autoinfektion mit Eiern des eigenen Bandwurms durch Unsauberkeit ist häufig und führt zu zahlenmäßig großen Infektionen, bei denen erst Darmerscheinungen bemerkbar werden. Der Parasit ist dadurch merkwürdig, daß neben diesem Kreislauf auch die Entwicklung über einen anderen Zwischenwirt möglich ist. In Flohlarven oder Mehlwürmern entwickelt sich nach Aufnahme der Eier eine Finne, die zum Bandwurm erst auswächst, wenn der Zwischenwirt vom Endwirt verzehrt wird.

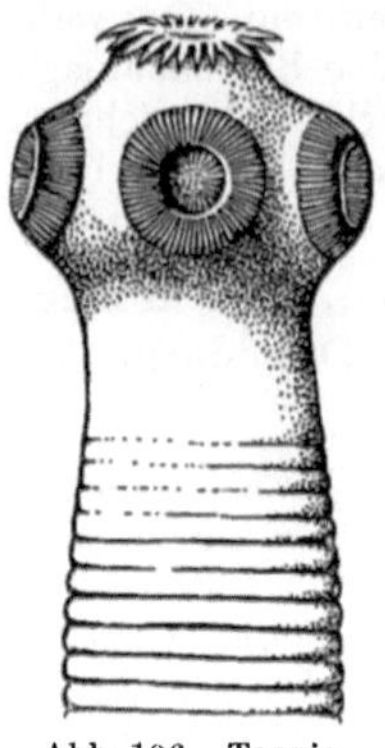

Abb. 196. Taenia solium, Kopf mit vier Saugnäpfen und Hakenkranz. Vergr. etwa 15 : 1.

Hymenolepis diminuta. Länge bis zu 60 cm. Normalerweise Rattenbandwurm. Entwicklung immer über den Zwischenwirt (Mehlmotten, Käfer, Flöhe und andere Insekten). Infektion des Menschen selten, durch Aufnahme von Nahrung, die mit Zwischenwirten verunreinigt ist.

Dipylidium caninum. Häufigster Bandwurm von Haushund und Katze, bis zu 35 cm lang, bis 3 mm breit. Zwischenwirt Hundelaus, Hunde- und Menschenfloh. Beim Floh kann sich nur die Larve infizieren. Infektion des Menschen selten, fast nur Kinder, durch Zerbeißen oder Verschlucken des cysticercoidhaltigen Ektoparasiten.

Taenia solium. 2—3 m langer Bandwurm. Reife Proglottiden 1 cm lang, 0,5 cm breit. Uterus hat 7—10 verzweigte Seitenäste beiderseits. Scolex mit 4 Saugnäpfen und doppeltem Hakenkranz. Sitz im Dünndarm.

Die reifen Glieder gehen ab ohne daß die Eier vorher entleert werden. Der Zwischenwirt, das Hausschwein, infiziert sich durch Aufnahme ganzer Bandwurmglieder oder der Eier, die nach dem Zerfall frei werden. Die Oncosphäre durchwandert die Darmwand und setzt sich im Bindegewebe der Muskulatur fest. Entwicklung zum Cysticercus in 3 Monaten. Infektion des Menschen durch Genuß rohen oder unzureichend geräucherten Schweinefleisches. T. solium ist besonders gefährlich dadurch, daß Bandwurmglieder in den Magen regurgitiert werden können. Die Eier und die Oncosphären werden dabei frei. Diese infizieren den Wirt und entwickeln sich zu Cysticercen. Diese Selbstinfektion kann auch, seltener, dadurch erfolgen, daß Eier des eigenen Bandwurms durch Unsauberkeit wieder in den Mund gelangen. Starke Cysticercose des Menschen ist immer auf Selbstinfektion zurückzuführen. Die Cysticercen können durch ihren Sitz (Auge, Gehirn) schwere Schäden, selbst Lebensgefahr hervorrufen. T. solium findet sich überall, wo Schweine gehalten und Schweinefleisch in ungenügend gekochtem Zustande genossen wird. In Deutschland dank der Fleischbeschau selten. Diagnose: Durch Abgang der Bandwurmglieder, nur selten durch Eiernachweis; der Cysticercose, nach Verkalkung im Röntgenbild. Vorbeugung: Fleischbeschau (s. diese S. 349) und Reform der Speisesitten, Verbesserung der Latrinenhygiene auf dem Lande zur Verhütung der Infektion des Viehs. Abtreibung des Bandwurms zur Verhütung der Selbstinfektion (Cysticercosis).

Taenia saginata. Häufigster Bandwurm des Menschen in Deutschland. Länge bis 8 m. Proglottis bis 2 cm lang. Uterus 20—32 Hauptäste beiderseits. Scolex mit 4 starken Saugnäpfen ohne Hakenkranz. Der Entwicklungskreislauf ist derselbe wie bei T. solium, jedoch ist der Zwischenwirt das Rind (Cysticercus bovis). Eine Entwicklung der Cysticercen beim Menschen findet nicht statt. Selbstinfektion von Saginataträgern daher nicht möglich. Vorbeugung wie bei T. solium.

Echinococcus (Blasenwurm). Zwei Vertreter dieser Bandwurmart kommen beim Menschen vor: *E. granulosus* und *E. alveolaris*. Beim Menschen findet sich nur das Larvenstadium. Der Bandwurm selbst ist Parasit des Hundes, gehört zu den kleinsten Bandwurmarten, nicht länger als 6 mm. Infektion des Menschen durch Aufnahme der Eier mit verunreinigter Nahrung (selten), häufiger durch nahen Umgang mit Hunden (Küssen, Lecken, Aufnahme ins Bett), Volksmedizin (Hundekot in Pillen).

Die Oncosphären schlüpfen im Darm und siedeln sich nach Durchwanderung meistens in der Leber, dann in der Lunge, seltener in anderen Organen an. Der normale Zwischenwirt für E. granulosus das Schaf, weniger häufig Rind und Schwein, Für E. alveolaris das Rind. Im befallenen Organ bei E. granulosus Bildung großer Blasen mit Tochter- und Enkelblasen. In der Keimschicht der Blasenwand Bildung von Brutkapseln, die ihrerseits die mit Saugnäpfen und Hakenkranz versehenen Scolices bilden. Die Blasen sind mitunter steril, d. h. trotz erheblicher Größe sind in ihnen keine Scolices zu finden. Bei E. alveolaris kommt es niemals zur Bildung großer cystischer Blasen, sondern die Entwicklung und Vermehrung erfolgt durch Sprossung nach außen. Allmählich wird das befallene Organ durchwachsen. Es kann Zerfall der zentralen Teile eintreten. Die Hunde infizieren sich durch Fütterung mit blasenhaltigen Schlachtabfällen. Die Infektion des Hundes pflegt daher zahlenmäßig sehr groß zu sein. Die Verbreitung ist sehr ungleichmäßig. E. granulosus in Deutschland am häufigsten in Pommern und Mecklenburg, sonst in Australien, Argentinien und Island. E. alveolaris in Süddeutschland, der Ostmark, der Schweiz und in kleinen Herden in Rußland. Während die morphologischen Unterschiede des Finnenstadiums allgemein anerkannt sind, sind die der erwachsenen Würmer umstritten, genannt werden Form der Haken des Rostellums und Form der Uteri.

Die Diagnose beim Menschen ist in erster Linie klinisch, am leichtesten bei Sitz in der Lunge (Röntgenbild). Die Komplementbindungsreaktion des Krankenserums, bei der als Antigen Inhalt von Blasen benutzt wird, ist verwendbar. Die klinischen Erscheinungen hängen vom Sitz der Blase ab. Dementsprechend kann auch die Prognose ernst sein. Die Therapie ist ausschließlich chirurgisch.

Vorbeugung: Hygiene und Sauberkeit im Umgang mit Hunden. Schutz der Nahrungsmittel gegen Verunreinigung durch Hundekot. Bekämpfung: Fernhaltung der Hunde von Schlachthöfen und Hausschlachtungen. Fleischbeschau (s. diese S. 349), die Vernichtung aller blasenhaltigen Organe sichern muß.

Multiceps multiceps. Bandwurm des Hundes, dessen Finne Coenurus cerebralis als Drehwurm der Schafe bekannt ist. Beim Menschen in vereinzelten Fällen Entwicklung der Finne an der typischen Stelle. Es scheinen nur die Oncosphären, die in das Gehirn

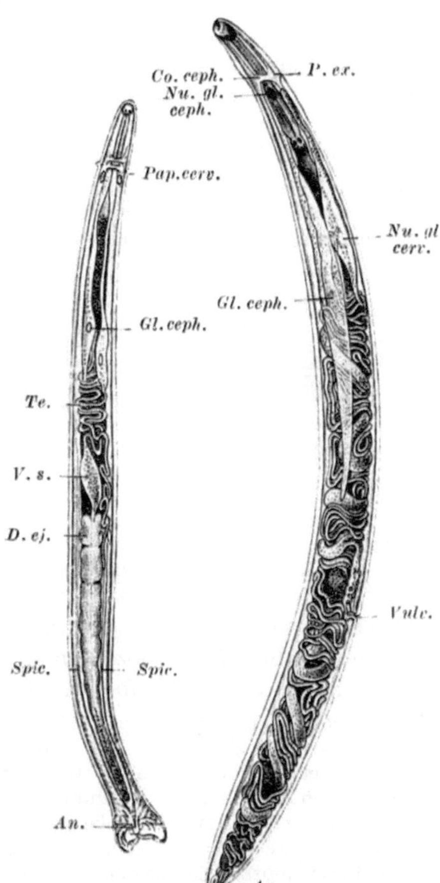

Abb. 197. Ancylostoma duodenale, links Männchen vom Rücken, rechts Weibchen von der Seite. Vergr. etwa 10mal. *An.* Anus, *Co. ceph.* Nervensystem, *D. e .* Ductus ejaculatorius, *Gl. ceph.* Kopfdrüsen, *Nu. gl. ceph.* deren Kerne, *Gl. cerv.* Halsdrüsen, *Nu. gl. cerv.* deren Kerne, *Pap. cerv.* Halspapillen, *P. ex.* Excretionsporus, *Spic.* Spicula, *Te.* Hoden, *V. s.* Samenblase, *Vulv.* Vulva. Nach Looss.)

einwandern, zur Entwicklung zu kommen. Die Seltenheit der Infektion beim Menschen deutet darauf hin, daß er ein ungeeigneter Zwischenwirt ist. Prophylaxe wie bei Echinococcus. Die Bekämpfung ist Veterinärangelegenheit.

Nematoden (Rundwürmer).

Die Rundwürmer des Menschen sind zahlenmäßig seine häufigsten Wurmparasiten. Von ihrer allgemein bekannten Gestalt leitet sich der Sprachbegriff wurmförmig her. Sie sind in den verschiedensten Größenklassen vertreten und sie finden sich als Parasiten des Darmlumens, aber auch im Gewebe oder im Gefäßsystem. Sie sind gonochoristisch.

Die Weibchen legen Eier, einzelne Arten gebären voll entwickelte Larven. Eine Vermehrung durch Teilung oder Sprossung im Larvenstadium kommt nicht vor. Die Entwicklungskreise sind bei den Rundwürmern mannigfaltiger als bei den anderen beiden

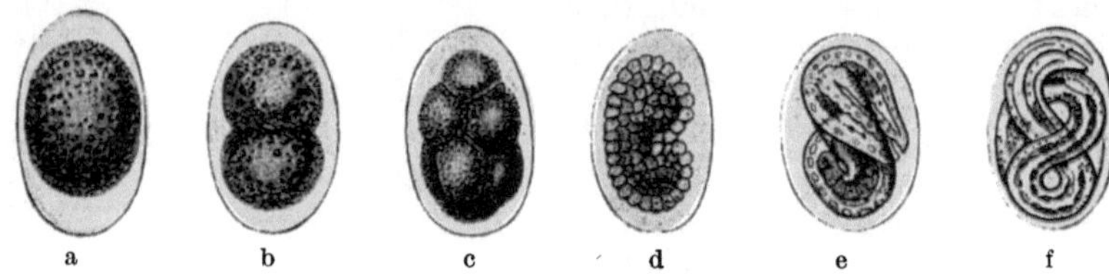

Abb. 198. 6 Stadien aus der Embryonalentwicklung des Hakenwurms.
a, b und c finden sich gelegentlich in frischen, d, e und f nur in älteren Stühlen. Vergr. 200 : 1.

Wurmklassen. Die Infektion kann durch Eier oder Larven direkt von Wirt zu Wirt erfolgen; es kann eine Entwicklung in einem Arthropodenzwischenwirt eingeschaltet sein; neben der parasitischen Form können frei lebende Formen bestehen.

Hakenwurm. Zwei nahe verwandte Wurmarten werden in diesem Namen zusammengefaßt: *Necator americanus* und *Ancylostoma duodenale*. Rundwürmer von 8—13 mm Länge, Weibchen etwas länger als die Männchen (Abb. 197).

Der Kopf gegen den Rücken zurückgebogen, daher der Name. Die Mundöffnung bei Ancylostoma mit 4 Zähnen, bei Necator mit 2 Schneideplatten versehen. Die Vulva liegt bei Necator etwas vor oder in der Körpermitte, bei Ancylostoma deutlich dahinter. Die Eier der beiden Arten sind in der praktischen Diagnose nicht unterscheidbar (vgl. Abb. 198).

Entwicklung der Larven im Ei bei geeigneter Außentemperatur, 25—30° C, ausreichender Feuchtigkeit und Schatten. Die Klärung der Entwicklung und des Infektionsmodus erfolgte durch Looss. Die aus dem Ei geschlüpften Larven (rhabditiforme) nähren sich von Kot (Abb. 200). Nach einigen Tagen erste Häutung zur filariformen Larve. Eine zweite Häutung wird nicht vollendet. Die filariformen Larven kriechen in den Erdboden. Sie sind infektionsfähig. Sie bohren sich in die menschliche Haut, sobald sie mit ihr in Berührung kommen (Barfußlaufen, Lagern und Arbeiten auf der Erde) (Abb. 199). Wanderung mit dem Blutstrom durch den Körper. Nach hinreichender Reifung in der Lunge Auswandern in die Luftwege. Überwanderung in die Speiseröhre, mit den Speisen in den Darm, Ansiedlung im Dünndarm, hier Entwicklung zum geschlechtsreifen Wurm.

Die Hakenwurminfektion ist die wichtigste Wurminfektion der warmen Länder, dort fast allgemein verbreitet. In gemäßigten Breiten nur unter besonders günstigen Bedingungen bei entsprechenden Temperaturverhältnissen, Tunnelbauten und Bergwerken. Kommt in Deutschland nur als eingeschleppte Erkrankung vor. War früher Berufsinfektion im westfälischen Bergbaugebiet. Daher ist besonderer Schutz gefährdeter warmer Bergwerke und Tunnelbauunternehmungen vor infizierten Arbeitern nötig. Außerhalb solcher Unternehmungen sind Wurmträger in Deutschland für die Umgebung ungefährlich. Übertragung durch Wasser kommt nicht vor. Die Hakenwurmseuche ist ein Latrinenproblem. Die Intensität der Verseuchung einer Bevölkerung steht in direktem Zusammenhang mit der Promiskuität der Bodenverunreinigung und Mangelhaftigkeit der Latrinen. Nur vereinzelt spielt Verwendung von Menschenkot zur Düngung eine Rolle in der Infektion der Feldarbeiter (Maulbeerpflanzungen bei Seidenzucht, Gemüsebau, Baumwollpflanzungen).

Die erwachsenen Würmer saugen sich an der Darmschleimhaut fest. Sie nehmen dauernd Blut auf. Starke Blutverluste entstehen auch durch Nachblutungen aus den Bißstellen und bei entzündlicher Reaktion der Umgebung (Hakenwurmanämie). Toxinproduktion wird vermutet. Schwere der Erkrankung abhängig von der Zahl der Würmer. Necatorinfektionen sind bei gleichen Zahlen schwerer als Ancylostomainfektionen. Bei starken Infektionen Enteritis, Ödeme, Milzvergrößerungen, allgemeine Schwäche. Tödlicher Ausgang ist möglich. Bei Infektion von Jugendlichen Entwicklungsstörungen. Diagnose durch Eiernachweis, Kochsalzanreicherung.

Bei der Behandlung neben Wurmabtreibung auch Allgemeinbehandlung beachten. Zur Abtreibung der Würmer in der Reihenfolge ihrer Wirksamkeit: Tetrachlorkohlenstoff, Chenopodiumöl und Hexylresorcinol. Reine Präparate verwenden, sonst Gefahr von Zwischenfällen. Nach dem Wurmmittel abführen. Wirkung des Abführmittels überwachen. Tetrachlorkohlenstoff nie bei Mischinfektion mit Ascaris, daher auch nicht bei Massenbehandlungen ohne Stuhluntersuchung.

Prophylaxe. Nicht Barfußgehen; auch sonst Berührung der Haut mit Erdboden vermeiden. Der Angelpunkt der *Bekämpfung* sind Massenbehandlungen der infizierten Bevölkerung, nur zu-

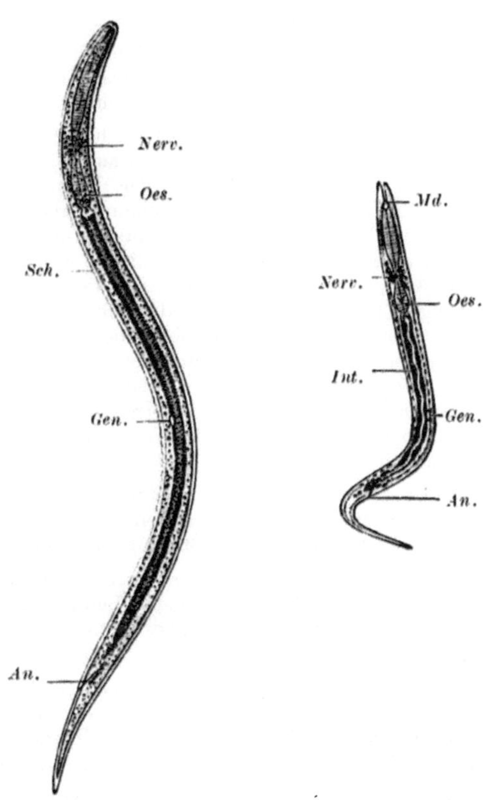

Abb. 199. Filariforme reife („encystierte") Larve des Ancylostoma. Vergr. 110 : 1. *Sch.* die den Körper umhüllende alte Haut („Scheide"), *Gen.* Genitalanlage, *An.* Anus, *Nerv.* Nerven, *Oes.* Speiseröhre.

Abb. 200. Rhabditiforme Larve von Ancylostoma duodenale kurz nach dem Ausschlüpfen. Vergr. 110:1. Nerv. Nerven, *Int.* Darm, *Md.* Mund, *Oes.* Speiseröhre, *Gen.* Genitalanlage, *An.* Anus.

sammen mit Einführung und Bau einwandfreier Latrinen (Bohrlochlatrine). Erziehung der Bevölkerung zur Benutzung der Latrinen, öffentliche Aufsicht und Instandhaltung. Besonderer Schutz von Badeplätzen und Kinderspielplätzen gegen Verunreinigung. In Bergwerken Desinfektion des verunreinigten Bodens mit Salzlösungen zur Abtötung der Larven. In Deutschland Entfernung aller Wurmträger bis zur sicheren Heilung aus den gefährdeten Betrieben. Schutz der Betriebe durch Untersuchung neu eintretender Arbeiter.

Hautmaulwurf. Das regelmäßige Eindringen der menschlichen Hakenwurmlarven kann bereits chronische Hautentzündungen verursachen (Bodenkrätze). Davon zu unterscheiden sind die Veränderungen durch Eindringen von Larven von Hundehakenwürmern. Im Menschen befinden sie sich im falschen Wirt, vollenden nicht ihre Weiterentwicklung, sondern wandern dauernd in der Haut umher. Vorbeugung wie bei Hakenwurm. Behandlung mit Chloräthylspray.

Ternidens deminutus. Affenparasit, Verwandter des Hakenwurms, große Ähnlichkeit der Eier. Sitz im Dickdarm. In Südafrika auch bei Eingeborenen gefunden. Bisher ohne praktische Bedeutung.

Trichostrongylus. Zwei Arten dieser Gattung werden in einzelnen Überseeländern beim Menschen gefunden. Als Krankheitserreger ohne Bedeutung. Eier ähneln denen der Hakenwürmer, werden oft mit ihnen verwechselt.

Strongyloides stercoralis. 2—3 cm lange Rundwürmer. Sitz in der Schleimhaut des Dünndarms. Man findet bei der parasitischen Generation praktisch nur Weibchen, die Eier in der Schleimhaut ablegen. Die Larven schlüpfen in der Darmwand, machen dort ihre erste Häutung durch und erscheinen als rhabditiforme Larven im Stuhl. Sie ähneln dem entsprechenden Stadium der Hakenwurmlarve. Nebeneinander, morphologisch nicht unterscheidbar, finden sich Larven, die die Anlage zur parasitischen Form tragen und solche, die die Anlage zur frei lebenden Generation haben. Die ersteren entwickeln sich in einer Häutung zu filariformen Larven, die sich in die Haut einbohren und die gleiche Wanderung wie die Hakenwurmlarven durchmachen. Diese Larven sind vor allem die Träger einer ständigen Selbstinfektion. Die anderen Larven entwickeln sich in der Außenwelt zu rhabditiformen, frei lebenden, geschlechtsreifen Würmern, die kopulieren. Aus ihren Eiern entwickeln sich nach Häutung filariforme Larven, die nur zur Fortführung der parasitischen Existenz befähigt sind. Diese Larven können in der Außenwelt 3—4 Monate am Leben und infektionsfähig bleiben.

Die Diagnose erfolgt durch Nachweis der Larven im Stuhl. Vorsicht vor Verwechselung mit Hakenwurmlarven, wie sie sich in älteren Stuhlproben ausgeschlüpft vorfinden können. Unterschied: Form der Mundöffnung und der Anlage des Geschlechtsorgans.

Die Infektion ist vorwiegend in warmen Ländern verbreitet, kann sich in der gemäßigten Zone bei geeigneten Entwicklungsmöglichkeiten festsetzen. In Deutschland findet sich die Infektion noch vereinzelt in Bergwerken.

Die klinischen Erscheinungen sind nicht auffällig, bei starker Infektion Analekzeme, Durchfälle und Auszehrung, dabei auch starke Eosinophilie. Im allgemeinen aber symptomlos. *Prophylaxe* wie bei Hakenwurm, also vor allem Latrinenhygiene, daneben beim Infizierten Individualprophylaxe durch Analhygiene. Da keine zuverlässige Möglichkeit der Behandlung besteht, ist die Bekämpfung schwieriger.

Ascaris lumbricoides. Der Spulwurm ist der häufigste kosmopolitische Rundwurm. Länge bis zu 16 cm (Männchen) und 25 cm (Weibchen). Beide Enden zugespitzt. Die Parasiten sitzen im Dünndarm und ernähren sich vom Chymus. Die bräunlichen Eier, die eine charakteristische höckerige Oberfläche haben, machen eine Entwicklung in der Außenwelt durch, deren Dauer nach der Temperatur variiert. In Deutschland Reifung in 30 Tagen, unentbehrlich sind dabei Sauerstoff und mäßige Feuchtigkeit. Infektion mit verunreinigter Nahrung (Kopfdüngung von Gemüsen, Salaten, Bodenfrüchten). Verschleppung mit Schuhzeug. Kinder infizieren sich beim Spielen auf der Erde. Die Larve schlüpft im Dünndarm aus, durchbohrt die Darmschleimhaut und macht dann die gleiche Wanderung durch wie die Hakenwurmlarve. Erst wenn sie auf diesem Wege zum zweitenmal den Dünndarm erreicht, kann die endgültige Entwicklung zum erwachsenen Wurm erfolgen.

Die Diagnose erfolgt durch Nachweis der Eier im Stuhl, selten Nachweis der Larven während der Wanderung im Sputum. Röntgenologisch als Zufallsbefund bei Kontrastdarstellungen des Darms. Die klinischen Erscheinungen hängen von der Zahl der Würmer ab. Bei Empfindlichen Allgemeinerscheinungen aber auch bei wenigen Parasiten. In seltenen Fällen schwere Komplikationen durch Knäuelbildungen (Wurmileus), Einwanderung in enge Ausführungsgänge. Als Kuriosa sind Spulwürmer in allen mittel- und unmittelbar vom Darmtrakt aus zugänglichen Kanälen und Hohlorganen gefunden worden. Allgemeinerscheinungen können sein Nesselfieber, Anämie, Krampfanfälle, Sehstörungen, Ödeme. Während der Wanderung sind bei stärkeren Infektionen Wurmbronchitis und Wurmpneumonie möglich. Bei der Wanderung können sich Larven verirren und durch Abkapselung Knötchenbildung verursachen. Behandlung: Chenopodiumöl, Hexylresorcinol, Helminal, Santonin.

Vorbeugung: Alle allgemeinhygienischen Maßnahmen gegen intestinale Infektionen mit Dauerformen in der Außenwelt wirken sich auch gegen die Infektion mit Spulwurm und Peitschenwurm aus: Aborthygiene, Unterbindung der Fäkaliendüngung. Jedoch sind chemische Desinfektionsmaßnahmen bei der großen Widerstandsfähigkeit der Eier wirkungslos. Abtötend wirken nur Hitze und Sauerstoffabschluß.

Tierascariden. Bei anderen Säugetieren kommt eine große Anzahl Ascarisarten vor. Sie sind im allgemeinen für den Menschen ohne Belang. Nur der *Schweinespulwurm,* der morphologisch von A. lumbricoides nicht unterscheidbar ist, vermag die Larvenentwicklung im Menschen durchzumachen, kann also Lungenerscheinungen hervorrufen, sich aber nicht im Darm ansiedeln und seine Entwicklung vollenden. Dagegen kommt bei Kindern mitunter der *Katzenspulwurm (Toxocara mystax)* zur vollständigen Entwicklung. Seine Larven bleiben bei der Wanderung besonders oft stecken und geben Anlaß zur Knötchenbildung.

Enterobius vermicularis (Madenwurm, Oxyuren). Kleiner Rundwurm, Männchen bis 5 mm, Weibchen bis 12 mm lang. Sitz unterer Dünndarm und Blinddarm. Fällt trotz der Kleinheit durch weiße Farbe im Kot auf. Die legereifen Weibchen wandern während des Schlafes ihres Trägers zum After heraus und legen dort die Eier ab.

Das abgeplattete Ei enthält einen kaulquappenähnlichen Embryo, der sich rasch in eine wurmförmige Larve umwandelt. Wird das Ei, das lange infektiös bleibt, vom Menschen wieder aufgenommen, so schlüpft die Larve im Dünndarm. Übertragung durch Unreinlichkeit wie beim Spulwurm mit Abweichungen, die durch die Kürze der Entwicklungszeit bedingt sind (Familieninfektion). Neben der Übertragung steht die Selbstinfektion. Juckreiz am After veranlaßt Kratzbewegungen im Schlaf, dabei Infektion der Fingernägel und bei geringer Sauberkeit weitere orale Selbstinfektion. Die erwachsenen Würmer können auf Scheide und Blase beim Mädchen überwandern. Diagnose der Infektion durch Abgang der Würmer mit dem Stuhl, Nachweis der Eier im Analabstrich oder im ,,Schwarzen unter dem Nagel". Klinisch: Juckreiz der Aftergegend, dadurch auch Schlafstörungen; Analekzem; Madenwurmappendicitis. Behandlung: Abtreibung der Würmer mit Helminal, Butolan, Oxymors und anderen Wurmmitteln muß immer mit energischen Maßnahmen gegen die Autoinfektion verbunden sein. Analhygiene; während des Schlafes mechanischer Schutz gegen Berührung des Afters. Täglicher Wechsel und Desinfektion der Unterwäsche durch Kochen. Berücksichtigung der Umgebungsinfektion. Vorbeugung: Durch alle allgemeinen Maßnahmen gegen Intestinalinfektion mit besonderer Berücksichtigung der Kontaktinfektionsgefahr. Persönliche Sauberkeit.

Trichuris trichiura (Peitschenwurm, Trichocephalus dispar). Durch den Namen Peitschenwurm gut gekennzeichneter, bis 5 cm langer Rundwurm. Der peitschenähnliche Vorderkörper nimmt $^3/_5$ der Länge ein; er ist mit Zellen besetzt, denen eine extraintestinale Verdauung zugeschrieben wird.

Das dickere Hinterende ist beim Männchen eingerollt. Das braungelbliche Ei hat Citronenform. In der Außenwelt entwickelt sich bei Anwesenheit von Sauerstoff, Feuchtigkeit und Temperatur über 8° C in 2—3 Wochen eine Larve. Die reifen Eier bleiben lange infektionsfähig. Infektion oral. Die Larve schlüpft im Dünndarm. Sie ist mit Bohrstachel versehen, macht aber keine Wanderung durch, sondern siedelt sich im Blinddarm an. Dort liegt der Vorderkörper des Wurms in der Schleimhaut, die im Bereich des Bohrkanals symplasmatisch umgebaut wird.

Der Peitschenwurm ist überall verbreitet, wo in der Außenwelt die Mindestforderungen für seine Entwicklung erfüllt sind. In einigen Teilen Deutschlands ist er der häufigste

Wurmparasit. Die Grundlagen seiner Verbreitung sind die gleichen wie beim Spulwurm. Die Diagnose erfolgt ausschließlich durch den Nachweis der Eier im Stuhl. Mit der Infektion ist kein eindeutiges klinisches Krankheitsbild verbunden. Katarrhalische Darmerscheinungen und allgemeine Erscheinungen sind in ihrem Zusammenhang mit der Infektion umstritten. Die Behandlung ist undankbar. Benzinwasserklistiere, das südamerikanische Volksmittel Higueronia, Spirocid werden empfohlen. Prophylaxe und Bekämpfung deckt sich mit den entsprechenden Maßnahmen gegen den Spulwurm.

Trichinella spiralis (Darmtrichine). (Entwicklungszyklus von Leuckart geklärt.) Das Männchen ist 1,5 mm lang, das Weibchen bis zu 4 mm lang. Das Weibchen bringt lebendige Larven hervor. Die erwachsenen Würmer sitzen in der Schleimhaut des Dünndarms. Die Weibchen gehen nach Erschöpfung ihres Ovariums, etwa 7 Wochen nach der Infektion zugrunde, die Männchen früher. Die ersten Larvenformen haben einen Mundstachel, mit dem sie sich bis zu einem Blutgefäß bohren. Nach einiger Zeit im Blutkreislauf dringen sie in die Skeletmuskulatur ein. Die Larve wächst hier bis zu 1 mm Länge, rollt sich auf und wird von der Umgebung abgekapselt. Erst nach dieser dreiwöchigen Entwicklung ist sie infektiös. Die Kapsel verkalkt. In ihr kann die Larve ein hohes Alter erreichen. Sie überlebt den Wirt und entwickelt sich erst, wenn die Kapsel im Dünndarm eines neuen Wirtes verdaut wird (Abb. 201).

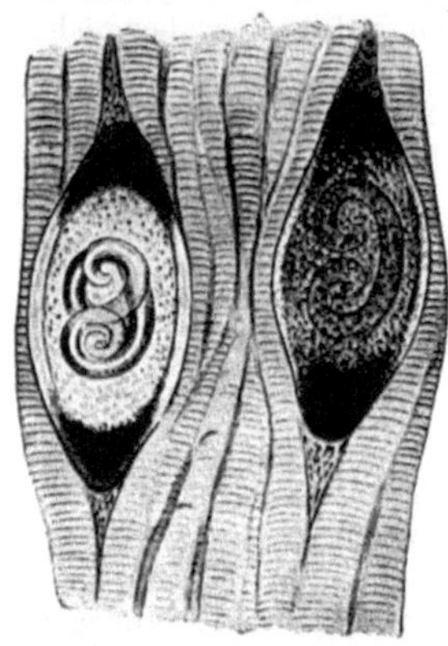

Abb. 201. Eingekapselte Muskeltrichinen mit beginnender und vorgeschrittener Verkalkung der Kapsel. Vergr. etwa 100 : 1.

Der normale Wirt der Trichine ist die Ratte. Zwischen Ratte und Schwein kommen wechselseitige Infektionen vor. Erst das Schwein ist die Infektionsquelle für den Menschen, in Ausnahmefällen kann die Infektion auch durch ungewöhnliche Fleischarten vermittelt werden. Trichinose findet sich in den meisten Ländern, in denen Ratte und Schwein nebeneinander vorkommen. In Deutschland ist die Infektion sowohl beim Schwein wie beim Menschen selten geworden. In Nordamerika ist stellenweise 60% der Bevölkerung infiziert.

Die Diagnose wird gestellt: in erster Linie klinisch, gelegentlich durch den Nachweis von Trichinen in den Resten der infektiösen Mahlzeit, durch Nachweis der Trichinenlarven im strömenden Blut mit der Essigsäureanreicherung, durch Probeentnahme von Muskelstückchen des Erkrankten. Krankheitsbeginn mit Darmstörungen bei Befall der Darmschleimhaut. Allgemeinerscheinungen mit Beginn der Larvenwanderung, Fieber, Lidödeme, schmerzhafte Myositis. Der Fieberverlauf bei schweren Infektionen ähnelt dem Typhus. Krankheitsverlauf von der Zahl der infizierenden Weibchen abhängig. Tödlicher Ausgang ist möglich. Akute Erscheinungen hören mit Absterben der erwachsenen Würmer auf. Leichte und Einzelinfektionen werden oft verkannt. Schwere Infektionen in Deutschland nur noch bei Verletzung der Fleischbeschaugesetze möglich. Therapie symptomatisch, versuchsweise Antimon, Emetin. Im Frühstadium Abführmittel und Wurmmittel zur Entfernung der Trichinen, die noch nicht in die Schleimhaut eingedrungen sind.

Vorbeugung: Vermeidung des Genusses rohen oder ungenügend zubereiteten Schweinefleisches, Fleischbeschau (s. diese S. 349). Rattenbekämpfung in Schweineställen.

Dracunculus medinensis (Guineawurm). Längster Nematode des Menschen. Weibchen bis 1 m lang, Männchen wird 2,5 cm lang. Männchen wird kaum beobachtet, Weibchen sitzt als langer Strang unter der Haut. Am Kopfende Hautgeschwür. Wird das Geschwür benetzt, so werden zahlreiche Larven entleert. Werden diese Larven im Wasser von Cyclopskrebschen gefressen, so dringen sie in die Leibeshöhle ein und entwickeln sich dort. Infektion oral durch Verschlucken infizierter Cyclops. Verbreitung im südwestlichen Asien, der westlichen Hälfte Mittelafrikas, Mittelamerika. Überall nur herdweise. Klinisch stehen die örtlichen Erscheinungen, Wurmstrang und Geschwür, im Vordergrund. Gefahr der Infektion des Wurmkanals. Therapie: Chirurgische Entfernung des Weibchens. Prophylaxe: Identisch mit Trinkwasserhygiene in den Tropen. Bekämpfung: Systematische Behandlung aller Wurmträger.

Filarien. Die Filarien sind eine artenreiche Gruppe. Fadenartig dünne Nematoden verschiedenster Länge. Sie leben beim Menschen im Bindegewebe oder den Lymphgefäßen. Die Weibchen gebären lebende Larven (Mikrofilarien). Direkte Übertragung der Mikrofilarien mit dem Blut bewirkt keine Infektion. Sie erfolgt nur durch blutsaugende Insekten, in denen eine Entwicklung der Larven, aber keine Vermehrung stattfindet.

Die Diagnose bei einigen Arten klinisch, sonst durch Nachweis der Larven im Blut, mitunter auch im Gewebe. Das Blut wird frisch untersucht, zur näheren Artbestimmung im dicken Tropfen mit Hämatoxylinfärbung. Anreicherung im Blut mit Essigsäure. Untersuchungsmethoden von FÜLLEBORN entwickelt.

Wuchereria bancrofti. Dünn, fadenförmig, Männchen bis 4 cm, Weibchen bis 8 cm lang Sitz im Lymphgefäßsystem, vor allem der Leistengegend. Die Mikrofilarien sind nur nachts im Blut zu finden. Sie haben eine Scheide. Entwicklung, wie MANSON nachwies, nur in verschiedenen Stechmückenarten. Die Larven werfen im Mückenmagen die Scheide ab, durchbohren die Magenwand, wandern in die Muskulatur, dort Wachstum bis 2 mm, Einwanderung in die Rüsselscheide, bei Stich Auskriechen auf die Haut, in die sie sich selbständig einbohren. Wanderung im Organismus, langsames Heranwachsen zu geschlechtsreifen Würmern. Die Entwicklung in der Mücke nur bei höherer Außentemperatur. Die Verbreitung ist an diese Temperatur und das Vorkommen bestimmter Mückenarten gebunden.

Diagnose durch Nachweis der Larven unter Berücksichtigung des Turnus und auf Grund der klinischen Veränderungen. Diese bestehen in Lymphgefäßstörungen: Lymphstauungserscheinungen, Lymphvaricen, Lymphangitis, Abscesse; Endzustand Elephantiasis. Die Frage, wieweit diese Veränderungen durch die Filarieninfektion ohne bakterielle Sekundärinfektion ausgelöst werden können, ist umstritten. Denn die Infektion kann auch symptomlos verlaufen. Mittel gegen die menschlichen Filarien sind nicht bekannt. Chirurgische Eingriffe geben nur bei Elefantiasis des Scrotums zuverlässig guten Erfolg. Prophylaxe: Schutz gegen Mückenstiche. Bekämpfung wäre nur durch Mückenbekämpfung möglich. Bei der Vielheit der übertragenden Arten aber technisch schwierig.

Microfilaria malayi. Bisher nur die Larve bekannt, die sich durch kleine morphologische Einzelheiten des Schwanzabschnitts von Bancrofti unterscheidet, mit der sie sonst übereinstimmt; bisher nur neben dieser in Süd- und Ostasien gefunden. Zahl der Überträger anscheinend geringer als bei Bancrofti. Bekämpfung stellenweise durch Mansoniabekämpfung gelungen. Die Larven dieser Mücke decken ihren Luftbedarf durch Anbohren der Luftkammern von Wasserpflanzen, deren Ausrottung möglich ist.

Loa loa. Männchen bis 3 cm, Weibchen bis 6 cm lang. Sitz im subcutanen Bindegewebe. Mikrofilarien mit Scheide, aber Schwanzende plumper als bei Malayi und Bancrofti, außerdem nur bei Tag im Blut zu finden. Zwischenwirt Chrysopsarten (Bremsen). Verbreitung Westafrika. Ursache der Calabarschwellung, örtlich begrenzte Ödeme von mehrtägiger Dauer, die beim Wandern der Filiarien unter der Haut in Intervallen entstehen. Bei diesem Wandern können die Filarien mitunter sichtbar werden (Augenbindehaut). Therapie nicht bekannt, abgesehen von chirurgischer Entfernung sichtbarer Filarien. Diese aber zwecklos, weil Infektion immer multipel. Prophylaxe und Bekämpfung: Keine anwendbaren Methoden bekannt.

Dipetalonema perstans. Filarie des Binde- und Fettgewebes der Bauchhöhle. Mikrofilarien ohne Scheide. Kein cyclisches Auftreten. Überträger Culicoidesarten. Tropisches Afrika. Klinisch nur unbestimmte Allgemeinerscheinungen. Therapie Methylenblau ?

Microfilaria streptocerca. Morphologisch wie Perstans. Nur in der Haut in Westafrika gefunden. Nichts Näheres bekannt.

Mansonella ozzardi. Sitz wie Perstans. Desgleichen das Auftreten der Mikrofilarien. Überträger Arten der Gattung Culicoides. In Mittel- und Südamerika.

Onchocerca volvulus. Männchen bis 4,5 cm, Weibchen bis 50 cm lang. In dichtem Knäuel in Bindegewebsknoten der Haut. Mikrofilarien im Bindegewebe. Überträger Kriebelmücken (Simulien) (BLACKLOCK, C. C. HOFFMANN). Herdweise verbreitet in Mittelamerika und Mittelafrika. Sitz der Parasitenknoten an Kopf oder Beinen, je nach Stechgewohnheit der örtlichen Überträgerart. Die Knoten, die von den erwachsenen Filarien gebildet werden, sind nur eine kosmetische Störung. Die schwereren Veränderungen werden durch das Wandern der Mikrofilarien im Gewebe hervorgerufen. Schwere chronische Dermatitis, Schädigung des Auges von leichter Keratitis bis zur völligen Erblindung. Diagnose klinisch, Larvennachweis in Haut oder Auge. Therapie nur durch chirurgische Beseitigung der Elterntiere. Die systematische Durchführung dieser Maßnahme bei der gesamten Bevölkerung ist auch Hauptmaßnahme einer Bekämpfung. Simulien-Larvenbekämpfung gilt als unmöglich, da die Larven in schnellfließendem Wasser leben.

Schrifttum.

SPREHN: Lehrbuch der Helminthologie. — SZIDAT u. WIGAND: Leitfaden der einheimischen Wurmkrankheiten des Menschen. — VOGEL: Parasitische Würmer. In: RUGE-MÜHLENS-ZUR VERTH: Krankheiten und Hygiene der warmen Länder, 4. Aufl.

1. Tropenhygiene.

Von GERHARD ROSE.

Die Besonderheiten der speziellen Tropenhygiene — der Seuchenbekämpfung — bestehen einmal darin, daß sie es mit Infektionskrankheiten zu tun hat, die im Heimatgebiet nicht vorkommen, weil ihre Erreger oder Überträger sich hier nicht entwickeln können, wie Schlafkrankheit, Gelbfieber usw. Diese Krankheiten sind nicht auf die geographischen Tropen beschränkt, sie greifen zum Teil auf die Subtropen, vereinzelt auf die gemäßigte Zone über. Außerdem hat aber die Bekämpfung kosmopolitischer Seuchen in warmen unentwickelten Ländern oft einen anderen Charakter. Die Fortschritte der Seuchenbekämpfung haben aus Krankheiten, wie Cholera, Pest, Pocken, Fleckfieber u. a. für Deutschland ein Grenzschutzproblem gemacht, das anders behandelt wird als in einem Land, in dem diese Seuchen endemisch und Gegenstand täglicher Maßnahmen sind. Diese Gesichtspunkte sind in dem Vierten Abschnitt über spezielle Epidemiologie berücksichtigt.

Die allgemeine Tropenhygiene ist in Problemstellung und Methodik dem Gesundheitswesen der Heimat grundsätzlich gleich. Nur hat sie Spezialfälle der allgemeinen Grundsätze zu lösen. Größer als die klimatischen Besonderheiten sind die, die sich aus dem verschiedenen Zivilisationsstand, der verschiedenen wirtschaftlichen Entwicklung und den Unterschieden im Erziehungsniveau der betreuten Bevölkerung ergeben. In den Tropen wird deutlich, wie sehr die Durchführbarkeit gesundheitlicher Maßnahmen von diesen Faktoren und von allgemeinen Sitten und Unsitten abhängig ist. Die Rücksichten, die die Hygiene auf wirtschaftliche Möglichkeiten nehmen muß, zeigt sich bereits an dem Unterschied hygienischer Entwicklung in Stadt und Land. In den Tropen ist die Kluft zwischen naturwissenschaftlicher Erkenntnis und praktisch Erreichbarem noch größer.

Schließlich bringt die Tropenhygiene die Regeln des Zusammenlebens von Menschen europäischer, also höher entwickelter Rassen mit primitiven Rassen im gleichen Raum und einer Lebens- und Arbeitsgemeinschaft.

Klimawirkung. Die besonderen Eigenschaften des Tropenklimas, sowie die Frage der Akklimatisation des Europäers in den Tropen werden im Dritten Abschnitt, S. 131 behandelt. Hier wird daher nur die gesundheitliche Wirkung des Tropenklimas besprochen. Über sie bestehen viele Vorurteile früherer Zeit fort. In dem Schlagwort vom „mörderischen Tropenklima" ist die Verwechslung der Wirkung des Klimas mit der der Infektionskrankheiten zusammengefaßt. Nicht das Klima der westafrikanischen Küste ist mörderisch. Mörderisch sind vielmehr das *Gelbfieber* und schwere Formen tropischer *Malaria*. Werden ihre Überträger durch hygienische Maßnahmen von einer westafrikanischen Siedlung ferngehalten, so hat sie ihren ungesunden Charakter verloren, ohne daß sich das Klima geändert hat.

Die Fortschritte tropischer Seuchenbekämpfung und die gewaltigen Fortschritte in der Behandlung der Tropenkrankheiten geben allmählich die Möglichkeit, die Wirkung des Tropenklimas auf den Europäer ungestört vom Einfluß tropischer Seuchen zu erkennen. Damit sind zwei alte Begriffe: das Akklimatisationsfieber und die Tropenanämie gestrichen worden. Wir stehen noch am Anfang der Erforschung der reinen Tropenklimawirkung und müssen feststellen, daß uns bisher kein pathologischer Zustand beim Menschen bekannt ist, der rein klimatisch bedingt wäre. Eine echte Tropenkrankheit im strengen Sinne gibt es also nicht, sondern nur Infektionskrankheiten warmer Länder. Ebenso ist keine konstante Änderung einer physiologischen Funktion beim Menschen durch das Tropenklima bekannt. Die Reaktionen auf die Einflüsse der Umgebung sind ihrer Art nach die gleichen wie in gemäßigten Breiten.

Als Hauptmerkmal des Tropenklimas gilt die *Hitze*. Die heißesten Orte der Erde sind fraglos in den Tropen zu finden. Doch übersteigen die Temperaturen, mit denen man es im allgemeinen in den Tropen zu tun hat, nicht die Temperaturen eines heißen Sommertages der gemäßigten Breiten. In den Tropen ist mit derartig hohen Temperaturen nur länger und regelmäßiger zu rechnen. Für das subjektive Wohlbefinden ist nicht die höchste Tagestemperatur entscheidend, sondern der Grad, bis zu dem die Temperatur nachts absinkt. Bei Nachttemperaturen über 29° C ist der Schlaf gestört. Die mangelnde Entspannung setzt die Arbeitsfähigkeit herab. Aber derartige Nächte sind auch in den Tropen nicht die Regel. Den Tropen eigentümlich ist die Gleichmäßigkeit der Temperatur. Sie enthebt den Europäer der Notwendigkeit, sich durch Schaffung eines künstlichen Klimas gegen den Wechsel in der Außenwelt zu schützen. Die Gleichmäßigkeit wird aber keineswegs als Erleichterung empfunden.

In vielen Gebieten der Subtropen werden während mehrerer Monate des Jahres Bedingungen erreicht, die denen des Tropendurchschnittes gleichen und damit Entwicklungsmöglichkeiten für tropische Parasiten und ihre Zwischenwirte geben. Für die praktische Tropenhygiene sind diese Gebiete der Subtropen ihrer Seuchen wegen so wichtig wie die Tropen.

Wichtiger für das Wohlbefinden als die absolute Temperaturhöhe sind *Luftfeuchtigkeit* und *Luftbewegung*. Die relative Luftfeuchtigkeit beträgt meist 80—90%; über sie, nicht über die Hitze, wird in den Tropen geklagt. Da von dem Sättigungsdefizit der Luft abhängt, wieviel Feuchtigkeit der Mensch an sie abgeben kann, wird eine Temperaturerhöhung angenehm empfunden, wenn sich mit ihr das Sättigungsdefizit vermehrt. In der kühlen Nacht des tropischen Gebirges heizt man den Kamin, nicht weil man die Kühle, sondern die mit ihr verbundene Feuchtigkeitsübersättigung lästig empfindet. Im Wüstenklima werden höhere Temperaturen vertragen als im windlosen tropischen Regenwald.

Der Hitze und der Feuchtigkeit kann man in den Tropen nicht ausweichen. Die einzige Möglichkeit besteht im künstlich bewetterten Raum, dessen Luft gekühlt und getrocknet ist. Kühlung und Trocknung erfolgen im gleichen Arbeitsgang bei Durchleitung durch tiefgekühltes Wasser. Staub- und Bakteriengehalt werden dabei ebenfalls vermindert. Die Temperatur muß der Außenwelt angepaßt, vor allem nicht zu niedrig sein. Man findet Bewetterung in den

Tanzsälen von Luxushotels und in großen Lichtspielhäusern der Tropen. Für das Wohnhaus ist sie im allgemeinen noch zu teuer. Sicherlich steht auf diesem Gebiet eine Entwicklung bevor. Aus ihr werden wir erst lernen, ob und was für Schäden das Dauerleben in künstlich bewetterten Räumen etwa zur Folge hat. Erleichternd im Zusammenspiel von Hitze und Feuchtigkeit wirkt die Luftbewegung, der im Tropenleben weitgehend Rechnung getragen wird. See- und Landwind, Berg- und Talwind sind beim Hausbau, bei der Planung neuer Siedlungen zu berücksichtigen. Doch darf die kühlende Brise nicht gleichzeitig Träger lästiger Gerüche oder schädlicher Insekten sein. Die Mückenflugweite ist in der Windrichtung größer. Aus diesen beiden Gründen soll man nie im Windschatten des Eingeborenendorfes siedeln.

Die natürliche Luftbewegung wird durch künstliche ergänzt. Die älteste Form ist der Handfächer. Mit der Elektrizität sind in die Tropen die elektrischen Fächer (Ventilatoren) eingezogen. Man benutzt zwei Hauptformen, den nach Art einer Hängelampe unter der Decke angebrachten Deckenfächer und den Stehfächer mit wendbarem Kopf, der das ganze Zimmer bestreichen kann. Eine Schaltung für verschiedene Umlaufzahl ist wichtig. Die Deckenfächer bewegen die Luft gleichmäßiger. Die Stehfächer sind weniger leistungsfähig, trotzdem für empfindliche Personen bereits unerträglich, wenn sie im Bereich des Luftstromes arbeiten müssen. Die Flügel der Stehfächer müssen durch Schutzgitter gesichert sein. Sind kleine Kinder im Hause, so soll man Stehfächer ganz vermeiden oder solche mit Filzstreifen an Stelle der Metallflügel verwenden. Neuerdings gibt es auch Fächer mit Petroleumantrieb. Die Wirkung der Luftbewegung beruht darauf, daß bei Luftwechsel der Schweiß rascher verdampft und dadurch Trocknung und Abkühlung erreicht wird.

Tropendienstfähigkeit. Tropendienstfähig ist, wer körperlich und geistig gesund ist und Chinin verträgt. Sonstige besondere Anforderungen sind gesundheitlich an die Tropeneignung nicht zu stellen.

Das Ergebnis der ärztlichen Untersuchung ist weniger bedeutend als die Beurteilung der Persönlichkeit. Psychotechnische Prüfungen sind gleichwohl in die Tropenuntersuchung bisher nicht eingeführt. Im Tropendienst übernimmt der Arbeitgeber größere Verpflichtungen gegenüber den Angestellten, Ausfälle sind folgenschwerer. Daher soll die Untersuchung auf Tropendienstfähigkeit ähnlich wie bei einer Lebensversicherung schlechte von guten Risiken unterscheiden. Außerdem soll sie den Menschen mit schlechtem Risiko durch das Verbot der Ausreise vor eigenem Schaden bewahren. Wie sich der einzelne den Tropenverhältnissen anpassen wird, läßt sich nicht durch Untersuchung feststellen. Wenn wir auch den Trägern körperlicher Mängel Tropeneignung absprechen, erleben wir doch oft, daß der untauglich Erklärte trotzdem seinen Weg in die Tropen findet und durch Leistung und Anpassung die Voraussage unrichtig erscheinen läßt. Nicht meßbare psychologische Faktoren spielen bei der Tropenbewährung die entscheidende Rolle.

Trotzdem halten wir daran fest, daß Träger konstitutioneller Mängel nicht in die Tropen zu schicken sind. Aktive oder frisch geheilte Tuberkulosen gehören nicht in die Tropen; wegen der Gefahr, die sie für die Eingeborenen bedeuten, und der Verschlimmerung für sie selbst. Nicht ausgeheilte Geschlechtskrankheiten machen untauglich, weil außerhalb der wenigen tropischen Großstädte die Gelegenheit zur ordnungsgemäßen Behandlung selten ist. Man hält sich bei der Beurteilung zweckmäßigerweise an die gleichen Gesichtspunkte wie bei Erteilung der Heiratserlaubnis. Bei Herzleiden, Nierenkrankheiten, Blutdruckstörungen, Arteriosklerose, Leberleiden, Diabetes ist vom Tropenaufenthalt abzuraten. Besondere Diät ist in den Tropen selten erhältlich. Kranke, denen chirurgische Komplikationen drohen (Ulcus ventriculi, Hernien) haben in den Tropen geringere Aussichten auf rechtzeitige und hochwertige chirurgische Hilfe. Zahnärzte sind in den Tropen selten, Zahnschäden daher vorher zu beseitigen. Neigung zu Hautkrankheiten macht sich in den Tropen stärker und lästiger bemerkbar. Die Verdauungsorgane sind zahlreicheren Schäden ausgesetzt, selbst wenn man von den schweren akuten Infektionen wie Amöben- und Bacillenruhr, Cholera, Typhus und Enteritis absieht.

Frauen, deren physiologische Genitalfunktion nicht in Ordnung ist, gehören nicht in die Tropen. Frauen mit engem Becken und solche, die einen Kaiserschnitt oder eine extrauterine Gravidität hinter sich haben, sollen aus den gleichen Gründen den Tropen fernbleiben wie der Träger einer Hernie.

Die theoretischen Konstruktionen früherer Zeit, daß magere schlanke Menschen, Menschen mit bräunlicher Haut, mit schwarzen Haaren und braunen Augen für die Tropen besonders geeignet seien, blonde, blauäugige, hellhäutige dagegen nicht, entbehren der Grundlage. Auch das Vorurteil gegen den Korpulenten ist unberechtigt. Selbstverständlich schließt Fettleibigkeit, die in den Bereich eines Konstitutionsmangels fällt, vom Tropendienst aus.

Man soll nicht zu jung in die Tropen gehen. Die Tropen stellen beruflich und menschlich hohe Ansprüche, denen erst der gereiftere und erfahrene Mensch genügt. Für eine obere Altersgrenze gibt es keine objektiven Unterlagen. Die Praxis der Kolonialverwaltung sieht ein Ausscheiden 10—15 Jahre früher vor, als es in der Heimat üblich ist. Man findet aber überall in den Tropen auch ältere Leute mit der vollen Leistungsfähigkeit ihrer Jahre.

Wichtiger als alle körperlichen Gesichtspunkte sind die menschlichen Eigenschaften, Charakter, Gesinnung, Haltung, Erziehung. Der beruflich Unzulängliche, die gescheiterte Existenz, gehören nicht in die Tropen. Sie in die Tropen „abzuschieben" ist ein grober Fehler. Epileptiker, Neurastheniker, Süchtige, Psychopathen, Menschen mit einem Schub manifester Geistesstörung in der Anamnese sind untauglich. Ein Verdacht nach dieser Hinsicht bedingt ein nachdrücklicheres Verbot als ein körperlicher Mangel.

Die hohe berufliche Verantwortung im Tropendienst zwingt dazu, menschlich die Anforderungen zu stellen, die in der Heimat für bedeutendere leitende Stellungen gelten. Verträglichkeit ist bei dem engen Zusammenleben in kleinen Gruppen unerläßlich.

Die gesellschaftlichen Verhältnisse der Tropen, die sexuellen Probleme, die sich aus dem Vorhandensein einer fremden Rasse ergeben, und die trüben Erfahrungen der Junggesellenpolitik in der Kolonialverwaltung führen dazu, auch die Verehelichung zur Vorbedingung des Tropendienstes zu machen. Ebenso wichtig wie die Tatsache der Verheiratung ist die Art der Frau. Auch die Frau muß den Bedingungen der Tropendienstfähigkeit, insbesondere den psychologischen, entsprechen. Eine falsche Wahl rächt sich in den Tropen sicher. Die Politik einer vergangenen Zeit bevorzugte den Junggesellen, weil er billiger war, weniger Reisekosten verursachte, leichter auf unbequemen Außenposten verwandt werden konnte, weniger Ansprüche an die Unterbringung stellte und sich angeblich rückhaltloser seiner Arbeit widmete, außerdem bei vorzeitigem Abgang keine Versorgungsberechtigten hinterließ. All diese Gesichtspunkte sind kurzsichtig. Die wirtschaftlichen Vorteile werden durch die Schäden der Junggesellenpolitik aufgehoben. Junggesellentum ist für viele die Grundlage eines chronischen Alkoholismus mit verminderter Arbeitsleistung und vorzeitiger Beendigung der Dienstzeit. Dazu kommen die Folgen von Ausschreitungen unter dem Einfluß des Alkohols. Trotz aller entgegenstehenden Verbote unterhält die Mehrzahl der Junggesellen in den Tropen sexuelle Beziehungen zu Eingeborenenfrauen. Das Ergebnis sind Geschlechtskrankheiten, Mischlinge und eine eindeutig herabziehende Wirkung des Zusammenlebens mit der farbigen Frau. Es ist eine Utopie, zu glauben, daß eine stärkere Entwicklung des Rassegefühls oder schärfere Gesetze eine grundlegende Änderung in dieser Hinsicht schaffen würden.

Der einzige sachliche Grund, der früher für den Junggesellen in den Tropen angeführt wurde, war die Lehre, daß die weiße Frau den Aufenthalt in den Tropen nicht vertrage. Diese Lehre ist falsch. Dysmenorrhöen sind nicht häufiger als in Europa. Der Verlauf der Menstruation wird selbst beim Übergang in die Tropen und bei der Rückkehr im allgemeinen nicht gestört; wenn er gestört ist, spielen auch die psychischen Einflüsse des Wechsels mit. Die Stillfähigkeit erfährt keine Verminderung. Die Fruchtbarkeit und die Konzeptionshäufigkeit nehmen nicht ab. Die geringe Kinderzahl in manchen Europäerkreisen der Tropen ist ausschließlich auf gewollte Geburtenbeschränkung zurückzuführen. Der Geburtsverlauf in den Tropen weist keine Besonderheiten auf.

Chininverträglichkeit bleibt eine Bedingung der Tropentauglichkeit. In der Behandlung der Malaria läßt sich Chinin vollwertig ersetzen; in mancher Hinsicht sind dabei die synthetischen Drogen überlegen. In der Arzneiprophylaxe ist Chinin noch nicht entbehrlich. Da in vielen Tropengegenden Arzneiprophylaxe notwendig ist, ist die Chininverträglichkeit zu prüfen. Zeigt sich Chininüberempfindlichkeit, so ist die Ausreise nach Prophylaxeländern zu untersagen.

Zur **Vorbereitung der Ausreise in die Tropen** gehören Schutzimpfungen: Wiederholung der Pockenimpfung und Typhus-Paratyphus-Schutzimpfung soll der Tropenreise vorausgehen. Eine Choleraimpfung und eine Schutzimpfung gegen Gelbfieber muß in der Heimat durchgeführt werden, wenn die Epidemielage im Zielland es erfordert. Weitere Impfungen, wie gegen Pest, Rickettsiosen und andere Seuchen, werden nicht in der Heimat, sondern am Bestimmungsort vorgenommen.

Vor der Tropenausreise soll Belehrung über die gesundheitlichen Gefahren der Tropen und ihre Vermeidung stattfinden. Verteilung von Merkblättern genügt nicht. Sachkundiger hygienischer Unterricht muß überall eingeschaltet werden, wo berufliche Sonderausbildung für die Tropen stattfindet. Sonst muß man auf geeignete Bücher verweisen. Die medizinische Belehrung muß über den heimatlichen Rahmen hinausgehen, weil der Laie in vielen Tropengegenden bei eigener Erkrankung auf Selbsthilfe angewiesen ist und meist für eine Anzahl von Eingeborenen Verantwortung trägt. Vor allem ist der Ausreisende darauf hinzuweisen, daß er am Ziel Gebrauch von den Möglichkeiten hygienischer Laienberatung macht, die jede Medizinalverwaltung in warmen Ländern bietet. Diese Belehrung hat den Vorteil, daß sie die hygienischen Probleme in der örtlichen Form und Färbung bringt. Die Laienbelehrung ist eine wichtige Aufgabe tropischer Medizinalverwaltung. Oft verkannte Grundregel ist, daß es nicht darauf ankommt, dem Laien ein möglichst hohes Maß biologischer Kenntnis und parasitologischen Wissens zu vermitteln, sondern klar und verständlich zu zeigen, *wo* wirklich Gefahren drohen und *wie* sie zu vermeiden sind.

Siedlung und Wohnung. Die Lage alter europäischer Siedlungen in den Tropen wurde durch die Sicherheit der Verkehrsverbindung mit der Heimat und die Verteidigungsmöglichkeit bei Angriffen bestimmt. Heute stehen hygienische und epidemiologische Gesichtspunkte an erster Stelle, wenn sie auch oft mit wirtschaftlichen in Wettbewerb treten. Wo wirtschaftliche Gesichtspunkte über bessere hygienische Einsicht siegen, bleiben schwere Schäden niemals aus. Die hygienischen Gesichtspunkte sind von der besonderen Epidemiologie des einzelnen Tropenlandes abhängig und dementsprechend verschieden. An erster Stelle stehen überall das Malariarisiko und die Möglichkeit, Anophelesbrutstätten zu beherrschen. Entwässerung, Wasserversorgung, Windverhältnisse, Beziehung zu vorhandenen Eingeborenensiedlungen sind weitere Gesichtspunkte. Für das Entwässerungsnetz muß ein ausreichendes Gefälle zur Verfügung stehen. In vielen Ländern ist die räumliche Trennung der Wohnstätten der Weißen von denen der Eingeborenen mit Rücksicht auf die verschiedene Stellung der beiden Rassengruppen in der Epidemiologie von Malaria und Gelbfieber notwendig.

Haus und Wohnung sind für den Weißen wichtiger als in der Heimat. Sie betonen seine Geltung nach außen gegenüber dem Eingeborenen. Schlechte Wohnverhältnisse fördern Besuch von Klub und Hotel; auf einsamem Außenposten wirken sie niederdrückend und zermürbend. Früher war das auf Pfeilern errichtete Bungalow-Haus vorherrschend. Die Pfeiler müssen aus termitensicherem Material bestehen, wie bei allem Bauholz Termitenfestigkeit Hauptgesichtspunkt ist. Das Bungalow-Haus ist von einem breiten gedeckten Rundgang umgeben. In neuerer Zeit wird das Bungalow-Haus durch den Sockelbau verdrängt, der im Grundriß ähnlich ist. Gute Durchlüftung, beste Ausnutzung der örtlichen Winde. Mit der Entwicklung von Ziegeleien tritt der Backstein an die Stelle des Holzbaues. Zement und Eisenbetonkonstruktionen breiten sich aus, zumal Eisenbeton erdbebensichere Bauten ermöglicht. Ziegeldächer lassen sich gegenüber tropischen Wolkenbrüchen nicht vollständig dicht halten. Mit Gras- und Rieddächern ist Regensicherheit möglich; auch sind sie durch Erdbeben nicht gefährdet. Sie bieten aber vielem Ungeziefer Unterschlupf und Nistgelegenheit; in Pestgegenden darf man sie nicht dulden. Billig und einfach zu verlegen sind Wellblechdächer. Sie sehen häßlich aus und sind ihrer Hitzeentwicklung wegen zu verwerfen. Schlechter als Wellblech sind nur noch die Bauten aus plattgeschlagenen Petroleumkanistern in den Elendsquartieren entwurzelten Eingeborenenproletariats. Dachrinnen sind zu vermeiden. Selbst bei ursprünglich ausreichendem Gefälle bilden sich in ihnen stets Mückenbrutplätze. Regentonnen sind zu verwerfen. Wo Wasserarmut des Landes Zisternen notwendig macht, sind besondere Mückensicherungen erforderlich.

Glasfenster hat man in den Tieflandtropen nicht. Die Fenster werden nur mit Läden verschlossen. Als Tür wird die Singapurtür bevorzugt, die nur das mittlere Drittel der Türöffnung füllt und oberes und unteres Drittel für den Luftaustausch frei läßt. Die Fensteröffnungen werden in vielen Gegenden bis zum Boden geführt. Sicherheitsverhältnisse und besondere Witterungsverhältnisse können örtliche Abweichungen mit der Möglichkeit vollständigen Verschlusses erforderlich machen. Der vollständige Drahtgazeschutz aller Öffnungen des Tropenhauses galt einmal als wichtigste hygienische Maßnahme. Die Methoden der Mückenbrutplatzsanierung haben aber solche Fortschritte gemacht, daß an vielen Stellen auf die vollständige Eindrahtung verzichtet wird. Die Eingitterung hemmt die freie Durchlüftung. Sie ist schwer lückenlos auszuführen und wird auch bei guter Pflege bald schadhaft und unansehnlich; bei starker Malariabedrohung und Gelbfiebergefahr ist sie unerläßlich. Sie hält auch die anderen Nachtinsekten fern, die, vom Licht angelockt, oft lästig werden.

Fließenfußböden werden ihrer Kühle wegen bevorzugt. Die Bungalow-Häuser haben Holzdielen. Jedenfalls muß der Fußboden widerstandsfähig gegen Desinfektionsmittel sein, die zur Termitenbekämpfung und in Pestzeiten zur Bekämpfung von Flöhen und Flohlarven angewandt werden. Tapeten sind in Gegenden mit hoher Luftfeuchtigkeit unmöglich. Wo sie in den Tropen angewendet werden, muß der Kleister mit schimmelhemmenden Mitteln versetzt werden. Am gebräuchlichsten ist die gekalkte Wand.

Der wichtigste Raum in den Tropen ist das Schlafzimmer. Es muß groß, kühl und gut durchlüftbar sein. Betten breit, zweischläfig, stehen am besten frei im Zimmer, jedenfalls nicht mit der Längsseite an der Wand. Eiserne Bettstellen sind vorzuziehen. Das Bett muß einen festen Aufbau zum Aufhängen des Mückennetzes haben. Harte Matratze, kleines hartgestopftes Kopfkissen. Eine dünne Binsenmatte zwischen Matratze und Laken hält kühl. Der Guling, eine starke Rolle mit Wachstuchdecke und waschbarem Leinenbezug, vermeidet fast völlig die Berührung von Haut zu Haut im Schlaf. Der Schlaf muß gegen Mücken gesichert sein, nicht nur gegen Malariaanophelen, sondern gegen Stechmücken überhaupt. Wenn nicht das ganze Schlafzimmer mückensicher gemacht ist, muß man mindestens ein Mückennetz über dem Bett haben. Der Luftraum unter dem Netz muß groß sein, man muß frei in ihm stehen können. Kegelförmige Aufhängung ist zu verwerfen. Das Netz soll lose und faltig hängen. Es darf keinen seitlichen Einsteigschlitz haben und muß allseitig unter die Matratze gestopft werden. Es wird mit angenähten Schleifen am Netzträger befestigt und darf nicht über ihn gezogen werden. Handlampe und Mückenbesen gehören zum Tropenbett. Die Schlafräume kommen in erster Linie für künstliche Bewetterung in Betracht.

Jedes Tropenhaus muß Badezimmer haben. Dessen Fußboden muß in Ländern mit starker Verbreitung von Pilzinfektionen oder Sandflöhen desinfizierbar sein. Im Badezimmer Abortbecken. Die sonstige Ausstattung wechselt nach Landessitte. Brausen sind gebräuchlicher als das Vollbad. In manchen Ländern sind Übergießungen aus offenen Wasserbecken üblich; solche Einrichtungen sind als mögliche Mückenbrutstätten immer bedenklich; in Gelbfieberländern dürfen sie nicht geduldet werden. Eine gute Ausstattung des Klosettraumes fördert die Sauberkeit; Porzellanbecken sind ohne Holzsitz gebräuchlich. In mohammedanischen Ländern wird vom Europäer mitunter die Sitte übernommen, die Reinigung nach der Defäkation nicht mit Papier, sondern mit Wasser vorzunehmen. Es gibt Becken mit besonderen Spritzdüsen; sonst werden Wasserflaschen bereitgestellt. Die Übernahme dieser Sitte ist hygienisch empfehlenswert. Die Reinigung ist gründlicher. Das Zurückbleiben von Kot und Harnresten, verbunden mit der starken Schweißabsonderung in den Tropen, ist noch unerfreulicher als in der Heimat.

Der elektrische Strom ist eine bequeme, saubere und wärmearme Lichtquelle. Er hat mit den elektrischen Fächern die erwünschte künstliche Luftbewegung in billiger Form und mit dem elektrischen Kühlschrank einen wertvollen Einrichtungsgegenstand für den Tropenhaushalt gebracht. Für Orte, die keinen oder keinen ganztägigen elektrischen Strom haben, sind Kühlschränke mit Spiritus- oder Petroleumantrieb entwickelt worden. Damit ist das Kühlungsproblem hygienisch einwandfrei gelöst.

An die Küche sind folgende oft schwer vereinbare Forderungen zu stellen. Sie darf nicht durch Hitze und Gerüche belästigen, muß trotzdem nahe genug für die Überwachung sein. Sie muß luftig, aber auch fliegensicher sein. Fliegensicherung durch Drahtgaze. Schabenbekämpfung ist wichtig.

Zum Tropenhaushalt gehört zahlreiches Personal. Dies wird nie im gleichen Haus untergebracht. Die Unterbringung auf dem gleichen Grundstück ist bei hochstehenden Rassen möglich. In Gebieten, in denen die Eingeborenen des Gelbfiebers wegen eine besondere Gefahr oder wo ihre Kinder Malariagametenträger sind, muß das eingeborene Personal und seine Familie außerhalb des Europäerviertels wohnen. Überwachung der Wohnung und des Gesundheitszustandes des Personals ist in den Tropen nicht nur soziale Pflicht, sondern hygienischer Selbstschutz.

Der eigene Garten soll Salate und Gemüse liefern, die roh genossen werden und daher einwandfrei sein müssen. Kot- und Jauchedüngung ist hier verpönt. Die Gestaltung des Schmuckgartens muß die örtlichen Mückenverhältnisse berücksichtigen.

Ernährung. Die Ernährung des Weißen in den Tropen hat zwischen völliger Anpassung an die Erzeugnisse des Landes und die Speisesitten der Eingeborenen und einer Ernährungsform geschwankt, die sich fast in allem auf die Heimat, also auf Konserven stützte. Mit den Speisesitten der Eingeborenen wurden auch ihre Nährschäden übernommen, so bei einförmiger Reisernährung Beriberi. Die Kochkunst der Eingeborenen ist stellenweise so hoch entwickelt, daß ein Europäer sich ihr mit Genuß anpassen kann. In anderen Gebieten ist die Ernährung einförmig und mangelhaft, daß eine Übernahme unmöglich ist. Im Expeditionsleben und auf entlegenen Außenposten muß man sich auf fremdartige Rohstoffe und Zubereitungen umstellen. Wer das nicht kann, ist für solche Verwendung ungeeignet. Aber auch in entwickelten Tropenplätzen soll man sich auf die Rohstoffe des neuen Landes einstellen. Die gewohnten Zubereitungsformen sind zu bewahren. Die Hausfrau muß ihre Küche nicht nur von der hygienischen Seite überwachen, sondern auch mit den Rohstoffen und Gewürzen des Landes einen abwechslungsreichen und appetitanregenden Speisezettel gestalten können.

Die Fleischversorgung machte früher Schwierigkeiten, weil das Fleisch nicht abhängen konnte und das Schlachtvieh nur mindere Qualitäten lieferte. Daher herrschten Hackfleischgerichte vor. Die Kühltechnik hat viel gebessert. Auch die Viehzucht hat sich erheblich entwickelt. Sie bedarf planmäßiger Förderung. Mit diesem zweifachen Fortschritt hat auch der europäische Fleischer seinen Einzug in die Tropen gehalten, vorläufig nur an großen Plätzen. Auch Fleischbeschau und Schlachthäuser breiten sich aus. Taenien und ihre Cysticercen sind in manchen Tropenteilen häufig, so unter den Rinderherden Afrikas. Die sonstigen Gefahren rohen Fleischgenusses sind in den Tropen größer als in der Heimat. Ein großer Teil des Fleischbedarfes wird durch Geflügel gedeckt. Wildpret spielt nicht mehr die gleiche Rolle wie früher. Geschossenes Wild soll möglichst sofort nach dem Schuß noch entblutet werden. Fische, Krebse und Krabben sind in den meisten Gegenden zahlreich. Man darf sie nur lebend kaufen. Roh genossen können sie Anlaß zu Wurminfektionen sein. Milch darf nie roh genossen werden, selbst wenn die Erzeugung unter tierärztlicher Kontrolle steht; die Betriebsarbeit liegt doch in den Händen des eingeborenen Personals. Die Banginfektion ist auch in den Tropen verbreitet. Die Melitensisinfektion war es von jeher.

Das Verbot, Salate und Gemüse roh zu genießen, gilt auch heute noch, wenn sie unbekannter Herkunft sind. Die Verwendung menschlicher Fäkalien zur Kopfdüngung im Gemüsegarten ist verbreitet. Aus ihr ergeben sich die gleichen Gefahren wie in der Heimat, vermehrt um die Amöbenruhr. Weiter werden Küchenpflanzen und Obst durch die Sitte der eingeborenen Händler, ihre Waren mit Wasser anzufrischen, gefährdet, weil dazu Wasser aus bedenklichsten Quellen genommen wird. Chemische Desinfektion von Obst und Salaten bleibt immer unzulänglich. Sicher wirkt 1 Minute langes Eintauchen in siedendes Wasser. So behandeltes Obst muß bald genossen werden; es hält sich nicht mehr. Die Tropen bieten zahlreiche Früchte; doch werden viele Europäer ihrer bald überdrüssig und ziehen eingeführtes Obst vor. Die mannigfaltigen Citrusarten der Tropen geben ausgezeichnete Limonaden. Ihr Anbau ist ebenso wie die Anpflanzung heimatlicher Gemüsearten zu fördern. Bei der reichhaltigen Ernährung des Europäers besteht heute selbst in Reisländern keine Gefahr von Mangelkrankheiten.

Die Schäden des *Alkohols* machen sich in den Tropen stärker geltend als in der H imat. Der hohe tägliche Flüssigkeitsverbrauch fördert trotzdem den Alkoholismus. Belehrung, die sich an die Einsicht wandte, hat keinen Erfolg gehabt. Erst die starke Arbeitsanspannung des modernen Tropenlebens hat bessernd gewirkt. Der Vollabstinent fährt draußen wie daheim besser. Für ihn ist Vorsicht gegenüber fertigen Orangeaden unbekannter Herkunft geboten.

Die Entbindung der weißen Frau in den Tropen findet fast ausschließlich unter ärztlicher Leitung klinisch statt. Damit ist Rat für Wartung und Aufzucht des Säuglings sichergestellt. Stillen ist für die Mutter in den Tropen keine größere Belastung als in der Heimat. Die künstliche Ernährung läßt sich nach denselben Regeln wie in der Heimat durchführen. Wo frische Milch fehlt, ist Büchsenmilch erhältlich. Ebenso hat sich Milchpulver bewährt.

Wasserversorgung. Der Wasserbedarf ist in den Tropen größer. Es wird mehr gebadet und wesentlich mehr getrunken; heißer Tee zur Löschung des Durstes nach ostasiatischer Sitte ist vorzuziehen, hat aber bei dem Europäer das gekühlte Getränk nicht verdrängen können. Die Verbreitung der Kühlschränke hat die Deckung dieses Bedarfs erleichtert. Niemals Eisstücke in Getränke werfen, da Herkunft und Behandlung des Eises immer verdächtig sind.

Mangelhaftes Trinkwasser ist die Quelle der gleichen Infektionen wie in Europa; dazu treten in den Tropen, regional verschieden, Amöbenruhr, Cholera und Guineawurm. Das einzig sichere Verfahren zur Bereitung einwandfreien Trinkwassers im Haushalt ist Kochen. Wird das Wasser durch Kochen unansehnlich, so kann man es zur Schönung durch ein Filter schicken. Vorsicht, daß es dabei nicht erneut infiziert wird. Die Benutzung von Filtern zur Entkeimung des Wassers im Haushalt ist zu widerraten, weil eine unsachverständige Behandlung die Regel ist und das beste Gerät unwirksam macht. Das eingeborene Personal neigt dazu, die Ergiebigkeit von Filterkerzen durch Bohrlöcher zu „verbessern". Auch Katadynapparate können das Kochen nicht ersetzen, sind also überflüssig. Ihre Wirksamkeit gegen Amöbencysten ist nicht erwiesen.

Wenn sich das gekochte Wasser nicht kühlen läßt, kann man seinen Geschmack durch Tee und andere Zusätze verbessern.

Größere Siedlungen haben gemeinschaftliche Wasserversorgungen wie in Europa. Für sie gilt der Satz, daß es keine größere hygienische Gefahr gibt, als eine unzulängliche zentrale Wasserversorgung. Aus Furcht vor Betriebsstörungen wird daher überall gechlort, meist über die Grenze der Geschmacksbeeinträchtigung. Die Wasserwerke der Tropen benutzen durchweg Schnellfilter. Die Leistung der Sandfilter ist ungenügend; offene Filterbecken sind wegen des Algenwachstums unzweckmäßig. Die Überwachung der Wasserversorgung geschieht nach gleichen Grundsätzen und Methoden wie in der Heimat. Für Brunnenbau und Brunnenbeurteilung gelten die allgemeinen Grundsätze. Man ist in den Tropen geneigt, die sich aus ihnen ergebenden Forderungen zu verschärfen. Pumpen müssen nicht nur technisch gut, sondern äußerst widerstandsfähig sein. Bei der Beurteilung von Quellen ist zu berücksichtigen, daß die Gestein- und Wurzelverwitterung schneller vor sich geht, daß tropische Wolkenbrüche stärkere Erosionskraft haben.

Das Gebrauchswasser soll ebenso einwandfrei sein wie das Trinkwasser. Insbesondere in Hotels und anderen öffentlichen Anlagen mit schwer überwachbarem Personal sind verschiedene Wasserarten unzulässig. Der große Wasserbedarf des Tropenhaushalts macht mitunter die Erfüllung dieser Forderung unmöglich. Man muß sich darüber klar sein, daß dann immer eine ernste Gefahrenquelle vorhanden ist.

Nach dem Bade ist sorgfältiges Abtrocknen, auch zwischen den Zehen erforderlich. Pilzinfektionen haften leichter in feuchter Haut; sie sind in den Tropen verbreitet. Gemeinschaftsduschräume werden deshalb so angelegt, daß Zu- und Abgang nur durch ein Becken mit desinfizierender Lösung möglich sind. Bäder im Freien bringen vielseitige Gefahren. Außer den sichtbaren (Krokodile usw.) droht in vielen Gegenden die Bilharziainfektion. Beim Ausruhen auf dem Ufer besteht die Möglichkeit des Eindringens von Hakenwurmlarven, in Afrika einer Cordylobiainfektion. Hinzu kommen alle Trinkwassergefahren, wenn beim Baden Wasser verschluckt wird. Daher sind gut entwickelte und kontrollierte Schwimmbäder vorzuziehen. Die gleichen Gefahren wie das Bad bringt die Berührung mit dem Wasser auf der Jagd oder im Gewerbe (Goldwäscherei).

Der Wäschebedarf in den Tropen beträgt das vielfache von dem der Heimat. Die ganze Kleidung ist waschbar, täglicher Wechsel selbstverständlich. Waschen im Hause vermeidet die Wäscheübertragung von Pilzerkrankungen, die in Lohnwäschereien häufig ist.

Abfallbeseitigung. In einer Hinsicht ist die Abfallbeseitigung in den Tropen günstiger gestellt. Die gleichmäßig hohe Temperatur, das reichere organische Leben befördern alle biologischen Zersetzungs- und Beseitigungsvorgänge. Die Zahl der durch die Dejekte übertragbaren Krankheiten ist aber größer. Unter ihnen sind viele, die der natürlichen Zersetzung widerstehen. In mohammedanischen Ländern beruht eine eigentümliche Form der Wasserverunreinigung auf der rituellen Vorschrift einer Waschung nach der Notdurft. Die Notdurft wird daher am Ufer oder im Wasser verrichtet.

Eine geschlossene Kanalisation nach dem europäischen Mischsystem ist wegen der großen tropischen Regenmengen unmöglich. Die Einleitung der

Fäkalien in ein offenes System führt in der Trockenzeit zu Mißständen. Die Niederschläge werden daher getrennt in offenen Kanälen abgeleitet. Die Latrinen- und Haushaltabwässer werden im allgemeinen auf dem Grundstück in Versitz- gruben oder Faulkammern behandelt. Der Abbau in den Faulkammern ist bei geeigneter Größenwahl so vollständig, daß der Auslauf ohne Zwischenschaltung von Tropfkörpern in einen Regenwasserkanal eingeleitet werden kann. Das Tonnensystem, das man in rückständigeren Tropengegenden noch trifft, wird durch die Faulkammern verdrängt. Die Besiedlung selbst tropischer Großstädte ist meist so dünn, daß ein besonderes Rohrnetz mit engen Profilen zu teuer wäre. Gruben und Faulkammern müssen vor dem Zusatz von Desinfektions- mitteln bewahrt werden, die die Zersetzung stören. Wichtig ist der fliegensichere Abschluß. Technisch schwieriger, aber ebenfalls wichtig, ist die Sicherung gegen Mücken, da sich die Larven mancher Stechmückenarten in der Jauche solcher Kammern entwickeln können. Die Versitzgruben in der Form der Bohrloch- latrine werden als besonders zweckmäßige Form der tropischen Latrine für Ein- geborene und in ihrem Zivilisationsstand abgesunkene weiße Siedlungen emp- fohlen. Der Bau der Bohrlochlatrine wechselt nach Bodenart und Baumaterial des Landes. Allgemeines Prinzip ist ein mindestens 4 m tiefes Bohrloch, das möglichst ins Grundwasser reicht. Die Lochwand wird nach örtlich wechselnder Technik abgestützt. Das Loch wird durch eine Hockplatte mit Schlitz abgedeckt, darüber ein Schutzhäuschen gesetzt.

In manchen Ländern wird der menschliche Kot seines Dungwertes wegen gesammelt. Damit entfällt die Promiskuität der Bodenverunreinigung, die andernorts die Grundlage schwerer Hakenwurmverseuchung ist. Die Verwertung des Menschenkotes als Dung schafft aber günstige Bedingungen für andere Wurmseuchen; für die ostasiatische Bilharziose in bestimmten Reisländern; für die Darmegelinfektion bei der Düngung von Wassernußteichen; für den chinesischen kleinen Leberegel bei der Düngung von Fischteichen; für den Haken- wurm bei Seidenzucht und Gemüsebau. Zudem sind die Latrinen, in denen der Kot für die Verwertung gesammelt wird, so primitiv, daß sie selbst eine Gefahr darstellen. Aus wirtschaftlichen Gründen kann auf diese Düngung nicht immer verzichtet werden. Der Hygieniker muß sich daher mit Änderung und Besserung der Methoden der Kotsammlung und Verwertung begnügen. Am leichtesten ist das bei einer Organisation in genossenschaft- licher Form möglich.

Schnelle und rückstandlose Beseitigung der Niederschlagswässer ist für tropische Siedlungen nicht eine Frage der Bequemlichkeit und Sauberkeit, sondern wegen der Mückengefahr lebenswichtig. Gefälle und Profil der Ent- wässerungskanäle müssen jede Stagnation, selbst Rückstände in Fugen ver- hindern. Wegen des starken Wechsels der Wasserführung bevorzugt man Doppel- profile, die in der Bodenplatte noch eine Mittelrinne besitzen, die auch bei gering- ster Wasserführung den Ablauf sichert. Besondere Gefahrenquellen sind die Stellen seitlichen Sickerzuflusses in die Entwässerungsgräben. Bei mangel- haftem Gefälle und in Gegenden mit Anophelenarten, die in fließendem Wasser brüten, müssen Stauteiche eingebaut werden, aus denen regelmäßig das Graben- netz durchspült wird.

Für Kehricht und Abfälle haben größere Tropensiedlungen Abfuhrsysteme. Die Müllhalden müssen auf engen Raum begrenzt und jeden Abend durch An- schüttung von Erde vollständig abgedeckt werden. Dann lassen sich Fliegen- und Rattenplagen verhindern. Manche tropische Großstädte verfügen über modernste Verbrennungsanlagen mit Rückstandverwertung. Müllabfuhr und Beseitigung bedürfen in den Tropen schärfster Überwachung. Die Einzelsiedlung wird leicht mit ihren Abfällen fertig. Auch hier ist wichtig, daß die Abfallgruben regelmäßig mit Erde abgedeckt werden.

Kleidung. Die Kleidung des Europäers in den Tropen steht in einem widersinnig starren Abhängigkeitsverhältnis zur Kleidung der Heimat. Erst das Aufkommen freierer Kleidermoden in Europa hat der jetzt zweckmäßigen Tropenkleidung Bahn gebrochen. Reste der alten Sitten sind noch in Galauniformen und Trachten religiöser Orden erhalten.

Leichter und bequemer Schnitt der Kleidung ist wichtiger als die Farbe, solange sie überhaupt hell ist. Helle Jacke und Hose aus Halbleinen oder Schilfleinen sind die Oberkleidung. Auf Expedition und Reise ist weiße Kleidung unzweckmäßig. An ihre Stelle tritt, ebenso wie bei regelmäßiger Außenarbeit, der Khakistoff. Hier herrscht auch unbestritten die kurze Hose. Manche Leute mit empfindlicher Haut müssen auf sie freilich verzichten, weil sie sich an die Besonnung nicht gewöhnen können. Die Bestimmung der verschiedenen Eigenschaften der Stoffe, wie Wärmeleitungsvermögen, Porenvolumen usw. wird in der Tropenhygiene als praktisch unbedeutend vernachlässigt.

Die gestärkte Wäsche ist aus dem Alltag verschwunden und nur als Bestandteil der Gesellschaftskleidung erhalten geblieben. Man trägt ein lockeres Sporthemd mit weißem festen Kragen und Manschetten. Das Hemd ist kürzer als in der Heimat. Rauhere Stoffe für die Unterwäsche haben gegenüber glatten den Nachteil, wärmer empfunden zu werden, aber den Vorteil, sich nicht klebend naß der Haut anzulegen. Wer stark schwitzt, bevorzugt Trikot oder Flanell. Die Unterwäsche und die waschbare Oberkleidung werden täglich gewechselt. Unterhosen sind bei der waschbaren Oberkleidung kein Erfordernis der Sauberkeit, sondern ebenso wie Netzhemden Geschmacksache. Gürtel zum Halten der Beinkleider ermöglichen das Ablegen der Jacke; straff angezogen können sie wundscheuern. Zur kurzen Hose trägt man Sportstrümpfe. Die Halter der kurzen Socken müssen frei von Metallteilen sein. Der früher verbreitete weiße Segeltuchschuh ist leicht und luftdurchlässig; er ist trotzdem aus der Mode gekommen, gewöhnliches Lederschuhzeug überwiegt. Alles Lederzeug schimmelt leicht in der feuchten Tropenwärme, ebenso an der Tuchkleidung alle nährstoffhaltigen Flecke. Auch im Haus und Badezimmer geht man niemals barfuß, sondern trägt örtlich hergestellte Stroh- oder Bastsandalen.

Der Tropenhelm wird im Außendienst getragen, sonst ist mit dem Aufkommen des Kraftwagens seine Verbreitung zurückgegangen. Tropenhelme werden aus Kork, Holundermark und ähnlichem leichten Material hergestellt. Zwischen Helm und Tragstreifen ist ein ventilierender freier Raum. An der Seite und im Spitzenknopf sind weitere Ventile. Der Helmrand ist vorn und hinten besonders breit, um Augen und Nacken guten Sonnenschutz zu geben. Nackenschleier werden nicht getragen. An die Stelle des Tropenhelms sind vielfach leichte Stroh- und Filzhüte getreten. Einzelne Europäer mit besonders dickem Schädeldach vertragen die Tropensonne auch ohne Kopfbedeckung. Es ist unzweckmäßig, ihr Beispiel zu verallgemeinern. Die individuelle Empfindlichkeit schwankt erheblich, immerhin sind Fälle von Sonnenstich in den Tropen seltener als man erwarten sollte.

Die europäische Frauenkleidung ist warmen Außentemperaturen besser angepaßt. Frauensommerkleidung ist ohne Änderung für die Tropen geeignet. Die Frau setzt größere Teile der Körperoberfläche den Mückenstichen aus.

Deshalb sind hohe Mückenstiefel bei der Frau zuerst Bestandteil der Abendkleidung geworden. Die Mückenstiefel sind in Mittelafrika allgemein verbreitet und dringen in andere Tropengegenden vor. Auf Expeditionen paßt sich die Frau der männlichen Kleidung an und trägt Sporthemd, kurze Hose, Wadenstrümpfe und Tropenhelm.

Die früher allgemein empfohlene Leibbinde ist für den Gesunden in den Tropen überflüssig, so wertvolle Dienste sie auch bei Verdauungsstörungen leistet. Man soll sich nicht unnötig durch eine Leibbinde verwöhnen. In tropischen Höhenlagen mit niedrigen Nachttemperaturen gleicht sich die Kleidung und Unterkleidung den heimatlichen Gewohnheiten an.

Der Säugling wird ständig gegen Mücken und Fliegen durch ein hohes Mückennetz geschützt. Diesen schlechteren Luftverhältnissen wird durch besonders leichte Kleidung Rechnung getragen.

Lebensführung. Abgesehen von berufsbedingten Verschiedenheiten lassen sich einige allgemeine Regeln aufstellen. Das Wichtigste sind regelmäßige ausreichende Nachtruhe und gleichmäßige Tageseinteilung. Man muß mit der Kraft haushalten. Erschöpfungszustände und Zusammenbrüche lassen sich nicht durch kurzfristigen örtlichen Urlaub beheben. Die Arbeit beginnt um 7 Uhr oder früher. In manchen Ländern wird trotz Mittagshitze bis 14 Uhr durchgearbeitet, in anderen wird eine mehrstündige Pause von 11 Uhr ab eingeschaltet. Man schläft in dieser Pause. Die späten Nachmittagsstunden dienen dem Sport, der in den Tropen keine Unterhaltung, sondern lebenswichtiger Teil des Tagesablaufs ist. Nur wer körperlich arbeitet, kann ohne Schaden auf den Sport verzichten.

Einzelgänger entwickeln sich in den Tropen leicht zu Sonderlingen. Bei derartiger charakterlicher Veranlagung ist lange Verwendung auf Außenposten zu vermeiden, da abgesehen von dem Schaden, den der einzelne nimmt, auch die Allgemeinheit durch besondere Auswüchse gefährdet wird. Die Gemeinschaft der Weißen in den Tropen ist immer klein, in ihr entwickelt sich in ungewöhnlich hohem Maße alles, was als Nachteil kleinstädtischen Lebens bekannt ist. Klatsch, Zänkereien und Intriguen machen sich breit. Menschen mit solchen Neigungen sind eine Gefahr für die Tropengemeinschaft. Bei isolierten geschlossenen Gruppen (Bergwerke, Pflanzungsunternehmungen) ist vorzeitige Entfernung in solchen Fällen unvermeidbar. Beteiligung am Leben der Gemeinschaft ist notwendig, der Schwerpunkt des Lebens muß aber im Beruf und eigenen Haushalt liegen. Wem der Beruf Muße läßt, soll seiner Neigung entsprechend Liebhabereien planmäßig pflegen. Dies gilt besonders für die verheiratete Frau, deren Tag durch den Haushalt gar nicht und selbst durch Kinder unzulänglich ausgefüllt ist. Die Hausfrau muß sich selber Pflichten schaffen. Frauen, die solche Lösung nicht finden können, verfallen Depressionen, besonders auf Außenposten, oder gesellschaftlichen Entgleisungen.

Für heranwachsende Kinder gilt die Forderung nach regelmäßiger Lebensführung in erhöhtem Maße. Langer regelmäßiger Schlaf muß Erholung von der Tageshitze bringen. Das Kind ist durch seinen Unverstand den Infektionsgefahren stärker ausgesetzt und muß durch besondere Überwachung geschützt werden. Überängstlichkeit legt freilich oft den Kindern unerträgliche Beschränkungen ihres Lebensdranges auf. Die Erziehung erfordert besondere Sorgfalt. Kinder leiden dauernden Schaden, wenn sie den farbigen Dienstboten überlassen bleiben. Sie übernehmen in solcher engen Berührung die Weltanschauung und Lebensauffassung einer fremden Rasse. Psychologische Gründe zwingen noch mehr als physiologische, das heranwachsende Kind etwa im Alter von 10 Jahren zur Erziehung nach Europa zu schicken. Menschen, die in den Tropen in farbiger Umgebung erzogen wurden, gelten trotz besserer Landes- und Sprachkenntnis nicht als vollwertig, wegen der eigentümlichen Auffassung von Leben und Arbeit, die sie sich in dieser Umgebung aneignen.

Zum Tropenleben gehören langfristige Heimaturlaube. Häufigkeit und Dauer sind nach örtlichen Verhältnissen verschieden. Hochentwickelte Tropenländer mit örtlichen Erholungs- und Urlaubsmöglichkeiten haben die längsten Dienstperioden. In vielen Tropenteilen sind in Höhengebieten Erholungsorte und Sommerresidenzen entwickelt worden. Wahrnehmung des Urlaubs ist Dienstpflicht, nicht Ermessensfrage für den einzelnen. In Gegenden mit dauernder Malariagefährdung und anderen Infektionsrisiken ist die gesundheitliche Seite des Urlaubs wichtig. Sonst ist sein Hauptzweck, die Verbindung mit dem Heimatvolk, mit der Sippe zu erhalten, die Fühlung mit den Fortschritten der beruflichen Entwicklung zu sichern, die in der Isolierung des Tropenlebens gefährdet ist. Trotz dieser Urlaube werden die meisten Menschen durch jahrzehntelangen Tropenaufenthalt entwurzelt. Sie können in den engeren Verhältnissen der Heimat mit ihren stärkeren Abhängigkeiten nicht wieder Fuß fassen. Diese Entwurzelung ist die Grundlage des „Tropenheimwehs".

Die Legenden, daß das Tropenklima die Sexualität des Weißen steigere, oder daß es einen erschlaffenden Einfluß habe, haben keinerlei physiologische Grundlagen. Die äußeren Erscheinungen, wie hohe Ehescheidungsquoten und höhere Sätze venerischer Infektionen sind nicht auf Umstellung des Trieblebens, sondern auf die eigentümlichen gesellschaftlichen Verhältnisse zurückzuführen, die sich aus dem Nebeneinander verschiedener Rassen mit verschiedener sittlicher Auffassung und aus einer törichten Personalpolitik ergeben, die den Junggesellen im Staatsdienst und bei Handelsunternehmungen bevorzugt.

Eingeborenenhygiene.

Der vorstehende Abschnitt hat sich mit den Besonderheiten befaßt, die sich für den Weißen in den Tropen ergeben. Einige Eingeborenenfragen sind dabei erwähnt, die Rückwirkung auf den Weißen haben. In einer tropischen Medizinalverwaltung spielt aber nach Umfang und Bedeutung die Hygiene des Europäers in den Tropen und seine ärztliche Versorgung eine untergeordnete Rolle gegenüber der der Eingeborenen. Ihre Zahl ist größer. Sie sind die ursprünglichen Besitzer des Landes.

Der Europäer übernimmt mit ihrer politischen Kontrolle auch die Verpflichtung zur Verwaltungsfürsorge. Der Wohlstand der Kolonie ist vom Wohlergehen der Eingeborenen abhängig. Ärztliche und hygienische Fürsorge für die Eingeborenen ist neben anderem ein wesentlicher Entgelt für die Ausnutzung der Naturschätze ihres Landes. Diese Fürsorgeverpflichtung ist von deutschen Tropenmedizinern zuerst formuliert und in die Tat umgesetzt worden (ZIEMANN). Bevor man Einrichtungen der Eingeborenen verbessert, muß man sie kennen, nicht nur dem Hergang nach, sondern in ihrem Wesen und ihrem Zusammenhang. Eingeborenenhygiene hat daher als Hilfswissenschaft nicht allein die Bakteriologie, Parasitologie, Entomologie, Physik, Chemie usw., sondern als wichtigen Zweig die Völkerkunde, die Ethnographie. Leitgedanke bei jedem Eingriff ist, Volkstumswerte erhalten, sie sogar bewußt pflegen. Eine Darstellung der Einzelheiten ist in diesem Rahmen

unmöglich. Zu bunt und vielseitig ist das Bild menschlicher Sitte in verschiedenen
Erdteilen, bei verschiedenen Rassen, Völkern und Stämmen. Nur weniges Grundsätzliches läßt sich hier sagen.

Siedlung und Wohnung. Der Lebensraum eingeborener Völker ist im allgemeinen epidemiologisch nicht ungünstig. Notorische Seuchengebiete sind entvölkert und gemieden. Ausnahmen findet man dort, wo unter dem Druck von
Kriegen, von Übervölkerung oder der Einwanderung überlegener Rassen Volksteile in Elendsgebiete abgedrängt wurden. Die Nachbarschaft kriegerischer
Räuberstämme kann aber auch epidemiologisch günstig wirken. Sie hat in
Zentralafrika zu geschlossenen Siedlungsformen gezwungen, den freien Wander-
verkehr äußerst beschränkt, damit auch die Berührung zwischen Mensch und
Tsetsefliege und das Umherwandern von Trypanosomenträgern eingeengt.
Der Friede des weißen Mannes hat eine Auflockerung der Siedlungsformen und
eine nie geahnte Freizügigkeit ermöglicht. Beides ist die Grundlage einer ver-
stärkten Verbreitung der Schlafkrankheit geworden.

Wirtschaftliche Neugründungen des Weißen eröffnen dem Eingeborenen
früher gemiedenen Lebensraum. Die neuen Möglichkeiten locken Volksmassen
an. Planmäßige Werbung, mitunter sogar Druck der Verwaltung, bewirken
große Umsiedlungen. Zwangsumsiedlungen werden auch erforderlich, um un-
friedliche Stämme zur Ruhe zu bringen. Die Kolonialgeschichte aller Völker
kennt erschütternde Katastrophen, die sich an solche Bevölkerungsbewegung
anschlossen, wenn sie nicht hygienisch beraten und geplant war. Der Hygieniker
ist als erster vor dem Techniker, vor dem Landwirt bei solchen Plänen zu hören.
Zu seinen Vorarbeiten gehören Erkundung der Seuchenverhältnisse, insbesondere
der Malarialage und der Anophelenverhältnisse. Er berücksichtigt nicht nur den
derzeitigen Stand, sondern die Folgen, welche die Störung des bestehenden Gleichgewichts durch die geplante Unternehmung haben wird. Er ermittelt Möglichkeiten, Umfang und Kosten der erforderlichen Sanierung. Ernährung in der
Übergangszeit, Beschaffung von einwandfreiem und reichlichem Wasser für
Mensch und Vieh, rechtzeitige Einleitung aller allgemeinhygienischen Maßnahmen sind seine Aufgabe. Die Beteiligung an der Planung genügt nicht;
ständige Überwachung der Durchführung und Kontrolle in der Anlaufzeit sind
zur Verhütung von Katastrophen notwendig. Diese Gesichtspunkte haben sich
zuerst in der Privatwirtschaft durchgesetzt, als erkannt wurde, daß ,,Hygiene
sich bezahlt macht". Die Methoden, die Pflanzungs- und Gesellschaftsärzte in
gutkontrollierten Gemeinschaften entwickelt haben, sind allmählich von den
staatlichen Medizinalverwaltungen übernommen worden.

Trotz der Mannigfaltigkeit der *Bauformen*, die man bei verschiedenen Völkern
findet, besteht in der engeren ungestörten Stammesgemeinschaft Einheitlichkeit
von Form und Material. Das erleichtert die Aufgabe, wenn man sich mit dem
Haus als Seuchenquelle befassen muß, wie es bei Pest, Hakenwurmkrankheit,
Malaria und anderen Seuchen der Fall sein kann. Gemeinsam ist allen Haus-
und Hüttentypen der Tropen die Dunkelheit. Zweck des Hauses ist für den Eingeborenen nicht nur Schutz gegen Regen, Wind und Kälte, sondern vor allem
gegen Sonne und Hitze. Das Haus ist Nachtquartier und Schlafplatz, nicht
Wohn- und Arbeitsraum. Jede Bauform ist Zivilisationsgut. Eingehende Untersuchung zeigt oft, daß in den Hütten ein überraschend günstiges Mikroklima
besteht. Keine Eingeborenenhütte schafft so ungünstige Verhältnisse wie die

europäische Wellblechbaracke oder die Petroleumkanister-Architektur. Die Dunkelheit und Unübersichtlichkeit behindern die hygienische Überwachung.

In die Wohnsitten der Eingeborenen, die im geschlossenen Gebiet leben, wird nur aus zwingenden epidemiologischen Gründen eingegriffen. Wenn niedrige Lebenshaltung eines Stammes aus wirtschaftlichen Gründen Wohnungsreform verlangt, so soll man durch Belehrung und Beispiel, nicht durch Zwang wirken. Ein unvermeidbares Opfer jeder solchen Entwicklung sind die alten Kunstformen. Sie verfallen rasch, wenn die neue Entwicklung nicht organisch aus dem Volk wächst, sondern nur durch den weißen Einfluß vorwärts getrieben wird. Endemische Pest kann zu tiefgehenden Eingriffen in die Bauformen zwingen. Selbst Eingeborenenhütten lassen sich rattensicher in dem Sinne erbauen, daß Ratten in ihnen keine Nistgelegenheit finden. Damit wird der Abstand zwischen Mensch und Ratte genügend weit, um Pestepidemien unmöglich zu machen. Beliebte Nistplätze sind: Alle Hohlkonstruktionen, angeschnittene Bambusstäbe, Grasdächer, tote Winkel, Lehmwandbauten mit Geflechtstützen. Auch für die Zwischenwirte anderer Seuchen bieten mangelhafte Häuser die Entwicklungsvoraussetzung: Triatomen, Argasiden u. a. Förderung von Backsteinbauten und modernen billigen Kunstbaustoffen, von Ziegeldächern bedeutet einen hygienischen Fortschritt. Wohnungsreformen haben nur dann Erfolge, wenn sie mit ständiger Wohnungsaufsicht verbunden sind.

Eigene Fragen ergeben sich bei der Unterbringung von Kontraktarbeitern. Besonders kurzfristige Arbeiter sind gefährdet, weil ihnen die Immunität gegen örtliche Seuchen fehlt, sie sind selbst als Quelle eingeschleppter Infektionen gefährlich. Bei Dauerarbeitern großer landwirtschaftlicher und gewerblicher Unternehmungen gehen die Gesellschaften mit ihren Fürsorgemaßnahmen meist über die Mindestvorschriften hinaus, weil sie den wirtschaftlichen Nutzen hygienischer Fürsorge erkannt haben. Staatliche Vorschriften und Aufsicht sind trotzdem unentbehrlich; besonders in Krisenzeiten wächst die Neigung zu Verstößen.

Strenge Vorschriften und Überwachung brauchen die Eingeborenensiedlungen, die im Zusammenhang mit neuen europäischen Zentren entstehen. Die Eingeborenen, die sich hier sammeln, sind aus ihrem Stammesgefüge herausgerissen. Der Trieb dieser Masse, den Europäer nachzuahmen, bedarf fester Führung. Straßeneinteilung, Hausbau, Wasserversorgung, Entwässerung, Abfuhrwesen müssen geregelt werden. Übersichtlichkeit ist erstes Gesetz, ständige Aufsicht das zweite. Die Aufsicht erstreckt sich auf Ordnung und Sauberkeit im Gehöft und Hausinneren, auf Innehaltung der örtlichen Bauvorschriften und Regeln der Viehhaltung, Nachsuche nach Mücken- und Fliegenbrutstätten, Aborthygiene; Suche nach bettlägerigen Kranken.

Ernährung. Die Zusammensetzung der Eingeborenennahrung wechselt von Land zu Land und Stamm zu Stamm außerordentlich. Pflanzliche Nahrung herrscht vor und deckt oft auch den Eiweißbedarf, so daß Fleisch und Fisch nur Zuspeisen sind. Religiöse Vorschriften machen viele Tropenvölker zu Vegetariern. Dabei werden Fische paradoxerweise oft als Wasserfrüchte vom rituellen Standpunkt den Pflanzen zugerechnet. Nur bei der Minderzahl viehzüchtender Stämme spielen Fleisch, Milch und Milchprodukte eine größere Rolle. In der Nähe des Meeres, von Binnenlandseen und großen Strömen wird der Eiweißbedarf durch Fische gedeckt, die auch getrocknet über weitere Strecken transportiert werden. Auch Teichfischzucht ist vielerorts entwickelt. Die Nahrungsmengen erscheinen oft groß, sind aber wenig gehaltvoll. Wenn man einen Einblick in die örtliche Eingeborenennahrung gewinnen will, darf man nicht nur den Alltagsspeisezettel berücksichtigen. Kultische und Familienfeste sind mit großen Schmausereien verbunden, an denen das ganze Dorf teilnimmt. Sie decken oft erst das Defizit, das man bei Untersuchung der Alltagsnahrung feststellt. Der Eingeborene lebt an der Grenze des Erhaltungsminimums. Dadurch entsteht eine besondere Gefahrenlage. Bereits Mißernten einzelner Nahrungsmittel, die gar nicht als landwirtschaftliche Katastrophe erscheinen, können zu rascher epidemieartiger Ausbreitung von Mangelkrankheiten führen. Außerdem flakkern auch echte Seuchen rasch auf der Grundlage einer Hungersnot auf. Sorgfältige landwirtschaftliche Produktionskontrolle ermöglicht die Vorhersage solcher Schwierigkeiten. Sie ist nur in entwickelten Ländern vorhanden. Die Verwaltung muß in ruhigen Zeiten auf vollständige oder teilweise Hungersnot vorbereitet sein und jederzeit schlagartig mit Hilfsmaßnahmen einsetzen können. Ausreichende Entwicklung der Verkehrswege ist Voraussetzung jeder wirksamen Hilfe. Hungersnot, die riesige Gebiete betreffen kann, entsteht durch Überschwemmung, Dürre, massenhaftes Auftreten von Pflanzenschädlingen und bei viehzüchtenden Stämmen durch Viehseuchen. Die Rinderpest hat in Afrika ganze Völker zugrunde gerichtet. Zur Hilfe gehört nicht nur die Nahrungsmittelverteilung, sondern die Organisation der Arbeit und Unterstützung beim Wiederaufbau des gesamten, meist völlig zerstörten Wirtschaftslebens. Vorbeugung gegen Hungersnot ist Sache der Landwirtschaftsverwaltung: Förderung der Viehzucht, Verbesserung der Ackerbaumethoden, Einführung neuer Kulturpflanzen, Bewässerungsanlagen, Hochwasserschutz. Bei allen wasserbaulichen Maßnahmen muß die Medizinalverwaltung darauf achten, daß bei der technischen Durchführung der Epidemiologie tropischer Seuchen Rechnung getragen wird und keine künstlichen Malaria- und Bilharziaherde geschaffen werden. In viehzüchtenden Ländern ist Übersetzung der Weiden zu verhüten. Die Gefahr dabei besteht in erhöhter Seuchenanfälligkeit des unterernährten Viehs und rascher Bodenerosion der erschöpften Weiden im tropischen Klima. Schwere Erosionsschäden können durch planlose Erschließung von Steppenland für Ackerbau entstehen. Große Gebiete der Tropen können durch Bodenerosion rasch in Wüsten verwandelt werden.

Eingriffe in die Ernährungssitten dürfen nur nach sorgfältiger Voruntersuchung erfolgen. Sie sind oft notwendig, weil Avitaminosen und andere Mangelkrankheiten ihren Grund in der Einseitigkeit der Nahrung oder dem Fehlen wichtiger Grundstoffe im Boden des Landes haben. Änderungen in der Ernährung im Gefolge wirtschaftlichen Aufschwunges können auch schädlich sein. Beriberi breitete sich erst aus, als die Eingeborenen darauf verzichten konnten, selbsterzeugten Reis zu verbrauchen.

Massenspeisungen in Kasernen, Gefängnissen und großen Arbeiteranhäufungen müssen besonders überwacht werden. Dort treten Avitaminosen in der schwersten Form auf. Die Beratung solcher Speisungen soll jedem Schaden vorbeugen, aber nicht durch übertriebene Forderungen unnötige Kosten verursachen. Ebenso wichtig wie die Verschreibung einer ausreichenden und guten Kost ist die Überwachung, daß sie verabfolgt wird. Schwere Schäden entstehen oft durch Unterschleife niederster Dienststellen, obwohl die Mittel für eine ausreichende Ernährung angewiesen werden.

Alkoholische Getränke stellen die Eingeborenen aus den verschiedensten Rohstoffen her. Der Alkoholgehalt ist meist gering, die Getränke stehen nicht beliebig zur Verfügung, sie stiften nur selten Schaden durch Ausschreitungen im akuten Rausch. Alkoholismus bei den Eingeborenen entwickelt sich erst durch Einfuhr konzentrierter Alkoholika und Nachahmung europäischer Trinksitten. Hohe Besteuerung, Beschränkung der Einfuhr, Ausschankverbot für Eingeborene sind Hilfsmittel von leider nur beschränkter Wirkung. Mitunter hemmt der Islam durch seine religiösen Vorschriften den Alkoholismus. Andere Narkotica werden dem freien Verkauf ferngehalten, die Kontrolle einheimischer Alkaloide ist oft unmöglich. Neigung zum Alkoholismus oder zu Alkaloidsuchten ist rassisch verschieden.

Säuglingsernährung muß Gegenstand planmäßiger Beratung in Fürsorgestellen sein. Derartige Organisationen sind unentbehrlich. Auf diesem Gebiet herrschen überall schwere Mißstände, die sich in einer unglaublich hohen Säuglingssterblichkeit äußern. Ein guter Ersatz für Milch sind in den Tropen milchähnliche Getränke aus zerriebenen Sojabohnen.

Wasser. Das Wasser soll aus der gleichen Quelle wie das der europäischen Siedlung stammen. Anschlüsse in den Häusern sind selten möglich. Die Regel sind öffentliche Zapfstellen. Unentgeltliche Wasserabgabe führt zu sinnloser Verschwendung; Automaten, auf die niedrigste Landesmünze eingestellt, bewähren sich. Außerhalb großer Siedlungen ist es meist aus wirtschaftlichen Gründen unmöglich, die Wasserversorgung der Eingeborenen auf dieselbe hygienische Stufe zu heben wie die des Weißen. Man muß sich diesem Ziel möglichst nähern. Durch Brunnenreform und Quellfassungen läßt sich viel Nutzen schaffen.

Abfallstoffe. Die Abwässerfrage ist bereits bei der Europäerhygiene erörtert. Bohrlochlatrinen, öffentliche Latrinen mit Faulkammern müssen gebaut, die Bevölkerung zu ihrer Benutzung erzogen werden. Das Latrinenwesen ist eine der wichtigsten hygienischen Fragen in den Tropen. Einfache Verbrennungsöfen verbessern auch in kleinen Siedlungen die Beseitigung von Abfällen.

Bestattungswesen. Während sich für die Bestattung der Weißen in den Tropen keine besonderen Gesichtspunkte ergeben mit der Ausnahme, daß an einzelnen Stellen besonders kurze Fristen für die Zeit zwischen Tod und Bestattung vorgeschrieben sind, können Eingeborenensitten erhebliche Schwierigkeiten bereiten. Die Formen der Bestattung sind sehr verschieden. Beerdigung, Verbrennung, Übergabe an wilde Tiere u. a. sind in verschiedensten Riten gebräuchlich. Das Problem ist überall mit kultischen Voreingenommenheiten belastet.

Zur Bestattung werden die Leichen oft weit transportiert. Die hohen Kosten einer Leichenbestattung veranlassen mitunter die arme Bevölkerung, die Leichen nachts auszusetzen. Besonders häufig geschieht dies mit Kinderleichen. Für Einsammlung und Beseitigung wird von der Medizinalbehörde oder wohltätigen Gesellschaften Vorsorge getroffen. Leichenöffnungen stoßen vielfach auf Vorurteile, die zu Behelfslösungen zwingen, wie Milz- und Bubonenpunktion in Pestgegenden und Entnahme von Leberstücken durch Einstich mit dem Viszerotom in Gelbfiebergebieten. Während Gräber mancherorts gleichgültig behandelt werden, sind sie in anderen Gebieten unantastbar und machen bei der Ausbreitung von Siedlungen und anderen Neuanlagen Schwierigkeiten. Man muß bei Planungen dieser Tatsache Rechnung tragen und bei der Zuweisung von Land für neue Begräbnisstätten die Entwicklungsmöglichkeiten weitester Zukunft berücksichtigen.

Kleidung. Der europäische Einfluß wirkt sich auf dem Gebiet der Eingeborenenkleidung meist ungünstig aus. Billige eingeführte Baumwollstoffe zerstören den Markt der einheimischen Webkunst, synthetische Farbstoffe die einheimische Färberei. Zu dieser, planloser Wirtschaftsentwicklung folgenden Erscheinung gesellen sich Eingriffe religiöser Körperschaften, die ihre volksfremden Sittenbegriffe dem Eingeborenen aufdrängen. Auch der Nachahmungstrieb des Eingeborenen fördert die Verbreitung europäischer Kleidungssitten. Erhöhte Bekleidungsansprüche der Eingeborenen sind nur dann erwünscht, wenn seine wirtschaftliche Lage ihm nicht nur gestattet, solche Kleidung zu kaufen, sondern sie auch im guten Stand und sauber zu erhalten. Unsaubere Bekleidung fördert Pilzerkrankungen, Frambösie und Ungeziefer. Für den stark schwitzenden Farbigen ist Nacktheit eines großen Teils des Körpers besser als verschmutzte, verlauste und zerrissene europäische Kleidung. Eine einsichtige Kolonialverwaltung muß zweckmäßige Volkstrachten erhalten und planmäßig fördern.

Hygienische Erziehung. Seuchenschutz ist die nächstliegende Aufgabe tropischer Medizinalverwaltung. Die Fortschritte auf diesem Gebiet gehören zu den größten der Gesamtmedizin. Die praktische Anwendung bleibt aber weit hinter den gewonnenen Erkenntnissen zurück. Ein Grund dafür ist das Mißverhältnis zwischen Bevölkerungszahl und Zahl des Heilpersonals. Eine Bevölkerung von 6 Millionen, wie in Deutsch-Ostafrika, braucht zur sachgemäßen Versorgung mindestens 3000 Ärzte mit dem dazugehörigen Hilfspersonal. Nicht ein Zehntel steht wirklich zur Verfügung. Mit weißen Kräften wird sich die Aufgabe niemals lösen lassen; zu ihr muß deshalb der Eingeborene bis zur obersten Grenze seiner Bildungsfähigkeit herangezogen werden. Man braucht nicht nur Schulen für farbiges Hilfspersonal, sondern auch für eingeborene Hilfsärzte. Außerdem muß der weiße Medizinalbeamte durch weißes mittleres Personal, Sanitätsinspektoren, die für besondere Aufgaben der Seuchenbekämpfung ausgebildet sind, entlastet werden. Technisches Wissen, auch Hochschulwissen, läßt sich Eingeborenen mit überraschendem Erfolg vermitteln. Die Enttäuschung beginnt immer erst, wenn das Wissen in selbständiges Handeln umgesetzt werden soll. Verantwortungs- und Pflichtgefühl fehlt oft. Während die militärische Erziehung durch Disziplin diese Charaktereigenschaften bei dem Farbigen zu ersetzen vermag, gelingt das zivilen Dienstzweigen, so auch der Medizinalverwaltung, nur selten.

Der zweite Grund für die langsamen Fortschritte der Hygiene ist das *niedrige* allgemeine *Erziehungsniveau*. Erfolge hygienischer Arbeit, die von der Mitwirkung und dem Verhalten des Laien abhängig ist, stehen im direkten Verhältnis zum Bildungsstand der Betreuten. Man kann zwar bei niedrigstem Niveau gute Erfolge erzielen, wenn es sich um abgeschlossene, in der ganzen Lebensführung abhängige Bevölkerungsgruppen handelt, wie Pflanzungsarbeiter, Soldaten, Polizei. Solche Verhältnisse sind aber Ausnahmen.

Die *therapeutischen* Erfolge der Medizin des weißen Mannes haben eine Bereitschaft, Belehrungen anzunehmen, geschaffen. Das Vertrauen auf die Wirksamkeit der Spritze grenzt sogar an Aberglauben. Daher kann die Erziehungsarbeit an die Behandlung anknüpfen. Die Erziehung muß in der Denkweise des Primitiven den Zusammenhang zwischen Ursache der Krankheit und Bekämpfungsmaßnahme in einfacher Form erklären. Der Eingeborene soll nicht nur Gegenstand behördlicher Maßnahmen sein, sondern verständnisvoll mitarbeiten. Die Erziehung erfordert genaue Kenntnis der Denkweise des Eingeborenen und läßt sich nicht nach europäischem Schema entwickeln. Massenbelehrungen bleiben oberflächlich und werden rasch vergessen. Man muß sich gemäß den zur Verfügung stehenden Mitteln auf einen kleinen Kreis beschränken und dort intensiv arbeiten. Die hygienische Erziehung des Erwachsenen trägt nur spärlich Früchte, die entscheidende Wendung bringt die Erziehung der Jugend. Man muß bei derartigen Maßnahmen in Generationen rechnen. Die Eingeborenenschule und der Lehrer sind für die Medizinalverwaltung wichtig. Der hygienische Unterricht beansprucht einen bedeutenden Platz im Lehrplan. Die Lehrerschaft muß entsprechend geschult werden. Ein besonders dankbares Gebiet ist das Entbindungswesen. Die Hilfe bei der Entbindung liegt bei allen Naturvölkern im argen, obwohl die Entbindungskomplikationen keineswegs fehlen, wie tropenfremde Literaten behaupten. Hebammenschulen und Hebammeneinsatz, Schwangeren- und Mütterberatungsstellen entwickeln sich stets gut; sie bilden eine wichtige Brücke für die allgemeine hygienische Erziehung. Bau und Einrichtung von Fürsorgestellen, Polikliniken und Krankenhäusern sollen, soweit sich dies mit ihrem Zweck vereinbaren läßt, der Lebenshaltung der Eingeborenen und nicht europäischem Luxusbedürfnis angepaßt werden. Die Ausbildung des Hilfspersonals muß von Anfang an auf die Arbeit im Eingeborenendorf und nicht auf die Einrichtungen eines europäischen Krankenhausbetriebes eingestellt sein.

Auf vielen wesentlichen Gebieten des Gesundheitswesens sind von der Tropenhygiene erst tastende Schritte gemacht worden. Über Altersaufbau, Geburten und Sterbefälle, Eheschließungen, demographische Bedeutung von Vielweiberei und Frauenkauf, über Todesursachen und Krankheitshäufigkeit bei den Eingeborenen können nur wenige tropische Medizinalverwaltungen brauchbare, keine aber erschöpfende Auskunft geben. Wo die Grundlagen fehlen, sind die Maßnahmen, die auf sie aufzubauen wären, unvermeidlicherweise lückenhaft. Da in den Tropen vorläufig noch eine unüberbrückbare Kluft zwischen den zu lösenden Aufgaben und den verfügbaren Mitteln besteht, muß sich die Eingeborenenhygiene bewußt beschränken und die Entscheidung, an welcher Stelle zuerst eingegriffen werden soll, von der Erwägung abhängig machen, wo sich mit geringstem Einsatz der größte Nutzen für die Bevölkerung erreichen läßt.

Schrifttum.

RODENWALDT: Tropenhygiene. — RUGE: Tropenhygiene in: RUGE, MÜHLENS, ZUR VERTH: Krankheiten und Hygiene der warmen Länder.

2. Die internationale Zusammenarbeit der Gesundheitsbehörden.

Von HELLMUT HAUBOLD.

Viele gesundheitliche Fragen berühren nicht nur das geographische Gebiet *eines* Landes, sondern greifen infolge der engen Kulturbeziehungen aller Kulturstaaten untereinander über die Grenze des Landes hinaus und machen ein einheitliches Vorgehen gegen die gemeinsamen Feinde der Menschheit notwendig.

Im Jahre 1864 wurde mit der Genfer Konvention eine der segensreichsten, zwischenstaatlichen Einrichtungen geschaffen, mit der Aufgabe, in Kriegsfällen sowohl hilflose verwundete und kranke Soldaten wie die Zivilbevölkerung vor feindlichen Geschoßwirkungen usw. zu schützen. Später boten die Entdeckungen der Bakteriologie zum ersten Male die Möglichkeit, die im Frieden und Krieg auftretenden Seuchen nicht nur kausal, sondern vor allem durch Aufdecken der Lebensbedingungen der Erreger wirksam zu bekämpfen.

Somit war es nur eine logische Folge, wenn im Dezember 1907 in Rom eine größere Anzahl europäischer Staaten ein internationales Übereinkommen schlossen, um ein *internationales Gesundheitsamt* zu errichten und zu erhalten, das auch im Frieden den Staaten für den Seuchenschutz zur Verfügung steht. Der Sitz dieses Amtes ist Paris. Aus politischen Gründen trat Deutschland dem Abkommen erst im August 1928 bei. Seitdem nimmt an den jährlich zweimal in Paris stattfindenden Sitzungen regelmäßig der Präsident des Reichsgesundheitsamtes als Vertreter des Deutschen Reiches teil. Gegenwärtig sind im Internationalen Gesundheitsamt mehr als 50 Staaten, Kolonien und Mandatsgebiete zusammengeschlossen.

Die Hauptaufgabe des internationalen Gesundheitsamtes erstreckt sich auf die Meldung, die Überwachung und die Bekämpfung der großen, allgemeingefährlichen Seuchen. Um dieses Ziel leichter zu erreichen, wurde am 21. 6. 1926 ein *internationales Abkommen betr. Maßregeln gegen Pest, Cholera, Gelbfieber, Pocken und Fleckfieber* geschlossen (vgl. S. 690).

Nach diesem Abkommen werden die im internationalen Gesundheitsamt zusammengeschlossenen Staaten verpflichtet, dem Amt sowie den übrigen

Regierungen beim Auftreten eines Pest-, eines Cholera-, eines Gelbfieberfalles oder beim Vorhandensein einer Fleckfieber- oder einer Pockenepidemie sofort Mitteilung zu machen. Diese Benachrichtigung soll den Ausbruchsort und das Datum, die Anzahl der festgestellten Krankheits- und Todesfälle sowie die Ausbreitung der Epidemie enthalten. Bei der Pest sind außerdem Mitteilungen über das Vorhandensein von Rattenpest oder wenigstens einer erhöhten Sterblichkeit bei den Nagern notwendig. Bei der Cholera sind Angaben über die Keimträger, bei Gelbfieber Nachricht über die Häufigkeit und den Index der Aedes Egypti, sowie die Mitteilungen über die getroffenen Schutzmaßnahmen zu veranlassen. Da die Ratten als hauptsächlichste Verbreiter der Bubonenpest gelten, verpflichten sich die Regierungen zur regelmäßigen Rattenbekämpfung sowie zur laufenden Kontrolle des Infektionszustandes der Rattenbevölkerung in den Häfen. Diese Bestimmungen werden beim Auffinden von pestverdächtigen Ratten außerordentlich verschärft.

Um die Verschleppung der *Pest* nach anderen Ländern zu vermeiden, sind die Hafensanitätsbehörden verpflichtet, alle Maßnahmen zu ergreifen, um das An-Bord-Gehen von kranken oder verdächtigen Personen, vor allem aber das Hinüberwechseln von Hafenratten zu unterbinden.

Bei den anderen gemeingefährlichen Seuchen sind entsprechende Sondervorschriften getroffen; auch ist jeder am internationalen Gesundheitsabkommen teilnehmende Staat verpflichtet, jährlich einen Bericht über den Gesundheitszustand seiner Hafenstädte zu erstatten.

Die Hafensanitätsbehörden haben in verdächtigen Fällen stets das Recht, eingehende Untersuchungen der verdächtigen Schiffe, des Schiffspersonals und der Passagiere vorzunehmen und die entsprechenden Desinfektions- und Verhütungsmaßnahmen anzuordnen. Für Pilger und Auswanderer sind besondere Bestimmungen vorgesehen.

Das Abkommen enthält weiterhin für jede einzelne Seuche genaue Vorschriften über die Kontrolle und Überwachung der Schiffe. Um diese Maßnahmen zu erleichtern, wird jedem Schiff ein Gesundheitszeugnis ausgestellt; die Ausstellung von besonderen Gesundheitspässen wurde im Dezember 1934 wieder abgeschafft.

Außerdem wurde den vertragsschließenden Staaten empfohlen, in ihren Seehäfen einen regelmäßigen Sanitätsdienst mit ambulanten und klinischen Möglichkeiten und den notwendigen Desinfektionsanlagen zu schaffen. Das Recht zu einer Sanitätskontrolle ist nur dann eingeschränkt, wenn sich fremde Schiffe innerhalb der fremden Hoheitsgebiete (außer dem Kieler, Panama und Suezkanal) befinden, ohne daß eine Landung durchgeführt oder vorgesehen wird.

Die ursprünglich für den *Suezkanal* vorgeschriebenen besonderen Überwachungsbestimmungen sind in einem Zusatzabkommen vom November 1938 abgeändert worden, nachdem Ägypten durch das Lausanner Abkommen die volle Souveränität über seine Gewässer erhalten hatte. Auch die wichtige Sanitätsüberwachung der nach Mekka gehenden mohammedanischen *Pilger* wurde etwas abgeändert, ohne daß die hauptsächlichsten hygienischen Bestimmungen des internationalen Gesundheitsamtes weniger scharf gefaßt worden wären.

Die internationale Sanitätskonvention sieht außerdem eine Zusammenarbeit mit dem Hygienebüro des Völkerbundes in Singapore vor, um den internationalen Nachrichtenaustausch in der Seuchenbekämpfung so eng als möglich zu gestalten.

Nach der Regelung der hygienischen Überwachung der Handelsschiffahrt auf den Weltmeeren waren entsprechende Schutzmaßnahmen auch für den internationalen und interkontinentalen *Luftverkehr* vorzunehmen. Dieser Aufgabe dient die am 12. 4. 1933 geschlossene *Internationale Sanitätskonvention für die Luftfahrt* (Näheres hierüber siehe S. 690).

Neben diesen beiden grundlegenden Abkommen, die die Weiterverbreitung der Pest, Cholera, Pocken, des Gelbfiebers und des Fleckfiebers verhindern sollten, wurde durch das Internationale Gesundheitsamt im Jahre 1924 das sog. *Brüsseler Abkommen* unterzeichnet, dem Deutschland im Jahr 1937 beitrat. Dieses Abkommen befaßt sich mit den Maßnahmen zur Überwachung und zur erfolgreichen Behandlung *geschlechtskranker Seeleute* in den Hafenstädten der verschiedenen Länder. Das Abkommen sieht die Errichtung von speziellen Behandlungsstellen für geschlechtskranke Seeleute und bestimmte Normbehandlungen vor, so daß die früher häufig unterbrochenen Kuren jetzt bis zum Abschluß durchgeführt werden können.

Der ständige Ausschuß des internationalen Gesundheitsamtes tritt jährlich im Frühjahr und Herbst in Paris zusammen. Die Arbeit wird in Vollsitzungen und in einzelnen Kommissionen geleistet. Der Präsident des Internationalen Gesundheitsamtes wechselt alle 2 Jahre im allgemeinen zwischen den Vertretern einer Großmacht und eines kleinen Staates. Der ständige Ausschuß betrachtet sich im wesentlichen als ein Komitee von Sachverständigen, das für die Regierungen gewisse Vorschläge und Abkommen hygienischer Art vorbereitet. Außerdem findet anläßlich der Sitzungen ein nützlicher Austausch wichtiger wissenschaftlicher und medizinischer Erfahrungen auf hygienischem, bakteriologischem, staatsmedizinischem und seuchenpolitischem Gebiet statt, während in den Kommissionssitzungen etwa aufgetauchte Schwierigkeiten beraten und meistens auch geklärt werden. Es handelt sich dabei meist um die ungenaue Handhabung der Bestimmungen der internationalen Hygieneabkommen für die Schiffahrt oder des internationalen Luftfahrthygiene-Abkommen.

Regelmäßig finden hier auch Sitzungen der Pilgerkommission statt, die den Pilgerverkehr der mohammedanischen Länder nach Mekka zu überwachen haben. Außerdem bestehen Kommissionen für Luft- und Schiffahrtshygiene, für Rauschgiftfragen, für Cholera und Gelbfieber usw. Weitere Kommissionen werden je nach Bedarf zusammengestellt. Die Arbeit des Internationalen Gesundheitsamtes darf als sachlich und fruchtbar angesehen werden.

Neben den internationalen staatlichen Organisationen zur Seuchenüberwachung besteht eine internationale Zusammenfassung der ärztlichen *Berufsverbände,* die *Alliance Internationale pour* le professionel du Medecin pratique (Apim). Diese stellt eine Art internationale *Spitzenorganisation der ärztlichen Berufsverbände dar.* In dieser Organisation ist Deutschland durch den Leiter der Auslandsabteilung der Reichsärztekammer vertreten. Auf den jährlich stattfindenden Apimtagungen werden Berufsprobleme, Fragen der Zusammenarbeit zwischen Ärzten und Sozialversicherungen, Aufgaben der ärztlichen

Ausbildung usw. behandelt. Außerdem veranstaltet die Apim laufend Enqueten, deren Ergebnisse veröffentlicht werden.

Die internationale Arbeit der deutschen Gesundheitsführung wird durch die Auslandsabteilung der Reichsärztekammer im Auftrage des Reichsgesundheitsführers durchgeführt. Das wichtigste Arbeitsgebiet ist der Austausch zwischen deutschen und ausländischen Ärzten und die Mitwirkung bei der Erwerbung von Arbeitsmöglichkeiten für ausländische Ärzte in Deutschland. Nach § 11 der Reichsärzteordnung kann der Reichsminister des Innern nach Anhörung der Reichsärztekammer einem im Ausland approbierten Arzt die Ausübung des ärztlichen Berufs innerhalb des Deutschen Reichs widerruflich gestatten.

Neben diesen deutschen Stellen befaßt sich die internationale *Akademie für das ärztliche Fortbildungswesen*, die ihr ständiges Büro in Berlin hat, mit der Frage der beruflichen Zusammenarbeit zwischen den Ärzten der verschiedennen Länder auf dem Gebiet der Fortbildung. All diese Einrichtungen dienen dazu, Deutschland und die übrigen Kulturnationen vor dem Einbruch verheerender Seuchen zu sichern und gemeinsam am großen Werk aller Ärzte, der Förderung und Erhaltung des Lebens der Völker, der Sippen und der Einzelnen, mitzuarbeiten.

Sachverzeichnis.

Fette Zahlen bedeuten: ausführliche Darstellung.

Druck der Universitätsdruckerei H. Stürtz A.G., Würzburg.